Ein Prinzip – drei Leistungen

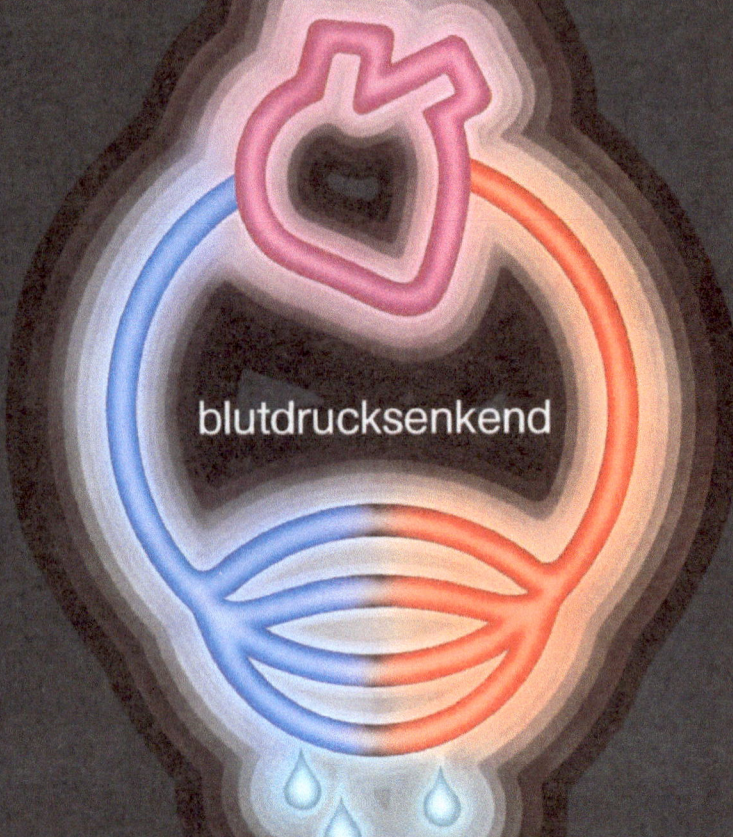

herzentlastend

blutdrucksenkend

ödemabbauend

Dytide® H

bekannt für seine kaliumbewahrende Diurese

Röhm Pharma
GMBH WEITERSTADT

Verhandlungen der
Deutschen Gesellschaft für innere Medizin

90. Kongreß, 29. April bis 3. Mai 1984, Wiesbaden

Teil I

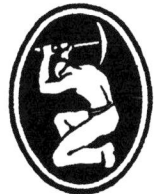

Verhandlungen der
Deutschen Gesellschaft für innere Medizin

Herausgegeben von dem ständigen Schriftführer K. Miehlke

90. Kongreß
Gehalten zu Wiesbaden vom 29. April bis 3. Mai 1984

Mit 774 Abbildungen und 454 Tabellen

Teil I

Referate zu folgenden Hauptthemen: Neue Infektionskrankheiten und neue Aspekte bei Infektionskrankheiten; Die Hypertonie als ständige Herausforderung unserer Zeit; Die Endokarditis als interdisziplinäres Problem; Die Vielgestaltigkeit der Virushepatitis

Podiumsgespräche zu folgenden Themen: Einsatz von Antibiotika in der Praxis; Neue Aspekte in Diagnostik und Therapie von Herzrhythmusstörungen; Therapie der Herzinsuffizienz heute

Symposien zu folgenden Themen: Mikrozirkulation in der klinischen Medizin; Therapie der Ösophagusvarizenblutung; Neue nichtinvasive Verfahren zur Beurteilung von Herz- und Gefäßkrankheiten; Pathogenitätsfaktoren und Abwehrmechanismen bei Infektionskrankheiten; Hypothalmische und gastrointestinale Neuropeptide und Neurotransmitter; Ergebnisse der Psychotherapieforschung bei psychosomatischen Erkrankungen

Freie Vorträge zu folgenden Themen: Angiologie; Diabetes; Endokrinologie; Gastroenterologie; Hämatologie; Hämostaseologie; Hepatologie; Hypertonie; Infektionskrankheiten; Kardiologie; Klinische Immunologie; Klinische Pharmakologie; Nephrologie; Onkologie; Pankreaserkrankungen; Psychosomatik; Pneumologie; Rheumatologie; Stoffwechsel

Teil II

Poster zu folgenden Themen: Angiologie; Diabetes; Endokrinologie; Gastroenterologie; Hämatologie; Hämostaseologie; Hepatologie; Hypertonie; Infektionskrankheiten; Kardiologie; Klinische Immunologie; Klinische Pharmakologie; Nephrologie; Onkologie; Pankreaserkrankungen; Psychosomatik; Pneumologie; Rheumatologie; Statistik; Stoffwechsel

Springer-Verlag Berlin Heidelberg GmbH 1984

Professor Dr. Klaus Miehlke
Humboldtstr. 14
D-6200 Wiesbaden

Das Inhaltsverzeichnis der Verhandlungen der Deutschen Gesellschaft für innere Medizin,
90. Kongreß, Teil I und II *ist in Teil I enthalten* (Seite V−XXXVI)!

ISBN 978-3-8070-0342-9   ISBN 978-3-642-85457-6 (eBook)
DOI 10.1007/978-3-642-85457-6

Library of Congress Catalog Card Number 73-19036.

Verantwortlich für den Anzeigenteil:
E. Lückermann, H. Hüttig, Kurfürstendamm 237, D-1000 Berlin 15
2382/3321-543210

Inhaltsverzeichnis

Teil I

Neue Infektionskrankheiten und neue Aspekte bei Infektionskrankheiten

Erworbenes Immundefektsyndrom (AIDS)

Herpesvirusinfektionen

Toxisches Schocksyndrom

Die Hypertonie als ständige Herausforderung unserer Zeit

Die Endokarditis als interdisziplinäres Problem

Die Vielgestaltigkeit der Virushepatitis

1. Podiumsgespräch

Einsatz von Antibiotika in der Praxis

2. Podiumsgespräch

Neue Aspekte in Diagnostik und Therapie von Herzrhythmusstörungen

3. Podiumsgespräch

Therapie der Herzinsuffizienz heute

Symposium A

Mikrozirkulation in der klinischen Medizin

Symposium B

Therapie der Ösophagusvarizenblutung

Symposium C

Neue nichtinvasive Verfahren zur Beurteilung von Herz- und Gefäßkrankheiten

Symposium D

Pathogenitätsfaktoren und Abwehrmechanismen bei Infektionskrankheiten

Symposium E

Hypothalamische und gastrointestinale Neuropeptide und Neurotransmitter

Symposium F

Ergebnisse der Psychotherapieforschung bei psychosomatischen Erkrankungen

Freie Vorträge

Angiologie

Diabetes I

Diabetes II

Endokrinologie I

Endokrinologie II

Endokrinologie III

Gastroenterologie I

Gastroenterologie II

Gastroenterologie III

Gastroenterologie IV

Hämatologie I

Hämatologie II

Hämostaseologie

Hepatologie I

Hepatologie II

Hepatologie III

Hepatologie IV

Hypertonie I

Hypertonie II

Hypertonie III

Infektionskrankheiten I

Infektionskrankheiten II

Infektionskrankheiten III

Kardiologie I

Kardiologie II

Kardiologie III

Kardiologie IV

Kardiologie V

Klinische Immunologie

Klinische Pharmakologie I

Klinische Pharmakologie II

Nephrologie I

Nephrologie II

Nephrologie III

Onkologie I

Onkologie II

Pankreaserkrankungen

XX

Psychosomatik

Pneumologie I

Pneumologie II

XXII

Stoffwechsel III

Teil II

Postersession I

Endokrinologie

Pankreaserkrankungen

Hämatologie

Onkologie

Nephrologie 1

Postersession II

Nephrologie 2

Kardiologie

XXVI

Postersession III

Diabetes

Hepatologie

Klinische Immunologie

Postersession IV

Gastroenterologie

Stoffwechsel

Postersession V

Hypertonie

Statistik

Psychosomatik

Angiologie

Hämostaseologie

Rheumatologie

Postersession VI

Infektionskrankheiten

Klinische Pharmakologie

Pneumologie

Anhang 1939

Vorsitzender

1984—1985 Prof. Dr. med. *F. Anschütz* — Darmstadt

Vorstand

1984—1985 Prof. Dr. med. *F. Anschütz* — Darmstadt
Prof. Dr. med. *W. Siegenthaler* — Zürich
Prof. Dr. med. *N. Zöllner* — München
Prof. Dr. med. Dres. h. c. *E. F. Pfeiffer* — Ulm
Prof. Dr. med. *K. Miehlke* — Wiesbaden
Prof. Dr. med. *H. Schmidt* — Wiesbaden

Vorstand

1983—1984 Prof. Dr. med. *W. Siegenthaler* — Zürich
Prof. Dr. med. *H. J. Dengler* — Bonn
Prof. Dr. med. *F. Anschütz* — Darmstadt
Prof. Dr. med. *N. Zöllner* — München
Prof. Dr. med. *B. Schlegel* — Wiesbaden
Prof. Dr. med. *K. Miehlke* — Wiesbaden

Ehrenmitglieder

1984 Prof. Dr. med. *H. Begemann* — München
Dr. med. *F. W. Fischer* — Bonn

Korrespondierende Mitglieder

1984 Prof. Dr. med. *G. G. Jackson* — Chicago
Prof. Dr. med. Dres. h. c. *E. H. Kass* — Boston
Prof. Dr. med. *H. C. Neu* — New York

Ständige Schriftführer

1961—1984 Prof. Dr. med. *B. Schlegel* — Wiesbaden
ab 1984 Prof. Dr. med. *K. Miehlke* — Wiesbaden

Kassenführer

1967—1984 Prof. Dr. med. *K. Miehlke* — Wiesbaden
ab 1984 Prof. Dr. med. *H. Schmidt* — Wiesbaden

Mitglieder des Ausschusses

1984—1985 Prof. Dr. med. *E. Deutsch* — Wien
Prof. Dr. med. *G. Riecker* — München
Prof. Dr. med. *H. Losse* — Münster
Prof. Dr. med. *H. Gillmann* — Ludwigshafen
Prof. Dr. med. *J. Schirmeister* — Karlsruhe
Prof. Dr. med. *F. Krück* — Bonn
Prof. Dr. med. *U. Gottstein* — Frankfurt
Prof. Dr. med. *G. Schütterle* — Gießen
Dr. med. *H.-J. Frank-Schmidt* — Ludwigshafen
Prof. Dr. med. *K. Kochsiek* — Würzburg
Prof. Dr. med. *G. Geyer* — Wien
Prof. Dr. med. *P. C. Scriba* — Lübeck
Prof. Dr. med. *K. Schöffling* — Frankfurt

Begrüßungsworte des Vorsitzenden

Siegenthaler, W., Zürich

Frau Minister,
Herr Staatssekretär,
verehrte Gäste,
liebe Kolleginnen und Kollegen,
meine Damen und Herren!

Ich möchte Sie alle recht herzlich zur Eröffnungssitzung der 90. Tagung der Deutschen Gesellschaft für Innere Medizin *begrüßen* und meiner Freude Ausdruck geben, daß Sie so zahlreich erschienen sind.

Persönlich begrüßen möchte ich als Vertreter des *Bundes:*
Herrn Dr. *A. Probst*, Parlamentarischer Staatssekretär des Bundesministeriums für Forschung und Technologie in Vertretung des Bundesministers für Forschung und Technologie Dr. *Riesenhuber*
Herrn Ministerialdirektor Prof. Dr. *M. Steinbach* vom Bundesministerium für Jugend, Familie und Gesundheit
Herrn Generaloberstabsarzt Dr. *Linde*, Inspekteur des Sanitäts- und Gesundheitswesens
Herrn Oberbürgermeister a. D. *Rudi Schmitt*, Mitglied des Bundestags
Frau *Hannelore Rönsch*, Mitglied des Bundestags.

Das *Land* Hessen ist vertreten durch:
Herrn Ministerialrat Dr. *Th. Zickgraf* vom hessischen Sozial und Arbeitsministerium.

Aus einem *anderen Bundesland* freue ich mich ganz besonders begrüßen zu können:
Frau Dr. *Scheurlen*, Minister für Arbeit, Gesundheit und Sozialordnung des Saarlandes.

Die *Stadt Wiesbaden* ist vertreten durch:
Herrn Dr. *H.-J. Jentsch*, Oberbürgermeister der Stadt Wiesbaden
Herrn Stadtrat und Gesundheitsdezernent *Joachim Exner*
Herrn Stadtkämmerer *Dietrich Oedekoven*
Herrn Stadtverordnetenvorsteher *Kurt Lonquich*

Ich begrüße die *Präsidenten anderer Gesellschaften*, so:
Herrn Dr. *K. Vilmar*, Präsident der Bundesärztekammer und des Deutschen Ärztetages
Herrn Dr. *W. Bechtoldt*, Präsident der Landesärztekammer Hessen
Herrn Dr. *H.-J. Frank-Schmidt*, Präsident des Berufsverbandes Deutscher Internisten,
dem ich auch bei dieser Gelegenheit zum 25jährigen Jubiläum des BDI die herzlichen Glückwünsche unserer Gesellschaft übermitteln möchte.
Herrn Prof. Dr. *L. Koslowski*, Präsident der Deutschen Gesellschaft für Chirurgie
Herrn Prof. Dr. *G. Oehlert*, Präsident der Deutschen Gesellschaft für Gynäkologie und Geburtshilfe
Herrn Prof. Dr. *F. Nager*, Präsident der Schweizerischen Gesellschaft für Innere Medizin

Ich begrüße, zahlreiche *weitere Gäste*, so:

> Herrn Prof. *A. Schreiber*, Prodekan der Medizinischen Fakultät der Universität Zürich
>
> Herrn Direktor *P. Stiefel*, Verwaltungsdirektor des Zürcher Universitätsspitals
>
> Vertreter der Deutschen Forschungsgemeinschaft, der Jung-Stiftung für Wissenschaft, der Paul Martini-Stiftung und der Boehringer-Ingelheim-Stiftung
>
> Unsere verehrten Ehrenmitglieder und korrespondierenden Mitglieder

Bei dieser Gelegenheit möchte ich zwei Ehrenmitglieder unserer Gesellschaft, Herrn Prof. *H. E. Bock* und Herrn Prof. *G. Kuschinsky*, zu ihrem kürzlich vollendeten 80. Geburtstag herzlich gratulieren und unserer Freude über Ihre Anwesenheit Ausdruck geben.

Ich begrüße nicht weniger herzlich alle *Referenten*, *Moderatoren* und *Teilnehmer*, insbesondere diejenigen, die *aus dem Ausland* nach Wiesbaden gekommen sind und insgesamt 20 Länder repräsentieren.

Eine besondere Freude ist es mir, dieses Jahr wieder eine *DDR-Delegation* bei uns begrüßen zu können. Sie steht unter der Leitung von Herrn Prof. Dr. *H. Heine*, Direktor des Zentralinstituts für Herz- und Kreislaufforschung der Akademie der Wissenschaften der DDR. Weitere Mitglieder sind Prof. *Berndt*, Prof. *Brüschke*, Frau Dozent Dr. *Baumgarten* und Prof. *Seige*, der derzeitige Präsident der Internationalen Gesellschaft für Innere Medizin. Mit ihnen begrüßen möchte ich auch die beiden DDR-Ehrenmitglieder unserer Gesellschaft, Prof. *Hollmann* und Prof. *Sundermann*.

Danken möchte ich schließlich:

> dem *Sekretariat in Wiesbaden*, ganz besonders Frau *R. Maerkel*, die jahraus-jahrein sich in hervorragender Weise für die Belange unserer Gesellschaft einsetzt.
>
> Prof. *Miehlke*, dem Kassenführer, und Prof. *Schlegel*, für den dies der letzte Kongreß als Sekretär unserer Gesellschaft sein wird. Er hat seit 1960 während 25 Jahren unserer Gesellschaft gedient. Dafür hat ihm die Gesellschaft im vergangenen Jahr die Ehrenmitgliedschaft verliehen. Am heutigen Tage bleibt mir deshalb nur, Ihnen nochmals zu danken und Ihnen für die Zukunft alles Gute zu wünschen.
>
> Den Zürich Strings (*Orchester*) unter Leitung von Herrn *Frank Gassmann* für die musikalische Begleitung.
>
> den *Mitarbeitern* meiner Klinik, vor allem aber Herrn Dr. *J. Steurer* sowie meiner Direktionssekretärin, Frau *U. Wampfler*, und schließlich *meiner Frau*, die mir bei der Vorbereitung mit Rat und Tat zur Seite stand.

Einleitung

Zum vierten Male in der Geschichte der Deutschen Gesellschaft für Innere Medizin ist es einem Schweizer vergönnt, ihrer Gesellschaft vorzustehen. Nach der ersten Tagung im Jahre 1882 kam diese Ehre 1893 dem Basler *Hans Immermann*, 1927 dem Zürcher *Otto Nägeli*, 1950 dem Berner *Walter Frey* zu und in diesem Jahre habe ich die Ehre, die 90. Tagung der Deutschen Gesellschaft für Innere Medizin zu präsidieren. Ich möchte mich dafür herzlich bedanken, zeigt diese Tatsache doch, daß die Gesellschaft über 100 Jahre hinweg ihre Großzügigkeit und Weltoffenheit bewahrt hat. Sie zeigt aber auch, daß die Wissenschaft vor Grenzen nicht mehr Halt macht. Das gilt auch für die Probleme der Medizin, die weltweit ähnlich sind. In diesem Sinne möchte ich auch mit meiner Eröffnungsansprache „*Die Medizin im Spannungsfeld der Umwelt*" Fragen aufgreifen, die mir für unsere Zukunft allgemein von grundsätzlicher Bedeutung erscheinen.

Erlauben Sie mir zuerst einige *Ausführungen zum wissenschaftlichen Programm* unserer Tagung. Es gliedert sich in die Hauptthemen, Podiumsgespräche, Symposien, freie Vorträge und Poster. Die Durchsicht des Programms mag den Eindruck eines gewissen schweizerischen Übergewichts ergeben. Ich kann Ihnen aber versichern, daß unter Berücksichtigung sämtlicher Arbeiten des Kongresses das Verhältnis von nationalen und internationalen Beiträgen gegenüber früher keine Änderung erfahren hat.

Hauptthemen und Podiumsgespräche sollen in erster Linie wissenschaftlich gesicherte und praktisch relevante Daten vermitteln. *Symposien, freie Vorträge* und *Poster* sind vor allem Spiegelbild der wissenschaftlichen Tätigkeit in Kliniken und Instituten.

Durch die zusätzliche Schaffung von Möglichkeiten für die Ausstellung von *Postern* hoffe ich, die jungen wissenschaftlich aktiven Leute vermehrt in den Rahmen des Mutterkongresses der Inneren Medizin zu integrieren. Die große Zahl von angemeldeten Arbeiten zeigt, daß das Bedürfnis dazu bei jungen Wissenschaftlern auch vorhanden ist. Leider mußten auch in diesem Jahr etwa 30% der eingereichten Arbeiten abgelehnt werden. Allen, die mir bei dieser nicht leichten Selektion geholfen haben, möchte ich dafür danken.

Danken möchte ich aber auch allen Vorsitzenden und Referenten, die sich im Sommer 1983 für die *Vorbesprechung* von Hauptthemen, Podiumsgesprächen und Symposien die Zeit genommen haben nach Zürich zu kommen. Sie haben damit eine Abstimmung der Themen ermöglicht, die den Teilnehmern während dieser Tagung zugute kommen sollte.

Grußworte

Es werden nun Grußworte an Sie richten:
    Herr Dr. *A. Probst*, parlamentarischer Staatssekretär im Bundesministerium für Forschung und Technik
    Herr Dr. *H.-J. Jentsch*, Oberbürgermeister der Stadt Wiesbaden

Tod von Mitgliedern

Im vergangenen Jahr hat unsere Gesellschaft wieder eine Reihe von Mitgliedern durch den Tod verloren. Ich möchte Ihnen die uns bekanntgewordenen Namen in alphabetischer Reihenfolge verlesen:
    Prof. Dr. med. et phil. *Gustav Bodechtel*, München
    Dr. med. *Hans Hermann Börger*, Radolfszell/Bodensee
    Prof. Dr. med. *Heinrich Böttner*, Mülheim/Ruhr
    Prof. Dr. med. *Hans von Braunbehrens*, Ebenhausen/Isartal
    Dr. med. *Fritz Brecke*, Freiburg/Breisgau
    Dr. med. *Paul Denck*, Stendal
    Dr. med. *Reinhard Gahl*, Berlin
    Prof. Dr. med. *Hans Greuel*, Meerbusch
    Dr. med. *Hans Hartleben*, Freiburg/Breisgau
    Dr. med. *Artur Haun*, Oberhausen
    Dr. med. *Karl Hauptmann*, Fürth/Bayern
    Dr. med. *Josef Heddäus*, Frankfurt am Main
    Prof. Dr. med. *Franz Hertle*, Bad Ems
    Dr. med. *Friedrich Jahn*, Schmalkalden/Thüringen
    Dr. med. *Walter August Jüngst*, Mücke/Oberhessen
    Dr. med. *Joachim Kämmerer*, Erfurt
    Dr. med. *Jobst Kiessling*, Brackenheim
    Dr. med. *Jochen Kießling*, Horn Bad-Meinberg
    Dr. med. *Hans Friedrich Kramer*, Friedberg-Ockstadt
    Dr. med. *Jürg Krauß*, Bad Eilsen
    MR Prof. Dr. med. *Karl Krug*, Halle/Saale
    Dr. med. *Eckart Kühle*, Hamburg
    Prof. Dr. med. *Joachim Kühnau* sen., Hamburg
    Dr. med. *Fritz Laessing*, Cuxhaven

Prof. Dr. med. habil. *Carl Mumme*, Hamburg
Prof. Dr. med. habil. *Rudolf Pannhorst*, Berlin
Prof. Dr. med. et Dr. phil. nat. *Kurt Plötner*, Freiburg/Breisgau
Dr. med. *Heinz Posthofen*, Bad Krozingen
Frau Dr. med. *Imogen Riemann*, Goslar
Dr. med. *Hanns Röhlinger*, Jena
Dr. med. *Hugo Rüdiger*, Siegen
Dr. med. et phil. *Helmut Schenk*, Remscheid
Dr. med. *Manfred Schierge*, Karl-Marx-Stadt
Dr. med. *Hermann Schilling*, Gotha
Frau Dr. med. *Anette Schmitt*, Neunkirchen
Dr. med. *Wolfram Scholich*, Meerbusch
Prof. Dr. med. *Otto Schrappe*, Würzburg
Prof. Dr. med. *Helmut Schubothe*, Freiburg/Breisgau
Dr. med. *Alfred Störmer*, München
Dr. med. *Reinhard Strube*, Bremen
Prof. Dr. med. *Ulrich Wetzel*, Eschwege

Gestatten Sie mir, daß ich zweier Verstorbener besonders gedenke.

Prof. Gustav Bodechtel

Am 10. Juli 1983 verstarb unser Ehrenmitglied *Prof. Dr. med. Gustav Bodechtel* 84jährig in München, wo er von 1953 bis 1969 Ordinarius der Inneren Medizin und Direktor der II. Medizinischen Universitätsklinik war. Nach dem Studium in Erlangen erhielt er die entscheidenden Impulse für seinen weiteren Werdegang am damals bedeutendsten Zentrum der Hirnforschung, am Neuropathologischen Institut der Deutschen Forschungsanstalt für Psychiatrie in München bei Prof. Spielmeyer, später an der Medizinischen Universitätsklinik Erlangen bei Prof. L. R. Müller sowie an der Neurologischen Universitätsklinik Hamburg-Eppendorf bei Prof. Pette. 1940 wurde Prof. Bodechtel auf den 2. Lehrstuhl für Innere Medizin an der Medizinischen Akademie Düsseldorf berufen, ehe ihn sein Weg 1953 als Nachfolger Gustav v. Bergmanns nach München führte.

Das *wissenschaftliche Lebenswerk* ist charakterisiert durch die gemeinsame Betrachtung und Erforschung der Erkrankungen des Nervensystems und der inneren Organe, vor allem von Kreislauf und Stoffwechsel. Diese Synopsis läßt sich wie ein roter Faden durch alle seine Arbeiten, Handbuchbeiträge und Lehrbücher verfolgen und bestimmte auch den Wiesbadener Internistenkongreß unter seinem Vorsitz im Jahr 1966. So ist es nicht erstaunlich, daß unter seinen Schülern sowohl Lehrstuhlinhaber für Innere Medizin wie für Neurologie zu finden sind. Gustav Bodechtel, seit 1941 Mitglied unserer Gesellschaft, wurde 1968 zum Ehrenmitglied ernannt.

Seiner Münchener Klinik blieb er auch nach seiner *Emeritierung* mit seiner großen Erfahrung und in bewundernswerter Aktivität bis nach seinem 82. Geburtstag in dem von ihm gegründeten Friedrich-Baur-Institut zur Erforschung entzündlicher Nervenkrankheiten eng verbunden. Die deutsche Medizin verliert mit ihm einen großen Kliniker, einen viel gesuchten Arzt und einen begeisternden akademischen Lehrer, der mit der integrierenden Kraft seiner Persönlichkeit das Gesamtgebiet der Inneren Medizin und Neurologie umfassend vertreten hat.

Es mag etwas ungewöhnlich sein, wenn ich in diesem Zusammenhang auch auf den Tod eines Chirurgen eingehe, der die Innere Medizin der Bundesrepublik Deutschland jedoch wesentlich beeinflußt hat.

Prof. Rudolf Zenker

Prof. Dr. med. Dr. h.c. Rudolf Zenker, em. Ordinarius für Chirurgie an der Universität München, verstarb am 18. Januar 1984 kurz vor Vollendung seines 81. Lebensjahres in München.

Rudolf Zenker wurde am 24. Februar 1903 in München geboren, habilitierte sich 1937 in Heidelberg und übernahm hier 1942 die kommissarische Leitung der Chirurgischen Universitätsklinik und 1943 die Leitung der Chirurgischen Abteilung der Städtischen Krankenanstalten in Mannheim. 1951 nahm er den Ruf der Universität Marburg an und wechselte 1958 als Ordinarius für Chirurgie und Direktor der Chirurgischen Universitätsklinik nach München, zusammen mit seinen Mitarbeitern Klinner und Sebening. Professor Zenker beschäftigte sich seit 1955 mit Fragen und Problemen des extrakorporalen Kreislaufes und führte 1958 die erste erfolgreiche Operation mit Hilfe der Herz-Lungen-Maschine und 1969 die erste Herztransplantation in der Bundesrepublik durch. Zenker war Ehrendoktor der Universität Saloniki. 1980 erhielt er von der Deutschen Gesellschaft für Chirurgie die Ernst-v. Bergmann-Medaille in Gold und anläßlich des 83. Deutschen Ärztetages wurde er in Berlin mit der Paracelsus-Medaille der deutschen Ärzteschaft ausgezeichnet.

Ich möchte Sie bitten, sich zu Ehren der Verstorbenen zu erheben. Ich danke Ihnen.

Theodor-Frerichs-Preis 1984

Es ist das Privileg des Vorsitzenden Ihrer Gesellschaft, jeweils den Frerichs-Preis der Deutschen Gesellschaft für Innere Medizin übergeben zu dürfen.

Die Kommission, bestehend aus den Herren Kochsiek, Paumgartner und Scriba, schlägt nach Zustimmung von Vorstand und Ausschuß vor, aus sieben eingereichten Arbeiten die Arbeit mit dem Kennwort VHDL 041250 und 3245 mit dem Frerichs-Preis auszuzeichnen.

Es handelt sich um die Herren Dr. med. *Eberhard Windler* und Dr. med. *Wolfgang Daerr*, Medizinische Kernklinik und Poliklinik der Universität Hamburg, Martinistr. 52, 2000 Hamburg 20, und die Arbeit:

Ein neues Lipoprotein sehr hoher Dichte
Isolierung aus Rattenserum, Charakterisierung und Metabolismus.

Ich möchte Ihnen im Namen der Deutschen Gesellschaft für Innere Medizin zum Frerichs-Preis 1984 herzlich gratulieren.

Laudatio

In den Industrienationen sind atheromatöse Gefäßveränderungen die häufigste Todesursache. Neben der primären und sekundären Prävention der Hyperlipoproteinämie stehen Maßnahmen zur Regression der Atherosklerose im Mittelpunkt aktueller klinisch-therapeutischer Forschung.

In der vorliegenden Arbeit wird ein neues Lipoprotein sehr hoher Dichte vorgestellt, das bei der Ratte isoliert worden ist, und das für den HDL-gebundenen hepatischen Lipoproteinabbau beim Menschen Modellfunktionen haben könnte.

In einer klaren Versuchsplanung wurde mit Methoden von hohem internationalen Standard dieses very high density-Lipoprotein isoliert und charakterisiert. Kinetische und metabolische Aspekte lassen Rückschlüsse auf die biologische Bedeutung dieser Lipoproteinfraktion zu. In methodisch schwierigen, aber sehr sorgfältigen Untersuchungen wurde dieses neue Lipoprotein gegenüber Artefakten abgesichert.

Der Befund, daß diese Apolipoprotein-E-reichen Partikel zum zentripetalen Cholesterintransport entscheidend beitragen, stellt eine außerordentlich wertvolle Erkenntnis dar.

Obwohl die Übertragbarkeit dieser tierexperimentellen Befunde auf die menschlichen Verhältnisse noch nicht gesichert ist, handelt es sich um eine Arbeit von hoher Aktualität, Originalität und experimenteller Qualität.

Ich übergebe Ihnen hiermit Urkunde und Preis und wünsche Ihnen für Ihre weitere wissenschaftliche Tätigkeit viel Erfolg.

Die Medizin im Spannungsfeld der Umwelt

Siegenthaler, W. (Zürich)

Eröffnungsansprache

Meine sehr verehrten Gäste,
liebe Kolleginnen und Kollegen,

Otto Nägeli, einer meiner Vorgänger auf dem Zürcher Lehrstuhl für Innere Medizin, begann seine Eröffnungsrede dieses Kongresses im Jahre 1927 folgendermaßen: „Es ist der hohe Vorzug dieser Stelle, deren Würde Sie mir übertragen haben, daß aus dem Gesamtgebiete der Medizin in Lehre und Forschung darauf hingewiesen werden darf, wo etwas zu ändern und zu verbessern ist. Daß das in der Medizin immer nötig sein wird, daß immer Kritik und Verbesserungen eingreifen müssen, darüber brauche ich keine weiteren Worte zu verlieren. Ein jeder wird nun hier über das reden, was seinem Herzen am nächsten liegt und was ihn am meisten bewegt und berührt."

Das möchte ich mit meinen heutigen Ausführungen zum Thema „*Die Medizin im Spannungsfeld der Umwelt*" auch tun. Die Spannung, ein Begriff aus der Physik, symbolisiert das Kräftefeld zwischen zwei sich gegenseitig anziehenden oder abstoßenden Polen. Spannung bezeichnet auch eine Diskrepanz zwischen Erwartung und Erfüllung.

Den Begriff der Umwelt habe ich nicht gewählt, um etwa heutigen Tendenzen nachzueifern. Er findet sich bereits in den Schriften von Hippokrates, der der Umwelt ein großes Kapitel gewidmet hat. Das entsprechende Kapitel befaßt sich vor allem mit dem Einfluß von Lüften, Gewässern und Örtlichkeiten auf die Gesundheit des Menschen. Ich möchte diesen Begriff jedoch weiter fassen und Probleme besprechen, die heute die Medizin aus einem viel komplexeren Umweltfeld betreffen.

Unsere *Umwelt* besteht heute außer den Kranken insbesondere auch aus den Gesunden, also den potentiellen Konsumenten, den Politikern, der pharmazeutischen Industrie, der technischen Industrie, den Versicherungsträgern und den Verwaltungen aller Art, aber auch einer Ärzteschaft mit verschiedenartigen Interessen. Zusammen mit den Medien äußern sich alle zu aktuellen Fragen der Medizin. Es scheint mir deshalb gerechtfertigt, daß wir uns auch von dieser Stelle aus mit unserer Umwelt und ihren Fragen oder Vorwürfen ernsthaft auseinandersetzen. Es sind nicht Fragen, die die Bundesrepublik Deutschland, Österreich oder die Schweiz allein betreffen, es sind Fragen, die heute weltweit vor allem in industrialisierten Ländern mit einem hohen medizinischen Standard zur Diskussion stehen.

Die letzten 30 Jahre haben uns medizinische Fortschritte gebracht, wie sie die Welt bislang nicht erlebt hat. Trotz dieser Tatsache wird die *Kritik an der Medizin* immer lauter. Sie richtet sich unter anderem gegen die organbezogene Beurteilung des Menschen, also gegen zuviel Spezialisierung, gegen zuviel Technologie und damit gegen zu viele Untersuchungen, gegen zu viele Medikamente, gegen mangelnde Zeit für das Gespräch zwischen Arzt und Patient und damit gegen mangelnde Humanität. Die riesigen Kosten im Gesundheitswesen werfen zudem die Frage nach Aufwand und Nutzen, nach optimaler und maximaler, wünschbarer und machbarer Medizin bzw. nach den Grenzen der Medizin auf.

Die Kritik an der Medizin ist allerdings nicht nur eine Erscheinung der heutigen Zeit. Schon J. W. Goethe schrieb in seinem Drama „Die Aufgeregten“: „Der Arzt kuriert Dir eine Krankheit weg, die andere herbei, und Du kannst nie wissen, ob er Dir genutzt oder geschadet hat.“ Noch pointierter formulierte F. Nietzsche seine Kritik mit den Worten: „Man müßte für seinen Arzt geboren sein, sonst gehe man an ihm zugrunde.“

Die uns bedrängenden *Fragen* sind heute so imminent geworden, daß wir uns mit ihnen ernsthaft auseinandersetzen müssen. Als akademische Lehrer haben wir die Pflicht, auf Kritik einzugehen, wenn unser Auftrag nicht die gewünschten Auswirkungen hat. Andernfalls verlieren wir die großartige Möglichkeit, unser Gesundheitssystem entscheidend mitzugestalten. Wir sollten Kritik jedoch nicht nur beachten, sondern auch abwehren, wenn sie unberechtigt ist.

Wenn ich versuche, auf die erwähnten kritischen Fragen einzugehen, dann hoffe ich, aus einer vielfältigen Tätigkeit heraus Voraussetzungen für eine einigermaßen differenzierte Analyse aufzubringen. Zum besseren Verständnis meiner folgenden Ausführungen mag es nützlich sein zu wissen, daß ich mich dem Liberalismus auch im ärztlichen Bereich verpflichtet fühle, allerdings mit der Einschränkung, daß bei der ausgesprochen sozialen Aufgabe unseres Berufes Hingabe nicht mit Business verwechselt werden darf.

Die Spezialisierung in der Medizin

Ich möchte zunächst die Frage der *Spezialisierung* gerade in der Inneren Medizin zum Anlaß nehmen, um auf den Vorwurf der Überspezialisierung bzw. Züchtung von Organspezialisten einzugehen. Mit dieser Frage haben sich bereits viele meiner Vorgänger auseinandergesetzt, ja sie hat schon Theodor Frerichs beim 1. Kongreß unserer Gesellschaft beschäftigt. Die Frage nach der Einheit der Inneren Medizin hat jetzt aber einen Stellenwert erreicht, der nicht emotional, sondern rational analysiert werden muß.

Wenn ich über die letzten 30 Jahre seit meinem Staatsexamen *Rückschau* halte, dann besteht kein Zweifel, daß Entwicklungen erfolgt sind, die die Medizin entscheidend verändert haben. Ich erinnere in der Kardiologie an Herzkatheterismus, Echokardiographie und Herzchirurgie, in der Gastroenterologie an Endoskopie und Ultraschalldiagnostik, in der Nephrologie an die verschiedenen Dialyseverfahren und die Transplantationschirurgie, bei den Infektionskrankheiten an die immensen diagnostischen und therapeutischen Möglichkeiten und die Entdeckung neuer Krankheiten, in der Angiologie an Ultraschalltechnik und perkutane transluminale Dilatationsverfahren in den verschiedensten Gebieten, in der Onkologie an früher unbekannte therapeutische Möglichkeiten und auch in allen anderen Gebieten der Inneren Medizin an einen riesigen Zuwachs an neuen Erkenntnissen. Sie alle sind vorwiegend durch die *Spezialisierung* möglich geworden, woraus auch die große Bedeutung der Spezialisten klar erkennbar ist. Es ist zweifellos so, daß die beachtlichen technischen Fortschritte und der damit verbundene enorme Zuwachs an wissenschaftlicher Information wichtige Gründe für die zunehmende Spezialisierung sind. Damit wird die Spezialisierung aber gleichzeitig auch mit der Technik in enge Beziehung gebracht.

Die *moderne technische Medizin* ist averbal und hat zweifellos einen Rückgang des Arztes vom Patienten zur Folge, so daß Humanität zum Teil durch Technik verdrängt wird. So hat denn bis zu einem gewissen Grade ein Funktionswandel des Arztes vom Priester zum Techniker stattgefunden. Die Medizin schöpft dabei wohl alle technischen Möglichkeiten aus, orientiert sich aber immer weniger am Kranken und verleiht damit der Krankheit im Sinne einer naturwissenschaftlich definierbaren Fehlregulation eine eigene Existenz und eine eigene Dynamik, ohne dabei den Menschen in seiner Gesamtheit zu erfassen. Was wir deshalb brauchen, ist nicht eine neue Medizin, sondern ein neues Menschenbild. Es geht dabei nicht um ein Zurück hinter den naturwissenschaftlich-technischen Fortschritt, sondern es geht um die Integrierung dieses Fortschrittes in ein umfassendes Konzept einer integralen Heilkunde. Um dieses gewünschte Ziel zu erreichen, muß nach Heinrich Schipperges ein Paradigmawechsel von der Heiltechnik zur Heilkunde stattfinden. Die Medizin muß sich bewußt sein, daß sie sich in ihrer Tätigkeit nicht als reine Naturwissenschaft definieren kann, sondern zur Erfassung des ganzen Menschen ihre Wurzeln auch in geisteswissenschaftlichen Denk- und Erkenntnistheorien hat. Jaspers äußerte sich dazu wie folgt: „Die Medizin stützt sich auf zwei Pfeiler, den der Wissenschaft und den der Humanität als die Ehrfurcht vor den Menschen. Wissenschaft und Humanität sind keine Konträre, sie bedingen einander, denn die Unwissenschaftlichkeit ist der Boden der Inhumanität." Treffend hat auch Goethe erklärt, daß die Materie nie ohne Geist und der Geist nie ohne Materie sein kann.

Durch die enormen *Fortschritte* in der naturwissenschaftlich-technischen Medizin der letzten Jahrzehnte werden Krankheiten heute zweifellos besser erkannt und behandelt. Zudem wird aber auch der Glaube genährt, Gesundheit sei zu einer unbegrenzt machbaren, herstellbaren, beherrschbaren und berechenbaren Sache geworden. Viel seltener wird dagegen die Frage aufgeworfen, ob alles was machbar ist, auch verantwortbar und bezahlbar ist, wobei die Medizin mit ihrem Mythos der Machbarkeit keineswegs allein dasteht. H. E. Richter meint dazu: „Die Illusion von allzeit herstellbarem Fortschritt und ungeduldige Überansprüchlichkeit haben die Medizin in einen Zugzwang gesetzt, in eine Schachpartie, die nicht zu gewinnen ist."

Die enorme Entwicklung der Inneren Medizin war nur möglich durch einen großzügigen *Ausbau der verschiedenen Spezialitäten*. Sie hat aber auch dazu geführt, daß große und wichtige Spezialitäten unseres Faches, die durchaus die Bedeutung von Ophthalmologie, Otorhinolaryngologie usw. aufweisen, eine Eigenständigkeit gesucht haben und zum Teil noch suchen. Hier liegen die Verhältnisse aber doch grundsätzlich anders. Der Ohrenkranke hat meist keine weiteren Organmanifestationen. Beim Herzkranken sind dagegen oft Lungen, Leber, Nieren usw. mitbetroffen, weshalb der Patient nicht primär einer organspezifischen, sondern einer allgemeininternistischen Betreuung bedarf. Es zeigt sich deshalb auch in unserem Sprachraum immer mehr, daß die internmedizinischen Spezialitäten in ihrem Nutzen für die Patienten nur innerhalb der Inneren Medizin zur vollen Entfaltung kommen, aber auch die Innere Medizin sich nur mit den Spezialisten weiterentwickeln kann. Die Innere Medizin kann beispielsweise nicht ohne Kardiologie und die Kardiologie nicht ohne Innere Medizin funktionieren. Deshalb sind Wege zu suchen, die beiden Anliegen gerecht werden. Dazu sind auch verschiedene Modelle entwickelt worden. Immer aber hat sich gezeigt, daß eine Einheit nur dann zum Tragen kommt, wenn sie das gesamte Spektrum der Inneren Medizin in ihre Arbeit miteinbezieht.

Heute ist eingetreten, was vor über 100 Jahren Jakob Burckhardt beim Räsonieren über den Fortschritt sagte: „Selbst die Steigerung der intellektuellen Entwicklung läßt sich bezweifeln, weil mit fortschreitender Kultur die Arbeitsfähigkeit und das Bewußtsein des Einzelnen sich immer mehr verengen könnte." Wir haben das *Gleichgewicht zwischen Generalistentum und Spezialistentum* verloren. Dieses Dilemma unseres Jahrhunderts kommentierte der Romanist E. R. Curtius folgendermaßen: „Spezialismus ohne Universalismus ist blind und Universalismus ohne Spezialismus eine Seifenblase." Wie finden wir zur richtigen Mitte? Die Quantität an Einzelwissen und an Information hat derart zugenommen, daß sie von einem Einzelnen gar nicht mehr überblickbar und sinnvoll reproduzierbar ist. Dies gilt in der Inneren Medizin nicht nur für die Generalisten, sondern auch schon für die Spezialisten, indem ein Gastroenterologe beispielsweise Immunologe, Endokrinologe, Membrantransportspezialist oder Experte der fiberoptischen Endoskopie sein kann.

Diese Entwicklung gilt bereits auch für andere Spezialitäten, so daß die Aufsplitterung nicht nur die Innere Medizin, sondern bereits deren Spezialitäten erfaßt. Damit verbunden ist eine *Fragmentation der ärztlichen Betreuung*, die durch eine verminderte Beziehung zwischen Ärzten und Patienten gekennzeichnet ist. Es ist ein Wechsel eingetreten von einem System, das mehr als 70% Hausärzte aufwies, zu einem System, das nun beinahe 70% Spezialisten zeigt. In einer solchen Struktur sehen die Patienten selten nur einen Spezialisten, sondern werden oft von Spezialist zu Spezialist weitergereicht. Daraus resultiert, daß *ein* für die Koordination und die gesamte medizinische Betreuung verantwortlicher Arzt fehlt.

In dieser Phase müssen wir eine *Standortbestimmung* vornehmen, die sich in erster Linie an unserer Aufgabe zu orientieren hat. Diese besteht darin Ärzte auszubilden, die in der Lage sind, unsere Bevölkerung internmedizinisch gut zu betreuen. Wenn man davon ausgeht, daß internmedizinische Probleme etwa 70% der ärztlichen Praxis ausmachen, und daß der Internist bei etwa 80% der Patienten allein durch Anamnese und Untersuchung eine Diagnose stellen kann, dann muß man als Konsequenz die Zahl der Spezialisten zugunsten der Generalisten reduzieren.

Es steht außer Zweifel, daß vor allem unsere *universitären Institutionen* insbesondere im Bereich der Forschung, aber auch für die Betreuung von Patienten mit komplizierten diagnostischen und therapeutischen Problemen auf Spezialisten angewiesen sind. Wenn diese jedoch nicht in die gesamte Innere Medizin einbezogen sind, dann ergibt sich bei jeder Spezialität gezwungenermaßen eine vor allem organbezogene Medizin, eine Tendenz, die auch in Schwerpunktkliniken zu erkennen ist.

Im Rahmen dieser spezialistischen Einengung wird nicht nur einseitiges Behandeln von Krankheiten gefördert, sondern auch eine breitbasige, die gesamte Medizin überblickende *Ausbildung* von Studenten und *Weiterbildung* von Ärzten erschwert. Dies begünstigt die Weiterbildung zum Spezialisten, der wieder Spezialisten nach sich zieht. Da zudem an unseren Fakultäten die akademische Laufbahn für Internisten, die sich mehr der breiten klinischen Arbeit zuwenden möchten, fast unmöglich wird, weil wissenschaftliche Tätigkeit eigentlich nur in einer Spezialität erbracht werden kann, wird die Tendenz zur Spezialisierung noch weiter gefördert. So befinden sich unser ärztlicher Nachwuchs und wir alle in einem Dilemma zwischen spezialistischer Ambition einerseits und den Erfordernissen der allgemeinen klinischen Tätigkeit andererseits. Diese Problematik läßt sich unterdessen auch an größeren extrauniversitären Krankenhäusern erkennen.

Nach einer Phase der Emanzipation der Spezialitäten der Inneren Medizin ist zweifellos eine gewisse Ernüchterung eingetreten. So sehr in größeren Zentren die Bedeutung und Notwendigkeit von Spezialisten nicht zur Diskussion steht, so sehr brauchen wir heute mehr denn je Internisten oder Generalisten, die den Überblick in der Breite behalten. Sie sind in der Praxis für die Primärversorgung unserer Bevölkerung, im kleineren und mittleren Krankenhaus für die Mehrzahl internistischer Probleme und im Großbetrieb für die Integration der Spezialitäten entscheidend. Fragen nicht nur der Patientenbetreuung, sondern auch der Ausbildung und Weiterbildung sowie der Ökonomie sprechen eindeutig für eine derartige Entwicklung. Daneben ist eine feste Symbiose zwischen Internisten und Spezialisten anzustreben. Sie erfordert jedoch eine Bereitschaft von beiden Seiten, wobei sich die Schwerpunkte an praktischen Realitäten zu orientieren haben. Nur in einer *integrierten Inneren Medizin* werden wir uns dem Vorwurf der Organspezialisation und dem Zerfall der Inneren Medizin entziehen können. Dazu bedarf es aber in universitären Institutionen auch einer ausgleichenden Förderung aller Spezialitäten, wobei der Rahmen durch gegebene Möglichkeiten gesetzt wird.

Die von den Vereinigten Staaten übernommene und notwendige Spezialisierung darf bei uns aus all den erwähnten Gründen nicht den Grad erreichen, der dort heute sogar die Schaffung von „general internal medicine divisions" oder von Kernkliniken bzw. von „outpatient departments" oder Polikliniken neben den Spezialitäten notwendig macht. Es erscheint deshalb unverständlich, daß auch im deutschsprachigen Raum trotz besserem Wissen über das Bedürfnis von *universitären allgemeinen Kernkliniken und universitären allgemeinen Polikliniken* diskutiert wird, obwohl sie in der Inneren Medizin ausgerechnet diejenigen Institutionen verkörpern, die Studenten, Assistenten und Oberärzten das vermitteln, was sie später vor allem benötigen. Wenn diese Erkenntnis nicht selbstverständlich ist, dann müssen sich Ministerien, Universitäten und Fakultäten wohl fragen, wie sie die breiten Bedürfnisse unserer Bevölkerung in Zukunft noch abdecken wollen.

Die *praktizierende Ärzteschaft*, die den Universitäten bezüglich Ausbildung ebenfalls zuviel Spezialistentum vorwirft, sollte sich nicht gleichzeitig auch gegen allgemeine universitäre Polikliniken auflehnen, wenn sie glaubwürdig bleiben will. Ich habe dabei bewußt nicht von Spezialambulanzen oder nichtuniversitären Ambulanzen gesprochen, bei denen andere Voraussetzungen vorliegen.

L

Die bisherige Entwicklung zeigt, daß insbesondere unsere medizinischen Fakultäten in Zukunft *Mitarbeiter mit verschiedenen Talenten* brauchen, die gleichgestellt je nachdem mehr als Internisten oder Spezialisten bzw. als Ärzte, Lehrer oder Wissenschafter funktionieren, die aber integriert an der gemeinsamen Aufgabe zusammenarbeiten sollten. Dadurch wird es möglich sein, Patientenbetreuung, Lehre und Forschung auf hohem Niveau zu halten.

Es ist interessant, daß in letzter Zeit ausgerechnet aus dem *angloamerikanischen Sprachraum* von Vorbildern auch unserer Spezialisten, so z. B. von E. Braunwald, R. Petersdorf, A. Leaf und auch von A. Relman, dem langjährigen Editor des New England Journal of Medicine, bemerkenswerte und sehr ähnliche Äußerungen in dieser Hinsicht zu vernehmen sind. Der Vorbehalt gegenüber einer weitgehenden Spezialisierung ist heute auch von dort zu hören, von wo die Entwicklung zu uns gekommen ist. Für uns heißt dies, daß wir wieder vermehrt auf die Bedürfnisse unserer Bevölkerung Rücksicht nehmen müssen. Die Patienten brauchen zunächst ihren Internisten, der zugleich auch ihr Hausarzt sein kann. Wir müssen deshalb alle Anstrengungen darauf ausrichten, für diese Bedürfnisse vor allem Internisten oder Generalisten und weniger Spezialisten weiterzubilden. Dies kann jedoch nur in integrierten intermedizinischen Kliniken geschehen.

In diese Richtung zielt auch der Vorschlag von S. Peart, der im Lancet neuestens ernsthaft die Wiedergeburt des „professors of medicine" oder des früheren Klinikchefs mit seinen integrierenden Aufgaben fordert. Im Gegensatz zur europäischen Medizin wurde die Stellung des Chairman oder des Klinikchefs in den Vereinigten Staaten von Amerika trotz der sehr weitgehenden Spezialisierung immer beibehalten, weshalb zumindest eine Verselbständigung von Spezialitäten nicht eingetreten ist.

Spezialisten müssen demzufolge bestehende *Fachrichtungen bereichern und nicht aufspalten.* Da der Fortschritt von heute oft die Routine von morgen ist, besteht kein Zweifel, daß wir uns auf dem Weg des medizinisch-naturwissenschaftlichen Fortschritts weiterbewegen werden. Wir sollten aber gerade im Jahre Orwells vermeiden, daß keiner mehr vor dem Können des andern sicher ist.

Mein wesentliches *Anliegen für den diesjährigen Internistenkongreß* besteht aus den geschilderten Gründen denn auch darin, die Innere Medizin in ihrer gesamten Breite darzustellen. Ich habe deshalb auch versucht, die Spezialgebiete unseres Faches möglichst umfassend zu berücksichtigen und hier in integrierter Umgebung zu präsentieren.

Die Kosten in der Medizin

Ein weiteres bedeutendes Spannungsfeld der heutigen Medizin sind die *Kosten* im Gesundheitswesen. Mit der breiten Entwicklung der Medizin sind durch die Möglichkeiten auch Bedürfnisse entstanden, deren Befriedigung eine enorme Kostensteigerung mit sich brachte. Dabei ist jedoch nicht zu übersehen, daß die Kosten multifaktoriell bedingt sind und unverhältnismäßig zugenommen haben. Anfang des 20. Jahrhunderts gab man kaum mehr als 1% des damals erheblich kleineren Sozialproduktes für die Gesundheit aus. In der Bundesrepublik wurden 1960 daraus 4,5%, 1970 6,4%, 1978 9,2% und 1983 10%. Bei Fortdauer dieses exponentiellen Wachstums würde im Jahr 2019 das gesamte Sozialprodukt durch Ausgaben für die Gesundheit ausgeschöpft. Die Verhältnisse in der Schweiz sind vergleichbar.

Es stellt sich heute deshalb grundsätzlich die Frage, ob und wie lange wir diese Medizin weiterhin *finanzieren* können. Dabei ist es sicher schwierig, eine genaue Prozentzahl des Sozialproduktes, die für die Gesundheit aufgewendet werden kann, zu postulieren. Einerseits darf man die Medizin mit den vielen intangiblen Werten nicht nur vom ökonomischen Standpunkt aus betrachten, andererseits werden weitere Fortschritte aber auch zunehmende Kosten hervorrufen. Jede Gesellschaft wird sich deshalb überlegen, wieviel sie für ihr Gesundheitswesen ausgeben will. Man kann nicht nur den Fortschritt grüßen, ihn aber nicht bezahlen wollen.

Wenn man die ähnliche *Struktur der Gesundheitskosten* in den industrialisierten Ländern Europas untersucht, so zeigt sich, daß beispielsweise 1983 in der Schweiz 51% für

Spitalmedizin, 19,8% für ambulante Betreuung, 14% für Arzneimittel und 15,2% für Verwaltungskosten ausgegeben wurden. Ein Vergleich dieser Zahlen mit denen vor 30 Jahren zeigt, daß sich insbesondere die Ausgaben für die Spitäler prozentual enorm erhöht haben, daß aber auch in der freien Praxis eine deutliche Zunahme der Kosten zu verzeichnen ist. Dabei kommt sowohl im Krankenhaus als auch in der freien Praxis bei der Kostensteigerung der zunehmenden Verordnung medizinischer Leistungen ohne Zweifel eine wichtige Rolle zu. Diese Situation birgt die Gefahr der Überarztung in sich, woraus auch viele Kritiken der Gesellschaft an der Medizin resultieren. Es stellt sich deshalb die Frage, wie es zu dieser veränderten Situation kommen konnte.

Kosten und Ärztezahl

Wenn man bedenkt, daß in der Schweiz jährlich 900 und in der Bundesrepublik 10 000 Ärzte *approbiert* werden, dann wird man sich nicht wundern, daß die Schweiz mit einem Arzt auf 392 Einwohner bezüglich Ärztedichte gar an der Weltspitze steht, gefolgt von der Bundesrepublik und Österreich mit einem Arzt auf 442 Einwohner und den USA mit einem Arzt auf 476 Einwohner. Dabei ist zu bedenken, daß vom erwähnten Einwohneranteil pro Arzt nur ein kleiner Teil krank ist.

Wie auch sonst bekannt, zeigt eine interessante Studie einer schweizerischen Krankenkasse über die Beziehung der *Ärztezahl zu den Gesundheitskosten*, daß sich in einer untersuchten Region bei einer Erhöhung der Zahl der Ärzte um 45,5% und praktisch konstanter Bevölkerung die Gesamtkosten für die Krankenkassen um 90,8% erhöht haben, während in der gleichen Zeit die Kosten für die einzelnen medizinischen Leistungen lediglich um 19,2% gestiegen sind. Mit diesen Zahlen wird offensichtlich, daß ein *größeres Angebot an medizinischen Dienstleistungen* für diese überproportionale Kostensteigerung wesentlich mitverantwortlich ist.

Die vom Arzt mitbeeinflußte Kostensteigerung ist insbesondere durch einen *größeren Behandlungsaufwand* mit entsprechenden technischen Untersuchungen und Laboruntersuchungen bedingt. Schölmerich zeigte beispielsweise, daß eine akute Appendicitis vor 20 Jahren mit fünf Laboruntersuchungen, 1978 aber mit bis zu 30 Laboruntersuchungen einherging, ohne daß erkennbare Einflüsse auf die damals wie heute guten statistischen Ergebnisse der Operation bekannt sind.

Solange Ärzte im Verhältnis zu Patienten in ausgewogener Zahl vorhanden waren, wurden den Patienten schon aus zeitlichen Gründen nur die notwendigen Dienste angeboten. Eine wichtige Bedeutung für die Kostensteigerung kommt heute auch der zunehmenden *Spezialisierung* und damit der Zunahme von Spezialisten mit einem breiten Leistungsangebot zu. Demgegenüber konnten die Ärzte früher nicht viel mehr als Anamnese, Untersuchung und Beratung (beaucoup de bonnes paroles) anbieten. Mit der Ärzteschwemme macht sich jedoch eine gegenteilige Entwicklung bemerkbar, so daß insbesondere die Zahl der Ärzte an der heutigen Kostensituation eine wichtige Rolle spielt.

Der *Staat* muß deshalb auch erkennen, daß er durch die riesige Zahl von Ärzten, die er jährlich ausbildet, für diese Entwicklung maßgebend verantwortlich ist. Im Gegensatz zu anderen Berufen werden die ärztlichen Leistungen weitgehend von Versicherungsträgern übernommen und damit auch von unserer Gesellschaft getragen. Die großen staatlichen Investitionen ins Medizinstudium kurbeln somit die Kosten im Gesundheitswesen ganz wesentlich an. Man wird deshalb nicht darum herumkommen, sich im Rahmen sämtlicher Sparüberlegungen auch über die Zahl der auszubildenden Ärzte ernsthafte Gedanken zu machen. Die Abschaffung des Lateinstudiums hat die Schleusen zum Arztberuf wesentlich geöffnet und den Ärzteüberfluß in noch ausgesprochenerem Maße zum Ausdruck einer verfehlten Hochschulpolitik werden lassen. Es ist unsinnig, das Pferd am Schwanz aufzuzäumen, indem man versucht, die Folgen der Ärzteplethora zu beeinflussen, ohne von den Ursachen der ganzen Entwicklung auch nur zu sprechen. Darüber können auch Diskussionen zur Novellierung der Approbationsordnung nicht hinwegtäuschen, da damit auch nur Symptome behandelt werden.

LII

Die mit einer deutlichen Kostensteigerung verbundene Entwicklung der *Technik* betrifft wohl vor allem Kliniken, macht aber auch vor der Praxis des niedergelassenen Arztes nicht Halt. Der Großteil der Ärzte möchte auf die moderne Technologie nicht verzichten, weil er vom Nutzen für seine Patienten überzeugt ist. Durch die Entwicklung, insbesondere auch von nichtinvasiven Methoden, stehen den Ärzten sehr viel mehr diagnostische und therapeutische Möglichkeiten zur Betreuung der Patienten zur Verfügung. Ärzte offerieren nicht mehr länger nur Zeit und Rat, sondern zudem technische Leistungen.

Neue Techniken werden heute *in rascher Folge* mit oft marginalen Verbesserungen *entwickelt*. Da insbesondere auch von seiten der Medien oft ein großer Druck erzeugt wird, sie in der Praxis einzusetzen, hinkt die notwendige Evaluation vor allem auch bezüglich Kosten-Nutzenanalyse oft hinten nach. Es ist offensichtlich einfacher und attraktiver, neue Technologien zu entwickeln und einzuführen als zuerst seriöse, gut kontrollierte klinische Studien über deren Effektivität durchzuführen. In diesem Zusammenhang muß auch auf zahlreiche großangelegte diagnostische und therapeutische Studien hingewiesen werden, die uns immer wieder unterschiedliche Resultate geliefert haben und auch heute nach Jahren noch keine Entscheidungshilfe geben, obwohl entsprechende Konsequenzen bereits vor Jahren gezogen worden sind.

Die *Eskalation technischer Untersuchungen* ist oft nur Ausdruck einer Unsicherheit. Je unerfahrener ein Arzt, desto umfangreicher ist sein diagnostisches Programm. Diese Tatsache erfordert auch einen bestimmten Lern- und Lehrvorgang der medizinischen Wissenschaft. Wissen und Wissensvermittlung bedeutet nicht allein eine Akkumulation von immer mehr Fakten, sondern auch das Erkennen einer veränderten Situation und ein Überbordwerfen obsoleten Wissens. Dazu bedarf es im Unterricht allerdings des Einsatzes von erfahrenen *Lehrerpersönlichkeiten* und nicht von Assistenten, die eben ihre Ausbildung begonnen haben. Das ist mit ein Grund, daß Magistralvorlesungen, sofern sie nicht abgeschafft wurden, auch heute bei den Studenten auf großes Interesse stoßen. Beim Einsatz von Ultraschall, Computertomographie und anderen neueren Großgeräten, wie z. B. NMR (nuclear magnetic resonance), aber auch im Labor müssen zudem der *Ausbildung des Untersuchers* und der differenzierten Indikationsstellung vermehrte Beachtung beigemessen werden. Sonst laufen wir Gefahr, aus falsch interpretierten Befunden Indikationen zu immer weiteren Untersuchungen zu stellen.

In dieser Situation ist es unumgänglich an *Maßnahmen* zu denken, Anamnese, Untersuchung und Beratung besser zu honorieren als technische Leistungen. Dann würde die Medizin auch wieder etwas von ihrer alten Kunst zurückgewinnen. Es erscheint dringend nötig, primäre ärztliche Fähigkeiten wie Denken, Hören, Riechen, Fühlen, Sehen, Intuition und Empathie wieder vermehrt zu fördern. Die Entschädigungen für technische Leistungen sind jedoch heute so viel höher als jene der persönlichen Leistung, daß eine geringe Chance besteht, ohne Änderung der finanziellen Schwerpunkte die eigentliche Hausarzttätigkeit erfolgreich ankurben zu können. Wenn man die technischen Leistungen auf ein notwendiges Maß zurückschrauben will, dann muß man den Anreiz dazu verändern. Dies ist wohl nur über eine Senkung der entsprechenden Entschädigungen möglich. Gleichzeitig ist es aber unabdingbar, daß die Ärzte für ihre ärztliche Grundleistung, d. h. Gespräch und Untersuchung, in vernünftigem Rahmen besser entschädigt werden und nicht nur die Honorierung technischer Leistungen nach unten verändert wird. Dadurch wird auch vermieden, daß die Ärzteschaft immer mehr in ein krämerhaftes Verhalten hineingedrängt wird.

Ich glaube, daß zur Eindämmung der Kosten auch ein Umdenken und verstärkte Anstrengungen zur *Qualitätssicherung* durch die Ärzteschaft notwendig werden, so daß eine ökonomische und damit auch in ihren Kosten kontrollierbare und bezahlbare Medizin unter Erhaltung des heutigen Standards geschaffen werden kann. Der prinzipielle Vorgang, der zu einer rationelleren Medizin führt, ist die kritische Selbstreflexion über diagnostisches Vorgehen und therapeutische Anordnungen.

So hat z. B. Dubach an der Basler MedizinischenPoliklinik gezeigt, was eine *radiologische Untersuchung der Lendenwirbelsäule* bei Kreuzschmerzen bezüglich Diagnose, Therapie und Arbeitsfähigkeit bringt. Das Ergebnis des Vergleichs zweier Gruppen, von denen die eine geröntgt und die andere nicht geröntgt wurde, muß nachdenklich stimmen. Weder die anamnestisch gestellte Diagnose noch das therapeutische Vorgehen wurden durch die röntgenologischen Befunde nennenswert beeinflußt. Einzig die Dauer der Arbeitsunfähigkeit war bei den geröntgten Patienten länger. Die Kosten dagegen waren bei den Patienten mit Röntgenbildern um durchschnittlich 150% höher. Durch gezielte Ausbildung und Weiterbildung konnte in diesem Sektor eine eindeutige Reduktion röntgenologischer Untersuchungen und damit auch der Kosten erreicht werden.

Geht man beispielsweise beim Symptom der *Hypertonie* von den Ergebnissen einer Studie der Zürcher Medizinischen Poliklinik davon aus, daß nur 2−3% der Hypertonien kausal behandelt werden können, dann stellt sich die Frage, inwieweit sich der Aufwand weitergehender diagnostischer Abklärungen im Vergleich zum Nutzen dann noch rechtfertigen läßt. Derartige Untersuchungen zur vermehrten Evaluation diagnostischer und therapeutischer Maßnahmen und zur Entwicklung entsprechender Programme scheint mir in Zukunft beispielsweise eine wichtige Aufgabe universitärer Polikliniken oder anderer geeigneter Institutionen zu sein.

Es bedarf also einer *Strategie der Diagnostik und der Therapie*, nicht einer Anwendung aller möglichen Untersuchungsverfahren und therapeutischen Möglichkeiten. Diese Hinweise sollen keineswegs Anstoß zu diagnostischem und therapeutischem Minimalismus sein, der die Qualität der Medizin gefährden würde, sondern Diagnostik und Therapie müssen durchdacht durchgeführt werden. Diagnostische Möglichkeiten sollten zudem von therapeutischen Konsequenzen gefolgt sein, eine Tatsache, die vor allem dem wenig Erfahrenen Mühe bereitet und zu einer unnötigen Ausschöpfung des medizinischen Angebotes führt.

In diesem Zusammenhang wird man auch um Fragen der *Fortbildung* nicht herumkommen. Persönlich bin ich nicht für obligatorische Fortbildung, die ja individuell sehr unterschiedlich gestaltet sein kann. Trotzdem müssen neue relevante medizinische Erkenntnisse in Zukunft rascher und vermehrt ins Bewußtsein der Ärzte eingehen. Diese beinhalten zusätzlich zu neuen Möglichkeiten durchaus auch Vereinfachungen bisheriger Maßnahmen, wie dies heute beispielsweise bei Diagnostik und Therapie des unkomplizierten Harnwegsinfektes der Fall ist.

Im Rahmen der Kostenentwicklung soll hier noch ein bisher bei uns wenig bekannter *medizinischer Industriekomplex* angesprochen werden. In den letzten 10−15 Jahren ist vor allem in den USA neben öffentlichen Institutionen eine Art von privater Gesundheitsindustrie herangewachsen, die in Form großer Geschäftsketten mit eigenen Spitälern, diagnostischen Laboratorien, Dialysezentren, Befruchtungsfirmen usw. eine große Zahl von Dienstleistungen für Privatpatienten anbietet, die aber auch auf indirektem Weg über die Subventionierung der Krankenkassen durch staatliche Gelder mitfinanziert werden. Wenn Ärzte auch an den Finanzierungskosten derartiger Unternehmen beteiligt sind, kommt es notwendigerweise zu einem Interessenkonflikt. Dadurch wird aber auch die ärztliche Persönlichkeit in ihrer Haltung zum Patienten in Frage gestellt und der ärztliche Beruf in Richtung Geschäft (Business) verändert.

In diesem Zusammenhang muß auch auf die *Überkapazitäten im Bettensektor* aufmerksam gemacht werden, die z. T. unnötige Hospitalisationen bewirken und die Hospitalisationsdauer verlängern. Darüber können auch überdimensionierte Spitalbauten nicht hinwegtäuschen. Unnötige Hospitalisationen sollten einer effizienteren ambulanten Betreuung unter Zuhilfenahme von Institutionen mit entsprechender Infrastruktur weichen. Damit könnte man dem Ziel, so viel ambulant wie möglich, so wenig stationär wie nötig, näher kommen.

Kosten und Arzneimittel

Neben Ärztezahl, Spezialisierung und moderner Technologie spielen auch die *Arzneimittel* bei der Kostensteigerung eine Rolle. Obwohl die Kosten für die Arzneimittel prozentual gegenüber der üblichen Teuerung nicht angestiegen sind, sind jedoch die Ausgaben für Arzneimittel im gesamten angestiegen. Dies hängt einerseits mit einer größeren verabreichten Medikamentenmenge, die z. T. durch die Altersstruktur der Bevölkerung bedingt ist, und andererseits mit modernen teureren Präparaten zusammen. Es ist deshalb verständlich, daß sich insbesondere auch die Kassen überlegen, wie man diese Arzneimittelkosten beeinflussen könnte.

Die *Negativliste* enthält Medikamente einiger Anwendungsgebiete, deren Kostentragung dem einzelnen Patienten finanziell zugemutet wird und fördert das Kostenbewußtsein bei Patienten und Ärzten. Sie berücksichtigt jedoch nicht, daß es gelegentlich schwierig ist, zwischen einer Befindlichkeitsstörung und einer Krankheit zu unterscheiden und die ärztliche Tätigkeit durch bürokratische Maßnahmen eingeschränkt wird.

Eine auch schon diskutierte „*Positivliste*", die dem Arzt die zur Verordnung erlaubten Medikamente auflistet, würde wohl die Bewegungsfreiheit des Arztes stark einschränken, aber nicht sicher mit einer Kosteneinsparung einhergehen.

Die *Transparenzliste* schließlich muß ebenfalls auf Vor- und Nachteile überprüft werden. Die Auflistung und der Preisvergleich sogenannter Synonympräparate sind sicher für die Beurteilung eines Medikamentes ungenügend, da dabei die Verschiedenartigkeiten von Pharmakokinetik, Galenik usw. und damit Hinweise zur *Qualität* vernachlässigt werden. Die sofort offensichtliche Tatsache, daß Nachahmerpräparate billiger sind als Originalpräparate, ist die Hauptinformation dieser auf reinem Preisvergleich basierenden Liste. Trotz der Befürwortung kostensparender Maßnahmen im Arzneimittelsektor muß man sich doch der Ausgaben der forschenden pharmazeutischen Industrie gegenüber den Nachahmerfirmen für die Entwicklung neuer Präparate bewußt sein. Eine verminderte Investition in die Forschung würde gerade in unseren Ländern in diesem hochentwickelten Zweig der Medizin rasch eine unerwünschte Stagnation bringen. In diesem Zusammenhang muß auch den Gegnern von Tierversuchen gesagt werden, daß nicht nur die Medizin, sondern auch die pharmazeutische Industrie bei ihren Innovationen auf den Tierversuch angewiesen ist, um damit den Humanversuch umgehen zu können. Trotzdem sind alle Anstrengungen zu unterstützen, die eine Alternative zum Tierversuch ermöglichen.

Die Medizin ist an einer engen wissenschaftlichen Zusammenarbeit mit der *pharmazeutischen Industrie* interessiert. Diese Beziehung basiert auf einer jahrzehntelangen Tradition. In den letzten Jahren ist offensichtlich im Hinblick auf eine zunehmende Konkurrenzsituation innerhalb der pharmazeutischen Industrie der Verkaufsgedanke stärker in den Vordergrund getreten. Daß dabei auch Auswüchse zu beobachten sind, ist wohl dieser Situation zuzuschreiben. Daneben müssen auch die Ärzte zu vermehrter kritischer Indikationsstellung bei der Verabreichung von Medikamenten aufgerufen werden. Fragen zur Wirksamkeit von Medikamenten und zur Compliance der Patienten müssen unsere tägliche Arbeit noch stärker beeinflussen.

Kosten und Versicherungsträger

Ein anderer wichtiger Punkt bei der Kostensteigerung ist die *Expansion der verschiedenen Versicherungsträger*, wobei auch der Staat als Versicherungspartner miteinbezogen ist. Die meisten Versicherungen entschädigen die Ärzte auf der Basis ihrer Untersuchungen. Diese Untersuchungen werden durch Kliniker, Allgemeinarzt oder Spezialisten selbst bestimmt, wodurch oft mehr Zeit für die Technik eingesetzt wird als für Untersuchung, Beratung oder Betreuung von Patienten. Dieses Versicherungssystem hat aber auch einen ungünstigen Einfluß auf das Verhalten der Patienten. Sie fühlen sich berechtigt, medizinische Leistungen zu fordern, weil sie dafür ja auch Versicherungsprämien bezahlt haben. Da zudem weder Patienten noch Ärzte primär mit den Kosten konfrontiert werden, hat sich ein System entwickelt, das einen ständigen Anstieg der Gesundheitskosten bewirkt und immer höhere Prämien erfordert.

Im Gegensatz zu anderen Berufen regeln sich *Angebot und Nachfrage* im ärztlichen Beruf nicht in gleicher Abhängigkeit. Der Steuerzahler hilft zunächst mit, die Ausbildung von zu vielen Ärzten zu finanzieren, und das Zuviel nachher auch noch mit immer höheren Kassenprämien zu bezahlen.

Eine weitere *Arbeitszeitverkürzung* würde die Kostensituation noch verschärfen. Sie berücksichtigt aber auch nicht die Tatsache, daß Patienten rund um die Uhr krank sind und Ärzte und Pflegepersonal nicht beliebig oft ausgewechselt werden können, ohne daß die Betreuung der Patienten weiteren Schaden nimmt.

Kosten und Patienten

Neben medizinisch bedingten Faktoren sind es aber auch *gesellschaftliche Phänomene* und *Forderungen*, mit denen sich die Medizin bei der Kostensteigerung konfrontiert sieht. Es sind dies u. a. die veränderte Altersstruktur unserer Gesellschaft sowie die unter anderem auch von den Medien mitgetragene Begehrlichkeit und das Anspruchsdenken der Patienten. Die *Altersstruktur* ist nicht zu verändern und ist ein zu akzeptierendes Faktum. Die *Begehrlichkeit* des Patienten ist demgegenüber ein variabler Faktor und beeinflußbar. Da die dadurch entstehenden Kosten jedoch in der Regel von den Kassen übernommen werden, sind weder Arzt noch Patient unmittelbar betroffen, wodurch der Anreiz zum Sparen verlorengeht. Dadurch kommt es vielfach auch zu einer unnötigen Ausschöpfung gegebener Möglichkeiten. Die primäre Verpflichtung des Arztes gegenüber seinen Patienten kann ihn jedoch nicht von ökonomischen Überlegungen entbinden.

Neben der Eindämmung technischer Leistungen auf ärztlicher Seite, würde die Einführung eines *Selbstbehaltes* beim Patienten unter Rücksichtnahme auf wirtschaftlich schwache Kreise zweifellos einen Anstoß zu vermehrtem Kostenbewußtsein geben. Das würde auch das Bewußtsein fördern, daß die Behandlung einer Krankheit teurer ist als die Bewahrung der Gesundheit.

Der *Circulus vitiosus* zu viele Ärzte, zu viele Spezialisten, zu viele technische Leistungen, zu viele Medikamente, zu große Beanspruchung der Versicherungsträger und damit zu hohe Kosten im Gesundheitswesen ist vorprogrammiert. Wenn es nicht gelingt, diese Fakten erkennbar zu machen und Vorschläge zu Lösungen zu erarbeiten, werden die Ärzte von der staatlichen Bürokratie, die der Kreativität zweifellos nicht zuträglich ist, immer mehr bedrängt werden. Um den Weg in den staatlichen Zwang nicht Wirklichkeit werden zu lassen, müssen Vorschläge für ein den heutigen Möglichkeiten angepaßtes Gesundheitssystem vor allem aus den eigenen Reihen kommen und sich in erster Linie an den Bedürfnissen und Möglichkeiten unserer Gesellschaft orientieren.

Eine *medizinische wissenschaftliche Gesellschaft hat auch den Auftrag, sich mit medizin- und sozialpolitischen Aufgaben auseinanderzusetzen, wenn ihr wissenschaftlicher Auftrag in Frage gestellt wird.* Dies ist heute eindeutig der Fall. Ich habe versucht, die Probleme darzulegen und die Verantwortung von Medien, Politikern, Kassenvertretern, Patienten und auch von uns Ärzten aufzuzeigen. Die Medizin braucht nach einer stürmischen Entwicklung eine Phase der Konsolidierung bzw. Umstrukturierung und der difinitiven Evaluation der gewonnenen diagnostischen und therapeutischen Erkenntnisse.

Es ist unwahrscheinlich, daß *alle* meinen Überlegungen gleichermaßen zustimmen werden. Deshalb möchte ich zum *Abschluß* meiner Ausführungen und gleichzeitig zur Eröffnung der 90. Tagung der Deutschen Gesellschaft für innere Medizin zum Überdenken der heutigen Problematik und zur Mithilfe bei der Lösung der hängigen Fragen auffordern.

Postersession I

Endokrinologie

Schumm, P.-M., Wenisch, H. J. C., Maul, F. D., Schöffling, K., Usadel, K. H. (Zentren der Inneren Medizin, Chirurgie, Radiologie des Klinikums der J.-W.-G.-Universität Frankfurt/Main und II. Med. Klinik, Klinikum Mannheim der Universität Heidelberg)

Persistierende Autonomie experimentell xenotransplantierter menschlicher autonomer Adenome der Schilddrüse unter Methimazoltherapie

Einleitung

Der Stellenwert der konservativen Therapie autonomer Schilddrüsenadenome wird bisher nicht einheitlich beurteilt.

Nachdem eigene tierexperimentelle Studien (Schumm et al. 1983, 1984) gezeigt haben, daß 8 Wochen nach der Xenotransplantation von Geweben humaner, autonomer Schilddrüsenadenome auf thymusaplastische Nacktmäuse die Hyperthyreose unverändert bestehen bleibt, während Basedow-Gewebe die Zeichen der Überfunktion durch Verlust der stimulierenden Immunglobuline vollständig verlieren, stellten wir uns die Frage, ob durch eine Therapie mit Methimazol (MMI) die persistierende Hyperthyreose der autonomen Schilddrüsenadenome nach Transplantation beeinflußbar ist.

Material und Methodik

Menschliches Schilddrüsengewebe wurde unmittelbar nach der Operation von Patienten mit autonomem Schilddrüsenadenom ($n = 5$) auf thymusaplastische Nacktmäuse ($n = 40$) s.c. xenotransplantiert. Jedes Empfängertier erhielt zwei Transplantate.

8 Wochen nach der Transplantation wurden die 40 Empfängertiere in vier Versuchsgruppen eingeteilt: Je zehn Tiere erhielten über i.p. implantierte Minipumpen (Alzet, Modelle 2001, 2002) Methimazol (MMI) in einer täglichen Dosis von 0,3 mg für 1 Woche (Gruppe 1) oder für 2 Wochen (Gruppe 2). Die Kontrolltiere erhielten 0,9% Kochsalzlösung für 1 Woche (Gruppe 3) oder 2 Wochen (Gruppe 4).

Unmittelbar vor Therapiebeginn sowie nach Abschluß der Behandlung wurde jeweils eines der beiden Transplantate entnommen, histologisch untersucht und das Kernvolumen (μm^3; $\bar{x} \pm s_{\bar{x}}$) bestimmt.

Bei Therapieende wurde der ^{123}J-Uptake ($\%$; $\bar{x} \pm s_{\bar{x}}$) der Transplantate ermittelt, wobei das Radionuklid 4 Std vor der Bestimmung i.v. injiziert wurde.

Ergebnisse

Die Auswertung der im Rahmen unserer tierexperimentellen Untersuchung ermittelten Daten ergab die im folgenden dargestellten Ergebnisse:
1. Alle Transplantate waren ausnahmslos gut angewachsen und durch die Haut der Tiere bereits deutlich sichtbar. Nach Freilegung waren gut vaskularisierte braun-rot gefärbte Transplantate erkennbar. Histologisch zeigte sich typisches Schilddrüsengewebe mit Follikeln und zentralem Kolloid. Zeichen einer Abstoßungsreaktion waren nicht nachweisbar, eine gute Vaskularisation durch das Empfängertier immer vorhanden.
2. Die Bestimmung des Kernvolumens (μm^3; $\bar{x} \pm s_{\bar{x}}$) der Transplantate ergab vor Therapiebeginn Werte von 141,5 ± 3,9 (Gruppe 1), 149,8 ± 4,5 (Gruppe 2), 139,1 ± 4,1

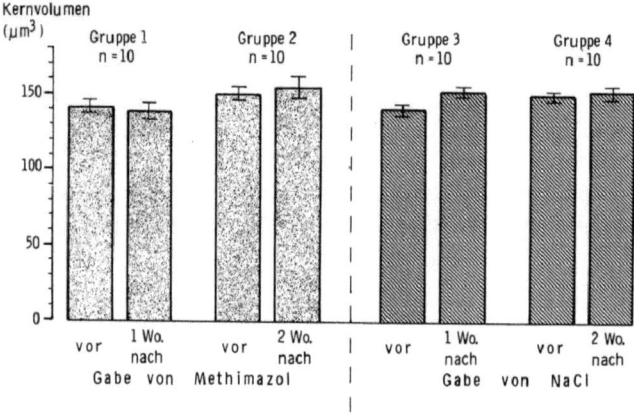

ERGEBNISSE DER KERNVOLUMENBESTIMMUNG BEI XENOTRANSPLANTIERTEM SCHILD-
DRÜSENGEWEBE AUTONOMER ADENOME AUF THYMUSAPLASTISCHE NACKTMÄUSE (n = 40)
VOR SOWIE NACH 1- UND 2-WÖCHIGER METHIMAZOL-BEHANDLUNG BZW. GABE VON NaCl

Abb. 1. Methimazoltherapie von xenotransplantierten autonomen Adenomen der Schilddrüse – Ergebnisse der Kernvolumenbestimmung der Transplantate

(Gruppe 3), 150,1 ± 2,9 (Gruppe 4), und nach Ende der Behandlung Werte von 138,7 ± 4,9 (Gruppe 1), 153,9 ± 6,8 (Gruppe 2), 152,9 ± 3,1 (Gruppe 3), 152,6 ± 4,1 (Gruppe 4) (Abb. 1).

3. Die Werte des 4-Std-[123]Jod-Uptake lagen nach Therapieende sämtlich im erhöhten Bereich vor: 31,1 ± 7,9 (Gruppe 1), 28,4 ± 6,2 (Gruppe 2), 29,8 ± 7,0 (Gruppe 3), 34,5 ± 5,3 (Gruppe 4).

4. Die statistische Auswertung der Daten (hierarchische Varianzanalyse, $p < 0,01$) erbrachte keinen signifikanten Unterschied zwischen den untersuchten Gruppen.

Zusammenfassend können wir feststellen, daß die Methimazoltherapie von 8 Wochen alten xenotransplantierten Schilddrüsengeweben autonomer Adenome in thymusaplastischen Nacktmäusen keine Veränderung der Werte des Kernvolumens und des [123]Jod-Uptake der Transplantate erbrachte.

Aufgrund der vorliegenden Ergebnisse können wir schließen, daß die Stimulation der Zellen eines autonomen Adenoms, erkennbar am vergrößert gemessenen Zellkernvolumen, durch eine Therapie mit Methimazol nicht beeinflußt werden kann. Obwohl klinisch unter einer Methimazoltherapie eine Abnahme der peripheren Schilddrüsenhormonkonzentration zu erzielen ist, handelt es sich um eine rein symptomatische Behandlung, die ohne Einfluß auf die gesteigerte Aktivität der einzelnen autonom reagierenden Zelle bleibt.

Der fehlende Effekt von Methimazol auf xenotransplantierte autonome Adenome der Schilddrüse unterstützt das Konzept einer ablativen Therapie bei einer hyperthyreoten Schilddrüsenautonomie.

Literatur

Schumm PM, Wenisch HJC, Wdowinski JM, Schwedes U, Maul FD, Usadel KH (1983) New bioassay for the determination of thyroid-stimulating-immunoglobulins (TSI) by means of xenotransplanted human thyroid tissue to thymusaplastic nude mice. Acta Endocrinol (Kbh) (Suppl 256) 103 : 107 – Schumm PM, Wenisch HJC, Schwedes U, Maul FD, Usadel KH (1984) Untersuchungen zur Xenotransplantation von humanen benignen Schilddrüsengeweben auf thymusaplastische Nacktmäuse als Grundlage eines neuen Bioassays zur Bestimmung schilddrüsenstimulierender Immunglobuline (TSI) bei Hyperthyreose vom Typ Basedow. In: Schatz H, Doniach D (Hrsg) Autoimmunität bei Schilddrüsenerkrankungen. Thieme, Stuttgart New York, S 52

Teuber, J., Helmke, K., Weber, M., Mohr, E., Federlin, K. (Gießen)
Nachweis autoreaktiver Lymphozyten sowohl bei Gesunden als auch bei Patienten mit autoimmunen Schilddrüsenerkrankungen

Manuskript nicht eingegangen

Mayer, G., Geibel, T., Köbberling, J. (Göttingen)
Das Verhalten der Schilddrüsenhormonparameter beim akuten Herzinfarkt unter konservativen Bedingungen, diagnostischer Jodgabe und systemischer bzw. lokaler Thrombolyse

Manuskript nicht eingegangen

Schatz, H., Beckmann, F.-H., Floren, M. (3. Med. Klinik, Universität Gießen)
Kropfentstehung durch schilddrüsenwachstumsstimulierende Antikörper

Im Gegensatz zu schilddrüsenfunktionsstimulierenden Antikörpern (TSI), die schon seit Jahrzehnten als „long-acting thyroid stimulator" (LATS) bekannt sind, wurden schilddrüsenwachstumsstimulierende Antikörper (thyroid growth stimulating immunoglobulins, TGI) erst vor kurzer Zeit beschrieben. Dabei ließen klinische Hinweise schon lange die Existenz solcher Antikörper vermuten. So treten einerseits ausgeprägte Basedow-Hyperthyreosen ohne nennenswerte Schilddrüsenvergrößerung auf, andererseits werden auch Basedow-Patienten mit großem Kropf und geringer hyperthyreoter Symptomatik beobachtet. Der Grund hierfür liegt offenbar im Überwiegen entweder von TSI oder TGI bei der Basedow-Hyperthyreose, die ja eine Autoimmunerkrankung darstellt.

TGI könnte jedoch nicht nur für die Entstehung von Basedow-Strumen, sondern auch bei manchen euthyreoten Kröpfen eine Rolle spielen. In England wurde für solche Strumen der Begriff „Autoimmunkolloidkropf" geprägt.

Zytochemische Methoden zur TGI-Bestimmung wie Messung der Zellkern-DNA oder der Glukose-6-Phosphatdehydrogenaseaktivität [3, 4] haben sich zwar als hochsensibel erwiesen, sind jedoch für klinische Zwecke zu aufwendig.

Da an Rattenschilddrüsenfollikeln gezeigt werden konnte, daß ^{3}H-Thymidineinbau in Schilddrüsenfollikelzellen prinzipiell zur TGI-Bestimmung herangezogen werden kann [1], bauten wir eine Testmethode für TGI mit leichter und in größerer Menge zu isolierenden Schweineschilddrüsenfollikeln auf.

Dabei interessierte uns insbesondere die Frage, ob auch in einem Jodmangelgebiet mit einer hohen Inzidenz an endemischer Struma (15%; [5]) euthyreote Strumen zu finden sind, die durch TGI verursacht sein könnten.

Isolierte Follikel wurden aus Schweineschilddrüsen durch mechanische Schritte und Kollagenaseverdauung gewonnen, wobei sich eine gegenüber Ratten viel bessere Ausbeute ergab. Zur TGI-Messung hatte sich in Vorversuchen eine Zellzahl von 10 000 pro Ansatz als am günstigsten erwiesen. Die Follikelfragmente wurden 24 Std zur Restitution vollständiger Follikel vorkultiviert, dann wurden ^{3}H-Thymidin und die durch Ammoniumsulfatfällung und anschließende Dialyse gewonnenen Immunglobuline aus Patientenserum (bzw. TSH in Standardkonzentrationen) zugegeben und weitere 24 Std kultiviert (Markierungsperiode). Anschließend wurde die in die Follikelzellen eingebaute Radioaktivität gemessen. Jedes Serum wurde achtfach getestet.

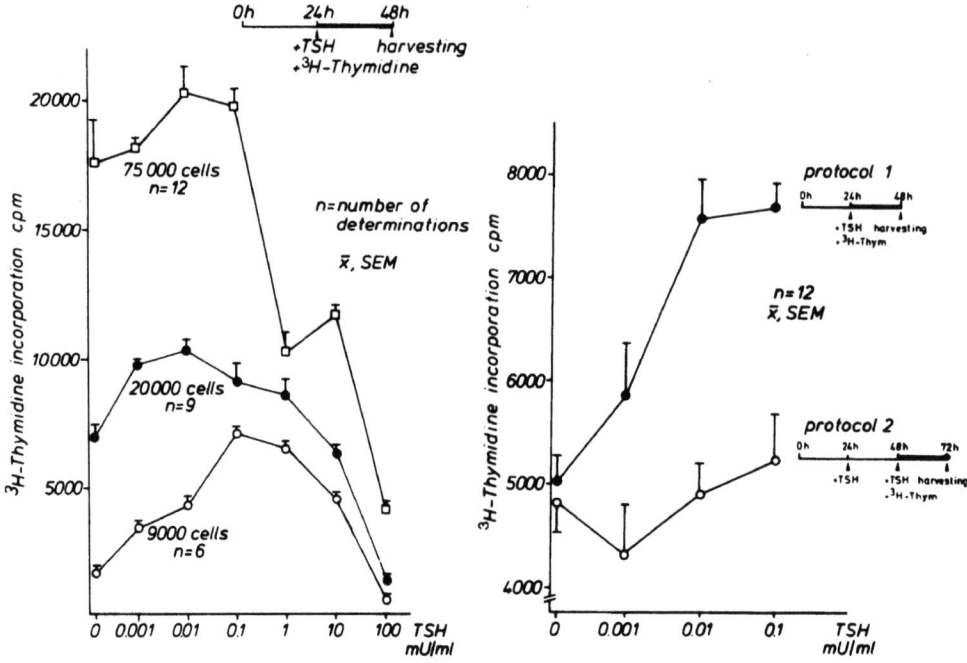

Abb. 1

Ergebnisse

Der linke Teil der Abb. 1 zeigt die Abhängigkeit des ^{3}H-Thymidineinbaues von TSH-Konzentrationen und Zellzahl. Nach Vergleich mehrerer Stimulationsprotokolle erwies sich das letztlich von uns verwendete als das günstigste bei Schweinefollikeln.

Der rechte Teil der Abb. 1 zeigt den Vergleich unseres Protokolls mit dem, das zur TGI-Messung bei Rattenfollikeln verwendet wird.

Abb. 2 zeigt Ergebnisse, die nach Zusatz von fraktionierten Immunglobulinen von Schilddrüsenpatientenseren zu den Kulturen erzielt wurden. Zwei der acht Patienten mit der − vorher gestellten − Diagnose „blande Struma" bzw. einer von sieben Patienten mit einer rezidivierenden, euthyreoten Struma waren TGI-positiv, das heißt, der ^{3}H-Thymidineinbau überschritt den für Normalpersonen errechneten Mittelwert plus 2 Standardabweichungen. Erwartungsgemäß waren unter den Patienten mit einer Basedow-Struma auch TGI-positive Fälle. Zwischen TGI und TSI sowie Antikörpern gegen Thyreoglobulin und Schilddrüsenmikrosomen bestand keine Korrelation.

Schlußfolgerungen

Schilddrüsenwachstumsstimulierende Immunglobuline können über eine Steigerung des Thymidineinbaus in − relativ einfach zu gewinnende − Schweineschilddrüsenfollikel bestimmt werden. TGI findet sich nicht nur bei Patienten mit Basedow-Struma, sondern auch mit euthyreoten Strumen und kommt offenbar auch in unserem mitteleuropäischen, endemischen Kropfgebiet mit Jodmangel vor. An die Möglichkeit einer Strumagenese durch TGI sollte gedacht werden, wenn eine euthyreote, „blande" Struma unter „thyreosuppressiver" Therapie mit Thyroxin weiter wächst oder nach Resektion trotz entsprechender prophylaktischer Hormontherapie rezidiviert. Welche therapeutischen Konsequenzen letztlich aus einem positiven TGI-Befund zu ziehen sind, steht allerdings noch unter Diskussion [2].

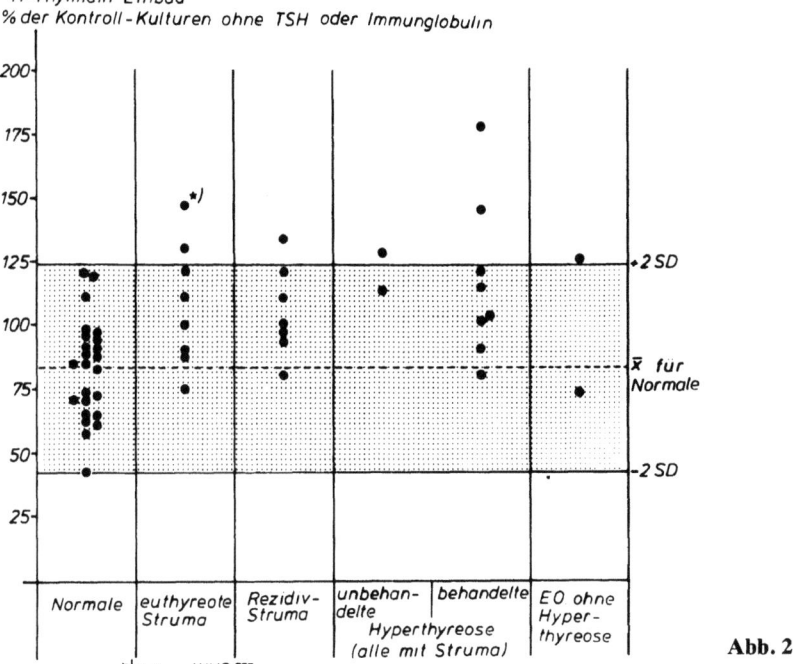

^{3}H-Thymidin Einbau
% der Kontroll-Kulturen ohne TSH oder Immunglobulin

Normale | euthyreote Struma | Rezidiv-Struma | unbehandelte / behandelte Hyperthyreose (alle mit Struma) | EO ohne Hyper-thyreose

*) Grosse WHO III 150 µg T$_4$

Abb. 2

Literatur

1. Chiovato L, v d Gaag RD, Hahafusa T, Drexhage H, Doniach D, Bottazzo GF: The growing importance of receptor antibodies for thyroidology – 2. Doniach D: Discussion remark. In: Schatz H, Doniach D (eds) Autoimmunity in thyroid disorders – 3. Drexhage HA, Bottazzo GF et al. – 4. Drexhage HA et al. – 5. Schatz H et al.

Raue, F., (Abt. Innere Med. VI – Endokrinologie – Heidelberg), Hüfner, M. (Med. Poliklinik Heidelberg), Schmidt-Gayk, H. (Chir. Univ.-Klinik Heidelberg), Ziegler, R. (Abt. Innere Med. VI – Endokrinologie – Heidelberg)
Verhalten der Tumormarker Thyreoglobulin, Kalzitonin und CEA unter Chemotherapie beim differenzierten Schilddrüsenkarzinom

1. Einleitung

Für die Durchführung einer effektiven Tumortherapie wäre ein einfach bestimmbarer Marker, der einen Indikator für das Tumorwachstum darstellt, wünschenswert. Diesem Ziel kommt beim follikulären und papillären Schilddrüsenkarzinom der Tumormarker Thyreoglobulin (TG) [1] und beim C-Zellkarzinom Kalzitonin (CT) und das karzinoembryonale Antigen (CEA) [2] nahe. Während die TG-Bestimmung sich in der Nachsorge von Patienten mit differenziertem Schilddrüsenkarzinom zur Beurteilung von chirurgischen und ablativen ^{131}Jodtherapie bewährt hat, spielt die CT- und CEA-Bestimmung nicht nur in der Verlaufskontrolle, sondern auch in der Diagnostik von C-Zellkarzinompatienten eine entscheidende Rolle. Die Frage, ob diese Tumormarker bei der Chemotherapie dieser

Tabelle 1. Klinischer und biochemischer Verlauf der zehn Patienten mit metastasierendem differenziertem Schilddrüsenkarzinom unter Polychemotherapie

Patient	Histo-logie	Remission		Metastasen	Tumormarker ng/ml		
		Pr,NC[a]	Dauer (Monate)			Vor Therapie	Unter Therapie
1. AK 58 m Foll.		PR	7	Knochen, Lunge	TG	762	328
2. UR 58 m Foll.		NC	–	Lunge	–	–	–
3. KP 58 m Foll.		PR[b]	6	Lunge	TG	896	217
4. MI 62 w Pap.		NC	–	Lunge	–	–	–
5. RH 68 m Pap.		NC	–	Knochen, Lunge	TG	447	414
6. SL 74 w Pap.		NC[b]	–	Lunge	TG	5 757	
7. EA 67 w Med.		PR	7	Lunge	TG	5 115	378
8. BA 57 m C-Zell		NC	+	Haut, Leber, Knochen	CEA	27	28
					iCT	21	22
9. HR 51 m C-Zell		NC[b]	–	Zervikal, mediastinal	CEA	600	1 640
					iCT	198	146
10. QE 45 m C-Zell		PR	9 z.Z.	Lunge, Hilus	CEA	510	58
					iCT	19	6

[a] PR = partial Remission, NC = no change
[b] Chemotherapie noch nicht abgeschlossen

differenzierten Schilddrüsenkarzinome als Parameter für eine Remission oder Progression dienen können, sollte anhand eines Kollektives von zehn Patienten geprüft werden.

2. Patienten und Methoden

Seit Januar 1983 erhielten zehn Patienten mit fortgeschrittenem differenzierten Schilddrüsenkarzinom, davon drei mit follikulären, drei mit papillären und vier mit einem medullären bzw. C-Zellkarzinom nach Ausschöpfung aller anderen therapeutischen Maßnahmen eine Polychemotherapie mit Cis-Platin 60 mg/m^2 Körperoberfläche, Adriamycin 50 mg/m^2 Körperoberfläche bis zu einer Maximaldosis von 550 mg/m^2 Körperoberfläche und Vindesin 3 mg/m^2 Körperoberfläche alle 3 Wochen für maximal zehn Zyklen. Neben den üblichen klinischen und biochemischen Parametern wurden vor jedem Therapiezyklus und im weiteren Verlauf die Tumormarker TG, CEA und CT mit Radioimmunoassays bestimmt. Der TG-Radioimmunoassay hat die Sensitivität von 0,5 ng/ml, jede Probe wurde auf den Gehalt von TG-Autoantikörpern untersucht. Der CT-Radioimmunoassay hat eine Sensitivität von 0,1 ng/ml, die Norm reicht bis 0,3 ng/ml. Der CEA-Radioimmunoassay weist eine Sensitivität von 0,5 ng/ml auf, der Normalbereich geht bis 5 ng/ml.

3. Ergebnisse

3.1. Thyreoglobulin

Bei fünf von sieben Patienten mit differenziertem follikulärem oder papillärem Schilddrüsenkarzinom waren die TG-Spiegel deutlich erhöht im Bereich von 5 775–447 ng/ml (Tabelle 1); je ein papilläres und ein follikuläres Karzinom hatten nicht meßbare TG-Spiegel. In drei Fällen kam es zu einer klinischen Remission unter Chemotherapie, die begleitet wurde von einem TG-Abfall von 762 auf minimal 338 bzw. von 5 115 auf 378 und von 896 auf 217 ng/ml. Der TG-Abfall ging der klinischen Partialremission bis zu 2 Monate voraus. Die Remissionsdauer betrug zweimal 7 Monate, einmal 6 Monate. Ein erneuter TG-Anstieg

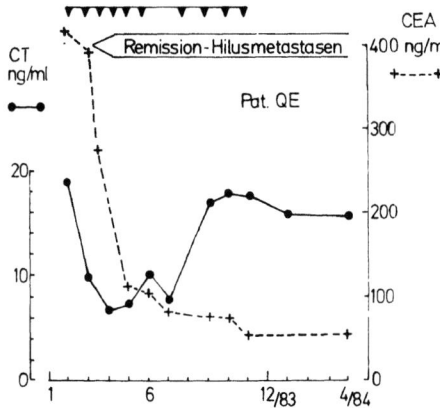

Abb. 1. Verlauf der CT- und CEA-Spiegel bei einem Patienten mit fortgeschrittenem C-Zellkarzinom unter Chemotherapie

kündigte eine Progression 1–2 Monate vor klinischer Manifestation an. Bei einem Patienten änderten sich die Knochen- und Lungenmetastasen nicht, parallel dazu blieb der TG-Spiegel im wesentlichen unverändert (von 447 geringer Abfall auf 414 ng/ml).

3.2. Kalzitonin und CEA

Alle drei Patienten mit C-Zellkarzinom hatten deutlich erhöhte CT- (19, 21, 196 ng/ml) und CEA-Spiegel (27, 510, 600 ng/ml) (Tabelle 1). Bei einem Patienten kam es zu einer klinischen Partialremission von Lungen- und Hilusmetastasen, parallel dazu zu einem Abfall der Tumormarker CEA von 510 auf 58 und des CT von 19 auf 6 ng/ml (Abb. 1). Die Remission hält seit 9 Monaten an, die Tumormarker sind nicht wieder angestiegen. Bei einem Patienten kam es unter einem „No change"-Zustand zu einem CEA-Anstieg von 600 auf 1 680 ng/ml, während der CT-Wert abfiel von 198 auf 146 ng/ml. Ob dies möglicherweise Ausdruck einer Selektion einer bestimmten Tumorzellsubpopulation darstellt, bleibt zu diskutieren.

4. Zusammenfassung

Die quantitative Verlaufsuntersuchung der Tumormarker TG, CT und CEA ist ein brauchbarer Indikator zur Beurteilung der Chemotherapieeffekte bei differenziertem Schilddrüsenkarzinom.

Literatur

1. Hüfner M, Pollmann H, Grussendorf M, Schenk P (1980) Die Bedeutung der Thyreoglobulinbestimmung im Serum bei der Nachsorge von Patienten mit differenziertem Schilddrüsencarcinom. Schweiz Med Wochenschr 110: 159–162 – 2. Raue F, Schmidt-Gayk H, Ziegler R (1983) Tumormarker beim C-Zell-Carcinom (medulläres Schilddrüsencarcinom). Dtsch Med Wochenschr 108: 283–287

Utech, Ch., Bieler E. U. (Deutsche Klinik für Diagnostik, Wiesbaden)
Sonographische Lokalisation von Nebenschilddrüsenadenomen

Bei Screening-Untersuchungen größerer Patientengruppen kann in einem nicht unerheblichen Prozentsatz eine Hyperkalzämie gefunden werden. Zugrunde liegt oft ein Hyperparathyreoidismus, wobei die Bestimmung des Parathormons (PTH) im Serum die Diagnose bestätigt. Zur präoperativen Lokalisation orthotoper Nebenschilddrüsenadenome bzw. postoperativer Rezidive stehen heute hochauflösende Ultraschallgeräte zur Verfügung, die eine nichtinvasive und risikofreie Untersuchung erlauben.

Methodik

Von 15 Patienten mit erhöhtem Kalzium- und PTH-Spiegel im Serum lagen vollständige Ergebnisse einschließlich operativer Exploration vor. Die sonographischen Untersuchungen wurden mit einem Realtime-Gerät, dem Combison 111 (Fa. Kretz-Technik, Oberösterreich), durchgeführt. Bei dem mechanischen Vektorscanner mit einer Frequenz von 4 MHz wird das Nahfeld durch eine im Schallkopf integrierte Wasservorlaufstrecke überbrückt. Der Fokusbereich liegt zwischen 4 und 9 cm und ist für die Lokalisation der vorwiegend dorsal gelegenen Nebenschilddrüsenadenome auch bei hypertropher Schilddrüse ausreichend. Die Untersuchungen wurden in liegender Position durchgeführt und die Befunde in Längs- und Querschnitt dokumentiert.

Ergebnisse

Bei allen 15 Patienten konnte präoperativ ein orthotopes solitäres Nebenschilddrüsenadenom lokalisiert und bei einem der 15 Patienten auch ein Rezidiv diagnostiziert werden.

Sonographisch lag die Größe der Adenome zwischen 0,5 und 5 cm. Bei einem Patienten konnte das Wachstum des Adenoms während 1 Jahres beobachtet werden.

Charakteristisch für die Nebenschilddrüsenadenome ist die Echoarmut mit oder auch ohne Binnenechos. Einzelne Adenome wiesen eine dorsale Schallverstärkung auf und ähnelten zystischen Strukturen der Schilddrüse. Alle Nebenschilddrüsenadenome hatten aber eine charakteristische echoreiche Ringstruktur um das echoarme Adenom, die offenbar der von Chirurgen beschriebenen fibrösen Scheide entspricht. Diese Ringstruktur unterscheidet die Nebenschilddrüsenadenome von echoarmen, knotigen Veränderungen der Schilddrüse. In allen Fällen wurde die sonographisch bestimmte Lage der Nebenschilddrüsenadenome bestätigt. Sie lagen vorwiegend hinter den kaudalen Schilddrüsenpolen, selten hinter den oberen Polen − ohne wesentliche Seitendifferenz. Bei zwei Patienten wurde eine intrathyreoidale Lage des Adenoms nachgewiesen. Bei einem Patienten mit tertiärem Hyperparathyreoidismus konnte sonographisch $1/2$ Jahr nach Entfernung der Epithelkörperchen ein Rezidivadenom lokalisiert werden.

Schlußfolgerung

Die Sonographie mit geeigneten hochauflösenden Schallgeräten ist eine nichtinvasive, zuverlässige Methode zur Erkennung und Lokalisation von orthotop liegenden Nebenschilddrüsenadenomen bei der Erstuntersuchung und bei Rezidiven.

Sie kann als Screening-Untersuchung bei allen Patienten mit unklar erhöhten Kalziumspiegeln empfohlen werden und ist vor allem bei erhöhtem Parathormonspiegel angezeigt. Bei einer entsprechenden Patientengruppe ließ sich in jedem Fall ein Adenom der Nebenschilddrüse sonographisch nachweisen. Zur Suche nach ektopischen Nebenschilddrüsenadenomen stellte hingegen die Computertomographie die Methode der Wahl dar.

Literatur

Anthony JE, Evans TC (1979) High resolution real-time ultrasonography in the preoperative localization of parathyroid tumors. N Engl J Med 10: 532 − Doppmann JL (1976) Parathyroid localization: arteriography and venous sampling. Radiol Clin North Am 14: 163 − Kuhn F (1983)

Sonographie der Nebenschilddrüsen. In: Bücheler E, Friedmann G, Thelen M (Hrsg) Real-time-Sonographie des Körpers. Thieme, Stuttgart New York, S 58 — Maier W (1981) Echographsiche Diagnose und Lokalisation des Epithelkörperchen-Adenoms. Computertomographie 1: 28 — Mundy G (1980) Primary hyperparathyroidism. Change in the pattern of clinical presentation. Lancet 1: 1317 — 6. Potchen EJ (1967) The preoperative identification of the abnormal parathyroid: current status. Radiology 88: 1170 — Sample WF, Mitchell SP, Bledsoe RC (1978) Parathyroid ultrasonography. Radiology 127: 485 — Samuels BJ, Dowdy AH, Lecky JW (1972) Parathyroid thermography. Radiology 104: 575 — Scheible W, Deutsch AL, Leopold GR (1981) Parathyroid adenoma. Preoperative localization by high-resolution real-time sonography. J Clin Ultrasound 9: 325 — Shimshak RR, Schoenrock, GJ, Teakman HP (1979) Preoperative localization of a parathyroid adenoma using computed tomography and thyroid scanning. J Comput Assist Tomogr 3: 117 — Simeone JF, Mueller PR, Ferruci JT, Sonnenberg E v, Wang CA, Hall DA, Wittenberg J (1981) High resolution real-time sonography of the parathyroid. Radiology 141: 745

Olbricht, Th., Windeck, R., Spira, G., Benker, G., Reinwein, D. (Abt. für klin. Endokrinologie, Med. Klinik und Poliklinik, Universitätsklinikum Essen)
Sonographische und computertomographische Lokalisationsdiagnostik bei primärem Hyperparathyreoidismus

Zahlreiche Methoden zur präoperativen Lokalisation eines Nebenschilddrüsenadenoms bei Patienten mit primärem Hyperparathyreoidismus wurden in der Vergangenheit ausgearbeitet. Diese Verfahren haben aber häufig keinen ausreichend sicheren diagnostischen Wert wie die [75]Selenomethioninszintigraphie [1], sind wie die selektive Venographie mit Parathormonmessung [2] sehr aufwendig oder stellen wie die selektive Angiographie [3] für den Patienten ein erhöhtes Risiko dar. Die Sonographie bietet sich heute als nichtinvasive, risikolose und einfache Methode zur Lokalisation von Nebenschilddrüsenadenomen an. Weitgehende Voraussetzung für die sonographische Darstellung und Beurteilung ist dabei jedoch eine normale Lage der Nebenschilddrüsen dorsal der beiden oberen und unteren Schilddrüsenpole. Bei Verdacht auf eine ektope Lage ermöglicht die Computertomographie eine weiterführende Lokalisationsdiagnostik [4—7].

Vergleichende Untersuchungen über die Wertigkeit von Sonographie und Computertomographie bei der Lokalisation von Nebenschilddrüsenadenomen wurden bisher nicht beschrieben. Wir haben daher die mittels Ultraschall und CT des Halses erhaltenen Ergebnisse mit dem Operationsergebnis bei Patienten mit primärem Hyperparathyreoidismus verglichen.

Methodik

46 Patienten (35 Frauen und elf Männer) im Alter zwischen 19 und 68 Jahren mit einem durch Operation gesicherten primären Hyperparathyreoidismus wurden präoperativ zur Lokalisationsdiagnostik sonographisch ($n = 46$) und computertomographisch ($n = 44$) untersucht. In 33 Fällen handelte es sich um solitäre Adenome und in 13 Fällen um eine Vierdrüsenerkrankung. Zwei Patienten mit einer hyperkalzämischen Krise wurden nur sonographiert. Die aufgrund der sonographischen Diagnose eines Nebenschilddrüsenadenoms direkt durchgeführte Operation war in beiden Fällen erfolgreich.

Die Sonographie erfolgte mit einem Real-time-Gerät (Toshiba SAL-20A) unter Verwendung eines 5 MHz-Schallkopfes. Die Computertomographie wurde mit einem Somatom 2 (Siemens) durchgeführt.

1215

Tabelle 1. Ultraschall- und CT-Diagnose versus pathologisch-anatomische Diagnose[a]

Ergebnisse	Ultraschall n = 46 (100%)		CT n = 44 (100%)	
Richtigpositiv	39	85%	37	84%
Falschpositiv	0		3	7%
Falschnegativ	7	15%	4	9%

[a] Berücksichtigt sind die solitären und das jeweils größte Adenom bei Vorliegen einer Vierdrüsenerkrankung

Ergebnisse

1. Vergleich der Ultraschall- und CT-Diagnose mit dem Operationsergebnis

Bei den 33 Patienten mit einem solitären Adenom wurde sonographisch in 27 Fällen (81%) ein richtiges Ergebnis erhalten. In sechs Fällen (19%) war der sonographische Befund falschnegativ. Falschpositive Ergebnisse kamen nicht vor. Computertomographisch konnte bei 25 von 31 Patienten mit solitärem Adenom (80%) die richtige Lokalisation angegeben werden, während das Ergebnis in jeweils drei Fällen (je 10%) falschpositiv bzw. falschnegativ war.

Berücksichtigt man neben den solitären Adenomen die jeweils größte Drüse bei Vorliegen einer Vierdrüsenerkrankung (13 Patienten), so wurde in 39 der 46 Fälle (85%) sonographisch ein richtiges Ergebnis erhalten, siebenmal (15%) war der Befund falschnegativ. Im CT war unter dieser Voraussetzung ebenfalls ein besseres Ergebnis zu erzielen. Richtigpositive Befunde ergaben sich bei 37 von 44 Patienten (84%), dreimal war das Ergebnis falschpositiv und viermal falschnegativ. Tabelle 1 zeigt eine Zusammenfassung dieser Ergebnisse.

Die zusätzliche Darstellung einer weiteren vergrößerten Nebenschilddrüse bei Vorliegen einer Vierdrüsenerkrankung gelang sonographisch und computertomographisch jeweils nur in vier von insgesamt 13 Fällen. Lediglich zweimal konnten im CT drei oder vier Nebenschilddrüsen nachgewiesen werden, während dies sonographisch überhaupt nicht möglich war.

Die Gründe für die sieben falschnegativen (15%) Ultraschallbefunde waren unterschiedlich: zweimal wurde das Nebenschilddrüsenadenom mit einem Schilddrüsenknoten verwechselt, in einem Fall lag die Größe des Adenoms an der unteren methodischen Nachweisgrenze.

Bei vier Patienten handelte es sich um ektop gelegene Adenome. Hier konnte durch ein zusätzliches CT die Lokalisation in drei Fällen gesichert werden.

Tabelle 2. Lokalisation der Nebenschilddrüsenadenome[a]

Lage in Beziehung zum Schilddrüsenpol	n	%
Rechts oben	4	8,7
Rechts unten	17	36,9
Links oben	10	21,7
Links unten	11	23,9
Ektop (retropharyngeal, paratracheal, intrathorakal)	4	8,8

[a] Berücksichtigt wurden alle solitären Adenome (33) und die jeweils größten Nebenschilddrüsen bei einer Vierdrüsenerkrankung (13)

2. Lokalisation der Nebenschilddrüsenadenome

Eine Übersicht der gefundenen Lokalisation der Nebenschilddrüsenadenome zeigt Tabelle 2 auf. Häufigste Lokalisation war die dorsale Kontur des rechten unteren Schilddrüsenpols (17 der 46 Fälle), während hinter dem rechten oberen Pol lediglich vier Adenome gefunden wurden. Die Lokalisation der vier ektopen Adenome war retropharyngeal, paratracheal und in zwei Fällen intrathorakal.

3. Echostruktur der Nebenschilddrüsenadenome

Ohne Ausnahme zeigten alle Nebenschilddrüsenadenome eine deutlich echoärmere Binnenstruktur als das benachbarte Schilddrüsenparenchym. Häufig fanden sich kleine echofreie Areale innerhalb der Adenome, die einer zystischen Degeneration entsprachen. Seltener wurden auch kleine Kalkherdchen im Adenom sonographisch nachgewiesen. Die Größe der Nebenschilddrüsenadenome der hier untersuchten Serie (sonographisch bestimmt) lag zwischen 0,5 und 12 ml und korrelierte mit der wahren Größe gut.

Schlußfolgerungen

1. Die Sonographie sollte obligater Bestandteil bei der Diagnostik des primären Hyperparathyreoidismus sein. Sie ist zur Lokalisation eines Nebenschilddrüsenadenoms hervorragend geeignet. Die Sensitivität beträgt 85%.
2. Erst ein negativer oder fraglicher Ultraschallbefund indiziert eine CT-Untersuchung zur Bestätigung des unklaren Befundes oder zur Suche eines ektop gelegenen Adenoms. Bei kombiniertem Einsatz beider Methoden erhöht sich die Sensitivität auf 92%.
3. Die Diagnose einer Vierdrüsenerkrankung kann durch die Sonographie und auch das CT nur in Ausnahmefällen gestellt werden. Obligat ist daher die intraoperative Darstellung aller vier Parathyreoideae. Die alleinige Exstirpation des sonographisch lokalisierten Adenoms ist nicht zulässig.
4. Nebenschilddrüsenadenome besitzen eine charakteristische sonographische, stets echoarme Struktur. Nebenschilddrüsenadenome mit echoreichem Binnenmuster kommen nicht vor.

Literatur

1. Colella AC, Pigorini F (1970) Experience with parathyroid scintigraphy. Am J Roentgenol 109: 714 – 2. Eisenberg H, Palotta J, Sherwood LM (1974) Selective arteriography, venography and venous hormone assay in diagnosis and localization of parathyroid lesions. Am J Med 56: 810 – 3. Doppman JL, Hammond WG (1976) Parathyroid localization: Arteriography and venous sampling. Radiol Clin North Am 14: 163 – 4. Doppman JL, Brennan MF, Koehler JO, Marx SJ (1977) Computed tomography for parathyroid localization. Comput Tomogr 1: 30 – 5. Sample WF, Mitchell SP, Bledsoe RC (1978) Parathyroid ultrasonography. Radiology 127: 485 – 6. Shimshak R, Schoenrock GJ, Taekman HP, Cianci P, Chambers RF (1979) Preoperative localization of a parathyroid adenoma using computed tomography and thyroid scanning. Comput Tomogr 3: 117 – 7. Duffy P, Picker RH, Duffield S, Reeve T, Hewlett S (1980) Parathyroid sonography: a useful aid to preoperative localization. J Clin Ultrasound 8: 113

Radjaipour, M., Rehn, U., Eggstein, M. (Med. Univ.-Klinik, IV, Tübingen)

Diagnostische Wertigkeit der regionspezifischen Radioimmunoassays von Parathormon

Einleitung

Die Direktbestimmung von N-terminalem (N-PTH) und intaktem PTH (i-PTH) wurde wegen der geringen Sensitivität der Assays weitgehend durch die PTH$^{(65-84)}$-Kits (C-Assays) und hPTH$^{(44-68)}$-Kits (M-Assay) und andere ersetzt [1, 2].

Die Frage jedoch, inwieweit der eine oder andere Assay klinisch relevante Ergebnisse liefert und die diagnostischen Bedürfnisse eines Klinikers erfüllt, ist noch offen.

Methodik

PTH in Seren von 60 gesunden Probanden und 1 250 Patienten mit Verdacht auf Kalziumstoffwechselstörung wurden in der Routine mittels eines C- und M-Assays (s. u.) bestimmt.

Bei manchen Fragestellungen, z. B. bezüglich der Korrelation von M-PTH und C-PTH zu N-PTH, wurden zusätzlich Werte mittels eines N-terminalen PTH-Assays (N-Assay) erstellt.

Die verwendeten Kits sind:

1. Henning (44−46)-PTH RIA von Henning, D-1000 Berlin 42. In diesem Kit werden die (44−68)-PTH-Region und i-hPTH vom Antikörper erfaßt [3].
2. Byk-Mallinckrodt RIA-Mat PTH von Byk-Mallinckrodt, D-6057 Dietzenbach. Der Antikörper bindet das (65−84)-PTH und i-hPTH [3].
3. hN-terminaler PTH-RIA von Immuno Nuclear Corporation: Hermann Biermann, D-6350 Bad Nauheim. Der Antikörper erfaßt hier i-hPTH und die h(1−34)-PTH-Region [1].

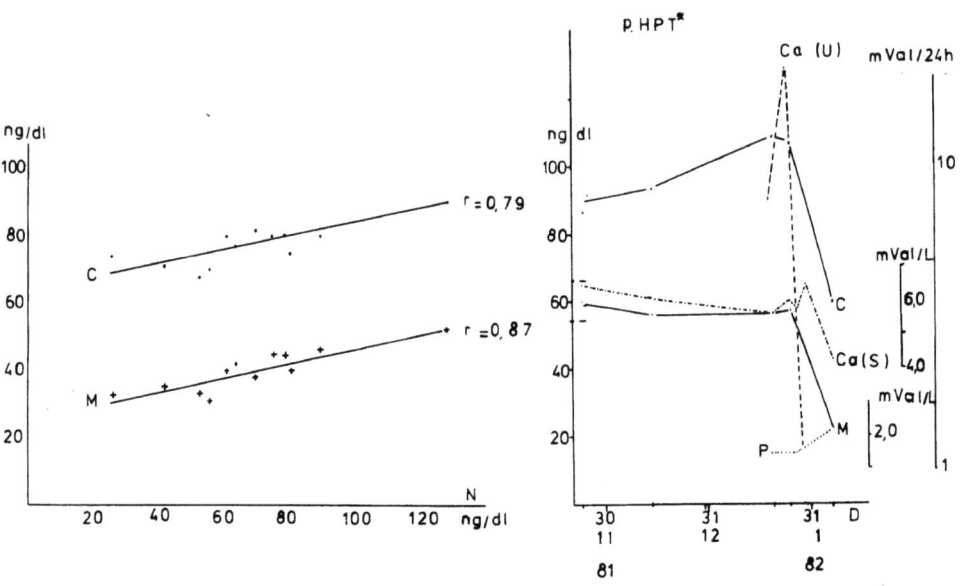

Abb. 1. a Vergleich des C- und M-PTH mit N-PTH in Seren einer Patientin mit prim. HPT bei einer selektiven Venenkatheteruntersuchung. *b* PTH-Langzeitverlaufskontrolle bei einer Patientin mit prim. HPT mittels C- und M-PTH-Assay vor und nach der Operation

Ergebnisse

1. Bei den 60 klinisch gesunden Probanden fanden wir drei Probanden mit erhöhtem C-PTH (2–3fach über dem Normbereich von 65 ng/dl), während das M-PTH weit unter dem Normalbereich von 30 ng/dl lag. Bei zwei anderen Personen war das Verhältnis umgekehrt. Bei allen fünf Probanden war das N-PTH normal (Normalbereich bis 10 ng/dl).

2. Bei einer Venenkatheteruntersuchung an einer Patientin mit primärem Hyperparathyreoidismus (prim. HPT) fanden wir, daß C-PTH und M-PTH weitgehend korrelieren mit N-PTH ($R_{C/N}$ = 0,79, $R_{M/N}$ = 0,87). Aber wie man aus Abb. 1a ersieht, sind die M- und C-Assays als Bestimmungsmethode für derartige Untersuchungen zu wenig empfindlich.

3. Abb. 1b zeigt eine Langzeitverlaufskontrolle des PTH mittels C- und M-Assays bei einer Patientin mit prim. HPT vor und nach der Operation.

4. Abb. 2 zeigt den Verlauf des Tagesprofils von C- und M-PTH bei sieben Frauen und fünf Männern, die klinisch gesund waren.

5. Bei 25 Dialysepatienten und Patienten mit Niereninsuffizienz wurden C- und M-PTH miteinander verglichen. Gl. C = 1.2 M + 1.2 zeigt die Korrelation beider Assays zueinander (r = 0,94).

6. Bei 1 250 Patienten mit Verdacht auf Kalziumstoffwechselstörungen haben beide Assays in 180 Fällen eindeutig erhöhte Werte entsprechend des klinischen Bildes geliefert. In 203 Fällen zeigten die beiden Assays unterschiedliche Ergebnisse (bei 131 Patientenseren war M-PTH erhöht und C-PTH normal, 72 Seren lieferten ein umgekehrtes Ergebnis).

Bei allen diesen Patienten lag keine eindeutige Diagnose bezüglich einer Kalziumstoffwechselstörung vor.

7. Bei fünf Patienten mit Verdacht auf Nierensteine war nur das C-PTH pathologisch hoch (3–4fach über dem Normbereich).

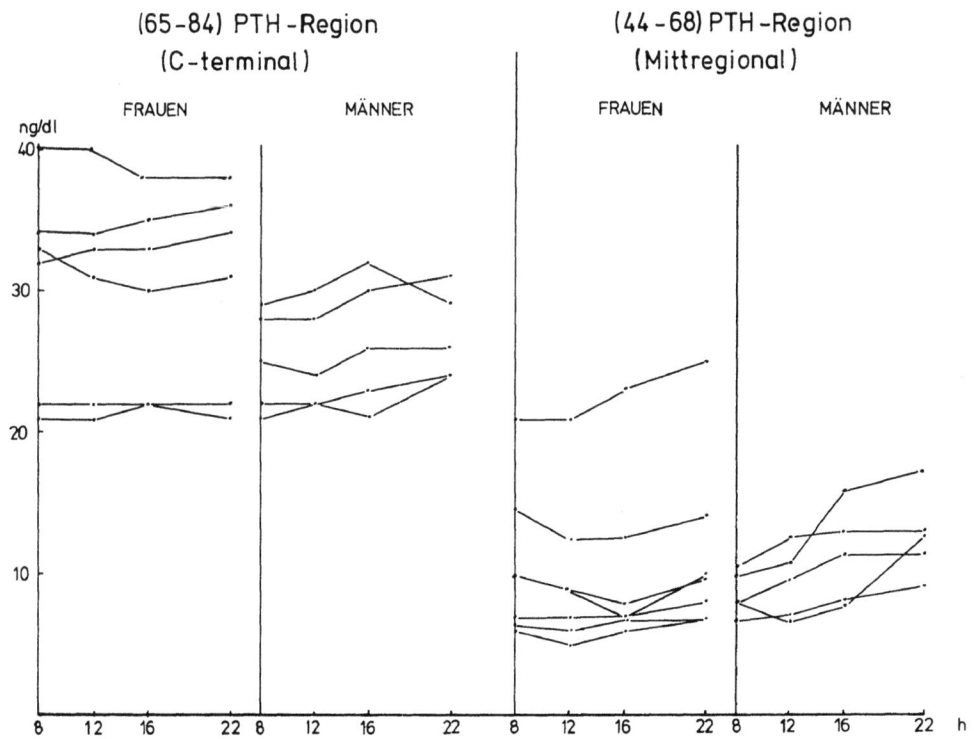

Abb. 2. PTH-Tagesprofil

8. In Seren zweier Patienten mit Zustand nach totaler Strumektomie lag C-PTH 1−2fach über dem Normbereich, während M-PTH kaum noch meßbar war.

9. Unter Seren von 21 Patienten mit gastrointestinalen Beschwerden haben wir in einem Fall bei beiden Assays erhöhte PTH-Werte gefunden. In zwei Fällen war nur C-PTH erhöht, in sieben Fällen nur M-PTH. In den elf anderen Fällen waren PTH-Ergebnisse beider Assays normal.

Schlußfolgerung

Die C- und M-PTH Assays eignen sich beide gut für die Verlaufskontrolle des Hyperparathyreoidismus. Aber die Bestimmung von PTH mittels nur eines der beiden Assays ohne Einbezug anderer klinischer Parameter ist nicht ausreichend.

Die M- und C-Assays korrelieren zwar mit dem N-PTH-Assay, sind aber zur Lokalisationsdiagnostik bei prim. HPT mittels selektiver Venenkatheteruntersuchung nicht geeignet.

Mit M-PTH-Assay wurde bei Normalpersonen eine gering ausgeprägte Tagesrhythmik mit Maximum um ca. 24.00 gefunden [4, 5], während im C-PTH-Assay keine sichere Tagesrhythmik festgestellt wurde.

Für die unterschiedlichen Ergebnisse, die die beiden Assays liefern, sind wahrscheinlich 1. die Heterogenität der Antikörper und 2. die PTH-fragmentähnlichen Peptide verantwortlich, die paraneoplastisch sekretiert werden.

Literatur

1. Lindall AW et al. (1983) J Clin Endocrinol Metab 57: 1007−1014 − 2. Hitzler W et al. (1982) Clin Chem 28: 1749−1753 − 3. Wood WG (1983) Ärztl Lab 29: 307−310 − 4. Jubiz W et al. (1972) J Clin Invest 51: 2040−2046 − 5. Radjaipour M et al. (1984) (in Vorbereitung)

Merke, J., Schwittay, D., Fürstenberger, G., Ziegler, R., Ritz, E. (Med. Univ.-Klinik und Deutsches Krebsforschungszentrum Heidelberg)
1,25-Dihydroxyvitamin D_3-Rezeptoren in der Haut

In neuerer Zeit wurden 1,25-Dihydroxyvitamin D_3 (Kalzitriol)-Rezeptoren nicht nur an klassischen Erfolgsorganen der Kalzium- und Phosphathomöostase, sondern an zahlreichen Organen wie z. B. im Hoden der Ratte [4] beschrieben. Es stellte sich daher die Frage, inwieweit spezifische Kalzitriolrezeptoren auch an der Haut darstellbar sind. Eine hormonelle Regulation erscheint hier um so naheliegender, als bekannt ist, daß der Anstieg der Hauttyrosinase auf UV-Licht vom Vitamin D-Status abhängt [7] und die Melanogenese durch Vitamin D_3 stimuliert wird [6].

Methoden

Nichtrachitische weibliche Albinomäuse (NMRI) wurden mit Standarddiät über 2 Tage (neonatal) oder 7 Wochen (adult) aufgezogen. Aus der Rückenhaut wurde die Epidermis freipräpariert und tiefgefroren (−80° C, Ultra Kryomat), oder es wurden Primärzellen der Epidermis kultiviert [9] und über Percoll-Gradienten Basalzellen gewonnen [3]. Kalzitriol-rezeptoren wurden in Zytosol und Kernfraktionen charakterisiert: 1. 5−20%ige Sukrose-dichtegradienten in hypo- und hypertoner Pufferlösung; 2. Kompetitionsstudien mit Kalzitriol, 25 (OH)D_3 (Kalzidiol), 1-alpha(OH)D_3, 24(R), 25(OH)$_2D_3$; 3. Sättigungsanalysen

[8]; 4. Enzymdegradation mit Protease, DNAse und RNAse und 5. Kompetition mit N-Äthylmaleimid zur Darstellung von Zysteinbrücken nahe dem Rezeptorbindungsort.

Ergebnisse

Zytosol- und Kernfraktionen der Epidermis der neonatalen Maus, die mit [³H]Kalzitriol inkubiert und auf einen Sukrosedichtegradienten aufgetragen wurden, zeigten nach Ultrazentrifugation im Fraktionsmuster eine Sedimentationskonstante von 3,5 S. Die Bindung wurde durch isomolare Konzentrationen von Kalzidiol, 24(R), 25(OH)$_2$D$_3$, 1-alpha(OH)D$_3$ nicht kompetitiv vermindert. Die freien zellkernständigen Rezeptoren konnten durch Erhöhung der Ionenstärke im Homogenisierungspuffer (0,4 M KCl) in die Zytosolfraktion verlagert werden. Die Scatchard-Analyse (Abb. 1) mit 0,1–12 nM [³H]Kalzitriol ergab eine einheitliche Klasse nichtinteragierender Bindungsorte ($K_D = 1,6 \times 10^{-10}$ M) mit niedriger Kapazität ($N_{max} = 54$ fmol/mg Protein). Wie die Abbildung ferner zeigt, waren die ungebundenen Kalzitriolrezeptoren überwiegend im Zellkern lokalisiert (N_{max}). Die Enzymdegradation mit Proteasen, nicht jedoch DNAsen und RNAsen, deutet darauf hin, daß der Rezeptor ein Protein ist. Kompetitionsstudien mit N-Äthylmaleimid belegen, daß Zystenbrücken nahe dem Bindungsort gelegen sind.

Die Auftrennung der epidermalen Zellen über einen Percoll-Dichtegradienten zeigte nur in basalen Zellen (Abb. 2), aber nicht suprabasalen Zellen Kalzitriolrezeptoren (3,5 S). Dagegen wurde [³H]Kalzidiol und (³H)24(R), 25(OH)$_2$D$_3$ unspezifisch an ein 6-S-Makromolekül gebunden (Abb. 2).

Diskussion

Es wurden steroidtypische spezifische Kalzitriolrezeptoren mit einer Sedimentationskonstante von 3,5 S im Zytosol und Kern nichtkultivierter isolierter Basalzellen der Haut

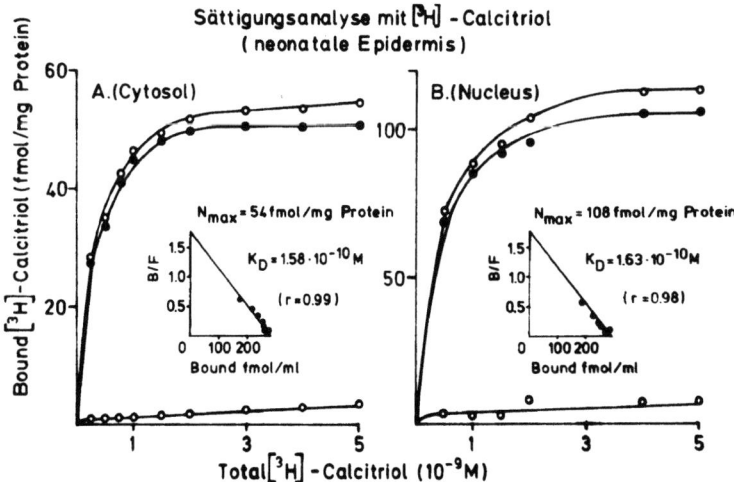

Abb. 1. Sättigungsanalyse nach Scatchard [8] in der Zytosol- oder Kernfraktion der neonatalen Epidermis der Maus. Die Zytosol- (0,2 ml/1,1 mg Protein) oder Kernfraktion (0,2 ml/0,6 mg Protein) wurde mit ansteigenden [³H]Kalzitrioldosen (0,1–12 nM, hier nur bis 5 nM dargestellt) mit und ohne 100fachen Überschuß nichtmarkierten Kalzitriol über 16 Std/4° C inkubiert. Gebundenes und freies Kalzitriol wurden mit dem Hydroxyapatite-Assay (Merke et al.) [4] getrennt. Das Sättigungsplateau lag bei 2 nM Kalzitriolzytosol ($K_D = 1,58 \times 10^{-10}$ M, $N_{max} = 54$ fmol/mg Protein), Kern ($K_D = 1,63 \times 10^{-10}$ M, $N_{max} = 108$ fmol/mg Protein) mit niedriger Kalzitriolbindungskapazität

1221

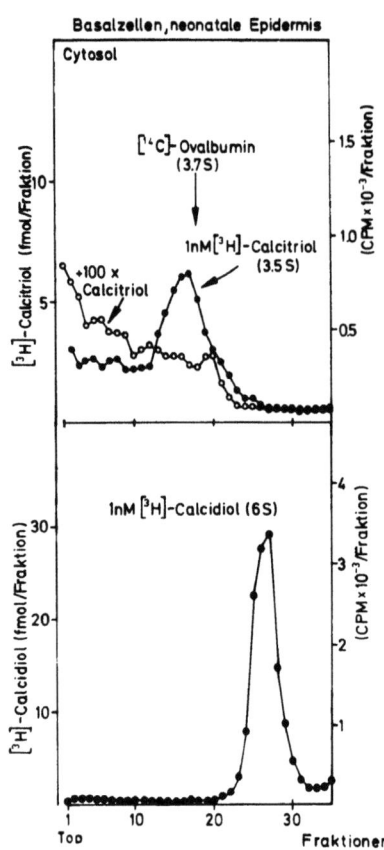

Abb. 2. Sukrosedichtegradientenanalyse mit Vitamin D-Metaboliten in der Zytosolfraktion nichtkultivierter isolierter Basalzellen der Epidermis der neonatalen Maus. Zytosol (5×10^7 Basalzellen/0,2 ml/0,5 mg Protein) in hypertonischem (0,3 M KCl) TED-Puffer (10 mM *Tris*/HCl, 1.5 mM *EDTA*, 1 mM *Dithiothriotol*) wurde 2 Std/4° C mit Vitamin D-Metaboliten inkubiert, auf einen linearen 5–20%igen (w/v) Sukrosedichtegradienten aufgetragen und ultrazentrifugiert (255000 g/21 Std/4° C). *Oben:* 1 nM [³H]Kalzitriol ohne (●–●) und mit 100fachen Überschuß nichtmarkiertem Kalzitriol (○–○). Der Pfeil markiert 3,7 S (Svedberg) des [¹⁴C]Ovalbumin. *Unten:* Zytosolinkubation mit [³H]Kalzidiol. Der 3,5 S-Tritiumanstieg (oben) stellt den Kalzitriolrezeptorkomplex, der 6 S-Tritiumanstieg (unten) die unspezifische Kalzidiolbindung im Zytosol

neonataler und adulter Mäuse dargestellt. Die Eigenschaften der Rezeptoren entsprechen denen der Kalzitrinolrezeptoren der Dünndarmmukosa des Huhns [1]. Die erstmalige Darstellung von Kalzitriolrezeptoren in nichtkultivierten proliferationstüchtigen Basalzellen der Epidermis eröffnet die Möglichkeit, Rezeptorregulation an ex vivo verfügbaren Zellen zu untersuchen, bei denen nicht die Gefahr einer phenotypischen Modulation des Rezeptors in vitro besteht. Damit sind im Prinzip auch beim Mensch Untersuchungen der Kalzitriolre-zeptorregulation unter physiologischen Bedingungen, im Krankheitsfall [z. B. Vitamin D-Resistenz, Urämie, Hauttumoren (Melanom)] und unter hormoneller Beeinflussung (Vitamin D-Status, Glukokortikoide etc.) möglich. Von besonderem Interesse ist der Befund von Kalzitriolrezeptoren in Basalzellen, dem proliferativen Kompartment der Epidermis, da neuerdings die Hypothese vorgetragen wurde, Kalzitriol greife regulativ in die Zellprolife-ration von Fibroblasten [2] und Zelldifferenzierung von myeloischen Leukämiezellen [5] ein.

Literatur

1. Brumbaugh PF, Haussler MR (1973) Nuclear and cytoplasmatic receptors for 1,25-dihydroxycho-lecalciferol in intestinal mucosa. Biochem Biophys Res Commun 51: 74–80 – 2. Clemens TJ, Adams JS, Horiuchi N, Gilchrest BA, Cho H, Tsuchiya Y, Matsuo N, Suda T, Holick M (1983) Interaction of 1,25-dihydroxyvitamin D₃ with keratinocytes and fibroblasts from skin of normal subjects and a subject with vitamin D-dependent rickets, type II: a model for study of the Mode of action of 1,25-dihy-droxyvitamin D₃. J Clin Endocrinol Metab 56: 824–830 – 3. Fürstenberger G, Marks F (1980) Early prostaglandin E synthesis is an obligatory event in the induction of cell proliferation in mouse epidermis

in vivo by the phorbol ester TPA. Biochem Biophys Res Commun 92: 749–756 – 4. Merke J, Kreusser W, Bier B, Ritz E (1983) Demonstration and characterization of a testicular receptor for 1,25-dihydroxycholecalciferol in the rat. Eur J Biochem 130: 303 – 5. Miyaura C, Abe E, Kuribayashi T, Tanaka H, Konno H, Nishii Y, Suda (1981) 1,25-dihydroxyvitamin D_3 induces differentiation of human myeloid leukemia cells. Biochem Biophys Res Commun 102: 937 – 6. Oikawa A, Nakayasu M (1974) Stimulation of melanogenesis in cultured melanoma cells by calciferols. FEBS Lett 42: 32 – 7. Pavlovitch JH, Rizk M, Balsan S (1982) Vitamin D nutrition increases skin tyrosinase response to exposure to ultraviolet radiation. Mol Cell Endocrinol 25: 295 – 8. Scatchard G (1949) The attractions of proteins for small molecules and ions. Ann NY Acad Sci 51: 660 – 9. Yuspa SH, Harris CC (1974) Altered differentiation of mouse epidermal cells treated with retinyl acetate in vitro. Exp Cell Res 86: 95

Winkelmann, W., Allolio, B., Deuß, U., Heesen, D., Kaulen, D. (Innere Medizin II, Köln-Merheim)

Persistierende Normoprolaktinämie nach Bromocriptinlangzeittherapie bei Prolaktinompatienten

Dopaminagonisten wie Bromocriptin (Pravidel) und Lisurid (Dopergin) führen bei Prolaktinompatienten in der überwiegenden Mehrzahl der Fälle zu einer Normoprolaktinämie und teilweise auch zu einer Verkleinerung des Tumors. Es ist noch ungeklärt, wie lange eine solche Therapie erforderlich und ob dadurch letztlich eine Heilung möglich ist. Ziel dieser Studie war es, während einer Langzeittherapie definierte Behandlungspausen einzuhalten und dabei das Verhalten des Serumprolaktins zu prüfen. Untersucht wurden 44 Patienten (fünf mit Mikro-, 39 mit Makroprolaktinom), die bisher mehr als 4 Jahre lang mit Bromocriptin (Br) behandelt worden sind. Nach medikamentös induzierter Normoprolaktinämie von durchschnittlich 2,5 Jahren Dauer wurde die Therapie regelmäßig für 4 Wochen unterbrochen. Sofern die Normoprolaktinämie nicht persistierte, wurde die medikamentöse Behandlung wieder aufgenommen und in Abständen von 1–2 Jahren erneut unterbrochen. Die Therapiedauer des Gesamtkollektivs betrug im Mittel 5,2 ± 0,9 Jahre.

Bei vier von den 44 Patienten (je zwei weibliche und männliche Patienten mit Makroprolaktinom) war unter maximaler Br-Dosierung bis 60 mg/24 Std zwar ein deutlicher Abfall des Serumprolaktins unter 100 ng/ml, jedoch keine Normalisierung zu erreichen. Bei den übrigen 40 Patienten fiel das Serumprolaktin jedoch innerhalb von 1–35 Monaten in den Normbereich ab. Br wurde anfangs in einer Dosis zwischen 5 und 60 mg, im Mittel 20 mg/24 Std, gegeben und konnte nach Erreichen der Normoprolaktinämie fortlaufend reduziert werden. Bei 33 von 40 Patienten (82,5%) stieg das Serumprolaktin in Abhängigkeit von der vorausgegangenen Dauer der Br-induzierten Normoprolaktinämie wieder an, erreichte jedoch niemals die Ausgangswerte. Während der ersten Behandlungspause nach einer Normoprolaktinämie von etwa 2,5 Jahren Dauer stieg das mittlere Serumprolaktin auf 27,7 ± 5,4%, während der zweiten Pause nach 4 Jahren dagegen auf 15,1 ± 3,3% der Ausgangswerte an (Abb. 1). In sieben von den 40 Fällen (17,5%; drei von fünf Patienten mit Mikro- und vier von 35 mit Makroprolaktinom) blieb die Normoprolaktinämie auch nach Absetzen von Br bisher zwischen 6 und 37 Monaten bestehen.

Tabelle 1 zeigt die mittleren Prolaktinserumkonzentrationen dieser Patienten vor Therapiebeginn, die maximalen und die zuletzt erforderlichen Br-Tagesdosen und die Dauer der Br-Therapie. Bei vier Patienten ließ sich neuroradiologisch eine Verkleinerung des Tumors, teilweise mit zystischen Veränderungen nachweisen. Die Patienten waren vorher zwischen 4,2 und 5,4 Jahre lang mit Br behandelt worden. Sie unterschieden sich hinsichtlich des Ansprechens auf Br und der Therapiedauer nicht von den übrigen Patienten. Stimulationstests mit TRH bzw. Metoclopramid ergaben bei vier der sieben Patienten einen deutlich verminderten und nur in drei Fällen einen ausreichenden Anstieg des Serumpro-

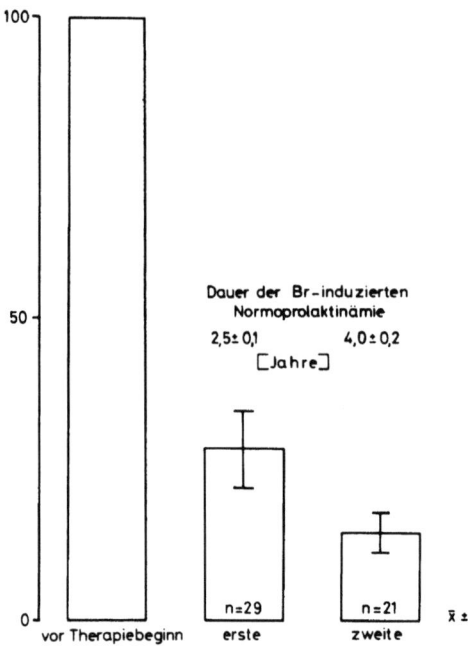

Abb. 1. Serumprolaktin bei 29 Patienten mit Makroprolaktinom vor Therapiebeginn (100%) sowie nach einer ersten bzw. zweiten Therapiepause (prozentualer Wiederanstieg)

laktins, d. h. das normalisierte Serumprolaktin zeigte nur bei drei von sieben Patienten ein normales funktionelles Verhalten.

Unsere Untersuchungsergebnisse unterscheiden sich von denen einiger vergleichbarer Studien. Ambrosi et al. (1982) fanden nach Absetzen von Br einen Wiederanstieg des Serumprolaktins auf Werte der gleichen Größenordnung wie vor Therapiebeginn [1]. Allerdings war in dieser Untersuchung die Therapiedauer deutlich kürzer. In anderen Fällen stieg das Serumprolaktin während der Therapiepause ausnahmslos über den oberen Normalbereich hinaus an [2, 4]. Andererseits konnte von Moriondo et al. (1983) bei fünf von

Tabelle 1. Patienten mit persistierender Normoprolaktinämie nach Absetzen einer Bromocriptinlangzeittherapie

Patient	Alter (Jahre)	Mittleres Serum-PRL vor Therapiebeginn (ng/ml)	OP	Bromocriptindosis max./ zuletzt (mg/24 Std)	Dauer der Bromocriptintherapie (Jahre)	Dauer der therapiefreien Anschlußphase (Monate)	Tumorverkleinerung
R. F.[a]	34	61,0 ± 1,0	∅	2,5/1,25	4,9	14,5	∅
I. A.[a]	50	74,4 ± 3,2	∅	5,0/3,75	4,2	22,5	+
E. Z.[a]	41	99,0 ± 2,9	∅	7,5/2,50	4,3	37,0	∅
C. S.[b]	48	272 ± 15	∅	7,5/5,00	5,4	34,0	+
D. Sch[b]	40	297 ± 55	+	7,5/1,25	4,7	6,0	+
K. P.[b]	58	466 ± 144	∅	10,0/5,00	4,9	17,0	+
M. P.[b]	35	955 ± 44	+	10,0/2,50	5,4	6,0	∅

[a] Mikroprolaktinom
[b] Makroprolaktinom

30 Patienten mit Mikroprolaktinom ebenfalls eine persistierende Normoprolaktinämie nach Absetzen von Br beobachtet werden [3]. Die Behandlung des Makroprolaktinoms mit Dopaminagonisten gilt allgemein als Therapie der ersten Wahl. Unsere Ergebnisse zeigen, daß die medikamentöse Langzeittherapie sowohl beim Makro- als auch beim Mikroprolaktinom zu einer persistierenden Normoprolaktinämie führen kann und damit auch beim Mikroprolaktinom eine echte Alternative zur transphenoidalen Operation darstellt. Erst längere Verlaufskontrollen werden zeigen, ob die medikamentöse Langzeittherapie auch zu einer Heilung der Erkrankung führen kann.

Literatur

1. Ambrosi B, Travaglini P, Moriondo P, Nissim M, Nava C, Bochicchio D, Faglia G (1982) Effect of bromocriptine and metergoline in the treatment of hyperprolactinaemic states. Acta Endocrinol (Kbh) 100: 10−17 − 2. Eversmann T, Fahlbusch R, Ryosk H-K, Werder K v (1979) Persisting suppression of prolactin secretion after long-term treatment with bromocriptine in patients with prolactinomas. Acta Endocrinol (Kbh) 92: 413−427 − 3. Moriondo P, Travaglini P, Nava C, Giovanelli M, Faglia G (1983) Microprolactinomas: Bromocriptine (Brc) and surgical treatment. Acta Endocrinol [Suppl 256] (Kbh) 103: 84 (Abstract) − 4. Werder K v, Eversmann T, Ryosk H-K, Fahlbusch R (1982) Treatment of hyperprolactinemia. In: Ganong WF, Martini L (eds) Frontiers in neuroendocrinology, vol 7. Raven Press, New York, p 123

Rosanowski, F., Tharandt, L., Schrenk, C., Schulte, H., Benker, G., Reinwein, D. (Abt. für klin. Endokrinologie, Med. Klinik, Universität Essen, GHS)

Melatonin −
Ein neuer Parameter hypothalamisch-hypophysärer Funktionsstörungen?

1. Einleitung

Melatonin ist das Sekretionsprodukt der Zirbeldrüse; es wird direkt ins Blut sezerniert. Seine Bedeutung in der Humanpathophysiologie und in der Klinik ist bisher nur fragmentarisch bekannt. Aufgrund bisher gewonnener Erkenntnisse stellt sich jedoch die Frage, ob Melatonin als Regulator hypothalamischer Releasing-Hormone die Sekretion von ACTH und STH zu modulieren vermag.

2. Probanden und Methodik

Wir untersuchten die Serummelatoninkonzentrationen bei elf gesunden Probanden, fünf Patienten mit hormoninaktiven Hypophysentumoren, vier Patienten mit zentralem M. Cushing und bei acht Patienten mit florider Akromegalie. Alle Patienten waren unbehandelt.

Die Blutentnahmen erfolgten im Nadirbereich der diurnalen Melatoninrhythmik um 11.00 Uhr, 13.00 Uhr und um 15.00 Uhr sowie im Maximalbereich um 23.00 Uhr, 1.00 Uhr und um 3.00 Uhr [1, 4].

Eine Patientin mit unbehandelter florider Akromegalie erhielt einmalig 250 mg Melatonin per os; nach Gabe des Melatonins um 9.00 Uhr wurde Blut 8 Std lang alle 15−30 min abgenommen.

Das Blut wurde unmittelbar nach der Entnahme zentrifugiert und das Serum bis zur Analyse bei −20° C tiefgefroren.

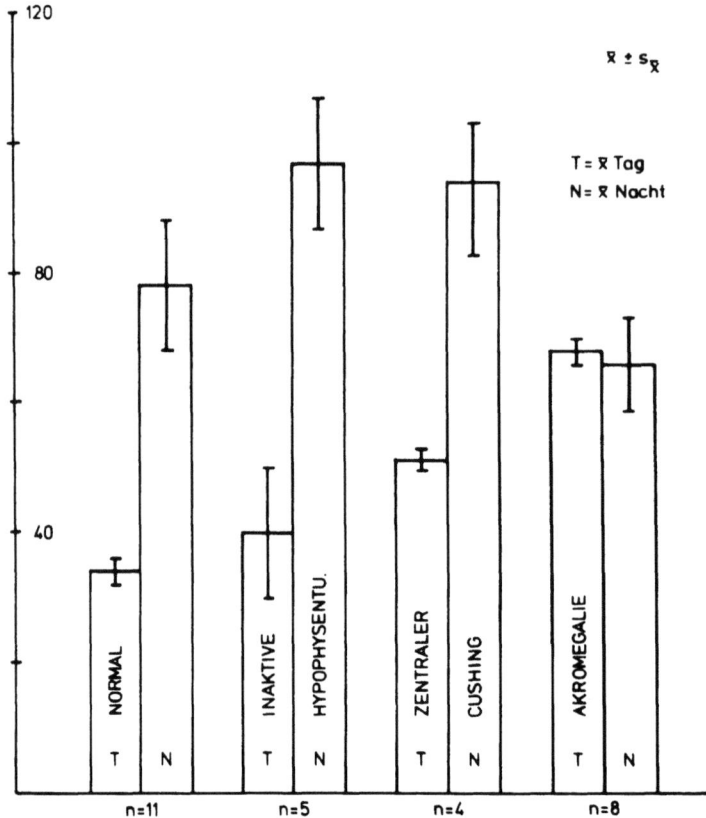

pg Melatonin / ml Serum

X ± s_X

T = X̄ Tag
N = X̄ Nacht

120

80

40

NORMAL
T   N
n=11

INAKTIVE   HYPOPHYSENTU.
T   N
n=5

ZENTRALER   CUSHING
T   N
n=4

AKROMEGALIE
T   N
n=8

Abb. 1. Gemittelte Tag- und Nachtwerte der Serummelatoninkonzentration bei Gesunden, bei Patienten mit endokrin stummen Hypophysentumoren, mit zentralem M. Cushing und mit Akromegalie

Wir bestimmten Melatonin radioimmunologisch nach der Methode von Rollag und Niswender [5]. Die untere Nachweisgrenze des Assays betrug 1 pg/ml. Der Intraassayvariationskoeffizient war 8,7%, der Interassayvariationskoeffizient 20,6%.

Tag- und Nachtwerte wurden jeweils gemittelt, einander gegenübergestellt und mit dem U-Test verglichen.

3. Ergebnisse

Die Tagwerte gesunder Probanden lagen zwischen 22,5 und 35,7 pg Melatonin/ml, die Nachtwerte waren mit 58,2−94,5 pg/ml signifikant höher (Abb. 1).

Serummelatoninspiegel bei Patienten mit hormoninaktiven Hypophysentumoren unterschieden sich nicht von denen gesunder Probanden.

Bei Patienten mit zentralem M. Cushing waren die Tagwerte bei erhaltenen nächtlichen Anstiegen erhöht.

Akromegale Patienten hatten signifikant höhere Tagwerte ohne weitere nächtliche Anstiege.

Eine Patientin mit florider Akromegalie zeigte deutlich erhöhte Serumwerte für STH, 30−43 ng/ml, die nach oraler Gabe von 250 mg Melatonin bereits nach 15 min in den Normbereich (bis 11 ng/ml) abfielen, nach 60 min mit 9 ng/ml ihr Minimum erreichten und nach 4 Std wieder auf das Ausgangsniveau anstiegen (Abb. 2).

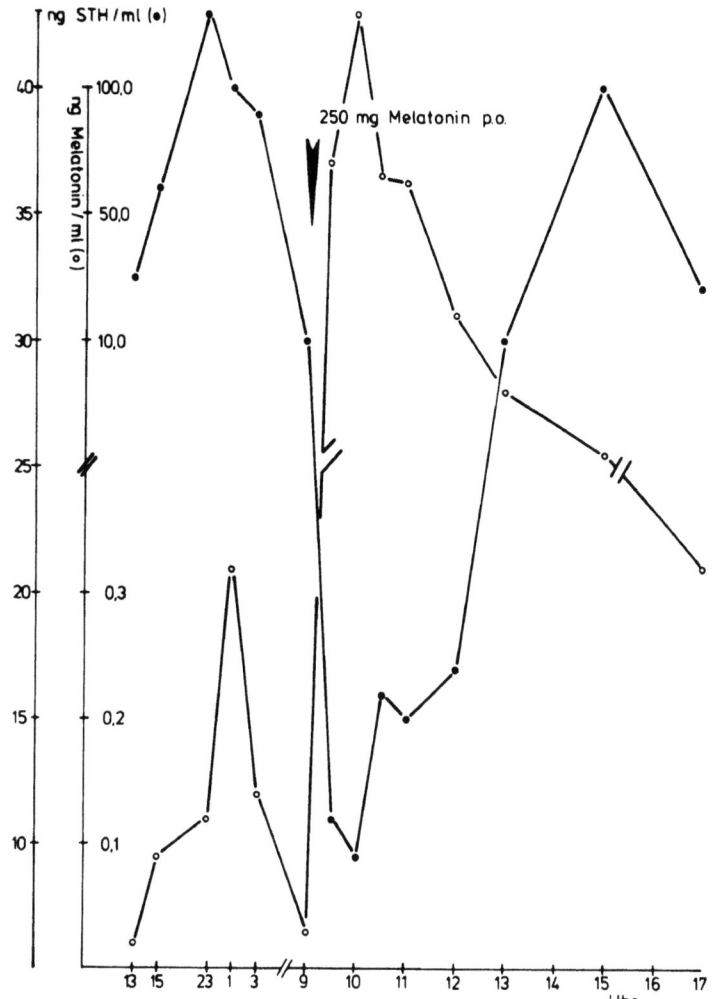

Abb. 2. Verhalten der Serumwerte von STH und Melatonin vor und nach Gabe von 250 mg Melatonin per os

Die Melatoninkonzentration im Serum war basal erhöht (bis 320 pg/ml) und stieg bereits 15 min nach Verabreichung der 250 mg Melatonin per os auf 70 ng/ml an, erreichte nach 45 min mit 150 ng/ml ihr Maximum und nach 8 Std wieder das Ausgangsniveau.

4. Diskussion

In dieser Studie untersuchten wir die Serummelatoninkonzentrationen bei Patienten mit Störungen der hypothalamisch-hypophysären Funktionseinheit.

Die Zirbeldrüse liegt außerhalb der Blut-Hirnschranke; periphere Serummelatoninspiegel reflektieren daher die zentralen Melatoninspiegel [4].

Serummelatoninspiegel bei Patienten mit endokrin inaktiven Hypophysentumoren sind nicht signifikant verschieden von denen eines gesunden Vergleichkollektivs. Morphologische Störungen der Hypophyse ohne endokrine Veränderungen scheinen daher keinen Effekt auf das Melatoninprofil zu haben.

Werner et al. [7] fanden bei sechs von zehn Patienten mit M. Cushing erniedrigte Melatonintageswerte und normale Nachtwerte, vier Patienten zeigten keine Veränderungen, ebenso wie drei Patienten mit adrenalem Cushing-Syndrom. Andere Autoren [3] beschreiben bei sechs Patienten mit einem Cushing-Syndrom adrenaler Genese erhöhte Melatonintageswerte bei normalen Nachtwerten. Wir fanden bei vier Patienten mit ACTH-produzierenden Hypophysenadenomen erhöhte Tagwerte für Melatonin und normale Nachtwerte. Interdependenzen zwischen ACTH- und Kortisolspiegel einerseits und dem Melatoninspiegel andererseits sowie mögliche suprahypothalamische Einflüsse sind daher unklar und müssen weiter untersucht werden.

Serotonin ist Stimulator der STH-Sekretion [2], Smythe et al. [6] diskutieren Melatonin als Serotoninantagonisten. Von anderen Autoren [7] ist das Melatoninsekretionsmuster bei Akromegalie als unverändert gegenüber dem bei Gesunden beschrieben. Wir fanden bei Patienten mit florider Akromegalie signifikant höhere Melatonintageswerte als bei Gesunden und keine weiteren nächtlichen Anstiege. Die erhöhten Melatoninspiegel bei Akromegalie könnten Ausdruck eines „endogenen Kompensationsversuchs" zur Suppression erhöhter STH-Spiegel sein, der, wie wir bisher bei einer Patientin zeigen konnten, durch exogene Melatoningabe unterstützt werden kann.

Weitere Untersuchungen sind notwendig, dieses vorläufige Ergebnis zu untermauern.

Literatur

1. Ehrenkranz JRL, Tamarkin L, Comite F, Johnsonbaugh RE, Bybee DE, Loriaux DL, Cutler GB Jr (1982) Daily rhythm of plasma melatonin in normal and in precocious puberty. J Clin Endocrinol 55: 181 − 2. Feldmann JM, Lebovitz HE (1972) Control of insulin and growth hormone secretion by serotonin and dopamine. Exc Med Int Congr Ser 256: 35 − 3. Fevre-Montange M, Tourniaire J, Estur B, Bajard L (1983) 24 hour melatonin secretory pattern in Cushing's syndrome. Clin Endocrinol 18: 175−181 − 4. Klein DC, Weller JL (1970) Indole metabolism in the pineal gland, a circadian rhythm in N-acetyltransferase. Science 169: 1093 − 5. Rollag MD, Niswender GD (1976) Radioimmunoassay of serum concentrations of melatonin in sheep exposed to different lighting regimes. Endocrinology 98: 482−489 − 6. Smythe GA, Lazarus L (1974) Suppression of human growth hormone secretion by melatonin and cyproheptadine. J Clin Invest 54: 116−121 − 7. Werner S, Brismar K, Wetterberg L, Eneroth P (1981) Circadian rhythms of melatonin, prolactin, growth hormone and cortisol in patients with pituitary adenomas, empty sella syndrome and Cushing's syndrome due to adrenal tumors. In: Birau N, Schloot W (eds) Melatonin: Current status and perspectives, vol 29. Pergamon Press, Oxford, pp 357−363

Benker, G., Melde, P., Windeck, R., Tharandt, L., Reinwein, D. (Abt. für klin. Endokrinologie, Med. Klinik und Poliklinik, Universität Essen, GHS)
Wachstumsvorhersage bei Patienten mit Pubertas tarda und konstitutioneller Größenabweichung − Treffsicherheit verschiedener Schätzmethoden

Einleitung

Wachstumsprognosen werden bei Patienten mit „konstitutionellem" Hoch- und Kleinwuchs und mit „konstitutioneller" Verzögerung von Wachstum und Pubertät (sog. Pubertas tarda) häufig gewünscht. Die Ursache liegt in den psychischen Belastungen, zu denen diese Störungen während der Adoleszenz führen, aber auch in zahlreichen unkritischen Mitteilungen in der Laienpresse über Therapiemöglichkeiten bei Hoch- und Kleinwuchs. Diese Berichte führen häufig zu der Vorstellung einer beliebigen medizinischen Manipulierbarkeit von Wachstum und Entwicklung. Mit diesen Fragen suchen die Jugendlichen und ihre Eltern in zunehmendem Maße den Internisten auf. Hier geht es dann zunächst um eine

Wachstumsprognose, die nach verschiedenen Methoden erstellt werden kann. Zu den gebräuchlichsten zählen die von Tanner et al. [1, 2], von Bayley und Pinneau [4], von Roche et al. [3] und von Walker [5]. Diese Daten wurden durch Untersuchungen größerer Kollektive von Kindern und Jugendlichen gewonnen, sind zum Teil schon über 30 Jahre alt und vorwiegend in Großbritannien und den USA erstellt worden. Hier stellt sich die Frage, wie zuverlässig solche Prognosen in unserer Region und bei Jugendlichen mit gestörtem Wachstum und gestörter Entwicklung sind.

Methoden

Wir untersuchten 119 Jugendliche, bei denen organische Ursachen für eine Wachstums- oder Entwicklungsstörung ausgeschlossen waren. Neben Gewicht und Größe des Patienten wurde auch die Größe der Eltern ermittelt und eine Röntgenaufnahme der Hand und des Handgelenkes zur Bestimmung des Skelettalters angefertigt. Die Endlänge wurde geschätzt nach Tanner et al. [1, 2] unter Verwendung des Skelettalters nach der Methode von Tanner (TW_2) und unter Verwendung des Skelettalters nach Greulich und Pyle (TWG), nach Roche et al. [3] (RWT), nach Bayley und Pinneau [4] (BP) und nach Walker [5]. Tabelle 1 zeigt die Parameter, welche für die Wachstumsprognose nach den einzelnen Methoden benötigt werden.

Bei den Patienten handelte es sich um 93 Jungen und 26 Mädchen. Die Jungen hatten überwiegend (83 von 93) eine Pubertas tarda, die Mädchen überwiegend einen Hochwuchs. Das mittlere Alter betrug zum Zeitpunkt der Erstuntersuchung 15,6 Jahre bei den Jungen und 14,4 Jahre bei den Mädchen. Die wahre Endlänge wurde durch eine Nachuntersuchung ermittelt. Zum Zeitpunkt der Nachuntersuchung waren 80% der Jungen älter als 18 und 85% der Mädchen älter als 16 Jahre. Die Unterschiede zwischen der tatsächlichen Endlänge und der geschätzten Endlänge wurde statistisch nach dem Vorzeichentest von Dixon und Mod geprüft, die Größe des Vorhersagefehlers bei den einzelnen Methoden nach dem Kruskall-Wallis-Test.

Ergebnisse

Die Endlänge der Jungen wurde von allen Verfahren außer BP unterschätzt. Diese Unterschätzung betrug im Mittel bei der Walker-Methode 7 cm, bei der TW_2-Methode 6 cm, bei RWT 3,4 cm und bei TWG 2,9 cm. Im Mittel am genauesten war die Methode von Bayley und Pinneau; Endlänge und geschätzte Größe differierten im Mittel nur um 0,4 cm. Das

Tabelle 1. Parameter, die zur Erstellung der Wachstumsprognosen benötigt werden

Methode	Autoren	Benutzte Parameter					
		Alter	Größe	Gewicht	MGE*	GP-SA**	TW-SA***
TW_2	Tanner et al. [1]	+	+				+
TWG	Tanner et al. [2]	+	+		+	+	
RWT	Roche et al. [3]	+	+	+	+	+	
BP	Bayley-Pinneau [4]	+	+			+	
Walker	Walker [5]	+	+				

*   = Mittlere Größe der Eltern
**   = Skelettalter nach Greulich-Pyle
*** = Skelettalter nach Tanner-Whitehouse

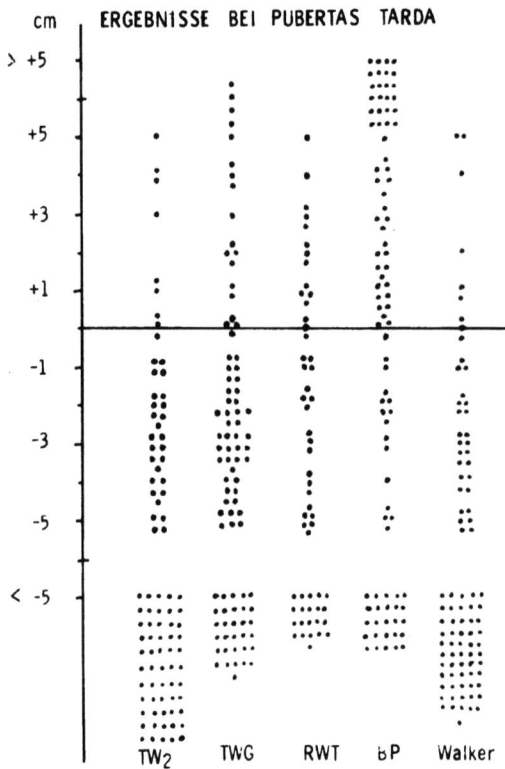

Abb. 1. Vorhersagefehler bei den fünf Schätzmethoden am Beispiel von 91 Patienten mit Pubertas tarda. Der waagerechte Strich stellt die tatsächliche Endlänge dar, die schwarzen Punkte die Schätzwerte. Deutlich ist zu erkennen, daß die Endlänge der Pubertas tarda-Patienten meist unterschätzt wird, besonders von der TW₂- und Walker-Methode

tatsächliche mittlere Wachstum zwischen Erst- und Nachuntersuchung betrug bei den Jungen im Mittel 17,3 cm (Pubertas tarda) bzw. 5,8 cm (Hochwuchs).

Bei den Mädchen lieferten alle Methoden genauere Ergebnisse als bei den Jungen, allerdings wuchsen die Mädchen zwischen der Erst- und Nachuntersuchung im Mittel auch nur 5,5 cm (Hochwuchs) bzw. 6,2 cm (Pubertas tarda). Der mittlere Fehler betrug bei BP +0,5 cm, bei TBG −0,7 cm, bei RWT −0,4 cm. Die mittlere Abweichung betrug bei TW_2 demgegenüber −2,4 und bei Walker −2,8 cm.

Statistisch waren die Schätzwertabweichungen von der tatsächlichen Endlänge bei den Jungen bis auf BP alle niedriger, bei den Mädchen BP zu hoch und TW_2 und Walker zu niedrig.

Aufschlußreicher ist der Methodenvergleich bei den einzelnen Wachstumsstörungen. Bei den insgesamt 91 Patienten mit Pubertas tarda schätzen alle Methoden bis auf BP die Endlänge zu niedrig ein. Die Jugendlichen werden also größer als geschätzt. Der mittlere Fehler betrug bei Walker 7,1 cm, bei TW_2 6,1 cm, bei RWT 3,6 cm und bei TWG 3,3 cm. Die BP-Methode tendierte gleichmäßig zur Über- wie zur Unterschätzung, der mittlere Fehler war entsprechend gering (Abb. 1). Interessant war, daß die sehr einfache Walker-Methode keine schlechteren Ergebnisse lieferte als die sehr komplizierte TW_2-Methode.

Beim Hochwuchs tendierten die BP- und TWG-Methoden zur Überschätzung der Endlänge, TW_2 und in noch stärkerem Maße Walker zur Unterschätzung. Korrekt geschätzt wurden hier 44−65% der Probanden. Der Prozentsatz der Patienten, welche letztlich 5 cm oder mehr größer wurden als vorausgesagt, betrug bei BP 4%, bei TWG 13%, bei RWT 25%, bei TW_2 26% und bei Walker 39%.

Bei der Pubertas tarda war eine korrekte Schätzung (die Endlänge stimmte mit dem Schätzwert ± 2 cm überein) die Ausnahme. Richtig geschätzt wurden nur 16−32% aller Patienten. Allerdings wurden 60−80% der untersuchten Patienten mehr als 2 cm größer als vorausgesagt, was ja bei einem Pubertas tarda-Patienten sicher kein Schaden ist. Wichtiger ist die Frage, wie viele Patienten 5 cm oder mehr kleiner blieben als geschätzt. Dies kam nur bei ein bis zwei Patienten von 91 vor, außer bei der BP-Methode, bei welcher immerhin 27% der Patienten 5 cm oder mehr unter dem Schätzwert blieben.

Diskussion

Diese Untersuchung zeigt, daß die Anwendung der gebräuchlichsten Schätzmethoden für die Endlänge bei Patienten mit nicht organisch bedingten Störungen von Wachstum und Entwicklung mit zahlreichen Fehlerquellen behaftet ist. Einschränkend muß man sagen, daß die biologische Variabilität gerade bei 14- bis 16jährigen sehr ausgeprägt ist. Auf der anderen Seite kann gerade hier eine Stellungnahme des Arztes zur weiteren Größenentwicklung ein entscheidender psychologischer Faktor in der Behandlung sein. Das wichtigste Fazit ist, daß die genannten unterschiedlichen Methoden auch zu unterschiedlichen Wachstumsprognosen führen. Die Tendenz zur Überschätzung des Wachstums ist bei Bayley und Pinneau am stärksten ausgeprägt. Eine zweite Folgerung ist, daß die Trefferquote im strengen Sinne insbesondere bei der Pubertas tarda sehr gering ist. Auf der anderen Seite läßt sich die Untergrenze der zu erwartenden Endlänge bei der Pubertas tarda recht zuverlässig angeben. Als die besten Methoden erwiesen sich hierbei RWT und TWG. Beim Hochwuchs lag die Trefferquote immerhin bei 45−65%, wobei TWG und BP zur Überschätzung tendierten. Obwohl auf das Problem von Behandlungsversuchen hier nicht eingegangen wird, muß man diese Tendenz bestimmter Methoden zur Überschätzung der Endlänge beim Hochwuchs sicher berücksichtigen. Therapieerfolge an diesen Prognosen zu messen, ist sicherlich problematisch.

Wachstumsprognosen bei Adoleszenten mit Pubertas tarda und Hochwuchs liefern somit einen Anhaltspunkt für die zu erwartende Endlänge, aber keinen exakten Wert. Die Erstellung solcher Prognosen kann psychologisch sehr wichtig sein; man muß aber die Fehlermöglichkeiten der einzelnen Methoden bei bestimmten Wachstumsstörungen berücksichtigen.

Literatur

1. Tanner J, Whitehouse R, Takaishi M (1966) Standards from birth to maturity for height, weight, height velocity and weight velocity; British children, 1965. Arch Dis Child 41: 454 − 2. Tanner J, Whitehouse R, Marshall W, Healy M, Goldstein H (1975) Assessment of skeletal maturity and prediction of adult height (TW 2 method). Academic Press, London New York San Francisco − 3. Roche A, Wainer H, Thissen D (1975) The RWT-method for the prediction of adult stature. J Pediatr 56: 1026 − 4. Baylay N, Pinneau S (1952) Tables for predicting adult height from skeletal age, revised for use with the Greulich-Pyle hand standards. J Pediatr 40: 423 − 5. Walker R (1974) Standards for somatotyping children: I. The prediction of young adult height from children's growth data. Ann Hum Biol 1: 149

Jungmann, E., Hermann, G. J., Grützmacher, P., Althoff, P.-H., Faßbinder, W., Schoeppe, W., Schöffling, K. (Zentrum der Inneren Medizin, Klinikum der Johann-Wolfgang-Goethe-Universität, Frankfurt/Main)

Die dopaminerge Hemmung der Aldosteron- und Prolaktinsekretion: Einfluß von Urämie und Hyperkaliämie

Einleitung

Während die pathophysiologische Funktion des endogenen Katecholamins Dopamin für die Prolaktinsekretion unumstritten ist, nachdem die Identität von Dopamin mit dem prolaktininhibierenden Faktor (PIF) als sicher gelten kann [7], ist die Bedeutung der endogenen dopaminergen Hemmung der Aldosteronsekretion noch unklar. In einer Untersuchung zur Stimulationswirkung des Dopaminantagonisten Metoclopramid auf die Prolaktin- und die Angiotensin II-unabhängige Aldosteronsekretion fanden sich bei anephrischen Patienten über die Norm erhöhte basale Prolaktinspiegel sowie in Anbetracht des fehlenden Renins inappropriat hohe Aldosteronwerte, die nach Metoclopramidgabe nicht weiter anstiegen [5]. Das normale Prolaktin- und Aldosteronverhalten in einer Kontrollgruppe mit weitgehend normaler Nierenfunktion, bei denen die Angiotensin II-Produktion durch Captoprilbehandlung blockiert wurde, scheint beweisend, daß die gestörte endogene Hemmung der Prolaktin- und Aldosteronsekretion bei den anephrischen Patienten nicht mit dem fehlenden Angiotensin II, sondern mit der Niereninsuffizienz in Zusammenhang stehen muß [5]. In Übereinstimmung damit läßt sich zeigen, daß bei niereninsuffizienten Patienten die prolaktinsenkende Wirkung von Dopamin und Dopaminagonisten vermindert ist [11]. Außerdem wurde beobachtet, daß der Dopaminagonist Bromocriptin, der bei Gesunden und Patienten mit Akromegalie und Prolaktinom die Aldosteronantwort auf Furosemid eindeutig hemmt [1, 2], bei Hämodialysepatienten den kaliuminduzierten Aldosteronanstieg zwischen zwei Dialysebehandlungen nicht beeinflußt [8]. Da nicht geprüft wurde, ob Bromocriptin bei Gesunden die Aldosteronantwort auf Hyperkaliämie hemmt, kann zwischen dem Einfluß von Kalium und Urämie nicht unterschieden werden. Weiterhin blieb bisher unklar, welche Bedeutung die Hyperkaliämie für die dopaminerge Hemmung der Prolaktinsekretion hat, zumal Kaliumionen in vitro die Prolaktinsekretion stimulieren [9].

Methoden

Sechs gesunde männliche Freiwillige im Alter von 19−30 Jahren nahmen nach vorheriger Aufklärung über den Sinn der Studie an unserer Untersuchung teil. 120 min nach oraler

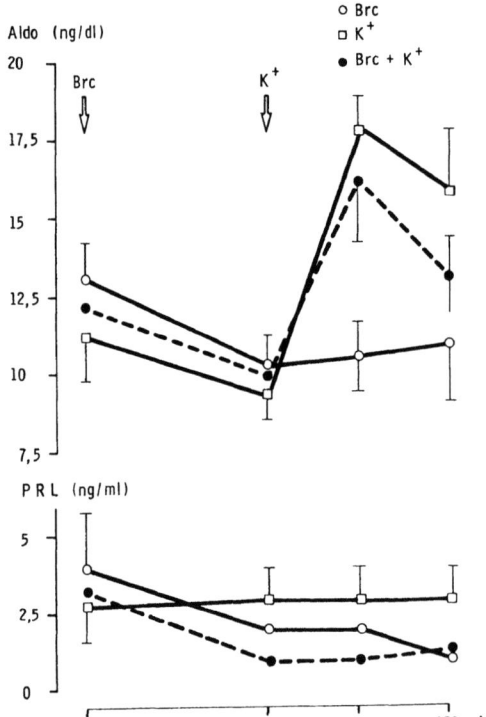

Abb. 1. Die Wirkung von 2,5 mg Bromocriptin (Brc) p.o. mit und ohne zusätzliche Gabe von 80 mMol Kalium p.o. auf Aldosteron und Prolaktin im Serum bei sechs gesunden männlichen Freiwilligen ($\bar{x} \pm S_{\bar{x}}$)

Einnahme von 2,5 mg Bromocriptin (Pravidel, Sandoz) bzw. Plazebo wurde unter körperlichen Ruhebedingungen 80 mMol Kalium p.o. (Kalinor-Brausetabletten, Nordmark) oder Plazebo gegeben. Die Versuchsanordnung war blind randomisiert. Mit handelsüblichen Radioimmunoassaykits bestimmten wir Aldosteron im Serum, Wachstumshormon (beide IDW), Prolaktin (Serono) und Plasmareninaktivität (PRA) (Schwarz-Mann). Das Serumkalium wurde flammenphotometrisch gemessen. Die statistische Auswertung der Ergebnisse (angegeben als $\bar{x} \pm S_{\bar{x}}$) erfolgte mit Hilfe des Wilcoxon-Test.

Ergebnisse

Die prolaktinsenkende Wirkung ($p < 0,05$) von Bromocriptin wird bei Gesunden durch die experimentelle Hyperkaliämie nicht beeinflußt (Abb. 1). Der kaliuminduzierte Aldosteronanstieg ($p < 0,05$) wird durch Bromocriptin nicht verändert (Abb. 1), obgleich die Anhebung der Kaliumspiegel durch die Kaliumgabe ($p < 0,05$) nach Vorbehandlung mit Bromocriptin geringer ist ($p < 0,05$) als in der Kontrolle (Abb. 2). Der Wachstumshormon (HGH)-Anstieg nach Bromocriptin wird durch die Hyperkaliämie blockiert (Abb. 2). Die PRA wird weder durch Bromocriptin, noch durch Kaliumgabe beeinflußt (Abb. 2).

Diskussion

Der fehlende Einfluß der Hyperkaliämie auf die prolaktinsenkende Wirkung des Dopaminagonisten Bromocriptin zeigt, daß sich die gestörte dopaminerge Hemmung der Prolaktinsekretion bei Urämikern nicht auf die Hyperkaliämie zurückführen läßt, sondern durch einen urämieassoziierten Faktor bedingt sein muß. Da das Prolaktinverhalten nach Metoclopramidgabe bei Urämikern dem Bild bei Patienten mit einem PIF-Mangel gleicht [3],

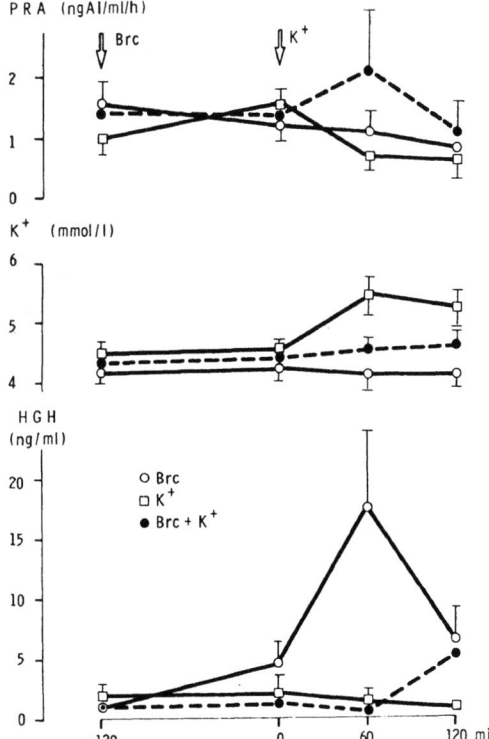

Abb. 2. Die Wirkung von 2,5 mg Bromocriptin (Brc) p.o. mit und ohne zusätzliche Gabe von 80 mMol Kalium p.o. auf Plasmareninaktivität, Serumkalium und Wachstumshormonkonzentration im Serum bei sechs gesunden männlichen Freiwilligen ($\bar{x} \pm S_{\bar{x}}$)

muß eine am oder hinter dem Dopaminrezeptor gelegene Störung der dopaminergen Regulation der Prolaktinsekretion wahrscheinlich gemacht werden [6]. Sowohl die Prolaktin- als auch die Aldosteronsekretion werden durch die Stimulation von dopaminergen D_2-Rezeptoren gehemmt (dopaminerge Rezeptoren ohne Stimulationswirkung auf die Adenylzyklase). Deshalb ist anzunehmen, daß die gestörte dopaminerge Kontrolle der Aldosteronsekretion analog zum Prolaktinverhalten zu erklären ist. Zahlreiche der Anomalien im Aldosteronverhalten bei Urämikern, insbesondere nierenlosen Urämikern, könnten so erklärbar werden [10]. Unabhängig davon zeigt unsere Untersuchung, daß auch beim Gesunden der Stimulationsreiz der Hyperkaliämie die dopaminerge Hemmung der Aldosteronsekretion durchbricht, obgleich nach Bromocriptinvorbehandlung das Ausmaß der Hyperkaliämie – möglicherweise aufgrund des Einflusses von Bromocriptin auf die Nierenfunktion [2] – geringer ist. Ein solches Aldosteronverhalten ist damit nicht für Hämodialysepatienten charakteristisch. Ähnliche Beobachtungen konnten bei Typ I-Dia- betikern auch für den Stimulationsreiz von ACTH auf die Aldosteronsekretion gemacht werden [4]. In der sog. „Hierarchie" der Aldosteronregulatoren steht die dopaminerge Kontrolle somit an hinterer Stelle. Daß die Hyperkaliämie bei Gesunden die Wachstums- hormonantwort auf Bromocriptin blockiert, ist eine interessante zusätzliche Beobachtung. Die Dissoziation zwischen dem Verhalten von Prolaktin und Wachstumshormon deutet darauf hin, daß die wachstumshormonstimulierende Wirkung von Bromocriptin beim Gesunden nicht durch Stimulation von Dopaminrezeptoren, sondern durch andere Mechanismen, z. B. adrenerge Rezeptoren, vermittelt wird. Die Bedeutung dieser Beobachtung bleibt jedoch zunächst noch unklar.

Literatur

1. Edwards CRW, Al-Dujaili EAS, Williams BC (1983) Novel control mechanisms of aldosterone secretion. In: Kaufmann W, Wambach G, Helber A, Meurer KA (eds) Mineralocorticoids and hypertension. Springer, Berlin Heidelberg New York Tokyo – 2. Jungmann E, Albus M, Böttger G, Magnet W, Althoff PH (1982) Die Wirkung von Bromocriptin auf Renin, Aldosteron und Nierenfunktion bei Patienten mit Akromegalie und Prolactinom. Inn Med 9: 175–180 – 3. Jungmann E, Schumm PM, Althoff PH, Schöffling K (1983) Die differentialdiagnostische Abgrenzung der organischen von der funktionellen Hyperprolaktinämie mit Hilfe eines Metoclopramid-Kurztests. Aktuel Endokrinol Stoffwechselkr 4: 140–144 – 4. Jungmann E, Althoff PH, Faßbinder W, Magnet W, Rosak C, Schöffling K (1983) Abweichendes Aldosteron-Verhalten bei Patienten mit Diabetes mellitus. Münch Med Wochenschr 125: 372–374 – 5. Jungmann E, Grützmacher P, Althoff PH, Faßbinder W, Schoeppe W, Schöffling K (1984) Die Wirkung von Metoclopramid auf die Aldosteron- und Prolactinsekretion-Untersuchungen beim primären Hyperaldosteronismus, an anephrischen Patienten und bei Captoprilbehandlung. Nieren- Hochdruckkr 13: 58–64 – 6. Lim VS, Kathpalia SC, Frohman LA (1979) Hyperprolactinemia and impaired pituitary response to suppression and stimulation in chronic renal failure: Reversal after transplantation. J Clin Endocrinol Metab 48: 101–107 – 7. Neill JD (1980) Neuroendocrine regulation of prolactin secretion. In: Martini L, Ganong WF (eds) Frontiers in neuroendocrinology, vol 5. Raven Press, New York – 8. Ølgaard K, Hagen C, Madsen S, Hummer L (1977) Lack of effect of prolactin inhibition by alpha-bromoergocryptine on plasma aldosterone in anephric and non-nephrectomized patients on regular haemodialysis. Acta Endocrinol (Kbh) 85: 587–594 – 9. Schettini C, Judd AM, MacLeod RM (1983) In vitro studies on basal and stimulated prolactin release by rat anterior pituitary: A possible role für calmodulin. Endocrinology 112: 64–70 – 10. Tuma J, Zaruba K, Stuber A, Lüscher T, Siegenthaler W, Vetter H, Vetter W (1981) Regulation der Plasmaaldosteronkonzentration bei nierenlosen Patienten. Klin Wochenschr 59: 27–34 – 11. Weissel M, Stummvoll (1983) Störungen des Hormonhaushaltes bei chronischer Urämie. Klin Wochenschr 61: 481–491

Neumann, H. P. H., Keller, E., Wienker, T. F., Wiestler, O. D. (Med. Klinik, Abt. IV, Institut für Humangenetik und Anthropologie, Patholog. Institut, Abt. Neuropathologie der Albert-Ludwig-Universität, Freiburg/Brsg.)

Familiäres von-Hippel-Lindau-Syndrom mit ungewöhnlichem Manifestationsspektrum

I. Das von-Hippel-Lindau-Syndrom ist eine Erkrankung mit autosomal-dominantem Erbgang bei reduzierter Penetranz des Gens und variablem klinischem Erscheinungsbild. Hauptveränderungen sind Hämangioblastom des ZNS, Angiomatosis retinae, Phäochromozytom, Nierenkarzinom, Pankreas- und Nierenzysten und Zystadenom des Nebenhodens. Das Syndrom ist dadurch gekennzeichnet, daß die Diagnose zu selten gestellt, bzw. der syndromale Zusammenhang seiner Einzelläsionen nicht erkannt wird. Dies ist darin begründet, daß Diagnostik und Therapie in zahlreichen Spezialdisziplinen durchgeführt werden und fachübergreifende Informationen häufig fehlen. Jedoch können klinisch auch einzelne Läsionen bei manchen Familien ganz im Vordergrund stehen, so daß nicht unmittelbar an ein von-Hippel-Lindau-Syndrom gedacht wird.

II. Wir beobachteten und untersuchten folgende Familie: Propositus war ein 46jähriger Mann, bei dem in den letzten 4 Monaten Gewichtsabnahme und Leistungsknick auffielen. Sonographie, CT und Angiographie zeigten einen 7 cm großen Tumor der rechten Nebenniere. Intraoperativ wurde ein gleichartiger, 2 cm im Durchmesser großer Tumor der Gegenseite zusätzlich festgestellt. Histologisch handelte es sich um Phäochromozytome. Beim Neffen des Patienten war ein Zustand nach beidseitiger Operation von Phäochromozytomen bekannt: Mit 12 Jahren war eine Hypertonie aufgetreten; eine deutliche Erhöhung der Noradrenalinausscheidung im Urin und Aortenangiographie führten zur Aufdeckung und Operation eines rechtsseitigen Phäochromozytoms. Mit 16 Jahren rezidivierte die Hypertonie; Ursache war ein Phäochromozytom der kontralateralen Nebenniere. Die Familienanamnese ergab ferner, daß bei der Mutter des zweiten Patienten ein Hirntumor entfernt war. Mit 35 Jahren traten Kopfschmerzen auf, mit 39 Jahren erfolgte nach CT und Brachialisangiographie die Diagnose und Resektion eines Hämangioblastoms des Kleinhirns (Lindau-Tumor). Eine eingehende Untersuchung der gesamten Familie konnte angeschlossen werden. Weitere Veränderungen aus dem Lindau-Komplex ließen sich nicht nachweisen.

III. Unsere Untersuchungen umfassen alle Mitglieder (zehn Personen) einer Familie mit von-Hippel-Lindau-Syndrom. Vergleichbar dokumentierte Familien wurden zusammen mit der unsrigen hinsichtlich des Merkmalsspektrums ausgewertet. Die Häufigkeit des Vorkommens der wesentlichen Läsionen bei 131 Merkmalsträgern aus diesen 17 Familien ist in Abb. 1 wiedergegeben. Hieraus geht auch hervor, daß das Auftreten aller Hauptveränderungen bei einem Patienten die Ausnahme ist. Jedoch entwickeln sich in der Regel mehrere Läsionen. Bei

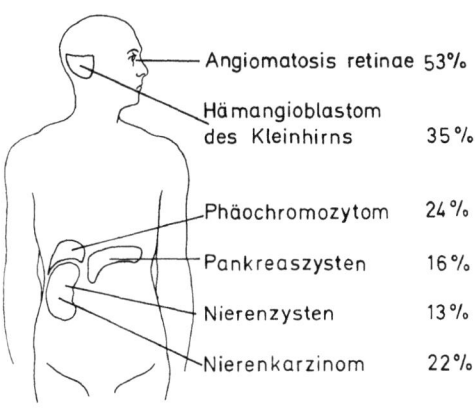

Abb. 1. Hauptveränderungen beim von-Hippel-Lindau-Syndrom, Verteilung der Läsionen bei 131 Merkmalsträgern aus 17 Sippen

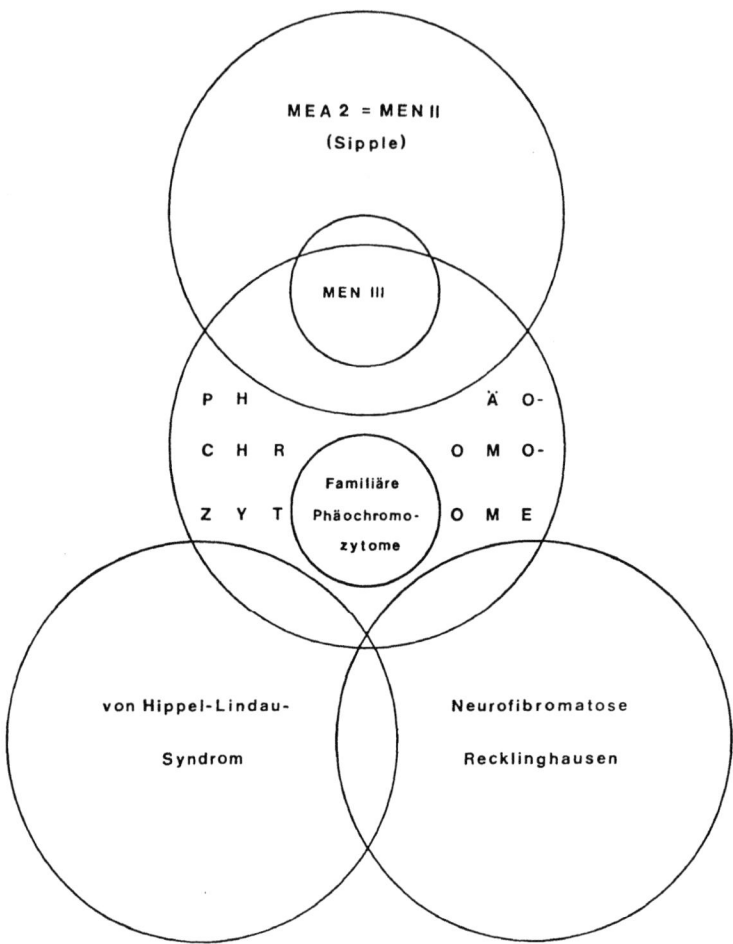

Abb. 2. Differentialdiagnose: Familiäres Vorkommen von Phäochromozytomen

der von uns untersuchten Familie fällt folgendes auf: Alle Patienten entwickelten nur eine Läsion des Lindau-Komplexes. Das Phäochromozytom dominierte. Die Angiomatosis retinae fehlte. Der Lindau-Tumor des Kleinhirns kam nur einmal vor.

Klinisch stand bei unserer Familie das Phäochromozytom im Vordergrund. Die Differentialdiagnose umfaßt somit alle Krankheitsentitäten, bei denen Phäochromozytome mit familiärer Häufung vorkommen. Dieses Spektrum ist in Abb. 2 wiedergegeben.

IV. Wir empfehlen bei Patienten, die Läsionen aus dem von-Hippel-Lindau-Syndrom entwickelt haben, eine eingehende Untersuchung, um eventuell bestehende weitere Läsionen zu erfassen; die Untersuchungen sollten bei gesichertem von-Hippel-Lindau-Syndrom auf die Angehörigen 1. Grades ausgedehnt werden. Das Untersuchungsprogramm hat u. E. zu umfassen: Internistische, neurologische und ophthalmologische Untersuchung einschließlich Ultraschall von Abdomen und Retroperitoneum, Blutbild, Urinstatus und Katecholamin-ausscheidung.

Literatur

Atuk NO, McDonald T, Wood T, Carpenter JT, Walzak MP, Donaldson M, Gillenwater JY, Turner SM, Westfall V (1979) Familial pheochromocytoma, hypercalcemia, and von Hippel-Lindau-disease −

A ten year study of a large family. Medicine 58: 209–218 – Christoferson LA, Gustafson MB, Petersen AG (1961) von Hippel-Lindau's disease. JAMA 178: 280–282 – Hoffman RW, Gardner DW, Mitchell FL (1982) Intrathoracic and multiple abdominal pheochromocytoma in von Hippel-Lindau disease. Arch Intern Med 142: 1962–1964 – Horton WA, Wong V, Eldrige R (1976) von Hippel-Lindau disease – Clinical and pathological manifestations in nine families with 50 affected members. Arch Intern Med 136: 769–777 – Hull MT, Warfel KA, Muller J, Higgins JT (1979) Familial islet cell tumors in von Hippel-Lindau disease. Cancer 44: 1523–1526 – Melmon KL, Rosen SW (1964) Lindau's disease. Review of the literature and study of a large kinkred. Am J Med 36: 595–617 – Salazar FG, Lamiell JM (1980) Early identification of retinal angiomas in a large kinkred with von Hippel-Lindau disease. Am J Ophthalmol 89: 540–545 – Sharp WV, Platt RL (1971) Familial pheochromocytoma – association with von Hippel-Lindau's disease. Angiology 22: 141–146

Schaz, K., Maser-Gluth, Ch., Gless, K. H., Butzengeiger, M., Vecsei, P. (Med. Univ.-Poliklinik und Pharmakologisches Institut, Heidelberg)

CRF, ACTH, Kortisol, Kortikosteron, 18-OH-Kortikosteron, Aldosteron und Reninplasmaspiegel nach CRF-Injektion

Einleitung

Kortikotropin-Releasing-Faktor (CRF) wurde 1981 erstmals aus Hypothalamusextrakten des Schafes gewonnen und seine Struktur, die aus 41 Aminosäuren besteht, identifiziert; eine stimulierende Wirkung auf die Sekretion von ACTH und Kortisol bei Tier und Mensch – in vitro und in vivo – konnte nachgewiesen werden, wobei der Effekt dosisabhängig ist [2]. Für die endokrinologische Funktionsdiagnostik hypothalamo-hypophysärer Störungen eröffnen sich mittels dieser Substanz neue Möglichkeiten.

Neben der Wirkung auf Glukokortikoide wird auch eine vermehrte Sekretion von Mineralokortikoiden diskutiert, das bisher dazu vorliegende Material ist jedoch noch spärlich und zum Teil widersprüchlich [3, 5, 6].

Vor einiger Zeit wurde über das Auftreten ernsthafter Nebenwirkungen nach Gabe von CRF bei Cushing-Patienten berichtet und auf mögliche hypotensive Blutdruckeffekte bei Normalpersonen nach Verabreichung relativ niedriger Dosen hingewiesen [4].

Wir untersuchten in dieser Studie die Wirkung von CRF auf die Plasmakonzentration von Gluko- und Mineralokortikoiden, eine mögliche Beeinflussung der Plasmareninaktivität sowie das evtl. Auftreten von Nebenwirkungen, insbesondere Kreislaufveränderungen.

Material und Methoden

Es nahmen zehn gesunde männliche Personen im Alter von 22–31 Jahren, deren physikalische Untersuchung und Laborergebnisse unauffällig waren, teil. Der Versuch wurde im Sitzen durchgeführt, er begann um 17 Uhr nachmittags, nachdem vorher eine einstündige Ruhepause eingehalten worden war. Appliziert wurden jeweils 100 µg CRF (Bachem, Schweiz), aufgelöst in 2 ml 0,9% NaCl als i.v. Bolus (entsprechend 2 ml 0,9% NaCl in der Kontrollgruppe). 15 min und direkt vor Injektion sowie 30, 60, 120, 180, 240 und 300 min nach CRF-Applikation wurde Blut über eine venöse Verweilkanüle entnommen, in EDTA-Röhrchen gesammelt, sofort bei 4° C zentrifugiert und bei −20° C aufbewahrt. CRF, ACTH, Kortisol, Kortikosteron, 18-OH-Kortikosteron, Aldosteron und die Plasmareninaktivität wurden radioimmunologisch, teilweise nach chromatographischer Reinigung, bestimmt. Die statistische Auswertung erfolgte mittels des t-Tests für unabhängige Stichproben.

Ergebnisse

Die Plasmakonzentration von CRF wurde 30 min nach Injektion mit 14,2 ± 1,2 ng/ml gemessen, wiederum 30 min später fanden sich noch 7,6 ± 1,2 ng/ml, während nach 2 Std noch 3,9 ± 0,63 ng/ml nachweisbar waren und nach insgesamt 3 Std die Konzentrationen an der unteren Empfindlichkeitsgrenze der radioimmunologischen Bestimmungsmethode lagen.

Als Basalwert dienten die Plasmakonzentrationen direkt vor CRF-Injektion (d. h. zum Zeitpunkt „0"), die sich von den Werten der Kontrollgruppe nicht signifikant unterschieden: 19,4 ± 2,7 pg/ml, 8,1 ± 0,8 µg/100 ml, 1,14 ± 0,2 µg/100 ml, 23,3 ± 3,8 ng/100 ml und 4,3 ± 1,3 ng/100 ml für ACTH, Kortisol, Kortikosteron, 18-OH-Kortikosteron und Aldosteron.

ACTH war nach 30 min um 26,2 ± 13,2 pg angestiegen und lag nach 60 min noch um 18,3 ± 5,8 pg über dem Ausgangswert, eine weitere Stunde später (120 min) betrug die Differenz 10,9 ± 6,3 pg ($p < 0,05$), im weiteren Versuchsverlauf konnten keine Veränderungen mehr registriert werden. Zeitlich etwas verzögert folgte dem ACTH-Anstieg der Kortisolanstieg (Abb. 1); der maximale Anstieg (Abb. 1) lag bei 60 min um 7,0 ± 1,2 µg/100 ml, anschließend setzte eine allmähliche Abnahme der Kortisolsekretion ein (120–240 min, $p < 0,05$), nach ca. 5 Std waren die Ausgangswerte annähernd wieder erreicht. Ähnlich wie Kortisol verhielt sich Kortikosteron (Abb. 1): maximaler Anstieg um 1,9 ± 0,3 µg/100 ml nach 60 min (nach 30 min 1,6 ± 0,3 µg/100 ml) und allmählich Abnahme

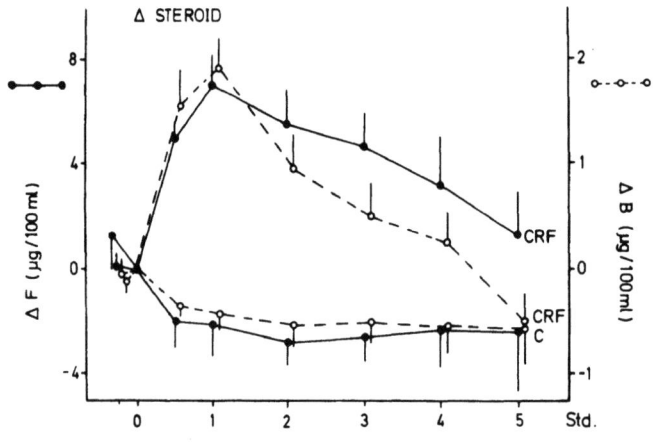

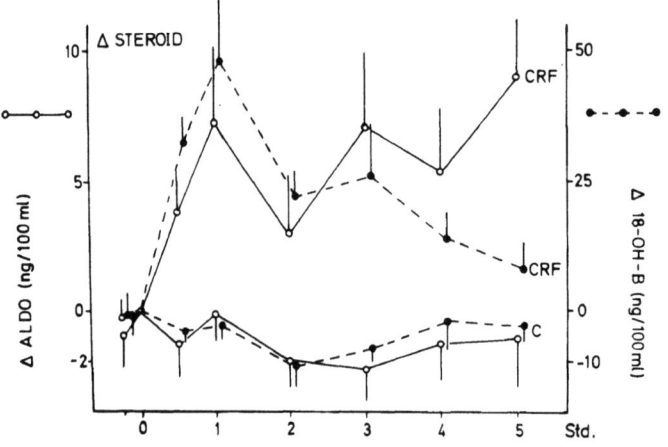

Abb. 1. Stimulation von Kortisol (F) und Kortikosteron (B) sowie Aldosteron (Aldo) und 18-OH-Kortikosteron (18-OH-B) durch CRF. CRF = Versuchsgruppe (*n*: 10), C = Kontrollgruppe. Messungen erfolgten 15 min und akut vor Injektion, sowie 1, 2, 3, 4 und 5 Std nach Injektion von 100 µg CRF. Angegeben sind die Änderungen der Plasmakonzentration (Mittelwert ± SEM), bezogen auf Basalwert direkt vor Injektion (Zeitpunkt 0)

des CRF-Effektes im weiteren Verlauf (120–240 min, $p < 0{,}05$), wobei nach 300 min keine Stimulation mehr zu sehen war. 18-OH-Kortikosteron wies nach 30 und 60 min hohe Werte auf – Anstieg um $32{,}6 \pm 4{,}8$ ng/100 ml und $48{,}3 \pm 12{,}5$ ng/100 ml ($p < 0{,}05$) – nach 120 min waren bereits keine Änderungen mehr feststellbar (Abb. 1). Im Gegensatz dazu stieg das Aldosteron (Abb. 1) um $3{,}8 \pm 1{,}6$ ng/100 ml nach 30 min und um $7{,}3 \pm 2{,}3$ ng nach 60 min an (je $p < 0{,}05$), um dann auf niedrige Werte von $\Delta 3{,}0 \pm 2{,}2$ nach 120 min zurückzugehen und dann erneut ein zweites Mal – vergleichsweise höher – anzusteigen ($7{,}1 \pm 2{,}8$; $5{,}4 \pm 2{,}4$; $9{,}0 \pm 2{,}2$ ng/100 ml nach 180, 240 und 300 min, je $p < 0{,}05$). Die Plasmareninaktivität bewegte sich durchweg in einem Bereich von ca. $1{,}5–1{,}9$ ng AI/ml × Std, ohne daß signifikante Änderungen auftraten.

Ernsthafte Nebenwirkungen traten nicht auf. Während des gesamten Versuches blieben die Kreislaufparameter (systolischer und diastolischer Blutdruck, Herzfrequenz) ausnahmslos stabil. Allein eine Flush-Symptomatik war festzustellen: Wärmegefühl an Kopf und Händen wurden in sechs Fällen angegeben, wobei es in zwei Fällen davon zusätzlich zu einer deutlichen Gesichtsrötung kam.

Diskussion

Intravenös applizierter Kortikotropin-Releasing-Faktor erhöhte die Plasmakonzentration von ACTH und den Glukokortikoiden Kortisol und Kortikosteron, die jeweiligen maximalen Anstiege wurden nach 30–60 min für ACTH und 60–120 min für Kortisol erreicht. Der höchste Plasmaspiegel von CRF war 30 min nach Injektion festzustellen, das Peptid überhaupt nach 120 min noch nachweisbar.

Nicht nur die Glukokortikoide, sondern auch das Mineralokortikoid Aldosteron und der mögliche Aldosteronpräkursor 18-OH-Kortikosteron waren nach CRF vermehrt vorhanden. Während für 18-OH-Kortikosteron keine vergleichbaren Daten vorliegen, stehen die Ergebnisse mit Aldosteron in Widerspruch zu den Beobachtungen von Müller et al [5], die keine Aldosteronstimulation registrieren konnten. Allerdings wurde hierbei CRF bereits am frühen Vormittag appliziert, so daß aufgrund des Einflusses der zirkadianen Rhythmik der Vergleich erschwert wird; wegen dieser Problematik wird daher von anderen Autoren empfohlen, CRF-Teste erst abends vorzunehmen [1]. Unsere Befunde bezüglich des Aldosterons werden bestätigt durch Nakahara et al. [6] sowie Kloppenborg et al. (1984), die ebenfalls einen Anstieg des Aldosterons – allerdings monophasisch – feststellten.

Auffällig war der biphasische Verlauf der Aldosteronkonzentration, während 18-OH-Kortikosteron als möglicher Präkursor des Aldosterons nur einen monophasischen Verlauf zeigte, so daß beide Substanzen wohl unabhängig voneinander sezerniert wurden. Der Sekundäranstieg des Aldosterons kann momentan nicht schlüssig erklärt werden, die Rolle von ACTH oder Renin – die Plasmareninaktivität änderte sich nicht nach CRF – ist unwahrscheinlich.

Ernste Nebenwirkungen traten nicht auf. Blutdruck und Herzfrequenz änderten sich nicht während des Versuchs. Die in der Literatur beschriebenen Nebenwirkungen, insbesondere Senkung des diastolischen Druckes und Tachykardie, wurden bei höherer Dosierung beobachtet [4]; neben einer möglichen Konzentrationsabhängigkeit könnte die Nebenwirkungsrate bzw. -intensität auch auf unterschiedlichen methodischen Verfahren der Präparation von CRF beruhen. Zumindest in der Dosierung von 100 µg wie in der vorliegenden Studie scheint die Anwendung des Tests unbedenklich zu sein.

Literatur

1. Copinschi G, Beyloos M, Bosson D, Desir D, Golstein J, Robyn Cl, Linkowski P, Mendlewicz J, Franckson JRM (1983) Immediate and delayed alterations of adrenocorticotropin and cortisol nyctohemeral profiles after corticotropin-releasing factor in normal man. J Clin Endocrinol Metab

57:1287–1291 – 2. DeBold CR, DeCherney GS, Jackson RV, Sheldon WR, Alexander AN, Island DP, Rivier J, Vale W, Orth DN (1983) Effect of synthetic ovine corticotropin-releasing factor: prolonged duration of action and biphasic response of plasma adrenocorticotropin and cortisol. J Clin Endocrinol Metab 57:294–298 – 3. Hermus ARMM, Pieters GFFM, Smals AGH, Benraad ThJ, Kloppenborg PWC (1984) Plasma adrenocorticotropin, cortisol, and aldosterone responses to corticotropin releasing factor: modulatory effect of basal cortisol levels. J Clin Endocrinol Metab 58:187–191 – 4. Hermus A, Raemaekers JMM, Pieters GFFM, Bartelink AKM, Smals AGH, Kloppenborg PWC (1983) Serious reactions to corticotropin releasing factor. Lancet 1:776 – 5. Müller OA, Dörr HG, Hagen B, Stalla GK, v Werder K (1982) Corticotropin releasing factor (CRF)-stimulation test in normal controls and patients with disturbances of the hypothalamo-pituitary-adrenal axis. Klin Wochenschr 60:1485–1491 – 6. Nakahara M, Shibasaki T, Shizume K, Kiyosawa Y, Odagiri E, Suda T, Yamaguchi H, Tsushima T, Demura H, Maeda T, Wakabayashi I, Ling N (1983) Corticotropin-releasing factor test in normal subjects and patients with hypothalamic-pituitary-adrenal disorders. J Clin Endocrinol Metab 57:963–968

Stalla, G. K., Böck, M., Hartwimmer, J., Müller, O. A. (Med. Klinik Innenstadt der Universität München)

Dehydroepiandrosteronsulfat (DS) und SHBG-Bindungskapazität bei Patientinnen mit Hirsutismus*

Einleitung

Die Ursache des Hirsutismus ist in den allermeisten Fällen nicht zu klären [1]. Die Hormonanalysen tragen in der Regel nur zum Ausschluß eines androgenproduzierenden Tumors von Nebenniere oder Ovar bei. Die Bestimmung der Testosteronspiegel reicht offensichtlich zur Quantifizierung der Androgenproduktion nicht aus. Durch die Messung von Dehydroepiandrosteronsulfat im Serum ist es möglich, einen nebennierenspezifischen Androgenparameter zu erfassen [2]. Die Messung der Bindungskapazität des sexhormonbindenden Globulins (SHBG) ermöglicht zusätzlich indirekt die Erfassung des biologisch wirksamen, freien Testosteronanteils [3].

Methoden

Testosteron wurde im Serum direkt radioimmunologisch gemessen (Kit-Fa. Byk-Malinckrodt). DS wurde ebenfalls direkt bestimmt nach entsprechender Vorverdünnung der Seren. Die Standardeichreihe reichte von 0,5–100 ng/ml. Die Kriterien der Qualitätskontrolle wurden erfüllt, der Inter- und Intraassayvariationskoeffizient lag jeweils bei 13%. Die Wiederfindung betrug 97,1 ± 12,1%, Serumverdünnungen liegen auf der Eichkurve. Die SHBG-Bindungskapazität [3] wurde mit einem optimierten Solidphaseassay bestimmt. Sie wird als Prozent-Tracer-Bindung angegeben. Der Inter- und Intraassayvariationskoeffizient lag jeweils unter 3%.

Ergebnisse

Untersucht man die SHBG-Bindungskapazität bei verschiedenen Kollektiven, so finden sich signifikante Unterschiede zwischen Männern, Frauen und Schwangeren. Erniedrigte Werte zeigten sich unter anderem bei Patientinnen mit Hirsutismus. Nur elf von 48 lagen im Normalbereich. Vergleicht man bei diesen Patientinnen SHBG-Bindungskapazität mit dem

* Mit Unterstützung der Deutschen Forschungsgemeinschaft (Mu 585/1-1)

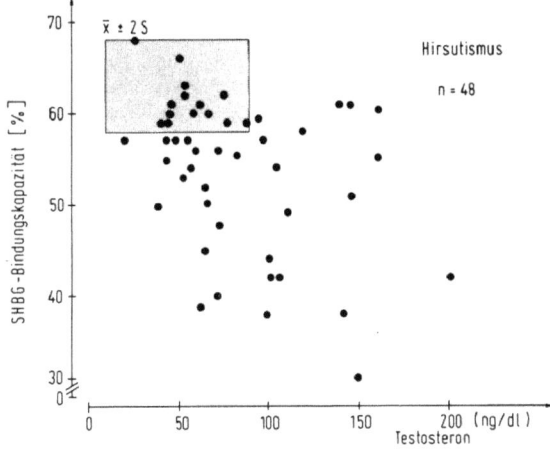

Abb. 1. SHBG-Bindungskapazität und Testosteronspiegel bei Patientinnen mit Hirsutismus (schraffiert eingezeichnet ist der entsprechende Normalbereich)

dazugehörigen Testosteronwert, so finden sich etwa bei der Hälfte der Patientinnen trotz eines normalen Testosterons eine erniedrigte SHBG-Bindungskapazität und damit ein erhöhter freier Testosteronanteil (Abb. 1).

Bei 72 Patientinnen mit einem Hirsutismus fand sich 14mal ein Testosteronspiegel oberhalb von 100 ng/dl bei normalen DS-Spiegeln unterhalb von 3 600 ng/ml, während bei weiteren 14 Patientinnen Testosteron und DS erhöht waren. Bei weiteren neun Patientinnen fand sich lediglich ein erhöhter DS-Spiegel, während bei den restlichen 35 Patientinnen DS und Testosteron im Normbereich lagen (Abb. 2). Erwähnenswert ist noch, daß DS keiner Zyklusabhängigkeit unterliegt ($n = 7$).

Bei grenzwertig hohen bzw. erhöhten DS-Spiegeln kann ein ergänzender Dexamethasonsuppressionstest durchgeführt werden und nach 2 mg Dexamethason am Vorabend liegt der morgendliche DS-Spiegel bei gesunden Frauen um im Mittel 50% niedriger als der

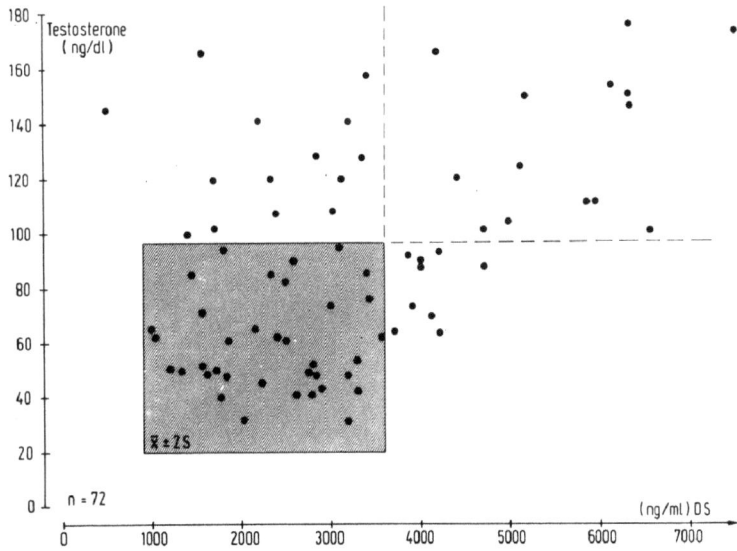

Abb. 2. Testosteron- und DS-Spiegel bei Patientinnen mit Hirsutismus (schraffiert eingezeichnet ist der entsprechende Normalbereich)

1241

DS-Spiegel vor Dexamethasongabe. Bei Patientinnen mit Hirsutismus finden sich zum Teil überhaupt nicht supprimierbare DS-Spiegel.

Bei 27 Patientinnen mit Cushing-Syndrom wurde DS bestimmt. Bei allen Patientinnen mit Nebennierentumoren war DS erniedrigt. Bei den Patienten mit Hypophysenadenom lagen die Werte zwischen erniedrigten und erhöhten DS-Spiegeln.

Zusammenfassung

Es lassen sich also aus dem großen Kollektiv hirsuter Patientinnen Gruppen mit eindeutig erhöhten Androgenspiegeln und/oder erniedrigter SHBG-Bindungskapazität abgrenzen. Inwieweit diese Befunde eine spezielle therapeutische Konsequenz haben, z. B. niedrige Kortikoidgaben bei erhöhten DS-Spiegeln, die über eine symptomatische Therapie hinausgehen, bleibt abzuwerten. Die gefundenen DS-Werte bei Patienten mit Cushing-Syndrom sind in Übereinstimmung mit der Literatur [4] und stellen eine ergänzende Untersuchung dar. Allerdings können sie wegen der großen Streuung der DS-Werte bei den Patienten mit Hypophysenadenom die ACTH-Messung nicht ersetzen.

Literatur

1. von Werder K, Goebel R, Müller OA (1979) Hirsutismus-Ursachen, Diagnostik, Therapie. Internist 20: 75–84 − 2. Korth-Schütz S, Levine LS, New MI (1976) Dehydroepiandrosterone sulfate (DS) levels, a rapid test for abnormal adrenal androgen secretion. J Clin Endocrinol Metab 42: 1005–1008 − 3. Stalla GK, Dobmeier M, Müller OA (1983) SHBG-binding capacity for the better quantification of disturbances of androgen secretion. Acta Endocrinol (Khb) (Suppl 253) 102: 60–61 − 4. Krieger DT (1983) Physiopathology of Cushing's Disease. Endocr Rev 4: 22–43

Paul, Th. (Ernährungspsychologische Forschungsstelle der Universität Göttingen), Becker, D. (Zentrum Frauenheilkunde, Abt. für klinische und experimentelle Endokrinologie der Universität Göttingen), Pudel, V., Kroschel, M. (Ernährungspsychologische Forschungsstelle der Universität Göttingen)

Zephalische Insulinsekretion bei Anblick und Geruch von Speisen bei normalgewichtigen Probanden

In der Literatur wird eine *allein* durch Anblick und Geruch von Speisen ausgelöste Insulinsekretion diskutiert, die im Sinne eines Feed-Forward-Mechanismus eine Erklärungsmöglichkeit darstellt, um Störungen in der Appetit- und Sättigungsregulation durch externe Stimulation psycho-physiologisch zu verstehen. Bislang wurde kein Befund mitgeteilt, der diese zephalische Insulinsekretion bei Adipösen oder Normalgewichtigen im Zustand der Nahrungsdeprivation methodisch gesichert belegen konnte. Zumeist wurde nur mit sehr kleinen Stichproben gearbeitet und unterschiedliche Personenmerkmale blieben unberücksichtigt (Kunz et al. 1981; Wolf 1973; Para-Covarubias 1971). An größeren Kollektiven (wobei zwischen Normalgewichtigen und Adipösen unterschieden wurde) ist bislang die zephalische Phase nur von einer schwedischen Arbeitsgruppe untersucht worden (Sjöström et al. 1980). Sie fand bei Adipösen signifikant höhere Insulinsekretionen beim Anblick und Geruch von Speisen als bei Normalgewichtigen, allerdings ist der Unterschied im Mittelwert gering (1,4 µU/ml). Weiterhin gelang es nicht reliable Wiederholungsmessungen vorzunehmen, so daß die Frage gestellt werden kann, inwieweit die Ergebnisse durch die spezielle Versuchsanordnung bedingt sind.

Untersuchungen mit *gesättigten* Probanden (nach Gabe eines Preloads) liegen bisher nicht vor, obwohl in mehreren Untersuchungen nachgewiesen wurde, daß Glukose nicht nur die

Insulinsekretion stimuliert, sondern auch die Insulinfreisetzung des Pankreas als Reaktion auf spätere Glukosestimulation potenziert (Cerasi 1975a, b, c; Grodsky et al. 1969).

Durch diese klinisch-experimentelle Studie sollte geklärt werden, ob zephalische Insulinsekretionen durch Anblick und Geruch von Speisen *nach Gabe eines Preloads* abgesichert werden können.

Methodik

Probanden: Versuchsteilnehmer waren 25 ausschließlich gesunde, normalgewichtige männliche Personen, die sich im Sinne der *Restraint-Eating-Scale* von Herman und Mack (1976) und der *Latent-Adipositas-Skala* von Pudel et al. (1975) als *ungezügelte Esser* auszeichneten. Solche Personen haben in der Regel eine ungestörte Hunger- und Sättigungsregulation, sind mit ihrem Körpergewicht zufrieden und führen deshalb keine oder nur selten eine Diät durch, um ihr Gewicht zu halten oder zu verringern.

Versuchsablauf: Die Probanden kamen morgens nüchtern ins Eßlabor, setzten sich in einen Entspannungsstuhl und erhielten ein kohlenhydratreiches Preload (Müsli mit Milch, 2 MJ) verabreicht. 10 min nach Einnahme des Preloads wurde die Braunüle gelegt und über 90 min aus der Antekubitalvene kontinuierlich Blut (1 ml/min) entnommen. Durch Verwendung eines Doppellumenkatheters und Zuführung von Heparin ausschließlich in dieses periphere System wurde jede Interaktion zwischen Heparin und Insulinsekretion ausgeschlossen. Während des Versuchs wurde den Probanden ein 90minütiger Videofilm über Tibet gezeigt, der eine gedankliche Beschäftigung mit Essensthemen verhindern und gleichzeitig eine Erhöhung der Standardisierung der Versuchssituation bewirken sollte.

Ca. 50 min nach kontinuierlicher Blutentnahme wurde ohne jede Vorinformation in den Untersuchungsraum die Zutaten für ein üppiges Essen auf einem Teewagen hineingefahren und darauffolgend ein umfangreiches Menü vor den Augen des Probanden zubereitet, welches nach 10 min einen optimalen Essensreiz darstellt. Den Untersuchungsteilnehmern wurde mitgeteilt, daß sie dieses Essen am Ende der Untersuchung zu sich nehmen sollten.

Insulinbestimmung: Für die Insulinbestimmungen wurde die Arbeitsanleitung der Firma Wellcome (Burgwedel) modifiziert, wobei Antikörper und Tracer im Verhältnis 1:2 verdünnt eingesetzt und die Inkubationsdauer auf jeweils 4 Tage vor und nach Tracerzugabe verlängert wurde. Die Intra- und Interassayvarianzkoeffizienten betrugen 1,1–4,1% bzw. 1,7–6,5% jeweils im Bereich von 1–125 mU/ml. Die Nachweisgrenze lag bei 1 mU/ml.

Ergebnisse

Zur Beurteilung der Kurvenverläufe und der Einteilung in Responder und Non-responder wurde für jeden Probanden individuell eine mathematische Angleichung nach dem Modell von Bateman vorgenommen. Dies gelang in 24 von 25 Fällen.

Bewertung: Ein Proband wurde dann als Responder bezeichnet, wenn sich innerhalb von 15 min nach dem Essensreiz eine zweite Insulinsekretion nachweisen ließ, deren Dosisparameter mindestens 15% des Wertes der ersten Insulinausschüttung [aufgrund des objektiven ersten Nahrungsreizes (Müsli)] betrug.

Nach den o. g. Kriterien konnten 30% der Probanden eindeutig als Responder identifiziert werden, was bedeutet, daß bei ihnen aufgrund des visuellen und olfaktorischen Essensreizes eine zweite Insulinsekretion nachweisbar war.

Tabelle 1. Individuelle Kennwerte der Bateman-Funktion für die einzelnen Probanden

	VPN	A1	A2	K1	K2	T1	T
Responder	C	51	26	0,19	0,02	61	48
	F	62	18	0,02	0,02	52	48
	H	49	9	0,09	0,02	60	52
	I	66	26	0,28	0,03	55	48
	J	106	54	0,05	0,05	63	50
	P	62	12	0,09	0,01	67	52
Nonresponder	A	54	0	0,29	0,01	–	–
	B	22	0	1,24	0,00	–	–
	E	113	0	0,07	0,02	–	–
	G	51	0	1,0	0,01	–	–
	K	70	0	0,12	0,01	–	–
	L	44	0	0,06	0,02	–	–
	M	55	2	0,15	0,02	–	–
	N	70	0	0,04	0,03	–	–
	O	37	0	0,50	0,00	–	–
	Q	23	0	0,39	0,00	–	–
	R	58	5	0,10	0,02	–	–
	S	39	0	0,19	0,01	–	–
Ohne Reiz	T	60	9	0,14	0,02	–	–
	U	52	0	0,50	0,02	–	–
	V	160	0	0,03	0,03	–	–
	W	86	28	0,09	0,05	–	–
	X	52	0	0,61	0,01	–	–

A1 = Dosisparameter 1; A2 = Dosisparameter 2; K1 = Invasionsparameter; K2 = Eliminationsparameter; T1 = geschätzter Reizzeitpunkt; T = tatsächlicher Reizzeitpunkt

Wie aus Abb. 1 deutlich wird, kann diese zweite, rein zephalisch ausgelöste Insulinsekretion annähernd vergleichbare Ausmaße annehmen, wie sie bei tatsächlicher Nahrungsaufnahme vorkommen.

Um zu überprüfen, ob diese zweite Insulinsekretion auch eventuell unabhängig vom gesetzten Nahrungsreiz auftritt, wurde bei sechs der 25 Probanden die gleiche Versuchs-

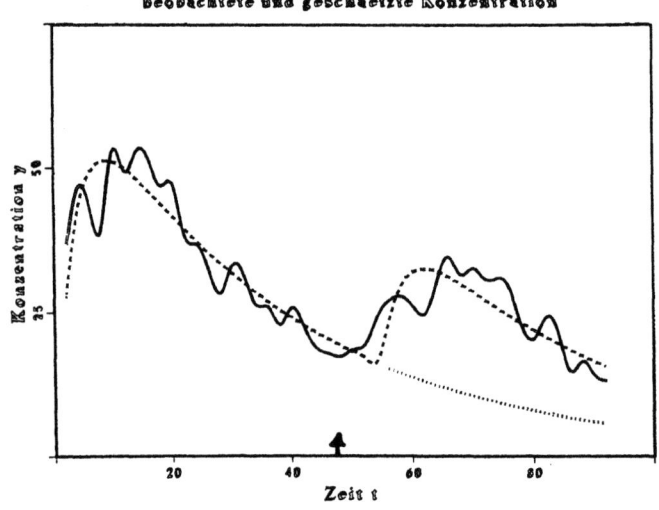

BATEMAN-FUNKTION fuer VP i

beobachtete und geschaetzte Konzentration

Abb. 1. Darstellung der Insulinsekretion bei einem „Responder". Der eingezeichnete Pfeil gibt den Reizzeitpunkt an

anordnung verwendet, aber unter Auslassung des Essensreizes. Auch bei zwei dieser Versuchsteilnehmer müßte nach den o. g. Kriterien von einer zephalisch ausgelösten Insulinsekretion ausgegangen werden.

Bewertung

Es konnte gezeigt werden, daß die zephalische Insulinsekretion bei normalgewichtigen, männlichen Versuchsteilnehmern mit einem ungezügelten Eßverhalten möglicherweise erst nach einer gewissen Vorstimulation und nicht per se im Nüchternzustand auslösbar ist.

Da auch bei zwei der Kontrollversuche (ohne Essensreiz) eine zweite, zephalisch ausgelöste Insulinsekretion angenommen werden kann, muß in weiteren Versuchen geklärt werden, ob allein auch durch gedankliche Vorstellung (ans Essen denken) solche physiologischen Veränderungen in der Insulinausschüttung nachweisbar sind.

Literatur

Cerasi E (1975a) Potentiation of insulin release by glucose in man. I. Quantitative analysis of the enhancement of glucose-induced insulin secretion by pretreatment with glucose in normal subjects. Acta Endocrinol (Kbh) 79: 483−501 − Cerasi E (1975b) Potentiation of insulin release by glucose in man. II. Role of the insulin response, and enhancement of stimuli other than glucose. Acta Endocrinol (Kbh) 79: 502−510 − Cerasi E (1975c) Potentiation of insulin release by glucose in man. III. Normal recognition of glucose as a potentiator in subjects with low insulin response and in diabetes. Acta Endocrinol (Kbh) 79: 511−534 − Grodsky GM, Batts AA, Bennett LL et al. (1963) Effects of carbohydrates on secretion of insulin from isolated rat pancreas. Am J Physiol 205: 638−644 − Herman CP, Mack D (1976) Restrained and unrestrained eating. J Pers 43: 647−666 − Kunz K, Kritz H, Ogris E et al. (1981) Cephalic phase insulin secretion. New Approaches to Diabetes Therapy (in press) − Parra-Covarubias A, Rivera-Rodrigues J (1971) Cephalic phase of insulin secretion. Diabetes 20: 800−802 − Pudel V, Metzdorff M, Oetting M (1975) Zur Persönlichkeit Adipöser in psychologischen Tests unter Berücksichtigung latent Fettsüchtiger. Z Psychosom Med Psychoanal 21: 345−361 − Sjöström L, Garellick G, Krotkiewski M et al. (1980) Peripheral insulin in response to the sight and smell of food. Metabolism 29: 901−909 − Wolf S (1973) The challenge of methodology in psychosomatic research with notes on the "psychic" secretion of insulin. Tex Rep Biol Med 31: 431−440

Plewe, G., Nölken, G., Krause, U., Neufeld, M., Beyer, J. (Abt. für Innere Medizin − Endokrinologie und Stoffwechsel der Universität Mainz und Abt. für Exp. Therapie, Sandoz AG, Basel)

Therapie des Insulinoms mit einem neuen langwirksamen Somatostatinanalog im Vergleich zu Diazoxid

Einleitung

Hypoglykämien beim Insulinom können zu einem therapeutischen Problem werden, wenn eine Operation des Insulinoms nicht möglich ist. Standardtherapie ist hier die Behandlung mit Diazoxid in hohen Dosen. Mögliche Nebenwirkungen sind Hirsutismus, Übelkeit, periphere Ödeme, Tachykardien, Herzinsuffizienz und periphere Neuritis. Streptozotocin ist eine aggressive Therapie, die den Fällen mit malignem Insulinom vorbehalten bleiben sollte. Therapieversuche mit Somatostatin, einem potenten Inhibitorhormon gastrointestinaler Hormone, waren bisher wegen der kurzen Halbwertszeit (2−3 min) auf wissenschaftliche Untersuchungen beschränkt. In dieser Studie testeten wir die Wirkung des neuen

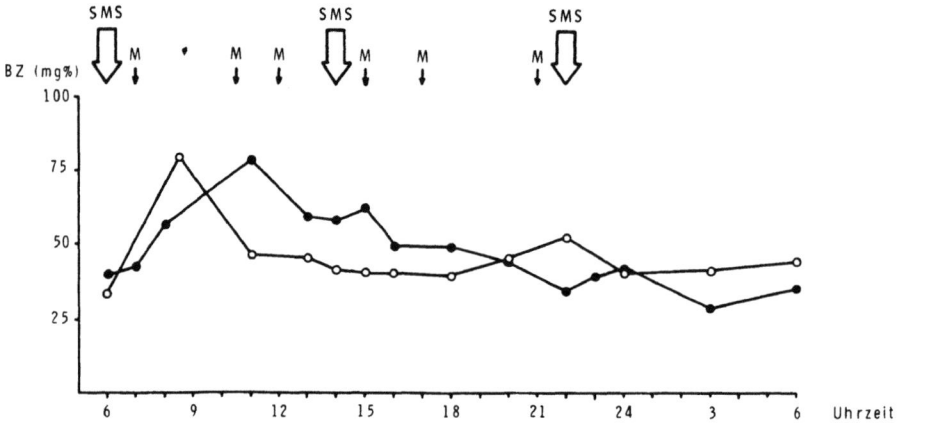

Abb. 1. Blutzuckertagesprofile bei einem Patienten mit Insulinom unter 3 × 50 µg SMS (●────────●) und unter 5 × 100 mg Diazoxid (○────○). M = Mahlzeit

langwirksamen Somatostatinanalogs SMS 201-995 [1] bei einem Patienten mit Insulinom im Vergleich zu Diazoxid.

Methodik

Bei einem Patienten mit Insulinom (später operativ gesichert) waren seit Jahren schwerste Hypoglykämien bekannt. Während des stationären Aufenthaltes bei uns benötigte der Patient 500−600 mg Diazoxid pro Tag und entwickelte darunter Ödeme, Tachykardien und Übelkeit. Nach eingehender Beratung willigte der Patient ein, sich 1 Tag lang mit 3 × 50 µg SMS s.c. behandeln zu lassen. An diesem Tag und an einem Vergleichstag unter Diazoxid wurden Blutproben zur Bestimmung von Insulin und Blutzucker entnommen. Die Nahrungsaufnahme bestehend aus sechs Mahlzeiten pro Tag wurde bezüglich der Zusammensetzung und des Kaloriengehaltes an beiden Tagen gleich gehalten.

Ergebnisse

Die Blutzuckertagesprofile waren unter beiden Therapieformen ähnlich (Abb. 1). Die Blutzuckerwerte schwankten zwischen 80 und 40 mg/dl unter Diazoxid und zwischen 78 und

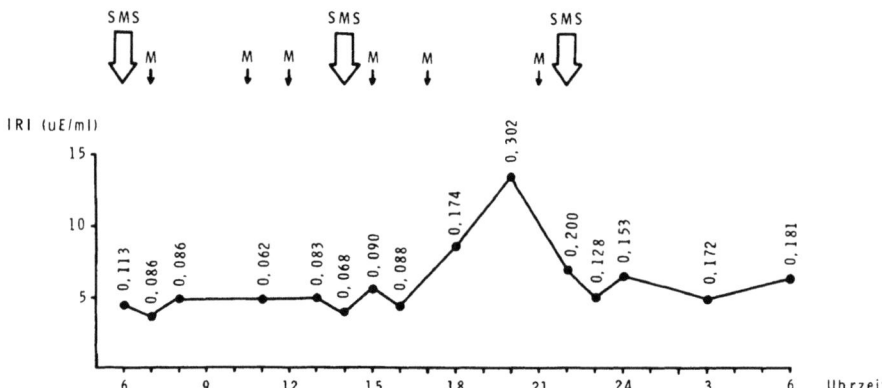

Abb. 2. Insulinserumspiegel (IRI) und insulinogener Index (Insulin/Blutzucker) bei einem Patienten mit Insulinom unter 3 × 50 µg SMS. M = Mahlzeit

30 mg/dl unter SMS. Die Insulinsekretion wurde durch die SMS-Behandlung auf Werte zwischen 4 und 13 µE/ml supprimiert (Abb. 2). Unter Diazoxid wurden dagegen Insulinwerte zwischen 48 und 71 µE/ml gemessen.

Diskussion

Unsere Ergebnisse zeigen, daß mit dem neuen langwirksamen Somatostatinanalog SMS 201-995 eine ausgeprägte und langanhaltende Hemmung der Insulinsekretion bei einem Patienten mit Insulinom nach s.c. Verabreichung erzielt werden konnte. Daß die Blutzuckerwerte trotz wesentlich niedriger Insulinspiegel unter der SMS-Therapie nicht höher lagen, liegt am ehesten an einer gleichzeitigen partiellen Hemmung der Glukagonsekretion. Da Diazoxid auch auf direktem Wege die Gluconeogenese stimulieren kann, erscheint uns die kombinierte Gabe von Diazoxid und SMS insbesondere zur Nacht aussichtsreich. Long et. al. [2] berichteten über den erfolgversprechenden Einsatz von langwirksamen Somatostatinanalogen bei Gastrinomen, Glukagonomen, Vipomen und Insulinomen. Weitere Untersuchungen werden zeigen, ob langwirksame Somatostatinanaloge einen festen Platz in der konservativen Therapie der endokrin aktiven gastrointestinalen Tumoren erhalten werden.

Literatur

1. Bauer W, Briner U, Doepfner W, Haller R, Huguenin R, Marbach P, Petcher TJ, Pless J (1982) SMS 201-995: A very potent and selective octapeptide analog of somatostatin with prolonged action. Life Sci 31: 1133 − 2. Long RG, Barnes AJ, Adrian TE, Mallison CN, Brown MR, Vale W, Rivier JE, Christofides ND, Bloom SR (1979) Suppression of pancreatic endocrine tumour secretion by long-acting somatostatin analog. Lancet 2: 653

Pankreaserkrankungen

Koop, H., Schwarting, H., Trautmann, M (Zentrum für Innere Medizin der Universität Marburg), Otto, J. (Med. Univ.-Klinik Göttingen), Börger, H. W., Coelle, E. F. (Klinik für Allgemeinchirurgie der Universität Göttingen), Lankisch, P. G. (Med. Univ.-Klinik Göttingen), Arnold, R. (Zentrum für Innere Medizin der Universität Marburg), Creutzfeldt, W. (Med. Univ.-Klinik Göttingen)

Trophischer Effekt der trunkulären Vagotomie auf das exokrine Pankreas bei der Ratte

Die stimulierende Wirkung humoraler und nervaler Einflüsse auf die exokrine Pankreassekretion ist gut belegt, die Rolle der einzelnen Faktoren für die Regulation der Elektrolyt- und Enzymsekretion jedoch noch unklar. Kürzlich berichteten Tiscornia et al. über den trophischen Effekt einer trunkulären Vagotomie auf das exokrine Pankreas. Das Pankreas nahm an Größe zu, gleichzeitig kam es aber zu einer verminderten Lipasesekretion. Die Freisetzung der übrigen Enzyme wurde durch die Vagotomie dagegen nicht beeinflußt [15]. Der Wirkmechanismus dieser Beobachtung ist unklar. Ziel der vorliegenden Arbeit war es, die trophische Wirkung der trunkulären Vagotomie auf das exokrine Pankreas im Hinblick auf die Rolle der gastrointestinalen Hormone Gastrin und pankreatisches Polypeptid (PP) zu untersuchen, weiterhin sollte der Effekt der trunkulären Vagotomie auf das endokrine Pankreas studiert werden.

Tabelle 1. Einfluß einer trunkulären Vagotomie auf das Körper- und Pankreasgewicht, DNS-Gehalt im Pankreas sowie die basalen Gastrin- und PP-Spiegel im Serum

	Kontrollen ($n = 8$)	Trunkuläre Vagotomie ($n = 26$)
Körpergewicht (g)	388 ± 9	342 ± 9*
Pankreasgewicht (g/100 g KG)	0,30 ± 0,01	0,40 ± 0,01*
DNS-Gehalt im Pankreas (mg/Pankreas)	3,27 ± 0,17	3,79 ± 0,12*
Serumgastrin (pg/ml)	110 ± 13	308 ± 22*
Serum-PP (pg/ml)	31 ± 8	34 ± 6*

* $p < 0,05$ vs. Kontrollen

Methodik

Bei 26 männlichen Wistar-Ratten (Ausgangsgewicht 220−250 g) wurden beide Vagusäste direkt unterhalb des Zwerchfells durchtrennt und gleichzeitig eine Pyloroplastik angelegt. Acht Ratten dienten als Kontrollen. 3 Monate postoperativ wurden die Tiere nach 18stündiger Fastenperiode getötet und Blut aus der Aorta entnommen. Duodenaler Teil (Kopf), Korpus und lienaler Teil des Pankreas (Schwanz) wurden entnommen und für weitere Untersuchungen getrennt aufbewahrt. Da eine z. T. beträchtliche Magenentleerungsstörung zu beobachten war, wurde ebenfalls der Magen entnommen und das Gewicht mit dem gesamten Inhalt bestimmt.

Im Pankreashomogenat wurden Amylase [13], Lipase [12] und Trypsin [4] enzymatisch gemessen. Die Bestimmung der Serumkonzentrationen von Gastrin [8] und PP erfolgte radioimmunologisch; der PP-Radioimmunoassay wurde mit dem Antikörper gegen das Hexapeptid durchgeführt, mit dessen Hilfe eine Bestimmung des Ratten-PP möglich ist [16].

Für immunhistologische Untersuchungen wurde Gewebe aus Pankreaskopf, -korpus und -schwanz für 24 Std in Bouinscher Lösung fixiert, anschließend in Paraplast eingebettet und 5 µm dicke Serienschnitte angefertigt. Die immuncytochemische Anfärbung der Serienschnitte erfolgte nach der PAP-Methode [14] mit spezifischen Antiseren gegen Insulin, Glukagon, Somatostatin und PP sowie zur Darstellung des gesamten endokrinen Gewebes mit einem aus den vier genannten Antikörpern gemischten Serum. Die Spezifität der Antiseren wurde durch Absorptionskontrollen gesichert. Die Volumendichte der endokrinen Zellen wurde mit einem Morphomaten (Morphomat 30, Zeiss, Wetzlar) bei 100facher Vergrößerung in einem Feld von 17,5 mm² bestimmt.

Ergebnisse

Das Körpergewicht war bei Tieren mit trunkulärer Vagotomie signifikant niedriger als bei Kontrollen (Tabelle 1). Trotz der angelegten Pyloroplastik wiesen die vagotomierten Tiere eine zum Teil erhebliche Magenentleerungsstörung auf: Neun Tiere hatten ein Magengewicht incl. Mageninhalt von weniger als 10 g (+), zwölf Tiere ein Magengewicht von 10−30 g (++) und fünf Tiere ein Magengewicht von über 30 g (+++). Bei Kontrollen wurde ein Magengewicht von über 3,5 g nicht beobachtet.

Nach trunkulärer Vagotomie kam es zu einer signifikanten Zunahme des Gesamtgewichtes des Pankreas um 33% gegenüber Kontrollen (Tabelle 1). Die Zunahme des Pankreasgewichtes zeigte eine auffallende Parallelität zum Ausmaß der Magenstase (Tabelle 2): in der Gruppe mit ausgeprägter Magenentleerungsstörung wurden die höchsten Pankreasgewichte gemessen. Der DNS-Gehalt des Pankreas war bei vagotomierten Ratten ebenfalls signifikant erhöht (Tabelle 1). Die Trypsinkonzentration im Pankreashomogenat nahm nach trunkulärer

Tabelle 2. Einfluß der Magenentleerungsstörung nach trunkulärer Vagotomie auf das Pankreasgewicht, Serumgastrin und den Anteil endokrinen Pankreasgewebes

	Kontrollen	Magenstase nach trunkulärer Vagotomie		
	(n = 8)	+ (n = 9)	+ + (n = 12)	+ + + (n = 5)
Pankreasgewicht (g/100 g Körpergewicht)	0,30 ± 0,01*	0,37 ± 0,01*	0,39 ± 0,02*	0,47 ± 0,01*
Serumgastrin (pg/ml)	110 ± 13	338 ± 36*	274 ± 31*	315 ± 68*
Endokriner Anteil im Pankreaskorpus (%)	1,53 ± 0,44	1,09 ± 0,20	n.b.	0,60 ± 0,21*
Endokrine Zellmasse im Korpus (mg/100 g KG)	1,10 ± 0,22	1,22 ± 0,23	n.b.	0,92 ± 0,30

* $p < 0,05$ vs. Kontrollen; n.b. = nicht bestimmt

Vagotomie um 89% ($p < 0,005$) zu, dagegen blieben Amylase- und Lipasekonzentration unbeeinflußt.

In der Gruppe der vagotomierten Tiere waren die basalen Serumgastrinspiegel auf das dreifache erhöht; eine Parallelität zur Stase des Magens wurde jedoch nicht beobachtet. Die Serum-PP-Spiegel waren dagegen bei vagotomierten Tieren und in der Kontrollgruppe gleich.

Die Volumendichte endokrinen Gewebes (% endokrinen Gewebes am gesamten epithelialen Pankreas) war im Pankreasschwanz mit 1,72% größer als im Kopf (0,88%) und im Korpus (1,53%); in der Gesamtgruppe vagotomierter Tiere war die Volumendichte leicht, aber nicht signifikant vermindert (Kopf 0,89%; Korpus 0,94%; Schwanz 1,23%). Beim Vergleich der Volumendichten endokrinen Gewebes bei Kontrollen und Tieren mit ausgeprägter Stase des Magens und mit der größten Zunahme des Pankreasgewichtes, ergab sich jedoch eine signifikante Abnahme der Volumendichte endokriner Zellen (Tabelle 2). Die geschätzte Gesamtmenge endokrinen Gewebes (mg/100 g Körpergewicht) war jedoch bei Kontrollen und vagotomierten Tieren in allen Gruppen konstant.

Insulinproduzierende B-Zellen repräsentierten mit 72–75% den mit Abstand häufigsten Zelltyp in allen Regionen des Pankreas, die somatostatinbildenden D-Zellen waren mit 3% Anteil am endokrinen Gewebe ebenfalls gleichmäßig im Pankreas verteilt. Die Glukagon (A)-Zellen bildeten im Schwanz mit 18% den zweithäufigsten Zelltyp, machten jedoch im Kopf und Schwanz nur 5% des endokrinen Gewebes aus. Im Gegensatz dazu betrug der Anteil der PP-Zellen 14% im Pankreaskopf, und nahm zum Schwanz (2%) hin ab. Die Verteilung der unterschiedlichen endokrinen Zellen war bei Kontrollen und vagotomierten Zellen gleich.

Diskussion

Die hier vorgelegten Befunde belegen in Übereinstimmung mit der Untersuchung von Tiscornia et al. [15] den trophischen Effekt einer trunkulären Vagotomie auf das exokrine Pankreas der Ratte. Dieser trophische Effekt betraf gleichermaßen Pankreaskopf, -korpus und -schwanz und war auch bei den Tieren nachweisbar, die keine oder eine nur geringe Magenentleerungsstörung aufwiesen.

Da sich bei der Ratte der Magen langsam entleert und die Vagotomie per se schon zu einer erheblich verzögerten Magenentleerung führt, wurde zeitgleich mit der Vagotomie eine Pyloroplastik angelegt. Dennoch kam es bei der Mehrzahl der Tiere zu einer unterschiedlich stark ausgeprägten Entleerungsstörung des Magens; dieser Umstand dürfte für die geringere

Körpergewichtszunahme verantwortlich sein. Überraschend war jedoch die Beobachtung, daß bei vagotomierten Ratten mit einer ausgeprägten Magenstase das Pankreasgewicht weiter zunahm. Auch die nach Vagotomie erhöhte Gewebskonzentration von Trypsin erreichte ihren Maximalwert in der Gruppe mit hochgradiger Stase.

Der Mechanismus, wie der trophische Effekt auf das exokrine Pankreas zustande kommt, ist bisher unklar. Gastrin ist als trophisches Hormon für das Pankreas diskutiert worden: Sowohl die subkutane Injektion von Pentagastrin [7, 9] als auch eine endogene Hypergastrinämie nach Transplantation des Antrums ins Kolon [11] führen zu einer Gewichtszunahme des Pankreas. Nach Vagotomie kommt es zu einer ausgeprägten Hypergastrinämie, in dieser Studie waren die basalen Gastrinspiegel auf das dreifache der Kontrollen erhöht. Es ist deshalb wahrscheinlich, daß die Hypergastrinämie zum Teil an der trophischen Wirkung beteiligt ist. Da jedoch die Gastrinspiegel in den Gruppen mit unterschiedlich starker Entleerungsstörung eine gleiche Höhe aufwiesen, müssen weitere bisher unbekannte Faktoren wirksam sein. Die Zunahme der Trypsinkonzentration im Homogenat könnte als Hinweis für eine Cholezystokinin (CCK)-vermittelte Wirkung gedeutet werden. Der trophische Effekt von CCK auf das Pankreas ist gut dokumentiert (Übersicht bei [6]), Messungen der CCK-Plasmaspiegel und -gewebsspiegel wurden jedoch in dieser Untersuchung nicht vorgenommen. Neben anderen, bisher unbekannten humoralen kommen aber auch nervale Faktoren in Frage. Dehnung des Antrums führt zu einer Stimulation der Enzymsekretion des Pankreas [2, 3, 17], die unabhängig von Änderungen der Gastrinsekretion ist [3]. Dieser „pyloro-pankreatische Reflex" scheint jedoch die Integrität des Vagus vorauszusetzen [2, 3]. In weiteren Untersuchungen muß daher geklärt werden, welche trophischen Faktoren außer Gastrin wirksam sind.

Im Gegensatz zum trophischen Effekt auf das exokrine Pankreas nahm der prozentuale Anteil des endokrinen am gesamten epithelialen Pankreas ab; da die Abnahme in der Gruppe mit der stärksten Magenstase, d. h. mit der größten Zunahme des exokrinen Anteils, am deutlichsten ausgeprägt war, liegt die Schlußfolgerung nahe, daß die relative Abnahme in Wirklichkeit Ausdruck einer konstanten endokrinen Zellmasse ist. Berechnungen der Masse endokrinen Gewebes im Gesamtpankreas bestätigten diese Vermutung. Die verschiedenen endokrinen Zellen zeigten bei Kontrollen und vagotomierten Ratten eine identische Verteilung mit Dominanz der PP-Zellen im Pankreaskopf und der Glukagon (A)-Zellen im Schwanzbereich, wie dies bereits von Orci et al. [10] beschrieben wurde. Unsere Befunde erscheinen insbesondere im Hinblick auf die funktionelle Aktivität der PP-Zellen von Interesse, da diese hochgradig von einem cholinergen (vagalen) Tonus abhängen und PP auch unter physiologischen Bedingungen in der Regulation der Pankreassekretion eine Rolle spielen dürfte [5].

Zusammenfassend übt die trunkuläre Vagotomie bei der Ratte einen trophischen Effekt auf das exokrine, nicht aber auf das endokrine Pankreas aus; neben Gastrin sind weitere trophische Faktoren an der Wirkung beteiligt.

Literatur

1. Becker HD, Arnold R, Börger HW, Creutzfeld C, Schafmayer A, Creutzfeld W (1977) Influence of truncal vagotomy on serum and antral gastrin and g-cells. Gastroenterology 72: 811 − 2. Blair EL, Brown JC, Harper AA, Scratcherd T (1966) A gastric phase of pancreatic secretion. J Physiol (Lond) 184: 812−824 − 3. Debas HT, Yamagishi T (1978) Evidence for pyloropancreatic reflex for pancreatic exocrine secretion. Am J Physiol 234: E468−E471 − 4. Erlanger BF, Kokowsky N, Cohen W (1961) The preparation and properties of two new chromogenic substrates of trypsin. Arch Biochem 95: 271−278 − 5. Greenberg GR, McCloy RF, Arian TE, Chadwick VS, Baron JH, Bloom SR (1978) Inhibition of pancreas and gallbladder by pancreatic polypeptide. Lancet 2: 1280−1282 − 6. Lankisch PG (1980) Trophic effects of gastrointestinal hormones. Clin Gastroenterol 9: 773−784 − 7. Majumdar APN, Goltermann N (1979) Chronic administration of pentagastrin. Effects on pancreatic protein and nucleic acid contents and protein synthesis in rats. Digestion 19: 144−147 − 8. Mayer G, Arnold R, Feuerle G, Fuchs K, Ketterer H, Track NS, Creutzfeldt W (1974) Influence of feeding and sham feeding

upon serum gastrin and gastric acid secretion in control subjects and duodenal ulcer patients. Scand J Gastroenterol 9: 703–710 – 9. Mayston PD, Barrowman JA (1971) Influence of chronic administration of pentagastrin on the rat pancreas. Q J Exp Physiol 56: 113–122 – 10. Orci L, Baetens D, Ravazzola M, Stefan Y, Malaisse-Lagae F (1976) Pancreatic polypeptide and glucagon: non-random distribution in pancreatic islets. Life Sci 19: 1811–1816 – 11. Reber HA, Johnson F, Deveney K, Montgomery C, Way LW (1977) Trophic effects of gastrin on the exocrine pancreas in rats. J Surg Res 22: 554–560 – 12. Rick W (1969) Kinetischer Test zur Bestimmung der Serumlipaseaktivität. J Clin Chem Clin Biochem 7: 530–539 – 13. Rick W, Stegbauer HP (1970) α-Amylase. Messung der reduzierenden Gruppen. In: Bergmeyer HU (Hrsg) Methoden der enzymatischen Analyse, Bd I. Verlag Chemie, Weinheim, S 848–853 – 14. Sternberger LA (1979) Immunocytochemistry. Wiley, New York Chichester Brisbane Toronto – 15. Tiscornia OM, Perec CJ, Celener D, De Lehmann E, Caro L, De Paula J, Baratti C, Martinez JL, Dreiling DA (1981) Chronic truncal vagotomy: Its effects on the weight and the function of the rat's pancreas. Mt Sinai J Med 48: 295–304 – 16. Vaillant C, Taylor IL (1981) Demonstration of carboxyl-terminal PP-like peptides in endocrine cells and nerves. Peptides (Suppl 2) 2: 31–36 – 17. White TT, Lundh G, Magee DF (1960) Evidence for the existence of a gastropancreatic reflex. Am J Physiol 198: 725–728

Sommer, H. (Med. Univ.-Klinik Würzburg)

Verschiebung der Enzymrelation im Pankreassaft des Menschen in Abhängigkeit vom Ausmaß der Stimulation

Bis vor einigen Jahren war die von Babkin [1] 1906 aufgestellte Hypothese, daß die Sekretion der Pankreasenzyme stets in konstanten Proportionen erfolgt, allgemein akzeptiert, zumal sie durch Untersuchungen an Versuchstieren [6, 9, u. a.] als auch an Menschen [10] gestützt erschien. Tierexperimentelle Studien aus den letzten Jahren weisen jedoch zunehmend daraufhin, daß die Relation der einzelnen Enzymaktivitäten im Pankreassaft nicht nur langfristig durch diätetische Faktoren, sondern auch unmittelbar durch einzelne Mahlzeiten oder andere experimentelle Bedingungen beeinflußt wird [2, 5, 7, 8]. Ziel der vorliegenden Untersuchung war deshalb zu prüfen, 1. ob sich auch beim Menschen eine „Nichtparallelität" der Pankreasenzymsekretion beobachten läßt, und 2. ob die Relation der Enzymaktivitäten im Pankreassaft durch Stimulation der Drüse beeinflußt wird.

Methodik

Bei zwölf gesunden Versuchspersonen (Alter 25 – 60 Jahre) wurde die Bauchspeicheldrüse mit Sekretin (0,5 E/kg/Std) in Kombination mit verschiedenen Dosierungen von Cholezystokinin (0, 0,5, 1,0 oder 1,3 E/kg/Std) stimuliert. Bei jeder Versuchsperson wurden drei CCK-Dosen in randomisierter Reihenfolge über eine Dauer von jeweils 30 min verabreicht. Beide Hormone wurden vom Karolinska-Institut, Stockholm, bezogen. Während der letzten 15 min jeder Stimulationsphase wurde das Pankreassekret mittels einer Lagerlöf-Sonde gesammelt. Auf eine Volumenkorrektur wurde verzichtet, da die PEG 4000-Wiederfindungsrate in allen ausgewerteten Proben über 90% betrug. Die Berechnung der Regressionsanalysen erfolgte mit Hilfe eines HP-Computers (Typ 9815 A) unter Verwendung von acht verschiedenen rechnerischen Modellen (Linear-, modifizierte Linear-, Parabel-, Potenz-, Exponential-, Hyperbel- und logarithmische Gleichung), und Unterschiede in den Regressionsanalysen wurden auf der Grundlage des Student t-Tests berechnet.

Ergebnis

Um die Proportionen zu ermitteln, in denen das Pankreas unter unterschiedlich starker Stimulation die einzelnen Enzyme sezerniert, wurden deren Sekretionsraten in Beziehung zu

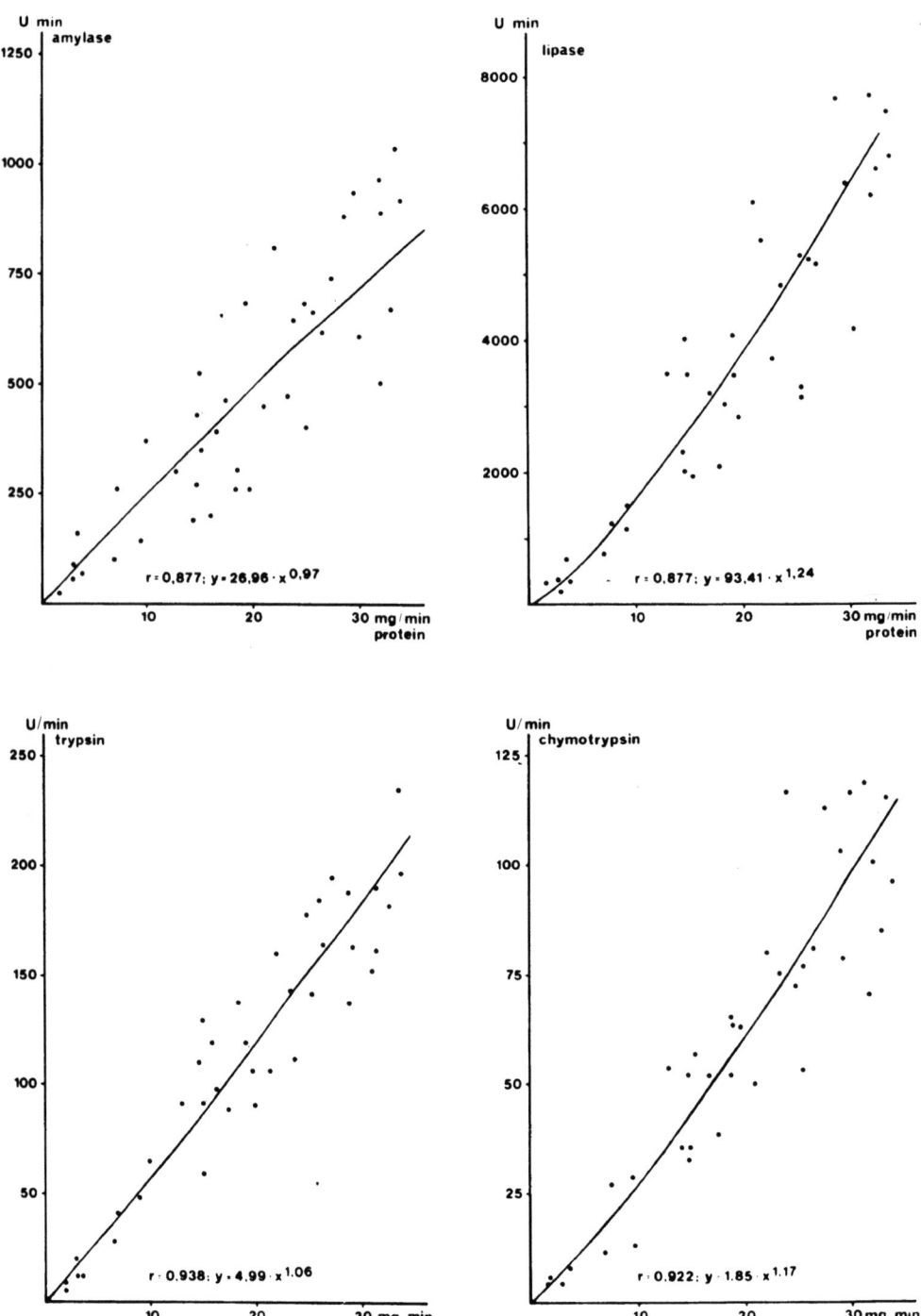

Abb. 1. Beziehung zwischen der Proteinsekretion und den jeweiligen Raten der Enzymsekretion ($n = 36$)

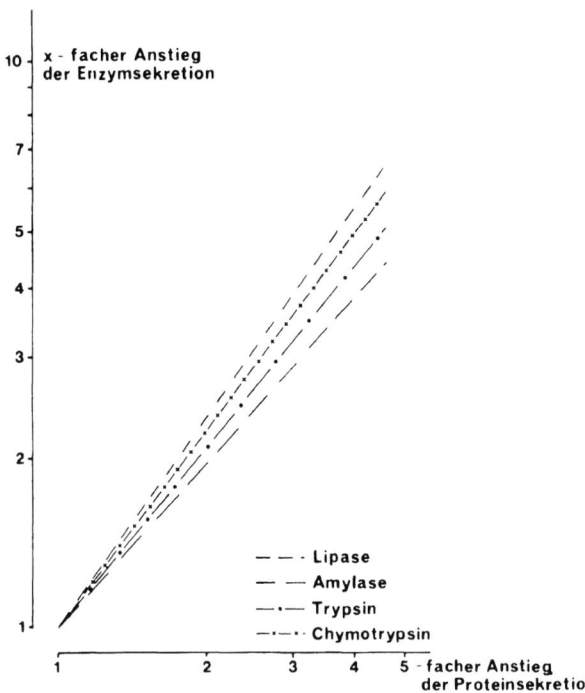

Abb. 2. Beziehung zwischen Protein- und Enzymsekretion, ausgedrückt jeweils als Vielfaches der durch alleinige Sekretinstimulation hervorgerufenen Sekretionsraten. Logarithmische Skala

dem jeweiligen Protein-Output gesetzt (Abb. 1). Dabei ergaben sich, wenn die Regressionsanalyse unter Anwendung von Potenzgleichungen durchgeführt wurde, hochsignifikante Korrelationen ($p < 0,0001$) zwischen diesen Sekretionsparametern. Um die verschiedenen Enzymaktivitäten miteinander vergleichen zu können, wurden diese anschließend nicht als Absolutwerte, sondern als Vielfaches der bei alleiniger Sekretinstimulation ermittelten Werte angegeben und, um einen Vergleich der verschiedenen Regressionskurven zu ermöglichen, deren lineare Transformation durch Logarithmieren vorgenommen. Die auf diese Weise errechneten Regressionsgeraden (Abb. 2) wiesen unterschiedliche Steigungen auf, die für Lipase 1,24, für Chymotrypsin 1,17, für Trypsin 1,06 und für Amylase 0,97 betrugen. Der Unterschied in der Steigung der Regressionsgeraden zwischen Lipase und derjenigen für Trypsin und Amylase, ebenso zwischen Chymotrypsin und Amylase, war signifikant ($p < 0,01$). Dies bedeutet, daß mit zunehmendem Protein-Output die Lipasesekretion signifikant stärker als die Trypsin- und Amylasesekretion und die Chymotrypsinsekretion stärker als die Amylasesekretion ansteigen.

Schlußfolgerungen

Die Sekretion der einzelnen Pankreasenzyme erfolgt beim Menschen nicht in konstanten Proportionen, sondern in einer vom Grad der Stimulation abhängigen Relation: steigende Dosen CCK in Kombination mit einer konstanten Dosis Sekretin führen zu einem stärkeren Anstieg der Sekretion von Lipase > Chymotrypsin > Trypsin > Amylase, wobei die Unterschiede in der Sekretionssteigerung zwischen Lipase und Trypsin sowie Amylase und zwischen Chymotrypsin und Amylase signifikant sind ($p < 0,01$). Diese Befunde unterstützen Rothmans [5] Theorie von der unabhängigen Sekretion der einzelnen Pankreasenzyme und stehen in Widerspruch zu Palades [3] „Cisternal packaging exocytosis"-Theorie, die einen parallelen intrazellulären Transport und Sekretion der Enzyme fordert. Die beschriebene Nichtparallelität in der Enzymsekretion des Pankreas könnte mit der Beobachtung von

Robberecht et al. [4] erklärt werden, daß Sekretin und CCK beim Menschen zwei verschiedene intrazelluläre Enzym-„Pools" stimulieren.

Literatur

1. Babkin BP (1906) Einige Eigenschaften der Fermente des Pankreassaftes. Zentralb Gesamte Physiol Pathol Stoffwechselkr 1: 98–108 – 2. Felber JP, Zermatten A, Dick J (1974) Modulation by food of hormonal system regarding rat pancreatic secretion. Lancet 2: 185–187 – 3. Palade GE (1975) Intracellular aspects of process of protein secretion. Science 187: 347–358 – 4. Robberecht P, Cremer M, Christophe J (1977) Discharge of newly synthesized proteins in pure juice collected from the human pancreas. Gastroenterology 72: 417–420 – 5. Rothman SS (1976) Independent secretion of different digestive enzymes by the pancreas. Am J Physiol 231: 1847–1851 – 6. Scheele GA, Palade GE (1975) Studies on the guinea pig pancreas. Parallel discharge of exocrine enzymes activities. J Biol Chem 250: 2660–2670 – 7. Singh M (1982) Non-parallel transport of exportable proteins in rat pancreas in vitro. Can J Physiol Pharmacol 60: 597–601 – 8. Sommer H, Kasper H (1981) The action of synthetic secretin, cholecystokininoctapeptide and combinations of these hormones on the secretion of the isolated perfused rat pancreas. Acta Hepatogastroenterol (Stuttg) 28: 311–315 – 9. Steer ML, Glazer G (1976) Parallel secretion of digestive enzymes by the in vitro rabbit pancreas. Am J Physiol 231: 1860–1865 – 10. Valenzuela JE, Walsh JH, Isenberg J (1976) Effect of gastrin on pancreatic enzyme secretion and gallbladder emptying in man. Gastroenterology 71: 409–411

Ehrhardt-Schmelzer, S., Otto, J. (Med. Klinik der Universität Göttingen, Abt. für Gastroenterologie und Stoffwechsel, Göttingen), Schlaeger, R. (Zentrallabor Allg. Krankenhaus Wandsbek, Hamburg), Lankisch, P. G. (Med. Klinik der Universität Göttingen, Abt. für Gastroenterologie und Stoffwechsel, Göttingen)
Chymotrypsinbestimmung im Stuhl:
Vergleich zweier neuer photometrischer Tests mit der titrimetrischen Methode

1. Einleitung

Bei der Pankreasdiagnostik ist die eingeführte Methode zur Chymotrypsin-(Chy)-Bestimmung im Stuhl [pH-Stat-Verfahren (pHS)] [1] zeitaufwendig, kostspielig und wegen der Geruchsbelästigung beim Personal unbeliebt. Seit kurzem gibt es zwei neue photometrische Methoden (PHOB = Boehringer, Mannheim, 1982 [2], PHOS = nach Schlaeger und Röhr 1982 [3]), bei denen Succ-Ala-Ala-Pro-Phe-pNA bzw. Azetyltyrosyläthylester als Substrate dienen.

Ziel dieser Untersuchung war ein Vergleich dieser drei Methoden bei Normalpersonen (NP) und Patienten mit exokriner Pankreasinsuffizienz.

2. Methoden

pHS: Nach Inkubation von Stuhlsuspension mit ATEE wird die durch Chy-spezifische H^+-Ionenabspaltung bewirkte pH-Senkung mit einer automatischen Bürette titriert. Anhand einer Eichkurve kann der Chy-Gehalt der Probe in µg/g Stuhl bestimmt werden.
PHOB: Das partikelgebundene Stuhl-Chy wird durch ein Solvens abgelöst und die Freisetzung von gelbgefärbtem p-Nitroanilin aus dem substituierten Tetrapeptid Succ-Ala-Ala-Pro-Phe-pNA photometrisch fortlaufend gemessen.
PHOS: Das im pH-Stat-Verfahren bewährte Substrat ATEE wird mit Stuhlhomogenat inkubiert und anschließend der durch Chy freigesetzte Äthylalkohol im klaren Trichloressigsäureüberstand enzymatisch gemessen.

Tabelle 1. Ergebnisse der titrimetrischen und photometrischen Stuhl-Chy-Bestimmungen bei 28 Personen mit im SPT nachgewiesener normaler Pankreasfunktion und 26 Patienten mit EPI (path. SPT)

Sekretinpankreozymin-test	n	Titrimetrie (pHS)		Photometrie (PHOS)		Photometrie (PHOB)	
		Normal	Patho-logisch	Normal	Patho-logisch	Normal	Patholo-gisch
Normal	28	28	–	25	3	26	2
Pathologisch	26	6	20	4	22	7	19

3. Patienten

Es wurden Stuhlproben von 28 Kontrollpersonen mit im Sekretinpankreozymintest (SPT) nachgewiesener normaler Pankreasfunktion und 26 Patienten mit durch SPT gesicherter exokriner Pankreasinsuffizienz (EPI) bedingt durch eine chronische rezidivierende Pankreatitis mit allen drei Methoden untersucht. Es wurden aus einer Tagesstuhlprobe drei Stuhlsuspensionen für die Bestimmung der Chy-Aktivität mit den drei oben beschriebenen Methoden eingesetzt.

4. Ergebnisse

Die Untersuchungsergebnisse der Stuhl-Chy-Werte mit den drei beschriebenen Methoden sind in Tabelle 1 aufgeführt.

Die Abb. 1a zeigt den Vergleich der Stuhl-Chy-Werte der titrimetrischen (pHS) mit einer der photometrischen Methoden (PHOS) bei 28 Personen mit normaler und 26 Patienten mit pathologischer exokriner Pankreasfunktion.

In der Abb. 1b wird der Vergleich der Stuhl-Chy-Werte der titrimetrischen (pHS) mit einer der photometrischen Methoden (PHOB) bei 28 Personen mit normaler und 26 Patienten mit pathologischer exokriner Pankreasfunktion dargestellt.

Die Abb. 1c gibt den Vergleich der Stuhl-Chy-Werte der beiden photometrischen Methoden (PHOS und PHOB) bei 28 Personen mit normaler und 26 Patienten mit pathologischer exokriner Pankreasfunktion wieder.

5. Zusammenfassung

1. Zwischen den angewandten drei Methoden bestand eine gute Korrelation ($r = 0,90-0,92$).
2. Die titrimetrische Methode und die photometrischen Tests waren hinsichtlich der Sensitivität vergleichbar.
3. Vorteile der photometrischen Tests gegenüber der titrimetrischen Methode zur Bestimmung von Chymotrypsin im Stuhl:
   a) kürzere Bestimmungszeit (10 min gegenüber 40 min),
   b) geringere Geruchsbelästigung,
   c) geringerer apparativer Aufwand.

6. Schlußfolgerung

Beide neuen photometrischen Methoden PHOS und PHOB stellen ausreichend empfindliche und gut praktikable Alternativen zur titrimetrischen Stuhlchymotrypsinbestimmung dar, sind schnell und einfach durchführbar und erfordern nur eine geringe Laborausstattung.

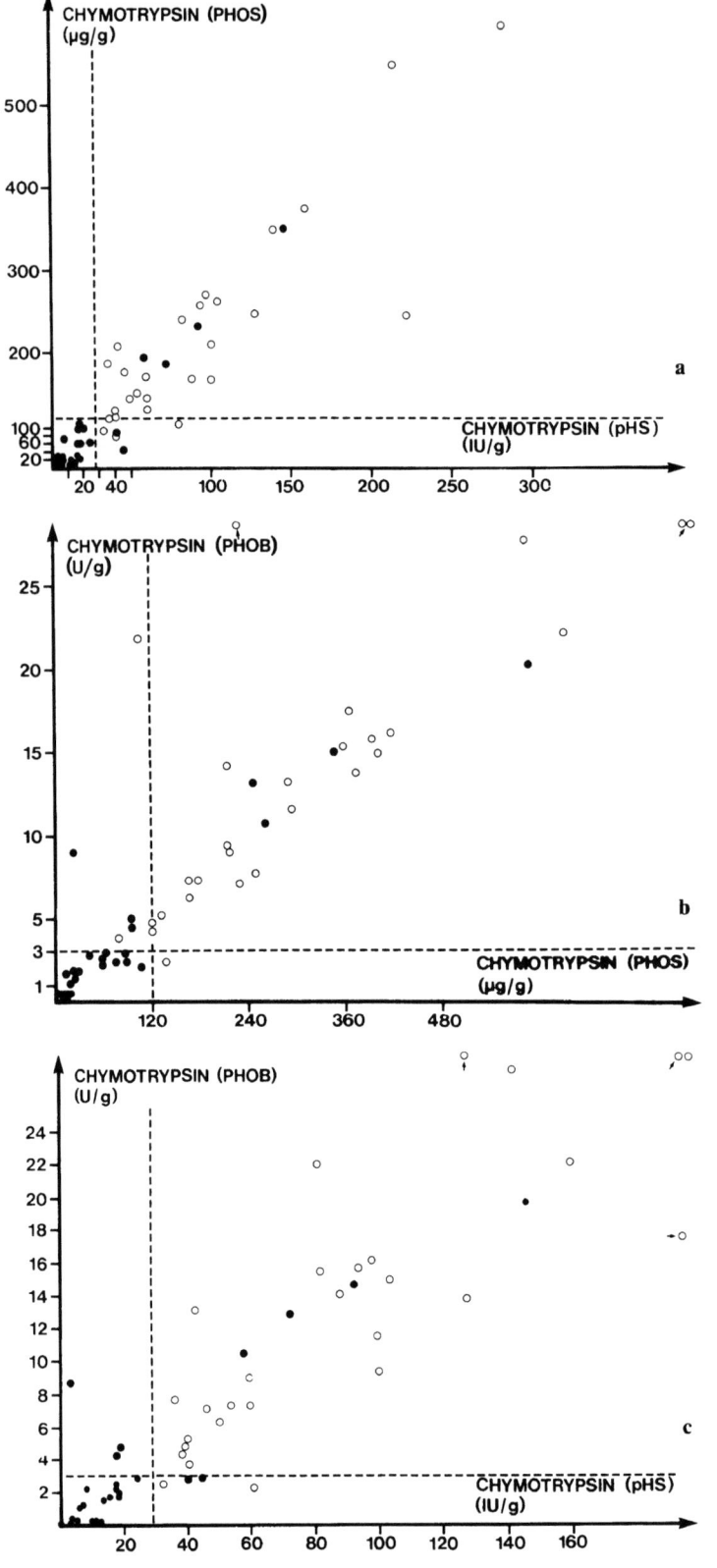

Abb. 1. a Vergleich der Stuhl-Chy-Werte der titrimetrischen (pHS) mit einer der photometrischen Methoden (PHOS) bei 28 Normalpersonen mit im SPT nachgewiesener normaler Pankreasfunktion (○) und 26 Patienten mit EPI (path. SPT) (●), $r = 0{,}91$. **b** Vergleich der Stuhl-Chy-Werte der titrimetrischen (pHS) mit einer der photometrischen Methoden (PHOB) bei 28 Normalpersonen mit im SPT nachgewiesener normaler Pankreasfunktion (○) und 26 Patienten mit EPI (path. SPT) (●), $r = 0{,}90$. **c** Vergleich der Stuhl-Chy-Werte der beiden photometrischen Methoden (PHOS und PHOB) bei 28 Normalpersonen mit im SPT nachgewiesener normaler Pankreasfunktion (○) und 26 Patienten mit EPI (path. SPT) (●), $r = 0{,}92$

Literatur

1. Haverback BJ, Dyce BJ, Gutentag PJ, Montgomery GW (1963) Measurement of trypsin and chymotrypsin in stool: A diagnostic test for pancreatic insufficiency. Gastroenterology 44: 588–597 – 2. Kaspar P, Möller G, Wahlefeld AW, Staehler F (1982) A new photometric method for the determination of chymotrypsin in stool. Fresenius Z Anal Chem 311: 391–392 – 3. Schlaeger R, Röhr A (1982) Faecal chymotrypsin-A new photometric method using N-acetyl-L-tyrosine ethyl ester as substrate. J Clin Chem Clin Biochem 20: 147–150

Bode, Ch., Dürr, H.-K., Bode, J. Ch. (Gastroenterologie und Endokrinologie, Robert-Bosch-Krankenhaus Stuttgart)

Stuhlchymotrypsinbestimmung: Titrimetrie oder Photometrie? Erprobung eines neuen photometrischen Tests

Die Chymotrypsinbestimmung im Stuhl weist, im Vergleich zu den anderen sondenlosen Testmethoden, zur Erfassung einer exokrinen Pankreasinsuffizienz eine Reihe von Vorteilen auf, wie einfache Probengewinnung und gute Haltbarkeit der Enzymaktivität im Stuhl. Limitierend für die breite Anwendung war, daß methodisch einwandfreie Ergebnisse bisher nur mit Hilfe der recht aufwendigen pH-Stat-Titrimetrie ermittelt werden konnte, da die Enzymaktivität partikelgebunden ist [1].

Kaspar et al. [3] gelang es kürzlich eine Methode zu erarbeiten, die eine kinetische photometrische Bestimmung des Chymotrypsins im klaren Stuhlüberstand erlaubt. Hierzu wurde das Enzym durch eine Vorbehandlung mit einer kationischen Detergenzlösung beinahe vollständig von den Stuhlpartikeln gelöst. In der Studie wurde die Brauchbarkeit eines käuflichen Probenvorbereitungssystems sowie der photometrischen Bestimmungsmethode in der Diagnostik überprüft.

Material und Methoden

Untersucht wurden Stuhlproben von Patienten unserer Klinik.

Die Probenvorbereitung erfolgte mit einem käuflichen System (Abb. 1, Boehringer, Diagnostika). Die Stuhlproben wurden in der Dosierkammer eingestrichen (Fassungsvermögen 0,1 g) und das Gewicht kontrolliert. Die Dosierkammer dient gleichzeitig als Boden des Homogenisationsgefäßes. Die Stuhlmenge wurde im Verhältnis 1 : 100 (w/v) mit einer kationischen Detergenzlösung (Lauryl-tri-methyl-ammoniumchlorid 0,7% + $CaCl_2$ 0,1 mol/l + NaCl 0,5 mmol/l) verdünnt.

Die Homogenisation erfolgte mittels einer Spirale, auf einem Schüttelvibrator (IKA-Vibrax-VXR) bei höchster Schüttelstufe bei Raumtemperatur. Die Verwendung dieses Gerätes erlaubt eine Homogenisation von 36 Parallelansätzen. Das Homogenat wird anschließend 5 min bei 4 000 g zentrifugiert.

Die Enzymaktivitätsbestimmung erfolgt in Trispuffer 0,1 mol/l mit NaCl 0,25 mol/l und Kalziumchlorid 0,02 mol/l, pH 9 mit Succ-Ala-Ala-Pro-Phe-pNA 0,5 mM/l als Substrat (Monotest Chymotrypsin, Boehringer, Diagnostika). Das verwendete chromogene Substrat ist spezifisch für Chymotrypsin [3, 4].

Die Bestimmung der Chymotrypsinaktivität erfolgte über die Messung des freigesetzten Paranitroanilin bei 405 nm im Photometer bei 25° C.

Die Ergebnisse der photometrischen Bestimmung der Chymotrypsinaktivität wurde mit denen der in unserem Labor routinemäßig durchgeführten titrimetrischen Methode [1, 2] verglichen, mit ATEE (nAzetyl-L-Tyrosin-Ethylester) als Substrat. Die Homogenisation für die Titrimetrie erfolgte mit einem Messerhomogenisator.

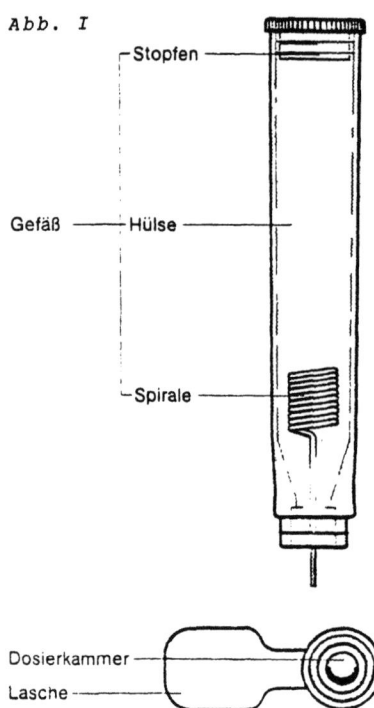

Abb. I

Stopfen

Gefäß — Hülse

Spirale

Dosierkammer

Lasche

Abb. 1. Schemazeichnung des für die Studie benutzten Probenvorbereitungssystems. In die Dosierkammer (unterer Teil der Abb.) wird die Stuhlprobe eingestrichen. Das Homogenisationsgefäß wird anschließend fest aufgesetzt, so daß die Dosierkammer gleichzeitig als Boden des Homogenisationsgefäßes dient

Ergebnisse und Diskussion

Das Gewicht der in die Probendosierkammer eingebrachten Stuhlmenge betrug im Mittel 99 mg, bei $n = 40$ Proben. Da der Variationskoeffizient 10% betrug ist eine Gewichtskontrolle der Proben zu empfehlen. Bei pathologisch dünnflüssigen oder sehr festen Stühlen ist es jedoch erforderlich das Gewicht zu überprüfen.

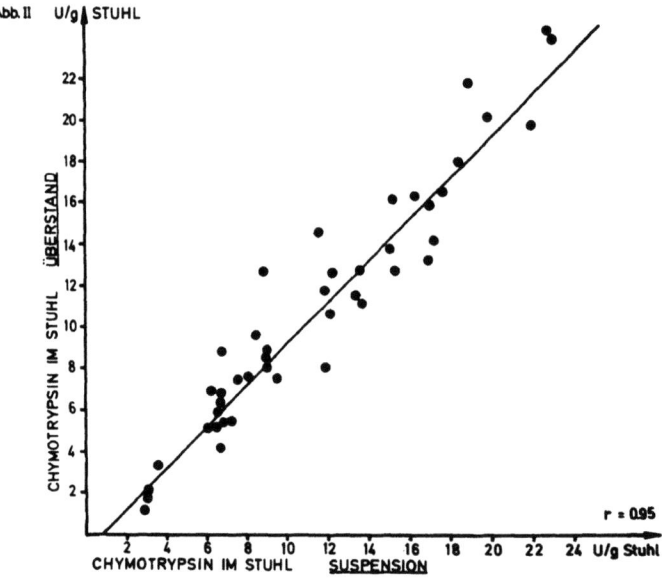

Abb. 2. Vergleich der in der Stuhlsuspension gemessenen Chymotrypsininaktivität mit der im klaren Überstand nach Zentrifugation in den gleichen Proben gemessenen Aktivität

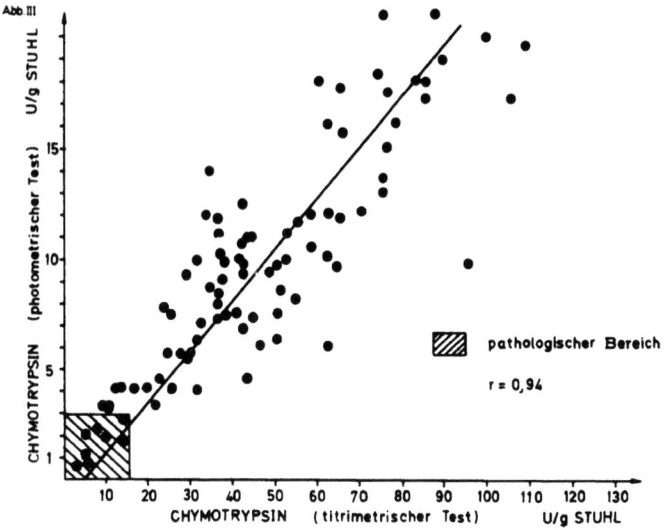

Abb. 3. Vergleich der mit dem photometrischen Test gemessenen Chymotrypsinaktivitäten im Stuhl mit den im Homogenat der jeweils gleichen Probe titrimetrisch ermittelten Wert

Durch die Homogenisation wurden bei 37 der 40 untersuchten Stuhlproben, die maximalen Meßergebnisse, als Maß einer vollständigen Ablösung des Enzyms vom Stuhl, bereits nach 3 min erreicht. Bei den restlichen vier Stuhlproben war eine Homogenisationszeit von 7 min nötig. Da Homogenisationszeiten von 20 min keinen Aktivitätsabfall zeigten, wurden im folgenden alle Proben 10 min homogenisiert.

Die Meßergebnisse bei Homogenatherstellung mit dem Probenvorbereitungssystem korrelieren gut zu denen, die durch Homogenisieren mit dem Messerhomogenisator hergestellt wurden ($r = 0,96$).

Die Präzision in der Serie ergab bei 30 Messungen einen Variationskoeffizient von kleiner als 7%. Die Homogenität der Stuhlprobe ist zufriedenstellend, bei 20 verschiedenen Homogenaten aus je einer pathologischen und einer normalen Stuhlprobe war der Variationskoeffizient kleiner als 12%. Damit ließ sich bei einer Probeentnahme aus einer Einzelstuhlprobe mit befriedigender Genauigkeit Chymotrypsinaktivität im Stuhl bestimmen [1].

Bis zu einem Delta E von 0,1/min korreliert die Extinktionsänderung eng ($r = 0,98$) mit der eingesetzten Enzymmenge. Bei höheren Aktivitäten ist eine Verdünnung der Proben erforderlich.

Die Messung der Enzymaktivität kann nicht nur im klaren Überstand, sondern auch im Gesamthomogenat erfolgen (Abb. 2). Ein Vergleich beider Messungen ergab einen Korrelationskoeffizient von $r = 0,95$.

In einem Homogenat in physiologischer Kochsalzlösung ist die Chymotrypsinaktivität über einen gemessenen Zeitraum von 20 Tagen weitgehend stabil. Die im Solvent homogenisierte Stuhlprobe dagegen ist in ihrer Enzymaktivität bei 4° C bis zu 5 Std stabil, bei Raumtemperatur aufbewahrte Proben sollten innerhalb 1 Std gemessen werden, da sonst in 5% der Fälle mit einem Aktivitätsverlust gerechnet werden muß.

Ein Vergleich der Ergebnisse, die mit der titrimetrischen pH-Stat-Methode gewonnen wurden und denen des neuen photometrischen Verfahrens ergab bei der Bestimmung von 90 Stuhlproben, mit Aktivitäten, die über den gesamten linearen Meßbereich verteilt waren (von pathologisch bis normal), die in Abb. 3 wiedergegebene Korrelation ($r = 0,94$).

Ausgehend von dem unteren Normalwert für die titrimetrische Methode (Abb. 3, [1]) und der Regressionsgrade für den Vergleich mit dem photometrischen Test liegt die untere Normgrenze für die Bestimmung mit dem photometrischen Test bei 3 U/g Stuhl. Hierbei handelt es sich um einen Annäherungswert. Die untere Normgrenze für diese Methode muß noch durch ergänzende Untersuchungen genau ermittelt werden.

Literatur

1. Dürr HK, Schneider R, Bode C, Bode JC (1978) Fecal chymotrypsin: Study on some characteristics of the enzyme. Digestion 17: 396–403 – 2. Ammann R (1967) Fortschritte der Pankreasfunktionsdiagnostik. Springer, Berlin – 3. Kaspar P, Moeller G, Wahlefeld AW, Staehler F (1982) Fresenius Z Anal Chem 311: 391–392 – 4. Del Mar EG, Langmann C, Brodrick J, Geokas MC (1979) Anal Biochem 99: 316–320

Schneider, M. U. (Med. Klinik mit Poliklinik der Universität Erlangen-Nürnberg), Gebhardt, Ch. (Chirurg. Klinik mit Poliklinik der Universität Erlangen-Nürnberg), Lux, G. (Med. Klinik mit Poliklinik der Universität Erlangen-Nürnberg), Meister, R. (Chirurg. Klinik mit Poliklinik der Universität Erlangen-Nürnberg), Pichl, J., Rödle, Th., Knorr, H., Heptner, G., Domschke, S., Domschke, W. (Med. Klinik mit Poliklinik der Universität Erlangen-Nürnberg)

Effekt der therapeutischen Pankreasgangokklusion auf exokrine und endokrine Pankreasfunktion bei chronischer Pankreatitis

Einleitung

Die chronische Pankreatitis (CP) führt unbehandelt im natürlichen Verlauf zu einer zunehmenden Einschränkung sowohl der exokrinen als auch der endokrinen Pankreasfunktion [1, 26], wobei eine enge Korrelation zwischen der Reduktion der exokrinen azinären Funktion und der endokrinen Reservekapazität vorliegt [4, 5, 12, 16]. Da der Entzündungsprozeß bei der CP durch das chronisch entzündete exokrine Parenchym aufrechterhalten wird, kann durch rasche Eliminierung des exokrinen Parenchyms möglicherweise die endokrine Pankreasfunktion erhalten werden. Aufgrund tierexperimenteller Untersuchungen [8] wird exokrines Pankreasparenchym durch Ethibloc (Prolamin)-Okklusion des Pankreasgangsystems innerhalb weniger Tage atrophisiert. Wir überprüften daher bei Patienten mit CP den Effekt der therapeutischen Pankreasgangokklusion mit Ethibloc hinsichtlich der Eliminierung des exokrinen Parenchyms und der Erhaltung der aktuellen endokrinen Pankreasfunktion und verglichen die Effizienz der intraoperativen und der endoskopischen Pankreasgangokklusion. Als Kontrollen dienten Patienten mit chronischer Pankreatitis und operativen biliären Drainagen. Als Parameter des exokrinen Parenchyms wurden die Serumkonzentrationen der pankreasspezifischen Enzyme, Trypsin, Pankreasisoamylase und Pankreaslipase herangezogen, die eine von operativen Eingriffen am oberen Gastrointestinaltrakt unabhängige Verlaufskontrolle erlauben. Als Parameter der endokrinen Pankreasfunktion dienten die basalen und maximal stimulierten Serumspiegel von Glukose, Insulin und C-Peptid.

Methodik

Patienten

Bei 13 Patienten mit CP (Gruppe A) erfolgte die Behandlung durch partielle Duodenopankreatektomie (Whipplesche Operation) mit intraoperativer Ethibloc (8–10 ml)-Okklusion des restlichen Pankreasgangsystems [6, 7]. Behandlungsindikationen waren medikamentös nicht zu beherrschende Schmerzen allein bzw. in Kombination mit Cholestase, Pseudozysten bzw. Hämosuccus pancreaticus. Fünf Patienten mit CP (Gruppe B) und analgetikarefraktären Schmerzen allein wurden durch endoskopische Pankreasgangverödung [18] therapiert, wobei, zum Teil nach endoskopischer Papillotomie, 4–6 ml Ethibloc in das Pankreasgangsystem installiert wurden. Weitere fünf CP-Patienten mit Cholestase und operativer biliärer Drainage (Gruppe C) dienten als Kontrollen.

Diagnostik der exokrinen Pankreasparameter

Serumkonzentrationen von Gesamtamylase (GA) und Pankreasisoamylase (PA) wurden mit dem Phadebastest [13] von Pankreaslipase (L) mittels Enzymimmunoassay [10] (Enzygnostlipase) sowie von basalem (T_B) und Sekretin (1 KE/kg KG als i.v. Bolus)-stimuliertem Serumtrypsin radioimmunologisch [25] (RIAgnosttrypsin) gemessen. Der Pankreolauryltest [11] (PLT) wurde entsprechend der Vorschrift des Herstellers durchgeführt. GA, PA, L und T_B wurden bei allen 23 CP-Patienten vor (Tag 0) sowie an den Tagen 1, 3, 5, 10, 60, 120 und 180 nach Therapie bestimmt, während T_S und PLT nur an den Tagen 0, 60, 120 und 180 ermittelt wurden.

Diagnostik der endokrinen Parameter

Bestimmt wurden bei allen 23 CP-Patienten an den Tagen 0 sowie 1, 3, 5, 10, 60, 120 und 180 die Serumspiegel von Glukose, Insulin und C-Peptid basal (G_B, I_B, C_B) sowie nach maximaler kombinierter intravenöser Beta-Zellstimulation (G_S, I_S, C_S) in folgender Modifikation früher beschriebener Verfahren [9, 20]: nach Abnahme von G_B, I_B und C_B i.v. Infusion von Glukose (1 g/kg KG über 60 min). 30 min nach Infusionsbeginn zusätzliche i.v. Bolusgabe von Tolbutamid (0,5 g) und Glukagon (1 mg). Zu den Zeitpunkten 35, 40, 50 und 60 min der Stimulation jeweils Abnahme von G_S, I_S und C_S. Die Stimulation erfolgte intravenös, um zu allen Untersuchungszeitpunkten vor und nach Therapie identische Stimulationsbedingungen zu gewährleisten. Als zusätzlicher Parameter der endokrinen Pankreasfunktion wurde der insulinogene Index I_S/G_S [17] berechnet. Serumglukose wurde nach der Hexokinasemethode [21] mit dem Glucoquantkit und Seruminsulin sowie Serum-C-Peptid radioimmunologisch [2, 13, 27] unter Verwendung der Kits RIAgnostinsulin und RIAgnost-hc-Peptid bestimmt.

Mathematische Auswertung

Ermittelt wurden die Medianwerte mit dem 95%igen Vertrauensbereich (Gruppe A) bzw. der Mittelwert mit den oberen und unteren Grenzen (B und C) der exokrinen und endokrinen Parameter an den verschiedenen Untersuchungstagen. Innerhalb der Gruppe A konnten die einzelnen exokrinen und endokrinen Parameter mittels linearer bzw. Spearmans Varianzanalyse [23] miteinander korreliert werden. Angegeben sind $\bar{x} \pm S_{\bar{x}}$ der Korrelationskoeffizienten der einzelnen Funktionsparameter an allen Untersuchungstagen.

Ergebnisse

Therapeutische Beeinflussung der exokrinen Pankreasparameter

Die intraoperative Pankreasgangokklusion im Rahmen der Whippleschen Operation (A) führte innerhalb von 3 Tagen nach Therapie zu einem signifikanten ($p < 0,001$) Abfall der vor Therapie pathologisch erhöhten Pankreasisoamylasespiegel im Serum (Abb. 1). Verlaufsbeobachtungen nach Therapie (bislang 180 Tage) ergaben gegenüber Tag 3 unveränderte

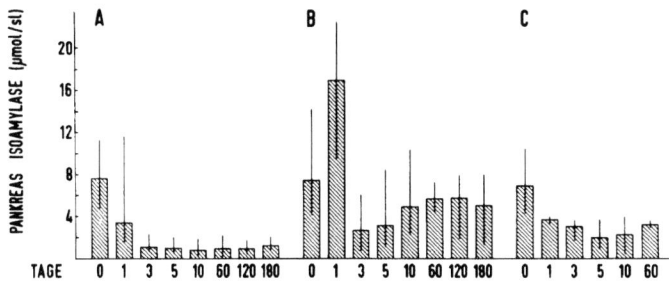

Abb. 1. Effekt der Whippleschen Operation mit intraoperativer Pankreasgangokklusion (A), der endoskopischen Pankreasgangokklusion (B) und der operativen biliären Drainage (C) auf die Serumspiegel der Pankreasisoamylase (PA). Normbereich der PA: 0,4—4,0 µmol/ml. Weitere Erläuterungen s. Text

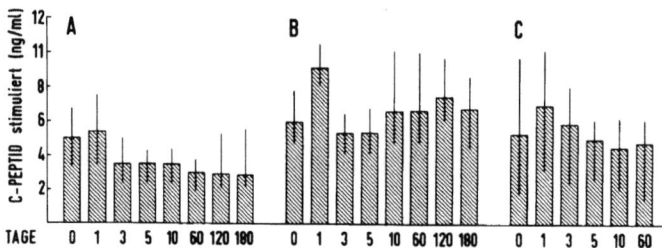

Abb. 2. Effekt der Whippleschen Operation mit intraoperativer Pankreasgangokklusion (A), der endoskopischen Pankreasgangokklusion (B) und der operativen biliären Drainage (C) auf die Serumspiegel von maximal stimuliertem C-Peptid (C_S). Weitere Erläuterungen s. Text

PA-Serumspiegel im Bereich der unteren Nachweisgrenze. Die übrigen exokrinen Pankreasparameter GA ($r = 0,850 \pm 0,073$), L ($r = 0,688 \pm 0,121$) sowie T_B ($r = 0,834 \pm 0,128$) und T_S ($r = 0,934 \pm 0,059$) korrelierten an allen Untersuchungstagen signifikant ($p < 0,01$) mit dem Serumspiegel der Pankreasisoamylase. T_S war an allen Untersuchungstagen nach Therapie A in der Größenordnung von T_B (Tag 60: 142/129; Tag 120: 144/120; und Tag 180: 153/144 ng/ml). Wie aus Abb. 1 im weiteren hervorgeht, waren nach endoskopischer Pankreasgangokklusion (B) die zwischenzeitlich (Tag 3 und 5) normalisierten PA-Serumspiegel im weiteren Beobachtungszeitraum bis 180 Tage nach Therapie erneut pathologisch erhöht, während nach biliären Drainageoperationen (C) die PA-Serumspiegel in den oberen Normbereich gesenkt blieben. Entsprechende Befunde ergaben sich in den Therapiegruppen B und C für Gesamtamylase und Lipase sowie für basales und stimuliertes Trypsin im Serum [22]. Die im PLT erfaßte lipolytische exokrine Pankreasfunktion (T/K-Quotient: 14) war innerhalb von 60 Tagen nach Therapie A (Tag 60: T/K = 5,7) und im weiteren Verlauf (Tag 120: T/K = 5,0 und Tag 180: T/K = 4,4) gegenüber dem Befund vor Therapie (Tag 0: T/K = 12,9) signifikant ($p < 0,01$) und an die untere Nachweisgrenze gesenkt. Eine Reduktion in der gleichen Größenordnung fand sich nach endoskopischer Pankreasgangverödung (Tag 0: T/K = 13,5 und Tag 180: T/K = 6,4), während nach biliärer Drainage keine Abnahme (Tag 0: T/K = 29,2 und Tag 60: T/K = 29,1) festgestellt wurde.

Therapeutische Beeinflussung der endokrinen Pankreasparameter

Wie aus Abb. 2 hervorgeht, resultierte die partielle Pankreasresektion im Rahmen der Whippleschen Operation in einer sofortigen (Tag 3) Reduktion der max. stimulierten C-Peptidspiegel (C_S) im Serum um ca. 30%. Die C_S-Serumspiegel blieben dann im weiteren Verlauf (Tag 5–180) gegenüber Tag 3 praktisch unverändert. Keine Reduktion der C_S-Serumspiegel gegenüber den Werten vor Therapie fand sich im bisherigen Beobachtungszeitraum nach endoskopischer Pankreasgangverödung (B) bzw. nach biliären Drainageoperationen (C). Mit Ausnahme von I_B ($r = 0,148 \pm 0,062$) korrelierten die übrigen endokrinen Parameter C_S ($r = 0,731 \pm 0,095$) und I_S ($r = 0,835 \pm 0,092$) an allen Untersuchungstagen signifikant ($p < 0,01$) mit C_S. Der insulinogene Index I_S/G_S fiel in der Gruppe A von 0,252 (Tag 0) auf 0,108 (Tag 3) bzw. 0,131 (Tag 180), während keine Abnahme nach Therapie B ($0,293 \rightarrow 0,554$) bzw. Therapie C ($0,132 \rightarrow 0,167$) festgestellt wurde.

Diskussion

Bisherige Untersuchungen zum Effekt der intraoperativen Pankreasgangokklusion auf die Pankreasfunktion beschränkten sich auf die endokrine Funktion [7, 14, 24] und berücksichtigten nicht das exokrine Parenchym, das die chronische Entzündung bei CP unterhält und durch Gangokklusion eliminiert werden soll. Aufgrund der inzwischen vorliegenden eigenen Untersuchungsergebnisse atrophisiert von den beiden zur Verfügung stehenden Okklusionsverfahren nur die intraoperative Pankreasgangokklusion exokrines Parenchym effektiv und anhaltend und bietet sich somit zur therapeutischen Eliminierung des exokrinen Parenchyms bei CP an. In Übereinstimmung mit den Ergebnissen anderer Arbeitsgruppen [7, 14, 24] beeinflußte die intraoperative Pankreasgangokklusion mit Ethibloc im bisherigen Untersuchungszeitraum die endokrine Pankreasfunktion nicht, während die vorangehende partielle Pankreasresektion im Rahmen der Whippleschen Operation mit einer Reduktion der endokrinen Pankreasfunktion um ca. 30% belastet ist. Die endoskopische Gangokklusion mit Ethibloc hatte, wie bereits in früheren Untersuchungen [3, 19] keinerlei reduzierenden Effekt auf die endokrine Pankreasfunktion und könnte bei effektiver Eliminierung des exokrinen Parenchyms durchaus die endokrine Funktion auf dem vortherapeutischen Niveau erhalten. Die prinzipielle Möglichkeit einer effektiveren Eliminierung des exokrinen Parenchyms durch endoskopische Gangokklusion deutete sich bereits in Einzelbeobachtung an [3] und könnte durch Verwendung großlumiger Katheter und wiederholte Ethiblocokklusion des Pankreasgangsystems durchaus erreicht werden.

Untersuchungen zum Effekt operativer biliärer Drainagen auf die exokrine und endokrine Pankreasfunktion wurden bislang nicht publiziert. Aufgrund der dargestellten Untersuchungsergebnisse sollte dieses Therapieverfahren alternativ bei Patienten mit CP und Cholestase in größerem Umfang untersucht werden.

Unter Wertung aller Untersuchungsergebnisse und unter Berücksichtigung der parallelen Entwicklung sowohl einer exokrinen als auch einer endokrinen Pankreasinsuffizienz im natürlichen Verlauf der unbehandelten chronischen Pankreatitis [4, 5, 12, 16] kann die Whipplesche Operation mit intraoperativer Pankreasgangokklusion *derzeit* als therapeutisches Verfahren der Wahl zur Erhaltung der endokrinen Funktion bei CP empfohlen werden.

Literatur

1. Banks PA (1982) Metabolic complications of chronic pancreatitis. In: Bradley EL (ed) Complications of pancreatitis. Holt-Saunders, Philadelphia London Toronto Mexico-City, p 176 – 2. Beischer W, Keller L, Maas E, Schiefer E, Pfeiffer EF (1976) Human C-peptide, part I. Radioimmunoassay. Klin Wochenschr 54: 709–715 – 3. Classen M, Encke A, Wildgrube HJ (1982) Experience with occlusion of the pancreatic duct in chronic pancreatitis. Digestion 25: 21 – 4. Deckert T, Kølendorf K, Persson I, Worning H (1972) Insulin secretion after tolbutamide and after secretin in patients with pancreatic disease. Acta Med Scand 192: 465–470 – 5. Domschke S, Stock KP, Pichl J, Schneider MU, Domschke W (1982) Correlation between exocrine and endocrine pancreatic function in chronic pancreatitis. Digestion 25: 24 – 6. Gall FP, Gebhardt Ch (1979) Ein neues Konzept in der Chirurgie der chronischen Pankreatitis: Rezidivverhütung durch Gangokklusion und Erhaltung des Magens. Dtsch Med Wochenschr 104: 1003–1006 – 7. Gall FP, Gebhardt Ch, Zirngibl H (1982) Chronic pancreatitis – Results in 116 consecutive partial duodenopancreatectomies combined with pancreatic duct occlusion. Acta Hepatogastroenterol (Stuttg) 29: 115–119 – 8. Gebhardt Ch, Stolte M (1978) Pankreasgang-Okklusion durch Injektion einer schnell härtenden Aminosäurelösung. Langenbecks Arch Chir 346: 149–166 – 9. Grabner W, Philipp J, Strigl P (1973) The diagnostic value of oral glucose tolerance test and combined Beta-cell-stimulation in chronic pancreatitis. Am J Dig Dis 18: 1055–1060 – 10. Grenner G, Schmidtberger R, Deutsch G (1981) Determination of pancreatic lipase by solid-phase enzyme immunoassay. J Clin Chem Clin Biochem 19: 683–684 – 11. Kaffarnik H, Meyerberthenrath JG (1968) Zur Methodik und klinischen Bedeutung eines neuen Pankreaslipasetests mit Fluoreszeindilaurinsäureester. Klin Wochenschr 47: 221–223 – 12. Kalk WJ, Vinik AI, Jackson WPU, Banks S (1979) Insulin secretion and pancreatic exocrine function in patients with chronic pancreatitis. Diabetologia 16: 355–358 – 13. Kuzuya T, Matsuda A, Saito T, Yoshida S (1976) Human C-peptide immunoreactive (CRP) in blood and urine – evaluation of a radioimmunoassay: method and its clinical application. Diabetologia 12: 511–518 – 14. Märklin HM, Steegmüller KW (1983) Maximale Inselzellstimulation nach partieller Duodenopankreatektomie und Pankreasgangokklusion. Chirurg 54: 592–595 – 15. O'Donell M, Fitz-Gerald O, McGeeney KF (1977) Differential serum amylase determination by use of an inhibitor and designe of a routine procedure. Clin Chem 23: 560–566 – 16. Ohlsen P (1968) Endocrine and exocrine pancreatic function in pancreatitis. Acta Med Scand (Suppl 484) – 17. Perley M, Kipnis D (1966) Plasma insulin responses to glucose and tolbutamide of normal

weight and obese diabetic and non diabetic subjects. Diabetes 15: 867–874 – 18. Rösch W, Philipp J, Gebhardt Ch (1979) Endoscopic duct obstruction in chronic pancreatitis. Endoscopy 11: 43–46 – 19. Rösch W, Gebhardt Ch (1981) Endoscopic duct obstruction in severe chronic pancreatitis. Gastrointest Endosc 27: 49–51 – 20. Ryan WG, Nibbe AF, Schwartz TB (1967) Beta-cytotrophic effects of glucose, glucagon and tolbutamide in man. Lancet 1: 1255–1256 – 21. Schmidt FH (1961) Die enzymatische Bestimmung von Glukose und Fruktose nebeneinander. Klin Wochenschr 39: 1244–1247 – 22. Schneider MU, Gebhardt Ch, Pichl J, Meister R, Lux G, Heptner G, Domschke S, Domschke W (1983) Effect of pancreatic duct occlusion on endocrine and exocrine pancreatic function in man. Digestion 28: 60–61 – 23. Snedecor GW (1967) Statistical methods. Iowa State University Press, Iowa – 24. Steegmüller KW, Märklin HM, Fischer R (1982) Die partielle Duodenopancreatektomie mit Pankreasgangokklusion. Vorläufige Ergebnisse. Z Gastroenterol 20: 617–622 – 25. Temler RS, Felber JF (1976) Radioimmunoassay of human plasma trypsin. Biochim Biophys Acta 445: 720–728 – 26. Vinik AI, Jackson WPV (1980) Endocrine secretions in chronic pancreatitis. In: Podolsky S, Viswanathan M (eds) Secondary diabetes: the spectrum of the diabetic syndrome. Raven Press, New York, p 165 – 27. Yalow RS, Berson SA (1960) Immunoassay of endogenous plasma insulin in man. J Clin Invest 39: 1157–1175

Lankisch, P. G., Brauneis, J., Otto, J., Göke, B. (Abt. für Gastroenterologie und Stoffwechsel, Med. Klinik der Universität Göttingen)

Pankreolauryl- und NBT-PABA-Test: Ein Vergleich von Serum- und Urintests

Mit Hilfe der sondenlosen Pankreasfunktionstests (NBT-PABA- und Pankreolauryltest) kann in der Regel eine mäßig schwere oder schwere exokrine Pankreasinsuffizienz erkannt werden [5]. Seit kurzem ist die Messung von PABA [1, 3, 6] und Fluoreszein [4] auch im Serum möglich.

Da bei alten, schwerkranken und ambulanten Patienten das korrekte Urinsammeln schwierig sein kann und eine Verkürzung der Testdauer wünschenswert ist, sollte jetzt überprüft werden, ob die Bestimmung von Fluoreszein und PABA im Serum die gleiche Aussagefähigkeit über die exokrine Pankreasfunktion hat wie ihr Nachweis im Urin.

Patienten und Methodik

Der NBT-PABA-Test (Hoffmann-La Roche, Grenzach) und der Pankreolauryltest (PLT; Temmler, Marburg) wurden bei 22 Gesunden (normaler Sekretinpankreozymintest, durchgeführt nach Creutzfeldt [2]), 17 Patienten mit gastrointestinalen nichtpankreatogenen Erkrankungen (normaler Sekretinpankreozymintest; Morbus Crohn 6, Sprue 5, irritables Kolon 2, Colitis ulcerosa, Zustand nach Billroth II, Zustand nach akuter Pankreatitis, Sjögren-Syndrom je 1 Patient) und 31 Patienten mit chronisch rezidivierender Pankreatitis (CRP) durchgeführt. Bei allen Patienten mit CRP waren die Bikarbonatkonzentration und die Enzymsekretion im Sekretinpankreozymintest erniedrigt; 17 von ihnen (55%) hatten eine Steatorrhoe.

Fluoreszein und PABA wurden vor sowie 60, 90, 120, 150, 180, 210, 240, 300 und 600 min nach Gabe der Testkapseln im Serum bestimmt.

Ergebnisse

Der PLT (Urintest) fiel bei allen gesunden Normalpersonen und bei 14 von 17 (82,4%) Patienten mit nichtpankreatogenen Erkrankungen normal und bei 30 von 31 Patienten mit CRP (96,8%) pathologisch aus. Nach dem NBT-PABA-Test (Urintest) war die exokrine Pankreasfunktion normal bei allen Gesunden und bei 13 der 17 Patienten (76,4%) mit

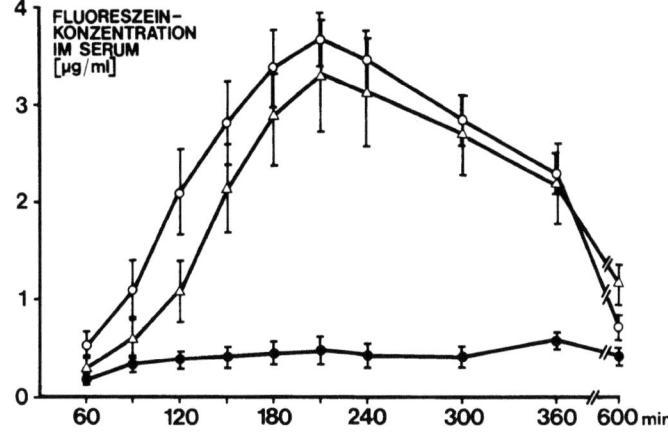

Abb. 1. Fluoreszeinkonzentration im Serum (x ± SEM) während eines Pankreolauryltestes bei 22 gesunden Normalpersonen (○), 17 Patienten mit nichtpankreatogenen Erkrankungen und normaler Pankreasfunktion (△) und 31 Patienten mit chronisch rezidivierender Pankreatitis (●)

nichtpankreatogenen Erkrankungen. Bei 27 der 31 Patienten mit CRP (87,1%) ergab der Test ein pathologisches Ergebnis.

Die Fluoreszeinmessung im Serum zeigte ähnliche Werte für die gesunden Normalpersonen und die Patienten mit nichtpankreatogenen Erkrankungen. Die höchsten Werte wurden nach 210 min gemessen (Abb. 1). Dagegen ergaben die Bestimmungen bei Patienten mit CRP keinen nennenswerten Anstieg. Die Messung der PABA-Werte im Serum führte wiederum zu ähnlichen Werten für die beiden erstuntersuchten Gruppen. Der Gipfelwert war nach 180 min erreicht (Abb. 2). Die Messung bei Patienten mit CRP zeigten einen deutlich flacheren und verzögerteren Anstieg.

Die beste Diskriminierung (lineare Diskriminanzanalyse) ergab sich beim PLT nach 210 min (Trennwert 1,5 µg/ml) und beim NBT-PABA-Test nach 150 min (Trennwert 20 nmol/ml). Danach führte die Fluoreszeinmessung bei den Gesunden in allen Fällen und bei 14 von 17 Patienten (82,4%) mit nichtpankreatogenen Erkrankungen, die PABA-Bestimmung bei 21 von 22 Gesunden (95,5%) und zwölf von 17 Patienten mit nichtpankreatogenen Erkrankungen (70,6%) zu einem normalen Ergebnis. Von den 31 Patienten mit CRP hatten 30 (96,8%) bzw. 27 (87,1%) einen pathologischen Serum-PLT bzw. -NBT-PABA-Test.

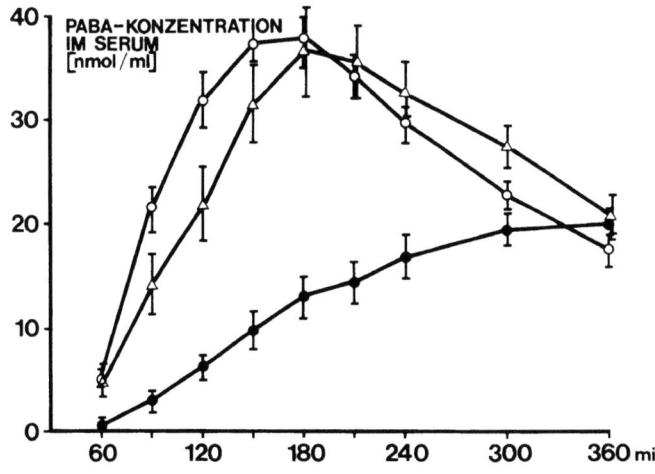

Abb. 2. PABA-Konzentration im Serum (x ± SEM) während eines NBT-PABA-Testes bei 22 gesunden Normalpersonen (○), 17 Patienten mit nichtpankreatogenen Erkrankungen und normaler Pankreasfunktion (△) und 31 Patienten mit chronisch rezidivierender Pankreatitis (●)

Diskussion

Die beste Möglichkeit zur Unterscheidung von Patienten mit normaler oder pathologischer Pankreasfunktion gelang nach 150 min im Serum-NBT-PABA-Test und nach 210 min im Serum-PLT. Dies entspricht Untersuchungen von Delchier und Soule [3], die die beste Differenzierung beim Serum-NBT-PABA-Test nach 120 bzw. 180 min fanden. Im Gegensatz dazu berichteten Wolf et al. [6], daß die beste Trennmöglichkeit bereits nach 60 min vorlag. Bei der ersten Beurteilung des Serum-PLT gelang eine befriedigende Trennung zwischen pankreasgesunden und -kranken Patienten erst nach 4–5 Std [4]. Beide zuletzt genannten Arbeitsgruppen hatten jeweils nur kleine Patientengruppen untersucht.

Unsere Ergebnisse zeigen, daß die Aussagefähigkeit der Serum- und Urintests zum Nachweis bzw. Ausschluß einer exokrinen Pankreasinsuffizienz mäßigen bis ausgeprägten Schweregrades gleichwertig ist. Die Serumtests stellen daher eine Alternative zu den Urintests dar, wenn Patienten untersucht werden sollen, bei denen aus Alters-, Krankheits- oder anderen Gründen ein korrektes Urinsammeln nicht möglich ist. Ein erster Vergleich zwischen beiden Serumtests zeigt, daß der Serum-PLT eine bessere Diskriminierung als der Serum-NBT-PABA-Test zwischen Patienten mit normaler und pathologischer Pankreasfunktion ermöglicht.

Zusammenfassung

Bei 39 Normalpersonen und Patienten mit normaler und 31 Patienten mit pathologischer exokriner Pankreasfunktion wurden Fluoreszein und PABA im Serum während eines Pankreolauryl- bzw. NBT-PABA-Testes (Urintest) gemessen. Die beste Differenzierung zwischen beiden Gruppen war nach 150 min (NBT-PABA-Test) und nach 210 min (Pankreolauryltest) möglich. Serum- und Urintests hatten die gleiche Aussagefähigkeit. Mit Hilfe des Serumpankreolauryltestes scheint eine bessere Diskriminierung zwischen Patienten mit normaler und pathologischer Pankreasfunktion möglich zu sein.

Literatur

1. Bornschein W (1981) Der PABA-Peptid-Serum-Test. Dtsch Med Wochenschr 106: 1676–1677 – 2. Creutzfeldt W (1964) Funktionsdiagnostik bei Erkrankungen des exokrinen Pankreas. Verh Dtsch Ges Inn Med 70: 781–801 – 3. Delchier JC, Soule JC (1983) BT-PABA test with plasma measurements: evaluation of sensitivity and specificity. Gut 24: 318–325 – 4. Laggner A, Bastian L, Prager J, Pointner H, Deutsch E (1981) Pankreas-Funktionsdiagnostik. Vereinfachtes Screening mit Fluoreszein-Dilaurat durch Serumkonzentrationsbestimmungen. Fortschr Med 99: 589–591 – 5. Lankisch PG (1982) Progress report: Exocrine pancreatic function tests. Gut 23: 777–798 – 6. Wolf CH, Ehrig C, Brunner H (1981) Paraaminobenzoesäurespiegel im Serum nach Gabe von N-Benzoyl-L-tyrosyl-Paraaminobenzoesäure als Suchtest der exkretorischen Pankreasfunktion. Schweiz Med Wochenschr 111: 343–347

Hämatologie

Buhl, R., Palitzsch, A. (Zentrum der Kinderheilkunde, Universität Frankfurt/Main), Hänsch, G. M., Rother, U., Rauterberg, E. W., Rother, K. (Institut für Immunologie und Serologie, Universität Heidelberg)
Leukozytenmobilisierender Faktor:
Herkunft der reagierenden Zellen aus dem Knochenmark*

1. Einleitung

Ein Charakteristikum der Entzündungsreaktion ist der Anstieg der Leukozytenzahl in der Zirkulation und die Ansammlung solcher Zellen im Entzündungsgebiet. Als ein der Pathogenese der Leukozytosereaktion zugrundeliegendes Prinzip konnte der leukozytenmobilisierende Faktor (LMF) identifiziert werden. LMF entsteht im Zuge der Reaktion des Komplement (C)-Systems als Spaltprodukt der 3. Komponente (C3). Es handelt sich um ein saures Peptid mit einem Molekulargewicht zwischen 10 000 D und 15 000 D. LMF bewirkt die Freisetzung von Leukozyten aus den Depots des Organismus. Die Injektion einer aus humanem Serum gereinigten LMF-Präparation führt im Tier zu einer Vermehrung der Leukozyten in der Zirkulation [6].

Das Knochenmark nimmt eine zentrale Stellung im Hinblick auf Produktion und Freisetzung von Leukozyten ein. Am In vitro-Modell des isoliert perfundierten Markknochens wurde untersucht, inwieweit das Knochenmark auf die LMF-Aktivität mit einer Ausschwemmung von Leukozyten antwortet. Der Zusatz von Adrenalin zum Perfusionsmedium erlaubte die Abgrenzung dieser Reaktion von einer möglichen, LMF-vermittelten Demargination von Leukozyten in den ossären Blutgefäßen.

2. Methoden

2.1 Reinigung des leukozytenmobilisierenden Faktors

In normalem Humanserum wurde das C-System durch Antigen/Antikörperkomplexe aktiviert. LMF verblieb nach Proteinfällung mit 50% Ammoniumsulfat im Überstand und konnte nach Pevikonelektrophorese im Präalbuminbereich nachgewiesen werden. Als letzter Reinigungsschritt wurde eine Gelfiltration mittels Sephadex G200 durchgeführt [3, 6].

2.2 In vitro-Perfusion eines Markknochens

Ein freipräparierter markhaltiger Röhrenknochen (Femur einer SD-Ratte) wurde an ein Perfusionssystem angeschlossen und mit einem geeigneten Medium (Medium 199, Gibco Europe) mit Zusätzen von 1% Heparin und 1% Rinderserumalbumin durchspült (Flußrate 50 µl/min). Das Knochenperfusat wurde aufgefangen und aus der Leukozytenzahl im Perfusat auf die leukozytenmobilisierende Aktivität einer dem Medium zugegebenen („injizierten") Testsubstanz geschlossen [3, 6].

2.3 Perfusionsfixierung der Knochenpräparate

Zur Fixierung wurden die Präparate für je 8 min mit den Fixierungslösungen I und II durchströmt (Lösung I: 4% Glutaraldehyd, 4% Paraformaldehyd und 2,5% Polyvinylpyrrolidon in 0,09 M Phosphatpuffer; Lösung II: 8% Glutaraldehyd, 8% Paraformaldehyd, 2,5% Polyvinylpyrrolidon und 0,05% Pikrinsäure in 0,09 M Phosphatpuffer). Nach Fixierung wurde die Kortikalis der Knochen entfernt, das Präparat entwässert und in Epon 812

* Mit Unterstützung durch die Deutsche Forschungsgemeinschaft

1267

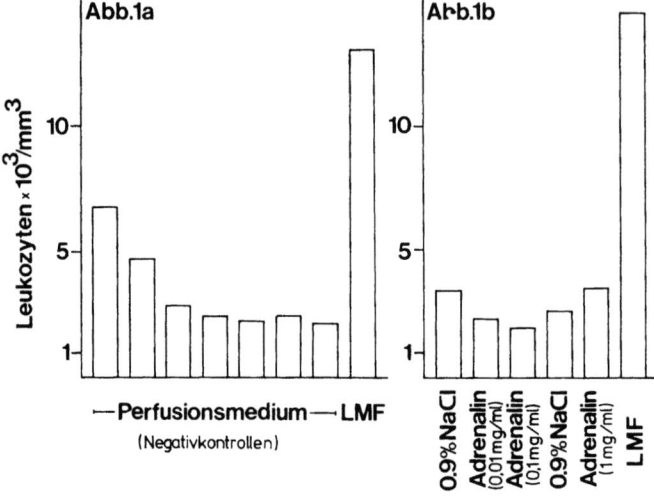

Abb. 1. Leukozytenzahl im Knochenperfusat nach Zugabe der Testsubstanzen zum Perfusionsmedium

eingebettet. Zur mikroskopischen Untersuchung der Präparate wurden Semidünnschnitte mit dem Porter-Blum-Ultramikrotom angefertigt [5].

3. Ergebnisse

3.1 Mobilisierung von Leukozyten aus dem Markknochen durch LMF

Der LMF bewirkt eine Freisetzung von Leukozyten aus dem Knochenpräparat (Abb. 1a). Die Zugabe einer LMF-Verdünnung (50 µg LMF/ml 0,9% NaCl-Lösung) zum Perfusionsmedium rief im Vergleich zu den Kontrollen eine 2–6fache Steigerung der Leukozytenzahl im Knochenperfusat hervor. Dagegen beeinflußte die Zugabe LMF-negativer Substanzen (Perfusionsmedium, Negativkontrollen) die Leukozytenzahl im Perfusat des Knochenpräparates nicht.

3.2 Abgrenzung der LMF-Wirkung von einer Leukozytendemargination in den Blutgefäßen des Knochens

Adrenalin erhöht die Leukozytenzahl im Blut durch Verschiebung von an Gefäßwände marginierten Zellen in die Zirkulation. Eine Freisetzung von Leukozyten aus den Speichern des Knochenmarks ist an dieser Reaktion nicht beteiligt [1, 2]. Von einer solchen Demarginierungsreaktion in den Blutgefäßen des Knochenpräparates läßt sich die Leukozytenmobilisierung durch LMF abgrenzen (Abb. 1b).

Adrenalinzusatz (Suprarenin, Hoechst AG) zum Perfusionsmedium führte nicht zu einer gesteigerten Mobilisierung von Leukozyten aus dem Knochenpräparat. Die Wirkung einer nachfolgenden LMF-Aktivität wurde durch den Adrenalinzusatz nicht beeinträchtigt. Zum Vergleich: 0,3 ml der verwendeten Adrenalinverdünnung (1 mg/ml 0,9% NaCl) steigerten die Leukozytenzahl im Blut eines Menschen innerhalb von 5 min auf 140% des Ausgangswertes [4].

3.3 Histologie der Knochenpräparate

Die leukozytenmobilisierende Wirkung des LMF läßt sich am histologischen Präparat der Rattenfemura nach Perfusion mit und ohne LMF-Zusatz zum Perfusionsmedium nachweisen (Abb. 2).

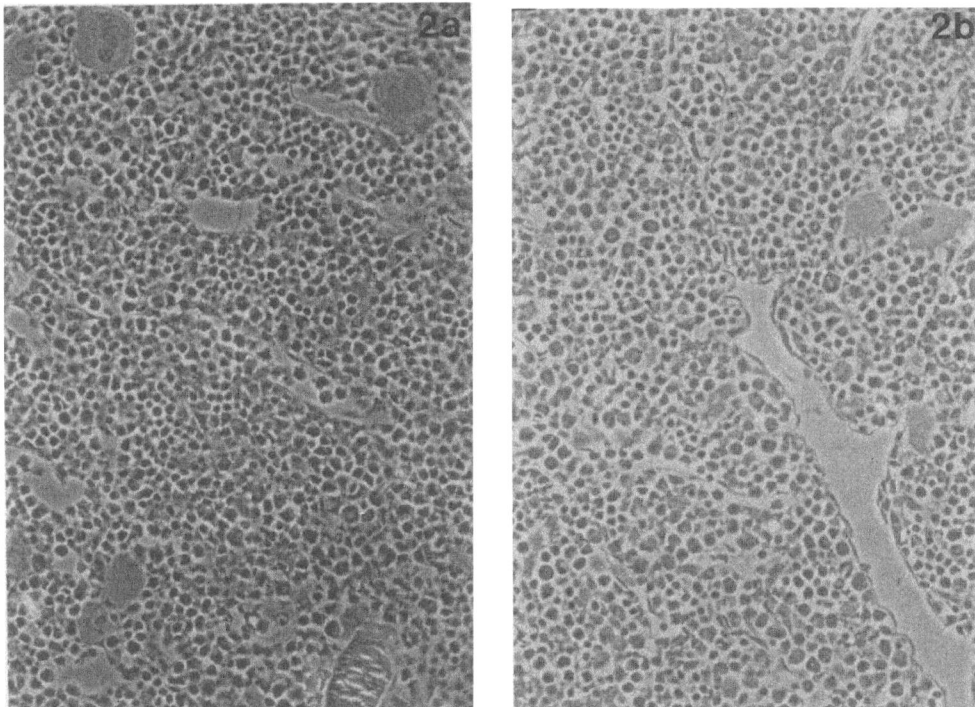

Abb. 2. Knochenmark eines mit Perfusionsmedium (Abb. 2a) bzw. Medium mit LMF-Zusatz (Abb. 2b) durchspülten Rattenfemur (Färbung mit Toluidinblau, 785fache Vergrößerung)

In den Sinus des mit LMF perfundierten Präparates sind als Folge der LMF-Wirkung nur noch vereinzelt intravaskulär Zellen zu erkennen (Abb. 2b). Demgegenüber ist das Lumen des Sinus des Kontrollpräparates (ohne LMF-Zusatz) angefüllt mit Zellen (Abb. 2a).

Das nach Perfusion des Knochenpräparates mit Medium und Adrenalinzusatz erhaltene histologische Bild war vergleichbar der Abb. 2a.

4. Zusammenfassung

Der leukozytenmobilisierende Faktor entfaltet seine Aktivität (unter anderem?) am Knochenmark. LMF setzt Leukozyten aus dem Sinus des Knochenmarks frei. Die durch LMF bewirkte Mobilisierung von Leukozyten läßt sich abgrenzen von einer Demargination (wie sie durch Adrenalin hervorgerufen werden kann) in den Gefäßen des Knochenpräparates.

Literatur

1. Athens JW, Haab OP, Raab SO, Maver AM, Ashenbrucker H, Cartwright GE, Wintrobe MM (1961a) Leukokinetic studies. III. The distribution of granulocytes in the blood of normal subjects. J Clin Invest 40: 159–164 – 2. Athens JW, Haab OP, Raab SO, Maver AM, Ashenbrucker H, Cartwright GE, Wintrobe MM (1961b) Leukokinetic studies. IV. The total blood, circulating and marginal pools and the granulocyte turnover rate in normal subjects. J Clin Invest 40: 989–995 – 3. Buhl R (1983) Leukozyten-mobilisierender Faktor. Untersuchungen zur Entstehung und Wirkungsweise. Dissertation, Heidelberg, S 50–82 – 4. MacGregor RR (1977) Granulocyte adherence changes induced by hemodialysis, endotoxin, epinephrin, and glucocorticoids. Ann Intern Med 86: 35–39 –

5. Palitzsch A (1983) Leukozyten-mobilisierender Faktor. Untersuchungen zur Entstehung und Wirkungsweise. Dissertation, Heidelberg, S 162–166 – 6. Rother K (1972) Leukocyte mobilizing factor: a new biological activity derived from the third component of complement. Eur J Immunol 2: 550–558

Öhl, S., Doberauer, C., Kurschel, E., Miller, A., Schmidt, C. G., Osieka, R. (Innere Klinik – Tumorforschung – Essen)
Sequentielle, funktionelle Differenzierung und Proliferation von Leukämiezellen in einem In vivo-System

Morphologie, funktionelle Eigenschaften und Kinetik mononukleärer Phagozyten wurden bisher hauptsächlich im Tierexperiment und weniger beim Menschen untersucht [1]. Es konnte gezeigt werden, daß diese hämatopoetischen Zellinien aus dem Knochenmark stammen und nach einer Transformation, wahrscheinlich auf der Stufe der pluripotenten Stammzelle leukämische myelozytäre, myelomonozytäre und monozytäre Formen bilden können. Der an Leukämie erkrankte Patient stirbt unter anderem an Infekten, da die funktionelle Ausreifung zur Endzelle ausbleibt und große Mengen im proliferativen Kompartment verbleiben und zur Akkumulation einer großen Tumormasse führen.

Als Alternative zur zytostatischen Chemotherapie wird heute die Frage untersucht, ob leukämische Zellen unter gewissen Voraussetzungen zur Differenzierung angeregt werden können [2–4]. Wir analysierten deshalb in einem In vivo-Diffusionskammersystem (DC), kombiniert mit klonalen Methoden, das Commitment von leukämischen Zellen zur Ausreifung unter Berücksichtigung regulatorischer Faktoren und unter pharmakokinetisch annehmbaren Bedingungen. Die Ergebnisse in diesem vorläufigen Bericht beziehen sich hauptsächlich auf zytochemische, funktionelle und proliferative Eigenschaften von peripheren Zellen ausgesuchter Patienten mit AMML und AMoL. Diese werden so weit wie möglich mit Ergebnissen verglichen, die wir bei gesunden Individuen erhoben haben.

Material und Methoden

Patienten: Periphere Zellen von drei Patienten mit AMoL und drei Patienten mit AMML wurden vor Behandlung und im Rezidiv in insgesamt 14 Experimenten untersucht. Die Diagnose basierte auf dem klinischen Bild einer Leukozytose, der typischen Morphologie, Zytochemie und den sog. Oberflächenmarkern.

Kulturverfahren: Diffusionskammerkulturen (DC) wurden wie beschrieben [5] durchgeführt, um die Gesamtzellzahl und in Einzelfällen die Koloniebildungsrate in Plasma-Clot-Diffusionskammern (PCDC) zu bestimmen. Die Kammern wurden mit 5×10^4 (PCDC) oder 5×10^5 (DC) kernhaltigen Zellen gefüllt und in C-57Bl-Mäuse implantiert. Die Wirtstiere wurden vorher mit 6,5 Gy Ganzkörperbestrahlung behandelt. DC wurden nach 7 Tagen in andere Wirtstiere reimplantiert, um einen Kulturzeitraum von > 14 Tage zu erreichen. Um die Zellzahl zu bestimmen, wurden Proben an mehreren Tagen während der Kultivierung in 0,5% B Pronase und 5% Ficoll behandelt, um die Fibrinformation innerhalb der DC zu lösen. Danach konnten die DC geöffnet und Einzelzellen für die jeweiligen morphologischen und funktionellen Untersuchungen entnommen werden.

Bei den PCDC-Präparationen wurde ein Filter vom DC-Ring entfernt, der Inhalt mit 5% Glutaraldehyd fixiert und mit HE gefärbt. Die getrockneten Präparate waren nach Behandlung in Immersionsöl durchsichtig, so daß deutliche Kolonien (> 25 Zellen) gezählt werden konnten.

Die Agar-CFU-C-Technik wurde mit der üblichen Doppelschichtmethode unter Verwendung von normalen Leukozyten als Feeder durchgeführt. Dreifache Ansätze bei 7,5% CO_2 in vitro wurden nach 9 Tagen auf Koloniewachstum untersucht.

Zytochemie: Neben der May-Grünwald-Giemsa-Färbung bestimmten wir die Esteraseaktivität mit Alpha-Naphtyl-Butyrat als Substrat. Diese Färbemethode ist spezifisch für mononukleäre Phagozyten. Als Variante zur üblichen Peroxidasemethode kam hier die Phi-Body-Färbung zur Anwendung [6].

Phagozytose: Die Anzahl phagozytierender Zellen wurde nach In vitro-Inkubation mit Carbonyleisen errechnet.

³H-TdR: Ein In vitro-Markierungsindex wurde bei 20° C mit 0,1 µCi/ml ³H-Thymidin (spec. Akt. 6,7 Ci/mmol) in M 199 bestimmt. Nach einer Inkubationszeit von 60 min wurden die Zellen gewaschen, Ausstrichpräparate angefertigt und mittels Filmemulsion Autoradiogramme angefertigt. Da die Hintergrundsradioaktivität 5 Silberkörner/Zellflächenäquivalent nicht überschritt, konnten alle Zellen mit > 5 Silberkörnern über dem Kern als markiert angesehen werden.

Ergebnisse

Diffusionskammern in Mäusen als Wirtstiere eignen sich bei AMoL und AMML zur Kultivierung von Zellen über einen längeren Zeitraum. Nach 14 Tagen in DC konnte nach einem initialen starken Abfall (Abb. 1) eine absolute Zunahme der vorwiegend makrophagenähnlichen Zellen gesehen werden. Die Vorbehandlung der Wirtstiere durch subletale Ganzkörperbestrahlung erhöhte die Ausbeute von Zellen nach > 7 Tagen signifikant

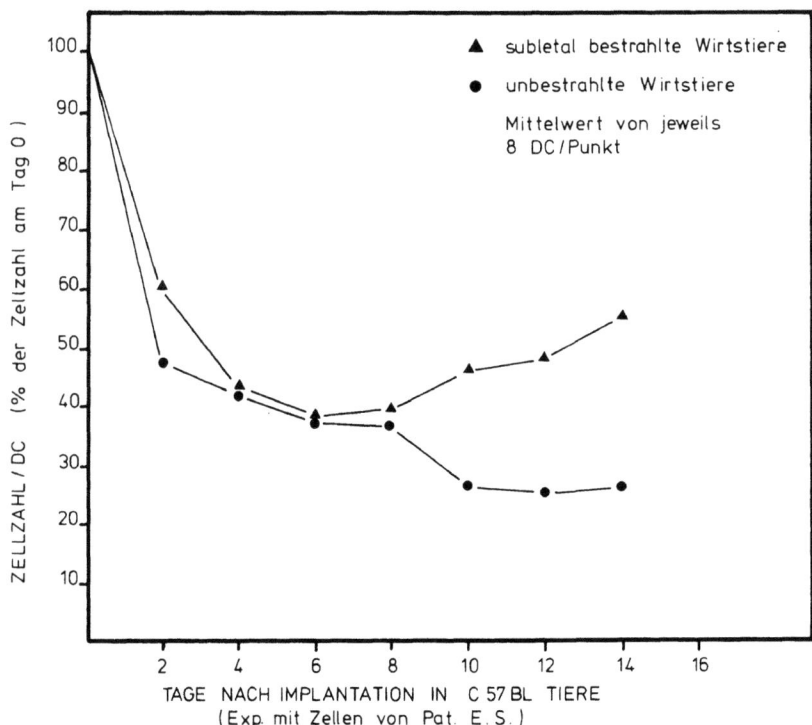

Abb. 1. Totale Zellzahl nach Implantation und Kultivierung in DC unter Verwendung von bestrahlten und unbestrahlten Wirtstieren, Morphologie der Ausgangspopulation FAB M₅

Tabelle 1. Charakterisierung der morphologischen und funktionellen Veränderungen bei repräsentativen Experimenten. Funktionelle Charakterisierung und Phänotyp (%)

Tage in Kultur	Anae	Peroxydase[b]	Phagozytose[c]	^{3}H-TdR-Einbau
0	87−91	25−29	0,1− 4	0,3−0,9
4	80−84	10−14	2 − 4	0,2−0,8
8	71−72	9−14	4 −16	0,2−0,9
10	71−74	∅	5 −10	0,1−0,4
16	41−52	∅	6 −16	∅
Normalwerte x̄ (Range) 5♀ · 5♂	4 (5−11)	60 (47−90)	24 (21−32)	< 0,01

[a] Drei repräsentative Experimente
[b] Phi-Body-Färbung
[c] Carbonyleisen
[d] 1 Std in vitro

($p < 0,01$), jedoch war die Zellzahl in der Regel deutlich niedriger als bei den von uns bisher durchgeführten DC-Kulturen mit normalem Knochenmark.

Die zytologische Untersuchung der Zellpräparationen erbrachte keinen morphologischen Unterschied zwischen Gruppen von DC-Kulturen in vorbehandelten und unbehandelten Wirtstieren. Der Anteil von phagozytierenden Zellen stieg von < 2% (0,1−4) im Ausgangsmaterial auf ca. 11% (4−16) unter einer relativen Zunahme von Esteraseaktivität (Tabelle 1). Der Einbau von ^{3}H-TdR war immer < 1% unabhängig von Zelltyp und Kulturdauer.

Die mikroskopische Untersuchung von PCDC erbrachte in allen Experimenten Clusterbildung mit Linearität in Abhängigkeit von den ursprünglich implantierten Zellen. CFU-C waren nicht in ausreichender Menge vorhanden, um eine Aussage machen zu können.

Diskussion

Unsere Ergebnisse demonstrieren, daß die beschriebenen In vivo-Kulturverfahren sich zu Untersuchungen von Proliferation und Differenzierung von menschlichen Leukämiezellen eignen. In sieben Versuchen mit Zellen von akuten Monozytenleukämien (FAB M$_5$) fand sich stimuliertes Wachstum in unbestrahlten Wirtstieren, jedoch eine deutlich höhere Zellausbeute in subletal bestrahlten Mäusen. Die FAB-M$_5$-Zellen, die hier benutzt wurden, repräsentieren besonders eindrucksvolle Testpopulationen, da die monozytoiden Zellen über verschiedene Reifungsstufen zu phagozytierenden Makrophagen mit typischer Morphologie und zytochemischen Markern ausreifen.

Die Stimulation im genannten System wird am ehesten durch eine noch zu definierende humorale, stimulatorische Aktivität (HSA) oder durch große Mengen von CSA (colony stimulating activity) verursacht [7].

Bei Verwendung von Blasten als Ausgangsmaterial darf die Entstehung von reifen Zellen auf Differenzierungsvorgänge zurückgeführt werden [8]. Unsere Befunde haben ein endogenes Differenzierungspotential gewisser leukämischer Zellen belegt. In diesem Modell sollen weiterhin exogene organische Komponenten auf Differenzierungswirkung getestet werden.

Literatur

1. van Furth R, van Zweet TL (1983) Cytochemical, functional, and proliferative characteristics of promonocytes and monocytes form patients with monocytic leukemia. Blood 62: 298−304 − 2. Paran M, Sachs L, Barak Y, Rosnitzky P (1970) In vitro induction of granulocyte differentiation in hematopoietic cells form leukemic and non-leukemic patients. Proc Natl Acad Sci USA 67: 1542−1549 − 3. Stenzel KH, Schwartz R, Rubin AL, Nowogrodsky A (1980) Chemical inducers of differentiation in Friend leukaemia cells inhibit lymphocyte mitogenesis. Nature 285: 106−107 − 4. Koeffler HP (1983) Induction of differentiation of human myelogenous leukemia cells: therapeutic implications. Blood 62: 709−721 − 5. Steinberg HN, Handler ES, Handler EE (1976) Assessement of erythrocytic and granulocytic colony formation in an in vivo plasma clot diffusion chamber culture system. Blood 47: 1041−1051 − 6. Hanker JS, Laszlo J, Moore JO (1978) The light microscopic demonstration of hydroperoxidase-positive phi bodies and rods in acute myeloid leukemia. Histochemistry 58: 241−252 − 7. Shadduck RK, Carsten AL, Chikkappa G, Cronkite EP, Gerard E (1978) Inhibition of diffusion chamber (DC) granulopoiesis by anti-CSF serum. Proc Soc Exp Biol Med 158: 542−549 − 8. Hoelzer D, Kurrle E, Schmücker H, Harris EB (1977) Evidence for differentiation of human leukaemic blood cells in diffusion chamber culture. Blood 49: 729−744

Eckhardt, Th., Schütt, Ch. (Zentrum für Innere Medizin am Klinikum der Justus-Liebig-Universität Gießen)

Thrombin- bzw. leukozytenproteasenvermittelte Proteolyse des Fibrinogens bei akuter myeloischer Leukämie

Einleitung

Fibrinopeptide sind spezifische Indikatoren für die um Fibrinogen in vivo konkurrierenden Proteasen Thrombin (Fibrinopeptid A = FPA, Desarginin-Fibrinopeptid B = Des-Arg-FPB, Bβ 1−13) und Plasmin (Bβ 1−42) [3]. Ihre Spiegel, die radioimmunologisch im pmol-Bereich meßbar sind [2, 4, 5], reflektieren die Aktivität der jeweiligen Protease in vivo. Auch Leukozytenproteasen wie Elastase proteolysieren Fibrinogen. Unter ihrer Einwirkung entstehen Peptide der N-terminalen Aα- und Bβ-Kette, die die Fibrinopeptidsequenz enthalten und aus denen deshalb in vitro FPA und FPB (Fibrinopeptid B) freigesetzt werden. Sie sind als thrombininduzierbare FPA- bzw. FPB-Immunoreaktivität (TIFPA, TIFPB) meßbar [1]. Wir haben versucht, die Einwirkung dieser drei Proteasen bei Patienten mit akuter myeloischer Leukämie (AML) vor und während der Therapie, während der Knochenmarksdepression und in der Remission in vivo nachzuvollziehen.

Ergebnisse und Diskussion

Die Peptidspiegel einzelner Patienten vor Einleitung der Therapie sind in Tabelle 1 zusammengefaßt. Bei zwei Patienten mit AML FAB M1 wurden weder vor noch während der Chemotherapie erhöhte Peptidspiegel gemessen.

Zwei weitere Patienten mit AML FAB M3 wiesen vor der Therapie eine Konstellation von marginal erhöhtem TIFPA und deutlich erhöhtem TIFPB bei normalem FPA und Bβ 1−13 auf. Sowohl TIFPA- als auch TIFPB-Spiegel stiegen unter der Therapie an, um am Ende der Therapiephase Normalwerte zu erreichen. Ohne Nachweis einer Fibrinogenolyse entspricht dieses Proteolysemuster dem, was Bilezikian und Nossel als typisch für die Einwirkung von Leukozytenproteasen auf Fibrinogen in vitro beschrieben [1].

In fünf Fällen von FAB M4/5-Leukämie wurde ein Mischbild beobachtet: Bei einigen Patienten fanden wir das von Nossel et al. beschriebene Proteolysemuster einer intravasalen Gerinnung (DIC) (Bβ 1−42 > FPB > Bβ 1−13) [4]. Bei einigen Patienten überwogen jedoch

Tabelle 1. Fibrinopeptidspiegel bei akuter myeloischer Leukämie vor Therapie (FAB M1−5: Leukämieklassifikation; FPA: Fibrinopeptid A.; TIFPA: thrombininduzierbares Fibrinopeptid A: TIFPB: thrombininduzierbares Fibrinopeptid B; Bβ 1−13: des-Arginin-Fibrinopeptid B)

Patient	FAB (m)	FPA	TIFPA	TIFPB	Bβ 1−13	Blastenzahl (pro µl)
		(Konzentration in pmol/ml)				
1	1	0,6	1,1	4,2	0,6	−
2	1	1,9	−	8,5	0.2	17 600
3	2	0,8	−	9,8	−	−
4	3	1,3	5,3	5,5	−	−
5	3	0,3	1,1	18,5	0,6	300
6	3	0,5	1,4	8.3	0,4	11 500
7	3	0,9	0,2	5,7	1,2	59 000
8	3/4	2,6	0,9	28.0	0,7	−
9	4	4,6	21,4	59,4	1,3	65 000
10	4	10,8	−	8,7	3,1	10 000
11	4/5	0,9	−	4,8	−	−
12	4/5	1,0	1,7	2,4	−	118 000
13	4/5	1,5	6,9	45,5	2,4	34 000
14	5	7,4	3,6	21,1	1,5	70 000
15	5	25,3	−	> 390	5,6	52 000 (total)
Normalwerte		< 1	< 1	< 3	< 1	−

die thrombininduzierbaren FPA- und FPB-Immunoreaktivitäten. Es bestanden erhebliche Diskrepanzen zwischen den einzelnen Patienten: Solchen mit intensiver Spontanproteolyse bei mäßig hohen peripheren Blastenzahlen standen andere mit extrem hohen Zellzahlen gegenüber, die erst unter der Chemotherapie erhöhte Peptidspiegel ausbildeten. Bei dieser Gruppe schien die Überlappung der Proteolysemuster angesichts der erkrankten, inhomogenen (myelomonozytären) Zellpopulation plausibel.

Zwei Patienten mit monozytärer Leukämie zeigten vor der Therapie ein spontanes DIC-Muster. Verlaufsbeobachtungen unter der Therapie liegen bisher nicht vor.

Diese Daten eines kleinen Patientenkollektivs zeigen, daß (außer bei unreifer FAB M1-Leukämie) in der Mehrzahl der Patienten Fibrinogenderivate radioimmunologisch meßbar sind, auch wenn konventionelle Gerinnungsparameter keinen Hinweis auf eine Umsatzsteigerung von Gerinnungskomponenten auf dem Boden einer thrombin-, plasmin- oder zellproteasenvermittelten Proteolyse geben. Das Proteolysemuster war bei einem Teil der FAB M4/5-Patienten beweisend dafür, daß spontan oder therapieinduziert − möglicherweise über die Freisetzung von zellulärem Thromboplastin − Thrombin und sekundär Plasmin entsteht, auch wenn keine zusätzlichen Mechanismen einer Gerinnungsaktivierung (z. B. Sepsis) wirksam werden. Bei diesen Patienten läßt sich die thrombininduzierte Fibrin I- (FPA) und Fibrin II-Bildung (Des-Arg-FPB, Bβ 1−13) sowie die plasmininduzierte Fragment X-Bildung (Bβ 1−42, TIFPB) verfolgen. Während hier die Bβ 1−13 und Bβ 1−42-Spiegel den Bewegungen des FPA parallel gehen bzw. ihnen folgen (als Ausdruck der sich immer wieder erneut einpegelnden Thrombin-Plasminbalance), sind die therapieinduzierten Veränderungen von TIFPA und TIFPB bei AML FAB M3 unabhängig von den durchweg normalen FPA- und Bβ 1−13-Werten. Dies weist auf einen anderen Proteolysemodus hin, der mit den In vitro-Befunden von Bilezikian und Nossel in Einklang steht, die eine atypische Proteolyse bei Einwirkung von Leukozytenproteasen auf Fibrinogen fanden [1].

Somit lassen sich mit Hilfe spezifischer Radioimmunassays verschiedene Proteolysemuster bei verschiedenen Formen der AML nachweisen. Die Annahme einer krankheitsspezifischen Proteolyse ist jedoch nur bei Patienten ohne superponierte septische Komplikationen möglich, da diese ihrerseits zu einer Gerinnungsaktivierung und einem Anstieg der

Fibrinopeptide führen. Wir beobachteten einen Patienten, der unter der Therapie eine Sepsis durchmachte und bei dem sich das initiale (krankheitsspezifische) Proteolysemuster mit hohem TIFPA und TIFPB sowie normalem FPA mit einem sepsisbedingten FPA-Anstieg über mehrere Tage vermischte.

Der Einfluß septischer Komplikationen auf die Peptidspiegel läßt sich besonders gut in der Phase der Knochenmarksdepression einschätzen, da hier leukämische Zellen nicht wirksam werden. Alle Patienten, die in dieser Phase fieberfrei blieben, zeigten durchweg normale Peptidspiegel. Alle Patienten, die trotz antibiotischer Behandlung Fieber entwickelten, wiesen während der gesamten Phase der Knochenmarksdepression das Proteolysemuster einer protrahiert verlaufenden disseminierten intravaskulären Gerinnung auf ($B\beta$ 1−42 > FPA > $B\beta$ 1−13). Falls im initialen Fieberanstieg Blut entnommen werden konnte, überwog die Thrombinaktivität (FPA > $B\beta$ 1−42). An den nachfolgenden Tagen wurde zumeist eine protrahierte $B\beta$ 1−42-Erhöhung beobachtet ($B\beta$ 1−42 > FPA) als Ausdruck einer kompensierten DIC. Bei der Wiedererlangung einer adäquaten Knochenmarksfunktion normalisierten sich die Peptidspiegel, falls eine Remission erreicht wurde.

Zusammenfassung

Durch Modifikation der Probenaufarbeitung und mit Hilfe selektiver Antisera lassen sich in verschiedenen Phasen der Leukämiebehandlung bestimmte Fibrinogenproteolysemuster differenzieren: eine thrombininduzierte, möglicherweise über zelluläres Thromboplastin vermittelte intravaskuläre Gerinnung bei FAB M4/5 ($B\beta$ 1−42 > FPA > $B\beta$ 1−13 > TIFPA), und eine wahrscheinlich zellproteasenvermittelte atypische Proteolyse bei FAB M3/4 (TIFPB > TIFPA > FPA > $B\beta$ 1−13). Als Aktivitätsindex der Leukämie und damit als Verlaufsparameter sind die Peptidspiegel nur bei Patienten mit ausgeprägter Spontanproteolyse verwertbar. Bei septischen Komplikationen wurden während der Therapie oder der Knochenmarksdepression die Marker einer protrahierten kompensierten disseminierten intravasalen Gerinnung beobachtet, die je nach Intensität mit konventionellen Methoden nicht faßbar ist.

Mit Unterstützung der Deutschen Forschungsgemeinschaft

Literatur

1. Bilezikian SB, Nossel HL (1977) Unique pattern of fibrinogen cleavage by human leukocyte proteases. Blood 50: 21−28 − 2. Eckhardt T, Nossel HL et al. (1981) Measurement of desarginine fibrinopeptide B in human blood. J Clin Invest 67: 809−816 − 3. Nossel HL (1981) Relative proteolysis of the fibrinogen $B\beta$ chain by thrombin and plasmin as a determinant of thrombosis. Nature 219: 165−167 − 4. Nossel HL, Wasser J et al. (1979) Sequence of fibrinogen proteolysis and platelet release after intrauterine infusion of hypertonic saline. J Clin Invest 64: 1371−1378 − 5. Nossel HL, Younger LE et al. (1971) Radioimmunoassay of human fibrinopeptide A. Proc Natl Acad Sci USA 68: 2350−2353

Mohr, R., Schlotmann, M., Gerecke, D., Raftery, B., Düvel, H. (Köln)
Ein Proteinfragment mit antiproteolytischer Aktivität (PIA) als Marker bei akuten Leukosen (AML, AMML, AUL, ALL, PML)

Manuskript nicht eingegangen

Streuli, R. A., Rhyner, K. (Departement für Innere Medizin, Med. Poliklinik, Universitätsspital Zürich)

Oxidierte Sterole erhöhen die Thrombozytenaggregabilität. Teilfaktor bei der Atherogenese?

Sterole spielen nicht nur eine bedeutende metabolische Rolle als Grundsubstanzen bei der Biosynthese von Hormonen und Vitamin D, sie sind auch unentbehrliche strukturelle Komponenten jeder Zelle. Cholesterin oder dessen Derivate sind obligate Bestandteile der Zellmembran fast aller Spezies [1]. Die Zellmembran ist eine Phospholipidcholesterindoppelschicht, welche ein Mosaik von schwimmenden Proteinmolekülen enthält [2]. Das Cholesterin hat einen maßgebenden Einfluß auf die Fluidität der Zellmembran, indem es deren „intermediären Gelzustand" (intermediate gel state) bewirkt [3]. Viele Säugetierzellen vermögen das Cholesterin, welches sie für den Aufbau der Zellmembran benötigen, selber zu synthetisieren. Das Schlüsselenzym der Cholesterinsynthese ist die 3-Hydroxy-3-Methylglutaryl-CoA-Reduktase. Die Regulation der Syntheserate erfolgt wahrscheinlich auf dem Weg einer Hemmung des Enzyms durch oxidierte Derivate des Cholesterins [4]. Die Blockierung der zellulären Cholesterinsynthese ist aber nicht der einzige Wirkungsmechanismus dieser Substanzen, sondern sie haben auch tiefgreifenden Einfluß auf Zellmorphologie und Membraneigenschaften. Oxidierte Sterole werden nämlich in vitro als Cholesterinanaloga in die Membran eingebaut und führen so zum Beispiel zu einer Hemmung der E-Rosettenbildung menschlicher Lymphozyten [5], zu einer erhöhten osmotischen Resistenz der Erythrozyten [6] und zu einer Blockierung der chemotaktischen Migrationsfähigkeit der Granulozyten [7].

Mit unseren Experimenten haben wir den Einfluß von oxidierten Sterolen auf die Aggregabilität von Thrombozyten untersucht.

Methoden

Mit Natriumzitrat antikoaguliertes Blut von gesunden Probanden wurde bei 20° C mit 160 g für 2 min zentrifugiert. Das plättchenreiche Plasma (PRP) des Überstandes wurde während 60 min bei 37° C mit oxidierten Sterolen (7αOH-Cholesterol und 7βOH-Cholesterol) inkubiert. Die Endkonzentration der oxidierten Sterole variierte zwischen 12,5 und 50 µmol. Die oxidierten Sterole waren in DMSO gelöst (Endkonzentration: 1%). Die Aggregationsmessung erfolgte in einem Doppelkanalaggregometer. Das PRP wurde mittels plättchenarmem Plasma auf eine Thrombozytenzahl von 3×10^5/µl eingestellt. Die Auslösung der Aggregation erfolgte durch Zufügen von 50 µl 50 µM ADP zu 450 µl PRB. Als Maß der Thrombozytenaggregation diente die prozentuale Abnahme der optischen Dichte des plättchenreichen Plasmas zur Zeit der maximalen Aggregation. Mehrere Experimente wurden in lipoproteinfreiem Medium durchgeführt, da oxidierte Sterole an Lipoproteine gebunden werden [8]. Die Thrombozyten wurden dazu abzentrifugiert und nach der Methode von Mustard et al. [9] gewaschen. Die Waschflüssigkeit enthielt neben Elektrolyten und Apyrase, Glukose sowie bovines Serumalbumin. Eine Plättchensuspension (Thrombozyten: 3×10^5/µl) in der Waschflüssigkeit wurde im Aggregometer nach Zugabe von Fibrinogenlösung mit ADP in üblicher Weise aggregiert. Die Messung des Gehaltes an oxidierten Sterolen in den Thrombozyten erfolgte nach Lipidextraktion mit Chloroformmethanol und anschließender Verseifung mit Kaliumhydroxid durch Dünnschichtchromatographie. Die Identifizierung der Sterole gelang dank deren typischer Wanderungsgeschwindigkeit relativ zum Cholesterin und der typischen Farbe, die sie nach Besprühung mit Schwefelsäure entwickeln. Die Quantifizierung erfolgte densitometrisch [6].

Ergebnisse

7αOH-Cholesterol und 7βOH-Cholesterol führen nach Inkubation mit Plättchensuspensionen zu einer erhöhten Aggregabilität der Thrombozyten. Die Verstärkung der Aggregabilität

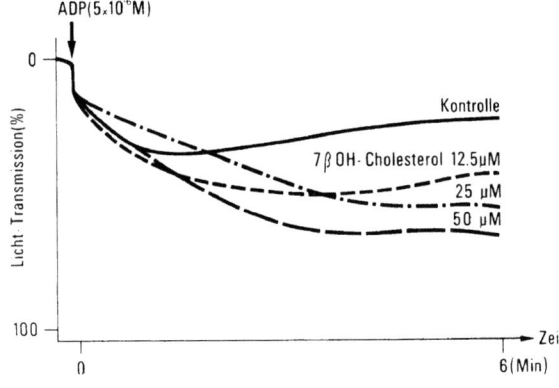

Abb. 1. Übereinanderprojizierte Aggregationskurven von Thrombozyten, die mit 7βOH-Cholesterol in steigender Konzentration (12,5–50 μM) in lipoproteinfreiem Milieu inkubiert und mit ADP aggregiert wurden

ist von der Konzentration des oxidierten Sterols im Inkubationsmedium abhängig. Die Daten der Inkubationsexperimente mit 7αOH-Cholesterol in lipoproteinhaltigem Medium sowie von 7βOH-Cholesterol in lipoproteinfreiem Medium sind in der Tabelle 1 aufgeführt. Die Aggregationskurven eines typischen Experimentes mit 7βOH-Cholesterol in lipoproteinfreiem Medium sind in der Abb. 1 dargestellt.

Die Messung des Gehaltes an 7αOH-Cholesterol in Thrombozyten, die während 60 min in 25 μM-Suspension mit dieser Substanz inkubiert worden sind, ergab den folgenden Wert: 480 ng/10^9 Thrombozyten.

Diskussion

Klinische Bedeutung erlangte die Erforschung der oxidierten Sterole als Imai et al. (1976) [10] nachwiesen, daß die Verfütterung von Cholesterin, das nach fünfjähriger Lagerung gereinigt wurde, bei Kaninchen zu keinen atheromatösen Gefäßwandveränderungen führte. Wenn jedoch die konzentrierten Verunreinigungen verabreicht wurden, traten nach kurzer Zeit schwere arterielle Wandschäden auf. Dieselben Autoren haben später nachgewiesen, daß es sich beim angiotoxischen Anteil der Cholesterinverunreinigungen um oxidierte Cholesterinderivate handelte [11]. Es gelang auch im Intima- und Mediagewebe arteriosklerotischer menschlicher Aorten oxidierte Sterole nachzuweisen [12]. Diese Befunde haben wichtige pathophysiologische und epidemiologische Implikationen. Es ist nämlich seit Jahren bekannt,

Tabelle 1. Thrombozytenaggregation nach Inkubation mit 7αOH-Cholesterol in lipoproteinhaltigem und mit 7βOH-Cholesterol in lipoproteinfreiem Milieu. Kontrollen mit 1% DMSO

Konzentration des Oxysterols (μM)	Maximale Aggregation des Oxysterols (%)	Maximale Aggregation der Kontrolle (%)	p-Wert	Zunahme der Aggregation
7αOH-Cholesterol in lipoproteinhaltigem Milieu				
12,5	80 ± 1	61 ± 2	0,06	1,3
25	48 ± 7	26 ± 1	0,006	1,8
50	60 ± 10	37 ± 10	0,04	1,6
7βOH-Cholesterol in lipoproteinfreiem Milieu				
12,5	42 ± 1	23 ± 1	0,001	1,8
25	46 ± 4	28 ± 1	0,02	1,6
50	60 ± 10	21 ± 1	0,03	2,9

daß Cholesterin an der Luft eine Tendenz zur Autooxidation hat [13]. Zweifellos haben Versuchstiere in manchen Fütterungsexperimenten zusätzlich zum Cholesterin erhebliche Mengen oxidierter Sterole erhalten und es fragt sich im Lichte dieser neueren Experimente, ob für die Atherogenese wirklich das Cholesterin selber verantwortlich ist, oder ob dessen Oxidationsprodukte die entscheidende Rolle spielen [14].

Unsere Experimente zeigen, daß oxidierte Sterole die Plättchenaggregabilität in vitro verstärken. Die in Atheromen enthaltenen oxidierten Sterole könnten auf diese Weise zur Bildung von Plättchenthromben an der Arterienwand beitragen und damit ein Teilfaktor der Atherogenese sein.

Literatur

1. Nes WR (1974) Role of sterols in membranes. Lipids 9: 596−612 − 2. Singer SJ, Nicolson GL (1972) The fluid mosaic model of the structure of cell membranes. Science 175: 720−731 − 3. Demel RA, DeKruyff B (1976) The function of sterols in membranes. Biochim Biophys Acta 457: 109−132 − 4. Kandutsch AA, Chen HW, Heiniger HJ (1978) Biological activity of some oxygenated sterols. Science 201: 498−501 − 5. Streuli RA, Chung J, Scanu AM, Yachnin S (1979) Inhibition of human lymphocyte E-rosette formation by oxygenated sterols. J Immunol 123: 2897−2902 − 6. Streuli RA, Kanofsky JR, Gunn RB, Yachnin S (1981) Diminished osmotic fragility of human erythrocytes following the membrane insertion of oxygenated sterol compounds. Blood 58: 317−325 − 7. Gordon LI, Bass J, Yachnin S (1980) Inhibition of human polymorphonuclear leukocyte chemotaxis by oxygenated sterol compounds. Proc Natl Acad Sci USA 77: 4313−4316 − 8. Streuli RA, Chung J, Scanu AM, Yachnin S (1981) Serum lipoproteins modulate oxygenated sterol insertion into human red cell membranes. Science 212: 1294−1296 − 9. Mustard JF, Perry DW, Ardlie NG, Packham MA (1971) Preparation of suspensions of washed platelets from humans. Br J Haematol 22: 193−204 − 10. Imai H, Werthessen NT, Taylor CB, Lee KT (1976) Angiotoxicity and arteriosclerosis due to contaminants of USP-grade cholesterol. Arch Pathol Lab Med 100: 565−572 − 11. Imai H, Werthessen NT, Subramanyam V, LeQuesne PW, Soloway AH, Kanisawa M (1980) Angiotoxicity of oxygenated sterols and possible precursors. Science 207: 651−653 − 12. Brooks CJW, Steel G, Gilbert JD, Harland WA (1971) Lipids of human atheroma. Atherosclerosis 13: 223−237 − 13. Smith LL, Mathews WS, Price JC, Bachmann RC, Reynolds BJ (1967) Thin layer chromatographic examination of cholesterol autooxidation. J Chromatogr 27: 187−205 − 14. Editorial (1980) Atherosclerosis and auto-oxidation of cholesterol. Lancet 1: 964−965

Onkologie

Dörken, B., Pezzutto, A., Hunstein, W. (Med. Univ.-Poliklinik Heidelberg)
**B-Zellymphome mit Vermehrung von T4 (Helfer)-Lymphozyten −
ungewöhnliche immunologische Konstellation und atypischer Verlauf**

Einleitung

Maligne Lymphome vom B-Zelltyp sind charakterisiert durch eine monoklonale Proliferation von B-Lymphozyten und Akkumulation von bestimmten Reifungsstufen. Die normale Proliferation und Differenzierung von B-Zellen in Plasmazellen und die Immunglobulin-synthese wird durch T-Helfer- und T-Suppressorzellen reguliert. Es wurde vermutet, daß T-Zellen eine wichtige Rolle in der Regulation auch bei B-Zellneoplasien spielen: Zahlreiche Studien haben übereinstimmend ergeben, daß bei Patienten mit chronischer lymphatischer Leukämie (CLL) vom B-Typ im peripheren Blut T-Zellen vermehrt sind [8] und daß das Verhältnis der T4 (Helfer)- zu den T8 (Suppressor)-Zellen zugunsten der Suppressorzellen verschoben ist [6, 7]. Eine vermehrte Suppressoraktivität könnte für den Antikörpermangel bei CLL verantwortlich sein. Ergebnisse von funktionellen Studien sind widersprüchlich [1–4]. Es ist denkbar, daß über sekundäre Effekte hinaus das T-Zellsystem eine Bedeutung für die Pathogenese von B-Zellneoplasien hat.

Wir haben insgesamt 83 Patienten mit B-Zellymphomen oder Leukämien immunologisch untersucht. Bei drei dieser Patienten wurde eine ungewöhnliche Vermehrung von T4 (Helfer)-Zellen gefunden.

Kasuistik

Patient H. S.: männlich, geb. 1930
1978: Leukozytose und Diagnose einer CLL.

Mai 1980: Vorstellung in unserer Klinik: es bestanden generalisierte Lymphome, eine Lymphknotenprobeexzision ergab die histopathologische Diagnose (Kiel): Immunozytom. Eine Therapie wurde nicht durchgeführt.

Im weiteren Verlauf wurden starke Schwankungen der Lymphomgröße und der leukämischen Phase („Spontanremissionen") beobachtet. Seit 1981 wurde wiederholt im peripheren Blut eine Vermehrung von T4 (Helfer)-Zellen registriert.

Seit November 1983 Progredienz der Erkrankung; der Patient konnte sich bisher zu weiteren Maßnahmen nicht entschließen.

Patient G. E.: männlich, geb. 1921
Dezember 1982: Auftreten von Anämie und Leukopenie; Februar 1983: Hypogammaglobulinämie; die Knochenmarkhistologie zeigte eine „herdförmige Einstreuung von kleinen Plasmazellen und lymphoiden Zellen" – es wurde die Verdachtsdiagnose Immunozytom gestellt.

März 1983: Nachweis von Bence-Jones-Proteinen im Serum; die Sternalpunktion zeigte 80% lymphoplasmozytoide Zellen im Knochenmark; die immunologische Untersuchung der mononukleären Zellen ergab: 40% B-Zellen und 31% T-Zellen; im peripheren Blut: Verschiebung im Verhältnis der T-Subpopulationen zugunsten der T4 Helferzellen!

Juli 1983: Hyperkalzämie und Nachweis von Osteolysen, weiterhin hoher Anteil von T-Zellen im Knochenmark [überwiegend T4 (Helfer)-Phänotyp] – Beginn einer Chemotherapie, z. Z. partielle Remission.

Patient A. D.: männlich, geb. 1904
1978: Diagnose einer CLL, keine Therapie.

Januar 1982: Vorstellung in unserer Klinik wegen Anämie: Die Sternalpunktion zeigte eine „herdförmige Vermehrung von reifen lymphoiden Zellen", die immunologische Untersuchung der mononukleären Zellen des Knochenmarks ergab: 50% T-Zellen, keine Vermehrung von B-Zellen; im peripheren Blut stark erhöhtes T4 (Helfer)/T8 (Suppressor)-Verhältnis (6 : 0).

Juli 1982: Auftreten peripherer Lymphome; histopathologische Diagnose: IgM Immunozytom.

Juli 1983: Progrediente Anämie, kindskopfgroßer Tumor inguinal, histologisch: Immunoblastisches Lymphom! Im Knochenmark weiterhin 65% T-Zellen, 2% B-Zellen; im peripheren Blut kein Nachweis einer leukämischen Phase, weiterhin hohes T4/T8-Verhältnis (8 : 1).

Ende Juli 1983: Sepsis, Exitus.

Material und Methoden

Peripheres Blut wurde bei insgesamt 38 Patienten mit B-Zellymphomen und Leukämien und 27 gesunden Kontrollpersonen immunologisch untersucht. 29 Patienten hatten eine Leukämie

Tabelle 1. Verhältnis von T4 (Helfer)- zu T8 (Suppressor)-Zellen (T4/T8) im peripheren Blut bei gesunden Kontrollpersonen und bei Patienten mit B-Zellymphomen/Leukämien

Kontrollpersonen	($n = 27$)	$1,83 \pm 0,10$[a]			
Patienten mit leukämischer Phase (+)	($n = 28$)	$1,18 \pm 0,10$			
Patienten ohne leukämische Phase (−)	($n = 7$)	$1,46 \pm 0,21$			
Patient H. S. (+)		4,6	1,5	4,1	4,5
Patient G. E. (−)		3,4	4,1	2,8	
Patient A. D. (−)		4,7	6	7,4	8,1

[a] Mittelwert ± SEM
Bei den Patienten H. S., G. E. und A. D. Ergebnisse zu unterschiedlichen Zeitpunkten

bzw. eine leukämische Phase (13 Patienten mit Immunozytom, darunter Patient H. S., elf Patienten mit B-CLL und fünf Patienten mit anderen niedrigmalignen Lymphomen); neun Patienten waren nichtleukämisch (darunter die Patienten G. E. und A. D., außerdem zwei weitere Patienten mit Immunozytom).

Mononukleäre Zellen wurden mit einem Ficoll-Isopaque (FI)-Dichtegradienten isoliert.

Bei leukämischen Patienten wurden die T-Lymphozyten durch Rosettierung mit Schafserythrozyten und Zentrifugation über FI auf über 50% angereichert. Die T-Zellsubpopulationen wurden mit den monoklonalen Antikörpern der OKT-Serie (OKT 3, OKT 4, OKT 8) untersucht, leukämische Zellen wurden mit eigenen B-zellspezifischen monoklonalen Antikörpern (HD 6, HD 28, HD 37, HD 39) charakterisiert (indirekte Immunfluoreszenz mit einem FITC-F(ab)₂ Ziegen-Anti-Maus-Ig (Cappel) und Auszählen der markierten Zellen mit einem Fluoreszenzmikroskop).

Knochenmark wurde immunologisch untersucht bei insgesamt 59 Patienten mit B-Zellymphomen und Leukämien und bei 13 Kontrollpersonen (Patienten, bei denen keine hämatologische Systemerkrankung nachgewiesen wurde). 50 Patienten hatten einen Knochenmarkbefall (16 Patienten mit Immunozytom, darunter die Patienten H. S. und G. E., 19 Patienten mit CLL, 15 Patienten mit anderen B-Zellneoplasien); bei neun Patienten war das Knochenmark nicht infiltriert (darunter Patient A. D.).

Mononukleäre Zellen des Knochenmarks wurden mit einem FI-Dichtegradienten isoliert und wie oben angegeben immunologisch typisiert.

Ergebnisse und Diskussion

In Übereinstimmung mit der Literatur [6, 7] fanden wir in 28 von 29 Fällen mit B-Zelleukämien ein erniedrigtes T4 (Helfer)/T8 (Suppressor)-Verhältnis (Tabelle 1). Ebenso wie Patienten mit CLL hatten auch die meisten Patienten mit leukämischem Immunozytom niedrige Werte. Bei sieben von neun Patienten mit B-Zellymphomen ohne leukämische Phase wurde kein signifikanter Unterschied im Vergleich zu Kontrollpersonen festgestellt. Bei drei von insgesamt 38 Patienten mit B-Zellymphomen/Leukämien, bei denen peripheres Blut untersucht wurde, zeigte sich eine ungewöhnlich hohe T4/T8-„Ratio" (3,5, 6,5 und 3,7 als Mittelwerte von zu unterschiedlichen Zeitpunkten durchgeführten Tests). Diese Patienten mit einer Verschiebung der T-Zellsubpopulationen zugunsten der T4 (Helfer)-Zellen hatten einen histologisch bzw. zytomorphologisch gleichen Lymphomtyp: Bei den Patienten H. S. und A. D. wurde histologisch ein lymphoplasmozytoides Immunozytom gesichert, bei Patient G. E. ergab sich zytomorphologisch und immunologisch der Verdacht auf ein Immunozytom.

Die Befunde im peripheren Blut bekommen bei zwei Patienten (G. E. und A. D.) ein besonderes Gewicht dadurch, daß im Knochenmark gleichzeitig eine Vermehrung von T-Zellen registriert wurde (Tabelle 2): 31 bzw. 50%. Bei 57 anderen Patienten mit

Tabelle 2. T-Zellen im Knochenmark (% T3 der mononukleären Zellen) bei Kontrollpersonen und Patienten mit B-Zellymphomen/Leukämien

Kontrollpersonen	$(n = 13)$	$7,3 \pm 1,3^a$
Patienten mit KM-Befall (+)	$(n = 48)$	$5,6 \pm 0,6$
Patienten ohne KM-Befall (−)	$(n = 8)$	$9,3 \pm 1,6$
Patient H. S. (+)		4
Patient G. E. (+)		31 39 38 7[b] 8[b]
Patient A. D. (−)		50 65

[a] Mittelwert ± SEM
[b] Ergebnisse unter Therapie
Bei den Patienten G. E. und A. D. Ergebnisse zu unterschiedlichen Zeitpunkten

B-Zellymphomen mit und ohne Knochenmarksbefall wurde ein mit Kontrollpersonen vergleichbarer Prozentsatz an T-Zellen im Knochenmark festgestellt: weniger als 10%. Es ist daher sehr wahrscheinlich, daß bei diesen beiden Patienten die Vermehrung der T-Zellen im Knochenmark und die Verschiebung der T-Zellsubpopulationen im peripheren Blut zugunsten der T4 (Helfer)-Zellen in Zusammenhang stehen. Die T-Zellen im Knochenmark der beiden Patienten hatten überwiegend einen T4 (Helfer)-Phänotyp, im normalen Knochenmark dagegen finden sich überwiegend T8 (Suppressor)-Zellen [5].

Bemerkenswert war der Verlauf bei Patient A. D.: Aufgrund einer herdförmigen Infiltration des Knochenmarks durch T-Zellen wurde zunächst eine T-Zellneoplasie vermutet; erst 1 Jahr später entwickelten sich Lymphome, die zur histopathologischen Diagnose eines B-Zellymphoms: Immunozytom führten; wiederum 1 Jahr später transformierte der Tumor in ein hochmalignes immunoblastisches Lymphom.

Es ist theoretisch denkbar, daß eine gesteigerte spezifische T-Helferaktivität die Proliferation eines B-Zellklons induzieren kann. Die ungewöhnliche immunologische Konstellation bei den drei Patienten, insbesondere bei Patient A. D., läßt in der Tat an die Möglichkeit denken, daß eine Störung in der T-Zellregulation eine Rolle bei der Pathogenese der Erkrankung spielt.

Literatur

1. Davis S (1981) Characterization of the phytohemagglutinin-induced proliferating lymphocyte subpopulations in chronic lymphocytic leukemia patients using a clonogenic agar technique and monoclonal antibodies. Blood 58: 1053−1055 − 2. Chiorazzi N, Fu SM, Montazeri G, Kunkel HG, Rai K, Gee T (1979) T cell helper defect in patients with chronic lymphocytic leukemia. J Immunol 122: 1087−1090 − 3. Fernandez LA, Mac Sween JM, Langley GR (1983) Immunoglobulin secretory function of B cells from untreated patients with chronic lymphocytic leukemia and hypogammaglobulinemia: role of T cells. Blood 62: 767−774 − 4. Inoshita T, Whiteside TL (1981) Imbalance of T cell subpopulations does not result in defective helper function in chronic lymphocytic leukemia. Cancer 48: 1754−1760 − 5. Janossy G, Tidman N, Selby WS, Thomas JA, Granger S (1980) Human T lymphocytes of inducer and suppressor type occupy different microenvironments. Nature 288: 81−84 − 6. Platsoukas CD, Galinski M, Kempin S, Reich L, Clarkson B, Good RA (1982) Abnormal T lymphocyte subpopulations in patients with B cell chronic lymphocytic leukemia: an analysis by monoclonal antibodies. J Immunol 129: 2305−2312 − 7. Semenzato G, Pezzutto A, Foa R, Lauria F, Raimondi R (1983) T Lymphocytes in B-cell chronic leukemia: characterization by monoclonal antibodies and correlation with Fc receptors. Clin Immunol Immunopathol 26: 155−161 − 8. Whiteside T, Winkelstein A, Rabin BS (1977) Immunological characterization of chronic lymphocytic leukemias cells. Cancer 39: 1109−1118

Heim, M. E. (Onkolog. Zentrum, Klinikum Mannheim, Fakultät für Klin. Medizin Mannheim der Universität Heidelberg), Wetzel, E. (Institut für Klin. Radiologie, Klinikum Mannheim, Fakultät für Klin. Medizin Mannheim der Universität Heidelberg), Rademacher, H. (Onkolog. Zentrum, Klinikum Mannheim, Fakultät für Klin. Medizin Mannheim der Universität Heidelberg)

Bedeutung der 67-Galliumszintigraphie für die Primärdiagnostik maligner Lymphome

Seit Edwards und Hayes (1969) die tumoraffinen Eigenschaften von 67-Galliumzitrat beschrieben hatten, wurde dieses Radioisotop vermehrt in der nuklearmedizinischen Diagnostik eingesetzt. Hauptanwendungsgebiete sind heute die Darstellung von malignen Lymphomen, Lungentumoren, Melanomen sowie der Sarkoidose und Abszessen. Die Treffsicherheit und Sensitivität der Galliumszintigraphie bei malignen Lymphomen wird in der Literatur sehr unterschiedlich angegeben. Meist wurden die verschiedenen Lymphknoten und extranodalen Bereiche aufgeteilt und für sich betrachtet (sog. Site-by-site-Analyse). Die Sensitivität (Verhältnis 67-galliumszintigraphisch entdeckter Areale zur Anzahl befallener Areale) wurde beim Morbus Hodgkin höher angegeben (57,5% [5], 74% [4]) als bei den Nicht-Hodgkin-Lymphomen (53% [1], 45% [2], 34% [4], 19% [6]). Ziel unserer Untersuchung war es, die Wertigkeit der Galliumszintigraphie für die primäre Stadieneinteilung maligner Lymphome zu überprüfen.

Patienten und Methodik

Bei 64 Patienten (31 weiblich, 33 männlich, mittleres Alter 46 Jahre) mit malignen Lymphomen wurden retrospektiv die verschiedenen für das Staging eingesetzten technischen Untersuchungen, einschließlich der 67-Galliumszintigraphie analysiert. Von 26 Patienten mit Morbus Hodgkin hatten 19 einen nodulär-sklerosierenden Typ, sieben einen Mischtyp. Die Nicht-Hodgkin-Lymphome ($n = 38$) ließen sich in folgende Typen differenzieren: 16 zentroblastisch-zentrozytisch, vier zentrozytisch, zwei lymphozytisch, drei lymphoplasmozytoid, fünf zentroblastisch, sechs immunoblastisch, zwei lymphoblastisch. Nach dem Staging waren 15 Patienten im Stadium I, 18 in II, 12 in III, 19 in IV. 15 Patienten hatten B-Symptomatik, bei fünf lag ein E-Stadium vor. Bei 47 Patienten wurde die Szintigraphie vor Therapie, bei 27 nach der Behandlung durchgeführt. 74 Galliumszintigraphien wurden 48 und 72 Std nach i.v. Injektion von 3 mCi 67-Galliumzitrat angefertigt.

Ergebnisse

Nach einer Aufteilung in neun nodale und acht extranodale Regionen wurden diese Areale zunächst für die verschiedenen histologischen Typen beurteilt und mit den übrigen Staging-Untersuchungen verglichen. Beim Morbus Hodgkin wurden 90% der topographischen Areale korrekt beurteilt, die Sensitivität lag bei 50%, wobei sie am höchsten für mediastinalen und hilären Befall war (Tabelle 1). Der nodulär-sklerosierende Typ zeigte hier mit 60%, gegenüber 24% beim Mischtyp, deutlich bessere Ergebnisse.

Ein extranodaler Befall spielte keine wesentliche Rolle, allerdings wurden drei Milzbeteiligungen nicht erkannt. Bei der Betrachtung der einzelnen Regionen fällt die deutliche Abnahme der Sensitivität für subdiaphragmale Bereiche auf, hier wurden nur ein Viertel der sicheren Befunde erkannt. Auch bei den Nicht-Hodgkin-Lymphomen war die Sensitivität für intrathorakalen Befall am höchsten, der extranodale Befall wurde z. T. gut dargestellt (zwei Milzbeteiligungen, vier von sieben Knochenherden und vier von sechs Magenlymphomen wurden richtig erkannt). Deutliche Unterschiede in der Sensitivität bei Nicht-Hodgkin-Lymphomen (40%) fanden sich für die verschiedenen histologischen Typen (Tabelle 2). Die Ergebnisse für niedrigmaligne Lymphome (45%), insbesondere den

Tabelle 1. Morbus Hodgkin. Site-by-site-Analyse

	RN	RP	FN	FP	UNK	%Korr.	Sensitivität	GZ
Zervikal	25	4	5			85,3	44,4	34
Supraklavikulär	17	10	6	1		79,4	62,5	
Axillär	27	1	3	3		82,4	25,0	
Mediastinal	16	9	5	2	2	73,5	64,3	
Hilär	22	8	1	1	2	88,2	88,9	
Zöliakal	30		4			88,2	0,0	
Paraaortal	26	2	5	1		82,4	28,6	
Iliakal	28	1	3	1	1	85,3	25,0	
Inguinal	28	1	4	1		85,3	20,0	
Knochenmark	33	1				100,0	100,0	
Milz	31		3			91,2	0,0	
Leber	33			1		97,1	0,0	
Lunge	33			1		97,1	0,0	
Magen	34					100,0	0,0	
Haut	34					100,0	0,0	
Knochen	31	2		1		97,1	100,0	
Andere	34					100,0	0,0	
	482	39	39	13 (2,2%)	5	90,1	50,0	578

RN = richtignegativ, RP = richtigpositiv, FN = falschnegativ, FP = falschpositiv, GZ = Gesamtzahl, $\%\text{Korr.} = \dfrac{\text{RP} + \text{RN}}{\text{GZ}} \times 100$, $\text{Sensitivität} = \dfrac{\text{RP}}{\text{RP} + \text{FN}} \times 100$

Tabelle 2. Gegenüberstellung von Regionen- und Fallanalyse bei malignen Lymphomen

	Site-by-site		Case-by-case		n	Versager
	%Korr.	Sensitivität	%Positiv	%Exakt		
Nodulär-sklerosierend	91,5	59,6	94,4	44,4	19	
Mischtyp	86,3	23,6	37,5	25,0	9	
M. Hodgkin	90,1	50,0	76,9	38,5	28	
Zentrozytisch-zentroblastisch	92,4	62,2	61,5	38,5	13	
Zentrozytisch	82,4	8,3	33,0	0	3	
Lymphozytisch	73,5	43,8	100,0	0	2	
Lymphoplasmozytoid	82,6	30,8	66,7	0	3	
Niedrigmaligne	88,2	44,9	61,9	23,8	21	
Zentroblastisch	88,2	18,2	66,7	33,3	3	
Immunoblastisch	94,1	33,3	50,0	33,3	6	
Lymphoblastisch	85,3	28,6	100,0	50,0	2	
Hochmaligne	90,8	25,9	63,6	36,4	11	
Nicht-Hodgkin-Lymphome	89,1	40,0	62,5	28,1	32	
Maligne Lymphome	89,6	44,3	69,0	32,8	60	31,0

$$\%\text{Exakt} = \frac{\text{RP}}{\text{RP} + \text{FN} + \text{Teil-RP} + \text{Mehr-RP}} \quad (= \text{GZ} - \text{RN})$$

$$\%\text{Positiv} = \frac{\text{RP} + \text{Teil-RP} + \text{Mehr-RP}}{\text{RP} + \text{FN} + \text{Teil-RP} + \text{Mehr-RP}}$$

zentroblastisch-zentrozytischen Typ (62%), waren durchweg besser als für hochmaligne Formen (26%), wobei bei dieser Histologie allerdings extranodaler Befall in sechs von neun Fällen erkannt wurde.

Zusätzlich wurde in einer Fallanalyse geprüft, inwieweit das Ergebnis der Galliumszintigraphie mit allen übrigen technischen Untersuchungen übereinstimmt, wobei als „exakt richtig, positiv" nur exakte Übereinstimmung mit allen anderen Daten galt (Tabelle 2). Während sowohl beim Morbus Hodgkin als auch bei den Nicht-Hodgkin-Lymphomen in relativ hohem Prozentsatz Aktivitätsanreicherung in mindestens einem Areal zu finden war, lagen die exakten Befunde mit 39% beim Morbus Hodgkin und 28% bei den Nicht-Hodgkin-Lymphomen niedrig. Hier liegt bei den niedrigmalignen Typen die Sensitivität doppelt so hoch wie der Anteil exakter Befunde, während bei den hochmalignen Formen wegen häufiger falschnegativer Befunde die Sensitivität nur 26% beträgt.

Nach unseren Ergebnissen verschlechtern Strahlen- oder Chemotherapie die galliumszintigraphischen Ergebnisse nicht. Bei 47 unbehandelten Fällen fanden sich 40% richtigpositive und -negative Ergebnisse, während nach Therapie dieser Anteil 51% betrug.

Diskussion

Die 67-Galliumszintigraphie erwies sich in unserem unausgewählten Patientengut maligner Lymphome für den routinemäßigen Einsatz in der Diagnostik zur Stadieneinteilung als nicht geeignet. Nur bei zwei Patienten kam es zu wesentlichen Informationen (ein Lungenbefund, eine Mammabeteiligung), die möglicherweise später entdeckt worden wären. Zu einer Änderung des Stadiums kam es durch diese Untersuchung in keinem Fall. Hauptindikation für den Einsatz der 67-Galliumszintigraphie im Primärstaging maligner Lymphome dürfte die Möglichkeit der Therapie- und Verlaufskontrolle sein, die bei anderen Methoden häufig nicht besteht. Auch bei diagnostischen Problemfällen, ·insbesondere bei intrathorakalen und extranodalen Lokalisationen kann die Galliumszintigraphie wertvolle zusätzliche Informationen geben.

Literatur

1. Andrews GA, Hubner KF, Greenlaw RH (1975) GA-67 citrate imaging in malignant lymphoma: final report of cooperative group. J Nucl Med 16: 255 − 2. Brown ML, O'Donnell JB, Thrall JH (1978) Gallium-67 scintigraphy in untreated and treated non-Hodgkin's lymphomas. J Nucl Med 19: 875 − 3. Edwards CL, Hayes RL (1969) Tumorscanning with ^{67}Ga citrate. J Nucl Med 10: 103−105 − 4. Horn NL, Ray GR, Kriss JP (1976) Gallium-67-citrate scanning in Hodgkin's disease and non-Hodgkin's lymphoma. Cancer 37: 250 − 5. Johnston GS, Co MF, Benna RS (1977) Gallium-67-citrate imaging in Hodgkin's disease: final report of cooperative group. J Nucl Med 18: 692 − 6. Longo DL, Schilsky RL, Blei L, Cano R, Johnston GS, Young RC (1980) Gallium-67-scanning: limited usefullness in staging patients with non-Hodgkin's lymphoma. Am J Med 68: 695−700

Donhuijsen-Ant, R., Fuchs, R., Schroeder, M., Westerhausen, M., Frank, R., Makoski, H.-Br. (Med. Klinik II, St.-Johannes-Hospital Duisburg und Institut für Röntgentherapie und Nuklearmedizin der Städt. Kliniken Duisburg)

Erfahrungen mit der fraktionierten Ganzkörperbestrahlung bei Patienten mit Non-Hodgkin-Lymphomen von niedrigem und intermediärem Malignitätsgrad

Einleitung und Fragestellung

Die Prognose der malignen Non-Hodgkin-Lymphome von niedrigem und intermediärem Malignitätsgrad wird bestimmt vom Spontanverlauf und von der therapeutischen Beeinflußbarkeit.

Gegenüber den Lymphomen von hohem Malignitätsgrad ist der Spontanverlauf günstiger. Die therapeutische Beeinflußbarkeit ist zunächst meist gut. Eine Kuration gehört jedoch zu den Seltenheiten (Brittinger et al. 1983).

Da das Rezidiv nach alleiniger zytostatischer Therapie die Regel ist, stellt sich die Frage, ob durch eine Kombination von Chemotherapie und Strahlentherapie die Ergebnisse verbessert werden können. In Anlehnung an das Therapieverfahren des Royal Marsden Hospitals in London (McElwain et al. 1982) haben wir bisher 20 Patienten zytostatisch therapiert und nach Erreichen einer kompletten Remission eine fraktionierte Ganzkörperbestrahlung angeschlossen.

Folgende Faktoren wurden untersucht: Zahl der Remissionen, Dauer der Remission nach Abschluß der Strahlentherapie, die Abhängigkeit vom Stadium, vom histologischen Typ und Ansprechen auf die Therapie sowie die Toxizität der Therapie.

Patientencharakterisierung

Von 1980–1983 wurden 20 Patienten (auswertbar 19) im Alter von 22–71 Jahren therapiert. Bei fünf Patienten bestand ein zentroblastisch-zentrozytisches Lymphom Stadium III A, bei fünf weiteren Patienten bestand ein zentroblastisch-zentrozytisches Lymphom Stadium IV (zwei Patienten mit B-Symptomatik).

Vier Patienten hatten ein zentrozytisches Lymphom Stadium III (ein Patient mit B-Symptomatik). Vier weitere Patienten hatten ein zentrozytisches Lymphom Stadium IV (zwei Patienten mit B-Symptomatik). Bei einem Patienten bestand ein lymphoplasmozytoides Immunozytom Stadium IV B. Ein Patient mit einer atypischen CLL war nicht auswertbar.

Folgende zytostatische Therapien kamen zur Anwendung:

1. LOP: Leukeran (Chlorambucil) 8 mg/m²/Tag p.o., Tag 1–14; Vincristin (Oncovin) 1,0 mg/m² i.v., Tag 1 + 8; Prednison 40 mg/Tag p.o., Tag 1–14, Pause 14 Tage.

2. COP: Zyklophosphamid 100 mg/m²/Tag p.o., Tag 1–14; Vincristin 1 mg/m² i.v., Tag 1 + 8; Prednison 40 mg/m² p. o., Tag 1–14, Pause 14 Tage.

3. BACOP: Zyklophosphamid 650 mg/m² i.v., Tag 1 + 8; Adriamycin 25 mg/m² i.v., Tag 1 + 8; Vincristin 1,0 mg/m² i.v., Tag 1 + 8; Bleomycin 5 mg/m² i.v., Tag 15 + 22; Prednison 60 mg/m²/Tag p.o., Tag 15–29.

Nach Eintritt einer kompletten Remission durch die zytostatische Therapie wurde nach ca. 4 Wochen eine fraktionierte Ganzkörperbestrahlung im Sinne einer oberen und unteren Teilkörperbestrahlung mit dem Siemens Mevatron 12-Linearbeschleuniger mit 10 MeV Grenzenergie durchgeführt. Bei der oberen und unteren Teilkörperbestrahlung erhielt der Patient jeweils insgesamt 3,0 Gy (Abb. 1).

1285

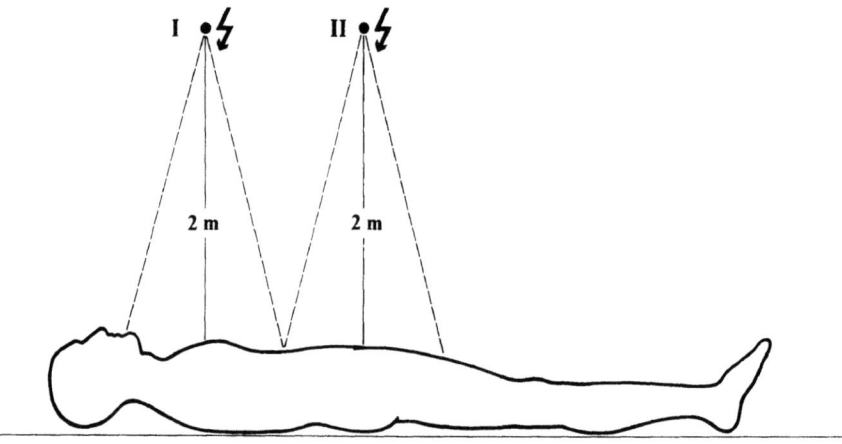

I Obere Teilkörperbestrahlung:
In 10 Einzelsitzungen insgesamt 3,0 Gy, in einer Sitzung 0,15 Gy in ventraler und 0,15 Gy in dorsaler Position.

II Untere Teilkörperbestrahlung:
In 10 Einzelsitzungen insgesamt 3,0 Gy, in einer Sitzung 0,15 Gy in ventraler und 0,15 Gy in dorsaler Position.

Abb. 1. Fraktionierte Ganzkörperbestrahlung (obere und untere Teilkörperbestrahlung) mit dem Siemens Mevatron 12-Linearbeschleuniger mit 10 MeV Grenzenergie

Therapieergebnisse

Von 19 auswertbaren Patienten erreichten acht Patienten eine anhaltende komplette Remission, acht Patienten ein rezidivfreies Intervall.

Alter und Geschlecht	Median 53,5 (22–70) Jahre 8 männlich	Median 54,5 (34–71) Jahre 2 weiblich, 5 männlich
Histologie und Stadium	5 Patienten zentroblastisch/zentrozytisches Stadium III A 1 Patient zentroblastisch/zentrozytisches Stadium IV (KM) A 1 Patient zentrozytisches Stadium IV (KM) A 1 Patient lymphoplasmozytoides Immunozytom, Stadium IV (KM) B	4 Patienten zentroblastisch/zentrozytisches Stadium IV (KM), davon 2 Patienten mit B-Symptomatik 4 Patienten zentrozytisch 3 Patienten Stadium III, davon 1 Patient mit B-Symptomatik 1 Patient Stadium IV (KM) A
Zytostatische Therapie	6 Patienten LOP 1 Patient BACOP	6 Patienten LOP 1 Patient BACOP 1 Patient COP
Dauer	Median 16,5 (12–32) Monate	Median 12 (5–16) Monate

40% unserer Patienten sind zur Zeit in einer noch anhaltenden kompletten Remission (Abb. 2).

Bei den drei verstorbenen Patienten bestand ein Übergang in eine hochmaligne leukämische therapieresistente Form.

Die histologische Kontrolluntersuchung eines Lymphknotens beim Rezidiv ergab bei sechs Patienten keine Änderung des histologischen Typs.

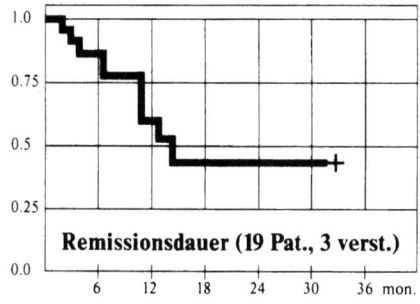

Abb. 2. Remissionsdauer (19 Patienten, drei verstarben)

Toxizität

Nach der Radiatio trat bei allen Patienten eine passagere Panzytopenie bis zu 6 Monaten auf. Bei zwei Patienten mußte eine Anämie und Thrombopenie substituiert werden. Bei allen Patienten mit Rezidiv war eine erneute zytostatische Therapie möglich.

Schlußfolgerungen

Mit der Kombination von zytostatischer Therapie und fraktionierter Ganzkörperbestrahlung sind in 84% unserer Fälle klinisch komplette Remissionen zu erreichen. In ca. 40% der Fälle bestehen zur Zeit noch anhaltende komplette Remissionen. Diese Patientengruppe ist charakterisiert durch ein günstiges Stadium (III A), günstige Histologie (zentroblastisch/zentrozytisch) und rasches Ansprechen auf eine milde zytostatische Therapie. Zur endgültigen Beurteilung eines Therapieerfolges ist eine längere Beobachtungszeit notwendig.

Prognostisch ungünstige Merkmale sind ein Stadium IV B, eine ungünstige Histologie (zentrozytisch) und ein primär schlechteres Ansprechen auf die zytostatische Therapie.

Für die zentroblastisch-zentrozytischen Lymphome scheint unser therapeutisches Vorgehen adäquat zu sein, für die zentrozytischen Lymphome konnten keine befriedigenden Ergebnisse erzielt werden.

Literatur

Brittinger G et al. (Kieler Lymphomgruppe) (1983) Klinik der malignen Non-Hodgkin-Lymphome, speziell der chronischen lymphatischen Leukämie. Ver Dtsch Ges Pathol 67: 494–516 – Theml H et al. (Kieler Lymphomgruppe) (1983) Klinik, Prognose und internistische Therapie der Non-Hodgkin-Lymphome von niedrigem Malignitätsgrad. Ver Dtsch Ges Inn Med 89: 352–370 – McElwain et al. (1982) Persönliche Mitteilung

Meier, C. R., Albrecht, K., Schmidt, C. G. (Essen)
Behandlungsresultate bei primär gastrointestinalen Non-Hodgkin-Lymphomen

Manuskript nicht eingegangen

Ludwig, H., Scheithauer, W., Fritz, E., Flener, R., Swetly, P. Janssen, U., de Pauw, B. (II. Med. Univ.-Klinik Wien, Ernst-Boehringer-Institut für Arzneimittelforschung Wien und Abt. Hämatologie, St.-Radboud-Hospital, Nijmegen, Holland)

Rekombinantes DNA-alpha₂-Interferon bei Patienten mit chemotherapieresistenten Malignomen: Eine Phase I-Studie

Einleitung

Interferone besitzen neben direkten antiproliferativen Eigenschaften die Fähigkeit, verschiedene Parameter des immunkompetenten Systems in komplexer Weise zu beeinflussen [9]. Die vermutlich aus beiden Wirkungskomponenten resultierende antineoplastische Aktivität wurde vorerst in tierexperimentellen Untersuchungen dokumentiert [2] und wurde schließlich rezent auch durch klinische Studien belegt. Remissionen wurden bei malignen Lymphomen [1, 3, 9], akuter lymphatischer Leukämie [4], multiplem Myelom [6], malignem Melanom [5], Hypernephrom [10] und Karzinoid [7] beschrieben. Diese ersten erfolgversprechenden Therapieergebnisse wurden zum Großteil mit natürlichen Interferonen erzielt und haben weltweit Bestrebungen hinsichtlich der Entwicklung ökonomischer Produktionsverfahren ausgelöst. Dank moderner gentechnologischer Verfahren stehen heute verschiedene hochgereinigte Interferonpräparationen zur Verfügung, um eine Evaluierung geeigneter Indikationsbereiche der IFN-Therapie in der Onkologie zu gestatten.

Im Rahmen der vorliegenden Phase I-Studie wurde im Sinne einer Optimierung der therapeutischen Indizes nachfolgender Studien mit systemischer IFN-Therapie die optimale Dosierung und Toxizität von rekombinantem DNA-alpha₂-Interferon untersucht.

Methoden

Achtzehn Patienten mit histologisch gesicherten, fortgeschrittenen Neoplasien wurden in die Studie einbezogen.

15 Patienten (4 NHL, 3 Morbus Hodgkin, 3 multiples Myelom, 1 Haarzelleukämie, 1 CLL, 1 Mammakarzinom, 1 Prostatakarzinom, 1 Pankreaskarzinom) befanden sich in einem chemotherapieresistenten Stadium, während zwei Patienten mit Hypernephrom und ein Patient mit malignem fibrösem Histiozytom nicht vorbehandelt waren. Das mittlere Alter der Patienten lag bei 50 (20–82) Jahren, der mittlere KI betrug 67 (20–100). 15 der Patienten waren bezüglich des Turmorverhaltens evaluierbar (zwei Patienten Therapiedauer < 21 Tage, ein frühzeitiger Todesfall).

Humanes rekombinantes DNA-alpha₂-Interferon (Boehringer, Ingelheim, spezifische Aktivität $2-4 \times 10^8$ U/mg Protein, MG: 17 500) wurde in einer dreitägig steigenden Dosierung von 5×10^6 U/Tag bis zur maximal tolerierten Dosis intramuskulär appliziert.

Vor Therapiebeginn wurden Anamnese, klinisch-physikalischer Status, laborchemische Bestimmungen inklusive Blut- und Differentialblutbild, Serumelektrolyte, Serumkreatinin, SGOT, SGPT, Urinanalyse, EKG sowie die jeweiligen objektiven Parameter für das Tumorverhalten erhoben. Blutdruck, Puls und Temperatur wurden ebenso wie die biochemischen und hämatologischen Parameter am 2. Tag nach der Dosissteigerung evaluiert. Ferner wurden IFN-Antikörper und IFN-Serumspiegel (0, 2, 6 und 10 Std nach Interferonapplikation) bestimmt. Patienten mit einer Tumorrückbildung oder einer Krankheitsstabilisierung wurden mit individuell modifizierten IFN-Dosen weiterbehandelt; Patienten mit Tumorprogression, gravierenden Nebenwirkungen oder aber auf persönlichen Wunsch wurden, sofern möglich, alternativen Therapiemaßnahmen zugeführt.

Ergebnisse

Die maximal tolerierte IFN-alpha₂-Dosis variierte zwischen 5×10^6 und 60×10^6 U/Tag, wobei die Höchstdosis von nur zwei Patienten kurzfristig (2 bzw. 4 Tage) toleriert wurde. Eine

Korrelation zwischen Lebensalter und IFN-alpha$_2$-Toleranz konnte nicht objektiviert werden. Maximale Serumkonzentrationen wurden 6–10 Std nach intramuskulärer Applikation beobachtet. Bei individuellen Patienten wurde ein teilweiser Zusammenhang zwischen IFN-alpha$_2$-Dosis und -Serumspiegel festgestellt (Abb. 1), wobei allerdings hinsichtlich der Maximalkonzentration erhebliche individuelle Variationen bestanden. Die höchste IFN-Serumkonzentration wurde mit 600 U/ml bei einem Patienten nach Applikation von 6×10^6 U/Tag festgestellt; bei zwei Fällen mit niedrigdosierter IFN-alpha$_2$-Therapie (5×10^6 U/Tag bzw. 10×10^6 U/Tag) konnte kein Anstieg der IFN-Serumkonzentration nachgewiesen werden. Antikörper gegen IFN waren weder vor noch unter IFN-Therapie festzustellen.

Anstieg der Körpertemperatur wurde bei 77% der Patienten 2–4 Std nach IFN-Applikation registriert, wobei allerdings sieben der 14 febrilen Patienten bereits vor Therapiebeginn fieberten. Schüttelfrost trat nur in vier Fällen begleitend auf. Nach 1 Woche IFN-Behandlung waren nurmehr bei fünf Patienten febrile Temperaturen nachweisbar. Diese Initialreaktion unterschied sich von den übrigen Symptomen, die zeit- und dosisabhängig gehäuft auftraten.

Vierzehn Patienten klagten über Müdigkeit und Adynamie, wobei dies in drei Fällen mit einer persistierenden Hypotonie in Einklang stand. Gastrointestinale Nebenwirkungen, wie Inappetenz und Nausea sowie Erbrechen fanden sich in 38 bzw. 17% der Fälle. Kopfschmerzen und Gelenks- bzw. Muskelschmerzen traten verhältnismäßig selten auf und hielten stets nur wenige Stunden nach Interferongabe an. Bei vier Patienten kam es zum Auftreten reversibler zentralnervöser Erscheinungen (zwei Patienten mit Verwirrtheit, ein depressives Zustandsbild, ein Patient mit Parkinsonismus), die zu einer Dosisreduktion bzw. in zwei Fällen zum Therapieabbruch zwangen.

Während bei nahezu allen Patienten eine Abnahme der Leukozytenzahl beobachtet wurde, wobei dies auch in der Mehrzahl der Fälle eine weitere Dosissteigerung limitierte (bei sechs Patienten trat eine Leukopenie $< 2 \times 10^6/l$ auf), fielen die Thrombozyten bei sieben Patienten ab. Bei einer – allerdings primär thrombopenischen – Patientin mit CLL war diese hämatologische Nebenwirkung der Grund für einen Therapieabbruch. Anämien (Hb < 10 g/l) wurden bei vier Patienten beobachtet. Weitere laborchemische Veränderungen betrafen die Leber- und Nierenfunktion. Vier Patienten zeigten einen geringfügigen Anstieg der Serumtransaminasen, der allerdings in zwei Fällen auf eine progrediente hepatale

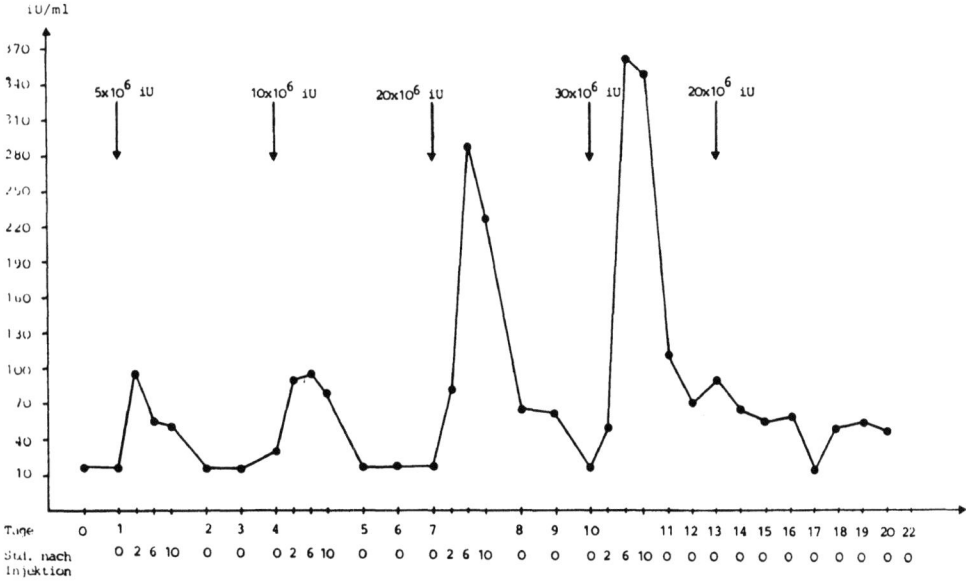

Abb. 1. IFN-Serumspiegel in dreitägig steigender Dosierung

Tumorinfiltration zurückzuführen war. In drei Fällen reflektierte ein Anstieg des Serumkreatinins eine geringgradige reversible Nierenfunktionseinschränkung; bei einem Patienten kam es zu einem prärenalen Nierenversagen.

Bei 15 hinsichtlich des Therapieerfolges evaluierbaren Patienten wurden fünf partielle Remissionen festgestellt: ein Patient mit M. Hodgkin zeigte einen allerdings nur passageren (4 Monate) Rückgang der pulmonalen Manifestationen auf 15% der prätherapeutischen Ausdehnung; ein Patient mit Haarzelleukämie kam in eine weitgehende Remission (Normalisierung des peripheren Blutbildes), zwei Patienten mit NHL und ein Patient mit Hypernephrom erreichten eine PR. Zusätzlich wurde bei einer Patientin mit CLL eine Rückbildung zervikaler Lymphome ohne Knochenmarksremission beobachtet.

Diskussion

Im Rahmen der vorliegenden Phase I-Studie über rekombinantes DNA-Interferon-alpha$_2$ wurden − abgesehen von einer häufig beobachteten fieberhaften Initialreaktion − durchwegs dosisabhängige und reversible Nebenwirkungen festgestellt. Die IFN-Toleranz wies ebenso wie die IFN-Serumspiegel große individuelle Schwankungen auf, wobei keine unmittelbare Korrelation der beiden Parameter nachgewiesen werden konnte. Während in der Mehrzahl der Fälle eine Suppression der Hämatopoese (Leukopenie) einer weiteren Dosiserhöhung entgegenstand, war in nur vier Fällen ein Therapieabbruch aufgrund toxischer Nebenwirkungen (Neurotoxizität, Thrombopenie und Nephrotoxizität) erforderlich (Tabelle 1).

Tabelle 1. Subjektive und laborchemische Nebenwirkungen von IFN-alpha$_2$ unter Phase I-Studienbedingungen

	%
Müdigkeit	77
Fieber	77[a]
Inappetenz	60
Nausea	38
Hypotonie	38
Kopfschmerzen	33
Schwindel	33
Psychische Veränderungen	22
Muskelschmerzen	22
Schüttelfrost	22
Erbrechen	17
Leukopenie ($< 2 \times 10^6$/l)	33
Thrombopenie ($< 100 \times 10^9$/l)	38[b]
Anämie (Hb < 10 g/l)	22
Kreatininanstieg ($> 1,5$ mg/100 ml)	17
Transaminasenanstieg ($> 10\%$ des NW)	22[c]

Gründe für Therapieabbruch[d]

2 Patienten ZNS-Toxizität (M. Parkinson, paranoide Verwirrung)
1 Patient Thrombopenie
1 Patient prärenales Nierenversagen
1 Patient septischer Schock mit Exitus
1 Patient auf persönlichen Wunsch
6 Patienten Tumorprogression
3 Patienten unbefriedigendes stationäres Tumorverhalten

[a] Bei sieben von 14 bzw.
[b] bei fünf von sieben bereits prätherapeutisch;
[c] bei zwei von vier metastasenbedingt;
[d] bei drei Patienten (zwei PR, ein mit zu kurzer Beobachtungszeit) wird die INF-Therapie fortgesetzt (ein Hypernephrom, zwei NHL)

Bei keinem der untersuchten Patienten konnten IFN-Antikörper nachgewiesen werden.

Zusammenfassend läßt sich feststellen, daß aufgrund fehlender lokaler Erscheinungen, dem Auftreten durchwegs reversibler Nebenwirkungen und der guten Verträglichkeit bei jenen Patienten, die nach Erreichen einer partiellen Remission über einen längeren Zeitraum behandelt wurden (die Erhaltungsdosis betrug im Mittel 20×10^6 U q 5/Woche) nunmehr gezielt das Wirkungsspektrum von Interferonen evaluiert werden sollte. Die im Rahmen der Studie beobachteten Therapieerfolge stehen im Einklang mit einzelnen bisher publizierten Pilotstudien und weisen auf gute Resultate bei hämatologischen Erkrankungen, insbesonders bei malignen Lymphomen hin. Bei weiterer Bestätigung dieser Ergebnisse erscheint die Überprüfung der Effizienz von Interferonen sowohl in Kombination verschiedener Interferontypen als auch in Kombination mit konventionellen zytostatischen Therapiemodalitäten von Interesse.

Literatur

1. Blomgren H, Cantell K, Johansson B, Lagergren C, Ringborg U, Strander H (1976) Interferon therapy in Hodgkin's disease: A case report. Acta Med Scand 199: 527–532 – 2. Gresser I (1978) Antitumor effects of interferon: Cancer a comprehensive treatise, vol 5. Plenum Press, New York, pp 512–571 – 3. Gutterman J, Blumenschein GR, Alexanian R, Yap HY, Buzdar AU, Cabanillas F, Hortobagyi GN, Hersh EM, Rasmussen SL, Harmon M, Kramer M, Pestka S (1980) Leukocyte interferon induced tumor regression in breast cancer, multiple myeloma and malignant lymphoma. Ann Intern Med 93: 399–406 – 4. Hill NO, Loeb E, Pardue AS, Dorn GL, Khan A, Hill JM (1979) Response of acute leukemia to leukocyte interferon. J Clin Hematol Oncol 9: 137–149 – 5. Horoszewicz JS, Leong SS, Ito M, Buffett RF, Karakousis C, Holyoke E, Job L, Dolen JG, Carter WA (1978) Human fibroblast interferon in human neoplasia: Clinical and laboratory study. Cancer Treat Rep 62: 1899–1906 – 6. Mellstedt H, Bjorkholm M, Johansson B, Ahre A, Holm G, Strander H (1979) Interferon therapy in myelomatosis. Lancet 1: 245–247 – 7. Öberg K, Funa K, Alm G (1983) Effects of leukocyte interferon on clinical symptoms and hormone levels in patients with mid-gut carcinoid tumors and carcinoid syndrome. N Engl J Med 309: 129–133 – 8. Priestman TJ (1979) Interferon: an anticancer agent? Cancer Treat Rev 6: 223–237 – 9. Quesada JR, Reuben J, Manning JT, Hersh EM, Gutterman JU (1984) Alpha interferon for induction of remission in hairy-cell leukemia. N Engl J Med 315: 15–18 – 10. Quesada JR, Gutterman JU, Rios A (1983) Interferon in the treatment of metastatic renal cell carinoma. The biology of the interferon system. Rotterdam, 18–22 April

Schreml, W.[1], Lang, M.[1], Röttinger, E. M.[2], Betzler, M.[3], Kleine, O.[4], Geier, G.[5], Raizner, C.[1], Porzsolt, F.[1] (Tumorzentrum, Klinikum der Universität Ulm, [1] Abt. Innere Medizin III, [2] Abt. Strahlentherapie, [3] jetzige Adresse: Abt. Chirurgie, Klinikum der Universität Heidelberg, [4] Abt. Allgemeinchirurgie, [5] Abt. Gynäkologie und Geburtshilfe)

Kombinierte adjuvante Strahlen/Chemotherapie bei Mammakarzinomen mit hohem Wiedererkrankungsrisiko

1. Einleitung

In zahlreichen Studien zur adjuvanten Therapie des primären Mammakarzinoms werden Patientinnen nicht aufgenommen, deren lokale operative Behandlung einen kurativen Ansatz nicht erwarten läßt (z. B. T_4, ausgedehnte Infiltration des axillären Fettgewebes). Solche Patientinnen wurden auch in der adjuvanten Mammastudie des Tumorzentrums Ulm mit Adriblastin und Zyklophosphamid (Schreml et al. 1983) nicht mitgeführt, jedoch als eine Sondergruppe mit gleicher Therapie beobachtet. Die für diese Sondergruppe besonders schlechte Prognose und die beträchtliche Zahl lokoregionärer Rezidive in der o. g. adjuvanten

Studie veranlaßten im Jahre 1979 die Etablierung eines Phase II-Protokolls für Patientinnen mit Mammakarzinom, die wegen wahrscheinlicher lokaler Inkurabilität normalerweise in adjuvante Studien nicht eingeschlossen werden. Dabei sollte eine Patientinnengruppe mit besonders hohem Wiedererkrankungsrisiko aufgrund eingeschränkter lokaler Kurabilität definiert und eine Kombination von adjuvanter Chemo- und Strahlentherapie in Form einer „Sandwich"-Abfolge auf Durchführbarkeit und Nebenwirkungen überprüft werden. Weiterhin sollte im Sinne einer Phase II-Studie untersucht werden, ob eine solche Behandlung die Prognose verbessern könnte; als Vergleichsgruppen sollten eine historische Kontrollgruppe mit hohem Wiedererkrankungsrisiko aus der eigenen vorausgegangenen Adjuvansstudie (Schreml et al. 1983) sowie der Vergleich mit einer Untergruppe der „Natural History Data Base" (Moon et al. 1981) erfolgen.

2. Patienten, Material und Methoden

Die Studiengruppe ($n = 23$; Alter 27−55, Median 42 Jahre) ist durch hohes, insbesondere auch lokales Wiedererkrankungsrisiko gekennzeichnet (T_4-Stadium oder Lymphangiosis carcinomatosa des axillären Fettgewebes). Als Vergleichsgruppen wurden benutzt: eine Untergruppe der früher in Ulm adjuvant mit Adriblastin/Zyklophosphamid behandelte Patientinnen (Schreml et al. 1983) in den Stadien pT_{1-3}, mit mehr als vier befallenen axillären Lymphknoten ($n = 13$; Alter 41−70, Median 52 Jahre) und die T_2, $N \geq 4$-Untergruppe der Natural History Data Base („NHDB", $n = 182$, Moon et al. 1981). Die Studiengruppe erhielt zunächst $3 \times$ CMF (Zyklophosphamid, 100 mg/qm/Tag p.o. für 14 Tage, Methotrexat, 40 mg/qm i.v. Tag 1 + 8, 5-Fluorouracil, 600 mg/qm i.v., Tag 1 + 8), Wiederholung Tag 28. Anschließend erfolgte die Bestrahlung der Thoraxwand (50 Gy) und der Axillarregion; die Dosis auf die Axilla betrug 50 Gy, soweit dabei eine Hautdosis von 60 Gy nicht überschritten war; die Minimaldosis auf die supraklavikulären und retrosternalen Lymphknoten betrug 44 Gy. Anschließend waren drei weitere CMF-Stöße vorgesehen. Die eigene Vergleichsgruppe war mit sechs Stößen Adriblastin, 50 mg/m² i.v., und Zyklophosphamid, 500 mg/m² i.v. in monatlichen Abständen behandelt worden. Die Patientinnen der NHDB erhielten keine adjuvante systemische Therapie. Die Beobachtungszeit der Studiengruppe beträgt 3−55 (Median 23) Monate, für die eigene Vergleichsgruppe wenigstens 66 Monate. Für krankheitsfreies und Gesamtüberleben wurden Wahrscheinlichkeitskurven nach der Methode von Kaplan-Meier berechnet und Kurvenvergleiche mit dem Log-Rank-Test nach Peto und Pike durchgeführt.

3. Ergebnisse

3.1 Wiedererkrankungen

In der Studiengruppe sind fünf von 23 Patientinnen wiedererkrankt. Die Art der Rezidive ist in Tabelle 1 enthalten. Alle Rezidive beschränken sich derzeit auf die Gruppe mit mehr als vier befallenen axillären Lymphknoten bei Lymphangiosis carcinomatosa. Die Art der Rezidive für die Studiengruppe und die eigene Vergleichsgruppe sind ebenfalls in Tabelle 1 enthalten.

3.2 Wahrscheinlichkeit krankheitsfreien und Gesamtüberlebens

Abb. 1 zeigt die Wahrscheinlichkeitskurven des Überlebens für die Studiengruppe. Diese Kurve liegt etwas günstiger als die Kurve der eigenen Vergleichsgruppe und der NHDB. Der Unterschied ist statistisch nicht signifikant (Log-Rank-Test, $p = 0,6$). Auch für die Wahrscheinlichkeit der Wiedererkrankung lag die Kurve der Studiengruppe über denen der Vergleichsgruppen. Die Wahrscheinlichkeit krankheitsfreien Überlebens beträgt nach 24 Monaten 65%, des Gesamtüberlebens 78%.

Tabelle 1. Wiedererkrankungen bei der Studiengruppe (CMF) mit Anzahl krankheitsfreier Patientinnen (NED) in den prognostischen Untergruppen und Aufschlüsselung der Rezidive. Die entsprechenden Zahlen der eigenen Vergleichsgruppe (AC) sind ebenfalls angeführt. + = Organbefall im jeweiligen System

	T, N	Lymph-angiosis	NED	Art der Rezidive			
				Loc/reg	Soft	Skelett	Visc
CMF	T1–3, N < 4	+	7/7				
	T1–3, N ≥ 4	+	9/14				
	Mu.	+		+	+	+	++
	O.	+			+		
	Sch.	+		++	++	+	++
	Sch.	+			+	+	
	Po.	+			+	+	+
	T4, N+	±	3/3				
AC	T1–3, N > 4		4/13				
	Be.	−		+			
	Hey.	−		+	+	+	++
	Ha.	−				+	
	Ku.	−			+++		
	Lu.	−			+		++
	Ho.	−					+
	Ru.	−			+		
	Sch.	−			+	+	
	Th.	−		+			++

3.3 Durchführbarkeit und Nebenwirkungen

Der strahlentherapeutische Anteil der Sandwich-Therapie konnte in allen 23 Fällen plangemäß durchgeführt werden. Die Chemotherapie konnte in 13 Fällen zu 100%, in vier weiteren zu 80% und in drei Fällen zu 65–80% gegeben werden; bei zwei Patientinnen mußte nach drei, bei einer nach vier Stößen abgebrochen werden, da die Patientinnen eine weitere

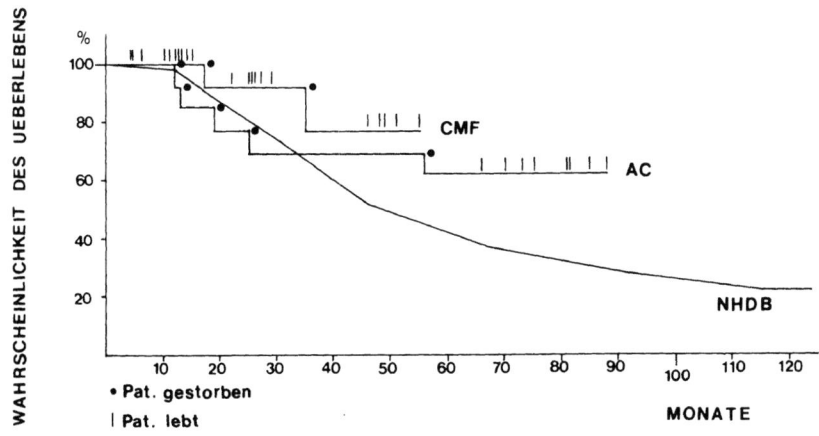

Abb. 1. Wahrscheinlichkeit des Überlebens der Studiengruppe (CMF), der eigenen Vergleichsgruppe (AC) und der Gruppe der Natural History Data Base (NHDB). Punkte bedeuten Tod, Striche zensierte Patientinnen

1293

Behandlung ablehnten. In der Gesamtgruppe beträgt die durchschnittliche applizierte Chemotherapiedosis 91%. Leukopenien (jeweils vier Patientinnen mit Grad 1, 2 und 3) führten zu den obengenannten Dosisreduktionen und gelegentlich zur Verzögerung der Therapie. Protrahierte Übelkeit war eine regelmäßige, in einigen Fällen gravierende Nebenwirkung.

4. Schlußfolgerungen

Die Arbeitshypothese, daß Infiltration von Haut oder Brustwand (T_4) oder Lymphangiosis carcinomatosa des axillären Fettgewebes ein besonders hohes Risiko bei der Wiedererkrankung darstellen, muß noch verifiziert werden. Auffallend ist, daß bei der Studiengruppe Rezidive nur bei vier befallenen axillären Lymphknoten auftraten; möglicherweise stellt die karzinomatöse Infiltration des axillären Fettgewebes nicht unbedingt ein ungünstiges prognostisches Kriterium dar. In „Sandwich"-Abfolge durchgeführte adjuvante Chemo/Strahlentherapie konnte mit tolerablen Nebenwirkungen und hinreichender Effizienz durchgeführt werden. Eine psychologische Schwierigkeit stellte die Wiederaufnahme der Chemotherapie nach der strahlentherapeutisch bedingten Unterbrechung dar. In dieser Situation waren die Patientinnen oft nur mit Mühe zur Fortsetzung der systemischen Behandlung zu motivieren; drei Patientinnen lehnten die Fortsetzung ab. Falls man der Arbeitshypothese folgt, daß unsere Studiengruppe ein höheres Wiedererkrankungsrisiko als die Vergleichsgruppen aufwiesen, deuten die relativ günstigen Ergebnisse des krankheitsfreien und des Gesamtüberlebens auf einen möglicherweise günstigen Einfluß der kombinierten Strahlen/Chemotherapie in der Studiengruppe hin.

Literatur

Moon TE, Jones SE, Davis SL, Bonadonna G, Valagussa P, Veronesi U, Powles TJ (1981) Development of a natural history data base for breast cancer. In: Salmon SE, Jones SE (eds) Adjuvant therapy of cancer. III. Grune and Stratton, New York London Toronto Sidney San Francisco, pp 471–481 – Schreml W, Lang M, Betzler M, Schlag P, Lohrmann HP, Heimpel H, Herfarth C (1983) Adjuvant chemo-(immuno-)therapy of primary breast cancer with adriamycin-cyclophosphamide (and levamisole) – Six-year evaluation. Eur J Clin Oncol 19: 607–613

Winkelmann, M., Jeuck, M., Scharf, R. E., Pfitzer, P., Schneider, W. (Med. Klinik A und Abt. Zytopathologie der Universität Düsseldorf)

Polyploidiemuster der Megakaryozyten bei Patienten mit und ohne thrombotische Paraneoplasie und Kontrollkollektive

Neben der Verbrauchskoagulopathie sind Thrombosen die häufigsten paraneoplastischen Komplikationen. Obwohl sie bei mehr als 50% der Tumorpatienten beobachtet werden (Ambrus 1976), sind ihre Ursachen teilweise noch unklar.

Neben ihrer Aufgabe im Rahmen der Hämostase spielen die Thrombozyten bei der Tumormetastasierung eine wesentliche Rolle. Andererseits ist bekannt, daß die Plättchen eine inhomogene Population darstellen, deren Heterogenität wahrscheinlich von den unterschiedlichen Polyploidiestufen der Megakaryozyten abhängt (Penington 1976). Könnte nun eine vermehrte Thromboseneigung auch durch eine veränderte Plättchenheterogenität erklärt werden? Voraussetzung dafür wäre eine Veränderung im megakaryozytären Polyploidiemuster.

Material und Methodik

Untersucht wurden 45 Patienten: zehn Kontrollen, 15 Patienten mit histologisch und autoptisch gesicherten metastasierten Tumoren und Thrombosen, 15 Patienten mit metastasierten Tumoren ohne klinischen oder autoptischen Anhalt für thrombotische Paraneoplasie, sowie 15 Patienten mit autoptisch gesicherten Thrombosen ohne Tumor.

Die Sternalpunktate wurden ausgestrichen und nach May-Grünwald-Giemsa gefärbt, um die Megakaryozyten zu identifizieren. Nach Registrierung der Zellen wurden die Ausstriche 10 min in 50%igem Alkohol und durch die anschließende n-HCl-Hydrolyse entfärbt und dann die DNA mittels der Feulgen-Reaktion dargestellt. Die Messungen erfolgten an jeweils 100−400 Megakaryozyten pro Patient mit dem Zeiss-Scanning-Zytometer bei einer Wellenlänge von 570 nm (Stecher et al. 1976).

Ergebnisse

Das Histogramm der Kontrollgruppe zeigte in Übereinstimmung mit den Daten der Literatur (Penington 1979), daß die 16 C-Megakaryozyten mit 56% vorherrschen, während auf die 8 C- und 32 C-Klasse 18,9% bzw. 24,1% entfallen und nur vereinzelte 64 C-Kerne gefunden werden. Bei den Patienten mit metastasierten Tumoren und thrombotischer Paraneoplasie − wobei es sich bei zwei Dritteln der Patienten um Adenokarzinome handelte − war hingegen die normalerweise dominierende 16 C-Klasse von 56% auf 35,9 ± 6,7% reduziert. Die 32 C-Klasse hatte sich mit 45 ± 7,7% nahezu verdoppelt, während die 64 C-Megakaryozyten auf

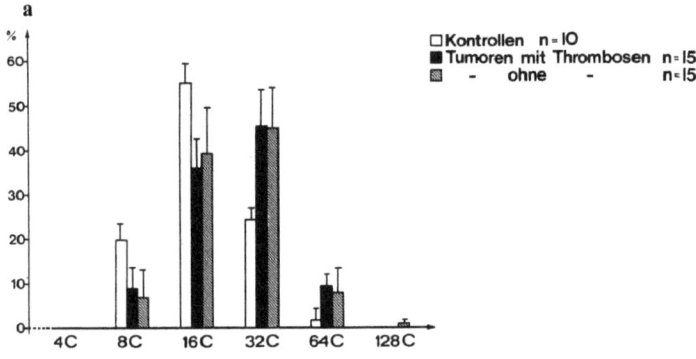

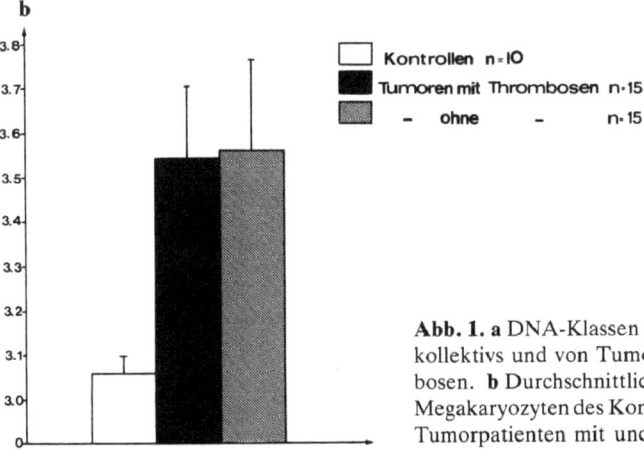

Abb. 1. a DNA-Klassen der Megakaryozyten des Kontrollkollektivs und von Tumorpatienten mit und ohne Thrombosen. **b** Durchschnittliche DNA-Verdoppelungsrate der Megakaryozyten des Kontrollkollektivs ($n = 10$) und von 15 Tumorpatienten mit und ohne Thrombosen

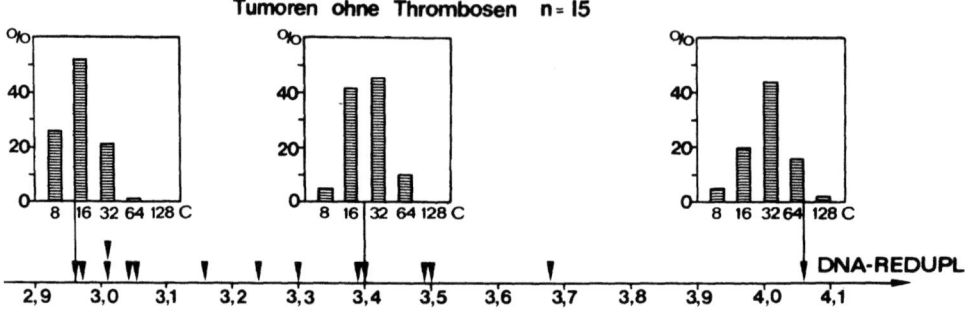

Abb. 2. Polyploidieverteilungsmuster von 15 Patienten mit Thrombosen ohne Tumor

9,2 ± 5% erhöht, also um den Faktor 20 vermehrt waren. Die Spitzenwerte stellten einige 128 C-Kerne dar.

Errechnet man als Indexwert den Durchschnitt der einzelnen Polyploidisierungsschritte, so erhält man den hochsignifikanten Wert von 3,54 gegenüber 3,06 bei den Kontrollen ($p = 0,0001$). Mißt man aber nun die Megakaryozyten einer vergleichbaren Gruppe von Patienten mit metastasierten Tumoren ohne thrombotische Paraneoplasie, so zeigt sich, daß dort dieselbe Steigerung der Polyploidisierung vorliegt (Abb. 1b).

Diskussion

Die gesteigerte Polyploidisierung ließe sich eventuell im Zusammenhang mit den unterschiedlichen Hämostasestörungen im Rahmen von Tumorerkrankungen erklären, kann jedoch nicht allein auf die thrombotische Paraneoplasie bezogen werden. Erste Hinweise legen den Verdacht nahe, daß die Metastasierung des Tumors oder die Tumormasse insgesamt von Bedeutung sein könnten, denn acht bisher untersuchte Tumorpatienten mit „limited cancer disease" zeigten, wenn überhaupt, nur eine geringe Rechtsverschiebung der DNA-Werte (Winkelmann et al. in Vorbereitung).

Die Frage, ob Thrombosen allein Auswirkungen auf die Megakaryozytenpolyploidie zeigen, muß verneint werden. 15 Patienten mit Thrombose ohne Tumor zeigten ein breites Spektrum der möglichen Veränderungen, wobei die Hälfte der Patienten eine normale Verteilung der megakaryozytären Polyploidiewerte aufwies (Abb. 2). Die Rechtsverschiebung der übrigen acht Patienten könnte andere Ursachen haben. So lag bei einem Patienten mit hohem Polyploidieindex eine Leberzirrhose vor und eine Erhöhung der Polyploidiewerte bei Patienten mit Leberzirrhose ist bekannt (Winkelmann 1983).

Obwohl es wenige kinetische Untersuchungen über den Plättchenumsatz bei Patienten mit Malignomen gibt, darf doch angenommen werden, daß der Plättchenverbrauch bei Tumorpatienten erhöht ist (Harker 1972; Abrahamsen 1976). Das Megakaryozytenthrombozytensystem scheint nun mindestens durch zwei Steuerungsmechanismen modulierbar zu sein: Langfristig wird der Bedarf über eine Hyperplasie der Vorstufen gedeckt (Metcalf 1975), während kurzfristig eine gesteigerte Polyploidisierung zu einer Vergrößerung der Megakaryozytenzelle und damit zu einer gesteigerten Produktion von Plättchen führen kann (Odell 1976; Penington 1975). Warum dieser Weg bei metastasierenden Tumoren auch in Fällen normaler oder erhöhter Plättchenzahl eingeschlagen wird, ist noch unklar. Neben einer überschießenden Kompensation des erhöhten Plättchenbedarfs wäre auch an mitogene Faktoren des Tumors zu denken.

Literatur

Abrahamsen AF (1976) Platelet turnover in metastatic cancer and the effect of platelet aggregation inhibitors. Z Krebsforsch 86: 109–111 – Ambrus JL, Ambrus CM (1976) Blood coagulation in neoplastic disease. In: Gastpar (Hrsg) Onkohämostaseologie. Schattauer, Stuttgart, S 167–193 – Harker LA, Slichter SJ (1972) Platelet and fibrinogen consumption in man. N Engl J Med 187: 999–1005 – Odell TT, Murphy JR, Jackson CW (1976) Stimulation of megakaryopoesis by acute thrombocytopenia in rats. Blood 48: 765–775 – Penington DG, Olsen TE (1970) Megakaryocytes in states of altered platelet production; cell numbers, size and DNA content. Br J Haematol 18: 447–463 – Penington DG, Streatfield K (1975) Heterogeneity of megakaryocytes and platelets. Semin Haematol 8: 22–48 – Penington DG, Lee NYT, Roxburgh AE, McGready JE (1976) Platelet density and size: the interpretation of heterogeneity. Br J Haematol 34: 365–376 – Penington DG, Streatfield K, Roxburgh AE (1976) Megakaryocytes and the heterogeneity of circulating platelets. Br J Haematol 34: 639–653 – Stecher G, Bloemertz H, Pfitzer P (1976) Sarkom 180: Wachstum und Regression. Vergleichende Messungen mit dem Impuls- und Scanningzytophotometer sowie histologische, zytologische und autoradiographische Untersuchungen. Beitr Pathol 158: 255–286 – Winkelmann M, Schmitz G, Aul C, Scharf RE, Pfitzer P, Schneider W (1983) Reifestadieneinteilung und Polyploidiemuster der Megakaryozyten bei Patienten mit Leberzirrhose. Verh Dtsch Ges Inn Med 89: 988 – Winkelmann M et al. (1984) Polyploidiemuster von Patienten mit limited cancer disease. (in Vorbereitung)

Henninger, S., Stracke, H. (III. Med. Klinik und Poliklinik der Universität Gießen), Wagner, U., Kracht, J. (Patholog. Institut der Universität Gießen), Schatz, H. (III. Med. Klinik und Poliklinik der Universität Gießen)

Immunhistochemischer Nachweis von Kalzitonin, Somatostatin und Thyreoglobulin in C-Zellkarzinomen und undifferenzierten Karzinomen der Schilddrüse

Die Unterscheidung anaplastischer Karzinome der Schilddrüse von C-Zellkarzinomen mit den heute zumeist angewandten Methoden zur Untersuchung von Operationspräparaten (Hämatoxylin-Eosinfärbung und Kongorotfärbung) kann bisweilen Schwierigkeiten bereiten. Eine sichere Diagnose ist aber insbesondere auch wegen der unterschiedlichen Prognose wünschenswert; weist doch das C-Zellkarzinom, das etwa 5–10% aller Schilddrüsenkarzinome ausmacht [4, 6], eine 5-Jahresüberlebensrate von 48–80% [4, 6], das anaplastische Karzinom (ca. 10–15% der Karzinomfälle) eine solche von nur 0–20% auf [2, 4]. Zudem kann eine eventuelle Chemotherapie von der Diagnose „undifferenziertes Karzinom" oder „C-Zellkarzinom" mit abhängen.

Die heutige Möglichkeit der exakten Differentialdiagnose durch immunhistochemischen Hormonnachweis im Gewebe veranlaßte uns, das Gießener Gewebsmaterial der vergangenen Jahre mit den Diagnosen „C-Zellkarzinom" und „undifferenziertes, anaplastisches Karzinom der Schilddrüse" auf das Vorkommen von Kalzitonin, Somatostatin und Thyreoglobulin im Gewebe hin zu untersuchen.

Material und Methoden

Untersucht wurden die Gewebsblöcke von 28 Schilddrüsenkarzinomen aus den letzten Jahren mit den histologischen Diagnosen „undifferenziertes, anaplastisches Schilddrüsenkarzinom" und „C-Zellkarzinom".

Die immunhistochemische Färbung erfolgte an 4 μm dicken Schnitten von den Blöcken formalinfixierter Gewebe nach der Peroxidase-Antiperoxidasemethode nach Sternberger [5]. Es wurden Kaninchenantikörper gegen Kalzitonin in der Verdünnung 1 : 2 000 (Fa. Immuno, Heidelberg), gegen Somatostatin (Fa. Ortho Diagnostic Systems, Heidelberg) und gegen Thyreoglobulin (Fa. Boehringer, Ingelheim) verwendet.

Ergebnisse

Mit unserem Antikalzitoninserum waren von acht vorher als C-Zellkarzinome diagnostizierten Fällen sieben kalzitoninpositiv, ein Fall war negativ; der negative Fall zeigte eine

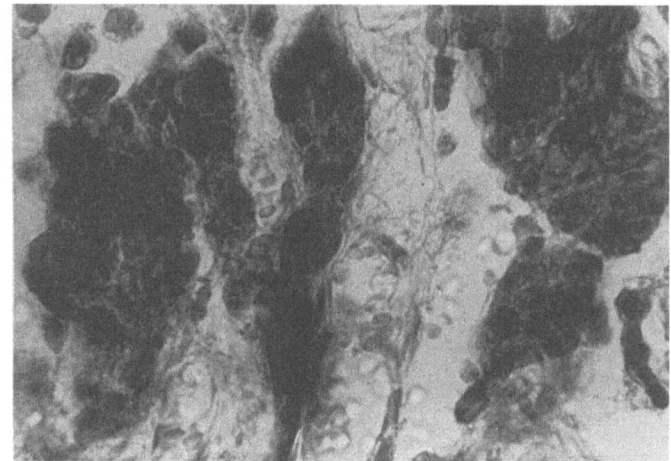

Abb. 1. Kalzitonin im Gewebe mit der Diagnose „undifferenziertes Schilddrüsenkarzinom". Vergrößerung 1 000fach. Chromogen Diaminobenzidin (DAB), die positiven Zellen erscheinen auf der Schwarz-Weiß-Abbildung dunkel

positive Amyloidfärbung mit Kongorot. Mit Antisomatostatinserum ließen sich bei sechs der acht Patienten auch somatostatinhaltige Zellen nachweisen.

Bei zwei der 20 als „anaplastisch" bzw. „undifferenziert" befundeten Schilddrüsenkarzinomen fand sich Kalzitonin im Tumorgewebe, einmal sehr ausgeprägt (Abb. 1) und in einem weiteren Fall schwach an nur umschriebener Stelle. In dem einen Fall mit stark positivem Nachweis von Kalzitonin war das Ergebnis der Kongorotfärbung auf Amyloid negativ, die immunhistochemische Färbung auf Somatostatin fiel positiv aus.

Die immunhistochemische Untersuchung auf Thyreoglobulin war in allen untersuchten Gewebsproben mit den beiden Diagnosen negativ.

Der Krankheitsverlauf war bei den Patienten mit C-Zellkarzinom erwartungsgemäß wesentlich günstiger (mit einer Ausnahme mehrere Jahre Überlebenszeit nach Diagnosestellung) als bei den Patienten mit undifferenziertem Karzinom (Überlebenszeit meist nur wenige Monate) (Abb. 2).

Der Patient mit der ursprünglichen Diagnose „undifferenziertes Karzinom", aber positivem Kalzitonin- sowie Somatostatinnachweis im Tumorgewebe ist heute, über 2 Jahre nach Exstirpation des Primärtumors und zweier prätracheal gelegener Metastasen sowie Nachbestrahlung, bei Wohlbefinden am Leben und arbeitsfähig.

| | n | Zeitraum bis Exitus (nach Diagnose) | | | Noch am Leben |
		bis 4 Mon.	bis 6 Mon.	über 1 Jahr	Zeit n. Diagnose
C-Zell-Carc.	6	1	–	5 J. 3 J. 4 J. 2 J.	3 J.
"Undiff." Carc.	16	9[++]	4	–	13 J. 10 J. 2 J.[+]

Abb. 2. Überlebenszeiten der Patienten nach Diagnosestellung

[+]Calcitonin-positiv (stark positiv)

[++]1 Fall Calcitonin-positiv (schwach, nur in umschriebenem Bezirk)

Diskussion und Schlußfolgerungen

Bei dem einen Fall mit negativem Ergebnis der Kalzitoninfärbung erscheint die Diagnose „C-Zellkarzinom" jedoch durch den positiven Ausfall der Kongorotfärbung auf Amyloid als gesichert. Auch fand sich Somatostatin im Gewebe, was nach verschiedenen Autoren (vgl. [1]) einen weiteren Hinweis auf das Vorliegen eines C-Zellkarzinoms darstellt.

Die Ergebnisse unserer Somatostatinfärbungen entsprechen denen frührerer Untersuchungen [1].

Bei dem histologisch als „undifferenziert" eingestuften Karzinom mit sicher positiver Kalzitonin- und negativer Kongorotfärbung handelte es sich offenbar um einen Tumor der C-Zellen, der kein Amyloid bildete. Dies wird bei bis zu 5% der C-Zellkarzinome beobachtet (vgl. [3]). Erst durch den immunhistochemischen Nachweis von Kalzitonin war dieser Tumor als C-Zellkarzinom klassifizierbar. Diese Diagnose wird gestützt durch den Nachweis von Somatostatin im Tumorgewebe und erklärt auch den günstigen Krankheitsverlauf.

Die immunhistochemische Hormonuntersuchung im Gewebe bedeutet eine Verbesserung der Diagnostik bei Schilddrüsenkarzinomen. Sie ist insbesondere hilfreich bei der Prognosestellung und der Therapieentscheidung; deshalb sollte retrospektiv bei jedem Patienten mit der Diagnose „undifferenziertes Schilddrüsenkarzinom", der länger als (6 Monate bis) 1 Jahr überlebt, das Gewebe immunhistochemisch auf Kalzitonin nachuntersucht werden.

Literatur

1. Charpin C, Andrac L, Monier-Faugere MC, Hassoun J, Cannoni M, Vagneur JP, Toga M (1982) Calcitonin, somatostatin and ACTH immunoreactive cells in a case of familial bilateral thyroid medullary carcinoma. Cancer 50: 1806–1814 – 2. Glanzmann C, Horst W, Luetolf UM (1977) Therapie und Prognose der Struma maligna. Therapiewoche 27: 59–72 – 3. Normann T, Johannessen JV, Gautvik KM (1976) Medullary carcinoma of the thyroid. Diagnostic problems. Cancer 38: 366–377 – 4. Schäfer R, Reiners C, Reimann J, Börner W (1983) Das onkozytäre Schilddrüsenkarzinom: Klinisch-pathologische Renaissance einer Tumorform? Tumor Diagnostik Therapie 4: 161–168 – 5. Sternberger LA, Hardy PH Jr, Cuclis JJ, Meyer HG (1970) The unlabeled antibody enzyme method of immunohistochemistry. Preparation and properties of soluble antigen-antibody complex (horseradish peroxidase-antihorseradish peroxidase) and its use in identification of spirochetes. J Histochem Cytochem 18: 315–333 – 6. Ziegler R (1977) Klinik des medullären Schilddrüsenkarzinoms. Therapiewoche 27: 34–42

Osieka, R., Öhl, S., Miller, A., Kurschel, E., Pannenbäcker, R., Schmidt, C. G. (Innere Univ.-Klinik und Poliklinik – Tumorforschung– Essen)

Makromolekulare DNS-Schäden nach Einwirkung von aktiviertem Zykloposphamid auf murine und humane Leukämie- und Lymphomzellen

Einleitung

Die Klassifikation und Subklassifikation menschlicher Tumoren stützt sich auf die Annahme, daß in malignen Tumoren die Stammzellhierarchie des Ursprungsgewebes imitiert oder karikiert wird.

Während sich die Zellen in der Stammzellhierarchie in Richtung der Endzellen entwickeln, nimmt mit der Expression von „reifen" Differenzierungsmerkmalen das Proliferationspotential ab (Selby et al. 1983). Mit der Abnahme des Proliferationspotentials soll eine Reduktion der Empfindlichkeit gegenüber der antineoplastischen Chemotherapie und/oder ionisierender Strahlung einhergehen. Die prognostische Nutzung dieser Klassifikation ist jedoch eingeschränkt, da die so erkannten Untergruppen noch eine gewisse Heterogenität bezüglich des Auftretens von Tumorzellen mit resistentem Phänotyp aufweisen.

An Stelle der indirekten Identifikation des resistenten Phänotyps anhand von Differenzierungsmerkmalen wäre ein direkter Nachweis von metabolischen Eigenschaften, auf denen die Resistenz beruht, zu wünschen.

Zyklophosphamid (CPA) ist eine der wichtigsten Substanzen in der Behandlung von lymphatischen Systemerkrankungen und hat auch im Rahmen der Knochenmarkstransplantation bei akuten myeloischen Leukämien eine große Bedeutung.

In vitro-Untersuchungen mit dieser Wirkstoffklasse wurden durch die Synthese des galenisch stabilen „aktivierten" CPA mit der Prüfbezeichnung ASTA Z 7557 erheblich erleichtert.

CPA gehört zu der Gruppe der sogenannten N-Lost-Derivate, die ihre zytotoxische Wirkung mutmaßlich durch eine bifunktionelle Alkylierung der DNS entfalten. Der Nachweis derartiger DNS-Zwischenstrangvernetzungen kann durch die hochsensitive Technik der alkalischen Filterelution nach Kohn (1981) erfolgen.

In der vorliegenden Untersuchung wurde zunächst die Wirkung von ASTA Z 7557 auf murine L 1210-Leukämiezellen charakterisiert und die Ausbildung und Entfernung von DNS-Zwischenstrangvernetzungen über 24 Std verfolgt.

Anschließend wurde bei leukämischen oder lymphoiden Zellen aus dem peripheren Blut von Patienten eine entsprechende Untersuchung auf makromolekulare DNS-Schäden jeweils 3 und 24 Std nach Inkubationsbeginn mit ASTA Z 7557 vorgenommen. Um Dosiswirkungsbeziehungen beachten zu können, wurden jeweils drei logarithmisch gesteigerte Dosen von ASTA Z 7557 eingesetzt.

Methodik

ASTA Z 7557 wurde von Herrn Prof. N. Brock als weißes kristallines Pulver zur Verfügung gestellt. Für die Inkubationen wurden 100fach konzentrierte Stammlösungen angesetzt und sofort tiefgefroren.

Die murinen L 1210-Leukämiezellen wurden, wie von Chu und Fisher (1968) beschrieben, propagiert und kloniert.

Leukämische oder lymphoide Zellen wurden aus 20−40 ml peripheren heparinisiertem Venenblut durch Dichtegradientenzentrifugation isoliert und in Hams Medium aufgenommen. Alle Donorpatienten waren vor der Blutentnahme mindestens 1 Woche lang nicht zytostatisch behandelt worden.

Die Inkubationen mit ASTA Z 7557 wurden bei 37° C im serumfreien Medium vorgenommen, danach erfolgte eine Postinkubation in zytostatikafreiem kompletten Medium.

Die Technik der alkalischen Filterelution wurde von Kohn ausführlich geschildert und von uns gering modifiziert. Bei L 1210-Zellen wurden die relativen DNS-Retentionswerte indirekt über eine Dauermarkierung der Zellen mit 125-Joddesoxyuridin ermittelt, während bei den menschlichen Zellen die DNS mikrofluorometrisch bestimmt wurde. Der Vernetzungsgrad (CF) der DNS wurde aus den relativen DNS-Retentionswerten nach der folgenden Formel berechnet:

$$CF = \left(\frac{1 - r_0}{1 - r}\right)^{0,5} - 1$$

(r_0 = relativer Retentionswert nach 6 Gy), (r = relativer Retentionswert nach 6 Gy + ASTA Z 7557).

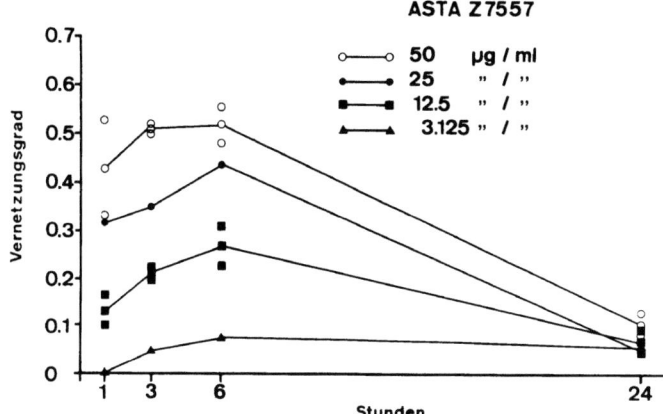

Abb. 1. Ausprägung und Rückbildung der DNS-Zwischenstrangvernetzungen über einen Zeitraum von 24 Std. Es ergibt sich eine klare Abhängigkeit des Vernetzungsgrades von der Dosis und der Zeit nach Inkubationsbeginn

Mittels linearer Regression wurden aus den CF-Werten und den entsprechenden Dosen Funktionsgleichungen für Geraden aufgesucht, die als Dosiswirkungskurven für die Zellen des jeweiligen Donorpatienten anzusehen sind (Osieka et al. 1984).

Ergebnisse

In Abb. 1 werden die Ausprägung und Entfernung makromolekularer DNS-Schäden in (murinen) L 1210-Leukämiezellen nach Einwirkung von ASTA Z 7557 über einen Zeitraum von 24 Std nach Inkubationsbeginn dargestellt. Zwischen 3 und 6 Std liegt das Maximum der DNS-Vernetzung, während der Vernetzungsgrad danach deutlich abfällt. Diese Schäden

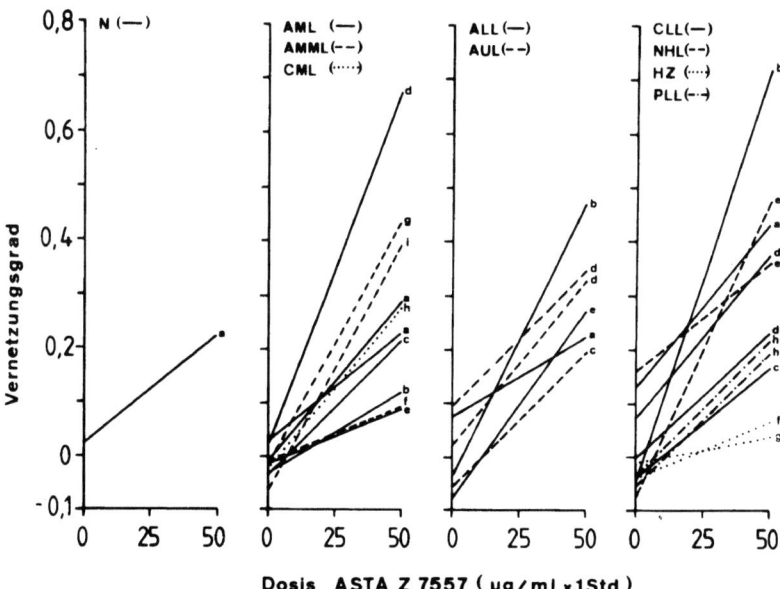

Abb. 2. Die Geraden stellen durch lineare Regression ermittelte Dosiswirkungskurven für den DNS-Vernetzungsgrad in Abhängigkeit von der Dosis ASTA Z 7557 für die Zellen jeweils eines Patienten dar. Die Dosiswirkungskurven wurden 3 Std nach Inkubationsbeginn ermittelt. In allen Untergruppen finden sich sowohl steil- als auch flachverlaufende Funktionen, so daß eine Heterogenität anzunehmen ist

werden allerdings erst bei Exposition mit hohen Dosen von ASTA Z 7557 deutlich, die im L 1210-System nur noch eine Überlebensrate von 1−0,001% zulassen.

Bei den Dosiswirkungskurven für die Zellen humanen Ursprungs fiel eine enorme Heterogenität auf. In jeder Untergruppe finden sich Kurven mit flachem oder steilen Verlauf. Der Einfluß der Vorbehandlung mit alkylierend wirkenden Substanzen ist nicht sicher zu interpretieren. Bei sequentiellen Untersuchungen von Zellen des gleichen Patienten fand sich jedoch eine Abnahme der Kurvensteilheit, was einer herabgesetzten Chemosensibilität entsprechen würde.

Eine Korrelation zur Sensibilität der Donorpatienten ist bisher nicht möglich, da eine Monotherapie mit Zyklophosphamid in fast allen Fällen nicht als indiziert anzusehen war.

Diskussion

Die Methode der alkalischen Filterelution gestattet es, makromolekulare DNS-Schäden auch in Zellen erkenntlich zu machen, die nur sehr schwer radioaktiv markiert werden können. Die unterschiedliche Vernetzung von DNS nach Einwirkung von ASTA Z 7557 kann auch durch folgende Mechanismen erklärt werden:

Zunächst kann die Verfügbarkeit des ultimal reaktiven Phosphorsäurediamids an der zellulären DNS als kritischem Zielmolekül herabgesetzt sein. Dieser Mechanismus kann über eine verminderte intrazelluläre Aufnahme oder eine gesteigerte intrazelluläre Inaktivierung durch SH-Gruppen ablaufen.

Die Ausbildung der eigentlich als zytotoxisch angesehenen DNS-Zwischenstrangvernetzung erfolgt in mindestens zwei Reaktionsschritten, wobei das initial entstehende DNS-Monoaddukt noch durch entsprechende Alkyltransferasen entfernt werden kann. Somit kann eine Modifikation der initialen DNS-Läsionen das heterogene Vernetzungsverhalten erklären.

Waldstein et al. (1982) haben in Lymphozyten von Patienten mit CLL einen unerwartet hohen Gehalt an 0-6-Methyltransferase gefunden.

Untersuchungen an peripheren Zellen sind mit dem Nachteil behaftet, daß sie nur bedingt die enzymatische Ausstattung der ausschlaggebenden Tumorstammzellen reflektieren. Somit kann z. B. bei der CLL ein sensibler Phänotyp bestimmt werden, während im Knochenmark oder an anderen Lymphopoeseherden resistente Stammzellen den Progreß der Erkrankung determinieren. Diese Einschränkung muß aber für alle Untersuchungen an peripheren Blutzellen gelten, solange sie keinen Stammzellcharakter tragen.

Die klinische Bedeutung dieser Befunde ist an Zellmaterial von Patienten zu überprüfen, bei denen eine Monotherapie mit Zyklophosphamid vertretbar erscheint.

Literatur

Chu M-Y, Fisher GA (1968) The incorporation of 3H-cytosine-arabinoside and its effects on murine leukemic cells (L5178Y). Biochem Pharmacol 17: 753−767 − Kohn KW (1981) Molecular mechanism of crosslinking by alkylating agents and platinum complexes. In: Sartorelli AC, Lazo JS, Bertino JR (eds) Molecular actions and targets for cancer chemotherapeutic agents. Academic Press, New York London Toronto Sidney San Francisco − Osieka R, Pannenbäcker R, Schmidt CG (1984) Macromolecular DNA-damage in murine and human leukemic and lymphoid cells after in vitro exposure to ASTA Z 7557. Investigational New Drugs (in press) − Selby P, Buick RN, Tanncock I (1984) A critical appraisal of the "human tumor stem-cell assay". N Engl J Med 308: 129−134 − Waldstein EA, Cao E-H, Moller ME, Cronkite EP, Setlow RB (1982) Extracts of chronic lymphocytic leukemia lymphocytes have a high level of DNA repair capacity for 0-6-methylguanine. Proc Natl Acad Sci USA 79: 4786−4790

Hiddemann, W., Springefeld, R., Büchner, Th. (Med. Univ.-Klinik, Abt. A, Münster)
DNS-Aneuploidien bei multiplem Myelom: Inzidenz und klinische Bedeutung

Einleitung

DNS-Aneuploidien sind mittels Durchflußzytophotometrie bei 70–90% aller soliden Tumoren und bei 30–40% der akuten Leukämien nachweisbar [3, 7–10, 13, 14]. Dabei erwies sich das Auftreten einer DNS-Aneuploidie bei mehr als 5 000 bislang durchgeführten Einzelmessungen als hochspezifischer Marker einer malignen Zellpopulation [2, 3, 8, 10].

Ziel der vorliegenden Arbeit war es, die Inzidenz von DNS-Aneuploidien bei multiplem Myelom zu bestimmen und die Relevanz des Nachweises von DNS-Aneuploidien für die Diagnostik zu prüfen.

Material und Methoden

Im Rahmen der vorliegenden Studie wurden Knochenmarkaspirate von 37 Patienten mit multiplem Myelom und von drei Patienten mit sog. benigner monoklonaler Gammopathie mit Hilfe der Durchflußzytophotometrie untersucht.

Die initiale Aufarbeitung des Materials bestand in der Anreicherung mononukleärer Zellen mittels Dichtegradientenseparation (Hypaque Ficoll 1,078 g/ml). Nach anschließender Fixation in absolutem Äthanol erfolgte die Anfärbung der Zellsuspension mit Ethidium, Bromid und Mithramycin in Kombination [1, 15].

Zur Bestimmung des relativen DNS-Gehaltes und Identifizierung von DNS-Aneuploidien wurden jeder Probe mononukleäre Referenzzellen von gesunden Blutspendern zugemischt. Der Grad der DNS-Aneuploidie wurde durch den DNS-Index angegeben [2, 11]: Relativer DNS-Gehalt der $G_{0/1}$-Zellen der Probe/relativer DNS-Gehalt der $G_{0/1}$-Referenzzellen (normal 1,0) (Abb. 1).

Ergebnisse

64,9% aller 37 Patienten mit multiplem Myelom wiesen DNS-Aneuploidien auf mit DNS-Indizes zwischen 1,07 und 2,0, Median 1,24.

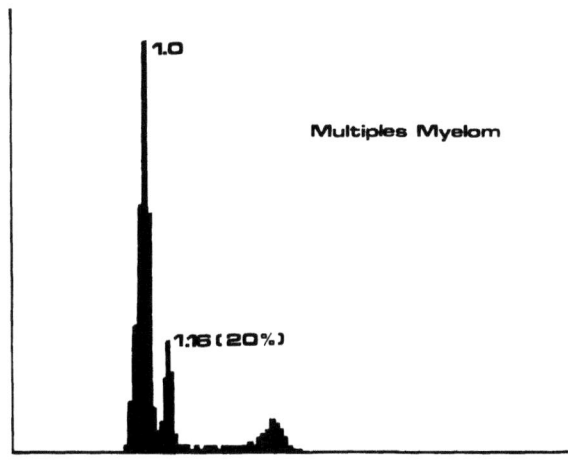

Abb. 1. Beispiel eines DNS-Histogramms mit hyperdiploider DNS-Aneuploidie. Der erste Gipfel (DNS-Index = 1,0) repräsentiert die normale Hämatopoese, der zweite Gipfel (DNS-Index = 1,16) entspricht der malignen Plasmazellpopulation (20% der Gesamtzellpopulation)

Myelomsubtyp	n	DNS-Aneuploidie
IgG	20	16 (80%)
IgA	13	6 (46%)
Leichtketten	4	2 (50%)
Benigne monoklonale Gammopathie	3	0

Tabelle 1. Inzidenz und Verteilung von DNS-Aneuploidien

Bei zwei Patienten mit hochgradigen DNS-Aneuploidien (DNS-Indizes 1,95 und 2,0) lag gleichzeitig eine zweite Plasmazellpopulation mit einem DNS-Index von 1,0 vor.

Die Aufschlüsselung nach Myelomsubtypen ergab eine Tendenz zu einer höheren Rate von DNS-Aneuploidien bei IgG-Plasmozytomen von 80% gegenüber IgA (46%) und Leichtkettenplasmozytomen (50%) ($p < 0,05$) (Tabelle 1).

Der prozentuale Anteil von Zellen mit DNS-Aneuploidie korrelierte signifikant mit dem Prozentsatz morphologisch identifizierbarer Plasmazellen ($r = 0,84$).

Bei drei Patienten mit klinisch und histologisch gesichertem multiplen Myelom war im Knochenmarkaspirat keine Vermehrung atypischer Plasmazellen erkennbar; mittels Durchflußzytophotometrie fanden sich 2–8% Zellen mit DNS-Aneuploidie.

Alle drei Patienten mit benigner monoklonaler Gammopathie wiesen keine DNS-Aneuploidie auf.

Diskussion

Seit der Einführung der Durchflußzytophotometrie in die klinische Hämatologie durch Büchner et al. [5] hat sich dieses Verfahren sowohl zur Erfassung zellkinetischer Effekte als auch zur Identifizierung von DNS-Aneuploidien bei akuten Leukämien und soliden Tumoren bewährt. 1980 berichteten Latrelle et al. über erste Ergebnisse bei Patienten mit multiplem Myelom [12].

Die von dieser Arbeitsgruppe und anderen Autoren gefundene Inzidenz von DNS-Aneuploidien von 65% [4, 6, 12] konnte in der vorliegenden Arbeit bestätigt werden. Unterschiede in der DNS-Aneuploidierate zwischen den einzelnen Myelomsubtypen wurden dagegen bislang nicht beschrieben.

Analog zu publizierten Ergebnissen [4, 12] fand sich in der vorliegenden Studie eine signifikante Korrelation zwischen dem prozentualen Anteil von Zellen mit DNS-Aneuploidie und dem Prozentsatz morphologisch identifizierter Plasmazellen.

Aufgrund der hohen Spezifität von DNS-Aneuploidie als Marker einer malignen Zellpopulation ist damit die Erkennung kleiner, mikroskopisch nicht sicher identifizierbarer Myelomzellpopulationen möglich. Analysen des zellulären DNS-Gehaltes bieten sich damit in Ergänzung histologischer und zytologischer Methoden für die Diagnostik bei multiplem Myelom an und sind darüber hinaus durch die gleichzeitige Erfassung zellkinetischer Determinanten möglicherweise auch von prognostischer Relevanz.

Literatur

1. Barlogie B, Spitzer G, Hart JS, Johnston DA, Büchner T, Schumann J, Drewinko B (1976) DNA histogram analysis of human hematopoetic cells. Blood 48: 245–258 – 2. Barlogie B, Drewinko B, Schumann J, Göhde W, Dosik G, Johnston DA, Freireich EJ (1980) Cellular DNA content as a marker of neoplasia in man. Am J Med 69: 195–203 – 3. Barlogie B, Raber MN, Schumann J, Johnson TS, Drewinko B, Swartzendruber DE, Göhde W, Andreeff M (1983) Flow cytometry in clinical cancer research. Cancer Res 43: 3982–3997 – 4. Barlogie B, Latreille J, Swartzendruber DE, Smallwood L, Maddox AM, Raber MN, Drewinko B, Alexanian R (1982) Quantitative cytometry in myeloma

research. In: Schmidt WR (ed) Clinics in hematology. Saunders, Philadelphia, pp 19–45 – 5. Büchner Th, Dittrich W, Göhde W (1971) Die Impulscytophotometrie in der hämatologischen Cytologie. Klin Wochenschr 49: 1090–1092 – 6. Bunn P, Keasnow S, Schlam M, Schlechter G (1984) Flow cytometric analysis of DNA content of bone marrow cells in patients with plasma cell myeloma: clinical implications. Blood (in press) – 7. Frankfurt OS, Slocum HK, Greco WR, Rustum YM (1982) Characterization of abnormalities in DNA content of human solid tumors. Proc Am Soc Clin Oncol 1: 7 – 8. Göhde W, Schumann J, Büchner T, Otto F, Barlogie B (1979) Pulse cytophotometry: Application in tumor cell biology and clinical oncology. In: Melamed MR, Mullaney PF, Mendelsohn ML (eds) Flow cytometry and sorting. John Wiley Sons Inc., New York, pp 599–620 – 9. Hiddemann W, Wörmann B, Ritter J, Henze G, Langermann HJ, Kaufmann U, Schellong G, Riehm H, Büchner T (1982) Diagnostik von Aneuploidien bei akuten Leukämien mittels Impulszytophotometrie (ICP): Häufigkeit und klinische Relevanz. Verh Dtsch Ges Inn Med 88: 934–937 – 10. Hiddemann W, Wörmann B, Ritter J, Kleinemeier HJ, Bassewitz D von, Roessner A, Müller KM, Büchner T (1983) DNA aneuploidy – a highly specific marker for cancer detection. Proc Am Soc Clin Oncol 2: 7 – 11. Hiddemann W, Schumann J, Andreeff M, Barlogie B, Herman CJ, Leif RC, Mayall BH, Murphy RF, Sandberg AA (1984) Convention on nomenclature for DNA cytometry. Cytometry (in press) – 12. Latreille J, Barlogie B, Dosik G, Johnston DA, Drewinko B, Alexanian R (1980) Cellular DNA content as a marker of human multiple myeloma. Blood 55: 403–408 – 13. Look AT, Melvin SL, Williams DL, Brodeur GM, Dahl GV, Kalwinsky DK, Murphy SB, Mauer AM (1982) Aneuploidy and percentage of S-phase cells determined by flow cytometry correlate with cell phenotype in childhood acute leukemia. Blood 60: 959–967 – 14. Schumann J, Tilkorn H, Göhde W, Ehring F, Straub C (1981) Zytogenetik maligner Melanome. Hautarzt (Suppl V) 32: 62–66 – 15. Zante J, Schumann J, Barlogie B, Göhde W, Büchner T (1976) New preparating and staining procedures for specific and rapid analysis of DNA-distributions. In: Göhde W, Schumann J, Büchner T (eds) 2nd Int. Symp. Pulsecytophotometry. European Press, Medikon, Ghent, pp 97–106

Gheorghiu, Th., Klein, H. O. (Med. Univ.-Klinik I, Köln)

Untersuchungen zur Zuckerzusammensetzung der Magensaftglykoproteine beim Magenkarzinom

Ein Zusammenhang zwischen Karzinom und Veränderungen der Magenschleimhaut ist seit langem postuliert und in zahlreichen Arbeiten morphologisch und epidemiologisch (hier vor allem in Verbindung mit umweltbedingten und genetischen Faktoren) analysiert worden. Überwiegend handelt es sich dabei um histologische Untersuchungen, die zu einer immer engeren Abgrenzung der möglicherweise relevanten Läsion führten: Von der Gastritis im allgemeinen, über ihre chronisch-atrophische Form, zur intestinalen Metaplasie mit ihren Subtypen und den verschiedenen Graden von Epitheldysplasien [9, 11, 14, 15, 19]; z. T. analoge Befunde lassen sich auch im Verlauf der experimentellen Karzinogenese beobachten [13, 20]. Ob und in welchem Maße einigen dieser morphologischen Veränderungen eine – z. B. frühdiagnostische – klinische Relevanz zukommt, ist noch umstritten.

Parallel dazu wurde biochemischen Abweichungen des Magensaftes bei Karzinompatienten nachgegangen. Viele Publikationen der letzten 20 Jahren beziehen sich auf die Analyse von Gesamteiweißen, Glykoproteinen, Enzymen und organischen Säuren; ihre Ergebnisse sind zum größten Teil widersprüchlich. In diesem Zusammenhang erscheint die Untersuchung der Mukosubstanzen – die bisher weniger berücksichtigt wurden – aus mehreren Gründen von besonderer Bedeutung: Unterschiedliches sekretorisches Verhalten verschiedener Karzinomtypen oder Formen begleitender intestinaler Metaplasie [9]; protektive Eigenschaften des Magenschleimes gegen die Entstehung peptischer Ulzera oder experimenteller Ulkusmodelle [3–5]; mögliche Verbindung mit der Karzinogenese (s. Diskussion).

Zweck dieser Arbeit ist die Glykoproteinanalyse des Magensaftes bei einem „Pilotkollektiv" von Magenkarzinompatienten mit dem Ziel, eventuelle Zuckermusterveränderungen

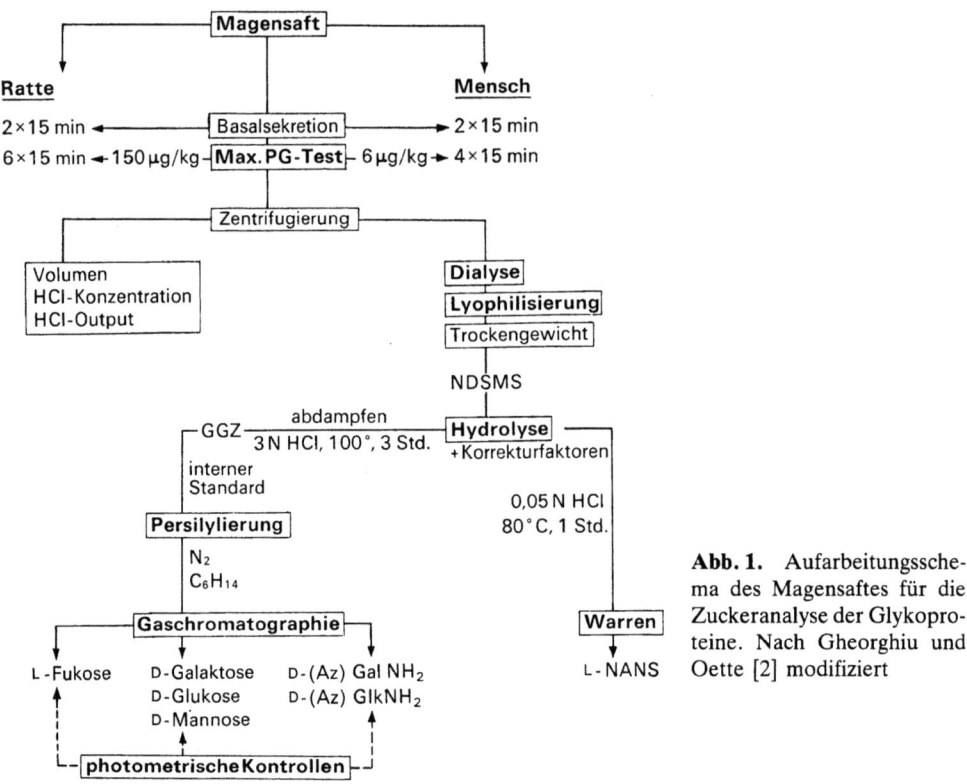

Abb. 1. Aufarbeitungsschema des Magensaftes für die Zuckeranalyse der Glykoproteine. Nach Gheorghiu und Oette [2] modifiziert

nachzuweisen, zu differenzieren und in ihrem Verlauf unter zytostatischer Therapie zu beobachten.

Krankengut

Die Untersuchungen erfolgten an vier Gruppen von je sechs Patienten mit vergleichbarer Alters- und Geschlechtsverteilung (40−60, Median 48,2−50,5 Jahren; 4 männlich, 2 weiblich): 1. Klinisch, endoskopisch und histologisch (Oberflächengastritis) „Magengesunde"; 2. chronisch-atrophische Gastritis ohne und 3. mit intestinaler Metaplasie; 4. metastasiertes Magenkarzinom (viermal vom diffusen und zweimal vom intestinalen Typ mit chronisch-atrophischer Gastritis − viermal mit und zweimal ohne intestinale Metaplasie − der tumorfreien Schleimhaut) unter Polychemotherapie mit hochdosiertem Methotrexat, 5-Fluorouracil und Adriamycin (für Details s. [12]).

Methodik

Bei sämtlichen Patienten wurde Nüchternsekret (Gruppe 4 nach vierwöchigem Therapieintervall mit Wiederholung nach Remission) gewonnen und, wie schematisch in Abb. 1 dargestellt, nach der von uns früher beschriebenen Technik [2] aufgearbeitet: Nach Dialyse, Lyophilisierung und zuckeradaptierter saurer Hydrolyse erfolgte deren Bestimmung entweder nach Persilylierung gaschromatographisch mit internem Standard und Temperaturprogrammierung auf speziell zubereiteten Säulen oder − für die N-Azetylneuraminsäure (NANS) − nach Warren. Zur Berechnung der im Glykoprotein initial vorhandenen Zuckermengen aus den Hydrolysatwerten wurde ein eigenes Verfahren angewandt, das auf

Tabelle 1. Zuckerzusammensetzung der Magensaftglykoproteine in verschiedenen Patientengruppen (IM = intestinale Metaplasie)

Komponenten[a]	Magengesunde	Atrophische Gastritis		Magenkarzinom
		− IM	+ IM	
NDSMS[b]	2,6 ± 1,0	2,8 ± 1,1	2,7 ± 1,0	2,8 ± 1,2
GGZ[c]	30,2 ± 4,6	32,4 ± 4,9	30,5 ± 4,5	27,6 ± 4,3
L-Fukose	5,3 ± 1,4	5,6 ± 1,5	5,8 ± 1,7	5,4 ± 1,4
D-Mannose	1,6 ± 0,6	1,5 ± 0,7	1,7 ± 0,8	1,8 ± 0,7
D-Galaktose	12,2 ± 3,1	13,4 ± 4,0	13,0 ± 3,9	10,1 ± 3,7
D-Glukose	0,9 ± 0,3	1,1 ± 0,6	1,3 ± 0,8	2,0 ± 0,8[e]
D-Hexosamine	8,2 ± 2,4	8,9 ± 2,7	7,0 ± 2,6	7,4 ± 2,3
L-NANS[d]	2,0 ± 0,6	1,9 ± 0,8	1,7 ± 0,7	0,9 ± 0,3[e]

[a] In mg/100 mg nichtdialysierbarer Substanzen des Magensaftes ($\bar{x} \pm S$)
[b] Nichtdialysierbare Substanzen des Magensaftes
[c] Gesamte gebundene Zucker
[d] N-Azetylneuraminsäure
[e] Signifikanter Unterschied zu den magengesunden Kontrollen ($p \leq 0,01$; t-Test)

der mathematischen Auswertung von individuellen Freisetzungs- und Zersetzungskurven beruht [16]. Blutbeimengungen wurden in jedem Fall ausgeschlossen.

Ergebnisse

Die Konzentration nichtdialysierbarer Magensaftsubstanzen zeigte keinen signifikanten Unterschied zwischen den vier Gruppen; die gesamten gebundenen Zucker waren bei den Karzinompatienten erniedrigt, wenn auch statistisch nur grenzwertig. Die Zuckermuster (Tabelle 1) der Fälle mit chronischer Gastritis waren ähnlich denjenigen magengesunder Kontrollen, mit einer leichten Verschiebung bei der Gruppe mit intestinaler Metaplasie; demgegenüber ließ sich beim Magenkarzinom ein signifikanter Anstieg der Glukose und Abfall der NANS beobachten, mit einem Quotient Glukose : NANS von 2,2 im Vergleich zu 0,45 bei Magengesunden.

In zwei Fällen von Magenkarzinom, in denen nach Chemotherapie der Tumor endoskopisch, bioptisch und computertomographisch nicht mehr nachweisbar war, fand sich eine Abnahme der erhöhten Glukosewerte auf 1,4 und eine Zunahme der erniedrigten NANS auf 1,2 mg/100 mg ($p > 0,01$).

Diskussion

Die festgestellten Veränderungen des Zuckermusters der Magensaftglykoproteine bei sechs Patienten mit fortgeschrittenem Magenkarzinom scheinen unabhängig vom histologischen Zustand der tumorfreien Schleimhaut zu sein (signifikanter Unterschied auch zu den Gastritiskollektiven). Im Hinblick auf den Glukoseanstieg werden ältere Befunde von Schrager [18] und Piper [17] bestätigt; der beträchtliche Abfall der NANS ist bisher nicht beschrieben worden. Die Tatsache, daß in zwei Karzinomfällen mit Remission unter Therapie keine Normalisierung der Zuckerwerte zu beobachten war, könnte eventuell auf eine tumorunabhängige Ursache hinweisen; Ausmaß der Abweichungen und Fallzahl erlauben jedoch keine sichere Aussage.

Die protektive Wirkung des Magenschleimes gegenüber der peptischen Aggression ist bekannt und von der Arbeitsgruppe einer der Autoren klinisch und experimentell eindeutig nachgewiesen worden. Die wesentliche Rolle spielt dabei weniger eine quantitative Globalminderung der Mukusproduktion als eine qualitative Verschiebung im Zuckermuster, insbesondere in bezug auf die NANS. Die N-Azetylneuraminsäure ist eine stark polare Zuckerverbindung, die das Glykoproteinmolekül in eine fibrilläre Form überführt und durch Erhöhung der Kohäsivität und Adhäsivität [7] die protektive Wirkung der haftfähigen Schleimschicht zur Geltung bringt, wie wir in früheren Untersuchungen zeigen konnten [3−5]. Es bestehen auch experimentelle Hinweise auf eine Potenzierung des karzinogenetischen Effektes von DMBA (7,12-Dimethylbenz(a)-antracen) nach Entfernung des protektiven Mukusbelages durch hypertone Salzlösungen [1]; vielleicht wäre dies eine mögliche Erklärung für die bekannte Korrelation zwischen Magenkarzinom und hohem Kochsalzverbrauch in der japanischen Bevölkerung [8, 10].

Interessant ist auch die Tatsache, daß Mäuse gegenüber einem bei der Ratte und dem Hund potenten oralen Karzinogen, dem MNNG (N-Methyl-N'-nitro-N-nitrosoguanidin), unempfindlich sind; dies hängt möglicherweise mit der breiten an dem Epithel haftenden Schleimschicht zusammen [20].

Die Mukussekretion des Magens steht auch in einer engen Beziehung zur Proliferationsfähigkeit des Epithels [6]. Bei Zuständen wie z. B. der schweren chronisch-atrophischen Gastritis mit intestinaler Metaplasie und foveolärer Hyperplasie kommt es zu einer Verlagerung und Verlängerung der Regenerationszone der Drüsenschläuche bis zur Oberfläche mit starker Zunahme der Mitosen; die unreifen Zellen weisen eine gestörte Mukusproduktion und werden leichter abgeschilfert − zwei Faktoren, die zu einer verminderten Schleimhautresistenz gegenüber aggressiven Faktoren (vielleicht auch gegenüber Karzinogenen?) führen [6].

Weitere Untersuchungen bei einer größeren Zahl von Patienten sind erforderlich, um eine vergleichende Analyse verschiedener histologischer Karzinomformen und Schleimhautzustände zu ermöglichen und die eventuelle Relevanz der Glykoproteinveränderungen für die Beurteilung des Einzelfalles zu klären.

Schlußfolgerungen

1. Die gaschromatographische, hydrolysekorrigierte Bestimmung des Zuckermusters der Magensaftglykoproteine bei sechs Patienten mit metastasiertem Magenkarzinom ergab einen signifikanten Anstieg des Glukose- und Abfall des N-Azetylneuraminsäureanteils.
2. Diese Veränderungen scheinen, unabhängig vom histologischen Zustand der umgebenden Schleimhaut, tumorbezogen zu sein.

Literatur

1. Capoferro R, Tongersen O (1974) The effect of hypertonic saline on the uptake of tritiated 7,12-dimethylbenz(a)-anthracene by gastric mucosa. Scand J Gastroenterol 9: 343 − 2. Gheorghiu Th, Oette K (1970) Die gaschromatographische Analyse von Zuckern und Zuckerderivaten aus nicht dialysierbaren Substanzen biologischer Flüssigkeiten. J Chromatogr 48: 430 − 3. Gheorghiu Th, Klein HJ, Frotz H, Hübner G (1971) Pathogenesis of the gastric ulcer in rats with carbon tetrachloride-induced liver damage. In: Pfeiffer CJ (ed) Progress in peptic ulcer. Lippincott, Philadelphia, p 265 − 4. Gheorghiu Th, Frotz H, Klein HJ, Hübner G (1974) Das hepatogene Ulkus. Witzstrock, Baden-Baden − 5. Gheorghiu Th, Klein HJ, Frotz H, Hübner G (1975) Mucosubstances of gastric juice and mucosa in clinical and experimental chronic liver insufficiency. In: Gheorghiu TH (ed) Experimental ulcer. Witzstrock, Baden-Baden, p 135 − 6. Gheorghiu Th (1983) Gastric mucus secretion and epithelial renewal, balance or imbalance? 3rd Hiezan Conference, Kyoto, Proceedings − 7. Gottschalk A (1960) Correlation between composition, structure, shape and function of a salivary mucoprotein. Nature 186: 949 − 8. Haenszel W, Kurihara M, Segi M, Lu RKC (1972) Stomach cancer among Japanese in

Hawaii. J Natl Cancer Inst 49: 969 – 9. Heilmann K (1978) Gastritis, intestinale Metaplasie, Karzinom. Thieme, Stuttgart – 10. Hirayama T (1968) The epidemiology of cancer of the stomach in Japan with a special reference to the role of the diet. Gan 3: 15 – 11. Järvi O, Laurén P (1951) On the role of heterotopias of the intestinal epithelium in the pathogenesis of gastric cancer. Acta Pathol Microbiol Scand 29: 26 – 12. Klein HO, Dias Wickramanayake P, Dieterle F, Mohr R, Oerkermann H, Brock J, Beyer D, Gross R (1982) Chemotherapieprotokoll zur Behandlung des metastasierten Magenkarzinoms. Dtsch Med Wochenschr 107: 1708 – 13. Kobori O, Gedigk P, Totovic V (1976) Early changes of glandular stomach in Wistar rats ingesting N-methyl-N'-nitro-N-nitrosoguanidin. Z Krebsforsch 87: 87 – 14. Konjetzny (1938) Der Magenkrebs. Stuttgart – 15. Ming SC, Goldman H, Freiman DG (1967) Intestinal metaplasia and histogenesis of carcinoma of the human stomach. Cancer 20: 141 – 16. Oette K, Gheorghiu Th (1975) Hydrolysis of mucosubstances and gas-liquid chromatography of bound sugars in gastric juice analysis. In: Gheorghiu Th (ed) Experimental ulcer. Witzstrock, Baden-Baden, p 259 – 17. Piper DW, Fenton BH, Griffith EM (1965) Gastric mucus secretion in normal subjects and patients with gastric ulcer, gastric carcinoma and pernicious anemia. Am J Dig Dis 10: 411 – 18. Schrager J (1964) Chromatographic studies of carbohydrate component of gastric and salivary mucopolysaccharides. Gut 5: 166 – 19. Siurala M, Villako K, Thamäki T (1977) Atrophic gastritis. Its genetic and dynamic behaviour and its relations to gastric carcinoma. In: Farber E (ed) Pathophysiology of carcinogenesis in digestive organs. Tokyo Univ. Press, p 135 – 20. Sugimura T, Kawachi T (1973) Experimental stomach cancer – Methods in cancer research. Academic Press, New York

Nephrologie 1

Kurz, P., Köhler, H., Hütteroth, T., Knuth, A., Meuer, S., Meyer zum Büschenfelde, K.-H.
(I. Med. Klinik und Poliklinik der Johannes-Gutenberg-Universität Mainz)

Gestörte Antikörperbildung nach Hepatitis B-Impfung bei chronischen Dialysepatienten: Untersuchungen zum Immundefekt

Erhöhte Infektanfälligkeit, verzögerte Transplantatabstoßung und abgeschwächte Überempfindlichkeitsreaktion vom verzögerten Typ sind klinische Hinweise auf die abnorme Immunreaktion bei Patienten mit terminaler Niereninsuffizienz [4]. Nach aktiver Impfung mit Hepatitis B-Vakzine (H-B Vax, MSD) entwickeln Patienten mit terminaler Niereninsuffizienz nur in etwa 50% Antikörper gegen HBs-Antigen, Probanden mit normaler Nierenfunktion dagegen in > 95% [5]. Ziel der vorliegenden Untersuchung war es deshalb, in vitro Einzelparameter der Immunantwort von Dialysepatienten nach Hepatitis B-Impfung zu analysieren.

Methodik

Neun Patienten, die nach dreimaliger Impfung (0–1–6 Monate) mit je 40 µg Hepatitis B-Vakzine (Merck, Sharp & Dohme) Antikörper gegen HBs-Ag bildeten (Responder), wurden mit neun Patienten verglichen, die kein anti-HBs entwickelten (Nonresponder). Das Alter der Respondergruppe lag zwischen 28 und 72 Jahren ($\bar{x}$: 52 Jahre) und in der Nonrespondergruppe zwischen 43 und 72 Jahren ($\bar{x}$: 58 Jahre). Die Dialysedauer betrug in der Respondergruppe 1–10 Jahre ($\bar{x}$: 4,2 Jahre), in der Nonrespondergruppe 1–9 Jahre ($\bar{x}$: 4,7 Jahre). Als Kontrollgruppe dienten zehn gesunde Probanden mit normaler Nierenfunktion. Die Blutentnahme zur Bestimmung der einzelnen Parameter erfolgte bei den Dialysepatienten jeweils vor Dialysebeginn. Die Isolierung der peripheren Blutlymphozyten (PBL) wurde mit Hilfe der Ficoll-Dichtezentrifugation durchgeführt.

1309

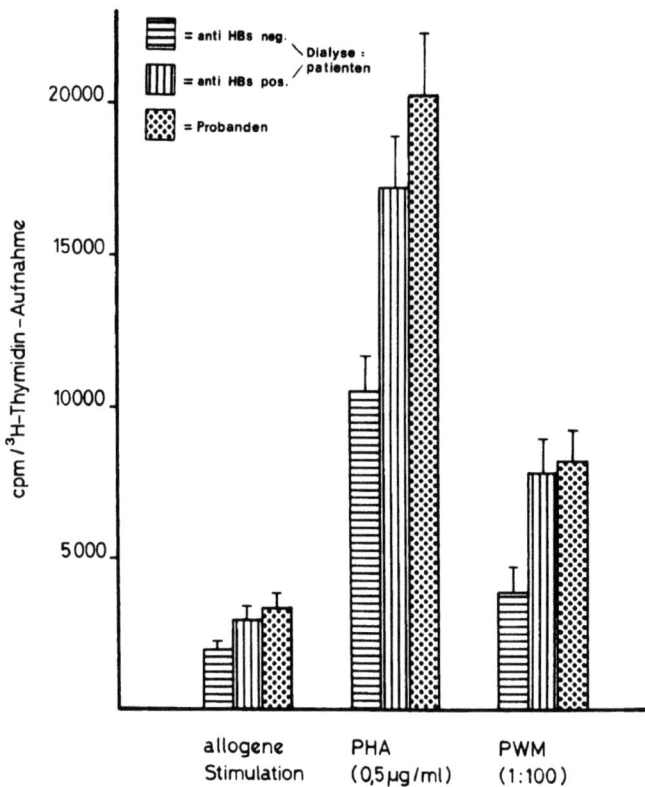

Abb. 1. Allogen- und mitogeninduzierte (PHA, PWM) Proliferation peripherer Blutlymphozyten ($\bar{x} \pm$ SEM. $p < 0,01$ für allogene, PHA- und PWM-induzierte Proliferation; Jonckheere-Test)

Die folgenden Parameter wurden gemessen:

a) *Mitogeninduzierte Transformation und gemischte Lymphozytenkultur (MLC):* 2×10^5 PBL wurden mit einer optimalen Konzentration des Mitogens oder mit bestrahlten (5 000 rad) Epstein-Barr-virustransformierten B-Zellen stimuliert und die Zelltransformation durch die Aufnahme von ^{3}H-Thymidin erfaßt.

b) *PWM-stimulierte Immunglobulinsynthese in vitro:* $1,5 \times 10^5$ PBL wurden mit einer optimalen PWM-Konzentration für 7 Tage stimuliert. Im Kulturüberstand wurde IgG mittels ELISA bestimmt.

c) *Interleukin 2:* $2,5 \times 10^6$/ml PBL wurden mit PHA (0,5 µg/ml), PMA (5×10^{-9} mol/l) und 5×10^5/ml bestrahlten Epstein-Barr-virustransformierten B-Zellen stimuliert und der Überstand auf seine IL-2-Aktivität getestet. Dazu wurden IL-2-abhängige T-Blasten mit verschiedenen Konzentrationen dieser Überstände inkubiert und das Ausmaß der IL-2-bedingten Proliferation durch die ^{3}H-Thymidinaufnahme gemessen.

d) *Indirekte Immunfluoreszenz:* PBL wurden mit monoklonalen Antikörpern (anti-T3, anti-T4, anti-T8) inkubiert und die zellgebundenen Antikörper mit fluoresceinmarkiertem Kaninchen-Anti-Maus-IgG dargestellt. Die Auswertung erfolgte im Fluoreszenzmikroskop an > 100 Zellen/Probe.

Ergebnisse

Die peripheren Blutlymphozyten (PBL) von Patienten und Probanden zeigten unterschiedliche Antworten auf mitogene und allogene Stimulation ($p < 0,05$ für PHA, PWM und MLC),

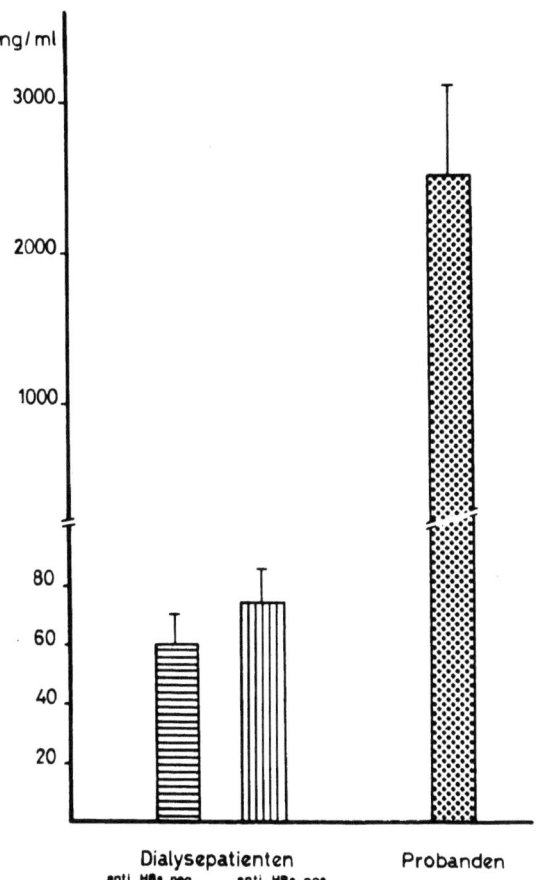

Abb. 2. IgG-Konzentration im Kulturüberstand PWM-stimulierter peripherer Blutlymphozyten ($\bar{x} \pm$ SEM)

wobei die Proliferationsraten für das Normalkollektiv höher lagen (Abb. 1). Schlüsselte man die Gruppe der Dialysepatienten nach Respondern (anti-HBs Ag+) und Nonrespondern (anti-HBs Ag−) auf, so fanden sich höhere Proliferationsraten in der Respondergruppe ($p < 0{,}05$). B-Lymphozyten von Dialysepatienten bildeten in vitro deutlich weniger IgG-Immunglobuline als gesunde Kontrollpersonen ($p < 0{,}01$) (Abb. 2). Außerdem bestand bei den Dialysepatienten im Vergleich zu den Probanden eine Tendenz zur verminderten IL-2-Produktion ($p = 0{,}07$, n.s.). T4+- und T8+-Zellen waren bei Dialysepatienten im Vergleich zu den Probanden erniedrigt ($p < 0{,}05$). Das T4/T8-Verhältnis lag allerdings im Normbereich.

Schlußfolgerung

1. Patienten mit terminaler Niereninsuffizienz zeigen nach aktiver Hepatitis B-Impfung eine verminderte Immunisierungsrate [2, 5].
2. Auch in vitro läßt sich bei diesen Patienten eine gestörte Immunreaktion nachweisen [1, 3, 7].
3. Bei Dialysepatienten ist im Vergleich zu Probanden die Proliferation von PBL auf mitogene und allogene Stimulation vermindert als Ausdruck einer gestörten T-Zellfunktion.
4. Besonders ausgeprägt ist diese Störung der T-Zellfunktion bei den Dialysepatienten, die nach Hepatitis B-Impfung keine Antikörper gegen HBs-Ag bilden (Nonresponder).

5. T4+- und T8+-Lymphozyten sind bei Dialysepatienten in ihrer Relation (T4/T8) ungestört. Die absolute Zahl ist entsprechend der „In vivo-Lymphopenie" vermindert.
6. Eine zusätzliche Störung der urämischen B-Lymphozyten ist möglich [6].

Literatur

1. Birkeland SA (1976) Uremia as a state of immune deficiency. Scand J Immunol 5: 107–115 – 2. Cappel R, Van Beers D, Liesnard C, Dratwa M (1983) Impaired humoral and cell-mediated immune responses in dialyzed patients after influenza vaccination. Nephron 33: 21–25 – 3. Daniels JC, Sakai H, Remmers AR, Sarles HE, Fish JC, Cobb EK, Levin WC, Ritzmann SE (1971) In vitro reactivity of human lymphocytes in chronic uraemia: Analysis and interpretation. Clin Exp Immunol 8: 213–227 – 4. Goldblum SE, Reed WP (1980) Host defenses and immunologic alterations associated with chronic hemodialysis. Ann Intern Med 93: 597–613 – 5. Köhler H, Arnold W, Renschin G, Dormeyer HH, Meyer zum Büschenfelde KH (1984) Active hepatitis B vaccination of dialysis patients and medical staff. Kidney Int 25: 124–128 – 6. Mezzano S, Pesce A, Peters T, Pollak VE, Reed R, Michael G (1982) Antibody production and antigenic specific suppression to bovine serum albumin in uremic rats. Clin Exp Immunol 48: 111–117 – 7. Newberry WM, Sanford JP (1971) Defective cellular immunity in renal failure: Depression of reactivity of lymphocytes to phytohemagglutinin by renal failure serum. J Clin Invest 50: 1262–1271

Scharf, R. E., Frede, M., Finken, C., Grabensee, B., Schneider, W. (Med. Klinik und Poliklinik, Klinik A, Universität Düsseldorf)
Nachweis eines Thrombozytenspeichergranuladefekts unter Hämodialysebehandlung*

Einleitung

Aktivierte Blutplättchen können auch nach Sekretion ihrer Granulainhaltsstoffe *(Freisetzungsreaktion)* ihre Integrität bewahren und als entspeicherte Zellelemente *(„exhausted" platelets)* mit normaler Überlebenszeit im Kreislauf zirkulieren (Reimers et al. 1976; O'Brien 1978; Pareti et al. 1980; Scharf et al. 1983). Thrombozyten mit einem verminderten Granulabestand als Zeichen einer gesteigerten Plättchensekretion wurden bei Patienten mit kardiopulmonalem Bypass, künstlichen Herzklappen, Herzinfarkt, chronischem Alkoholabusus, myeloproliferativem Syndrom, autoimmunthrombozytopenischer Purpura, thrombotisch-thrombozytopenischer Purpura und disseminierter intravasaler Gerinnung beobachtet (Übersicht: Scharf 1983). Auch bei Patienten mit terminaler Niereninsuffizienz lassen sich gelegentlich degranulierte Blutplättchen im Kreislauf nachweisen. Uns interessierte deshalb, 1. ob der Plättchenspeichergranuladefekt durch die Niereninsuffizienz bedingt oder 2. Folge der Hämodialysebehandlung ist und 3. ob eine dialyseinduzierte Plättchenaktivierung durch Infusion eines stabilen Prostazyklinderivats während der extrakorporalen Zirkulation herabgesetzt bzw. verhindert werden kann.

Patienten und Methodik

Untersucht wurden zehn Patienten (sechs Männer, vier Frauen, Altersbereich: 20–60 Jahre) mit terminaler Niereninsuffizienz in stabilem Zustand, die unter einem standardisierten Regime dialysiert wurden (Kapillardialysator; Azetatpuffer; Heparin: initialer Bolus 30–40

---

*   Mit Unterstützung der Deutschen Forschungsgemeinschaft (Scha 358/1-1)

USP/kg, kontinuierliche Infusion 0,35 USP/kg/min). Als stabiles Prostazyklinderivat verwendeten wir ZK 36 374 (Schering AG, Berlin)[1], das in niedriger Dosierung von 3 ng/kg/min in den arteriellen Schenkel infundiert wurde.

Bei 30 Einzeldialysen von fünf Patienten wurden Leuko- und Thrombozytenzahl, intrathrombozytärer Gehalt an β-Thromboglobulin (βTG) und Plättchenfaktor 4 (PF4), Fibrinopeptid A (FPA), Antithrombin III (AT III) und die „activated clotting time" (ACT, Vollblut, Koagulometer) zu definierten Zeitpunkten *vor, während* und *nach* der Hämodialyse bestimmt (Abb. 1a).

Die statistische Auswertung der Daten erfolgte mit parameterfreien Testverfahren.

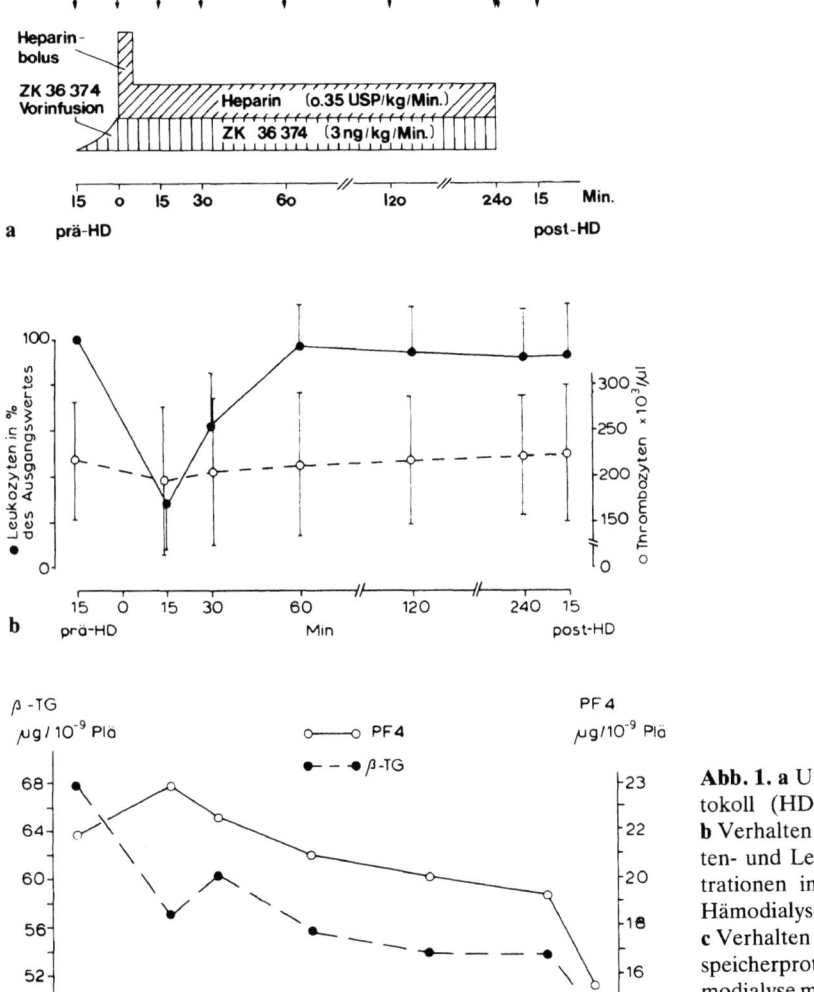

Abb. 1. a Untersuchungsprotokoll (HD: Hämodialyse). **b** Verhalten der Thrombozyten- und Leukozytenkonzentrationen im Vollblut unter Hämodialyse mit Heparin. **c** Verhalten der α-Granulaspeicherproteine unter Hämodialyse mit Heparin (βTG: β-Thromboglobulin; PF4: Plättchenfaktor 4)

1 ZK 36 374 wurde uns von Herrn Dr. Krais, Schering AG, Berlin, zur Verfügung gestellt

Tabelle 1. Verhalten der Plättchenzahl, Plättchen-α-Granula-Inhaltsstoffe, Thrombin- und Antithrombin III-Aktivität unter chronischer Hämodialysebehandlung

	prä-HD	240 min	post-HD	Signifikanz prä vs. 240	prä vs. post
Plä. × 1 000/µl	209 ± 67	199 ± 68	198 ± 64	$p < 0,1$	$p < 0,1$
β-TG (µg/10^9 Plä.)	68 ± 15	54 ± 12	49 ± 10	$p < 0,05$	$p < 0,025$
PF4 (µg/10^9 Plä.)	21 ± 6	18 ± 7	14 ± 5	$p < 0,1$	$p < 0,05$
FBA (ng/ml)	6,6 ± 4,5	14,2 ± 15,7	4,9 ± 3,1	$p < 0,005$	$p < 0,25$
AT III (IU/ml)	10,1 ± 0,8	–	10,4 ± 0,7	–	n.s.

Plä.: Plättchenkonzentration; βTG: β-Thromboglobulin; PF4: Plättchenfaktor 4; FPA: Fibrinopeptid A; AT III: Antithrombin III-Aktivität; n.s.: nicht signifikant

Ergebnisse

Unter Hämodialyse trat keine signifikante Änderung der mittleren Thrombozytenkonzentration ein ($p < 0,1$) (Abb. 1b). Auch bestand bei den Patienten (P) zu keinem Zeitpunkt ein signifikanter Unterschied der mittleren Thrombozytenzahl im Vergleich zu Normalpersonen (N) (P: prä-HD 209 000 ± 67 000; post-HD 198 000 ± 64 000; N: 264 000 ± 52 000 Plättchen/µl; P vs. N $p < 0,1$). Im Gegensatz dazu beobachteten wir einen *passageren* Abfall der Leukozytenkonzentration innerhalb der ersten 15 min nach Dialysebeginn (Abb. 1b).

Der thrombozytäre Gehalt (µg/10^9 Plättchen) an βTG (68 ± 15) und PF4 (21 ± 6) unterschied sich bei den Patienten vor Hämodialyse nicht von dem der Normalpersonen (βTG 76 ± 14; PF4 21 ± 5 µg/10^9 Plättchen) ($p < 0,1$). Unter Hämodialyse fielen die Konzentrationen an βTG und PF4 in den Thrombozyten jedoch kontinuierlich ab und erreichten 15 min nach Beendigung des Extrakorporalkreislaufs die niedrigsten Werte (βTG 49 ± 10; PF4 14 ± 5 µg/10^9 Plättchen; prä-HD vs. post-HD $p < 0,025$ bzw. 0,05) (Abb. 1c).

Demgegenüber stieg die mittlere FPA-Konzentration im Plasma gegen Ende der Dialyse (240 min) bis auf 14,2 ng/ml (Norm: 1,5 ± 0,5) an (Tabelle 1). Zwischen den FPA-Plasmaspiegeln und den ACT-Werten bestand eine signifikante inverse Korrelation, nicht jedoch zwischen den FPA-Konzentrationen und dem thrombozytären βTG- oder PF4-Gehalt. Die AT III-Aktivität des Plasmas lag bei den Patienten jeweils im Normbereich (Tabelle 1).

Durch Infusion von ZK 36 374 in niedriger Dosierung von 3 ng/kg/min, die bei gesunden Probanden eine Hemmung der Plättchensekretion bewirkt (Belch et al. 1983), ließ sich unter Hämodialyse der Abfall der thrombozytären βTG- und PF4-Konzentrationen nicht beeinflussen (Daten nicht gezeigt).

Diskussion

Die Ergebnisse dieser Studie zeigen, daß unter Hämodialyse eine Thrombozytenaktivierung auftritt, die zu zirkulierenden, partiell degranulierten Plättchen führt. Der *vorübergehend* bestehende α-Granulaspeicherdefekt könnte eine Blutungsneigung während oder nach Dialysebehandlung bei *normaler* Thrombozytenzahl erklären.

Inwieweit außer den α-Granula auch die elektronendichten Speicherorganellen (δ-Granula) betroffen sind, ist derzeit Gegenstand einer weiteren Untersuchung. Harker et al. (1980) berichteten, daß bei kardiopulmonalem Bypass ein selektiver α-Granulaverlust ohne Beeinträchtigung des thrombozytären δ-Granulaspeicherkompartiments auftreten kann. Die während und unmittelbar nach dem Extrakorporalkreislauf zu beobachtende Plättchenfunktionsstörung ging mit dem Abfall des thrombozytären Gehalts an βTG und PF4 bzw. mit dem Anstieg der plättchenspezifischen Proteine im Plasma einher. Die vorübergehend verlängerte Blutungszeit normalisierte sich allerdings schon zu einem Zeitpunkt, als noch Plättchen mit einem signifikant verminderten α-Granulabestand in der Zirkulation nachweisbar waren. Diese Beobachtung läßt vermuten, daß die Plättchenfunktionsstörung und der selektive α-Granulaverlust zwei voneinander unabhängige Folgezustände der durch den Extrakorporalkreislauf hervorgerufenen Plättchenaktivierung darstellen, die nicht unbedingt kausal miteinander verknüpft sind (Harker et al. 1980).

Durch geringe Dosen des stabilen Prostazyklinderivats ZK 36 374 wird die dialyseinduzierte Plättchenaktivierung nicht verhindert. Im Gegensatz dazu scheinen Prostazyklinkonzentrationen von über 8 ng/kg/min in Kombination mit einer kontinuierlichen Heparininfusion die Plättchensekretion effektiv zu hemmen (Weston 1983). Der Einsatz von Prostazyklin bzw. von ZK 36 374 in Dosierungen dieser Größenordnung wird jedoch durch Nebenwirkungen wie Blutdruckabfall, Tachykardie, abdominelle Beschwerden, psychomotorische Unruhe, Flush oder starke Kopfschmerzen limitiert.

Im Rahmen dieser Studie ließ sich zwischen den FPA-Konzentrationen im Plasma und dem thrombozytären Gehalt an βTG bzw. PF4 keine signifikante inverse Beziehung ermitteln. Es bleibt demnach unbewiesen, daß neben der Aktivierung an künstlichen Oberflächen eine vermehrte Thrombinbildung gegen Ende der Dialyse (Tabelle 1) für die vorübergehend zirkulierenden „entspeicherten" Plättchen verantwortlich ist. Dagegen wird anhand unserer Befunde ersichtlich, daß eine stabile Niereninsuffizienz an sich nicht mit einem α-Granulaspeicherdefekt assoziiert ist.

Literatur

1. Belch JJF, Greer I, Saniabadi AR, McLaren M, Sturrock R, Forbes CD, Prentice CRM (1983) Effects of ZK 36 374, a stable prostacyclin analogue in healthy volunteers. Thromb Haemostas 50: 279 − 2. Harker LA, Malpass TW, Branson HE, Hessel II EA, Slichter SJ (1980) Mechanism of abnormal bleeding in patients undergoing cardiopulmonary bypass: acquired transient platelet dysfunction associated with selective α-granule release. Blood 56: 824 − 3. O'Brien JR (1978) "Exhausted" platelets continue to circulate. Lancet 2: 1316 − 4. Pareti FI, Capitanio A, Mannucci L, Ponticelli C, Mannucci PM (1980) Acquired dysfunction due to the circulation of "exhausted" platelets. Am J Med 69: 235 − 5. Reimers H-J, Kinlough-Rathbone RL, Cazenave J-P, Senyi AF, Hirsh J, Packham MA, Mustard JF (1976) In vitro and in vivo functions of thrombin-treated platelets. Thromb Haemostas 35: 151 − 6. Scharf RE (1983) Thrombozyten und Mikrozirkulationsstörungen. Klinische und experimentelle Untersuchungen zum Sekretionsverhalten und Arachidonsäurestoffwechsel der Blutplättchen. Alexander-Schmidt-Preisarbeit, Ges Thromb Hämost Forsch, Bern 1984, p 256 − 7. Scharf RE, Grzbiela W, Hartmann B, Schnurr E, Grabensee B, Schneider W (1983) Plättchenspezifische Proteine und Thrombinaktivität bei Abstoßungsreaktionen nach Nierentransplantation. Verh Dtsch Ges Inn Med 89: 976 − 8. Weston MJ (1983) Prostacyclin and extracorporal circulation. Br Med Bull 39: 285

Meyer-Sabellek, W., Gawlik, D., Gross, U. (Berlin)

Haupt- und Spurenelementanalyse des Knochens mittels Neutronenaktivierung anhand von Beckenkammbiopsien

Manuskript nicht eingegangen

Heidemann, H., Meusers, P., Mertins, L., Kirch, W., Ohnhaus, E. E. (Med. Klinik, Universitätsklinikum Essen, GHS, Essen)

Der Einfluß der Salzbeladung auf die Amphotericin B-bedingte Nephrotoxizität*

Das Antimykotikum Amphotericin B ist das Mittel der Wahl zur Behandlung von Organmykosen. Die therapeutische Anwendbarkeit der Substanz in der Klinik ist eingeschränkt wegen der häufig auftretenden Nebenwirkungen, von denen die Nephrotoxizität mit einer Inzidenz von 80−100% ganz im Vordergrund steht [9].

Frühere Studien haben gezeigt, daß Amphotericin B den renalen Blutfluß (RBF) und die glomeruläre Filtrationsrate (GFR) reduziert. Es wurde angenommen, daß die Vasokonstriktion über eine Ischämie die Niereninsuffizienz verursacht [8].

Gerkens und Branch haben die Hypothese aufgestellt, daß die Vasokonstriktion durch Aktivierung des tubuloglomerulären Feedback (TGF) bedingt ist [3]. Der TGF ist ein intrarenaler Mechanismus, wobei eine vermehrte Cl-Absorption im distalen Tubulus eine Abnahme der GRF desselben Nephrons bewirkt [2].

Andreoli und Monahan haben gezeigt, daß Amphotericin B die Permeabilität für Cl-Ionen erhöht [1]. Die Aktivität des TGF ist salzabhängig. Salzverarmung führt zu einer Steigerung und Salzbeladung zu einer Verringerung der TGF-Aktivität [2].

Nachdem wir bei ursprünglich salzverarmten Patienten mit Amphotericin B-bedingter Nephrotoxizität zeigen konnten, daß konsekutive Salzbeladung die Nierenfunktion bessert [5], haben wir nun eine prospektive Studie durchgeführt. Untersucht wurde, ob gleichzeitige kontinuierliche Salzbeladung die Amphotericin B-Nephrotoxizität verringert.

20 Patienten (10 ♀, 10 ♂) mit einem Alter von 51 ± 15 Jahren und einem Körpergewicht von 65 ± 13 kg wurden mit 0,6 ± 0,2 mg/kg/Tag für 26,3 ± 2,6 Tage behandelt. Täglich erhielten die Patienten 300 mval NaCl, von denen mindestens 150 mval als NaCl 0,9% infundiert wurden. Alle Labordaten wurden in dem klinikeigenen Labor ermittelt. Bei allen Patienten lag als Grundkrankheit eine Hämoblastose vor. Sie wurden prophylaktisch mit Amphotericin B behandelt, nachdem die Körpertemperatur trotz breiter antibiotischer Abdeckung über 1 Woche lang nicht unter 39° C sank. Vier Patienten hatten eine vorbestehende Niereninsuffizienz bei Beginn der Behandlung und drei Patienten erhielten zwei Kurse Amphotericin B während eines sechsmonatigen Zeitraumes.

Ergebnisse

20 Patienten wurden mit 24 Kursen Amphotericin B behandelt. Wie man der Tabelle 1 entnehmen kann, ist eine Verschlechterung der Nierenfunktion nicht eingetreten. Die

Tabelle 1. Nierenfunktionsparameter bei 20 Patienten (23 Kurse), die mit Amphotericin B 4 Wochen lang behandelt wurden (Mean ± SDM)

	vor	während	nach
S-Kreatinin (mg/dl)	0,9 ± 0,2	1,1 ± 0,1	1,8 ± 0,2
Harnstoff-N (mg/dl)	16 ± 2	19 ± 8	30 ± 14
Kreatininclearance (ml/min/1,73 m²)	61	48	40 (n = 2)
Natriumkonzentration im Urin (mval/l)	132	124	112 (n = 2)
Urinvolumen (ml/24 Std)	1 700	2 700	3 500 (n = 2)

* Diese Studie wurde von der Sandoz-Stiftung für therapeutische Forschung, Nürnberg, unterstützt

	Vor	Während	Nach
A)	0,9 ± 0,2	1,1 ± 0,1	1,8 ± 0,2
B)	1,9 ± 0,5	1,5 ± 0,1	1,5 ± 0,5
C)	0,8 ± 0,2	0,8 ± 0,1	0,8 ± 0,1
	0,9 ± 0,1	0,8 ± 0,2	0,9 ± 0,2

Tabelle 2. S-Kreatininwerte (mg/dl) vor, während und nach der Behandlung mit Amphotericin B. A = drei Patienten mit einer Verschlechterung der Nierenfunktion, B = vier Patienten mit vorbestehender Niereninsuffizienz, C = drei Patienten, die zwei Kurse Amphotericin B erhalten haben (Mean ± SDM)

Nierenfunktion der Patienten mit vorbestehender Niereninsuffizienz besserte sich während der Behandlung (Tabelle 2), die Kreatininclearance stieg von 28 auf 46 ml/min 1,73 m². Drei Patienten haben zwei Kurse Amphotericin B erhalten, ohne daß diese höhere Gesamtdosis einen Einfluß auf die S-Kreatininwerte gehabt hat (Tabelle 2). Bei drei Patienten (= 15%) verschlechterte sich die Nierenfunktion während der Behandlung (Tabelle 2). Der Anstieg des S-Kreatininwertes von 0,9 auf 1,8 mg/dl entsprach einer Abnahme der GFR von 61 auf 40 ml/min/1,73 m².

Diskussion

Die systemische Behandlung mit Amphotericin B ist häufig wegen der Entwicklung einer Niereninsuffizienz limitiert [9]. Wir konnten zeigen, daß mit Hilfe einer Kochsalzbeladung die Häufigkeit der Amphotericin B-bedingten Nephrotoxizität deutlich gesenkt wurde. Bei vier Patienten mit vorbestehender Niereninsuffizienz besserte sich die Nierenfunktion während der Behandlung mit Amphotericin B. Bei zwei dieser Patienten war es zuvor – wohl medikamenteninduziert – zu einem passageren akuten Nierenversagen gekommen. Die Nierenfunktion dieser beiden Patienten normalisierte sich während der Therapie mit Amphotericin B.

Drei Patienten erhielten zwei Kurse Amphotericin B und haben damit Gesamtmengen zwischen 1,5 und 2 g erhalten. Während salzverarmte Patienten schon bei einer Gesamtdosis von 140 mg mit einem deutlichen Kreatininanstieg reagierten [5], blieben die Kreatininwerte bei gleichzeitiger Salzbeladung unverändert normal. Bei drei Patienten verschlechterte sich die Nierenfunktion. Es wurde allerdings in keinem Fall die Therapie unterbrochen.

In tierexperimentellen Arbeiten haben wir zeigen können, daß die Amphotericin B-bedingte Abnahme des RBF und der GFR durch Salzbeladung und Aminophyllin verhindert wird [3, 4]. Diese Maßnahmen haben in Mikropunktionsstudien den TGF inhibiert [4, 7]. Hermes et al. haben kürzlich festgestellt, daß in Mikropunktionsstudien Amphotericin B den TGF verstärkt [6]. Die Beobachtung, daß bei salzverarmten Patienten die Amphotericin B-Nephrotoxizität gesteigert und bei salzbeladenen Patienten reduziert ist, stimmt mit unserer Hypothese überein, daß Amphotericin B den TGF aktiviert.

Literatur

1. Andreoli TE, Monahan M (1968) The interaction of polyene antibiotics with thin lipid membranes. J Gen Physiol 52: 300–325 – 2. Briggs JP, Wright FS (1979) Feedback control of glomerular filtration rate: site of the effector mechanism. Am J Physiol 236: F40–F47 – 3. Gerkens JF, Branch RA (1980) The influence of sodium status and furosemide on canine acute amphotericin B nephrotoxicity. J Pharmacol Exp Ther 214: 306–311 – 4. Gerkens JF, Heidemann HTH, Jackson EK, Branch RA (1983) Effect of aminophylline on amphotericin B nephrotoxicity in the dog. J Pharmacol Exp Ther 224: 609–613 – 5. Heidemann HTH, Gerkens JF, Spickard WA, Jackson EK, Branch RA (1983) Amphotericin B nephrotoxicity in humans decreased by salt repletion. Am J Med 75: 476–481 – 6. Hermes H, Leser K, Osswald H (1983) Potentiation of tubularglomerular feedback by amphotericin B in rats. 16. Symposium der Gesellschaft für Nephrologie, Salzburg – 7. Osswald H, Nabakowski G, Hermes H (1980) Adenosine a possible mediator of metabolic control of glomerular filtration rate. Int J Biochem 12: 263–267 – 8. Rhoade EG, Ginn HE, Mirchmore HG, Smith WO, Hammarsten JF

(1961) Effect of amphotericin B upon renal function in man. In: Gray P, Tabenkin B, Broadley SG (eds) Antimicrobiology agents annual, vol 1. Society for industrial microbiology. Plenum Press, New York –
9. Sande MA, Mandell GL (1980) Antimicrobial agents In: Gilman AG, Goodman LS, Gilman A (eds) The pharmacological basis of therapeutics. Mcmillan Publishing, New York

Heine, H.[1], Haunschild, J.[2], Wagner, W.[2], Kluger, G.[2], Gilge, U.[2], Heidbreder, E.[2], Hörl, W. H.[3], Heidland, A.[2] ([1] Anatom. Institut, Universität Herdecke, [2] Med. Univ.-Klinik Würzburg und [3] Med. Univ.-Klinik Freiburg/Brsg.)

Urämische Pneumonitis: Bedeutung proteolytischer Enzyme

Einleitung

Die urämische Pneumonitis kann auch bei intakter Herzfunktion und ausgeglichener Flüssigkeitsbilanz infolge gesteigerter Permeabilität der Lungenkapillaren auftreten (Crosbie et al. 1972). In den nachstehenden Untersuchungen wurde die Frage einer urämieinduzierten Proteasenaktivierung als pathogenetischer Faktor der Lungenschädigung geprüft. Hinweise auf eine derartige Schädigungsmöglichkeit gab der Nachweis freier proteolytischer Aktivität im Blutplasma bei Patienten mit hyperkatabolem Nierenversagen (Hörl und Heidland 1980, 1981, 1983).

Methodik

An männlichen Wistar-Unilever-Ratten (220–250 g) wurde durch bilaterale Nephrektomie bzw. Ureterligatur eine akute Urämie erzeugt. Zum Ausschluß von Überwässerung und Hypertonie erhielten die Tiere nach der Operation keine Flüssigkeit. Ein Kollektiv wurde 3 Tage vor Nephrektomie mit Furosemid (2 mg/Tag oral) und kaliumarmer Kost behandelt um die Manifestation einer Hyperkaliämie im anurischen Zustand auszuschließen.

Nach 48- bzw. 70stündiger Urämie wurden die Lungen licht- und elektronenmikroskopisch untersucht. Bei den anderen Tieren, einschließlich scheinoperierten Kontrollen, wurde eine bronchoalveoläre Lavage (BAL) nach Lee et al. (1981) mit steriler 0,9%iger NaCl-Lösung nach vorausgegangener endotrachealer Intubation in Evipannarkose durchgeführt. Die BAL-Flüssigkeit wurde auf ihre Gesamtserinproteasenaktivität (Trypsin, Thrombin, Cathepsin B, Kallikrein, Plasmin etc.) unter Verwendung des Substrates S-2288 untersucht. Ihre Zellen wurden nach Glutaraldehydfixation und Hämatoxyllin-Eosinfärbung zytologisch analysiert.

Zur Aufdeckung von Störungen proteolytisch wirksamer Enzymsysteme im Blutplasma wurden einige Schlüsselkomponenten mit chromogenen Peptidsubstraten (CPS) nach Friberger (1982) sowie Aasen et al. (1982) getestet. Dabei wurden zur Bestimmung von Präkallikrein (PKK) bzw. Plasminogen die Substrate S-2302 bzw. S-2251 (Kabi, Stockholm) eingesetzt. Ferner wurde C3-Komplement mittels radialer Immundiffusion unter Verwendung von Citratplasma bestimmt.

Ergebnisse

48 Std nach Binephrektomie war im Blut der Harnstoffstickstoff auf 275 ± 67 und die Kreatininkonzentration auf 9,1 ± 1,3 mg/dl angestiegen. Nach 70stündiger Binephrektomie betrugen die Werte 382 ± 54 bzw. 12,1 ± 2,4 mg/dl. 48 Std nach Ureterligation war der

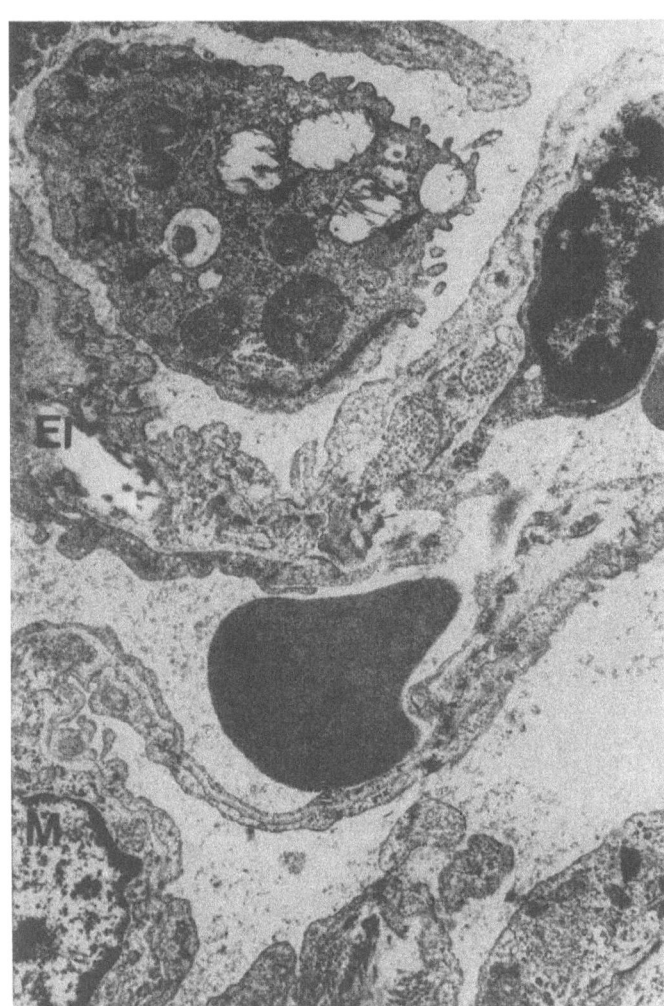

Abb. 1. Elektronenmikroskopisches Bild einer Rattenlunge nach 48stündiger Urämie mit interstitiellem Ödem, Verminderung von Elastin, Kollagen und Proteoglykanen sowie Schädigung eines Typ II-Alveozyten mit irregulären Lamellenkörperchen (Pfeilköpfe). ($\times$ 3 500). M = Makrophage; Er = Erythrozyt; A II = Alveozyttyp II

Harnstoffstickstoff auf 284 $\pm$ 59 mg/dl und das Kreatinin auf 8,9 $\pm$ 1,4 mg/dl erhöht. Durch die Furosemidgabe und kaliumarme Kost konnte das Plasmakalium nach 48stündiger Binephrektomie mit 5,38 $\pm$ 0,24 mval/l im oberen Normbereich gehalten werden.

Die Lungen der akut urämischen Ratten boten mikroskopisch das Bild des beginnenden „respiratory distress syndrome" mit interstitiellem und intraalveolärem Ödem, Mikroatelektasen, Rundzellinfiltraten und Hämorrhagien. Elektronenmikroskopisch ließ sich im Interstitium eine Degradation von Kollagen, Elastin und Proteoglykanen nachweisen. Die geschädigten Typ II-Alveozyten enthielten irreguläre Lamellenkörperchen (Abb. 1), der Surfactant war partiell desquamiert.

In der BAL-Flüssigkeit bestand im Unterschied zu den scheinoperierten Kontrollen ein erhöhter Gehalt von pulmonalen Makrophagen, Lymphozyten, Monozyten und ganz vereinzelt polymorphkernigen Leukozyten. Die Gesamtserinproteasenaktivität der BAL-Flüssigkeit war hochsignifikant gesteigert (Abb. 2).

In ähnlicher Weise bestanden ausgeprägte Alterationen von Schlüsselkomponenten proteolytisch wirksamer Enzymsysteme im Blutplasma: Präkallikrein (Normwert 100 $\pm$ 3,3%) ging bei den scheinoperierten Tieren auf 93,1 $\pm$ 3,9% zurück und war nach 48stündiger Urämie auf 31,9 $\pm$ 2,4% abgefallen ($p < 0,0005$).

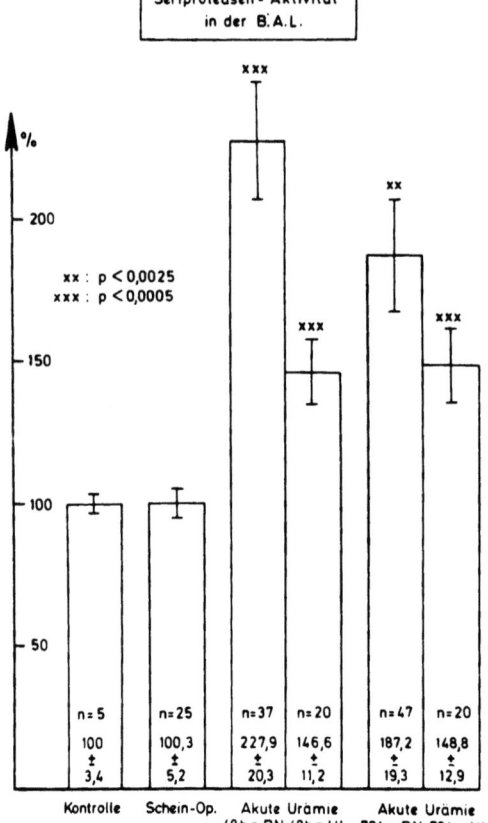

Abb. 2. Breitspektrumserinproteasenaktivität in der bronchoalveolären Lavageflüssigkeit von scheinoperierten Kontrollen und Ratten mit akuter Urämie (48 und 70 Std nach bilateraler Nephrektomie (BN) bzw. Ureterligatur (UL)

Plasminogen (Normwert 100 ± 1,08%) war bei den scheinoperierten Tieren identisch (99,5 ± 1,6%) und ging 48 Std nach Binephrektomie auf 59,9 ± 2,6% zurück ($p < 0,0005$).

C3-Komplement (Normwert 100 ± 3,19%) war bei den scheinoperierten Tieren auf 128,2 ± 2,6% angestiegen ($p < 0,05$). Nach 48stündiger Urämie bestand ein Abfall auf 74,6 ± 4,28% ($p < 0,001$).

Diskussion

Eine akute Urämie führt bei der Ratte zu einer „informativen Entkopplung" der alveolären Transitstrecke von Kapillarendothel, interstitiellem Raum und Alveolarepithel. Diese Alteration resultiert in einer Schädigung der Typ II-Alveozyten mit gestörter Surfactant-Produktion. Ähnliche Beobachtungen wurden von Orlowski et al. (1974) an Lungen von Hunden mit experimenteller Urämie erhoben. Die von uns elektronenmikroskopisch festgestellte Abnahme von elastischen Fasern, Kollagen und Proteoglykan ist wahrscheinlich Folge einer Aktivierung proteolytischer Enzyme im Lungenparenchym. Als Quelle der Proteasenfreisetzung kommen wahrscheinlich die vermehrt gebildeten Rundzellen (vor allem pulmonale Makrophagen) in Betracht. Makrophagen können Peroxid- und Hydroxylradikale, Komplementkomponenten (C5a), Elastase, Kollagenase, neutrale Protease, Plasminogenaktivator, neutrophile chemotaktische Faktoren und Leukotriene freisetzen (Nathan et al. 1980;

Crystal et al. 1981). Biochemisches Korrelat der Zellaktivierung ist unter anderem die in der BAL-Flüssigkeit festgestellte erhöhte Gesamtserinproteasenaktivität.

Die akute Urämie beeinflußt darüber hinaus auch proteolytische Enzymsysteme des Blutplasma, wie die hochsignifikanten Erniedrigungen von Präkallikrein, Plasminogen und C3-Komplement verdeutlichen.

Zusammenfassung

Eine akute Urämie bei Ratten, induziert durch bilaterale Nephrektomie oder bilaterale Ureterligatur, führt zu ausgeprägten pulmonalen Veränderungen. Sie entsprechen qualitativ jenen Befunden, die beim Menschen im Frühstadium des „adult respiratory distress syndrome" beschrieben wurden (McGuire et al. 1982; Crystal et al. 1981; Bleyl et al. 1981). Die Gesamtheit der feingeweblichen Lungenveränderung und die von uns gefundene gesteigerte proteolytische Aktivität in der bronchoalveolären Lavage sprechen für die Beteiligung von Proteasen am Zustandekommen der urämischen Pneumonitis.

Literatur

Aasen AO, Smith-Erichsen N, Gallimore MJ, Amundsen E (1980) Studies on components of the plasma kallikrein-kinin system in plasma samples from normal individuals and patients with septic shock. Adv Shock Res 4: 1−10 − Bleyl U, Sandler E, Schindler T (1981) The pathology and biology of uremic pneumonitis. Intensive Care Med 7: 193−202 − Crosbie WA, Snowden S, Parsons V (1972) Changes in lung capillary permeability in renal failure. Br Med J 4: 388−391 − Crystal RG, Gadek JE, Ferrans VJ, Fulmer JD, Line BR, Hunninghake GW (1981) Interstitial lung disease: Current concepts of pathogenesis, staging and therapy. Am J Med 70: 547−568 − Friberger P (1982) Chromogenic peptide substrates. Their use for the assays of factors in the fibrinolytic and the plasma kallikreinkinin systems. Scand J Clin Lab Invest (Suppl 162) 42: 1 − Heidland A, Hörl WH, Heller N, Heine H, Neumann S, Heidbreder E (1983) Proteolytic enzymes and catabolism − enhanced release of granulocyte proteinases in uremic intoxication and during hemodialysis. Kidney Int (in press) − Hörl WH, Heidland A (1980) Enhanced proteolytic activity − cause of protein catabolism in acute renal failure. Am J Clin Nutr 33: 1423−1425 − Hörl WH, Stepinski J, Gantert C, Hörl M, Heidland A (1981) Evidence for the participation of proteases on protein catabolism during hypercatabolic renal failure. Klin Wochenschr 59: 751−759 − Hörl WH, Stepinski J, Heidland A (1982) Further evidence for the participation of proteases in protein catabolism during hypercatabolic renal failure. In: Eliahou HE (ed) Acute renal failure. John Libbey, London, p 115 − Lee CT, Fein AM, Lippmann M, Holtzman H, Kimbal P, Weinbaum G (1981) Elastolytic activity in pulmonary lavage fluid from patients with adult respiratory distress syndrome. N Engl J Med 304: 192−196 − McGuire WW, Spragg RG, Cohen AB, Cochrane CG (1982) Studies on the pathogenesis of the adult respiratory distress syndrome. J Clin Invest 69: 543−553 − Nathan CF, Murray HW, Cohn ZA (1980) The macrophage as an effector cell. N Engl J Med 303: 6222−6226 − Orlowski T, Ajewski Z, Wasiutynski A (1976) Uremic lung syndrome. In: Heidland A, Hennemann H, Kult J (eds) Renal insufficiency. Thieme, Stuttgart, p 225

Hörl, W. H., Haag, M., Heidland, A. (Med. Univ.-Kliniken, Freiburg/Brsg. u. Würzburg)
Einfluß von Nifedipin auf das glyzerolinduzierte akute Nierenversagen der Ratte*

Einleitung

Kalziumantagonisten haben einen potentiell protektiven Effekt auf den Myokardstoffwechsel, ihre Rolle auf den Nierenstoffwechsel ist bislang unklar. Kalziumantagonisten wirken im

---

* Mit Unterstützung der DFG (Ho 781/3-3)

Tabelle 1. Verhalten von hepatischer und renaler Glukosekonzentration vor (0.Tag) und 2−8 Tage nach Glyzerolinjektion

Glyzerolinjektion	Glukosekonzentration in der Leber (µg/mg Protein)		Glukosekonzentration in der Niere (µg/mg Protein)	
	Kontrolldiät	+ Nifedipin	Kontrolldiät	+ Nifedipin
0. Tag	110,4 ± 6,6	231,1 ± 15,5***	139,3 ± 8,7	224,7 ± 10,4***
2. Tag	70,8 ± 5,9	81,6 ± 5,1	125,9 ± 9,6	207,9 ± 10,5***
4. Tag	70,1 ± 9,7	85,9 ± 11,6	109,1 ± 7,5	110,0 ± 3,5
6. Tag	84,4 ± 7,0	98,4 ± 9,6	119,6 ± 6,9	89,2 ± 4,3***
8. Tag	56,9 ± 4,1	146,2 ± 10,1**	74,4 ± 3,6	154,5 ± 14,2**

Mittelwerte ± SEM von vier bis acht Versuchstieren; ** $p < 0,01$; *** $p < 0,001$

vaskulären Bereich auf die Aorta, Koronar-, Zerebral-, Mesenterial-, Extremitäten- und Nierenarterien [3]. Kalziumantagonisten sollen Dauer und Prognose des akuten Nierenversagens günstig beeinflussen. Ziel der vorliegenden Untersuchung war es daher, den Einfluß von Nifedipin auf das glyzerolinduzierte akute Nierenversagen der Ratte zu untersuchen.

Methodik

Weibliche Wistarratten (180−220 g, Fa. Ivanovas, Kisslegg/Allgäu) wurden in Stoffwechselkäfigen mit nifedipinhaltigem Futter im Vergleich zu paargefütterten Kontrollen (Co) für 12 Tage vorbehandelt. Nach Flüssigkeitsentzug für 24 Std wurde 2 ml 50% Glyzerol i.m. injiziert unter Einhaltung der Flüssigkeitsrestriktion für weitere 8 Std. Untersucht wurden Blut und Organproben von Ratten vor Glyzerolinjektion, nach 2, 4, 6 und 8 Tagen.

Ergebnisse und Diskussion

12 Tage nach Nifedipingabe lag das Serumkreatinin mit 0,2 ± 0,03 bzw. 0,2 ± 0,05 mg/dl vergleichbar, während der Harnstoff-N mit 12,5 ± 0,85 mg/dl signifikant niedriger war (Co: 17,9 ± 0,83 mg/dl; $p < 0,01$). Nach Glyzerolinjektion waren jedoch am 4. Tag Harnstoff-N mit 121,5 ± 11,1 mg/dl ($p < 0,05$) und am 6. Tag Harnstoff-N mit 220,8 ± 25,4 mg/dl ($p < 0,01$) sowie Kreatinin (1,9 ± 0,5 mg/dl; $p < 0,001$) signifikant erhöht, am 8. Tag in beiden Gruppen im Normbereich. Die Glukosekonzentration im Serum lag unter Nifedipinapplikation bei 112,8 ± 12,4 mg/dl (Co: 138,9 ± 13,0 mg/dl) und war nach Glyzerolinjektion am 4. Tag mit 145,6 ± 9,2 mg/dl (Co: 170,6 ± 7,1 mg/dl; $p < 0,05$) und am 8. Tag mit 112,3 ± 3,4 mg/dl (Co: 216,3 ± 9,3 mg/dl; $p < 0,01$) signifikant niedriger.

Unter den metabolischen Effekten des Nifedipins sind Störungen des Kohlenhydratstoffwechsel möglich, nachdem In vitro-Studien an isolierten Inselzellen des Rattenpankreas eine dosisabhängige Hemmung der kalziumvermittelten Insulinsekretion gezeigt haben [7]. Bereits 1972 wurden erhöhte Nüchternglukosewerte nach sublingualer Nifedipingabe mitgeteilt [6]. Bei stoffwechselgesunden Probanden stellten Charles et al. [1] nach dreitägiger Gabe von 60 mg/Tag Nifedipin einen Anstieg der Nüchternglukose (+10%) und Abnahme der basalen Insulinsekretion (−26%) fest. Eine geringere Nifedipindosis (30 mg/Tag), über 10 Tage appliziert, führt bei Stoffwechselgesunden ebenfalls zur Erhöhung der Nüchternglukose; im Glukosebelastungstest fiel dagegen eine Besserung der Glukosetoleranz bei verminderter Insulinsekretion auf [4]. Greenwood [5] stellte demgegenüber nach siebentägiger Applikation von 40 mg/Tag Nifedipin im oralen und intravenösen Glukosebelastungstest eine ungestörte Glukoseassimilation und eine normale C-Peptidantwort fest. Auch

Tabelle 2. Verhalten von Diurese und Natriumexkretion vor (0. Tag) und 2–8 Tage nach Glyzerolinjektion

Glyzerolinjektion	Diurese (ml Urin/24 Std)		Natriumexkretion (mmol/24Std)	
	Kontrolldiät	+ Nifedipin	Kontrolldiät	+ Nifedipin
0. Tag	$16,5 \pm 1,1$	$33,6 \pm 3,8^{***}$	$1,60 \pm 0,07$	$4,7 \pm 0,24^{***}$
2. Tag	$22,4 \pm 1,8$	$44,7 \pm 3,8^{***}$	$1,60 \pm 0,16$	$2,7 \pm 0,17^{**}$
4. Tag	$24,5 \pm 0,3$	$49,8 \pm 4,0^{***}$	$0,76 \pm 0,04$	$1,6 \pm 0,27^{*}$
6. Tag	$22,0 \pm 1,9$	$41,7 \pm 3,1^{***}$	$0,39 \pm 0,06$	$1,6 \pm 0,20^{**}$
8. Tag	$24,7 \pm 2,1$	$44,8 \pm 3,1^{***}$	$0,77 \pm 0,17$	$3,0 \pm 0,20^{***}$

Mittelwerte $\pm$ SEM von vier bis acht Versuchstieren; $^{*} p < 0,05$; $^{**} p < 0,01$; $^{***} p < 0,001$

andere Autoren [2] konnten weder zu Beginn noch nach der vierwöchigen Behandlung mit 30 mg/Tag Nifedipin bei Stoffwechselgesunden und Diabetikern eine Störung der Glukosetoleranz und Insulinsekretion feststellen.

Die Glukosekonzentrationen in der Leber und der Niere sind in Tabelle 1 wiedergegeben. Nifedipin induzierte ebenfalls einen signifikanten Anstieg der Laktatkonzentration in Leber ($44,8 \pm 4,1$ nmol/mg Protein; Co: $26,5 \pm 1,8$ nmol/mg Protein; $p < 0,001$) und Niere ($53,8 \pm 3,7$ nmol/mg Protein; Co $41,7 \pm 2,3$ nmol/mg Protein; $p < 0,01$), der nach Glyzerolinjektion auch am 2. und 4. Tag erhalten blieb. Ebenfalls signifikant erhöht war unter Nifedipingabe der Gesamtkohlenhydratgehalt in Leber und Niere, während der Leberglykogengehalt signifikant erniedrigt war ($47,9 \pm 4,9$ µg/mg Protein vs. $132,6 \pm 17,1$ µg/mg Protein; $p < 0,001$).

Die Gabe von Nifedipin führte ferner im Blut zu einer signifikanten Erhöhung von Laktat (2733 ± 341 vs. 1680 ± 109 µmol/l; $p < 0,01$), Pyruvat ($148,8 \pm 17,9$ vs. $106,4 \pm 7,2$ µmol/l) und Alpha-Ketoglutarat ($89,6 \pm 7,7$ vs. $53,0 \pm 4,0$ µmol/l; $p < 0,001$) während Zitrat ($171,0 \pm 8,0$ vs. $150,0 \pm 10,4$ μmol/l, β-Hydroxybutyrat) ($179,8 \pm 19,8$ vs. $205,2 \pm 4,7$ µmol/l) und Azetoazetat ($30,0 \pm 2,8$ vs. $22,6 \pm 4,7$ µmol/l) unbeeinflußt blieben.

Diurese und Natriumexkretion sind in Tabelle 2 wiedergegeben. Signifikant erhöht waren unter Nifedipingabe ferner auch Kalium-, Phosphat- und Kalziumausscheidung.

Schlußfolgerung

Unsere Befunde sprechen für eine katecholamininduzierte Stimulierung der Glykogenolyse in Muskel und Leber unter Nifedipin mit kompensatorischer Aktivierung der renalen und hepatischen Glukoneogenese vor und nach glyzerolinduziertem akuten Nierenversagen. Die Fettsäureoxidation bleibt durch Nifedipin unbeeinflußt.

Literatur

1. Charles ST, Ketelslegers JM, Buysschaert M, Lambert A (1981) Hyperglycaemic effect of nifedipine. Br Med J 283: 19 – 2. Donnelly T, Harrower ADB (1980) Effect of nifedipine on glucose tolerance and insulin secretion in diabetic and non-diabetic patients. Curr Med Res Opin 6: 690–693 – 3. Fleckenstein A, Fleckenstein-Grün G (1981) Calcium-Antagonismus – ein neues Wirkungsprinzip in der Koronartherapie. Münch Med Wochenschr (Suppl 1) 123: S15–S21 – 4. Giugliano D, Torella R, Cacciapouti F, Gentile S, Verza M, Varriocchio M (1980) Impairment of insulin secretion in man by nifedipine. Eur J Clin Pharmacol 18: 395–398 – 5. Greenwood RH (1982) Hyperglycaemic effect of nifedipine. Br Med J 284: 50 – 6. Kochsiek K, Neubauer J (1972) The effect of 4-(2'-nitrophenyl)-2,6-dimethyl-3,5-dicarbomethoxy-1,4-dihydropyridine on myocardial metabolism, haemodynamics, blood gases and general metabolism in man. Arzneim Forsch 22: 358–362 – 7. Malaisse WJ, Boschero AC (1977) Calcium antagonists and islet function. XI. Effect of nifedipine. Horm Res 8: 203–209

Riegel, W., Heidland, A., Hörl, W. H. (Med. Univ.-Kliniken, Würzburg und Freiburg/Brsg.)

Untersuchungen zur Regulation der Glukoneogenese in isolierten Hepatozyten akut urämischer Ratten*

Einleitung

Nach eigenen Untersuchungen [1–4] ist in isolierten Leberzellen akut urämischer Ratten die Glukoseproduktion in Anwesenheit von Pyruvat, Dihydroxyazeton und insbesondere von Serin im Vergleich zu der scheinoperierter Tiere signifikant gesteigert.

Die zugrundeliegenden Mechanismen sind bislang ungeklärt.

Wichtige Voraussetzungen für die hepatische Glukoneogenese bilden bei genügendem Substratangebot ausreichend hohe Spiegel an energiereichen Phosphaten und Reduktionsäquivalenten. Diese fallen bei der Bildung von Ketonkörpern im Mitochondrium an. Ziel der vorliegenden Untersuchungen war, den Einfluß von Energie- und Redoxzustand auf die Glukoneogenese in isolierten Rattenhepatozyten zu untersuchen.

Material und Methoden

Als Versuchstiere dienten weibliche Wistarratten (180–230 g). Leberzellen wurden von unbehandelten, scheinoperierten, binephrektomierten und ureterligierten Tieren, wie früher beschrieben [1–4], isoliert. Gemessen wurde die Produktion an Glukose, Laktat (LAK), Pyruvat (PYR), Oxoglutarat, β-Hydroxybutyrat (βHB) und Azetoazetat (AcAc) sowie die Konzentrationen an ATP, ADP und AMP. Die zugehörigen Methoden sind ebenfalls bereits beschrieben [1–4]. L-Serin (SER), Na-Pyruvat (PYR) und Dihydroxyazeton (DOHA) dienten als Substrate.

Ergebnisse

Tabelle 1 zeigt die gesteigerte Ketonkörperproduktion in Hepatozyten akut urämischer Ratten mit SER, PYR und DOHA als Substrat. Dieser Effekt war für nahezu alle eingesetzten Substrate und untersuchten Gruppen signifikant. Die beidseitige Ureterenligatur induzierte eine signifikante Erhöhung der hepatozellulären ATP-Konzentration, während dieser Effekt nach Scheinoperation oder Binephrektomie ausblieb. Darüber hinaus war auch die Produktion an ATP in isolierten Leberzellen ureterligierter Ratten signifikant gesteigert

Tabelle 1. Produktion von β-Hydroxybutyrat + Azetoazetat in isolierten Hepatozyten bei Anwesenheit von Serin, Pyruvat und Dihydroxyazeton

Substrat	Experimentelle Gruppen		
	Scheinoperation	Binephrektomie	Ureterligatur
Serin	19,2 ± 2,5	31,4** ± 3,5	36,0* ± 5,5
Pyruvat	31,2 ± 3,5	52,9 ± 11,3	48,7** ± 4,9
Dihydroxyazeton	15,9 ± 1,8	24,8* ± 3,9	33,6*** ± 2,7

Die Daten bezeichnen Mittelwert ± SEM von fünf bis neun Experimenten. Die Einheit beträgt nmol/mg Protein/30 min
* $p < 0,05$; ** $p < 0,01$; *** $p < 0,001$ im Vergleich zu Scheinoperation

---

* Mit Unterstützung der DFG (Ho 781/3–3)

(Tabelle 2). Gleichzeitig wurde ein Energiezustand größer als 0,85 nach Inkubation nur von diesen Zellen erreicht.

Die Quotienten aus LAK/PYR und βHB/AcAc dienten jeweils zur Beurteilung des zytosolischen und mitochondrialen Redoxzustandes. Im Vergleich zu scheinoperierten Tieren war der Quotient LAK/PYR und βHB/AcAc vor Inkubation in den Hepatozyten akut urämischer Ratten signifikant erniedrigt. Während nach Inkubation LAK/PYR bei Anwesenheit von SER in allen untersuchten Gruppen wesentlich kleiner war als bei Anwesenheit von DOHA, nahm βHB/AcAc den niedrigen Wert von ca. 0,2 an, unabhängig von eingesetztem Substrat oder untersuchter Gruppe.

Diskussion

Mit der gesteigerten Glukoneogenese in Hepatozyten akut urämischer Ratten ist auch die Produktion an Ketonkörpern signifikant stimuliert, wenn SER, PYR oder DOHA als Substrate eingesetzt werden. Diese Beobachtungen gehen mit anderen [5, 6] parallel, wobei festgestellt wurde, daß in isolierten Hepatozyten die Ketogenese mit wachsenden Pyruvatkonzentrationen anstieg. Dies erfolgte durch eine maximale Aktivierung der Pyruvatdehydrogenase ohne gleichzeitige Erhöhung der Aktivität der Pyruvatcarboxylase. Man glaubt, daß der Ketonkörperbildung in der Leber eine Überproduktion an Azetyl-CoA und/oder eine verminderte Konzentration an Oxalazetat, entweder als Konsequenz einer Unterproduktion oder einer übermäßigen Ausnutzung durch eine gesteigerte Glukoneogenese zugrunde liegt [7]. Eine schnelle Ketogenese korreliert immer mit einer schnellen Fettsäureoxidation, so daß dadurch der NADH/NAD-Quotient im Mitochondrium erhöht ist [8]. In den vorliegenden Experimenten sind wohl die jeweils eingesetzten Substrate − Serin, Pyruvat, Dihydroxyazeton − als Quellen der Ketonkörper anzusehen. Nach Untersuchungen von Demaugre et al. [5] entspricht die Stimulation der Ketogenese [8] und ein Abfall der Quotienten aus den Konzentrationen an βHB und AcAc, gemessen in der Zellsuspension [5], einem gesteigerten NADH/NAD-Quotienten im Mitochondrium. Die Beobachtung, daß der Quotient LAK/PYR nach Inkubation mit SER deutlich weiter auf der oxidierten Seite liegt als bei Anwesenheit von DOHA, bestätigt die beschränkte Verfügbarkeit an zytosolischen Reduktionsäquivalenten bei der Glukoneogenese in isolierten Rattenhepatozyten [9].

Die Produktion an ATP ist in den Hepatozyten ureterligierter Tiere im Vergleich zu den anderen untersuchten Gruppen signifikant gesteigert. Berechnungen der Energieladung, der Summe aus ATP, ADP, AMP und des Quotienten ATP/ADP in den Hepatozyten bestätigen diese Beobachtung.

Zwischen der Produktion an ATP und Oxoglutarat besteht darüber hinaus in Anwesenheit aller drei Substrate eine positive Korrelation. Trotz der signifikant höheren Konzentration an energiereichen Nukleotiden in Hepatozyten ureterligierter Ratten unterscheidet sich diese Gruppe im Hinblick auf die Glukosesyntheserate nicht von binephrektomierten Tieren. Der

Tabelle 2. Produktion von ATP in isolierten Hepatozyten bei Anwesenheit von Serin, Pyruvat und Dihydroxyazeton

Substrat	Experimentelle Gruppen		
	Scheinoperation	Binephrektomie	Ureterligatur
Serin	$6,0 \pm 0,7$	$7,3 \pm 0,8$	$10,0^* \pm 1,2$
Pyruvat	$8,1 \pm 1,3$	$8,5 \pm 1,0$	$11,1 \ \pm 1,8$
Dihydroxyazeton	$4,3 \pm 1,0$	$4,2 \pm 0,7$	$9,8^* \pm 1,9$

Die Daten bezeichnen Mittelwert $\pm$ SEM von fünf bis neun Experimenten. Die Einheit beträgt nmol/mg Protein/30 min
* $p < 0,05$ im Vergleich zu Scheinoperation

Mangel an zytosolischen Reduktionsäquivalenten ist wohl der limitierende Faktor der Glukoneogenese in den Hepatozyten der Ratten. Die mitochondriale Bildung von Reduktionsäquivalenten ist aber nach Binephrektomie und Ureterligation höher aufgrund der gesteigerten Ketogenese. Dies läßt vermuten, daß nach Binephrektomie und Ureterligation ein gesteigerter mitochondrialer zytosolischer Transport an Reduktionsäquivalenten stattfindet, der die Glukoneogenese stimuliert.

Literatur

1. Stepinski J, Hörl WH, Heidland A (1982) The gluconeogenetic ability of hepatocytes in various types of acute uraemia. Nephron 31: 75–81 – 2. Riegel W, Stepinski J, Hörl WH, Heidland A (1981) Hormonelle Beeinflußbarkeit der Glukoneogenese in isolierten Hepatozyten bei experimenteller akuter Urämie. Verh Dtsch Ges Inn Med 87: 880–883 – 3. Riegel W, Stepinski J, Hörl WH, Heidland A (1982) Effect of hormones on hepatocyte gluconeogenesis in different models of acute uraemia. Nephron 32: 67–72 – 4. Riegel W, Stepinski J, Münchmeyer M, Hörl WH, Heidland A (1983) Effect of serine on gluconeogenetic ability of hepatocytes in acute uremia. Kidney Int (Suppl 16) 24: 48–51 – 5. Demaugre F, Leroux JP, Cartier P (1978) The effects of pyruvate concentration, dichloroacetate and α-cyano-4-hydroxylinnamate on gluconeogenesis, ketogenesis and [3-hydroxybutyrate]/[3-oxobutyrate] ratios in isolated rat hepatocytes. Biochem J 172: 91–96 – 6. Patzelt C, Löffler G, Wieland OH (1973) Interconversion of pyruvate dehydrogenase in the isolated perfused rat liver. Eur J Biochem 33: 117–122 – 7. Berry MN (1974) Energy demand of endogenous metabolism and gluconeogenesis in liver cells from normal and hyperthyroid rats. In: Lundquist F, Tygstrup N (eds) Regulation of hepatic metabolism. Academic Press, New York, p 568 – 8. Bremer J, Bierve KS, Christophersen BO, Daae LNW, Solberg HE, Aas M (1974) Factors controlling metabolism of fatty acids in the liver. In: Lundquist F, Tygstrup N (eds) Regulation of hepatic metabolism. Academic Press, New York, p 159 – 9. Williamson JR, Browning ET, Scholz R (1969) Control mechanisms of gluconeogenesis and ketogenesis. I Effects of oleate on gluconeogenesis in perfused rat liver. J Biol Chem 244: 4607–4616

Postersession II

Nephrologie 2

Feucht, H. E., Wank, R., O'Neill, G. J., Held, E., Riethmüller, G., Schendel, D. J. (Med. Klinik Innenstadt und Institut für Immunologie der Universität München)

Eine seltene Variante der 4. Komplementkomponente, C4 B2.9, als immungenetisches Merkmal bei primären Glomerulonephritiden

Der Einfluß immungenetischer Faktoren auf Entstehung und Progredienz von primären Glomerulonephritiden (GN) ist weitgehend ungeklärt. Die HLA-Region ist das zentrale „Kontrollorgan" für die Immunantwort des Menschen [2]. Deshalb wurde inzwischen in mehreren Studien eine mögliche Assoziation bestimmter HLA-Allele mit verschiedenen Formen von primärer GN untersucht (Übersichtsarbeit [4]). Der generelle Nachteil solcher Untersuchungen liegt in der relativen Häufigkeit vieler HLA-Antigene in der Normalbevölkerung, wodurch die Aussagekraft für das Patientenkollektiv oftmals unbefriedigend ist. Es schien uns daher sinnvoll nach weiteren möglichst präzisen immungenetischen Markern zu fahnden.

Auf dem Chromosom 6 befinden sich in enger Nachbarschaft zu den HLA-Genen auch die Allele für die Komplementkomponenten C4, Faktor B und C2. Die Komplementkomponente C4 wird von zwei Genen determiniert (C4A und C4B). Jedes davon ist polymorph und ermöglicht daher weiterführende genetische Untersuchungen [1, 3].

Patienten und Methoden

Patienten mit primärer GN wurden an der Medizinischen Klinik Innenstadt und in Zusammenarbeit mit Prof. Dr. H. Edel am Krankenhaus München-Harlaching untersucht. Die Diagnose einer primären GN wurde in der Mehrzahl der Fälle bioptisch gesichert (histologische Auswertung durch die Professoren Dr. J. Gokel, Dr. K. Pielsticker, München, Dr. A. Bohle, Tübingen; immunhistologische Untersuchung durch Prof. Dr. G. Thoenes, Dr. A. Krieger, München).

Die Varianten von C4 wurden aus EDTA-Plasma mittels Immunfixationselektrophorese in Agarosegelen aufgetrennt [1, 3]. Die Unterscheidung der C4A- und C4B-Genprodukte erfolgte mittels „Immunoblotting" durch einen monoklonalen Mausantikörper (G2B12), der nur mit den Produkten des C4B-Lokus reagiert.

Die HLA A-, B- und C-Typisierung erfolgte im Standardlymphozytotoxizitätstest nach Terasaki [5].

Ergebnisse

In einer ersten Untersuchungsreihe (Tabelle 1) wurden 59 unselektierte Patienten mit primärer GN ausgewertet (bioptisch verifiziert bei 36 Patienten). Die seltene Variante des C4B-Lokus, C4B*2.9, wurde hierbei in 15 Patienten gefunden (entsprechend 25%). Da C4B*2.9 nur bei 1−2% der Normalpopulation vorkommt, ergibt sich ein hohes relatives Erkrankungsrisiko von 22. Die weitere klinische Unterteilung ergab 29% C4B*2.9-positive Patienten in der Gruppe mit terminalem Nierenversagen und 21% in derjenigen mit kompensierter Nierenfunktion. Die Unterteilung nach histopathologischen Gesichtspunkten ließ eine Prävalenz bei bestimmten GN-Formen vermuten. In einer zweiten, vorläufigen Untersuchungsserie mit selektierten Patienten (Tabelle 2) wurde C4B*2.9 überwiegend bei membranoproliferativer und membranöser GN gefunden. Keinerlei signifikante Assoziation war mit HLA-A-, B- oder C-Antigenen zu erkennen.

Tabelle 1. Verteilung der Variante C4B* 2.9 bei Patienten mit primärer Glomerulonephritis (GN)

	Anzahl	Anzahl (%) mit C4B*2.9	Relatives Risiko[a]	p[b]
Primäre GN	59	15 (25%)	22,1	< 0,0001
GN (Biopsie)	36	9 (25%)	21,6	< 0,0001
GN mit terminaler Niereninsuffizienz	31	9 (29%)	26,5	< 0,0001
GN mit kompensierter Nierenfunktion	28	6 (21%)	17,6	0,0001

[a] Berechnet anhand eines Normalkollektivs von 197 Individuen, von denen drei positiv für C4B*2.9 waren

[b] Berechnet mit Fisher's exaktem Test

Tabelle 2. Assoziation der Variante C4B*2.9 mit verschiedenen Formen von primärer Glomerulonephritis (GN)

GN-Untergruppe	Anzahl	Anzahl mit C4B*2.9	p[a]
Membranoproliferative	11	7	0.02
Membranöse	7	4	0,15
Diffus proliferative	2	1	0,56
Mesangioproliferative	8	0	0,03
IgA-Nephropathie	5	0	0,12
Minimalchange	4	0	0,18
Fokale Sklerose	3	0	0,29
Nicht eindeutig klassifizierbar	5	3	0,20

[a] Fisher's exakter Test

Schlußfolgerung

Die Komplementvariante C4B*2.9 ist selten bei Normalpersonen und deshalb als immungenetisches Merkmal zur Unterscheidung von Patientenkollektiven geeignet. Unsere Ergebnisse zeigen an, daß die polymorphen C4-Allele zur Abgrenzung einer Glomerulonephritisuntergruppe benützt werden können, die ansonsten keine andere HLA-Assoziation aufweist.

Ungefähr 25% der untersuchten Patienten mit primärer GN waren positiv für C4B*2.9. Der Prozentsatz C4B*2.9-positiver Personen war noch höher (29%) in der Gruppe mit terminalem Nierenversagen. Es erscheint daher möglich, daß dieses Merkmal zur Früherkennung einer Krankheitsgruppe mit ernster Prognose dienen kann (rel. Erkrankungsrisiko 26.5). Diese Annahme wird unterstützt durch eine hohe Assoziation mit membranoproliferativer GN und eine schwächere mit membranöser GN, also mit zwei Formen, die oft ins terminale Nierenversagen münden. Außerdem läßt diese Assoziation auf einen gemeinsamen zugrundeliegenden Pathomechanismus der beiden GN-Formen schließen.

Offen bleibt natürlich die Frage, ob das Allel C4B*2.9 lediglich ein genetischer Marker für ein eng benachbartes „Anfälligkeitsgen" ist, oder ob das Genprodukt selbst an der Pathogenese der Glomerulonephritiden beteiligt ist.

Literatur

1. Awdeh ZL, Alper CA (1980) Inherited structural polymorphism of the fourth component of human complement. Proc Natl Acad Sci USA 77: 3576–3580 – 2. Bach FH, van Rood JJ (1976) The major

histocompatibility complexgenetics and biology. N Engl J Med 295 : 806—813 — 3. O'Neill GJ, Yang SY, Dupont B (1978) Two HLA-linked loci controlling the fourth component of human complement. Proc Natl Acad Sci USA. 75 : 5154—5169 — 4. Rashid HU, Papiha SS, Agroyannis B, Morely AR, Ward MK, Roberts DF, Kerr DNS (1983) The associations of HLA and other genetic markers with glomerulonephritis. Hum Genet 63 : 38—44 — 5. Terasaki PI, McClelland LP (1964) Microdroplet assay of human serum cytotoxins. Nature 204 : 998—1000

Klingmüller, D., Neumark, A., Schmidt, S., Kramer, H. J. (Med. Univ.-Poliklinik Bonn)

Experimentelle Untersuchungen zur protektiven Wirkung von Mannitol und Verapamil beim ischämischen akuten Nierenversagen

Bei der Pathogenese des akuten Nierenversagen spielen vaskuläre, tubuläre und glomeruläre Faktoren eine entscheidende Rolle [7]. Neuere Untersuchungen zeigen, daß die pathologische Kalziumüberladung der Zelle zur Zellnekrose führt. Da Kalziumantagonisten die Akkumulation von Kalzium im Zytosol verhindern, untersuchten wir den protektiven Effekt von Verapamil im Vergleich zu Mannitol beim ischämischen akuten Nierenversagen an wachen Ratten.

Methoden

Die Untersuchungen wurden an wachen Sprague-Dawley-Ratten durchgeführt. Den Tieren wurde intravenös Verapamil (2,8 µmg/min) nach einer Bolusinjektion von 200 µg Verapamil bzw. 10% Mannitollösung in 0,45% NaCl (62 µl/min) und als Kontrolle 0,45% NaCl (62 µl/min) infundiert. Nach 2 Std wurde die linke Nierenarterie 1 Std lang abgeklemmt. 6 Std nach Lösen der Klemme wurde seitengetrennt die endogene Kreatininclearance bestimmt und danach wurden die Nieren entnommen. Es wurden die Aktivitäten der Na-K-ATPase von Nierenrinde, Mark und Papille, die ATP-Konzentration der Nierenrinde und die ATP-Syntheserate isolierter Mitochondrien der Rinde sowie die intramitochondriale Kalziumkonzentration bestimmt.

Ergebnisse

6 Std nach Lösen der Klemme der linken Nierenarterie betrug bei den sechs unbehandelten Ratten die endogene Kreatininclearance der intakten rechten Niere $1,02 \pm 0,09$ ml/min · g, die der ischämischen linken Niere $0,02 \pm 0,01$ ml/min · g. Von den acht mit Mannitol behandelten Ratten entwickelten zwei Tiere eine Oligurie (Abb. 1). Die Kreatininclearance bei den nichtoligurischen Tieren betrug links $0,16 \pm 0,09$ und bei den oligurischen links $0,01 \pm 0,001$ und rechts $1,02 \pm 0,09$ ml/min · g (Abb. 1). Von den zehn verapamilbehandelten Tieren wurden vier oligurisch. Die endogene Kreatininclearance betrug bei den nichtoligurischen Tieren $0,18 \pm 0,09$ und bei den oligurischen links $0,002 \pm 0,001$ und rechts $1,00 \pm 0,18$ ml/min · g.

Die Na-K-ATPase-Aktivität von Rinde, Mark und Papille der intakten Nieren betrugen $5,84 \pm 0,39$, $15,36 \pm 1,43$ und $3,50 \pm 0,62$ µmol Pi/mg Protein · Std. 6 Std nach Ischämie war die Na-K-ATPase-Aktivität in Rinde und Papille der linken Niere bei allen Tieren unverändert. Die Aktivität im äußeren Mark war dagegen signifikant auf $9,38 \pm 0,97$ µmol Pi/mg Protein · Std erniedrigt ($p < 0,05$) ohne Unterschied zwischen behandelten und unbehandelten Tieren.

Die ATP-Konzentration der Rinde der intakten rechten Niere betrug bei den unbehandelten Ratten $1,32 \pm 0,07$ µmol/g Feuchtgewicht, bei den mannitolbehandelten

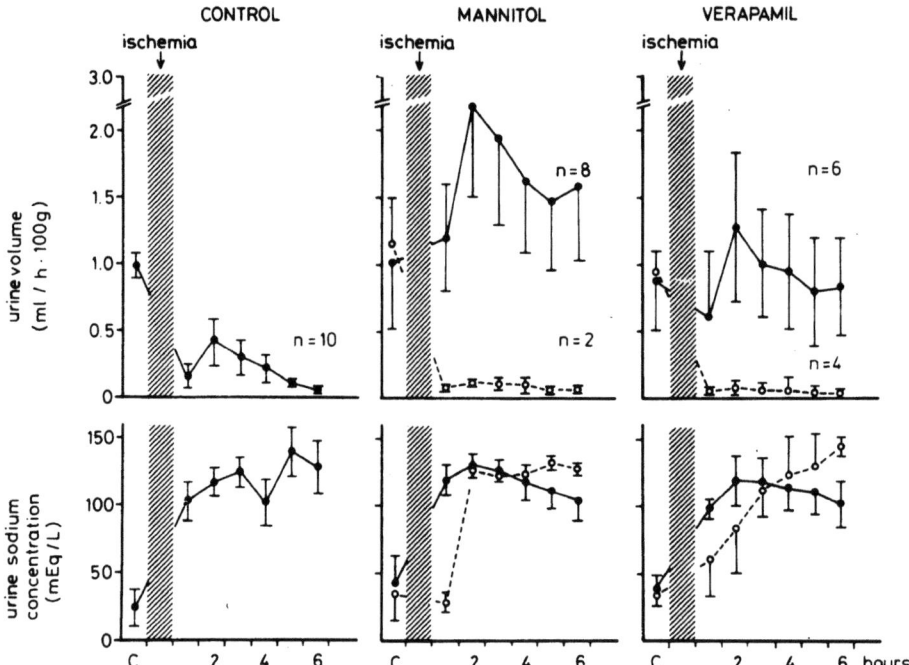

Abb. 1. Urin- und Natriumausscheidung vor und nach einstündigem Abklemmen der linken Nierenarterie in unbehandelten (Kontrollen) und in mannitol- bzw. verapamilbehandelten Ratten. Bei den behandelten Tieren sind die Gruppen der nichtoligurischen und oligurischen Ratten durch geschlossene bzw. offene Kreise dargestellt. Angegeben sind Mittelwerte und SEM

Tieren 1,03 ± 0,11 und den verapamilbehandelten 1,08 ± 0,07 μmol/g. 5 Std nach Ischämie war die ATP-Konzentration in der ischämischen Niere bei den unbehandelten Tieren auf 0,55 ± 0,10, bei den mannitolbehandelten dagegen nur auf 0,86 ± 0,07 und bei den verapamilbehandelten auf 0,64 ± 0,14 μmol/g reduziert.

Die ATP-Syntheserate isolierter Mitochondrien der Rinde der intakten rechten Niere betrug 0,35 ± 0,03 μmol ATP/min · mg Protein. Sie war in der ischämischen linken Niere unbehandelter Tiere nicht meßbar und war bei den mannitolbehandelten Tieren auf 0,22 ± 0,02 und bei den verapamilbehandelten auf 0,24 ± 0,03 μmol ATP/min·mg erniedrigt.

Der Kalziumgehalt der Mitochondrien der Nierenrinde betrug bei den Kontrolltieren in der rechten Niere 33,9 ± 5,5, in der ischämischen linken Niere 48,7 ± 7,9, bei den mannitolbehandelten Ratten rechts 37,1 ± 4,9. links 36,5 ± 5,1 und bei den verapamilbehandelten rechts 35,2 ± 6,1 und links 35,0 ± 5,4 nmol/mg Protein.

Diskussion

Mehr als 70% der verschiedenen Formen des akuten Nierenversagen beim Menschen ist durch zirkulatorische Störungen bedingt [6]. Wir wählten daher als Modell für das akute Nierenversagen eine einstündige Unterbindung der rechten renalen Arterie [1]. Die signifikante Abnahme der Na-K-ATPase-Aktivität ausschließlich im Mark ist wahrscheinlich Folge der hypoxischen Schädigung des Tubulusepithels im äußeren Mark. Sie ist Ausdruck der strukturellen Schädigung des Marks. Die leichte Verletzbarkeit des Marks wird durch Untersuchungen von Epstein et al. [4] bestätigt. Sie vermuten, daß das Mark an der Grenze zur Hypoxie arbeitet und daher für hypoxische Schädigungen prädisponiert sei.

Das biochemische Substrat, das zum Zelltod bei einer Ischämie führt, ist noch nicht bekannt. Vorläufige Untersuchungen lassen jedoch vermuten, daß die verminderte Sauerstoffaufnahme der Mitochondrien und der Anstieg der Kalziumkonzentration im Zytosol entscheidend für die Pathogenese des ischämischen akuten Nierenversagen wird. Tatsächlich wurden hohe intrazelluläre Kalziumkonzentrationen beim akuten Nierenversagen gefunden.

Wir untersuchten daher den protektiven Effekt von Verapamil beim akuten Nierenversagen im Vergleich zu Mannitol, einer Substanz, die bekanntermaßen bei bestimmten Formen des Nierenversagens protektiv wirkt. Verapamil schützte 60% der Tiere, Mannitol 75% vor der Oligurie. Dieser Unterschied mag daran liegen, daß Mannitol als potentes osmotisches Diuretikum multiple tubuläre und vaskuläre Effekte ausübt. Burke et al. [2] konnten ebenfalls eine protektive Wirkung von Verapamil beim noradrenalininduzierten Nierenversagen bei Hunden nachweisen. Bisher ist nicht eindeutig geklärt, welche Rolle die erhöhte intrazelluläre Kalziumkonzentration bei der Pathogenese des akuten Nierenversagen spielt. Ist die erhöhte Kalziumkonzentration Ursache oder Folge der verminderten Mitochondrienfunktion? Für die erste Möglichkeit sprechen Untersuchungen von Burke et al. [8], die zeigten, daß nach Reperfusion des zuvor ischämischen Nierengewebes die Kalziumkonzentration in den Mitochondrien anstieg und als Folge die Atmung der Mitochondrien abnahm. Bereits vor 20 Jahren beobachteten Gerlach et al. [5], daß die renale ATP-Konzentration nach Abklemmen der Nierenarterie abnahm. Neuere Untersuchungen von Chan et al. [3] bestätigen dies.

In der vorliegenden Studie zeigten wir, daß beim akuten ischämischen Nierenversagen der Kalziumgehalt der Mitochondrien der Nierenrinde erhöht ist, ATP-Konzentration und Synthese dagegen in der Nierenrinde vermindert sind. Bei verapamilbehandelten Tieren ist der Kalziumgehalt nicht erhöht und die Verminderung der ATP-Konzentration und Synthese sind signifikant abgeschwächt. Dies korreliert damit, daß Verapamil und Mannitol das oligurische in ein nichtoligurisches Nierenversagen überführen.

Literatur

1. Arendshorst WJ, Finn WF, Gottschalk CW (1975) Pathogenesis of acute renal failure following temporary renal ischemia in the rat. Circ Res 37: 558–568 – 2. Burke TJ, Arnold PE, Grossfeld RW, Schrier RW (1982) Effect of calcium membrane inhibition on norepinephrine-induced acute renal failure. In: Eliahou HE (ed) Acute renal failure. J Libbey, London, pp 239–240 – 3. Chan L, Ledingham JGG, Dixon JA, Thulborn KR, Waterton JC, Radda GK, Ross BD (1982) Acute renal failure: a proposed mechanism based upon ^{31}P nuclear magnetic resonance. In: Eliahou HE (ed) Acute renal failure. J Libbey, London, pp 35–41 – 4. Epstein FH, Balaban RS. Ross BD (1982) Mitochondrial anoxia in intact perfused kidney. In: Eliahou HE (ed) Acute renal failure. J Libbey, London, p 297 – 5. Gerlach E, Deuticke B, Dreisbach RH, Rosarius CW (1963) Zum Verhalten von Nucleotiden und ihren dephosphorylierten Abbauprodukten in der Niere bei Ischämie und kurzzeitiger postischämischer Wiederdurchblutung. Pflügers Arch 278: 296–315 – 6. Minuth AN, Terell JB jr, Suki WN (1976) Acute renal failure: a study of the course and prognosis of 104 patients and the role of furosemid. Am J Med Sci 271: 317–324 – 7. Smolens P, Stein JH (1981) Pathophysiology of acute renal failure. Am J Med 70: 479–482 – 8. Wilson DR, Arnold PE, Burke TJ, Schrier RW (1984) Mitochondrial calcium accumulation and respiration in ischemic acute renal failure in the rat. Kidney Int 25: 519–526

Wanner, C., Neumann, H., Boesken, W. H. (Med. Univ.-Klinik, Freiburg/Brsg.), Rohrbach, R. (Patholog. Institut, Freiburg/Brsg.), Schollmeyer, P. (Med. Univ.-Klinik, Freiburg/Brsg.)

Koinzidenz von Diabetes mellitus und Glomerulonephritis

Einleitung

Das Auftreten einer Proteinurie oder eines nephrotischen Syndroms bei jahrelang bestehendem Diabetes mellitus wird in der Regel als Symptom einer diabetischen Nephropathie im Rahmen eines diabetischen Spätsyndroms gewertet [1–3]. Basierend auf diesen Erfahrungen wird bei dieser Konstellation in der klinischen Praxis routinemäßig keine Nierenbiopsie durchgeführt. Plötzliches Auftreten einer Proteinurie bzw. eines nephrotischen Syndroms und Hämaturie bei relativ kurzem Bestehen eines Diabetes mellitus werden als Hinweis für den Erkrankungsbeginn einer Glomerulonephritis gesehen [4–10].

In der vorliegenden Studie wurden daher Patienten mit Diabetes mellitus und plötzlichem Auftreten von Proteinurie und Hämaturie untersucht, um nichtdiabetische Nierenerkrankungen zu charakterisieren, klinische Merkmale mit pathologischen Ergebnissen zu vergleichen und die Patienten in ihrem Krankheitsverlauf zu verfolgen.

Methodik

13 Patienten (9 Männer und 4 Frauen, mittleres Alter 47 ± 14 Jahre) wurden in den letzten 10 Jahren einer Nierenbiopsie zugeführt. Quantitativ wurde die Protein und Erytrozytenausscheidung im 24-Std-Urin bestimmt. Nierenfunktion und Blutdruckverhalten wurden gemessen. Eine Proteinurie größer als 3,5 g/24 Std wurde als nephrotisch, eine Erytrozytenausscheidung größer als 150 000/Std als Hämaturie klassifiziert. Blutdruckwerte systolisch größer als 140 mm Hg und diastolisch größer als 90 mm Hg wurden als hypertensiv eingestuft. Zur Sicherung der lichtmikroskopisch gestellten Diagnose wurde an unfixierten Kryostatschnitten in der direkten Immunfluoreszenz mit monospezifischen FITC markierten Antikörpern nach Ablagerungen von Immunglobulinen (IgG, IgA, IgM), β_1-C-Globulin (C$_3$), Fibrin/Fibrinogen und Albumin gesucht. Bei acht Patienten wurde die Diagnose durch elektronenoptische Untersuchungen überprüft. Alle Patienten wurden über einen Beobachtungszeitraum von 2,8 ± 2,5 Jahre (Bereich 0,2–7,7 Jahre) verfolgt.

Ergebnisse

13 Patienten mit Diabetes mellitus, Proteinurie bzw. nephrotischem Syndrom wurden untersucht. Die klinischen Charakteristika und renalen Befunde der Patienten sind in der Tabelle 1 dargestellt. Die bekannte Dauer des Diabetes zum Zeitpunkt der Nierenbiopsie lag bei 10 ± 7 Jahren. Die Nierenfunktion bei Diagnosestellung der Glomerulonephritis war bei acht Patienten normal und bei fünf Patienten eingeschränkt. Eine Proteinurie fand sich bei sechs Patienten, sieben zeigten ein nephrotisches Syndrom. Eine Hämaturie lag bei allen Patienten vor, ein Hypertonus bestand bei neun Fällen. Die histologisch untersuchten Nierenbiopsien erbrachten die Diagnose einer membranösen Glomerulonephritis (GN) bei den Patienten 1 und 2, eine membranoproliferative GN bei den Patienten 3–5 und eine mesangioproliferative GN bei den Patienten 6–13. Nach einer mittleren Beobachtungsdauer von 2,8 ± 2,5 Jahren (Bereich 0,2–7,7 Jahre; Mean ± SD) wiesen nur noch zwei Patienten eine normale Nierenfunktion (Serumkreatininspiegel von 0,8 und 0,9 mg%) auf, eine Verschlechterung zeigten drei Patienten (1,9–4,9 mg%), eine terminale Niereninsuffizienz lag bei vier Patienten vor und weitere vier Patienten waren verstorben. Bei drei Patienten war die Todesursache als Folge der Glomerulonephritis zu sehen (Hirnmassenblutung und

Tabelle 1. Klinische und Labordaten von 13 Patienten mit Diabetes mellitus und Glomerulonephritis. Dargestellt sind Parameter bei Diagnosestellung der Glomerulonephritis und nach einem Beobachtungszeitraum von 2,8 Jahren

Patient, Alter, Geschlecht	Dauer des Diabetes (Jahre)	Kreatinin (mg%)	Proteinurie (g/ 24 Std)	Hämaturie (Mio/ Std)	RR (mm Hg)	Beobachtungszeitraum (Jahre)	Kreatinin nach 2,8 ± 2,5 Jahre (mg%)	Verlauf
1. 28 M	8	0,8	8	2,0	160/100	1,9	1,9	Retention
2. 44 M	4	0,8	6	0,32	170/120	1,8	0,8	Normal
3. 40 M	22	1,5	8,4	2,2	190/110	1,7	9,3	Hämodialyse
4. 46 M	16	1,1	7	2,6	210/110	3,5	7,3	Verstorben
5. 69 M	11	1,3	3	+	100/ 80	5,8	1,5	Verstorben
6. 42 W	18	0,9	2,5	+	150/100	0,7	0,9	Normal
7. 45 M	10	0,7	3	0,78	120/ 80	7,7	8,6	Hämodialyse
8. 53 M	2	1,0	3	5,1	140/ 90	1,8	1,6	Verstorben
9. 62 M	4	3,1	10	5,1	175/110	0,2	3,3	Verstorben
10. 31 W	21	1,1	1	0,75	170/105	4,9	8,8	Hämodialyse
11. 52 M	5	2,1	0,8	0,58	150/100	5,5	9,5	Hämodialyse
12. 72 W	5	1,9	5	66,5	160/ 90	0,2	2,3	Retention
13. 28 W	4	1,9	9,7	+	130/ 80	0,4	4,9	Retention

Apoplexie bei renalem Hypertonus, nephrotisches Syndrom mit kardialer Dekompensation), während ein Patient an Ösophagusvarizenblutung bei Leberzirrhose verstarb.

Diskussion

Die renalen Veränderungen bei Diabetikern gehen im Mittel bei 41% der Patienten in Abhängigkeit von Diabetesdauer, Alter bei Erkrankungsbeginn und Schweregrad mit einer intrakapillären Glomerulosklerose einher [3, 13—15]. Weitere klinische Manifestationen des Diabetes mellitus wie Proteinurie, nephrotisches Syndrom und Hypertonie begleiten das Krankheitsbild. Die Retinopathie geht diesen Erscheinungen im allgemeinen voraus [14]. Eine ausgeprägte Proteinurie, Hämaturie und sich rasch entwickelnde Niereninsuffizienz bei fehlenden Augenhintergrundsveränderungen ist dabei selten. Andere primär glomeruläre Erkrankungen werden dann wahrscheinlich. Verschiedene Autoren beschrieben bisher bei wenigen Fällen das Auftreten einer Glomerulonephritis bei jahrelang bestehendem Diabetes mellitus [4—10]. Die Indikation zur Nierenbiopsie ist bei diesen Patienten gegeben.

Differentialdiagnostische Probleme können sich wegen der schwierigen Abgrenzung von diabetischer Nephropathie und Glomerulonephritis ergeben, weshalb sich die Diagnose auf licht-, immunfluoreszenzmikroskopische und elektronenoptische Untersuchungen stützen sollte. Die Diagnosestellung einer nichtdiabetischen Nierenerkrankung bei diesen Patienten kann in Abhängigkeit von der Art der Erkrankung und von dem Zeitpunkt des Auftretens für die Prognose und den Krankheitsverlauf der diabetischen Nephropathie von Bedeutung sein. Selbst wenn die Kenntnis einer Glomerulonephritis nur in wenigen Fällen therapeutische Ansätze bietet [12], so ist sie für die Prognose des Krankheitsverlaufes von Bedeutung. Die Beobachtung der Patienten nach Diagnosestellung der Glomerulonephritis über 2,8 ± 2,5 Jahre zeigt die Tendenz einer vorzeitig auftretenden terminalen Niereninsuffizienz. Ergebnisse mit größeren Fallzahlen bleiben noch abzuwarten.

Unsere Ergebnisse unterstreichen die Bedeutung von weiterführender Diagnostik und Nierenbiopsie bei Patienten mit Diabetes mellitus, Proteinurie bzw. nephrotischem Syndrom

1333

und Hämaturie, sofern nicht der typische zeitliche Ablauf und andere Zeichen der Mikroangiopathie (Retino-, Neuropathie) die diabetische Glomerulopathie sichern.

Literatur

1. Schreiner GE (1963) The nephrotic syndrome. In: Strauss/Welt (eds) Disease of the kidney. Little, Brown & Co, Boston, p 335 − 2. Scribner BH, Goldstein HH, Rifkin H (1974) in discussion: the problem of end stage nephropathy. Kidney Int 6: S21−S26 − 3. Kussman MJ, Goldstein HH, Gleason RE (1976) The clinical course of diabetic nephropathy. JAMA 236: 1861−1863 − 4. Warms PC, Rosenbaum BJ, Michelis MF, Haas JE (1973) Idiopathic membranous glomerulonephritis occurring with diabetes mellitus. Arch Intern Med 132: 725−738 − 5. Murphy WM, Deodhar SD, McCormack LJ, Osborne DG (1973) Immunopathologic studies in glomerular diseases with membranous lesions. Am J Clin Pathol 60: 364−376 − 6. Sharma HM, Yum MN, Kleit S (1974) Acute glomerulonephritis with diabetes mellitus. Arch Pathol 97: 152−154 − 7. Olivero J, Suki WN (1977) Acute glomerulonephritis complicating diabetic nephropathy. Arch Intern Med 137: 732−734 − 8. Wass JAH, Watkins PJ, Dische EF, Parsons V (1978) Renal failure, glomerular disease and diabetes mellitus. Nephron 21: 289−296 − 9. Rao KV, Crosson JT (1980) Idiopathic membranous glomerulonephritis in diabetic patients. Arch Intern Med 140: 624−627 − 10. Kasinath BS, Mujais SK, Spargo BH, Katz AJ (1983) Nondiabetic renal disease in patients with diabetes mellitus. Am J Med 75: 613−617 − 11. McCrary RF, Pitts TO, Puschett JB (1981) Diabetic nephropathy: natural cours, survivorship and therapy. Am J Nephrol 1: 206−218 − 12. Ponticelli C, Zucchelli P, Imbasciati E, Cagnoli L, Pozzi C, Passerini P, Grassi C, Limido D, Pasquali S, Volpini T, Sasdelli M, Locatelli F (1984) Controlled trial of methylprednisolon and chlorambucil in idiopathic membranous nephropathy. N Engl J Med 310: 946−950 − 13. Watkins PJ, Blainey JD, Brewer DB, Fitzgerald MG, Malins JM, O'Sullivan DJ, Pinto JA (1972) The natural history of diabetic renal disease. A follow-up study of a series of renal biopsies. Q J Med 41: 437−456 − 14. Goto Y (1978) Vascular complications in diabetes in Japan. Adv Metab Disord 9: 167−200 − 15. Acharya VN, Chawla KP (1978) Diabetic nephropathy − a review. J Postgr Med 24: 138−146

Weber, M., Köhler, H., Thoenes, W., Meyer zum Büschenfelde, K.-H. (I. Med. Klinik und Poliklinik und Pathologisch-Anatomisches Institut der Johannes-Gutenberg-Universität Mainz)

Gemischte IgA/IgG-Kryoglobulinämie mit rasch progressiver Glomerulonephritis

Einleitung

Die thermolabilen Kryoglobuline werden nach ihrer Immunglobulinzusammensetzung eingeteilt in 1. monoklonale Kryoglobuline, 2. gemischte Kryglobuline mit monoklonaler Komponente und 3. gemischte polyklonale Kryoglobuline [2]. Die gemischten Kryoglobulinämien können mit dem Bild einer generalisierten Vaskulitis einhergehen. Pathogenetisch wird ein Niederschlag der immunkomplexähnlichen Kryoglobuline in den Kapillarwänden angenommen [2, 4, 6, 7, 14]. Die überwiegende Mehrzahl der gemischten Kryoglobuline besteht aus den Immunglobulinen IgM und IgG. Selten sind IgA/IgG-Kryoglobuline [2, 5−9, 11−14]. Wir möchten hier erstmals über eine IgA/IgG-Kryoglobulinämie mit rasch progressiver Glomerulonephritis bei einem Patienten mit M. Bechterew berichten.

Fallbericht

Bei dem 48jährigen Patienten bestand seit 8 Jahren ein M. Bechterew, seit 6 Jahren eine arterielle Hypertonie. Im August 1982 wurde er wegen allgemeiner Schwäche, Muskelstei-

figkeit und Gelenkbeschwerden stationär aufgenommen. Außer einer erheblichen Senkungs-
beschleunigung (BSG 141 mm nW) fanden sich laborchemisch keine Auffälligkeiten
(S-Kreatinin 1,4 mg%). Unter der Annahme eines entzündlichen Schubes des M. Bechterew
wurden Kortikosteroide verabreicht. In den folgenden Monaten verlor der Patient 10 kg
Körpergewicht. Zum Zeitpunkt der Aufnahme berichtete er über Beinödeme, Belastungs-
dyspnoe, Fieber bis 40° C sowie Erbrechen und Übelkeit. Bei der körperlichen Untersuchung
fanden sich zudem Fingerkuppennekrosen, Ulzera der Wangenschleimhaut und der Zunge,
Blässe der Haut und Schleimhäute und beidseits klopfschmerzhafte Nierenlager. Folgende
pathologische Laborparameter wurden nachgewiesen: BSG 179 mm nW, S-Kreatinin
12,3 mg%, Harnstoff-N 128 mg%, Hb 5,6 g%, Gesamteiweiß 5,34 g% mit Hypalbumin-
ämie und einer Alpha$_2$- und Beta-Globulinvermehrung. Im Serum ließ sich außerdem ein Kryoglobulin nachweisen. Die Urinanalyse zeigte eine Proteinurie von 0,8 g/24 Std
sowie eine Mikrohämaturie. Die Knochenmarkspunktion war unauffällig. Die Nierenbiopsie ergab eine rasch progressive intra-extrakapilläre Glomerulonephritis vom Immunkom-
plextyp. In der Hautbiopsie ließen sich lymphoplasmazelluläre Rundzellinfiltrate
mit granulären IgA/IgG/C3-Ablagerungen in den subepidermalen Gefäßwänden
nachweisen.

Die Kombination einer medikamentösen Immunsuppression mit einer Plasmaseparations
(PS)- und Hämodialyse (HD)-Behandlung führte zu einer Entfernung der Kryoglobuline aus
dem Serum. Parallel hierzu kam es zu einer Verbesserung der GFR, einem Kreatininabfall auf
2,8 mg% und einem Anstieg der Urineiweißausscheidung auf 19 g/24 Std. Die HD wurde nach
dem 23., die PP nach dem 30. Tag des stationären Aufenthaltes bei klinischem Wohlbefinden
ausgesetzt. Nach einer mehrwöchigen Remissionsphase traten erneut Fieberschübe bis 40° C
auf und es ließen sich abermals Kryoglobuline nachweisen. Unter hochdosierter immunsuppressiver Therapie in Kombination mit einer PS-Behandlung konnten die S-Kryoglobuline
erneut entfernt werden. Es entwickelte sich jedoch eine Staphylokokkensepsis, an der der
Patient verstarb.

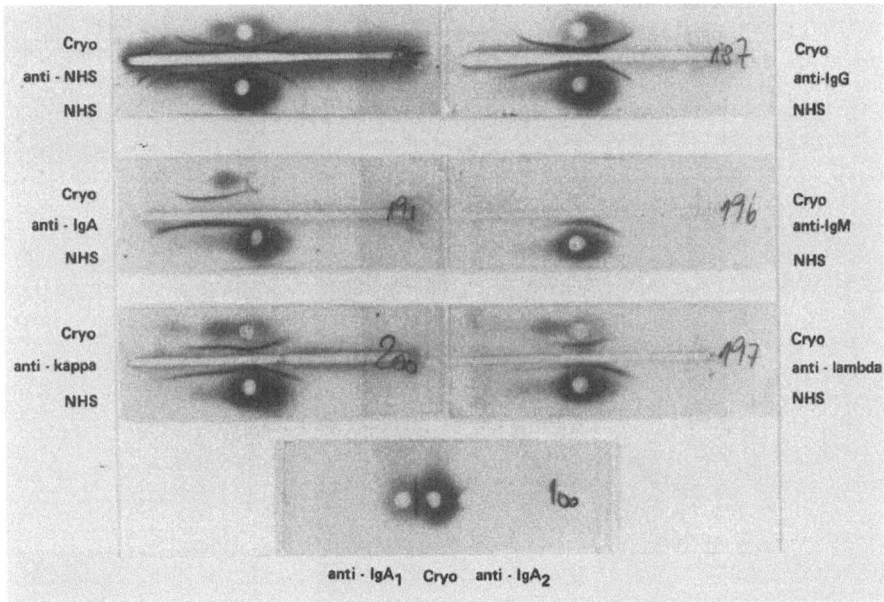

Abb. 1. Kryoglobulinanalyse. Das Kryoglobulin bestand aus monoklonalem IgA1-Kappa und polyklonalem IgG

Serologische Befunde

Die KBR auf Viren oder Mykoplasmen sowie Untersuchungen auf zirkulierende Autoantikörper wie ANF, AMF, anti-DNA u. a. m., der TPHA-Test, die Hepatitis B-Serologie und der direkte und indirekte Coombs-Test waren unauffällig. Die quantitative Bestimmung von Immunglobulinen sowie die Immunelektrophorese des Serums zeigten Normalbefunde. Das S-Kryoglobulin (initial 53,6 mg/dl) bestand aus monoklonalen IgA1-Kappa und polyklonalem IgG (Abb. 1). Durch Affinitätschromatographie gelang die Trennung von Kryo-IgA und Kryo-IgG. Der Nachweis einer Antikörperaktivität des Kryo-IgA gegen IgG geland durch Rekombinationsstudien von Kryo-IgA mit normalem IgG, hitzeaggregiertem IgG oder Kryo-IgG einerseits sowie Kryo-IgG mit normalem IgA und IgG andererseits. Nur im ersten Fall gelang es, erneut ein Kryopräzipitat zu gewinnen. Nicht nachzuweisen war diese RF-Aktivität in den konventionellen RF-Tests wie Waaler-Rose oder RF-Latex-Test.

Morphologische Befunde

Die Nierenbiopsie zeigte 30 Glomeruli von denen sechs verödet waren. Bei 21 Glomeruli ließ sich eine ausgeprägte Zerstörung des Schlingengefüges mit intra-extrakapillären Proliferationen (Halbmonde) und Fibrinausfällungen nachweisen. Ein Glomerulus wies okkludierende Proteinthromben auf. Im Interstitium fanden sich eine diffuse Faservermehrung, zahlreiche Tubulusatrophien und herdförmig angeordnete Rundzellinfiltrate. Immunfloreszenztechnisch gelang der Nachweis granulärer Ablagerungen von IgA, IgG und C3 in den glomerulären Kapillarschlingen und den Arterioli (Abb. 2).

Elektronenmikroskopisch ließen sich überwiegend subendotheliale elektronendichte Depots erkennen. Die Basalmembran war stellenweise verdünnt und von einem Deckepithel umschlossen, welches keinerlei Fußfortsätze mehr erkennen ließ. Die Bowmanschen Kapselräume waren mit einem retikulären Fasermaterial ausgefüllt.

Das Sektionspräparat der Niere zeigte zahlreiche fibrosierte sowie einige morphologisch unauffällige Glomeruli. Im Vergleich zur Nierenbiopsie fanden sich keine floriden Entzündungszeichen mehr.

Darüber hinaus lagen Veränderungen im Sinne eines M. Bechterew und Zeichen einer generalisierten Gefäßverkalkung unter Einbeziehung der Koronargefäße vor, die zu einem Hinterwandinfarkt geführt hatten. Eine abszedierende Pneumonie hatte auf Pleura, Perikard und Mediastinum übergegriffen und stellte den Ausgangspunkt der Sepsis dar.

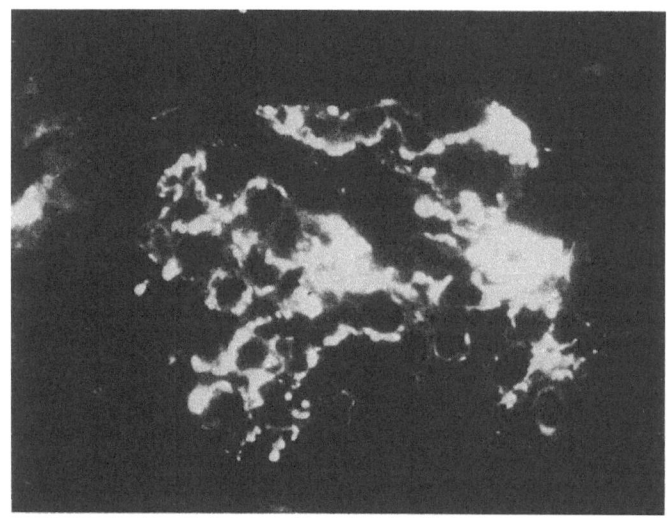

Abb. 2. Nierenbiopsie. Immunfluoreszenztechnischer Nachweis von IgA, IgG und C3 in granulärer Form entlang den Glomeruluskapillaren

Diskussion

Die klinische Symptomatik des Patienten ähnelt dem Erscheinungsbild der IgM/IgG-Kryoglobulinämien. Das Auftreten einer Nierenbeteiligung (ca. 35%) ist hierbei ein prognostisch ungünstiges Zeichen mit einer mittleren Überlebenszeit von nur 22 Monaten [2, 4, 6, 14]. Das Kryoglobulin bestand in unserem Fall aus der seltenen Kombination eines monoklonalen IgA1-Kappa mit polyklonalem IgG, wobei der IgA Bestandteil anti-IgG-Aktivität besaß (Abb. 1). Histologisch fand sich eine intra-extrakapilläre Glomerulonephritis, teilweise mit okkludierenden Proteinthromben, wie sie bei den IgM/IgG-Kryoglobulinämien ebenfalls beschrieben sind [1, 14]. Für eine pathogenetische Bedeutung der Kryoglobuline sprechen die granulären Immunglobulinablagerungen in den Glomeruli, den Arteriolen der Niere (Abb. 2) und in den Hautgefäßen von gleicher Zusammensetzung wie die des Serumkryoglobulins sowie die klinische Besserung nach Entfernung der Kryoglobuline durch die gewählte Behandlungsform. Zwei weitere Fälle von Glomerulonephritiden bei IgA/IgG-Kryoglobulinämien sind beschrieben. Mookerjee (1978) fand eine IgA-Nephropathie bei einer gemischten IgA/IgG-Kryoglobulinämie des Typs III. Gamble und Ruggles (1978) beschreiben einen Patienten mit einem IgA1-Kappa/IgG-Kryoglobulin und einer ähnlichen Immunkomplexglomerulonephritis, allerdings ohne extrakapilläre Proliferationen.

Eine sichere Therapie der symptomatischen Kryoglobulinämien ist nicht bekannt [3, 4]. Durch die von uns gewählte Behandlung ließ sich parallel zur Entfernung der Kryoglobuline aus dem Serum eine Verbesserung des klinischen Zustandes und der Nierenfunktion beobachten. Die postmortale Untersuchung der Niere zeigte, daß das ursprünglich aktive Bild der Glomerulonephritis zur Ruhe gekommen war. Eine positive Beeinflussung des Krankheitsbildes durch die Therapie ist demnach möglich, wenn auch eine Spontanremission nicht ausgeschlossen werden kann. Günstige Beeinflussungen von gemischten Kryoglobulinämien durch PS-Behandlung mit oder ohne gleichzeitige Immunsuppression sind auch von anderen Autoren berichtet worden [10], ohne daß der Wert dieser Behandlungsform zweifelsfrei belegt wäre.

Literatur

1. Ben-Bassat M, Boner G, Rosenfeld J, Pick AI, Kahana M, Hazaz B, Hochman B (1983) The clinicopathologic features of cryoglobulinemicnephropathy. Am J Clin Pathol 79: 147–156 – 2. Brouet J-C, Clauvel J-P, Danon F, Klein M, Seligmann M (1974) Biological and clinical significance of cryoglobulins. Am J Med 57: 775–788 – 3. De Vecchi A, Montagnino G, Pozzi C, Tarantino A, Locatelli F, Ponticelli C (1983) Intravenous methylprednisolone pulse therapy in essential mixed cryoglobulinemia nephropathy. Clin Nephrol 19: 221–227 – 4. Franklin EC (1980) Cryoproteins. In: Parker CW (ed) Clinical immunology, Vol 1. Saunders, Philadelphia London Toronto, p 534 – 5. Gamble CN, Ruggles SW (1978) The immunopathogenesis of glomerulonephritis associated with mixed cryoglobulinemia. N Engl J Med 299: 81–85 – 6. Gorevic PD, Kassab HJ, Levo Y, Kohn R, Meltzer M, Prose P, Franklin EC (1980) Mixed cryoglobulinemia: clinical aspects and long term follow-up of 40 patients. Am J Med 69: 287–308 – 7. Grey HM, Köhler PF (1973) Cryoimmunoglobulins. Sem in Hematol 10: 87–112 – 8. Matuhasi T, Usui M, Mizuno N (1968) γA-γG-mixed cryoglobulin. Jpn J Exp Med 38: 205–211 – 9. Mookerjee BK, Maddison PJ, Reichlin M (1978) Mesangial IgA-IgG deposition in mixed cryoglobulinemia. Am J Med Sci 276: 221–225 – 10. Shumak KH, Rock GA (1984) Therapeutic plasma exchange. N Engl J Med 310: 762–771 – 11. Takeda K, Okumura H, Hirose S, Muranaka M (1974) Immuno- and physicochemical studies of an IgA-IgG mixed cryoglobulin. Int Arch Allergy 46: 38–52 – 12. Wagner O, Mustakallio KK, Räsänen JA (1968) Mixed IgA-IgG cryoglobulinemia. Am J Med 44: 179–187 – 13. Whitsed HM, Penny R (1971) IgA/IgG cryoglobulinemia with vasculitis. Clin Exp Immunol 9: 183–191 – 14. Zollinger HU, Mihatsch MJ (1978) Renal pathology in biopsy. Springer, Berlin Heidelberg New York, p 169

Spieker, C., Zumkley, H., Kisters, K., v. Husen, N., Lohmann, J., Bertram, H. P., Lison, A. E., Fromme, H. G. (Med. Univ.-Poliklinik Münster)

Aluminiumkonzentrationen in der Magenschleimhaut bei chronischer Niereninsuffizienz

Einleitung

Aluminium(Al-)Intoxikationen bei niereninsuffizienten Patienten sind in der Nephrologie ein hinlänglich bekanntes Problem [1].

Systematische Al-Intoxikationen werden fast ausschließlich bei terminal niereninsuffizienten Patienten bzw. dialysepflichtigen Patienten beobachtet [5].

Eine verminderte renale Al-Ausscheidung mit kritischer Zunahme der Al-Gewebsspiegel und eine Belastung des Organismus niereninsuffizienter Patienten mit Al-haltigen Phosphatbindern sind als Hauptursache der Al-Krankheit anzusehen [2, 3]. Sie äußert sich im wesentlichen in Osteopathie, Myopathie, Enzephalopathie und Anämie und ist primär als klinischer Symptomenkomplex definiert.

Labor- oder Apparateuntersuchungen, mit Ausnahme des EEGs, gestatten keine sicheren Aussagen über das Vorhandensein bzw. die Progredienz der Al-Intoxikation [4].

In der klinischen Praxis fällt eher eine Diskrepanz zwischen der Höhe der Al-Konzentrationen im Blut und dem Ausmaß der klinischen Symptomatik auf [6].

So treten bei Patienten, deren Al-Serumspiegel um 100 µg liegen, alle Symptome der Al-Krankheit auf, wohingegen bei anderen Patienten mit weitaus höheren Al-Blutspiegeln keine entsprechenden Symptome auftreten.

Für eine exaktere klinische Bewertung der Al-Krankheit wäre es daher sinnvoll, auch in anderen Geweben Al-Konzentrationsmessungen vorzunehmen, um zu überprüfen, ob sich anhand dieser Meßergebnisse eine bessere Korrelation zur Klinik herstellen läßt.

Patientengut und Methodik

Bei 29 Patienten wurden Al-Bestimmungen im Blut und in der Magenschleimhaut durchgeführt. Die Gastroskopien und Biopsien erfolgten im Rahmen der Diagnostik und Therapiekontrolle gastrointestinaler Erkrankungen. Das Probandenkollektiv unterteilt sich in vier Gruppen.

Es wurden nierengesunde Patienten ohne ($n = 7$) und mit Al-Belastung (Antazida, $n = 13$) untersucht (Tabelle 1).

Insgesamt elf Probanden im Prädialysestadium und mit entsprechender Al-Belastung (Phosphatbinder) nahmen an der Studie teil. Bei sieben Teilnehmern wurden regelmäßige Hämodialysen durchgeführt, auch bei ihnen lag eine Al-Belastung in Form einer Phosphatbindereinnahme vor (Tabelle 1).

Die Al-Konzentrationsbestimmungen erfolgten durch die Atomabsorptionsspektroskopie, einem Verfahren, das sich für die Al-Bestimmungen besonders bewährt hat [6].

Tabelle 1

Untersuchungskollektiv: $n = 29$ Patienten

A) 7 Probanden mit normaler Nierenfunktion ohne Al-Belastung
B) 13 Probanden mit normaler Nierenfunktion ohne Al-Belastung (Antazida)
C) 11 Probanden mit eingeschränkter Nierenfunktion
 (Kreatinin = 8,3 mg/dl) mit Al-Belastung (Phosphatbinder)
D) 7 Probanden im Dialysestadium (Kreatinin = 12,0 mg/dl) mitAl-Belastung

Bei jedem Probanden wurde eine Anamnese bezüglich einer Nierenkrankheit, einer gastrointestinalen Erkrankung und der Einnahme von Antazida bzw. Phosphatbindern durchgeführt.

Außerdem sind Kreatininbestimmungen und Al-Bestimmungen im Blut bzw. im Magengewebe durchgeführt worden.

Ergebnisse

Bei sieben nierengesunden Probanden wurde ein durchschnittlicher Al-Magengewebsspiegel von 1,71 µg Al/g Frischgewebe und ein Al-Blutspiegel von 25,6 µg Al/l ermittelt.

Keiner dieser Probanden unterlag einer Al-Belastung (Tabelle 1, 2). Die Al-Spiegel bei 13 nierengesunden Patienten mit Al-Belastung in Form von Antazida betrugen im Magengewebe durchschnittlich 5,68 µg Al/g Frischgewebe, im Blutplasma 42,55 µg Al/l (Tabelle 2).

Es wurden elf Patienten im Prädialysestadium untersucht, die einen durchschnittlichen Kreatiningehalt von 8,3 mg/dl aufwiesen. Bei diesen Patienten lag eine Al-Belastung in Form einer Phosphatbindereinnahme vor. Die durchschnittlichen Magengewebsspiegel betrugen 7,14 µg Al/g Frischgewebe. Für die Al-Konzentration im Blutplasma konnte ein durchschnittlicher Wert von 96,44 µg Al/l ermittelt werden (Tabelle 2).

Bei sieben Dauerdialysepatienten mit einem durchschnittlichen Serumkreatininwert von 12,0 mg/dl und teils langjähriger Phosphatbindereinnahme wurden folgende Al-Werte ermittelt. Die Al-Konzentration im Magengewebe betrug 7,28 µg/g Frischgewebe, die Serumaluminiumkonzentration lag bei 141,6 µg Al/l (Tabelle 2).

Bei sechs nierengesunden Patienten, die wegen rezidivierenden Gastritiden behandelt wurden (Antazida), konnten Magengewebs- und Serumproben vor und nach einer etwa 14tägigen Antazidatherapie untersucht werden. Die mittlere Al-Ausgangskonzentration betrug im Blut 26,25 µg Al/l und im Magengewebe 3,71 µg Al/g Frischgewebe.

Nach Al-Belastung (Antazida) konnten Al-Magengewebskonzentrationen von 5,91 µg Al/g Frischgewebe und Al-Serumspiegel von 40,91 µg Al/l ermittelt werden (Tabelle 2, Abb. 1).

Die Beziehungen zwischen Niereninsuffizienz und den Al-Konzentrationen in der Magenschleimhaut und im Blut demonstriert die Abb. 1.

Tabelle 2

	Mittelwerte der Al-Konzentration im Blutplasma und in der Magenschleimhaut		
	Al. im Blutplasma (µg Al/l)	Al. in der Magen-schleimhaut (µg Al/g Frischgewebe)	Kreatinin-serum (mg/dl)
A) Nierengesunde Probanden ohne Al-Belastung (*n* = 7)	25,6	1,7	1,1
B) Nierengesunde Probanden mit Al-Belastung (*n* = 13)	42,55	5,6	1,0
C) Niereninsuffiziente Probanden (Prädialyse, + Al-Belastung) (*n* = 11)	96,44	7,14	8,3
D) Niereninsuffiziente Probanden (Dialyse, + Al-Belastung) (*n* = 7)	141,6	7,28	12,0

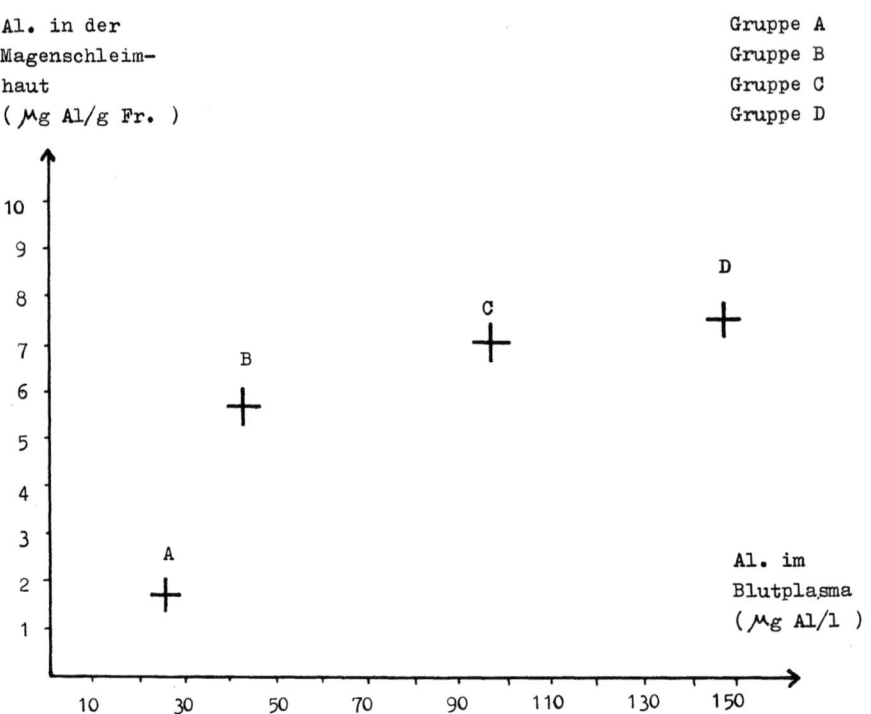

Al. in der Magenschleimhaut (μg Al/g Fr.)

Gruppe A
Gruppe B
Gruppe C
Gruppe D

Al. im Blutplasma (μg Al/l)

Abb. 1. Die Beziehung zwischen dem Mittelwert der Al-Konzentration in der Magenschleimhaut und dem Mittelwert der Al-Konzentration im Blutplasma

Es zeigt sich eine etwa lineare Beziehung zwischen der Al-Zunahme im Blut und der Al-Konzentration in der Magenschleimhaut. Mit zunehmender Al-Konzentration im Serum von 25,6 auf 141,6 µg Al/l steigt auch die Al-Konzentration in der Magenschleimhaut von 1,71 auf 7,28 µg Al/g Frischgewebe.

Bei Probanden mit normaler Nierenfunktion liegen die Al-Spiegel (Ø Al-Belastung) um 25,6 g Al/l im Serum und in der Magenschleimhaut bei 1,71 µg Al/g Frischgewebe, bei Al-Belastung steigen sie sogar noch auf Al-Blutplasmawerte um 42,55 µg Al/l und Al-Gewebskonzentrationen auf 5,68 µg Al/g Frischgewebe an. Bie Blut- und Gewebsspiegel niereninsuffizienter Patienten mit einem Serumkreatiningehalt von durchschnittlich 8 bzw. 12 mg/dl liegen deutlich höher. Bei einem Serumkreatiningehalt von 8 mg/dl steigen die Al-Gewebsspiegel auf 7,14 µg Al/g Frischgewebe und die Al-Blutspiegel auf 96,44 µg Al/l. Bei Serumkreatininwerten um 12 mg/dl werden sogar Al-Blutspiegel um 141,6 µg Al/l gemessen, der Al-Magengewebsspiegel jedoch liegt nur in etwa um 0,14 µg höher bei 7,28 µg Al/g Frischgewebe (Tabelle 2).

Diskussion

Wie unsere Untersuchungen zeigen, kommt es bei zunehmender Al-Belastung (Phosphatbinder, Antazida) und fortgeschrittener Nierenfunktionseinschränkung zu einer erheblichen Al-Konzentrationszunahme, sowohl in der Magenschleimhaut als auch im Blut (Tabelle 2, Abb. 1).

Auch bei nierengesunden Patienten kommt es zu erhöhten Al-Blut-.und Gewebsspiegeln (Magen) unter Al-haltiger Antazidatherapie.

Liegen die Al-Serumspiegel etwa zwischen 100 und 160 µg Al/l bei niereninsuffizienten Patienten, so zeigt sich eine relative Gewebssättigung bezüglich des Magengewebes (Abb. 1).

Bei Al-Blutplasmaspiegeln von 100 µg Al/l sind nur noch geringe Al-Konzentrationsanstiege im Magengewebe zu verzeichnen.

Um die in dieser Studie durchgeführten Untersuchungen in eine Bewertung der Al-Erkrankung miteinzubeziehen, sollte jedoch geklärt werden, welche Al-Konzentrationsanstiege im Magengewebe zur klinischen Symptomatik führen, und ob die Al-Konzentrationen der Magenschleimhaut mit denen anderer Gewebe (z. B. Gehirn) übereinstimmen. Beim Vergleich der Magengewebskonzentrationen bei nierengesunden und nierenkranken Patienten differieren die jeweiligen Al-Höchstkonzentrationen nur um jeweils 2 µg Al/g Frischgewebe (Abb. 1).

Die Ergebnisse der 14tägigen Al-Belastung (Antazida) nierengesunder Patienten belegen einen relativ schnellen Al-Anstieg im Magengewebe (Tabelle 2, Abb. 1).

Wahrscheinlich führen einmalig höhere Gewebskonzentrationen noch nicht zu sofortigen Schäden (Funktionsbeeinträchtigungen) des Gewebes. Die Gewebsstrukturen scheinen eher sensibel für eine Langzeitwirkung zu sein.

Niereninsuffiziente Patienten unterliegen einer dauernden überaus hohen Al-Zufuhr; die Elimination ist wegen der Niereninsuffizienz und bei der Dialyse im allgemeinen unzureichend. Daher sind die bei Dialysepatienten gefundenen hohen Al-Gewebsspiegel erklärlich. Darüber hinaus ist das Gewebe einer Al-Dauerbelastung ausgesetzt, mit der entsprechenden Schädigungsmöglichkeit. Um die Al-Gewebskonzentrationen (Magen) mit zur Beurteilung eines Voranschreitens bzw. Vorhandenseins einer Al-Intoxikation sinnvoll heranziehen zu können, müssen noch weitere Untersuchungen durchgeführt werden, die im besonderen Maße die Klinik und andere objektivierbare Parameter der Al-Intoxikation berücksichtigen.

Es fällt auf, daß bei Patienten mit eingeschränkter Nierenfunktion die Al-Konzentration in der Magenschleimhaut um etwa das fünffache im Vergleich zu den Al-Konzentrationen nierengesunder Patienten erhöht ist. Daher sollte man auch in Betracht ziehen, ob derartig hohe Al-Gewebsspiegel auf die Dauer nicht bereits zur lokalen Schädigung beitragen und eher für die häufig bestehenden gastrointestinalen Beschwerden niereninsuffizienter Patienten verantwortlich sind, als z. B. die Urämie.

Für den Knochen, das Gehirn und das Blut sind toxische Al-Einwirkungen bereits bekannt. Es ist zu überlegen, ob dieses nicht auch auf das Magengewebe zutreffen könnte.

Zusammenfassung

Die Al-Krankheit ist als klinischer Symptomenkomplex definiert (Enzephalopathie, Myopathie, Anämie und Osteopathie). Laboruntersuchungen gestatten keine Aussage über Vorhandensein bzw. Progredienz der Al-Intoxikation. In der Klinik fällt eine Diskrepanz zwischen der Höhe der Al-Konzentration im Blut und dem Ausmaß der klinischen Symptomatik auf.

Es war das Ziel der vorliegenden Untersuchung zu überprüfen, ob bei Al-Belastung und Niereninsuffizienz auch ein entsprechender Al-Anstieg im Gewebe zu verzeichnen ist. Eventuell eignen sich Al-Gewebekonzentrationen besser, um einen Bezug zur klinischen Symptomatik herzustellen, als es die Blutaluminiumkonzentration erlaubt.

Bei nierengesunden und niereninsuffizienten Probanden ($n = 29$) mit und ohne Al-Belastung (Antazida, Phosphatbinder) sind Al-Konzentrationsmessungen (Atomabsorptionsspektroskopie) im Blutplasma und Magengewebe durchgeführt worden.

Bei diesen Probandengruppen wurden Gastroskopien mit Biopsien zur Abklärung gastrointestinaler Erkrankungen durchgeführt und gleichzeitig Blutproben entnommen.

Die dargelegten Ergebnisse zeigen, daß es bei zunehmenden Al-Blutspiegeln auch zur Al-Konzentrationserhöhung im Gewebe (Magenschleimhaut) kommt.

Bei Probanden im Prädialyse- bzw. Dialysestadium werden in Abhängigkeit vom Al-Blutspiegel und der Niereninsuffizienz hohe Al-Gewebskonzentrationen gemessen.

Die Befunde dieser Studie demonstrieren die Abhängigkeit der Al-Gewebsspiegel von dem Grad der Niereninsuffizienz, der Al-Belastung und dem Al-Blutspiegel.

Literatur

1. Ackrill P, Ralston HJ, Day JP, Hodge KC (1980) Successful removal of aluminium from patients with dialysis encephalopathy. Lancet 2: 692–693 – 2. Alfrey AC, Mishell JB, Burks J, Contiguglia SR, Rudolph H, Lewin E, Holmes JH (1972) Syndrome of dyspraxia and multifocal seizures associated with chronic hemodialysis. Trans Am Soc Artif Intern Organs 18: 257–261 – 3. Alfrey AC, LeGendre GR, Kaehny WD (1976) The dialysis encephalopathy syndrome. N Engl J Med 294: 184–188 – 4. Cornells R (1982) Variability in reported plasma Al-concentrations. Int. Workshop on: The role of biological monitoring in the prevention of aluminium toxicity in man. Commission of the European Communities, Luxembourg, 5–7 July, 1982 – 5. Elliot HL, MacDougall AT (1978) Aluminium studies in dialysis encephalopathy. Proc Eur Dial Transplant Assoc 15: 157 – 6. Zumkley H, Knoll O, Graefe U, Bertram HP (1983) Klinik der Dialyse-Encephalopathie (im Druck)

Seidler, A., Schuppe, H. C., Steinhauer, H. B., Schollmeyer, P., Boesken, W. H. (Nephrolog. Abt., Med. Klinik, Albert-Ludwigs-Universität, Freiburg/Brsg.)

Subnormale Permeabilität der peritonealen Membran für Serumproteine als mögliche Ursache gehäufter Peritonitis bei CAPD*

Die Peritonitis gilt als schwerwiegende Komplikation der kontinuierlichen ambulanten Peritonealdialyse (CAPD). Erfahrungsgemäß unterscheidet sich die Häufigkeit der Peritonitis von Patient zu Patient [1, 6, 7]. Diese Studie wurde unternommen, um das Ausscheidungsverhalten einzelner Proteine an der peritonealen Membran zu untersuchen. Besondere Beachtung fanden die Immunglobuline als Träger der humoralen Abwehr, um mögliche Gründe für eine interindividuell unterschiedliche Gefährdung der Patienten zu finden.

Methodik

Es wurden 13 Patienten unter CAPD an 30 Tagen während einer stabilen Periode (AK) beobachtet und mit insgesamt 20 Episoden einer akuten bakteriellen Peritonitis (P) verglichen. Diese Diagnose war durch die positive Dialysatkultur und andere Kriterien gesichert. In Serum und Dialysat wurden die Konzentrationen folgender Proteine bestimmt: β_2-Mikroglobulin (β_2M), Lysozym (Lys), retinolbindendes Protein (RBP), a_1-saures Glykoprotein (a_1GP), a_1-Antitrypsin (a_1AT), Albumin (Alb), Transferrin (Tf), die Immunglobuline IgG, -A, -M, sowie a_2-Makroglobulin (a_2M) für einen Molekulargewichtsbereich von 10^4–10^6 D. Die Bestimmung erfolgte mit Hilfe der radialen Immundiffusion [5] (LC-Partigen, Behringwerke) außer für β_2M (ELISA; Pharmacia) und Lys (Testomar, Behringwerke). Im Dialysat wurden zusätzlich das Gesamtprotein mit der Tanninferrichloridmethode [2, 10] und die Arachidonsäuremetaboliten 6-keto-Prostaglandin F_{1a} (6-keto-PGF_{1a}) und Prostaglandin E_2 (PGE_2) [8] gemessen. Alle Werte aus AK basieren auf einzelnen CAPD-Beuteln, während Peritonitis auf tageweisen Sammelperioden. Die individuelle P-Frequenz wurde für jeden Patienten festgelegt.

* Mit Unterstützung durch die deutsche Forschungsgemeinschaft (Bo 378/12)

Ergebnisse

Die mit dem Dialysat ausgeschiedene Proteinmenge betrug während stabiler Perioden 9,6 ± 2,5 (4,6–11,4) g/Tag, unter Peritonitis 19,2 ± 7,5 (8,0–37,1) g/Tag. Die serumkorrigierten Dialysatkonzentrationen (PD/S) stellen eine Maßzahl für die Permeabilität der Membran dar. Korreliert man diesen Quotienten gegen das Molekulargewicht des Proteins, resultiert ein Ausscheidungsprofil der peritonealen Membran, dessen charakteristischer Verlauf sich bei jedem Patienten wiederfindet (Abb. 1). Der gesteigerte Proteinverlust während Peritonitis führt zu einer gleichsinnigen Permeabilitätserhöhung für alle Proteine, gemessen an der Parallelverschiebung der Ausscheidungskurve.

Unter diesen Bedingungen würde eine lokale Produktion eines Immunglobulins zu einem überproportionalen Anstieg seiner Permeabilität führen, verglichen mit einem nichtimmunreaktiven Serumprotein vergleichbarer Größe. Wie die folgenden Berechnungen zeigen, ergibt sich dafür kein Anhalt: Die Permeabilitätsquotienten von IgG im Vergleich zu Tf und von IgM im Vergleich zu a_2-M sind nicht eindeutig unterschiedlich.

PD/S_{IgG} vs PD/S_{Tf}	AK:	$y = \quad 2,44 + 0,48 \times$	$r = 0,75$
	P:	$y = -\ 9,06 + 1,08 \times$	$r = 1,0$
PD/S_{IgM} vs PD/S_{a2M}	AK:	$y = -\ 0,75 + 1,23 \times$	$r = 0,86$
	P:	$y = \quad 0,85 + 1,2 \times$	$r = 0,67$

Im Gegensatz dazu zeigt Lys eine Permeabilitätsveränderung deutlichen Grades, die auch von anderen Autoren [9] als Zeichen einer lokalen Entstehung gewertet wird:

PD/S_{Lys} vs PD/S_{RBP}	AK:	$y = \quad 7,79 + 1,79 \times$	$r = 0,98$
	P:	$y = -81 \quad\ + 6,14 \times$	$r = 0,91$

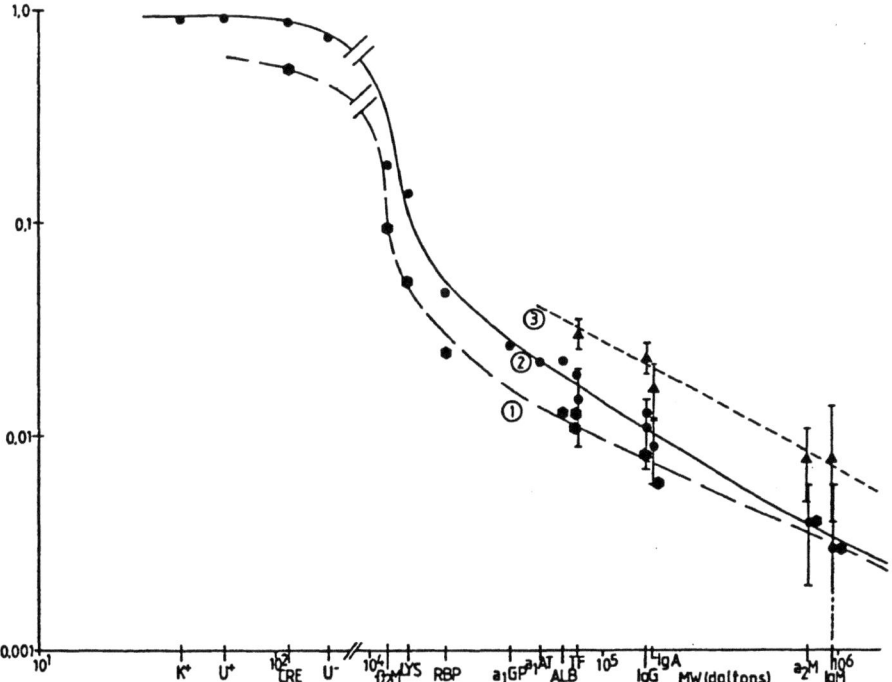

Abb. 1. Peritoneale Permeabilität für Elektrolyte, renale Retentionssubstanzen und Proteine (Dialysat/Serumquotienten, PD/S) in Abhängigkeit der Molekulargewichte. 1 = Patient R. K. (Mittelwerte); 2 = Gruppe aus sieben Patienten (MW ± SD); 3 = Maximalwerte unter Peritonitis, $n = 9$ (MW ± SD)

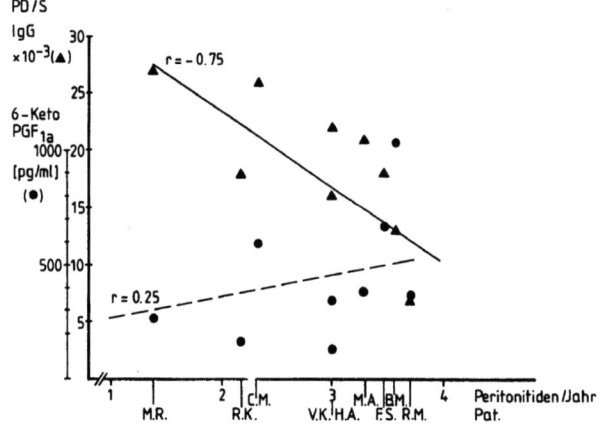

Abb. 2. Peritoneale IgG-Permeabilität (▲) und Prostaglandin 6-Keto-PGF$_{1a}$-Konzentration (●) in Abhängigkeit von der Peritonitisfrequenz. Maximalwerte unter Peritonitis (MW/Patient)

Im Verlaufe der Peritonitis verändert sich die Proteinausscheidung in vergleichbarer Weise: Der Gesamtproteinverlust sinkt unter Behandlung innerhalb von 8 Tagen auf etwa 50% der initialen Maxima, wobei die Werte nach 12 Tagen denen der stabilen Periode (AK) entsprechen. Die Perimeabilität einzelner Proteine zeigt eine synchrone Kinetik. 6-keto-PGF$_{1a}$ und PGE$_2$ als Indikatoren des lokalen Entzündungsprozesses fallen bereits innerhalb von 48 Std auf ihren Basiswert ab. Die Dialysattrübung persistiert bis etwa zum 3. Tag.

Die Korrelation der Peritonitisfrequenz zum Proteinverlust, zu den absoluten IgG-Konzentrationen, zur prozentualen Steigerung der Permeabilität oder zum klinischen Schweregrad ergibt keinen gerichteten Zusammenhang. Hingegen zeigen die Maxima der unter Peritonitis gesteigerten Permeabilitätsquotienten (Mittelwerte pro Patient) eine signifikante negative Korrelation zur Peritonitishäufigkeit, eine hierzu gegenläufige Korrelation zeigten die Arachidonsäuremetaboliten 6-keto-PGF$_{1a}$ und PGE$_2$ (Abb. 2). Während letzteres als Ausdruck einer lokal heftigeren Entzündung gewertet werden kann, trägt offenbar die individuelle Fähigkeit des Peritoneums, Serumproteine schnell an den Ort der Entzündung zu bringen, dazu bei, die Peritonitishäufigkeit zu senken.

Zusammenfassung

Mit Hilfe der Permeabilitätsquotienten konnte das Diffusionsverhalten der Proteine an der peritonealen Membran unter CAPD für einen weiten Molekulargewichtsbereich definiert werden. Der Quotient PD/S nimmt mit steigendem Molekulargewicht ab, während die Permeabilität insgesamt unter Peritonitis zunimmt. Hinweise für eine lokale Produktion oder eine verstärkte spezifische Invasion von Immunglobulinen fanden sich nicht. Auffallend war die niedrige Permeabilität für Proteine und damit auch für Immunglobuline bei Patienten mit häufiger Peritonitis, bei gleichzeitigem Hinweis auf eine eher verstärkte Heftigkeit der lokalen Entzündung. Der Eiweißausscheidung in das Peritoneum kommt somit offensichtlich eine funktionelle Rolle zu. Diese bereits in anderem Zusammenhang [3] geäußerte Annahme könnte die Auswahl der Patienten für eine bestimmte Dialyseform beeinflussen. Die zwei Patienten mit den meisten Peritonitiden wiesen nämlich bereits zu Beginn ihrer CAPD vor 27 bzw. 29 Monaten mit 0,011 einen IgG-Permeabilitätsquotienten auf, der deutlich unter dem mittleren Maximum aller Patienten (0,021 ± 0,007) lag. Es liegt der Schluß nahe, daß eine niedrige Permeabilität des Peritoneums für Proteine, insbesondere IgG als Risikofaktor für gehäufte Peritonitiden bei CAPD anzusehen ist.

Literatur

1. Blumenkrantz MJ, Gahl GM, Kopple JD, Kamdar AV, Jones MR, Kessel M, Coburn JW (1981) Kidney Int 19: 593−602 − 2. Boesken WH, Mamier A, Ziupa J (1983) Abstr 5th Europ Congr Clin Chem, p 149 − 3. Diskin CJ, Ho G (1981) Rhode Island Med J 64: 521−525 − 4. Felgenhauer K, Ackermann R, Schliep G (1980) J Neurol Sci 47: 21−34 − 5. Mancini G, Carbonara AO, Heremans JF (1965) Immunochemistry 2: 235−254 − 6. Popovich RP, Moncrief JW, Nolph KD, Ghods AJ, Twardowski Z, Pyle WK (1978) Ann Intern Med 88: 449−456 − 7. Rubin J, McFarland S, Hellems EW, Bower JD (1981) Kidney Int 19: 460−464 − 8. Steinhauer HB, Hertting G (1981) Eur J Pharmacol 69: 199−203 − 9. Wardle EN (1973) Br Med J 2: 518 − 10. Yatzidis H (1977) Clin Chem 23: 811−812

Bommer, J., Geisen, H. P., von Sonntag, C., Büchler, N., Ritz, E. (Med. und Chirurg. Univ.-Klinik Heidelberg und Max-Planck-Institut für Strahlenchemie, Mülheim/Ruhr)
Weichmacheraufnahme bei Hämodialyse − ein Langzeitrisiko?

Probleme der Biokompatibilität von Dialysematerialien sind in den letzten Jahren zunehmend in den Mittelpunkt des Interesses gerückt. Neben Partikelablagerungen wurden insbesondere mögliche Nebenwirkungen durch Weichmacher aus Dialyseschläuchen in Betracht gezogen. Die zur Dialyse verwandten Weich-PVC-Schläuche enthalten 40% und mehr Weichmacher, in der Regel Diäthylhexylphthalat (DEHP). Eine Weichmacherfreisetzung aus den Dialyseschläuchen in das Blut ist bisher nicht vermeidbar gewesen. In neuerer Zeit wurden von der Industrie zur Vermeidung der Weichmacherfreisetzung polyurethanbeschichtete Dialyseschläuche hergestellt. Bisherige Messungen des freigesetzten Weichmachers differierten in verschiedenen Berichten sehr stark zwischen wenigen bis zu 150 mg pro Dialyse [1−3]. Möglicherweise ist diese Streubreite teilweise auch auf methodische Unterschiede der DEHP-Messung zurückzuführen.

Im folgenden wurde daher untersucht:

1. Wieviel Weichmacher werden im Verlaufe einer Dialyse aus den handelsüblichen PVC-Schläuchen freigesetzt?
2. Läßt sich durch die Polyurethanbeschichtung der Dialyseschläuche diese Weichmacherfreisetzung beeinflussen?
3. Läßt sich eine Organbeladung mit Weichmachern bei Dialysepatienten feststellen?

Material und Methoden

Zur Bestimmung der Weichmacherfreisetzung aus den Dialyseschläuchen wurde eine Dialyse in vitro simuliert. Dazu wurden 250 ml frisches, humanes Blut mit 5 000 E Heparin antikoaguliert ohne Zusatz sonstiger Chemikalien oder Stabilisatoren. Unter Vermeidung sonstiger Weichmacherzufuhr, z. B. durch Benutzung von Glasgefäßen, wurde das Blut in handelsüblichen Dialyseschläuchen rezirkuliert. Der Blutfluß betrug 280 ml/min. Die Temperatur wurde konstant bei 37° C gehalten. Stündlich wurden Aliquots zur Bestimmung des Weichmachergehaltes entnommen.

Die Weichmacherbestimmung erfolgte mittels Gaschromatographie und Massenspektrometrie. Dazu mußte zunächst aus Vollblut oder Organhomogenaten DEHP mittels Essigsäureäthylester extrahiert werden. Die Gaschromatographie erfolgte mit einem Gaschromatographen Sicromat I/1 mit einer Glaskapillare von 25 m, die mit OV 1 gefüllt war. Der Temperaturanstieg war programmiert von 80 auf 220° C mit einem Anstieg von 6° C pro Minute. Als Gas wurde H_2 benutzt. Als inneren Standard wählten wir Docosan.

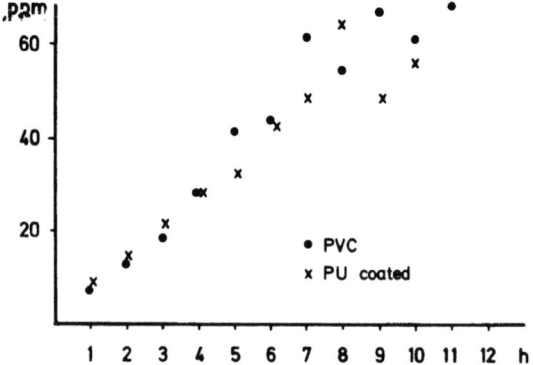

Abb. 1. Bei Rezirkulation von heparinisiertem Blut in Dialyseschläuchen stieg die DEHP-Konzentration im Blut in Abhängigkeit von der Zeit linear an

Ergebnisse

Wie in Abb. 1 dargestellt, findet sich ein linearer Anstieg der DEHP-Konzentration in rezirkulierendem Blut über 10 und mehr Std. Somit kann keine Sättigung des Blutes mit DEHP beobachtet werden. In Parallelversuchen fanden sich die gleichen mittleren Blut-DEHP-Konzentrationen bei Verwendung von normalen PVC-Schläuchen als auch bei Verwendung von polyurethanbeschichteten PVC-Schläuchen.

Wenngleich die Absolutwerte der DEHP-Freisetzung in einzelnen Versuchen, d. h. in verschiedenen Blutproben, sehr stark variierten, fand sich dennoch in allen Versuchen ein linearer Anstieg. Die Ursachen für die wechselnde DEHP-Freisetzung bleiben unklar (Lipidgehalt, Thrombozytengehalt, strömungstechnische Änderungen etc.?). Wie Abb. 2 veranschaulicht, ergeben die In vitro-Untersuchungen eine mittlere Weichmacherbeladung von etwa 30 mg pro fünfstündiger Dialyse. Dies ergibt eine Jahresbeladung von ca. 4,5 g Weichmacher pro Patient pro Jahr.

Während bei Kontrollpersonen keine signifikanten DEHP-Konzentrationen in Leber und Milz festgestellt werden konnten, fanden sich bei Dialysepatienten in Autopsiematerialien von Leber und Milz meßbare DEHP-Konzentrationen zwischen 10−15 ppm.

Diskussion

Aufgrund der vorliegenden Daten findet sich eine mittlere Weichmacherbeladung der Dialysepatienten von ca. 30 mg pro Dialyse. Ähnliche Werte wurden auch in letzter Zeit von Lundgren [4] berichtet. Dieser Autor beschreibt auch eine direkte Abhängigkeit zwischen DEHP-Freisetzung, Weichmacherkonzentration im PVC und Elastizität der PVC-Schläuche.

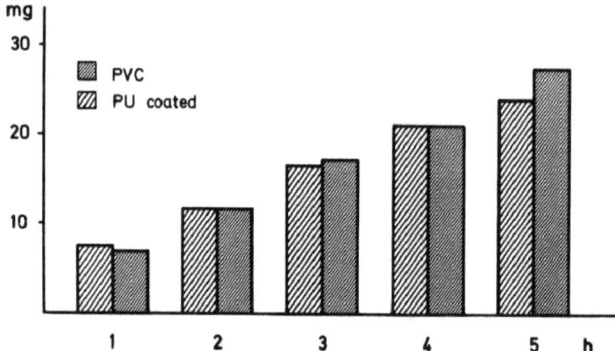

Abb. 2. Innerhalb von 5 Std werden aus dem gesamten Dialyseschlauchsystem im Mittel 30 mg DEHP ins Patientenblut abgegeben. Die Polyurethanbeschichtung vermindert diese DEHP-Freisetzung nicht

Wie Lundgren, konnten auch wir in den vorliegenden Untersuchungen durch eine Beschichtung der luminalen Seite der PVC-Schläuche die DEHP-Freisetzung nicht merklich verhindern.

Toxische Effekte von DEHP, wie Lebervergrößerung, Enzymstoffwechselveränderungen, Bradykardie, negative Inotropie, Reizleitungsstörungen, Testesatrophie mit gestörter Spermiogenese und Testosteronbildung, sowie hämatologischen Veränderungen, wurden fast nur bei pharmakologischen DEHP-Dosen tierexperimentell beobachtet [3]. Dennoch gleichen verschiedenste toxische Effekte von DEHP Symptomen, die wir bei Dialysepatienten finden, ohne ihre Ursache zu kennen. Da DEHP und seine Metabolite vorzugsweise renal ausgeschieden werden, muß eine Kumulation dieser Substanzen bei Dialysepatienten befürchtet werden. Zudem haben Jacobson et al. bei Affen histologische Leberveränderungen und eine verminderte Bromsulfaleinausscheidung nach Gabe von DEHP-haltigen Thrombozytenkonzentraten beobachtet [5]. Bei diesen Versuchen wurde den Tieren eine ähnliche DEHP-Menge verabreicht, wie sie auch polytransfundierten Patienten zugeführt wird. Es bleibt daher dringend die Forderung bestehen, die Weichmacherbeladung von Dialysepatienten aus den Dialyseschläuchen zu vermeiden.

Laufende Untersuchungen mit Dialyseschläuchen, die Trimelitsäureester als Weichmacher enthalten, weisen darauf hin, daß Trimelitsäureester aus den Dialyseschläuchen viel weniger ins Blut abgegeben werden. Leider liegen jedoch über diesen ungebräuchlichen neuen Weichmacher wenige toxikologische Daten vor. In vitro fand Jacobson et al. geringere toxische Effekte auf Fibroblastenkulturen im Vergleich zu DEHP [6], jedoch beschreiben Patterson et al. eine Haptenwirkung von Trimelitsäure und verschiedene toxisch-allergische Reaktionen, wie Asthma und hämorrhagische Pneumonitis [7].

Literatur

1. Ono K, Tatsukawa R, Wakimoto T (1975) Migration of plasticizer from hemodialysis blood tubing. JAMA 234: 141–145 – 2. Gibson ThP, Briggs WA, Boone BJ (1976) Delivery of di-2-ethylhexyl phthalate to patients during hemodialysis. J Lab Clin Med 87: 519–524 – 3. Bommer J, Ritz E, Andrassy K (1984) Effects secondaires des matériels utilisés en hémodialyse. Actual Néphrol (in press) – 4. Ljunggren (1984) Plasticizer migration from blood lines in hemodialysis. Int J Artif Org 8: 99–102 – 5. Jacobson MS, Kevy SV, Grand RJ (1977) Effects of plasticizer leached from polyvinyl chloride on the subhuman primate: a consequence of chronic transfusion therapy. J Lab Clin Med 89: 1066 – 6. Jacobson MS, Kevy SV, Parkman R, Wesolowski JS (1980) An in vitro evaluation of a new plasticizer for polyvinylchloride medical devices. Transfusion 20: 443–447 – 7. Patterson R, Roberts M, Zeiss RC, Pruzansky JJ (1981) Human antibodies against trimellity proteins: comparison of sepcificities of IgG, IgA and IgE classes. Int Arch Allergy Appl Immunol 66: 332–340

Sold, G., Rumpf, K. W., Trompler, A. T., Schünemann, B., Scheler, F., Kreuzer, H. (Zentrum Innere Medizin, Göttingen)
Nichtinvasive Diagnostik hämodynamischer Veränderungen während Hämodialyse und Hämofiltration: Untersuchungen mittels zweidimensionaler Doppler-Echokardiographie

Einleitung

Über Elektrolytverschiebungen, durch Flüssigkeitsentzug und Elimination harnpflichtiger Substanzen beeinflussen Hämodialyse und Hämofiltration hämodynamische Größen. Kollapszustände sind häufig, Daten der Literatur zufolge [1, 4] bestehen stabilere Kreislaufverhältnisse unter Hämofiltration; dies wird mit einer Zunahme des peripheren

Widerstandes in Verbindung gebracht [1]. Bisherige Untersuchungen allerdings verwendeten vorwiegend invasive Meßverfahren, sie waren damit auf niedrige Patientenzahlen beschränkt. Theoretisch lassen sich mittels ein/zweidimensionaler Doppler-Echokardiographie aus dem Produkt des Integrals mittlerer Strömungsgeschwindigkeiten (cm/s) mit dem Strömungsquerschnitt (cm^2) systolische und diastolische Flußraten (cm^3/s) ermitteln; unter gewissen Voraussetzungen lassen sich hämodynamische Änderungen erfassen [2], Herzminutenvolumina können abgeschätzt werden [3, 5, 6].

Fragestellung, Methodik

Um a) Anwendungsmöglichkeiten Doppler-echokardiographischer Flußmessungen zu prüfen und um b) hämodynamische Einflüsse von Hämodialyse und Hämofiltration nichtinvasiv zu vergleichen, wurden 16 Patienten mit terminaler Niereninsuffizienz (9 Männer, 7 Frauen; mittleres Alter 52 Jahre; durchschnittliche Dialysedauer 32 Monate) sequentiell untersucht. Puls und Blutdruck wurden aufgezeichnet, Blutbild, Elektrolyte und Serumkreatinin bestimmt. Unter zweidimensionaler Schnittführung wurden zu Beginn und Ende jeder Behandlung M-Modeechokardiogramme angefertigt, Mitralareal und Aortenwurzel wurden aufgesucht und Doppler-Signale registriert. Strömungsquerschnitt und Stromgeschwindigkeit ließen dann Stromraten berechnen.

Zur Hämodialyse (Dauer 5 Std; achtmal volumenkontrolliert, Fresenius A 2008 C) dienten Kapillardialysatoren (Tecno 1,2 m^2; 11 µm) und ein Dialysat folgender Zusammensetzung: Natrium 138 mval/l, Kalium 2,0 mval/l, Kalzium 3,5 mval/l, Magnesium 1,0 mval/l, Chlorid 109 mval/l, Azetat 35 mval/l. Zur Hämofiltration (Hämoprozessor Sartorius, Filter SM 40042; 0,6 m^2) dienten 18 l einer Substitutionslösung, die 150 mval/l Natrium, 2,0 mval/l Kalium, 4,0 mval/l Kalzium, 0,75 mval/l Magnesium, 113 mval/l Chlorid und 44,5 mval/l Laktat enthielt.

M-Modeechogramme der Aortenwurzel, des linken Vorhofs und der linken Herzkammer wurden in üblicher Weise aufgezeichnet. Von einer apikalen Schallkopflage aus wurde das Mitralareal aufgesucht, die Doppler-echographische Meßzelle wurde in das Mitraostium plaziert, spektrale Flußkurven wurden über mehrere Zyklen registriert (Abb. 1). Unter zweidimensionaler Bildführung von apikal, ohne Schnittbild von suprasternal [3] wurden in der Aortenwurzel die Strömungsgeschwindigkeiten bestimmt, aus dem Produkt ihres Integrals mit dem Stromquerschnitt (dem Querschnitt der Aortenwurzel, M-mode-technisch ermittelt) und der Pulsrate wurde das Herzminutenvolumen approximiert [5, 6]. Zur statistischen Analyse diente der *t*-Test für gepaarte Daten, Ergebniswerte werden als x̄ ± SEM angegeben.

Ergebnisse

Unter Hämodialyse (Gewichtsabnahme 3,13 ± 0,30 kg entsprechend 4,34 ± 0,33%) stieg das Hämoglobin von 9,0 ± 0,5 g/100 ml auf 10,5 ± 0,6 g/100 ml, der Kaliumspiegel sank von 5,3 ± 0,2 mval/l auf 4,0 ± 0,1 mval/l, der Kreatininwert von 11,3 ± 0,6 mg/100 ml auf 5,0 ± 0,5 mg/100 ml (jeweils $p < 0,001$); das Serumnatrium änderte sich nicht signifikant (140 ± 1 mval/l; 143 ± 1 mval/l). Gleichsinnig stieg bei Hämofiltration (Gewichtsabnahme 3,58 ± 0,42 kg entsprechend 4,94 ± 0,46%) das Hämoglobin von 8,9 ± 0,5 g/100 ml auf 10,4 ± 0,6 g/100 ml, der Kaliumspiegel sank von 5,4 ± 0,3 mval/l auf 4,3 ± 0,2 mval/l, der Kreatininwert von 11,8 ± 0,6 mg/100 ml auf 6,9 ± 0,4 mg/100 ml ($p < 0,001$). Der Natriumwert blieb wiederum konstant (139 ± 1 mval/l; 143 ± 1 mval/l). Hinsichtlich der genannten Größen, insbesondere auch der Gewichtsabnahme, bestanden zwischen Hämodialyse und Hämofiltration vor Behandlungsbeginn keine signifikanten Unterschiede; Kalium und Serumkreatinin fielen während Hämofiltration erwartungsgemäß weniger als während Hämodialyse ab ($p < 0,05$).

Die Herzfrequenz betrug vor Hämodialyse 75,1 ± 3,2 Schläge/min, vor Hämofiltration 70,2 ± 2,8 Schläge/min; unter Dialyse stieg sie auf 92,6 ± 4,8/min, unter Filtration auf 89,3 ± 4,9/min an ($p < 0,001$; Unterschiede zwischen beiden Verfahren nicht signifikant). Systolischer und diastolischer arterieller Druck unterschieden sich vor Therapie nicht, unter Hämodialyse und Hämofiltration fielen sie vergleichbar deutlich ab: Unter Hämodialyse sank der arterielle Mitteldruck von 95,3 ± 3,8 mm Hg auf 84,4 ± 4,0 mm Hg ($p < 0,025$), unter Hämofiltration von 97,3 ± 3,1 mm Hg auf 85,3 ± 4,1 mm Hg ($p < 0,01$).

Weder bei Hämodialyse noch bei Hämofiltration änderten sich aortaler (36,0 ± 1,1 mm) oder linksatrialer Durchmesser (43,5 ± 1,2 mm) signifikant. Der enddiastolische Durchmesser der Kammer, vor Therapie bei beiden Verfahren gleich, nahm unter Hämodialyse von 50,5 ± 4,9 mm auf 45,3 ± 5,8 mm, unter Hämofiltration von 50,4 ± 4,8 mm auf 46,1 ± 5,8 mm ab ($p < 0,001$). Der systolische Durchmesser fiel von 28,7 ± 5,7 mm auf 25,5 ± 5,2 mm unter Dialyse ($p < 0,001$), von 28,9 ± 5,1 mm auf 26,5 ± 5,4 mm unter Filtration ($p < 0,025$). Die Verkürzungsfraktion lag vor beiden Verfahren bei 0,43 (SEM ± 0,09; 0,07), sie änderte sich durch die Behandlung nicht. Untereinander verglichen, beeinflußten Hämodialyse und Hämofiltration M-mode-echographische Größen in gleicher Richtung (Abb. 2), Unterschiede zwischen beiden Verfahren waren statistisch nicht signifikant.

Qualitativ gute, quantitativ verwertbare Doppler-echographische Aufzeichnungen (mit schmalem Frequenzband, aus kleinen Schallstrahlwinkeln; 3, 6) gelangen bei zwölf der 16 Patienten, apikale und suprasternale Strömungsgeschwindigkeiten erfuhren gleichsinnige Änderungen. Ähnlich dem Integral der mitralen variierte das der aortalen Stromgeschwindigkeit zwischen beiden Ausgangsbestimmungen um im Mittel 9,6%. Unter Therapie nahm die Fläche unter der Geschwindigkeitskurve bei der Mehrzahl der Patienten ab. Abhängig von dem Ausmaß des Frequenzanstieges war mitral eine Betonung der A-Welle zu verzeichnen (Abb. 1, rechte Bildhälfte).

Quantitativ analysiert nahm wie das mitrale das aortale Strömungsintegral ab, von 21,5 ± 5,8 cm vor auf 19,3 ± 6,6 cm nach Hämodialyse ($p < 0,10$) und von 21,4 ± 4,6 cm vor

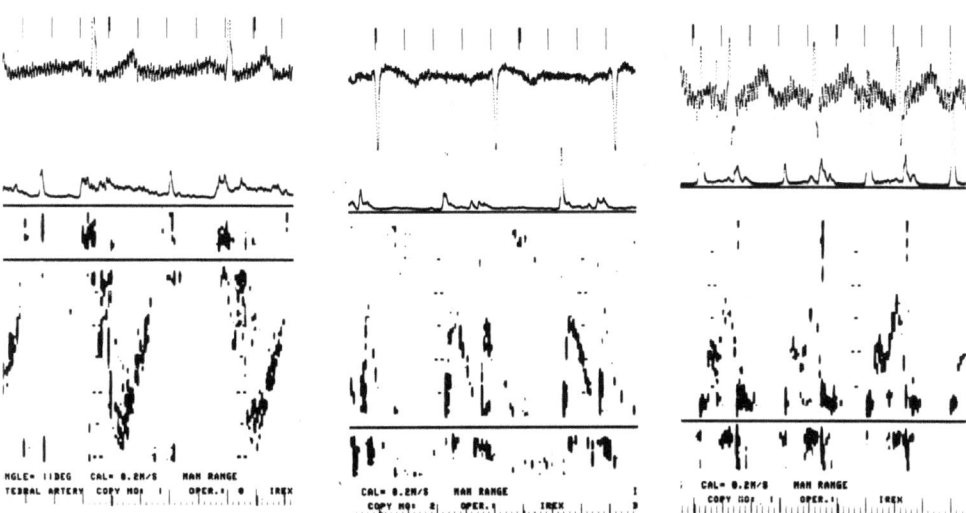

Abb. 1. Beispiel Doppler-echokardiographischer Aufzeichnungen der aortalen und der mitralen Strömungsgeschwindigkeit von apikal. *Links:* transaortale Geschwindigkeits-Zeitkurve, simultan mit EKG und Intensitäts-Zeitkurve. *Bildmitte:* transmitrale Strömungs-Zeitkurve mit protodiastolischer schneller Füllung und gering erhöhter A-Welle. *Rechts:* Beispiel einer transmitralen Strömungs-Zeitkurve gegen Dialyseende, die A-Welle erscheint akzentuiert. Zeitablenkung jeweils 50 mm/s; ein Ausschlag von der Grundlinie nach oben zeigt Fluß in Richtung Schallkopf, ein Ausschlag nach unten Fluß von ihm weg an

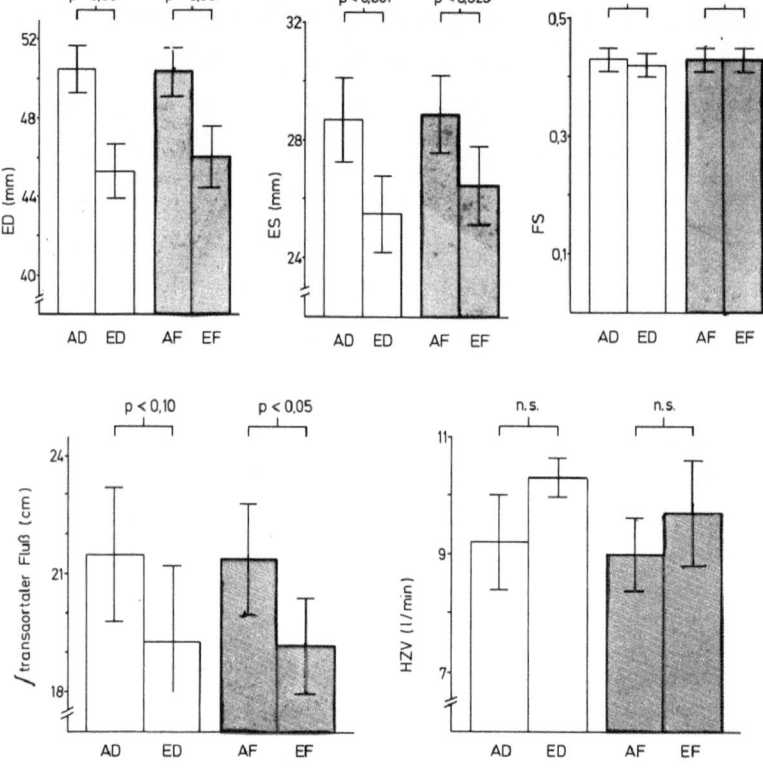

Abb. 2. Verhalten von enddiastolischem (ED), endsystolischem (ES) Durchmesser und Verkürzungsfraktion (FS), von transaortalem Strömungsintegral und Doppler-technischem Herzminutenvolumen (HZV) vor und nach Hämodialyse (AD, ED), vor und nach Hämofiltration (AF, EF)

auf 19,2 ± 4,0 cm nach Hämofiltration ($p < 0,05$; Abb. 2). Das Herzminutenvolumen, errechnet aus Strömungsintegral, Strömungsquerschnitt und Herzfrequenz, betrug 9,2 ± 2,9 l/min vor und 10,3 ± 3,3 l/min nach Hämodialyse; es lag bei 9,0 ± 1,9 l/min vor und bei 9,7 ± 2,9 l/min nach Hämofiltration, seine Änderungen waren statistisch nicht signifikant.

Diskussion

Diese Daten belegen, daß hämodynamische Fragestellungen Doppler-echokardiographisch zu beantworten sind. Nach ihnen führten im vorliegenden Kollektiv Hämodialyse und Hämofiltration zu vergleichbaren Änderungen. Unter beiden Verfahren nahm die systolische und diastolische Kammergröße ab, die Verkürzungsfraktion blieb konstant. Der arterielle Mitteldruck sank deutlich (unter Dialyse um 11,4%, unter Filtration um 12,3%), die Pulsfrequenz stieg überproportional an (Hämodialyse: +23,4%; Hämofiltration: +26,5%). Das Integral der aortalen Strömungsgeschwindigkeit, ein Äquivalent des Schlagvolumens, nahm tendenziell ab ($0,05 < p < 0,10$), das Herzminutenvolumen blieb konstant. Diese Daten sprechen dafür, daß unter Hämodialyse wie unter Hämofiltration trotz Volumenentzugs das Herzzeitvolumen aufrechterhalten werden kann; hinsichtlich des peripheren Widerstands, aus arteriellem Mitteldruck und Doppler-technischem Stromvolumen extrapoliert, ergaben beide Verfahren keine Unterschiede ($p > 0,05$). Dies steht im Gegensatz zu Ergebnissen anderer Autoren [1], möglicherweise ist es durch die wesentlich deutlichere Gewichtsabnahme im vorliegenden Kollektiv zu erklären.

Literatur

1. Baldamus CA, Ernst W, Lysaght MJ, Shaldon S, Koch KM (1983) Hemodynamics in hemofiltration. Int J Artif Org 6: 27–31 – 2. Elcayamu U, Gardin JM, Berkley R, Houghes CA, Henry WL (1983) The use of Doppler flow velocity measurement to assess the hemodynamic response to vasodilators in patients with heart failure. Circulation 67: 377–381 – 3. Huntsman LL, Stewart DK, Barnes SR, Franklin SB, Colocousis JS, Hessel EA (1983) Noninvasive Doppler determination of cardiac output in man. Clinical validation. Circulation 67: 593–602 – 4. Quellhorst I, Schünemann B, Hildebrandt U, Falda Z (1980) Response of the vascular system to different modifications of hemofiltration and hemodialysis. Proc EDTA 17: 197–204 – 5. Trompler AT, Sold G, Vogt A, Kreuzer H (1984) Nichtinvasive Messung des Herzzeitvolumens mit quantitativer Doppler-Echokradiographie. Z Kardiol (Suppl 1) 73: 37 – 6. Valdes-Cruz LM, Sahn DJ (1982) Two dimensional echo Doppler for non-invasive quantitation of cardiac flow: a status report. Mod Concepts Cardiovasc Dis 51: 123–128

Heinrich, D., Wiedemann, M., Müller-Berghaus, G. (Zentrum für Innere Medizin und Klinische Forschungsgruppe für Blutgerinnung und Thrombose der Max-Planck Gesellschaft am Klinikum der Justus-Liebig-Universität Gießen)

Hämoperfusion: Einfluß von Plättcheninhibitoren und Humanalbumin auf die Biokompatibilität von Absorberharz XAD-4

Einleitung

1970 wurde von Rosenbaum et al. [1] die Hämoperfusion mit Absorberharz XAD-4 als Alternative zur Kohleperfusion eingeführt. Für eine Reihe von Substanzen (u. a. Barbiturate, Glutethimid, Methaqualon, trizyklische Antidepressiva, Digitoxin, Bromide, Carbromal, Nitrit, Procainamid) konnte inzwischen gezeigt werden, daß die Clearance mit XAD-4 größer ist als mit Aktivkohle. Die Durchführung der Hämoperfusion mit XAD-4 wird jedoch häufig durch eine zu starke Interaktion der Blutplättchen mit dem Absorberharz gestört. Die Folge ist ein schnelles Verstopfen der Hämoperfusionskartuschen durch Plättchenaggregate und das Auftreten einer thrombozytopenischen Blutneigung beim Patienten [2]. Es stellte sich deshalb die Frage, ob durch den Einsatz von Inhibitoren der Plättchenfunktion oder durch Beladung des Absorberharzes mit Humanalbumin eine bessere Biokompatibilität des Absorberharzes erreicht werden kann.

Material und Methoden

Zur Untersuchung wurde ein In vitro-Perfusionssystem entwickelt, das im wesentlichen aus einem zirkulären Schlauchsystem bestand, in dem mittels einer Rollenpumpe 20 ml Heparinblut (2 U Heparin/ml) fortwährend durch eine mit 2,1 g XAD-4 gefüllte Kartusche gepumpt wurde (Kontrolle: Gleiches Perfusionssystem ohne XAD-4). Als Blutspender dienten gesunde Probanden im Alter von 20–40 Jahren, die mindestens 10 Tage vor Blutabnahme keinerlei Medikamente mehr eingenommen hatten. Das Perfusionssystem wurde vorher mit physiologischer Kochsalzlösung gespült bzw. – in den Experimenten mit Humanalbumin – mit 1%iger und 5%iger Humanalbuminlösung. Nach vollständiger Entleerung des Systems erfolgte dann das Einfüllen und Zirkulieren von Heparinblut. Die gewählte Pumpgeschwindigkeit betrug 15 ml/min. Plättcheninhibitoren wurden 2 min vor Beginn des jeweiligen Perfusionsversuchs zum Heparinblut zugesetzt. Azetylsalizylsäure (ASS) wurde als Aspisol eingesetzt. Dipyridamol (DIP) wurde in wäßriger Lösung verwandt, Sulphinpyrazon (SUL) und Prostazyklin (PGI$_2$) in 0,01 normaler NaHO gelöst. Die Kontrolle der Plättchenzahl erfolgte mit Hilfe eines Zell-Counters (Linson 431) vor Beginn und 5, 10, 15,

20, 25 und 30 min nach Beginn der Hämoperfusion. Die Bestimmung von β-Thromboglobulin (β-TG) und Plättchenfaktor 4 (PF4) wurde mit Hilfe kommerzieller Radioimmunassays (Radiochemical Center Amersham) nach der von Ludlam [3] angegebenen Methode durchgeführt.

Ergebnisse

Nach Beginn der Zirkulation von Heparinblut im In vitro-Perfusionssystem kam es ohne XAD-4 zu einem geringfügigen Plättchenabfall von 10–27% der Ausgangswerte (Tabelle 1) mit allerdings bereits deutlicher β-TG- und PF4-Freisetzung (Tabelle 2). Diese Parameter veränderten sich dann massiv in Gegenwart von XAD-4. Es kam jetzt nach 30 min zu einer 70–81%igen Abnahme der Plättchenzahl und zu einer 7- bis 11fach höheren β-TG- und PF4-Freisetzung (Tabellen 1 und 2). Die Parameter der Perfusionsversuche mit XAD-4 waren zu allen Meßpunkten signifikant verschieden von denen der Kontrolle ohne XAD-4.

Die Vorinkubation von Heparinblut mit Azetylsalizylsäure und Dipyridamol vermochte auch bei relativ hohen Konzentrationen dieser Pharmaka nur eine schwache Hemmung der Interaktion von Plättchen mit dem Absorberharz zu erzielen. Sulphinpyrazon zeigte in der eingesetzten Dosierung praktisch keine Wirkung. Prostazyklin dagegen vermochte allerdings in einer klinisch unverträglich hohen Dosis von 10 ng/ml die Plättcheninteraktion mit dem

Tabelle 1. Plättchenzahl (% der Ausgangswerte vor Perfusion) im Heparinblut (2 U/ml) während der In vitro-Perfusion. Angegeben sind die Mittelwerte von fünf Versuchen. Die Ergebnisse sind gegliedert nach den jeweiligen Versuchsbedingungen (± Plättcheninhibitor und ± XAD-4 in der Zirkulation)

Plättcheninhibitor	Dipyridamol (DIP)			Azetylsalizylsäure (ASS)		
Konzentration	0	0	10^{-4} M	0	0	10^{-2} M
2,1 g XAD-4	0	+	+	0	+	+
Perfusionszeit						
5 min	97	42	58	94	43	55
10 min	101	29	52	93	26	42
15 min	97	22	52	97	20	38
20 min	95	21	55	87	16	35
25 min	92	19	56	85	17	34
30 min	90	21	60	83	18	35

Sulphinpyrazon (SUL)			Prostazyklin (PGI$_2$)			Humanalbumin (HA)			
0	0	$5-10^{-4}$ M	0	0	10 mg/ml	0	0	1%	5%
0	+	+	0	+	+	0	+	+	+
96	34	36	94	53	96	94	30	94	93
91	24	25	90	50	91	92	18	89	92
88	17	20	86	36	86	87	16	81	84
84	17	19	88	36	79	81	16	79	82
79	17	22	84	32	73	78	19	79	78
75	19	24	84	30	70	73	22	78	72

Absorberharz vollkommen zu hemmen. Der Effekt von Humanalbumin war mit dieser Prostazyklinwirkung vergleichbar. Die vorherige Perfusion mit 1%iger oder 5%iger Humanalbuminlösung reduziert die Interaktion von Plättchen mit dem Absorberharz auf ein Minimum. In den Versuchen mit XAD-4 bewegten sich nach vorheriger Perfusion des Systems mit Humanalbuminlösung der gemessene Plättchenabfall und die Freisetzung von β-TG und PF4 in der Größenordnung der Versuche ohne XAD-4 (Tabellen 1 und 2).

Diskussion

Der im Perfusionssystem beobachtete Plättchenabfall mit Freisetzung von Plättcheninhaltsstoffen aus den α-Granula erfolgte insgesamt schneller und ausgeprägter als dies in vivo bei den Hämoperfusionsbehandlungen von Patienten bekannt ist. Dies hat mehrere Gründe. Bei

Tabelle 2. Konzentration (ng/ml) von β-Thromboglobulin (β-TG) und Plättchenfaktor (PF4) im Heparinblut (2 U/ml) vor und während der In vitro-Hämoperfusion. Angegeben sind die Mittelwerte von fünf Versuchen. Die Ergebnisse sind gegliedert nach den jeweiligen Versuchsbedingungen ($\pm$ Plättcheninhibitor und $\pm$ XAD-4 in der Zirkulation)

Plättcheninhibitor	Dipyridamol (DIP)			Azetylsalizylsäure (ASS)		
Konzentration	0	0	10^{-4} M	0	0	10^{-2} M
2,1 g XAD-4	0	+	+	0	+	+
Perfusionszeit						
0 min β-TG	87	87	91	102	185	102
PF4	40	38	50	44	77	46
10 min β-TG	616	3 250	2 730	350	3 807	2 540
PF4	143	1 435	1 175	136	1 641	1 200
20 min β-TG	800	6 120	3 900	675	5 770	3 920
PF4	237	3 110	2 050	256	3 080	2 280
30 min β-TG	1 140	7 420	3 860	1 023	8 230	4 590
PF4	336	3 830	2 475	350	4 015	3 215

Sulphinpyrazon (SUL)			Prostazyklin (PGI$_2$)			Humanalbumin (HA)			
0	0	$5-10^{-4}$ M	0	0	10 mg/ml	0	0	1%	5%
0	+	+	0	+	+	0	+	+	+
78	72	74	101	79	74	123	118	171	146
42	37	41	51	48	44	62	55	92	63
634	6 060	5 010	440	2 580	230	698	4 628	670	644
245	2 930	2 110	205	1 740	188	222	1 958	258	198
980	7 740	8 390	664	5 280	910	1 248	6 525	983	1 050
363	4 220	3 910	313	3 415	·1 025	379	3 338	410	382
1 300	10 120	10 075	940	7 525	1 625	1 750	8 000	1 320	1 520
625	6 200	5 369	786	5 181	1 013	438	5 038	638	655

einem Flow von 200 ml/min dauert es beim Patienten ca. 25 min bis rein rechnerisch das gesamte zirkulierende Blutvolumen einmal die Kartusche passiert hat. In unserem In vitro-System geschieht das 1,3mal pro Minute. Hieraus errechnet sich in unserem In vitro-System ein fast 20mal häufigerer Kontakt und damit auch stärkere Aktivierung der zirkulierenden Plättchen mit XAD-4. Aber nicht nur diese stärkere Aktivierung, sondern auch das Fehlen antagonistischer Faktoren (PGI_2-Synthese seitens der Gefäßwand, Clearance von aktivierten Gerinnungsfaktoren durch die Leber, Clearance von β-TG und PF4 durch Niere und Gefäßwand) erklären die insgesamt ausgeprägtere Reaktion von Plättchen und XAD-4 in vitro.

Trotzdem kann angenommen werden, daß das von uns gewählte Perfusionssystem, wenn auch im Zeitraffer, das Monitoring der Aktivierung von Plättchen während der Hämoperfusion mit XAD-4 ermöglicht. Betrachtet man die in unserem In vitro-System gemessenen Veränderungen der Plättchenparameter, dann fällt auf, daß klassische Inhibitoren wie der Zyklooxygenasehemmer[1] oder der Phosphodiesterasehemmer Dipyridamol trotz der vergleichsweise sehr hohen Konzentration nur eine geringe Wirkung aufweisen, das Sulphinpyrazon sogar unwirksam ist. Lediglich PGI_2 ist in der Lage, die Interaktion von Plättchen mit dem Absorberharz zu hemmen; dies aber bei unphysiologisch hohen Konzentrationen, die vom Patienten nicht toleriert wird.

Eindrucksvoll dagegen die Verbesserung der Biokompatibilität von Schlauchsystem und Absorberharz nach vorheriger Perfusion mit 1%iger und 5%iger Humanalbuminlösung. Offenbar ist entscheidend, daß Humanalbumin die künstlichen Oberflächen besetzt, bevor Plättchen den ersten Kontakt aufnehmen.

Zusammenfassend läßt sich somit sagen, daß die vorherige Spülung des Hämoperfusionssystems mit 1%iger Humanalbuminlösung ein aussichtsreicher und klinisch gangbarer Weg ist, die Biokompatibilität von Hämoperfusionssystemen zu verbessern. Erste Beobachtungen bei Patienten mit einer XAD-4-Hämoperfusionsbehandlung haben die Bedeutung der vorgelegten In vitro-Ergebnisse bestätigt.

Literatur

1. Rosenbaum J, Winsten S, Kramer MS, Moros J, Raja R (1970) Resin hemoperfusion in the treatment of drug intoxication. Trans Am Soc Artif Intern Organs 16: 134 – 2. Heath A, Delin K, Edén E, Martensson E, Selander D, Wickström J, Ahlem J (1980) Hemoperfusion with amberlite resin in the treatment of selfpoisoning. Acta Med Scand 207: 455 – 3. Ludlam CA, Bolton AE, Moore S, Cash JD (1975) New rapid method for diagnosis of deep venous thrombosis. Lancet 2: 259–260

Windeck, R., Jakubowski, H.-D. (Med. Klinik und Poliklinik und Abt. für allgemeine Chirurgie, Klinikum Essen, GHS)
Chronische Abstoßung bei Transplantatnieren unter konventioneller Therapie — erfolgreiche Behandlung mit Zyklosporin A

Zur Immunsuppression nach Nierentransplantation wurde bisher in den meisten Zentren mit der Kombination von Prednison und Imurek — gelegentlich zusätzlich mit Antithymozytenglobulin — behandelt. Durch die Einführung des neuen Immunsuppressivum Zyklosporin konnten die Erfolge der Nierentransplantation, gemessen an der 1-Jahresfunktionsrate der Organe, wesentlich gebessert werden. Seit März 1983 steht uns Zyklosporin zur Verfügung und seit der Einführung auf dem deutschen Markt haben wir die Kombination von Zyklosporin und Prednison als primäre Therapie in der Nierentransplantation eingesetzt.

---

1 Azetylsalizylsäure

Die Nephrotoxizität von Zyklosporin zwingt zuweilen, diese Therapie aufzugeben zugunsten der konventionellen Behandlung mit Prednison und Azathioprin. Dabei hat sich gezeigt, daß die von Zyklosporin verursachte Schädigung der Nierenfunktion reversibel ist.

Wir haben uns die Frage gestellt, ob bei initial mit Azathioprin behandelten Patienten eine chronische Abstoßung, die auch nicht auf Steroide anspricht, in ihrem Verlauf durch den Einsatz von Zyklosporin günstig beeinflußt werden kann.

Nach Absetzen von Azathioprin haben wir bei zwölf Patienten die Therapie auf Zyklosporin und Prednison umgestellt. Bei neun Patienten war der Anlaß eine Abstoßung, die auch durch wiederholte Gaben von sog. Grammstößen mit Prednison i.v. nicht zu beeinflussen waren. Drei weitere Patienten hatten ausgeprägte Leukopenien auch unter niedrigen (< 25 mg/Tag) Dosen von Azathioprin und entwickelten gleichzeitig eine schleichende Verschlechterung der Nierenfunktion.

Der zeitliche Abstand zur Nierentransplantation und damit die Dauer der Azathioprinbehandlung lag zwischen 1 und 86 ($\bar{x} = 15$) Monaten.

Zyklosporin wurde in einer Dosis von 6 mg/kg Körpergewicht oral verabreicht. Spätere Dosisanpassungen erlaubten eine Reduzierung der mittleren Dosis auf 5 mg/kg Körpergewicht nach 3 Monaten, nach 6 Monaten betrug die mittlere Dosis 4 mg/kg.

Die Ausgangswerte der Serumkreatininkonzentrationen lagen zwischen 2,0 und 6,0 mg/dl ($\bar{x} = 5$ mg/dl). Im 1. Monat verzeichneten wir einen Anstieg der Serumkreatininkonzentrationen im Mittel um 1,3 mg/dl. Bei einem Patienten, der sogar für 3 Wochen dialysiert werden mußte, lag der Serumkreatininspiegel am Anfang der Behandlung bei 6,4 mg/dl. Nach 4 Monaten waren die Ausgangswerte der Kreatininkonzentrationen wieder erreicht. Bei drei Patienten nahmen von da ab die Abstoßungen einen nicht weiter zu beeinflussenden ungünstigen Verlauf, und die Dialysebehandlung mußte 7 Monate nach Therapieänderung wieder aufgenommen werden.

Die Verläufe der weiteren neun Patienten müssen als günstig beurteilt werden. Nach 3 Monaten hatte sich bei diesen Patienten die Nierenfunktion seit Beginn der Behandlung nicht weiter verschlechtert. Nach 6 Monaten lagen bei sechs beobachteten Patienten die Serumkreatininkonzentrationen bereits um 0,3 mg/dl unterhalb der Ausgangswerte. Vier Patienten wurden 12 Monate und länger beobachtet und die Serumkreatininspiegel liegen im Mittel um 0,4 mg/dl unterhalb der Ausgangswerte.

Entscheidend für eine erfolgreiche Behandlung der chronischen Abstoßung mit Zyklosporin scheint der Serumkreatininspiegel beim Beginn der Therapie zu sein: Bei den Therapieversagern lagen zu diesem Zeitpunkt die Serumkreatininkonzentrationen bei 5,5 mg/dl im Mittel, während bei den erfolgreich behandelten Patienten die Serumkreatininkonzentrationen im Mittel bei 3,6 mg/dl lagen.

Wenn unter Azathioprin sich trotz Prednisonstößen die Funktion einer Transplantatniere kontinuierlich verschlechtert, so kann durch Umsetzen der immunsuppressiven Therapie auf Zyklosporin die chronische Abstoßung günstig beeinflußt werden. Dies sollte auch erwogen werden, wenn unter niedrigen Dosen von Azathioprin Leukopenien auftreten, die eine hinreichende Immunsuppression nicht mehr gewährleisten.

Steinhauer, H. B., Wilms, H., Sczesny, C.-M., Schollmeyer, P. (Med. Klinik, Abt. IV und Chirurg. Klinik der Universität Freiburg/Brsg.)

Wertung von Thromboxan B$_2$ und β_2-Mikroglobulin als Indikatoren der Abstoßung nach Nierentransplantation

Einleitung

Die Diagnose der Abstoßung nach Nierentransplantation wird durch die geringe Spezifität der klinischen Symptome sowie durch Nebenwirkungen der immunsuppressiven Therapie erschwert. Dies gilt insbesondere bei Einsatz von Zyklosporin A, das aufgrund seiner nephrotoxischen Wirkung sowohl zu einer Verzögerung der Funktionsaufnahme des Transplantats als auch zu späteren Funktionsverschlechterungen führen kann, die nur schwer von Verwerfungsreaktionen zu differenzieren sind [4]. Da die Langzeitprognose des Transplantats u. a. von der frühzeitigen Therapie von Verwerfungsreaktionen abhängig ist [8], wird nach nichtinvasiven, für den klinischen Gebrauch praktikablen Tests zur frühen Erfassung von Abstoßungsreaktionen gesucht.

Die Aktivierung von zellulären Blutbestandteilen im Rahmen der Transplantatabstoßung führt zur Freisetzung von Thromboxan (TX) A_2, dessen Hydratationsprodukt TXB_2 renal ausgeschieden wird [2, 6]. Das glomerulär filtrierte niedermolekulare Protein β_2-Mikroglobulin wird zu über 99% tubulär rückresorbiert und erlaubt damit Rückschlüsse auf die renal-tubuläre Transplantatfunktion [3, 7].

Das Ziel der vorliegenden Studie war es, den Wert beider Parameter für die Abstoßungsdiagnostik nach Nierentransplantation im direkten Vergleich zu untersuchen.

Patienten und Methodik

17 Transplantatempfänger (10 ♂, 7 ♀, im Alter von 19−55 Jahren, mittleres Alter 36,5 ± 2,9 Jahre) wurden für 4−7 Wochen vom Tag der Transplantation an untersucht. Der Beobachtungszeitraum betrug insgesamt 102 Behandlungswochen. Die immunsuppressive Therapie bestand bei neun Patienten in der Gabe von Zyklosporin A und Prednisolon. Die Zyklosporin A-Dosierung erfolgte in Anlehnung an die „Europäische Multizentrische Zyklosporin-Studie" [1]. Acht Patienten erhielten eine konventionelle immunsuppressive Therapie mit Azathioprin und Prednisolon.

Die Diagnose der Transplantatabstoßung erfolgte aufgrund klinischer Parameter (Anstieg der Körpertemperatur, Konsistenzänderung und Größenzunahme des Transplantats, Abnahme bzw. fehlender Anstieg der endogene Kreatininclearance) sowie in vier Fällen zusätzlich durch Nierenszintigraphie und Biopsie.

Die Bestimmung von TXB_2 im 24-Std-Sammelurin erfolgte mittels eines hochspezifischen Radioimmunoassays [5]. β_2-Mikroglobulin wurde mit Hilfe eines handelsüblichen Radioimmunoassays (Phadebas β_2-Mikro-Test, Pharmacia, Freiburg/Brsg.) gemessen. Die klinisch eingesetzten Pharmaka interferierten mit keiner der Bestimmungsmethoden. Da die Reproduzierbarkeit der β_2-Mikroglobulinbestimmung in hohem Maße vom Urin-pH-Wert abhängig ist (Abb. 1), nahmen die Patienten zur Harnalkalisierung 5−10 g Hexakalzium-Hexanatrium-Heptazitrat-Hydratkomplex (Azetolyt) pro Tag ein.

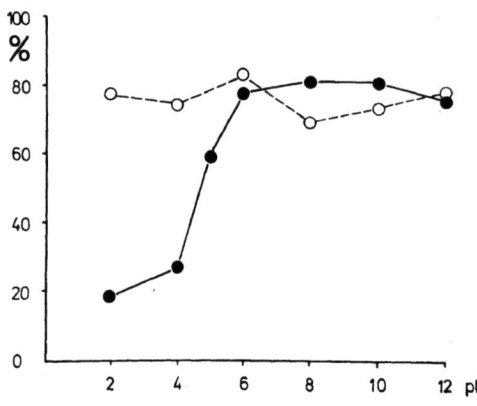

Abb. 1. Einfluß des Urin-pH-Werts auf die Stabilität von immunreaktivem TXB_2 und β_2-Mikroglobulin (Hemmung der Antigenantikörperbindung in %). Urin wurde für die Dauer von 2 Std bei 37° C und unterschiedlichen pH-Werten inkubiert; TXB_2: −○−, β_2-Mikroglobulin: −●−

Ergebnisse und Diskussion

In 15 von 18 Fällen der klinischen Diagnose einer akuten Abstoßungsreaktion wurde ein gleichzeitiger Anstieg der Urinkonzentrationen von TXB_2 und β_2-Mikroglobulin beobachtet. Im Rahmen der Abstoßungsreaktionen kam es zu einer Konzentrationszunahme von β_2-Mikroglobulin im Urin auf $320 \pm 62\%$, die TXB_2-Konzentration stieg auf $450 \pm 55\%$ der Ausgangswerte ($\bar{x} \pm$ SEM, $n = 15$). In den verbleibenden drei Fällen, in denen aufgrund klinischer Parameter die Diagnose einer Transplantatabstoßung gestellt worden war, konnte ein Anstieg der Urinkonzentration von β_2-Mikroglobulin, jedoch nicht von TXB_2 beobachtet werden. Als Ursache der klinischen Symptomatik wurden in zwei Fällen ein Harnwegsinfekt (Abb. 2a), in einem weiteren Fall eine bakterielle Sepsis eruiert.

Bei primär funktionsfähigem Transplantat lag die TXB_2-Urinkonzentration schon am ersten postoperativen Tag im Normbereich ($< 1,2$ ng/ml) während die Urin- und Serumkonzentrationen von β_2-Mikroglobulin stark erhöhte Werte aufwiesen (U-β_2-M: $26,4 \pm 5,5$ mg/l, S-β_2-M: $18,6 \pm 4,1$ mg/l, $\bar{x} \pm$ SEM, $n = 15$). Erst ca. 1 Woche nach Transplantation sank die β_2-Mikroglobulinkonzentration in Serum und Urin auf normentsprechende Werte ab.

Die unter der immunsuppressiven Therapie mit Zyklosporin A zu beobachtende Störung der renal-tubulären Funktion führte in drei Fällen zu einer anhaltenden Erhöhung der Konzentration von β_2-Mikroglobulin. Die Urin-TXB_2-Konzentration blieb hiervon unbeeinflußt (Abb. 2b). Die Diagnose konnte in allen Fällen histologisch bestätigt werden.

Ein falschpositiver Anstieg der TXB_2-Ausscheidung wurde nicht beobachtet. Die radioimmunologische Bestimmung von TXB_2 im unextrahierten Urin war gut reproduzierbar, pH-Wert und Temperatur waren ohne Einfluß auf die Konzentration von immunreaktivem TXB_2. β_2-Mikroglobulin wurde demgegenüber bei einem Urin-pH-Wert von unter 6 rasch abgebaut (Abb. 1).

Die höhere Spezifität der TXB_2-Bestimmung kann auf die isolierte intrarenale Bildung von TXB_2 bei der Aktivierung immunkompetenter Zellen im Rahmen der Abstoßungsreaktion zurückgeführt werden. Eine Abhängigkeit der TXB_2-Ausscheidung von der tubulären

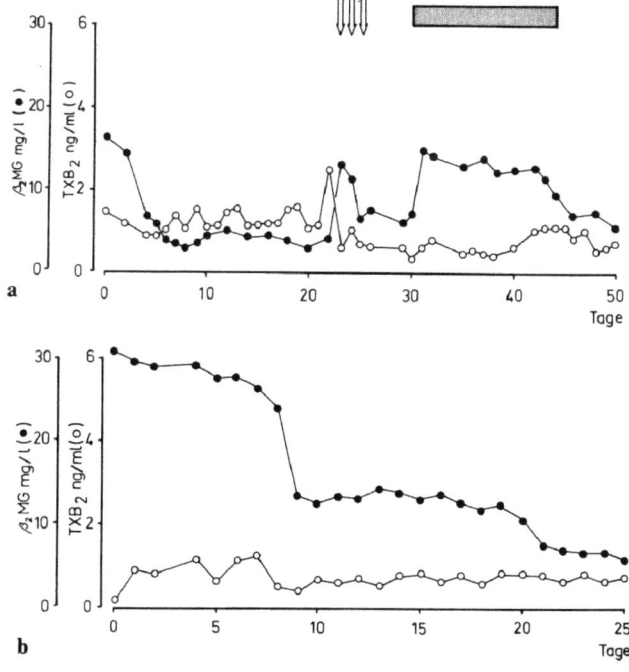

Abb. 2a, b. Konzentrationen von TXB_2 und β_2-Mikroglobulin bei akuter Abstoßungsreaktion (23.−25. postoperativer Tag) und Pyelonephritis der Transplantatniere (30.−44. postoperativer Tag) (**a**) sowie bei Störung der renal-tubulären Funktion bei Zyklosporin A-assoziierter Nephropathie (**b**); ⇩: Abstoßungstherapie durch Gabe von Prednisolon 500 mg/Tag i.v., ▦: orale Antibiotikatherapie

Funktion scheint nicht zu bestehen. Dem steht die ubiquitäre Bildung von β_2-Mikroglobulin gegenüber, dessen Ausscheidung von der glomerulären Filtrationsrate und der Tubulus-funktion abhängig ist [3].

Zusammenfassung

1. Die Bestimmung von TXB_2 und β_2-Mikroglobulin im Urin nach Nierentransplantation ist zur Sicherung der klinischen Abstoßungsdiagnostik geeignet.
2. Während die Messung von TXB_2 keine falschpositiven Ergebnisse erbrachte, erwies sich β_2-Mikroglobulin als weniger spezifischer Parameter der Transplantatabstoßung. Erhöhte β_2-Mikroglobulinkonzentrationen traten auf, a) in der initialen Reparationsphase nach Transplantation, b) bei Pyelonephritis, c) bei Zyklosporin A-assoziierter Nephropathie, d) bei Sepsis.
3. Die pH-Instabilität von β_2-Mikroglobulin macht eine konsequente Harnalkalisierung notwendig. Entsprechende Maßnahmen sind bei der Bestimmung von Urin-TXB_2 nicht erforderlich.

Die vorliegenden Befunde lassen den Schluß zu, daß aufgrund der besseren Reproduzier-barkeit und der höheren Spezifität die Bestimmung von TXB_2 der von β_2-Mikroglobulin in der Diagnostik der akuten Abstoßungsreaktion überlegen ist.

Literatur

1. European Multicenter Trial (1982) Cyclosporin A as sole immunosuppressive agent in recipients of kidney allografts from cadaver donors. Lancet 2: 57−60 − 2. Foegh ML, Winchester JF, Zmudka M, Helferich GB, Cooly C, Ramwell PW, Schreiner GE (1981) Urine i-TXB_2 in renal allograft rejection. Lancet 2: 431−434 − 3. Hemmingsen L, Jensen H, Skaarup P (1976) The urinary excretion of ten plasma proteins in long-term transplant patients. Acta Med Scand 199: 311−316 − 4. Klintmalm GMG, Iwatsuki S, Starzl TE (1981) Nephrotoxicity of cyclosporin A in liver and kidney transplant patients. Lancet 1: 470−471 − 5. Steinhauer HB, Lubrich I, Günter B, Schollmeyer P (1983) Response of human platelets to inhibition of thromboxane synthesis. Clin Hemorheol 3: 1−12 − 6. Steinhauer HB, Wilms H, Sczesny C-M, Schollmeyer P (1984) Thromboxane B_2 as marker of renal allograft rejection. Platelets Prostaglandins and the Cardiovascular System, Florence, February 8−11, Abstract C32 − 7. Uthmann U, Geisen HP, Dreikorn K, Röhl L, Horsch R, Rössler W (1980) Diagnostic and prognostic value of β_2-microglobulin in renal transplantation. Transplant Clin Immunol 12: 259−265 − 8. Winchester JF, Gelfand MC, Foegh ML, Helferich GB, Schreiner GE (1983) Early indicators of renal allograft rejection. Kidney Int 23: S34−S40

Lang, R., Michels, J., Grundmann, R., Kaufmann, W. (II. Med. Klinik und Chirurg. Klinik der Universität Köln)

Normalisierung des Noradrenalinplasmaspiegels nach Nierentransplantation innerhalb von Tagen

Nicht nur bei maligner Hypertonie [4] sondern auch bei essentieller Hypertonie [2] wird nach beidseitiger Nephrektomie und nachfolgender Nierentransplantation eine bleibende Blut-drucknormalisierung beobachtet. Ursache ist wahrscheinlich die relative Normalisierung der Ausscheidung von Salz und Noradrenalin. Gesteigerte Noradrenalinplasmakonzentrationen sind bei dialysepflichtigen Patienten [3, 5] bekannt, jedoch ist die Situation nach Nierentransplantation bislang nicht eindeutig geklärt [1, 6].

Untersucht wurden drei Gruppen von Probanden bzw. Patienten, deren Erkrankungen sowie Geschlechtsverteilung aus Abb. 1 hervorgeht. Gruppe I umfaßte 25 nierengesunde

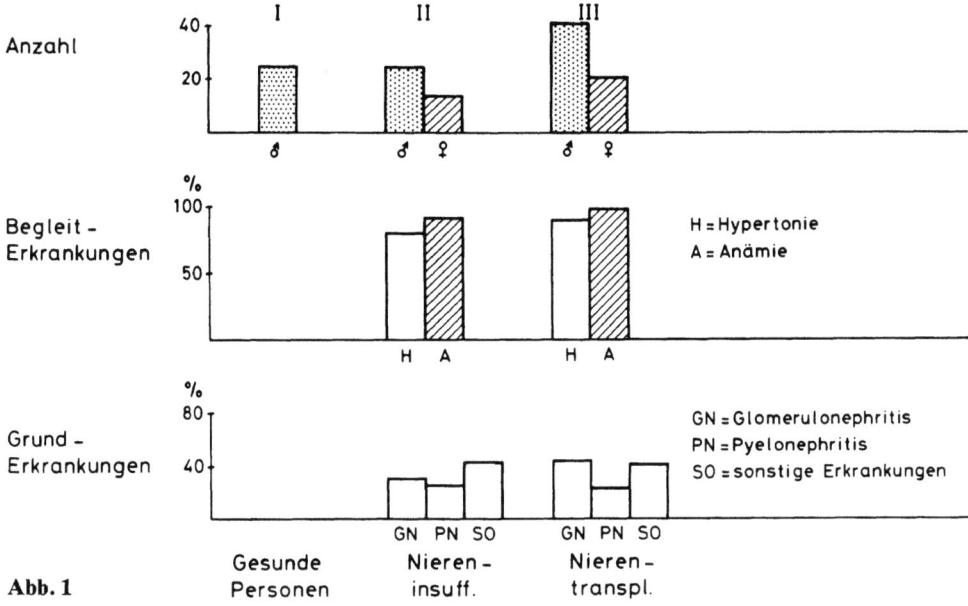

Patienten

I   Gesunde Personen (n = 25)
II Niereninsuffiziente Patienten (n = 39)
III Nierentransplantierte Patienten (n = 63)

Anzahl

Begleit-Erkrankungen

H = Hypertonie
A = Anämie

Grund-Erkrankungen

GN = Glomerulonephritis
PN = Pyelonephritis
SO = sonstige Erkrankungen

Abb. 1

Gesunde Personen | Nieren-insuff. | Nieren-transpl.

Männer. Gruppe II bestand aus 39 niereninsuffizienten Patienten, die mit einer Kreatinin-clearance von 25 ml/min bei einem Serumkreatiningehalt um 5 mg% noch nicht dialyse-pflichtig waren. Gruppe III bestand aus 63 dialysepflichtigen Patienten (Serumkreatinin 9,6 ± 0,4 mg%), die eine Niere transplantiert bekamen und ohne gröbere Abstoßungsre-aktion. Die postoperativen Nachuntersuchungen erfolgten bis zum 270. Tag.

In allen drei Gruppen wurde im Laufe des Vormittags nach einer mindestens 30minütigen Ruheperiode im Liegen Blutdruck und Puls gemessen. Dann erfolgte eine venöse Blutentnahme aus einer Kubitalvene zur Bestimmung von Elektrolyten, Kreatinin und Noradrenalin. Darüber hinaus wurden jeweils aus einem vorausgehenden 24-Std-Sammelurin die gleichen Parameter (Natrium, Kalium, Kreatinin und Noradrenalin) bestimmt. Es zeigte sich, daß bei den Nierenkranken gegenüber den Nierengesunden der Noradrenalinplasma-spiegel auf das dreifache gesteigert war (Abb. 2). Dies war gleichermaßen der Fall, unabhängig davon, ob die terminal Nierenkranken dialysiert wurden oder nicht. Die noch nicht dialysepflichtigen, niereninsuffizienten Patienten (Serumkreatinin 5,0 ± 0,4 mg%) hatten eine etwas höhere Noradrenalinplasmakonzentration von 1470 ± 131 pg/ml gegenüber den von der Nierentransplantation stehenden, dialysepflichtigen Patienten (Serumkreatinin 9,6 ± 0,4), deren Noradrenalinplasmakonzentration auf 1284 ± 122 pg/ml gesteigert war. Demgegenüber war der Blutdruck der Dialysepatienten im Schnitt mit 165/95 mm Hg etwas höher als bei den noch nicht dialysepflichtigen Nierenkranken mit 153/91 mm Hg.

Interessanterweise lag die Noradrenalinurinexkretion bei den fortgeschrittenen nieren-insuffizienten, jedoch noch nicht dialysepflichtigen Nierenkranken (Gruppe II) mit 25 ± 2,3 µg/Tag noch im Normbereich, während sie bei den vor der Nierentransplantation stehenden Dialysepatienten praktisch Null war. Bei diesen konnte nach der Nierentransplantation schon am 2. postoperativen Tag wieder eine durchschnittliche Noradrenalinexkretion von 15,7 ± 1,8 µg/Tag beobachtet werden, die bis zum 30. postoperativen Tag auf 27,3 ± 5,7 µg/Tag anstieg. Während in den ersten beiden Tagen nach Nierentransplantation die

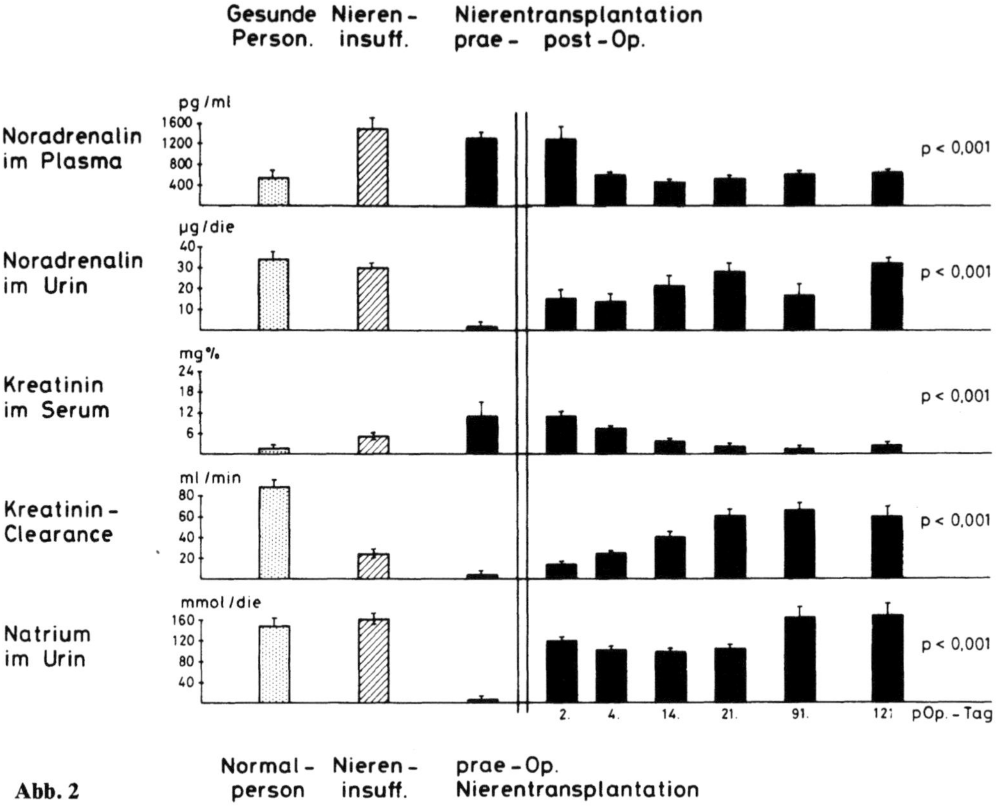

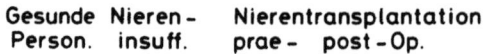

Noradrenalin im Plasma	pg/ml 1600 1200 800 400	p < 0,001
Noradrenalin im Urin	µg/die 40 30 20 10	p < 0,001
Kreatinin im Serum	mg% 24 18 12 6	p < 0,001
Kreatinin-Clearance	ml/min 80 60 40 20	p < 0,001
Natrium im Urin	mmol/die 160 120 80 40	p < 0,001

2.   4.   14.   21.   91.   121 pOp.-Tag

Abb. 2   Normal- Nieren-   prae-Op.
person   insuff.   Nierentransplantation

Noradrenalinplasmakonzentration mit 1298 ± 232 pg/ml präoperativen Werten entsprach, konnte erstmals am 4. postoperativen Tag ein signifikanter Abfall des Noradrenalinplasmaspiegels auf 592 ± 155 pg/ml gefunden werden. Einhergehend mit einer weiteren Verbesserung der Nierenfunktion, erkenntlich an der Zunahme der Kreatininclearance und der Steigerung der Noradrenalinexkretion, normalisierte sich der Noradrenalinplasmaspiegel weiter. 270 Tage nach Nierentransplantation betrug er 438 ± 153 pg/ml bei einer Kreatininclearance von 76,9 ± 40 ml/min.

Diese Befunde zeigten, daß gegenüber Nierengesunden bei terminaler Niereninsuffizienz der Noradrenalinplasmaspiegel auf das dreifache gesteigert war, daß jedoch keine direkte Korrelation mit dem erhöhten Serumkreatinin bestand. Bei einem Serumkreatinin um 5 mg% (Gruppe II) war die Noradrenalinplasmakonzentration gleich extrem gesteigert wie bei Serumkreatinin um 10 mg% (Gruppe III). Es konnte auch keine direkte Beziehung des Noradrenalinplasmaspiegels zum Blutdruck gefunden werden. Auffallend war jedoch der frühe Rückgang des erhöhten Noradrenalinplasmaspiegels am 4. Tag nach Nierentransplantation, als die Noradrenalinexkretion Normalwerte zu erreichen begann. Der weitere Verlauf zeigte ein zeitlich parallel laufendes Verhalten der Normalisierung der Exkretion und des Plasmaspiegels von Noradrenalin.

Diese Befunde geben somit Hinweise, daß der gesteigerte Noradrenalinplasmaspiegel in der Urämie nicht auf eine vermehrte Noradrenalinfreisetzung, eine verminderte Noradrenalingewebsaufnahme oder einen verminderten Abbau von Noradrenalin beruht, sondern in erster Linie Folge der geschädigten Filtrations- und Sekretionsleistung der Niere ist.

Literatur

1. Cunnigham J, Vandenburg MJ, Holly IM, Goodwin FJ (1981) Impaired response of plasma renin activity to tilting after renal transplantation. Clin Sci 61: 69 – 2. Curtis J, Luke R, Dustan H, Kashgarian M, Wheelchei J, Jones P, Diethelm A (1983) Remission of essential hypertension after renal transplantation. N Engl J Med 309: 1009 – 3. Brecht H, Ernst W, Koch K (1976) Plasma noradrenaline levels in regular haemodialysis patients. Proc Eur Dial Transplant Nephrol 12: 281 – 4. Diethelm A, Hartley M, Adrete J, Sterling W, Morgan J (1975) Treatment of accelerated hypertension and endstage renal failure by bilateral nephrectomy and renal transplantation. Surg Gynecol Obstet 140: 161 – 5. McGrath BP, Ledingham GG, Benedict CR (1978) Catecholamines in peripheral venous plasma in patients on chronic haemodialysis. Clin Sci Mol Med 55: 89 – 6. Smith R, Reid J, Warren D (1981) Adrenergic components of hypertension after renal transplantation. Clin Sci 61: 1875

Machnik, H., Schulz, E., Wood, W. G., Wilhelm, J., Sack, K. (Klinik für Innere Medizin der Medizinischen Hochschule Lübeck)

Tumormarker bei dialysepflichtigen Patienten

Das karzinoembryonale Antigen (CEA) ist ein Glykoprotein mit einem Molekulargewicht von ca. 200 000 und gehört zur Gruppe der onkofetalen Antigene. Das Tissue polypeptide-Antigen (TPA) ist ein Polypeptid mit einem Molekulargewicht zwischen 22 000 und 23 000. TPA ist kein fetales Antigen und wird ausschließlich von proliferierenden Zellen gebildet und sezerniert [2]. Erhöhte CEA- und TPA-Konzentrationen im Serum werden außer bei verschiedenen Tumoren, wie Kolon-, Mamma- und Bronchialkarzinomen, auch bei gutartigen Erkrankungen gefunden. Vom CEA (Normalwerte: < 2,5 ng/ml) ist bekannt, daß Titererhöhungen bis 10 ng/ml auch bei gesunden Probanden (z. B. Rauchern) nachzuweisen sind. Konzentrationserhöhungen zwischen 10 und 20 ng/ml können bei chronischen Entzündungen der Lunge, der Leber und des Gastrointestinaltraktes gefunden werden [3, 4]. Nur stark erhöhte CEA-Serumkonzentrationen (> 15–20 ng/ml) können ein zusätzliches Indiz für ein Malignom sein [5]. Jedoch darf der einmalige Nachweis einer pathologischen CEA-Konzentration nicht isoliert zur Stellung einer Malignomdiagnose herangezogen werden.

Starke Konzentrationserhöhungen von TPA (Normalwerte: < 60 U/l) bis 300 U/l finden sich auch bei nichtmalignen Erkrankungen insbesondere der Leber, bei schweren Infektionen und entzündlichen Systemerkrankungen. Diese Konzentrationserhöhungen sind meist temporär; bei Malignomen werden in der Regel kontinuierliche Konzentrationssteigerung beobachtet [1].

Da einerseits Dialysepatienten nicht selten an' Malignomen erkranken, andererseits systematische Analysen der Tumormarker CEA und TPA bei diesem Krankengut fehlen, wurden die Serumkonzentrationen beider Antigene bei 75 Patienten, die sich wegen terminaler Niereninsuffizienz im chronischen Dialyseprogramm befinden, untersucht. Es handelt sich um 40 ambulante Patienten der Klinik und 35 Patienten der Dialysepraxis am Ort; 62 Patienten werden hämodialysiert, 13 hämofiltriert. Die Blutentnahmen erfolgten jeweils zweimal im Abstand von 6 Monaten vor Beginn der Hämodialyse bzw. -filtration. CEA-Bestimmungen wurden mittels Enzymimmunoassay der Fa. Abbott ausgeführt, TPA-Bestimmungen mittels Radioimmunoassay der Fa. Sangtec.

Ergebnisse

1. Erhöhte TPA-Konzentrationen zwischen 78 und 725 U/l fanden sich bei 69 der 75 Patienten (92%). Erhöhte CEA-Konzentrationen zwischen 2,7 und 27,0 ng/ml lagen bei 45 (60%) vor. Erhöhte CEA- und TPA-Konzentrationen bei 40 (53%) der Patienten. Normale Werte für

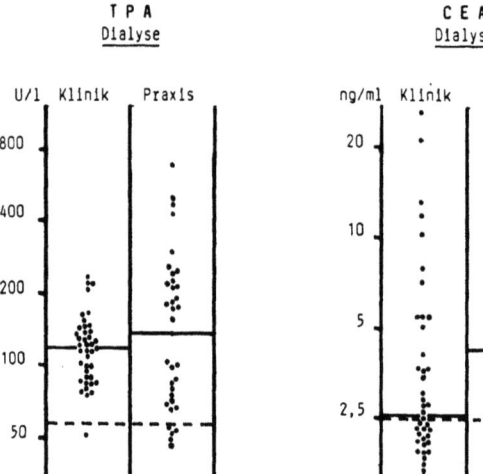

Abb. 1. TPA- und CEA-Serumspiegel bei Patienten aus Klinik (*n* = 40) und Praxis (*n* = 35). − − − Obergrenze der Normbereiche; ——— Median der Patientenkollektive

beide Antigene fanden sich nur bei einem Patienten (Abb. 1). 2. Abhängigkeiten der Serumkonzentrationen von der Dauer der Hämodialyse bzw. der Hämofiltrationen, dem Alter der Patienten sowie ihrer Restdiurese waren nicht nachweisbar. 3. Die Höhe der Antigenkonzentrationen war von der Art der Nierenerkrankung unabhängig. 4. Unterschiedliche Antigenkonzentrationen zwischen Hämodialyse- und Hämofiltrationspatienten waren nicht nachweisbar. 5. Sechs Patienten mit malignen Tumoren (Schilddrüsen-, Prostata-, Gallenblasen-, und Korpuskarzinom Lebermetastasen bei unbekanntem Primärtumor sowie Plasmozytom) wiesen keine vom Gesamtkollektiv auffallenden Abweichungen der Antigenkonzentrationen auf. Nur bei einem Patienten mit einem Kolonkarzinom korrelierte der steile CEA-Anstieg mit einem Tumorrezidiv (Abb. 2).

Zusammenfassend ist festzustellen, daß die an Nierengesunden ermittelten Normalwerte der Tumormarker CEA und TPA nicht für dialysepflichtige Patienten gelten. Die Ursache hoher Antigenkonzentrationen bei Niereninsuffizienten ist unklar.

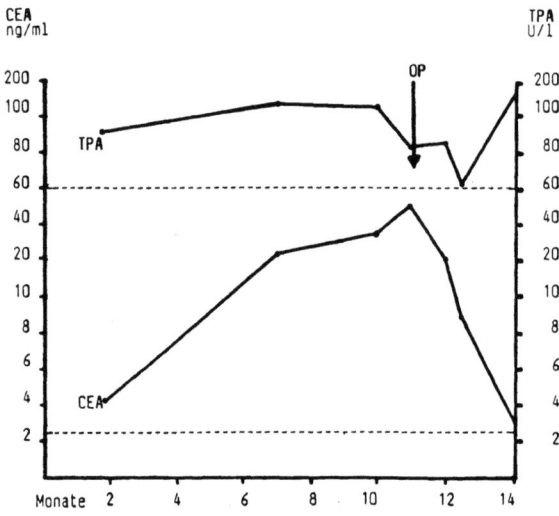

Abb. 2. Verläufe von CEA und TPA bei einem Patienten mit Tumorrezidiv eines 1981 operierten Kolonkarzinoms. Rezidivoperation November 1983. − − − Obergrenze der Normbereiche CEA 2,5 ng/ml, TPA 60 U/l

Diskussion

Die Urämie führt zu Störungen des gesamten intermediären Stoffwechsels und es ist von zahlreichen organischen Substanzen bekannt, daß sie im Blut urämischer Patienten in höherer Konzentration vorliegen als bei Nierengesunden. Einige Polypeptide mit einem höheren Molekulargewicht als 5 000 werden in den Nieren abgebaut und können in der Urämie akkumulieren. Dieser fehlende Metabolismus könnte die bei Dialysepatienten gefundenen hohen TPA-Serumkonzentrationen erklären. Ferner wäre denkbar, daß ein unter urämischen Bedingungen veränderter hepatischer Metabolismus zu den gemessenen hohen Serumkonzentrationen von CEA führt. Allerdings ist über den physiologischen Stoffwechsel beider Tumormarker nichts bekannt. Schließlich ist zur Zeit auch unklar, ob im Assay nur die Tumormarker oder auch ihre Metabolite bzw. Fragmente erfaßt werden. Die Klärung der aufgeworfenen Fragen muß weiteren Untersuchungen vorbehalten werden.

Literatur

1. Lüthgens M, Schlegel G (1980) CEA+TPA in der klinischen Tumordiagnostik, insbesondere des Mamma-Karzinoms. Tumor Diagnostik 2: 63–77 − 2. Björklund B (1980) On the nature and clinical use of tissue polypeptide antigen (TPA). Tumor Diagnostik 1: 9–20 − 3. Vorlaender KO (1983) Krebsdiagnostik durch immunologische Tumor-Marker. Diagnostik 16: 11–22 − 4. Vorlaender KO (1983) Tumordiagnostik unter Verwendung immunologischer Tumor-Marker. Wien Med Wochenschr 133: 59–66 − 5. von Kleist S (1983) Das karzinoembryonale Antigen (CEA). Schattauer, Stuttgart New York, S 33

Lederle, R. M., Klaus, D., Kluthe, R., Calarasu, E., Förster, M., Haase, H. (Med. Klinik I und Institut für Blutspendewesen der Städtischen Kliniken Dortmund und Med. Univ.-Klinik Freiburg/Brsg.)

Der Einfluß von Histidin auf Anämie und Transfusionsbedürftigkeit bei Dauerdialysepatienten

Bei Urämie ist die Histidinkonzentration im Serum vermindert [2, 4]. Es wird diskutiert, ob Histidin eine Teilursache der Anämie bei Urämie darstellt [5, 7]. Die Wirkung von oral verabfolgtem Histidin auf die Anämie des Niereninsuffizienten wird jedoch unterschiedlich beurteilt [1, 3, 5, 7].

Methodik

Bei 51 chronischen Hämodialysepatienten wurde die orale Histidingabe in einer randomisierten Doppelblind-Cross over-Studie 2 × 3 Monate bezüglich ihrer Wirkung auf folgende Parameter untersucht: Histidin im Serum, Hämoglobin, Transferrin, Ferritin, retinolbindendes Protein, Präalbumin und die Transfusionsbedürftigkeit. Histidinbestimmung im Aminosäureanalyzer, Ferritinbestimmung nach RIA, die übrigen Plasmaproteine nach Mancini. Auswertung mit t-Test, Korrelationsberechnungen nach der Methode der kleinsten Quadrate.

Ergebnisse

Bei Serumgabe Anstieg der Histidinkonzentration von $84,8 \pm 22$ nach 6 Wochen auf 106 ± 30 ($p < 0,001$), nach 12 Wochen auf $99,2 \pm 25$ µmol/l ($p < 0,001$), des Hb von $7,56 \pm 1,1$ auf

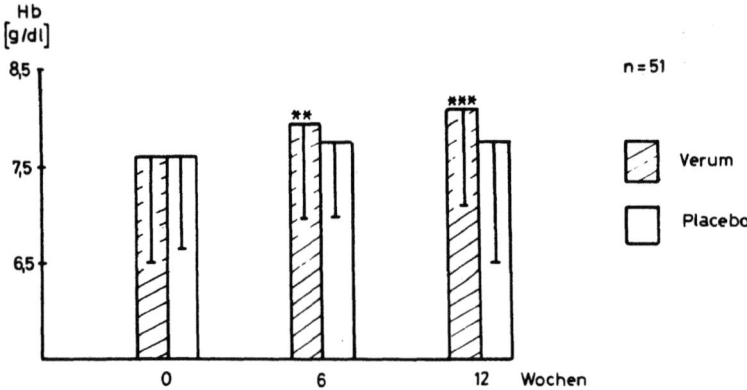

Abb. 1. Hämoglobinspiegel unter Behandlung mit L-Histidin im Vergleich zu Placebogabe bei Dauerdialysepatienten. ($** p < 0,025$) ($*** p < 0,005$)

7,89 ± 1,0 nach 6 Wochen ($p < 0,025$), nach 12 Wochen auf 8,13 ± 1,1 g/dl ($p < 0,005$) (Abb. 1). Die Transfusionshäufigkeit pro Quartal fiel von 3,25 ± 2,6 auf 1,86 ± 1,9 Einheiten ab ($p < 0,001$) (Abb. 2). Die Transferrinspiegel stiegen von 1,82 ± 0,6 über 2,01 ± 0,6 ($p < 0,001$) auf 2,25 ± 0,8 g/l $p < 0,001$) an. Die Ferritinspiegel fielen von 2 710 ± 2 680 nach 12 Wochen auf 2 260 ± 2 610 µg/mL ($p < 0,025$) ab. Zwischen Transfusionshäufigkeit und Ferritin fand sich eine signifikante Korrelation ($y = 0,08 \times 0,49$; $r = 0,41$; $p < 0,01$). Bei keinem der Patienten bestand ein Eisenmangel, die Eisenspiegel im Serum blieben nach Histidin unverändert. Retinolbindendes Protein und Präalbumin wurden durch Histidin ebenfalls nicht verändert.

Schlußfolgerung

Orale Histidingabe führt bei Dauerdialysepatienten nach 6 Wochen zu signifikanten Anstiegen von Histidin, Hämoglobin und Transferrin sowie nach 12 Wochen zu signifikanter Abnahme der Ferritinspiegel und der Transfusionsbedürftigkeit.

Neben einer Besserung des allgemeinen Wohlbefindens der Patienten und einer Abnahme des Hämosideroserisikos führt damit die orale Histidingabe auch zu einer Senkung der Therapiekosten.

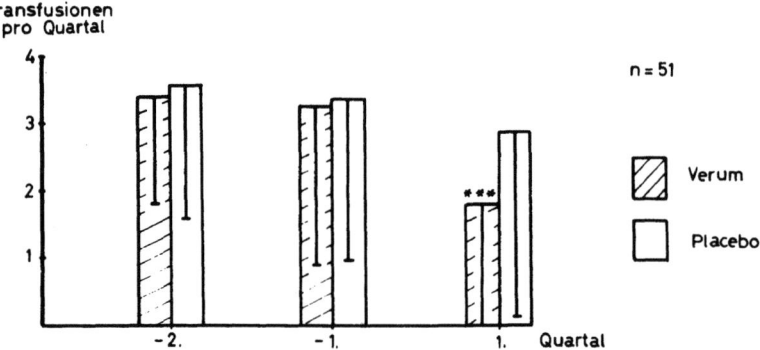

Abb. 2. Transfusionsbedürftigkeit von Dauerdialysepatienten vor und unter Behandlung mit L-Histidin ($*** p < 0,001$)

Literatur

1. Alatas H, Schärer K (1975) Wirkung von L-Histidin auf die Stickstoffbilanz bei Kindern mit chronischer Niereninsuffizienz. Nieren-Hochdruckkrankh 4: 67–71 – 2. Bergström J, Fürst P, Josephson B, Norée L-O (1972) Factors affecting in nitrogen balance in chronic uremic patients receiving essential amino acids intravenously or by mouth. In: Kluthe R, Berlyne G, Burton B (eds) Uremia. Thieme, Stuttgart – 3. Essers U (1982) In: Losse H, Renner E (Hrsg). Klinische Nephrologie, Bd I. Thieme, Stuttgart – 4. Giordano C, de Santo NG, Rinaldi S, de Pascale C, Pluvio M (1972) Histidine and glycine essential amino acids in uremia. In: Kluthe R, Berlyne G, Burton B (eds) Uremia. Thieme, Stuttgart – 5. Giordano C, de Santo NG, Rinaldi S, Acone D, Esposito R, Gallo B (1973) Histidine dupplements in the treatment of uremic anaemia. Proc. Xth Congr. EDTA 1973. Pitman Medical, vol X, p 160. Bath – 6. Jontofsohn R, Katz N, Stuber U, Kluthe R (1974) Einfluß von L-Histidin und Eisen auf die Anämie bei chronischer Niereninsuffizienz. Nieren-Hochdruckkrankh 3: 28–31 – 7. Lindenau K, Schmicker R, Cernacek P, Precht K, Spustova V, Dzurik R (1980) Indications for histidine substitution in RDT patients. In: Partsch G, Batsford S (eds) Histidine II. Thieme, Stuttgart

Kardiologie

Kotzur, J., Junglaß, C., Weber, M., Theisen, K. (Med. Klinik Innenstadt der Universität München)
Bedeutung der T-Negativierung im Ruhe-EKG bei Patienten mit Angina pectoris und normalem Koronarangiogramm

Problemstellung

Die Interpretation der T-Negativierung im Ruhe-EKG bietet differentialdiagnostische Probleme bei Patienten mit typischer oder atypischer Angina pectoris. Eine wiederholte Dokumentation terminal negativer T-Wellen im Ruhe-EKG läßt auf einen nichttransmuralen Infarkt schließen [1]. Die T-Negativierung ist ein sehr sensitiver, aber nicht spezifischer Indikator für ventrikuläre Repolarisationsstörungen, die durch unterschiedliche organische und funktionelle Ursachen bedingt sein können [2]. Patienten mit T-Negativierung im Ruhe-EKG sollen auch ohne Hinweis auf eine Herzerkrankung in der Folgezeit ein Risiko für das Auftreten einer hypertensiven oder koronaren Herzerkrankung mit ungünstiger Prognose aufweisen [3]. In der vorliegenden Untersuchung sollte geklärt werden, wie häufig Patienten mit Angina pectoris und T-Negativierung im Ruhe-EKG einen unauffälligen Koronarbefund mit normaler linksventrikulärer Funktion zeigen und wie die Prognose bezüglich des kardialen Risikos ist. Weiterhin sollte geprüft werden, ob aufgrund vorbekannter klinischer Daten Ursachen für die EKG-Veränderungen und der Beschwerden gefunden werden können.

Krankengut und Methodik

Unter 1 118 Herzkatheterpatienten der Jahre 1982 und 1983 fanden sich 113 Patienten, die wegen des Verdachts auf nichttransmuralen Infarkt mittels Herzkatheter abgeklärt wurden. Bei 33 Patienten [13 Frauen, 20 Männer, mittleres Alter 49 (22–63) Jahre] zeigte sich ein normales Koronarangiogramm, ein unauffälliges regionales und globales Kontraktionsverhalten im Laevokardiogramm sowie eine normale Ruhehämodynamik. Keiner dieser Patienten zeigte im Ruhe-EKG pathologische Q-Zacken, ST-Streckensenkungen oder -hebungen, QT-Verlängerungen oder Schenkelblöcke. Es bestand kein Anhalt für eine valvuläre Herzerkrankung, eine dilatative Kardiomyopathie, Perikarditis, Elektrolytstörung, Zustand nach Schrittmacherimplantation, neurologische Erkrankung oder Einnahme von trizyklischen

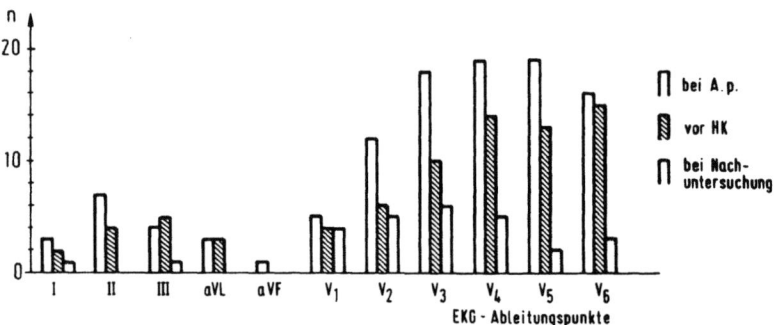

Abb. 1. Verteilung der T-Negativierung auf die EKG-Ableitungspunkte der 33 Patienten bei Diagnosestellung (leere Säulen), vor der Herzkatheteruntersuchung, bei Nachuntersuchung nach 23 ± 6,75 Monaten

Antidepressiva. Die Herzkatheteruntersuchung beeinhaltete: Druckmessung in allen Kreislaufabschnitten, ein biplanes linksventrikuläres Angiogramm, das von zwei erfahrenen Untersuchern unabhängig voneinander beurteilt wurde. Ausgewertet wurden: Anamnese, klinische Untersuchungsergebnisse, das Ruhe-EKG in 15 Ableitungen zum Zeitpunkt der auswärtigen Diagnosestellung, bei der Herzkatheteruntersuchung und bei der Nachuntersuchung.

Ergebnisse

Zum Zeitpunkt der Herzkatheteruntersuchung hatten 20 der 33 Patienten eine bereits länger bestehende Angina pectoris-Symptomatik, 13 der 33 waren wegen der kurz zuvor aufgetretenen Beschwerden zur invasiven Diagnostik überwiesen. 16 der 33 Patienten gaben eine typische, 17 der 33 eine atypische Angina pectoris an.

Die *Ruhe-EKGs,* die zum Zeitpunkt der Diagnosestellung abgeleitet wurden, zeigten bei 30 der 33 Patienten terminal negative, bei drei der 33 präterminal negative T-Wellen. 24 der 33 Patienten hatten die Veränderungen nur in den Brustwand-, zwei isoliert in den Extremitätenableitungen, sieben kombiniert. Hauptsächlich fand sich die T-Negativierung in den Brustwandableitungspunkten V_3-V_6, während bei der Nachuntersuchung eine deutliche Rückbildungstendenz zu erkennen war, konstant blieb sie in V_2-V_4 (Abb. 1).

Eine *Ergometrie* wurde vor der Herzkatheteruntersuchung nur bei 17 der 33 Patienten durchgeführt. Sechs der 33 (= 35%) gaben unter maximaler Belastung Angina pectoris-Beschwerden an, bei sieben Patienten (= 41%) war das Belastungs-EKG unauffällig, bei einem Patienten trat eine ST-Senkung auf. Bei neun Patienten blieb die T-Negativierung des Ruhe-EKGs während der Belastung unverändert.

Infarkttypische Laborparameter wie CPK, GOT, GPT, LDH konnten zum Zeitpunkt der Diagnosestellung bei 32 der 33 Patienten nicht gefunden werden. Bei einem Patienten war im Zusammenhang mit den Beschwerden ein positiver CPK-Verlauf dokumentiert.

Als *Risikofaktoren* konnten bei 17 Patienten eine leichte bis mittelschwere Hypertonie, bei zehn der 33 Patienten ein nichtinsulinpflichtiger Diabetes mellitus, bei elf der 33 Patienten eine Hypercholesterinämie, bei neun der 33 eine Hypertriglyzeridämie und bei acht der 33 Patienten ein Nikotinabusus gesichert werden. Zwei der 33 Patienten waren ohne Risikofaktoren. Insbesondere alle Patienten, die bei der Nachuntersuchung noch Beschwerden hatten (24 der 33), zeigten Risikofaktoren.

Die *Herzkatheteruntersuchung* ergab bei allen 33 Patienten – vor und nach Nitroglyzerin – einen normalen Koronarbefund. Im linksventrikulären biplanen Angiogramm fand sich in allen Fällen ein unauffälliges regionales und globales Kontraktionsverhalten, die Auswurffraktion (größer 60%) sowie die übrigen hämodynamischen Meßwerte lagen im Normbereich. Bei zwölf Patienten (= 36%) ergaben sich angiographische Hinweise auf myokardiale

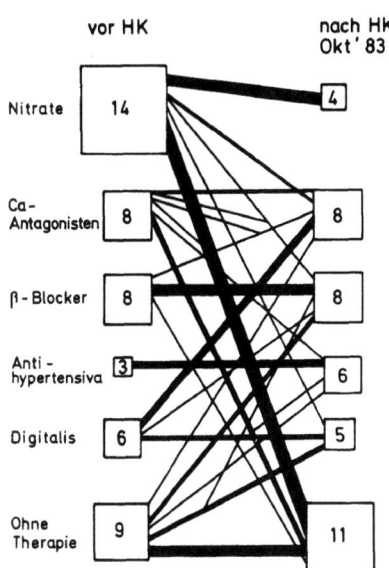

	vor HK	nach HK Okt' 83
Nitrate	14	4
Ca-Antagonisten	8	8
β-Blocker	8	8
Anti-hypertensiva	3	6
Digitalis	6	5
Ohne Therapie	9	11

Abb. 2. Kardiale Therapie der 33 Patienten vor der Herzkatheteruntersuchung (vor HK) und nach Kenntnis des Herzkatheterbefundes (nach HK)

Hypertrophie des linken Ventrikels, bei zwei Patienten auf einen Mitralklappenprolaps ohne Klappeninsuffizienz.

Unter keiner *kardialen Therapie* standen vor der Herzkatheteruntersuchung neun der 33 Patienten. Die Medikation der übrigen 24 Patienten und die Therapieumstellung nach Kenntnis des Herzkatheterbefundes durch den weiterbehandelnden Arzt zeigt Abb. 2. Die Therapie wurde zum Teil wegen der gleichzeitig bestehenden Hypertonie fortgeführt.

Die *Prognose* war nach einer mittleren Beobachtungszeit von 23 (11−36) Monaten gut, keiner der Patienten war verstorben, ein klinischer Hinweis für einen abgelaufenen transmuralen Myokardinfarkt bzw. Auftreten von Herzinsuffizienzzeichen bestand nicht.

Unveränderte Beschwerden gaben gegen Ende der Beobachtungszeit 24 Patienten (= 73%) an, im aktuellen Ruhe-EKG bestand bei zwölf der 33 Patienten weiter eine T-Negativierung.

Zusammenfassung

Bei den Patienten, die wegen des Verdachts auf nichttransmuralen Infarkt abgeklärt wurden und ein normales Koronarangiogramm hatten, fanden sich neben der T-Negativierung im Ruhe-EKG und pektanginösen Beschwerden in 94% der Fälle zum Teil mehrere Risikofaktoren. Nach einer mittleren Beobachtungszeit von 23 Monaten war kein Patient verstorben, transmurale Infarkte oder manifeste Herzinsuffizienzzeichen traten nicht auf. Die Beschwerden blieben bei 73%, die EKG-Veränderungen bei 36% konstant. Patienten mit dieser Konstellation müssen nicht zwangsläufig eine koronare Herzerkrankung vorweisen. Eine sichere Ursache ließ sich nicht nachweisen, in Frage kommen folgende mögliche Ursachen: Myokardiale Hypertrophie bei Hypertonus mit akuter Druckerhöhung, Mitralklappenprolaps, klinisch nicht diagnostizierte Perimyokarditis, funktionelle Einflüsse, z. B. geänderter sympathischer Tonus sowie Koronarspasmus.

Die Bedeutung dieser Mechanismen muß durch weitere Untersuchungen erhärtet werden, wobei der klinische Verlauf bei vielen dieser Patienten eine invasive Abklärung erforderlich macht [4, 5].

Literatur

1. Rahim A, Pareswaran R (1977) Electrocardiac changes during chest pain in unstable angina. Br Heart J 134: 35–38 – 2. Oslander LD (1970) The relation of „Silent" T wave inversion to cardiovascular disease in an epidemiologic study. Am J Cardiol 25: 325–327 – 3. Surawicz B (1983) T wave abnormalities. In: Rosenbaum MB, Elizari MV (eds) Frontiers of cardiac electrophysiology. Martinis Nijhoff Publishers, The Hague, pp 40–66 – 4. Haft IH, Bachik M, Newark NJ (1984) Progression of coronary artery disease in patients with normal or intraluminal disease on arteriography. Am Heart J 107: 35–38 – 5. Kemp HG, Vokonas PS, Cohn PF (1973) The anginal syndrome associated with normal coronary arteriograms, report of a six year experience. Am J Med 54: 735–742

Kremer, G., Henkel, B., Pfeiffer, C., Ehrenthal, W., Erbel, R., Krämer, G., Prellwitz, W., Meyer, J. (Mainz)

Häufigkeit des Mitralklappenprolapssyndroms und der Thrombozytenaktivität bei jungen Patienten mit zerebrovaskulärem Insult

Manuskript nicht eingegangen

Hoberg, E., Richter, S., Schwarz, F., Katus, H. A., Kübler, W. (Med. Univ.-Klinik, Abt. Kardiologie, Heidelberg)

Bedeutung der klinischen Subgruppen der instabilen Angina pectoris für die Prognose

1. Einleitung

Die instabile Angina pectoris (IAP) ist mit einem erheblichen Risiko für schwere kardiale Komplikationen behaftet. Seit mehreren Jahren wird zwar eine Unterteilung in klinische Subgruppen vorgenommen (Conti et al. 1973), Untersuchungen über die Prognose der IAP beziehen sich jedoch hauptsächlich auf die Ruheangina (Typ III). Über den Verlauf der bei stationär behandelten Patienten selteneren Recent Onset- (Typ I) und Crescendo-Angina (Typ II) ist dagegen wenig bekannt.

Unter Einbeziehung von Patienten der kardiologischen Ambulanz wurde daher der Krankheitsverlauf bei IAP und bekanntem Koronarangiographiebefund ermittelt. Es sollte geprüft werden, ob sich die Prognose der Patienten mit IAP Typ I und Typ II von denen mit IAP Typ III unterscheidet.

2. Patienten und Methodik

Das Patientenkollektiv bestand aus 233 Männern im Alter von 29–68 Jahren und 36 Frauen zwischen 38 und 69 Jahren. Das Durchschnittsalter aller 269 Patienten betrug 52,3 ± 7 Jahre ($\bar{x} \pm 1$ SD). Bei 88,8% der Patienten lag wenigstens eine 50%ige Stenose eines oder mehrerer Herzkranzgefäße vor. 49% der Patienten hatten einen oder mehrere transmurale Myokardinfarkte in der Anamnese. Ein transmuraler Myokardinfarkt innerhalb der letzten 3 Monate vor der diagnostizierten IAP galt als Ausschlußkriterium. Der Nachbeobachtungszeitraum betrug 27,9 ± 11,9 Monate ($\bar{x} \pm 1$ SD), mindestens 15 Monate.

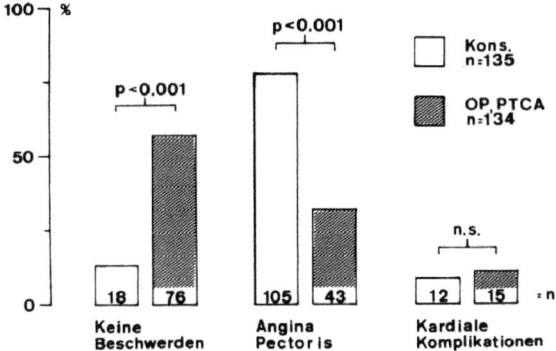

Abb. 1. Klinischer Verlauf der instabilen Angina pectoris in Abhängigkeit von der Behandlungsart. Als kardiale Komplikationen galten transmuraler Myokardinfarkt und Tod aus kardialer Ursache. Der Anteil der PTCA-behandelten Patienten in der Gruppe OP, PTCA beträgt 22,4% $(n = 30)$

Entsprechend der Fragestellung wurden die Patienten in zwei Gruppen eingeteilt:
Gruppe A = IAP Typ I oder IAP Typ II und
Gruppe B = IAP Typ III.

Die beiden Patientengruppen unterschieden sich nicht signifikant voneinander in bezug auf Alter, Geschlechtsverteilung, Zahl der Patienten mit vorausgegangenen Infarkten, Zahl der um mindestens 50% stenosierten Gefäße oder Nachbeobachtungszeitraum.

3. Ergebnisse

Von den 269 Patienten wurden 135 konservativ behandelt, bei 134 Patienten wurden eine Bypass-Operation $(n = 104)$ oder eine perkutane transluminale Koronarangioplastie (PTCA) $(n = 30)$ vorgenommen. In der Gruppe der konservativ behandelten Patienten waren Angina pectoris-Beschwerden im weiteren Verlauf signifikant häufiger als in der Gruppe der durch PTCA oder Bypass-Operation behandelten Patienten (77,8% vs. 32,1%, $p < 0,001$). Der Anteil schwerer kardialer Komplikationen (transmuraler Myokardinfarkt oder Tod aus kardialer Ursache) war jedoch in beiden Behandlungsgruppen nicht signifikant unterschiedlich (8,9% vs. 11,2%, n.s.) (Abb. 1).

137 Patienten hatten eine Recent onset- oder Crescendo-Angina (Gruppe A), 132 Patienten eine Ruheangina (Gruppe B). Der Anteil schwerer kardialer Komplikationen war in Gruppe A signifikant höher als in Gruppe B (13,9% vs. 6,1%, $p < 0,05$) (Abb. 2).

Hochgradige Koronarstenosen ($\geq 90\%$) waren in Gruppe A ebenfalls signifikant häufiger als in Gruppe B (79,6% vs. 60,6%, $p < 0,001$).

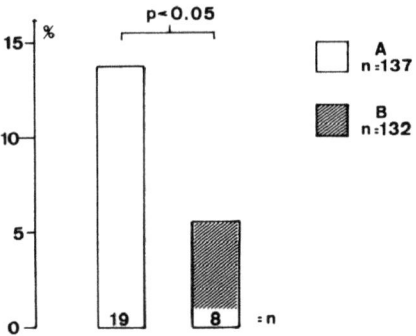

Abb. 2. Anteil kardialer Komplikationen bei den Subgruppen der instabilen Angina pectoris. In Gruppe A sind die Patienten mit Recent onset- oder Crescendo-Angina zusammengefaßt, in Gruppe B die Patienten mit Ruheangina

4. Diskussion

Der Anteil schwerer kardialer Komplikationen (transmuraler Myokardinfarkt und Tod aus kardialer Ursache) war bei Patienten mit Recent onset- oder Crescendo-Angina signifikant häufiger als bei Patienten mit Ruheangina. Die Art der Behandlung war für diesen Unterschied nicht ausschlaggebend. Denn in Übereinstimmung mit früheren Untersuchungen (Übersicht bei Scanlon 1981) hatten zwar signifikant mehr konservativ behandelte Patienten mit instabiler Angina pectoris während der Nachbeobachtung weiter pektanginöse Beschwerden; der Anteil schwerer kardialer Komplikationen in der Gruppe der konservativ behandelten Patienten unterschied sich jedoch nicht signifikant von dem in der Gruppe der invasiv therapierten Patienten. Dieses Ergebnis stimmt mit anderen Untersuchungen überein, wenn die Zeit nach Einführung einer verbesserten Kardioplegie berücksichtigt wurde (Russell et al. 1978).

Die Patientengruppen mit Recent onset- oder Crescendo-Angina und mit Ruheangina unterschieden sich auch nicht in bezug auf Alter, Geschlechtsverteilung, Anteil der Patienten mit vorausgegangenen Infarkten, Zahl der um mindestens 50% stenosierten Koronargefäße oder Nachbeobachtungszeitraum.

Dagegen war der Anteil der Patienten mit hochgradigen Koronarstenosen ($\geq 90\%$) bei Recent onset- oder Crescendo-Angina signifikant größer als bei Ruheangina. Es wird geschlossen, daß dieser Unterschied für das häufigere Auftreten schwerer kardialer Komplikationen verantwortlich sein könnte.

Literatur

Conti CR, Brawley RK, Griffith LSC, Pitt B, Humphries JO, Gott VL, Ross RS (1973) Unstable angina pectoris: Morbidity and mortality in 57 consecutive patients evaluated angiographically. Am J Cardiol 32: 745−750 − Russell RO, Moraski RE, Kouchoukos N, Karp R, Mantle JA, Rogers WJ, Rachley CE (1978) Unstable angina pectoris: National cooperative study group to compare surgical and medical therapy. Am J Cardiol 42: 839−848 − Scanlon PJ (1981) The intermediate coronary syndrome. Prog Cardiovasc Dis 23: 351−364

Zeiher, A. M., Bonzel, T., Wollschläger, H., Hohnloser, St., Just, H. (Med. Univ.-Klinik − Kardiologie − Freiburg/Brsg.)

Quantitative M-Mode-Kontrastechokardiographie bei pulmonaler Hypertonie

Einleitung

Die endgültige Diagnosesicherung und Beurteilung des Schweregrades der pulmonalen Hypertonie bedarf immer noch der invasiven Herzkatheteruntersuchung [1]. Die pulmonal-arterielle Drucksteigerung geht zwar mit ypischen abnormalen Bewegungsmustern der Pulmonalklappe im Echokardiogramm einher [2], jedoch ist die Sensitivität dieser Untersuchungsmethode für das Erkennen einer pulmonalen Hypertonie relativ gering [3]. Darüber hinaus besteht keine Korrelation zwischen den echokardiographischen Zeichen und dem Schweregrad der pulmonalen Hypertonie [4]. Nach peripherer Injektion einer Indocyanin-Kochsalzlösung lassen sich echokardiographisch Flußlinien darstellen [5] und aus den Steigungen dieser Flußlinien Flußgeschwindigkeiten an der Pulmonalklappe ermitteln [6]. Es wurde gezeigt, daß diese nichtinvasive Methode Aussagen über die rechtsventrikuläre Hämodynamik erlaubt [7].

Wir untersuchten die Wertigkeit der quantitativen Kontrast-M-Mode-Echokardiographie bei Patienten mit pulmonaler Hypertonie.

Patienten und Methodik

Bei 39 Patienten, die sich einer diagnostischen Herzkatheteruntersuchung unterzogen, wurden Routine- sowie Kontrastechokardiographie durchgeführt. 19 Patienten wiesen eine Erhöhung des pulmonalarteriellen Mitteldruckes (PAP_m) über 20 mm Hg (im Mittel 48 ± 15) sowie eine Steigerung des pulmonalarteriolären Widerstandss (PAR) > 150 dyn $\cdot$ s $\cdot$ cm^{-5} (im Mittel 598 ± 420) auf, während 20 Patienten mit $PAP_m \leq 20$ mm Hg und PAR ≤ 150 dyn $\cdot$ s $\cdot$ cm^{-5} normale Drucke im kleinen Kreislauf hatten.

Untersuchungstechnik: Die Patienten wurden in Linksseitenlage mit einem Standardechokardiographiegerät mit 2,5 MHz-Transducer bei Transducerposition im 3. oder 4. ICR links parasternal untersucht. Nach Punktion einer Kubitalvene erfolgte eine Bolusinjektion von 4–6 ml Indocyanin-Kochsalzlösung.

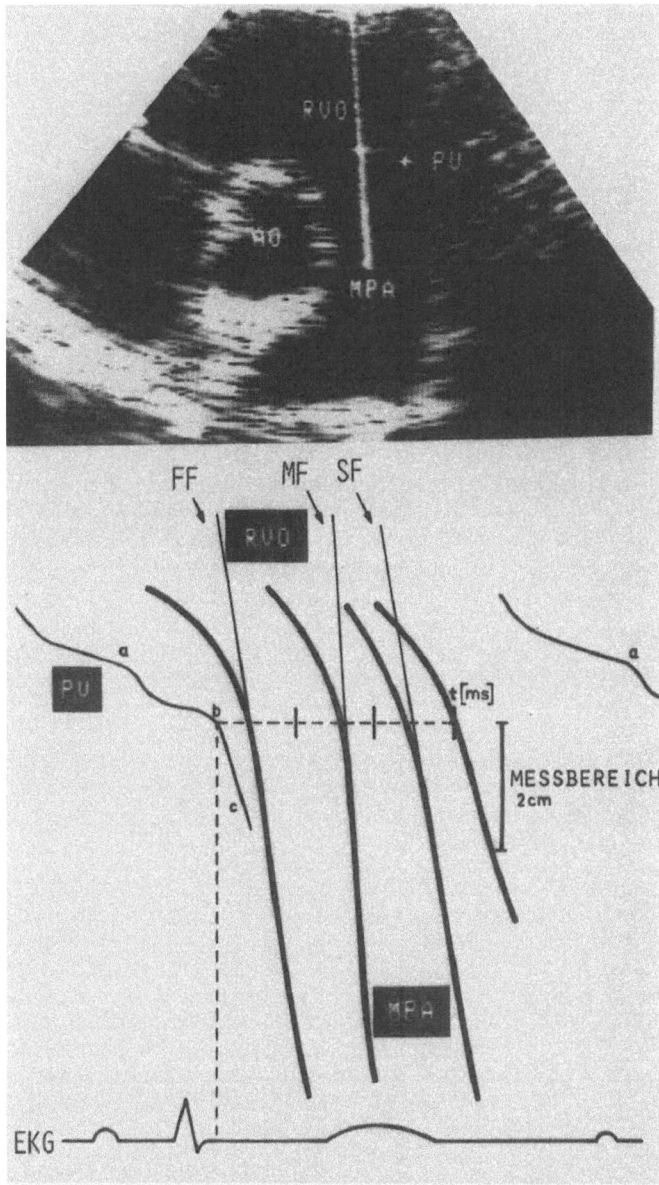

Abb. 1. Schallstrahlrichtung und Flußgeschwindigkeitsermittlung aus den Steigungen der Flußlinien früh- (FF), meso- (MF) und spätsystolisch (SF). RVO: rechtsventrikulärer Ausflußtrakt, PV: Pulmonalklappe, MPA: Pulmonalarterienhauptstamm (Erläuterungen im Text)

Nach Sichtbarwerden der typischen systolischen Flußlinien an der Pulmonalklappe wurden die Echos mit 100 mm/s Registriergeschwindigkeit aufgezeichnet.

Quantitative Flußgeschwindigkeitsmessung: Flußgeschwindigkeiten wurden ermittelt, indem die Steigung der einzelnen Flußlinien durch Anlegen einer Tangente innerhalb eines Meßbereiches bis 2 cm distal der Pulmonalklappe berechnet wurde (Abb. 1). Es wurden nur Flußlinien von mindestens 2 cm Länge ausgewertet. Neben der Erstellung von systolischen Flußgeschwindigkeitsprofilen durch Vermessung mehrerer Flußlinien wurden früh-, meso- und spätsystolische Flußgeschwindigkeiten ermittelt, indem die gesamte Ejektionsphase in drei Drittel aufgeteilt und jeweils die Flußgeschwindigkeit in der Mitte jeden Drittels berechnet wurde. Die Werte von vier bis sechs Systolen wurden gemittelt. Darüber hinaus wurden die maximale a-Wellenexkursion sowie der b-c-Slope der Pulmonalklappe bestimmt.

Ergebnisse

Flußgeschwindigkeiten an der Pulmonalklappe früh-(FF), meso-(MF) und spätsystolisch (SF) in mm/s $\pm$ 1 SD in Abhängigkeit vom PAP_m:

		FF	MF	SF
$PAP_m \leq 20$ mm Hg	$n = 20$	459 ± 71	560 ± 88	375 ± 78
$PAP_m > 20$ mm Hg	$n = 19$	438 ± 121	$343 \pm 82*$	$285 \pm 77**$

$* p < 0{,}001$ $** p < 0{,}05$

Insgesamt ergaben sich bei den Patienten mit pulmonalarterieller Drucksteigerung niedrigere Flußgeschwindigkeiten als bei Patienten mit normalem PA-Druck. Hochsignifikant war dieser Unterschied in der Mesosystole ($p < 0{,}001$). Bei 18 von 19 Patienten mit pulmonaler Hypertonie war die frühsystolische Flußgeschwindigkeit höher als die mesosystolische, während alle Patienten mit normalem PA-Druck ein mesosystolisches Flußgeschwindigkeitsmaximum aufwiesen. Der einzige Patient mit $PAP_m > 20$ mm Hg und mesosystolischem Flußgeschwindigkeitsmaximum hatte eine geringgradige pulmonale Hypertonie mit $PAP_m = 28$ mm Hg aufgrund einer akuten Aorteninsuffizienz. Die Sensitivität der Flußgeschwindigkeits*abnahme* von früh- nach mesosystolisch betrug 100%, die Spezifität 95% für das Vorliegen einer pulmonalen Hypertonie (Abb. 2).

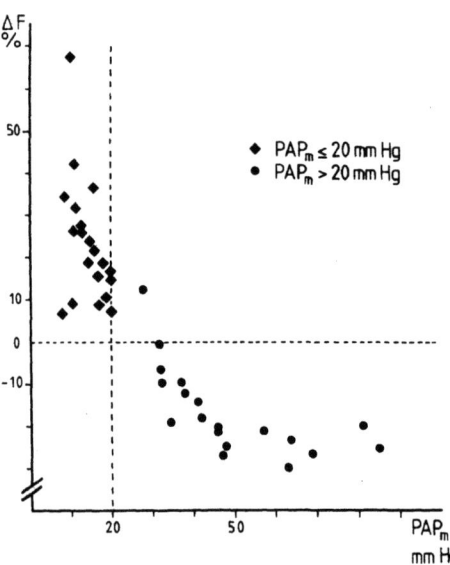

Abb. 2. Relative Flußgeschwindigkeitsänderung von früh- nach mesosystolisch ($\Delta F\% = MF-FF/MF \cdot 100$) in Abhängigkeit vom pulmonalarteriellen Mitteldruck (PAP_m)

Der maximale b-c-Slope der Pulmonalklappe unterschied sich nicht signifikant zwischen den Patienten mit $PAP_m > 20$ mm Hg (323 ± 112 mm/s) und den Patienten mit $PAP_m \leq 20$ mm Hg (289 ± 93 mm/s). Die maximale a-Wellenexkursion betrug $1,4 \pm 1,5$ mm für Patienten mit pulmonaler Hypertonie gegenüber $3,7 \pm 1,5$ mm für Patienten mit normalem Pulmonalarteriendruck ($p < 0,05$, $n = 31$).

Die relative Flußgeschwindigkeitsänderung von früh- nach mesosystolisch korrelierte eng mit dem pulmonalarteriellen Mitteldruck. Wie aus Abb. 2 ersichtlich, ergab sich eine kurvenlineare Korrelation von $\Delta F\%$ ($= MF-FF/MF \cdot 100$) zum $\ln PAP_m$ mit einem Korrelationskoeffizienten von $r = -0,89$ (Regressionsgleichung: $\Delta F\% = 116,4 - 29,8 \cdot \ln PAP_m$).

Diskussion

Unsere Ergebnisse zeigen, daß sich mit zunehmendem Pulmonalarterienmitteldruck bestimmte Veränderungen im Flußlinienmuster an der Pulmonalklappe ergeben. Während bei einem PA-Druck ≤ 20 mm Hg das Flußgeschwindigkeitsmaximum erst in der Mesosystole erreicht wird, führt eine Erhöhung des PA-Druckes zu einem frühsystolischen Flußgeschwindigkeitsmaximum mit anschließender Flußgeschwindigkeitsabnahme zur Meso- und Spätsystole hin. Diese typischen Flußgeschwindigkeitsprofile entsprechen jüngst veröffentlichten dopplerechokardiographischen Flußmessungen im rechtsventrikulären Ausflußtrakt [8] sowie im Pulmonalarterienhauptstamm [9].

Mit zunehmendem Pulmonalarteriendruck nimmt das systolische Flußgeschwindigkeitsprofil eine „trianguläre" Form mit frühsystolischem Maximum an im Gegensatz zu dem „dom"-förmigen Flußgeschwindigkeitsprofil bei normalem pulmonalarteriellem Mitteldruck. Diese Flußgeschwindigkeitsabnahme von früh- nach mesosystolisch ist auf die reduzierte Dehnbarkeit des pulmonalarteriellen Gefäßbettes [10] sowie auf die vermehrte Steifigkeit der Pulmonalarterie [11] bei pulmonaler Hypertonie zurückzuführen.

Die Messung der mesosystolischen Flußgeschwindigkeit erlaubt darüber hinaus eine zuverlässige Differenzierung zwischen normalem und erhöhtem PAP_m, während die relative Flußgeschwindigkeitsänderung von früh- nach mesosystolisch mit dem Ausmaß der pulmonalarteriellen Drucksteigerung korreliert (Abb. 2). Die maximale a-Wellenexkursion war zwar signifikant verschieden zwischen den beiden Gruppen mit normalem und erhöhtem PAP_m; es fand sich jedoch ein relativ breiter Überlappungsbereich. Zudem ist die Bewertung der a-Welle im Pulmonalklappenechokardiogramm nur bei Patienten mit Sinusrhythmus möglich. Die Bestimmung des b-c-Slopes ermöglichte keine eindeutige Trennung in Patienten mit normalem und erhöhtem PA-Druck.

Zusammenfassend erscheint die quantitative Kontrast M-Mode-Echokardiographie an der Pulmonalklappe geeignet zur zuverlässigen Differenzierung zwischen pulmonaler Hypertonie und normalem pulmonalarteriellem Mitteldruck und der Standardechokardiographie überlegen. Darüber hinaus erlaubt diese nichtinvasive Methode eine quantitative Abschätzung des Schweregrades der pulmonalen Hypertonie.

Literatur

1. Algeo S, Morrison D, Ovitt T, Goldman S (1984) Noninvasive detection of pulmonary hypertension. Clin Cardiol 7: 148–156 – 2. Weyman AE, Dillon JC, Feigenbaum H, Chang S (1974) Echocardiographic patterns of pulmonic valve motion with pulmonary hypertension. Circulation 50: 905–910 – 3. Kaku R, Neumann A, Bommer W (1978) Sensitivity and specificity of the pulmonic valve echogram in the detection of pulmonary hypertension. Am J Cardiol 41: 436 (Abstract) – 4. Acquatella H, Schiller MS, Sharpe DN, Chatterjee K (1979) Lack of correlation between echocardiographic pulmonary valve morphology and simultaneous pulmonary artery pressure. Am J Cardiol 43: 946–952 – 5. Meltzer RS, Tickner EG, Sahines TP, Popp RL (1980) The source of ultrasound contrast effect. J Clin Ultrasound 8: 121–129 – 6. Bonzel T, Zeiher A, Just H (1983) Diagnostic value of pulmonary flow measurements

by contrast m-mode echocardiography. J Am Coll Cardiol 1: 646 (Abstract) − 7. Zeiher A, Bonzel T, Wollschläger H, Eulenbruch H, Löllgen H, Just H (1983) Nichtinvasive quantitative Flußmessungen an der Pulmonalklappe. Verh Dtsch Ges Inn Med 89: 434−438 − 8. Kitabatake A, Inoue M, Asao M, Masuyama T, Tanouchi J, Morita T, Mishima M, Uematsu M, Shimazu T, Hori M, Abe H (1983) Noninvasive evaluation of pulmonary hypertension by a pulsed Doppler technique Circulation 68, 2: 302−309 − 9. Okamoto M, Miyatake K, Kinoshita N, Sakakibara H, Nimura Y (1984) Analysis of blood flow in pulmonary hypertension with the pulsed Doppler flowmeter combined with cross sectional echocardiography. Br Heart J 51: 407−415 − 10. Reuben SR (1971) Compliance of the human pulmonary arterial system in disease. Circ Res 29: 40−50 − 11. Milnor WR, Conti CR, Lewis KB, O'Rourke MF (1969) Pulmonary arterial pulse wave velocity and impedance in man. Circ Res 25: 637−649

Klepzig, M., Baur, X., Hauser, F., Mernitz, D., Fruhmann, G., Strauer, B. E.
(1. Med. Klinik, Klinikum Großhadern, Universität München)

Hämodynamik und Atemwegsmechanik unter Amrinone bei Patienten mit Rechtsherzinsuffizienz

Amrinone ist ein Bipyridinderivat, das positiv inotrop und zugleich relaxierend auf glatte Muskulatur wirkt. Auch in der Langzeittherapie der Herzinsuffizienz erwies sich dieses Präparat als hämodynamisch wirksam [1, 16, 17, 24, 28, 29].

Aufgrund des bekannten Wirkprofils fragten wir uns, ob nicht Patienten mit einer Rechtsherzinsuffizienz infolge obstruktiver Bronchopneumopathie von einer Amrinotherapie sogar in zweierlei Hinsicht profitieren: 1. durch eine Verbesserung von Hämodynamik und 2. durch eine Verbesserung von Atemmechanik.

Methodik

1. Bei elf Patienten mit Rechtsherzinsuffizienzsymptomatik infolge pulmonaler Grunderkrankung wurden Swan-Ganz-Einschwemmkatheteruntersuchungen durchgeführt. Messungen von Drucken und Herzzeitvolumina (Thermodilutionsmethode) erfolgten vor und 10 min nach Applikation von 1,5 mg/kg Amrinone i.v.

2. Atemwegswiderstände und intrathorakale Gasvolumina wurden ganzkörperplethysmografisch bei 14 Patienten mit obstruktiver Bronchopneumopathie bestimmt [3]. Die Messungen erfolgten vor und 10, 20, 30, 60, 90 sowie 120 min nach der Injektion von 1,5 mg/kg Amrinone i.v. Der spezifische Atemwegswiderstand wurde als Produkt von Atemwegswiderstand und intrathorakalem Gasvolumen errechnet.

3. Blutabnahmen für pharmakokinetische Untersuchungen erfolgten vor und 10, 20, 30, 60, 90 sowie 120 min nach Amrinoinjektion.

Die statistische Auswertung erfolgte nach dem *t*-Test für verbundene Stichproben. Angegeben jeweils sind Mittelwerte ± Standardabweichungen.

Ergebnisse

10 min nach der Injektion von 1,5 mg/kg Amrinone lag ein Plasmaspiegel von 2,8 µg/ml im Mittel vor; die Halbwertszeit liegt bei 30 min (Abb. 1).

Diastolischer Pulmonaldruck und Pulmonalmitteldruck sanken 10 min nach der Injektion um 28 bzw. 19%. Der errechnete pulmonale Gefäßwiderstand wurde um 24% gesenkt. Das Herzzeitvolumen stieg im wesentlichen herzfrequenzbedingt von 6,1 auf 6,9 l/min an, nachdem das Schlagvolumen annähernd unverändert blieb. Begleitend fand sich ein geringgradiger Blutdruckabfall.

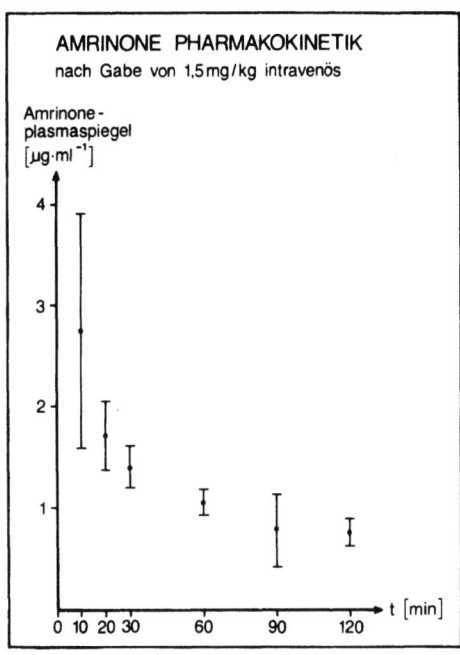

Abb. 1. Zeitlicher Verlauf des Amrinoneplasmaspiegels nach Injektion von 1,5 mg/kg

Sowohl der Atemwegswiderstand als auch das intrathorakale Gasvolumen sanken bei den Patienten mit obstruktiver Bronchopneumopathie infolge Amrinoneinjektion. Der daraus errechnete spezifische Atemwegswiderstand nahm um 27% ab. Das Verhalten der objektiven Parameter stand im Einklang mit Besserung von Dyspnoe und Auskultationsbefund.

Tabelle 1. Verhalten von Hämodynamik und Atemmechanik nach Amrinoneinjektion. Die Drucke sind in mm Hg angegeben, das Herzzeitvolumen (HZV) in l/min, das Schlagvolumen (SV) in ml, pulmonaler Gefäßwiderstand (PVR) und systemischer Gefäßwiderstand (SVR) in $dyn \cdot s \cdot cm^{-5}$. Der Atemwegswiderstand (RAW) ist in cm $H_2O \cdot s \cdot l^{-1}$ angegeben, das intrathorakale Gasvolumen in l, der spezifische Atemwegswiderstand in cm $H_2O \cdot s$

	Wirkungen von 1,5 mg/kg Amrinone i.v. bei Rechtsherzinsuffizienz		
	Vor Injektion	10 min nach Injektion	
RR			
systolisch	130 ± 18	124 ± 16	n.s.
diastolisch	84 ± 9	80 ± 11	n.s.
HF	94 ± 19	105 ± 18	$p < 0,05$
Pulmonaldruck			
systolisch	47 ± 34	46 ± 33	n.s.
diastolisch	25 ± 13	18 ± 10	$p < 0,01$
mittel	36 ± 20	29 ± 17	$p < 0,05$
PC-Druck	8 ± 5	6 ± 4	$p < 0,01$
HZV	6,1 ± 2,9	6,9 ± 3,5	$p < 0,01$
SV	66 ± 26	70 ± 36	n.s.
PVR	407 ± 271	308 ± 198	$p < 0,01$
SVR	1 510 ± 534	1 291 ± 550	$p < 0,01$
RAW	8 ± 5	6 ± 5	$p < 0,01$
IGV	4,1 ± 1	3,9 ± 1	$p < 0,01$
spez. RAW	33 ± 25	24 ± 27	$p < 0,01$

Vereinzelt kam es bei sonst herzrhythmusstabilen Patienten zu ventrikulären und supraventrikulären Extrasystolen, die jedoch nicht therapiepflichtig waren. Die gemessenen Blutdruckabfälle waren ebenfalls nicht bedrohlich.

Diskussion

Als Wirkmechanismen für Amrinone werden eine direkte Förderung des Kalziumeinstromes in die Herzmuskelzellen sowie eine Phosphodiesertasehemmung diskutiert [1, 10, 28]. Die vasodilatierende Wirkung ist der des Natriumnitroprussids vergleichbar.

In dieser Studie konnte gezeigt werden, daß Amrinone auch bei Patienten mit Rechtsherzinsuffizienz eine hämodynamische Verbesserung bewirkt. Der vasodilatierende Effekt zeigte sich in einer Abnahme von systemischem und pulmonalem Gefäßwiderstand; quantitativ war das Ausmaß der Vasodilatation in beiden Gefäßgebieten vergleichbar. Die positiv inotrope Wirkung drückte sich in einem verhältnismäßig geringerem Abfall des systolischen Pulmonaldruckes aus. Bei Patienten mit fixierter primärer pulmonaler Hypertonie kann es nach Amrinonegabe sogar zu einem Anstieg der Pulmonaldrucke kommen [23].

In dieser Studie wurde außerdem erstmals gezeigt, daß nach intravenöser Applikation von Amrinone Bronchospastik subjektiv und objektiv abnimmt [20], das heißt, bei Patienten mit Rechtsherzinsuffizienzsymptomatik infolge obstruktiver Lungenerkrankung kommt es zugleich zu einer Besserung von Hämodynamik und Atemwegsmechanik.

Die gemessenen Plasmaspiegel lagen in einem Bereich, wie sie auch unter oraler Amrinonetherapie erreicht werden.

Die Nebenwirkungen kurzzeitiger Amrinonetherapie sind verhältnismäßig gering.

Andererseits verbessern auch andere Pharmaka, die üblicherweise in der Therapie des Asthma bronchiale eingesetzt werden, wie zum Beispiel Terbutalin, Fenoterol, Salbutamol, Theophyllin und Aminophyllin, sowohl Links- als auch Rechtsherzinsuffizienz [4, 6, 7, 19, 21, 22, 25]. Eine vergleichende Untersuchung zwischen diesen Pharmaka und neueren positiv inotropen Vasodilatatoren, wie Amrinone, steht aus.

Bei linksherzinsuffizienten Patienten führt eine orale Amrinonetherapie auch nach 3 Monaten Behandlungsdauer zu einer nachweisbaren Besserung von Belastungstoleranz, maximaler Sauerstoffaufnahme und hämodynamischen Parametern [1, 12, 13, 29]. Nachteil der oralen Langzeittherapie ist eine hohe Nebenwirkungsrate; bei ca. einem Viertel der Patienten muß die Therapie aus diesem Grunde abgesetzt werden. Bisher bekannte Nebenwirkungen sind: Schwindel, Orthostase, Thrombozytopenie, Angina pektoris-Anfälle, Hepatotoxizität, Herzrhythmusstörungen, Hyperurikämie und Braunverfärbung der Fingernägel.

Somit steht einer chronischen Amrinonetherapie von Patienten mit Rechtsherzinsuffizienzsymptomatik infolge obstruktiver Bronchopneumopathie ebenfalls die Nebenwirkungsrate entgegen. Wahrscheinlich lassen sich jedoch ähnliche Ergebnisse auch mit verwandten, in der klinischen Prüfung befindlichen positiv inotropen Vasodilatatoren wie Milrinone, AR-L 115 BS, MDL 17.043 und Forskolin erzielen.

Literatur

1. Alousi AA, Dobreck HP (1983) Amrinone. In: Scriabine A (ed) New drugs annual, cardiovascular drugs. Raven Press, New York − 2. Baim DS et al. (1983) Evaluation of a new bipyridine inotropic agent − Milrinone − in patients with severe congestive heart failure. N Engl J Med 309: 748−756 − 3. Bergstermann H et al. (1977) Klinische Lungenfunktionsprüfungen. Internist 18: 605−614 − 4. Bischoff KO et al. (1983) Wirkung von Aminophyllin bei Patienten mit belastungsabhängiger Koronarinsuffizienz. Herz/Kreislauf 15: 369−377 − 5. Edelson J et al. (1983) Dose proportionality of amrinone: Clin Pharmacol Ther 34: 190−194 − 6. Ellis JH et al. (1977) Right ventricular ejection fraction in severe chronic airway obstruction. Chest (Suppl) 71: 281−282 − 7. Grützmacher I et al.

(1983) Einfluß von Theophyllin auf die Hämodynamik des kleinen Kreislaufs bei Patienten mit chronisch obstruktiver Atemwegserkrankung und pulmonaler Hypertonie in Abhängigkeit von den Pharma-Theophyllin-Konzentrationen. Prax Pneumol 37: 11−19 − 8. Hagemeijr F et al. (1983) Hemodynamic effects of the new inotropic agent sulmazol (AR-L115 BS) administered intravenously to patients with severe heart failure. Herz 8: 41−46 − 9. Hamer J (1929) The modern management of congestive heart failure. Lloyd-Luke, London, pp 107−136 − 10. Honerjäger P et al. (1981) Involvement of cyclic AMP in the direct inotropic action of amrinone. Naunyn-Schmiedebergs Arch Pharmacol 318: 112−120 − 11. Kariya T et al. (1982) Biochemical studies on the mechanism of cardiotonic activity of MDL 17.043. J Cardiovasc Pharmacol 4: 509−514 − 12. Klepzig M, Strauer BE (1984) Neuere positiv inotrop wirkende Medikamente in der Therapie der Herzinsuffizienz. Med Klin 79: 9−12 − 13. Klepzig M et al. (1983) Herzfunktion unter Langzeittherapie mit Amrinone. Z Kardiol (Suppl 2) 72: 27 − 14. Klein G et al. (1981) The comparison of the effects of AR-L 115 BS and dobutamine in patients with severe cardiac failure. Drug Res 31: 257−259 − 15. Kullberg PM et al. (1981) Amrinone metabolism. Clin Pharmacol Ther 29: 396−401 − 16. Leier CV et al. (1983) Amrinone therapy for congestive heart failure in outpatients with idiopathic dilated cardiomyopathy. Am J Cardiol 52: 304−308 − 17. Maskin CS et al. (1982) Long-term amrinone therapy in patients with severe heart failure. Am J Med 72: 113−118 − 18. Matthay RA et al. (1982) Effects of aminophylline upon right and left ventricular performance in chronic obstructive pulmonary disease. Am J Med 56: 903−910 − 19. Mathay RA et al. (1982) Improvement in cardiac performance by oral long acting theophylline in obstructive pulmonary disease. Am Heart J 104: 1022−1026 − 20. Mernitz D et al. (1984) Amrinone, positiv inotrope Substanz mit bronchodilatatorischer Wirkung? Atemwegs-Lungenerkr (im Druck) − 21. Murphy GW et al. (1968) Effects of aminophylline on pulmonary performance in patients with valvular heart disease. Circulation 37: 361−369 − 22. Parker JO et al. (1966) Hemodynamic effects of aminophylline in cor pulmonale. Circulation 33: 17−25 − 23. Rich R et al. (1983) Comparative actions of hyralazine, nifedipine and amrinone in primary pulmonary hypertension. Am J Cardiol 52: 1104−1107 − 24. Strauer BE (1981) Pathophysiologie der Herzinsuffizienz. Therapiewoche 31: 477−490 − 25. Teule GJJ, Majid PA (1980) Hemodynamic effects of terbutaline in chronic airways disease. Thorax 35: 536−542 − 26. Thormann J et al. (1981) A new non-glycoside, non-adrenergic cardiotonic agent AR-L 115 BS. Drug Res 31: 273−278 − 27. Uretsky B et al. (1983) The acute hemodynamic effects of a new agent, MDL 17.043, in the treatment of congestive heart failure. Circulation 67: 823−828 − 28. Ward A et al. (1983) Amrinone. A preliminary review of its pharmacological properties and therapeutic use. Drugs 26: 468−502 − 29. Weber KT et al. (1981) Amrinone and exercise performance in patients with chronic heart failure. Am J Cardiol 48: 164−169

Konz, K.-H., Karsch, K. R., Jacksch, R., Seipel, L. (Med. Univ.-Klinik, Abt. III, Tübingen)
Rechts- und linksventrikuläre Funktion bei Patienten mit rheumatischem Mitralvitium

Einleitung

Der Einfluß von akuter Druckbelastung auf den rechten Ventrikel ist tierexperimentell bereits 1936 von Fineberg et al. [1] analysiert worden. Die Funktion der rechten Kammer bei chronischer Druckerhöhung im kleinen Kreislauf hingegen ist cineventrikulographisch bislang nur in kleinen Patientenkollektiven untersucht [2]. Eine gleichzeitige angiographische und hämodynamische Analyse des rechten Ventrikels in Abhängigkeit der Funktion der linken Kammer wurde dabei bisher nicht durchgeführt.

Die vorliegende Arbeit hat daher das Ziel, mittels gleichzeitiger Cineventrikulographie die Funktion der rechten und linken Kammer zu untersuchen. Bei allen Patienten bestand eine chronische Nachlasterhöhung des rechten Ventrikels. Durch Bestimmung der rechtsventrikulären Volumina und Funktion wurde der Einfluß der unterschiedlichen Funktion des linken Ventrikels auf die rechte Kammer analysiert.

1377

Bei 45 Patienten mit einem mittleren Alter von 52 ± 4,9 Jahren wurde im Rahmen einer Herzkatheteruntersuchung eine rechts- und linksventrikuläre Angiographie durchgeführt. Alle Patienten hatten ein rheumatisches Mitralvitium vom klinischen Schweregrad II−III nach NYHA.

Bei sämtlichen Patienten wurde ein 7-French-HZV-Swan-Ganz-Katheter in pulmonal-kapillärer Position plaziert. Danach erfolgte die selektive Katheterisierung des rechten Ventrikels über die Vena femoralis. Die Katheterisierung des linken Ventrikels wurde mit einem 7-French-Pigtail-Katheter nach der Judkins-Methode mittels transfemoraler Punktion der rechten Arteria femoralis durchgeführt. Die Drücke der rechten und linken Kammer sowie der Pulmonalarterie wurden mit flüssigkeitsgefüllten Statham-Druckaufnehmern gemessen. Die Darstellung des linken Ventrikels erfolgte mit 20−30 ml Urografin bei einem Fluß von 10 ml/s. Unmittelbar danach wurde die rechtsventrikuläre Angiographie mittels 20−30 ml Urografin und einem Fluß von 12 ml/s durchgeführt.

Die biplanen Ventrikulogramme der rechten und linken Kammer wurden in 30^0 RAO- und 60^0 LAO-Projektion mit einer Filmgeschwindigkeit von 50 Bildern/s angefertigt.

Die Auswertung der Cineventrikulogramme erfolgte mit der Bild-zu-Bildanalyse zur Bestimmung der Volumina nach der Flächen-Längenmethode. Die linksventrikulären Volumina wurden nach der Formel von Dodge et al. [3] bestimmt, die rechtsventrikulären nach Arcilla et al. [4].

Berechnet wurden die enddiastolischen (EDVI) und endsystolischen (ESVI) Volumenindizes des rechten und linken Ventrikels sowie die Ejektionsfraktionen (RVEF, LVEF).

Das Patientenkollektiv wurde in zwei Gruppen unterteilt:

Gruppe I: Patienten mit normaler linksventrikulärer Funktion ($n = 32$), Gruppe II: Patienten mit eingeschränkter Funktion des linken Ventrikels ($n = 13$). Als Funktionsparameter wurde die angiographisch ermittelte Ejektionsfraktion des linken Ventrikels benutzt.

Ergebnisse

Volumina und Funktion der rechten Kammer (RV):

In Gruppe I betrug der RVEDVI 84 ± 30 ml/m^2 (x ± SD), in Gruppe II RVEDVI 103,6 ± 36,4 ml/m^2.

Der RVESVI betrug in Gruppe I 32,8 ± 12,3 ml/m^2 und in Gruppe II 41,7 ± 14,3 ml/m^2. Die RVEF war in Gruppe I mit 62 ± 6% und in Gruppe II mit 60 ± 2,9%, RVEDP in Gruppe I mit 6,1 ± 1,9 mm Hg und in Gruppe II mit 6,7 ± 2,6 mm Hg nicht signifikant unterschiedlich, ebenso wie der systolische Pulmonalarteriendruck in Gruppe I mit 41,6 ± 9,8 mm Hg und in Gruppe II mit 42,8 ± 12 mm Hg.

Volumina und Funktion des linken Ventrikels (LV):

Der LVEDVI war in Gruppe I 81,4 ± 12,5 ml/m^2, in Gruppe II 80,1 ± 24,1 ml/m^2, der LVESVI in Gruppe I 32,5 ± 16,3 ml/m^2 und in Gruppe II 43,3 ± 17,5 ml/m^2. Die LVEF war zwischen beiden Gruppen deutlich unterschiedlich: Gruppe I 64,2 ± 2,9%, Gruppe II 46 ± 6,3%. Nicht signifikant unterschiedlich waren: Gruppe I LVEDP 10,5 ± 4,8 mm Hg, Gruppe II 11,4 ± 4 mm Hg, PLV Gruppe I 139,2 ± 21,8 mm Hg und Gruppe II 130 ± 33,3 mm Hg.

Diskussion

Bisherige Untersuchungen über die Funktion des rechten Ventrikels bei Patienten mit chronischer pulmonaler Druckerhöhung haben gezeigt, daß der rechte Ventrikel trotz zum

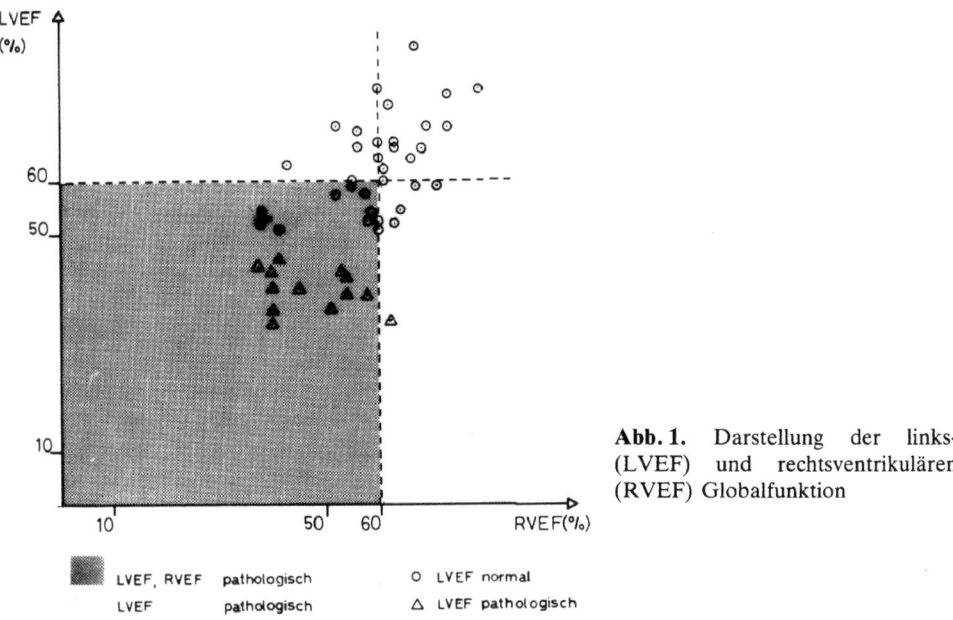

Abb. 1. Darstellung der links- (LVEF) und rechtsventrikulären (RVEF) Globalfunktion

Teil erheblicher Drucksteigerung im kleinen Kreislauf seine Globalfunktion aufrecht erhalten kann [5]. Um die Rolle der Interaktion zwischen linken und rechten Ventrikel bei Patienten mit rheumatischen Vitien zu untersuchen, wurde das Kollektiv in zwei Gruppen unterteilt. Patienten, welche eine normale linksventrikuläre Funktion zeigten, wiesen zumeist ebenfalls eine normale rechtsventrikuläre Funktion auf.

Die Volumenindizes beider Ventrikel waren bei diesen Patienten im Normbereich und bestätigten somit die Ergebnisse o. g. Autoren. In der Gruppe der Patienten mit eingeschränkter linksventrikulärer Funktion dagegen fand sich im Mittel ein deutlich höheres enddiastol. Volumen der rechten Kammer, wobei der enddiastolische Druck im Vergleich

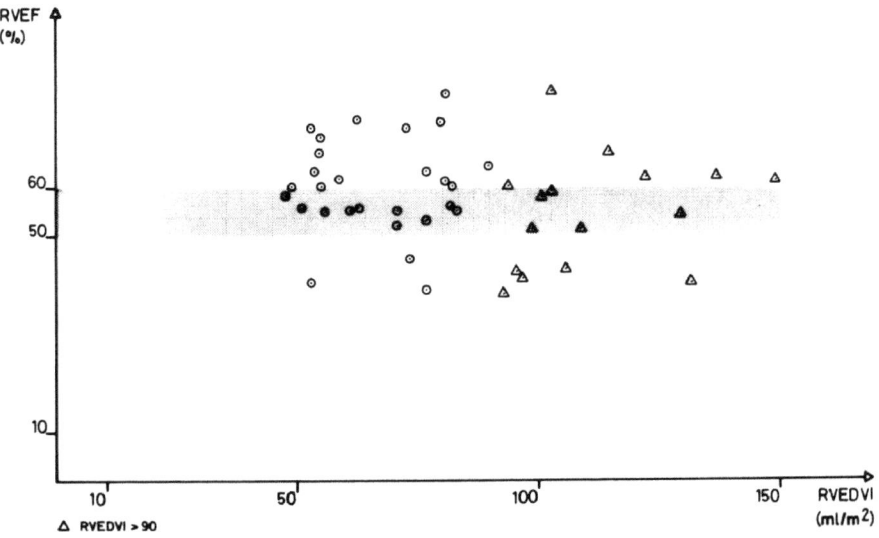

Abb. 2. Abhängigkeit der rechtsventrikulären Globalfunktion (RVEF) von der Vordehnung (RVEDVI: enddiastolischer Volumenindex der rechten Kammer)

zum Normalkollektiv keinen signifikanten Unterschied zeigte. Bei der Betrachtung der Mittelwerte der rechtsventrikulären Ejektionsfraktion findet sich kein signifikanter Unterschied zwischen Patienten mit normaler und eingeschränkter linksventrikulärer Funktion (Abb. 1). Es fällt jedoch auf, daß bei Patienten mit eingeschränkter links- und rechtsventrikulärer Funktion das Ausmaß der linksventrikulären Funktionsstörung deutlich größer ist als die Globalfunktionseinschränkung der rechten Kammer. Nach den Untersuchungen von Starr et al. [5] ist die Förderleistung des rechten Ventrikels im wesentlichen von der septalen Funktion abhängig, da selbst bei massiver Nekrotisierung der rechtsventrikulären freien Wand noch eine Normalfunktion der rechten Kammer aufrecht erhalten werden kann. Die Patienten mit eingeschränkter linksventrikulärer Funktion zeigten als wesentlichen Befund eine Zunahme des enddiastolischen Volumenindex des rechten Ventrikels (Abb. 2). Das vergrößerte enddiastolische Volumen bei diesen Patienten kann nicht durch unterschiedliche Lastbedingungen des rechten Ventrikels erklärt werden, da die Drücke im kleinen Kreislauf keinen wesentlichen Unterschied zwischen beiden Gruppen aufwiesen. Die Aufrechterhaltung der Funktion der rechten Kammer ist somit am ehesten auf erhöhte Vordehnung nach dem Frank-Starling-Mechanismus zurückzuführen als Folge einer lokalen Wandfunktionsstörung des interventrikulären Septums.

Literatur

1. Arcilla RA, Tsai P, Thilenius O, Ranninger K (1971) Angiographic method for volume estimation of right and left ventricles. Chest 60: 446–454 – 2. Degenring FH (1971) Lungenkreislauf und Kontraktilität des rechtsventrikulären Myokards bei primärer pulmonaler Hypertonie. Arch Kreislaufforsch 65: 71–82 – 3. Dodge HT, Sandler H, Ballew DW (1960) The use of biplane angiocardiographie for the measurement of left ventrikular volume in man. Am Heart J 60: 762–766 – 4. Fineberg MH, Wiggers CJ (1936) Compensation and failure of the right ventricle. Am Heart J 11: 255–263 – 5. Karsch KR, Triposkiades Ph, Seipel L (1984) Funktion und Interaktion des rechten und linken Ventrikels bei Patienten mit Mitralstenose. Z Kardiol (im Druck) – 6. Starr I (1943) The absence of conspicuous increments of venous pressure after severe damage to the right ventricle of dog with a discussion of the relation between clinical congestive failure and heart disease. Am Heart J 26: 291–301

Ulbrich, T., Jansen, W., Osterspey, A., Gabrielsen, F., Tauchert, M. (Med. Klinik III der Universität Köln)

Zur Frage der optimalen Dosierung von Mononitraten

Die Wirkung unterschiedlicher Isosorbiddinitratdosen auf Hämodynamik und Belastbarkeit ist in zahlreichen klinischen Studien gut dokumentiert [3, 6, 7, 10]. Dagegen fehlen solche Dosisfindungsstudien mit Isosorbid-5-Mononitrat beim Koronarpatienten.

Ziel der vorliegenden Studie war es, den Akuteffekt von Plazebo und Isosorbid-5-Mononitrat in vier unterschiedlichen Dosierungen auf Hämodynamik und Belastungstoleranz zu prüfen.

Patienten und Methoden

Untersucht wurden 47 Patienten im Alter von 28–60 Jahren mit angiographisch nachgewiesener koronarer Herzkrankheit. Alle Patienten waren über den Zweck der Studie aufgeklärt und hatten ihre Einwilligung gegeben. Alle koronarwirksamen Pharmaka waren 72 Std vor der Untersuchung abgesetzt worden. Kurzzeitnitrate waren bis 6 Std vor der Untersuchung gestattet. Zum Zeitpunkt der Untersuchung bestanden weder klinisch noch radiologisch Zeichen einer manifesten Herzinsuffizienz. Nicht aufgenommen in die Studie wurden Patienten mit Herzvitien, Rhythmusstörungen, ausgeprägter arterieller Hypertonie und schwerer Angina pectoris-Symptomatik, oder solche, bei denen eine Gefäß- oder Gerüsterkrankung der Lunge bekannt war.

Alle Untersuchungen wurden am frühen Nachmittag durchgeführt, um tageszeitliche Schwankungen zu vermeiden.

Folgende hämodynamische Parameter wurden in Ruhe gemessen bzw. berechnet: Herzfrequenz (EKG), arterieller Blutdruck (Riva Rocci), Pulmonalarteriendruck (Pulmonalkatheter), Druckfrequenz-produkt ($RR_{syst.} \times HF$), Belastungsdauer, Arbeitskapazität (Watt × Minute).

Danach erfolgte eine Fahrradergometrie in liegender Position (drehzahlunabhängiges Ergometer) mit einer Belastung von mindestens 50 Watt über 3 min. Am Ende der 3. Belastungsmin bei 50 Watt (Gruppe 2–5), bzw. der 6. min bei 75 Watt (Gruppe 1) wurden alle erwähnten Parameter bestimmt. Die Belastung wurde bis zur symptomlimitierten Leistungsgrenze gesteigert. Die Belastungssteigerung erfolgte in Stufen von 25 Watt nach jeweils 3 min. Die maximale Arbeitskapazität wurde aus Arbeit in Watt × Minuten ermittelt.

Als Abbruchkriterien galten: Auftreten von Luftnot und/oder Angina pectoris-Beschwer-den, Zeichen der peripheren Erschöpfung, Anstieg des mittleren Pulmonalarteriendrucks auf über 60 mm Hg.

Nach einer 15minütigen Erholungszeit erhielten die Patienten folgende Medikation oral verabreicht: Gruppe 1 eine Tablette Plazebo, Gruppe 2 5 mg Isosorbid-5-Mononitrat, Gruppe 3 10 mg Isosor-bid-5-Mononitrat, Gruppe 4 20 mg Isosorbid-5-Mononitrat, Gruppe 5 50 mg Isosorbid-5-Mononitrat. 45 min nach oraler Pharmakongabe wurden wiederum alle oben erwähnten Parameter bestimmt. Anschließend wurde die Belastungsuntersuchung nach dem gleichen Protokoll wiederholt. Zur Auswertung der hämodynamischen Parameter wurden jeweils die Werte in Ruhe und nach der 3. Belastungsmin bei 50 Watt miteinander verglichen.

Zur Berechnung der Signifikanzen wurde der t-Test für verbundene Stichproben benutzt. Eine statistische Signifikanz wurde bei $p \leq 0,05$ angenommen. Sämtliche hämodynamischen Parameter sind als Mittelwerte mit Standardabweichungen angegeben.

Ergebnisse

Die Herzfrequenz wurde in Ruhe nicht regelhaft durch Isosorbid-5-Mononitrat beeinflußt. Unter Belastung war in allen Gruppen, die Isosorbid-5-Mononitrat erhielten, eine Senkung der Frequenz nachweisbar. Dies war in Gruppe 2, 4 und 5 auf dem statistisch niedrigsten Niveau zu sichern, in Gruppe 3 nur tendenziell erkennbar (Gr. 2 108,1 ± 13,9/97,0 ± 8,8 × min^{-1}, $p \leq 0,05$, Gr. 3 100,6 ± 9,8/98,5 ± 9,4 × min^{-1}, Gr. 4 110,0 ± 17,4/104,0 ± 16,1 × min^{-1}, $p \leq 0,05$, Gr. 5 110,0 ± 15,5/102,0 ± 8,9 × min^{-1}, $p \leq 0,05$). Der periphere Blutdruck erfuhr in Ruhe unter Isosorbid-5-Mononitrat eine leichte Senkung. Am relativ deutlichsten war dieser Effekt beim systolischen Druck, der in Gruppe 2–5 jeweils mit der statistisch niedrigsten Signifikanz abfiel (Gr. 2 121,4 ± 13,4/114,3 ± 15,1 mm Hg, $p \leq 0,05$, Gr. 3 139,4 ± 17,8/129,4 ± 20,6 mm Hg, $p \leq 0,05$, Gr. 4 134,0 ± 17,8/130,0 ± 17,7 mm Hg, $p \leq 0,05$, Gr. 5 145,0 ± 20,2/129,0 ± 11,6 mm Hg, $p \leq 0,05$). Unter Belastung trat keine signifikante Änderung des peripheren Blutdrucks unter Medikation ein. Der pulmonalar-terielle Mitteldruck (PAP) wurde in Ruhe durch Isosorbid-5-Mononitrat in allen eingesetzten Dosierungen statistisch signifikant gesenkt. Das Ausmaß der Senkung stieg dabei mit der applizierten Dosis (Gr. 2 17,1 ± 4,7/14,9 ± 4,2 mm Hg, $p \leq 0,05$, Gr. 3 18,2 ± 6,3/14,6 ± 5,3 mm Hg, $p \leq 0,01$, Gr. 4 16,9 ± 4,3/12,6 ± 2,5 mm Hg, $p \leq 0,001$, Gr. 5 17,4 ± 2,6/12,3 ± 2,5 mm Hg, $p \leq 0,001$). Bei Belastung fiel die Senkung des PAP unter Medikation noch deutlicher aus als in Ruhe. Auch hier stieg das Ausmaß der Senkung dosisabhängig (Gr. 2 35,1 ± 6,2/30,5 ± 5,9 mm Hg, $p \leq 0,01$, Gr. 3 40,4 ± 11,6/31,5 ± 12,0 mm Hg, $p \leq 0,01$, Gr. 4 40,1 ± 10,4/28,0 ± 10,3 mm Hg, $p \leq 0,001$, Gr. 5 45,3 ± 11,3/28,0 ± 10,3 mm Hg, $p \leq 0,001$, Abb. 1 und 2). Die Arbeitskapazität wurde in Gruppe 2 tendenziell, jedoch nicht statistisch signifikant gesteigert (521 ± 317/560 ± 335 Watt × min). In den Gruppen 3–5 kam es jeweils zu einem deutlicheren und statistisch signifikanten Anstieg der Arbeitskapazität (Gr. 3 275 ± 104/415 ± 178 Watt × min, $p \leq 0,01$, Gr. 4 268 ± 170/432 ± 264 Watt × min, $p \leq 0,05$, Gr. 5 272 ± 169/385 ± 136 Watt × min, $p \leq 0,001$, Abb. 1 und 2).

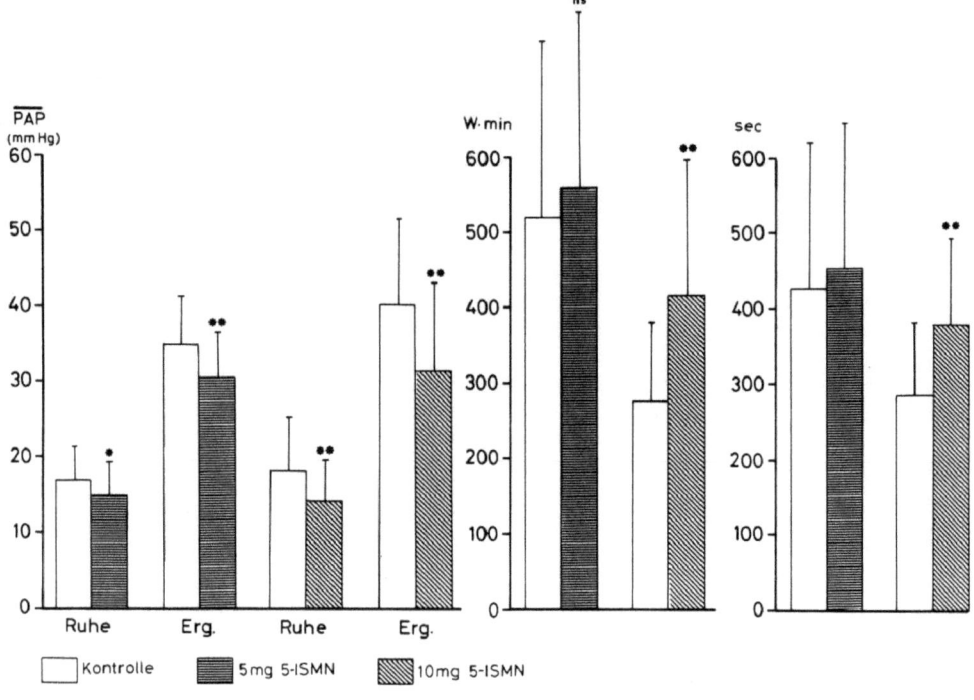

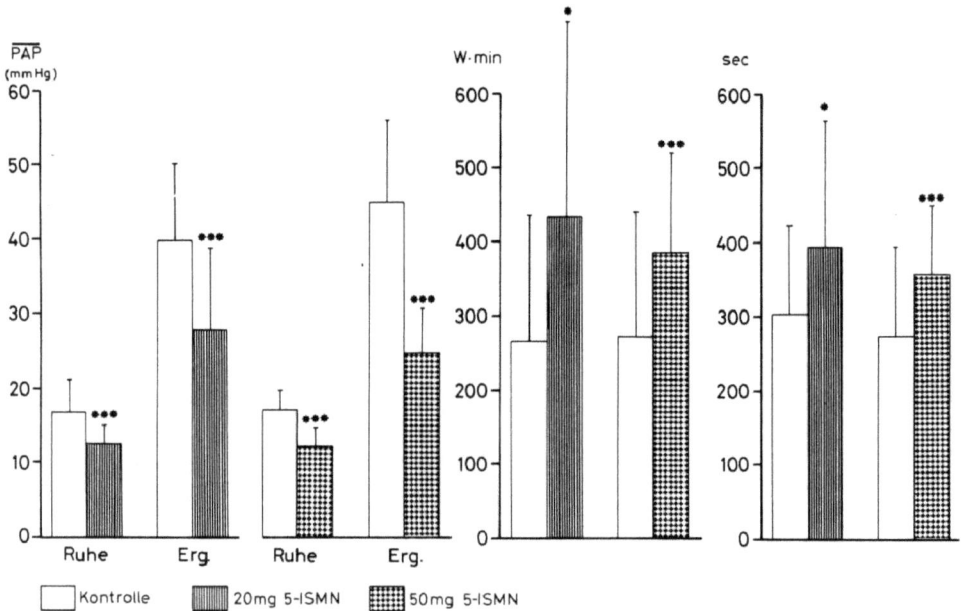

Abb. 1 und 2. * entspricht $p \leq 0{,}05$; ** entspricht $p \leq 0{,}01$; *** entspricht $p \leq 0{,}001$, n.s. = nicht signifikant

Diskussion

Isosorbiddinitrat (ISDN) wird seit den 60er Jahren als Therapeutikum bei KHK eingesetzt. 1972 konnte Needleman nachweisen, daß ISDN zum überwiegenden Teil bei der ersten Leberpassage denitriert wird und somit eine extrem kurze Halbwertszeit hat [13]. Seine Wirksamkeit beruht also weitgehend auf seinen Metaboliten Isosorbid-2-Mononitrat und Isosorbid-5-Mononitrat (IS-5-MN). Die Prüfung dieser Substanzen ergab im Tierversuch eine relativ geringe Wirksamkeit des IS-5-MN. Erklärung hierfür könnte die gegenüber dem ISDN und dem Nitroglyzerin geringere Lipophilität des IS-5-MN sein, da der vasodilatatorische Nitrateffekt mit der Lipophilität der Substanz korreliert [14]. Andererseits erwies sich bei der klinischen Prüfung das IS-5-MN als effektives Therapeutikum der koronaren Herzkrankheit [8, 11, 15, 16]. Bei gleicher Dosierung ist es wirksamer als das ISDN [12]. Es wird vollständig resorbiert und unterliegt keinem First pass-Metabolismus. Die Bioverfügbarkeit beträgt also 100%. Die Halbwertszeit beträgt 4 Std [1], nach 8 Std ist die Wirksamkeit noch hämodynamisch nachweisbar [2]. Damit eignet es sich zur Langzeittherapie.

Verschiedene Untersuchungen zeigten, daß es bei hochdosierter Langzeittherapie mit Nitropräparaten zu einem Wirkungsverlust kommt [4, 5, 18, 19]. Es ist daher sinnvoll, in der Langzeittherapie die kleinste, noch ausreichend wirksame Dosis einzusetzen. Ziel der vorliegenden Studie war es, durch Messung hämodynamischer Parameter und der Belastungstoleranz die optimale Einzeldosierung für IS-5-MN zu bestimmen. Es wurde hier der mittlere pulmonalarterielle Druck als wesentlicher Parameter gewählt, da er mit der von Nitropräparaten am stärksten beeinflußten Preload korreliert und da er unter identischen Bedingungen gut reproduzierbar ist [9]. Der mittlere pulmonalarterielle Druck wurde bereits in Ruhe durch alle hier eingesetzten IS-5-MN-Dosierungen statistisch signifikant gesenkt. Unter Belastung fiel dieser Effekt noch deutlicher aus: Bei Gabe von 5 mg IS-5-MN betrug die Senkung im Mittel 4,6 mm Hg, bei 10 mg 8,9 mm Hg, bei 20 mg 12,1 mm Hg und bei 50 mg 17,3 mm Hg. In ähnlicher Weise stieg auch die Arbeitskapazität unter steigenden Dosierungen an. Nur bei Gabe von 5 mg IS-5-MN war der Anstieg nicht statistisch signifikant. Aus diesen Ergebnissen ziehen wir folgende Schlüsse:

1. 5 mg IS-5-MN haben zwar hämodynamisch nachweisbare Wirkungen, für den therapeutischen Einsatz sind diese jedoch zu gering.

2. Der Effekt von 5, 10, 20 und 50 mg IS-5-MN ist therapeutisch ausreichend.

3. Auf die Einzeldosierung von 50 mg IS-5-MN sollte wegen der vermehrt zu erwartenden Toleranzentwicklung verzichtet werden.

4. Die zu empfehlende Einzeldosierung liegt im Bereich von 10−20 mg IS-5-MN.

Literatur

1. Abshagen U, Spörl-Radun S, Kaufmann B, Endele (1981) Pharmakokinetik, Wirkung und Verträglichkeit von Isosorbiddinitrat und Isosorbid-5-mononitrat bei gesunden Versuchspersonen. Med Welt 32: 509 − 2. Abshagen U, Spörl-Radun S (1981) First data on effects and pharmacokinetics of isosorbide-5-mononitrate in normal man. Eur J Clin Pharmacol 19: 423 − 3. Becker HJ, Walden G, Kaltenbach M (1976) Gibt es eine Tachyphylaxie bzw. Gewöhnung bei der Behandlung von Angina pectoris mit Nitrokörpern. Verh Dtsch Ges Inn Med 82: 1208 − 4. Blasini R, Brügmann U, Mannes A, Froer KL, Hall D, Rudolph W (1980) Wirksamkeit von Isosorbiddinitrat in retardierter Form bei Langzeitbehandlung. Herz 5: 298 − 5. Blasini R, Froer KL, Blümel G, Rudolph W (1982) Wirkungsverlust von Isosorbiddinitrat bei Langzeitbehandlung der chronischen Herzinsuffizienz. Herz 7: 250 − 6. Bussmann WD, Löhner J, Kaltenbach M (1975) Wirkung von Nitroglycerin beim akuten Myokardinfarkt. III. Isosorbiddinitrat bei Patienten mit und ohne Linksherzinsuffizienz. Dtsch Med Wochenschr 100: 2003 − 7. Härisch BKS, Schlehe H, Stauch M, Nissen H (1973) Acute hemodynamic changes after isosorbide dinitrate in patients with coronary artery disease. In: Kaltenbach M, Lichtlen P, Friesinger GC (eds) Coronary heart disease. Thieme, Stuttgart, S 56 − 8. Isbary J, Doering W, Waner B, Greding H, König E (1981) Hämodynamische Veränderungen in Ruhe und während Belastung nach 20 mg Isosorbid-5-mononitrat bei Patienten mit koronarer Herzkrankheit. Med Welt 32: 531 −

9. Jansen W, Osterspey A, Behnke M, Hilger HH (1983) Reproduzierbarkeit von Belastungsuntersuchungen mittels Einschwemmkatheter. Herzmedizin 6: 1 – 10. Lichtlen P, Halter J, Gattiker (1974) The effect of isosorbide dinitrate on coronary blood flow, coronary resistance and left ventricular dynamics under exercise artery disease. Basic Res Cardiol 69: 402 – 11. Michel D (1978) Der Einfluß von Metaboliten des Isosorbiddinitrats auf das Belastungs-EKG bei Koronarinsuffizienz. Herz/Kreislauf 8: 444 – 12. Müller G, Häcker W, Schneider B (1983) Intraindividual comparison of the action of equal doses of isosorbide-5-endomononitrate, slow release isosorbide dinitrate and placebo in patients with coronary heart disease. Klin Wochenschr 61: 409 – 13. Needleman P, Lang S, Johnson EM (1972) Organic nitrates: Relationship between biotransformation and rational angina pectoris therapy. J Pharmacol Exp Ther 181: 489 – 14. Noack (1981) Vergleichende Untersuchung zur pharmakodynamischen Wirkung organischer Nitrate am isoliert perfundierten Langendorff-Herzen. In: Kaltenbach M, Bussmann WD, Schrey A (Hrsg) Mononitrate. Universitätsdruckerei Dr. C. Wolf, München, S 37 – 15. Stauch M, Grewe N, Nissen H (1975) Die Wirkung von 2- und 5-Isosorbid-mononitrat auf das Belastungs-EKG von Patienten mit Koronarinsuffizienz. Verh Dtsch Ges Kreislaufforsch 41: 182 – 16. Stauch M, Grewe N (1979) Die Wirkung von Isosorbiddinitrat, Isosorbid-2- und -5-mononitrat auf das Belastungs-EKG und die Hämodynamik während Vorhofstimulation bei Patienten mit Angina pectoris. Z Kardiol 68: 687 – 17. Tauchert M, Jansen W, Osterspey A, Fuchs M, Hombach V, Hilger HH (1983) Dose dependende of tolerance during treatment with mononitrates. Z Kardiol (Suppl 3) 72: 218–228 – 18. Thadani U, Mangari D, Parker JO, Fung HL (1980) Tolerance to the circulatory effects of oral isosorbid dinitrate; its rate of development and cross tolerance to glyceryl trinitrate. Circulation 61: 526 – 19. Weidemann H, Schuon J, Schober B (1983) Hemodynamic measurement and exercise testing to assess the developement of tolerance against slow release isosorbide dinitrate. Z Kardiol (Suppl 3) 72: 229 – 20. Wiechmann HW, Schuster P, Trieb G (1983) Hämodynamische Effekte von Isosorbid-5-mononitrat bei koronarer Herzkrankheit. Vergleich von akuter und chronischer Therapie. Dtsch Med Wochenschr 108: 1304

Jansen, W., Ulbrich, T., Osterspey, A., Tauchert, M., Simon, M., Hilger, H. H.
(III. Med. Klinik der Universität Köln)

Dosiswirkungsbeziehung von Nitroglyzerinpflastern bei Koronarpatienten

Einleitung

Bei Patienten mit chronischer Herzinsuffizienz oder koronarer Herzkrankheit ist die Wirkung einer transdermalen Nitrolgyzerin- bzw. Isosorbiddinitratapplikation in zahlreichen Studien anhand ergometrischer und hämodynamischer Parameter gut belegt [2, 4, 7–9, 20–26].

Ein prinzipieller Vorteil dieser Applikationsform ist die Umgehung des Pfortaderkreislaufs und somit der für Nitrate bei der Leberpassage belegte „First pass"-Effekt [19]. Diesbezüglich ist die transdermale Nitroglyzerinapplikation mit einer intravenösen Nitroglyzeringabe vergleichbar [2, 3]. Die Probleme, nitrathaltige Salben oder Gele exakt und gleichmäßig zu dosieren, führten zu der Entwicklung transdermaler therapeutischer Systeme [10]. Die Vorteile dieser Systeme sind: 1. Gleichmäßige Wirkstoffabgabe über 24 Std [15, 18], 2. Definierte Verteilungsfläche, 3. Aufrechterhaltung eines konstanten Nitratplasmaspiegels, 4. Bequeme Handhabung der transdermalen Systeme, 5. Verbesserte Patientencompliance. Mit der klinischen Einführung von 5-Isosorbidmononitrat (5-ISMN) steht ein Nitrat zur Verfügung, das nach vollständiger enteraler Resorption und fehlendem „First pass"-Effekt 100prozentig biologisch verfügbar ist [1]. Für die 20 mg 5-ISMN-Standarddosis konnte eine Langzeitwirkung von 8 bis über 10 Std nachgewiesen werden [5. 6, 16, 17]. Durch eine weitere Retardierung soll die 5-Mononitratwirkdauer noch verlängert werden.

Hämodynamisch kontrollierte Untersuchungen nach Applikation von Nitroglyzerinpflastern bzw. von retardiertem 5-Mononitrat liegen nur vereinzelt vor [24, 25]. Mit der vorliegenden Studie sollte daher der Akuteffekt von Plazebopflaster bzw. ein, zwei und vier Nitroglyzerinpflastern sowie 40 und 50 mg 5-ISMN-retard auf Symptomatik, Hämodynamik und Belastbarkeit bei Koronarpatienten geprüft werden.

Methode und Patienten

Untersucht wurden 50 Patienten (mittleres Lebensalter $50,6 \pm 5,4$ Jahre) mit angiographisch nachgewiesener koronarer Herzkrankheit. Bei allen Patienten waren die koronarwirksamen Pharmaka entsprechend ihrer Wirkdauer vor der geplanten Untersuchung abgesetzt worden; Kurzzeitnitrate zur Anfallskupierung waren bis 6 Std vor der Untersuchung gestattet. Patienten mit zusätzlichen Herzklappen- oder Lungenerkrankungen bzw. Vorhofflimmern oder klinisch oder radiologisch manifester Herzinsuffizienz wurden von der Untersuchung ausgeschlossen.

Über die Armvene wurde ein Einschwemmkatheter (Pulmoflex F 4) in die A. pulmonalis eingeschwemmt und nach einer Adaptationsphase von 15 min folgende hämodynamische Ausgangsparameter bestimmt bzw. errechnet: Herzfrequenz (EKG), phasischer und mittlerer arterieller Blutdruck (Manschette), phasischer und mittlerer Pulmonalarteriendruck (Einschwemmkatheter), Druckfrequenzprodukt ($RR_{systolisch} \times HF$). Anschließend wurde eine Fahrradergometrie in liegender Position durchgeführt. Belastet wurde der Patient beginnend mit 50 Watt über 3 min. Am Ende der 3. Belastungsmin erfolgte eine Kontrolle aller hämodynamischen Daten. Die Belastung wurde dann mit einer Steigerung um 25 Watt nach jeweils 3 min bis zur symptomlimitierten Leistungsgrenze fortgesetzt; das Auftreten von Luftnot und/oder Angina pectoris galt als Abbruchkriterium. Die Arbeitskapazität wurde aus dem Produkt von Arbeit (in Watt) und Belastungsdauer (in Minuten) ermittelt.

Nach einer 15minütigen Pause, in der alle Prüfparameter ihren Ausgangswert wieder erreichten, erhielten die Patienten folgende Medikation appliziert:
Gruppe 1 ($n = 7$) 1 Plazebopflaster (Durchschnittsalter 51 Jahre),
Gruppe 2 ($n = 9$) 1 Nitroglyzerinpflaster (Nitroderm TTS)[1] (Durchschnittsalter 52 Jahre),
Gruppe 3 ($n = 9$) 2 Nitroglyzerinpflaster (Nitroderm TTS)[1] (Durchschnittsalter 54 Jahre),
Gruppe 4 ($n = 8$) 4 Nitroglyzerinpflaster (Nitroderm TTS)[1] (Durchschnittsalter 48 Jahre),
Gruppe 5 ($n = 6$) 40 mg 5-Isosorbidmononitrat retard[2] (Durchschnittsalter 50 Jahre),
Gruppe 6 ($n = 11$) 50 mg 5-Isosorbidmononitrat retard (Elantan retard 50)[3] (Durchschnittsalter 51 Jahre).

60 und 120 min später wurden alle Parameter in Ruhe erneut bestimmt; danach erfolgte eine zweite bzw. dritte Belastungsuntersuchung nach dem oben beschriebenen Protokoll. Die statistische Auswertung wurde nach dem Student-t-Test für verbundene Stichproben durchgeführt; das Signifikanzniveau wurde auf eine Irrtumswahrscheinlichkeit von $p = 0,05$ festgelegt.

Ergebnisse

Alle Untersuchungen verliefen komplikationslos. Kopfschmerzen wurden von sieben Patienten bei zwei bzw. vier Nitroglyzerinpflastern angegeben. Nach Applikation von ein, zwei oder vier Nitropflastern sowie nach oraler Gabe von 40 mg bzw. 50 mg 5-ISMN-retard wurde die Ruhefrequenz nicht wesentlich beeinflußt. Demgegenüber nahm die Herzfrequenz unter Belastung und der Wirkung von 50 mg 5-ISMN-retard um 9% signifikant ab. Während bei Anwendung der transdermalen therapeutischen Systeme der arterielle Blutdruck innerhalb von 120 min weder in Ruhe noch bei Belastung wesentlich beeinflußt wurde, kam es 120 min nach Gabe von 50 mg 5-ISMN-retard zu einem signifikanten Abfall des mittleren arteriellen Blutdrucks (Ruhe: -11%; Belastung: -8%). 120 min nach Aufkleben von ein und zwei Nitroglyzerinpflastern sank der mittlere Pulmonalarteriendruck ($\overline{PAP}$) in Ruhe um 18 bzw. 22%, unter Belastung (50 Watt, 3 min) um 13% (von $43,4 \pm 8,4$ auf $37,6 \pm 4,5$ mm Hg) bzw. um 25% (von $39,9 \pm 8,7$ auf $29,7 \pm 6,4$ mm Hg) ab. Die Arbeitskapazität stieg nach einem Pflaster um 40% signifikant an, nach zwei Pflastern war nur ein tendenzieller Anstieg erkennbar. Unter vier Nitropflastern nahm der $\overline{PAP}$ in Ruhe um 29% (von $16,0 \pm 1,7$ auf $11,4 \pm 2,6$ mm Hg), unter Belastung sogar um 45% (von $39,9 \pm 6,9$ auf $21,8 \pm 6,4$ mm Hg) signifikant ab. Die Arbeitskapazität nahm in diesem Kollektiv um 42% zu (von 228 ± 149 auf 359 ± 146 W $\times$ min). Um die gleiche Größenordnung wie nach vier Nitropflastern wurde auch der $\overline{PAP}$ 120 min nach Gabe von 40 mg bzw. 50 mg 5-ISMN-retard gesenkt (40 mg

---

1 Nitroderm-TTS, Ciba-Geigy, Wehr/Baden
2 Prüfpräparat der Firma Boehringer, Mannheim
3 Elantan retard 50, Pharma Sanol-Schwarz, Monheim

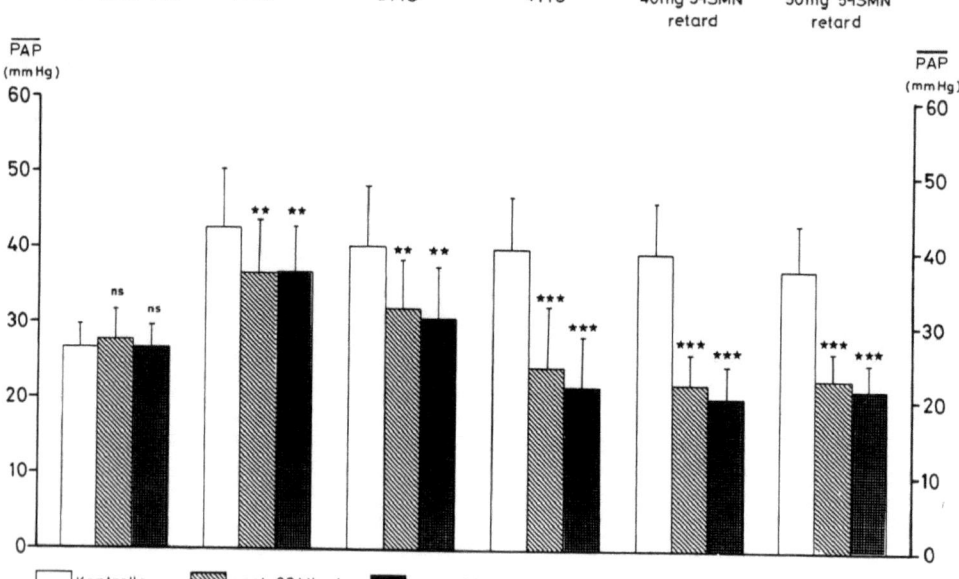

Abb. 1. Mittelwerte und Standardabweichung des Pulmonalarterienmitteldrucks (PAP) vor (Kontrolle), 60 und 120 min nach Applikation von Plazebopflaster, einem, zwei bzw. vier Nitroglyzerinpflastern sowie nach 40 mg bzw. 50 mg 5-Isosorbidmononitrat retard. * (6. min 75 Watt) n.s. = nicht signifikant, ** $p \leqq 0{,}01$, *** $p \leqq 0{,}001$

5-ISMN-retard: Ruhe: von $14{,}0 \pm 3{,}1$ auf $9{,}8 \pm 2{,}9$ mm Hg; Ergometrie: von $39{,}5 \pm 3{,}6$ auf $20{,}3 \pm 4{,}2$ mm Hg; 50 mg 5-ISMN-retard: Ruhe: von $15{,}7 \pm 1{,}8$ auf $11{,}8 \pm 1{,}7$ mm Hg; Ergometrie: von $37{,}4 \pm 5{,}7$ auf $21{,}4 \pm 3{,}5$ mm Hg). Die Arbeitskapazität wurde unter 40 mg bzw. 50 mg 5-ISMN-retard signifikant gesteigert (40 mg 5-ISMN: von 200 ± 90 auf 379 ± 179 W $\times$ min; 50 mg 5-ISMN-retard von 319 ± 204 auf 504 ± 183 W $\times$ min). Im Gegensatz dazu blieben $\overline{\text{PAP}}$ und Arbeitskapazität nach Applikation von einem Plazebopflaster unbeeinflußt.

Schlußfolgerungen

1. Die Anwendung eines Nitroglyzerinpflasters (Freisetzung von 5 mg Nitroglyzerin/24 Std) führt nur zu geringen, jedoch signifikanten hämodynamischen Veränderungen. Die Belastbarkeit wird leichtgradig gebessert.
2. Bei simultaner Applikation von zwei Pflastern (Freisetzung von 10 mg Nitrolgyzerin/24 Std sind die hämodynamischen Effekte wesentlich stärker ausgeprägt und entsprechen in etwa den therapeutischen Effekten einer Einzeldosis von 20 mg 5-Isosorbidmononitrat [11–14].
3. Eine Applikation von vier Nitrolgyzerinpflastern (Freisetzung von 20 mg Nitroglyzerin/24 Std bewirkt eine deutliche Vorlastsenkung und eine Steigerung der Arbeitskapazität.
4. Bei Anwendung von Plazebopflastern wird weder die Hämodynamik noch die Belastbarkeit wesentlich beeinflußt.
5. 40 mg oder 50 mg Isosorbidmononitrat retard entfalten aufgrund ihrer Galenik bereits nach 60 min ihre maximale Wirkung auf Vor- und Nachlastgrößen.
6. Die nachgewiesenen therapeutischen Effekte der Nitroglyzerinpflaster sollten nicht dazu verführen, daß eine im Einzelfall erprobte orale antianginöse Therapie vorzeitig

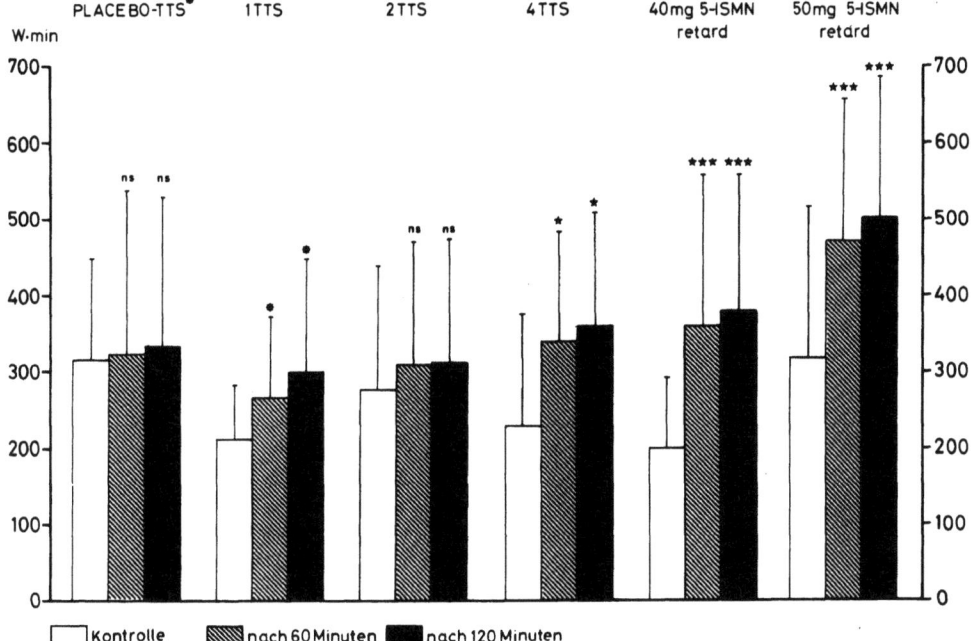

Abb. 2. Mittelwerte und Standardabweichung der Arbeitskapazität (W × min) vor (Kontrolle), 60 und 120 min nach Applikation von einem, zwei bzw. vier Nitroglyzerinpflastern sowie nach 40 mg bzw. 50 mg 5-Isosorbidmononitrat retard. * (6. min 75 Watt) n.s. = nicht signifikant, ** $p \leqq 0,01$, *** $p \leqq 0,001$

aufgegeben bzw. dem Patienten die Versorgung mit im Anfall wirksamen Nitropräparaten vorenthalten wird.

7. Aussagen über die Langzeitwirkung der geprüften Präparate können wir anhand unseres Untersuchungsprotokolls nicht machen.

Literatur

1. Abshagen U, Spörl-Radun S, Betzien G, Kaufmann B, Endele K (1981) Pharmakokinetik, Wirkung und Verträglichkeit von Isosorbiddinitrat, Isosorbid-5-Mononitrat bei gesunden Versuchspersonen. Med Welt 32: 509 − 2. Armstrong PW, Armstrong JA, Marks GS, McKinven J, Slaugghter S (1980) Pharmacokinetic-hemodynamic studies of nitroglycerin ointment in congestive heart failure. Am J Cardiol 46: 670 − 3. Armstrong PW, Armstrong JA, Marks GS (1980) Pharmacokinetic-hemodynamic studies of intravenous nitroglycerin in congestive cardiac failure. Circulation 61: 160 − 4. Bennet D, Davies A, Davis A (1983) Sustained anti-anginal action of glyceryl trinitrate cream. Br J Clin Pharmacol 25: 273 − 5. Bödigheimer K, Nowak FG, Delius W (1981) Vergleichende invasive Untersuchung über die Wirkung von Isosorbid-5-Mononitrat und Isosorbiddinitrat bei chronischer Herzinsuffizienz. Med Welt 32: 543 − 6. Bussmann WD, Reifart N, Schirmer M, Kaltenbach M (1981) Hämodynamische Wirkung von Isosorbid-5-Mononitrat im Vergleich zu Isosorbiddinitrat bei Patienten mit frischem Herzinfarkt. In: Kaltenbach M, Bussmann WD, Schrey A (Hrsg) Mononitrat. Universitätsdruckerei, München, S 76 − 7. Crean PA, Ribeiro P, Davies GF, Ratciffe D, Maseri A (1983) Continous transdermal nitroglycerin administration in the treatment of chronic angina pectoris. Circulation (Suppl III) 68: 405 − 8. Davis JA, Wiesel BH (1955) The treatment of angina pectoris with a nitroglycerin ointment. Am J Med Sci 230: 1467 − 9. Georgopoulos AJ, Markis A, Georgiadis H (1982) Therapeutic efficacy of a new transdermal system containing nitroglycerin in patients with angina pectoris. Eur J Clin Pharmacol 22: 481 − 10. Heilmann, K (1983) Therapeutische Systeme. Konzept und Realisation programmierter Arzneiverabreichung. Enke, Stuttgart, S. 49 − 11. Isbary J, Doering W, Waner B, Greding H, König E (1981) Hämodynamische Veränderungen in Ruhe und während Belastung nach 20 mg Isosorbid-5-Mononitrat bei Patienten mit koronarer Herzkrankheit. Med Welt 32: 351 − 12. Jansen W, Osterspey A, Tauchert M, Schmid G, Schell U, Fuchs M, Hombach V, Hilger HH (1982)

5-Isosorbidmononitrat unter Ruhe- und Belastungsbedingungen bei koronarer Herzkrankheit. Akut- und Langzeit-Wirkungen. Dtsch Med Wochenschr 107: 1499 – 13. Jansen W, Osterspey A, Fuchs M, Tauchert M, Schell U, Weste S, Hombach V (1982) Hämodynamische Wirkung von 20 mg und 50 mg 5-Isosorbidmononitrat unter akuter und chronischer Therapie. Med Welt 33: 1756 – 14. Jansen W, Tauchert M, Osterspey A, Fuchs M, Hilger HH (1983) Hämodynamik und Belastbarkeit von Koronarpatienten unter Therapie mit 5-Isosorbidmononitrat. In: Köhler E, Noack E (Hrsg) Mononitrat II. Universitätsdruckerei, München, S 123 – 15. Karim A (1983) Transdermal absorption of nitroglycerin from microseal drug delivery (MDD) system. Angiology 34: 11 – 16. Lehmann HU, Hochrein H, Polensky A (1983) Vergleichende Untersuchung über die hämodynamische Wirksamkeit von ISDN und IS-5-MN beim akutem Myokardinfarkt. In: Köhler E, Noack E, Schray A (Hrsg) Mononitrat II. Universitätsdruckerei, München, S 81 – 17. Müller G, Überbacher HJ, Glocke H (1983) Koronartherapeutische Wirksamkeit von niedrig dosiertem Isosorbid-5-Mononitrat im Vergleich zur Kombination von IS-5-MN und Metipranolol und Placebo. Med Welt 34: 321 – 18. Müller P, Imhof PR, Burkart F, Gerardin A (1982) Human pharmacological studies of a new transdermal system containing nitroglycerin. Eur J Pharmacol 22: 473 – 19. Needleman P (1975) Biotransformation of organic nitrates. In: Needleman P (ed) Organic nitrates. Springer, Berlin Heidelberg New York, p 57 – 20. Parker JO, Augustine RJ, Barton JR (1976) Effect of nitroglycerin ointment on the clinical and hemodynamic response to exercise. Am J Cardiol 38: 162 – 21. Parker JP, Fung HL, VamKoughnett K (1983) Effects of transdermal isosorbide dinitrate in angina pectoris Circulation (Suppl III) 68: 407 – 22. Reichek N, Goldstein R, Reddwood DR, Epstein SE (1974) Sustained effects of nitroglycerin ointment in patients with angina pectoris. Circulation 50: 348 – 23. Reichek N, Priest ChJ, Zimrin D, Chandler T, Raichlen JS, Sutton MG (1983) Antianginal effects of nitroglycerin patches do not last twenty-four hours. Circulation (Suppl III) 68: 407 – 24. Sharpe DN, Coxon R (1982) Nitroglycerin in a new transdermal therapeutic systems: Haemodynamic effects in heart failure. Aust NZ J Med 12: 322 – 25. Schleicher V, Saborowski F, Grötz J (1983) Hämodynamische Befunde nach Anwendung von Nitroderm-TTS in Ruhe und unter Belastung bei Patienten mit koronarer Herzerkrankung. Herzmedizin 6: 25 (Abstract) – 26. Thompson HR (1983) The clinical use of transdermal delivery devices with nitroglycerin. Angiology 34: 11

Strödter, D., Bilgin, Y. (III. Med. Klinik und Poliklinik des Klinikums der Justus-Liebig-Universität Gießen)

Hämodynamische Untersuchungen zur Effektivität der transdermalen Nitrattherapie bei chronischer Herzinsuffizienz

Die systemische Wirkung nitroglyzerinhaltiger Salben ist gut belegt [1, 5]. Mit der Verfügbarkeit von Nitroglyzerin in einem transdermalen therapeutischen System wird eine neue Nitratapplikationsform angeboten, die für den Patienten bequemer ist und die bei einmaliger Anwendung pro Tag nicht nur eine hohe Compliance, sondern auch konstante Plasmaspiegel erwarten läßt. Damit wiese dieses Konzept bei nachweislicher Wirksamkeit durchaus auch Vorteile gegenüber einer mehrmaligen täglichen oralen Nitratapplikation auf.

Zur Klärung der Effektivität dieses neuen therapeutischen Systems wurden daher hämodynamische Untersuchungen an Patienten mit chronischer Herzinsuffizienz durchgeführt.

Patientengut, Methodik und Ergebnisse

Bei zehn männlichen Patienten (Durchschnittsalter 57,7 Jahre) mit einer Herzinsuffizienz auf dem Boden einer invasiv abgeklärten kongestiven Kardiomyopathie wurde nach jeweils 24stündiger Bettruhe und entsprechend langer Nitratpause (bei Beibehaltung der bisherigen Therapie mit Digitalis und Diuretika) eine Einschwemmkatheteruntersuchung mit Swan-Ganz-Kathetern durchgeführt. Hämodynamische Parameter wie Pulmonalisdruck, pulmonaler Kapillardruck (PCPm), Herzminutenvolumen (mittels Thermodilution) bzw.

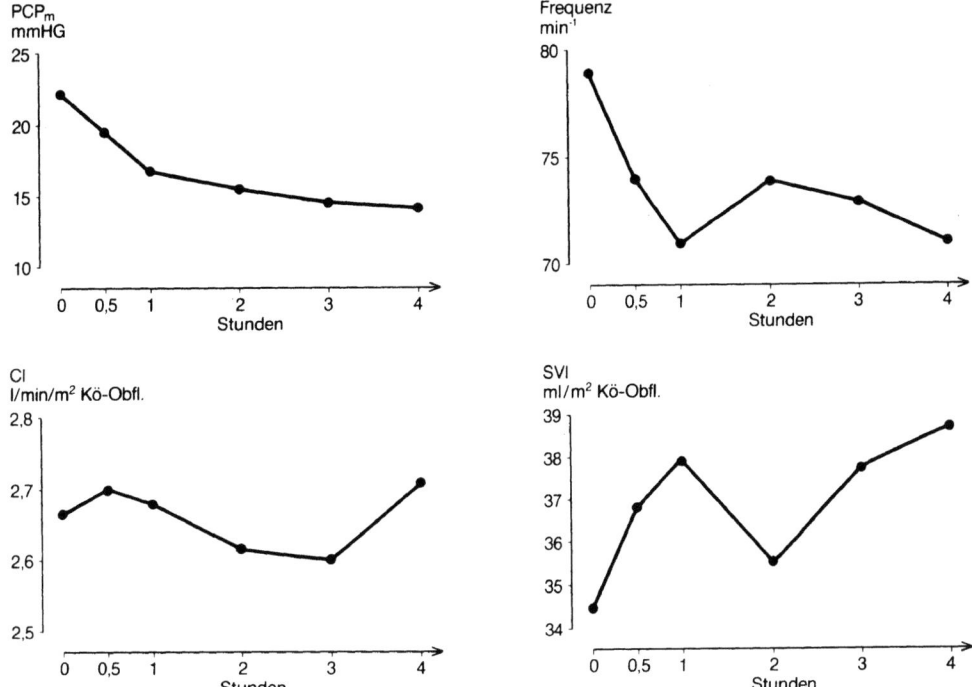

Abb. 1. Ergebnisse der hämodynamischen Untersuchungen bei zehn Patienten (es handelt sich jeweils um Mittelwerte)

Herzindex (CI), Herzfrequenz sowie Schlagvolumenindex (SVI) wurden bestimmt. Diese Messungen erfolgten vor sowie $1/2$, 1, 2, 3 und 4 Std nach Applikation eines Nitratpflasters (Nitroderm TTS).

Die hämodynamischen Ergebnisse sind in der Abb. 1 wiedergegeben. Die enddiastolischen linksventrikulären Füllungsdrücke zeigen einen Abfall von im Mittel 22,2 mm Hg auf 19,6 mm Hg $1/2$ Std nach Therapiebeginn, auf 16,8 mm Hg nach 1 Std, auf 15,6 mm Hg nach 2 Std, auf 14,6 mm Hg nach 3 Std und auf 14,3 mm Hg nach 4 Std. Die Herzfrequenz zeigt eine abfallende Tendenz, wahrscheinlich infolge Besserung der Herzinsuffizienz.

Schlußfolgerung

Die Ergebnisse belegen die Effektivität des untersuchten neuen transdermalen therapeutischen Systems. Die deutlichsten Veränderungen der hämodynamischen Parameter im Sinne effektiver Vorlastminderung zeigen die PCP$_m$-Werte bzw. die linksventrikulären enddiastolischen Füllungsdrücke. Diese sind nach 3–4stündiger transdermaler Nitrattherapie gegenüber dem erhöhten Ausgangswert um im Mittel 36% reduziert. Unsere Ergebnisse stehen damit in Einklang mit Untersuchungen von Pfister et al. [3] und Sharpe et al. [4]. Wenngleich wir die hämodynamischen Parameter bzw. die Wirkung nur über 4 Std untersucht haben, so ist doch nach Nitroglyzerinplasmaspiegeluntersuchungen [2] bei transdermaler Nitratapplikation im Rahmen des auch hier untersuchten transdermalen Systems eine therapeutische Wirkung von 24 Std zu erwarten.

Literatur

1. Armstrong PW, Mathew MT, Boroomand K, Parker JO (1976) Nitroglycerin ointment in acute myocardial infarction. Am J Cardiol 38: 475 – 2. Müller P, Imhof PR, Burkart F, Chu L-C, Gérardin A

(1982) Human pharmalogical studies of a new transdermal system containing nitroglycerin. Eur J Clin Pharmacol 22: 473 − 3. Pfister B, Noseda G (1984) Haemodynamic investigations with Nitroderm [R]TTS, a system for the transdermal administration of nitroglycerin in patients with chronic heart failure. Eur J Clin Pharmacol (in press) − 4. Sharpe ON, Coxon R (1982) Nitroglycerin in a new transdermal therapeutic system: haemodynamic effects in heart failure. Aust NZ J Med 12: 322 − 5. Taylor WR, Forrester JS, Magnusson P, Takano T, Chatterjee K, Swan HJC (1976) Hemodynamic effects of nitroglycerin ointment in congestive heart failure. Am J Cardiol 38: 469

Wollschläger, H. (Med. Univ.-Klinik − Kardiologie − Freiburg/Brsg.), Löllgen, H. (St.-Vinzenz-Krankenhaus Limburg/Lahn), Zeiher, A., Bonzel, T., Wieland, H. (Med. Univ.-Klinik − Kardiologie − Freiburg/Brsg.)
Untersuchungen zur Variabilität ergometrischer Meßgrößen

Einleitung

Belastungsuntersuchungen am Ergometer sind Standardmethoden zur Bestimmung kardiopulmonaler Funktionsparameter bei gesunden und kranken Personen. Insbesondere bei Langzeituntersuchungen können ergometrische Meßgrößen wichtige Informationen über funktionelle Änderungen durch Training oder Erkrankung liefern.

Wünschenswert wäre die möglichst frühzeitige Erkennung derartiger funktioneller Änderungen.

Ein Hauptproblem bei der Beurteilung ergometrischer Meßgrößen liegt in der Festlegung von Normal- oder Referenzwerten. Üblicherweise werden Normalwerte aus Querschnittsuntersuchungen anscheinend gesunder Personen errechnet. Eine Abweichung vom Normalen ist definiert als Überschreiten des Bereichs der zweifachen Standardabweichung. Wegen der großen Variabilität funktioneller Parameter innerhalb eines großen Kollektivs sogenannter gesunder Personen ist die Standardabweichung relativ hoch. Deshalb können oft erst größere Änderungen der Parameter als abnormales Verhalten interpretiert werden.

Ziel unserer Untersuchung war festzustellen, ob der Ersatz der „Normalwerte" durch individuelle Referenzwerte diese Einschränkungen verkleinern und die Sensitivität von Belastungsuntersuchungen erhöhen könnte. Es wurde deshalb die Langzeitvariabilität einiger ergometrischer Meßgrößen bei Einzelpersonen untersucht und aus diesen Daten die individuellen Normalwerte berechnet.

Methodik

Elf untrainierte Männer (mittleres Alter 26 ± 5 Jahre) wurden untersucht. Kardiopulmonale Erkrankungen wurden ausgeschlossen durch Anamnese, körperlichen Befund, EKG und Röntgenthorax. Die standardisierte Belastungsuntersuchung erfolgte am Fahrradergometer im Sitzen, beginnend bei 50 Watt bis zur maximalen Belastungsstufe in Stufen von jeweils 50 Watt über 3 min.

Erhobene Daten waren:
1. *Herzfrequenz* (kontinuierliche EKG-Registrierung)
2. *Systolischer Blutdruck* (semiautomatische Messung mit Manschette jede Minute) und
3. *Atemminutenvolumen* (mit offenem Pneumotachograph auf jeder Belastungsstufe).

Die Belastungsuntersuchungen wurden zehnmal während eines Zeitraums von 10 Monaten wiederholt in Intervallen von wenigstens 3 Wochen. Aus den Meßwerten (in Ruhe und bei 150 Watt) wurden Mittelwert (x), Standardabweichung (SD) und Variationskoeffizient [V% = (Standardabweichung/Mittelwert) · 100] berechnet:

1. als globale Referenzwerte aus den Daten des gesamten Kollektivs über den Zeitraum von 10 Monaten (je 110 Messungen) und
2. als individuelle Referenzwerte aus den Daten eines jeden Probanden über den Zeitraum von 10 Monaten (je zehn Messungen).

Zur Beurteilung der Variabilität der individuellen Referenzwerte wurden die Mittelwerte und Standardabweichung der Variationskoeffizienten (V%p) berechnet.

Ergebnisse

In Tabelle 1 sind die Variationskoeffizienten der globalen Referenzwerte (V%) und die mittleren Variationskoeffizienten der individuellen Referenzwerte (V%p) für die Meßparameter Herzfrequenz, systolischer Blutdruck und Atemminutenvolumen aufgetragen. Die Daten des gesamten Kollektivs stimmen gut mit denen aus Querschnittsuntersuchungen überein [1].

Die Variabilität der individuellen Referenzwerte ist insbesondere unter Belastung deutlich geringer als die des gesamten Kollektivs.

Diskussion

Intraindividuelle Normalwerte ergometrischer Meßgrößen weisen geringere Variabilität als die eines größeren Kollektivs auf. Dies gilt insbesondere unter Belastungsbedingungen. Diese Resultate stimmen gut mit denen von Löllgen [2] und v. Nieding [3] mitgeteilten für arterielle Blutgase und Lungenfunktionsparameter überein. Die Verwendung individueller Referenzwerte könnte die Sensitivität von Belastungsuntersuchungen bei Langzeitbeobachtungen erhöhen:

Abb. 1 zeigt − hypothetisch − die Langzeitbeobachtung eines ergometrischen Parameters eines Patienten auf einer bestimmten Belastungsstufe. Die äußeren Linien (2) zeigen den Bereich der zweifachen Standardabweichung konventioneller Referenzwerte an. Eine signifikante Verschlechterung kann erst bei Punkt C gesichert werden, wenn die Meßwerte den „Normalbereich" verlassen.

Werden dagegen die individuellen Referenzwerte dieser Person (berechnet aus den ersten neun Meßpunkten) mit ihrer deutlich geringeren Variabilität (1) benutzt, könnte eine funktionelle Änderung bereits früher (Punkt B) als signifikant erkannt werden.

Tabelle 1. Vergleich der Variabilität der globalen und individuellen Referenzwerte. V% = Variationskoeffizient des Gesamtkollektivs, V%p = mittlerer Variationskoeffizient der individuellen Referenzwerte (elf Probanden)

| | | Variabilität der Referenzwerte | |
		Global (Gesamtkollektiv) (V%)	Individuell (elf Probanden) (V%p)
Herzfrequenz	Ruhe	14,2	$8,8 \pm 1,9$
	150 W	11,2	$3,8 \pm 1,0$
Systolischer Blutdruck	Ruhe	8,2	$6,1 \pm 1,7$
	150 W	11,2	$10,3 \pm 4,1$
Atemminutenvolumen	Ruhe	24,6	$20,6 \pm 3,1$
	150 W	21,9	$9,8 \pm 3,2$

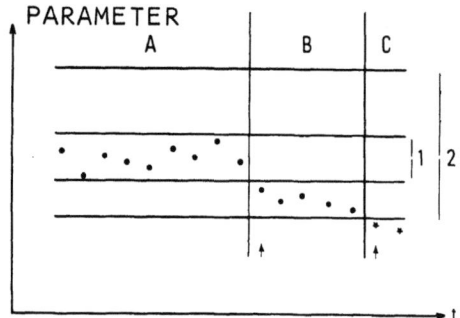

Abb. 1. Veränderungen eines hypothetischen funktionellen Parameters einer Person bei Langzeituntersuchung (Erklärung s. Text). }1 = ± 2fache Standardabweichung der individuellen Referenzwerte, }2 = ± 2fache Standardabweichung der globalen Referenzwerte. (Modifiziert nach [2] und [3]

Insbesondere bei Patienten mit einer Erkrankung langsamer Progredienz (z. B. Kardiomyopathie oder chronischer Lungenerkrankung) könnte die Festlegung derartiger individueller Normalwerte hilfreich sein bei der Beurteilung von Verlaufsuntersuchungen und Erkennung einer Verschlechterung bzw. eines Therapieerfolges.

Literatur

1. Löllgen H (1983) Kardiopulmonale Funktionsdiagnostik. Documenta Geigy, Wehr/Baden − 2. Löllgen H, Haninger B, Just H (1980) Langzeitvariabilität ergometrischer Meßgrößen. Sport- und Leistungsmed./Kongreßbd. Dtsch. Sportärztekongreß, Saarbrücken, S 273−278 − 3. v Nieding G, Krekeler H, Löllgen H, Ripplinger E (1977) Individuelle Variabilität von Lungenfunktionsparametern im Längsschnitt und ihre Bedeutung für arbeitsmedizinische Untersuchungen. Prax Pneumol 31: 858−871

Bossaller, C. (Abt. Kardiologie), Schober, O., Meyer, G.-J. (Abt. Nuklearmedizin), Sturm, J. (Zentrum Chirurgie), Hundeshagen, H. (Abt. Nuklearmedizin), Lichtlen, P. (Abt. Kardiologie, Med. Hochschule Hannover)

Zur Quantifizierung des extravaskulären Lungenwassers bei Patienten mit chronischer Herzinsuffizienz

1. Einleitung

Bei chronischen Herzerkrankungen kann es aufgrund des erhöhten pulmonalvenösen Druckes zum Austritt von Flüssigkeit in das interstitielle Lungengewebe kommen. Während die Zunahme des *globalen* extravaskulären Lungenwassers (ELW) bei Herzinsuffizienz von verschiedenen Arbeitsgruppen wiederholt dokumentiert werden konnte [4−6, 11], gibt es bisher keine systematischen Untersuchungen über die *regionale* Verteilung pulmonaler Flüssigkeitsräume bei Patienten mit chronischer Herzinsuffizienz. Theoretische [10] und radiologische Untersuchungen [1, 3, 11] weisen jedoch darauf hin, daß die Verteilung des ELW bei diesen Patienten regional unterschiedlich sein kann.
    Es wurde daher eine Methode entwickelt, die die Quantifizierung regionaler Unterschiede pulmonaler Flüssigkeitsräume erlaubt: im Tracergleichgewicht werden Lungenwasser (konstante Infusion von H_2O-15), Blutvolumen (C-11-O-Inhalation) und ELW (Lungenwasser − Blutvolumen) mit der Positronenemissionstomographie (PET) aufgezeichnet.

2. Methoden

Es wurden sechs Kontrollpersonen und zehn Patienten mit chronischer Herzinsuffizienz (NYHA II–IV) untersucht. Bei 13 Personen wurde eine komplette Rechts- und Linksherzkatheteruntersuchung einige Tage zuvor durchgeführt. Die Radionuklide 0–15 (HWZ = 2,03 min) und C-11 (HWZ = 20,3 min) wurden am Zyklotron der Medizinischen Hochschule Hannover hergestellt und zu H_2O-15 und C-11-O weiterverarbeitet. H_2O-15 wird konstant mittels einer Präzisionspumpe über eine Beinvene infundiert. Nach Erreichen eines Gleichgewichtes im Patienten wird die Aktivität während der Messung des thorakalen Wasserraumes mit der Positronenkamera über 15 min mit einer Abweichung von weniger als 5% konstant gehalten. Der Intravasalraum wird durch einmalige Inhalation von C-11-O, das in den Lungenkapillaren C-11-Carboxyhämoglobin bildet, dargestellt. Eine Transmissionstomographie wird zur Absorptionskorrektur und Beurteilung des ventilierten Volumens durchgeführt. Das Kamerasystem (Modell 4200, Cyclotron Corp.) erlaubt mit einem PDP-11/55-Computersystem die Rekonstruktion von tomographischen Transversalschichten des Lungenwassers und des thorakalen Blutvolumens. Nach einem Normierungsverfahren ergibt sich aus der Differenz der beiden das ELW (Einzelheiten s. bei [2, 7, 8]).

3. Ergebnisse

Die Auswertung von jeweils 17–20 verschiedenen Lungenregionen bei den Kontrollpersonen ($n = 6$, $m = 103$) ergab ein relativ homogenes regionales extravaskuläres (Lungenwasser (rELW): $\bar{x} = 0,13 \pm 0,02$ g/cm³. Bei den Patienten mit chronischer Herzinsuffizienz ($n = 10$, $m = 175$) fand sich ein im Vergleich zu den Kontrollpersonen signifikant ($2p < 0,001$) erhöhtes rELW: $0,19 \pm 0,06$ g/cm³. Es fand sich eine gute Korrelation zwischen dem Schweregrad der Herzinsuffizienz und dem mittleren rELW ($r = 0,74$, $2p < 0,001$) (Abb. 1). Von den hämodynamischen Parametern korrelierte der Herzindex schwach zum ELW ($r = 0,63$, $2p < 0,05$), während PC-Druck, PA-Druck, linksventrikuläre Auswurffraktion, und vaskulärer Lungenwiderstand nicht korrelierten.

Bei den Patienten mit Herzinsuffizienz III, III–IV und IV ($n = 6$) war das rELW in den kaudalen Regionen der Lungen signifikant erhöht im Vergleich zu den kranialen Regionen ($0,23 \pm 0,05$ gegenüber $0,16 \pm 0,05$) ($2p < 0,05$), während die Kontrollpersonen eine

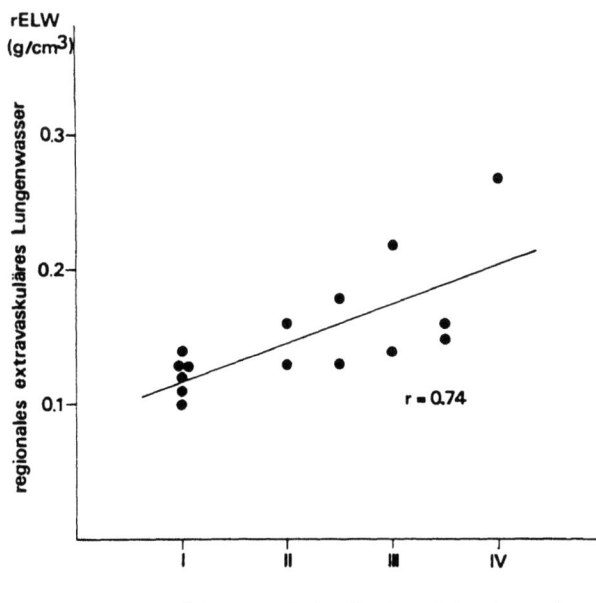

Abb. 1. Beziehung zwischen dem mit der Positronenemissionstomographie gemessenen mittleren regionalen extravaskulären Lungenwasser (rELW) und dem Schweregrad der Herzinsuffizienz

1393

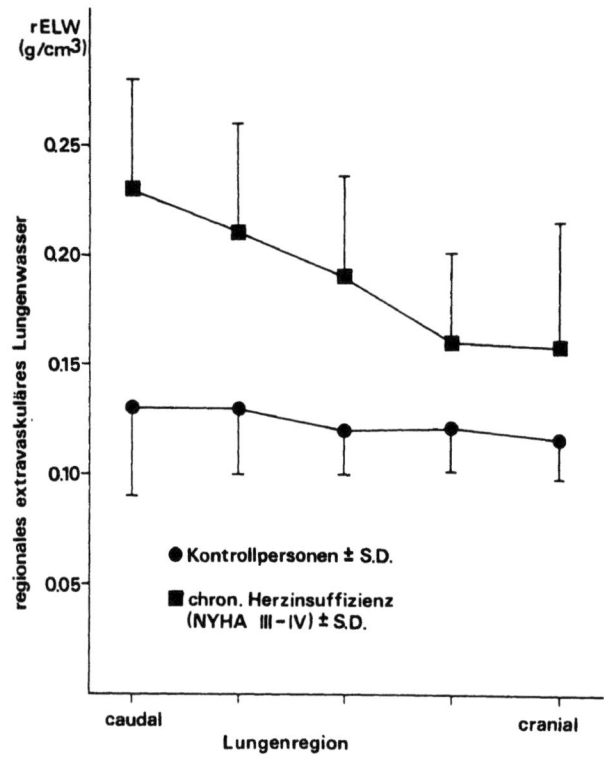

Abb. 2. Regionales extravaskuläres Lungenwasser (rELW) von kaudal nach kranial in fünf aufeinander folgenden transversalen Schichten der Lungen (Schichtdicke 3,8 cm) bei sechs Kontrollpersonen und · sechs Patienten mit chronischer Herzinsuffizienz des klinischen Schweregrades III, III–IV oder IV (NYHA)

homogene Verteilung des rELW aufwiesen (Abb. 2). Bei allen Patienten, bei denen das mittlere rELW größer als 0,16 g/cm³ war, konnten in der Röntgenaufnahme der Lungen Hinweise für eine Lungenstauung/interstitielle Flüssigkeitsvermehrung gefunden werden.

4. Zusammenfassung und Diskussion

Die in der vorliegenden Arbeit verwendeten Positronenstrahler (C-11, 0–15) erlauben die tomographische Darstellung pulmonaler Flüssigkeitsräume. Ein weiterer Vorteil der von uns verwendeten Methode besteht darin, daß durch eine konstante Infusion von H_2O-15 (HWZ = 2,03 min) im Körper ein Gleichgewicht zwischen Zufuhr und Zerfall erreicht und damit eine kontinuierliche Aufzeichnung des thorakalen Wasserraumes ermöglicht wird. Der thorakale Intravasalraum wird nach Inhalation von C-11-O (HWZ = 20,3 min) ebenfalls unter Gleichgewichtsbedingungen über C-11-O markierte Erythrozyten tomographisch dargestellt. Das ELW wird aus der Differenz dieser beiden Flüssigkeitsräume errechnet und tomographisch dargestellt. Aufgrund der Messung der pulmonalen Flüssigkeitsräume im Gleichgewicht kann das ELW auch bei Patienten mit Rhythmusstörungen, Shuntvitien oder niedrigem HZV gemessen werden, wo auf der Applikation eines Bolus beruhende Doppelindikatordilutionsmethoden nicht angewendet werden können.

Bei Patienten mit chronischer Herzinsuffizienz messen wir ein im Vergleich zu den Kontrollpersonen deutlich erhöhtes *globales* ELW, wie es auch andere Untersuchungen zeigen [4–6, 11]. Bei sechs Kontrollpersonen finden wir eine relativ homogene Verteilung des rREW. Bei Patienten mit chronischer Herzinsuffizienz messen wir dagegen auch regionale Unterschiede des ELW: so wurden bei drei Patienten deutliche Unterschiede zwischen rechter und linker Lunge dokumentiert. Bei den sechs Patienten mit chronischer Herzinsuffizienz des klinischen Schweregrades III, III–IV und IV messen wir eine signifikante Abnahme des rELW von kaudal nach kranial, während bei den Kontrollpersonen eine homogene Verteilung gemessen wird.

Weitere Untersuchungen zeigen, daß auch in der Verteilung des pulmonalen Blutvolumens charakteristische Unterschiede zwischen Kontrollpersonen und Patienten mit chronischer Herzinsuffizienz bestehen [9]: die Kontrollpersonen zeigen eine Abnahme des pulmonalen Blutvolumens von kaudal nach kranial. Bei Patienten mit chronischer Herzinsuffizienz messen wir ein im Vergleich zu den Kontrollpersonen signifikant niedrigeres Blutvolumen in den kaudalen Lungenpartien.

Zusammenfassend kann gesagt werden, daß mit der Positronenemissionstomographie die Erfassung und Quantifizierung regionaler Unterschiede pulmonaler Flüssigkeitsräume im Tracergleichgewicht möglich ist. Die tomographische Darstellung und Quantifizierung regionaler Unterschiede weiterer Lungenparameter (z. B. Lungenperfusion mit C-11-Mikrosphären, ventiliertes Lungenvolumen mit N-13, Stoffwechsel mit C-11-Glukose etc.) und die Beziehung der verschiedenen Parameter zueinander im Hinblick auf ein besseres Verständnis pathophysiologischer Ursachen bei Lungenerkrankungen ist möglich.

Danksagung: Die Autoren danken Frl. A. Osterholz und Herrn Dr. H.-J. Helmecke für technische Assistenz und Herrn Prof. Dr. H.-St. Stender für die Beurteilung der Röntgenbilder.

5. Literatur

1. Bahl OP, Oliver GL, Rockoff SO, Parker BM (1971) Localized unilateral pulmonary edema: An unusual presentation of left heart failure. Chest 60: 227 − 2. Bossaller C, Schober O, Meyer G-J, Hundeshagen H, Lichtlen P (1984) Die Bestimmung des regionalen extravaskulären Lungenwassers bei Herzinsuffizienz. Z Kardiol 73: 81−88 − 3. Kerly P (1962) Cardiac failure. In: Shank SC, Kerley P (eds) A text book of X-ray diagnosis, 3rd ed, vol 2, Lewis, London, p 97 − 4. Lilienfeld LS, Freis ED, Partenope EA, Morowitz HJ (1955) Transcapillary migration of heavy water and thiocyanate ion in the pulmonary circulation of normal subjects and patients with congestive heart failure. J Clin Invest 34: 1−8 − 5. Luepker R, Liander B, Korsgren M, Varnauskas E (1971) Pulmonary extravascular and intravascular fluid volumes in resting patients. Am J Cardiol 28: 295−302 − 6. McCredie M (1967) Measurements of pulmonary edema in valvular heart disease. Circulation 36: 381−386 − 7. Meyer G-J, Schober O, Bossaller C, Hundeshagen H (1984) Quantification of regional extravascular lung water in dogs with PET, using constant infusion of 15-0-labelled water. Eur J Nucl Med (in press) − 8. Schober O, Meyer G-J, Bossaller C, Lobenhoffer P, Knoop B, Müller S, Creutzig H, Sturm J, Lichtlen PR, Hundeshagen H (1983) Quantitative Messung des regionalen extravaskulären Lungenwassers bei Hunden mit der Positronen-Emissionstomographie. Roentgenforsch 139: 117−126 − 9. Schober O, Meyer G-J, Bossaller C et al. (1984) Zur Veröffentlichung vorgesehen − 10. Staub NC (1980) The pathogenesis of pulmonary edema. Prog Cardiovasc Dis 23: 53−80 − 13. Yu PN (1971) Lung water in congestive heart failure. Mod Concepts Cardiovasc Dis 40: 27−32

Kuhlmann, J., Marcin, S. (Med. Univ.-Klinik Würzburg)
Einfluß von Verapamil auf Pharmakokinetik und Pharmakodynamik von Digitoxin beim Patienten

Kalziumantagonisten und Herzglykoside werden bei der antiarrhythmischen, antianginösen und antihypertensiven Therapie häufig gemeinsam verordnet. Untersuchungen verschiedener Arbeitsgruppen haben gezeigt, daß es bei der gleichzeitigen Gabe von Verapamil und Digoxin zu einem Anstieg der Digoxinplasmakonzentrationen um 60−70% kommt [1, 6, 10, 13, 14]. Als ursächlicher Mechanismus hierfür wird vornehmlich eine Verminderung der renalen Digoxinclearance, in geringerem Maße auch der extrarenalen Clearance und des Verteilungsvolumens angesehen. Ähnliche Befunde wurden auch bei der Kombination von Digoxin

1395

mit den Kalziumantagonisten Diltiazem bzw. Tiapamil festgestellt [7b, 9, 12, 14]. Da die Ausscheidung des Digitoxins im Gegensatz zum Digoxin unabhängig von der Nierenfunktion erfolgt, könnte es möglicherweise eine Alternative bei der notwendigen Kombination mit Kalziumantagonisten darstellen. Ziel der Untersuchungen war es, in einer prospektiven klinischen Studie zu prüfen, welchen Einfluß Verapamil auf die Pharmakokinetik und die kardiale Wirksamkeit von Digitoxin ausübt.

1. Methodik

Drei gesunde Versuchspersonen erhielten im Abstand von 2 Monaten eine einmalige orale Dosis von 0,5 mg Digitoxin allein oder während der zusätzlichen Gabe von täglich 3 × 80 mg Verapamil per os. Die Verapamilmedikation wurde 5 Tage vor der Digitoxineinnahme begonnen und bis zum Versuchsende beibehalten. Blutentnahmen zur Digitoxinbestimmung erfolgten in definierten Zeitintervallen während der ersten 12 Std nach der Digitoxineinnahme und dann fortlaufend einmal täglich über insgesamt 7 Tage. Zusätzlich wurde der Urin in 24stündigen Portionen über den gleichen Zeitraum gesammelt. Bei zehn herzinsuffizienten Patienten, die unter einer Dauertherapie mit Digitoxin standen, wurden an wenigstens 5 Tagen vor und dreimal wöchentlich unter der gleichzeitigen Gabe von täglich 240 mg Verapamil per os die Glykosidplasmakonzentrationen und die tägliche renale Glykosidausscheidung radioimmunologisch bestimmt. Die Kombinationsbehandlung von Verapamil und Digitoxin erfolgte über 4–6 Wochen um sicher zu gehen, daß ein neues Steady state erreicht worden ist. Zur Beurteilung der kardialen Wirkung wurden verschiedene EKG-Parameter (PQ-Zeit, frequenzkorrigierte QT-Dauer, mittlere T-Wellenamplitude· in V_{2-6}) und die nichtinvasiv gemessenen systolischen Zeitintervalle (QS$_2$, LVET, PEP, PEP/LVET) herangezogen. Bei allen Patienten wurden wenigstens fünf Registrierungen ausgeführt, zwei vor der ersten Gabe von Verapamil, die dritte in der 1. Woche und die vierte bzw. fünfte zwischen der 2. und 6. Woche unter der gleichzeitigen Kombination von Verapamil und Digitoxin. Da QS$_2$, LVET und PEP frequenzabhängig sind, wurde eine Frequenzkorrektur nach Weissler et al. [15] vorgenommen und jeweils der Index (I) angegeben. Bei den Bestimmungen an 2 verschiedenen Tagen unter der alleinigen Glykosidgabe zeigte sich eine gute Reproduzierbarkeit mit einem Variationskoeffizienten unter 5%.

Die pharmakokinetischen Daten wurden nach den von Gibaldi und Perrier [4] angegebenen Berechnungen ermittelt. Die statistische Analyse der Daten wurde mit Hilfe des Student-t-Tests für gepaarte Proben durchgeführt, wobei eine Irrtumswahrscheinlichkeit von $p = 5\%$ zugelassen wurde.

2. Ergebnisse

2.1 Akutversuch

Wie auf Abb. 1 ersichtlich, führt die Vorbehandlung mit Verapamil zwar zu einer Verzögerung der Resorptionsgeschwindigkeit und zu einer Reduktion des maximalen Digitoxinplasmaspiegels gegenüber den Kontrollwerten ohne die zusätzliche Verapamilgabe, die Fläche unter der Plasmakonzentrationszeitkurve und die Elimination aus dem Plasma wurden nicht nennenswert beeinflußt. Die kumulative Glykosidausscheidung über 7 Tage war durch die Verapamilgabe mit 77 µg gegenüber 81 µg ohne die Verapamilgabe ebenfalls nicht signifikant verändert.

2.2 Steady state-Untersuchungen

In der Abb. 2 sind die mittleren Digitoxinplasmakonzentrationen und die mittlere tägliche renale Glykosidausscheidung unter der alleinigen Digitoxingabe sowie in Kombination mit Verapamil graphisch dargestellt. Die gleichzeitige Gabe von 240 mg Verapamil führte bei acht von zehn Patienten zu einem kontinuierlichen Anstieg des Digitoxinplasmaspiegels bis zum Erreichen eines neuen Fließgleichgewichts nach 2–3 Wochen, während es bei zwei Patienten zu keiner signifikanten Veränderung der Glykosidplasmakonzentrationen kam. Die Steady state-Digitoxinplasmakonzentrationen lagen bei sieben Patienten im Mittel um 26%

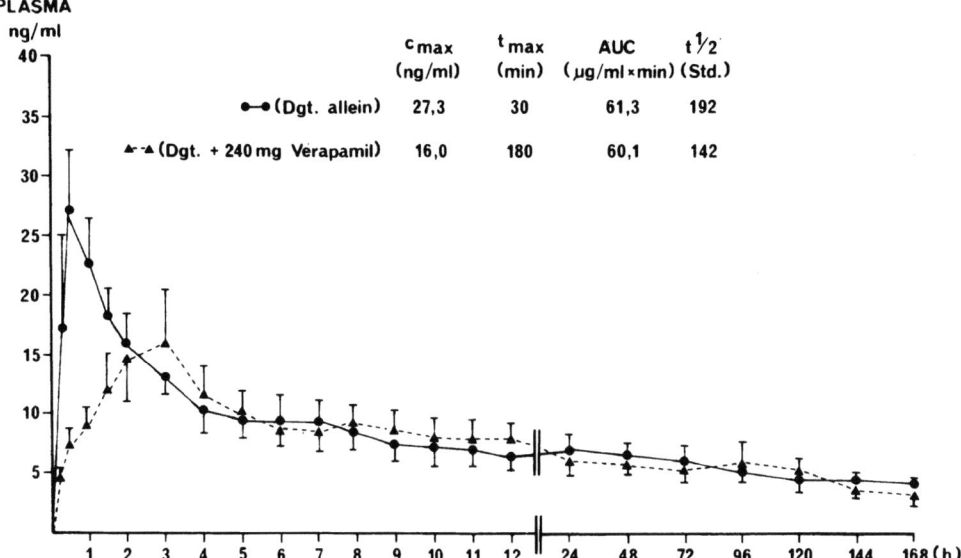

Abb. 1. Mittlere Glykosidplasmakonzentrationen (ng/ml ± SEM) bei drei gesunden Versuchspersonen nach der einmaligen Gabe von 0,5 mg Digitoxin per os allein (●—●) und während der gleichzeitigen oralen Gabe von täglich 240 mg Verapamil (▲—▲)

(Variation 14–51%) höher als unter der alleinigen Digitoxingabe ($p < 0,05$ bis $0,0001$). Bei einem Patienten mit deutlich höherem Verapamilspiegel war es sogar zu einer Verdoppelung des Digitoxinplasmaspiegels gekommen. Die tägliche renale Glykosidausscheidung war demgegenüber nicht signifikant verändert. Parallel zum Ansteigen des Digitoxinplasmaspiegels unter der Verapamilgabe war aber die totale Digitoxinclearance reduziert. Während in der 1. Behandlungswoche sowohl die renale als auch die extrarenale Digitoxinclearance vermindert waren, ging die Einschränkung der totalen Clearance nach Erreichen eines neuen Steady states vornehmlich auf eine Hemmung der extrarenalen Digitoxinclearance zurück. Sie

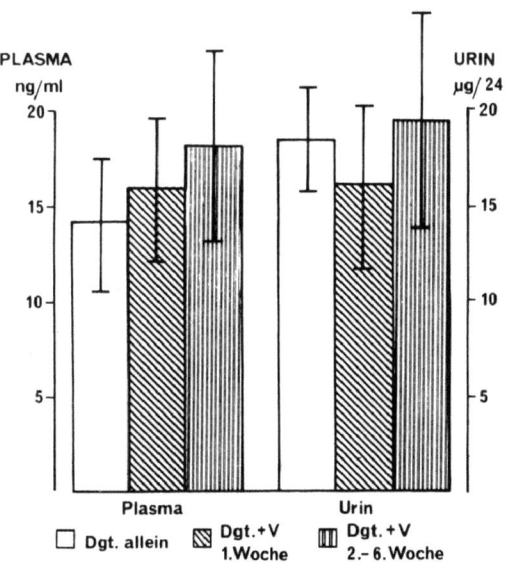

Abb. 2. Mittlere „Steady state"-Glykosidplasmakonzentrationen (ng/ml ± SD) und mittlere renale Glykosidausscheidung (µg/Tag ± SD) bei zehn Patienten, die unter einer Erhaltungsdosis von 0,07–0,1 mg Digitoxin (Dgt) per os standen vor und unter der gleichzeitigen oralen Gabe von täglich 240 mg Verapamil (V)

war unter der Verapamilgabe signifikant um durchschnittlich 29% (Variation 14—44%) reduziert. Lediglich bei dem Patienten mit der Verdoppelung des Digitoxinplasmaspiegels unter der Verapamilgabe war auch die renale Digitoxinclearance während des gesamten Untersuchungsverlaufes signifikant vermindert. Die endogene Kreatininclearance wurde durch die zusätzliche Verapamilgabe nicht nennenswert verändert.

Der Anstieg des Digitoxinplasmaspiegels scheint auch kardial wirksam zu sein. Während mit steigenden Digitoxinplasmakonzentrationen die zunächst feststellbaren antagonistischen Wirkungen von Verapamil auf die QT-Dauer und die Kontraktionskraft bis zum Erreichen eines neuen Steady state-Digitoxinplasmaspiegels nahezu aufgehoben wurden, kommt es zu einer kontinuierlichen Verstärkung der synergistischen Wirkungen auf die Erregungsüberleitungszeit und die mittlere T-Wellenamplitude.

3. Diskussion

3.1 Ursächlicher Mechanismus der veränderten Kinetik

Wie aus den dargelegten Befunden hervorgeht, kann die Kombination von Verapamil und Digitoxin unter Steady state-Bedingungen zu einem signifikanten Anstieg des Glykosidplasmaspiegels führen. Das Ausmaß dieser Interaktion ist aber, wie schon für die Kombination von Digitoxin und Chinidin bzw. Diltiazem beschrieben [7a, 8, 11], deutlich geringer als bei der Kombination mit Digoxin [1, 6, 7b, 9, 10, 12—14]. Als Ursache hierfür müssen die unterschiedlichen Ausscheidungswege beider Glykoside angesehen werden. Der Anstieg der Digoxinplasmakonzentrationen unter der gleichzeitigen Chinidin- bzw. Verapamilgabe wird in erster Linie auf eine Hemmung der renalen Digoxinclearance zurückgeführt, in geringerem Maße auch auf eine Verminderung der extrarenalen Clearance und des Verteilungsvolumens [1—3, 5, 10, 14]. Da die Elimination von Digitoxin im Gegensatz zum Digoxin unabhängig von der Nierenfunktion erfolgt, war zu vermuten, daß der Anstieg des Digitoxinplasmaspiegels unter Steady state-Bedingungen vornehmlich durch eine Beeinträchtigung der extrarenalen Ausscheidung verursacht wird. Diese Annahme wurde bestätigt. Eine Veränderung der Resorption oder der Verteilung konnte bei den vorgelegten Untersuchungen nicht festgestellt werden.

3.2 Praktische Bedeutung

Angesichts des relativ geringen Ausmaßes des verapamilinduzierten Anstiegs des Digitoxinplasmaspiegels und seiner erheblichen individuellen Schwankungsbreite dürfte sich im Gegensatz zum Digoxin bei der Kombination von Verapamil und Digitoxin kein strenges Schema für eine Dosisreduktion aufstellen lassen. Dennoch ist es empfehlenswert, Patienten, die über einen längeren Zeitraum Digitoxin und Verpamil erhalten sollen, ähnlich wie bei der Kombination Digitoxin-Chinidin, bis zum Erreichen eines neuen Steady state häufiger zu kontrollieren und evtl. unter Zuhilfenahme des Glykosidplasmaspiegels optimal einzustellen.

Literatur

1. Belz GG et al. (1983) Interaction between digoxin and calcium antagonists and antiarrhythmic drugs. Clin Pharmacol Ther 33: 410—417 — 2. Doering W (1983) Effect of coadministration of verapamil and quinidine on serum digoxin concentration. Eur J Clin Pharmacol 25: 517—521 — 3. Fichtl B, Doering W (1983) The quinidine-digoxin interaction in perspective. Clin Pharmacokin 8: 137—154 — 4. Gibaldi M, Perrier D (1975) Pharmacokinetics. In: Swarbrick J (ed) Drugs and the pharmaceutical sciences 1. Dekker, New York, p 105 — 5. Hooymans PM, Merkus FWHM (1978) Effects of quinidine on plasma concentration of digoxin. Br Med J 2: 1022 — 6. Klein HO et al. (1982) The influence of verapamil on serum digoxin concentration. Circulation 65: 998—1003 — 7a. Kuhlmann J, Marcin S (1983) Lack of

significant effect of nifedipine and diltiazeme on the pharmacokinetics of digitoxin, vol 136. Abstracts II. World Conf Clin Pharmacol Ther, p 792 – 7b. Kuhlmann J et al. (1983) Effects of nifedipine and diltiazem on the pharmacokinetics of digoxin. Naunyn-Schmiedebergs Arch Pharmacol (Suppl) 324: R 81 – 8. Kuhlmann J et al. (1984) Effects of quinidine on plasma level and renal excretion of digitoxin archieving steady state conditions. Naunyn-Schmiedebergs Arch Pharmacol (Suppl) 325: R 85 – 9. Lessem J, Bellinetto A (1982) Interaction between digoxine and calcium antagonist. Am J Cardiol 49: 1025 – 10. Pedersen KE et al. (1981) Digoxin-verapamil interaction. Clin Pharmacol Ther 30: 311–316 – 11. Peters U et al. (1980) Interaktion von Chinidin und Digitoxin beim Menschen. Dtsch Med Wochenschr 105: 438–442 – 12. Rameis H et al. (1983) Effects of diltiazem on serum digoxin concentrations: evaluation of an interaction, vol 47. Abstracts II. World Conf Clin Pharmacol Ther, p 273 – 13. Schwartz JB et al. (1982) Acute and chronic pharmacodynamic interaction of verapamil and digoxin in atrial fibrillation. Circulation 65: 1163–1170 – 14. Thiercelin JF et al. (1983) Interaction study between digoxin and calcium antagonists: verapamil and diltiazem, vol 47. Abstracts II. World Conf Clin Pharmacol Ther, p 275 – 15. Weissler AM et al. (1968) Systolic time intervals in heart failure in man. Circulation 37: 149–159

Stürzenhofecker, P., Betz, P., Schnellbacher, K., Roskamm, H. (Bad Krozingen)
Angioplastie nach früherer Bypass-Operation – funktionelle Ergebnisse

Manuskript nicht eingegangen

Mattern, H., Fricke, G., Heck, I., Runkel, W., Harms, E., Orellano, L., Kirchhoff, P. G. (Med. Univ.-Poliklinik und Herz- und Gefäßchirurgie der Universität Bonn)
Klinischer Langzeitverlauf und Hämodynamik bei Bioprothesen

Einleitung

Neben den Herzklappenprothesen aus alloplastischem Material haben die Bioprothesen ihren Platz in der Klappenchirurgie behauptet [1, 3]. Seit einigen Jahren werden in hohem Maße Bioprothesen verwendet. Der große Vorteil liegt darin, daß postoperativ nur eine kurzfristige Antikoagulation erforderlich ist [4]. Ebenfalls sind Bioprothesen hinsichtlich klappenbedingter Komplikationen den Alloprothesen eindeutig überlegen, soweit es die Thrombogenizität und Hämolyseeigenschaften betrifft [2, 6]. Dagegen weist die Langzeitdurabilität der Schweineaortenklappen nach einigen Jahren Ermüdungserscheinungen auf [3, 5]. Diese manifestieren sich in strukturellen Veränderungen wie Brüchen des Kollagengerüstes mit anschließender Hyalisierung, Fenstration der Klappen an der Insertionsbasis und Wiederverkalkungen. In ihren hämodynamischen Eigenschaften sind die Bioprothesen bei Verwendung größerer Klappenmodelle den Alloprothesen ebenbürtig [6].

Methodik

In den Jahren 1974–1978 erfolgte bei 48 Patienten der Medizinischen Universitäts-Poliklinik Bonn die Implantation einer Bioprothese. Verwendung fanden entweder Hancock- oder Carpentier-Edwards-Ventile verschiedener Größendurchmesser. Das Durchschnittsalter zum Zeitpunkt der Operation lag bei 42 Jahren. Bei 37 Patienten erfolgte die Implantation in Mitralposition, bei vier Patienten in Aortenposition und bei sieben Patienten sowohl in Aorten- als auch in Mitralposition. Der Überwachungszeitraum betrug im Durchschnitt

5,8 ± 1,6 Jahre. Neben der klinischen Untersuchung erfolgte bei 20 Patienten mit Mitralklappenersatz eine Herzkatheterisierung im Mittel 5,5 Monate nach durchgeführter Herzoperation. Alle 48 Patienten wurden im Durchschnitt 5–9 Jahre nach erfolgtem Klappenersatz mittels Echokardiographie (M-Mode und 2D-Echokardiographie) nachuntersucht, wobei bei 34 Patienten die echokardiographischen Ergebnisse sowohl prä- als auch postoperativ verglichen werden konnten. Bei 25 Patienten wurden zusätzlich eine gepulste Doppler-Echokardiographie (ATL 500 A) zur Beurteilung des Strömungsprofiles bzw. zum Ausschluß einer Regurgitation durchgeführt [7]. Des weiteren erfolgte eine hämotologische und blutchemische Analyse, wobei das gesamte Blutbild, Transaminasen sowie die hämolytischen Parameter (LDH, Alpha-HBDH, Haptoglobin, Schistozyten) analysiert wurden. Der Herzquotient wurde prä- und postoperativ verglichen.

Die statistische Analyse wurde mittels des paarigen t-Testes nach Student vorgenommen, wobei eine Irrtumswahrscheinlichkeit < 5% als Signifikanzgrenze angenommen wurde.

Resultate

Insgesamt fand sich bei den 48 Patienten eine klinische Besserung um 1–2 Schweregradklassen nach den New York Heart Association (NYHA)-Kriterien. Die Änderung betrug prä- zu postoperativ im Mittel 3,4 ± 0,5/2,0 ± 1,0⁰ (Abb. 1).

Der Herzquotient besserte sich von 0,61 ± 0,08 auf 0,58 ± 0,03.

Der enddiastolische Durchmesser nahm bei allen Patienten von 60 ± 9 mm auf 50 ± 6 mm signifikant ab ($p < 0,001$). Der linke Vorhofdurchmesser reduzierte sich von 54 ± 11 mm auf 44 ± 9 mm signifikant. Die Ejektionsfraktion normalisierte sich geringgradig.

Postoperativ fand sich bei der gepulsten Doppler-Echokardiographie bei den Bioprothesen ein normaler Steilanstieg, wobei bei Sinusrhythmus ein Doppelgipfel der Strömungskurve im Einflußtrakt des linken Ventrikels zu verzeichnen war. Eine Regurgitationsfraktion fand sich mit Ausnahme der Patienten mit paravalvulärem Leck bzw. primärem Leck nicht. Je größer das Klappenmodell war, um so normalisierter war das Strömungsprofil (Abb. 2).

Die laborchemischen Parameter zeigten keine signifikanten Abweichungen von der Norm. Der Haptoglobinwert lag mit 160 mg% im Normbereich, wobei drei Patienten mit einem klappenbedingten Leck einen erniedrigten Haptoglobinwert und einen erhöhten LDH-Wert als Hinweis auf eine intravasale Hämolyse aufwiesen.

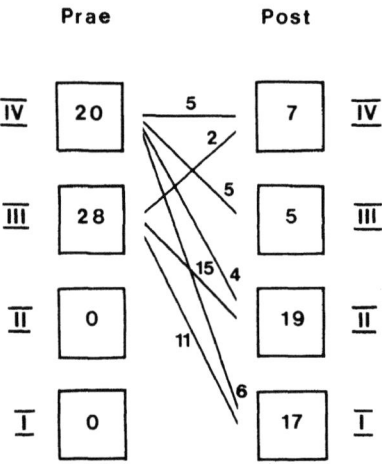

Abb. 1. Klinische Schweregradeinteilung nach der NYHA. Deutliche Besserung um 1–2 Schweregradklassen

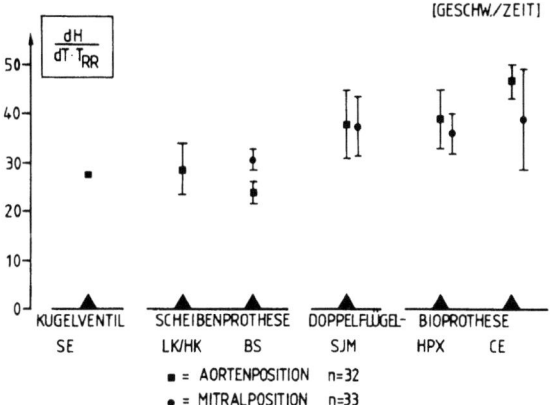

STEILANSTIEG DER STRÖMUNGSKURVE NORMIERT AUF DIE HERZPERIODE BEI VERSCHIEDENEN KLAPPENPROTHESEN

Abb. 2. Mittels gepulster Doppler-Echokardiographie ermittelter Steilanstieg der Strömungskurven in der Aorta ascendens. Aufgrund des zentralsymmetrischen Durchflusses der Bioprothesen wie auch der St.-Jude-Medical-Klappen kommt es zu einem nahezu normalen Steilanstieg der Strömungskurven (SE: Starr-Edwards-, LK: Lillehei-Kaster-, HK: Hall-Kaster-, BS: Björk-Shiley-, SJM: St.-Jude-Medical-Ventil, HPX: Hancock-Porcine-Xenograft, CE: Carpentier-Edwards-Bioprothese)

Hämodynamische Parameter

Bei 20 Patienten mit Bioprothesen in Mitralposition wurden die hämodynamischen Parameter im Mittel $5,5 \pm 1,6$ Monate postoperativ ermittelt:

Der Pulmonalarterienmitteldruck sank von präoperativ $29,0 \pm 13,0$ auf $23,7 \pm 6,1$ mm Hg signifikant ab ($p < 0,02$); der linke Vorhofdruck von $20,6 \pm 9,5$ auf $14,8 \pm 4,0$ mm Hg ($m < 0,05$); der linksventrikuläre enddiastolische Druck zeigte eine abfallende Tendenz von $13,0 \pm 6,0$ auf $11,3 \pm 5,8$ mm Hg ($p = 0,5$). Der Cardiacindex nahm von $2,4 \pm 0,6$ auf $2,8 \pm 0,7$ l/min/m² signifikant zu ($p < 0,01$). Der transmitrale Druckgradient sank von $11,6 \pm 8,2$ auf $6,3 \pm 2,0$ mm Hg signifikant ab ($p < 0,02$). Die effektive Klappenöffnungsfläche — berechnet nach der Gorlinschen Formel — nahm von $1,4 \pm 0,8$ auf $2,1 \pm 0,6$ cm² zu ($p < 0,01$). Der Lungenwiderstand sank signifikant von 245 ± 273 auf 148 ± 103 dyn·s·cm^{-5} ab ($p < 0,05$).

Komplikationen

Eine Thromboembolierate trat bei einem Patienten auf, was einer Thrombogenizität von 1,5/100 Patientenjahren entspricht. Bei den Alloprothesen fanden wir bei unserem Patienten

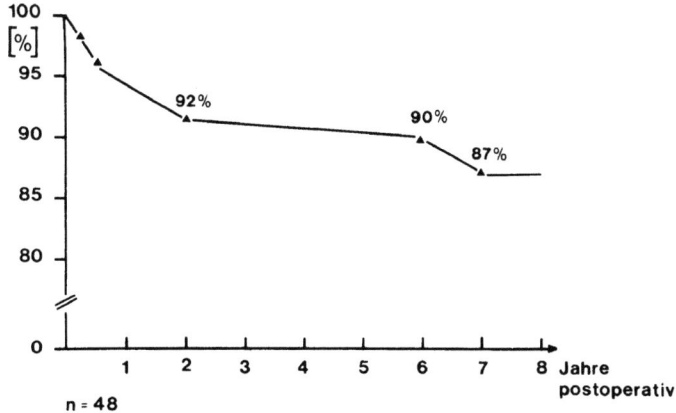

Abb. 3. Überlebensrate bei 48 Patienten mit Bioprothesen (4–9 Jahre)

Überlebensrate bei Patienten mit Bioprothesen

eine Thromboembolierate von 4,0/100 Patientenjahren. Primäre Graftinsuffizienzen wurden bei zwei Patienten mit gleichzeitiger Verkalkung gefunden (nach 2 bzw. 6 Jahren postoperativ). Bei vier Patienten bestand ein paravalvuläres Leck, das bei zwei Patienten durch eine Reoperation revidiert werden mußte, wobei ein Patient eine Prothesenendokarditis aufwies. Reoperationen mußten bei fünf Patienten durchgeführt werden (zwei Patienten mit paravalvulärem Leck nach 1 Monat bzw. 3 Jahren; zwei Patienten mit zentralem Leck nach 2 bzw. 6 Jahren; ein Patient wegen Prothesenendokarditis).

Während des beobachteten Zeitraumes waren sechs Patienten verstorben: Marcumarblutung 1 Monat postoperativ; postoperatives Nierenversagen nach 3 Monaten; maligne Herzrhythmusstörungen nach 2 Jahren; therapieresistente Herzinsuffizienz nach 2 Jahren und 7 Jahren. Maligner Nierentumor nach 6 Jahren.

Die Überlebensrate bei den 48 Patienten mit Bioprothesen lag somit nach 8 Jahren bei 87% (Abb. 3).

Zusammenfassung

In den Jahren 1974−1978 wurden bei 48 Patienten Bioprothesen in Aorten- bzw. Mitralposition implantiert. Der Überwachungszeitraum betrug im Mittel 5,8 ± 1,6 Jahre (4−9 Jahre). In diesen Jahren wurden vorwiegend Alloprothesen − zumeist Björk-Shiley-Ventile − implantiert. Die Verwendung der biologischen Klappenmodelle erfolgte bei Patienten mit erhöhtem Antikoagulationsrisiko oder bei erhaltenem Sinusrhythmus.

Nach den von uns mittels Herzkatheteruntersuchung gewonnenen postoperativen hämodynamischen Parametern sind die Bioprothesen in Mitralposition den Björk-Shiley-Klappen in ihrer hämodynamischen Eigenschaft ebenbürtig. Jedoch sollten bei den Bioprothesen größere Klappenmodelle implantiert werden [6]. Die postoperativ aufgezeichneten Strömungskurven entsprachen nahezu den Strömungsprofilen gesunder Herzklappen.

Bei unseren Nachuntersuchungen bestand in einem Zeitraum bis zu 8 Jahren eine Überlebensrate von 87%. Nicht einbezogen war die frühpostoperative Mortalität (bis 1 Monat). In dem beobachteten Zeitraum verstarben insgesamt sechs Patienten, wobei ein Patient aus nichtkardialer Ursache verstarb. Klappendysfunktionen waren jedoch nicht die Ursache, sondern therapieresistente Herzinsuffizienzen, maligne Rhythmusstörungen sowie zwei postoperative Komplikationen. Eine infektiöse Prothesenendokarditis erforderte eine Reoperation. Bei weiteren vier Patienten war eine Reoperation wegen paravalvulärem bzw. zentralem Leck notwendig.

Die sehr geringe Zahl von Thromboembolie nach biologischem Klappenersatz ist als Hauptvorteil dieser Prothesenart anzusehen. Einige Berichte zeigen, daß die meisten Thromboembolievorkommnisse während der ersten 3 Monate postoperativ beobachtet wurden [5]. Daher ist eine Antikoagulation während der Endotheliasierungsphase nach Implantation für 3−6 Monate dringend zu empfehlen. Werden Bioprothesen bei Patienten eingesetzt, die anamnestisch bereits thromboembolische Ereignisse oder eine ausgeprägte Arrhythmie, massiv dilatierten Vorhof und einen geringen Cardiacindex aufweisen, sollte grundsätzlich eine konsequente Dauerkoagulation durchgeführt werden. Bei Beachtung dieser Kriterien ist die von uns beobachtete niedrige Thromboembolierate mit 1,5/100 Patientenjahren zu erklären.

Die Langzeitdurabilität der Bioprothesen ist weiterhin nicht sicher zu beantworten. Die Hauptursachen für das Klappenversagen sind Fenestrierungen und Verkalkungen. Es muß akzeptiert werden, daß alle Bioprothesen einer progressiven Verschlechterung unterworfen sind. Somit ist die Haltbarkeit dieser Prothesen auf 6−8 Jahre begrenzt [3, 6].

Der verwandte Prothesentyp hat einen großen Einfluß auf die langzeitige Qualität von Leben und Überleben der Patienten [8]. Bei den Bioprothesen entfällt eine lebenslange Antikoagulationstherapie mit ihren engfristigen Kontrollen und der Gefahr lebensbedrohlicher Blutungen. Die niedrige Thromboembolierate, die Geräuscharmut der Klappensegel und eine zumeist nicht plötzlich lebensbedrohliche Dysfunktion der Prothese sind weitere Vorteile dieser biologischen Klappe. Die Implantation von Bioprothesen ermöglicht für den Patienten eine beschwerdefreie Periode, so daß die begrenzte Haltbarkeit damit gerechtfertigt werden kann.

Literatur

1. Bodnar E, Wain WH, Mortelli V, Ross DN (1979) Long term performance of 580 homograft and autograft valves used for aortic valve replacement. J Thorac Cardiovasc Surg 27: 31−38 − 2. Deltz E, Mattern H, Fricke G, Bernhard A (1978) Hämodynamische und echokardiographische Untersuchungen nach Mitralklappenersatz durch glutaraldehydfixierte Xenoprothesen. Thoraxchirurgie 26: 52−56 − 3. Gallo J, Ruiz B, Duran CG (1984) Isolated mitral valve replacement with Hancock porcine bioprosthesis in rheumatic heart disease: Analysis of 213 operative survirors followed up 4,5 to 8,5 years. Am J Cardiol 53: 178−181 − 4. Hetzer R, Topalidid T, Borst HG (1983) Thromboembolie und Antikoagulation nach isoliertem Mitralklappenersatz mit Bioprothesen. Inn Med 10: 67−68 − 5. Janusz MT, Jamieson WRE, Allen P, Munro AI, Miyagishima RT, Tatassura H, Burr LH, Gerein AN, Tyers GF (1982) Experience with the Carpentier-Edwards porcine valve prosthesis in 700 patients. Ann Thorac Surg 34: 625−633 − 6. Mattern H (1982) Prothetischer Herzklappenersatz. Thieme, Stuttgart − 7. Mattern H, Fricke G (1982) Gepulste Doppler-Echokardiographie bei Mitralvitien. Z Kardiol 71: 680−688 − 8. Salomon NW, Stinson EB, Griepp RB, Shumway NE (1977) Patient-related risk factors as predictors of results following isolated mitral valve replacement. Ann Thorac Surg 26: 519−530

Bönhof, J. A., Linhart, P. (Deutsche Klinik für Diagnostik − DKD − Wiesbaden)
Transösophageale mediastinale Sonographie − Herz und Gefäße

Einleitung und Problemstellung

Verschiedene Arbeitsgruppen haben versucht, durch transösophageale Ultraschallanwendung Informationen zu gewinnen. So durch Applikation von Dopplersonden [8], von Transducern zur M-Mode-Echokardiographie [3] und durch Einsatz von mechanischen [4, 9] bzw. elektronischen [7] Sektorscannern. Auch mit Lineararrays wurde untersucht [2, 5, 6], jedoch lag dabei das Hauptaugenmerk nicht auf Herz und mediastinalen Gefäßen.

Da uns ein Prototyp eines Lineararrays [1], der für die transgastrale und transduodenale Sonographie konzipiert worden war, zur Verfügung steht, wurde untersucht, ob und wie gut mit diesem Instrument eine Untersuchung des Herzens und der Mediastinalgefäße möglich ist.

Methodik

Geräte: Ein Prototyplineararray (7 MHz, passend zum Siemens Sonoline 8000) montiert an der Spitze eines Pentax-Gastroskops FG 28A. *Vorgehen:* Ambulante und unter gründlicher Schleimhautanästhesie durchgeführte Untersuchung, meist ohne Prämedikation (1 Ampulle Valium i.v.). Einführen des Instruments bei Linksseitenlage wie zu Gastroskopien. Applikation z. T. unter Sichtkontrolle durchs Endoskop, meist jedoch ohne diese nur unter Kontrolle über den Sonographiemonitor. Freiheitsgrade der Sondenführung durch Schieben, Ziehen und Drehen. Bisher konnten 36 Untersuchungen durchgeführt werden.

Ergebnisse

1. Das Instrumentarium und Vorgehen ermöglicht die transösophageale sonographische Darstellung von Teilen des Herzens und der Mediastinalgefäße.

2. Das Verfahren ist semiinvasiv, vergleichbar einer Gastroskopie.

3. Aufgrund der physikalisch-technischen Eigenschaften des Arrays ergibt sich eine auf ca. 7–10 cm begrenzte Eindringtiefe. Die Scanbreite ist ca. 3,7 cm. Die axiale und laterale Auflösung ist sehr gut, die Schichtdickenauflösung ist ebenfalls wie die zeitliche Auflösung mit bis zu 30 Bildern pro Sekunde gut.

4. Die transösophageale Sonographie erfordert Einarbeitung und Erfahrung. Sie ist am besten im Team durchführbar.

5. Mit der Methode sind sehr gut darstellbar: der linke Vorhof, die Aortenklappen (Abb. 1), die gesamte Aorta im Mediastinum (Aortenwurzel, auf- und absteigende Aorta, Aortenbogen), und die rechte Pulmonalarterie.

6. Gut zu sehen sind: Mitralklappen, der Pulmonalarterienstamm, Lungenvenen, der rechte Vorhof, die Vena azygos.

7. Ebenfalls abbildbar sind: Gefäßabgänge aus der Aorta (Zwischenrippenarterien, Halsschlagadern, linke Koronararterie).

8. Normale und pathologische Befunde lassen sich unterscheiden: insbesondere an den Aortenklappen, an der thorakalen Aorta; anhand von Distanzmessungen, usw.

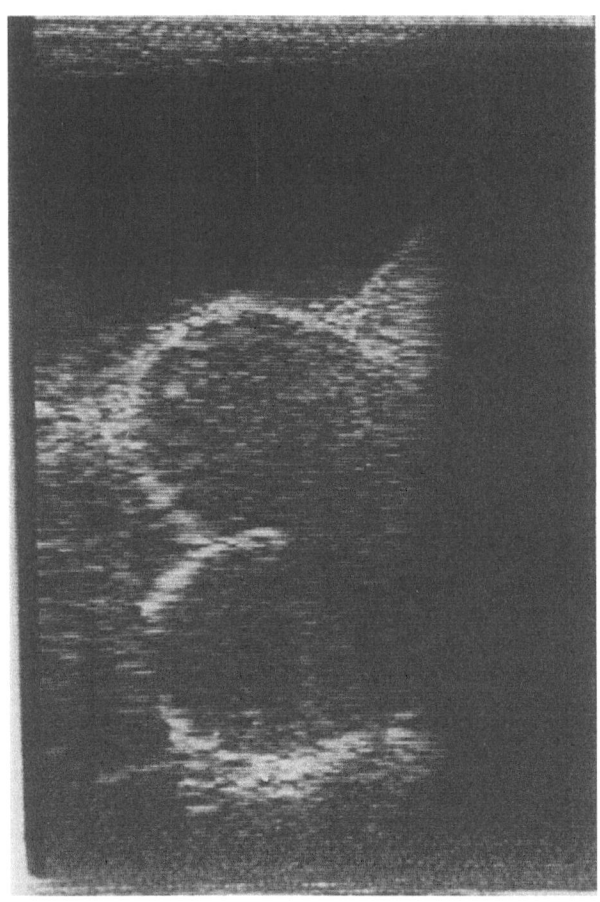

Abb. 1. Bild einer normalen Aortenklappe bei transösophagealer Sonographie mit einem Lineararray. Oben im Bild der linke Vorhof. Darunter bei geschlossenen Klappen „herzförmig" die Aortenwurzel. Links im Bild ist kaudal, rechts kranial

9. Obwohl das verwendete Ultraschallgastroskop nur ein Prototyp ist, traten keine Defekte auf.

10. Neben Herz und Gefäßen lassen sich auch Lymphknoten und Raumforderungen darstellen.

Diskussion

Da unterschiedliche Ultraschalltechniken zu verschiedener Darstellung der untersuchten Organe führen und Lineararrays zur transösophagealen Sonographie von Herz und Gefäßen noch nicht gezielt angewendet wurden [2, 5, 6], haben wir die Untersuchungen durchgeführt, über die wir berichten.

Unsere Ergebnisse stimmen mit denen anderer Autoren [2, 4–7, 9] überein, abgesehen von Differenzen, die von den Unterschieden der verwendeten Geräte herrühren.

So erhält man mit 7 MHz Nennfrequenz und bis zu 30 Bildern pro Sekunde eine sehr gute Auflösung – insbesondere im Nahbereich – jedoch eine begrenzte Scanbreite und Bildtiefe. Das Lineararray erwies sich als sehr robust und zuverlässig. Weiter erzeugt es Schallkeulen, deren Geometrie zwar weniger günstig ist als bei Geräten mit runden Wandlern, jedoch sind sie weniger problematisch als bei elektronischen Sektorscannern.

Schlußfolgerungen

1. Durch die transösophageale Sonographie lassen sich Herz und Mediastinalgefäße beurteilen.

2. Verschiedene transösophageale Sonographiemethoden ergeben z. T. unterschiedliche Ergebnisse. Das kann zu differenzierten Indikationen für die verschiedenen Techniken führen.

3. Die Unterschiede zwischen den verschiedenen Ultraschalltechniken stimulieren zu weiteren Untersuchungen.

Literatur

1. Bönhof JA, Frank K, Gruner HJ, Linhart P (1984) Transösophageale mediastinale Sonographie. In: Lutz H (Hrsg) Ultraschalldiagnostik '83. Thieme, Stuttgart New York (im Druck) – 2. DiMagno EP, Regan PT, Clain JE, James EM, Buxton JL (1982) Human endoscopic ultrasonography. Gastroenterology 83: 824–829 – 3. Frazin L, Talano JV, Stephanides L, Loeb HS, Kopel L, Gunnar RM (1976) Esophageal echocardiography. Circulation 54: 102–108 – 4. Hisanaga K, Hisanaga A, Hibi N, Nishimura K, Kambe T (1980) High speed rotating scanner for transesophageal cross-sectional echocardiography. Am J Cardiol 46: 837–842 – 5. Lutz H, Lux G, Heyder N (1983) Transgastric ultrasonography of the pancreas. Ultrasound Med Biol 9: 503–507 – 6. Natori H, Tamaki S, Izumi S, Joshita Y, Kira S (1983) Clinical application of ultrasound endoscope using linear array transducer for transesophageal ultrasonographic diagnosis of the disease of the mediastinum. In: Lerski RA, Morley P (eds) Ultrasound '82. Pergamon Press, Oxford New York, pp 339–343 – 7. Schlüter M, Langenstein BA, Polster J, Kremer P, Souquet J, Engel S, Hanrath P (1982) Transesophageal cross-sectional echocardiography with a phased array transducer system. Technique and initial clinical results. Br Heart J 48: 67–72 – 8. Side CD, Gosling RG (1971) Non-surgical assessment of cardiac function. Nature 232: 335–336 – 9. Strohm WD, Classen M (1982) Endoskopische Ultraschalltomographie im oberen Gastrointestinaltrakt. Internist 23: 556–564

Pfeiffer, C., Erbel, R., Henkel, B., Meyer, J. (II. Med. Klinik und Poliklinik der Johannes-Gutenberg-Universität Mainz)

Nachweis akuter Endokarditiden und Aortendissektionen durch transösophageale Echokardiographie

Aufgrund der anatomischen Gegebenheiten, wie z. B. Adipositas, Emphysemthorax oder sonstiger Thoraxdeformitäten, ist die Aussagekraft der transthorakalen Echokardiographie bei einigen Patienten limitiert.

Zum Nachweis von entzündlichen Klappenveränderungen oder Dissektionen der Aorta thoracica kann jedoch die von Hanrath et al. [1, 3] entwickelte transösophageale Echokardiographie einen wichtige Beitrag leisten [2, 4].

Patienten und Methodik

103 Patienten im Alter von 18−78 Jahren wurden innerhalb eines halben Jahres bei einer Gesamtpatientenzahl von 2 294 in diesem Zeitraum mit Hilfe der transösophagealen Echokardiographie untersucht. Verwendet wurde dabei ein Ösophagoskop mit einem Schallkopf von 3,5 MHz (elektronischer Sectorscanner Diasonics CV 3400 R, 84^0). Nach Legen eines venösen Zuganges und nach Rachenanästhesie mit Xylocainspray konnte das Ösophaguskop bei 98 von 103 Patienten problemlos eingeführt werden.

Die Untersuchungen wurden nüchtern in Linksseitenlage durchgeführt. Bei einem Patienten allerdings wurde ein passagerer AV-Block III^0 beobachtet. Atropin lag zur Injektion jeweils bereit.

40 Patienten kamen mit dem Verdacht einer akuten Endokarditis, die im transthorakalen Schall nicht oder nicht eindeutig nachgewiesen werden konnte, und 20 Patienten wurden unter der Verdachtsdiagnose Aneurysma der Aorta thoracica untersucht.

Ergebnisse und Diskussion

Bei 16 von 40 Patienten waren entzündliche Klappenvegetationen im transösophagealen Echokardiogramm nachweisbar. Bei sieben Patienten lag eine Mitralklappenendocarditis vor, in vier Fällen bestand gleichzeitig ein Mitralklappenprolaps. Bei drei dieser Patienten waren die Vegetationen transthorakal nicht darstellbar.

Eine Aortenklappendocarditis wurde bei neun Patienten diagnostiziert.

Bei 24 von 40 Patienten konnten Vegetationen ausgeschlossen werden.

Bei acht der 20 Patienten, die mit Verdacht auf ein Aortenaneurysma untersucht wurden, fand sich lediglich eine Ektasie der Aorta thoracica ohne Dissektion.

Vier Patienten hatten ein Aneurysma der Aorta thoracica und weitere vier Patienten ein Aneurysma dissecans, das in zwei Fällen pathologisch-anatomisch gesichert werden konnte. Ein Patient konnte vor und nach der Ruptur eines Aneurysma dissecans Typ III nach De Bakey untersucht werden. Die vergleichenden pathologisch-anatomischen Untersuchungen bei diesem Patienten bestätigten sowohl die Dissektion als auch die Rupturstelle.

Bei drei Patienten, die in der Vergangenheit an einer Aortenisthmusstenose operiert worden waren, gelang der Nachweis einer erneuten Stenose im Aortenisthmusbereich.

Bei sechs Patienten zeigten sich murale Thromben im Bereich der aortalen Wand.

Bei einem von 20 Patienten war die Aorta thoracica unauffällig.

Der Durchmesser der Aorta thoracica lag im Normalkollektiv bei im Mittel 2,1 cm, gemessen 28 cm aboral. Patienten mit einer Ektasie bzw. einem Aneurysma hatten einen Durchmesser von im Mittel 4,3 cm.

Der unmittelbar retrokardial gelegene Schallkopf bei der transösophagealen Echokardiographie ermöglicht eine direkte Anlotung der Herzklappen und somit eine exakte morphologische Analyse der endocarditischen Veränderungen. Durch Drehung des

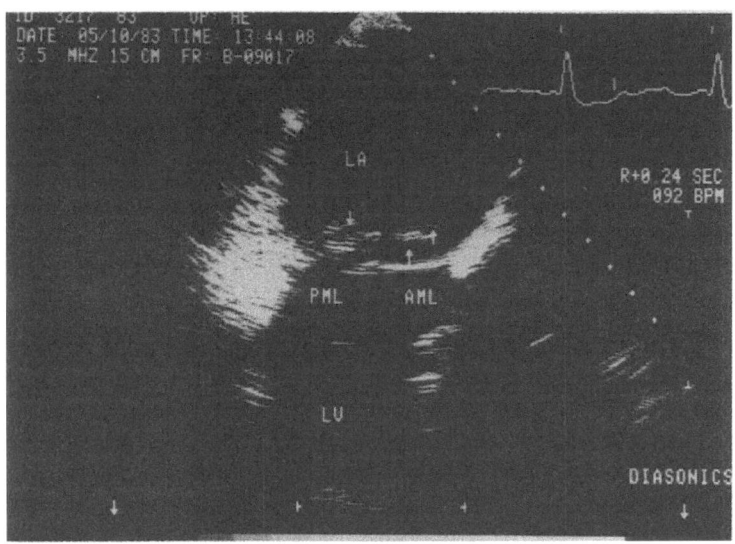

Abb. 1. Transösophageales zweidimensionales Echokardiogramm mit Darstellung des linken Vorhofs (LA), des linken Ventrikels (LV) und des vorderen (AML) und hinteren (PML) Mitralsegels. Die Pfeile (→) markieren Vegetationen der Mitralklappe, die systolisch in den linken Vorhof prolabieren

Echoskopes um 180° läßt sich die Aorta thoracica unterhalb des Aortenbogens genau darstellen und Veränderungen im Sinne einer Ektasie bzw. eines Aneurysma dissecans lassen sich gut darstellen.

Diese nichtinvasive, den Patienten nur wenig belastende und auch ambulant durchzu-führende Untersuchungsmethode erlaubt auch bei transthorakal schwierig zu untersuchenden Patienten eine genaue Darstellung der Herzklappen und verbessert somit die echokardiogra-

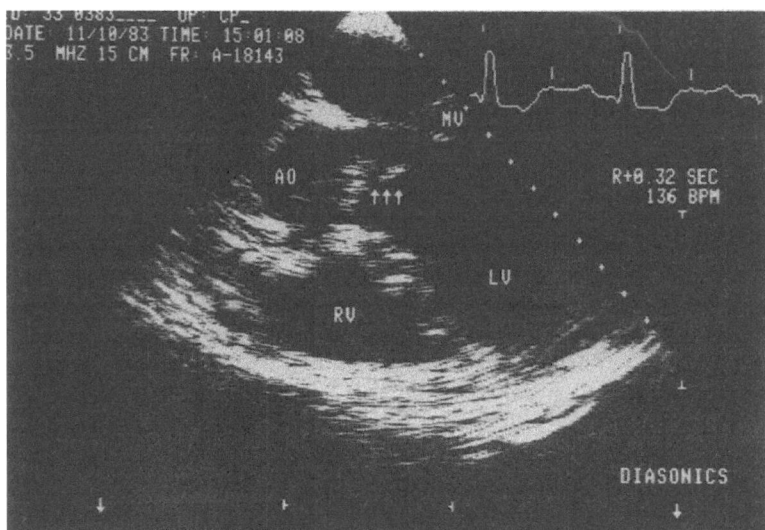

Abb. 2. Transösophageales zweidimensionales Echokardiogramm mit Darstellung der Aorta (Ao), des linken (LV) und des rechten (RV) Ventrikels sowie der Mitralklappe (MV). Im Ausflußtrakt des linken Ventrikels (→) sind ausgedehnte Vegetationen erkennbar

phische Diagnostik bei akuten Endokarditiden sowie Aneurysmata und Dissektionen der Aorta im sonst schwer zugänglichen thorakalen Bereich.

Literatur

1. Hanrath P, Schlüter M, Thier W, Langenstein B, Bleifeld W (1983) In: Meyer J, Schweizer P, Erbel R (eds) Advances in noninvasive cardiology. Martinus Nijhoff, The Hague, p 31 − 2. Matsumoto M, Oka Y, Lin YT, Sonnenblick EH, Frater, RMW (1979) Transesophageal echocardiography. NY State Med 79: 19 − 3. Schlüter M, Thier W, Hinrichs A, Kremer P, Siglow V, Hanrath P (1984) Klinischer Einsatz der transösophagealen Echokardiographie. Dtsch Med Wochenschr 109: 722−727 − 4. Seward JB, Tajik AJ, Di Magno EP (1982) Esophageal phased array sector echocardiography. An anatomical study. In: Hanrath P, Bleifeld W, Souquet J (eds) Cardiovascular diagnosis by ultrasound. Martinus Nijhoff, The Hague, p 270

Eichstädt, H., Gutmann, M., Felix, R., Schmutzler, H. (Abt. Kardiologie und Radiologie am Universitätsklinikum Charlottenburg der FU Berlin)
Schichtszintigraphischer Nachweis einer verbesserten koronaren Mikroperfusion unter intravenöser und oraler Applikation des Kalziumantagonisten Gallopamil

1. Einleitung

Von Fleckenstein wurde erstmals 1964 über Pharmaka berichtet, die die Ca^{2+}-Versorgung des kontraktilen Systems in den Myokardfasern ähnlich wie ein einfacher Ca^{2+}-Entzug dosisabhängig reduzieren können (Fleckenstein 1964). Im Jahre 1967 wurde dann erstmals ein Methoxyderivat, des damals schon lange bekannten Verapamil, physiologisch überprüft, welches die Codebezeichnung D 600 erhielt. Die ersten Experimente (Fleckenstein 1970) ließen erkennen, daß D 600 die Muttersubstanz Verapamil an Ca^{2+}-antagonistischer Wirkungsstärke beträchtlich übertrifft. Später erhielt diese Prüfsubstanz den Generic name Gallopamil. Die Substanz kam dann erstaunlich spät, erst im Jahre 1983, in den Handel.

Der großen Zahl pharmakologischer und physiologischer Untersuchungen stehen bis heute nur sehr wenige klinische Studien zur Wirksamkeit des Gallopamil bei koronarer Herzerkrankung gegenüber. So wurde von Niemelä die Reduktion der belastungsinduzierten ST-Streckensenkung dokumentiert (Niemelä 1982). Hopf fand in seinem Untersuchungsgut eine ähnlich starke Wirkung, im Vergleich zu Nifedipin kam es zu einer deutlichen Frequenzreduktion unter Belastung, was der antianginösen Wirkung weiterhin zugute kam.

Er konnte unter oraler Medikation antianginöse Äquipotenzen von 20 mg Nifedipin, 320 mg Verapamil und 50 mg Gallopamil feststellen (Hopf 1983). Theisen bestätigte in seinen Untersuchungen diese Ergebnisse (Theisen 1983).

Wir untersuchten 36 Patienten mit koronarangiographisch gesicherter koronarer Herzerkrankung ohne vorausgegangene Infarkte mit Hilfe der longitudinalen Emissionscomputertomographie mit Thallium-201 über einen Seven-Pinhole-Collimator, wobei die Speicheraktivitäten in verschiedenen linksventrikulären Perfusionsarealen vor und nach Therapie mit Gallopamil computergestützt ausgewertet wurden. Die überlegene Sensitivität der Tomoszintigraphie gegenüber der planaren Szintigraphie, wie sie üblicherweise durchgeführt wird, wurde inzwischen von vielen Arbeitsgruppen belegt (Vogel 1980; Eichstädt 1980; Rizi 1981; Ritchie 1982; Maffie 1984). Die bei der Messung der Mikroperfusion dokumentierte erhebliche Verbesserung der Speicherintensität muß auf komplexe kardiale und extrakardiale Mechanismen wie Tonusverminderung epikardialer Koronarien, Herabsetzung der Wandspannung, Verminderung des peripheren arteriellen Widerstandes und auch Frequenzsenkung mit Verbesserung der Koronardurchblutung zurückgeführt werden.

2. Material und Methoden

In den nachfolgenden Untersuchungen wurden mehr als 50 Patienten mit koronarangiographisch gesicherter koronarer Herzerkrankung eingeschleust. Aufgrund von Complianceschwierigkeiten und technischen Ausfällen stellten wir aus dem Untersuchungsgut eine Gruppe von 36 Patienten zusammen. Das Alter betrug 53 ± 18 Jahre, neben 35 Männern fand sich eine Frau. Nach koronarangiographischer Darstellung der Koronarstenosen erfolgte zunächst eine therapiefreie Phase mit Ergometrie und Schichtszintigraphie während der Ischämieentwicklung. In einem zweiten Untersuchungsgang wurde die Schichtszintigraphie unter 2×2 mg Gallopamil intravenös wiederholt, wobei die identischen Koronarregionen einer computerisierten Ermittlung der Impulsdichte unterzogen wurden.

Im Anschluß an diese zweite Untersuchung erfolgte eine sechswöchige orale Therapie mit 3×50 mg Gallopamil mit einer abschließenden Schichtszintigraphie unter oraler Medikation. Die computerisiert ermittelten Impulsraten ohne und mit Therapie wurden gegenübergestellt und der abschließenden Statistik unterworfen.

Die Koronarangiographie wurde nach Judkins-Technik in vier Projektionen je Kranzgefäß durchgeführt, die Ventrikulographie in RAO-30°. Die Ergometrie erfolgte, beginnend bei 50 Watt mit Steigerung um jeweils 25 oder 50 Watt, zweiminütlich bis zum Erreichen von Abbruchkriterien. Die anschließende Thalliumschichtszintigraphie wurde mit einer Siemens-Großfeldkamera und angeschlossenem DEC-Rechner durchgeführt, wobei ein vorgeschalteter Seven-Pinhole-Kollimator zur longitudinalen Schichtung benutzt wurde. Nach Applikation von 1,5 mCi Thalliumchlorid wurde eine Aufnahmedauer von 550 s definiert, während der normalerweise eine Akkumulation von $2 \times 375\,000$ Impulsen im Kollimatorgesichtsfeld erreicht wurde. Dabei wurde die Aufnahmeprojektion LAO 45° mit 15° kranialer Neigung gewählt, die Auswertung erfolgte über einen negativ reziproken Algorithmus.

Die so erhaltenen absolut hintergrundfreien Ventrikelschichten wurden stets auf Höhe der Ventrikelschicht mit der größten Ischämieausdehnung einem zirkumferenziellen Impulsratenmapping unterworfen, wobei intraindividuell bei jedem Patienten während der drei unterschiedlichen Szintigraphien die gleiche Schichttiefe ausgewertet wurde.

3. Ergebnisse

Vor der Therapie betrug die durchschnittliche Belastbarkeit der 36 Patienten 75 ± 25 Watt, die ST-Streckensenkung lag bei 0,21 mV. Bei vier Angina pectoris-Anfällen pro Tag wurden durchschnittlich 3,5 Nitrokapseln pro Tag verbraucht. Unter intravenöser Gallopamiltherapie nahm die ST-Streckensenkung auf 0,1 mV ab, was auch unter oraler Therapie konstant blieb. Gleichzeitig stieg die Belastbarkeit von 75 Watt auf 110 Watt an. Keiner der Patienten gab bei Belastungsabbruch noch Angina pectoris an.

Bei der computergestützten Berechnung der Impulsdichte im ischämischen linksventrikulären Segment zeigte sich eine erhebliche Reduktion der Impulsdichte auf $\bar{x} = 268 \pm 46$ Impulse pro Matrixpunkt, während die gesunden Segmente der hier untersuchten Patienten durchschnittlich $\bar{x} = 532 \pm 36$ Impulse pro Matrixpunkt aufwiesen. Die Impulsdichte bei einer Kontrollgruppe aus gesunden Probanden lag bei $\bar{x} = 596$ Impulsen pro Matrixpunkt.

Vor der Wiederholungsuntersuchung wurden 2×2 mg Gallopamil intravenös injiziert, unter Belastung stieg die Impulsdichte im vorher ischämischen Areal deutlich auf $\bar{x} = 396 \pm 46$ Cts/Mtx, nach weiterer sechswöchiger oraler Therapie kam es zu einer zusätzlichen Anhebung des Impulsniveaus mit weiterer Homogenisierung der gesamten linksventrikulären Schicht,

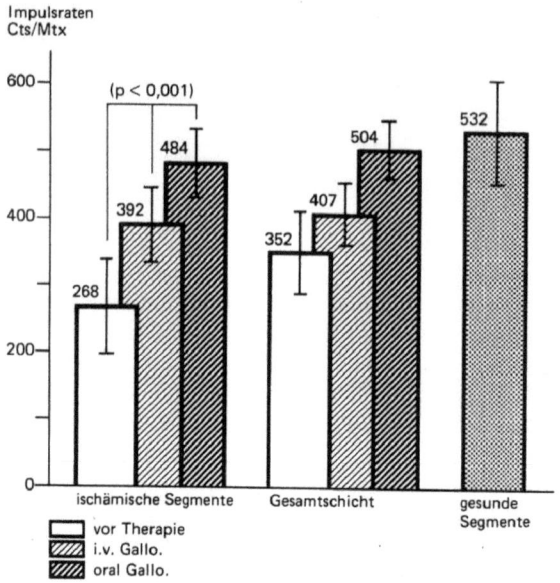

Abb. 1. Durchschnittliche Impulsraten bei Koronarpatienten vor und nach Therapie mit Gallopamil. Isolierte Betrachtung des ischämischen Segmentes links, gesamter linker Ventrikel Mitte, gesunde Vergleichswerte rechts

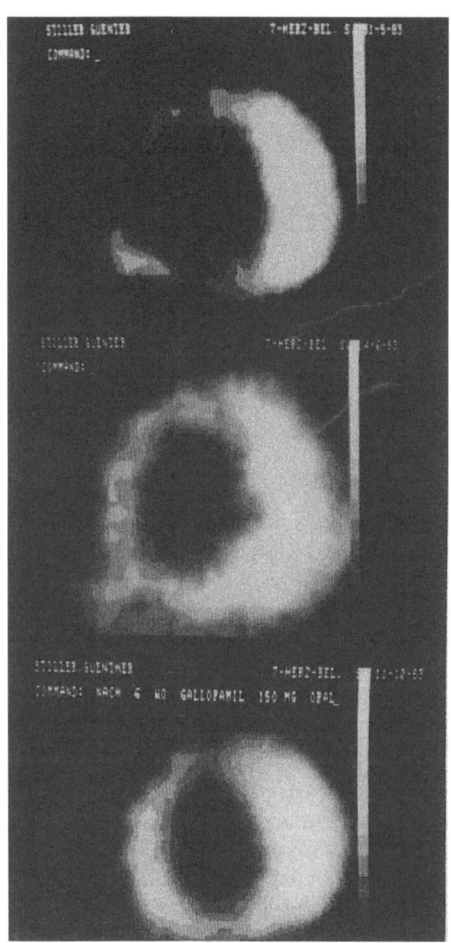

Abb. 2. Massive Impulsverminderung septal und inferior bei unbehandelter koronarer Zweigefäßerkrankung (oben). Erhebliche Speicherverbesserung unter intravenöser Gallopamil-Therapie (Mitte) und weitere Zunahme der Impulsdichte nach oraler Langzeitmedikation (unten)

wobei die Impulse auf 484 ± 52 Cts/Mtx anstiegen. Die Unterschiede während der einzelnen Untersuchungszeiträume sind statistisch hochsignifikant ($p < 0,001$).

Der Anstieg des Impulsniveaus unter Therapie geht aus Abb. 1 deutlich hervor.

Zusammenfassend werden diese erheblichen Veränderungen der Impulsdichte in der myokardialen Schichtszintigraphie unter Gallopamiltherapie komplexen kardialen und extrakardialen Mechanismen zugeschrieben:

Erstens muß eine Tonusverminderung strukturell noch gesunder Teile epikardialer Koronarien sowie von Kollateralen und Anastomosen angenommen werden. Weiterhin kommt es zu einer Verminderung des peripheren arteriellen Widerstandes und auch des Preload, womit indirekt eine Verbesserung der Mikrozirkulation in den subendokardialen Regionen erreicht werden könnte.

Während diese vaskulären Veränderungen wohl mehr bei der akuten intravenösen Applikation zum Tragen kommen, muß auch eine direkte myokardiale Komponente mit Herabsetzung der myokardialen Wandspannung, möglicherweise deutlicher unter Langzeittherapie angenommen werden. Ebenfalls unter Langzeittherapie kommt es aufgrund zusätzlicher frequenzsenkender Wirkung mit Verlängerung der Diastolendauer zu einer weiteren Verbesserung der Koronardurchblutung. Diese Faktoren könnten die durchweg höheren Impulsraten unter oraler Langzeitmedikation mit erklären. Insgesamt scheint uns eine hochsignifikante Verbesserung der koronaren Mikroperfusion unter dem Kalziumantagonisten Gallopamil mit Hilfe der Schichtszintigraphie exakt beweisbar zu sein.

Literatur

Eichstädt H, Rutsch W, Botsch H, Felix R, Schmutzler H (1980) Kontrolle der koronarselektiven Streptokinasetherapie im akuten Infarktstadium durch myokardiale Schichtszintigraphie. Z Kardiol 69: 711 − Fleckenstein A (1964) Die Bedeutung der energiereichen Phosphate für Kontraktilität und Tonus des Myokards. Verh Dtsch Ges Inn Med 70: 81 − Fleckenstein B (1970) Selektive Zügelung der Myokard-Kontraktilität durch Ca^{2+}-antagonistische Hemmstoffe der elektromechanischen Koppelung. Med. Dissertation, Universität Freiburg − Hopf R, Drews H, Kaltenbach M (1983) Die antianginöse Wirkung von Gallopamil im Vergleich zu Nifedipin. In: Kaltenbach M, Hopf R (Hrsg) Gallopamil, pharmakologisches und klinisches Wirkungsprofil eines Kalziumantagonisten. Springer, Berlin Heidelberg New York Tokyo, S 126 − Massie B, Wisneski J, Hollenberg M, Gertz E, Henderson S (1984) Quantitative analysis of seven-pinhole tomographic thallium-201 scintigrams: improved sensitivity and estimation of the extent of coronary involvement by evaluation of radiotracer uptake and clearance. JACC 3: 1178 − Niemelä L, Mitrovic V, Neuss H, Schlepper M (1982) Zur antianginösen Wirkung des Kalziumantagonisten Gallopamil. Herz/Kreislauf 14: 611 − Ritchie JL, Williams DL, Harp G, Stratton JL, Caldwell JH (1982) Transaxial tomography with thallium-201 for detecting remote myocardial infarction. Am J Cardiol 50: 1236 − Rizi HR, Kline RC, Thrall JH (1981) Thallium-201 myocardial scintigraphy: a critical comparison of seven-pinhole tomography and conventional planar imaging. J Nucl Med 22: 493 − Theisen F, Jahrmärker H (1983) Wirkung von Gallopamil (D 600) auf das Belastungs-EKG bei koronarer Herzerkrankung. In: Kaltenbach M, Hopf R (Hrsg) Gallopamil, pharmakologisches und klinisches Wirkungsprofil eines Kalziumantagonisten. Springer, Berlin Heidelberg New York Tokyo, S 120 − Vogel R, Alderson D, Berman D (1980) A multicenter comparison of standard and seven-pinhole tomographic Tl-201 scintigraphy. Circulation 62: III−9

Schofer, J., Stritzke, P., Becher, H., Mathey, D. G. (Hamburg)
Szintigraphischer Nachweis einer größeren Ischämietoleranz des rechtsventrikulären gegenüber dem linksventrikulären Myokard

Manuskript nicht eingegangen

Schofer, J., Krebber, H. J., Spielmann, R. P., Mathey, D. G. (Hamburg)
Intrakoronare Myokardszintigraphie als Entscheidungsgrundlage für eine frühzeitige postthrombolytische aortokoronare Bypass-Operation

Manuskript nicht eingegangen

Heuser, L., Niehues, B., Eckert, H. G. (Köln)
Beitrag der Computertomographie zur Diagnostik kongenitaler Fehlbildungen des Herzens und der großen mediastinalen Gefäße

Manuskript nicht eingegangen

Drexler, H. (Innere Medizin III, Univ.-Klinik, Freiburg/Brsg.), Truog, A. G. (Div. of Cardiology, Penn State University, Hershey, USA), Just, H. (Innere Medizin III, Univ.-Klinik, Freiburg/Brsg.), Zelis, R. (Div. of Cardiology, Penn State University, Hershey, USA)
Die Beeinflussung der Organperfusion durch Kalziumblocker und Converting-Enzyminhibitor bei experimenteller Herzinsuffizienz

Einleitung

Die Therapie der chronischen Herzinsuffizienz hat sich als wirksames Prinzip erwiesen (Packer 1983). Je nach Angriffspunkt des Vasodilatators − venös oder arteriell − kann der linksventrikuläre Füllungsdruck gesenkt oder das Herzminutenvolumen gesteigert werden (Massie et al 1979). Unklar ist jedoch, ob die Steigerung des Herzminutenvolumens identisch ist mit einer Verbesserung der regionalen Organdurchblutung (Riecker 1983). Zur Untersuchung der Frage, inwieweit verschiedene Mechanismen der Vasodilatation (z. B. Kalziumblockade, Converting-Enzyminhibition) die periphere Blutverteilung bei Herzinsuffizienz zu modifizieren vermögen, wurde die regionale Organdurchblutung vor und nach i.v. Gabe von Diltiazem und Captopril mittels Mikrospherentechnik an Ratten mit großem Herzinfarkt und Insuffizienz bestimmt.

Methodik

Männliche Sprague-Dawley-Ratten (340 ± 10 g) wurden mit Chloralhydrate narkotisiert (0,3 g/kg Körpergewicht). Nach Tracheotomie wurden die Versuchstiere respiratorbeatmet, thorakotomiert mit Unterbindung der linken Kranzarterie. Nach einer sechswöchigen Erholungsphase wurden die Tiere mit Halothan anästhesiert (1−2% in Sauerstoff) und Polyäthylenmikrokatheter in den linken Herzventrikel, die Schwanzarterie und die rechte V. jugularis plaziert. Die Erholungsphase nach der Halothannarkose betrug mindestens 3 Std. Nach dieser Zeitspanne liegen bei der Ratte nach Halothannarkose wieder stabile Kreislaufbedingungen vor (Toggart et al 1982).

Am Ende des Versuchs wurden die Tiere durch Injektion eines Pentobarbitrats in den linken Herzventrikel getötet und seziert. Die Radioaktivität der Organ- und Gewebsproben wurden in einem Gamma-Counter gemessen und daraus die Organdurchblutung mittels DEC PDP 11/10-Computer berechnet. Durch Morphometrie wurde histologisch die Infarktgröße bestimmt (Fishbein et al. 1978); diese betrug 39% des linken Ventrikels (Verhältnis von infarziertem zum Gesamtumfang des linken Ventrikels).

Protokoll

Den Versuchstieren wurde i.v. entweder Diltiazem, Captopril (1 mg/kg Körpergewicht) oder 0,9% Kochsalzlösung verabreicht. Nach Messung der Hämodynamik wurden radioaktive Mikrospheren (Durchmesser: 15 ± 5 µm) zur Bestimmung des regionalen Blutflusses sowie des Herzzeitvolumens unter Ruhebedingungen injiziert (Flaim et al. 1981; Heymann 1977). Es erfolgte eine submaximale Laufbandbelastung (15–20 m/min) mit Bestimmung der Hämodynamik und Injektion der Mikrospheren während der letzten Minute der Belastung.

Waren die Ausgangswerte der Hämodynamik wieder erreicht (frühestens nach 3 Std), wurde das Protokoll mit 0,9% Kochsalzlösung oder der Substanz (je nach 1. Sequenz) wiederholt.

Ergebnisse

1. Captopril und Diltiazem bewirken eine vergleichbare, signifikante Steigerung der koronaren, linksventrikulären Perfusion in Ruhe, nur Diltiazem steigert die koronare Perfusion unter Belastung, allerdings weniger stark ausgeprägt als unter Ruhebedingungen.
2. Captopril steigert den renalen Blutfluß in Ruhe um ca. 50%, was eine Normalisierung der renalen Perfusion bei herzinsuffizienten Ratten im Vergleich zu Kontrolltieren bedeutet. Diltiazem verbessert die Nierendurchblutung signifikant; im Vergleich zu Captopril ist der Effekt weniger stark ausgeprägt. Die Wirkung beider Substanzen ist unter Belastung stark abgeschwächt (belastungsinduzierte, adrenerge Vasokonstriktion).

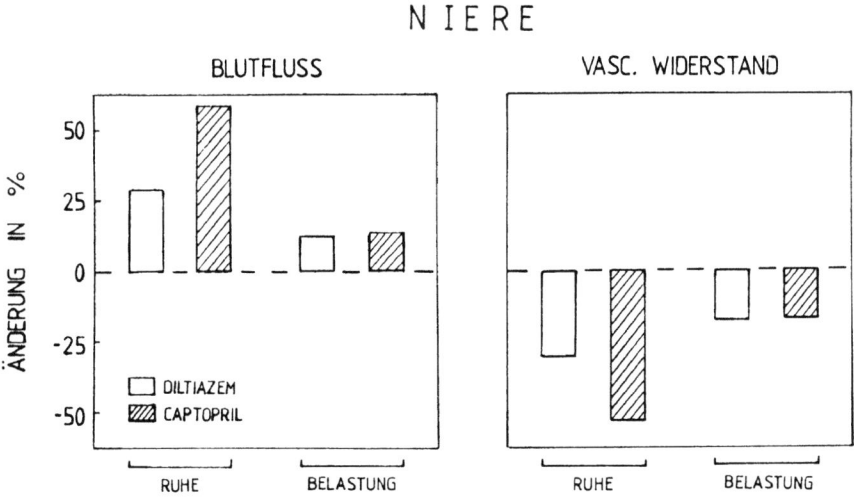

Abb. 1

SKELETTMUSKEL

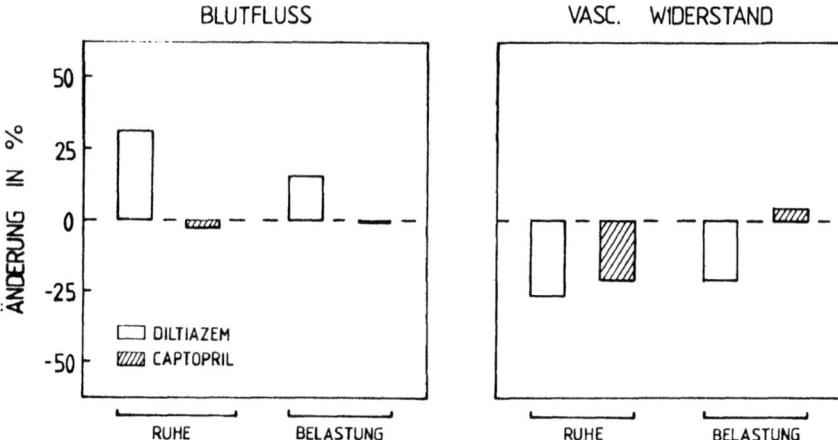

Abb. 2

3. Diltiazem verbessert die Perfusion der Skelettmuskulatur in Ruhe und unter Belastung, während Captopril hier keinen signifikanten Effekt zeigt.
4. Diltiazem steigert die Perfusion von Splanchnikusgebiet und Haut in Ruhe und unter Belastung. Captopril verbessert nur unter Ruhebedingungen die Splanchnikusperfusion signifikant, unter Belastung ist die kutane Vasokonstriktion unter Captopril eher erhöht.

Schlußfolgerungen

1. Kalziumblocker und Converting-Enzyminhibition beeinflussen die periphere Organperfusion bei experimenteller Herzinsuffizienz regional unterschiedlich.
2. Diltiazem reduziert die bei Herzinsuffizienz bestehende Vasokonstriktion in Splanchnikusgebiet, Niere und Haut und erhöht die Durchblutung der Skelettmuskulatur.
3. Captopril steigert in erster Linie die Nierendurchblutung, weniger die koronare und gastrointestinale Perfusion in Ruhe. Unter Belastung wird die regionale Organperfusion durch Captopril nur wenig beeinflußt.

Literatur

Flaim SF, Weitzel RL, Zelis R (1981) Mechanism of action of nitroglycerin during exercise in a rat model of heart failure. Circ Res 49: 458–468 – Fishbein MC, Maclean D, Maroko PR (1978) Experimental myocardial infarction in the rat. Am J Pathol 90: 57–70 – Heymann MA, Payne BD, Hoffmann JIE, Rudolph AM (1977) Blood flow measurements with radionuclide-labeled particles. Prog Cardiovasc Res 20: 55–79 – Massie BM, Chatterjee K, Parmley WW (1979) Vasodilator therapy for acute and chronic heart failure. In: Yu PN, Goodwin JF (eds) Progress in cardiology, vol 8. Lea & Febiger, Philadelphia, p 197 – Packer M (1983) Vasodilator and inotropic therapy for severe chronic heart failure: passion and skepticism. J Am Coll Cardiol 2: 841–852 – Riecker G (1983) Langzeittherapie der chronischen Herzinsuffizienz. Münch Med Wochenschr 125: 607–609 – Toggart EJ, Drexler H, Flaim SF, Pernikoff B (1982) Recovering from halothane anesthesia in the rat is complete at three hours (abstr). Clin Res 30: 679A

Kromer, E. P., Riegger, A. J. G., Liebau, G. (Med. Univ.-Klinik Würzburg)
Enalapril bei Herzinsuffizienz

Einleitung

Bei chronischer Herzinsuffizienz kann ein erhöhter Vasokonstriktortonus auch als Folge einer Aktivierung des Renin-Angiotensinsystems zu einer weiteren Verschlechterung der Herzleistung führen. Unter diesem pathophysiologischen Aspekt wurde der Converting-Enzyminhibitor Captopril in die Behandlung der Herzinsuffizienz eingeführt. Bei insgesamt guten Ergebnissen limitierten Nebenwirkungen, insbesondere erhebliche Blutdruckabfälle, die Einsatzmöglichkeit.

Mit Enalapril oder MK-421 steht ein neuer, oral verfügbarer Converting-Enzyminhibitor zur Verfügung. Er ist in seiner chemischen Struktur dem Captopril verwandt, weist jedoch eine längere Wirkdauer und eine größere äquimolare Potenz auf. Aus den bisher durchgeführten Pilotstudien zeichnete sich ab, daß nur in Einzelfällen mit dem Auftreten von leichten Nebenwirkungen zu rechnen ist.

Fragestellung

Das Ziel unserer Studie war, bei Patienten mit chronischer Herzinsuffizienz den klinischen Effekt von Enalapril zu prüfen. Dabei dienten als Beurteilungskriterien neben klinischen Parametern und der Echokardiographie insbesondere die Spiroergometrie, da sich in früheren Studien die Beurteilung anhand von Untersuchungen in Ruhe als subjektiv erwies.

Weiterhin sollte auf das Auftreten von Nebenwirkungen geachtet werden.

Methoden

20 ambulante Patienten (drei Frauen und 17 Männer; Durchschnittsalter 50 Jahre) mit chronischer Herzinsuffizienz unterschiedlicher Ätiologie (koronare Herzkrankheit: $n = 5$, Herzklappenfehler: $n = 5$, dilatative Kardiomyopathie: $n = 10$) wurden nach einer einmonatigen Basismedikation mit Digitalis und einem Diuretikum mit Enalapril $2 \times 5-10$ mg ($n = 10$) oder Plazebo $2 \times 1-2$ Tabletten ($n = 10$) behandelt. Vor und 12 Wochen nach Beginn der Therapie wurde die Patienten einer spiroergometrischen Laufbandbelastung nach einem modifizierten Naugthon-Protokoll [1] unterzogen. Dabei wurde die Belastungstoleranz und die maximale Sauerstoffaufnahme bestimmt. Der linksventrikuläre enddiastolische Durchmesser wurde echokardiographisch bestimmt. Die Bestimmung der Serum-Angiotensin-I-Converting-Enzymaktivität und der Plasmanoradrenalinkonzentration erfolgte radioenzymatisch.

Ergebnisse

In der Verumgruppe verstarb ein Patient an den Folgen eines Reinfarktes, zwei weitere brachen die Medikamenteneinnahme im klinischen Wohlbefinden ab, ohne daß Nebenwirkungen die Ursache waren.

In der Plazebogruppe starb ein Patient in der kongestiven biventrikulären Herzinsuffizienz, und ein Patient brach die Medikamenteneinnahme wegen Hodenschmerzen ab. Ein Patient mußte wegen einer neu aufgetretenen Belastungsangina aus der Studie genommen werden. Ein weiterer Patient erlitt eine schwere Epistaxis wegen einer Phenprocoumonüberdosierung; sie war Folge einer unzuverlässigen Medikamenteneinnahme, weshalb der Patient ebenfalls aus der Studie genommen werden mußte.

Die einzelnen Ergebnisse sind in Tabelle 1 dargestellt.

Tabelle 1. Mittelwerte ± SE der untersuchten Parameter. Statistische Berechnungen für Veränderungen innerhalb der Gruppen erfolgten mittels des gepaarten t-Tests

Untersuchungsparameter	Dimension	Enalapril ($n = 7$)		Plazebo ($n = 6$)	
		Woche 0	Woche 12	Woche 0	Woche 12
Belastungstoleranz	s	1 079 ± 102	1 292 ± 97[a]	845 ± 102	852 ± 91
Sauerstoffaufnahme bei maximaler Belastung	$\dfrac{\text{ml } O_2}{\text{min} \times \text{kg}}$	29 ± 3	34 ± 7[b]	25 ± 3	21 ± 2[e]
Linksventrikulärer enddiastolischer Diameter	mm	68 ± 2	63 ± 2[c]	70 ± 4	70 ± 4
Arterieller Mitteldruck in Ruhe	mm Hg	90 ± 3	84 ± 3	99 ± 3	93 ± 4
Arterieller Mitteldruck bei Belastung	mm Hg	113 ± 5	105 ± 4	113 ± 5	111 ± 5
Serum-Angiotensin-I-Converting-Enzymaktivität	IU/ml	93 ± 10	0,3 ± 0,2[d]	100 ± 16	84 ± 5
Plasma-Noradrenalinkonzentration	pg/ml	438 ± 48	374 ± 52	395 ± 48	355 ± 48

[a] $p < 0,0025$
[b] $p < 0,025$
[c] $p < 0,05$
[d] $p < 0,0005$
[e] $p < 0,01$

Diskussion

Die Behandlung mit Enalapril führte in der genannten Dosierung zu einer nahezu vollständigen Blockade der Serum-Angiotensin-I-Converting-Enzymaktivität. Sie wurde von allen Patienten gut und ohne Auftreten von Nebenwirkungen toleriert, insbesondere kam es in keinem Fall zum Auftreten von hypotonen Kreislaufreaktionen.

Die erhöhte Plasmanoradrenalinkonzentration fiel unter der Behandlung geringfügig ab und änderte sich individuell mit der hämodynamischen Wirkung von Enalapril. Bei kleiner Fallzahl und heterogenem Patientengut ließ sich dabei allerdings keine signifikante Korrelation zu anderen Untersuchungsparametern herstellen.

Die bedeutsamste Wirkung von Enalapril bestand in der deutlichen Verbesserung der körperlichen Leistungsfähigkeit mit signifikanter Zunahme der Belastungstoleranz und der maximalen Sauerstoffaufnahme. Echokardiographisch konnte auch eine signifikante Verkleinerung des linksventrikulären Volumens nachgewiesen werden. Diese Veränderungen dürften Ausdruck der Nachlastsenkung durch die Converting-Enzymblockade und der dadurch verminderten Angiotensin-II-Generation sein.

Unsere Untersuchungen belegen die gute Wirksamkeit von Enalapril bei der Behandlung der Herzinsuffizienz, wobei die subjektive klinische Besserung ihren Ausdruck in der objektiv gesteigerten Belastungstoleranz und maximalen Sauerstoffaufnahme findet.

Literatur

1. Naughton JP, Haider R (1973) Methods of exercise testing. In: Naughton JP, Hellerstein HK, Mohler IC (eds): Exercise testing and exercise training in coronary artery disease. Academic Press, New York, pp 79–91

Saborowski, F., Nachtsheim, P. (Med. Klinik Köln-Holweide, Köln), Griebenow, R. (Med. Univ.-Klinik II, Köln)

Periphere Hämodynamik und Skelettmuskelstoffwechsel vor und nach Gabe von Amrinon bei Patienten mit koronarer Herzkrankheit

Amrinon ist ein Bipyridinabkömmling und gehört zu den neuen positiv inotropen Substanzen. Seine Wirkung setzt direkt als Phosphodiesterasehemmer an der Herzmuskelfaser an, zusätzlich ist ein vasodilatatorischer Effekt nachweisbar [1, 2, 5]. Die ersten klinischen Erfahrungen mit Amrinon bei Patienten mit schwerer Herzinsuffizienz liegen inzwischen vor [3, 4, 6, 7]. Da bisher keine Befunde über die periphere Hämodynamik und den Muskelstoffwechsel unter dem Einfluß von Amrinon vorliegen, wurde dieser Frage nachgegangen.

Material und Methoden

Bei zwölf gesunden Kontrollpersonen (mittleres Alter 24,6 Jahre, 5 weiblich und 7 männlich) und bei zwölf Patienten mit koronarer Herzkrankheit (mittleres Alter 51,1 Jahre, 1 weiblich und 11 männlich) wurde jeweils morgens nüchtern in liegender Position vor und 10 min nach Gabe von Amrinon (1,5 mg/kg Körpergewicht i.v.) die periphere Hämodynamik und der Muskelstoffwechsel gemessen. Die Messung der peripheren Durchblutung erfolgte venenverschlußplethysmographisch, die Messung des Blutdrucks unblutig mit der Arteriosonde. Die Herzfrequenz wurde mit der Stoppuhr bestimmt. Die Bestimmung von Glucose, Laktat und Pyruvat erfolgte enzymatisch, von Noradrenalin und Adrenalin radioenzymatisch. Die Messung von pH, pCO_2 und pO_2 erfolgte mit entsprechenden Spezialelektroden. Die Belastung erfolgte mit einem Handergometer (50% der maximalen isometrischen Kontraktionskraft über 3 min). Für die statistische Auswertung wurde der gepaarte t-Test eingesetzt.

Ergebnisse und Diskussion

In Tabelle 1 sind die hämodynamischen und metabolischen Daten von zwölf Kontrollpersonen in Ruhe und nach isometrischer Belastung vor und nach Applikation von Amrinon dargestellt. Die mittlere Durchblutung nimmt nach Gabe von Amrinon in Ruhe von 3,0 auf 4,4 und unter Belastung von 11,7 auf 14,8 ml/100 g · min signifikant zu, während der mittlere arterielle Blutdruck keine gerichteten Veränderungen zeigt. Als Ausdruck der vasodilatatorischen Wirkung von Amrinon sank der mittlere lokale periphere Widerstand in Ruhe von 38,7 auf 23,6 und unter Belastung von 11,9 auf 8,5 E signifikant ab. Diese Befunde stützen die von Bayliss et al. (1983) und Saborowski et al. (1984) vorgelegten Befunde, wonach Amrinon Eigenschaften eines arteriolären Vasodilatators hat. Auf die Stoffwechselgrößen Glucose, Laktat und Pyruvat konnte weder in Ruhe noch nach Belastung ein Effekt von Amrinon nachgewiesen werden. Der mittlere CO_2-Druck fiel in Ruhe nach Gabe von Amrinon von 45,7 auf 43,3 mm Hg ab, während unter Belastung keine signifikante Änderung nachweisbar war. Der mittlere pH-Wert stieg in Ruhe nach Gabe von Amrinon von 7,353 auf 7,369 signifikant an, während unter Belastung keine signifikante Änderung gemessen werden konnte. Bei den Katecholaminen stieg lediglich die Adrenalinkonzentration von im Mittel 137 auf 164 pg/ml signifikant an. Unter Belastungsbedingungen waren keine signifikanten Änderungen nachweisbar.

In Tabelle 2 sind die hämodynamischen und metabolischen Daten der zwölf Patienten mit koronarer Herzkrankheit in Ruhe und nach Belastung vor und nach Applikation von Amrinon dargestellt. Die mittlere Durchblutung am Unterarm steigt nach Gabe von Amrinon in Ruhe von 2,7 auf 4,3 und unter Belastung von 11,9 auf 15,6 ml/100 g · min signifikant an. Der arterielle Mitteldruck zeigt weder in Ruhe noch unter Belastung signifikante Änderungen.

Tabelle 1. Daten von zwölf Kontrollpersonen in Ruhe und nach Belastung vor und nach Applikation von 1,5 mg/kg KG Amrinon i.v. (Mittelwerte und Standardabweichungen)

Parameter	Ruhe			Belastung		
	vor Amrinon	nach Amrinon	Signifikanz	vor Amrinon	nach Amrinon	Signifikanz
VTUA (ml/100 g · min)	3,0 ± 1,3	4,4 ± 1,4	**	11,7 ± 4,9	14,8 ± 4,2	*
RR systolisch (mm Hg)	121,0 ± 9,7	120,7 ± 9,9	n.s.	147,9 ± 9,9	148,7 ± 9,7	n.s.
$\underline{RR}$ diastolisch (mm Hg)	72,4 ± 6,5	72,1 ± 8,5	n.s.	98,2 ± 12,5	91,8 ± 17,3	n.s.
$\overline{RR}$ (mm Hg)	93,3 ± 6,1	91,3 ± 8,5	n.s.	119,6 ± 7,7	116,3 ± 12,0	n.s.
R Unterarm (E)	38,7 ± 20,4	23,6 ± 9,0	*	11,9 ± 4,7	8,5 ± 2,7	*
Herzfrequenz (S/min)	64,5 ± 8,8	69,7 ± 8,0	**	80,3 ± 11,4	83,7 ± 10,9	n.s.
Glucose (mg/dl)	85,6 ± 6,2	88,1 ± 9,4	n.s.	88,9 ± 4,9	90,7 ± 9,8	n.s.
Laktat (mg/dl)	9,7 ± 2,5	10,0 ± 2,1	n.s.	25,7 ± 6,1	26,7 ± 8,8	n.s.
Pyruvat (mg/dl)	0,485 ± 0,092	0,494 ± 0,098	n.s.	0,741 ± 0,083	0,752 ± 0,067	n.s.
Laktat/Pyruvat	20,1 ± 3,6	20,6 ± 4,0	n.s.	35,3 ± 10,4	35,4 ± 11,1	n.s.
pO_2 (mm Hg)	41,8 ± 7,9	46,1 ± 12,8	n.s.	34,6 ± 6,1	36,8 ± 7,0	n.s.
pCO_2 (mm Hg)	45,7 ± 4,0	43,3 ± 3,0	*	72,6 ± 13,2	66,2 ± 12,3	n.s.
pH	7,353 ± 0,028	7,369 ± 0,023	*	7,203 ± 0,057	7,231 ± 0,055	n.s.
Noradrenalin (pg/ml)	506 ± 119	588 ± 253	n.s.	629 ± 154	719 ± 312	n.s.
Adrenalin (pg/ml)	137 ± 30	164 ± 42	**	204 ± 44	215 ± 61	n.s.

VTUA = Unterarmdurchblutung, R Unterarm = lokaler Widerstand im Unterarm (E = mm Hg · 100 g · min/ml)
* $p = 0,05$; ** $p = 0,01$; n.s. = nicht signifikant

Tabelle 2. Daten von zwölf Patienten in Ruhe und nach Belastung vor und nach Applikation von 1,5 mg/kg KG Amrinon i.v. (Mittelwerte und Standardabweichungen)

Parameter	Ruhe			Belastung		
	vor Amrinon	nach Amrinon	Signifikanz	vor Amrinon	nach Amrinon	Signifikanz
VTUA (ml/100 · min)	2,7 ± 1,9	4,3 ± 2,7	**	11,9 ± 4,6	15,6 ± 5,2	***
RR systolisch (mm Hg)	129,2 ± 19,1	132,9 ± 28,3	n.s.	162,3 ± 34,2	161,3 ± 38,6	n.s.
RR diastolisch (mm Hg)	82,3 ± 11,5	80,8 ± 12,3	n.s.	102,8 ± 16,0	93,4 ± 20,8	**
$\overline{RR}$ (mm Hg)	102,5 ± 13,3	103,2 ± 18,3	n.s.	128,4 ± 23,1	122,6 ± 26,6	n.s.
R Unterarm (E)	48,8 ± 23,0	29,1 ± 11,9	***	13,3 ± 8,0	9,3 ± 5,9	*
Herzfrequenz (S/min)	66,8 ± 6,5	69,3 ± 10,3	n.s.	79,0 ± 12,3	85,7 ± 14	**
Glucose (mg/dl)	86,9 ± 12,8	87,3 ± 9,3	n.s.	87,9 ± 12,0	89,5 ± 9,1	n.s.
Laktat (mg/dl)	9,6 ± 2,1	10,3 ± 2,0	**	26,3 ± 13,4	24,8 ± 7,1	n.s.
Pyruvat (mg/dl)	0,482 ± 0,091	0,478 ± 0,080	n.s.	0,767 ± 0,178	0,760 ± 0,115	n.s.
Laktat/Pyruvat	20,6 ± 3,5	22,6 ± 4,8	n.s.	35,1 ± 10,1	32,4 ± 7,0	n.s.
pO_2 (mm Hg)	42,8 ± 12,2	43,6 ± 8,3	**	35,2 ± 6,0	38,3 ± 4,6	n.s.
pCO_2 (mm Hg)	41,5 ± 5,0	39,2 ± 4,1	n.s.	59,7 ± 9,4	56,1 ± 9,7	n.s.
pH	7,383 ± 0,037	7,394 ± 0,032	*	7,249 ± 0,059	7,269 ± 0,061	n.s.
Noradrenalin (pg/ml)	473 ± 180	584 ± 219	n.s.	664 ± 288	764 ± 233	n.s.
Adrenalin (pg/ml)	154 ± 44	163 ± 77		195 ± 62	202 ± 71	n.s.

VTUA = Unterarmdurchblutung, R Unterarm = lokaler Widerstand im Unterarm (E = mm Hg · 100 g · min/ml)
* p = 0,05; ** p = 0,01; *** p = 0,001; n.s. = nicht signifikant

Ebenso wie bei den Kontrollpersonen fällt der mittlere lokale Widerstand signifikant in Ruhe und unter Belastung nach Gabe von Amrinon ab. Die Herzfrequenz zeigt nur unter Belastung eine signifikante Änderung, die mittlere Herzfrequenz steigt von 79,0 auf 85,7 Schläge/min an. Bei den Stoffwechselparametern kommt es lediglich unter Ruhebedingungen nach Gabe von Amrinon zu einem signifikanten Anstieg der mittleren Laktatkonzentration von 9,6 auf 10,3 mg/dl. Bei den Blutgasen fällt der mittlere CO_2-Druck nach Medikamentengabe von 41,5 auf 39,2 mm Hg ab. Bei den Katecholaminen kommt es lediglich unter Ruhebedingungen zu einem signifikanten Anstieg der mittleren Noradrenalinkonzentration von 473 auf 584 pg/ml. Die bei den Patienten mit koronarer Herzkrankheit erhobenen Befunde zeigen keinen wesentlichen Unterschied in bezug auf das Wirkungsprofil der hämodynamischen und metabolischen Parameter nach Gabe von Amrinon. Der vasodilatatorische Effekt kann in beiden Gruppen am Abfall des lokalen peripheren Widerstandes in Ruhe und unter Belastung nachgewiesen werden.

Zusammenfassung

An zwölf Patienten mit koronarer Herzkrankheit und zwölf gesunden Kontrollpersonen wurde die Wirkung von Amrinon auf die periphere Hämodynamik und den Muskelstoffwechsel in Ruhe und unter isometrischer Belastung untersucht. Amrinon führt zu einer Zunahme der Ruhedurchblutung und der Durchblutung unter Belastung, während die Herzfrequenz nur geringfügige Änderungen aufzeigt. Bei unverändertem arteriellen Mitteldruck fällt der lokale periphere Widerstand am Unterarm in Ruhe und nach Handgripbelastung signifikant ab. Eine Änderung der Plasmakatecholamine bzw. der Stoffwechselparameter ist nicht durchgehend nachweisbar. Die Wirkung von Amrinon unterscheidet sich in den beiden gewählten Patientengruppen nicht.

Literatur

1. Alousi A, Farah AE, Lesher CY, Opalka CJ (1979) Cardiotonic activity of amrinone − Win 40680 (5-amino-3,4'-bipyridine-6 (1 H)-one). Circ Res 45: 666−677 − 2. Bayliss J, Norell M, Canepa-Ansons R, Freuben SR, Poole-Wilson PA, Sutton GC (1983) Acute hemodynamic comparison of amrinone and pirbuterol in chronic heart failure. Br Heart J 49: 214−221 − 3. Benotti JR, Grossmann W, Braunwald E, Carabello BA (1980) Effects of amrinone on myocardial energy metabolism and hemodynamics in patients with severe congestive heart failure due to coronary artery disease. Circulation 62: 28−34 − 4. LeJemtel TH, Keung E, Ribner HS, Davis R, Wexler J, Blaufox MD, Sonnenblick EH (1980) Sustained beneficial effects of oral amrinone on cardiac and renal function in patients with severe congestive heart failure. Am J Cardiol 45: 123−129 − 5. Saborowski F, Griebenow R, Sirinyan G, Hense K (1983) Metabolische und hämodynamische Befunde nach Gabe von Amrinon bei Patienten mit koronarer Herzkrankheit. Z Kardiol 72: 81 − 6. Saborowski F, Griebenow R, Grötz J, Hossmann V (1984) Hämodynamische Befunde bei Patienten mit therapierefraktärer Herzinsuffizienz nach Gabe von Nepresol und Amrinon. Verh Dtsch Ges Inn Med 90 (im Druck) − 7. Weber KT (1983) Assessment of therapy for heart failure. Cardiovasc Rev Rep 4: 771−777

Heck, I., Mattern, H., Fricke, G., Kropp, J., Reske, S. H., Stumpe, K. O., Krück, F. (Med. Poliklinik und Institut für Nuklearmedizin der Universität Bonn)
Beeinflussung der Regurgitationsfraktion bei Aorteninsuffizienzen durch Hemmung des Angiotensin-Converting-Enzyms

1.1 Der Rückfluß über eine insuffiziente Klappe wird im wesentlichen durch den Druckgradienten bestimmt, der nach Klappenschluß über der betroffenen Klappe liegt. Im

Falle der Aorteninsuffizienz sollte also durch Senkung des diastolischen Aortendrucks oder der Nachlast die Regurgitationsfraktion (RF) verkleinert werden können [3]. Eine vom Wirkungsmechanismus her prinzipiell neue Möglichkeit der Vasodilatation oder Nachlastsenkung ergibt sich durch die Hemmung des Angiotensin-Converting-Enzyms (ACE) mit Captopril [5]. Hierbei wird einer der stärksten im Organismus vorkommenden Vasokonstriktoren das Angiotensin II (AII) durch Hemmung seiner enzymatischen Aktivierung vermindert gebildet. Der AII-Abfall hat über die Vasodilatation hinaus noch eine Verminderung der Aldosteron- und ADH-Synthese zur Folge.

1.2 Da Aorteninsuffizienzen in der Regel durch ein stimuliertes Renin-Angiotensinsystem (RAS) charakterisiert sind − Ursache ist wahrscheinlich ein pulsatil niedriger diastolischer Druck mit Stimulation von Dehnungsrezeptoren im Bereich der Macula densa (vas afferens des Nierenglomerulums) − war es naheliegend, die aus den o. g. Gründen sinnvolle Vasodilatation durch Hemmung des RAS, wie sie mit Captopril möglich ist, zu versuchen [2.4].

2.1 Es wurden zehn Patienten mit leichter bis schwerer Aorteninsuffizienz (Bereich: 34−67%) untersucht. Jeweils vor und 1 Std nach akuter Gabe von 25 mg Captopril wurden mit einer Herzfunktionsszintigraphie nach Gleichverteilung von Tc-99m markierten autologen Erythrozyten die Ejektionsfraktion (EF) und die RF bestimmt [1, 6].

2.2 Die Determinanten des RAS wie Angiotensin I und II (A I, II) und das ACE wurden radioimmunologisch bzw. spektralphotometrisch gemessen. Die Ausgangswerte der untersuchten Patienten lagen bezüglich Blutdruck und EF im Normbereich. Lediglich zwei Patienten hatten gering erhöhte Blutdruckwerte und ein Patient eine leicht verminderte EF. Die AI- und AII-Konzentrationen waren bis auf supprimierte Werte bei zwei Patienten stimuliert.

3.1 Nach akuter Gabe von 25 mg Captopril kam es bei allen Patienten zu einer Abnahme der RF um im Mittel 31% (Bereich: 12−51%) (Abb. 1). Die EF stieg mit 3% nur geringfügig nicht signifikant an, so, wie sich auch der arterielle Mitteldruck und die Pulsfrequenz nicht von den Ausgangswerten unterschieden.

3.2 Die humorale Antwort des RAS auf die ACE-Hemmung war durch einen deutlichen Anstieg von AI um das 2,4fache (Bereich: 1,2−6,3) und einen Abfall von AII um 24% (Bereich: 5,7−42,6%) charakterisiert (Abb. 2). Die gemessene Aktivität des ACE fiel um 27% (Bereich: 5,7−42,2%). Die rechnerisch aus dem Quotienten AII/AI ermittelte endogene Konversionsrate, d. h. der prozentual aus AI konvertierten AII-Konzentration, zeigte einen starken Abfall um 50% (Bereich: 28−86%).

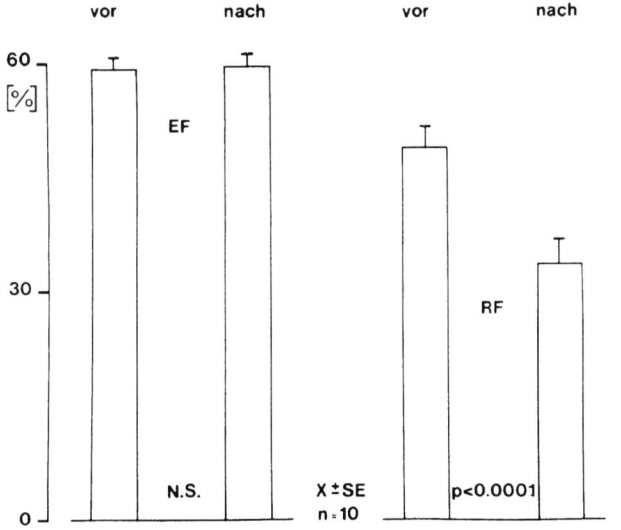

Abb. 1. Ejektionsfraktion und Regurgitationsfraktion vor und 1 Std nach Gabe von 25 mg Captopril

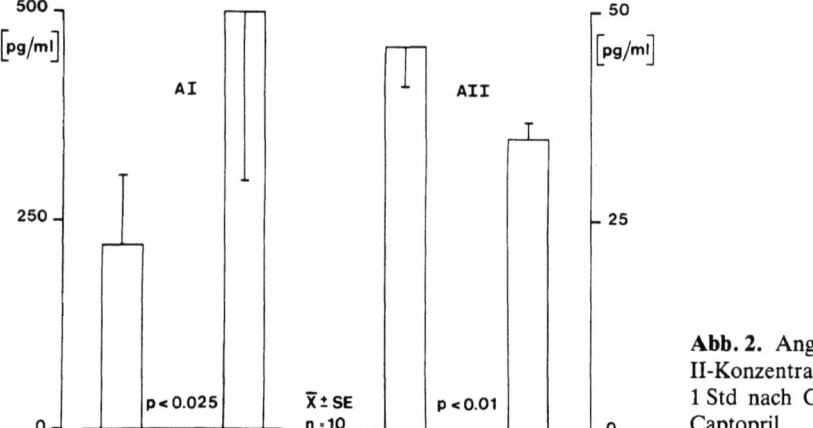

Abb. 2. Angiotensin I- und II-Konzentration vor und 1 Std nach Gabe von 25 mg Captopril

4.1 Durch die Hemmung des ACE mit Captopril kann somit akut eine deutliche Abnahme der regurgitierten Blutmenge über eine insuffiziente Aortenklappe erreicht werden. Die Senkung des peripheren Widerstands und damit der Nachlast durch Erniedrigung des endogenen Vasokonstriktors AII hat überraschenderweise keine Zunahme der EF oder Abnahme des arteriellen Drucks zur Folge. Somit ist die Hämodynamik bei dieser pharmakologischen Intervention dadurch charakterisiert, daß sich die Kreislaufregulation in einem neuen Gleichgewicht mit weniger Herzarbeit durch vermindertes Regurgitationsvolumen, bei gleichbleibendem Blutdruck und Pulsfrequenz einpendelt. Diese Art der Therapie erscheint besonders deshalb als sinnvoll, da diese Patienten ein normales Vorwärtsschlagvolumen haben und es nicht Ziel der Intervention ist, das Herzzeitvolumen zu steigern, sondern die Herzarbeit zu ökonomisieren. Dadurch kann möglicherweise der Langzeitverlauf dieses Vitiums günstig beeinflußt werden, d. h. der Zeitpunkt des definitiven Klappenersatzes hinausgeschoben oder zumindest eine bessere Myokardfunktion bis zur Operation erhalten werden. Die sonst bei der Vasodilatantientherapie störende Reflextachykardie wird bei der ACE-Hemmung dadurch vermieden, daß die durch AII vermittelte Sympathikusaktivierung vermindert ist und zusätzlich eine Parasympathikusstimulation stattfindet. Auch die bei Vasodilatation auftretende Stimulation des RAS entfällt naturgemäß bei der ACE-Hemmung.

Literatur

1. Brandt D, Nicoletti R, Klein W, Fueger GF (1984) Nichtinvasive Quantifizierung der Regurgitation bei insuffizienten Herzklappen mit Hilfe von Radionukliden. Herz/Kreislauf 1: 3–8 – 2. Dzau VJ, Colucci WS, Hollenberg NK, Williams GH (1981) Relation of renin angiotensin aldosterone system to clinical state in congestive heart failure. Circulation 63: 645–651 – 3. Fioretti P, Benussi B, Scarti S, Klugmann S, Brower RW, Camerini F (1982) Afterload reduction with nifedipine in aortic insufficiency. Am J Cardiol 49: 1728–1732 – 4. Heck I, Mattern H, Fricke G, Krück F (1983) Aktivierungszustände des Renin-Angiotensin-Systems (RAS) bei Aorten- und Mitralvitien vor und nach Klappenersatz. Z Kardiol (Suppl 1) 72: 20 – 5. MacKay CR, Nanna M, Elkayam U, Kawanishi D, Chandraratna PAN, Rahimtoola SH (1983) Long-term vasodilator treatment of chronic aortic regurgitation: preliminary evidence of hemodynamic and functional improvement. Circulation (Suppl III) 68: 300 – 6. Reinders Folmer SCC, Koster RW, La Riviere AV, Dunning AJ (1983) Radionuclide quantification of mitral and aortic regurgitation. Eur J Clin Invest 13: 325–330

Riegger, A. J. G., Liebau, G., Kochsiek, K. (Med. Univ.-Klinik Würzburg)

Das Renin-Angiotensinsystem bei der Entwicklung einer kongestiven Herzinsuffizienz im Tiermodell am Hund

Einleitung

Das Renin-Angiotensinsystem spielt eine wichtige Rolle bei der Pathogenese der Herzinsuffizienz durch Erhöhung des peripheren arteriellen Gefäßwiderstandes sowie durch seine Wirkung auf die Natrium- und Wasserretention. Bei schwerer Herzinsuffizienz, wenn die kardialen Kompensationsmechanismen zur Aufrechterhaltung eines normalen Herzminutenvolumens versagen, verhält sich das Schlagvolumen invers zum peripheren arteriellen Widerstand. Pressorhormone wie das Angiotensin können auf diese Weise einen wesentlichen Einfluß auf die linksventrikuläre Funktion gewinnen. Um die Bedeutung des Renin-Angiotensinsystems während der Entwicklung einer kongestiven Herzinsuffizienz zu untersuchen, studierten wir an einem Tiermodell einer kongestiven Herzinsuffizienz hämodynamische und hormonelle Veränderungen in einem Kollektiv mit intaktem Reninsystem sowie in einem Kollektiv von Hunden mit chronischer Converting-Enzymblockade.

Methoden

Bei insgesamt 16 Hunden wurde eine kongestive Herzinsuffizienz durch schnelle Schrittmacherstimulation (240/min) erzeugt. Sechs Hunde erhielten 3×50 mg Captopril/Tag vom Versuchsbeginn an zur Blockierung des Reninsystems, zehn Hunde ohne Medikation dienten als Kontrollgruppe. Die hämodynamischen Messungen erfolgten durch einen aortalen Katheter zur Messung des mittleren arteriellen Blutdrucks sowie mittels eines Swan-Ganz-Thermodilutionskatheters in der Art. pulmonalis zur Messung des Pulmonalarteriendrucks sowie des Herzminutenvolumens. Die Plasma-Reninkonzentration, Plasma-Aldosteron und Plasma-Arginin-Vasopressin wurden radioimmunologisch, Noradrenalin radioenzymatisch bestimmt.

Ergebnisse

Die Experimente in der Kontrollgruppe wurden nach 7 Tagen beendet, da die Tiere Zeichen einer kongestiven Herzinsuffizienz entwickelten. Die Tiere mit Converting-Enzymblocker wurden über 11 Tage untersucht, wobei keine entsprechende Symptomatik auftrat. In der Kontrollgruppe stieg der mittlere Pulmonalarteriendruck bis zum 7. Tag um $37 \pm 8\%$ ($p < 0,001$) an, bei den Tieren mit Converting-Enzymblockade war kein signifikanter Anstieg zu verzeichnen. Der mittlere arterielle Blutdruck lag bei den Hunden mit Blockierung des Reninsystems niedriger ($-37 \pm 3\%$) als bei den Kontrollhunden ($-14 \pm 5\%$) nach Induktion der Herzinsuffizienz durch schnelle Schrittmacherstimulation. Die schnelle rechtsventrikuläre Stimulation erzeugte eine Reduktion des Herzminutenvolumens in den Kontrollhunden von $56 \pm 3\%$ ($p < 0,001$) und im behandelten Kollektiv von lediglich $42 \pm 5\%$ ($p < 0,01$). Der Unterschied zwischen beiden Gruppen war hochsignifikant ($p < 0,005$). Als wichtigstes Ergebnis zeigte sich in der Kontrollgruppe während der Entwicklung der Herzinsuffizienz ein Anstieg des peripheren Gefäßwiderstandes um $94 \pm 16\%$ ($p < 0,001$), wohingegen in der mit Captopril behandelten Gruppe lediglich ein geringgradiger Anstieg des peripheren Widerstandes um $23 \pm 7\%$ ($p < 0,025$) am 2. Tag zu verzeichnen war. An den übrigen Tagen war kein signifikanter Anstieg des peripheren Gefäßwiderstandes nachweisbar. Die Plasma-Reninkonzentration stieg bei den Kontrollhunden kontinuierlich von $3,4 \pm 1,1$ auf $15,1 \pm 3,6$ ng AI/ml/Std ($p < 0,01$) an. In der Gruppe mit Captopril zeigte sich der erwartete starke Anstieg der Plasma-Reninkonzentration von $5,1 \pm 1,0$ auf $42,6 \pm 4,8$ ng AI/ml/Std

($p < 0{,}001$). Plasma-Aldosteron stieg in den Kontrollhunden von 104 ± 17 auf 779 ± 248 pg/ml ($p < 0{,}02$) an. Bei den Hunden mit Converting-Enzymblockade kam es zu einer signifikanten Reduktion des Plasma-Aldosterons von 150 ± 17 auf 96 ± 10 pg/ml ($p < 0{,}05$). Das Plasma-Noradrenalin stieg in der Kontrollgruppe von 93 ± 15 auf 287 ± 30 pg/ml ($p < 0{,}001$) an, in dem mit Captopril behandelten Kollektiv war praktisch der gleiche Anstieg des Noradrenalins bis zum Tag 4 zu verzeichnen, danach kam es zu einem leichten Rückgang der Plasma-Noradrenalinkonzentration, wobei am Tag 11 immer noch signifikant erhöhte Werte mit 169 ± 20 pg/ml ($p < 0{,}02$) zu messen waren. Vier der acht Kontrollhunde zeigten eine inadäquat erhöhte ADH-Sekretion im Vergleich zur Plasma-osmolarität, die nicht erhöht war.

Diskussion

Die Ergebnisse zeigen, daß das Renin-Angiotensinsystem bei der Entwicklung der Herzinsuffizienz eine wesentliche Rolle spielt durch Erhöhung des peripheren Gefäßwiderstandes und damit durch eine wesentliche Beeinträchtigung der linksventrikulären Funktion. Ein Anstieg des peripheren Gefäßwiderstandes während der Entwicklung der Herzinsuffizienz konnte durch chronische Converting-Enzymblockade praktisch vollständig unterdrückt werden. Die sympathische Aktivität erscheint nach diesen Ergebnissen bei der Langzeitkontrolle des peripheren Gefäßwiderstandes bei der Herzinsuffizienz von weniger großer Bedeutung, wahrscheinlich bedingt durch eine frühzeitige Adaptation. Die bei einem Teil der Kontrolltiere zu messende inadäquat erhöhte ADH-Sekretion trägt vielleicht zur Erhöhung des peripheren Widerstandes bei der kongestiven Herzinsuffizienz bei.

Maisch, B. (Med. Univ.-Klinik Würzburg), Romen, W. (Patholog. Institut, Universität Würzburg), Eigel, P. (Abt. Thoraxchirurgie, Universität Würzburg), Schmaltz, A. (Univ.-Kinderklinik Tübingen), Regitz, V. (Deutsches Herzzentrum München), Deeg, P., Liebau, G., Kochsiek, K. (Med. Univ.-Klinik Würzburg)
Immunhistologische Befunde bei Perimyokarditis und dilatativer Kardiomyopathie

1. Einleitung

Während immunhistologische Untersuchungen bereits einen festen Platz in der Diagnostik von Glomerulonephritiden und Hepatitiden haben, ist ihre Wertigkeit bei entzündlichen [1, 7, 8] und ätiologisch nicht definierten dilatativen Herzmuskelerkrankungen [1, 2, 4–6] unklar. Da sich in der Anamnese von Patienten mit dilatativer Herzerkrankung nicht selten Hinweise auf eine frühere Perimyokarditis finden [6, 9, 10], war es Ziel der Untersuchungen zu prüfen,
1. ob bei Patienten mit akuter Myokarditis, Perimyokarditis, ihren Folgezuständen, der postmyokarditischen dilatativen Herzmuskelerkrankung und der idiopathischen dilatativen Kardiomyopathie immunhistologische Befunde auf einen gemeinsamen Pathomechanismus hinweisen;
2. ob eine Koinzidenz zwischen immunserologischen Befunden (dem Nachweis zirkulierender antimyokardialer Antikörper) und immunhistologischen Befunden besteht.

2. Patienten und Methoden

Die Studie umfaßte 376 Patienten verschiedener kardiologischer Zentren der Jahre 1980–1984, bei denen eine Myokardbiopsie entnommen worden war. Bei 96 Patienten mit koronarer Herzerkrankung wurden während der aortokoronaren Bypass-Chirurgie Myokard-proben aus Herzohr oder Herzspitze entnommen. Bei drei Patienten mit Myokarditis oder Perimyokarditis erfolgte die Diagnose durch eine unmittelbar postmortal entnommene Myokardbiopsie. Von herzgesunden Kontrollen wurden Herzmuskelproben unmittelbar postmortal gewonnen. In diesen Fällen wurde bei der späteren Sektion ein Normalbefund an Myokard und Herzkranzgefäßen erhoben.

Bei elf Patienten lag eine akute Myokarditis vor (Kriterien: histologisch nachgewiesenes Myokardinfiltrat mit Herzmuskelfaseruntergang, vergl. [3], bei zwölf Patienten eine akute Perimyokarditis (Kriterien: Perikardreiben oder Perikarderguß mit gleichzeitig nachgewie-senem Myokardinfiltrat ($n = 9$), in drei Fällen Perikarderguß und segmentale Kontraktions-störung nach Infekt). Bei 21 Patienten mit Perikarderguß waren weder Infiltrate noch eine segmentale Kontraktionsstörung nachweisbar. Die Diagnose Zustand nach Myokarditis ($n = 19$) beruhte auf einer früher nachgewiesenen Myokardinfiltration in der ersten Biopsie und einem Zustand nach Myokarditis in der zweiten Biopsie (abgeheilte Myokarditis nach [3]). Ein Zustand nach Perimyokarditis wurde diagnostiziert, wenn diese histologischen Veränderungen früher von einem Perikarderguß oder einer Pericarditis sicca begleitet waren und sich echokardiographisch noch eine Perikardfibrose nachweisen ließ. Bei 24 Patienten wurde eine postmyokarditische Kardiomyopathie angenommen, da bei eingeschränkter linksventrikulärer Funktion (reduzierte Ejektionsfraktion und pathologisch erhöhter links-ventrikulärer enddiastolischer Volumenindex) entweder früher eine floride Myokarditis histologisch gesichert worden war oder bei deren Biopsie sich jetzt eine fokale Fibrose mit nur noch vereinzelten Entzündungszellen [3] fand. Die Diagnose primäre Kardiomyopathie beruhte auf einer eingeschränkten linksventrikulären Funktion nach Ausschluß einer koronaren Herzerkrankung oder sekundärer ätiologisch relevanter Faktoren ($n = 30$). Eine koronare Herzerkrankung ($n = 96$) war stets koronarangiographisch gesichert. Die Gruppe unklare Herzbeschwerden ($n = 92$) umfaßte Patienten ohne pathologischen histologischen Befund mit freien Koronarien und regelrechter linksventrikulärer Hämodynamik aber Angina pectoris-ähnlichem Syndrom.

Immunserologische und immunhistologische Untersuchungen wurden im direkten und indirekten Test mit FITC-markierten $F(ab)_2$-Fragmenten (Medac), wie bereits früher beschrieben [7, 9], durchgeführt. Die Bestimmung der Komplementfixation erfolgte nach vorausgehender Inkubation des bereits gebundenen Antikörpers durch ein komplementhal-tiges Serum. Die Interobserver-Variabilität zweier unabhängiger Untersucher in Immunhi-stologie und Serologie war $< 5\%$. Die Rangkorrelation unter Verwendung einer fünfteiligen Intensitätsskala war $r = 0,81$. Interassay und die Intraassayvarianz waren $< 9\%$ bzw. $< 5\%$. Statistische Untersuchungen erfolgten mit linearer und logarithmischer Regressionsanalyse, Chiquadrat- und Rangkorrelation.

3. Ergebnisse

3.1 Immunhistologie

Die Inzidenz gebundener Antikörper an Sarkolemm (ASA) und interstitielles Bindegewebe war bei akuter Myokarditis und Perimyokarditis sowie bei Zustand nach Myokarditis 100% und damit signifikant häufiger als bei gesunden Probanden (Abb. 1a) ($2 p < 0,001$) oder bei koronarer Herzerkrankung ($2 p < 0,01$). Gleichfalls signifikante Unterschiede zu Herzge-sunden ($2 p < 0,01$) bestanden bezüglich der Inzidenz gebundener antisarkolemmaler Antikörper bei Patienten mit Perikarderguß, Zustand nach Perimyokarditis und postmyo-karditischer Kardiomyopathie ($2 p < 0,001$) sowie primärer dilatativer Kardiomyopathie ($2 p < 0,001$). Bemerkenswert war die Inzidenz von über 55% immunhistologisch positiver Befunde bei Patienten mit unklaren Herzbeschwerden (Abb. 1a). Wurde die Komplement-bindung in den Biopsien untersucht, war diese bei herzgesunden Probanden stets negativ, erreichte bei akuter Myokarditis und postmyokarditischer Kardiomyopathie beinahe 50%,

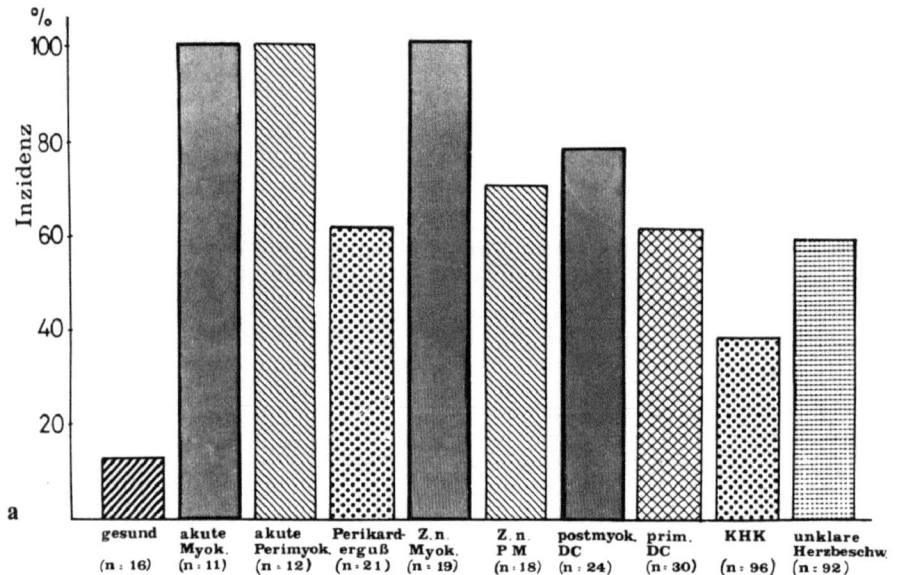

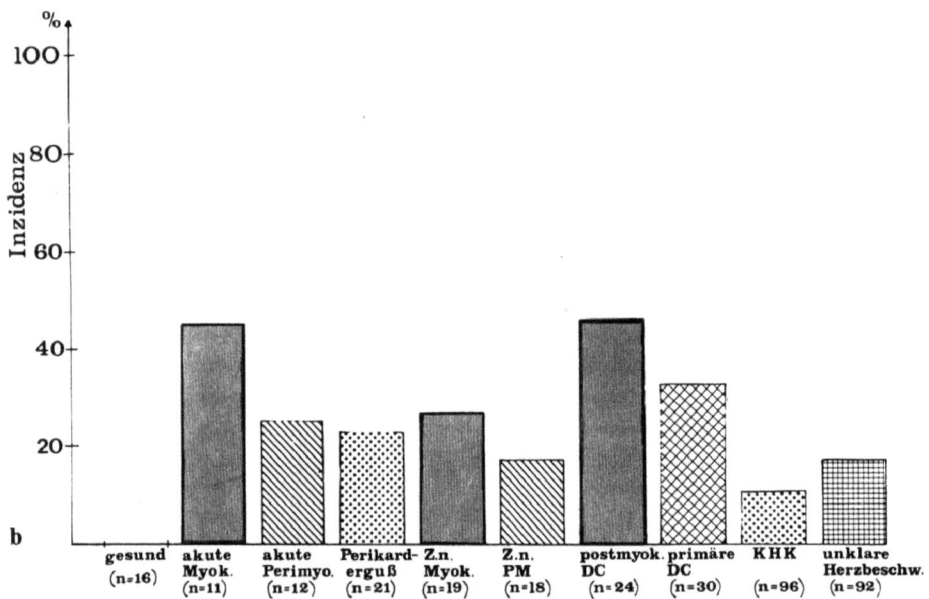

Abb. 1. a Nachweis der Immunglobulinbindung an Sarkolemm und interstitielles Bindegewebe bei akuter Myokarditis und Perimyokarditis, Perikarderguß, ihren Folgezuständen, postmyokarditische und primäre Kardiomyopathie, koronare Herzerkrankung und Patienten mit unklaren Herzbeschwerden. **b** Bindung von Komplement (C_3) an Myokardbiopsien bei denselben Patienten. Eine Komplentbindung findet sich nur bei ca. 40–50% immunhistologisch positiver Befunde. Zeichenerklärung: DC = dilatative Kardiomyopathie; PM = Perimyokarditis; KHK = koronare Herzerkrankung)

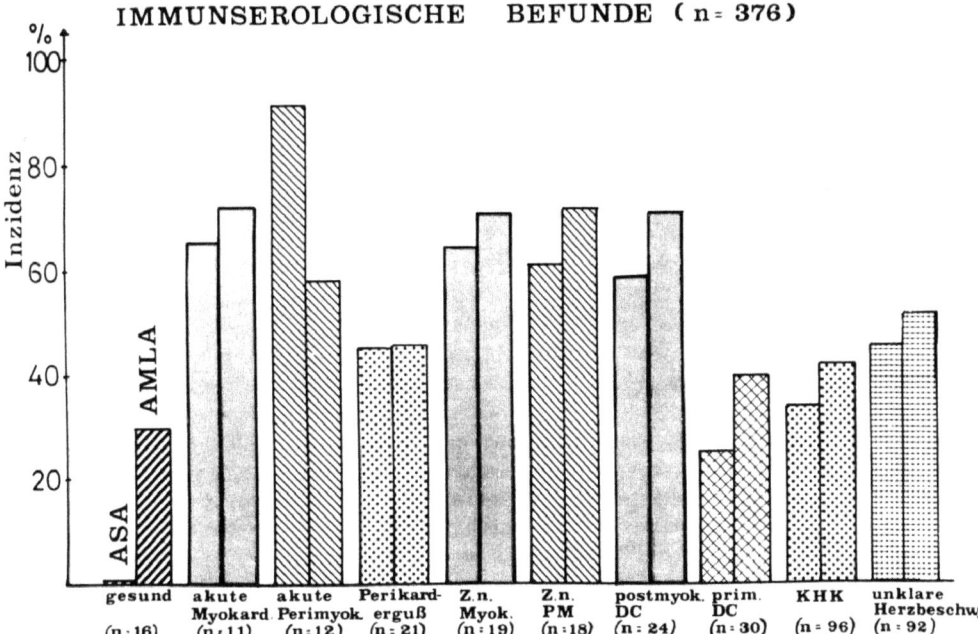

Abb. 2. Immunserologische Befunde bei Patienten mit den in Abb. 1a und b beschriebenen Krankheitsbildern. Die erste Säule gibt jeweils die Bindung an autologes Sarkolemm oder interstitielles Bindegewebe (ASA = antisarkolemmale Antikörper) an. Die zweite Säule zeigt die Bindung von Antikörpern an die innere Membran des Sarkolemms, des Myolemms (AMLA = antimyolemmale Antikörper)

bei akuter Perimyokarditis, Zustand nach Myokarditis, Perikarderguß und primäre Kardiomyopathie bis 25%, bei Patienten mit unklaren Herzbeschwerden 20% (Abb. 1b).

3.2 Zirkulierende antimyokardiale Antikörper

Wurden dieselben Patienten auf zirkulierende autologe antisarkolemmale Antikörper untersucht und dieser Befund mit dem Nachweis von Antikörpern gegen das Myolemm oder Plasmalemm an isolierten heterologen Rattenkardiozyten verglichen, fanden sich Antikörper gegen autologes Sarkolemm bei gesunden Probanden in keinem Fall. Die hohe Sensitivität der in der Myokardbiopsie gebundenen Antikörper erreichte der Nachweis zirkulierender Antikörper bei akuter Myokarditis, Perikarderguß, ihren Folgezuständen und der postmyokarditischen dilatativen Kardiomyopathie zwar nicht. Die Inzidenzen lagen aber signifikant über denen gesunder Probanden und erlaubten im jeweiligen Gesamtkollektiv für akute Myokarditis und Perimyokarditis eine Differenzierung zwischen Gesunden, primärer dilatativer Kardiomyopathie und koronarer Herzerkrankung (Abb. 2).

4. Diskussion und Zusammenfassung

Immunhistologische und immunserologische Befunde zeigen mit hoher Sensitivität eine das Myokard bzw. Sarkolemm betreffende Immunreaktion an. 50% der immunhistologisch nachgewiesenen ASA banden Komplement. Gebundene ASA finden sich nicht nur in der Akutphase einer entzündlichen Myokard- und Perikarderkrankung, sondern auch in ihren Folgezuständen. Der immunhistologisch nachgewiesene oder immunserologisch erfaßte

Antisarkolemmantikörper erlaubt zwar für den Einzelfall nicht die Differenzierung der Ursache, die zu einer sekundären Immunreaktion am Myokard geführt hat. Es zeigte sich aber, daß sekundäre Immunreaktionen vom humoralen Typ bei entzündlichen Herzerkrankungen signifikant häufiger auftreten, als bei koronarer Herzerkrankung. Die positiven Befunde bei primärer dilatativer Kardiomyopathie legen ebenso wie der immunhistologische Nachweis gebundener antisarkolemmaler Antikörper bei Patienten mit unklaren Herzbeschwerden nahe, daß antisarkolemmale Antikörper in Serum und Biopsie ein Marker einer akuten oder früher abgelaufenen immunologisch mediierten Reaktion am Herzen sind.

Literatur

1. Bolte HD, Schulheiss P, Cyran J, Gross F (1980) Binding of immunoglobulins in the myocardium (biopsies). In: Bolte HD (ed) Myocardial biopsy. Springer, Berlin, S 85–93 − 2. Camp TF, Hess EV, Conway G, Fowler NO (1969) Immunologic findings in idiopathic cardiomyopathy. Am Heart J 77: 610–618 − 3. Daly K, Richardson PJ, Olsen EG, Morgan-Capner P, McSorley C, Jackson G, Jewitt DE (1984) Acute myocarditis-Role of histological and virological examination in the diagnosis and assessment of immunosuppressive treatment. Br Heart J 51: 30–35 − 4. Hatle L, Melbye OJ (1976) Immunoglobulins and complement in chronic myocardial disease. Acta Med Seand 20: 385–389 − 5. Kirsner AB, Hess EV, Fowler NO (1973) Immunologic findings in idiopathic cardiomyopathy: A prospective serial study. Am Heart J 86: 625–630 − 6. Maisch B (1984) Humorale immunologische Effektormechanismen bei Perimyokarditis. Internist 25: 155–164 − 7. Maisch B, Deeg P, Liebau G, Kochsiek K (1983) Diagnostic relevance of humoral and cytotoxic immune reactions in primary and secondary dilated cardiomyopathy. Am J Cardiol 52: 1072–1078 − 8. Maisch B, Hepp A, Outzen H, Kochsiek K (1983) Verlaufsuntersuchungen nach akuter Perimyokarditis. Verh Dtsch Ges Inn Med 89: 458–462 − 9. Maisch B, Trostel-Soeder R, Stechemesser E, Berg PA, Kochsiek K (1982) Diagnostic relevance of humoral and cell mediated immunoe reactions in patients with acute viral myocarditis. Clin Exp Immunol 48: 533–543 − 10. O'Connel JB, Fowles RE, Robinson JA, Subramanian R, Henkin RE, Gunnar RM (1984) Clinical and pathologic findings of myocarditis in two families with dilated cardiomyopathy. Am Heart J 107: 127–135

Wüsten, B., Hammel, D. (Zentrum für Innere Medizin der Justus-Liebig-Universität Gießen)

Zuverlässigkeit der Erkennung ventrikulärer Arrhythmien durch rechnergestützte Routinelangzeit-EKG-Analyse

Die Langzeitelektrokardiographie ist als derzeit sensitivste Methode zur Erfassung spontan auftretender Herzrhythmusstörungen anerkannt [1]. Von der computergestützten Langzeit-EKG-Analyse wird der Einsatz differenzierter therapeutischer Maßnahmen (medikamentöse antiarrhythmische Behandlung, Schrittmacherimplantation) abhängig gemacht, so daß die Frage nach der Zuverlässigkeit einer Routineanalyse unter klinischen Bedingungen zwingend erscheint. In der vorliegenden Arbeit sollte die Analysegenauigkeit unseres Routinelangzeit-EKG-Labors bezüglich der Erfassung ventrikulärer Ektopien untersucht werden.

In unserem Langzeit-EKG-Labor verwenden wir das Analysesystem Pathfinder PA2 der Firma Reynolds. Die durch den Analog/Hybrid-Rechner durchgeführte Analyse bei 1 : 60 zeitgeraffter Wiedergabe erfolgt unter ständiger visueller Kontrolle durch den Untersucher, wobei das System an die Anforderungen der jeweiligen kontinuierlichen Aufzeichnung angepaßt werden kann.

Anhand von zehn Langzeit-EKG-Aufzeichnungen mit extrem unterschiedlichen VES-Häufigkeiten (10–12 409 VES/Aufzeichnung) und weniger als 10% Artefaktzeit, die bereits routinemäßig mit dem Pathfinder-System ausgewertet waren, sollte diese Fragestellung überprüft werden.

Die insgesamt 228 Aufzeichnungsstunden wurden hierzu mit einem UV-Schreibersystem kontinuierlich ausgeschrieben und durch einen erfahrenen Untersucher in 1 : 1-Echtzeit-analyse bezüglich der ventrikulären Ektopien ausgewertet. Die einzelnen tatsächlichen Stundenhäufigkeiten für VES, Couplets, Salven und ventrikuläre Tachykardien wurden mit dieser Methode ermittelt; die Lown-Klasse (Schweregrad der ventrikulären Arrhythmie) jeder Aufzeichnung wurde bestimmt.

Die in Echtzeit- und Routineanalyse ermittelten Stundenwerte wurden in eine zentrale EDV-Anlage eingespeist und mit einem Statistikprogrammpaket (SPSS 8) bearbeitet [2]. Die VES-Verteilung über die Zeit (für Echtzeit- und Routineanalyse) wurde für jede Aufzeichnung graphisch dargestellt. Als statistische Parameter zur Beschreibung der Analysezuverlässigkeit wurde jeweils für die zehn Aufzeichnungen getrennt und für die 228 Aufzeichnungsstunden als Gesamtheit die Korrelation, das Bestimmtheitsmaß, die Signifi-kanz von r, die Regressionsgerade ($y = ax + b$) und der Standardschätzfehler zwischen Routine- und Echtzeitanalyse bestimmt.

Insgesamt stellten sich dem Untersucher bei 1 : 1-Echtzeitanalyse in den 228 Aufzeich-nungsstunden 505 Couplets, 29 Salven und sechs ventrikuläre Tachykardien dar. Bei VES-Häufigkeiten von 0–1 069 VES pro Stunde ($\bar{x} \pm SD$; 160 ± 235) wurden insgesamt 36 664 VES gezählt. Der Lown-Grad der Arrhythmie wurde zwischen II und IVb bestimmt.

Von 36 664 in der Echtzeitanalyse ermittelten VES wurden 88,7% (32 538) in der Routineanalyse erfaßt. 74,7% (377 von 505) der Couplets, 55,2% (16 von 29) der Salven und vier von sechs ventrikulären Tachykardien wurden in der Routineanalyse nachgewiesen (Tabelle 1).

In neun von zehn Fällen wurde der Lown-Grad richtig bestimmt. In einem Fall (Band 06) konnten zwei Salven durch die Routineanalyse nicht nachgewiesen werden, so daß fälschlicherweise Lown IVa statt IVb befundet wurde.

Der Prozentsatz erkannter VES lag in den Einzelaufzeichnungen zwischen 36,2 und 100%, wobei in acht Aufzeichnungen im Durchschnitt weniger als 6% (5,4 ± 4,7%, $\bar{x} \pm SD$) nicht erkannt wurden. In zwei Aufzeichnungen (Aufzeichnung 04 und 07) war die VES-Kennung mit 36,2 bzw. 64% erkannter Extrasystolen sehr unbefriedigend. Als Gründe hierfür sind bei intensiver Durchsicht der Aufzeichnungen Besonderheiten der QRS-Komplexmorphologie anzuschuldigen.

Folgende Konstellationen sind für die automatische VES-Kennung ungünstig und führen zu Fehlkennungen:
– VES mit großer Ähnlichkeit zum normalen QRS-Komplex,
– VES mit geringer Amplitude.

Betrachtet man die 228 Aufzeichnungsstunden unabhängig von den Einzelaufzeichnungen als Gesamtheit und korreliert die VES-Stundenhäufigkeiten der Echtzeitanalyse mit den in Routineanalysen gefundenen, so findet sich eine hochsignifikante Korrelation mit $r = 0,982$ ($p < 0,00001$) und einer Regressionsgeraden mit $y = 0,892x - 0,96$ (Standardschätzfehler Syx = 40,5). In Abb. 1 ist die Korrelation graphisch dargestellt, Regressionsgerade und 95%iges Vertrauensintervall (gestrichelte Kurvenzüge) sind eingezeichnet.

Unterteilt man die 228 Analysestunden nach ihrer VES-Stundenhäufigkeit (von 0–60, von 60–300 und von 300–1 100 VES/Stunde), so findet sich für die einzelnen Wertebereiche eine (speziell von 0–60 VES/Std) recht breite Streuung der Einzelwerte.

Zusammenfassend ist zur Zuverlässigkeit der Routinelangzeit-EKG-Analyse bezüglich der Kennung ventrikulärer Extrasystolen folgendes festzustellen:
– Der Lown-Grad der ventrikulären Arrhythmie wurde in der vorliegenden Untersuchung überwiegend richtig bestimmt (neun von zehn Fälle, ein Fall Lown IVa statt IVb),
– ein Großteil der vorhandenen VES (88,7%) wird in der Routineanalyse erfaßt; für konsekutive VES-Formen erscheint dies nicht so günstig, allgemein gültige Aussagen sind aber aufgrund der geringen Anzahlen nicht möglich,
– die VES-Kennung der Routineanalyse korreliert sehr eng mit den tatsächlichen Befunden, eine relative Unsicherheit bei Einzelwerten kann jedoch nicht ausgeschlossen werden.

Tabelle 1. Die Befunde von zehn Langzeit-EKG-Aufzeichnungen ermittelt durch 1:1-Echtzeitanalyse und durch Routineanalyse

Band-Nr.	1:1-Echtzeitanalyse					Routineanalyse					Korrelation Routineanalyse: Echtzeitanalyse
	VES gesamt	Couplets	Salven	Ventrikuläre Tachykardien	Lown-Grad	VES gesamt	Couplets	Salven	Ventrikuläre Tachykardien	Lown-Grad	
01	6 346				II	6 059				II	$r = 0{,}851$
02	7 883	26	1		IVb	7 213	19	1		IVb	$r = 0{,}985$
03	2 684				III	2 534				III	$r = 0{,}982$
04	409		2	1	IVb	148		2	1	IVb	$r = 0{,}855$
05	3 882	412	25	5	IVb	3 491	323	13	3	IVb	$r = 0{,}992$
06	2 833	64	2		IVb	1 810	32			IVa	$r = 0{,}754$
07	38				III	48				III	$r = 0{,}379$
08	12 409				II	11 053				II	$r = 0{,}945$
09	170	3			IVa	172	3			IVa	$r = 0{,}975$
10	10				III	10				III	$r = $ nicht signifikant
Gesamt	36 664	505	29	6		32 538	377	16	4		$r = 0{,}982$

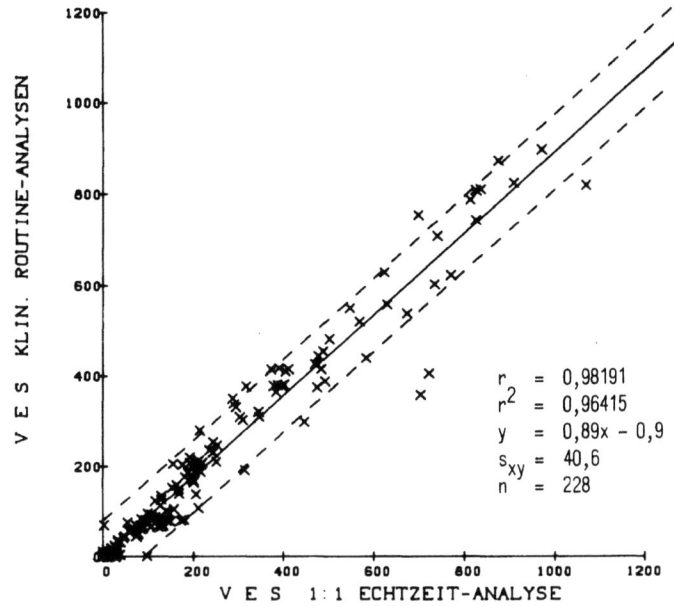

Abb. 1. Die Regressionsgerade und das 95%-Vertrauensintervall der jeweiligen VES-Häufigkeiten pro Stunde ermittelt durch 1 : 1-Echtzeitanalyse und durch Routineanalyse

Mögliche Ursachen für die, trotz der insgesamt guten Übereinstimmung, verbleibende Unsicherheit können in diesem Rahmen nur angeschnitten werden.

Probleme seitens der QRS-Morphologie wurden schon angesprochen, eine weitere wesentliche Ursache dürfte die Störungsüberlagerung von Aufzeichnungssequenzen darstellen.

Ansätze zur Verbesserung der Analysezuverlässigkeit werden derzeit von verschiedenen Entwicklungslaboratorien bearbeitet. Wir beschäftigen uns im Gießener Labor mit der Möglichkeit der Zweikanalanalyse, einem technischen Ansatz bei dem eine zweikanalige EKG-Aufzeichnung simultan ausgewertet wird und die wechselseitige Überprüfung der beiden Systeme mittels eines Prozeßrechners erfolgt.

Literatur

1. Bethge KP (1982) Langzeit-Elektrokardiographie bei Gesunden und bei Patienten mit koronarer Herzerkrankung. Springer, Berlin Heidelberg − 2. Beutel P, Küffner H et al. (1980) SPSS80: Statistik-Programm-System für die Sozialwissenschaften. Fischer, Stuttgart New York

Brachmann, J., Senges, J., Gao, T.-L., Rizos, I., Kübler, W. (Med. Univ.-Klinik, Abt. Inn. Med. III, Kardiologie, Heidelberg)

Differenzierte Wirkung der Betablocker Sotalol und Metoprolol auf AV-nodale Reentry-Tachykardien

Der nichtkardioselektive Betablocker Sotalol unterscheidet sich bei akuter Verabreichung von anderen Betablockern durch seine zusätzliche Klasse III-Wirkung [2, 4], die nach der Einteilung der Antiarrhythmika nach Vaughan Williams [1] einer Verlängerung der Aktionspotentialdauer kardialer Zellen entspricht. Dagegen verursacht der kardioselektive Betablocker Metoprolol keine zusätzliche Verzögerung der Repolarisation nach akuter Gabe bei Patienten [3]. Ziel der hier vorgelegten Untersuchungen war der Vergleich der

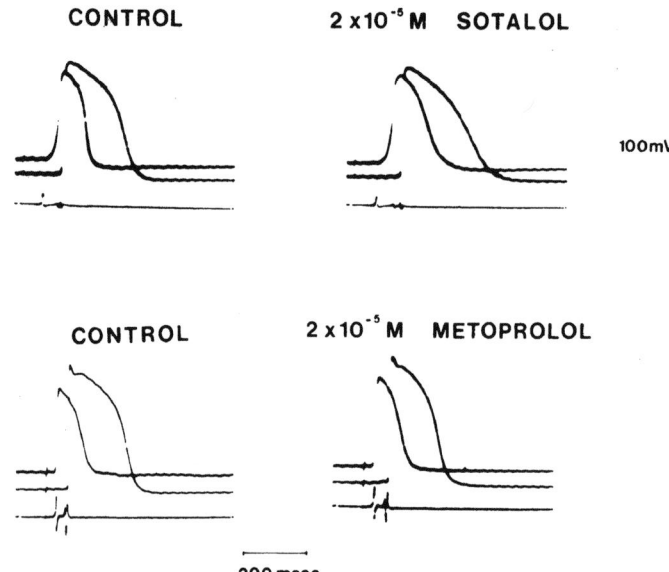

CONTROL **2 × 10⁻⁵ M SOTALOL**

CONTROL **2 × 10⁻⁵ M METOPROLOL**

100 mV

200 msec

Abb. 1. Originalregistrierungen aus zwei verschiedenen AV-Knotenpräparaten, mit intrazellulären Aktionspotentialen aus der oberen AV-Knotenregion (oberer Strahl) und unteren AV-Knotenregion (mittlerer Strahl), sowie dem extrazellulären His-Bündelelektrogramm (unterer Strahl). Während Sotalol bei konstanter atrialer Stimulation mit 90/min zu einer deutlichen Verlängerung der Aktionspotentialdauer und der AH-Zeit im His-Bündelelektrogramm führt, hat Metoprolol keine ausgeprägte Wirkung

elektrophysiologischen Wirkungen beider Betablocker an isolierten AV-Knotenpräparaten von Kaninchen.

Insgesamt 24 Präparate, die das untere rechte Atrium, den AV-Knoten und das His-Bündel enthielten, wurden isoliert und mit modifizierter Tyrodelösung folgender Zusammensetzung superfundiert (in mM): NaCl 107,7; KCl 3,48; CaCl$_2$ 1,53; MgSO$_4$ 0,69; NaHCO$_3$ 26,2; NaH$_2$PO$_4$ 1,67; Na-Glukonat 9,64; Glukose 5,5; Saccharose 7,6. Mit Hilfe von Mikroelektroden wurden intrazelluläre Aktionspotentiale simultan mit einem His-Bündelelektrogramm registriert. In jeweils zwölf Präparaten wurden ansteigende Konzentrationen von Sotalol (10^{-6} bis 2×10^{-4} M) und von Metoprolol (2×10^{-7} bis 2×10^{-4} M) nach jeweils 30 min untersucht.

Originalregistrierungen sind in Abb. 1 dargestellt. Dabei kam es nach Sotalol zu einer ausgeprägten Verlängerung der Aktionspotentialdauer in allen untersuchten Zellen, sowie einer Zunahme der Leitungszeit vom Vorhof zum His-Bündel (AH-Intervall), während Metoprolol nur eine geringe Wirkung auf diese Parameter hatte.

Die Aktionspotentialdauer oberer AV-Knotenzellen (AN-Region) nahm unter Sotalol (2×10^{-4} M) von 118 ± 19 ms auf 175 ± 23 ms zu ($p < 0,01$), dagegen war dieser Parameter vor und nach Metoprolol (2×10^{-4} M) mit 124 ± 15 ms und 134 ± 21 ms nicht signifikant unterschiedlich. Unter Sotalol nahm die effektive Refraktärperiode des AV-Knotens von 153 ± 24 ms auf 219 ± 37 ms deutlich zu ($p < 0,05$). Metoprolol bewirkte zwar ebenfalls eine signifikante Steigerung von 142 ± 19 ms auf 158 ± 22 ms ($p < 0,05$), jedoch war dieser Anstieg signifikant geringer ausgeprägt als der unter Sotalol ($p < 0,05$). Die AV-Überleitungszeit war nach Sotalol von 52 ± 13 ms auf 69 ± 18 ms deutlich verlängert worden ($p < 0,01$), nach Metoprolol dagegen mit 45 ± 17 ms und 48 ± 9 ms unverändert geblieben.

Im Gegensatz zur Repolarisation hatten beide Betablocker keine signifikante Wirkung auf die Aufstrichsparameter oberer AV-Knotenzellen. Die Aktionspotentialamplitude nahm nichtsignifikant im Trend unter Sotalol 6% und unter Metoprolol um 4% ab. Die maximale Aufstrichsgeschwindigkeit war unverändert.

Klinische Untersuchungen unserer Arbeitsgruppe haben eine überlegene Wirksamkeit von Sotalol im Vergleich zu Metoprolol bei paroxysmalen supraventrikulären Tachykardien belegt [4]. In drei weiteren Präparaten konnten AV-nodale Reentry-Tachykardien reproduzierbar ausgelöst und terminiert werden. Ein Beispiel für die antiarrhythmische

CONTROL   SOTALOL (2×10⁻⁴M)

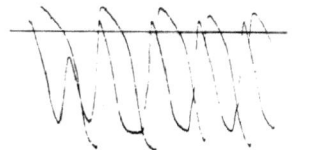 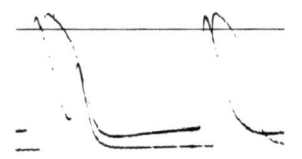

| 100mV

500 msec

Abb. 2. Originalregistrierungen aus einem AV-Knotenpräparat mit induzierbaren AV-nodalen Reentry-Tachykardien. Im linken Teil der Abbildung sind zwei Zellen aus dem oberen AV-Knoten (oberer Strahl) und unteren AV-Knotenbereich (unterer Strahl) dargestellt. Nach einem vorzeitigen Stimulus wird ein abortives Aktionpotential im oberen AV-Knoten ausgelöst, das verzögert in den unteren Knoten fortgeleitet wird. Gleichzeitig kommt es zum Wiedereintritt der elektrischen Erregung in dem oberen AV-Knoten und damit zur Auslösung der AV-nodalen Reentry-Tachykardie. Nach Sotalol (2×10^{-4} M) wird durch Verlängerung der Refraktorität das vorzeitige Aktionspotential aus dem oberen Knotenareal nicht mehr ins His-Bündel fortgeleitet, es kann keine Tachykardie ausgelöst werden

Wirksamkeit von Sotalol ist in Abb. 2 dargestellt. Unter Kontrollbedingungen wird durch einen vorzeitigen Stimulus eine AV-nodale Reentry-Tachykardie mit 320/min induziert. Nach Sotalol wird der ausgelöste Extraschlag aus dem oberen AV-Knoten nicht mehr fortgeleitet, es kann keine Tachykardie mehr ausgelöst werden. Zugabe von Sotalol während der Tachykardie demonstrierte eine Hemmung sowohl der antegraden als auch der retrograden AV-nodalen Leitung. Dagegen bewirkte Metoprolol nur eine mäßige Verlangsamung der Tachyfrequenz durch Verzögerung der antegraden AV-Leitung um 18%.

Die vorgelegten Ergebnisse unterstützen die Hypothese, daß die antiarrhythmische Wirkung von Sotalol bei AV-nodaler Reentry-Tachykardie hauptsächlich auf der Verlängerung der Repolarisation AV-nodaler Zellen (Klasse III-Wirkung) beruht und weniger auf einer Betablockade, die vorwiegend an der antegraden Reentry-Bahn angreift. Dagegen zeigt Sotalol eine ausgeprägte Wirkung auf die antegrade und retrograde Reentry-Bahn.

Diese Arbeit wurde mit Unterstützung der SFB90 (Kardiovaskuläres System) der Deutschen Forschungsgemeinschaft durchgeführt.

Literatur

1. Vaughan Williams EM (1970) Classification of antiarrhythmic drugs. In: Sandoe E. Flensrad-Jensen F. Oleson KH (eds) Symposium on cardiac arrhythmias. Södertälje, Astra, pp 449−469 − 2. Strauss HC. Bigger JT. Hoffmann BF (1970) Electrophysiological and beta-receptor blocking effects of MJ 1999 on dog and rabbit cardiac tissue. Circ Res 26: 661−678 − 3. Edvardsson N, Hirsch I, Emanuelsson H, Ponten J, Olsson SB (1980) Sotalol induced delayed ventricular repolarization in man. Eur Heart J 1: 335−343 − 4. Rizos I, Senges J, Jauernig R, Lengfelder W, Czygan E, Brachmann J, Kübler W (1984) Differential effects of sotalol and metoprolol on induction of paroxysmal supraventricular tachycardia. Am J. Cardiol 53: 1022−1027

Heuer, H., Gülker, H., Müller, U. St., Bender, F. (Münster)
Erhöhte antiarrhythmische Wirksamkeit durch kombinierte Gaben von Sotalol und Klasse I-Antiarrhythmika bei chronischer ventrikulärer Extrasystolie

Manuskript nicht eingegangen

Bethge, C., Merx, W., Recker, S., Gebhardt-Seehausen, U., Müllges, W.
(Marburg/Aachen)
Zum Einfluß von Lidocain auf ventrikuläre Spätpotentiale

Manuskript micht eingegangen

Djonlagić, H., Potratz, J., Rimek, A., Hackenjos, B. (Klinik für Innere Medizin und Klinik für Kardiologie, Medizinische Hochschule Lübeck)
Die Wirkung von Antiarrhythmika auf intrakardial abgeleitete Spätpotentiale

Um eine gezielte antiarrhythmische Therapie durchführen zu können, versucht man die Wahl des Antiarrhythmikums nach den elektrophysiologischen Wirkungsklassen und der Pharmakokinetik zu treffen. Andererseits werden von einzelnen Klinikern die Antiarrhythmika entsprechend ihrem Hauptwirkungsort – AV-Knoten, His-Purkinje-System – eingesetzt.

Die Effizienz einer antiarrhythmischen Therapie versucht man nichtinvasiv mit Langzeit-EKG und invasiv durch programmierte Kammerstimulation mittels intrakardialem Elektrodenkatheter nachzuweisen. Trotz dieser Maßnahmen bleibt noch immer ein Teil der Patienten, die nicht erfolgreich behandelt werden können.

Nachdem neuerdings von verschiedenen Autoren die pathophysiologische Bedeutung der Spätpotentiale für die Genese von Herzrhythmusstörungen hervorgehoben wurde, steht uns jetzt ein neues Verfahren zur Optimierung der antirhythmischen Therapie zur Verfügung. Ziel unserer Untersuchung war es zu prüfen, ob sich durch Antiarrhythmika Spätpotentiale unterdrücken, verkleinern und ihre zeitliche Relation zum QRS-Komplex verändern lassen. Eine weitere Frage war es: Läßt sich mit der Unterdrückung von Spätpotentialen eine antiarrhythmische Wirksamkeit durch gleichzeitige Beseitigung von Herzrhythmusstörungen, z. B. Rückgang der ventrikulären Extrasystolen nachweisen?

Patienten und Methodik

Bei 19 Patienten mit Herzrhythmusstörungen – Lown-Klasse 4b wurde über einen mehrpoligen Katheter das intrakardiale EKG kontinuierlich aufgezeichnet. Durch das Austasten des Herzens mit dem mehrpoligen Katheter wurden Spätpotentiale gesucht. Das ankommende intrakardiale Signal wurde unter Benutzung eines Bandpassfilters maximal bis zu 10 000mal verstärkt. Die Antiarrhythmika wurden, um eine schnelle Sättigung zu erreichen, intravenös verabfolgt. Die Reihenfolge der Antiarrhythmika wurde nichtprospektiv randomisiert. Wegen der Schwere der akuten Herzrhythmusstörungen wurde am häufigsten Lidocain gegeben.

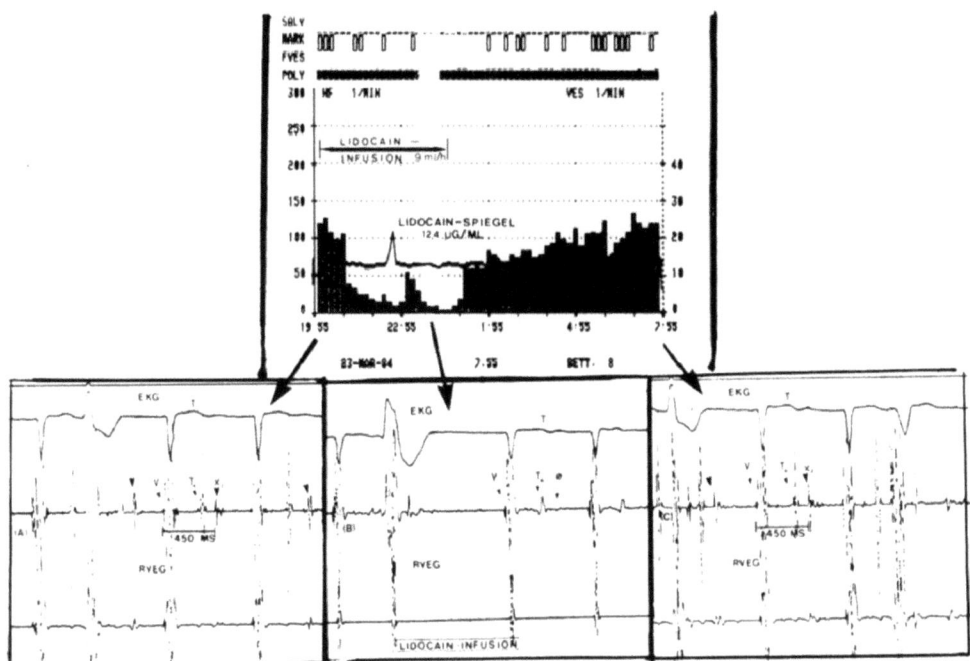

Abb. 1. Simultane Darstellung der Häufigkeit von ventrikulären Extrasystolen (oberes Bild) und der korrespondierenden Aufzeichnung des intrakardialen EKG vor, während und nach Lidocaininfusion. Vor Lidocaingabe (Abb. A) – regelmäßiger Nachweis von Spätpotentialen – X_2- und ventrikuläre Extrasystolen. Unter Lidocaininfusion (9 ml/Std) nur vereinzelt ventrikuläre Extrasystole und Unterdrückung der Spätpotentiale X_2 (Abb. B), nach Absetzen der Lidocaininfusion Zunahme der Häufigkeit der ventrikulären Extrasystolen und gleichzeitig regelmäßiges Erscheinen von Spätpotentialen X_2 wie vor Therapie (Abb. C)

Ergebnisse

Wir untersuchten die Wirkung von Antiarrhythmika auf die beiden Spätpotentiale: Ein Spätpotential mit X_1 gekennzeichnet, das unmittelbar nach dem QRS-Komplex in die ST-Strecke fällt und ein weiteres nach der T-Welle abgeleitetes Spätpotential mit X_2 gekennzeichnet.

Wir fanden unter der Lidocaingabe eine Beeinflussung von X_1-Spätpotential bei zwei von 15, bzw. eine Unterdrückung von X_2-Spätpotentiale bei acht von zehn Patienten (Abb. 1). *Propafenon* beeinflußte das X_2-Potential bei zwei von drei (Abb. 2), Ajmalin bei zwei von drei, Mexiliten bei drei von drei Patienten. Amiodarone führte zu einer beträchtlichen Verlängerung des Zeitintervalls zwischen QRS-Komplex und X_1-Potential und erzeugte simultan mit der Q-T-Verlängerung ein zweites X_2-Potential nach den T-Wellen (1 Patient).

Die frühzeitig auftretenden Spätpotentiale, mit X_1 gekennzeichnet, sprachen mit Ausnahme von Amiodarone kaum auf die von uns verabfolgten Antiarrhythmika (Lidocain, Mexiliten, Propafenon, Ajmalin) an.

Diskussion

Unsere Befunde zeigen, daß es grundsätzlich möglich ist, die zusätzlichen Potentiale nach der T-Welle durch einige Antiarrhythmika zu beeinflussen. Mit Unterdrückung der ventrikulären Spätpotentiale konnte gleichzeitig die Häufigkeit der ventrikulären Extrasystolen gesenkt

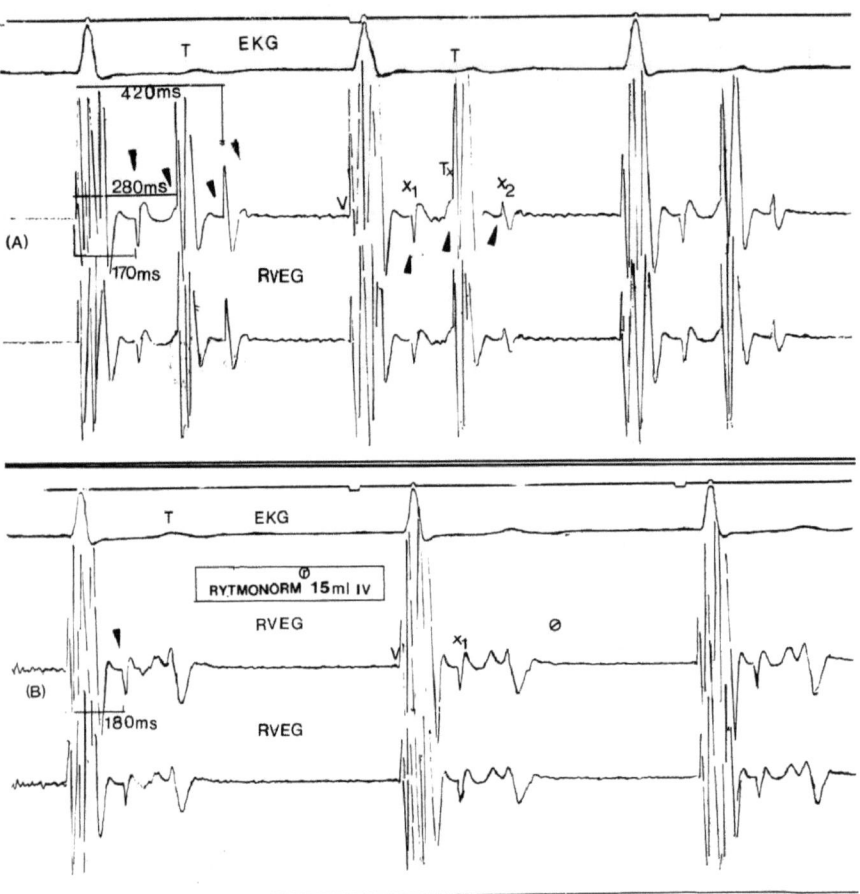

Abb. 2. Darstellung von Spätpotentialen vor (A) (oberes Bild) und nach Therapie (B) mit Rytmonorm (unteres Bild). Die schnelle Depolarisationswelle nach der T-Welle X_2 konnte durch Rytmonorm unterdrückt werden (unteres Bild). Das fehlende Potential X_2 ist mit ø gekennzeichnet. Die biphasische Deflexion in der ST-Strecke 180 ms nach dem QRS-Komplex X_1 blieb unbeeinflußt

werden. Eine völlige Unterdrückung der ventrikulären Spätpotentiale gelang nicht mit allen geprüften Antiarrhythmika. Beste Ergebnisse wurden mit Lidocain erzielt. Um die ventrikulären Spätpotentiale zu eliminieren, waren höchste Dosierungen notwendig. Der Wirkungsmechanismus der Antiarrhythmika, vor allem von Lidocain auf die ventrikuläre Spätpotentiale liegt wahrscheinlich in einer Unterdrückung der „fortdauernden Erregungsleitung" durch eine „Homogenisierung" der Erregbarkeit des Myokards und in einer Unterbrechung des Reentry-Kreises (Antonie 1983).

Der Nachweis einer Beeinflußbarkeit von Spätpotentialen nach der T-Welle durch Antiarrhythmika bei gleichzeitigem Rückgang der Extrasystolierate mag der erste Schritt zu einer sicheren Auswahl eines Antiarrhythmikums zur Beseitigung der Arrhythmien sein.

Literatur

Rosanski J, Martura D (1981) Delaed depolarisation in patients with recurrent ventriculär tachycardia and left ventriculär aneurysm. In: Signal averaging technique in clinical cardiology. Schattauer, Stuttgart, S 205–218 – Antoni H (1983) Pathophysiologie der Herzrhythmusstörungen. Cardiology (Suppl 1) 70: 1–10

Potratz, J., Djonlagić, H., Hackenjos, B., Diederich, K. W. (Klinik für Innere Medizin und Klinik für Kardiologie, Medizinische Hochschule Lübeck)

Intrakardiale Aufzeichnung von elektrischer Aktivität während der Repolarisationsphase beim WPW-Syndrom

Einleitung

Beim WPW-Syndrom kommt es durch die Fusionserregung des Ventrikels über zwei verschiedene Leitungswege zu einer gestörten Erregungsausbreitung mit inhomogener Erregungsrückbildung [1]. Das Nebeneinander von erregtem und nichterregtem Myokardbezirken führt zu Potentialdifferenzen, die zu Wiedererregung führen können [2] und in Form von verspäteten Depolarisationen oder sogenannten Spätpotentialen erfaßt werden können.

Insofern waren wir nicht verwundert, zufällig bei einem Patienten mit WPW-Syndrom intrakardial während der Repolarisationsphase Depolarisationswellen zu registrieren, die nach dem QRS-Komplex auftraten. Diese Beobachtung veranlaßte uns, gezielt nach solchen Spätpotentialen bei Patienten mit WPW-Syndrom zu suchen.

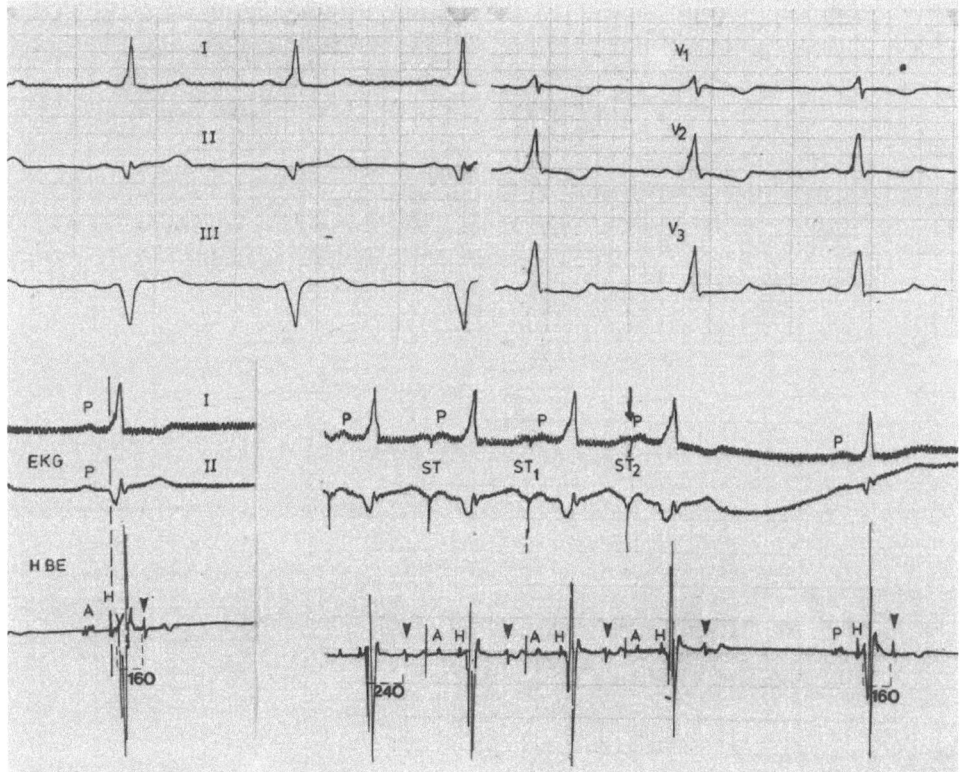

Abb. 1. *Oben:* EKG eines 53jährigen Patienten mit WPW-Syndrom Typ A. *Unten links:* His-Bündel-EKG mit Darstellung einer zusätzlichen Depolarisation 160 ms nach QRS. *Unten rechts:* Unter Vorhofstimulation (St$_1$-St$_2$ = 600 ms) nimmt der Abstand des Potentials vom QRS-Komplex von 160 auf 240 ms zu. Die QRS-Breite nimmt von 100 auf 120 ms zu

Methodik

Wir untersuchten sieben Patienten mit WPW-Syndrom mittels His-Bündel-EKG und Vorhofstimulation über eine sechspolige Sonde. Zusätzlich wurde über eine zweipolige Sonde rechtsventrikulär abgeleitet. Bei der Registrierung des intrakardialen Signals bedienten wir uns unterschiedlicher Bandpassfilter (0,1, 20, 40 und 60 Hz) und eines Verstärkers, der das Signal maximal 10 000fach verstärkt.

Ergebnisse

Bei drei von sieben Patienten ließen sich zusätzliche Depolarisationen nach dem QRS-Komplex registrieren. Bei zwei Patienten waren solche Spätpotentiale im Bereich des His-Bündels und bei einem Patienten im rechten Ventrikel abzuleiten.

Bei dem einen Patienten mit einem WPW-Syndrom Typ A konnte ein Spätpotential 160 ms nach QRS registriert werden, dessen Kopplungsintervall eine Frequenzabhängigkeit aufwies. Unter Stimulation nahm der Abstand des Spätpotentials zum QRS-Komplex zu (Abb. 1), bis

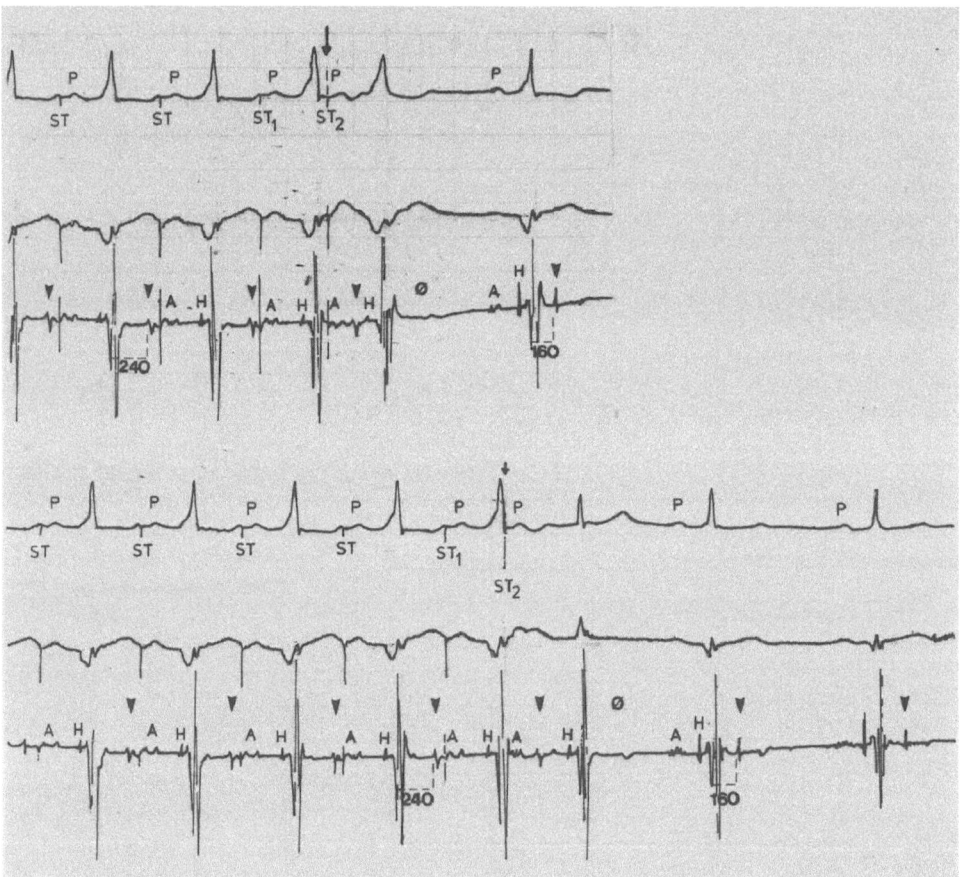

Abb. 2. Gleicher Patient wie in Abb. 1. *Oben:* Bei gekoppelter Stimulation (St_1-St_2 = 400 ms) Zunahme der QRS-Verbreiterung (180 ms) und Verschwinden des Potentials. *Unten:* Nach weiterer Verkürzung des Stimulationsintervalls (St_1-St_2 = 360 ms) wird die effektive Refraktärzeit der akzessorischen Bahn erreicht. Der QRS-Komplex normalisiert sich und das Potential ist jetzt ebenfalls nicht mehr nachzuweisen

bei einem Stimulationsintervall von 400 ms das Spätpotential verschwand (Abb. 2). Bei noch weiterer Verkürzung des Stimulationsintervalls und Erreichen der effektiven Refraktärzeit der akzessorischen Leitungsbahn folgte dem normal geformten QRS-Komplex ebenfalls kein Spätpotential.

Bei den beiden anderen Patienten konnten zwei Spätpotentiale erfaßt werden. Ein Spätpotential 170 ms nach dem QRS-Komplex und ein weiteres nach der T-Welle mit wechselndem Zeitintervall zu dem vorangehenden QRS-Komplex (um 380 ms). Bei Auftreten von supraventrikulären Extrasystolen mit dem Vollbild der Präexzitation war dieses letzte Spätpotential nicht mehr nachweisbar. Durch Ajmalin konnte das Spätpotential zusammen mit dem WPW-Syndrom unterdrückt werden.

Diskussion

Wie bereits bei intraoperativen Untersuchungen [3] gezeigt werden konnte, gelang es auch uns in intrakardialen Ableitungen sogenannte Spätpotentiale beim WPW-Syndrom abzuleiten. Diese werden als Folge unterschiedlicher Erregungsausbreitung aufgefaßt [3].

Die Frequenzabhängigkeit des Kopplungsintervalls des Spätpotentials deutet auf eine retrograde Erregung der His-Region hin, zumal das Spätpotential bei normal geformten QRS-Komplex und bei voll ausgeprägtem WPW-Syndrom nicht nachzuweisen war. Bei normaler orthograd geleiteter Erregung und somit blockiertem Bypass kommt es verständlicherweise nicht zu retrograder Erregung. Bei voll ausgeprägter Präexzitation war die His-Bündelregion noch refraktär und damit nicht depolarisationsfähig.

Das Zusammentreffen der Kammererregung über die akzessorische Bahn mit der über den AV-Knoten geleiteten orthograden Erregung führt auch zu einer inhomogenen Erregungsrückbildung, die in Form von spätdiastolischen Spätpotentialen bei zwei Patienten erfaßt werden konnte. Sie stellen ein Auslösemechanismus für Extrasystolen dar, die zu Reentry-Tachykardien führen können. Beide Patienten boten typische antidrome Formen der Reentry-Tachykardien, wobei die akzessorische Bahn antegrad und die normale Bahn für die retrograde Leitung benutzt wurde.

Literatur

1. Gallagher J, Pritchett ELC, Sealy WC, Kasell J, Wallace AG (1978) The preexcitation syndromes. Prog Cardiovasc Dis 20: 285 − 2. Antoni H (1975) Elektrophysiologische Äquivalente bei Herzrhythmusstörungen. Verh Dtsch Ges Inn Med 81: 69 − 3. Ostermeyer J, Breithardt, G. Kolvenbach R, Abendroth RR, Seipel L, Bircks W (1979) Methode und Technik des intraoperativen Mappings. Z Kardiol 68: 320

Runkel, W., Fricke, G., Mattern, H., Kikis, D. (Med. Univ.-Poliklinik Bonn)
Invasive und nichtinvasive Flußanalysen bei ventrikulärer und sequentieller Schrittmacherstimulation

Zweck

Zahlreiche invasive Untersuchungen haben gezeigt, daß unter physiologischer Schrittmacherstimulation günstigere hämodynamischere Resultate zu erzielen sind als bei ventrikulärer Stimulation. Ziel der vorliegenden Untersuchungen ist eine vergleichende Analyse invasiv registrierter Strömungskurven an verschiedenen Stellen im rechten Herzen bei unterschiedlicher Stimulationsart.

Die Auswirkungen der unterschiedlichen Stimulationsarten lassen sich intraindividuell quantifizieren an mittels gepulster Doppler-Echokardiographie (PDE) registrierter aortaler Strömungskurven.

Abschließend wird eine Möglichkeit diskutiert, mit der PDE an Hand der aortalen Strömungskurven ein individuelles Schrittmacherfrequenzoptimum zu ermitteln.

Methodik

Die phasische Blutströmungsgeschwindigkeit wurde mittels invasiver Katheter-Tip-Velocitometrie registriert, und zwar im Einflußgebiet der Vena cava inferior in den rechten Vorhof (ICV) und im Einflußgebiet des rechten Ventrikels. Die Strömungskurven wurden unter unterschiedlichen Schrittmacherstimulationsarten registriert. Invasiv untersucht wurden fünf Patienten und drei Hunde. Das Prinzip der invasiven Strömungsmessungen und der Aufbau der Strömungsgeschwindigkeitssonde selbst sind anderweitig ausführlich beschrieben [1–3].

Die PDE wurde durchgeführt mit einem ATL-500 A-Gerät.

Das Sample volume von 2×4 mm wurde im M-Mode-Bild eingestellt. Von der suprasternalen Schallkopfposition aus, wurde ohne Festlegung des Schallwinkels dasjenige Sample volume gewählt, welches in der Aorta ascendens die höchste und breiteste Strömungskurve zeigt und eine ausreichende Reproduzierbarkeit aufwies. Der verwendete Schallkopf (3MHz) ist auf 7 cm fokussiert und hat einen Durchmesser von 0,6 cm.

Ergebnisse

Die invasiv registrierten Strömungskurven zeigen bei Sinusrhythmus (SR), rechtsatrialer Stimulation (RAP) und bei sequentiell rechtsatrialer, rechtsventrikulärer Stimulation (RVSP) mit physiologischer AV-Verzögerung eine Strömungskurve in IVC-Position mit einem biphasischen Verlauf:

Eine endsystolisch-frühdiastolische Füllungswelle durch Versetzung der Ventilebene und eine spätdiastolische atriogene Füllungswelle. Bei Vorhofflimmern zeigt sich eine monophasische Strömungskurve mit Verlust der Vorhofwelle. Bei rechtsventrikulärer Stimulation ohne retrograde Leitung besteht ebenfalls eine monophasische Strömungskurve. Rechtsventrikuläre Stimulation mit retrograder Leitung führt zu einer Behinderung des Bluteinstromes in den rechten Vorhof und äußert sich in einer Inzisur im ansteigenden Teil des ventrikulären Einstromes.

Die mittels PDE registrierten aortalen Strömungskurven zeigen die hämodynamischen Auswirkungen der unterschiedlichen Schrittmacherstimulationsarten intraindividuell sehr deutlich. Amplitude und Breite der aortalen Strömungskurve sind um so größer, je physiologischer die Stimulationsart ist. Bei gleicher Frequenz von 70/min ist z. B. die planimetrierte Fläche unter der positiven aortalen Strömungskurve bei Sinusrhythmus bei 36% ($n = 8$) größer als bei VVI-Stimulation. Diese Prozentzahl zeigt eine ähnliche Größenordnung des Beitrages der koordinierten Vorhofaktion für das Schlagvolumen, wie dies mit invasiver Herzminutenvolumenbestimmung gemessen wurde. Auch ohne Beitrag der Vorhofaktion erscheint ein relativ regelmäßiger Kammerrhythmus bei absoluter Arrhythmie mit Vorhofflimmern günstiger zu sein, als eine gleiche frequente rechtsventrikuläre VVI-Stimulation.

Bei zwölf Patienten mit extern programmierbaren rechtsventrikulären VVI-Schrittmachersystemen wurde die frequenzabhängige Änderung der aortalen Strömungskurve bei Frequenzen zwischen 40/min und 120/min intraindividuell untersucht. Amplitude und Fläche der aortalen Strömungskurve nehmen mit steigender Frequenz ab. Das Produkt aus Fläche, Höhe und Frequenz steigt zunächst an, zeigt zwischen 60 und 80/min ein Maximum und fällt dann wieder ab. Unsere Patientendaten zeigen diesen Trend auf. Ein optimales PDE-Gerät mit Positionsbestimmung durch ein 2D-Echobild und Winkelbestimmung ist jedoch

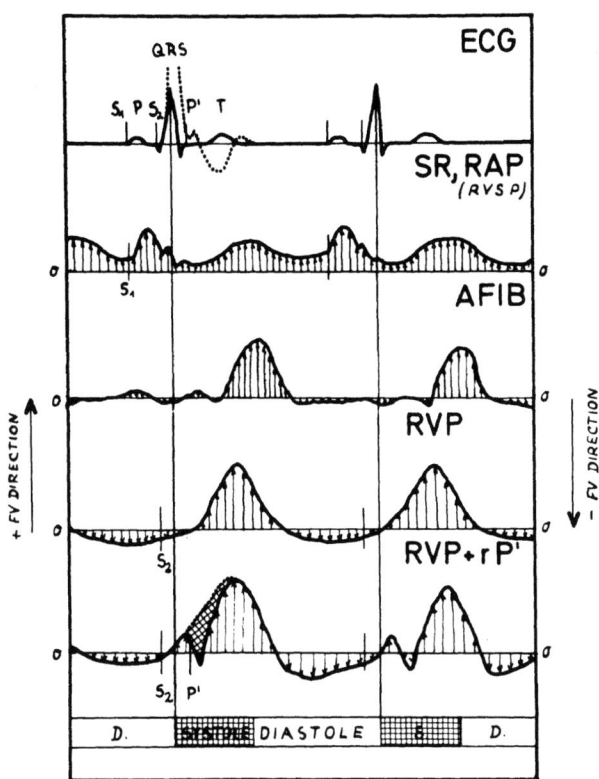

Abb. 1. Strömungskurven in der Vena cava inferior: Interpretation s. Text. Abkürzungen: S I = Vorhofstimulation; S II = Ventrikelstimulation; RAP = rechtsatriale Stimulation; RVSP = rechtsventrikuläre sequentielle Stimulation; AIFB = Vorhofflimmern; RVP = rechtsventrikuläre Stimulation; RVP + rP = rechtsventrikuläre Stimulation mit retrograder Vorhoferregung

erforderlich, um eindeutig reproduzierbare Strömungskurven vom gleichen Sample volume aufzeichnen zu können. Mit einer solchen Technik sollte sich unser Konzept bestätigen lassen. Das individuelle Maximum der Fläche mal Höhe mal Frequenzkurve müßte dann als jeweiliges Schrittmacherfrequenzoptimum diskutiert werden.

Schlußfolgerung

Mit der PDE registrierte aortale Strömungskurve zeigen die hämodynamischen Veränderungen bei unterschiedlicher Stimulationsart vergleichbar gut wie invasiv registrierten

Tabelle 1. Auswertung der mittels PDE registrierten aortalen Strömungskurven. Der angegebene Prozentwert gibt die Größenzunahme der Fläche unterhalb der positiven Strömungskurve an. Die unterschiedlichen Stimulationsarten werden jeweils intraindividuell bezogen auf den als 100% gesetzten Wert der schrittmacherinduzierten Herzaktion. Die Kurven wurden jeweils bei einer Frequenz von 70/min verglichen

1.	AAI	vs.	SR	+ 1% ($n = 1$)
2.	DDD	vs.	SR	+ 10% ($n = 2$)
3.	VVI	vs.	ER	+ 13% ($n = 3$)
4.	VVI	vs.	SR	+ 36% ($n = 8$) ($\pm$ 10 s)
5.	VVI	bei AB-Block III°:		
	SMmP	vs.	ERmP	+ 21% ($n = 3$) (15−33%)
	ERmP > SMmP > ERoP > SmoP ($n = 2$)			

Abkürzungen: ER = Eigenrhythmus z. B. bei AV-Block III. Grades oder bei Vorhofflimmern; mP = mit vorausgehender P-Welle; oP = ohne vorausgehende P-Welle

Strömungskurven mittels Katheter-Tip-Velocitometrie. Die Resultate der Auswertung der nichtinvasiv ermittelten aortalen Strömungskurven stimmen mit der allgemein akzeptierten Erfahrung überein, daß derjenige Stimulationsmodus am effektivsten ist, der die physiologischen Bedingungen am besten wiedergibt. Anhand der nichtinvasiven aortalen Strömungskurven wird ein individuelles hämodynamisches Stimulationsfrequenzoptimum diskutiert.

Literatur

1. Fricke G (1976) Analyse des pulsatilen Strömungsverhaltens im Blutkreislauf. Thieme, Stuttgart – 2. Fricke G, Studer U, Scheu H (1970) Pulsatile velocity of blood in the pulmonary artery of dogs: Measurement by an ultrasound gauge. Cardiovasc Res 4: 372–379 – 3. Fricke G, Mattern H (1979) Pressure-flow-relationsship at the entrance of pulmonary circulatory system of man. Prog Respir Res 11: 255–267 – 4. Kikis D, Esser H, Funke D, Fricke G (1979) Hämodynamik bei sequentieller und ventrikulärer Stimulation. Verh Dtsch Ges Inn Med 84: 857–858 – 5. Mattern H, Fricke G, Kikis D, Esser H (1981) Flußanalysen in den Hohlvenen bei ventrikulärer und sequentieller Stimulation. Herzschrittmacher 1: 26–30

Saborowski, F. (Med. Klinik Köln-Holweide, Köln), Griebenow, R., Grötz, J., Hossmann, V. (Med. Univ.-Klinik II, Köln)
Hämodynamische Befunde bei Patienten mit therapierefraktärer Herzinsuffizienz nach Gabe von Nepresol und Amrinon

Die chronische Herzinsuffizienz wird medikamentös mit Herzglykosiden und Diuretika behandelt [5, 7]. Bei ausbleibendem Erfolg werden venöse und arterioläre Dilatatoren eingesetzt, die die Vor- und Nachlast des Herzens senken. Akute und chronische Anwendungen dieser Therapieform sind in den verschiedenen Arbeitsgruppen beschrieben worden [1–4, 8]. Im folgenden wird über die Wirkung des arteriolären Dilatators Dihydralazinsulfat bei Patienten mit therapierefraktärer Herzinsuffizienz berichtet, die mit der Wirkung der neuen positiv inotropen Substanz Amrinon verglichen wird. Amrinon ist ein Bipyridinabkömmling und wirkt direkt als Phosphodiesterasehemmer an der Muskelfaser. Zusätzlich wird ein vasodilatatorischer Effekt vermutet.

Material und Methoden

Bei 15 Patienten (mittleres Alter 56,5 Jahre) mit therapierefraktärer Herzinsuffizienz (NYHA III und IV), die mit Herzglykosiden und Diuretika nicht ausreichend behandelt werden konnten, wurden hämodynamische Untersuchungen mit Hilfe eines Swan-Ganz-Katheters vor und 30 min nach Gabe von Nepresol (10 mg i.v., $n = 8$) und 15 min nach Gabe von Amrinon (1,5 mg/kg Körpergewicht i.v., $n = 7$) durchgeführt. Die Messung des Herzzeitvolumens erfolgte mit der Kälteverdünnungstechnik. Zu jedem Meßzeitpunkt wurden drei Einzelmessungen durchgeführt. Die Registrierung des arteriellen Blutdrucks erfolgte über eine Verweilkanüle in der Arteria femoralis (Microseldicath). Für die statistische Auswertung wurde der gepaarte t-Test eingesetzt.

Ergebnisse und Diskussion

In Tabelle 1 sind die hämodynamischen Daten der 15 Patienten mit schwerer Herzinsuffizienz vor und nach Gabe von Nepresol bzw. Amrinon dargestellt.

1442

Tabelle 1. Herzfrequenz, Mitteldruck im rechten Vorhof und in der Pulmonalarterie, diastolischer Pulmonalarteriendruck, arterieller Mitteldruck, Herzindex, Schlagvolumenindex und totaler peripherer Widerstand bei 15 Patienten mit schwerer Herzinsuffizienz vor und nach Gabe von Nepresol (N) bzw. Amrinon (A) ($\bar{x} \pm SD$)

	Vor	
	N	A
HF (S/min)	74,1 ± 18,0	87,5 ± 10,6
RAM (mm Hg)	5,9 ± 3,4	8,6 ± 4,6
PAM (mm Hg)	21,1 ± 9,4	34,8 ± 6,4
PADP (mm Hg)	15,8 ± 6,9	25,2 ± 6,1
ADM (mm Hg)	91,3 ± 10,2	89,4 ± 8,4
HI (l/min · m²)	2,35 ± 0,43	2,18 ± 0,42
SVI (ml/m²)	33,3 ± 8,8	22,7 ± 11,3
TPW (dyn · s · cm⁻⁵)	1 494 ± 388	1 683 ± 247

	Nach		P
	N	A	N/A
HF (S/min)	87,1 ± 15,9	86,9 ± 10,8	0,025/n.s.
RAM (mm Hg)	7,9 ± 4,4	5,6 ± 3,2	0,01/0,0025
PAM (mm Hg)	23,7 ± 5,0	26,1 ± 8,5	n.s./0,05
PADP (mm Hg)	16,9 ± 4,9	15,7 ± 6,0	n.s./0,0125
ADM (mm Hg)	86,5 ± 10,0	87,6 ± 9,7	n.s./n.s.
HI (l/min · m²)	3,70 ± 0,56	2,86 ± 0,55	0,0005/0,0025
SVI (ml/m²)	42,9 ± 10,1	32,6 ± 7,9	0,0025/0,0025
TPW (dyn · s · cm⁻⁵)	884 ± 121	1 279 ± 211	0,0025/0,005

Die mittlere Herzfrequenz steigt nach Gabe von Nepresol signifikant von 74,1 auf 87,1 Schläge/min an, während nach Gabe von Amrinon keine signifikante Änderung nachgewiesen werden kann. Der mittlere Vorhofmitteldruck steigt nach Gabe von Nepresol von 5,9 auf 7,9 mm Hg signifikant an, während er nach Gabe von Amrinon von 8,6 auf 5,6 mm Hg abfällt. Der mittlere Pulmonalarterienmitteldruck zeigt nach Gabe von Nepresol keine gerichtete Änderung, während er nach Amrinonapplikation von 34,8 auf 26,1 mm Hg abfällt. Der mittlere Füllungsdruck im linken Ventrikel (diastolischer Pulmonalarteriendruck) wird durch

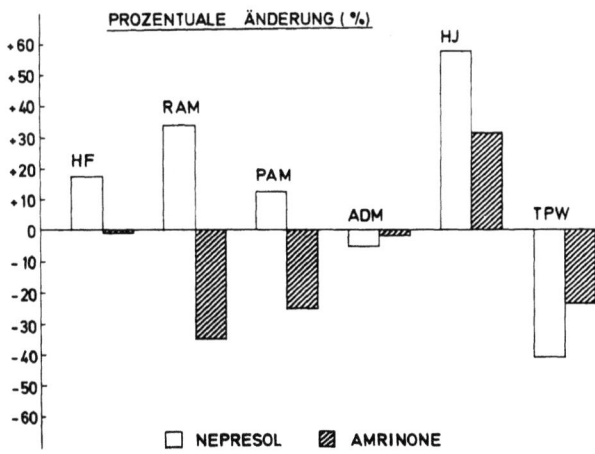

Abb. 1. Prozentuale Änderungen der Herzfrequenz (HF), des Mitteldrucks im rechten Vorhof (RAM), des Mitteldrucks in der Pulmonalarterie (PAM), des arteriellen Mitteldrucks (ADM), des Herzindex (HI) und des totalen peripheren Widerstandes (TPW) vor und nach Gabe von Nepresol bzw. Amrinon

Nepresol nicht beeinflußt, während er nach Anwendung von Amrinon signifikant von 25,2 auf 15,7 mm Hg abfällt. Der mittlere arterielle Mitteldruck zeigt nach Anwendung beider Medikamente keine signifikante Änderung. Der Herzindex steigt nach Gabe von Nepresol von im Mittel 2,35 auf 3,70 und nach Gabe von Amrinon von im Mittel 2,18 auf 2,86 l/min · m^2 signifikant an, ebenso der Schlagvolumenindex. Als Ausdruck des angestiegenen Herzzeitvolumens bei unverändertem arteriellen Mitteldruck fällt der totale periphere Widerstand signifikant nach Gabe von Nepresol wie Amrinon ab.

In Abb. 1 sind die prozentualen Änderungen der Herzfrequenz, des Mitteldrucks im rechten Vorhof und in der Pulmonalarterie, des arteriellen Mitteldrucks, des Herzindex und des totalen peripheren Widerstandes vor und nach Gabe von Amrinon dargestellt. Nepresol führt zu einer Zunahme der Herzfrequenz um 17,5%, des Mitteldrucks im rechten Vorhof von 33,8%, des Mitteldrucks in der Pulmonalarterie von 12,3%, des diastolischen Pulmonalarteriendrucks von 7% und des Herzindex von 57,4%, der arterielle Mitteldruck nimmt um 5,3% und der totale periphere Widerstand um 40,8% ab. Die Anwendung von Amrinon führt zu einer Abnahme der Herzfrequenz von 0,7%, des Mitteldrucks im rechten Vorhof von 34,9%, des pulmonalen arteriellen Mitteldrucks von 25,0%, des diastolischen Pulmonalarteriendrucks von 37,7%, des arteriellen Mitteldrucks von 2,1% und des totalen peripheren Widerstandes von 24,8%, während der Herzindex um 31,3% zunimmt. Werden die dargestellten Ergebnisse mit den Befunden aus der Literatur verglichen, so ergeben sich für die Wirkung von Nepresol keine wesentlichen Unterschiede [1−3]. Die neue positiv inotrope Substanz Amrinon weist neben der direkten Wirkung an der Herzmuskelfaser ebenfalls einen vasodilatatorischen Effekt an den Arteriolen auf [6].

Zusammenfassung

1. Nepresol führt bei Patienten mit schwerer Herzinsuffizienz zu einem Anstieg der Herzfrequenz (17,5%), des Mitteldrucks im rechten Vorhof (33,8%) und in der Pulmonalarterie (12,3%) und des Herzindex (57,4%), während der arterielle Mitteldruck und der totale periphere Widerstand um 5,3 bzw. 40,8% abfallen.
2. Die neue positiv inotrope Substanz Amrinon führt bei Patienten mit schwerer Herzinsuffizienz zu einem Abfall des Mitteldrucks im rechten Vorhof (34,9%), in der Pulmonalarterie (25,0%) und des totalen peripheren Widerstandes (24,0%), während der Herzindex um 31,2% ansteigt und die Herzfrequenz und der arterielle Mitteldruck nahezu unverändert bleiben. Für Amrinon kann neben der direkten Wirkung auf die Herzmuskelfaser zusätzlich ein vasodilatatorischer Effekt an den Arteriolen nachgewiesen werden.

Literatur

1. Bolte HD (1980) Behandlung der Herzinsuffizienz mit Vasodilatantien. Internist 21: 753−759 − 2. Chatterjee KW, Parmley W (1977) Vasodilatator treatment for acute and chronic heart failure. Br Heart J 39: 706−720 − 3. Fricke GR, Mattern H (1982) Herzentlastung durch Vasodilatation. Therapiewoche 32: 3847−3863 − 4. Kuck KH, Hanrath P, Zehnke A, Mathey D, Bleifeld W (1980) Prazosin-Langzeitbehandlung der schweren chronischen Herzinsuffizienz. Wirkung auf Ruhe- und Belastungshämodynamik. Dtsch Med Wochenschr 105: 1384−1388 − 5. McMichael (1982) Digitalis in the last half century. Eur Heart J (Suppl D): 3−4 − 6. Saborowski F, Griebenow R, Sirinyan G, Hense K (1983) Metabolische und hämodynamische Befunde nach Gabe von Amrinon bei Patienten mit koronarer Herzkrankheit. Z Kardiol 72: 81 − 7. Saborowski F (1984) Diuretika in der Therapie der chronischen Herzinsuffizienz. Med Prax (im Druck) − 8. Zelis R, Flaim St F, Moskowitz RM, Nellis StH (1979) How much can we expect from vasodilator therapy in congestive heart failure? Circulation 59: 1092−1097

Postersession III

Diabetes

Waldhäusl, W., Czerwenka-Howorka, K., Derfler, K., Schröcksnadel, W., Freyler, H.
(1. Med. Univ.-Klinik, Abt. für Klin. Endokrinologie und Diabetes mellitus, Institut für Klin.
Chemie und der 1. Univ.-Augenklinik Wien)

Untersuchungen zum aktuellen Stand der Diabetesbetreuung

Diabetes mellitus (DM) ist ein klinisches Syndrom, dessen Häufigkeit in den westlichen Industriestaaten auf 1,5−2,5% geschätzt wird [1] und dessen Prävalenz genetisch bedingt in manchen Populationen (Pima-Indianer) allein für den Typ 2 bis zu 35% betragen kann [2]. Im allgemeinen wird jedoch der relative Anteil der nichtinsulinabhängigen (Typ 2) Diabetiker an der Gesamtprävalenz der Zuckerkrankheit mit 80−85% angegeben, so daß nur ein kleiner Anteil dem primär insulinabhängigen Diabetes des Typ 1 zuzuordnen ist.

Die Behandlung des DM erfolgt entsprechend der Grundkrankheit entweder mit Insulin oder mit oralen Antidiabetika und verlangt zudem stets die Einhaltung einer entsprechenden Diät [3]. Diese Vorgangsweise verminderte in den letzten Jahrzehnten die Häufigkeit des Coma diabeticum und verbesserte somit die Prognose der Patienten quoad vitam, nicht jedoch in Hinblick auf das Auftreten diabetischer Spätschäden.

Ziel der vorliegenden Untersuchung war es nun, den Erfolg der herkömmlichen („konventionellen") Diabetestherapie anhand des Istzustandes der Stoffwechselsituation von Diabetikern des Typs 1 und 2 auszuloten und auch das Ausmaß der bei diesen Patienten auftretenden Spätfolgen der Erkrankung festzustellen. Zur Gewinnung eines unvoreingenommenen Überblickes über die derzeitige Situation erfolgte die Erhebung der Daten, sowohl im ländlichen Raum, außerhalb des Einflußgebietes von „Diabetesbehandlungszentren", wie auch im Rahmen einer klinischen Diabetesambulanz.

Krankengut und Methodik

Erfaßt wurde das Krankengut der Diabetesambulanz (DA) dieser Klinik (DM Typ 1, $n = 130$; Typ 2, $n = 580$), sowie von 26 Arztpraxen im ländlichen Raum [Feldstudie (FS); DM Typ 1, $n = 73$; Typ 2, $n = 548$]. Beachtet wurden im Rahmen der Bestandsaufnahmen Anamnese, metabolische Variable (Blutglukose postprandial, Glukosurie, HbA_{1c} (Biorad, Richmond, CA, USA), Cholesterin, HDL-Cholesterin, Triglyzeride (Testkombinationen Boehringer, Mannheim), Kreatinin und Proteinurie), sowie der Stand der diabetischen Spätkomplikationen. Letztere wurden im Rahmen der physikalischen Krankenuntersuchung bzw. mittels Ophthalmoskopie klinisch erhoben. Zudem wurden Angaben der Patienten im Sinne von Parästhesien, Angina pectoris oder Claudicatio intermittens mit in die Beurteilung einbezogen.

Die Aufarbeitung der erhobenen Daten wurde mit Hilfe des Wiener Medizinischen Rechenzentrums auf Basis der Rahmenprogramme WAMIS, SAS und BMDP nach Ergänzung der vorhandenen Systeme mit einer entsprechenden Software durchgeführt.

Die Darstellung der im folgenden berichteten Ergebnisse erfolgte entweder als Verteilung in Prozent des angeführten Gesamtkollektivs oder als $\bar{x} \pm$ SEM (n).

Ergebnisse

Betrachten wir zunächst die Unterteilung der untersuchten Patienten in Therapiegruppen (Abb. 1), so fällt auf, daß der relative Anteil an insulinabhängigen Diabetikern an der

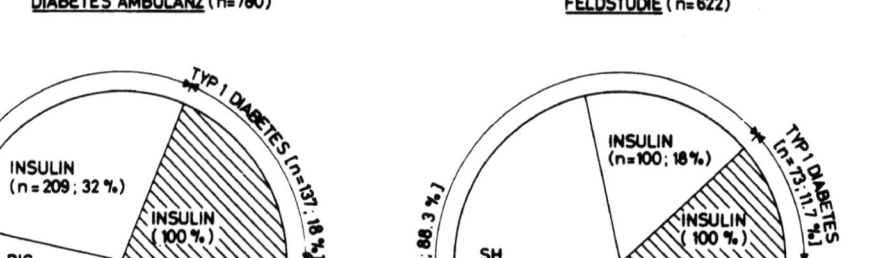

Abb. 1. Darstellung der relativen Häufigkeit (%) der verschiedenen, bei Diabetes mellitus des Typs 1 und 2 im Rahmen einer Diabetesambulanz und im ländlichen Raum eingesetzten Behandlungsformen. (SH = Sulfonylharnstoff; BIG = Biguanidtherapie)

Gesamtzahl der Diabetiker in der klinischen Diabetesambulanz (DA) größer ist (18%) als in der Feldstudie (FS: 11,7%). Ein wesentlicher Unterschied besteht auch in der Betreuung der nichtinsulinabhängigen Diabetiker des Typ 2, die im ländlichen Raum seltener (18%) Insulin erhielten als in der Diabetesambulanz (32%), dafür aber häufiger orale Antidiabetika einnahmen (58 statt 47%).

Festzuhalten ist zudem, daß die mittlere Dauer der Krankenhausaufenthalte je insulinbehandeltem Patienten und Jahrfünft der Erkrankungsdauer binnen 25 Jahren von 33 auf 99 Tage (DM Typ 1), bzw. von 19 auf 70 Tage (DM Typ 2) zunahm. Gleichzeitig lassen die beiden untersuchten Gruppen ein deutlich zeitabhängiges Muster der Spätkomplikationen erkennen, die bei mit Insulin behandelten Patienten wesentlich häufiger auftraten als bei nicht mit Insulin behandelten Diabetikern. So betrug z. B. die Prävalenz der diabetischen Retinopathie bei DM Typ 1 34,8%, bei normalgewichtigem DM Typ 2 (insulinbehandelt) 39,7%, bei übergewichtigem DM Typ 2 (insulinbehandelt) 53,7% und bei nichtinsulinbehandelten Diabetikern des Typ 2 ca. 23%. Ein ähnliches Verteilungsmuster fand sich hinsichtlich der makroangiopathischen Veränderungen bei DM Typ 2 (insulinbehandelt 41%, nichtinsulinbehandelt 30%), während Patienten mit DM Typ 1 seltener betroffen waren (10%). Die gleichzeitig erhobenen Befunde einer peripheren diabetischen Neuropathie waren ebenso wie die konstante Proteinurie am häufigsten bei mit Insulin behandelten, übergewichtigen Patienten des Typ 2b zu beobachten (Abb. 2).

Die parallel dazu erhobenen metabolischen Variablen ließen bei DM Typ 2 normale Nüchternblutglukosewerte bei 14% (DA), bzw. 18% (FS), Aglukosurie bei 42% (DA bzw. 59% (FS) und ein normales HbA_{1c} (< 5,8%) bei 26% (DA) bzw. 24% (FS) erkennen.

Bei Patienten mit DM Typ 1 waren im Normbereich gelegene postprandiale Blutglukosewerte bei 28% (DA) bzw. 15% (FS), Aglukosurie bei 19% (DA) bzw. 27% (FS) und ein normales HbA_{1c} bei 19% (DA) bzw. 4% (FS) nachweisbar. Festzuhalten ist zudem, daß die mittlere Erkrankungsdauer der Patienten der Feldstudie um etwa 2 Jahre kleiner war als in der städtischen Diabetesambulanz, woraus der Eindruck entsteht, daß möglicherweise im ländlichen Raum Spätkomplikationen bereits verfrüht auftraten.

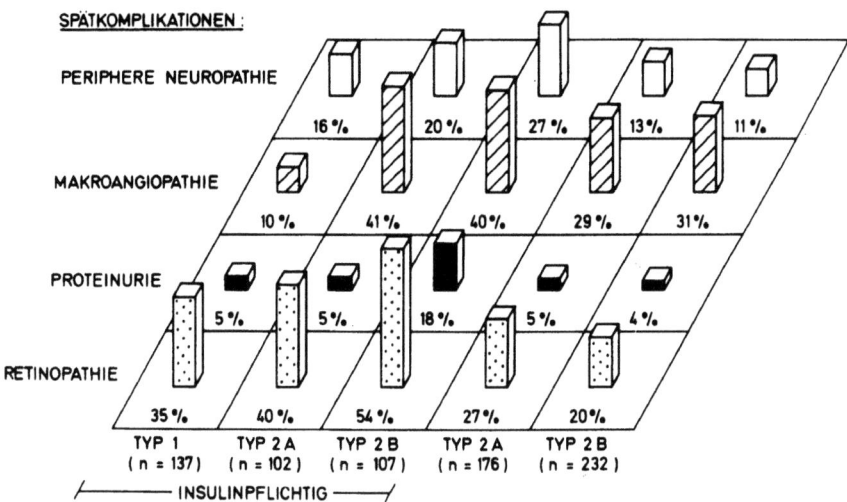

Abb. 2. Häufigkeit (%) der verschiedenen Spätkomplikationen bei Diabetikern ($n = 754$) des Typs 1 und 2 (a: normalgewichtig; b: Broca > 105%) im Rahmen einer Diabetesambulanz. Die Prozentzahlen innerhalb der Gruppen der Typ 1- und Typ 2-Diabetiker beziehen sich auf die jeweilige Größe dieser Subkohorten.

Diskussion

Das Ziel jeder Behandlung der Zuckerkrankheit ist es, das Auftreten akuter diabetischer Stoffwechselentgleisungen zu verhindern, was heute auch sehr häufig gelingt und zudem der Entstehung des diabetischen Spätsyndroms vorzubeugen. Daß letzteres unter den derzeit gegebenen Möglichkeiten der Therapie meist nicht gelingt, ist aus der Beobachtung ableitbar, da die Zahl der je Jahr und Patient im Krankenhaus verbrachten Tage bei Diabetikern etwa fünfmal größer ist als bei Nichtdiabetikern [2]. Ein Verhalten, das sich, wie in dieser Studie gezeigt wurde, mit zunehmender Erkrankungsdauer verstärkt, so daß nach mehr als 20 Erkrankungsjahren bei Typ 1-Diabetes jeder Patient bereits 20 Tage je Jahr und bei Typ 2-Diabetes 14 Tage je Jahr im Krankenhaus verbringen muß. Dies entspricht bei Typ 1-Diabetes eine Verdoppelung bis Verdreifachung der in der ersten Dekade im Krankenhaus verbrachten Zeit von 8,4 Tagen je Jahr [5]. Neben der dieser Situation zugrundeliegenden hohen Morbidität der Patienten findet sich bei diesen aber auch noch eine überhöhte Mortalität [6, 7]. In jedem Fall, und so auch in dieser Studie, ist die Stoffwechselkontrolle der Patienten unbefriedigend.

Unterteilen wir die untersuchten Patienten in Therapiegruppen, so fällt auf, daß der relative Anteil der insulinabhängigen Diabetiker des Typ 1 unter den Patienten der klinischen Diabetesambulanz größer war als im ländlichen Raum. Dies weist möglicherweise darauf hin, daß das einer Klinik zugewiesene Krankengut eine metabolisch negative Auslese aus dem Gesamtkollektiv der Diabetiker darstellen könnte. Vergleichen wir unbeschadet dieser Annahme, die therapeutischen Erfolge im Bereiche der klinischen Diabetesambulanz mit jenen im ländlichen Raum, so finden sich bei den Typ 1-Diabetikern der Diabetesambulanz fünffach mehr normale Werte für HbA_{1c} als bei den Patienten des ländlichen Raums. In ähnlicher Weise sind im städtischen Bereich auch die postprandialen Blutglukosewerte bei doppelt soviel Patienten im Normbereich (< 160 mg%) gelegen als in der Feldstudie. Die geringen Unterschiede in der Glukosurie sind durch die differente Methodik, die Verwendung von Teststreifen in der Feldstudie und der polarimetrischen Methode im Rahmen der Diabetesambulanz erklärbar.

Das Fehlen jeglicher Unterschiede in den beiden untersuchten Populationen im Verhalten der metabolischen Variablen Nüchternblutglukose, Glukosurie und HbA_{1c} für die Gruppe der nichtinsulinabhängigen Typ 2-Diabetiker weist darauf hin, daß die Probleme in der Behandlung dieser Patienten im städtischen und ländlichen Bereich ähnlich gelagert sein müssen. Doch ist auch in dieser Patientengruppe der therapeutische Erfolg höchst unbefriedigend, als nur 25% der Typ 2-Diabetiker ohne Hyperglykämie und Glukosurie waren und gleichzeitig ein normales HbA_{1c} aufwiesen.

Insgesamt weisen die erhobenen Befunde darauf hin, daß die Mehrzahl der Diabetiker weder in einer klinischen Diabetesambulanz, noch im ländlichen Raum normale Stoffwechselverhältnisse erreicht. Verstärktes Übergewicht bei Typ 2- (62% statt 36%) sowie schlechtere HbA_{1c}-Werte bei Typ 1-Diabetes und ein möglicherweise vorzeitiges Vorkommen diabetischer Spätkomplikationen im ländlichen Raum lassen jedoch die Möglichkeit erkennen, daß durch ein Ausschöpfen der herkömmlichen Methoden der Diabetestherapie eine Angleichung der Verhältnisse an jene im städtischen Bereich möglich sein müßte. Sollten die therapeutischen Erfolge jedoch darüber hinaus verbessert werden, so sind für beide Formen der Zuckerkrankheit neue therapeutische Strategien erforderlich, wenn neben einer Prophylaxe des diabetischen Koma auch der metabolischen Entgleisung schlechthin und damit vielleicht auch der Entstehung diabetischer Spätkomplikationen vorgebeugt werden soll.

Literatur

1. Schliack V (1971) Die Verbreitung des Diabetes mellitus: Häufigkeit und Vorkommen in Europa und Amerika. In: Pfeiffer EF (Hrsg) Handbuch des Diabetes mellitus, Bd 2. Lehmanns, München, S 333−364 − 2. Bennett PH, LeCompte PM, Miller M, Rushforth NB (1976) Epidemiological studies of diabetes in the Pima Indians. Recent Prog Horm Res 32: 333−376 − 3. Waldhäusl W (1983) Therapeutische Möglichkeiten zur Normalisierung der Glukosehomöostase bei Diabetikern. Hämostaseologie 3: 140−148 − 4. Miller Leone V, Goldstein J (1972) More efficient care of diabetic patients in a country-hospital setting. N Engl J Med 286: 1388−1391 − 5. Green A, Solander F (1984) Epidemiological studies of diabetes mellitus in Denmark. 6. Use of hospital services by insulin treated patients. Diabetologia 26: 195−198 − 6. Deckert T, Poulsen JE, Larsen M (1979) The prognosis of insulin dependent diabetes mellitus and the importance of supervision. Acta Med Scand (Suppl) 624: 48−53 − 7. Panzram G, Zabel-Langhennig R (1981) Prognosis of diabetes mellitus in a geographically defined population. Diabetologia 20: 587−591

Beischer, W., Dittus, E., Pfeiffer, M. (Abt. Innere Medizin I, Klinikum, Universität Ulm), Feilen, K. (Rechenzentrum, Universität Ulm), Kerner, W., Pfeiffer, E. F. (Abt. Innere Medizin I, Klinikum, Universität Ulm)

Die Rolle der Restsekretion der Beta-Zellen der Langerhansschen Inseln für das Auftreten von Insulinbedürftigkeit und Retinopathie

Als Belastungstests für die Vorhersage der Diabetestherapie vor allem bei Patienten mit Typ II-Diabetes war von unserer Arbeitsgruppe die i.v. Glibenclamid-Glukosebelastung vorgeschlagen worden [12, 13]. Grundlage der Vorhersage war zunächst der Verlauf der Blutglukose. Während der letzten 10 Jahre hat sich bereits die Messung von C-Peptid im Testverlauf für die Vorhersage bewährt [2−4].

Die vorliegende Auswertung aller Glibenclamid-Glukosebelastungen eines Zeitraums von 3 Jahren ging von folgenden Fragestellungen aus:

Wie wichtig ist die Restsekretion für die Insulinbedürftigkeit? Sind besondere Eigenschaften der Restsekretion (z. B. Basalsekretion, Frühsekretion) von besonderer Wichtigkeit? Besteht eine Beziehung zwischen Restsekretion und Retinopathiehäufigkeit?

Die Untersuchung ging von allen Patienten aus, die in einem Zeitraum von 3 Jahren mit Glibenclamid-Glukose i.v. belastet wurden. Nach Ausschluß von Patienten mit anderen endokrinen Erkrankungen, Lebererkrankungen und erhöhtem Kreatinin im Serum verblieben 241 Patienten.

Für die Fragestellungen nach dem Zusammenhang zwischen Restsekretion und Insulinbedürftigkeit wurden die 241 Patienten in Gruppen eingeteilt: 123 Patienten wurden im Anschluß an die Belastung mit Diät und Insulin weiterbehandelt, 118 Patienten mit Diät und Sulfonylharnstoffen. In beiden Hauptgruppen wurden zwei Untergruppen unterschieden, in der insulinbehandelten Gruppe 58 tatsächlich insulinbedürftige Patienten mit erfolglosem Versuch einer oralen Einstellung (Gruppe I) und 65 Patienten ohne derartigen Versuch (Gruppe III), in der oral behandelten Gruppe 63 Patienten mit zufriedenstellender Stoffwechseleinstellung (Gruppe II) und 55 Patienten mit unbefriedigender ($n = 32$, Gruppe IV) oder unzureichend dokumentierter ($n = 23$) Diabeteseinstellung. Die Insulinbedürftigkeit wurde als erwiesen angesehen, wenn mindestens ein Drittel der Werte von drei Tagesprofilen der Blutglukose und drei Bestimmungen der Glukose und des Azetons im 24-Std-Sammelurin folgende Grenzen überschritten: 200 mg/dl für die Blutglukose, 10 g/24 Std für die Harnglukose und positiv für Harnazeton. Unterschritten zumindest zwei Drittel derselben Werte die vorgegebenen Grenzen, so wurde die Einstellung bei oraler Therapie als zufriedenstellend angesehen.

Die Gruppen I und II interessierten als gut definierte Patientengruppen mit alternativer Therapie besonders. Beide Gruppen zeigten eine übereinstimmende Häufigkeitsverteilung ihrer Patienten bezüglich der Diabetestherapie und des Manifestationsalters, das nur bei etwa 10% der Patienten unter 30 Jahren lag. Die Gewichtsverteilung war bei den Patienten der Gruppe II in Richtung höherer Gewichte verschoben, allerdings zeigten nur etwa 20% der Patienten aus Gruppe II ein Übergewicht über 120% bezogen auf das Normalgewicht.

Für die Fragestellung nach dem Zusammenhang zwischen Retinopathie und Restsekretion wurden diejenigen der 241 Patienten ausgewählt, die im Abstand von 1 Monat zur Belastung mit der Funduskamera untersucht worden waren, und die bei Diabetesbeginn mindestens 30 Jahre alt waren. 110 Patienten erfüllten diese Bedingungen (Diabetesdauer 0–35 Jahre, Median 9 Jahre, 44 Patienten mit und 66 ohne Retinopathie).

Durchführung der Glibenclamid-Glukosebelastung i.v.: 24 Std zuvor nur Diabetesdiät, Beginn nüchtern zwischen 7.30 Uhr und 8.30 Uhr, Gabe von 2 mg Glibenclamid und 0,33 g Glukose/kg im Bolus, Bestimmung von Blutglukose, Insulin und C-Peptid zu den in Abb. 1 festgehaltenen Meßzeiten.

Die statistische Bearbeitung der ersten beiden Fragestellungen erfolgte mittels Diskriminanzanalyse, die Bearbeitung der dritten Fragestellung mittels exaktem Fisher-Test.

Abb. 1 zeigt für alle Diabetikergruppen im Vergleich mit den Stoffwechselgesunden erhöhte Nüchternkonzentrationen der Blutglukose, eine stark verzögerte Glukoseassimilation, eine gleichhohe bis erhöhte Basalkonzentration des C-Peptids, sowie eine verzögerte und eingeschränkte, jedoch anhaltende Stimulierbarkeit des C-Peptids. Von den Diabetikern zeigen die insulinbedürftigen Patienten der Gruppe I im Mittel die geringste, die oral behandelten und zufriedenstellend eingestellten Patienten der Gruppe II im Mittel die größte Stimulierbarkeit des C-Peptids.

Die Darstellung der weitergehenden Auswertung beschränkt sich auf diese gut charakterisierten Patientengruppen mit alternativer Therapie. Die mittels Diskriminanzanalyse ausgewerteten Kriterien des individuellen Verlaufs der Blutglukose und des C-Peptids sind in der Tabelle 1 dargestellt. Die Anordnung der Kriterien in der Tabelle 1 entspricht der Reihenfolge ihres Eingangs in die Diskriminanzanalyse. Die hierfür maßgeblichen F-Werte sind für jeden Analyseschritt wiedergegeben, ebenso die erzielten Prozentsätze für eine korrekte Gruppenzuordnung innerhalb von Gruppe I und II einzeln sowie gemeinsam. Der maximale Anstieg des C-Peptids während der ersten 40 min wurde als Kriterium mit dem absolut höchsten F-Wert zuerst in die Diskriminanzanalyse aufgenommen und gestattete für bereits 84,2% aller Patienten beider Gruppen eine korrekte Gruppenzuordnung. Die korrekte Zuordnung war im Verlauf der Schritte 2–5 der Diskriminanzanalyse auf maximal

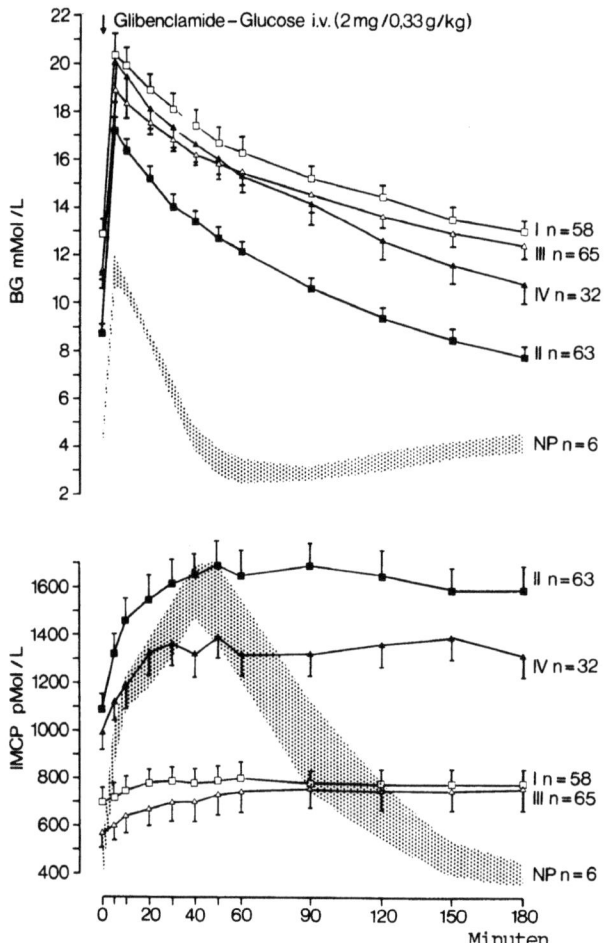

Abb. 1. Verlauf von Blutglukose (BG) und immunologisch meßbarem C-Peptid (IMCP) nach Glibenclamid-Glukose i.v. bei vier Gruppen diabetischer Patienten (I–IV) und sechs Stoffwechselgesunden (NP), Mittelwerte und SEM

89,2% verbesserbar, und zwar ausschließlich durch Verbesserung der Zuordnung innerhalb der Gruppe II. Für die Schritte 6–10 der Diskriminanzanalyse ist bei F-Werten unter 4 keine signifikante Verbesserung der korrekten Zuordnung mehr zu erwarten.

Von 110 Patienten, bei denen der Zusammenhang zwischen Restsekretion und Retinopathie untersucht wurde, zeigten 54 eine Diabetesdauer von mindestens 10 Jahren, bei insgesamt 44 lag eine Retinopathie vor. 32 Patienten mit Retinopathie gehörten zur Gruppe mit mindestens 10 Jahren Diabetesdauer. Dieser Zusammenhang zwischen Diabetesdauer und Retinopathiehäufigkeit erwies sich als signifikant ($p < 0,01$).

Von den 32 Diabetikern mit Retinopathie und Diabetesdauer ≥ 10 Jahre betrug die maximale Stimulierbarkeit des C-Peptids in den ersten 40 min bei 23 Patienten ≤ 1 ng/ml und bei neun Patienten > 1 ng/ml. Von den 22 Diabetikern ohne Retinopathie und Diabetesdauer ≥ 10 Jahre fanden sich entsprechend für acht Patienten ≤ 1 ng/ml und für 14 Patienten > 1 ng/ml. Diese Verteilung erwies sich als signifikant im exakten Fisher-Test ($p < 0,01$). Bei denselben 54 Patienten mit ≥ 10 Jahren Diabetesdauer zeigte das Vorkommen einer Retinopathie keine Beziehung zu früherem oder späterem Manifestationsalter, niedrigerem oder höherem Gewicht und Behandlung mit Insulin oder Sulfonylharnstoffen.

Die im Vergleich mit Stoffwechselgesunden normale oder sogar erhöhte Basalsekretion des C-Peptids bei Diabetikern könnte Ausdruck des Bestrebens des Organismus sein, eine Homöostase der basalen Insulinsekretion möglichst lange aufrecht zu erhalten [1, 7]. Die verzögerte und eingeschränkte Stimulierung des C-Peptids bei Diabetikern bestätigt die

Tabelle 1. Schrittweise Diskriminanzanalyse: F-Werte und Klassifizierungsmatrix

Schritt-Nr.	Eingegebene Variable	F-Wert	% richtige Klassifizierung		
			Gruppe I (n = 58)	Gruppe II (n = 63)	Beide Gruppen (n = 121)
1	Maximaler C-Peptidzuwachs (ng/ml) bis 40 min	96,86	91,2	77,8	84,2
2	Nüchternkonzentration der Blutglukose (BG)	12,65	94,7	82,5	88,3
3	Körpergewicht als % des Normalgewichts	13,07	91,2	85,7	88,3
4	Differenz der BG bei 0 und 180 min	9,72	93,0	85,7	89,2
5	Differenz der BG bei 0 und 180 min, als % von 0 min	5,71	91,2	87,3	89,2
6	Maximaler C-Peptidzuwachs (ng/ml) bis 180 min	1,64	–	–	–
7	Glukoseassimilationskoeffizient 0–60 min	0,38	–	–	–
8	Maximaler C-Peptidzuwachs (ng/ml) bis 60 min	0,09	–	–	–
9	Zeitpunkt des C-Peptidmaximums	0,03	–	–	–
10	Flächenintegral des stimulierten C-Peptids	0,01	–	–	–

bekannte Sekretionsstarre [11], die anhaltende Stimulierung spricht andererseits für eine besonders ausgeprägte Sekretion in der zweiten Phase bei langsamer Glukoseassimilation [10].

Die Gruppen der Diabetiker unterscheiden sich vor allem durch das Ausmaß der erhaltenen Stimulierbarkeit der Beta-Zellen. Der maximale Anstieg des C-Peptids in den ersten 40 min wurde als erste Variable in die Diskriminanzanalyse aufgenommen. Diese Tatsache unterstreicht die entscheidende Rolle der Sekretion der Beta-Zellen und vor allem der initialen Sekretion für die Therapiebedürftigkeit. Demgegenüber kann eine von der Restsekretion unabhängig wirksame Insulinresistenz nur eine zweitrangige Rolle für die Therapiebedürftigkeit spielen. Die Nüchternkonzentration des C-Peptids wurde nicht in die Diskriminanzanalyse einbezogen, da sie bereits bei qualitativen graphischen Voruntersuchungen wenig Eignung gezeigt hatte, zwischen den Diabetikergruppen zu differenzieren (vgl. [9]).

In der klinischen Praxis eignet sich die Untersuchung der Stimulierbarkeit der Restsekretion als wichtige Hilfe für die Therapieentscheidung, insbesondere bei ambulanten Patienten.

Die Tatsache, daß die Gruppen I und II entsprechende Verteilungen für Diabetesdauer und Manifestationsalter zeigen, spricht für das Vorliegen unterschiedlicher Erkrankungsuntertypen des Typ II-Diabetes, im Sinne der „Low responder" und der „High responder" von Fajans [6].

Bei einer Diabetesdauer von mindestens 10 Jahren hing auch die Häufigkeit des Vorkommens der Retinopathie vom Ausmaß der Restsekretion und insbesondere ebenfalls von deren initialer Stimulierbarkeit ab.

Mehrere klinische Studien zeigen einen eindeutigen Zusammenhang zwischen der Güte der Stoffwechseleinstellung und dem Auftreten mikroangiopathischer Spätkomplikationen (z. B. [15]). Damit könnte die Restsekretion indirekt über eine bessere Stoffwechseleinstellung einen Einfluß auf die Entstehung der Retinopathie haben. Wahrscheinlich wirkt sich die Restsekretion allerdings erst ab einem gewissen Ausmaß günstig auf die Diabeteseinstellung aus [8]. Hiermit könnte sich erklären, weshalb zwei Studien bei Typ I-Diabetikern für Patienten ohne und mit Retinopathie keinen Unterschied für das Ausmaß der sowieso nur geringen Restsekretion nachweisen konnten [14, 5].

Abschließend ergeben sich folgende Antworten auf die eingangs gestellten Fragen: Die mittels C-Peptid bestimmte Restsekretion ist eine entscheidende Größe für die Insulinbedürftigkeit. Das wichtigste Kriterium der Restsekretion ist deren ausreichende initiale Stimulierbarkeit. Auch die Retinopathiehäufigkeit hängt vom Ausmaß der initialen Stimulierbarkeit der Restsekretion ab.

Literatur

1. Bagdade JD et al. (1967) The significance of basal insulin levels in evaluation of the insulin response to glucose in diabetic and nondiabetic subjects. J Clin Invest 46: 1549–1557 – 2. Beischer W et al. (1984) The therapeutic and prognostic relevance of the fast beta-cell stimulation capacity. In: Melchionda N, Horwitz DC, Schade DS (eds) Recent advances in obesity and diabetes research. Raven Press, New York, p 1 – 3. Beischer W et al. (1976) C-Peptid als Parameter für die orale Diabetestherapie. Verh Dtsch Ges Inn Med 82: 791–794 – 4. Beischer W et al. (1978) Humanes C-Peptid, Teil III: Sekretionsdynamik der Beta-Zellen erwachsener Diabetiker nach Glibenclamid-Glukose i.v. Klin Wochenschr 56: 111–120 – 5. Bodansky HJ et al. (1981) Plasma C-peptide in long-standing type 1 diabetics with and without microvascular disease. Diabete Metab 7: 265–269 – 6. Fajans SS et al. (1978) Clinical and etiologic heterogeneity of idiopathic diabetes mellitus. Diabetes 27: 1112–1125 – 7. Holman RR, Turner RC (1979) Maintenance of basal plasma glucose and insulin concentrations in maturity-onset diabetes. Diabetes 28: 227–230 – 8. Madsbad S (1983) Prevalence of residual B-cell function and its metabolic consequences in type 1 (insulin-dependent) diabetes. Diabetologia 24: 141–147 – 9. Madsbad S et al. (1981) Practical clinical value of the C-peptide response to glucagon stimulation in the choice of treatment in diabetes mellitus. Acta Med Scand 210: 153–156 – 10. Pfeifer MA et al. (1981) Insulin secretion in diabetes mellitus. Am J Med 70: 579–588 – 11. Pfeiffer EF et al. (1961) Über die Bestimmung von Insulin im Blute am epididymalen Fettanhang der Ratte mit Hilfe markierter Glukose. IV. Die Dynamik der Insulinsekretion des Stoffwechselgesunden und des Altersdiabetikers nach wiederholter Belastung mit Glukose, Sulfonylharnstoffen und menschlichem Wachstumshormon, ein Beitrag zur Pathogenese des menschlichen Altersdiabetes. Klin Wochenschr 39: 415–426 – 12. Pfeiffer EF, Raptis S (1972) Controlled extension of oral antidiabetic therapy on former insulin-dependent diabetics by means of the combined i.v. glibenclamide-glucose test. Diabetologia 8: 41–47 – 13. Pfeiffer EF et al. (1974) Einmalige intravenöse Glibenclamid-Glukose Belastung als Vorhersagetest. Dtsch Med Wochenschr 99: 1281–1294 – 14. Smith RBW et al. (1979) C-peptide response to glucagon in diabetics with and without complications. NZ Med J 89: 304–306 – 15. Tchobroutsky G (1978) Relation of diabetic control to development of microvascular complications. Diabetologia 15: 143–152

Rett, K., Wicklmayr, M. (III. Med. Abt. Krankenhaus München-Schwabing, Forschergruppe Diabetes), Böttger, I. (Klinikum rechts der Isar der TU München), Dietze, G. (Rot-Kreuz-Krankenhaus, Forschergruppe Diabetes, München), Mehnert, H. (III. Med. Abt. Krankenhaus München-Schwabing, Forschergruppe Diabetes)

Vergleichende Untersuchungen zur Wirksamkeit von hochgereinigtem Schweineinsulin und Humaninsulin an der menschlichen Skelettmuskulatur

Seit Einführung der synthetischen und semisynthetischen Humaninsuline in der klinischen Diabetestherapie wurden immer wieder Befunde mitgeteilt, wonach die Humaninsuline gegenüber den herkömmlichen hochgereinigten Schweineinsulinen einen rascheren Wirkungseintritt oder eine größere biologische Wirksamkeit besitzen. Diese Befunde konnten jedoch von einer Reihe anderer Untersucher nicht bestätigt werden [1–3, 6–8]. Da eine

Klärung der Fragestellung durch eine alleinige klinische Untersuchung aus methodischen Gründen schwierig erscheint, haben wir mit Hilfe der *Unterarmmethode,* die im Akutversuch die reproduzierbare Messung von Substratbilanzen erlaubt, den Stoffwechsel der menschlichen Skelettmuskulatur unter dem Einfluß von *hochgereinigtem Schweineinsulin* und *semisynthetischem Humaninsulin* vergleichend untersucht.

Die Untersuchungen wurden an stoffwechselgesunden Probanden ($n = 14$) vorgenommen, die über Ziele und mögliche Risiken der Studie informiert waren. Nach eine standardisierten Abendmahlzeit (7 kcal/kg Körpergewicht Biosorbin MCT, Firma Pfrimmer, Erlangen) und einem ca. 15stündigen Übernachtfasten wurde unter örtlicher Betäubung mit Hilfe der Seldinger-Technik von der Ellenbeuge aus retrograd eine Unterarmvene sondiert, die offensichtlich tiefes Muskelgewebe drainierte. Zur Insulininfusion wurde die ipsilaterale, zur Gewinnung arteriellen Blutes die kontralaterale Brachialarterie unter Lokalanästhesie mit einer Abbocath-T-Nadel Nr. 20 punktiert. Beide arteriellen Zugänge wurden kontinuierlich mit physiologischer Kochsalzlösung (0,2 ml/min) gespült.

Nach einer 15minütigen Basalperiode erhielten die Probanden über eine halbe Stunde intraarteriell 250 µE Insulin/kg Körpergewicht × min infundiert, sechs Probanden in Form von hochgereinigtem Schweineinsulin (Altinsulin, Hoechst ·CS), acht Probanden als semisynthetisches Humaninsulin (Insulin H, Hoechst). Um den arteriellen Blutzucker über die Zeit des Experimentes konstant zu halten, wurde ab der 3. min der Insulinperiode 1 mg Glukose/kg Körpergewicht/min intravenös am kontralateralen Arm infundiert [9]. Arterielle und tiefvenöse Blutproben wurden sowohl während der 15minütigen Basalperiode als auch in der 30minütigen Insulinperiode in Abständen von 5 min abgenommen. Nach jeder Blutentnahme wurde die regionale Muskeldurchblutung mit Hilfe einer modifizierten Venenverschlußplethysmographie gemessen [5]. In den gewonnenen Blutproben wurden die Substrate Glukose, Laktat, Alanin, Glyzerin, freie Fettsäuren, β-Hydroxybutyrat und Azetazetat sowie Insulin und Sauerstoff gemessen. Die verwendeten Methoden sind an anderer Stelle ausführlich dargestellt [4]. Die statistische Auswertung der Daten erfolgte mit Hilfe des verbundenen oder unverbundenen t-Tests.

Während der Basalperiode fanden sich in beiden Kollektiven arterielle Substratkonzentrationen und muskuläre Utilisations- bzw. Produktionsraten, die gut mit den Werten in der Literatur vergleichbar sind. Unter der intraarteriellen Infusion des Insulins kam es in beiden Kollektiven zu Insulinkonzentrationen um 180 IE/ml im rückfließenden tiefvenösen Blut [Tabelle 1], während der systemisch-arterielle Spiegel unverändert um 5 µE/ml lag. Trotz dieser niedrigen systemischen Insulinspiegel kam es als Zeichen der extremen Insulinempfindlichkeit der Fettgewebslipolyse zu einem Rückgang der freien Fettsäurekonzentrationen, sowie konsekutiv auch der Ketonkörper β-Hydroxybutyrat und Ezetazetat im arteriellen Blut. Der systemische Blutzuckerspiegel dagegen konnte durch die Glukoseinfusion auch nach dem Start der Insulingabe konstant gehalten werden.

Unter dem Einfluß des lokal hohen Insulinspiegels kam es sowohl unter Schweineinsulin als auch unter Humaninsulin bei konstanter Durchblutung rasch zu einer erheblichen Steigerung der arteriotiefvenösen Glukoseextraktion, wobei in beiden Kollektiven Ausmaß und zeitlicher Wirkeintritt des Effektes völlig gleich war (Abb. 1). Auch die muskulären Abgaberaten von Glyzerin und Alanin, welche als semiquantitative Parameter der intramuskulären Triglyzeridlipolyse sowie der Proteolyse angesehen werden können, wurden in beiden Kollektiven unter der Wirkung des Insulins in etwa gleichem Ausmaß beeinflußt.

Tabelle 1. Tiefvenöse Insulinspiegel ($\bar{x} \pm$ SEM im µE/ml) am Unterarm

	Basal	10 min	20 min	30 min
Insulin CS	$8,3 \pm 1,1$	$148,4 \pm 19,6$	$156,0 \pm 24,9$	$188,0 \pm 25,2$
Humaninsulin	$8,5 \pm 1,1$	$127,4 \pm 21,6$	$136,9 \pm 26,3$	$184,8 \pm 15,8$

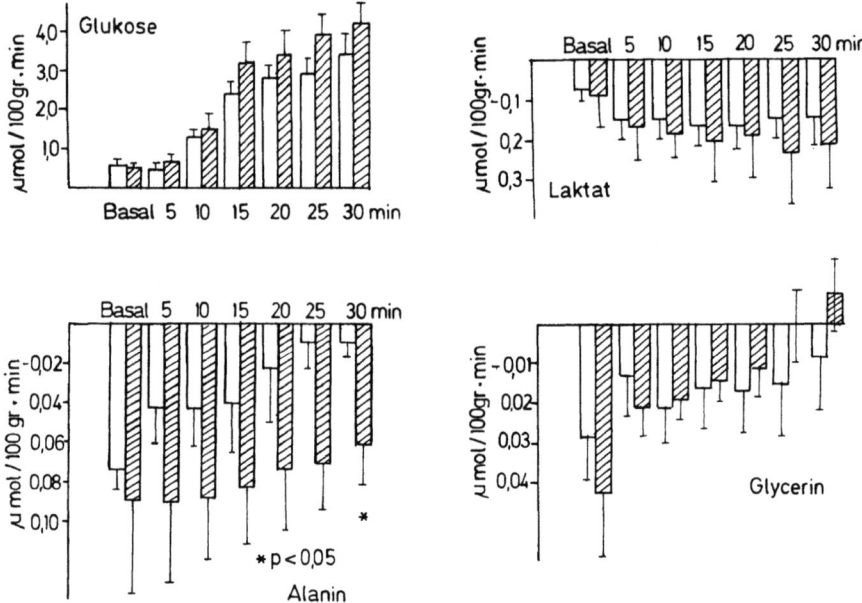

Abb. 1. Glukoseaufnahme und Substratabgabe der Muskulatur unter intraarterieller Infusion von 250 µE/kg × min semisynthetischem Humaninsulin (offene Säulen) und hochgereinigtem Schweineinsulin (schraffierte Säulen)

Ein statistisch gesicherter Unterschied war lediglich gegen Ende der Meßperiode bei der Alaninabgabe zu verzeichnen.

Diese Befunde einer weitgehend identischen Wirkung von semisynthetischem Humaninsulin und hochgereinigtem Schweineinsulin an der Muskulatur des Menschen stimmen mit der überwiegenden Zahl der bisher vorliegenden klinischen Vergleichsstudien überein [1, 2, 6–8]. Ein kontrovers diskutierter möglicher rascherer Wirkeintritt der Humaninsuline [3, 8] wäre somit, falls wirklich vorhanden, nur durch eine schnellere Absorption aus dem Unterhautgewebe zu erklären.

Literatur

1. Adeniyi RO, Jones RH, Barnes DG, Gerlis LS, Sönksen PH (1983) Porcine and human insulin (Novo): a comparison of their metabolism and hypoglycaemic activity in normal man. Diabetes Care (Suppl 1) 6: 9–12 – 2. Arias P, Navascues I, Schäfauer G, Kerner W, Pfeiffer E (1983) Vergleichende Untersuchungen zur Wirksamkeit von semisynthetischem Humaninsulin und hochgereinigtem Schweineinsulin. Wien Med Wochenschr (Suppl) 76: 3 – 3. Bottermann P, Gyaram H, Wahl K, Ermler R, Lebender A (1981) Pharmacokinetics of biosynthetic human insulin and characteristics of its effect. Diabetes Care 4: 168–169 – 4. Dietze G, Wicklmayr M, Hepp KD, Bogner W, Mehnert H, Czempiel H, Henftling HG (1976) On gluconeogenesis of human liver. Accelerated hepatic glucose formation induced by increased precursor supply. Diabetologia 12: 555–561 – 5. Gutmann J, Rachel V, Brundl G (1969) Vergleichende Untersuchungen mit neuen rheographischen und plethysmographischen Durchblutungsmeßgeräten. Elektromedizin 87: 38 – 6. Johansen K (1983) Human insulin – Medical progress? Metabolism 32: 528–532 – 7. Owens DR, Jones MK, Hayes TM, Heding LG, Alberti KGMM, Home PD, Burrin JM, Newcombe RG (1981) Human insulin: Study of safety and efficacy in man. Br J Med 282:1264–1266 – 8. Sonnenberg GE, Berger M (1983) Human insulin: Much ado about one amino acid – Diabetologia 25: 457–459 – 9. Wicklmayr M, Dietze G (1979) Untersuchungen zur Insulinsensitivität von Leber und Muskulatur des Menschen. Verh Dtsch Ges Inn Med 85: 993–997

Velcovsky, H. G., Lietz, T., Koch, L., Otten, A., Federlin, K. (III. Med. Klinik und Poliklinik, Zentrum für Innere Medizin der Justus-Liebig-Universität Gießen)

Langzeittherapie mit Humaninsulin –
Antikörperbildung und Rezeptoraffinität an Erythrozyten

Seit Jahrzehnten bestand bei Patienten und Ärzten die Hoffnung zur Behandlung des Diabetes mellitus das homologe Hormon, d. h. Humaninsulin einsetzen zu können, da es unter der Therapie mit den hochgereinigten Insulinen tierischen Ursprungs immer wieder zum Auftreten immunologischer Reaktionen, wie Insulinresistenzen, Insulinallergien vom Sofort- oder Spättyp, Arthus-Reaktionen und Lipodystrophien kam. Seit einigen Jahren stehen zwei unterschiedlich hergestellte Humaninsuline (BHI oder biosynthetisches Humaninsulin und SHI oder semisynthetisches Humaninsulin) zur Therapie des Diabetes mellitus zur Verfügung.

In vorausgegangenen eigenen Untersuchungen konnten wir feststellen, daß jedoch auch das Humaninsulin, verabreicht in üblicher Weise als subkutane Injektion und als Depotpräparat, als Antigen, wenn auch nur als sehr schwaches, wirksam wird [3, 7].

Auf der anderen Seite konnte gezeigt werden, daß die biologische Wirkung des Humaninsulins ausgeprägter war als die von Schweineinsulin [5, 6].

Ziel der vorliegenden Untersuchung war es, bei verschiedenen Diabetikerkollektiven die Antikörperbildung – zirkulierende IgG-Insulinantikörper und spezifische Insulin-IgE-Antikörper – sowie den Verlauf der Antikörpertiter über einen längeren Zeitraum von etwa 2 Jahren zu verfolgen bzw. den Verlauf der Antikörper von Patienten, die von Schweineinsulin auf Humaninsulin umgestellt wurden, zu kontrollieren. Weiterhin wollten wir prüfen, ob Diabetiker unter einer bereits länger andauernden Humaninsulintherapie sowohl in bezug auf die Rezeptorenanzahl als auch die Rezeptoraffinität sich anders verhalten als Diabetiker mit einer Schweineinsulintherapie.

Die Insulinantikörperuntersuchungen wurden hauptsächlich an Serumproben neu entdeckter ausschließlich mit Humaninsulin behandelter Typ I-Diabetiker durchgeführt.

Bei den Serumuntersuchungen der Patienten, die von Schweineinsulin auf Humaninsulin umgestellt wurden, wurden sowohl die Seren von Typ I- als auch von Typ II-Diabetikern zur Untersuchung herangezogen. Bei den Rezeptoruntersuchungen wurden nur Typ I-Diabetiker, die entweder ausschließlich mit Humaninsulin oder Schweineinsulin behandelt wurden, untersucht.

Zusätzlich wurde ein Kollektiv diabetischer Kinder zwischen 10 und 16 Jahren, die ausschließlich mit Humaninsulin behandelt wurden, untersucht. Die Humaninsulintherapie dauerte zum Zeitpunkt der Untersuchung bereits mindestens 6 Monate an. Bei den Antikörperbestimmungen wurden die Patienten über einen Zeitraum von etwa 2 Jahren verfolgt.

Die zirkulierenden IgG-Insulinantikörper wurden mit der Radioimmunelektrophorese nach Christiansen (1973) mit Monojod A 14-Tyrmarkiertem Rinder-, Schweine- und Humaninsulin bestimmt [1]. Die spezifischen Insulin-IgE-Antikörper wurden mit einer selbstentwickelten Solidphase-Technik gemessen [2, 7]. Hierbei werden die Antigene (Rinderinsulin, Schweineinsulin, BHI und SHI) an zyanbromidaktivierte Zellulosepapierscheiben gekoppelt. Die Messung erfolgt mit ^{125}J-Antihuman-IgE. Die Rezeptoruntersuchungen wurden mit der Erythrozytenmethode nach Gambhir (1977) durchgeführt [4]. Die Bestimmung wird mittels einer kompetitiven Verdrängung des radiojodmarkierten Hormons durch das nichtmarkierte Hormon vom Rezeptor durchgeführt, die Bestimmung wurde sowohl mit Schweineinsulin als auch mit Humaninsulin durchgeführt.

Die Typ I-Diabetiker, die ausschließlich mit Humaninsulin (BHI und SHI) behandelt wurden, entwickelten in 52% der Fälle langsam ansteigend speziesspezifisch niedrige Insulinantikörperspiegel (Abb. 1a) bis maximal 0,1 mE/ml im Mittel.

Diese Antikörper konnten auch mit Bindung an Rinder- und Schweineinsulin nachgewiesen werden, jedoch fanden sich keine signifikanten Differenzen im Vergleich zum Humaninsulin. Ebenso konnten keine Differenzen zwischen den Behandlungsgruppen BHI

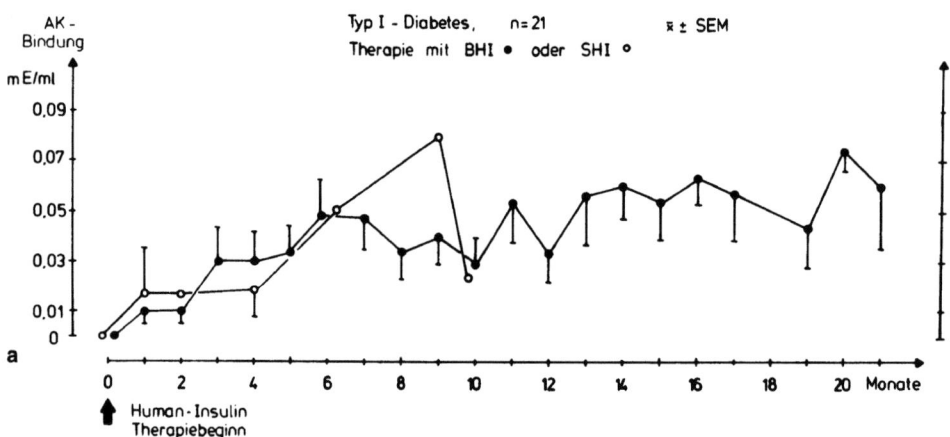

IgG - Insulin - Antikörper

(Bindung an Human-Insulin)

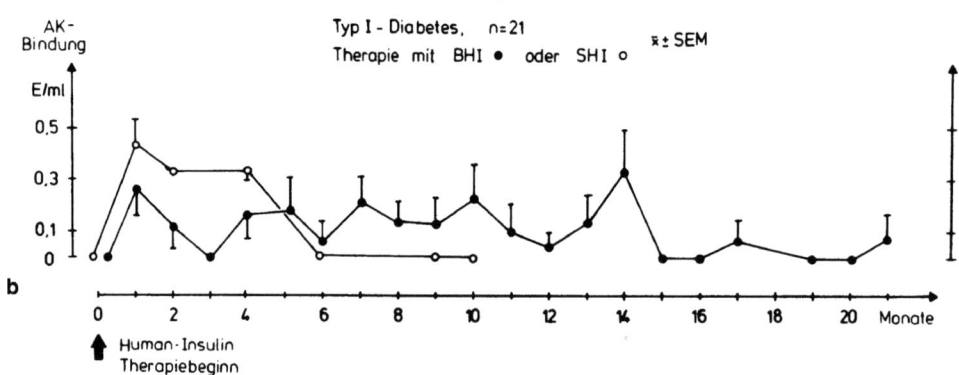

Spezifische IgE- Insulin - Antikörper

(Bindung an Rinder-Insulin)

Abb. 1a und b. Entwicklung und Verlauf von IgG- und IgE-Insulinantikörpern bei Typ I-Diabetikern unter der Therapie mit BHI (●) und SHI (○)

und SHI festgestellt werden. Diese Mittelwertskurven mit den SEM-Angaben drücken jedoch nicht die große Variationsbreite der möglichen Verläufe der Antikörpertiter, bezogen auf den einzelnen Patienten, aus. Werden diese Kurven verglichen mit einer Mittelwertskurve von Patienten, die ausschließlich mit Schweineinsulin behandelt wurden, so zeigt sich, daß die Antikörperspiegel bei den mit Humaninsulin behandelten Diabetikern im Mittel geringgradig, aber signifikant niedriger liegen.

Andererseits konnten wir bei Typ I- und Typ II-Diabetikern, die unter einer vorausgegangenen Schweineinsulintherapie Antikörper entwickelt hatten, nach der Umstellung auf Humaninsulin im Verlauf von einigen Wochen einen kontinuierlichen Abfall der Antikörperspiegel bei beiden Gruppen feststellen. Bei Einzelpatienten konnte dieses Verhalten z. T. nicht beobachtet werden, was sicher damit zu erklären ist, daß die antigene Determinante bei beiden Insulinen gleich sein dürfte und nicht abhängig ist vom Ende der B-Kette. Andererseits natürlich spielen auch genetische Determinationen des einzelnen Individuums eine Rolle.

Bei der Bestimmung der spezifischen Insulin-IgE-Antikörper bei den gleichen Patientengruppen fanden wir recht schnell nach Beginn der Humaninsulintherapie Antikörper-

Tabelle 1. Rezeptoranzahl, -affinität und -konzentration (Erythrozytenmethode) bei Typ I-Diabetikern unter Human- und Schweineinsulintherapie sowie mit Humaninsulin behandelten diabetischen Kindern. (Bestimmung jeweils mit Schweine- und Humaninsulin)

	n	Zahl/Erythrozyten Insulin		Affinität $(10^8/ml)$		Konzentration (nmol/1)	
		Human-insulin	Schwein-insulin	Human-insulin	Schwein-insulin	Human-insulin	Schwein-insulin
Typ I-Diabetes mellitus Schweineinsulin-therapie	15	29	79	7 624	4 073	0,202	0,547
Typ I-Diabetes mellitus Humaninsulin-therapie	7	27	65	7 392	4 215	0,184	0,451
Kinder-Diabetes mellitus Humaninsulin-therapie	12	26	68	7 641	4 822	0,182	0,471

spiegel zwischen 0,3 und 3,0 E/ml (Abb. 1b). Diese waren jedoch meist nur temporär für Wochen nachweisbar. Insgesamt bildeten 56% aller Patienten vorübergehend IgE-Antikörper. Dies erklärt den undulierenden Verlauf der Mittelwertskurve. Dieses Verhalten ist ein typisches Merkmal des Immunglobulin E, das eine hohe Serum-turn over-Rate und eine kurze Serumhalbwertszeit hat. Allergische Erscheinungen entwickelten die Patienten jedoch nicht.

Bei den Rezeptoruntersuchungen zeigte sich, daß die Zahl pro Einzelzelle unter Humaninsulin in allen Gruppen deutlich niedriger lag als beim Schweineinsulin (Tabelle 1), insbesondere lagen die beiden mit Humaninsulin behandelten Gruppen speziesspezifisch deutlich niedriger als die Schweineinsulingruppe. Das gleiche Verhalten zeigte sich auch bei der Rezeptoraffinität, die bei Humaninsulin signifikant höher lag als bei Schweineinsulin. Die mit Schweineinsulin behandelte Gruppe wies sogar speziesspezifisch die niedrigste Affinität von 4,073 auf. Auch bei den Rezeptorkonzentrationen zeigte die mit Schweineinsulin behandelte Gruppe sowohl bei der Untersuchung mit Human- als auch mit Schweineinsulin die höchsten Werte. Diese Ergebnisse erklären in überzeugender Weise die stärkere biologische Wirkung des Humaninsulins.

Humaninsulin, verabreicht in der üblichen Weise sowie als Depotpräparat ist immunogen, jedoch schwächer als Schweineinsulin. Bei einem Teil der behandelten Diabetiker kommt es zu einer Insulinantikörperbildung vom IgG- und IgE-Typ.

IgG-Insulinantikörper entwickeln sich langsam ansteigend in sehr niedrigen Spiegeln, sie können mit Bindung an Rinder-, Schweine- und Humaninsulin nachgewiesen werden.

Die spezifischen IgE-Antikörper lassen sich recht schnell nach Beginn der Behandlung in sehr niedrigen Konzentrationen, jedoch nur kurzfristig und vorübergehend nachweisen. Sie werden hauptsächlich mit Bindung an Rinderinsulin, nur vereinzelt auch an Schweine- und Humaninsulin nachgewiesen. Allergische Reaktionen zeigten die Patienten nicht. Bei Patienten mit Antikörpern und einer vorausgegangenen Schweineinsulintherapie kommt es nach dem Wechsel auf Humaninsulin zu einem recht schnellen Abfall der Antikörpertiter. Differenzen zwischen biosynthetischem und semisynthetischem Humaninsulin konnten in bezug auf die Antikörperinduktion nicht festgestellt werden. Als mögliche Ursachen für die immunogene Wirkung des Humaninsulins lassen sich folgende Punkte diskutieren: 1. Art der Verabreichung als Injektion mit einem Mikrotrauma, 2. Ort der Verabfolgung im subkutanen Fettgewebe, das reich an immunkompetenten Zellen ist, 3. Form des Insulins, das nicht als Hexamer, sondern als Polymer verabreicht wird sowie 4. die genetische Prädisposition des einzelnen Patienten, der ggf. eine hohe Immunantwortbereitschaft haben kann.

Andererseits können jedoch die zusätzlichen Substanzen, die in den Präparaten enthalten sind, wie Phenol, Cresol, Protamin, Zink und andere einen möglichen Einfluß auf die Antigenität des Insulins haben.

Bei der Rezeptoruntersuchung zeigte sich, daß mit Humaninsulin jeweils eine niedrigere Anzahl an Rezeptoren pro Einzelzelle nachzuweisen war, die Affinität hingegen signifikant jeweils höher lag und die Rezeptorenkonzentration entsprechend niedriger ausfiel. Speziesspezifisch wurden mit Humaninsulin jeweils die niedrigste Rezeptorenzahl, die höchste Affinität und die niedrigste Rezeptorenkonzentration gemessen. Die gleichen Befunde zeigten sich auch bei einem Kollektiv diabetischer Kinder, die mit Humaninsulin behandelt wurden. Daraus läßt sich die bereits schon von anderen Gruppen festgestellte höhere biologische Potenz des Humaninsulins im Vergleich zum Schweineinsulin erklären [5, 6].

Zusammenfassend läßt sich feststellen, daß Humaninsulin – sowohl das biosynthetische als auch das semisynthetische Humaninsulin – in der Therapie des Diabetes mellitus für die Patienten sowohl aus immunologischer Sicht als auch in bezug auf seine biologischen Effekte einen bedeutenden Schritt vorwärts darstellt.

Sich daraus ergebende Fragen in bezug auf weitere Probleme, wie das diabetische Spätsyndrom können zu diesem Zeitpunkt noch nicht abschließend beurteilt werden.

Literatur

1. Christiansen AH (1973) Radioimmunoelectrophoresis in the determination of insulin binding to IgG. Methodological studies. Horm Metab Res 5: 147–154 – 2. Federlin K, Velcovsky HG (1974) IgE-Antikörper bei Patienten mit Insulinallergie. Verh Dtsch Ges Inn Med 80: 1613–1617 – 3. Fineberg SE, Galloway JA, Fineberg NS, Rathbun MJ, Hufferd S (1983) Immunogenicity of recombinant DNA human insulin. Diabetologia 25: 465–469 – 4. Gambhir K, Archer J, Carter L (1977) Insulin radioreceptor assay or human erythrocytes. Clin Chem 23: 1590–1595 – 5. Laube H, Svedberg J, Velcovsky HG, Federlin K (1981) Biosynthetisches Humaninsulin – seine Wirkung auf Blutzucker, C-Peptid und Plasmacortisol beim Menschen. Verh Dtsch Ges Inn Med 87: 148–150 – 6. Schlüter KJ (1983) Humaninsulin. Diabetes-Praxis 7: 1–7 – 7. Velcovsky HG, Federlin K (1982) Insulin specific IgG and IgE antibody response in type I diabetic subjects exclusively treated with human insulin. Diabetes Care 5: 126–132

Neuzner, J., Velcovsky, H. G., Sachse, G., Federlin, K. (III. Med. Klinik und Poliklinik, Zentrum für Innere Medizin der Justus-Liebig-Universität Gießen)
Stoffwechseleinstellung von Typ I-Diabetikern mit subkutaner (CSII) und intravenöser (IVII) Langzeitinsulininfusionstherapie unter besonderer Berücksichtigung immunologischer Reaktionen

Einleitung

Seit der ersten Untersuchung im Jahre 1974 [20] ist eine Therapieform für insulinpflichtige Diabetiker bekannt mit kontinuierlicher Insulininfusion mittels tragbarer Pumpsysteme. Während der jetzt zehnjährigen Laufzeit dieser Behandlungsform wurden verschiedene methodische Varianten der Pumpsysteme und unterschiedliche Applikationsarten der Insulininfusion untersucht. Extern tragbare, sowie voll implantierbare, Pumpsysteme wurden mit subkutaner (CSII), intravenöser (IVII) und intraperitonealer (IPII) Applikation betrieben [4, 7, 14, 15, 19]. Die bis heute übliche Routineanwendung der Pumpsysteme ist der subkutane Zugang mit extern tragbaren Geräten.

In unterschiedlichen Bereichen der Diabetestherapie konnte die Überlegenheit der Insulininfusionstherapie gegenüber der konservativen Insulintherapie demonstriert werden. So war die Stoffwechseleinstellung unter Pumpentherapie deutlich zu verbessern [5, 7, 15, 19], im Resultat lediglich vergleichbar mit einem Vierinjektionsprotokoll unter konservativer Insulintherapie [18]; die diabetische Neuropathie war erstmals zu beeinflussen [13, 16, 17]; eine Beeinflussung der initialen diabetischen Nephropathie scheint möglich [23]; Therapieprobleme bei multipler endokriner Insuffizienz waren zu reduzieren [14]. Die Therapieergebnisse der Pumpentherapie bei diabetischer Retinopathie sind weiter kontrovers.

Unter strenger Indikationsstellung der Pumpentherapie ist das Nutzen/Risikoverhältnis gut. Die Sicherheit dieser Therapieform im Vergleich zur konservativen Insulintherapie wurde dokumentiert [21].

Trotz zehnjähriger Laufzeit der Insulininfusionstherapie ist wenig bekannt über immunologische Nebenwirkungen. Seit der Einführung von „Monokomponenteninsulinen" und zuletzt der „Humaninsuline" in die konservative Insulintherapie, wurde die Häufigkeit von Insulinallergien und Insulinresistenzen durch Antikörperbildung drastisch vermindert [1, 2, 25], gleichzeitig wurde die Antigenität von humanem Insulin aufgezeigt [6, 22].

Typische Komplikationen der Insulinpumpentherapie wie intrakutane Injektion, rezidivierende kutane Infekte der Injektionsstelle [10] und Insulinaggregation [11] lassen die Möglichkeit einer verstärkten immunologischen Reaktion auf das „Antigen" Insulin denkbar erscheinen. Hinweise für das Auftreten von Insulinantikörper unter CSII [5] und für die Möglichkeit einer sekundären Amyloidose unter IVII [24] sind aus der Literatur bekannt.

Ziel unserer Untersuchung war die Evaluierung von immunologischen Reaktionen unter Langzeittherapie mit CSII und IVII.

Methoden

Zur Untersuchung kamen sechs insulinpflichtige Diabetiker beiderlei Geschlechts, das mittlere Alter betrug 36 Jahre (24−58 Jahre), die mittlere Diabetesdauer betrug 13 Jahre. Alle Patienten waren mit Insulin über Jahre vorbehandelt (Hoechst Dep CR/CS, Insulatard. Optisulin Dep CR). Die Gesamtbehandlungsdauer für alle Patienten betrug 100 Monate, für CSII im Mittel 13 Monate, für IVII im Mittel 15 Monate; jeder Patient war über mindestens 6 Monate behandelt. Alle Patienten wurden mit Hoechst-Altinsulin CR/CS therapiert; verschiedene Pumpenmodelle kamen zum Einsatz (Promedos, Mill Hill, Auto Syringe, CPI). Die Stoffwechselüberwachung erfolgte durch Heimkontrolle mit drei bis fünf Blutzuckermessungen täglich, alle 4−8 Wochen erfolgte eine vollständige internistische Untersuchung mit Erhebung eines allgemeinen Befundstatus, Kontrolle der Insulininjektionsstellen sowie Laborkontrolle mit Einschluß der HbA_{1a-c}-Kontrolle und Feststellung des Lipidstatus. Im Rahmen der Untersuchungen wurden die IgG-Antiinsulinantikörper nach der Methode von Christiansen [3] bestimmt. Dabei lagen signifikante Titer über 0,1 mE/ml, Titer unter 0,03 mE/ml wurden als negativ angesehen. Bei klinischem Verdacht auf eine allergische Reaktion wurden Hauttestungen mit Insulin und den jeweiligen Konservierungsstoffen durchgeführt.

Ergebnisse

Abb. 1 zeigt den Vergleich der Stoffwechselkontrolle zwischen konventioneller Insulintherapie und CSII/IVII. Der mittlere Blutzucker (MBG) war von 210 mg/dl auf 121 mg/dl zu senken, die HbA_{1a-c}-Konzentration sank von einem relativen Anteil von 12,3 auf 9,8%. Kurzfristig waren die Bedingungen einer Normoglykämie zu erreichen. Abb. 2 zeigt den Verlauf der Titer von Insulinantikörpern unter CSII/IVII im Vergleich zu den Ausgangswerten nach konventioneller Insulintherapie. In keinem Fall kam es zu einem signifikanten,

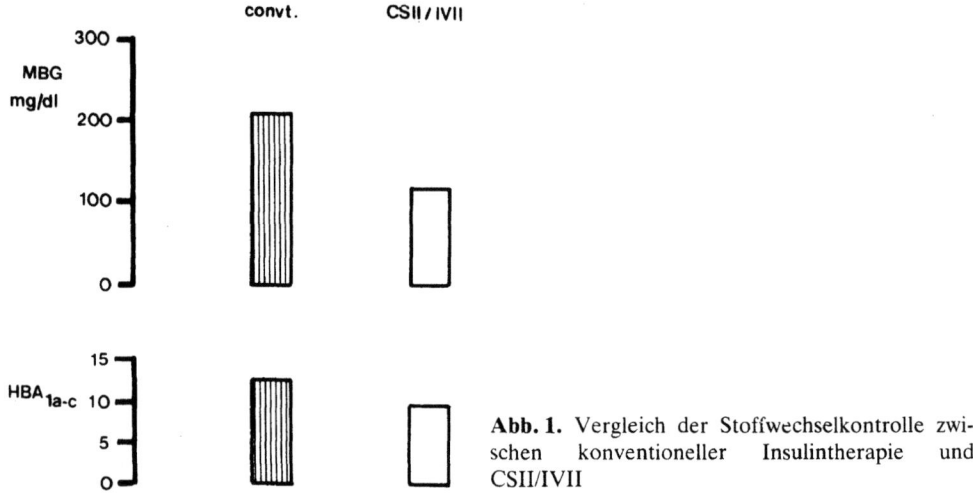

Abb. 1. Vergleich der Stoffwechselkontrolle zwischen konventioneller Insulintherapie und CSII/IVII

reproduzierbarem Anstieg der Insulinantikörper; vorbestehende niedrige Titer von Antikörpern blieben im Verlauf ohne Veränderung (Pat. Nr. 6). Sichere Sofort- oder Spätreaktionen waren in der Mehrzahl der Fälle klinisch auszuschließen. In einem Fall (Pat. Nr. 5) bestand eine leichtgradige Lipohypertrophie weiter, Lipoatrophien traten nicht auf. Zwei durchgeführte intradermale Insulintestungen (Pat. Nr. 1, 6) waren negativ. Vorbestehende immunologische Reaktionen wie eine Surfenallergie (Pat. Nr. 6), akut rezidivierende Urticaria (Pat. Nr. 1) und häufig auftretende bakterielle und sterile Infektionen der Injektionsstelle (Pat. Nr. 2, 4) blieben ohne Einfluß auf die Bildung von Insulinantikörpern. Bei keinem Patienten ergab sich klinisch und laborchemisch der Verdacht auf Entwicklung einer Amyloidose, im Falle einer 16monatigen IVII (Pat. Nr. 1) konnte zusätzlich eine Amyloidose durch Haut und Rektumschleimhautbiopsie ausgeschlossen werden.

Diskussion

Nach Durchsicht der Literatur finden sich zwei Untersuchungen, die als mögliche Hinweise für immunologische Reaktion unter Insulininfusionstherapie zu werten sind. Die Arbeits-

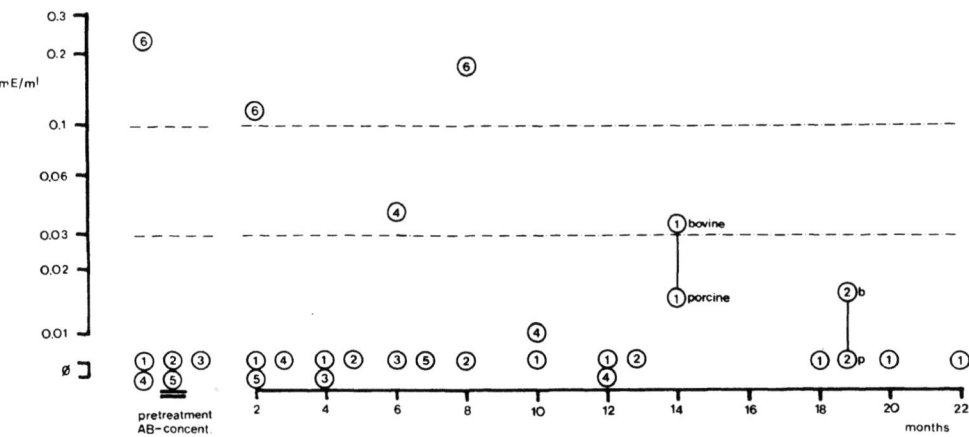

Abb. 2. Verlauf der IgG-Antiinsulinantikörper während 100 Behandlungsmonaten mit CSII/IVII im Vergleich zu den Ausgangswerten

1460

gruppe von Deckert [5] beschrieb 1982 in einem Kollektiv von 35 Patienten unter subkutaner Insulininfusionstherapie einen unerwarteten Anstieg von Insulinantikörpern. 1982 berichtete Williamson [24] über einen Tierversuch mit intravenöser Insulininfusionstherapie, wobei in der Mehrzahl der Tiere histologisch eine Amyloidose nachgewiesen werden konnte. Über eine mögliche höhere Inzidenz der Entwicklung von Insulinantikörpern unter CSII im Vergleich zur konventionellen Insulintherapie liegen zur Zeit keine weiteren Mitteilungen vor. Das Ergebnis der Untersuchung von Williamson [24] konnte durch weitere Untersuchungen nicht reproduziert werden. So fanden Mauer et al. [12] im Tierversuch bei intravenöser Insulininfusionstherapie histologisch keinen Hinweis für die Entwicklung einer Amyloidose. Weiter berichteten Koivisto et al. [9] über einen klinischen Therapieversuch mit CSII über 3−40 Monate an einem Kollektiv von zehn Diabetikern; die Untersucher fanden keinen Hinweis für Amyloidose durch Bestimmung des amyloidoseassoziierten Serumamyloid A-Proteins. Die Entwicklung einer sekundären Amyloidose unter Langzeit-IVII scheint bedingt zu sein durch die Infusion von aggregiertem Insulin. Diese Therapiekomplikation konnte in der Studie von Williamson [24] in der Mehrzahl der Versuchstiere nachgewiesen werden. Unter sicherer Vermeidung einer Insulinaggregation fanden wir nach intravenöser Langzeitinfusionstherapie über eine Dauer von 16 Monaten keinen Hinweis auf die Entwicklung einer sekundären Amyloidose [14]. Wie aus der Abb. 2 hervorgeht, wurden in zwei Fällen unterschiedliche Titer von Antikörpern gegen Rind und Schweineinsulin gefunden, bei Patienten die mit Rinderinsulin vorbehandelt waren und unter CSII Schweineinsulin erhielten. Dieser Befund erklärt sich durch die bekannte stärkere Affinität von präformierten Insulinantikörpern gegen Rinderinsulin als gegen Schweineinsulin [8]. Im Rahmen unserer Untersuchung konnte die Entwicklung von immunologischen Reaktionen während Langzeit-CSII/IVII nicht beobachtet werden, obwohl einige unserer Patienten bei Vorliegen einer Urticaria und einer Surfenallergie sicher eine größere Bereitschaft zu immunologischen Reaktionen aufweisen. Die unterschiedlichen Ergebnisse im Vergleich zu der Studie von Deckert [5] ist nicht sicher erklärbar. Mit großer Wahrscheinlichkeit kommt der Vermeidung von Therapiekomplikationen, wie der Insulinaggregation und falscher Infusionstechnik, eine Bedeutung bei der Vermeidung von immunologischen Nebenwirkungen zu. Erst weitere Studien werden die Bedeutung von immunologischen Reaktionen unter Insulininfusionstherapie richtig einordnen lassen, zur Zeit ist die Annahme einer erhöhten Rate immunologischer Nebenwirkungen unter CSII/IVII nicht gerechtfertigt.

Literatur

1. Andersen O (1975) The immunogenic properties of highly purified insulin preparations. The clinical importance of insulin-binding antibodies. Acta Endocrinol (Kbh) 78: 723−735 − 2. Asplin CM et al. (1978) Change of insulin dosage, circulating free bound insulin and insulin antibodies on transferring diabetics from conventional to highly purified insulin. Diabetologia 14: 99−105 − 3. Christiansen AH (1973) Radioimmunoelectrophoresis in the determination of insulin binding to IgG. Methological studies. Horm Metab Res 5: 147−154 − 4. Deckert T, Lorup B (1976) Regulation of brittle diabetes by a pre-planned insulin infusion programme. Diabetologia 12: 537−579 − 5. Deckert T, Lauritzen T (1982) Assessment of one-year insulin pump therapy. Diabetologia 23: 162−163 − 6. Federlin K et al. (1983) Immunologische Beobachtungen bei Primär- und Sekundärbehandlung von Diabetikern mit Humaninsulin. Münch Med Wochenschr 125: 101−107 − 7. Irsigler K, Kritz H (1979) Long-term continous intravenous insulin therapy with a portable insulin dosage regulating apparatus. Diabetes 28: 196−203 − 8. Kurtz AB et al. (1978) Insulin-binding antibody: Reaction differences with bovine and porcine insulins. Diabetologia 15: 19−22 − 9. Koivisto VA et al. (1983) No evidence of amyloidosis in type I diabetics treated with continuous subcutaneous insulin infusion. Diabetes 32: 88−90 − 10. Levandoski LA et al. (1982) Localized skin reactions to insulin: insulin lipodystrophies and skin reactions to pumped subcutaneous insulin therapy. Diab Care 5: 6−10 − 11. Lougheed WD et al. (1980) Insulin aggregation in artificial delivery systems. Diabetologia 19: 1−9 − 12. Mauer SM et al. (1983) Failure to finf amyloidosis in dogs treated with long-term intravenous insulin delivered by a totally implantable pump. Diabetologia 25: 448−450 − 13. Neuzner J et al. (1981) Short term treatment with a portable insulin pump influences diabetic autonomic neuropathy. Diabetologia 21: 308 − 14. Neuzner J

et al. (1983) Long-term intravenous insulin infusion therapy in patient with insulin dependent diabetes mellitus and Addison's disease. In: Irsigler K, Kritz H, Lovett R (eds) Diabetes treatment with implantable insulin infusion systems. Urban und Schwarzenberg, Munich Vienna Baltimore, pp 103–109 – 15. Pickup JC et al. (1978) Continous subcutaneous insulin infusion: an approach to achieving normoglycaemia. Br Med J 1: 204–207 – 16. Pietri A et al. (1980) Changes in nerve conduction velocity after six weeks of glucoregulation with portable insulin infusion pumps. Diabetes 29: 668–671 – 17. Sachse G et al. (1983) Treatment with a portable insulin infusion system influences autonomic diabetic neuropathy of the cardiovascular system. In: Irsigler K, Kritz H, Lovett R (eds) Diabetes treatment with implantable insulin infusion systems. Urban und Schwarzenberg, Munich Vienna Baltimore, pp 201–203 – 18. Schiffrin A, Belmonte M (1982) Comparison between continuous subcutaneous insulin infusion and multiple injections of insulin. Diabetes 31: 255–264 – 19. Schulz G et al. (1983) Implantable insulin infusion devices in the therapy of type I diabetes. In: Irsigler K, Kritz H, Lovett R (eds) Diabetes treatment with implantable insulin infusion systems. Urban und Schwarzenberg, Munich Vienna Baltimore, pp 110–118 – 20. Slama G et al. (1974) One to five days of continuous intravenous insulin infusion on seven diabetic patients. Diabetes 23: 732–739 – 21. Teutsch SM et al. (1984) Mortality among diabetic patients using continuous subcutaneous insulin-infusion pumps. N Engl J Med 310: 361–368 – 22. Velcovsky HG, Federlin K (1982) Insulin-specific IgG and IgE antibody response in type I diabetic subjects exclusively treated with human insulin. Diab Care 5: 126–128 – 23. Viberti G et al. (1981) Correction of exercise induced microalbuminuria in insulin dependent diabetics after 3 weeks of subcutaneous insulin infusion. Diabetes 30: 818–823 – 24. Williamson JR et al. (1982) Secondary amyloidosis in (beagle) dogs receiving intravenous insulin via mechanical pumps. Diabetes 31: 50A – 25. Yue DK et al. (1975) Antigenicity of "Monocomponent" pork insulin in diabetic subjects. Diabetes 24: 625–632

Walter, H., Edelmann, E., Biermann, E., Bachmann, W., Mehnert, H. (Forschergruppe Diabetes und III. Med. Abt. des Städt. Krankenhauses München-Schwabing, München)

Insulindosierung unter kontinuierlicher subkutaner, intravenöser und intraperitonealer Insulininfusion bei Typ I-Diabetikern

Bei der Einstellung von Typ I-Diabetikern mit extern tragbaren Insulindosiergeräten müssen die erforderlichen Insulininfusionsraten meist über mehrere Tage nach „Versuch und Irrtum" ermittelt werden.

Ziel dieser Untersuchungen war es, unter Auswertung eines größeren Patientenkollektivs Richtlinien bezüglich Insulindosis und -verteilung bei der Umstellung von intensiver konventioneller Therapie auf Insulindosiergeräte zu erhalten.

Methoden

Bei 71 normalgewichtigen Typ I-Diabetikern wurde wegen ihrer labilen Stoffwechsellage unter stationären Bedingungen eine Umstellung von der konventionellen Insulininjektionstherapie (kaloriengerechte Standarddiät, 7–8 Mahlzeiten/Tag, 2–4 Insulininjektionen/Tag) auf eine Behandlung mit kontinuierlicher Insulininfusion vorgenommen. Das Durchschnittsalter der Patienten betrug 29,8 ± 12,7 Jahre, die Diabetesdauer lag bei 12,3 ± 8,4 Jahren (M ± SD). 45 Patienten wurden mit kontinuierlicher subkutaner, 20 Patienten mit intravenöser, sechs Patienten mit intraperitonealer Insulininfusion eingestellt.

Für die intravenöse und intraperitoneale Infusion wurde ein Gerät mit einem Langzeitreservoir (Promedos E1, Siemens AG) benutzt, bei der subkutanen Infusion kamen folgende Insulindosiergeräte zur Anwendung: CPI 9100, Betatron I, Betatron II, Autosyringe A6C, A6MP, Nordisk-Infuser. Unter der Behandlung mit den Dosiergeräten wurde bei den einzelnen Patienten dieselbe Diät verabreicht, jedoch auf drei Hauptmahlzeiten und bis zu drei kleine Zwischenmahlzeiten von 1–2 BE verteilt.

Tabelle 1. Tagesgesamtdosis und Dosisverteilung auf Basal- und Zusatzraten am 4. Tag der Behandlung unter kontinuierlicher subkutaner, intravenöser und intraperitonealer Insulininfussion (M ± SD)

Applikationsort	Insulin-gesamtrate/Tag (= 100 %)	Basalrate	Zusatzrate
Subkutan	44,3 ± 7,6 E	54,4%	45,6%
Intravenös	43,9 ± 8,4 E	50,6%	49,4%
Intraperitoneal	45,7 ± 4,5 E	52,7%	47,3%
	44,6 E ± 6,8 E	52,6%	47,4%

Es wurden sieben bis zwölf Blutzuckerbestimmungen/Tag durchgeführt und die Basal- und Zusatzraten jeweils angepaßt. Bei allen Patienten wurde nachts eine tiefere Basalrate als am Tag gegeben.

Ergebnisse

Durch individuelle Anpassung der Insulininfusionsraten konnte unabhängig vom Applikationsort trotz einer Reduktion der Anzahl der Mahlzeiten am 4. Tag der Infusionsbehandlung eine signifikante Verbesserung der mittleren Blutglukose von 227 ± 50 auf 137 ± 25 mg/dl erzielt werden.

Die dabei benötigte Gesamtinsulindosis/Tag war mit 44,6 ± 6,8 E nicht signifikant verschieden von der der vorausgehenden intensiven konventionellen Therapie (45,1 ± 7,1 E).

Wie aus Tabelle 1 zu entnehmen ist, ergab sich weder in der Insulintagesdosis noch in der Verteilung auf Basal- bzw. Zusatzrate ein statistisch signifikanter Unterschied bei den verschiedenen Infusionswegen. Im Durchschnitt entfielen auf die Basalrate 52,6%, auf die Zusatzraten 47,4%.

Tabelle 2 gibt die benötigten Zusatzraten zu den großen Mahlzeiten wieder. Unabhängig vom Infusionsweg zeigte sich ein unterschiedlicher Bedarf für Frühstück, Mittag- und Abendessen.

Unter kontinuierlicher Insulininfusionstherapie korrelierten weder die Insulindosis/Tag noch die Basalrate mit der Insulinbindungskapazität des Serums, dem Körpergewicht oder dem Alter der Patienten.

Schlußfolgerung

Aufgrund der gefundenen Dosierungsrichtlinien läßt sich die Umstellung von intensiver konventioneller Therapie auf Insulindosiergeräte rasch und unproblematisch durchführen, indem die Insulintagesdosis beibehalten und unabhängig vom Applikationsort je zur Hälfte als Basalrate bzw. als Zusatzrate gegeben wird. Dem unterschiedlichen Insulinbedarf bei den großen Mahlzeiten muß dabei Rechnung getragen werden.

Tabelle 2. Zusatzraten zu den einzelnen Mahlzeiten (E Insulin/BE)

Mahlzeit	Applikationsort		
	Subkutan	Intravenös	Intraperitoneal
Frühstück	1,8 − 2,3	1,9 − 2,2	2,0 − 2,4
Mittagessen	0,8 − 1,2	0,9 − 1,1	0,7 − 1,0
Abendessen	0,7 − 1,1	0,0 − 1,0	0,6 − 0,9

Sachse, G., Neuzner, J., Federlin, K. (III. Med. Klinik und Poliklinik der Justus-Liebig-Universität Gießen)

Einfluß einer längerfristigen kontinuierlichen subkutanen Insulininfusionstherapie auf die periphere diabetische Neuropathie

Durch den Einsatz tragbarer oder implantierbarer Insulininfusionsgeräte (sog. „Insulinpumpen") ist die approximative Normalisierung der diabetischen Stoffwechsellage möglich geworden. Verschiedene Autoren haben in Einzelfallbeschreibungen und Kurzzeituntersuchungen eine Besserung, insbesondere der subjektiven Beschwerden bei diabetischer Neuropathie unter Insulinpumpentherapie beschrieben [1−5].

Patienten und Methodik

Wir untersuchten sechs Typ I-Diabetiker. Ihr Alter betrug 51 ± 16 Jahre, die Diabetesdauer 14 ± 9 Jahre. Unter zunächst konventioneller subkutaner Insulintherapie (zwei Injektionen täglich) wurde 14 Tage lang Thioctsäure (2 × 200 mg) intravenös appliziert. Im Anschluß daran erfolgte die Weiterbehandlung mit 3 × 2 Tabletten Thioctsäure über einen Zeitraum von insgesamt 6 Monaten. Danach wurde die Thioctsäuretherapie abgesetzt und die Patienten von der konventionellen Insulintherapie auf eine kontinuierliche subkutane Insulininfusionstherapie umgestellt. Vor Beginn der Studie und dann in dreimonatlichen Abständen erfragten wir subjektive neuropathische Beschwerden (Schmerzen, Parästhesien, Muskelkrämpfe, Muskelschwäche und Gangunsicherheit) und erhoben einen klinisch neurologischen Status. Weiterhin bestimmten wir semiquantitativ biothesiometrisch das Vibrationsempfinden. Als Meßpunkte dienten dabei die Zehenspitzen der großen Zehen und die Zeigefingerspitzen beidseits. Schließlich wurden ebenfalls in vierteljährlichen Abständen die motorische und sensorische Nervenleitgeschwindigkeit gemessen. Die Bestimmung der motorischen Nervenleitgeschwindigkeit (Nervus peronaeus) erfolgte mit Oberflächenelektroden. Stimuliert wurde über dem Caput fibulae und dem Sprunggelenk, gemessen wurde über dem Musculus extensor digitorum brevis. Die Bestimmung der sensorischen Nervenleitgeschwindigkeit (Nervus suralis) erfolgte mit Nadelelektroden. Stimuliert wurde distal im Bereich beider Fußaußenkanten, gemessen hinter dem Malleolus lateralis.

In gleichen zeitlichen Abständen wurden Blutzuckertagesprofile (8.30, 11.00, 16.00 Uhr), 24-Std-Urinzucker und glykosilierte Hämoglobine bestimmt.

Ergebnisse

Unter intravenöser bzw. nachfolgend oraler Thioctsäuretherapie zeigten drei von sechs Patienten eine Besserung der Schmerzsymptomatik und der Parästhesien. Ein Einfluß auf Muskelkrämpfe (vier Patienten), Muskelschwäche (drei Patienten) und Gangunsicherheit (zwei Patienten) war nicht gegeben. Ebenso ließ sich während der insgesamt sechsmonatigen Thioctsäuretherapie kein Einfluß auf das Vibrationsempfinden sowie die motorische bzw. sensorische Nervenleitgeschwindigkeit feststellen (Abb. 1). Nach insgesamt zwölfmonatiger Behandlung mit kontinuierlicher subkutaner Insulininfusionstherapie sahen wir eine signifikante Besserung der diabetischen Stoffwechsellage (Tabelle 1). Auch die subjektiven neuropathischen Beschwerden zeigten einen deutlichen Rückgang: Nur noch einer von sechs Patienten klagte über neuropathische Schmerzen. Parästhesien waren ebenfalls nur noch bei einem von sechs Patienten nachweisbar. Muskelkrämpfe bei einem von anfangs vier Patienten, das Gefühl von Muskelschwäche bei einem von anfangs drei Patienten. Die Gangunsicherheit war bei keinem der beiden vor Beginn der Pumpentherapie betroffenen Patienten mehr nachweisbar.

Abb. 1 zeigt den Verlauf der motorischen und sensorischen Nervenleitgeschwindigkeiten sowie das Vibrationsempfinden unter zunächst konventioneller Therapie mit zweitäglichen subkutanen Insulininjektionen und Thioctsäure sowie dann nachfolgender „Insulinpumpen"-Therapie. Wie oben beschrieben, waren unter Gabe von Thioctsäure keine Veränderungen objektivierbar. Nach Einleitung der kontinuierlichen subkutanen Insulininfusions-

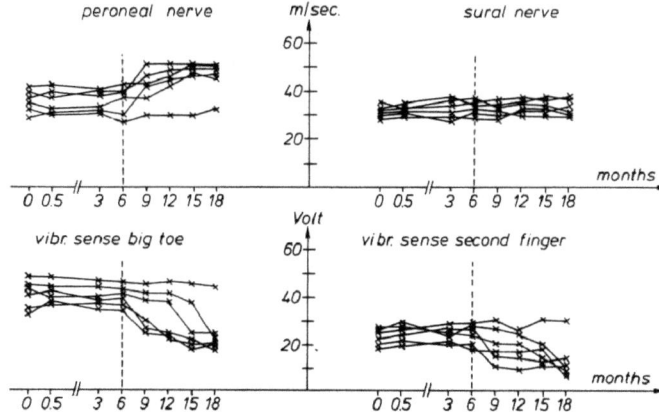

Abb. 1. Motorische und sensorische Nervenleitgeschwindigkeiten, sowie Vibrationsempfinden vor und während kontinuierlicher, subkutaner Insulininfusionstherapie

therapie zeigten bereits nach 3 Monaten drei Patienten eine Besserung des Vibrationsempfindens und der motorischen Nervenleitgeschwindigkeit. Nach insgesamt zwölfmonatiger Insulinpumpentherapie zeigten fünf Patienten eine Normalisierung des Vibrationsempfindens, zwei Patienten eine Normalisierung der motorischen Nervenleitgeschwindigkeit, drei Patienten eine Verbesserung der motorischen Nervenleitgeschwindigkeit, ein Patient keine Veränderungen.

Bei keinem der sechs Patienten sah man einen Einfluß auf die sensorische Nervenleitgeschwindigkeit.

Diskussion

Wie unsere Untersuchungen zeigen, läßt sich die periphere diabetische Neuropathie sowie bezüglich der subjektiven Beschwerden als auch objektivierbar (Vibrationsempfinden, Nervenleitgeschwindigkeiten) durch eine kontinuierliche subkutane Insulininfusionstherapie beeinflussen. Die Reversibilität dieser neurologischen Veränderungen unter optimierter Stoffwechselführung unterstreicht die Vorstellung, daß für das Auftreten der diabetischen Neuropathie zunächst in erster Linie therapeutisch beeinflußbare Stoffwechseländerungen und erst in zweiter Linie irreversible mikroangiopathische Veränderungen verantwortlich sind. Das fehlende Ansprechen der sensorischen Nervenleitgeschwindigkeit kann im Rahmen

Tabelle 1. Stoffwechselkontrolle (Blutzuckermittelwerte, Urinzucker Hb A_1) vor und während kontinuierlicher, subkutaner Insulininfusionstherapie

	0 Monate	1/2 Monate	3 Monate	6 Monate	9 Monate	12 Monate	15 Monate	18 Monate
MBG (MG/DL)	177 ± 41	156 ± 34	161 ± 27	147 ± 23	136 ± 27	143 ± 18	121 ± 32	107 ± 11
UGE (g/24 Std	12 ± 4	7 ± 4	8 ± 3	6 ± 3	5 ± 3	2 ± 2	3 ± 1	1 ± 1
H_BA_1 (%)	10,6	10,0	9,2	8,9	8,7	8,0	8,3	7,5
		conv. s.c. thioct. acid i.v.	conv. s.c. thioctic acid p.o.		csii *no* thioctic acid			

der vorgelegten Studie nicht befriedigend erklärt werden. Vielleicht erfolgt die funktionelle und ggf. auch morphologische Regeneration der sensiblen Nervenfasern so verlangsamt, daß selbst nach einjähriger Insulinpumpentherapie noch keine objektivierbare Besserung zu dokumentieren ist.

Ob durch noch längerfristige Optimierung der diabetischen Stoffwechsellage auch diesbezüglich eine Besserung eintritt, müssen weitere Verlaufskontrollen zeigen. Insgesamt erscheint die kontinuierliche subkutane Insulininfusionstherapie bei Patienten mit schwerer diabetischer Neuropathie und fehlendem Erfolg einer konventionellen neurologischen Therapie erfolgreich und sollte dementsprechend eingesetzt werden.

Literatur

1. Boulton AJM, Drury J, Clarke B, Ward JD (1982) Continuous subcutaneous insulin infusion in the management of painful diabetic neuropathy. Diab Care 5: 386–390 – 2. Irsigler K, Kunz KM, Owens DR, Regal H (eds) New approaches to insulin therapy. Lancaster, MTP Press Ltd., pp 437–441 – 3. Pietri A, Ehle AL, Raskin P (1980) Changes in nerve conduction velocity after six weeks of glucoregulation with portable insulin infusion pumps. Diabetes 29: 668–671 – 4. Tolaymat A, Roque JL, Rosso LS Jr (1982) Improvement of diabetic peripheral neuropathy with the portable insulin infusion pump. South Med J 75: 185–189 – 5. White NH, Skor D, Santiago JV (1982) Long-term effect of intensive insulin therapy (ITT) on peripheral (PN) and autonomic (AN) neuropathy in insulindependent diabetics (IDDs) (Abstract). Diabetes (Suppl) 31: 66A

Hogan, M. (Abt. für Innere Medizin, Endokrinologie und Stoffwechsel, Klinikum der Johannes-Gutenberg-Universität Mainz), Schulz, G., Beyer, J., Kempf, P. (Stadtkrankenhaus Rüsselsheim)
Langzeittherapie mit implantierbaren Insulininfusionsgeräten bei insulinpflichtigen Diabetikern (Typ I)

Die Erfahrungen mit extern tragbaren Pumpen hatten gezeigt, daß bei stark schwankenden Typ I-Diabetikern, die auch mit mehrmaligen Insulininjektionen am Tag nicht ausreichend einzustellen waren, eine basale intravenöse Insulinzufuhr mit einer zusätzlichen Insulininjektion am Morgen zu einem ausgeglicherenem Blutzuckertagesprofil führt (Abb. 1). Die Blutzuckerergebnisse während der Therapie mit der externen Promedos E₁-Pumpe zeigten,

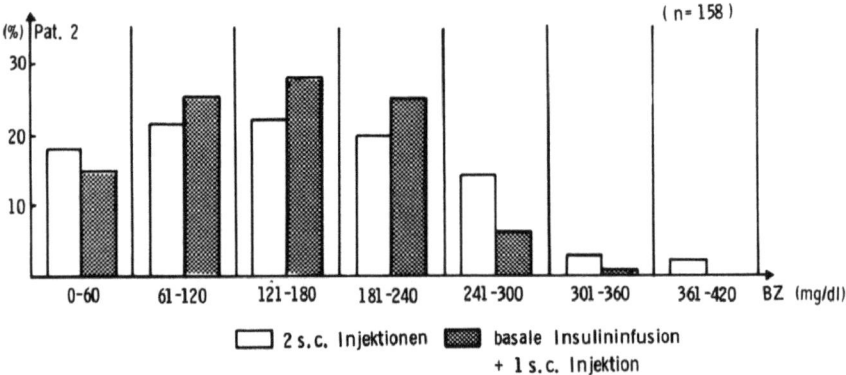

Abb. 1. Relative Häufigkeiten aller gemessenen Blutzuckerwerte. Ein Vergleich der Therapie mit extern tragbarer Pumpe und der Behandlung mit täglichen subkutanen Insulininjektionen bei einem Typ I-Diabetiker innerhalb 1 Monats

daß weniger Werte unter 61 mg/dl und über 240 mg/dl mit kontinuierlicher Insulinzufuhr gemessen wurden, als mit der konventionellen Diabetestherapie. Da eine extern tragbare Insulininfusionspumpe eine Behinderung im täglichen Leben darstellt, wählten wir ein implantierbares Insulininfusionssystem [1–4].

Material und Methodik

Im September 1982 wurde bei zwei Typ I-Diabetikern eine Dampfdruckinsulininfusionspumpe vom Typ Infusaid, Model 100, implantiert. Die Insulingabe erfolgte kontinuierlich über einen intraperitoneal gelegenen Katheter. Zusätzlich injizierten die Patienten am Morgen eine Mischung aus kurz- und mittelfristig wirkendem Insulin, um den nahrungsabhängigen Insulinbedarf am Tage abzudecken. Der Blutzucker wurde von jedem Patienten fünf- bis sechsmal pro Tag mit dem Gluco-Check (Wolf) oder dem Reflomat (Boehringer) gemessen. Um die Blutzuckerergebnisse auswerten zu können, wurde der mittlere Blutzucker (MBZ), die mittlere Abweichung der Blutzuckerextremwerte (MAGE) und der M-Wert nach Schlichtkrull errechnet [5, 6].

Langzeitergebnisse in der Therapie mit implantierter Insulininfusionspumpe

Innerhalb der ersten 6 Monate war der mittlere Blutzucker bei beiden Patienten stabil. Er lag bei 129 (± 11) und 149 (± 12) mg/dl. Der MAGE, ein Parameter für die Blutzuckertages-

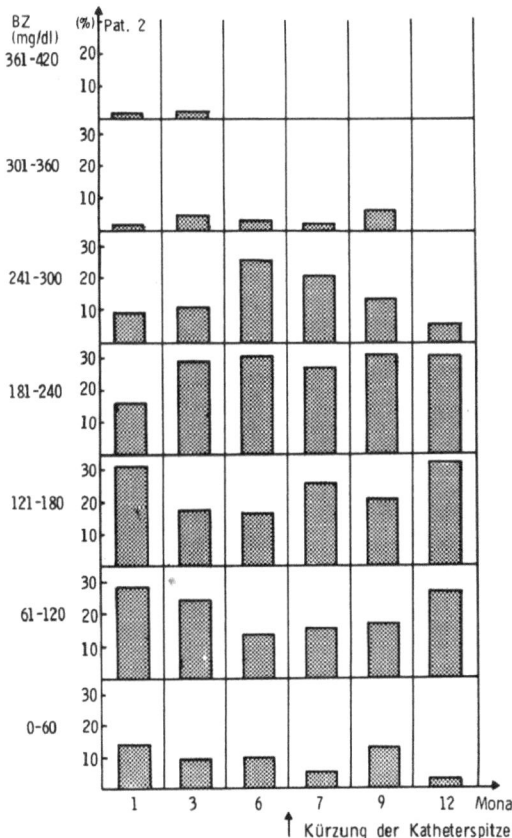

Abb. 2. Prozentuale Häufigkeiten aller gemessenen Blutzuckerwerte 6 Monate vor und nach Kürzung der Katheterspitze

1467

schwankungen ergab im Mittel einen Wert von 135 mg/dl und der M-Wert war von über 35 auf 25 und 27 bei beiden Patienten zurückgegangen. Der Langzeitparameter HbA_1 lag zwischen 6,5 und 8,0% (Norm der Microsäulen-Isolab-Methode: 5,0–8,5%).

Während dieses Zeitraumes hatte sich bei Patient 1 ein steriler Erguß gebildet, der vermutlich auf die zunehmende körperliche Aktivität der Patienten zurückzuführen war. Nach Punktion und Kompression bildete er sich zurück.

Im 6. Monat nach Implantation verschlechterte sich die Stoffwechsellage bei beiden Patienten. Dies wurde am Anstieg des HbA_1-Wertes auf 11,6% bei Patient 2 deutlich, während Patient 1 zunehmende Blutzuckerschwankungen erfahren mußte (MAGE: 160 mg/dl). Ursache hierfür war ein Absinken der Glyzerininfusionsrate von anfänglich 2,5 auf 0,6 ml pro Tag, die auf Verwachsungen des großen Netzes, sowie auf einen Verschluß der Katheterspitze mit fibrinösem Granulationsgewebe beruht [9, 10]. Entsprechend hatte sich auch die tägliche basale Insulinzufuhr verringert. Dies machte die Explantation der Pumpe bei Patient 1 erforderlich, während bei Patient 2 eine Kürzung der Katheterspitze ausreichte, um eine konstante Flußrate von 1,55 ml pro Tag zu erzielen. Der Blutzucker stabilisierte sich nach diesem Eingriff, so daß Werte über 300 mg/dl und unter 40 mg/dl nach 1 Jahr mit implantierter Insulininfusionspumpe nicht mehr gemessen wurden (Abb. 2).

Diskussion

Anhand der vorliegenden Ergebnisse konnte gezeigt werden, daß auch bei schwer einstellbaren Diabetikern eine bessere Blutzuckerstoffwechsellage mit basaler Insulinzufuhr erreicht werden kann, als mit konventioneller Diabetestherapie. Dies wurde besonders deutlich in der Abnahme der Hypoglykämiefrequenz. Im Gegensatz zur konventionellen Behandlung traten keine Unterzuckerungen mit Bewußtseinsverlust auf. Die implantierte Insulininfusionspumpe ermöglichte die kontinuierliche Insulinzufuhr ohne Belastung des Patienten im täglichen Leben. Während das Prinzip der gasdruckbetriebenen Pumpe eine langfristige Energiebereitstellung verspricht, liegt das Problem dieses Systems in dem Verschluß des Katheters. Dies geschieht durch das Einwachsen von granulösem Gewebe oder, wie andere Untersuchungen zeigten, durch Auskristallisation des eingefüllten Insulinglyzeringemisches [11].

Literatur

1. Küstner E, Beyer J, Hassinger W, Schulz G, Cordes U (1980) Untersuchungen zum basalen und nahrungsabhängigen Insulinbedarf bei Diabetikern während kontinuierlicher intravenöser Insulininfusion mit tragbaren Minipumpen im Kurz- und Langzeitversuch. Aktuel Endokrinol Stoffwechselkr 1:185 – 2. Blackshear PJ, Rohde TD, Prosl F, Buchwald H (1979) The implantable pump: a new concept of drug delivery. Med Prog Technol 6:149 – 3. Buchwald H, Rohde TD, Dorman FD, Skagoon JG, Wigness BD, Blackshear PJ, Varco RL (1980) A totally implantable drug infusion device: Laboratory and clinical experience using a model with single flow rate and new design for modulation insulin infusion. Diab Care 3:351–358 – 4. Schulz G, Beyer J, Hogan M, Cordes U, Kempf P (1983) Implantable insulin infusion devices in the therapy of type I diabetics. In: Irsigler K, Kritz H, Lovett R (eds) Diabetes treatment with implantable insulin infusion system. Urban und Schwarzenberg, München Wien Baltimore, p 110 – 5. Service FJ, Molnar GD, Rosewear JW, Ackermann E, Gatewood LC, Taylor WF (1970) Mean amplitude of glycemic excursions: a measure of diabetic instability. Diabetes 19:644–655 – 6. Schlichtkrull JO, Munk O, Jersild M (1965) The M-value an index of blood-sugar control in diabetics. Acta Med Scand 177:95–102 – 7. Geisen K, Gerlach MH, Keil M (1981) Morphological in pancreatectomized dogs within an implanted insulin dosing device: Tissue reactions to the pump housing and to the vascular catheter. Horm Metab Res 15:4–10 – 8. Kashiwagi S, Morguet A, Schmitt V, Schonwald F, Kiesel U, Herberg L, Müntefering H (1981) Komplikationen der kontinuierlichen Insulininfusion bei Ratten. Acta Endokrinol (Kbh) 2:95 – 9. Irsigler K, Kritz H (1982) Improvement of metabolic control with implanted insulin delivery devices in five diabetic patients – Long term feasibility. Diabetes 31:654 – 10. Kritz H, Hagemüller G, Lovett R, Irsigler K (1983)

Implanted constant basal rate insulin infusion devices for type 1 (insulin-dependent) diabetic patients. Diabetologia 25: 78–81 – 11. Pozza G, Spotti D, Micossi P, Christallo M, Melandri M, Piatri PM, Monti LD, Pontiroli AE (1983) Long-term continuous intraperitoneal insulin treatment in brittle diabetes. Br Med J 286: 255–256

Jakober, B., Schmülling, R. M., Eggstein, M. (Med. Univ.-Klinik Tübingen)

Glukose intravenös bzw. per os zur Hypoglykämieprophylaxe bei Typ I-Diabetikern unter körperlicher Belastung nach Insulininjektion

Einleitung

Wenn man gut eingestellte, insulinabhängige Diabetiker einer körperlichen Belastung unterzieht, kommt es zu einem Absinken ihrer Blutzuckerwerte und unter Umständen zur klinisch bedeutsamen Hypoglykämie. Dies gilt insbesondere dann, wenn die Belastung kurze Zeit nach der subkutanen Insulininjektion erfolgt. Wenn man zur Prophylaxe einer arbeitsinduzierten Hypoglykämie die Dosis des subkutan verabreichten Intermediärinsulines reduziert, so kann es im weiteren Verlauf des Tages zur Hyperglykämie kommen, weil insgesamt zu wenig Insulin im Tagesverlauf zur Verfügung steht. Verabreicht man andererseits vor der Belastung zusätzlich Kalorien, so hängt die Resorption und Oxidation von der Menge des verfügbaren Insulins ab [1]. Von zusätzlicher Bedeutung ist die Qualität der Blutzuckereinstellung bei Beginn der körperlichen Belastung [2], da schlecht eingestellte Diabetiker unter solchen Bedingungen zur Ketoazidose neigen.

Untersuchungsablauf

Unsere Untersuchungen galten der Frage, inwieweit es bei gut eingestellten Typ I-Diabetikern möglich ist, eine nach subkutaner Insulininjektion eintretende arbeitsbedingte Hypoglykämie dadurch abzuwenden, daß man neben der gewohnten Nahrung zusätzlich Glukose verabreicht.

Wir untersuchten sieben männliche Typ I-Diabetiker (Tabelle 1), die eine Diabeteskost von 18,3 ± 2,8 BE täglich aßen und zweimal täglich Intermediärinsulin subkutan spritzten (Tabelle 1). Zur kontinuierlichen Messung des Blutzuckers und Verhinderung einer arbeitsinduzierten Hypoglyämie wurden die Patienten an einen Biostator angeschlossen, wobei das Gerät den mittleren Blutzucker über Nacht bei 100 mg/dl stabil einstellte.

Unter diesen Ausgangsbedingungen spritzten die Patienten am Morgen des 1. Tages um 7.30 Uhr ihre gewohnte Dosis des Intermediärinsulins subkutan im Bereich des Bauches und nahmen um 8 Uhr ihre gewohnte BE-Menge als Frühstück ein. 1 Std später wurden sie auf dem Fahrradergometer sitzend 60 min lang mit 50% ihrer maximalen körperlichen Leistungsfä-

Tabelle 1. Personen- und Therapiedaten

Typ I-Diabetes	7 Männer
Alter	28,7 ± 1,5 Jahre
Gewicht	69,3 ± 5,1 kg
Broca	89,3 ± 3,3 %
Diabetesdauer	18,4 ± 0,6 Jahre
Insulindauer	6,9 ± 1,8 Jahre
Insulin morgens	28,9 ± 3,1 IE subkutan
Insulin abends	16,6 ± 2,5 IE subkutan

Tabelle 2. Zur Verhinderung einer Hypoglykämie nötige Menge an Glukose bei alleiniger intravenöser Gabe am Tag 1 bzw. oraler Gabe ergänzt durch intravenöse Gabe

Untersuchungstag	Morgens	Abends
Tag 1		
Glukose intravenös	14,4 ± 13,4 g	16,9 ± 10,2 g
Tag 2		
Glucose intravenös	4,8 ± 3,8 g	3,6 ± 3,2 g
und oral	59,5 ± 46,1 g	63,8 ± 34,4 g

higkeit belastet. Dabei verhinderte der Biostator eine Hypoglykämie durch intravenöse Glukosegabe. Am 2. Tag wurde die Untersuchung in gleicher Weise durchgeführt mit Ausnahme eines Glukosetrunkes, den die Patienten unmittelbar vor Beginn der körperlichen Belastung einnehmen mußten. Inwieweit dieser Glukosetrunk ausreichte, eine Hypoglykämie unter körperlicher Belastung zu verhindern, ist in Tabelle 2 dargestellt. Trotz einer hohen oral zugeführten Glukosemenge mußte immer noch eine kleine Menge Glukose i.v. vom Biostator zur Verhinderung einer Hypoglykämie verabreicht werden. Um zum Einfluß der Tageszeit Stellung nehmen zu können, haben wir die Untersuchungen nach dem gleichen Muster auch am Abend des 1. und 2. Tages nach abendlicher Insulininjektion und Einnahme des Abendessens durchgeführt, was ebenfalls aus Tabelle 2 hervorgeht.

Ursprüngliches Ziel der Untersuchung war, eine Hypoglykämie unter körperlicher Belastung dadurch zu verhindern, daß am 2. Tag die Glukosemenge oral vor der Belastung verabreicht wird, die am 1. Tag während der Belastung vom Biostator verabreicht wurde. Wir merkten dann aber bald, daß dies zu wenig war und erhöhten die oral verabreichte Glukosedosis bis zum Erreichen der in Tabelle 2 genannten Mengen. Unter diesen Voraussetzungen fiel der Blutzucker am 1. Tag auf 70 ± 2 und am 2. Tag auf 76 ± 4 mg/dl ab, wobei die Werte im Mittel am 2. Tag unter oraler Glukosegabe bei allen Patienten etwas höher lagen als am 1. Tag. Ein vergleichbares Resultat fand sich bei der Untersuchung am Abend nach Insulininjektion und Abendessen.

Zusammenfassung

Wenn Typ I-Diabetiker nach gewohnter Insulingabe und gewohnter Mahlzeit körperlich belastet werden, brauchen sie zusätzlich eine gewisse Glukosemenge, da die Blutzuckerwerte sonst rasch in den hypoglykämischen Bereich abfallen können. Dies ist bedingt durch die bessere Resorption von Intermediärinsulin aus dem subkutanen Depot unter körperlicher Belastung [3]. Wenn die Normoglykämie vor körperlicher Belastung mit intravenöser Insulingabe aufrecht erhalten wird, kommt es nach Entzug dieser Insulininfusion zu einem Anstieg der Blutglukose unter körperlicher Belastung [4]. Wenn man normoglykämisch eingestellten Patienten zur Verhütung einer arbeitsbedingten Hypoglykämie jeweils vor Belastungsbeginn Glukose oral verabreicht, benötigt man nach unseren Untersuchungen mindestens viermal mehr Glukose, als bei intravenöser Gabe erforderlich ist. Selbst diese oral verabreichte Glukosemenge bietet im Einzelfall keinen absolut sicheren Schutz vor arbeitsbedingten Hypoglykämien insbesondere dann, wenn es sich um große Menge verabreichter Glukose handelt. Dies ist erstaunlich, da die Utilisation von 14-C-Glukose unter körperlicher Belastung wesentlich schneller abläuft, als unter Ruhebedingungen [5] und ausreichend mit Insulin versorgte Diabetiker so bis zu 90% einer oral verabreichten Glukosemenge oxidieren können [1]. Unter den hier beschriebenen Untersuchungsbedingungen kommt der Gestaltung des Zeitplans eine wesentliche Bedeutung zu [6], da die oral verabreichte Glukose erst dann eine Hypoglykämie verhindert, wenn sie im oberen Gastrointestinaltrakt resorbiert wird. Die von uns gefundene Diskrepanz zwischen intravenöser und oraler Hypoglykämieprophylaxe erklärt sich daher am ehesten aus einer verzögerten Magenentleerung, die in die therapeutischen Überlegungen und die Beratung sportlicher aktiver Diabetiker mit einbezogen werden muß.

Literatur

1. Krzentowski G, Pirnay F, Pallikarakis N, Luyckx AS, Lacroix M, Mosora F, Lefebvre PJ (1981) Glucose utilization during exercise in normal and diabetic subjects. Diabetes 30: 983–989 – 2. Berger M, Berclefeld P, Cüppers HJ, Drost H, Kley HK, Müller WA, Wiegelmann W, Zimmermann-Teltschow, Gries A, Krüskemper HL, Zimmermann H (1977) Metabolic and hormonal effects of muscular exercise in juvenile type diabetics. Diabetologia 13: 355–365 – 3. Koivisto VA, Felig P (1977) Effects of exercise on insulin release from injection sites in diabetic man. Diabetes 26: 357–361 – 4. Martin MJ, Robbins DC, Bergenstal R, La Grange B, Rubenstein AH (1982) Absence of exercise induced hypoglycemia in type I diabetic patients during maintenance of normoglycemia by short term open loop insulin infusion. Diabetologia 23: 337–342 – 5. Costill DL, Benett A, Branam G, Eddy D (1973) Glucose ingestion at rest and during prolonged exercise. J Appl Physiol 34: 764–769 – 6. Caron D, Poussier P, Marliss EB, Zinman B (1982) The effect of postprandial exercise on meal related glucose intolerance in insulin dependent diabetic individuals. Diab Care 5: 364–369

Tillil, H., Könneker, J., Köbberling, J. (Abt. für Gastroenterologie und Stoffwechsel, Med. Klinik und Poliklinik der Universität Göttingen)
Verlaufsstudie der oralen Glukosetoleranz und der Nüchternglukose über 5, 10 und 15 Jahre bei Verwandten 1. Grades von Typ II-Diabetikern

Einleitung und Fragestellung

Die neuen Kriterien der WHO von 1980 [1] zur Diagnostik des Diabetes mellitus enthalten, im Gegensatz zu früheren Kriterien [2, 3], eine Klasse zwischen eindeutig normaler und eindeutig diabetischer Glukosetoleranz, die sogenannte gestörte Glukosetoleranz (engl.: „impaired glucose tolerance", IGT). Die Einführung dieser Klasse mit eher deskriptivem als diagnostischem Charakter basierte u. a. auf Langzeitstudien der oralen Glukosetoleranz [4, 5]. Eine gestörte Glukosetoleranz liegt vor [1], wenn nach oraler Belastung mit 75 g Glukose bei normaler Nüchternglukose ($<$ 120 mg/dl) der 2-Std-Wert zwischen 120 und 179 mg/dl liegt (bei Glukosebestimmung im venösen Vollblut).

Die vorliegende Studie sollte u. a. folgende Fragen beantworten:

1. Erlaubt das Ergebnis eines oralen Glukosetoleranztestes eine zuverlässige Aussage über die Prognose hinsichtlich der späteren Entwicklung eines Diabetes mellitus?

2. Ist die Bestimmung der Nüchternglukose als prognostischer Test bezüglich der späteren Entwicklung eines Diabetes ähnlich aussagekräftig wie die Bestimmung des 2-Std-Wertes?

3. Lassen sich durch Variierung der Trenngröße zwischen normaler und gestörter Glukosetoleranz die Testparameter Sensitivität und Spezifität bezüglich der Manifestation eines Diabetes verbessern? Läßt sich für die Nüchternglukose eine optimale Trenngröße angeben?

Patienten und Methoden

Als Probanden dienten 686 Verwandte 1. Grades von Typ II-Diabetikern, die zusätzlich zum initialen oGTT mit 75 g Glukose [6] nach 5, 10 und 15 Jahren [7, 8] untersucht wurden, wobei

Tabelle 1. Testparameter (in %) nach 5, 10 und 15 Jahren für den 2-Std-Wert im oGTT und für die Nüchternglukose (Angaben in Klammern)

Testparameter	Nach 5 Jahren		Nach 10 Jahren		Nach 15 Jahren	
Prävalenz	8,22		14,37		22,72	
Prädiktiver Wert (positiv)	20,15	(14,94)	28,68	(21,19)	39,00	(33,55)
100% prädiktiver Wert (negativ)	3,84	(5,22)	8,83	(11,31)	16,19	(17,75)
Sensitivität	65,85	(56,10)	55,71	(45,71)	49,11	(46,47)
Spezifität	76,64	(71,40)	76,74	(71,46)	77,43	(72,97)

die Verlaufsuntersuchung nach 15 Jahren und die Reevaluierung der vorangegangenen Teste nach den neuen WHO-Kriterien von 1980 [1] Gegenstand der vorliegenden Studie ist.

1972 wurden 445, 1977 350 und 1982 252 Probanden nachgetestet. Bis 1982 waren 143 Probanden verstorben. Von den nicht nachgetesteten Probanden wurden Informationen über den Glukosestoffwechsel per Fragebogen oder über die Hausärzte erhalten. 1982 lag bei 575 der ursprünglich 686 Probanden eine Information über den Glukosestoffwechsel vor.

Der orale Glukosetoleranztest sollte hier nicht als diagnostischer, sondern als prognostischer Test beurteilt werden. Wir sprechen bei gestörter Glukosetoleranz von positivem Testausfall, bei normaler Glukosetoleranz von negativem Testausfall. Analog zur gestörten Glukosetoleranz wurde ein Nüchternglukosebereich von 100−119 mg/dl als Risikobereich (testpositiv) gewertet. Als Krankheit gilt der Diabetes mellitus (Nüchternglukose ≥ 120 mg/dl und/oder 2-Std-Wert im 75 g-oGTT ≥ 180 mg/dl), als Nichtdiabetiker werden die Probanden mit normaler und gestörter Glukosetoleranz bezeichnet.

Die Wahrscheinlichkeit, später an einem Diabetes zu erkranken, kann folgendermaßen beschrieben werden [9]:
1. Wahrscheinlichkeit ohne Testdurchführung = Prävalenz,
2. Wahrscheinlichkeit bei positivem Testausfall = positiver prädiktiver Wert,
3. Wahrscheinlichkeit bei negativem Testausfall = 100% negativer prädiktiver Wert.

Die Güte eines Tests erweist sich darin, wie deutlich die Werte 2. und 3. vom Wert 1. nach oben bzw. unten abweichen. Zusätzlich wurden die sog. prävalenzunabhängigen Testparameter Sensitivität und Spezifität berechnet.

Die zur Auswertung benötigten Daten aller Verlaufsuntersuchungen wurden auf eine Magnetplatte aufgezeichnet. Eingabe, Speicherung und Auswertung der Daten wurden in der Programmiersprache BASIC mit einem Wang 2200-Computer durchgeführt. Ein Datenausdruck kann auf Wunsch zugesandt werden.

Ergebnisse

Von den 686 initialen Testen waren 427 normal, 170 mit gestörter Glukosetoleranz und 89 diabetisch.

Die Testparameter nach 5, 10 und 15 Jahren für den 2-Std-Wert und die Nüchternglukose (Angaben in Klammern) zeigt Tabelle 1. Für den 2-Std-Wert verdoppelte sich bei fast verdreifachter Prävalenz der positive prädiktive Wert nur knapp; der Informationsgewinn bei positivem Testausfall nahm also mit zunehmender Verlaufsbeobachtung ab. Der Informationsgewinn bei negativem Testausfall sank ebenfalls mit zunehmender Verlaufsbeobachtung ab, denn die Größe 100% negativer prädiktiver Wert näherte sich immer mehr der Prävalenz. Die Sensitivität für den 5-Jahresverlauf war mit 65,9% am höchsten und fiel im weiteren Verlauf auf knapp 50% ab, wogegen die Spezifität über den gesamten Beobachtungszeitraum konstant bei etwa 77% blieb. Der Test ist somit für den 5-Jahreszeitraum relativ am besten und verschlechtert sich deutlich bei länger werdender Verlaufsbeobachtung.

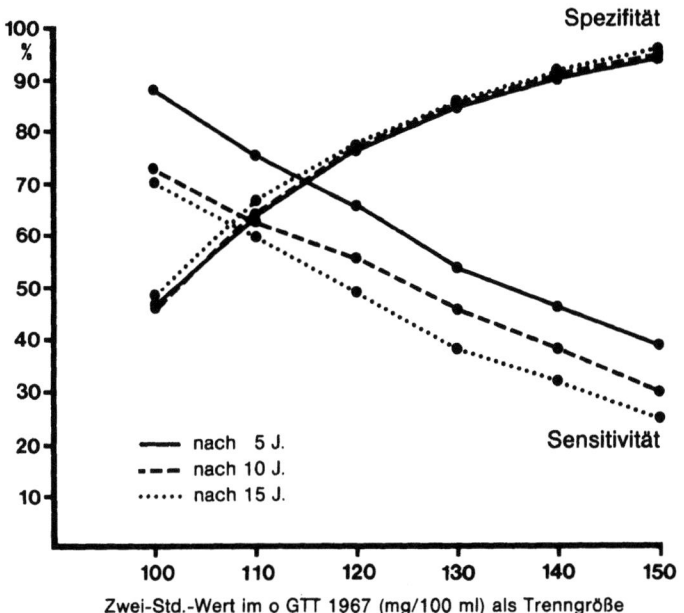

Abb. 1. Sensitivität und Spezifität nach 5, 10 und 15 Jahren in Abhängigkeit vom variierenden 2-Std-Wert als untere diagnostische Grenze der gestörten Glukosetoleranz

Die positiven prädiktiven Werte für den Nüchternglukoserisikobereich lagen nach 5, 10 und 15 Jahren zwischen 5—7% unter denen der gestörten Glukosetoleranz, die Werte für 100% negativer prädiktiver Wert waren höher als diejenigen für die normale Glukosetoleranz. Somit wird anhand der prävalenzabhängigen Testparameter der schlechtere prognostische Wert der Nüchternglukose im Vergleich zum 2-Std-Wert deutlich. Ebenso wie beim 2-Std-Wert ist der Informationsgewinn für den 5-Jahreszeitraum relativ am besten.

In Abb. 1 sind Sensitivität und Spezifität für verschiedene Trenngrößen zwischen normaler und gestörter Glukosetoleranz dargestellt. Bei einem 2-Std-Wert zwischen 110—119 mg/dl (ca. 115 mg/dl) fand sich im Schnittpunkt von Sensitivität und Spezifität ein Wert von ca. 70% für beide Parameter. Unterhalb wie oberhalb dieses Schnittpunktes klafften die Werte von Sensitivität und Spezifität scherenförmig weit auseinander, so daß die Verbesserung eines Testparameters immer auch mit einer Verschlechterung des anderen Parameters einherging. Die untere Grenze für die gestörte Glukosetoleranz von 120 mg/dl befindet sich also ganz in der Nähe des Wertes von ca. 115 mg/dl, bei dem Sensitivität und Spezifität gleich groß sind. Betrachtet man für die Nüchternglukose Sensitivität und Spezifität bei variierender Trenngröße, so gleichen sich Sensitivität und Spezifität (jeweils ca. 63%) bei einem Nüchternwert von ca. 98 mg/dl, der nur knapp unterhalb der unteren Grenze des gewählten Risikobereichs von 100—119 mg/dl liegt.

Diskussion und Schlußfolgerungen

Ad 1. Der Informationsgewinn durch den oralen Glukosetoleranztest bezüglich der Prognose einer späteren Diabetesentwicklung ist über 5 Jahre relativ am besten; bei positivem Testausfall (gestörte Glukosetoleranz) erhöhte sich die Wahrscheinlichkeit, innerhalb der ersten 5 Jahre einen Diabetes mellitus zu entwickeln von 8,2% (Prävalenz) auf 20,1% (positiver prädiktiver Wert). Bei längerer Verlaufsbeobachtung nahm der prognostische Wert der gestörten Glukosetoleranz ab. Der Informationsgewinn bei gestörter Glukosetoleranz ist aber auch über 5 Jahre nur als gering anzusehen und erlaubt auch unter Berücksichtigung von Sensitivität 66% (34% der späteren Diabetiker hatten initial eine normale Glukosetoleranz) und Spezifität 77% (23% der späteren Nichtdiabetiker hatten initial eine gestörte

Glukosetoleranz) keine zuverlässige Aussage hinsichtlich des späteren Diabetesrisikos. Auch zum Ausschluß einer späteren Diabetesentwicklung (bei normaler Glukosetoleranz) ist der orale Glukosetoleranztest wenig geeignet.

Ad 2. Die Testparameter bei einem Nüchternglukosebereich von 100−119 mg/dl als Risikobereich (Sensitivität 56,1%, Spezifität 71,4%, jeweils nach 5 Jahren) sind noch etwas schlechter als bei gestörter Glukosetoleranz. Der 2-Std-Wert als Prädiktor ist somit der Nüchternglukose überlegen.

Ad 3. Eine wesentliche Verbesserung der Testparameter Sensitivität und Spezifität durch Variation der Trenngröße zwischen normaler und gestörter Glukosetoleranz konnte nicht erzielt werden. Die übliche Trenngröße von 120 mg/dl für den 2-Std-Wert liegt nahe dem Punkt von 115 mg/dl, bei dem Sensitivität und Spezifität gleich sind (ca. 70%). Auch für die Nüchternglukose ließ sich die entsprechende Trenngröße von 100 mg/dl nicht verbessern.

Die Untersuchungen zeigen, daß die alleinige Angabe hoher positiver prädiktiver Werte für die gestörte Glukosetoleranz ohne Angabe der Prävalenz, wie oft in der Literatur üblich [10], nicht zur Beurteilung der prognostischen Aussage der gestörten Glukosetoleranz ausreicht.

Das im Vergleich zur Prävalenz nur verhältnismäßig gering erhöht gefundene Diabetesrisiko bei gestörter Glukosetoleranz unterstützt die neue WHO-Klassifikation [1], die bei 2-Std-Werten von 120−179 mg/dl (venöses Vollblut) im 75 g-oGTT nicht mehr von subklinischem Diabetes mellitus oder „Borderline diabetes" spricht, sondern deskriptiv von gestörter Glukosetoleranz („Impaired glucose tolerance").

Literatur

1. WHO Expert Committee on Diabetes Mellitus (1980) Second report. WHO Technical Report Series 646, Geneva − 2. Fajans SS, Conn JW (1959) The early recognition of diabetes mellitus. Ann NY Acad Sci 82:208−218 − 3. WHO Expert Committee on Diabetes Mellitus (1956) First report. WHO Technical Report Series 310, Geneva − 4. Jarrett RJ, Keen H, Fuller JH, McCartney M (1979) Worsening to diabetes in men with impaired glucose tolerance („borderline diabetes"). Diabetologia 16:25−30 − 5. Keen H, Jarrett RJ, McCartney P (1982) The ten-year follow-up of the Bedford survey (1962−1972): Glucose tolerance and diabetes. Diabetologia 22:73−78 − 6. Köbberling J, Appels A, Köbberling G, Creutzfeldt W (1969) Glucosebelastungstests bei 727 Verwandten 1. Grades von Altersdiabetikern. Dtsch Med Wochenschr 94:416−421 − 7. Köbberling J, Kattermann R, Arhold A (1975) Follow up of „non diabetic" relatives of diabetics by retesting oral glucose tolerance after 5 years. Diabetologia 11:451−456 − 8. Köbberling J (1980) Zur Wertigkeit des oralen Glucosetoleranztests. Internist 21:213−219 − 9. Köbberling J (1982) Der prädiktive Wert diagnostischer Maßnahmen. Dtsch Med Wochenschr 107:591−595 − 10. Haslbeck M (1981) Diagnostische Probleme bei Diabetes mellitus. Internist 22:187−196

Bretzel, R. G., Richardt, M., Menden, A., Federlin, K. (III. Med. Klinik und Poliklinik der Justus-Liebig-Universität Gießen)

Pankreas B-Zellregeneration nach Inseltransplantation beim experimentellen Diabetes mellitus

Nach isologer intraportaler Inseltransplantation bei diabetischen Ratten kommt es zu einer anhaltenden Blutzuckernormalisierung, obwohl nur bis 7 Monate nach dem Eingriff Inseln in größerer Zahl in der Leber aufzufinden sind [3]. Interessanterweise beobachteten wir in diesen Fällen eine B-Zellregeneration und Nester von offenbar neugebildeten B-Zellen im Empfängerpankreas an Stichproben [2]. In den jetzt vorliegenden Untersuchungen sollte prospektiv anhand immunozytochemischer und morphometrischer Auswertungen der

Langzeiteffekt einer Stoffwechselnormalisierung durch isologe Inseltransplantation auf die endokrinen Zellen des Empfängerpankreas diabetischer Ratten überprüft werden.

Material und Methode

An 16 männlichen Inzuchtratten des Lewis-Stammes wurde mit Streptozotocin (65 mg/kg i.v.) ein Diabetes mellitus erzeugt. Nach zweimonatigem Diabetes wurden randomisiert zwei Gruppen gebildet: die erste (DT, $n = 8$) erhielt isologe isolierte Langerhanssche Inseln über die V. portae injiziert, die andere Gruppe (DC, $n = 8$) blieb unbehandelt. Gesunde altersentsprechende Inzuchtgeschwister (NC, $n = 8$) dienten als Normalkontrollen. Isolierung und Transplantation der Inseln erfolgten wie bereits beschrieben [3]. Während 6−9 Monaten wurden in regelmäßigen Abständen Blutzucker und Seruminsulinkonzentration gemessen. Das Körpergewicht wurde wöchentlich bestimmt. 6 oder 9 Monate nach Inseltransplantation entsprechend 8 oder 11 Monate nach Diabetesbeginn wurden alle Ratten getötet, das Pankreas in Bouinscher Lösung nach Entnahme fixiert und in Paraffin eingebettet. An 4 µm Paraffinserienschnitten im Abstand von 200 µm wurde mit Hilfe einer Immunperoxidasemethode auf insulin- (B-Zellen), glukagon- (A-Zellen) und somatostatin- (D-Zellen) produzierende Zellen untersucht (Histoset der Fa. Immulok, Carpinteria/USA). Die Morphometrie wurde mit einem semiquantitativen Bildanalysegerät MOP/AM 01 der Fa. Kontron, München, durchgeführt. Die Flächen der Inseln und der einzelnen endokrinen Zellen (μm^2) in 160 randomisierten Inseln pro Versuchsgruppe wurden planimetrisch ermittelt und die prozentualen Anteile hieraus berechnet. Für die Benutzung des Bildanalysegerätes danken wir Herrn Prof. Dr. med. Okssche, Leiter des Anatomischen Institutes der Universität Gießen.

Ergebnisse

Streptozotocininjektion bewirkte einen Diabetes mit Nüchternblutzuckerwerten von anhaltend mehr als 300 mg/dl und Insulinwerten unter 15 mU/ml. Nach 11 Monaten war ein Gewichtsverlust auf durchschnittlich 57% des initialen Gewichtes (DC) eingetreten.

Demgegenüber war die Inseltransplantation mit einer Normalisierung der Blutzucker- und Insulinwerte nach spätestens 2 Wochen verbunden. Die Werte blieben dann normal bis zum Ende der Verlaufsbeobachtung von 9 Monaten ($p < 0,001$ DT vs. DC). Das Körpergewicht stieg rasch an und erreichte nach 6 Monaten 174% des Ausgangsgewichtes.

Im Pankreas der Normalkontrollen (NC) betrug die Inselfläche 15 670 μm^2 bis 18 859 μm^2 mit einem Mittelwert von 16 971 ± 898 μm^2 (Tabelle 1). Die anteilige Fläche der B-Zellen betrug 66%, der A-Zellen 16% und der D-Zellen 3% (Abb. 1).

Diabetische Kontrollen (DC) zeigten signifikant weniger Inseln. Die Planimetrie ergab zudem eine erhebliche Atrophie auf 6 265−7 623 μm^2 mit einem Mittelwert von 6 888 ± 508 μm^2 (Tabelle 1). Die Inseln enthielten überwiegend zahlreiche A- und D-Zellen. Die B-Zellen waren erheblich reduziert und überwiegend degranuliert. Nur 35% der Inseln enthielten noch immunoreaktive B-Zellen, die anteilig knapp 4% der Inselfläche ausmachten ($p < 0,001$ DC vs. NC, Abb. 1). Daraus resultierte ein Verlust von etwa 99% der B-Zellmasse von 10 767 μm^2 auf 91 μm^2 (Flächenanteil) verglichen mit Normalkontrollen ($p < 0,001$).

Nach isologer Inseltransplantation (DT) wurden Inselflächen von 5 695−8 158 μm^2 mit einem Mittelwert von 7 177 ± 561 μm^2 gefunden (Tabelle 1). Innerhalb der Inseln wurden

Inselfläche (μm^2)		
NC ($n = 8$)	16 971 ± 898	
		$p < 0,001$
DC ($n = 8$)	6 888 ± 508	$p < 0,001$
		NS
DT ($n = 8$)	7 177 ± 561	

Tabelle 1. Inselfläche bei normalen (NC), diabetischen (DC) und inseltransplantierten (DT) Ratten

1475

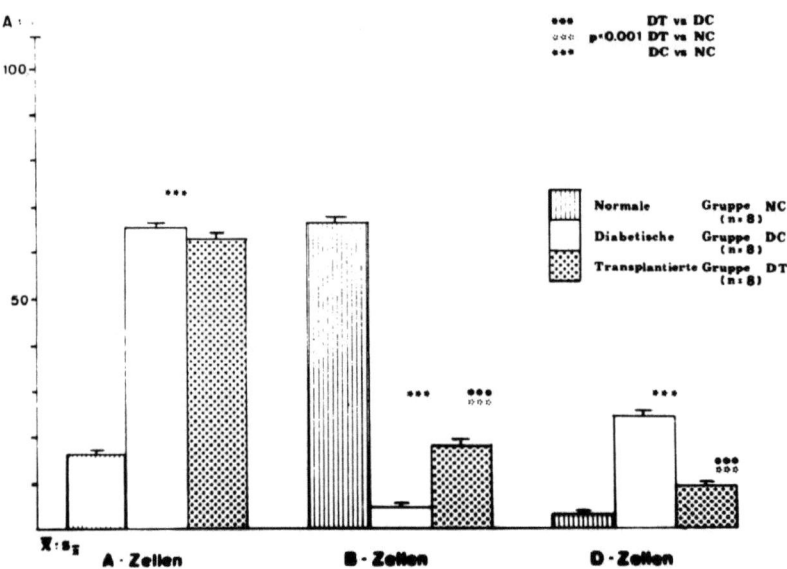

Abb. 1. Fläche (%) der endokrinen Zellen anteilig zur Gesamtinselfläche bei normalen, diabetischen und inseltransplantierten Ratten

häufig nestförmig angeordnet hypertrophierte B-Zellen mit guter Granulierung und großen Mengen Insulin beobachtet. Am häufigsten fanden wir diese Regenerate in kleineren Inseln. Zwischen den 9 oder 11 Monate nach Transplantation untersuchten Ratten bestand kein signifikanter Unterschied in bezug auf die Pankreasmorphologie. Die Morphometrie ergab weiterhin einen signifikanten Anstieg der anteiligen B-Zellfläche auf durchschnittlich 17% (Abb. 1). Die absolute Gesamt-B-Zellmasse erhöhte sich anhand der Flächenmessung verglichen mit den diabetischen Kontrollen um das zehnfache auf 975 μm^2 ($p < 0,001$). Zu diesen Effekten trug eine Zunahme der B-Zellen auf etwa 300% und der Fläche der einzelnen B-Zelle auf 200% (DT vs. DC resp. DT vs. NC) bei. Für den Gesamtstoffwechsel von Bedeutung sein dürfte aber auch die nahezu vollständige Rückbildung der bei diabetischen Kontrollen beobachteten Hyperplasie und Hypertrophie der D-Zellen. Deren anteilige Zellfläche konnte von 340% der Norm bei diabetischen Kontrollen auf ein Drittel reduziert (Abb. 1), die absolute D-Zellmasse nahezu normalisiert werden.

Unbeeinflußt durch die Transplantation blieb die beobachtete ausgeprägte A-Zellhyperplasie beim Diabetes bei nur geringer Hypertrophie, welche zu einer Zunahme der anteiligen B-Zellfläche auf 65% (das vierfache der Norm) geführt hatte (Abb. 1).

Neben diesen intrainsulären B-Zellregeneraten fanden wir zahlreiche B-Zellen und B-Zellnester in enger Nachbarschaft zu Duktepithelzellen.

Diskussion

Die Ergebnisse zeigen, daß eine anhaltende Stoffwechselnormalisierung durch isologe Inseltransplantation bei diabetischen Ratten zu einer Regeneration und Neubildung von B-Zellen führen kann. Diese dürften neben einer nahezu Normalisierung der D-Zellmasse zu der beobachteten Verbesserung der Stoffwechseleinstellung wesentlich beigetragen haben.

Eine Zunahme des Insulingehaltes im Empfängerpankreas nach experimenteller Inseltransplantation, die unsere morphometrischen Befunde reflektieren könnte, ist bereits beschreiben worden [4, 5]. Kürzlich wurde auch über eine Zunahme der relativen B-Zellmasse nach experimenteller Pankreasorgantransplantation berichtet [1], Angaben zu absoluten Zahlen und Flächenberechnungen fehlen aber.

Wir nehmen an, daß die Wiedererlangung der Blutzuckerhomöostase nach Inseltransplantation oder ein unbekannter Inselfaktor (C-Peptid? Insulin? Insulin-like growth-Faktoren?) zumindest eine teilweise Regeneration der Pankreas B-Zellen bewirkt. Diese mag auch zur Neubildung von B-Zellen, wahrscheinlich aus pluripotenten Duktepithelzellen führen. Eine kausale Therapie des Typ I-Diabetes ist längst notwendig. Man sollte daher gezielt nach den Faktoren suchen, die eine Replikation/Regeneration von B-Zellen – ähnlich der Situation im Experiment – fördern, um so die kritische Zellmasse überschreiten und die Entstehung eines manifesten Diabetes mellitus verhindern zu können.

Literatur

1. Brekke IB, Aluments J, Sundler F (1983) The duct-ligated pancreas transplant and its effect on the islet cellular composition of the host pancreas. Cell Tissue Res 231: 205–213 – 2. Bretzel RG, Federlin K (1980) Islet transplantation in experimental diabetes mellitus of the rat. Biochemical and morphological findings. In: Bibergeil H, Zühlke H, Poser U (eds) Early diabetes. Pathogenesis, diagnosis, prevention. Central Institute for Diabetes „Gerhardt Katsch", Karlsburg, p 290 – 3. Bretzel RG, Manns E, Schomber C, Federlin K (1978) Die Leber als Implantationsort für Langerhanssche Inseln beim experimentellen Diabetes mellitus. Verh Dtsch Ges Inn Med 84: 1213–1217 – 4. Kramp RC, Burr IM (1981) Subcutaneous, isogeneic transplantation of duct-ligated pancreas in streptozotocin-diabetic mice. Relationships between carbohydrate tolerance and hormone content in transplant or host pancreas. Diabetes 30: 857–864 – 5. Trimble ER, Karakash C, Malaisse-Lagae F, Vassutine I, Orci L, Renold AE (1980) Effects of intraportale islet transplantation on the transplanted tissue and the recipient pancreas. I. Functional studies. Diabetes 26: 341–347

Landgraf, R., Landgraf-Leurs, M. M. C., Burg, D., Kampik, A., Land, W. (München)
Erfahrungen mit der Pankreastransplantation bei Typ I-Diabetes mellitus

Manuskript nicht eingegangen

Dreyer, M., Siemers, U., Kühnau, J., Rüdiger, H. W. (Med. Kern- und Poliklinik der Universität Hamburg)
Genetische Insulinresistenz mit Affinitätsdefekt des Insulinrezeptors durch Strukturvariante seiner Alpha-Untereinheit

Einleitung

Bei drei Geschwistern mit insulinresistentem Diabetes mellitus und Acanthosis nigricans fand sich bei der Untersuchung der spezifischen Insulinbindung an Monozyten und Erythrozyten ein Affinitätsdefekt. Im Scatchard plot ergaben die Bindungsdaten eine Gerade, die der sogenannten Low affinity-Komponente der Gesunden entsprach. Die Komponente mit hoher Affinität war an den Zellen der drei Patienten nicht nachweisbar [1].

An kultivierten Fibroblasten dieser Patienten fand sich der gleiche Defekt, die Rezeptorkomponente mit hoher Affinität war ebenfalls nicht nachweisbar (Abb. 1). Es fand sich also in allen untersuchten Zellen dieser Patienten eine normale Insulinrezeptorzahl, jedoch eine deutliche Störung der Rezeptoraffinität. In dieser Untersuchung wollten wir

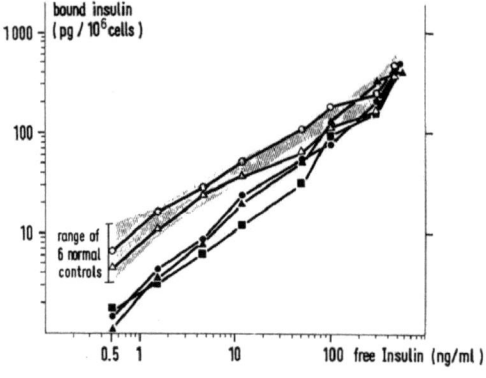

Abb. 1. Bilogarithmische Darstellung der spezifischen Insulinbindung an Fibroblasten. An Zellen der drei Patienten mit Insulinresistenz (geschlossene Symbole) findet sich als Ausdruck der Affinitätsstörung vor allem bei niedrigen Insulinkonzentrationen eine verminderte Bindung, jedoch bei hohen Insulinkonzentrationen normale Insulinbindung. Die Fibroblasten der Eltern dieser Patienten (offene Symbole) zeigen ein normales Insulinbindungsverhalten

klären, ob dem funktionellen Defekt auch ein struktureller Defekt der Insulinrezeptoren entsprach.

Methoden

Fibroblastenkulturen wurden nach Standardmethoden aus Oberarmhautbiopsien hergestellt. Als Kulturmedium wurde nach Dulbecco modifiziertes Eagles medium (DME, GIBCO, Grand Island Biological Company, Long Island, NY) mit 10% fetalem Kälberserum (GIBCO) und Antibiotika verwandt.

Das Medium war mit 20 mM Hepes gepuffert und der pH auf 7,5 eingestellt.

9×10^6 Fibroblasten wurden in 6 cm Petri dishes eingeimpft und 7 Tage ohne Medienwechsel im Inkubator bei 37° C bei 4% CO_2 belassen. Dann wurden die Zellen zweimal mit Dulbeccos PBS (Gibco) mit 1% Rinderalbumin, pH 7,8, gewaschen. Die Zellen wurden dann mit dem letztgenannten Puffer mit 40 ng/ml J^{125}-Insulin für 3 Std bei 15° C inkubiert. In Kontrollversuchen wurde zusätzlich nichtmarkiertes Insulin in einer Konzentration von 100 µg/ml zugegeben. Nach fünfmaligem Spülen der Zellen mit eiskaltem PBS wurden die Zellen erneut für 15 min bei 15° C mit 0,40 mM Disuccinimedylsuberat [2] inkubiert. Dann wurden die Zellen erneut zweimal mit eiskalten PBS gespült und nachfolgend mit 1% SDS mit 1 mM N-Ethylamid solubilisiert.

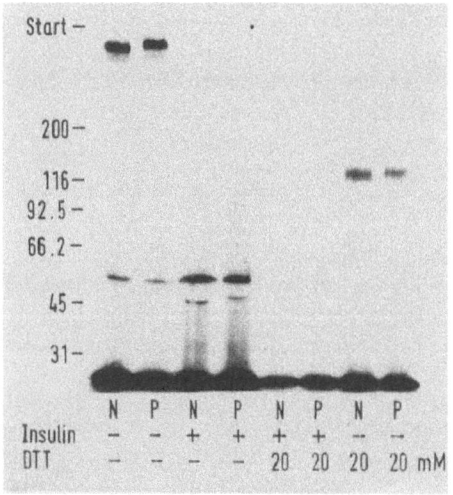

Abb. 2. In der autoradiographischen Auswertung einer SDS-Polyakrylamidelektrophorese zeigt das Insulinrezeptorprotein des Patienten (P) unter reduzierenden (DTT 20 mM) und nichtreduzierenden Bedingungen (DTT −) eine jeweils geringere Wanderungsgeschwindigkeit als das Rezeptorprotein der Normalprobanden (N). In Kontrollexperimenten wurden die Zellen zusätzlich mit einem Überschuß kalten Insulins (Insulin +) inkubiert

1478

Die Membranproteine wurden dann in einer SDS-Polyakrylamidgelelektrophorese aufgetrennt. Es wurde ein Trenngelgradient 5–15% mit einem Akrylamid/BIS-Verhältnis von 100 : 1 gewählt. Die getrockneten Gele wurden nach Autoradiographie ausgewertet.

Ergebnisse

Der Insulinrezeptor an Fibroblasten von den Patienten und von Normalprobanden ließ sich durch Affinitätsmarkierung darstellen. Nach Solubilisierung in Anwesenheit von N-Ethylamid und unter nichtreduzierenden Bedingungen in der Elektrophorese stellte sich das Rezeptorprotein in seiner tetrameren Form dar. Unter reduzierenden Bedingungen in der Gelelektrophorese mit 50 mM Dithiotreitol stellte sich jeweils nur die Alpha-Untereinheit des Rezeptors dar. Eine Beta-Untereinheit ließ sich mit dieser Methode nicht nachweisen.

Unter reduzierenden und nichtreduzierenden Bedingungen wanderte jeweils das Rezeptorprotein der Patienten gering langsamer. Der Unterschied in der Wanderungsgeschwindigkeit war jeweils gering, aber gut reproduzierbar (Abb. 2).

Diskussion

An Fibroblasten von drei Geschwistern mit Insulinresistenz [1] hatten wir einen Affinitätsdefekt nachgewiesen. In dieser Untersuchung gelang jetzt erstmals der Nachweis einer strukturellen Variante des Insulinrezeptors als Ursache eines funktionellen Defektes.

Da die Untersuchungen an kultivierten Zellen durchgeführt wurden, muß die langsamere Wanderungsgeschwindigkeit des Insulinrezeptors der Patienten als Ausdruck eines genetischen Defektes betrachtet werden. Die Alpha-Untereinheit des Insulinrezeptors scheint für die eigentliche Insulinbindung verantwortlich zu sein [2]. Hierfür sprechen auch unsere Befunde, da sich mit radioaktivem Insulin ausschließlich die Alpha-Untereinheit markieren ließ.

Literatur

1. Rüdiger, HW, Dreyer M, Kühnau J, Bartelheimer H (1983) Familial insulin-resistant diabetes secondary to an affinity defect of the insulin receptor. Hum Genet 64: 407–411 – 2. Pilch PF, Czech MP (1979) Interaction of cross-linking agents with the insulin effector system of isolated fat cells. J Biol Chem 254: 3375–3381

Hepatologie

Löke, S. (Institut für Immunologie und Serologie der Universität Heidelberg), Brede, H. D. (Paul-Ehrlich-Institut Frankfurt/Main)
Aktive Immunisierung gegen Virushepatitis B in Heidelberg bei einer gefährdeten Berufsgruppe

1. Zusammenfassung

Im Universitätsklinikum Heidelberg wurden von 1981–1983 78 Mitarbeiter der Blutbank und des Instituts für Immunologie aktiv gegen Hepatitis B immunisiert. Der Impfstoff (Hevac B Pasteur) enthielt 5 µg HBsAg/Impfdosis. Drei Impfungen in einmonatigen Abständen und

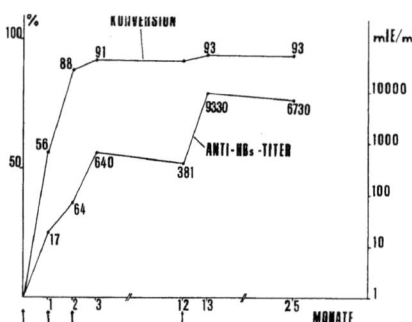

Abb. 1. Immunologische Auswertung (Heidelberg, 78 Personen)

eine Wiederholungsimpfung nach 1 Jahr wurden durchgeführt. Bei etwa 5% der Geimpften trat insbesondere nach der ersten Impfung eine leichte lokale Reizung auf, ernsthafte Nebenwirkungen wurden nicht beobachtet. Nach der vierten Impfung betrug die Konversionsrate 93%. Vier Personen waren Nonresponder. Keiner der geimpften Mitarbeiter erkrankte seither an Hepatitis B. Die Ergebnisse belegen die Schutzfunktion des gut verträglichen Impfstoffes.

2. Methodik

2.1. Zusammensetzung des Probandenkollektivs

Alle Teilnehmer waren Angehörige einer Berufsgruppe, die in der Blutbank oder in angeschlossenen Laboratorien ständig direkten Kontakt mit Blut oder Serum haben. Die Prävalenz von HBV-Marker betrug bei einem Durchschnittsalter von 31,3 Jahren 10,7% (in der Gesamtbevölkerung 1–3%). In den Jahren 1979–1981 traten drei Hepatitis B-Infektionen im Institut auf (108 Mitarbeiter).

2.2. Impfprotokoll

Alle Personen wurden viermal geimpft in dem Zeitraum von November 1981 bis Januar 1983. Die ersten drei Impfungen wurden in einmonatigen Abständen, die letzte 1 Jahr darauf durchgeführt. Die Impfungen wurden mit jeweils 5 µg Hevac B-Pasteur-Vaccine, Chargen 02, 04, 05, 06 (aus europäischem Plasma hergestellt) durchgeführt.

3. Ergebnisse

3.1. Impferfolg

Die Antikörpertiter wurden 1, 2, 3, 12, 13 und 25 Monate nach der ersten Impfung bestimmt. (Jeweils 4 Wochen nach den Impfungen sowie vor der vierten Impfung und nach Ablauf des 2. Jahres der Studie) (Abb. 1).

Alle Responder hatten nach 25 Monaten noch mindestens 24,0 mIE/ml Anti-HBs, so daß eine Wiederholungsimpfung zu diesem Zeitpunkt bei keiner Person notwendig war (10 mIE/ml wird als minimaler Schutztiter betrachtet).

3.2. Verträglichkeit

Ernsthafte Nebenwirkungen kamen nicht vor. Bei etwa 5% der Geimpften trat eine leichte lokale Reizung, insbesondere nach der ersten Impfung, auf. Zwei Personen hatten

1480

Tabelle 1. Zusammensetzung des Probandenkollektivs

	Teilnehmer	
Insgesamt	84	
Antigenträger	1	(weiblich) = 1,2%
Antikörperträger	5	(4 weiblich, 1 männlich) = 6,0%
Geimpft 84 − 6	78	Durchschnittsalter: 31,33 Jahre
Davon männlich	27	Durchschnittsalter: 34,04 Jahre
Davon weiblich	51	Durchschnittsalter: 29,91 Jahre
Jüngster männlich: 26 Jahre		Ältester männlich: 56 Jahre
Jüngste weiblich: 18 Jahre		Älteste weiblich: 56 Jahre

vorübergehend Subfebrilität. Drei Schwangerschaften, die während der Studie auftraten, verliefen komplikationslos.

4. Schlußfolgerungen

Dies war die erste Impfstudie zur aktiven Immunisierung gegen Hepatitis B bei einer Risikogruppe in Deutschland. Die Serokonversion betrug 94%. Die Schutzfunktion des gut verträglichen Impfstoffes wurde belegt, auch nach 25 Monaten hatten alle Teilnehmer noch ausreichenden Immunschutz. Keiner der Geimpften erkrankte seither an Hepatitis B. Erwähnenswert ist, daß während der Impfstudie ein Mitarbeiter, der nicht an der Studie teilnahm, an Virushepatitis B erkrankte.

Möller, B., Hopf, U., Shirpai, M. (Innere Medizin und Poliklinik), Lobeck, H. (Pathologisches Institut, Klinikum Charlottenburg der FU Berlin)
Nachweis und Charakterisierung von Hb_cAg im Serum von chronischen HB_sAg-Trägern

1. Einleitung

Als serologischer Marker der HBV-Persistenz gilt in der klinischen Routinediagnostik das Hb_eAg. Seren von chronischen HB_sAg-Trägern mit HB_eAg-Positivität enthalten in hoher Frequenz Dane-Partikel und weisen hohe Infektiosität auf, wie Übertragungsversuche an Primaten gezeigt haben [1, 3]. In Übereinstimmung damit besteht bei Schwangeren mit einem Hb_eAg-positivem HB_sAg-Trägerstatus ein hohes Risiko der perinatalen Hepatitis B-Übertragung auf das Neugeborene. HB_eAg-negative HB_sAg-Träger weisen hingegen im Serum keine oder nur wenige Dane-Partikel auf und sind dementsprechend nicht oder nur schwach infektiös. Im Einzelfall ist jedoch eine sichere Aussage über die HBV-Replikation mit Hilfe des E-Systems nicht möglich. Da der serologische Nachweis von Dane-Partikeln ebenso wie die Bestimmung der HBV-spezifischen DNA-Polymeraseaktivität wegen des technischen Aufwandes in der Routinediagnostik nicht praktikabel sind, sucht man nach neuen serologischen Verfahren, die eine Information über den Grad der HBV-Replikation ermöglichen.

Neurath et al. [2] berichteten über den Nachweis von HB_cAg in HB_eAg-positivem Serum nach Behandlung mit chaotropen Reagenzien. Das auf diese Weise freigelegte HB_cAg konnte anschließend radioimmunologisch quantifiziert werden.

In den folgenden Untersuchungen wurde diese Technik aufgegriffen. Es wurde geprüft, 1. in welcher Frequenz sich bei Patienten mit HB$_s$Ag-Trägerstatus HB$_c$Ag im Serum nachweisen läßt, 2. wie der serologische HB$_c$Ag-Nachweis mit den konventionellen HBV-Markern im Serum und Lebergewebe korreliert und 3. ob das serologisch nachweisbare HB$_c$Ag mit Dane-Partikeln assoziiert ist.

2. Patienten und Methoden

2.1. Patienten

Seren von 48 Patienten mit chronischem HB$_s$Ag-Trägerstatus wurden untersucht. 38 Patienten hatten nach histologischen und serologischen Kriterien eine chronische Hepatitis B in verschiedenen Stadien (16 HB$_e$Ag-positive, 22 HB$_e$Ag-negative Patienten). 10 HB$_s$Ag-Träger (alle anti-HB$_e$-positiv) wurden serologisch und histologisch als gesunde HB$_s$-Träger klassifiziert. Venöses Blut für die serologische Untersuchung wurde zum Zeitpunkt der Leberbiopsie entnommen. Alle Patienten waren unbehandelt.

2.2. Nachweis von HB$_c$Ag im Serum

400 µl Serum wurden mit 3,6 ml NaCl/0,01 mol Tris pH 7,2 im Verhältnis 1 : 10 vorverdünnt und nach 55 min mit 3 000 g (20 min) zentrifugiert. Nach der Methode von Neurath wurden HB$_c$Ag-haltige Komplexe mit 2%igem Polyethylenglycol/Tween-20 bei 0° C gefällt und nach 90 min mit 1 700 g über 20 min zentrifugiert. Die Präzipitate wurden dreimal mit PEG/Tween-20 Puffer gewaschen und mit 3 mol NaSCN in Gegenwart einer Polystyrolkugel (d = 0,6 cm, Spherotech) für 18 Std bei 4° C inkubiert. Nach Waschen mit Aqua dest. wird adsorbiertes HB$_c$Ag auf der Festphase mit ^{125}J-anti-HB$_c$ quantifiziert.

2.3. Nachweis von HBV-Markern im Serum und am Lebergewebe

HB$_s$Ag, HB$_e$Ag, anti-HB$_s$, anti-HB$_c$ und anti-HB$_e$ wurden mit kommerziell verfügbaren Radioimmunoassays (Abbott, Wiesbaden) durchgeführt. IgM anti-HB$_c$ wurde im Serum in einer Verdünnung von 1 : 4 000 bestimmt.

Kryostatschnitte (6−8 µm) vom Leberbiopsiegewebe wurden mit fluoreszeinisothiozyanatkonjugiertem anti-HB$_s$ bzw. anti-HB$_c$ (Behringwerke, Marburg) für 30 min bei 37° C in einer feuchten Kammer inkubiert, anschließend dreimal in Phosphatpuffer (ph 7,5) gewaschen und in Glyzerin/PBS eingebettet.

2.4. Dichtegradientenzentrifugation

Dane-Partikel und 22 nm HB$_s$Ag-Partikel wurden in einer vierstufigen Dichtegradientenzentrifugation aus 200 ml Serum eines HB$_e$Ag-positiven Patienten isoliert. Im letzten Schritt wird in einem Zäsiumchloridgradienten des Dichtebereichs 1,30−1,20 g/ml in einem SW 41 Rotor bei 32 000 Upm, 4° C über 16 Std zentrifugiert. Nach Fraktionierung wurde auf HB$_s$Ag, HB$_c$Ag und HB$_e$Ag getestet.

3. Ergebnisse

3.1. Serologischer Nachweis von HB$_c$Ag

Eine zusammenfassende Darstellung der Frequenz von HB$_c$Ag im Serum bei chronischen HB$_s$Ag-Trägern gibt die folgende Tabelle 1.

Alle acht Patienten mit HB$_c$Ag im Lebergewebe waren auch im serologischen HB$_c$Ag-Test positiv. Die zwei HB$_e$Ag-positiven Fälle, bei denen im Lebergewebe kein HB$_c$Ag nachgewiesen werden konnte, waren auch im serologischen HB$_c$Ag-Test negativ.

Tabelle 1

Chronische HBₛAg-Träger	HB_cAg im Serum	HB_cAg im Lebergewebe
	(Patient positiv/Patient getestet)	
HB_eAg-positive chronische Hepatitis	11/16	8/10
HB_eAg-negative chronische Hepatitis	2/22	0/16
Gesunde HBₛAg-Träger	0/10	0/10

3.2. Quantitative Beziehung zwischen HB_cAg und HB_eAg im Serum

In der Abb. 1 sind die Serumtiter von HB_cAg und HB_eAg der Patienten mit chronischer Hepatitis B dargestellt (Seropositivität für HB_cAg > 405 Cpm und für HB_eAg > 197 Cpm).

Von den 16 HB_eAg-positiven Patienten waren elf HB_cAg-positiv. Bei fünf HB_eAg-positiven Patienten ließ sich kein HB_cAg im Serum freisetzen. Umgekehrt war bei zwei HB_eAg-negativen Patienten niedrigtitrig HB_cAg-positiv.

3.3. Dichtegradientenzentrifugation

Repräsentative Seren von HBₛAg-positiven Patienten zeigten nach Ultrazentrifugation bei einer Dichte von 1,28 g/ml und 1,22 – 1,18 g/ml angereichertes HBₛAg. Der HBₛAg-Peak mit der Dichte 1,28 g/ml enthält Dane-Partikel, die weiteren HBₛAg-Peaks entsprechen 22 nm Partikel. HB_cAg war nach Behandlung der HBₛAg-Fraktion mit hoher Dichte, d. h. in der Dane-Partikel enthaltenden Fraktion nachweisbar. Das HB_eAg findet sich nach Dichtegradientenzentrifugation im Bereich der Fraktion der 22 nm HBₛAg-Partikel mit einer Dichte von 1,19 g/ml und erscheint nicht in Assoziation mit HB_cAg.

4. Schlußfolgerungen

Durch Behandlung von HBₛAg-positiven Serumpräzipitaten mit chaotropen Ionen läßt sich bei einem Teil der Patienten mit HBₛAg-Trägerstatus HB_cAg im Serum nachweisen. Der serologische Nachweis von HB_cAg korreliert streng mit dem immunhistologischen Nachweis von HB_cAg im Lebergewebe und darf als direkter HBV-Marker gewertet werden, der die

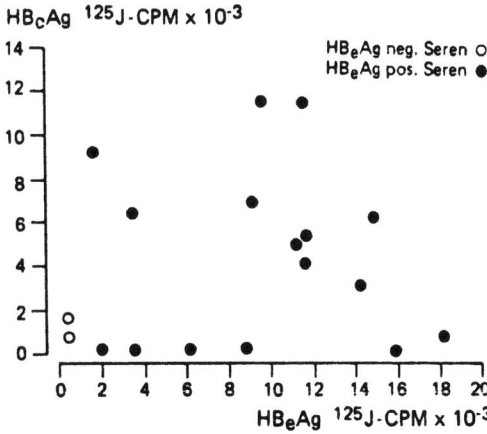

Abb. 1. Quantitative Beziehung zwischen HB_cAg und HB_eAg im Serum

1483

diagnostische Wertigkeit des HB$_e$Ag-Systems im Hinblick auf HBV-Präsenz übertrifft. In der Dichtegradientenzentrifugation von repräsentativen Seren zeigt sich eine Assoziation der komplexierten HB$_c$Ag-Partikel mit Dane-Partikeln, nicht hingegen mit dem HB$_e$Ag oder 22 nm HB$_s$Ag-Partikeln. Die Freisetzung von HB$_c$Ag nach Serumbehandlung mit chaotropen Ionen legt nahe, daß HB$_c$Ag bei diesen Patienten in komplexierter Form vorliegt. Die Ergebnisse weisen darauf hin, daß ein Teil des zirkulierenden HB$_c$Ag ein Oberflächenantigen repräsentiert, das durch spezifische Antikörper verdeckt ist.

Literatur

1. Barker LF, Chisari FV, McGrath PP, Dalgard DW, Kirschstein RL, Almeida JD, Edgington TS, Sharp DG, Peterson MR (1973) Transmission of type B viral hepatitis to chimpanzees. J Infect Dis 127: 648–662 – 2. Neurath AR, Strick N, Baker L, Krugmann S (1982) Radioimmunoassays of hidden viral antigens. Proc Natl Acad Sci USA 79: 4415–4419 – 3. Okada K, Kamijama I, Inomata M, Imai M, Miyakawa Y, Mayumi M (1976) e-antigen and anti-e in the serum of asymptomatic carrier mothers as indicators of positive and negative transmission of hepatitis B virus to their infants. N Engl J Med 294: 746–749

Theilmann, L., Gmelin, K. (Med. Univ.-Klinik, Heidelberg), Will, H. (Institut für Mikrobiologie, Heidelberg), Renz, M. (EMBL, Heidelberg), Czygan, P. (Med. Univ.-Klinik, Heidelberg), Roggendorf, M. (Max-von-Pettenkofer-Institut, München), Kommerell, B. (Med. Univ.-Klinik, Heidelberg)

Klinische Anwendung der HBV-DNA-Bestimmung

Einleitung

Während der akuten Phase der Hepatitis B-Infektion können im Serum HBsAg, anti-HBcIgM und HBeAg nachgewiesen werden. Im weiteren Verlauf der Erkrankung kommt es zu einer Serokonversion von HBeAg nach anti-HBe und zu einem Abfall des HBsAg-Titers. Schließlich wird das Virus völlig eliminiert [4, 5, 8].

In 5–10% der Fälle nimmt die Erkrankung einen chronischen Verlauf [9]. Die Infektiosität eines HBsAg-positiven Serums hängt von der Zahl kompletter Dane-Partikel ab. Komplette Dane-Partikel haben DNA-Polymerase und zirkuläre HBV-DNA [1, 3, 16]. Die HBV-DNA kann durch molekulare Hybridisierung nachgewiesen werden [6, 13, 15].

Die Delta-Virusinfektion setzt eine aktive HBV-Infektion voraus. Das Delta-Virus besteht aus einem Partikel mit RNA und einer Hülle von HBsAg [12]. Die Delta-Infektion tritt oft bei Patienten auf, die chronische HBsAg-Träger und anti-HBe-positiv sind. Im Tierversuch wurde eine Repression der HBV-Replikationen beobachtet [11].

Von einigen Autoren wurden serologische Kreuzreaktionen zwischen Antigenen bei Hepatitis Non-A/Non-B (NANB) mit Antigenen der Hepatitis B beschrieben [2, 15]. Die antigenetischen Ähnlichkeiten bei einem Typ der Hepatitis NANB lassen vermuten, daß bei NANB-Viren DNA-Sequenzen bestehen, die homolog zur HBV-DNA sind.

Es war das Ziel unserer Arbeit, HBV-DNA bei den oben genannten Erkrankungen im Serum nachzuweisen.

Methodik

Folgende Gruppen von Patienten wurden untersucht:
109 Seren von 59 Patienten mit akuter Hepatitis B,
15 Seren von 6 Patienten mit atypischer Hepatitis B,

15 Seren von 4 HBsAg-positiven und anti-Delta-positiven Patienten,
20 Seren von 20 HBsAg-positiven Blutspendern,
10 Seren von 10 HBsAg-positiven Patienten mit primärem Leberkarzinom,
191 Seren von 65 Patienten mit akuter Hepatitis Non-A/Non-B,
60 Seren von 23 Patienten mit chronischer Hepatitis Non-A/Non-B und
48 Seren von 48 Patienten mit anderen HBsAg-negativen Lebererkrankungen.

Zur Denaturierung der DNA wurden 20 µl Serum mit 40 µl 0,5 M NaOH in 3 M NaCl bei 25° C 15 min lang inkubiert und anschließend mit 130 µl 0,5 M Tris-HCl, 3 M NaCl bei pH 7,4 neutralisiert.

Die Proben wurden als Doppelwerte auf Nitrozellulosemembran (Gene-Screen, New England Nuclear) aufgetragen, wobei ein Dot-plot-System (BRL) verwendet wurde, das an Vakuum angeschlossen war.

Die DNA wurde durch trockene Hitze bei 68° C über 4 Std irreversibel an die Membran gebunden. Als Kontrollen dienten Seren, die negativ für alle HBV-Marker waren, nachdem sie − wie oben beschrieben − behandelt worden waren.

HBV-DNA wurde in E. coli in Plasmid pBR 322 kloniert [17]. Sie wurde nick-translatiert unter Verwendung von Polymerase I (Boehringer) und ^{32}P-markierten Nukleotiden (New England Nuclear) [10]. Die Hybridisierung wurde mit der ^{32}P-markierten HBV-DNA in Maniatispuffer bei 68° C über 12 Std durchgeführt [7].

Die nick-translatierte HBV-DNA bindet spezifisch auf der Nitrozellulose an die HBV-DNA und wurde dort durch Autoradiographie nachgewiesen. Der Film (X-Ray, Kodak) wurde 7 Tage lang bei −70° C exponiert.

Hepatitis B- und Hepatitis A-Marker wurden mit käuflichen Tests (Abbott, Wiesbaden) bestimmt; anti-Delta durch kompetitiven ELISA.

Ergebnis

Die spezifische Aktivität der nick-translatierten HBV-DNA lag bei 2×10^8 cpm/µg DNA. Die in allen HBV-Markern negativen Kontrollseren waren in der Autoradiographie negativ. In den positiven Kontrollen lag die niedrigste Menge von HBV-DNA bei 0,1 pg/spot. HBV-DNA konnte bei
28 von 59 Patienten mit akuter Hepatitis B,
2 von 20 HBsAg-positiven Blutspendern,
6 von 10 HBsAg-positiven Patienten mit primärem Leberzellkarzinom und
2 HBsAg-positiven und anti-Delta-positiven Patienten nachgewiesen werden.

Neun Patienten mit akuter Hepatitis B wurden über einen Zeitraum von bis zu 2 Jahren beobachtet. Bei fünf Patienten heilte die Hepatitis aus, vier Patienten entwickelten eine chronische Hepatitis, die bioptisch gesichert wurde. In der ersten Gruppe war nach den ersten Monaten HBV-DNA nicht mehr nachweisbar. Ein Patient hatte zu keinem Zeitpunkt HBV-DNA im Serum. Bei drei Patienten mit chronischer Hepatitis konnte HBV-DNA in den ersten 3 Monaten nachgewiesen werden. Bei einem Patienten wurde HBV-DNA erst zu einem späteren Zeitpunkt der Erkrankung in unterschiedlichen Konzentrationen nachweisbar.

In allen 251 Seren der 88 Patienten mit akuter oder chronischer Hepatitis NANB konnte keine HBV-DNA nachgewiesen werden. Desgleichen waren alle 48 Seren von Patienten mit HBsAg-negativen Lebererkrankungen negativ für HBV-DNA.

Zusammenfassung

Die Bestimmung der HBV-DNA ermöglicht den Nachweis von kompletten Dane-Partikeln. Seren, die HBV-DNA enthalten, müssen als hochinfektiös betrachtet werden. In einigen anti-Delta-positiven Seren ist weiterhin HBV-DNA vorhanden. Seren von Patienten mit NANB-Hepatitis zeigen in der molekularen Hybridisierung keine Kreuzreaktion mit

HBV-DNA. Es ist deshalb wahrscheinlich, daß in diesen Seren keine DNA-Sequenzen vorliegen, die der HBV-DNA homolog sind.

Literatur

1. Gerin JL, Ford EC, Purcell RH (1975) Biochemical characterization of Australia antigen: evidence for defective particles of hepatitis B virus. Am J Pathol 81: 651–668 – 2. Hantz O, Vitvitski L, Trepo C (1980) Non-A, non-B hepatitis: identification of hepatitis B-like virus particles in serum and liver. J Med Virol 5: 73–86 – 3. Hindman SH, Gravelle CR, Murphy BL, Bradley DW, Budge WR, Maynard JE (1976) 'e' antigen, Dane particles, and serum DNA polymerase activity in HBsAg carriers. Ann Intern Med 85: 458–460 – 4. Hoofnagle JH, Dusheiko GM, Seeff LB, Jones AJ, Waggoner JG, Bales ZB (1981) Seroconversion from hepatitis B e antigen to antibody in chronic type B hepatitis. Ann Intern Med 94: 744–748 – 5. Krugman S, Overby LR, Mushahwar IK, Ling CM, Frösner GG, Deinhardt F (1979) Viral hepatitis, type B. Studies on natural history and prevention re-examined. N Engl J Med 300: 101–106 – 6. Lieberman HM, LaBrecque DR, Kew MC, Hadziyannis SJ, Shafritz DA (1983) Detection of hepatitis B virus DNA directly in human serum by a simplified molecular hybridization test: comparison to HBeAg/anti HBe status in HBsAg carriers. Hepatology 3: 285–291 – 7. Maniatis T, Fritsch EF, Sambrook J (1982) Molecular cloning. Laboratory manual, Cold Spring Harbor, p 387 – 8. Realdi G, Alberti M, Bortolotti F, Rigoli AM, Tremolada F, Ruol A (1980) Seroconversion from hepatitis B e antigen to anti-HBe in chronic hepatitis B virus infection. Gastroenterology 79: 195–199 – 9. Redeker AG (1978) Advances in clinical aspects of acute and chronic liver disease of viral origins. In: Vygas GN, Cohen SN, Schmid R (eds) Viral hepatitis. Franklin Institute Press, Philadelphia, p 425 – 10. Rigby PWJ, Dieckmann M, Rhodes C, Berg P (1977) Labelling Deoxyribonucleic acid to high specific acitivity in vitro by nick translation with DNA polymerase I. J Mol Biol 113: 237–251 – 11. Rizetto M, Canese MG, Gerin JL, London WT, Sly DL, Purcell RH (1980) Transmission of the hepatitis B virus-associated delta agent to chimpanzees. J Infect Dis 141: 590–602 – 12. Rizetto M, Hoyer B, Canese MG, Shih JWK, Purcell R, Gerin JL (1980) Delta-agent: association of delta agent with hepatitis B surface antigen and RNA in serum of delta-infected chimpanzees. Proc Natl Acad Sci USA 77: 6124–6128 – 13. Scotto J, Hadchouel M, Hery C, Yvart J, Tiollais P, Brechot C (1983) Detection of hepatitis B virus DNA in serum by a simple spot hybridization technique: comparison with results for other viral markers. Hepatology 3: 279–284 – 14. Trépo C, Vitvitski L, Hantz O (1981) Non-A, non-B hepatitis virus: identification of a core antigen-antibody system that cross-reacts with hepatitis B core antigen and antibody. J Med Virol 8: 31–47 – 15. Weller IVD, Fowler MJF, Monjardino J, Thomas HC (1982) The detection of HBV DNA in serum by molecular hybridization: a more sensitive method for the detection of complete HBV particles. J Med Virol 9: 273–280 – 16. Werner BG, O'Connel AP, Summers J (1977) Association of e antigen with Dane particle DNA in sera from asymptomatic carriers of hepatitis B surface antigen. Proc Natl Acad Sci USA 74: 2149–2151 – 17. Will H, Cattaneo R, Koch HG, Darai G, Schaller H (1982) Cloned HBV DNA causes hepatitis in chimpanzees. Nature 299: 740–742

Rasenack, J., Pausch, J., Gerok, W. (Med. Univ.-Klinik Freiburg/Brsg.)
Die *de novo*-Pyrimidinbiosynthese in virusinfizierten Hepatozyten

Das Mäusehepatitisvirus-3 (MHV-3) ist ein RNA-Virus. Es gehört zu den Koronaviren. Bei jugendlichen Mäusen führt es zu einer letal verlaufenden Hepatitis. Im Verlauf der Infektion kommt es 4 Std nach intraperitonealer bzw. intravenöser Injektion virushaltigen Leberhomogenates zum Wiederauftreten von Viren im Blut. Diesem geht ein steiler Anstieg der Viruskonzentration in der Leber ab der 3. Std auf das 4×10^3fache der LD_{50} voraus. Zwischen der 5. und 12. Std post infectionem erfolgt ein weiterer Anstieg auf mehr als das 10^6fache der LD_{50} (Piazza 1969). Eine LD_{50} kann – je nach Mäusestamm, Zellinie und Virusstamm – $10^1–10^8$ PFU (plaque forming unit) entsprechen.

In der Leber kommt es wenige Stunden nach der Infektion zum Auftreten von sieben verschiedenen RNA-Spezies mit Molekulargewichten zwischen 0,6 und $5,4 \times 10^6$. Hierbei entspricht die RNA mit einem Molekulargewicht von $5,4 \times 10^6$ dem Virusgenom (Lai et al. 1982). Die viralen RNAs sind an Polysomen gebunden und entsprechen damit mRNA. Die verschiedenen RNA-Spezies verfügen alle über eine Poly-A-Sequenz und haben teilweise eine gemeinsame Sequenz (Spaan et al. 1982).

In den virusinfizierten Zellen kommt es nach wenigen Stunden zum Auftreten von mindestens fünf virusspezifischen Proteinen, von denen drei als Strukturproteine des Virus fungieren (Cheley et al. 1981).

Licht- und elektronenmikroskopische Veränderungen werden 24 Std nach Infektion beschrieben. Im Serum kommt es 7 Std post infectionem zu einem deutlichen Anstieg einer Vielzahl von Enzymaktivitäten. Im Lebergewebe selbst kommt es bei den meisten untersuchten Enzymen zu einem Aktivitätsabfall mit einigen Ausnahmen (Desoxyribonuklease I, Phosphoglukomutase) (Piazza 1969). Zusätzlich werden zwei möglicherweise viruskodierte RNA-Polymerasen beobachtet (Brayton 1982).

Ziel dieser Untersuchungen ist es zu bestimmen, ob es zu Beginn einer experimentell erzeugten Virushepatitis – zu einem Zeitpunkt, wo ein steiler Anstieg der Viruskonzentration in der Leber beobachtet wird – zu einer Änderung der *de novo*-Pyrimidinbiosynthese kommt.

Die Untersuchungen wurden an Hepatozyten juveniler Mäuse durchgeführt, die nach einer Modifikation der Methode von Berry und Friend (1969) isoliert wurden. Es wurden jeweils vier Tiere gleichzeitig operiert, um genügend Zellmaterial zu erhalten. Die Hepatozyten wurden in einem Krebs-Henseleit-Bikarbonatpuffer mit 2 mM Phosphat inkubiert und ^{14}C-Bikarbonat nach 15 min Vorinkubation zugegeben. Im Inkubationsmedium wurde die Gesamtradioaktivität und die spezifische Radioaktivität des Präkursors bestimmt.

Als Vitalitätskriterien wurden die Trypanblaufärbung, die Gehalte von ATP, ADP und AMP sowie die „Energy charge" (Atkinson und Walton 1967) benutzt. Außerdem wurde teilweise der Enzymaustritt von LDH, SDH, GLDH, GOT und GPT gemessen.

Zu verschiedenen Zeitpunkten nach Zugabe von ^{14}C-Bikarbonat wurden die Zellen im „Freeze pellet"-Verfahren friergestoppt und in 0,9 N PCS homogenisiert. Im neutralisierten Überstand wurde UDP-Glc enzymatisch (Keppler 1974) bestimmt. UTP- und UDP-Gehalte wurden mit Hilfe der HPLC analysiert (Partisil SAX, KH_2PO_4, 20–500 mM, pH 4,1–4,6) (Keppler 1982).

Die säurelöslichen Nukleotide wurden enzymatisch zu den entsprechenden Mononukleotiden hydrolysiert und anschließend mit Hilfe einer semipräparativen Anionenaustauschersäule (Zorbax ODS) in einem isokratischen System mit NH_2PO_4, 40 mM, pH 2,95 bei 35° C getrennt und UMP-haltige Fraktion aufgefangen, eingeengt und anschließend in einem „Reversed phase"-System (Zorbax ODS, KH_2PO_4, 100 mM, pH 3,5, Raumtemperatur) rechromatographiert. Die spezifische Radioaktivität wurde errechnet.

Die Syntheseraten der Uracilnukleotide wurde aus der Steigung der Kurven errechnet.

Die Mäuse wurden 1–10 Std vor Beginn der Zellisolierung mit der 1 000fachen LD_{50} intraperitoneal infiziert, hierbei handelte es sich um ein MHV-3-haltiges Leberhomogenat. Bis zu 10% der isolierten Leberzellen färbten sich mit Trypanblau an. Die ATP-, ADP- und AMP-Gehalte der Zellen sanken während einer dreistündigen Inkubationsdauer um 15%. Es fanden sich keine Unterschiede zwischen MHV-3-infizierten Zellen und Kontrollen.

Auch in bezug auf die Enzymaustritte ins Medium ergaben sich keine Unterschiede zwischen infizierten Hepatozyten und den Kontrollen.

Die UTP-Gehalte sanken in beiden Gruppen während der dreistündigen Inkubation um ca. 10% bei einem Ausgangswert von $0,256 \pm 0,018\ \mu\text{mol} \times \text{g}^{-1}$ FG. Es wurden keine signifikanten Unterschiede zwischen MHV-infizierten und gesunden Zellen gemessen. Die ΣUMP-Werte (die Gesamtheit der säurelöslichen Uracilnukleotide) sank von $1,187 \pm 0,104$ $\mu\text{mol} \times \text{g}^{-1}$ FG auf $1,105 \pm 0,050\ \mu\text{mol} \times \text{g}^{-1}$ FG nach 3 Std bei den Kontrollen und von $1,214 \pm 0,118\ \mu\text{mol} \times \text{g}^{-1}$ FG auf $1,062 \pm 0,123\ \mu\text{mol} \times \text{g}^{-1}$ FG bei den infizierten Zellen, auch hier waren die Unterschiede nicht signifikant.

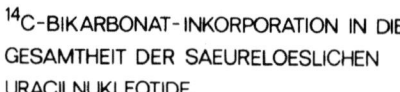

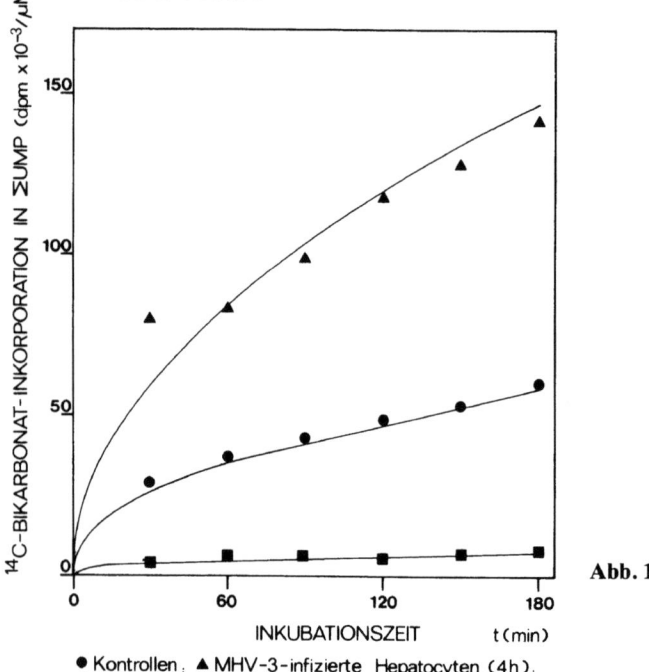

^{14}C-BIKARBONAT-INKORPORATION IN DIE
GESAMTHEIT DER SAEURELOESLICHEN
URACILNUKLEOTIDE

^{14}C-BIKARBONAT-INKORPORATION IN ΣUMP (dpm × 10^{-3}/μMol)

150

100

50

0

0   60   120   180

INKUBATIONSZEIT   t (min)

Abb. 1

● Kontrollen ; ▲ MHV-3-infizierte Hepatocyten (4h);
■ MHV-3-infizierte Hepatocyten (4h) + Uridin (1mM);
(Methodik siehe Text)

Die Inkorporation von ^{14}C-Bikarbonat in ΣUMP war sowohl in den infizierten als auch in den gesunden Zellen zeitabhängig, jedoch nicht linear, was durch den raschen Abfall der spezifischen Radioaktivität des Präkursors im Inkubationsmedium bedingt war – dieses war wiederum durch den Übertritt von $^{14}CO_2$ aus dem Medium in die darüberliegende Gasphase zu erklären. Wie anhand der Abb. 1 zu erkennen ist, fand sich ein deutlicher Unterschied zwischen gesunden und MHV-3-infizierten Zellen. Die Inkorporationsrate des Präkursors in ΣUMP war in den virusinfizierten Zellen mehr als doppelt so hoch wie bei den Kontrollen. Dieses kann eventuell bedingt sein durch einen erhöhten UTP-Verbrauch in den infizierten Zellen, der dann zur Aufhebung der Feedback-Inhibition führen würde. Daß die Regulation der UTP-Gehalte sehr empfindlich ist, zeigten Untersuchungen an isolierten Rattenhepatozyten, bei denen UTP durch GalN erniedrigt bzw. durch Uridin erhöht wurde und wo schon geringe Änderungen der UTP-Gehalte zu signifikanten Änderungen der ^{14}C-Bikarbonatinkorporation führten (Rasenack 1984).

Literatur

Atkinson DE, Walton GM (1967) Adenosine triphosphate conservation in metabolic regulation. J Biol Chem 242: 3239–3241 – Berry MN, Friend DS (1969) High-yield preparation of isolated rat liver parenchymal cells. J Cell Biol 43: 506–520 – Brayton PR, Lai MMC, Patton CD, Stohlman SA (1982) Characterization of two RNA polymerase activities induced by mouse hepatitis virus. J Virol 42: 847–853 – Cheley S, Anderson R (1981) Cellular synthesis and modification of murine hepatitis virus polypeptides. J Gen Virol 54: 301–311 – Holstege A, Schulz-Holstege C, Henninger H, Reifen KA, Schneider F, Keppler DOR (1982) Uridylate trapping induced by the C-2-modified D-glucose analogs glucosone, fluoroglucose, and glucosamine. Eur J Biochem 121: 469–474 – Keppler D, Decker K (1974) Uridine-5'-diphospho-glucose. In: Bergmeyer HU (Hrsg) Methoden der enzymatischen Analyse. Verlag Chemie, Weinheim, S 2272 – Lai MMC, Patton CD, Stohlman SA (1982) Further characterization of mRNA's of mouse hepatitis virus: presence of common 5'-end nucleotides – Piazza M (1969) Hepatitis in mice. In: Piazza M (ed) Experimental viral hepatitis. Charles C Thomas, Springfield – Rasenack J, Pausch J, Gerok W (1984) De novo pyrimidine biosynthesis in isolated rat hepatocytes: Quantitative aspects of the regulation by UTP. Eur J Biochem (in press)

Poralla, T., Hütteroth, T. H., Meyer zum Büschenfelde, K.-H. (I. Med. Klinik und Poliklinik der Johannes-Gutenberg-Universität Mainz)

Einfluß des HBeAg/anti-HBe-Status auf zelluläre Immunreaktionen bei Patienten mit chronischer Hepatitis B

Einleitung

Der Nachweis von HBeAg im Serum von Patienten mit chronischer Hepatitis B hat sich als Marker einer fortbestehenden Virusreplikation bewährt und zeigt eine hohe Infektiosität entsprechender Seren an. Darüber hinaus konnte gezeigt werden, daß die Prognose von HBeAg-positiven Patienten mit chronischer Hepatitis B schlechter ist als die anti-HBe-positiver (Smith et al. 1976; Aldershvile et al. 1982). Andererseits wird allgemein anerkannt, daß für den Verlauf einer Hepatitis B-Infektion Immunreaktionen der Betroffenen, insbesondere zellulärer Art, von entscheidender Bedeutung sind (Thomas et al. 1982). Es konnte daher vermutet werden, daß Patienten mit HBeAg-positiver chronischer Hepatitis B stärkere Veränderungen zellulärer Immunphänomene aufweisen als anti-HBe-positive.

Um diese Annahme zu untersuchen, haben wir autologe Hepatozyten als Zielzellen verwendet, da hierbei die für T-Zellzytotoxizität erforderliche HLA-Identität zwischen Target- und Effektorzellen (McMichael 1978) gewährleistet ist und weiterhin angenommen werden kann, daß das in vivo entscheidende Spektrum virusassoziierter Antigene oder virusinduzierter Antigenveränderungen von diesen Zielzellen am besten repräsentiert wird.

Methodik

Patientenauswahl

Folgende Gruppen von Patienten wurden untersucht:
a) Neun Patienten mit HBeAg-positiver chronischer Hepatitis B.
Histologisch zeigten diese Patienten alle eine chronisch aktive Hepatitis mit mäßiger entzündlicher Aktivität in drei Fällen und starker Aktivität in sechs Fällen, bei einem Patienten lag ein Übergang in eine Zirrhose vor.
b) Acht Patienten mit anti-HBe-positiver chronischer Hepatitis B.
Bei drei dieser Patienten fand sich histologisch eine chronisch persistierende Hepatitis, bei den übrigen fünf eine chronisch aktive Hepatitis mit mäßiger entzündlicher Aktivität in einem Fall und starker Aktivität in vier Fällen.

Anamnestisch ergab sich bei beiden Gruppen kein Anhalt für eine alkohol- oder drogeninduzierte Leberschädigung, Autoantikörper waren nicht nachweisbar, zum Zeitpunkt der Untersuchung erhielt kein Patient eine immunsuppressive Therapie.
c) Acht Patienten mit normaler Leberhistologie dienten als Kontrollgruppe.

Tabelle 1. Zelluläre Zytotoxizität gegen autologe Hepatozyten ($\bar{x} \pm$ SEM)

	n	Unseparierte Lymphozyten	T-Zell-angereicherte Lymphozyten	Nicht-T-Zell angereicherte Lymphozyten
HBeAg-positive chronische Hepatitis B	9	41 ± 7%	43 ± 11%	47 ± 12%
Anti-HBe-positive chronische Hepatitis B	8	15 ± 5%	14 ± 6%	18 ± 7%
Kontrollgruppe	8	5 ± 3%		

Zytotoxizitätstest

Die Isolierung der Hepatozyten und der Mikrozytotoxizitätstest wurden nach dem Verfahren von Vergani et al. (1979) mit einigen Modifikationen (Poralla et al. 1984) vorgenommen.

Etwa 3 mm eines Leberbiopsiezylinders wurden in kleine Stückchen geschnitten und 5 Std lang in Kulturmedium mit 0,01 % Kollagenase inkubiert. Nach gründlichem Waschen wurden die Zellen dann in Mikrozytotoxizitätsplatten gegeben. 24 Std später wurden Lymphozyten aus dem peripheren Blut derselben Patienten bzw. T- und nicht-T-Zell-angereicherte Subpopulationen, die nach Rosettenbildung mit Schafserythrozyten und Gradientenzentrifugation gewonnen wurden, zugegeben. 20 Std danach wurden die Platten gewaschen und die verbliebenen Hepatozyten nach Fixierung und Färbung gezählt. Hepatozyten, die ohne Lymphozyten inkubiert wurden, dienten als individuelle Kontrolle. Die Zytotoxizität wurde aus dem Verhältnis der Hepatozyten in den Testansätzen zu den Hepatozyten in den Kontrollansätzen berechnet. Für die statistische Auswertung wurde der Wilcoxon-Mann-Whitney-Test benutzt.

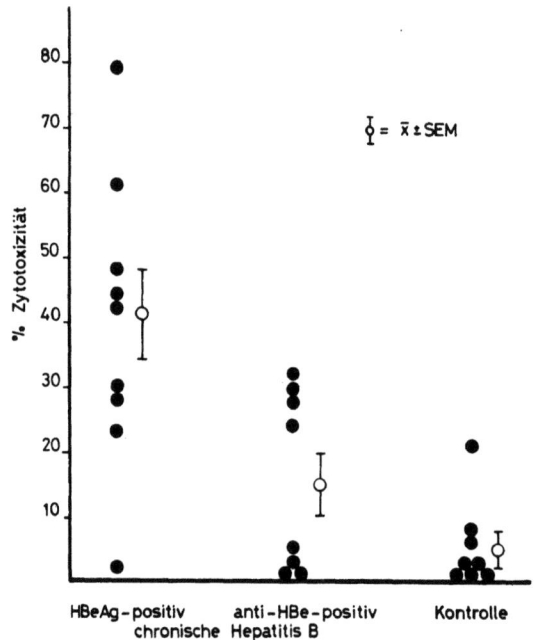

Abb. 1

Ergebnisse

Die Ergebnisse sind auf Tabelle 1 und Abb. 1 zusammengefaßt. Bei Patienten mit HBeAg-positiver chronischer Hepatitis B fand sich im Vergleich sowohl zu der Kontrollgruppe ($p < 0,005$) als auch zu den anti-HBe positiven Patienten ($p = 0,005$) eine eindeutig erhöhte Zytotoxizität. Die anti-HBe-positiven Patienten zeigten dagegen nur leicht erhöhte Werte, die sich von den Kontrollen nicht statistisch signifikant unterschieden. Sowohl T- als auch nicht-T-Zellen waren an diesen Reaktionen beteiligt. Es ließ sich keine Korrelation zum Ausmaß der entzündlichen Veränderungen, die histologisch nachweisbar waren, herstellen. Die Transaminasen waren in der HBeAg-positiven Gruppe zwar stärker erhöht (GPT 130 ± 44 U/l) als in der anti-HBe-positiven Gruppe (55 ± 13 U/l) ebenso wie bei den Gamma-Globulinen ($22,3 \pm 3,8$ bzw. $17,1 \pm 2,4$ g/l) zeigte sich jedoch kein statistisch faßbarer Unterschied.

Schlußfolgerung

Unsere Untersuchung zeigt einen eindeutigen Zusammenhang zwischen dem HBe-Ag/anti-HBe-Status von Patienten mit chronischer Hepatitis B und der zellulären Zytotoxizität gegen autologe Hepatozyten. Die bei HBeAg-positiven Patienten deutlich erhöhte Zytotoxizität läßt vermuten, daß ähnliche Verhältnisse auch in vivo vorliegen und kann damit eine Erklärung für die schlechtere Prognose dieser Patienten bieten. Eine genaue Analyse der Zieldeterminanten dieser Immunreaktionen dürfte erst nach einer exakten Charakterisierung des HBeAg und seiner Beziehungen zum HBcAg möglich sein.

Literatur

Aldershvile J et al. (1982) Chronic persistent hepatitis: serological classification and meaning of the hepatitis Be system. Hepatology 2: 243 – McMichael A (1978) HLA restriction of human cytotoxic T lymphocytes specific for influenza virus. Poor recognition of virus associated HLA A 2. J Exp Med 148: 1458 – Poralla T et al. (1984) Cellular cytotoxicity against autologous hepatocytes in acute and chronic non-A, non-B hepatitis. Gut 25: 114 – Smith JL et al. (1976) Studies of the „e" antigen in acute and chronic hepatitis. Gastroenterology 71: 208 – Thomas HC et al. (1982) Immunological mechanisms in chronic hepatitis B virus infection. Hepatology 2: 202 – Vergani GM et al. (1979) Lymphocyte cytotoxicity to autologous hepatocytes in HBsAg-negative chronic active hepatitis. Clin Exp Immunol 38: 16

Holstege, A., Gerok, W. (Med. Univ.-Klinik Freiburg/Brsg.)
Änderung von Pyrimidinnukleosiden im Blutplasma bei der Galaktosaminhepatitis der Ratte

D-Galaktosamin führt bei Ratten 24 Std nach seiner Verabreichung zu einer der menschlichen Hepatitis ähnlichen Leberschädigung [4, 12]. Dem lichtmikroskopisch sichtbaren Leberschaden gehen biochemische Veränderungen voraus, die auf der Antipyrimidinwirkung des Galaktosamins beruhen und für die Entwicklung der Leberzellnekrosen eine unabdingbare Voraussetzung sind [4, 12]. Hohe Dosen von extrazellulärem Uridin können bis zu 3 Std nach Gabe des Aminozuckers das Auftreten von hepatozellulären Nekrosen verhindern. Mikromolare Konzentrationen von Pyrimidinnukleosiden, wie sie im Blutplasma des Menschen und verschiedener Tierspezies nachgewiesen wurden [2, 8, 9, 13], reichen hierzu *in vivo* offensichtlich nicht aus, da Uridin unter diesen Bedingungen fast vollständig von der Leber katabolisiert wird [3, 5, 14]. Konstante physiologische Konzentrationen von Uridin im

Extrazellulärraum sind dagegen ausreichend für die Deckung des gesamten Pyrimidinnukleotidbedarfs von Tumorzellen auf dem Salvage-Weg unter Umgehung der *de novo*-Synthese [10]. Auf die Verwertung exogener Nukleoside sind insbesondere Zellen angewiesen, in denen Enzyme der Pyrimidinneusynthese nicht vorhanden [17] oder durch Chemotherapie mit Antipyrimidinen [11] gehemmt sind.

Die Pyrimidinnukleoside gelangen mit der Nahrung über den Darm in das Portalvenenblut [7, 19] oder werden beim Abbau von RNA, DNA oder zytoplasmatischen Nukleotiden von körpereigenen Zellen in das Blut abgegeben [5, 14, 16, 21]. Durch die Bestimmung der Blutplasmaspiegel verschiedener Pyrimidine und die Messung der Aufnahme von radioaktiv markiertem Zytidin durch die Leber versuchten wir zu klären, welchen Einfluß der durch Galaktosamingabe hervorgerufene UTP-Mangel im Hepatozyten auf die im Blut zirkulierenden Nukleosidgehalte hat.

Aus dem enteiweißten Blutplasma gehungerter weiblicher Wistar-Ratten wurden die Ribonukleoside selektiv durch Affinitätschromatographie an phenylboronathaltigem Gel angereichert [6]. Die anschließende Messung der Nukleoside erfolgte durch Reversed phase-Hochleistungsflüssigkeitschromatographie (HPLC) [6]. Die Nukleoside wurden durch Vergleich der Retentionszeiten mit reinen Standardsubstanzen, durch Zumischen von kalten oder radioaktiv markierten Reinsubstanzen, über UV-Absorptionsquotienten sowie durch chemische oder enzymatische Peakverschiebungen im Chromatogramm identifiziert [8]. Bei den Kontrolltieren fand sich mit $10,3 \pm 1,2$ µmol/l eine zehnfach höhere Konzentration für Zytidin als für Uridin mit $1,0 \pm 0,2$ µmol/l im Blutplasma. Die höchsten Spiegel wurden für Desoxyzytidin ($33,4 \pm 5,4$ µmol/l) gemessen. 6 Std nach Gabe von D-Galaktosamin (2 mmol/l) war der Zytidingehalt im Blutplasma auf 25% der Ausgangswerte gefallen (Abb. 1). Die Uridinkonzentration sank im gleichen Zeitraum auf 57% der Kontrollwerte ab. Desoxyzytidin blieb unter dem Einfluß des Aminozuckers unverändert. Der Zytidinspiegel normalisierte sich 24 Std nach Galaktosamingabe.

Die Lebern der mit D-Galaktosamin und N-(Phosphonoazetyl)-L-Aspartat (PALA; 0,2 mmol/kg) vorbehandelten Tiere und der Kontrolltiere wurden 6 Std nach Gabe der Antipyrimidine *in situ* friergestoppt. In den neutralisierten Perchlorsäureextrakten wurden sämtliche Nukleotide durch eine Behandlung mit Phosphodiesterase und alkalischer Phosphatase in die entsprechenden Nukleoside überführt und anschließend durch Reversed phase-HPLC gemessen. Galaktosamin bewirkte einen 2,2fachen Anstieg des gesamten

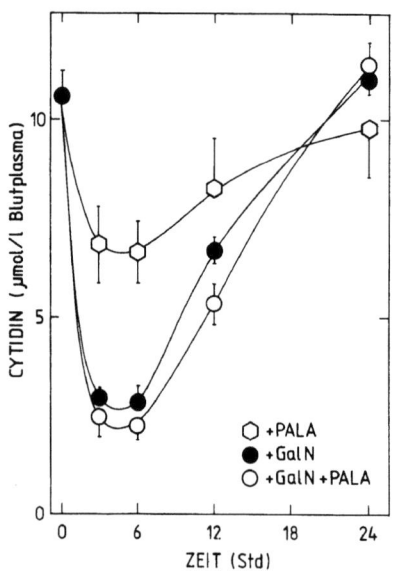

Abb. 1. D-Galaktosamin und ein Hemmstoff der Pyrimidinneusynthese, PALA, wurden weiblichen Wistar-Ratten allein oder in Kombination intraperitoneal verabreicht. Danach wurde zu den angegebenen Zeitpunkten das Blut aus der Aorta entnommen und sofort das Plasma abgetrennt und enteiweißt. Die Bestimmung der Zytidingehalte erfolgte durch Reversed phase-HPLC nach Anreicherung durch Affinitätschromatographie [6]. Die Mittelwerte $\pm$ SEM sind angegeben

säurelöslichen Uridins (ΣUrd) und einen 1,6fachen Anstieg des entsprechenden Wertes für Zytidin (ΣCyd) (Abb. 2). Die gleichzeitige Verabreichung von PALA, einem Hemmstoff der Pyrimidinneusynthese [11, 13], unterdrückte fast vollständig den unter alleiniger Gabe von Galaktosamin beobachteten starken Anstieg von ΣUrd. Eine vergleichbare Wirkung von PALA auf die galaktosamininduzierte Erhöhung von ΣCyd fand sich dagegen nicht (Abb. 2).

15 min nach intraperitonealer Gabe von 5 μCi [2-^{14}C] Zytidin wurde im Portalvenenblut der Ratten die Radioaktivität im durch HPLC isolierten Zytidin bestimmt. Dreistündige Vorbehandlung mit Galaktosamin bewirkte eine rasche Abnahme des radioaktiv markierten Zytidins auf unter 50% des Kontrollwertes (19 ± 2 μCi/l Blutplasma). In den säurelöslichen Leberextrakten stieg die Radioaktivität im ΣCyd im gleichen Zeitraum auf das 2,7fache der Kontrollen.

Der geschwindigkeitsbegrenzende Schritt bei der Aufnahme von Zytidin in die Zelle und der anschließenden Phosphorylierung zu CTP ist die Uridin/Zytidinkinase, die der Feedback-Hemmung durch UTP unterliegt [1]. Entsprechend ergibt sich eine Aktivierung des Salvage-Weges nach Absenken intrazellulärer UTP-Gehalte [13] mit gesteigerter Aufnahme von Zytidin aus dem Blut in die Leber (Abb. 2). Über die Regulation der Uridin/Zytidin-kinase durch intrazelluläres UTP erklärt sich folglich auch der Abfall des Blutplasmaspiegels von Zytidin. Die Änderung der Pyrimidinnukleosidspiegel im Blut bei der Galaktosamin-hepatitis sind eine Folge der Antipyrimidinwirkung des Aminozuckers und nicht eine Folge der Zellschädigung, da die Zytidinkonzentration zum Zeitpunkt der stärksten Nekrosen-bildungen wieder wie der hepatische UTP-Gehalt normalisiert ist (Abb. 1).

Uridin wird aus dem Portalvenenblut von der Leber nur gering aufgenommen [15, 19] und fast vollständig katabolisiert [3, 5, 14, 19], während exogenes Zytidin vorwiegend für die Nukleotidsynthese auf dem Salvage-Weg verwertet wird [15] (Abb. 2). Der nach Galaktos-amingabe beobachtete paradoxe Anstieg von CTP in Gegenwart von stark erniedrigtem UTP [4, 12] erfolgt auf dem Salvage-Weg und nicht durch gesteigerte de novo-Pyrimidinsynthese, da die gleichzeitige Hemmung dieses Syntheseweges durch PALA ohne signifikante Wirkung auf die Zunahme von ΣCyd blieb. Die fast vollständige Unterdrückung des Anstiegs von ΣUrd durch PALA in Gegenwart von Galaktosamin weist dagegen auf eine Entstehung durch Neusynthese von Uridylat hin. Das Absinken des Blutplasmaspiegels von Uridin nach

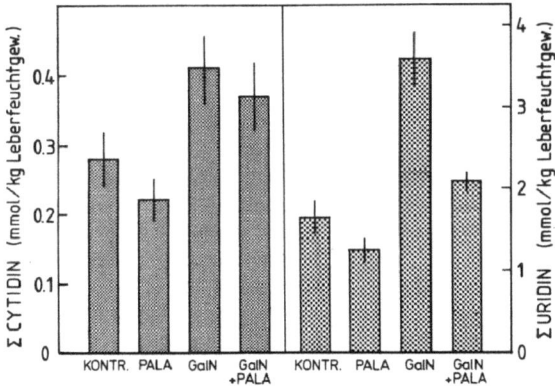

Abb. 2. D-Galaktosamin (GalN) führt bei der Ratte zu einem Anstieg der säurelöslichen Uracilnu-kleotide [4, 12]. Die Summe sämtlicher säurelöslichen Zytidin- (ΣCyd) und Uridinderivate (ΣUrd) wurde durch HPLC nach Behandlung der neutralisierten Perchlorsäureextrakte der Lebern mit alkalischer Phosphatase und Phosphodiesterase bestimmt. Gleichzeitige Hemmung der de novo-Pyrimidinsynthese durch PALA supprimiert den durch GalN hervorgerufenen Anstieg von ΣUrd, während die Zunahme von ΣCyd nach GalN und PALA weitgehend unbeeinflußt bleibt

Galaktosamin ist eher eine Folge verminderter Uridinfreisetzung als gesteigerter zellulärer Aufnahme.

Die beschleunigte Clearance von markiertem Zytidin durch die Leber, der starke Abfall des Blutplasmaspiegels zusammen mit einer deutlich gesteigerten hepatozellulären Aufnahme von Zytidin unter der leberspezifischen Wirkung von Galaktosamin weisen auf die Bedeutung der Leber für die Pyrimidinnukleosidspiegel im Blut hin.

Mit Unterstützung durch SFB 154, Freiburg.

Literatur

1. Anderson EP, Brockman RW (1964) Feedback inhibition of uridine kinase by cytidine triphosphate and uridine triphosphate. Biochim Biophys Acta 91: 380–386 – 2. Colonna A, Russo T, Esposito F, Salvatore F, Cimino F (1983) Determination of pseudouridine and other nucleosides in human blood serum by high-performance liquid chromatography. Anal Biochem 130: 19–26 – 3. Cooper GM, Dunning WF, Greer S (1972) Role of catabolism in pyrimidine utilization for nucleic acid synthesis in vivo. Cancer Res 32: 390–397 – 4. Decker K, Keppler D (1974) Galactosamine hepatitis: key role of the nucleotide deficiency period in the pathogenesis of cell injury and cell death. Rev Physiol Biochem Pharmacol 71: 77–106 – 5. Gasser T, Moyer JD, Handschumacher RE (1981) Novel single-pass exchange of circulating uridine in rat liver. Science 213: 777–778 – 6. Gehrke CW, Kuo KC (1981) Major and modified nucleosides, RNA, and DNA. In: Marton LJ, Kabra PM (eds) Liquid chromatography in clinical analysis. The Humana Press, Clifton, p 409 – 7. Gröbner W, Zöllner N (1977) The influence of dietary purines and pyrimidines on purine and pyrimidine biosynthesis in man. Nutr Metab 21: 26–32 – 8. Hartwick RA, Krstulovic AM, Brown PR (1979) Identification and quantitation of nucleosides, bases and other UV-absorbing compounds in serum, using reversed-phase high-performance liquid chromatography. II. Evaluation of human sera. J Chromatogr 186: 659–676 – 9. Karle JM, Anderson LW, Dietrick DD, Cysyk RL (1980) Determination of serum and plasma uridine levels in mice, rats, and humans by high-pressure liquid chromatography. Anal Biochem 109: 41–46 – 10. Karle JM, Anderson LW, Cysyk RL (1984) Effect of plasma concentrations of uridine on pyrimidine biosynthesis in cultured L1210 cells. J Biol Chem 259: 67–72 – 11. Kensler TW, Cooney DA (1981) Chemotherapeutic inhibitors of the enzymes of the de novo pyrimidine pathway. Adv Pharmacol Chemother 18: 273–352 – 12. Keppler D, Pausch J, Decker K (1974) Selective uridine triphosphate deficiency induced by D-galactosamine in liver and reversed by pyrimidine nucleotide precursors. Effect on ribonucleic acid synthesis. J Biol Chem 249: 211–216 – 13. Keppler D, Holstege A (1982) Pyrimidine nucleotide metabolism and its compartmentation. In: Sies H (ed) Metabolic compartmentation. Academic Press, London, p 147 – 14. Monks A, Cysyk RL (1982) Uridine regulation by the isolated rat liver: perfusion with an artificial oxygen carrier. Am J Physiol 242: R465–R470 – 15. Moyer JD, Oliver JT, Handschumacher RE (1981) Salvage of circulating pyrimidine nucleosides in the rat. Cancer Res 41: 3010–3017 – 16. Opitz H, Niethammer D, Jackson R, Lemke H, Huget R, Flad H (1975) Biochemical characterization of a factor released by macrophages. Cell Immunol 18: 70–75 – 17. Raisonnier A, Bouma M-E, Salvat C, Infante R (1981) Metabolism of orotic acid: lack of orotate phosphoribosyltransferase in rat intestinal mucosa. Eur J Biochem 118: 565–569 – 18. Seifert J, Buchar E (1981) Biosynthesis of cytidine nucleotides in rat liver after administration of D-galactosamine. Chem Biol Interact 35: 217–228 – 19. Sonoda T, Tatibana M (1978) Metabolic fate of pyrimidines and purines in dietary nucleic acids ingested in mice. Biochim Biophys Acta 521: 55–66 – 20. Speyer JL, Sugarbaker PH, Collins JM, Dedrick, RL, Klecker RW Jr, Myers CE (1981) Portal levels and hepatic clearance of 5-fluorouracil after intraperitoneal administration in humans. Cancer Res 41: 1916–1922 – 21. Uziel M, Selkirk JK (1979) Pyrimidine nucleoside, pseudouridine, and modified nucleoside excretion by growing and resting fibroblasts. J Cell Physiol 99: 217–222

Staritz, M., Ewe, K., Meyer zum Büschenfelde, K.-H. (I. Med. Klinik und Poliklinik der Johannes-Gutenberg-Universität Mainz)

Funktionsuntersuchungen der Papilla Vateri bei cholezystektomierten Patienten mit juxtapapillärem Duodenaldivertikel

Einleitung

Juxtapapilläre Duodenaldivertikel finden sich bei der Duodenoskopie mit dem Seitblickendoskop bei bis zu 20% der Patienten [8]. Da diese endoskopierten Patienten wegen ihrer Beschwerden als ausgewähltes Kollektiv gelten müssen, sagt diese Häufigkeit nichts über die wirkliche Verteilung in der Bevölkerung aus. Dementsprechend fehlen bisher konkrete Vorstellungen über den tatsächlichen Krankheitswert solcher Divertikel. Verschiedene Literaturberichte halten diese für einen prädisponierenden Faktor von Pankreas- und Gallenwegserkrankungen. In diesem Zusammenhang ist bemerkenswert, daß solche Divertikel nicht nur als mechanisches Hindernis für den Gallefluß angesehen werden [15], sondern von anderen Autoren auch angenommen wird, daß eine besondere bakterielle Besiedlung der Galle bei Vorliegen eines juxtapapillären Duodenaldivertikels zur Veränderung der Gallezusammensetzung und zur Gallensteinbildung führen kann [8, 9, 11].

Für die beiden genannten Theorien müßte nach theoretischen Erwägungen die Funktion der Papille eine Rolle spielen. Für die Widerstandstheorie sollte man einen erhöhten Ausflußwiderstand der Papille erwarten, für die Theorie der bakteriellen Besiedlung der Gallenwege würde eine Inkompetenz der Papille nicht überraschen.

Da die Funktion der Papilla Vateri mit Hilfe der ERCP-Manometrie im Rahmen einer ERCP ohne wesentliche zusätzliche Belastung des Patienten untersucht werden kann [5–7, 16], haben wir dieses Verfahren bei Patienten angewendet, die sich zur ERCP vorstellten und bei denen wir ein juxtapapilläres Duodenaldivertikel fanden.

Die nachfolgende Arbeit berichtet über die bei insgesamt 32 Patienten erhaltenen Ergebnisse und diskutiert die mögliche klinische Relevanz.

Methodik

Patienten

Es wurden insgesamt 32 Patienten untersucht, die sich wegen Oberbauchschmerzen bei uns ambulant oder stationär vorgestellt hatten. Bei allen waren die Cholestase anzeigenden Enzyme unspezifisch erhöht. Bei zwei ließ das anamnestisch erfragte Beschwerdebild rezidivierende cholangitische Schübe vermuten, und bei keinem der Patienten bestand zum Untersuchungszeitpunkt eine akute oder chronische Pankreatitis. Die Papilla Vateri lag entweder am Rande eines Divertikels ($n = 14$) oder innerhalb eines nichtretinierenden Divertikels ($n = 9$) oder innerhalb eines retinierenden Divertikels ($n = 9$). Es wurden nur Patienten mit großen Divertikeln mit mehr als 1,5 cm Durchmesser untersucht. Die Eigenschaft „retinierend" wurde angenommen, wenn bei der endoskopischen Inspektion des Divertikels feste, im Divertikel inkorporierte Nahrungsbestandteile vorlagen.

Endoskopie und endoskopische Manometrie

Die endoskopische Diagnostik wurde unter standardisierten Bedingungen durchgeführt. Dazu gehörten eine zwölfstündige Nahrungskarenz, Untersuchung des Patienten morgens zu einem vergleichbaren Zeitpunkt zwischen 8 und 10 Uhr. Zur Prämedikation wurden unmittelbar vor der Untersuchung 10–15 mg Diazepam, jedoch keine anderen Medikamente verabreicht. Die Patienten befanden sich in Linksseitenlage. Sie waren über die geplante Untersuchung aufgeklärt und hatten ihr schriftliches Einverständnis erteilt.

1495

Die endoskopische Manometrie erfolgte vor Kontrastdarstellung des Gallen- und Pankreasgangsystems. Dazu wurde durch den Arbeitskanal des Endoskops (Olympus JF 1 T) ein dreilumiger Kapillarkatheter (Meditech, Watertown, USA) in den Gallengang eingeführt. Die korrekte Position konnte durch Galleaspiration durch eines der drei Kapillarlumina gesichert werden. Zwei der Lumina waren mit Hilfe der kapillarhydraulischen Perfusionspumpe nach Arndorfer [1] von einem Minutenvolumen von 0,2 ml 0,9%iger NaCl-Lösung perfundiert. Die Druckveränderung im Bereich der Katheterspitze wurde durch Statham-Elemente (Beckman R 427 G) aufgenommen und von einem Direktschreiber (Beckman R 511 A) mit einer Schreibgeschwindigkeit von 1 mm/s registriert.

Zur Charakterisierung der Papillenfunktion dienen die Papillenmotilität (Papillenkontraktionsfrequenz und Papillenkontraktionsamplitude), der Papillenresidualdruck und der Choledochusdruck. Diese Parameter wurden untersucht und mit den Ergebnissen von 31 Gesunden, die in gleicher Weise untersucht worden waren [13], verglichen (ungepaarter Wilcoxon-Test).

Ergebnisse

Die Papillenkontraktionsfrequenz der Kontrollen, der Patienten mit Papille am Divertikelrand, Papille in einem nichtretinierenden Divertikel bzw. in einem retinierenden Divertikel betrug 6,01 ± 0,26/min, 5,8 ± 0,18/min, 5,6 ± 0,15/min bzw. 5,5 ± 0,15/min und zeigte somit keinen Unterschied (Abb. 1). Ebenfalls ohne signifikanten Unterschied waren die Werte für die Papillenkontraktionsamplitude, die in der gleichen Reihenfolge 66,5 ± 3,5, 60,6 ± 3,0, 60,4 ± 2,8 bzw. 62,0 ± 3,0 mm Hg betrugen (Abb. 2). Der Papillenresidualdruck jedoch war bei Patienten mit Papille in einem retinierenden Divertikel 7,8 ± 1,9 mm Hg höher ($p < 0,05$) als bei den anderen Gruppen, bei denen er 5,8 ± 0,3, 5,6 ± 0,4 bzw. 5,1 ± 0,6 mm Hg betrug (Abb. 3). Auch der Choledochusdruck war bei der Papillenlage in einem retinierenden Divertikel erhöht ($p < 0,05$) und betrug 12,3 ± 1,1 mm Hg im Vergleich zu 9,7 ± 0,5, 8,3 ± 0,4 bzw. 8,9 ± 0,6 mm Hg.

Die ERCP-Manometrie und die nachfolgende retrograde Gangdarstellung verlief bei allen untersuchten Patienten und auch den Kontrollpersonen ohne Komplikationen.

Diskussion

Die endoskopische Papillen- und Gallengangsmanometrie ermöglichte bei 31 Gesunden und bei 32 Patienten mit juxtapapillärem Duodenaldivertikel die komplikationslose Untersuchung der Papillenfunktion. Dabei war die Papillenmotilität lediglich bei der Lage der Papille in einem retinierenden Duodenaldivertikel verändert. Hier waren die Papillenkontraktionsdauer und der Papillenresidualdruck erhöht. Da der Gallefluß nach eigenen Untersuchungen und auch nach den Ergebnissen von Ono [10, 12–14] passiv aufgrund eines Druckgradienten zwischen Gallengang und Duodenum während der Entspannungszeit der Papille erfolgt, sprechen diese Ergebnisse für eine Behinderung des Gallenflusses. Der Befund des erhöhten Choledochusdruckes bei diesem Patientenkollektiv ist mit dieser Interpretation gut vereinbar. Allerdings muß bedacht werden, daß auch ein erhöhter Druck im Gallengang, wie er bei Choledocholithiasis denkbar ist, zu einer im vorgefundenen Sinne veränderten Papillenfunktion führen kann [12]. Interessanterweise fand Bortolotti et al [2] bei Patienten mit „Postcholezystektomiesyndrom" eine ähnliche Veränderung der Papillenmotilität wie bei unserem Patientengut.

Die Interpretation dieser Befunde ist schwierig. Auch wenn eigene Erfahrungen und die Berichte von Bortolotti [2] einen Hinweis dafür bieten, daß bei Patienten mit Choledocholithiasis keine veränderte Papillenmotilität vorliegt, unterscheiden sich die untersuchten Patientengruppen durch die Häufigkeit der Choledocholithiasis, die gerade bei Patienten mit Papillenlage in einem juxtapapillären Divertikel am höchsten war. Außerdem konnten in die

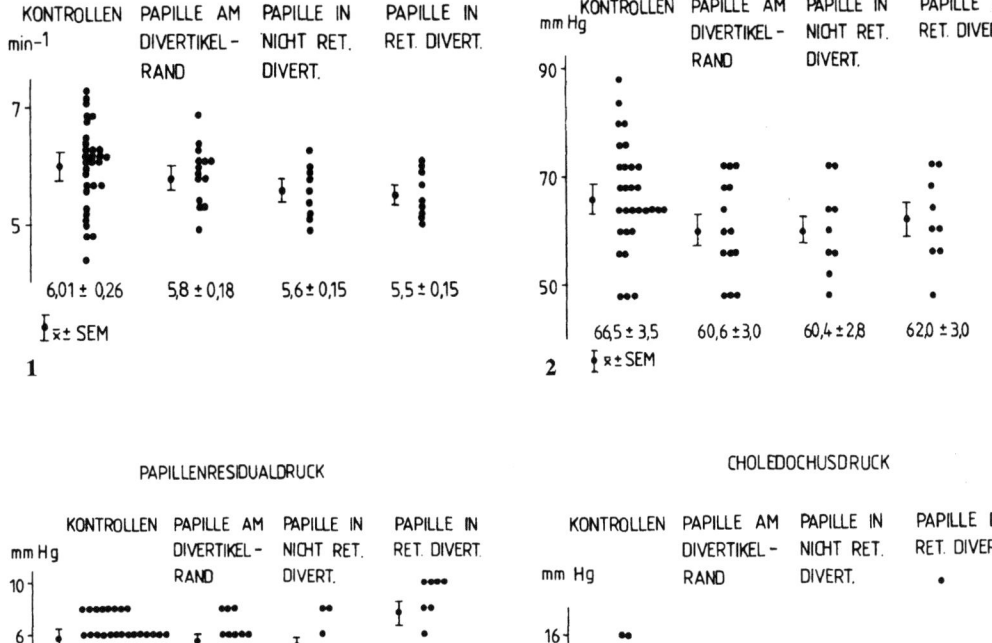

Abb. 1–4. Vergleich der Papillenkontraktionsfrequenz (**Abb. 1**), der Papillenkontraktionsamplitude (**Abb. 2**), des Papillenresidualdruckes (**Abb. 3**) und des Choledochusdruckes (**Abb. 4**) bei Kontrollen, Patienten mit Papille am Rande eines Divertikels, Papille in einem nichtretinierenden Divertikel bzw. Papille in einem retinierenden Divertikel

Untersuchungen jeweils nur Patienten eingehen, bei denen die Papillenintubation ohne Schwierigkeiten möglich war. Dies gelang bei den Kontrollen in rund 90% der Versuche, bei Papille am Divertikelrand bei allen, während bei der Divertikellage in einem retinierenden Divertikel bei mehr als einem Drittel der Versuche die Intubation nicht möglich war.

Unsere zusammenfassende Aussage, daß bei Patienten mit Papillenlage in einem retinierenden Duodenaldivertikel die Papillenmotilität gestört und der Gallefluß dadurch behindert ist, verdient aus den genannten Gründen eine gewisse Einschränkung. Sie unterstützt allerdings die Vorstellung, daß Cholestase in solchen Fällen ein prädisponierender Faktor zur Gallensteinbildung sein könnte.

Zusammenfassung

Zu dem Krankheitswert juxtapapillärer Duodenaldivertikel bestehen in der Literatur bisher unterschiedliche Auffassungen. Es wurde daher bei Patienten mit Papillenlage am Rande eines Duodenaldivertikels ($n = 14$) oder innerhalb eines nichtretinierenden Divertikels ($n = 9$) bzw. innerhalb eines retinierenden Divertikels ($n = 9$) die Papillenfunktion mit Hilfe der endoskopischen Papillen- und Gallenwegsmanometrie untersucht und die erhaltenen Ergebnisse mit denen von 31 Gesunden verglichen. Der Papillenresidualdruck war bei Papillenlage in einem retinierenden Divertikel mit 7,8 ± 1,0 mm Hg im Vergleich zu den anderen Kollektiven, wo er zwischen 5,1 und 5,8 mm Hg bestimmt wurde, erhöht ($p < 0,05$). Dies galt ebenfalls für den Choledochusdruck, der bei diesen Patienten 12,3 ± 0,1 im Vergleich zu 8,3−9,7 mm Hg betrug ($p < 0,05$).

Die erhaltenen Ergebnisse unterstützen die These, daß bei der Papillenlage in einem retinierenden Divertikel eine Abflußbehinderung der Galle bestehen kann. Da in diesen Patienten ebenfalls die meisten Gallensteine gefunden wurden, unterstützten diese Befunde die Ansicht, daß Cholestase die Gallensteinbildung begünstigen kann.

Literatur

1. Arndorfer RC, Steff JJ, Dodds WJ, Linehan JH, Hogan WJ (1977) Improved infusion system for intraluminal oesophageal manometry. Gastroenterology 24: 7−23 − 2. Bartolotti M, Caletti GC, Brocchi E, Bersani G, Caletti T, Guizzardi G, Labò G (1983) Endoscopic manometry in the diagnosis of the postcholecystectomy pain syndrome. Digestion 28: 153−157 − 3. Carr-Locke DL, Gregg JA (1981) Endoscopic manometry of pancreatic and biliary sphincter zones in man: basal results in healthy and volunteers. Dig Dis Sci 26: 7−15 − 4. Scendes A, Kruse A, Funch-Jensen P (1979) Pressure measurements in the biliary tract and pancreatic duct system in controls and in patients with gallstones, previous cholecystectomy or common bile duct stones. Gastroenterology 77: 1203−1210 − 5. Geenen JE, Hogan WJ, Dodds WJ, Stewart ET, Arndorfer RC (1980) Intraluminal pressure recording from the human sphincter of Oddi. Gastroenterology 78: 317−324 − 6. Geenen JE (1982) New diagnostic and treatment modalities involving endoscopic retrograde cholangiopancreaticography and esophagogastroduodenoscopy. Scand J Gastroenterol 77: 93−106 − 7. Hogan WJ, Dodds WJ, Geenen JE (1978) Sphincter of Oddi motor activity in man: A zone of unique phasic high pressure contractions (abstract). In: Duthie HL (ed) Gastrointestinal motility in health and disease. MTP Press, Lancaster, p 593 − 8. Lotveit T, Osnes M, Aune S (1978) Bacteriological studies of common ductbile in patients with gallstone disease and juxtapapillary duodenaldiverticula. Scand J Gastroenterol 13: 93−96 − 9. De Masi E, Corazziari E, Habib FI, Fontana B, Gatti V, Fegiz GF, Torsoli A (1984) Manometric study of the sphincter of Oddi in patients with and without common bile duct stones. Gut 25: 275−278 − 10. Ono K, Watanabe N, Suzuki K, Tsichida H, Sugiyama Y, Abo M (1968) Bile flow mechanisms in man. Arch Surg 96: 869−874 − 11. Pinotti HW, Tacla M, Pontes JF, Bettarello A (1971) Juxtaampullar duodenal diverticula as cause of bilio-pancreatic disease. Digestion 4: 353−358 − 12. Staritz M, Ewe K, Meyer zum Büschenfelde K-H (1984) Effect of the artificially elevated common bile duct pressure on the motor activity of the papilla of Vater. Digestion (in press) − 13. Staritz M, Ewe K, Meyer zum Büschenfelde K-H (1983) Endoskopische Papillen- und Gallenwegsmanometrie bei Patienten mit Cholezystolithiasis. Verh Dtsch Ges Inn Med 89: 837−840 − 14. Staritz M, Poralla T, Meyer zum Büschenfelde K-H (1984) Effect of glyceryl trinitrate on the sphincter of Oddi motility and baseline pressure. Gut (accepted for publication) − 15. Stauber R (1974) Mechan. Faktoren bei der Gallensteinbildung. Leber Magen Darm 4: 1278 − 16. Tanaka M, Ikeda S, Nakayama F (1981) Nonoperative measurement of pancreatic and common bile duct pressure with a microtransducer catheter and effects of duodenoscopic sphincterotomy. Dig Dis Sci 26: 545−552 − 17. Toouli J, Geenen JE, Hogan WJ, Dodds WJ, Arndorfer RC (1982) Sphincter of Oddi motor activity: A comparison between patients with common bile duct stones and controls. Gastroenterology 82: 111−117 − 18. Viceconte G (1983) Effects of ethanol on the sphincter of Oddi: An endoscopic manometric study. Gut 24: 20−27 − 19. Wilk PJ, Mollura A, Danese CA (1973) Jaundice and pancreatisis caused by a duodenal diverticulum. Am J Gastroenterol 60: 273

Schulz, R., Hahn, U., Schuppan, D., Hahn, E. G., Riecken, E. O. (Med. Klinik, Abt. für Gastroenterologie, Klinikum Steglitz der FU Berlin)

Expression neuer Kollagentypen durch portale Fibroblasten bei der obstruktiven Gallengangserkrankung (OGGE)

Ziel

Die Natur der portalen Fibroblasten (PF) ist unbekannt. Wir versuchten eine Charakterisierung ihrer Rolle bei der Entstehung der biliären Zirrhose durch Darstellung der von ihnen abgelagerten Kollagentypen in 1. der normalen Leber, 2. der OGGE.

Patienten, Biopsien

1. Gesunde Leber (Organspender), 27 Jahre, männlich; 19 Jahre, weiblich.
2. OGGE − sekundäre biliäre Fibrose/Zirrhose.
a) Extrahepatische Gallengangsatresie
2 Monate, weiblich (ein frühes, ein spätes Stadium)
5 Monate, männlich.
b) Sekundäre biliäre Fibrose/Zirrhose, 35 Jahre, männlich; 45 Jahre, weiblich.

Methodik

Verfahren:
    Indirekte Immunfluoreszenz auf unfixierten Kryostatschnitten (4 μm Schnittdicke).
Die Antikörper:
    Kreuzadsorbierte anti-humane AK gegen fibrilläre Kollagene (Typ I, II, III), Basalmembrankollagen (Typ IV), perizelluläres Kollagen (Typ V), erst kürzlich beschriebenes Typ VI-Kollagen (Intima) sowie antibovine Pro-III-Peptid-AK (Dr. R. Timpel, Martinsried).
    Spezifitätskontrolle durch RIA-Inhibitionstest.

Ergebnisse

a) Normale Leber
1. Typ I und III bilden als fibrilläre Kollagene einen Hauptbestandteil der interstitiellen Portalfeldmatrix.
2. Typ VI-Kollagen als ein neues nichtfibrilläres Protein hat ebenfalls einen bedeutenden Anteil am Aufbau des portalen Interstitiums.
3. Typ IV- und V-Kollagen bleiben nicht nur auf Basalmembranen beschränkt, sondern erscheinen als eine feine netzartige Struktur auch im Interstitium und zeigen ein identisches Muster.
4. Typ II-Kollagen findet sich nicht in der Leber.
b) OGGE − sekundäre biliäre Fibrose/Zirrhose (Abb. 1a und b)
1. Gleichzeitige Vermehrung aller vorhandenen Kollagene periportal und in den Septen.
2. Deutliche Mehrablagerung von Typ IV, V und Pro-III-Peptid um Gallengänge und duktuläre Proliferate.
3. Basalmembranartige Umscheidung der Hepatozyteninseln periportal mit Typ IV- und V-Kollagen.

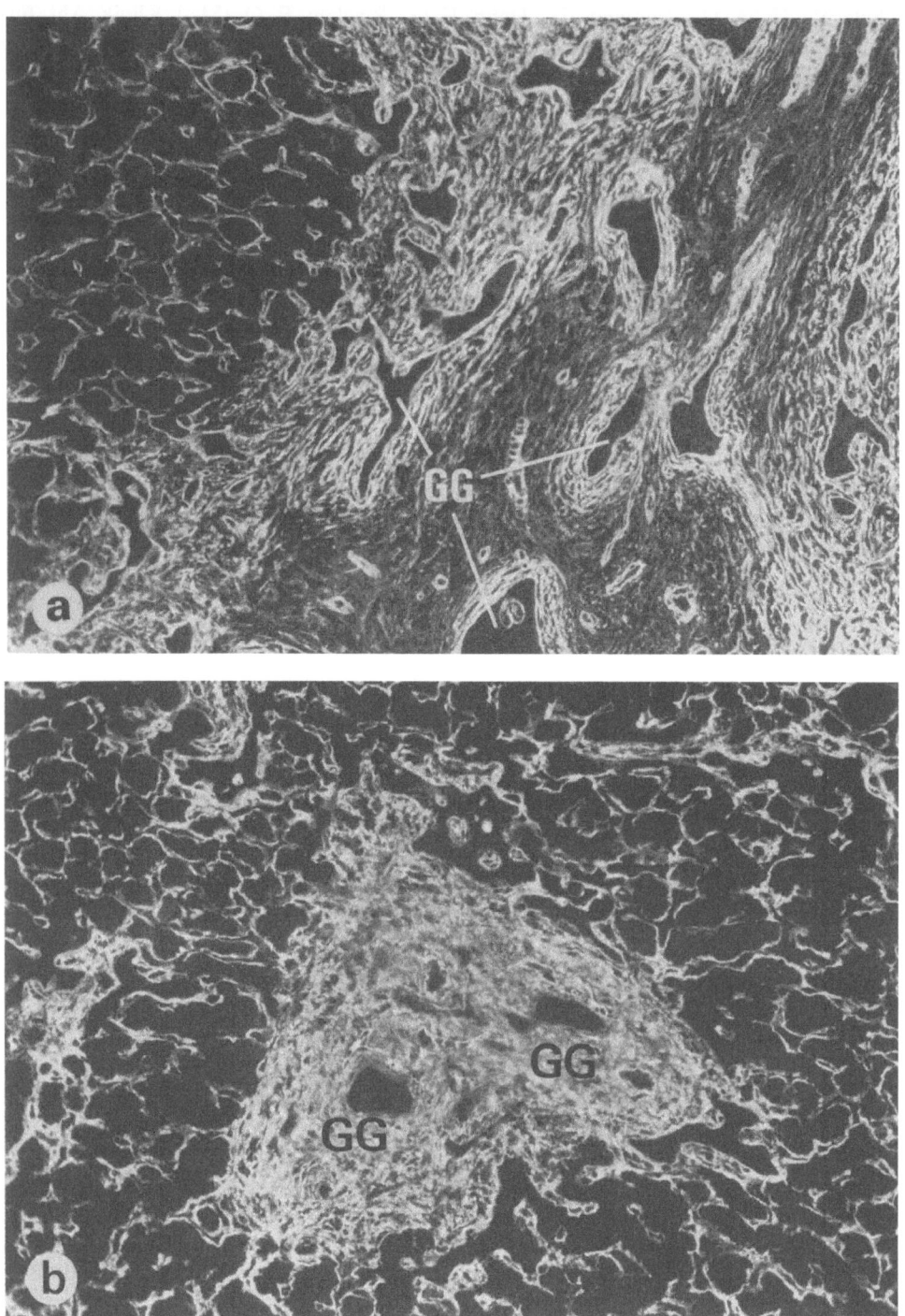

Abb. 1. Veränderungen bei der OGGE (demonstriert an einer extrahepastischen GG-Atresie). **a** Typ IV-Kollagen: Septum (80 × FITC-IgG) **b** Typ VI-Kollagen (Intima): fibros. Portalfeld (80 × 2. AK: Rhodamin-IgG) GG Gallengang

Schlußfolgerungen und Zusammenfassung

1. Portale Fibroblasten (PF) spielen eine entscheidende Rolle bei Entstehung und Verlauf der biliaren Fibrose. Sie unterliegen dabei einer Änderung ihres Phenotyps, die in verändertem Muster und Ausmaß ihrer Kollagensynthese zum Ausdruck kommt.
2. Bestandteile der Galle sind vermutlich an der Induktion der Typ IV-, V- und Pro-III-Synthese um Gallengänge beteiligt.
3. Die Fähigkeit zur Synthese von basalmembranassoziierten Kollagentypen (Typ IV, V) macht eine Verwandtschaft des PF mit glatten Muskelzellen wahrscheinlich.
4. Typ VI-Kollagen ist ein wesentlicher Bestandteil der normalen Portalmatrix und zeigt bei Fibrose eine Vermehrung wie die übrigen Kollagentypen.
5. Basalmembranablagerungen um periportale Hepatozyten können für die duktale Metaplasie der Leberzellen bei der OGGE von Bedeutung sein.

Literatur

1. Bornstein P., Sage H (1980) Structurally distinct collagen types. Ann Rev Biochem 49: 957–1003 – 2. Baptista et al. (1983) Histopathology of the intrahepatic biliary tree. Liver 3: 161–175 – 3. Hahn EG, Wick G, Pencev D, Timpel R (1980) Distribution of basement membrane proteins in normal and fibrotic human liver: collagen type IV laminin and fibronectin. Gut 21: 63–71 – 4. Rudolph R, McClure WJ, Woodward M (1979) Contractile fibroblasts in chronic alcoholic cirrhosis. Gastroenterology 76: 704–709 – 5. Hahn EG, Ott U, Martini GA (1980) Die Leberfibrose. Z Gastroenterol 18: 453–469, 507–523

Stellaard, F., Sackmann, M., Sauerbruch, T. Paumgartner, G. (Med. Klinik II, Klinikum Großhadern der Universität München)

Gleichzeitige Bestimmung der Poolgrößen und fraktionellen Umsatzraten von Cholsäure (CA) und Chenodesoxycholsäure (CDCA) im menschlichen Serum mittels ^{13}C-CA und ^{13}C-CDCA

Poolgröße und fraktionelle Umsatzrate der primären Gallensäuren Cholsäure und Chenodesoxycholsäure stellen die Parameter zur Beschreibung ihrer kinetischen Eigenschaften dar und erlauben die Berechnung der Syntheserate. Diese Parameter sind unter anderem bei verschiedenen hepatobiliären Erkrankungen verändert. Durch Untersuchung der Kinetik von CA und CDCA können daher physiologische und pathophysiologische Vorgänge in der Leber und im Gallenwegssystem erfaßt werden.

Seit der Entwicklung der Isotopenverdünnungsmethode durch Lindstedt [4] wurde die Kinetik primärer Gallensäuren mittels Verabreichung radioaktiver ^{14}C- oder ^{3}H-markierter Gallensäuren und konsekutiver Duodenalgallegewinnung via Sonde über mehrere Tage untersucht. Watkins et al. [5] und Kern et al. [3] führten stabile, nichtradioaktive ^{13}C- oder ^{2}H-markierte Gallensäuren für diese Untersuchungstechnik ein. Weiterhin waren jedoch die umständlichen und für den Untersuchten unangenehmen Duodenalgalleabnahmen erforderlich. Eine kinetische Untersuchung von CA [1] oder CDCA [2] im Serum wurde bisher nur an sehr kleinen Fallzahlen beschrieben und mit Gallenwerten verglichen. Eine gleichzeitige Bestimmung der Kinetik von CA und CDCA im Serum mittels stabiler Isotopen wurde unseres Wissens bisher noch nicht durchgeführt. Wir setzten uns daher das Ziel, Poolgrößen und Syntheseraten von CA und CDCA zugleich bei Gesunden und bei Patienten mit hepatobiliären Funktionsstörungen mittels nichtradioaktiver Isotopen im Serum zu untersuchen und durch Vergleich mit simultan gewonnenen Duodenalgalleproben diese Methodik zu validieren.

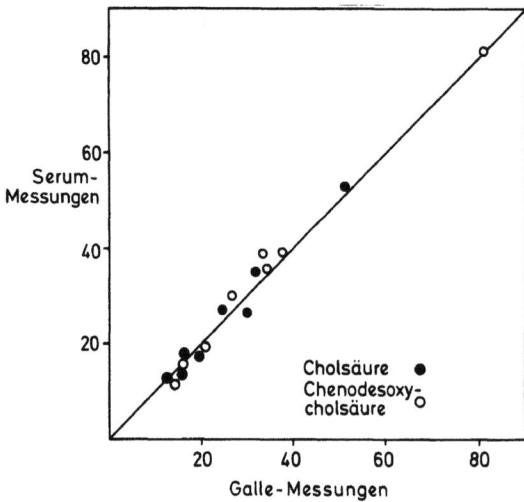

Abb. 1. Poolgrößen der Gallensäuren (μmol $\cdot$ kg^{-1})

Probanden und Methodik

Fünf gesunde Freiwillige (4 weiblich, 1 männlich) im Alter von 25−34 Jahren sowie fünf Patienten mit hepatobiliären Funktionsstörungen wurden untersucht. Drei Patienten (1 weiblich, 2 männlich, 51−78 Jahre) hatten Leberzirrhosen mit unterschiedlichem Chole-stasegrad (Bilirubin 1,2−15,0 mg%), einer (60 Jahre) war papillotomiert, eine Patientin (76 Jahre) war sowohl cholezystektomiert als auch papillotomiert worden.

Bei drei Gesunden und bei allen Patienten wurde eine Duodenalsonde unter radiologi-scher Kontrolle gelegt und für $3^{1}/_{2}$ Tage belassen. Am Abend vor Studienbeginn erhielten die Probanden 50 mg 24-^{13}C-CA sowie 50 mg 24-^{13}C-CDCA (die papillotomierten nur 20 mg jeweils) in Bikarbonatlösung oral verabreicht. In zwölfstündigen Intervallen hiernach wurde jeweils morgens nüchtern und nach Stimulation der Gallenblasenkontraktion mit Cholezy-stokinin sowie abends über $3^{1}/_{2}$ Tage Duodenalgalle (1−2 ml) und gleichzeitig venöses Blut (15 ml) abgenommen.

Analyse

2 ml Serum bzw. 50−500 μl Duodenalgalle wurden weiterverarbeitet. Aus dem Serum wurden die Gallensäuren über C$_{18}$-Kartuschen extrahiert, einer Solvolyse unterzogen, dekonjugiert, reextrahiert und die Methylestertrimethylsilylätherderivate gebildet. Die Gallensäuren aus den Duodenalgalleproben wurden dekonjugiert, extrahiert, und hierauf wie die Serumproben weiterverarbeitet. Die derivatisierten Gallensäuren wurden dann gaschromatographisch aufgetrennt (Kapillargaschromatographie, 25 m × 0,32 mm, Quarz-OV-1701-Säule, On column-Injektion). Die Säule wurde direkt in die Ionenquelle eines Finnigan-4000-Massenspektrometers eingeführt (70 eV, Electron-Impact-Mode, Selec-ted-Ion-Monitoring). Aus den aufgetrennten Isotopenanteilen konnten die ^{13}C/^{12}C-Isoto-penverhältnisse für CA und CDCA bestimmt und die Isotopenverdünnungskurven aufgetragen werden. Hieraus lassen sich die Poolgrößen, fraktionellen Umsatzraten und somit die Syntheseraten berechnen.

Ergebnisse

Sowohl für CA als auch für CDCA zeigten die Kurven aus Serum und Gallen kinetische Funktionen erster Ordnung bei allen Probanden. Die Bestimmung der Poolgrößen (Abb. 1)

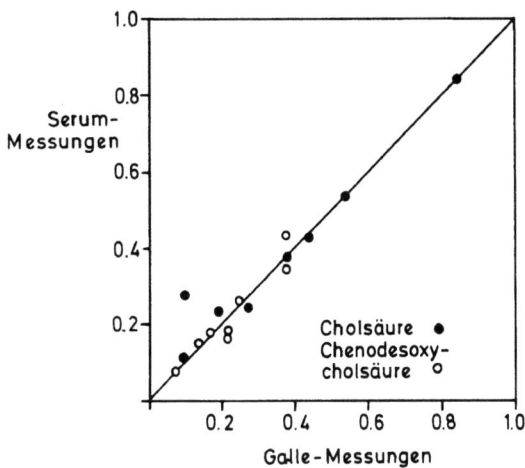

Abb. 2. Fraktionelle Umsatzrate der Gallensäuren (Tag^{-1})

und der fraktionellen Umsatzraten (Abb. 2) der beiden primären Gallensäuren im Serum zeigte nur eine sehr geringe Abweichung von den Werten, die aus den Galleproben erhalten wurden:

Für CA zeigten die aus Serum erhaltenen Poolgrößen verglichen mit denen aus Galle Abweichungen ($\bar{x} \pm$ SD) von 1,1 $\pm$ 9,3%, die fraktionellen Umsatzraten 4,0 $\pm$ 11,1%. Für CDCA lagen die entsprechenden Werte für die Poolgrößen bei 2,3 $\pm$ 10,0%, für die fraktionellen Umsatzraten bei 1,7 $\pm$ 14,1%. Lediglich bei einem gesunden Probanden ergab sich für die CA-Umsatzrate ein größerer Unterschied des Wertes aus dem Serum $(0,28\,\text{Tag}^{-1})$ von der Bestimmung aus der Galle $(0,10\,\text{Tag}^{-1})$.

Bei den fünf gesunden Probanden wurden die aus Serum erhaltenen Poolgrößen für CA $(31,8 \pm 16,0\,\mu\text{mol} \cdot \text{kg}^{-1})$ und CDCA $(32,6 \pm 9,9\,\mu\text{mol} \cdot \text{kg}^{-1})$ in etwa gleich groß gefunden, die fraktionellen Umsatzraten von CA $(0,48 \pm 0,22\,\text{Tag}^{-1})$ waren deutlich größer als diejenigen von CDCA $(0,24 \pm 0,13\,\text{Tag}^{-1})$; die hieraus berechneten Syntheseraten von CA wurden daher auch deutlich größer als diejenigen für CDCA gefunden $(13,3 \pm 4,9$ bzw. $7,0 \pm 3,6\,\mu\text{mol} \cdot \text{kg}^{-1} \cdot \text{Tag}^{-1})$, was gut mit Ergebnissen in der Literatur übereinstimmt.

Zusammenfassung

Die Ergebnisse zeigen, daß mittels stabiler Isotopen sowohl bei Gesunden als auch bei Patienten mit hepatobiliären Funktionsstörungen die Cholsäure- und Chenodesoxycholsäurekinetik gleichzeitig im Serum untersucht werden kann, ohne daß der Eingriff einer Duodenalsonde oder der Einsatz radioaktiv markierter Substanzen hierzu erforderlich ist.

Literatur

1. Everson G, DeMark B, Klein P, Showalter R, McKinley C, Kern F, Jr (1981) Measurement of cholic acid (CA) kinetics with ^{13}C-CA using serum: validation of method (Abstract) Gastroenterology 80: 1144 − 2. Everson G, Hachey D, Klein P, Showalter R, McKinley V, Kern F, Jr (1982) Simultaneous serum und biliary chenodeoxycholic (CDC) kinetics using ^{13}C-CDC (Abstract) Gastroenterology 82: 1051 − 3. Kern F Jr, Everson GT, DeMark B, McKinley C, Showalter R, Erfling W, Braverman DZ, Szczepanik-van Leeuwen PA, Klein PD (1981) Biliary lipids, bile acids, and gallbladder function in the human female. Effects of pregnancy and the ovulatory cycle. J Clin Invest 68: 1229−1242 − 4. Lindstedt S (1957) The turnover of cholic acid in man. Acta Physiol Scand 40: 1−9 − 5. Watkins JB, Szczepanik PA, Gould JB, Klein PD, Lester R (1975) Bile salt metabolism in the human premature infant: preliminary observation of pool size and synthesis rate following the prenatal administration of dexamethasone and phenobarbital. Gastroenterology 69: 706−713

Wietholtz, H., Miltenberger, C., Buscher, H. P., Maurer, P., Gerok, W. (Med. Univ.-Klinik Freiburg/Brsg.)
Nachweis von physiologischen Gallensäuren im biliären Epithel

Unsere Kenntnisse über Funktion und physiologische Bedeutung des biliären Epithels sind gering. Man weiß, daß es die kanalikuläre Galle durch Resorption und Exkretion von Wasser und Elektrolyten modifiziert [1]. Gastrointestinale Hormone wie z. B. Sekretin können seine Sekretionsaktivität stimulieren [2]. Kürzlich ist es mit Hilfe eines fluoreszierenden Gallensäurederivates, dem N-[7-(4-Nitrobenzo-2-oxa-1,3-diazol)] gelungen, eine Anreicherung dieser Verbindung im biliären Epithel mittels Fluoreszenzmikroskopie nachzuweisen [3]. Unklar ist, ob auch physiologische Gallensäuren in das biliäre Epithel gelangen können und ob eventuell im Sinne einer biliohepatischen Zirkulation ein Rücktransport zur Leber erfolgt.

Wir haben deshalb jeweils 10 µCi ³H-Taurocholat, ³H-Chenodeoxycholat oder ³H-Lithocholat in eine Mesenterialvene von männlichen, 300 g schweren Wistarratten injiziert. 5 min nach Injektion wurden Leber und Ductus choledochus herausgenommen und in Freon und flüssigem Stickstoff tiefgefroren. Anschließend erfolgte eine Autoradiographie durch Anfertigung von 5 µm Gefrierschnitten der Leber und des Gallengangs und ihre Exposition auf filmbeschichteten Objektträgern über 14 Tage bei 4° C. Danach wurden die Filmobjektträger entwickelt und mit Hämalaun-Eosin gefärbt.

In einer zweiten Versuchsanordnung perfundierten wir bei männlichen, 400 g schweren Wistarratten einen 1 cm langen Abschnitt des Ductus choledochus mit jeweils 1 µCi radioaktiv markiertem Taurocholat (TC), Taurochenodeoxycholat (TCDC) oder Taurolithocholat (TLC), die in Rattengalle gelöst waren. Die Perfusionsgeschwindigkeit betrug 10 µl/min. Hierbei wurde die enterohepatische Zirkulation mittels Gallengangsfistel am Duodenum unterbrochen und ein zweiter Katheter 1 cm proximal der Fistel angelegt. Zur Sammlung der Galle wurde ein dritter Katheter am Leberhilus plaziert.

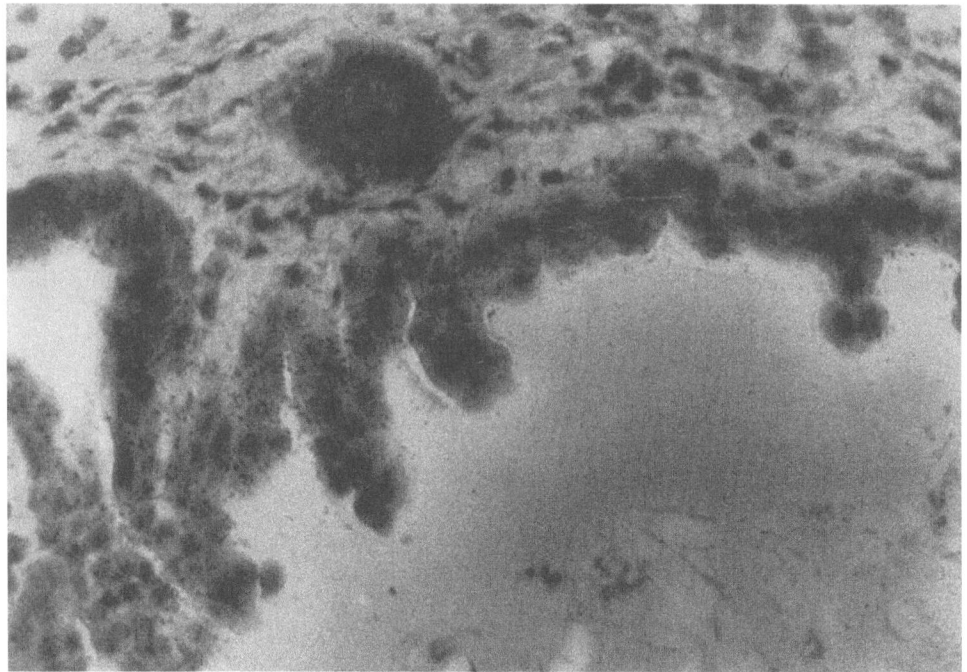

Abb. 1. Histoautoradiographischer Nachweis von Taurocholat im biliären Epithel

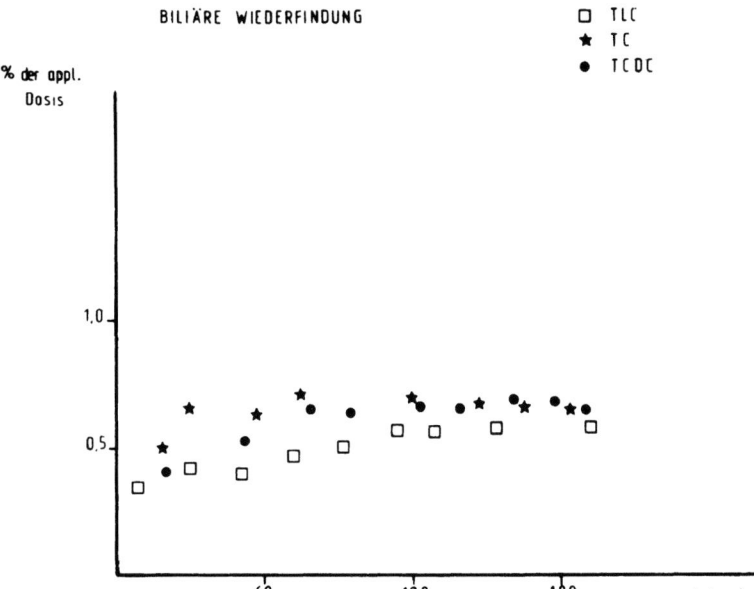

Abb. 2. Biliäre Wiederfindungsrate in % der perfundierten radioaktiven Menge von TC, TCDC und TLC bezogen auf einen 1 cm langen Abschnitt des Ductus choledochus

In Abb. 1 ist ein histoautoradiographischer Schnitt des Ductus choledochus dargestellt. Auf dem Gallengangsepithel zeigt sich kurz nach Injektion ein homogen verteilter Silberkornbelag, der der feingeweblichen Verteilung von Taurocholat entspricht. Eine entsprechende Verteilung läßt sich auch für Taurochenodeoxycholsäure und Lithocholsäure beobachten. Darüber hinaus findet sich fast regelmäßig in der Umgebung des Gallenganges ein im Bindegewebe abnehmender Gradient des Silberkornbelages.

Bei der isolierten Choledochusperfusion werden TC, TCDC und TLC in geringem Ausmaß vom Epithel resorbiert, zur Leber zurücktransportiert und über die Galle erneut ausgeschieden. Aus Abb. 2 und Tabelle 1 geht hervor, daß die biliäre Wiederfindungsrate der jeweilig perfundierten Gallensäure im Mittel zwischen 0,45 und 0,68% der applizierten Dosis beträgt.

Die histoautoradiographische Experimente zeigen, daß das biliäre Epithel nicht nur fluoreszierende Gallensäurederivate [3] sondern auch physiologische Gallensäuren unterschiedlichen Hydroxylierungsgrades vom Lumen her aufzunehmen vermag.

Die aufgenommenen Gallensäuren scheinen in das umgebende Bindegewebe und von dort über eine biliohepatische Zirkulation zur Leber zurückgelangen zu können. Der Nachweis von Gallensäuren im biliären Epithel läßt eine Beeinflussung ihrer gallenmodulierenden Funktion möglich erscheinen.

Tabelle 1

Gallensäure	Biliäre Wiederfindungsrate (% applizierte Dosis)
TC	$0,67 \pm 0,1$ $(n = 6)$
TLC	$0,45 \pm 0,07$ $(n = 4)$
TCDC	$0,68 \pm 0,1$ $(n = 4)$

Literatur

1. Reichen J, Paumgartner G (1980) Excretory function of the liver. In: Javitt NB (ed) Liver and biliary tract physiology. I. University Park Press, Baltimore, pp 103–150 – 2. Jones RS, Geist RE, Hall AD (1971) The choleretic effects of glucagon and secretin in the dog. Gastroenterology 60: 64–68 – 3. Buscher HP, Gerok W, Schneider S, Kurz G (1981) Untersuchungen des Gallensäuretransports mit fluoreszierenden Derivaten. Z Gastroenterol 19: 480

Gärtner, U., Theilmann, L., Hampl, B., Czygan, P., Kommerell, B. (Med. Univ.-Klinik Heidelberg)

Kein Countertransport von Cholsäure und des organischen Anions Bromsulphthalein (BSP) an der sinusoidalen Leberplasmamembran

Countertransport ist ein wichtiges Kriterium für carriervermittelten Membrantransport. Er ist definiert als Transport einer zellulär aufgenommenen radioaktiv markierten Substanz (gegeben als Tracerdosis) zurück in das Plasma nach Gabe einer unmarkierten Massendosis dieser Substanz (entgegen dem Konzentrationsgefälle). Countertransport wurde für Cholsäure in isolierten Leberzellen [1] und für BSP in Ratten [5] gefunden. Da Versuchsergebnisse bei Verwendung dieser Tiermodelle schwierig zu interpretieren sind, wurden Experimente an isoliert perfundierten Rattenlebern durchgeführt.

Methodik

Lebern von männlichen Sprague-Dawley-Ratten wurden isoliert und mit einem Krebspuffer, dem Rindererythrozyten (18%) und Albumin (2 g%) zugesetzt waren, perfundiert [2]. Die physiologische Funktion der Präparate wurde durch Inspektion, Messen des Perfusionsflusses, des Perfusionsdruckes und des Gallenflusses sowie durch Bestimmung der arteriovenösen Sauerstoffdifferenz und des pH im Perfusionsmedium gesichert. Nach einer Stabilisierungsphase von 30 min wurden ^{14}C-Cholsäure (30 nmol/g Leber) bzw. ^{35}S-BSP (47 nmol/g Leber) im Bolus zusammen mit [125]J-Albumin als Marker für den Extrazellulärraum in die Pfortader injiziert. Die Radioaktivität wurde im venösen Ausstrom gemessen, gesammelt in 1–2 s Abständen über ca. 40 s. Daraus wurden sogenannte Indikatorverdünnungskurven erstellt, die aus dem Verhältnis der [125]J-Albumin- zu den ^{14}C-Cholsäure- bzw. den ^{35}S-BSP-Werten die Cholsäure- bzw. die BSP-Einstromgeschwindigkeitskonstanten ergaben [3]. 40 s nach der initialen Bolusinjektion erfolgte die Infusion unmarkierter Cholsäure (32 nmol/s · g Leber) bzw. BSP (26 nmol/s · g Leber). Bei den Kontrollen wurden Bolusinjektion von ^{14}C-Cholsäure bzw. ^{35}S-BSP und Infusion unmarkierter Cholsäure bzw. BSP gleichzeitig gegeben.

Ergebnisse

Die initialen Einstromgeschwindigkeitskonstanten von ^{14}C-Cholsäure und von ^{35}S-BSP betrugen $0,104 \pm 0,009$ s^{-1} ($n = 5$), bzw. $0,018 \pm 0,009$ s^{-1} ($n = 4$). Das deutliche Abweichen der ^{14}C-Cholsäurekurve von ihrer Referenzkurve ([125]J-Albumin) zeigt die rapide Aufnahme der Cholsäure in die Leber (Abb. 1, unten, Beispiel eines Experimentes). Die Infusion der unmarkierten Cholsäure und von BSP ca. 40 s nach der initialen Injektion resultierten in einem weiteren Abfall der [14]C- bzw. ^{35}S-Radioaktivität (Abb. 1, unten, bei Countertransport müßte ein Anstieg nachweisbar sein [4]). Wenn unmarkierte Cholsäure bzw. BSP zusammen mit der radioaktiv markierten Bolusinjektion infundiert wurden (Kontrollen), waren die

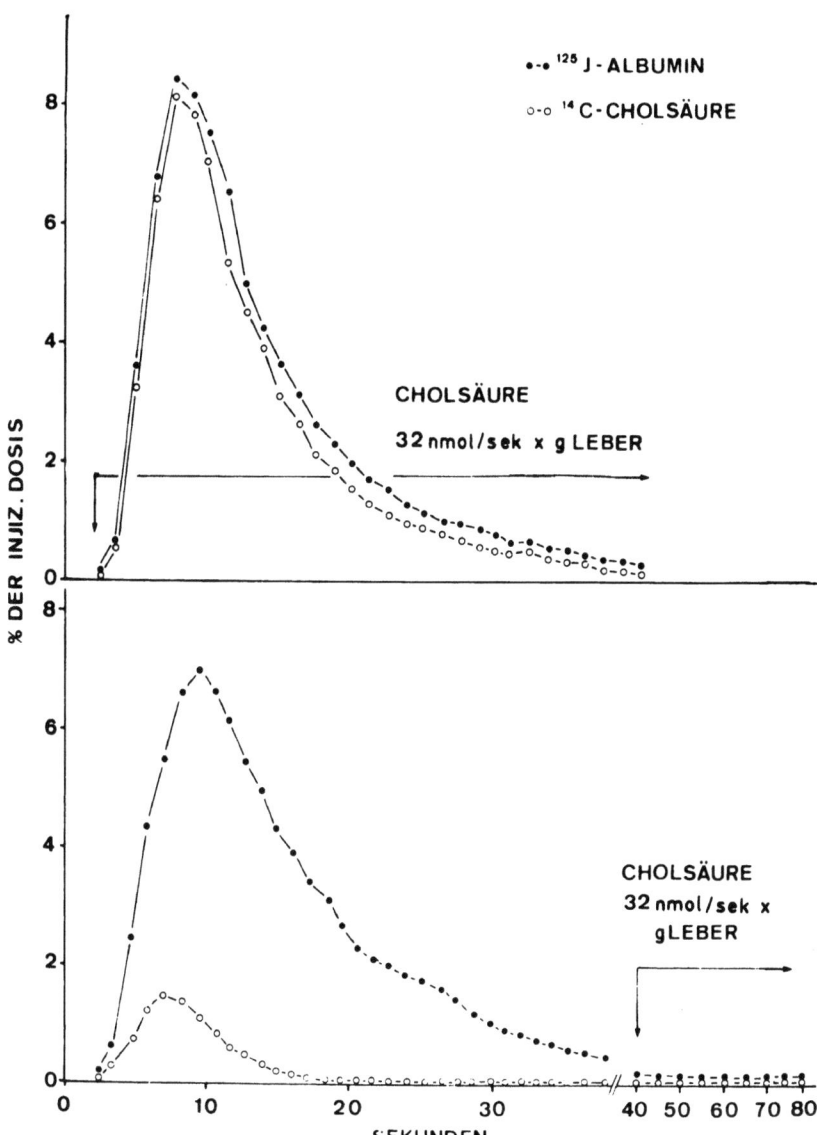

Abb. 1. Indikatorverdünnungskurven von ¹⁴C-Cholsäure und ¹²⁵J-Albumin: Infusion unmarkierter Cholsäure 40 s nach (unten) bzw. gleichzeitig (oben, Kontrolle) mit der initialen Injektion

Einstromgeschwindigkeitskonstanten von ¹⁴C-Cholsäure und ³⁵S-BSP signifikant niedriger: $0{,}015 \pm 0{,}008$ s⁻¹ ($n = 4$, $p < 0{,}001$), bzw. $0{,}005 \pm 0{,}004$ s⁻¹ ($n = 4$, $p < 0{,}002$). Die Abweichung der ¹⁴C-Cholsäurekurve von der Referenzkurve ist sehr gering (Abb. 1, oben, Beispiel eines Experimentes), was die nahezu vollständige Sättigung der Aufnahmekapazität zeigt.

Schlußfolgerungen

1. Cholsäure und BSP werden effizient vor der isoliert perfundierten Leber aufgenommen.
2. Die Verminderung der Einstromgeschwindigkeitskonstanten bei hohen Konzentrationen von Cholsäure und BSP im sinusoidalen Blut zeigt die Sättigung der Aufnahmemechanismen

(Kontrollen). 3. Nach hepatischer Aufnahme von ^{14}C-Cholsäure bzw. ^{35}S-BSP erfolgt durch hohe Konzentrationen von Cholsäure bzw. BSP kein Anstieg der ^{14}C-Cholsäure- bzw. ^{35}S-BSP-Konzentrationen im Plasma (kein Countertransport). 4. Entweder fehlt ein Mechanismus, um die Anionen aus der Leber zurück in das Plasma zu transportieren, oder sie werden fest an intrazelluläre Proteine gebunden und stehen deswegen nicht für Countertransport zur Verfügung.

Literatur

1. Anwer MS, Kroker R, Hegner D (1976) Cholic acid uptake into isolated rat hepatocytes. Hoppe Seylers Z Physiol Chem 357: 1477−1486 − 2. Gärtner U, Stockert RJ, Morell AG, Wolkoff AW (1981) Modulation of the transport of Bilirubin and Asialoorosomucoid during liver regeneration. Hepatology 1: 99−106 − 3. Goresky CA (1964) Initial distribution and rate of uptake of sulfobromophthalein in the liver. Am J Physiol 207: 13−26 − 4. Goresky CA, Nadeau BE (1974) Uptake of materials by the intact liver. The exchange of glucose across the cell membranes. J Clin Invest 53: 634−646 − 5. Scharschmidt BF, Waggoner JG, Berk PD (1975) Hepatic organic anion uptake in the rat. J Clin Invest 56: 1280−1292

Bartel, J. H. (Med. Univ.-Klinik Tübingen), Müting, D. (Heinz-Kalk-Klinik, Bad Kissingen), Dölle, W., Berg, P. A. (Med. Univ.-Klinik Tübingen)
Nachweis und Bedeutung von zirkulierenden Immunkomplexen bei der primärbiliären Zirrhose

Einleitung

Das Auftreten von zirkulierenden Immunkomplexen (IC) bei akuten und chronischen Lebererkrankungen, insbesondere bei der primär biliären Zirrhose (PBC), wurde in den letzten Jahren wiederholt beschrieben [1, 2, 5−7], ist aber nicht unumstritten.

So war es Goldberg nicht möglich, mit mehreren Methoden zirkulierende Immunkomplexe in Seren von Patienten mit PBC nachzuweisen [5].

Weiterhin ist unklar, ob IC in der Pathophysiologie dieser Erkrankungen eine Bedeutung zukommt, oder ob es sich um unspezifische immunologische Begleitphänomene handelt.

Erst kürzlich konnten wir zeigen, daß sowohl bei der akuten als auch bei der chronischen Hepatitis der Nachweis der IC eng mit der Krankheitsaktivität korreliert ist [2].

Insofern interessierte es uns festzustellen, ob man auch bei der PBC einen Zusammenhang zwischen dem Nachweis der Immunkomplexe und klinischen sowie serologischen Parametern zeigen kann.

Methodik

Untersucht wurden Seren von 75 Patienten mit PBC aus der Heinz-Kalk-Klinik in Bad Kissingen und 22 Patienten aus der Medizinischen Klinik in Tübingen. Die Diagnose der PBC stützte sich auf die Histologie sowie auf den Nachweis von antimitochondrialen Antikörpern in der Immunfluoreszenz und im ELISA unter Verwendung des PBC-spezifischen Antigens (M2). Außerdem wurden die Seren gegen das Mischformantigen (M4) getestet [3].

Die histologische Stadieneinteilung erfolgte nach den Kriterien von Scheuer. Der Nachweis der Immunkomplexe erfolgte mit dem C1q- und dem Konglutinin-PAP-Hemmtest [2].

Stadium	C1q- Test (positiv/getestet)	Konglutinintest	
I	10/16	7/16	**Tabelle 1.** Immunkomplexe und Stadieneinteilung bei 75 Patienten mit PBC
II	8/15	7/15	
III	6/10	7/10	
IV	24/34	27/34	
Gesamt	48/75	48/75	

Bei beiden Methoden handelt es sich um kompetetive enzymimmunologische Verfahren, bei denen IC mit löslichen Peroxidase-anti-Peroxidasekomplexen um die Bindung an C1q bzw. an Konglutinin konkurrieren.

Beide Testmethoden sind einfach auszuführen und erfordern keine hochgereinigten C1q- oder Konglutininpräparationen.

Als positiv wurde ein Serum gewertet, wenn der gemessene Wert (%-Hemmung) um mehr als zwei Standardabweichungen über dem Mittelwert einer gesunden Vergleichsgruppe lag.

Ergebnisse

Mit dem C1q- und dem Konglutinintest konnten in den meisten Seren der Patienten mit PBC zirkulierende Immunkomplexe festgestellt werden, nämlich in je 64% der Fälle.

Unter Berücksichtigung des histologischen Stadiums stellte sich dabei heraus, daß bevorzugt mit dem Konglutinintest im Spätstadium deutlich mehr IC nachgewiesen werden können als im Frühstadium (Tabelle 1).

Zwischen beiden Methoden zeigte sich ausschließlich im Stadium I eine signifikante Korrelation ($r = 0,75$; $p\ 0,025$), während in den späteren Stadien diese Assoziation nicht mehr beobachtet werden konnte.

Diese Befunde lassen sich dahingehend interpretieren, daß sich das Spektrum der IC im Stadienverlauf ändern kann.

Zwischen der Erhöhung der Transaminasen und dem Nachweis der IC im C1q-Test war gleichfalls im Stadium I eine signifikante Korrelation sichtbar ($r = 0,78$; $p\ 0,02$) (Abb. 1).

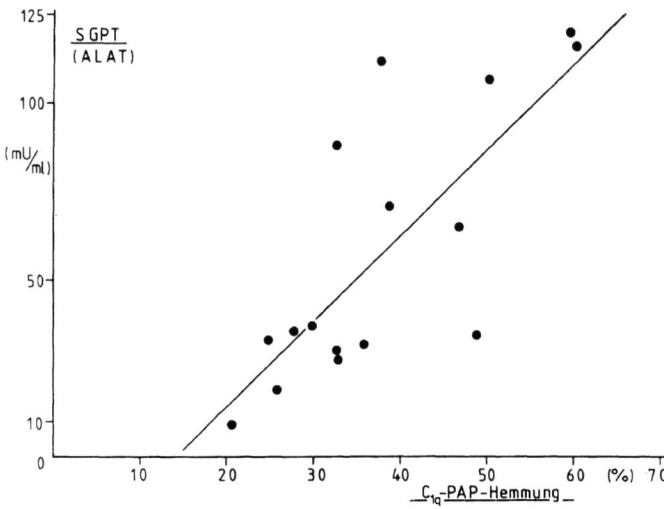

Abb. 1. Immunkomplexe und Transaminasenerhöhung bei der PBC im Stadium 1

Dagegen war in den späteren Stadien dieser Zusammenhang nicht mehr zu finden.

Keine Beziehung fand sich zu anderen Parametern wie der alkalischen Phosphatase, dem Bilirubin und den Immunglobulinen.

Weiterhin wurde das Auftreten von Immunkomplexen mit der Anwesenheit der Antikörper gegen das M2- und das M4-Antigen verglichen.

Es ließ sich zeigen, daß am häufigsten IC vorkommen, wenn beide Autoantikörper vorhanden sind, und daß in den Fällen ohne antimitochondriale Antikörper am seltesten IC nachzuweisen sind.

Die Ergebnisse der Immunkomplexbestimmung bei den 22 Tübinger Patienten wurden mit der Ausprägung von zusätzlichen kollagenoseähnlichen Symptomen verglichen.

Hierbei zeigte sich, daß Patienten mit extrahepatischen systemischen Manifestationen der PBC (Sicca-Syndrom, Arthritis, Glomerulonephritis) im Konglutinintest mehr (p 0,05) Immunkomplexe im Serum hatten als Patienten mit ausschließlicher Lebermanifestation.

Diskussion und Zusammenfassung

In Übereinstimmung mit anderen Autoren fanden wir in einem hohen Prozentsatz von Patienten mit PBC mit zwei verschiedenen Methoden zirkulierende Immunkomplexe im Serum.

Es zeigte sich, daß in den späteren Stadien der Erkrankung die Menge der IC zunimmt, was eventuell durch einen verminderten Abbau natürlich anfallender Immunkomplexe durch das RES der Leber bedingt ist.

Die Beobachtungen und der Vergleich der beiden unterschiedlichen Testmethoden legen nahe, daß verschiedene Arten von IC bei der PBC parallel vorkommen.

Eventuell sind sie Ausdruck verschiedener immunpathologischer Manifestationen. So fand sich ein positiver C1q-Test häufiger bei einem Leberzellschaden, während ein positiver Konglutinintest bevorzugt bei extrahepatischer kollagenoseähnlicher Symptomatik beobachtet wurde.

In weitergehenden Untersuchungen in der SDS-PAGE und im „Western Blot" war es bisher nicht möglich, mitochondriale oder zytoplasmatische Antigene, wie z. B. das Ro-Antigen, in den Immunkomplexen nachzuweisen.

Insofern muß man auch diskutieren, daß es sich um Idiotyp-Antiidiotypkomplexe handeln könnte.

Die Beobachtung, daß IC mit der Anzahl der Autoantikörper zunehmen, spricht dafür, daß sie als Folge einer gesteigerten immunologischen Aktivität aufgefaßt werden können.

Literatur

1. Bartel JH, Meier E, Maisch B, Berg PA (1981) Nachweis von zirkulierenden Immunkomplexen mittels eines fluorimetrischen C1q-solid-phase-assays (FIAX). Laboratoriumsmedizin 11: 266–269 – 2. Bartel JH, Kirchhof M, Dölle W, Berg PA (1983) Nachweis zirkulierender Immunkomplexe bei der akuten und chronischen Hepatitis und ihre Beziehung zur Krankheitsaktivität. Verh Dtsch Ges Inn Med 89: 1166–1169 – 3. Berg PA, Klein R, Lindenborn-Fotinos J, Klöppel, W (1982) ATPase-associated Antigen (M2): Marker Antigen for Serological Diagnosis of Primary Biliary Cirrhosis. Lancet 2: 1423–1425 – 4. Goldberg MJ, Kaplan M, Mitamura T, Anderson CL, Matloff D, Pinn V, Agnello V (1982) Evidence against an immune complexe pathogenesis of primary biliary cirrhosis. Gastroenterology 83: 677–683 – 5. Penner E, Albini B, Weiser M, Milgrom F (1979) Circulating and hepatic immune complexes in primary biliary cirrhosis. Gut 20: 908 – 6. Thomas HC, Potter BJ, Sherlock S (1977) Is primary biliary cirrhosis an immune complex disease? Lancet 2: 1261–1263 – 7. Wands JR, Dienstag JL, Bhan AT (1978) Circulating immune complexes and complement activation in primary biliary cirrhosis. N Engl J Med 298: 233–237

Penner, E., Hitchman, E., Bakos, S., Berg, P. A., Reichlin, M. (Wien/Tübingen/Oklahoma City)
Ro/anti-Ro-Immunkomplexe bei primär biliärer Zirrhose

Manuskript nicht eingegangen

Schultheiß, H.-P.[1], Schwimmbeck, P. L.[1], Berg, P. A.[2] ([1] Med. Klinik I, Klinikum Großhadern, Universität München und [2] Med. Klinik der Universität Tübingen)
Charakterisierung verschiedener, funktionell aktiver Autoantikörper gegen den Andeninnukleotidtranslokator bei Patienten mit primär biliärer Zirrhose

Einleitung

Die primär biliäre Zirrhose (PBC), eine progressive Lebererkrankung ungeklärter Genese [1, 2], ist unter anderem durch das Vorkommen antimitochondrialer Autoantikörper charakterisiert [3, 4]. Diese Autoantikörper, welche bei nahezu allen Patienten mit PBC vorkommen, sind gegen verschiedene mitochondriale Membranproteine gerichtet. In vorausgegangenen Untersuchungen konnten wir zum ersten Mal ein Protein − den Adeninnukleotidtranslokator (ANT) − als Autoantigen identifizieren [5−8]. Immunchemisch ist das Protein durch organ- und konformationsspezifische antigene Determinanten charakterisiert, wobei zumindest ein Teil der Organ- und Konformationspezifität durch den „Translokationsapparat" selbst bedingt ist [9, 10].

Der ANT ist ein stark hydrophobes, intrinsisches Protein der inneren mitochondrialen Membran [11]. Dieses für ATP und ADP spezifische Protein ermöglicht den Transport von ATP ins Zytosol zu den energieverbrauchenden Prozessen sowie den Rücktransport von ADP in die Mitochondrien zur Rephosphorylierung. Aufgrund dieser Funktion kommt dem ANT somit eine zentrale Bedeutung für den Energiestoffwechsel der Zelle zu [12]. Nachdem die Bindung der Autoantikörper am ANT nachgewiesen werden konnte, untersuchten wir, inwieweit es antikörpervermittelt zu einer Funktionsbeeinflußung des Proteins bzw. zu einer Hemmung der Ligandenbindung kommen kann.

Patienten

Wir untersuchten die Seren von 13 Patienten, bei denen aufgrund der Anamnese, der Klinik sowie der histologischen und serologischen Befunde die Diagnose einer PBC im Stadium I−IV gestellt worden war (Tabelle 1) [13]. Typischerweise war bei allen Patienten der für die PBC spezifische anti-M2-Antikörper nachweisbar [14], die Seren von zwei Patienten enthielten zusätzlich den anti-M4-Antikörper [15].

Material und Methode

Die Isolierung des ANT aus Herzmitochondrien erfolgte nach der von Riccio et al. beschriebenen Methode [16, 17]. Die Isolierung des Nieren- und Leberproteins erforderte durch proteinspezifische Gegebenheiten eine Abwandlung der Methode [18].

Antikörper gegen den ANT wurden mit Hilfe eines indirekten „Solid phase"-Radioimmunoassays nachgewiesen [8]. Der Nukleotidaustausch über die innere mitochondriale

Tabelle 1. Histologische und serologische Befunde bei Patienten mit primär biliärer Zirrhose (PBC)

Patient	Antikörper- spezifität	Schweregrad der Erkrankung	Anti-ANT-AK (cpm)[a]			Hemmung des Nukleotid- tranportes[b]	Hemmung der ^{3}H-CAT- Bindung[c]
			Leber	Herz	Niere		
B. K.	Anti-M2	PBC I	6 500	450	1 800	positiv	positiv
G. J.	Anti-M2	PBC IV	5 500	1 700	2 300	–	–
G. E.	Anti-M2	PBC I	4 000	1 900	1 700	positiv	positiv
H. H.	Anti-M2	PBC I	3 400	3 900	1 500	positiv	positiv
J. E.	Anti-M2	PBC II	7 650	2 300	1 200	positiv	positiv
K. J.	Anti-M2	PBC III	7 950	4 900	1 100	positiv	positiv
K. D.	Anti-M2	PBC I	5 300	1 600	2 950	positiv	positiv
R. E.	Anti-M2	PBC III	4 600	1 150	2 000	–	–
S. D.	Anti-M2	PBC IV	4 500	800	1 950	–	–
W. L.	Anti-M2	PBC II	5 000	1 400	2 100	–	–
Z. A.	Anti-M2	PBC II	4 200	3 900	2 400	–	–
P. M.	Anti-M2 + 4	PBC I	8 500	1 050	2 800	–	–
V. J.	Anti-M2 + 4	PBC IV	6 900	2 800	3 400	–	–

[a] Anti-Ademinnukleotidtranslokatorantikörper im Radioimmunoassay (counts/minute)
[b] Messung des Nukleotidtransportes nach Inkubation mit Antiserum (80 µl/mg mitochondreales Protein)
[c] Messung der ^{3}H-CAT-Bindung an Mitochondrien nach Antiseruminkubation

Membran sowie das Nukleotidleakage wurden an isolierten Lebermitochondrien mit Hilfe der „Inhibitorstop-Methode" über den Rücktransport von ^{14}C-ADP gemessen [7, 19]. Die Bindung des für die c-Konformation des Proteins (definitionsgemäß ist hierbei die Bindungsstelle zur zytosolischen Seite der Membran gerichtet) spezifischen Liganden Carboxyatractylat (^{3}H-CAT) wurde nach der von Weidemann et al. beschriebenen Methode bestimmt [20].

Ergebnisse und Diskussion

Im Radioimmunoassay konnte bei allen untersuchten Patienten mit PBC ein Antikörper gegen den ANT der Leber nachgewiesen werden, wohingegen nur bei einem Teil der Patienten eine signifikante Bindung am Herzprotein bzw. am Nierenprotein nachweisbar war (Tabelle 1). Diese organspezifische Bindung konnte auch durch Immunabsorptionsstudien sowohl am isolierten Protein als auch an Mitochondrien bestätigt werden [7, 21].

Wurden Lebermitochondrien zunächst mit isolierten Immunglobulinen (IgG) der Patientenseren inkubiert und anschließend die Bindung von ^{3}H-CAT an diesen Mitochondrien gemessen, so zeigte sich in knapp 50% der Patienten eine deutliche Abnahme der Ligandenbindung. Wie aus Tabelle 1 hervorgeht, bewirkten diese Seren auch eine deutliche Hemmung des Nukleotidtransportes. Die Tatsache, daß die Seren gleichzeitig eine Blockierung der Ligandenbindung und eine Hemmung des Nukleotidtransportes bewirkten, kann als weiterer Hinweis für die Identität zwischen der Liganden- und Substratbindungsstelle des ANT gewertet werden.

Vergleicht man das Vorkommen funktionell aktiver Autoantikörper mit dem klinischen Schweregrad (Tabelle 1), so zeigt sich, daß zwischen beiden Parametern keine Beziehung zu bestehen scheint. Eine mögliche Erklärung hierfür geht aus Abb. 1 hervor. Bei zwei dieser Patienten konnten wir nämlich im Serum das gleichzeitige Vorkommen von zumindest zwei Antikörpern, welche eine unterschiedliche Funktionsbeeinflussung des Translokators

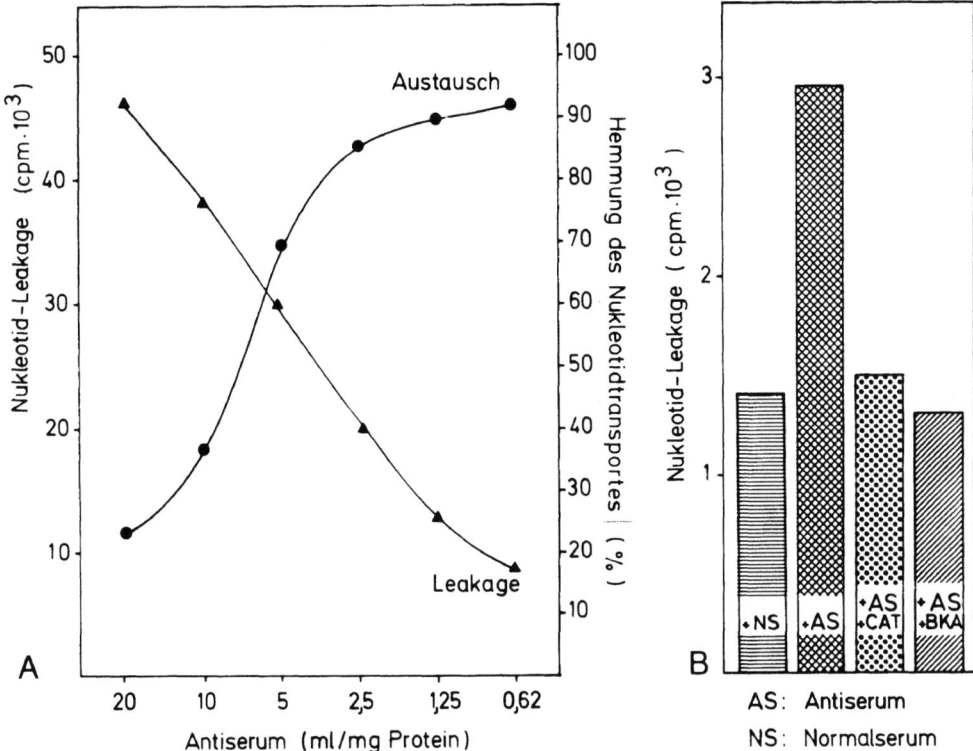

Abb. 1. A Messung des Rücktransportes von ¹⁴C-ADP (Austausch) an Mitochondrien, welche mit isolierten Immunglobulinen (IgG) entsprechend einer Serummenge von 20–0,62 ml/mg mitochondrialem Protein vorinkubiert wurden. Das Ausmaß der Hemmung des Nukleotidtransportes bei den verschiedenen IgG-Konzentrationen des Antiserums ist im Vergleich zu einem Kontrollversuch (mit Normalserum) in % angegeben. Gleichzeitig wird für jede IgG-Konzentration das gemessene Nukleotidleakage (¹⁴C-ADP) in counts/minute (cpm) angegeben. **B** Messung des Nukleotidleakage nach Inkubation mit Normalserum (NS) und Antiserum (AS) sowie nach Inkubation mit Antiserum nach Vorinkubation mit dem spezifischen Liganden Carboxyatractylat (CAT) und Bongkrekat (BKA)

bewirkten, nachweisen. Eine Differenzierung zwischen den beiden verschiedenen, die Funktion des Proteins beeinflußenden Antikörpern war möglich, da der eine Antikörper, der zu einem Leakage der Membran führte. nur bei sehr geringen Serumverdünnungen, der zweite Antikörper, der zu einer Hemmung des Transportes führte, hingegen erst bei sehr viel höheren Serumverdünnungen nachweisbar war (Abb. 1a). Auch bei dem durch den Antikörper bewirkten Leakage handelte es sich um einen ANT-vermittelten „Transport". Dies konnte dadurch bewiesen werden, daß eine Vorinkubation der Mitochondrien mit den spezifischen Liganden Carboxyatractylat (CAT) bzw. Bongkrekat (BKA) des Leakage vollständig verhinderte (Abb. 1b).

Die Konzentrationsabhängigkeit der unterschiedlichen Antikörperaktivitäten deutet darauf hin, daß unterschiedliche Antikörperpopulationen gegen sich überlappende antigene Determinanten im Serum dieser Patienten vorkommen. In Abhängigkeit von der jeweiligen Antikörperkonzentration und Antikörperaffinität kommt es so bei verschiedenen Serumverdünnungen zu einer unterschiedlichen Beeinflussung der Translokatorfunktion, wobei sich die gegen überlappende antigene Determinanten des „Translokationsapparates" gerichteten Antikörper gegenseitig verdrängen. Hieraus ergibt sich eine mögliche Erklärung für die fehlende Korrelation zwischen dem Schweregrad der Erkrankung und der in vivo gemessenen funktionellen Autoantikörperaktivität.

Zusammenfassend konnten wir zeigen, daß die Autoantikörper gegen den ANT organspezifisch sind. Neben einer Blockierung der Ligandenbindung können sie sowohl eine Hemmung des Nukleotidtransportes bewirken als auch zu einem ANT-spezifischen Leakage über die Membran führen. Die gegenseitige Verdrängung der Antikörper am Antigen in Abhängigkeit von Konzentration und Affinität zeigt darüber hinaus einen prinzipiellen Mechanismus, der bei In vitro-Untersuchungen zu Fehldeutungen führen kann, und der möglicherweise die vermeintliche Diskrepanz zwischen klinischem Schweregrad und gemessener Antikörperaktivität erklärt.

Literatur

1. Popper H, Paronetto F (1980) Clinical, histologic, and immunopathologic features of primary biliary cirrhosis. Springer Semin Immunopathol 3: 339–354 – 2. Thomas HC, Epstein O (1980) Pathogenic mechanismus in primary biliary cirrhosis. Springer Semin Immunopathol 3: 375–384 – 3. Berg PA, Baum H (1980) Serology of primary biliary cirrhosis. Springer Semin Immunopathol 3: 355–373 – 4. Munoz LE, Thomas HC, Scheuer PJ, Doniach D (1981) Is mitochondrial antibody diagnostic of primary biliary cirrhosis? Gut 22: 136–140 – 5. Schultheiß HP, Klingenberg M (1981) Immuno-chemical characterization of the adenine nucleotide translocator – an autoantigen in patients with anti-mitochondrial antibodies. Immunobiology 160: 107 – 6. Schultheiß HP, Berg PA, Klingenberg M (1982) Der Adenin-Nukleotid-Translokator (ANT) als organspezifisches Antigen bei der primär biliären Zirrhose. Verh Dtsch Ges Inn Med 88: 1052–1057 – 7. Schultheiß HP, Schwimmbeck P, Bolte H-D, Berg PA (1983) Hemmung des Adenin-Nukleotid-Transportes durch organspezifische Antikörper bei der primär biliären Zirrhose. Verh Dtsch Ges Inn Med 89: 752–756 – 8. Schultheiß HP, Berg P, Klingenberg M (1983) The mitochondrial adenine nucleotide translocator is an antigen in primary biliary cirrhosis. Clin Exp Immunol 54: 648–654 – 9. Schultheiß HP, Klingenberg M (1982) Organ- and conformation specificity of the adenine nucleotide translocator. Second European Bioenergetics Conference Reports, pp 471–473 – 10. Schultheiß HP, Klingenberg M (1984) Immunochemical characterization of the adenine nucleotide translocator: Organ- and conformation specifity. Eur J Biochem (in press) – 11. Klingenberg M (1976) The ADP-ATP carrier in mitochondrial membrane. In: Martonosi A (ed) The enzymes of biological membranes, vol 3. Pleunum Publ. Corp., New York, pp 383–438 – 12. Klingenberg M, Rottenberg H (1977) Relation between the gradient of the ATP/ADP ratio and the membrane potential across the mitochondrial membrane. Eur J Biochem 73: 125–130 – 13. Klöppel G, Kirchhof M, Berg PA (1982) Natural course of primary biliary cirrhosis. I. A morphological, clinical and serological analysis of 103 cases. Liver 2: 141–151 – 14. Berg PA, Klein R, Lindborn-Fotinos J, Klöppel G (1982) The ATPase associated antigen (M2) – a marker antigen for the serological diagnosis of primary biliary cirrhosis. Lancet 2: 1423–1425 – 15. Berg PA, Sayers T, Wiedmann, KH, Klöppel G, Lindner H (1980) Serological classification of chronic cholestatic liver disease by the use of two different types of antimitochondrial antibodies. Lancet 2: 1329–1332 – 16. Riccio H, Aquila H, Klingenberg M (1975) Solubilization of the carboxyatractylate binding protein from mitochondria. FEBS Lett 56: 129–132 – 17. Riccio H, Aquila H, Klingenberg M (1975) Purification of the carboxyatractylate binding protein from mitochondria. FEBS Lett 56: 133–138 – 18. Schultheiß HP, Klingenberg M (1984) Immunoelectrophoretic characterization of the ADP/ATP carrier from heart, kidney and liver. Arch Biochem (in press) – 19. Palmieri F, Klingenberg M (1979) Direct methods for measuring metabolite transport and distribution in mitochondria. In: Fleischer S, Packer L (eds) Methods in enzymology. Academic Press, London, pp 279–301 – 20. Weidemann, MJ, Erdelt H, Klingenberg M (1970) Adenine nucleotide translocation of mitochondria. Eur J Biochem 16: 313–335 – 21. Schultheiß HP, Berg PA, Klingenberg M (1984) Inhibition of the adenine nucleotide translocator by organ-specific auto-antibodies in primary biliary cirrhosis. Clin Exp Immunol (in press)

Burghardt, W., Schweisfurth, H., Wernze, H. (Med. Univ.-Klinik Würzburg)
Beziehungen zwischen kinin- und sympathikoadrenalem System bei Patienten mit Leberzirrhose

Leberzirrhosekranke zeigen eine Vielzahl von Veränderungen hormonaler/humoraler vasoaktiver Komponenten. Das klinische Bild des Zirrhosekranken mit hyperdynamer Zirkulation bei herabgesetztem peripheren Widerstand resultiert aus dem Zusammenspiel vasokonstriktiver (Renin-Angiotensin-Aldosteronsystem, sympathikoadrenales System, Prostaglandinsystem) und vasodilatativer Mechanismen (Kallikrein-Kininsystem, Prostaglandinsystem). Hinzu kommen Einflüsse auf die renale Funktion im Sinne einer verminderten Durchblutung der Rinden- zugunsten der Markregion, einer vermehrten tubulären Natriumreabsorbtion und verringerten Natriumausscheidung, wofür weitere hormonelle Faktoren zusätzlich eine Rolle spielen (Übersicht bei [1]).

Eine vermehrte sympathoadrenale Aktivität, gekennzeichnet durch erhöhte Plasmanoradrenalinspiegel [2], ist für fortgeschrittene Zirrhosestadien gesichert [3–5]. Zirrhosetypische Veränderungen des Kallikrein-Kininsystems sind als erniedrigte Plasmapräkallikreinspiegel beschrieben [6], ebenso sind Aktivitätsveränderungen der Kininase II (= Angiotensin I-Converting-Enzym) bekannt [7, 8]. Mit dem Ziel einer weiteren Aufklärung der Zusammenhänge zwischen den einzelnen hormonellen Regelkreisen untersuchten wir den Bradykinininaktivator Kininase I (Carboxypeptidase N) und seine Beziehung zum sympathikoadrenalen System bei Leberzirrhosekranken in unterschiedlichen Krankheitsstadien.

Methodik und Krankengut

Die untersuchten 66 Patienten mit histologisch gesicherter Leberzirrhose gliederten sich in zwei Gruppen:

Die erste Gruppe umfaßte 31 Patienten im kompensierten Krankheitsstadium (CC) mit einem mittleren Alter von 49 ± 12 Jahre (23 männlich, acht weiblich). Die Genese der Lebererkrankung war in 20 Fällen äthylisch, in acht posthepatitisch, drei Patienten hatten eine andere Zirrhoseursache.

Die zweite Gruppe bildete sich aus 35 Patienten mit einem mittleren Alter von 52 ± 12 Jahren, die sich zum Untersuchungszeitpunkt in einem dekompensierten Krankheitsstadium (DC) mit Aszitesbildung, jedoch ohne diuretische Therapie, befanden (27 männlich, acht weiblich). In 28 Fällen lag eine äthyltoxische, in fünf eine posthepatische und in zwei eine andere Ätiologie vor.

Als Kontrollpersonen (CO) dienten 28 Patienten ohne anamnestischen, klinischen oder laborchemischen Hinweis auf hepatische, renale oder kardiovaskuläre Funktionsstörung (mittleres Alter 46 ± 13 Jahre, 20 männlich, acht weiblich).

Zirrhosepatienten und Kontrollpersonen wurden im Nüchternzustand und nach mindestens 24stündiger Medikamentenpause (für Diuretika galt eine Karenz von 2 Wochen) untersucht. Eine diätetische Natriumrestriktion fand nicht statt. Nach zweistündiger Ruhelagerung wurde für die Enzym- und Hormonbestimmungen Blut aus der V. cubitalis entnommen.

Analytik

Die Carboxypeptidase N (CN) spaltet mittels ihrer Peptidaseaktivität basische Aminosäuren vom terminalen Carboxylende der Peptide ab. Die Aktivitätsbestimmung der Carboxypeptidase N im Serum erfolgte spektralphotometrisch ($\lambda = 228$ nm) über die Freisetzung von Hippursäure aus Hippuryl-L-Arginin (CN_1) bzw. Hippuryl-L-Lysin (CN_2)(Methode nach [9]).

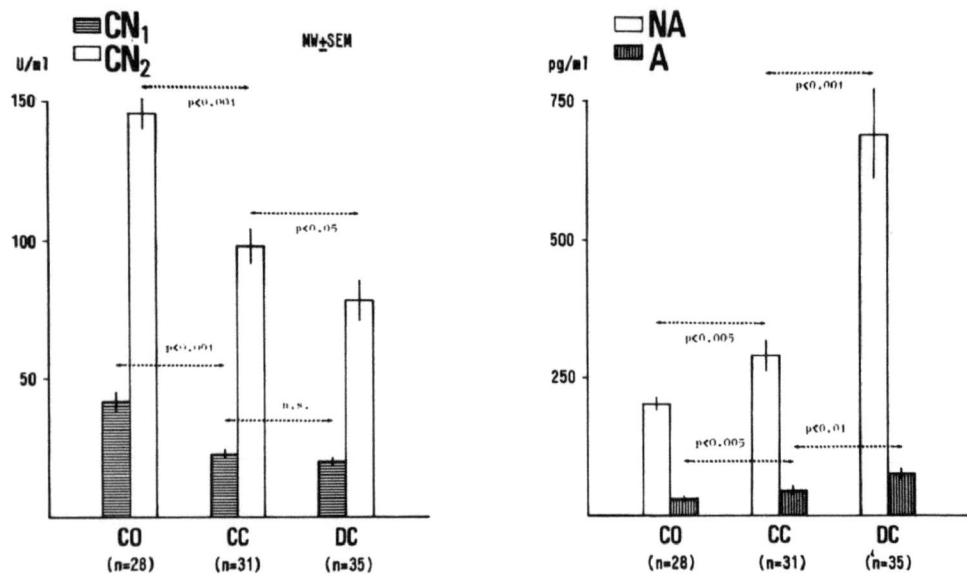

Abb. 1. Carboxypeptidasen N_1- und N_2-Aktivitäten (CN_1, CN_2) sowie Katecholaminkonzentrationen (Noradrenalin = NA, Adrenalin = A) im Plasma von Kontrollpersonen, kompensierten (CC) und dekompensierten Leberzirrhosekranken (DC)

Die Plasmakatecholaminbestimmung (Noradrenalin = NA, Adrenalin = A) erfolgte radioenzymatisch (modifiziert nach [10]).

Ergebnisse

Die Enzymaktivitäten beider Carboxypeptidasen N waren bei Leberzirrhosekranken signifikant erniedrigt gegenüber Kontrollpersonen, für CN_2 ausgeprägter bei dekompensierten Krankheitsfällen [CO: CN_1 42,0 ± 3,6, CN_2 145,5 ± 5,2 U/ml (MW ± SEM); CC: CN_1 22,9 ± 1,1, CN_2 98,0 ± 6,3 U/ml; DC: CN_1 20,8 ± 1,2, CN_2 78,4 ± 7,1 U/ml]. Dies unterstreicht frühere Befunde unserer Arbeitsgruppe [11]. Dabei zeigten die Aktivitäten beider Carboxypeptidasen N eine hochsignifikante Korrelation ($p < 0,00001$).

Die Plasmakonzentrationen von Noradrenalin [CO: 202,1 ± 13,5, CC: 289,8 ± 29,2, DC: 687,0 ± 79,6 pg/ml (MW ± SEM)] steigen signifikant mit Fortschreiten der Lebererkrankung, entsprechend dem gesteigerten systemischen Sympathikotonus (Abb. 1). Ein gleiches Verhalten zeigten die Plasmakonzentrationen von Adrenalin, welches vermehrt aus dem Nebennierenmark freigesetzt wird [CO: 30,6 ± 2,2, CC: 45,3 ± 5,3, DC: 76,3 ± 9,7 pg/ml (MW ± SEM)].

Zwischen den Enzymaktivitäten der Carboxypeptidasen N_1/N_2 und den hämodynamischen Parametern Herzfrequenz [CO: 68 ± 10, CC: 97 ± 15, DC: 86 ± 13 Schläge/min (MW ± SD)] und mittleren arteriellen Druck [CO: 88 ± 18, CC: 93 ± 12, DC: 89 ± 15 mm Hg (MW ± SD)] ließ sich keine Abhängigkeit sichern ($p < 0,5$). Ebenso bestand zu laborchemischen hepatischen (Serumbilirubin, -transaminasen, -cholinesteraseaktivität) und renalen Kenngrößen (Serumkreatinin, -harnstoff) keine statistisch signifikante Beziehung. Insbesondere wies die zwischen den einzelnen Patientengruppen deutlich unterschiedene urinäre Natriumausscheidung [CO: 142 ± 35, CC: 79 ± 51, DC: 32 ± 40 mval/24 Std (MW ± SD)] keine solche Abhängigkeit auf.

Im Hinblick auf den Zusammenhang zwischen Plasma-NA und CN_1/CN_2-Aktivitäten ergab sich, daß erhöhte Katecholaminspiegel mit erniedrigten Enzymaktivitäten signifikant

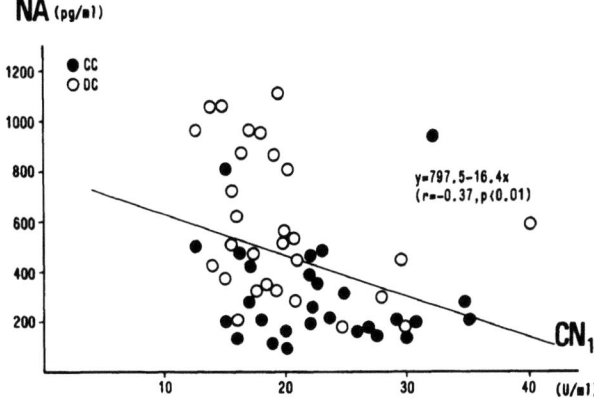

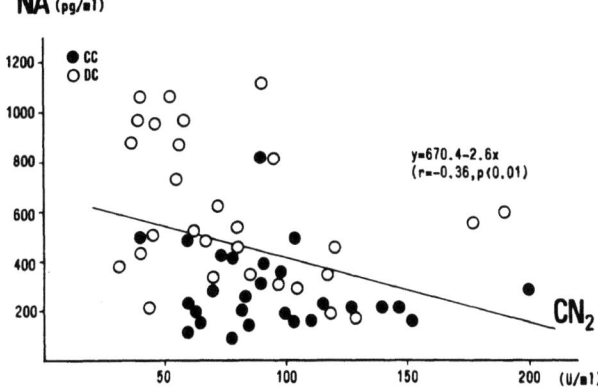

Abb. 2. Beziehungen zwischen Plasmanoradrenalinkonzentrationen (NA) und Carboxypeptidasen N_1- und N_2-Aktivitäten bei kompensierten (CC) und dekompensierten Zirrhosekranken (DC)

korrelierten ($p < 0,01$). Dies gilt für das Gesamtkollektiv der Zirrhosekranken und beide Carboxypeptidasen (Abb. 2). Für Plasma-A ergab sich ein gleichartiges Verhalten.

Diskussion und Zusammenfassung

Während für die Kininase II Aktivitätssteigerungen bei Patienten mit Leberzirrhose beschrieben wurden, was die extrahepatische Enzymsynthese unterstreicht, deutet die verminderte Enzymaktivität der Carboxypeptidasen N bei Zirrhosekranken auf eine hapatische Synthese der Kininase I.

Die vermehrten Plasmanoradrenalin- und Plasmaadrenalinspiegel bestätigen den bei Leberzirrhosekranken gesteigerten systemischen Sympathikotonus, abhängig vom Stadium der Erkrankung.

Kinin- und sympathikoadrenales System sind in den Gesamtregelkreis von vasokonstringierenden und vasodilatierenden humoralen/hormonalen Mechanismen bei Patienten mit Leberzirrhose eingebunden. Dabei läßt die inverse Korrelation zwischen Katecholaminen und Carboxypeptidasen vermuten, daß dem vasokonstriktorischen Effekt der Amine durch den verminderten enzymatischen Bradykininabbau entgegengewirkt wird. Dieser Regulationsmechanismus besteht bereits im kompensierten Krankheitsstadium. Nachdem Bradykinin eine herausragende Rolle als physiologischer renaler Vasodilatator zukommt und andererseits durch unsere Arbeitsgruppe gezeigt werden konnte, daß Veränderungen des Sympathikotonus in frühen Zirrhosestadien vorwiegend renal ausgeprägt sind [12], ist davon auszugehen, daß Interaktionen des kinin- und sympathikoadrenalen Systems einen bedeutsamen Einfluß auf initiale Nierenfunktionsstörungen bei Zirrhosekranken haben. Darüber hinaus sind Wechselwirkungen zu anderen hormonalen Systemen (Renin-Angiotensin-Aldosteronsystem, Prostaglandinsystem) gegeben.

Literatur

1. Epstein M (1983) Pathogenesis of renal sodium handling in cirrhosis. A reappraisal. Am J Nephrol 3: 297–309 – 2. Christensen NJ, Brandsborg O (1973) The relationship between plasma catecholamine concentration and pulse rate during exercise and standing. Eur J Clin Invest 3: 299–306 – 3. Henriksen JH, Christensen NJ, Ring-Larsen H (1981) Noradrenaline and adrenaline concentration in various vascular beds in patients with cirrhosis. Relation to haemodynamics. Clin Physiol 1: 293–304 – 4. Bichet DG, Vici, van Putten VJ, Schrier RW (1982) Potential role of increased sympathetic activity in impaired sodium and water excretion in cirrhosis. N Engl J Med 307: 1552–1557 – 5. Arroyo V, Planas R, Gaya J, Deulofeu R, Rimola A, Perez-Ayuso R, Rivera F, Rodes J (1983) Sympathetic nervous activity, renin angiotensin system and renal excretion of prostaglandin E₂ in cirrhosis. Relationship to functional renal failure and sodium and waterexcretion. Eur J Clin Invest 13: 271–278 – 6. Wong PY, Colman RW, Talamo RC, Babior BM (1972) Kallikrein-bradykinin system in chronic alcoholic liver disease. Ann Intern Med 77: 205–209 – 7. Andersen JB (1967) Converting enzyme activity in liver damage. Acta Pathol Microbiol Scand 71: 1–7 – 8. Schweisfurth H, Wernze H (1979) Changes of serum angiotensin I converting enzyme in patients with viral hepatitis and liver cirrhosis. Acta Hepatogastroenterol (Stuttg) 26: 207–210 – 9. Schweisfurth H, Reinhart E, Heinrich J, Brugger E (1983) A simple spectrophotometric assay of carboxypeptidase N (kininase I) in human serum. J Clin Chem Clin Biochem 21: 605–609 – 10. Peuler JD, Johnson GA (1977) Simultaneous single isotope radioenzymatic assay of plasma norepinephrine, epinephrine and dopamine. Life Sci 21: 625–636 – 11. Schweisfurth H, Burghardt W (1983) Verminderte Carboxypeptidase N-Aktivitäten bei Patienten mit Leberzirrhose. Z Gastroenterol 21: 397 – 12. Burghardt W, Wernze H, Tittor W (1983) Erhöhte intrarenale Noradrenalinfreisetzung bei Leberzirrhosen. Verh Dtsch Ges Inn Med 89: 901–905

Loewe, Ch., Schuppan, D., Hahn, E. G., Riecken, E. O. (Med. Klinik, Abt. für Gastroenterologie, Klinikum Steglitz der FU Berlin
Prokollagen und Kollagen Typ III in Aszites von Patienten mit alkoholischer Leberzirrhose

Einleitung

Der Radioimmunassay für das aminoterminale Propeptid des Kollagen Typ III (ppIII, Behringwerke vom Rind dient der Erfassung des Kollagenstoffwechsels bei fibrotischen Lebererkrankungen. Zur Zeit ist noch unklar, ob erhöhte Serumspiegel durch Neusynthese oder vermehrten Abbau des menschlichen Prokollagen Typ III hervorgerufen werden. Mit Methoden der Kollagenchemie gelang uns die Charakterisierung der Strukturen in Aszites von Patienten mit alkoholischer Leberzirrhose, die durch den RIA-ppIII erfaßt werden.

Methodik

Aszites von Patienten mit alkoholischer Leberzirrhose wurde nach Entnahme sofort mit Proteaseinhibitoren (PMSF, NEM, EDTA) versetzt. Fällung mit 20% Ammoniumsulfat und Reextraktion des Präzipiates mit PBS führten zu ca. 20facher Anreicherung des humanen ppIII, gemessen mit dem Radioimmuntest (RIA) für das bovine ppIII. Die Weiterreinigung erfolgte an Carboxymethyl (CM)- und Diäthylaminoäthyl (DEAE)-Zellulose (Fa. Whatman) sowie an Sephacryl S200 (Fa. Pharmacia).

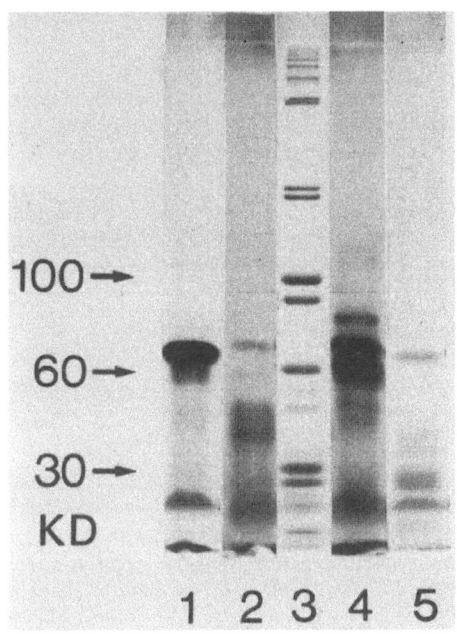

Abb. 1. PAGE (5–12,5%) von Fraktion a und b. Spalte 1 = a vor Reduktion, Sp. 2 = b vor Reduktion, Sp. 4 = a nach Reduktion, Sp. 5 = b nach Reduktion, Sp. 3 = Kollagenstandard

Ergebnisse

Wir bestimmten die Molekulargewichts (MG)-Verteilung des humanen ppIII-Antigens in zehn Aszitesproben mittels Molekularsiebchromatographie. Die Hauptaktivität an ppIII fand sich in sieben Proben im Bereich zwischen 60 und 170 KD (Aszites A) einmal zwischen 170 und 360 KD und zweimal über 360 KD MG (c). Chromatographie an CM-Zellulose reicherte die niedermolekulare Form des humanen ppIII in der ungebundenen Fraktion an, während die

Tabelle 1. Aminosäurenanalyse der gereinigten ppIII-Fraktionen a (75 KD) und b (25 KD), verglichen mit dem Aminopropeptid vom Rind (Timpl und Glaneville). Zystein- und Tryptophan wurden nicht bestimmt

Aminosäure	Aminopropeptid (bovin)	75 KD (human)	25 KD (human)
Hydroxyprolin	7,6	7,4	4,9
Aspartat	12,6	11,1	11,0
Threonin	2,5	5,4	5,6
Serin	7,6	4,5	4,1
Glutamat	12,6	12,9	12,8
Prolin	15,1	14,3	14,9
Glycin	17,6	19,1	16,7
Alanin	4,2	4,6	4,9
Valin	4,2	3,9	5,2
Isoleukin	5,0	2,2	2,9
Tyrosin	1,7	1,0	1,9
Phenylalanin	0,8	0,8	1,6
Histidin	0,8	0,7	1,2
Hydroxylysin	–	0,5	0,5
Lysin	1,7	3,5	3,1
Arginin	2,5	4,8	4,5

höhermolekulare Form im Salzgradienten eluierte. Letztere repräsentierte ca. 70% der ppIII-Aktivität in Aszites (c).

Polyacrylamidgelelektrophorese (PAGE) zeigte Banden im Bereich kollagener α-, β- und γ-Komponenten, nach Reduktion tripelhelikales Kollagen Typ III (70–80%) und 20–30% einer Bande vom MG 120 KD, entsprechend ppIII in kovalenter Verknüpfung mit Kollagen III. Die Aminosäurenanalyse dieser Fraktion war typisch für Kollagen III.

Die niedermolekulare Fraktion, die primär aus Aszites (A) gewonnen wurde, konnte nach CM- und DEAE-Chromatographie schließlich an einem Molekularsieb (S200) in zwei gereinigte Peptidfraktionen separiert werden. In der PAGE (Abb.) sind diese mit ca. 75 KD und 25 KD größer als die bekannten bovinen Prokollagen III-Peptide Col 1–3 (55 KD) und Col 1 (12 KD). Ferner läßt sich das (trimere) humane 75 KD-Peptid nicht zu einem monomeren reduzieren. Die Aminosäurenanalyse (Tabelle 1) zeigt mit Ausnahme von Threonin/Serin, Isoleukin/Leukin, Lysin und Arginin eine weitgehende Übereinstimmung der humanen Peptide mit dem bovinen ppIII.

Schlußfolgerungen

Aus Aszites von Patienten mit alkoholischer Leberzirrhose ließen sich drei verschiedene Peptidfraktionen isolieren, die zusammen mehr als 90% der Gesamtaktivität repräsentieren:

1. hochmolekulares Material (MG 300 KD), welches aus Kollagen Typ III mit z. T. noch kovalent verknüpftem ppIII besteht.
2. ein Peptid vom MG 75 KD, größer als das bovine ppIII (55 KD), aber ähnlich in der Aminosäurenzusammensetzung.
3. ein Peptid vom MG 25 KD, wahrscheinlich ein Monomer von 2.

Hiermit gelang uns erstmals die Isolierung von Prokollagen III aus einer menschlichen Körperflüssigkeit.

Während in der Mehrzahl der Fälle (7 von 10) die Hauptaktivität an ppIII (80%) in den Peptiden zu 75 KD und 25 KD gefunden wurde, enthielten zwei Aszitesproben ppIII kovalent verknüpft mit tripelhelikalem Kollagen Typ III. In der hier vorliegenden Konzentration (ca. 2 mg/l Aszites) könnte letzteres wegen seiner thrombozytenaggregierenden Wirkung eine disseminierte intravaskuläre Koagulation auslösen, wenn z. B. ein peritoneovenöser Shunt angelegt wird.

Klein, Chr.-P. (Evgl. Bethesda-Krankenhaus, Essen)
Der Einfluß von Pharmaka auf die portale Hypertonie bei Leberzirrhose

Ösophagusvarizenblutungen gehören auch heute noch zu den gefährlichsten Komplikationen der portalen Hypertonie bei Leberzirrhose. Neben der mechanischen Kompressionsbehandlung durch Sengstaken-Blakemore- bzw. Linton-Nachlas-Sonden sind medikamentöse Maßnahmen zur akuten Blutstillung (Triglyzyl-Lysin-Vasopressin) [1–5, 9] und zur Vermeidung von Rezidivblutungen (Beta-Rezeptorenblocker) geeignet [4, 6, 7].

Zur Überprüfung, inwieweit die portale Hypertonie durch die i.v. Gabe von 1 mg Glyzylpressin akut beeinflußbar ist, wurden bis jetzt 26 Patienten mit Ösophagusvarizen Grad II–IV bei laparoskopischhistologisch gesicherter Leberzirrhose untersucht [3, 4].

Der Einfluß von Propranolol auf die portale Hypertonie konnte längerfristig überprüft werden [4].

14 Patienten mit portaler Hypertonie wurden über 4 Wochen chronisch mit 2×20 mg Propranolol behandelt, wobei die Lebervenenverschlußdrucke vor und nach 4 Wochen Therapie gemessen wurden.

Methode

Der Lebervenenverschlußdruck repräsentiert den Druck in der Vena portae ähnlich wie der Pulmonalkapillardruck den enddiastolischen Druck im linken Ventrikel.

In Lokalanästhesie wird die rechte Vena femoralis nach der Seldinger-Methode punktiert und über einen Führungsdraht ein endständig offener Cournand-Katheter Nr. 6 eingeführt. Zum korrekten Nullpunktsabgleich wird der rechte Ventrikel sondiert, danach wird der Druck in der Arteria pulmonalis einschließlich des Pc-Druckes gemessen.

Nach Rückzug Sondieren einer Lebervene unter Röntgenkontrolle und Vorschieben des Cournand-Katheters bis zur Okklusionsstellung. Messen der Druckwerte in der geblockten sowie offenen Lebervene (Norm bei Lebergesunden 5−6 mm Hg).

Das Elektrokardiogramm wird fortlaufend mitregistriert, um Pulsfrequenz, Herzrhythmusstörungen oder Ischämiereaktionen feststellen und dokumentieren zu können. Der periphere arterielle Druck wird nach Riva-Rocci gemessen.

Untersuchungsgang

Nach zehnminütiger Ruhephase, in der mehrfach die Drucke gemessen werden, erfolgt die i.v. Injektion von 1 mg Glyzylpressin. Die Meßparameter werden nach 1, 5, 10, 20 und 30 min bestimmt.

Zum Abschluß der Untersuchung wird nochmals der Druck im rechten Ventrikel, in der Arteria pulmonalis sowie im Bereich des Pulmonalkapillarbettes gemessen. Bei der Untersuchung mit Beta-Rezeptorenblockern wurde nach 4 Wochen chronischer Behandlung mit 2 × 20 mg Dociton eine erneute Messung des Lebervenenverschlußdruckes durchgeführt.

Ergebnisse

1. Akutversuch mit Glyzylpressin

Bei 20 Patienten mit Ösophagusvarizen Grad II−IV bei gesicherter Leberzirrhose fällt der Lebervenenverschlußdruck 1 min nach Gabe von 1 mg Glyzylpressin von $25{,}75 \pm 3{,}9$ mm Hg auf $16{,}6 \pm 5{,}6$ mm Hg ab ($\triangle\% = 35{,}5$; $p < 0{,}001$). In den nächsten Minuten erfolgt ein weiterer geringfügiger Abfall des Druckes, der konstant bis 30 min erniedrigt bleibt (Abb. 1).

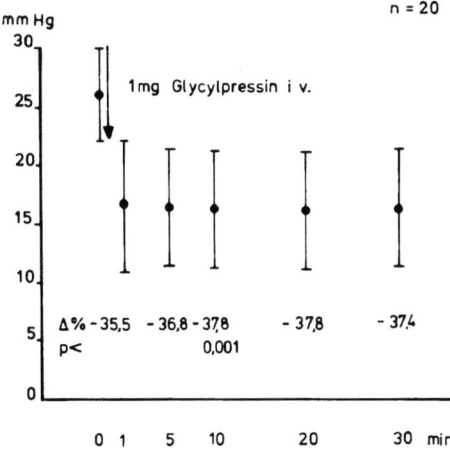

Abb. 1. Das Verhalten der Lebervenenverschlußdrucke vor und nach Gabe von 1 mg Glyzylpressin i.v.

1521

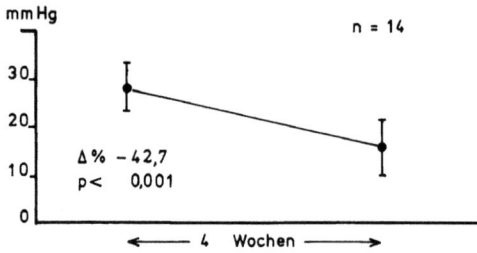

mmHg

n = 14

30

20

10 Δ% −42,7
p< 0,001

0

◄─── 4 Wochen ───►

Abb. 2. Lebervenenverschlußdrucke vor und während Gabe von Propranolol (40 mg/Tag)

Bei sechs weiteren Patienten, deren Okklusionsdruck wesentlich niedriger lag, konnte durch die gleiche Dosis Glyzylpressin nur eine unwesentliche Druckreduzierung erzielt werden (13,83 ± 3,2−11,0 ± 4,0 △% − 20,46; p = n.s.). Diese Patienten müssen als Nonresponder angesehen werden. Während der Untersuchung bleiben die Drucke im rechten Ventrikel und in der Arteria pulmonalis unbeeinflußt, dagegen steigt der Aortenmitteldruck von 102 ± 11 hochsignifikant auf 127 ± 12 mm Hg an (△% 23,5; p < 0,001), um dann bis zur 30. min geringfügig wieder abzufallen (122 ± 6 mm Hg △% + 19,4; p < 0,001). Glyzylpressin eignet sich nicht zur Langzeittherapie der portalen Hypertonie, da es nur parenteral zur Verfügung steht.

2. Langzeitbehandlung mit Beta-Rezeptorenblockern

Lebrec [6] hatte 1980 darauf aufmerksam gemacht, daß bei einer Propranololbehandlung signifikant weniger Ösophagusvarizenblutungen auftraten als in einer Plazebogruppe. Bisher konnten wir 14 Patienten mit Ösophagusvarizen III−IV bei Leberzirrhose, die chronisch während 4 Wochen mit 2 × 20 mg Propranolol behandelt wurden, untersuchen. Dabei wurde ein hochsignifikanter Druckabfall von 27,27 ± 5,17 mm Hg auf 15,63 ± 5,46 mm Hg festgestellt (△% = 42,7; p < 0,001) (Abb. 2). Die nähere Aufschlüsselung zeigt, daß vier Patienten als Nonresponder eingestuft werden müssen, da es lediglich zu einem geringfügigen Druckabfall von 23,3 ± 2,8 auf 21,6 ± 2,5 mm Hg gekommen war (△% = 7,3; p = n.s.). Die Gründe für das Nichtansprechen auf den Beta-Rezeptorenblocker sind bisher nicht klar, sie bieten aber eine mögliche Erklärung für die veröffentlichten Erfolge bzw. Mißerfolge in der Therapie der portalen Hypertonie mit Beta-Rezeptorenblockern [6, 7].

Schlußfolgerungen

1. Der Pfortaderhochdruck bei Leberzirrhose kann medikamentös akut durch Glyzylpressin sowie langfristig durch Beta-Rezeptorenblocker abgesenkt werden.
2. Bei beiden Substanzgruppen ist mit Nonrespondern zu rechnen, die nur mit Hilfe der Lebervenenverschlußdruckmessung identifiziert werden können.
3. Bei akuten Ösophagusvarizenblutungen sollte daher neben medikamentösen Maßnahmen sicherheitshalber die mechanische Kompression der Ösophagusvarizen durch Sengstaken-Blakemore- oder Linton-Nachlas-Sonden erfolgen.
4. Bei der chronischen medikamentösen Behandlung des portalen Hochdruckes durch Beta-Rezeptorenblocker sollte der Therapieerfolg durch die ambulant durchführbare Lebervenenverschlußdruckmessung objektiviert werden und bei Nonrespondern die Beta-Rezeptorenblockade wieder abgesetzt werden.

Literatur

1. Brieler HS, Thiede A (1979) Zur Wirkung vaso-pressorischer Substanzen auf blutende Ösophagusvarizen und andere intestinale Blutungen. Zentralbl Chir 104: 1337−1344 − 2. Freeman JG, Cobden

I, Lishman AH, Record CO (1982) Controlled trial of terlipressin (Glypressin) versus Vasopressin in the early treatment of ösophageal varices. Lancet 2: 66–68 – 3. Klein Chr-P (1984) Der Einfluß von Glycylpressin auf die portale Hypertonie bei Lebercirrhosen. In: Paquet KJ, Denck H, Zöckler CE (Hrsg) Die Ösophagusvarizenblutung. Diagnose und Therapie. Kongressbericht des 2. Deutsch-Österreichisch-Schweizerischen Symposions. TM-Verlag, Bad Oeynhausen, S 67–68 – 4. Klein Chr-P (1984) Die akute und langfristige pharmakologische Beeinflußbarkeit der portalen Hypertonie durch Triglycyl-lysinvasopressin und Beta-Rezeptoren-Blocker. Herzmedizin 1: 20–23 – 5. Kohaus H, Kautz G, Schönleben K, Lübbesmeier H (1981) Die adjuvante Therapie der gastrointestinalen Blutung mit dem Vasopressinderivat Glycylpressin. Therapiewoche 31: 8633–8634 – 6. Lebrec D, Nouel O, Corbic M, Benhamou JP (1980) Propranolol – a medical. Treatment for portal hypertension? Lancet 2: 180 – 7. Paquet KJ, Feußner H (1983) Ist der Beta-Blocker Methylpropranolol zur Prophylaxe von Blutungsrezidiven nach Wandsklerosierung der Speiseröhre wegen blutender Ösophagusvarizen geeignet? Z Gastroenterol 21: 427

Grein, N., Heinrich, R., Dette, S., Günderoth-Palmowski, M., Grauer, W., Schomerus, H.
(Med. Univ.-Klinik Tübingen, Abt. I)

Lokaler pO_2 auf der Nierenrinde bei Ratten mit portokavaler Anastomose (PCA)*

Einleitung

Verschiedene hämodynamische Veränderungen der systemischen Zirkulation sind bei Patienten mit Leberzirrhose bekannt und beschrieben worden. Die hyperdyname Kreislaufsituation der Patienten mit Leberzirrhose ist z. B. durch ein gesteigertes Herzzeitvolumen (HZV), verminderten peripheren Widerstand, erhöhte venöse O_2-Beimischung und eine gesteigerte systolische Auswurffraktion charakterisiert [1].

Dieser hyperdyname Zustand der systemischen Zirkulation tritt auch bei Ratten infolge operativer Anlage einer End-zu-Seit-Anastomose (PCA) auf. Daher ist dieses Modell für experimentelle Untersuchungen shuntabhängiger Perfusionsveränderungen geeignet [2].

Im Rahmen der hyperdynamen Kreislaufsituation bei Patienten mit Leberzirrhose konnten Perfusionsveränderungen auf Organebene (Haut, Darm, Lunge, Niere) nachgewiesen werden. Auch für das sog. hepatorenale Syndrom werden ursächlich Umverteilungen der intrarenalen Hämodynamik mit konsekutiver Minderversorgung der Nierenrinde mit O_2 verantwortlich gemacht.

Gegenstand der Untersuchung war der Frage nachzugehen, ob die bekannte hyperdyname Zirkulation infolge PCA bei Ratten zu Veränderungen der Sauerstoffdruckverteilung in deren Nierenrinde nach sich zieht, da Ergebnisse von Grün et al. [3] vermuten lassen, daß es infolge PCA zu einer relativen Minderdurchblutung der Nierenrinde kommt.

Methode

Die Untersuchungen wurden durchgeführt an 27 weiblichen Sprague-Dawley-Ratten, 7 und 70 Tage nach Anlage eines portokavalen Shunt nach Lee und Fisher [4]. 21 Ratten wurden scheinoperiert, als Kontrollkollektiv dienten zwölf intakte Ratten.

Sämtliche untersuchten Tiere wurden unter konstanten Umgebungsbedingungen, wie natürlicher Tag/Nachtwechsel, Nahrung und Trinkwasser ad libitum, Raumtemperatur 21° C, sowie konstante Luftfeuchtigkeit in Käfigen von je zwei Individuen gehalten.

---

* Mit Unterstützung der DFG He 1293-1

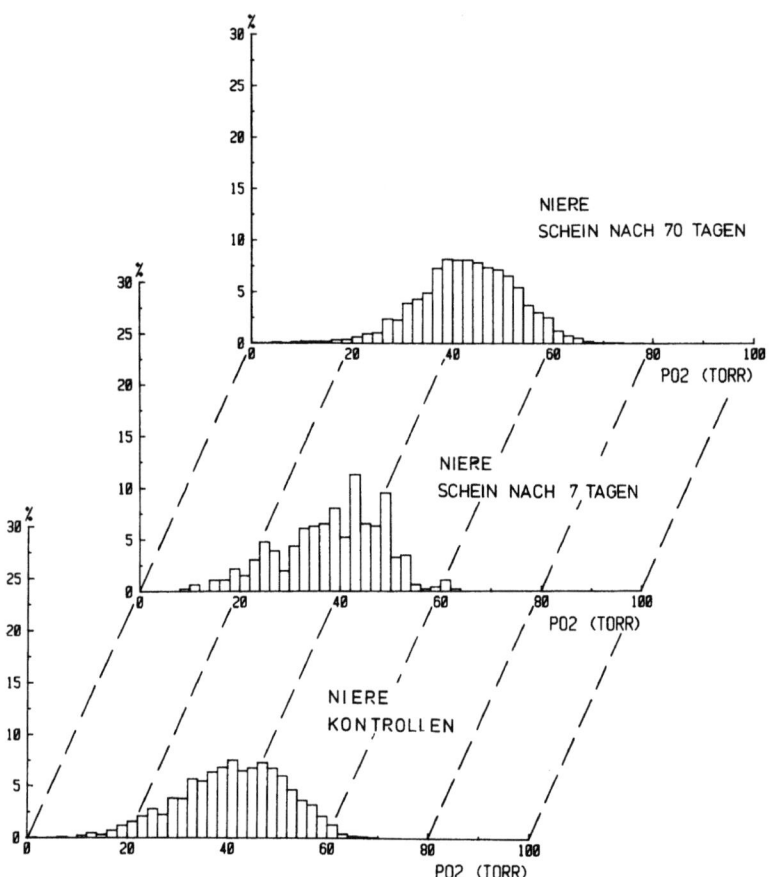

Abb. 1. pO$_2$-Histogramme der Kontrolltiere, 7 und 70 Tage nach Scheinoperation, *Kontrollen:* Zwölf Einzelhistogramme (EH), Mittelwert (MW): 40,7 Torr, Einzelmeßpunkte (N): 2680. *Schein nach 7 Tagen:* 4 EH, MW: 38,2 Torr, N: 460. *Schein nach 70 Tagen:* 32 EH, MW: 42,4 Torr, N: 3317

Die polarographische Sauerstoffdruckmessung erfolgte mit der Mehrdrahtoberflächenelektrode nach Kessler und Lübbers [5], wobei die rechnergestützte Datenaufnahme und Verarbeitung im Rahmen eines sowohl klinisch wie tierexperimentell anwendbaren Meßaufbaus erfolgte [6, 7].

Die elastische Aufhängung der Elektrode erlaubt es Organbewegungen zu folgen, ohne daß Meßartefakte auftreten. Durch entsprechende Dimensionierung und Elektrodengewicht kann eine Druckischämie ausgeschlossen werden [8].

Die Aufnahme der pO$_2$-Histogramme von der Nierenrindenoberfläche erfolgte nach sorgfältiger Präparation des Peritoneums ohne Alteration des Nierengefäßpols. Die Untersuchungen wurden während des Steady states einer kontinuierlichen Äthernarkose durchgeführt.

Ergebnisse

Abb. 1 zeigt die Summenhistogramme des lokalen pO$_2$ auf der Nierenrinde von intakten Ratten sowie von scheinoperierten (7 und 70 Tage postoperativ). Bei den zwölf Kontrollen fand sich eine glockenförmig homogene Verteilung der pO$_2$-Werte mit einem mittleren pO$_2$ von 40 Torr.

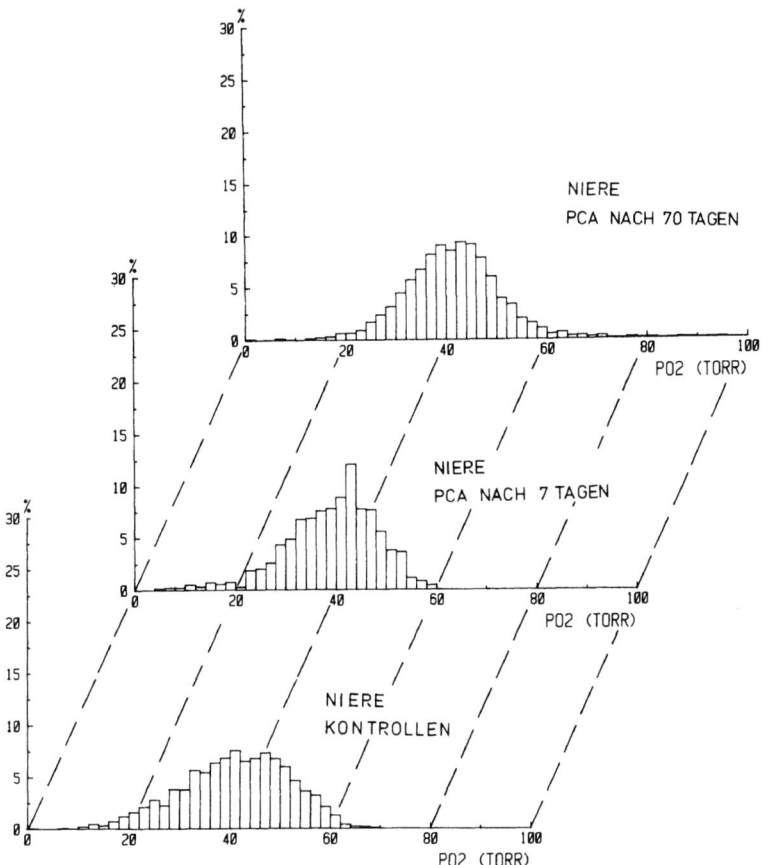

Abb. 2. pO$_2$-Histogramme für Kontrollen, 7 und 70 Tage nach PCA. *Kontrollen:* Zwölf Einzelhistogramme (EH), Mittelwert (MW): 40,7 Torr, Einzelmeßunkte (N): 2680. *PCA nach 7 Tagen:* 10 EH, MW: 40,7 Torr, N: 1254. *PCA nach 70 Tagen:* 33 EH, MW: 40,8 Torr, N: 3699

Im Vergleich dazu sind 7 und 70 Tage nach Scheinoperation, sowohl der Mittelwert wie die Histogrammform unverändert.

Abb. 2 zeigt die Summenhistogramme des lokalen pO$_2$ auf der Nierenrinde von Ratten mit PCA 7 und 70 Tage postoperativ im Vergleich zu den altersvergleichbaren intakten Kontrollen. Die PCA führt weder 7 noch 70 Tage nach Operation zu Veränderungen der pO$_2$-Verteilung oder des pO$_2$-Mittelwertes.

Diskussion

Das von uns gemessene pO$_2$-Histogramm der Nierenrindenoberfläche an zwölf weiblichen Kontrollratten ist annähernd normalverteilt und glockenförmig. Der errechnete Mittelwert liegt bei 40 Torr; der Streuungsbereich reicht von 10–60 Torr.

Ähnliche Histogramme konnten mit der Stichelelektrode von Günther et al. [9] an Ratten, von Baumgärtl et al. [10] und Ulfendahl [11] an Hunden gemessen werden. In gleicher Weise beobachtete Sinagowitz et al. [12] an der menschlichen Nierenrindenoberfläche pO$_2$-Histogramme mit der Mehrdrahtoberflächenelektrode.

Die von Hartel et al. [13] und Lübbers [14] an Hunden gemessene pO$_2$-Druckverteilung auf der Nierenrinde stimmen ebenfalls gut mit den von uns ermittelten pO$_2$-Histogrammen überein.

Die pO_2-Histogramme 7 und 70 Tage nach Anlage der portokavalen Anastomose und der scheinoperierten sind im Vergleich zu den Kontrolltieren unverändert, sowohl was deren Konfiguration, d. h. Verteilung der pO_2-Druckklassen, anbelangt, als auch was deren Mittelwert betrifft.

Das läßt den Schluß zu, daß es bei Ratten infolge PCA und konsekutiven hyperdynamen Zirkulationssyndrom zu keiner wesentlichen Beeinflussung der Sauerstoffdruckverteilung in der Nierenrinde kommt, die für eine Veränderung der intrarenalen Hämodynamik sprechen würde.

Literatur

1. Gordon MJ, Del Guerico LRM (1972) Late effects of portal systemic shunting procedures on cardiorespiratory dynamics in man. Ann Surg 176: 672 – 2. Liehr H, Grün M, Thiel H (1976) Hepatic blood flow and cardiac output after portacaval anastomosis in the rat. Acta Hepatogastroenterol (Stuttg) 23: 31 – 3. Grün M, Liehr H, Thiel H, Rasenack U (1976) Effekt einer Endotoxinämie auf die renale und intrarenale Hämodynamik bei Ratten mit und ohne portokavale Anastomose. Z Gastroenterol 14: 285 – 4. Lee SH, Fischer B (1961) Portocaval shunt in the rat. Surgery 50: 6668 – 5. Kessler M, Lübbers DW (1966) Aufbau und Anwendungsmöglichkeiten verschiedener pO_2-Elektroden. Pfluegers Arch 291: R 82 – 6. Ehrly AM (Hrsg) (1981) Messung des Gewebesauerstoffdruckes bei Patienten. Witzstrock, Baden-Baden Köln New York – 7. Hauss J, Schönleben K, Spiegel H-H (1982) Therapiekontrolle durch Überwachung des Gewebe pO_2: eine experimentelle und klinische Studie. Huber, Bern Stuttgart Wien – 8. Kessler M, Höper J, Krumme BA (1976) Monitoring of tissue perfusion and cellular function. Anaesthesiol Intensivmed Prax 45: 186 – 9. Günther H, Aumüller G, Kunke S, Vaupel P, Thews G (1974) Die Sauerstoffversorgung der Niere. I. Verteilung der O_2-Drucke in der Rattenniere unter Normbedingungen. Res Exp Med (Berl) 163: 251 – 10. Baumgärtl H, Leichtweiss, H-P, Lübbers DW, Weiss Ch, Huland H (1972) The oxygen supply of the dog kidney: measurements of intrarenal pO_2. Microvasc Res 4: 247 – 11. Ulfendahl HR (1962) Intrarenal oxygen tension. Acta Soc Med Upsalien 67: 95 – 12. Sinagowitz E, Golsong M, Halbfeß HJ (1977) Local tissue pO_2 in kidney surgery and transplantation. In: Silver IA, Erecinska M, Bicher HI (eds) Oxygen transport to tissue III. Plenum Press, New York London, p 721 – 13. Hartel W, Kessler M, Thermann M (1972) Der Gewebesauerstoffdruck als Parameter für die Mikrozirkulation. Bull Soc Int Chir 5: 438 – 14. Lübbers DW (1977) Die Bedeutung des lokalen Gewebesauerstoffdruckes und des pO_2-Histogrammes für die Beurteilung der Sauerstoffversorgung eines Organs. Prakt Anaesth 12: 184

Grün, M.[1], Wernze, H.[2], Goerig, M.[3], Höfler, B.[3], Peter, G.[4] (Vincenz-Hospital Mainz[1], Med. Univ.-Kliniken Würzburg[2] und Heidelberg[3], Univ.-Hautklinik Würzburg[4])

Hyperkataboler Streß bei experimentellem portokavalem Shunt: Aktivierung von Sympathikus- und Prostaglandinsystem

Patienten mit fortgeschrittener Leberzirrhose und ausgedehnten spontanen portosystemischen Kollateralen oder nach portokavalen Shuntoperationen entwickeln häufig neben einer hyperdynamen Zirkulation eine arterielle Hypotonie sowie vielfältige endokrine und metabolische Veränderungen. Unter den Stoffwechseländerungen imponieren besonders Abweichungen des Plasmaaminosäurenspektrums, Proteinsynthesestörungen, eine Hyperammoniämie begleitet von Muskelschwund. Aus endokrinologischer Sicht sind vor allem der Abfall der Plasmatestosteronkonzentration, der Anstieg von Östradiol und Östron sowie eine Hyperglukagonämie bemerkenswert. Kürzlich konnten bei Zirrhosekranken abhängig vom Stadium der Erkrankung sowohl erhöhte Plasmakatecholaminspiegel [1, 2], ein gesteigerter intrarenaler sympathischer Tonus [1, 3] wie auch Veränderungen des renalen Prostaglandinsystems [4, 5] nachgewiesen werden. Da die portokavale Shuntratte eine Reihe vergleichbarer Veränderungen aufweist, wie sie bei Patienten mit fortgeschrittener Zirrhose entwickelt sind, ergaben sich folgende Fragen:

1. Können bei der primär lebergesunden Ratte nach experimenteller portokavaler Anastomose Hinweise für eine Aktivierung des sympathikoadrenalen Systems als auch des Prostaglandinsystems gefunden werden?
2. Bestehen Beziehungen zwischen der vermuteten Aktivierung von Sympathikus, Prostaglandinsystem, Aminosäurenimbalanz und Muskelschwund?

Methodik

34 Wistarratten (280−350 g) wurden vor und mehrfach bis zu 28 Tage postoperativ nach Anlegen einer weiten portokavalen End-zu-Seit-Anastomose (PCA, $n = 20$) bzw. Scheinoperation (SOP, $n = 14$) unter Stoffwechselbedingungen über jeweils 24 Std untersucht. Die renale Prostaglandinausscheidung (PGE_2. $PGF_{2\alpha}$) Harnthromboxan B_2 und 6-Keto-$PGF_{1\alpha}$ (als stabiler Metabolit von Prostazyklin) wurden radioimmunologisch nach Extraktion an Oktadecyl-C_{18}-Säulen und Dünnschichtchromatographie bestimmt. Die Harnausscheidung von Noradrenalin erfolgte radioenzymatisch [6], das Harnaminosäuremuster säulenchromatographisch. Zur Bestimmung der Katecholamine wurde jeweils angesäuerter Urin (0,5 ml 15%ige HCL/24 Std Harnvolumen) eingesetzt. Die anderen Meßgrößen wurden im nativen Urin bestimmt. 28 Tage postoperativ wurden die Tiere nach 45 min dauernder Pentobarbitalnarkose durch rasches Entbluten aus der Aorta getötet. Danach wurden die portokavalen Anastomosen auf ihre Durchgängigkeit überprüft. Die statistische Signifikanzprüfung erfolgte mittels t-Test nach Student.

Ergebnisse

1. Futter, Wasseraufnahme, Gewichtsentwicklung: Tiere mit portokavaler Anastomose entwickeln entsprechend früheren Untersuchungen [7−9] einen progredienten Gewichtsverlust im Vergleich zu scheinoperierten Kontrollen. Gleichzeitig waren die aufgenommene Futtermenge in den vorliegenden Untersuchungen in beiden Untersuchungsgruppen nur unwesentlich voneinander unterschieden (Abb. 1). Wasseraufnahme und Harnproduktion waren bei den PCA-Tieren zu allen Stoffwechselterminen signifikant gesteigert.

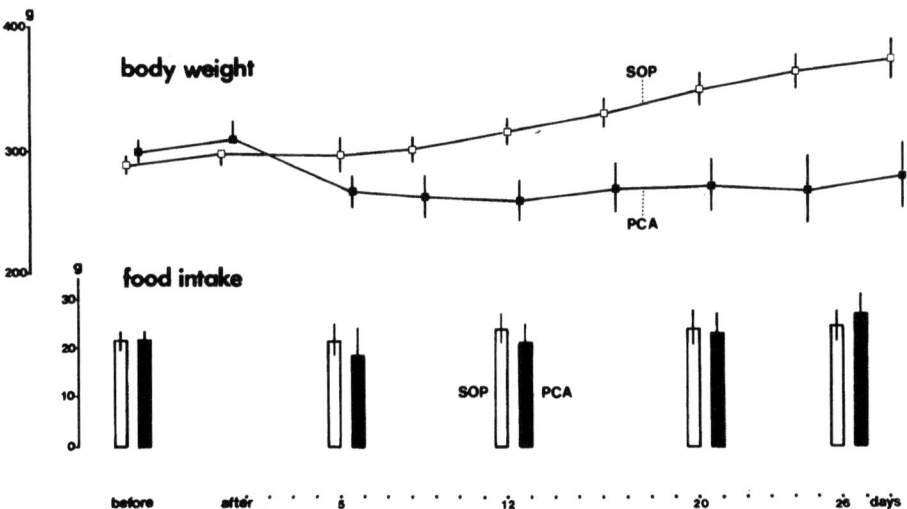

Abb. 1. Körpergewicht und Futteraufnahme bei 14 Tieren mit Scheinoperation (SOP) und 20 Ratten mit portokavaler Anastomose (PCA) über eine vierwöchige Versuchszeit. Signifikante Unterschiede der Futteraufnahme konnten zu keinem Zeitpunkt ermittelt werden ($p = 0{,}05$)

Tabelle 1. Verhalten der 24-Std-Harnausscheidung von PGE_2, PGF_2, Thromboxan B_2 (TXB_2), 6-Keto-PGF_1 und Noradrenalin (NA) bei SOP-Tieren und Ratten mit portokavalem Shunt (PCA) vor, 5 und 25 (26) Tage nach Shuntoperation. In Klammern Anzahl der Einzeltiere; Signifikanz: * $p < 0,01$; ** $p < 0,001$; [1] 19./20. Versuchstag, [2] 25./26. Versuchstag

		Vor Shuntoperation		5 Tage nach Shuntoperation		25 Tage nach Shuntoperation	
PGE_2	SOP	$59,1 \pm 33$	(14)	$53,2 \pm 19$	(14)	$60,8 \pm 18$	(14)
ng/100 g/24 Std	PCA	$49,1 \pm 18$	(20)	$101,9 \pm 35,1*$		$100,5 \pm 46$	(20)*
$PGF_{2\alpha}$	SOP	$67,9 \pm 28,8$	(14)	$158,6 \pm 68,3$		$93,7 \pm 33,2$	(14)
ng/100 g/24 Std	PCA	$68,5 \pm 17,7$	(20)	$197,8 \pm 43,8**$		$228,5 \pm 68,7$	(20)**
TXB_2	SOP	$22,6 \pm 7,8$	(14)	$25,9 \pm 10$	(14)	$28,7 \pm 7,4$	(14)
ng/100 g/24 Std	PCA	$21,9 \pm 7,1$	(17)	$58,9 \pm 26$	(20)*	$75,0 \pm 31,1$	(18)*
6-Keto-$PGF_{1\alpha}$	SOP	$21,3 \pm 11,4$	(11)	$37,2 \pm 12$	(13)	$41,6 \pm 16,9$	(14)
ng/100 g/24 Std	PCA	$28,0 \pm 12,8$	(16)	$88,8 \pm 40$	(19)**	$103,1 \pm 63,7$	(15)*
NA	SOP	$423,4 \pm 44$	(14)	450 ± 55	(14)[1]	410 ± 48	(13)[2]
ng/100 g/24 Std	PCA	$397,3 \pm 87$	(20)	902 ± 257	(20)**	$767,6 \pm 260$	(18)*

2. *Aminosäurenausscheidung im Harn:* Nach der Shuntoperation fand sich eine massive Hyperaminoazidurie im Vergleich zu scheinoperierten Kontrolltieren. Die Konzentration für die verschiedenen Aminosäuren, ermittelt aus dem Poolurin jeder Gruppe am 25. Tag, betrug im einzelnen: Phenylalanin +550%, Histidin +498%, Alanin +230%, 3-Methylhistidin +157%, Threonin +127%, Glyzin +125%.

3. *Noradrenalinausscheidung im Harn:* Als Ausdruck einer ausgeprägten Aktivierung des sympathoadrenalen Systems waren die Werte für Noradrenalin nach 13, 20 und 26 Tagen auf ca. das doppelte der Durchschnittswerte der SOP-Gruppe erhöht (Tabelle 1).

4. *Renale Prostaglandinausscheidung:* Die Werte für Prostaglandin E_2, $PGF_{2\alpha}$, Thromboxan B 2 und 6-Keto-$PGF_{1\alpha}$ im Urin waren sämtlich sowohl nach 5 wie 25 Tagen gegenüber den Vergleichswerten der Gruppe mit Scheinoperation erhöht (Tabelle 1).

Diskussion

Vergleichbar dem Verhalten bei Patienten mit fortgeschrittener Leberzirrhose und ausgeprägten portosystemischen Kollateralen lassen sich auch bei der primär lebergesunden Ratte nach Anlegen einer weiten portokavalen End-zu-Seit-Anastomose über die gesamte Versuchszeit signifikant erhöhte Werte für Noradrenalin im Harn nachweisen. Damit bestätigt sich, daß eine systemische Aktivierung des sympathoadrenalen Systems vorliegt. Neben der erhöhten Noradrenalinausscheidung sind gleichzeitig die Harnexkretion von Prostaglandin E_2, $F_{2\alpha}$, Thromboxan B_2 sowie von 6-Keto-$PGF_{1\alpha}$ sowohl nach 5 wie 25 Tagen gegenüber der SOP-Gruppe gesteigert. Dabei ist anzunehmen, daß die erhöhte PG-Exkretion nicht nur eine gesteigerte Syntheserate in der Niere widerspiegelt, sondern vermutlich als Ausdruck einer allgemeinen Aktivierung des Prostaglandinsystems anzusehen ist. Lauterburg und Bircher hatten bereits 1976 [10] bei der portokavalen Shuntratte eine erhöhte Konzentration von zirkulierendem PGE nachgewiesen. Einen besonderen Hinweis für die Vermutung einer ubiquitär erhöhten Synthese von Prostanoiden bilden die erhöhten Ausscheidungswerte für $PGF_{1\alpha}$, den stabilen Metaboliten von Prostazyklin, der sowohl aus der systemischen Zirkulation wie auch aus der Niere stammt. Da vasoaktive Wirkstoffe, unter anderem auch Noradrenalin eine erhöhte Biosynthese von Prostaglandinen in Gang setzen, ist anzunehmen, daß die PG-Aktivierung eine Folge der erhöhten systemischen wie gesteigerten intrarenalen Sympathikusaktivität darstellt. Der Noradrenalinexzeß über die gesamte Versuchszeit deutet daraufhin, daß portokavale Shuntratten einer permanenten hyperkatabolen Streßreaktion unterliegen. Mit dieser Vorstellung gut vereinbar ist auch das Verhalten des Plasmatestosterons sowie des LH-, FSH- und Prolaktinspiegels, die sämtlich bei PCA-Tieren erniedrigt gefunden wurden [11]. Derartige Abweichungen sind auch unter anderen experimentellen Bedingungen des chronischen Stresses bei dieser Spezies gezeigt worden [12].

Aufgrund früherer Befunde an portokavalen Shuntratten wurden Gewichtsabnahme, erhöhte Ammoniakspiegel und Imbalanzen des Aminosäurenspektrums im Plasma als Folge einer hyperkatabolen Situation gedeutet. In der Versuchsserie von 1978 [9] wurde der verminderten Futteraufnahme der Tiere eine bedeutsame Rolle für den Hyperkatabolismus beigemessen. In der jetzigen Serie, die ebenfalls unter Stoffwechselbilanzbedingungen durchgeführt wurde, kam es bei den PCA-Tieren zu einer Gewichtsabnahme, obwohl die Futteraufnahme mit der der scheinoperierten Kontrollen vergleichbar war. Dies bedeutet, daß für den Hyperkatabolismus bevorzugt ein aktiver Abbau von Muskelproteinen und kaum eine Malnutrition eine Rolle spielt. Mit dieser Vermutung stimmt überein, daß die erhebliche Hyperaminoazidurie und das qualitative Ausscheidungsmuster auf eine bevorzugte Proteolyse in der Muskulatur hindeutet. 3-Methylhistidin, das zu etwa 75% aus der Skelettmuskulatur stammt [13], wird als Marker des Proteinkatabolismus in der Muskulatur angesehen und war in unserer Serie mit +157% über den Vergleichswert der Kontrollgruppe mehr als verdoppelt.

Neuere Ergebnisse bei Patienten mit Leberversagen und Sepsis belegen, daß es auch hier, offenbar durch ein zirkulierendes Peptid (Molgewicht unter 50 000 Dalton), zur Muskelproteolyse kommt [14]. Zusätzlich konnte von Baracos et al. [15] gezeigt werden, daß Endotoxininjektionen bei der Ratte einen erhöhten Muskelkatabolismus auslösen. Diese Autorengruppe konnte gleichzeitig nachweisen, daß Muskeln so vorbehandelter Tiere auch in vitro beträchtlich mehr PGE_2 freisetzen. PGE_2 seinerseits − nicht dagegen $PGF_{2\alpha}$ − kann lysosomale Enzyme aktivieren [16]. Es ist deshalb zu vermuten, daß der erhöhte Muskelkatabolismus direkt durch die gesteigerte Prostaglandin E_2-Biosynthese mitbestimmt wird, die entweder durch Endotoxine oder andere toxische Substanzen aus dem Intestinalsystem in Gang gesetzt wird. Vermutlich handelt es sich um eine Art „Host defense-Reaktion", an der zahlreiche hormonale und humorale Mediatorsysteme inklusive Sympathikus beteiligt sind. Endotoxinämien bei portokavalen Shuntratten wurden bereits früher beschrieben [7] und basieren auf einer veränderten intrahepatischen Hämodynamik sowie Verminderung der Kupfferschen Sternzellen in der Leber. Die soeben von uns festgestellte Erhöhung der Glukagonkonzentration von PCA-Tieren auf das dreifache der Norm (unveröffentlicht), dürfte ebenfalls zur Katabolie beitragen. Die funktionelle Bedeutung der erhöhten Syntheserate weiterer Derivate der Arachidonsäure ($PGF_{2\alpha}$, Thromboxan A_2, Prostazyklin) für Änderungen von Zellstoffwechsel und Zirkulation einschließlich Mikrozirkulation ist einstweilen noch nicht anzugeben.

Zusammenfassung

1. Die Anlage einer weiten portokavalen End-zu-Seit-Anastomose führt zur Aktivierung des sympathikoadrenalen Systems sowie einer signifikanten Zunahme der Prostaglandinausscheidung (PGE_2, $PGF_{2\alpha}$, Prostazyklin) und von Thromboxan A_2. Die Aktivierung der Biosynthese von Prostanoiden dürfte ubiquitär im Organismus etabliert sein.
2. Für den erheblichen Gewichtsverlust mit Verminderung der Muskelmasse und Hyperaminoazidurie dürfte freigesetztes PGE_2 mit konsekutiver Aktivierung lysosomaler Enzyme im Muskel von wesentlicher pathogenetischer Bedeutung sein.
3. Als Triggersubstanzen für die Ingangsetzung der hyperkatabolen Stoffwechselsituation nach experimenteller portosystemischer Shuntung kommen neben Katecholaminen,

Endotoxine aus dem Intestinaltrakt und vermutlich auch Glukagon als relevante Faktoren in Betracht.

Literatur

1. Henriksen, JH, Christensen NJ, Ring-Larson H (1981) Noradrenaline and adrenaline concentrations in various vascular beds in patients with cirrhosis in relation to hemodynamics. Clin Physiol 1: 2983–3004 − 2. Wernze H (1982) Leber und Endokrinium: Mineralocorticoide, sympathico-adrenales System. In: Tittor, W, Schwalbach W (Hrsg) Chron. Lebererkrankungen. Stuttgart, Thieme, S 36–46 − 3. Burghardt W, Wernze H, Tittor W (1983) Erhöhte intrarenale Noradrenalinfreisetzung bei Leberzirrhosen. Verh Dtsch Ges Inn Med 89: 901–904 − 4. Zipser RD, Radvan GH, Kronborg IJ, Duke R, Little TE (1983) Uriniary thromboxane B_2 and prostaglandin E_2 in the hepatorenal syndrome: Evidence for increased vasoconstrictor and decreased vasodilator factors. Gastroenterology 84: 697 − 5. Müller G, Wernze H, Katzfuss R, Goerig M (1980) Renal prostaglandins (PGE_2, PGF_2) as related to sodium excretion in hepatic cirrhosis. Acta Endocrinol [Suppl] (Kbh) 234: 134 − 6. Peuler JD, Johnson GA (1977) Simultaneous single isotope radioenzymatic assay of plasma norepinephrine, epinephrine and dopamine. Life Sci 21: 625–636 − 7. Grün M, Liehr H, Thiel H, Rasenack U (1977) Effekt einer Endotoxinanaemie auf die renale und intrarenale Hämodynamik bei Ratten mit und ohne portocavale Anastomose. Z Gastroenterol 14: 285–297 − 8. Grün M, Liehr H (1978) Biological consequences of porto caval collateral circulation. Acta Hepatogastroenterol (Stuttg) 25: 83–96 − 9. Grün M, Liehr H, Ferenci P (1978) Ausbleiben des Eck-Fistel-Syndroms nach Erhalten des portohepatischen Pankreasblutes bei portocavaler Anastomose. In: Wewalka F, Dragosics B (Hrsg) Aminosäuren, Ammoniak und hepatischen Encephalopathie. Fischer, Stuttgart New York, S 135–151 − 10. Lauterburg B, Bircher J (1976) Defective renal handling of water in the rat with a portocaval shunt. Eur J Clin Invest 6: 439–444 − 11. Grün R, Grün M, Ehlenz K, Chari S, Kaffarnik H (1984) Sexualhormone und Fertilität nach portocavaler Anastomose. 22: 30–41 − 12. Collu R, Tachie Y, Ducharme JR (1979) Hormonal modifications induced by chronic stress in rats. J Steroid Biochem 11: 998–1000 − 13. Zoli M, Marchesini G, Doudi C, Bianchi GP, Pisi E (1982) Myofibrillar protein catabolic rates in cirrhotic patients with and without muscle wasting. Clin Sci 62: 683–686 − 14. Clowes GHA, George BC, Villee CA, Saravis CA (1983) Muscle proteolysis induced by a circulating peptide in patients with sepsis or trauma. N Engl J Med 308: 545–552 − 15. Baracos V, Rodemann HP, Dinarello CA, Goldberg AL (1983) Stimulation of muscle protein degradation and Prostaglandin E_2 release by leucytic pyrogen (interleucin-1). N Engl J Med 308: 553–558 − 16. Rodemann HP, Goldberg AL (1982) Arachidonic acid, prostaglandin E_2 and F_2 influence rates of protein turnover in sceletal and cardiac muscle. J Biol Chem 257: 1632–1638

Hain, P., Werner, E., Spörle, A., Beyermann, P., Lippold, R., Okonek, S., Theile, U. (Mainz)
Neue Wege bei der klinisch-physikalischen Lebergrößenbestimmung durch gewichtsbezogene Normwerte und Einführung eines weiteren Parameters

Manuskript nicht eingegangen

Ochs, A., Heck, D., Kratt, C., Schneider, G., Maier, K. P. (Med. Klinik und Patholog. Institut der Städtischen Krankenanstalten Eßlingen (akademisches Lehrkrankenhaus der Universität Tübingen) und Kernforschungszentrum Karlsruhe, Institut für Kernphysik III)

Protoneninduzierte Röntgenemission zur Spurenelementanalyse in menschlichen Lebergewebsproben

Ziel

Die bisherigen Verfahren zur Spurenelementanalyse in menschlichen Gewebeproben haben Nachteile: Histologische Spezialfärbungen erlauben nur ein „Grading" durch Schätzen der Farbintensität [1, 3, 10, 12].

Naßchemische Verfahren, Zerstäubungsverfahren und Messung durch Neutronenaktivierung sind zwar sehr genau, eine simultane Spurenelementanalyse und deren Zuordnung zur histologischen Struktur sind nicht möglich. Eine gewisse Gewebemenge wird für die histologische Aufarbeitung unbrauchbar. Die elektroneninduzierte Röntgenstrahlung würde zwar eine Zuordnung erlauben, ist jedoch für Spurenelemente zu unempfindlich.

Im folgenden soll nun geprüft werden, ob die Methode der protoneninduzierten Röntgenemission geeignet ist, eine strukturgebundene Spurenelementanalyse vorzunehmen.

Methode

Es wird ein 3 MeV-Protonenstrahl, der von einem Van-de-Graaff-Akzelerator erzeugt wird, verwendet [4–6] (Abb. 1). Der Protonenstrahl wird auf einen Durchmesser kleiner als 5 µm

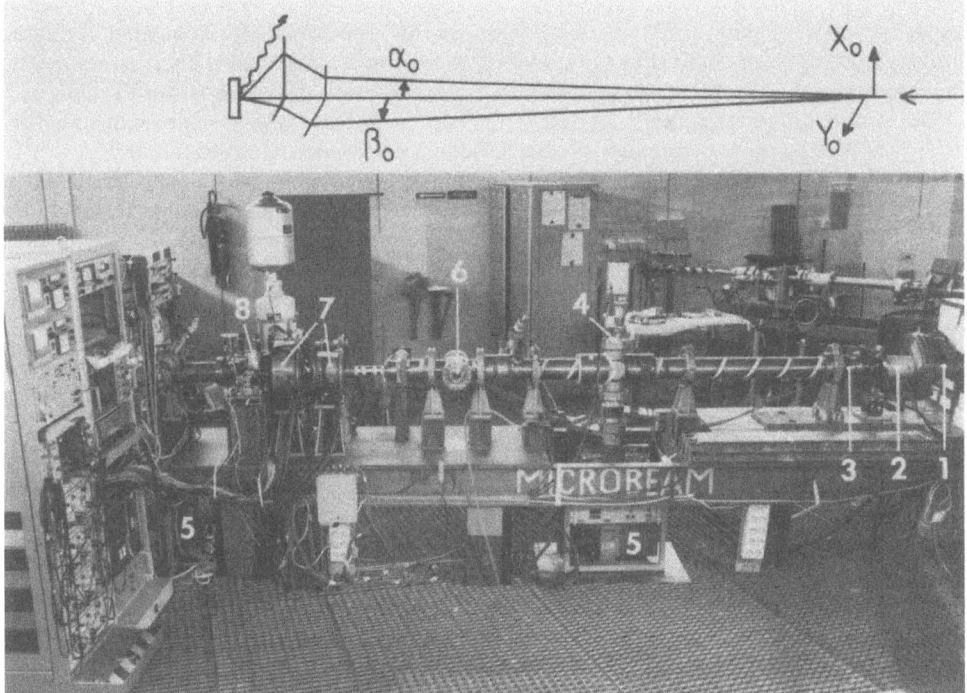

Abb. 1. Protonenmikrostrahlanlage. 1. Strahlprofilmonitor, 2. Steerer, 3. gekreuzte Schlitzkollimatoren, 4. schwenkbarer Strahlfänger, 5. Pumpen, 6. Strahlblende, 7. magnetische Quadrupollinsen, 8. Probenkammer. Der ionenoptische Strahlengang ist schematisch im oberen Bildteil dargestellt

Tabelle 1. Leberprobe 10611/83 (geringe portale Fibrose und Zustand nach extrahepatischem Ikterus) (ppm)

Schicht	Eisen	Kupfer	Zink	Brom
I	1872	19	496	8,2
II	1825	32	625	9
III	2097	44,5	700	15,8
IV	1603	45	694	14,4

feinstfokussiert. Das zu bestrahlende Areal wird zeilenförmig abgetastet. Von jedem Meßpunkt aus wird eine elementtypische Röntgenstrahlung induziert, deren Intensität der Konzentration des jeweiligen Elementes proportional ist. Es können entweder räumliche oder zweidimensionale Verteilungskurven der interessierenden Elemente ausgedruckt werden.

Zur Verarbeitung gelangen in vivo gewonnene Aspirationszylinder (z. B. Menghini-Nadel) der Leber oder Keilexzisionen, z. B. routinemäßig während Cholezystektomien. Nach Entnahme wird die Probe sofort in flüssigem Stickstoff tiefgefroren und bei −20° C aufbewahrt. Anschließend wird die Probe in einem Gefriermikrotom geschnitten (5−7 μm Schichtdicke). Ein Schnitt gelangt ungefärbt auf eine Spezialfolie (Formvar). Nach Gefriertrocknung wird die eigentliche Bestrahlung vorgenommen.

Der nächstfolgende Schnitt derselben Leberprobe wird auf einem Objektträger herkömmlich gefärbt. Zur besseren Identifizierung wird als Zentrum des Meßfeldes eine Zentralvene gewählt, jede andere Struktur ist jedoch ebenfalls möglich.

Resultate

Zunächst wurden von größeren Keilexzisionen in verschiedenen Schichten Schnitte durchgeführt um die Schwankungen innerhalb ein und derselben Leber zu erfassen. Gemessen wurden die Konzentrationen von Eisen, Kupfer, Zink und Brom (Tabelle 1).

Bei weiteren Messungen lagen im gleichen Leberkeil die Schwankungen pro Schicht bei bis zu ± 25%, abhängig von den sich in den Schichten ändernden Gewebeanteilen.

Ferner prüften wir den Einfluß von Luft- und Gefriertrocknung nach Mikroschnitt. Hier zeigten sich nur geringe Unterschiede, so daß eine Lufttrocknung nach Schnitt ausreichend ist.

Dagegen muß die Fixierung durch Kälte nach Entnahme gefordert werden, denn bei Proben mit Formaldehydfixierung fanden wir Auswaschphänomene besonders bei Kalium und Kalzium.

Bei 15 Lebergesunden fanden wir folgende Werte:

Eisen: 800 (200−1400);
Zink: 480 (180− 700);
Kupfer: 32 (21−   46);
Brom: 7 (2−   16).

Alle Werte (ppm) bezogen auf Trockensubstanz.

Diese Werte korrelieren gut mit den Literaturangaben [2, 7, 8, 11].

Neben den Absolutwerten erhält man eine dreidimensionale Verteilungskurve, die eine Zuordnung der Konzentrationen zu histologischen Strukturen erlaubt (Abb. 2).

Diskussion

Verglichen mit den Literaturangaben konnten bei Lebergesunden gut korrelierende Normalwerte der Spurenelemente gefunden werden. Der Vorteil liegt im minimal benötigten

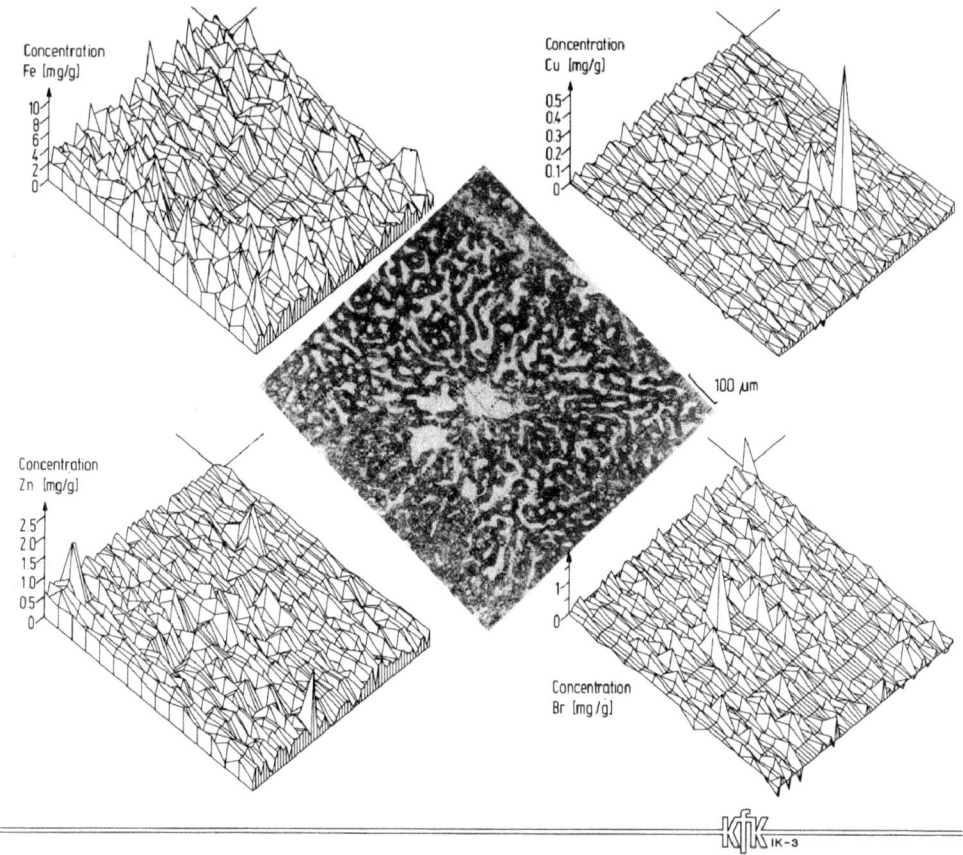

TRACE ELEMENT DISTRIBUTIONS WITHIN A HUMAN LIVER LOBULE.

Abb. 2. In der Bildmitte das bestrahlte Feld eines Leberpräparates um eine Zentralvene. Die Meßpunkte sind erkennbar. Die räumlichen Darstellungen zeigen die jeweiligen Elementprofile. Die Verteilungskurve von Fe läßt gut das „Loch" der Konzentration erkennen, wo im Präparat die Zentralvene liegt

Gewebe (µg-Bereich), in der Zuordbarkeit zur histologischen Struktur und in der Möglichkeit, alle Spurenelemente simultan zu messen. Vergleichende Untersuchungen z. B. zu Zerstäubungsverfahren stehen noch aus.

Nachteile sind die Notwendigkeit der Kühlung nach Entnahme und die ortsgebundene Messung durch ein Großgerät (in Karlsruhe). Weitere Untersuchungen sollen zeigen, ob sich krankheitstypische Veränderungen der Spurenelementverteilung finden lassen (z. B. Morbus Wilson, Hämochromatose, primär biliäre Zirrhose [9]).

Zusammenfassung

Mit der Methode der Pixe (protoneninduzierte Röntgenemission) steht ein Verfahren zur Verfügung, welches eine simultane Spurenelementanalyse in menschlichen Lebergewebeproben erlaubt und eine gleichzeitige Zuordnung der Konzentrationen zu histologischen Strukturen ermöglicht.

Literatur

1. Beaumont C, Simon M, Smith PM, Worwood M (1980) Hepatic and serum ferritin concentrations in patients with idiopathic hemochromatosis. Gastroenterology 79: 877–883 – 2. Bowen HJM (1979) The elementkomposition of living matter. In: Bowen HJM (ed) Environmental chemistry of the elements. Academic Press, London New York Toronto Sydney San Francisko, p 103–104 – 3. Brissot P, Bourel M, Herry D, Verger JP, Messner M, Beaumont C, Regnouard F, Ferrand B, Simon M (1981) Assessment of liver iron content in 271 patients: a reevaluation of direct and indirect methods. Gastroenterology 80: 557–565 – 4. Heck D, Ochs A, Kratt C, Maier KP (1984) Determination of microskopic trace element distribution in human liver by proton induced X-ray emission. In: Abstracts of the Symposium Instrumental Multielement Analysis, Jülich, FRG (to be published) – 5. Heck D, Rokita E, (1984) Application of the Karlsruhe microbeam to medical samples. Nucl Instr Methods 231 (in print) – 6. Heck D (1979) The Karlsruhe microbeam system. Beitr Elektronenmikrosk Direktabb Oberfl 12: 259–262 – 7. Michel R, Iyengar GV, Zeisler R (1984) Current aspects of multielement analysis. Life Sci (to be published) – 8. Milman N, Laursen J, Pødenphant J, Staun-Olsen P (1983) Iron, copper, zinc, and selenium in human liver tissue measured by X-ray fluorescence spectrometry. Scand J Clin Lab Invest 43: 691–697 – 9. Watt F, Grime GW, Takacs J (1984) The Oxford scanning proton microprobe: A medical diagnostic application. Nucl Instr Methods 231 (in print) – 10. Weinfeld A, Lundin P, Lundvall O (1968) Significance for the diagnosis of iron overload of histochemical and chemical iron in the liver of control subjects. J Clin Pathol 21: 35–40 – 11. Wissenschaftliche Tabellen Geigy (1977) Teilband Körperflüssigkeiten, 8. Aufl. Basel, S 218 – 12. Zyuderhoudt FMJ, Sindram JW, Marx JJM, Jörning GA, Gool J (1983) The amount of ferriton and hemosiderin in the liver of patients with iron-loading diseases. Hepatology 3: 232–235

Schuppan, D., Rühlmann, Th., Rebhuhn, S., Hahn, E. G., Riecken, E. O. (Med. Klinik, Abt. für Gastroenterologie, Klinikum Steglitz der FU Berlin)
Quantifizierung von Basalmembrankollagen (Typ IV) und eines neuen interstitiellen Kollagens (Typ VI) in Leberbiopsien

Einleitung

Die Quantifizierung extrazellulärer Matrixproteine ist ein bislang ungelöstes Problem.

Kollagentyp VI, ein mikrofibrilläres Makromolekül, läßt sich durch Pepsinabbau verschiedener Gewebe in Form eines definierten Fragmentes vom MG 320 000 gewinnen. Wir konnten es immunfluoreszenzmikroskopisch als Komponente des interstitiellen Bindegewebes nachweisen (Poster 314).

Unter den gleichen Bedingungen ist 7S-Kollagen (lange Form, MG 320 000) als zentraler Quervernetzungsbereich des Basalmembrankollagens (Kollagentyp IV) extrahierbar.

Ziel unserer Arbeit war, die einem Pepsinabbau leicht zugänglichen mikrofibrillären Kollagene Typ IV und Typ VI mit Hilfe der von uns entwickelten spezifischen und sensitiven Radioimmuntests für 7S-Kollagen und Kollagentyp VI (Pepsinfragment) in Leberbiopsien zu quantifizieren.

Material

Lebergewebe aus a) Nadelbiopsien (True-Cut), b) Keilbiopsien (Shunt-OP), c) Nekropsien (max. 24 Std postmortal).

Methoden

15–150 mg Gewebe wurden in 10 ml 50 mM Tris, 4 N NaCl pH 7,4 3 × 5 min in einem Virtishomogenisator (K 60, Macroblades) bei 15 000 Upm homogenisiert und über Nacht bei

Tabelle 1. Menge an 7S-Antigen, gelöst durch wiederholten Pepsinabbau menschlicher Gewebe ($n=8$) (in µg/1g Protein)

Pepsinabbau	Leber		Plazenta
	Normal	Zirrhotisch	
1.	310	2 900	760
2.	130	880	190
3.	50	220	40

4° C mit 20 ml Äthanol/Äther (1 : 2) extrahiert. Nach Entfernen der Lipidphase wurde 2 × 1 Std mit 15 ml reinem Äther nachextrahiert, die wäßrige Suspension zentrifugiert und zweimal mit je 10 ml 0,5 N Essigsäure gewaschen. Das Gewebepellet wurde in 1,5 ml 0,5 N Essigsäure (pH 2,7) resuspendiert und 0,5 ml dem Pepsinabbau (Raumtemperatur/Schüttler) unterworfen. 50 µl einer Pepsinlösung (Fa. Serva, 1 mg/10 ml) wurden für den ersten Abbau (40 Std) zupipettiert. Nach Zentrifugation des ersten Abbaus erfolgte ein zweiter Abbau des Präzipitates mit 500 µl der Pepsinlösung. Die Überstände wurden vereinigt und im Radioimmuntest gemessen.

Aminosäureanalysen (24 Std unter N_2, 110°, Durrum-Analyser) wurden je mit 2 × 100 µl der Gewebesuspension vor Abbau sowie mit dem gesamten Rückstand nach dem zweiten Abbau zur Bestimmung von Gesamtprotein (mittleres MG pro Aminosäure 110 g) und Gesamtkollagen (mittleres MG pro Aminosäure 95 g) durchgeführt. Gesamtkollagen in den Proben wurde über den Gehalt an Hydroxyprolin (11% des Gesamtkollagens) ermittelt.

Ergebnisse

Nach Homogenisation und der Extraktion von Lipiden und niedermolekularen Substanzen konnte eine pipettierbare Gewebesuspension erhalten werden. Aminosäureanalysen von bis zu zehn Aliquoten einer Suspension wiesen eine Variation < 5% für den Gesamtproteingehalt und < 10% für den Gesamtkollagengehalt auf.

Durch Einsatz spezifischer Radioimmuntests ließ sich aus den Überständen der Pepsinabbauten der Gehalt an Kollagentyp VI und 7S-Kollagen relativ zu Gesamtprotein und Gesamtkollagen ermitteln. Wie für 7S-Kollagen gezeigt (Tabelle 1), werden im ersten Pepsinabbau 60–70%, im zweiten Abbau mit der zehnfachen Pepsinkonzentration weitere 20–30%, in weiteren Abbauten nur noch 10–15% extrahiert. Der Quotient Hydroxyly-sin/Hydroxyprolin (für Kollagen IV ca. 0,5, Kollagen V ca. 0,3, Kollagen VI ca. 0,65), im Gewebe vor dem Pepsinabbau 0,055–0,115 entspricht im Rückstand nach dem zweiten

Tabelle 2. Gehalt an Kollagen Typ IV und VI in Lebergewebe mit zunehmender Fibrose (in mg/g Protein)

Leber	Gesamtkollagen	Kollagen Typ IV	Kollagen Typ VI	Kollagen Typ IV
				Kollagen Typ VI
Normal	90	3,2	0,18	18
	138	4,9	0,25	20
	178	12,3	0,35	35
	352	12,3	0,6	21
	430	13,5	0,8	17
Zirrhotisch	516	26	1,4	19

Abbau mit 0,04 dem Quotienten für die Kollagene I und III. Dieser Rückstand bestand durchweg zu 50–90% aus Kollagen I und III (berechnet über Hydroxyprolin).

In Stadien ausgepräger Zirrhose ist gegenüber normaler Leber der Gehalt an 7S (Typ IV oder Basalmembran-) sowie Typ VI-Kollagen auf das bis zu Achtfache erhöht.

Zwischenstadien mit beginnendem fibrotischen Umbau zeigen dagegen eine anfängliche Zunahme des Basalmembran (Typ IV)-Kollagens gegenüber dem interstitiellen Typ VI-Kollagen (Tabelle 2). Bei steigendem Gesamtkollagen scheint sich das Verhältnis Kollagentyp IV/Kollagentyp VI wieder zu normalisieren.

Schlußfolgerung

Die dargestellte Methode erlaubt erstmalig, Matrixproteine aus 10–20 mg einer Nadelbiopsie zu quantifizieren und mit Serumparametern und klinischen Daten zu korrelieren.

Verlaufsstudien sollen uns in die Lage versetzen, durch Bestimmung der Serumspiegel von Bindegewebsproteinen Aussagen über Therapie und Prognose fibrotischer Lebererkrankungen zu machen.

Die hier vorgelegten Ergebnisse lassen darauf schließen, daß eine gesteigerte Basalmembranproduktion der massiven Neusynthese der fibrotischen (interstitiellen) Matrix vorangeht.

Gefördert durch die DFG, Ha 956/6-5

Stremmel, W., Borchard, F., Teschke, R., Hödtke, R., Berk, P. D., Strohmeyer, G. (Med. Klinik D der Med. Einrichtungen der Universität Düsseldorf und Mount Sinai School of Medicine, New York)
Charakterisierung eines spezifischen fettsäurebindenden Proteins in Rattenleberplasmamembranen

Einleitung

Der Aufnahmemechanismus von Fettsäuren in die Leberzelle ist ungeklärt. Entgegen der weitverbreiteten Meinung, daß die Aufnahme von Fettsäuren in die Leber einen passiven Diffusionsprozeß darstellt [10], weisen einige kinetische Untersuchungen darauf hin, daß zumindest ein Teil der hepatozellulären Fettsäureaufnahme durch einen spezifischen Transportmechanismus vermittelt wird [1, 4]. In eigenen Untersuchungen konnte erstmals nachgewiesen werden, daß die Bindung an isolierte Rattenleberplasmamembranen (LPM), als erste Barriere für die zelluläre Aufnahme, entsprechend einer Sättigungskinetik, reversibel und mit hoher Affinität für Membranbindungsstellen erfolgt und durch Hitzedenaturierung oder Trypsinverdauung der Membranen gehemmt wird [5–7]. Diese Ergebnisse ließen die Existenz eines spezifischen Proteinrezeptors in LPM vermuten. In der hier vorgestellten Untersuchung wurde versucht, ein fettsäurebindendes Protein aus dem mit Triton X-100 gelösten LPM-Proteingemisch mittels Affinitätschromatographie über Ölsäureagarose zu isolieren und zu charakterisieren.

Methoden

LPM wurden mittels Differentialzentrifugation präpariert [2] und elektronenmikroskopisch sowie durch Markerenzymbestimmungen charakterisiert [8]. Die Membranbindungsuntersuchungen und die affinitätschromatographische Isolation der Membranbindungsproteine erfolgte nach früher verwendeten Methoden [6, 8, 9]. Die isolierten Proteine wurden mittels SDS-Polyakrylamidgelelektrophorese (PAGE) und analytischer isoelektrischer Fokusierung untersucht. Repräsentative Proteinproben wurden zum Nachweis von Lipid- bzw. Kohlenhydratanteilen mit Sudan-Schwarz und PAS gefärbt [9]. Cochromatographische Untersuchungen des fettsäurebindenden Membranproteins mit verschiedenen radioaktiven Liganden wurden an Sephadex G-100-Gelfiltrationssäulen durchgeführt. Ein Antikörper gegen das Fettsäurebindende Membranprotein wurde durch intradermale Immunisierung von Kaninchen hergestellt. Die Wirkung dieses Antikörpers (IgG-Fraktion) auf die Bindung verschiedener organischer Anionklassen wurde, wie früher beschrieben [8], untersucht. Durch direkte Immunfluoreszenztechnik mit Hilfe von FITC, gebunden an Schweine-Anti-Kaninchenantiserum, wurde die Verteilung des Rezeptorproteins in der Rattenleber untersucht.

Ergebnisse

Mit Hilfe der Affinitätschromatographie über Ölsäureagarose konnte aus dem mit Triton X-100 gelösten LPM-Proteingemisch ein einzelnes Protein mit einem Molekulargewicht von 40 000 Dalton isoliert werden (Abb. 1). Der isoelektrische Punkt dieses PAS- und Sudan-Schwarz-negativen Proteins lag bei 9,0. Im Ouchterlony-Immundiffusionstest zeigte es keine Reaktion mit Kaninchenantikörpern gegen Rattenalbumin, Rattenligandin und das Bilirubin/BSP-bindende Membranprotein [8]. Bei der Gelfiltration über Sephadex G-100 cochromatographierte das fettsäurebindende Membranprotein mit ^{14}C-Ölsäure, -Palmitinsäure, -Arachidonsäure und -Linolsäure. Dagegen wurde der Ölsäureester des Cholesterins und Ölsäure enthaltendes Phosphatidylcholin getrennt von dem Protein eluiert. Ebenso zeigten BSP, Bilirubin und Taurocholsäure keine Affinität zu diesem Protein.

Ein in Kaninchen produzierter Antikörper gegen das fettsäurebindende Membranprotein zeigte im Ouchterlony-Immundiffusionstest gegenüber dem gereinigten Protein und dem gelösten LPM-Proteingemisch eine einzelne Präzipitationslinie. Keine Reaktion fand sich gegenüber dem angereicherten Leberzytosolproteingemisch, dem Bilirubin/BSP-bindenden Membranprotein [8], Rattenalbumin und Rattenserum. Der Antikörper gegen das fettsäurebindende Membranprotein hemmte die spezifische Bindung von ^{14}C-Ölsäure an LPM, während die unspezifische Bindung an hitzedenaturierte LPM und die Bindung von ^{14}C-Taurocholsäure und ^{35}S-BSP unbeeinflußt blieb (Abb. 2). In Inkubationen mit einer

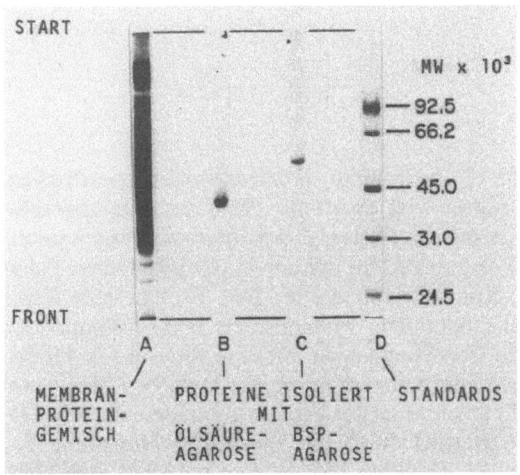

Abb. 1. Ergebnis der Affinitätschromatographie des mit Triton X-100 gelösten LPM-Proteingemisches. Die Abbildung zeigt die SDS-Polyakrylamidgelmuster des Gesamt-LPM-Proteingemisches (A) und der einzelnen Banden, die das an Ölsäureagarose gebundene Protein (B, Molekulargewicht 40 000 Dalton) und das an BSP-Agarose gebundene Protein (C, Molekulargewicht 55 000 Dalton) repräsentieren. Molekulargewichtsstandards sind in Säule D dargestellt

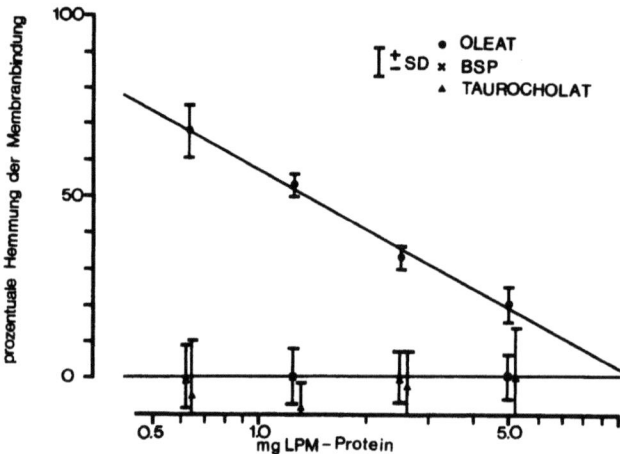

Abb. 2. Hemmung der ^{14}C-Ölsäurebindung an LPM durch Kaninchenantikörper gegen das fettsäurebindende Membranprotein. In Paralleluntersuchungen wurden unterschiedliche Mengen von LPM (0,625–5 mg Protein) in 0,4 ml PBS resuspendiert und für 60 min bei 37° C mit 0,2 mg der IgG-Fraktion (0,1 ml) des antifettsäurebindenden Membranproteins bzw. Antirattenfibronektins inkubiert. Danach wurde die zur Membransättigung notwendige Menge des jeweils untersuchten Liganden hinzugefügt, und das Gemisch in einem Volumen von 1 ml für 30 min bei 37° C inkubiert. Die in diesem System zur Sättigung von 1 mg LPM-Protein notwendigen Ligandmengen betrugen: 12 nmol Ölsäure: Albumin (3 : 1), 2,4 nmol ^{35}S-BSP: Albumin (1 : 2) und 600 nmol ^{14}C-Taurocholsäure. Die Bindung an die Membranen wurde in Gegenwart der Antikörper bestimmt, und die Ergebnisse sind ausgedrückt als prozentuale Hemmung durch das antifettsäurebindende Membranprotein im Vergleich zu Antifibronektin. Es sind Mittelwerte ± Standardabweichung von drei Wiederholungsexperimenten angegeben

konstanten Antikörpermenge (0,2 mg der IgG-Fraktion) fand sich eine lineare Beziehung zwischen dem Logarithmus der LPM-Proteinkonzentration und der prozentualen Hemmung der spezifischen Ölsäurebindung, verglichen mit Kontrollinkubationen, die Antifibronektin enthielten (Abb. 2).

Immunfluoreszenzmikroskopische Untersuchungen mit dem antifettsäurebindenden Membranprotein zeigten in normalen Rattenlebergefrierschnitten eine lineare Fluoreszenz entlang der gesamten hepatozellulären Plasmamembran, während in den Kontrollpräparaten mit absorbiertem antifettsäurebindendem Membranprotein keine Fluoreszenz nachweisbar war.

Zusammenfassung und Diskussion

Die aufgrund der Voruntersuchungen [5–7] vermutete Existenz eines spezifischen, hepatozellulären Rezeptorproteins für Fettsäuren wird durch die affinitätschromatographische Isolation eines fettsäurebindenden Proteins aus Rattenleberplasmamembranen unterstützt. Es besteht aus einer 40 000 Dalton Polypeptidkette mit einem isoelektrischen Punkt von 9,0 und enthält weder Lipid- noch Kohlenhydratanteile. Das Protein teilt keine immunologische Determinante mit Ligandin oder dem zytosolischen fettsäurebindenden Protein (Z-Protein). Cochromatographische Untersuchungen mit dem fettsäurebindenden Membranprotein und verschiedenen organischen Anionen sowie hydrophoben Membranbestandteilen zeigten, daß nur langkettige Fettsäuren an das Protein gebunden werden. Die Spezifität dieses fettsäurebindenden Proteins wird durch die spezifische Hemmung der Fettsäurebindung an LPM durch Antikörper gegen dieses Proteins unterstrichen. Mit Hilfe der Immunfloreszenz kann das Protein als Bestandteil der Plasmamembran von Hepatozyten nachgewiesen werden.

Die physiologische Funktion dieses Membranproteins im zellulären Aufnahmeprozess von Fettsäuren muß in In vivo-Systemen untersucht werden.

Unterstützt durch die „Deutsche Forschungsgemeinschaft", Bonn (STR. 216/2-1).

Literatur

1. Albumrad NA et al. (1981) Mechanism of long chain fatty acid permeation in the isolated adipcyte. J Biol Chem 256: 9183−9191 − 2. Fisher MM et al. (1975) Characterization of rat liver cell plasma membranes. Proc Soc Exp Biol Med 150: 177−184 − 3. Paris S et al. (1979) Uptake of fatty acids by cultured cardiac cells from chick embryo: Evidence for a facilitation process without energy dependence. Biochimie 61: 361−367 − 4. Samuel D et al. (1976) Uptake and metabolism of fatty acids and analogues by cultured cardiac cells from chick embryos. Eur J Biochem 64: 583−595 − 5. Stremmel W et al. (1982) Studies of the binding of oleate to rat liver plasma membranes. Clin Res 30: 290A − 6. Stremmel W et al. (1983) Studies of oleate binding of rat liver plasma membranes. Biochem Biophys Res Commun 112: 88−95 − 7. Stremmel W et al. (1983) Identifizierung eines spezifischen Fettsäure bindenden Proteins in Rattenplasmamembranen. Z Gastroenterol 21: 435 − 8. Stemmel W et al. (1983) Physicochemical and immunhistological studies of a sulfobromphalein- and bilirubin-binding protein from rat liver plasma membranes. J Clin Invest 71: 1796−1805 − 9. Stremmel W et al. (1983) Studies of albumin binding to rat liver plasma membranes: Implications for the albumin receptor hypothesis. Biochim Biophys Acta 756: 20−27 − 10. Weisiger R et al. (1982) The role of albumin in hepatic uptake processes. In: Popper H, Schaffner F (eds) Progress in liver disease, vol 7. Grune and Stratton, New York, p 71

Schölmerich, J., Kitamura, S., Miyai, K. (Department of Pathology, University of California, San Diego, USA)

Sekretion und choleretische Wirkung verschiedener Trihydroxygallensäuren an der Rattenleber

Der transzelluläre Transport von Gallensäuren in der Leber wird im wesentlichen durch die kanalikuläre Sekretion limitiert [1]. Diese ist abhängig von der chemischen Struktur der Gallensäuren: Sowohl die Konjugation [2] als auch die Zahl, Position und Orientierung der Hydroxygruppen [3, 4] sind von Bedeutung. Gleichzeitig bestehen Unterschiede in der Rangfolge verschiedener Gallensäuren zwischen verschiedenen Tierspezies [5, 6]. Entsprechende Untersuchungen für verschiedene Trihydroxygallensäuren liegen bisher nicht vor. Wir haben daher an der isoliert perfundierten Rattenleber vier verschiedene Trihydroxygallensäuren als Taurinkonjugate bezüglich ihrer Aufnahme, ihrer Sekretion und ihrer choleretischen Potenz untersucht. Aufnahme und Sekretion wurden dabei mittels neuentwickelter Biolumineszenztests für verschiedene Klassen von Hydroxygallensäuren [7−9] bestimmt, deren Anwendbarkeit für derartige Untersuchungen geprüft werden sollte.

Methodik

Leberperfusion: Die Perfusion wurde nichtrezirkulierend mit Karbogenbegastem Krebs-Ringer-Bikarbonatpuffer (pH 7,4), der Glukose (5 mM), Laktat (2,1 mM), Pyruvat (0,3 mM), Azetazetat (0,1 mM) und β-Hydroxybutyrat (0,08 mM) enthielt 60 min durchgeführt. Temperatur (37° C), Fluß (4 ml/g/min), Druck (< 14 cm H_2O), O_2-Aufnahme (> 2 µMol/g/min) und die Quotienten Laktat/Pyruvat (6−8) und β-Hydroxybutyrat/Azetazetat (0,6−0,8). Gallenproben wurden über einen PE 50-Katheter alle 5 min,

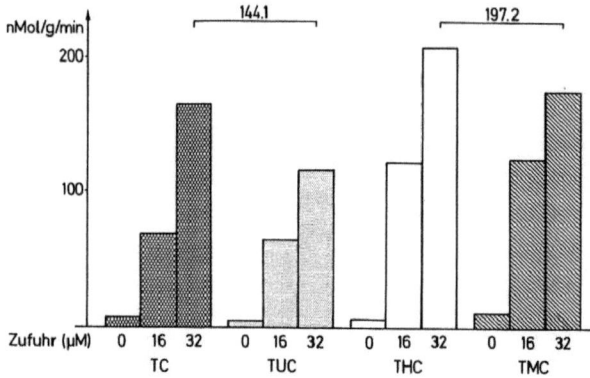

Abb. 1. Sekretion verschiedener Tri-hydroxygallensäuren

Perfusatproben aus Ein- und Ausstrom alle 7 min asserviert. Nach Abschluß der Perfusion wurde die Morphologie durch Licht- und Elektronenmikroskopie überprüft.

Gallensäurentransport: Nach 30 min Perfusion ohne Gallensäurenzusatz wurden die Ausgangswerte für Galleffluß und Gallensäurensekretion bestimmt. Sodann wurde die jeweilige Gallensäure (Taurocholat = TC, Tauroursocholat = TUC, Taurohyocholat = THC, Tauro-β-Muricholat = TMC) dem Perfusat zu einer Endkonzentration von 16 μM zugesetzt. Nach weiteren 15 min wurde die Konzentration auf 32 μM erhöht. Für jede Gallensäure wurden zwei Tiere verwendet. Die Variation der Ausgangswerte war < 10%.

Gallensäurenbestimmung: Verschiedene Biolumineszenztests mit an Sepharose 4B immobilisierten Enzymen (Luziferase, Diaphorase und die jeweilige Hydroxysteroiddehydrogenase) für 3α-, 7α-, 12α- und 7β-Hydroxygallensäuren [7−9] wurden zur Bestimmung der Gallensäurenkonzentrationen im Perfusat (unverdünnt) und in den Galleproben (1 : 500 verdünnt) benutzt. Das Gallevolumen wurde durch Wägung in einem vorgewogenen Gefäß bestimmt.

Berechnung: Die Gallensäurenaufnahme wurde durch Berechnung der Konzentrationsdifferenz im Perfusat vor und nach der Leberpassage bestimmt. Die Gallensäurensekretion wurde aus der Konzentration in der Galle und dem Galleffluß/Zeit berechnet. Dabei wurden jeweils die typischen Hydroxygruppen der einzelnen Gallensäuren zur Bestimmung benutzt.
    Die choleretische Potenz wurde in μl zusätzlichen Galleflusses/μMol sezernierter Gallensäure berechnet.

Ergebnisse

Die Bestimmung der Aufnahme von TC mittels dreier verschiedener Testsysteme ergab praktisch identische Werte (3α-Test: 16 μM: 15,22 nMol/g/min; 32 μM: 29,20 nMol/g/min, 7α-Test: 14,78 und 28,26; 12α-Test: 15,01 und 28,58). Somit sind die Tests äquivalent und des lassen sich durch Kombination von Tests verschiedene Gallensäuren anhand der jeweils spezifischen Hydroxygruppe bestimmen.
    Die Aufnahme der vier benutzten Gallensäuren war bei den benutzten Konzentrationen nicht wesentlich verschieden (TC: 90,5 und 92,9%, TUC 98,1 und 84,1%, THC 98,1 und 94,5% und TMC 100 und 100%). Sowohl bei 16 als auch bei 32 μM wurden THC und TMC besser ausgeschieden als TC und TUC, die α-Stellung der Hydroxygruppe in C7 war von Vorteil (Abb. 1). Dagegen war die choleretische Wirkung größer für die Gallensäuren mit einer 12α-Hydroxygruppe (TUC: 2,6μl/g/min, TC: 1,9, THC: 1,7, TMC: 1,5). Noch deutlicher wird der Unterschied, wenn die choleretische Potenz berechnet wird (Abb. 2).

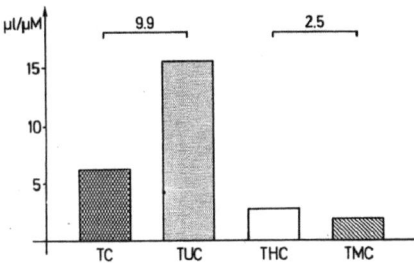

Abb. 2. Choleretische Potenz verschiedener Trihydroxygallensäuren

Diskussion

Mit Hilfe der Biolumineszenztests lassen sich Untersuchungen zum Gallensäurentransport und Stoffwechsel erheblich vereinfacht durchführen. Eine große Zahl von Proben kann rasch bearbeitet werden. Durch die Anwendung verschiedener Tests auf die gleiche Probe lassen sich auch verschiedene Gallensäuren in einer Probe gut differenzieren [10]. Während zwischen Tri- und Dihydroxygallensäuren deutliche Unterschiede bezüglich der Aufnahme bestehen [6, 11], ist zwischen verschiedenen Trihydroxygallensäuren bei den benutzten Konzentrationen kein solcher Unterschied nachweisbar. Das könnte durch geringere Unterschiede bezüglich der hydrophoben Eigenschaften erklärt werden [12]. Im Gegensatz dazu ist aber die Sekretion der verwendeten Säuren deutlich verschieden. Dabei wurden die 3-,6-,7-Hydroxysäuren wesentlich besser ausgeschieden. Dies erscheint in Übereinstimmung mit anderen Untersuchungen, die zeigen konnten, daß die speziesspezifischen Gallensäuren von der jeweiligen Art am besten transportiert wurden [5, 6]. Gleichzeitig haben diese Gallensäuren aber eine geringere choleretische Potenz als diejenigen mit einer 12α-Hydroxygruppe. Dies könnte als Hinweis für differenzierte Funktionen der verschiedenen Gallensäuren einer Art angesehen werden.

Literatur

1. Hardison WGM, Hatoff DE, Miyai K, Weiner RG (1981) Nature of bile acid maximum secretory rate in the rat. Am J Physiol 241: G337−G343 − 2. Zouboulis-Vafiadis I, Dumont M, Erlinger S (1982) Conjugation is rate limiting in hepatic transport of ursodeoxycholate in the rat. Am J Physiol 243: G208−G213 − 3. Hoffman NE, Iser JH, Smallwood RA (1975) Hepatic bile acid transport: effect of conjugation and position of hydroxyl groups. Am J Physiol 229: 298−302 − 4. Kitani K, Kanai S (1981) Biliary transport maximum of tauroursodeoxycholate is twice as high as that of taurocholate in the rat. Life Sci 29: 269−275 − 5. Rutishauser SCG, Stone SL (1975) Comparative effects of sodium taurodeoxycholate and sodium taurocholate on bile secretion in the rat, dog and rabbit. J Physiol 245: 583−598 − 6. Aldini R, Roda A, Grigolo B, Paselli L, Morselli AM, Roda E, Barbara L (1983) Species differences in the hepatic uptake of bile acids. Hepatology 3: 620 − 7. Schölmerich J, Hinkley JE, MacDonald IA, Hofmann AF, DeLuca M (1983) A bioluminescent assays for 12α-hydroxy bile acids using immobilized enzymes. Anal Biochem 133: 244−250 − 8. Schölmerich J, van Berge Henegouwen GP, Hofmann AF, DeLuca M (1984) A bioluminescence assay for total 3α-hydroxy bile acids using immobilized enzymes. Clin Chim Acta 137: 21−32 − 9. Roda A, Kricka LJ, DeLuca M, Hofmann AF (1982) Bioluminescence measurement of primary bile acids using immobilized 7-alpha-hydroxysteroid dehydrogenase: application to serum bile acids. J Lipid Res 23: 1354−1361 − 10. Schölmerich J, Kitamura S, Miyai K (1983) Changes of the pattern of biliary bile acids during isolated rat liver perfusion. Biochem Biophys Res Commun 115: 518−524 − 11. Anwer MS, Hofmann AF (1983) Influence of chemical structure on intrinsic hepatic uptake rate of bile acids. Hepatology 3: 816 − 12. Roda A, Hofmann AF, Mysels KJ (1983) The influence of bile salt structure on self-association in aqueous solutions. J Biol Chem 258: 6362−6370

Klinische Immunologie

Lindenborn-Fotinos, J., Berg, P. A. (Med. Univ.-Klinik Tübingen)
**Charakterisierung von Anti-M2-Antikörpern
bei der primär biliären Zirrhose (PBC) mit Hilfe des „Western blots"**

Einleitung

Antimitochondriale Antikörper (AMA) lassen sich in Seren von Patienten mit primär biliärer Zirrhose (PBC) in 98% der Fälle nachweisen [1]. Während Antikörper gegen Mitochondrien auch bei anderen Krankheiten wie Syphilis (Anti-M1) [2], arzneimittelbedingten Erkrankungen (Anti-M3, Anti-M6) [3, 4] oder auch einigen Kardiomyopathien (Anti-M7) [5] gefunden werden, reagieren nur Seren von Patienten mit PBC mit einem löslichen Antigen der inneren Mitochondrienmembran (M2) [1]. Dieses Antigen läßt sich durch Chloroformextraktion von submitochondrialen Partikeln (SMP) aus Rinderherz gemeinsam mit dem F_1-Teil der ATPase isolieren. Auch nach anschließender Gelfiltration und Ionenaustauschchromatographie lassen sich mittels SDS-Polyacrylamidgelelektrophorese stets Untereinheiten der ATPase (α, β, γ) in den antigenpositiven Fraktionen nachweisen [6]. Da jedoch die ATPase-Enzymaktivität nicht immer mit der Antigenaktivität korrelierte [7], blieb die Frage offen, ob M2 mit einem Teil oder einer Untereinheit der ATPase identisch ist. Daher wurde die Western blot-Methode angewandt, um zu klären, inwieweit das PBC-spezifische Antigen mit der ATPase assoziiert ist.

Methodik

Mitochondrien und ATPase wurden aus Rinderherz isoliert und in der diskontinuierlichen SDS-Polyacrylamidgelelektrophorese nach Molekulargewicht getrennt und anschließend im elektrischen Feld aus dem Gel auf eine Nitrozellulosemembran übertragen (Elektroblot) [8]. Die Nitrozellulosemembran wurde entweder mit Amidoschwarz direkt auf Proteine angefärbt oder in verdünntem Patientenserum inkubiert. Hierbei binden sich die antimitochondrialen Antikörper aus dem Patientenserum an die komplementären antigenen Determinanten der aufgetrennten mitochondrialen Fraktionen. Nach mehrfachem Waschen, mit dem Ziel, ungebundene Antikörper und andere Serumbestandteile zu entfernen, wurden die Membranen mit peroxidasekonjugiertem Anti-Human-IgG, M, A Immunglobulin aus Kaninchen inkubiert. Durch Zugabe des Peroxidasesubstrates H_2O_2 und 3-Amino-9-ethylcarbazol wurden die gebundenen Antikörper sichtbar gemacht.

Ergebnisse

Vier Hauptantigendeterminanten wurden nach Reaktion von PBC-Seren mit elektrophoretisch getrennten Mitochondrien oder ATPase gefunden. Diese Antigendeterminanten entsprechen vier Proteinbanden mit den Molekulargewichten 80 000 (Bande 1), 63 000 (Bande 2), 56 000 (Bande 3) und 41 000−46 000 (Bande 4).
  Die der Bande 1 (80 000) entsprechende Determinante zeigte die stärkste Antikörperbindungsaktivität. Bande 2 und 3 lagen im Bereich der ATPase-Untereinheiten α und β. Während Bande 2 deutlich oberhalb von α wanderte, liegt Bande 3 mit dem Molekulargewicht 56 000 direkt zwischen α und β. Bande 3 ist jedoch nicht mit einer der beiden ATPase-Untereinheiten identisch. Dafür spricht vor allem die Tatsache, daß einigen ATPase-Präparationen die Bande 3 fehlte, obwohl die α- und β-Untereinheiten deutlich nachweisbar waren (Abb. 2).

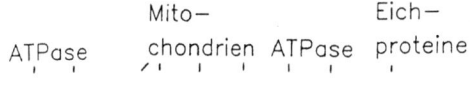

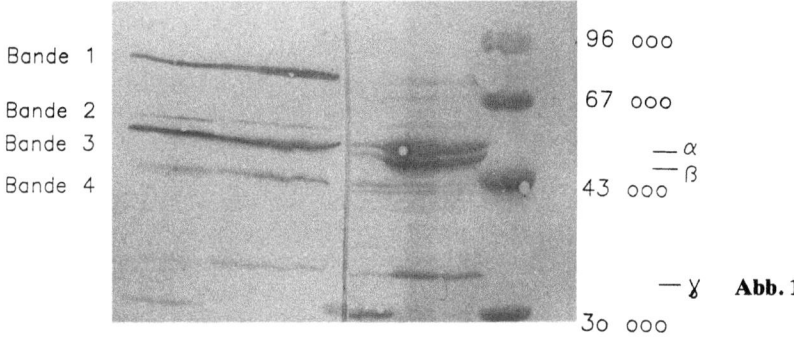

4 Antigendeterminanten
durch Reaktion mit
einem AMA-positiven PBC-
Serum sichtbar gemacht

Mitochondriale Proteine
gefärbt mit Amidoschwarz

Abb. 1

Von 57 im Western blot getesteten PBC-Seren zeigten 31 eine positive Reaktion mit allen vier Hauptantigendeterminanten; fünf Seren davon reagierten zusätzlich mit einer fünften Bande mit dem Molekulargewicht von ca. 36 000. 21 Seren reagierten nur mit Bande 1 und 2, bzw. 1, 2 und 4. Dagegen waren acht Seren ausschließlich mit Bande 3 positiv. Je ein Serum reagierte nur mit Bande 2, bzw. 2 und 3. Hochtitrige AMA-positive PBC-Seren hatten meistens Antikörper gegen alle vier bzw. fünf Antigendeterminanten, während niedertitrige Seren oft nur mit ein oder zwei Banden reagierten. Nur Seren von Patienten mit PBC zeigten diese typischen Banden. Seren von Patienten mit anderen mitochondrialen Antikörperspezifitäten (Anti-M1, -M3, -M7) reagierten mit keiner der fünf Antigendeterminanten.

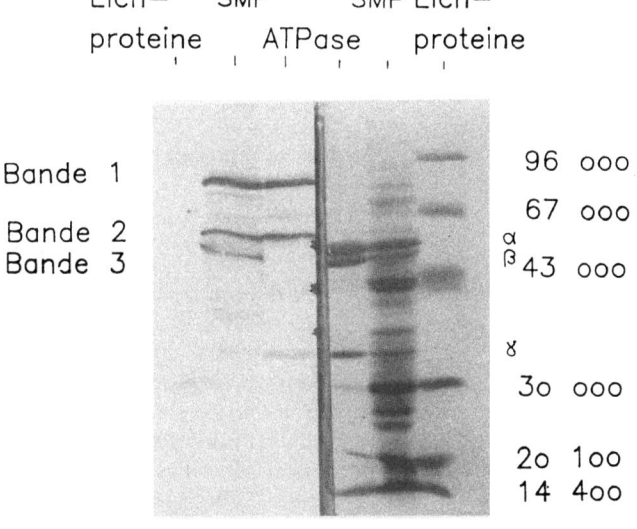

Abb. 2

PBC-Serum Amidoschwarzfärbung

Diskussion

Mit Hilfe des Western blots konnten in Seren von PBC-Patienten Antikörper nachgewiesen werden, die gegen mitochondriale Antigendeterminanten mit definiertem Molekulargewicht gerichtet sind. Diese Antikörper sind spezifisch für PBC, sie wurden in keinen anderen AMA-positiven oder -negativen Seren gefunden. Die PBC-spezifischen Antigene sind nach Isolierung stets assoziiert mit ATPase, jedoch konnte aus dem Vergleich von Proteinfärbung der ATPase und ihrer Reaktion mit PBC-Seren geschlossen werden, daß keine der ATPase-Untereinheiten mit einer der fünf Antigenbanden identisch ist.

Mit der beschriebenen Methode werden nur solche Antigene erfaßt, die durch SDS-Behandlung nicht zerstört werden. Daher ist es möglich, daß PBC-Seren auch andere antimitochondriale Antikörper enthalten, die gegen noch zu definierende Antigene gerichtet sind.

Literatur

1. Berg PA, Klein R, Lindenborn-Fotinos J, Klöppel G (1982) ATPase associated antigen (M2): Marker antigen for serological diagnosis of primary biliary cirrhosis. Lancet 2: 1423−1426 − 2. Wright DJM, Doniach D, Lessof MH, Turk JL, Grimble AS, Catterall RD (1970) New antibody in early syphilis. Lancet 1: 740−744 − 3. Sayers TJ, Binder D, Berg PA (1979) Heterogeneity of antimitochondrial antibodies: characterization and separation of the antigen associated with the pseudolupus erythematosus syndrome. Clin Exp Immunol 37: 68−75 − 4. Homberg JC, Stelly N, Andreis J, Abuaf N, Saadoun F, André J (1982) A new antimitochondrial antibody (anti-M6) in iproniazid induced hepatitis. Clin Exp Immunol 47: 93−102 − 5. Klein R, Maisch B, Kochsiek K, Berg PA (1983) Demonstration of organ specific antibodies against heart mitochondria (anti-M7) in sera from patients with some forms of heart diseases. Clin Exp Immunol (in press) − 6. Lindenborn-Fotinos J, Sayers TJ, Berg PA (1982) Mitochondrial antibodies in primary biliary cirrhosis. VI. Association of the complement fixing antigen with a component of the mitochondrial F_1-ATPase complex. Clin Exp Immunol 50: 267−274 − 7. Sayers TJ, Leoutsakos A, Berg PA, Baum H (1981) Antimitochondrial antibodies (AMA) in primary biliary cirrhosis. I. Separation of the PBC antigen activity from mitochondrial ATPase activity. J Bioenerg Biomembr 13: 255−267 − 8. Towbin H, Staehlin T, Gordon J (1979) Electrophoretic transfer ofproteins from polyacrylamide gels to nitrocellulose sheets. Proc Natl Acad Sci USA 76: 4350−4354

Trautmann, F., Manns, M., Meyer zum Büschenfelde, K.-H. (I. Med. Klinik und Poliklinik, Johannes-Gutenberg-Universität Mainz)
Autoantikörper gegen Ribonukleoproteine bei Lebererkrankungen

Einleitung

Antikörper (Ak) gegen Ribonukleoproteinantigene sind diagnostische Marker für Lupus erythematodes (SLE), Sharp-Syndrom (MCTD), Sjögren- und Sicca-Syndrom [1]. Anti-Sm gilt als spezifisch für den SLE. Anti-U_1RNP wird bei MCTD, anti-Ro/SSA und anti-La/SSB werden bei Sjögren- und Sicca-Syndrom, in geringerer Häufigkeit jedoch auch bei anderen Autoimmunopathien gefunden [1]. Die autoimmune Form der chronisch aktiven Hepatitis (aiCAH) und die primär biliäre Zirrhose (PBC) gehen häufig mit extrahepatischen Syndromen wie Sicca-Syndrom, Arthralgien und Raynaud-Phänomen einher [2, 4].

Wir untersuchten die Seren von Patienten mit verschiedenen Lebererkrankungen auf Antikörper gegen die Ribonukleoproteinantigene Sm, U_1RNP, Ro/SSA und La/SSB sowie weitere nukleäre und nichtnukleäre Antikörper.

Tabelle 1. Befundschema für die Präzipitatbildung

	HSE	RTNE	R-RTNE	Δ-RTNE
αRo/SSA	+	–	–	–
αSm	+	+	+	+
αLa/SSB	+	+	+	–
αU$_1$RNP	–	+	–	–

Tabelle 2. Autoantikörper gegen Ribonukleoproteine und weitere nukleäre und nichtnukleäre Antigene bei verschiedenen Lebererkrankungen

	n	FANA	Anti-dsDNS	Anti-Sm	Anti-U$_1$RNP
Akute Hepatitis A	15	–	–	–	–
Akute Hepatitis B	17	–	–	–	–
Non-a/Non-B-Hepatitis	32	–	–	–	–
Chronisch aktive Hepatitis B	39	–	–	–	–
Non-A/Non-B-Hepatitis	8	–	–	–	–
Autoimmune Hepatitis	25	15 (60%)	1 (4%)	–	1 (4%)
Leberzirrhose					
HBsAg-positiv	10	–	–	–	1 (10%)
HBsAg-negativ	14	1 (7%)	–	–	–
Alkoholinduzierte Lebererkrankung					
Mit Zirrhose	20	–	–	–	–
Ohne Zirrhose	30	2 (7%)	–	–	–
Primär biliäre Zirrhose	22	–	–	1 (5%)[a]	2 (9%)[a]
Asymptomatischer HBsAg-Carrier	8	–	–	–	–
Verschiedene Lebererkrankungen	19	2 (11%)	–	–	–

	Anti-La	Anti-Ro	M2-AMA	SMA
Akute Hepatitis A	–	–	–	–
Akute Hepatitis B	–	–	–	1 (6%)
Non-a/Non-B-Hepatitis	–	–	–	1 (3%)
Chronisch aktive Hepatitis B	3 (8%)	–	–	1 (3%)
Non-A/Non-B-Hepatitis	–	–	–	–
Autoimmune Hepatitis	13 (52%)	1 (4%)	2 (8%)	13 (52%)
Leberzirrhose				
HBsAg-positiv	2 (10%)	–	–	1 (10%)
HBsAg-negativ	–	–	–	1 (7%)
Alkoholinduzierte Lebererkrankung				
Mit Zirrhose	–	–	–	1 (5%)
Ohne Zirrhose	–	–	–	1 (3%)
Primär biliäre Zirrhose	6 (28%)	5 (23%)	22 (100%)	–
Asymptomatischer HBsAg-Carrier	–	–	–	–
Verschiedene Lebererkrankungen	–	–	–	–

[a] Eine Patientin mit histologisch gesicherter PBC, Myositis und Arthralgien hatte Ak gegen Sm und U$_1$RNP

Erläuterungen s. Text

Material und Methoden

Es wurden Seren von 259 Patienten untersucht. Die Diagnosen waren nach allgemein anerkannten Kriterien [3] gestellt worden. Sie sind in Tabelle 2 mit angeführt. Mittels Überwanderungselektrophorese [5] wurden die Seren auf Ak gegen Sm, U_1RNP, Ro/SSA und La/SSB getestet. Als Antigenpräparationen wurden unbehandelter Kaninchenthymuskernextrakt (RTNE; Pel Freez/Atlanta, Heidelberg, BRD), ribonukleasebehandelter RTNE (R-RTE [5]), 30 min auf 56° C erhitzter RTNE ($\triangle$-RTE) und unbehandelter menschlicher Milzextrakt (HSE; 10) verwandt. Tabelle 1 zeigt ein Schema der Präzipitationsmöglichkeiten. Positive Ergebnisse der Überwanderungselektrophorese wurden durch Immundiffusion in 0,4% Agargel gegen unsere Substandardseren des Referenzseren des Centers for Disease Control, Atlanta, Georgia, USA [9] bestätigt. Ak gegen Doppelstrangdesoxyribonukleinsäure (dsDNS) wurden durch die Polyethylenglykolfällungsmethode [8] mittels Radioimmunoassay (RIA), Ak gegen Kernantigene (FANA) und glatte Muskulatur (SMA) durch indirekte Immunfluoreszenz an Rattenleber- und -nierenschnitten, Ak gegen das mitochondriale M_2-Antigen (M_2-AMA) durch RIA [6] bestimmt.

Ergebnisse

Die Ergebnisse der Ak-Bestimmungen sind in Tabelle 2 dargestellt. Die FANA-Fluoreszenz war vom gefleckten oder homogenen Typ, bei einem Patienten mit aiCAH und positivem anti-dsDNS-Befund fand sich ein „rim-pattern". Bei einer Patientin mit Arthralgien und histologisch gesicherter Myositis waren Ak gegen Sm und U_1RNP nachzuweisen. Bei den aiCAH waren in einem Fall anti-Ro/SSA mit anti/La/SSB, bei den PBC in zwei Fällen anti-Ro/SSA mit anti-La/SSB kombiniert. Ansonsten traten Ak gegen die Ribonukleoproteine nicht gemeinsam bei einem Patienten auf. Bei acht der 25 aiCAH-Patienten fanden sich FANA zusammen mit SMA und anti-La/SSB; diese Konstellation trat bei keiner anderen Lebererkrankung auf.

Schlußfolgerungen

Antikörper gegen Ribonukleoproteinantigene wurden bei aiCAH, PBC, HBsAg-positiver CAH und HBsAg-positiver Zirrhose gefunden. Auffällig ist der hohe Anteil von 52% anti-La/SSB-positiven Sera bei den aiCAH-Patienten sowie von 28% anti-La/SSB- und 23% anti-Ro/SSA-positiven Sera bei den PBC-Patienten. Während über das Vorkommen von anti-Ro/SSA bei PBC mit extrahepatischen Manifestationen bereits berichtet wurde [7], liegen – abgesehen von Einzelmitteilungen [1] – keine Angaben über die Häufigkeit des Auftretens von anti-La/SSB bei aiCAH und PBC vor. Bei der aiCAH fanden wir FANA, SMA und anti-La/SSB in 60 bzw. 52% der Seren; kombiniert traten diese drei Ak bei 32% der aiCAH-Patienten auf. Diese Ak-Konstellation fand sich bei keiner anderen Lebererkrankung, sie kann daher bei der Abklärung HBsAg- und AMA-negativer chronischer Lebererkrankungen von differentialdiagnostischer Bedeutung sein.

Bei einzelnen Fällen mit HBsAg-positiver CAH und Zirrhose wurden anti-La/SSB und anti-U_1RNP gefunden. Verlaufsstudien werden zeigen, ob diese Ak erst dann im Serum HBsAg-positiver Patienten auftreten, wenn HBeAg zu anti-HBe konvertiert, der Serumspiegel der Hepatitis B-virusassoziierten DNS-Polymerase abfällt und die DNS des Hepatitis B-Virus in das Wirtszellgenom integriert wird. Bei unseren Patienten mit anti-La/SSB- und anti-U_1RNP-Nachweis waren HBeAg und DNS-Polymerase im Serum nicht nachweisbar.

Wir interpretieren das Vorkommen von Ak gegen Ribonukleoproteine bei aiCAH und PBC als Hinweis auf die autoimmune Genese dieser Lebererkrankungen. In Einzelfällen kann diesem Ak-Nachweis differentialdiagnostische Bedeutung zukommen. Verlaufsstudien werden helfen, die Frage nach der Assoziation von Ak gegen Ribonukleoproteine mit extrahepatischen Manifestationen der aiCAH und PBC sowie von bestimmten Phasen der HBsAg-positiven CAH zum Zeitpunkt des Auftretens dieser Ak zu klären.

Literatur

1. Alarcon-Segovia D (1983) Antibodies to nuclear and other intracellular antigens in the connective tissue diseases. Clin Rheum Dis 9: 16–175 – 2. Culp KS, Duffy J, Fleming CR, Baldus WP, Dickson ER (1980) Autoimmune associations in primary biliary cirrhosis (abstract). Gastroenterology 79: 1011 – 3. DeGroote J, Desmet VI, Gedigk KP, Korb G, Popper H, Poulsen H, Scheuer PJ, Schmid M, Thaler H, Vehlinger E, Wepler W (1968) A classification of chronic hepatitis. Lancet 2: 626–628 – 4. Golding PL, Smith M, Williams R (1973) Multisystem involvement in chronic liver disease. Am J Med 55: 772–775 – 5. Kurata N, Tan EM (1976) Identification of antibodies to nuclear acidic antigens by counterimmunoelectrophoresis. Arthritis Rheum 19: 574–580 – 6. Manns M, Meyer zum Büschenfelde KH (1982) A mitochondrial antigen-antibody system in cholestatic liver disease detected by radioimmunoassay. Hepatology 2: 1–7 – 7. Penner E, Reichlin M (1982) Primary biliary cirrhosis associated with Sjögren's syndrome: evidence for circulating and tissue-deposited Ro/anti-Ro immune complexes. Arthritis Rheum 25: 1250–1253 – 8. Smeenk R, v d Lelij G, Aarden L (1982) Avidity of antibodies to dsDNA: comparision of IFT on crithidia luciliae, Farr assay and PEG assay. J Immunol 128: 73–78 – 9. Tan EM, Fritzler MJ, McDougal JS, McDuffie FC, Nakamura RM, Reichlin M, Reimer CB, Sharp GC, Schur PH, Wilson MR, Winchester RJ (1982) Reference sera for antinuclear antibodies. Arthritis Rheum 25: 1003–1005 – 10. Wasicek CA, Reichlin M (1982) Clinical and serological differences between systemic lupus erythematosus patients with antibodies to Ro versus patients with antibodies to Ro and La. J Clin Invest 69: 835–843

Eckstein, R., Bolte, H. D., Heim, M. U., Lehmeier, A., Wilmanns, W., Mempel, W. (Med. Klinik III, Klinikum Großhadern, Universität München)

Untersuchung von T-Zellsubfraktionen bei Myokarditis (MC) und dilatativer Kardiomyopathie (DCM)

Ätiologie und Pathogenese von Myokarditis und dilatativer Kardiomyopathie sind unklar, und die diagnostische Abgrenzung gegen nichtentzündliche Herzerkrankungen ähnlicher Symptomatik bereitet oft erhebliche Probleme. Befunde, wie vermehrte Immunglobulinbindung an sarkolemmale Strukturen oder erniedrigte Suppressorzellaktivität weisen aber auf pathogenetische Beziehungen zwischen beiden Erkrankungen hin [2–6, 10]. Da die Suppressor-T-Zellen in der Lage sind, die Proliferation anderer Lymphozyten zu unterdrücken und ihnen somit sicher eine wichtige Rolle bei der Kontrolle der Immunantwort zufällt, dürfte es bei niedriger Suppressorzellaktivität auf antigenen Reiz zu einer überschießenden B-Zellproliferation mit entsprechender Antikörpersynthese kommen, was bei Kontakt mit spezifischen Viren [14] zu einer exzessiven Produktion kardiotoxischer Antikörper führen könnte, die sich an myokardiale Strukturen binden. Eine nach Viruskarditis auftretende dilatative Kardiomyopathie kann dann als autoaggressives Folgestadium der Infektion bei unkontrollierter Immunantwort auf Virusbefall kardialer Strukturen angesehen werden. Da außerdem beiden Erkrankungen bestimmte Gene des Haupthistokompatibilitätskomplexes assoziiert sind, wäre es denkbar, daß es sich beim Phänomen „erniedrigte Suppressorzellaktivität" um eine genetisch determinierte Immunvariante handelt, die dann als prädisponierender Faktor für beide Erkrankungen in Betracht kommt [5–9]. Ziel der vorliegenden Untersuchungen war es zu überprüfen, ob sich gefundene Beziehungen zu Genen des Haupthistokompatibilitätskomplexes in einem größeren Patientengut bestätigen lassen, und ob die erniedrigte Suppressorzellaktivität bei beiden Erkrankungen funktioneller Natur ist.

Material und Methoden

Bei 44 Patienten mit Viruskarditis und 46 mit dilatativer Kardiomyopathie sowie bei 100 gesunden Kontrollpersonen wurden mittels monoklonaler Antikörper (OKT 3, OKT 4, OKT

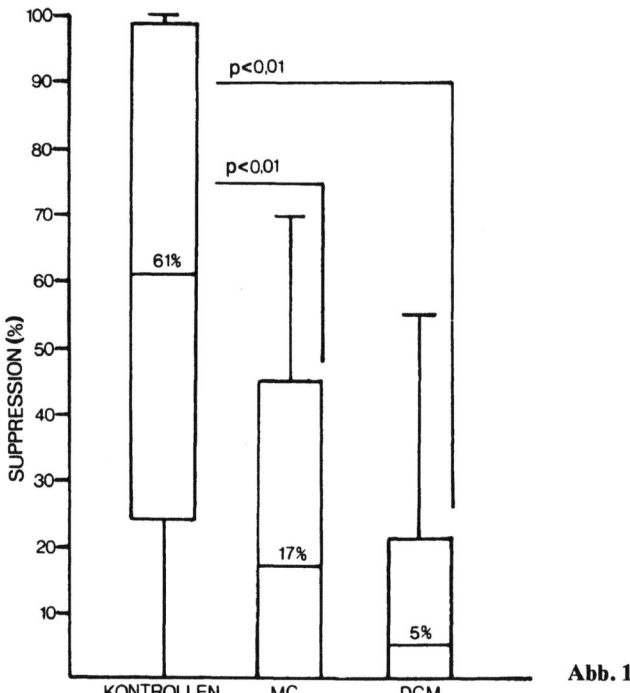

Abb. 1

SUPPRESSORZELLAKTIVITÄT MLC

8) die T-Zellsubfraktionen bestimmt [1]. In allen Fällen wurde simultan in der gemischten Lymphozytenkultur und in Mitogensystemen die Suppressorzellaktivität untersucht [6, 9]. Zusätzlich wurden die HLA-A, -B und -C-Antigene definiert [13]. Die Diagnosen Myokarditis und dilatative Kardiomyopathie wurden durch invasiv-kardiologische Untersuchung mit Myokardbiopsie und Virusserologie gestellt [11, 12].

Ergebnisse

In allen untersuchten Gruppen fand sich eine analoge Verteilung der T-Zellen (OKT 3: 42%), der T-Helferzellen (OKT 4: 25%) und der T-Suppressorzellen (OKT 8: 19%). Entsprechend war das Helfer-Suppressorzellverhältnis OKT 4/8 mit 1,4 bei Myokarditis und dilatativer Kardiomyopathie normal (Tabelle 1).

Tabelle 1. T-Zellsubfraktionen

	T-Zellen, gesamt OKT 3	T-Helferzellen OKT 4	T-Suppressorzellen OKT 8	OKT 4/8
Kontrollen (n = 100)	42% (SD = 12%)	25% (SD = 11%)	19% (SD = 8%)	1,31
Myokarditis (n = 44)	37% (SD = 13%)	22% (SD = 13%)	15% (SD = 5%)	1,46
Dilative Kardiomypathie (n = 46)	41% (SD = 11%)	26% (SD = 11%)	19% (SD = 8%)	1,36

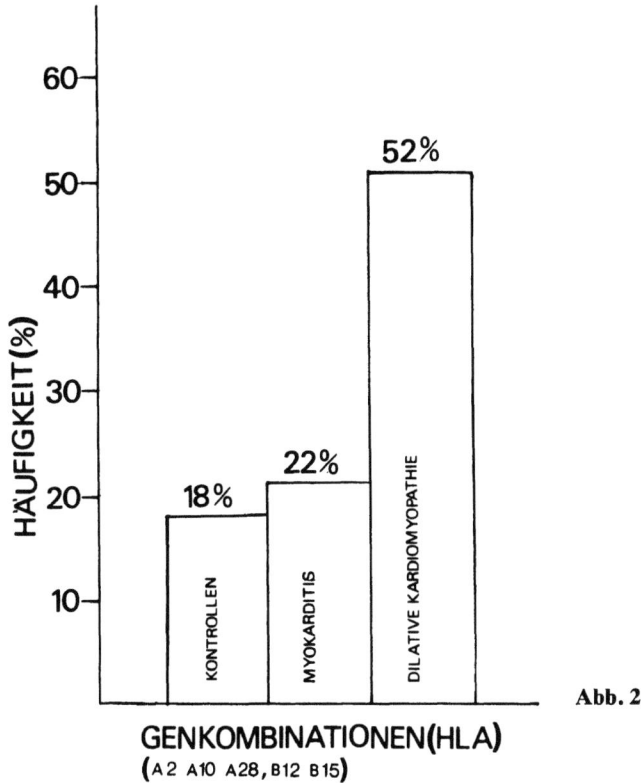

GENKOMBINATIONEN(HLA)
(A 2 A10 A28, B12 B15)

Abb. 2

Die Suppressorzellaktivität war dagegen bei Myokarditis (17%) und dilatativer Kardiomyopathie (5%) gegenüber den Kontrollen signifikant erniedrigt ($p < 0,01$). Die Suppressionswerte einiger Kontrollen lagen im Bereich der Standardabweichung der pathologischen Gruppen (Abb. 1). Weiterhin fand sich eine Vermehrung der HLA-Gene A 2, A 10, A 28, B 12 und B 15, die insbesondere bei der dilatativen Kardiomyopathie auch noch vermehrt kombiniert waren (Relatives Risiko: 2–5) (Abb. 2).

Diskussion

Die meisten Kontrollpersonen unterdrücken die Immunantwort relativ stark, einige aber zeigen ähnlich niedrige Suppressionswerte wie Patienten mit Myokarditis und dilatativer Kardiomyopathie. Da die Verteilung der Helfer- und Suppressor-T-Zellen in allen untersuchten Gruppen gleich ist, muß bei diesen Probanden mit niedriger Suppressorzellaktivität eine funktionelle Variante dieser Zellfraktion vorliegen, die wegen der deutlichen Beziehungen zu verschiedenen Genen des Haupthistokompatibilitätskomplexes auf dem Chromosom 6 genetisch determiniert sein könnte und als gemeinsame, prädisponierende Ursache von Myokarditis und dilatativer Kardiomyopathie in Betracht kommt. Normalprobanden mit niedriger Suppressorzellaktivität könnten ein Reservoir für beide Erkrankungen sein. Dilatative Kardiomyopathien mit entsprechender immunfunktioneller und immungenetischer Konstellation wären dann als autoaggressive Folgestadien von Viruskarditiden anzusehen. Myokarditiden und dilatative Kardiomyopathien mit niedriger Suppressorzellaktivität und entsprechender HLA-Genkonstellation sollten deshalb als eigene nosologische Entität von Myokarditiden und dilatativen Kardiomyopathien ohne diese Befunde abgegrenzt werden. Die Bestimmung der Suppressorzellaktivität und der HLA-Gene wäre dann von erheblicher diagnostischer und therapeutischer Bedeutung, da ja erwogen werden müßte, Myokarditiden mit entsprechender Immunfunktion und Immungenetik nach Abklingen der akuten Infektion immunsuppressiv zu therapieren.

Literatur

1. Bach MA, Bach JF (1981) The use of monoclonal anti-T cell antibodies to study T cell imbalances in human diseases. Clin Exp Immunol 45: 449−456 − 2. Bolte HD, Schultheiss P (1978) Immunological results in myocardial diseases. Postgrad Med J 54: 500−503 − 3. Bolte HD, Schultheiss P, Cyran J, Goss F (1980) Binding of immunoglobulins in the myocardium (biopsies). In: Bolte HD (ed) Myocardial biopsy − diagnostic significance. Springer, Berlin Heidelberg New York, p 85 − 4. Eckstein R, Mempel W, Bolte HD (1981) Suppressorzellaktivität bei Viruskarditis und kongestiver Kardiomyopathie. Z Kardiol 70: 287 − 5. Eckstein R, Mempel W, Bolte HD (1981) Die Bedeutung niedriger Suppressorzellaktivität für die Pathogenese von Myokarditis und kongestiver Kardiomyopathie. Z Kardiol 70: 628 − 6. Eckstein R, Mempel W, Bolte HD (1982) Reduced suppressor cell activity in congestive cardiomyopathy and in myocarditis. Circulation 65: 1224−1229 − 7. Eckstein R, Mempel W, Heim MU, Bolte HD (1982) Relations of HLA-genes and reduced suppressor cell activity in patients with myocarditis and congestive cardiomyopathy. Blut 45: 67 − 8. Eckstein R, Mempel W, Heim MU, Bolte HD (1983) Beziehungen zwischen HLA-Genen und niedriger Suppressorzellaktivität bei Patienten mit Myokarditis und kongestiver Kardiomyopathie. In: Nagel V, Stangel W (Hrsg) Forschungsergebnisse der Transfusionsmedizin und Immunhämatologie, Band 8. Medicus, Berlin, S 559 − 9. Eckstein R, Mempel W, Heim MU, Bolte HD (1984) The role of HLA-genes and low suppressor cell activity in the pathogenesis of myocarditis and dilated cardiomyopathy. In: Bolte HD (ed) Viral heart disease. Springer, Berlin Heidelberg New York, p 151 − 10. Fowles RE, Bieber CP, Stinson EB (1979) Defective in vitro suppressor cell function in idiopathic congestive cardiomyopathy. Circulation 59: 483−491 − 11. Olsen EGJ (1975) Pathological recognition of cardiomyopathy. Postgrad Med J 51: 277−281 − 12. Richardson PJ (1974) Kings endomyocardial bioptome. Lancet 1: 660−661 − 13. Terasaki PI, McClelland DJ (1964) Microdroplet assay of human serum cytotoxins. Nature 20: 998−1000 − 14. Waterson AP (1978) Virological investigations in congestive cardiomyopathy. Postgrad Med J 54: 505−507

Maisch, B., Koper, D., Sibelis, Th., Kochsiek, K. (Med. Univ.-Klinik Würzburg)
Erniedrigte in vitro-Natural-Killerzellaktivität gegen K562 bei Perimyokarditis

1. Einleitung

Die zelluläre Immunabwehr bedient sich verschiedener immunologischer Effektormechanismen. Hierbei sind zelluläre Immunreaktionen mit zielzellspezifischer Wirkung von solchen mit geringerer Zielzellspezifität abzugrenzen. Zytotoxische T-Lymphozyten stellen Effektororgane mit hoher Spezifität dar, deren Voraussetzung die gleichzeitige Erkennung des Fremdantigens und körpereigener Epitope des Major-Histokompatibilitätskomplexes darstellt. Bei der antikörperabhängigen Zytotoxizität ist die Zielzellspezifität der Reaktion über den Antikörper gewährleistet, mit dem die Killerlymphozyten armiert sind. Zu den Reaktionen mit breiter Spezifität gehören die Natural-Killerlymphozyten, von denen bekannt ist, daß sie durch Mediatoren wie das Interferon moduliert werden können.

Da bei akuten und protrahiert verlaufenden Perimyokarditiden auch immunologische Reaktionen in der Pathogenese bedeutsam sein dürften, war es das Ziel dieser Untersuchung zu prüfen, ob die Natural-Killerzellaktivität bei Patienten mit Perimyokarditis gegen die Zielzelle K562 verändert ist und ob sich Differenzen unter Verwendung einer myokardialen Zielzelle (isolierte vitale Rattenkardiozyten) ergeben.

Patienten: Untersucht wurden periphere Lymphozyten von 28 Patienten mit akuter Perimyokarditis (20 männlich, acht weiblich) sowie elf gesunde altersgleiche Probanden. Die Diagnose Perimyokarditis oder Myokarditis stützte sich auf ein histologisch nachgewiesenes myokardiales Infiltrat ($n = 7$), das Vorliegen eines Perikardergusses oder Perikardreibens mit segmentaler Kontraktionsstörung in der Lävokardiographie nach Ausschluß einer koronaren Herzkrankheit meist im Gefolge eines grippalen Infektes.

2. Methoden

Die Bestimmung der NK-Zellaktivität im Chromreleasetest wurde nach Perlmann et al. [5] durchgeführt: 51-chrommarkierte Erythroblasten der Zellinie K562 werden hierzu 5 Std mit Patienten- und Kontrollymphozyten inkubiert. Die Freisetzung von radioaktivem Chrom durch NK-Lymphozyten wird als prozentuale Lyse angegeben, die um die Spontanlyse korrigiert wurde.

Die Bestimmung der Kardiozytotoxizität erfolgte wie bereits beschreiben [2, 3]. Im Prinzip wurden mittels eines Percollgradienten isolierte vitale Herzmuskelzellen der Ratte mit Patientenlymphozyten im Verhältnis 1 : 50 inkubiert und die prozentuale Lyse nach Korrektur der spontanen Lyse gemessen und mit der Lyse in Gegenwart von Lymphozyten gesunder altersgleicher Probanden verglichen.

3. Ergebnisse

3.1 Kardiozytotoxizität

Die Kardiozytotoxizität gesunder Probanden lag bei 8% und war bei Perimyokarditispatienten mit 18% gering, aber nicht signifikant gesteigert. Dagegen war bei der Verwendung der klassischen Zielzelle für Natural-Killerzellaktivität, der Erythroblastenzellinie K 562, bei

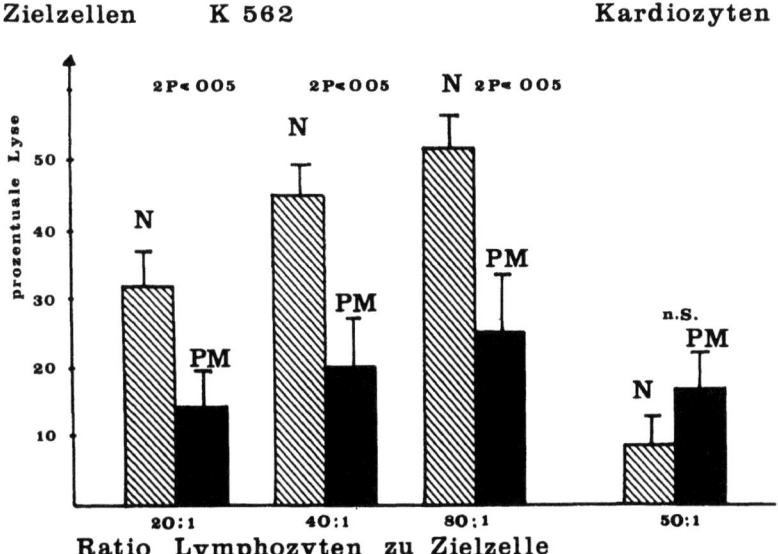

Abb. 1. Während die Kardiozytotoxizität peripherer Lymphozyten bei Patienten mit Perimyokarditis (PM) keinen signifikanten Unterschied zu gesunden Probanden (*n*) zeigt, ist bei den Lymphozyten/Zielzellrelationen von 20 : 1 bis 80 : 1 bei Perimyokarditis die NK-zellbedingte prozentuale Lyse auf die Hälfte im Vergleich zu gesunden Probanden reduziert

allen geprüften Relationen der Lymphozyten zu den Zielzellen von 20 : 1, 40 : 1 und 80 : 1 eine signifikante Reduktion der prozentualen Lyse (2 p < 0,05 im t-Test) nachweisbar. Sie betrug im Mittel die Hälfte der an Alter und Geschlecht vergleichbaren gesunden Probanden (Abb. 1). Bei 26 der 28 Patienten mit Perimyokarditis lag die prozentuale Lyse unterhalb der zweifachen Standardabweichung altersgleicher gesunder Probanden.

4. Diskussion und Schlußfolgerungen

Diese Untersuchungen, obgleich an einem kleinen Krankengut vorgenommen, zeigen, daß bei Perimyokarditis mindestens zwei unterschiedliche zelluläre Effektormechanismen wirksam sind. Die globale zytotoxische Aktivität gegen K 562 ist zum Zeitpunkt der akuten Entzündung deutlich abgeschwächt. Gleichzeitig liegt eine intakte oder sogar gering verstärkte Kardiozytotoxizität derselben Patientenlymphozyten gegen isolierte Herzmuskelzellen vor. Dies dürfte auf eine globale Reaktivitätsminderung klassischer Natural-Killerzellen bei erhaltener Zytotoxizität gegen kardiale Zielzellen hinweisen. Grund hierfür könnten verschiedene Subpopulationen der Natural-Killerzellen im peripheren Blut, aber auch eine unterschiedliche Sensitivität der beiden verglichenen Zielzellen bezüglich der von NK-Zellen induzierten Zytolyse sein.

Literatur

1. Maisch B (1984) Humorale immunologische Effektormechanismen bei Perimyokarditis. Internist 25: 155–164 – 2. Maisch B, Trostel-Soeder R, Berg PA, Kochsiek K (1981) Assessment of antibody mediated cytolysis of adult cardiocytes isolated by centrifugation in continuous gradient of Percoll TM in patients with acute myocarditis. J Immunol Methods 44: 159 – 3. Maisch B, Trostel-Soeder R, Stechemesser E, Berg PA, Kochsiek K (1982) Diagnostic relevance of humeral and cell-mediated immune reactions in patients with acute viral myocarditis. Clin Exp Immunol 48: 533–545 – 4. Maisch B, Deeg P, Liebau G, Kochsiek K (1983) Diagnostic relevance of humoral and cytotoxic immune reactions in primary and secundary dilated cardiomypathy. Am J Cardiol 52: 1072–1078 – 5. Perlmann P, Perlmann H (1971) Cytotoxic lymphocytes mechanisms of activation and target-cell destruction. Int Arch Allergie 41: 36–39

Trautmann, F.[1], Goebel, H.[2], Arnold, W.[3], Bohl, J.[2], Stoltenburg-Didinger, G.[4], Plagwitz, R.[1] ([1] I. Med. Klinik und Poliklinik der Johannes-Gutenberg-Universität, Mainz, [2] Abt. für Neuropathologie der Johannes-Gutenberg-Universität, Mainz, [3] Krankenhaus Findorff, Bremen, [4] Abt. für Neuropathologie des Klinikums Steglitz der FU Berlin)
Stellenwert immunhistologischer Untersuchungen von Haut-Muskelbiopsien in der Diagnostik immunologischer Erkrankungen

Einleitung

Biopsien aus Haut und Muskulatur sind wesentliche Hilfen in der Diagnostik unklarer internistischer und rheumatologischer Erkrankungen [4, 8]. Wir überprüften anhand der vollständigen klinischen, lichtmikroskopischen und immunhistologischen Daten von 96 Patienten die diagnostische Relevanz des Nachweises von Immunglobulinen (Ig) und Complement (C) in Haut-Muskelbiopsien. Es wurden je 67 Haut- und Muskelbiopsien, darunter 37 gleichzeitige aus Haut und Muskel entnommene, untersucht.

Material und Methoden

Diagnosen: Als „immunologische Erkrankung" wurden Lupus erythematodes (SLE), rheumatoide Arthritis (RA) mit Vaskulitis, Sharp-Syndrom (MCTD), Polymyositis/ Dermatomyositis (PM/DM), Sjögren-Syndrom, Vaskulitiden [3], IgA-Nephritis [9, 11] und rasch progrediente Glomerulonephritis (RPGN) mit mesangialer IgG- und C_3-Ablagerung [9] bezeichnet. Der Begriff „Hypersensitivitätsangiitis" umfaßt Vaskulitiden bei Medikamentenallergie, Sarkoidose, primär biliärer Zirrhose, Morbus Crohn und Raynaud-Syndrom. Polymyalgia rheumatica (PMR) und Riesenzellarteritis (GCA) sind getrennt aufgeführt, da über die Ablagerung von Ig und C in Gefäßen bei diesen Erkrankungen keine einhellige Meinung besteht [1]. Die Daten und Diagnosen zu den Biopsien sind in Tabelle 1 dargestellt. Als „immunsuppressive Therapie" gilt die Behandlung mit Kortikoiden, Zyklophosphamid und Azathioprin. *Biopsiestelle:* Falls möglich, wurde aus auffälligen Hautarealen oder schmerzhaften Muskeln biopsiert. In allen anderen Fällen wurde Gewebe aus dem Schulter-/Deltoides-, Unterarm- oder ventralen Unterschenkelbereich entnommen. Auf die Einhaltung allgemeiner Entnahmeprinzipien wurde geachtet [6]. *Immunhistologische Technik:* Direkte Immunfluoreszenz an 5 μm-Kryostatschnitten. Färbung mit fluoreszeinmarkierten Antihumansera vom Kaninchen (Behringwerke, Marburg, BRD) gegen IgGγ, IgAα, IgMμ, IgEε, C_3 und C_4. Inkubation bei 37° C über 30 min. Beurteilung und Dokumentation mit Leitz Orthoplan Auflicht-Fluoreszenz-Mikroskop mit Orthomat W Kamera (Leitz, Wetzlar, BRD), Kodak Tageslichtfilm Ektachrome 400 ASA/27 DIN.

Tabelle 1. Daten zu 134 Haut- und Muskelbiopsien

	Total (n)	Haut-biopsien (n)		Muskel-biopsien (n)		Gleichzeitige Haut-Muskelbiopsie n	
		I	II	I	II	I	II
Lupus erythematodes	11	5	1	5	–	1	–
Sharp-Syndrom (MCTD)	9	3	–	5	1	3	–
Polymyositis/ Dermatomyositis	13	2	2	5	4	2	2
Panarteritis nodosa	1	–	–	1	–	–	–
Rheumatoide Arteritis/Vaskulitis	1	–	1	–	–	–	–
Sjögren-Syndrom	4	2	1	1	–	1	–
Livedoide Vaskulitis	1	1	–	–	–	–	–
Kryoglobulinämie	2	1	–	1	–	1	–
Purpura Schönlein-Henoch	4	4	–	–	–	–	–
Erythema nodosum	2	1	1	–	–	–	–
Hypersensitivitätsangiitis	28	12	1	14	1	11	–
Wegener-Granulomatose	3	–	2	–	1	–	1
Behcet-Syndrom	2	–	1	–	1	–	1
IgA-Nephritis	4	1	1	2	–	1	–
RPGN[a]	1	–	1	–	–	–	–
Total	86	32	12	34	8	20	4
Polymyalgia rheumatica/ Riesenzellarteritis	9	5	–	4	–	4	–
Ohne immunologische Erkrankung	39	18	–	21	–	9	–
Total	134	67		67		37	

I = Patienten ohne Therapie; II = Patienten unter immunsuppressiver Therapie
[a] Rasch progrediente Glomerulonephritis mit mesangialen IgG- und C_3-Ablagerungen

Tabelle 2. Ergebnisse immunhistologischer und lichtmikroskopischer Untersuchung von Haut- und Muskelbiopsien

	Patienten ohne immunologische Erkrankung (Haut- plus Muskelbiopsien) ($n = 39$)	Hautbiopsien unbehandelter Patienten mit immunologischer Erkrankung ($n = 32$)	Muskelbiopsien unbehandelter Patienten mit immunologischer Erkrankung ($n = 34$)
Positiver lichtmikroskopischer Befund	1/39 (2,6%)	22/32 (68,8%)	19/34 (55,9%)[b]
Ig ± C in der Immunhistologie abgelagert	4/39 (10,5%)[a]	23/32 (71,9%)	28/34 (82,4%)
Davon mit C	3/39	22/32	21/34
Positiver lichtmikroskopischer Befund und/oder Ig ± C im immunologischen Befund	4/39 (10,5%)[a]	28/32 (87,5%)	29/34 (85,3%)[b]

	Kombinierte Haut-Muskelbiopsie bei unbehandelten Patienten ($n = 20$)	Patienten mit immunologischer Erkrankung unter immunsuppressiver Therapie ($n = 20$)	Polymyalgia rheumatica/ Riesenzellarteritis, unbehandelt ($n = 9$)
Positiver lichtmikroskopischer Befund	15/20 (75%)	12/20 (60%)	2/9 (22,2%)
Ig ± C in der Immunhistologie abgelagert	16/20 (80%)	6/20 (30%)	1/9 (11,1%)
Davon mit C	16/20	0/20	0/9
Positiver lichtmikroskopischer Befund und/oder Ig ± C im immunologischen Befund	20/20 (100%)	12/20 (60%)	2/9 (22,2%)

[a] Diagnosen dieser Biopsien: Ovarialkarzinom, Bronchialkarzinom ausgedehnter Abszeß, Multiple Sklerose

[b] Diagnosen der immunhistologisch positiven und lichtmikroskopisch negativen Patienten: vier SLE, vier Hypersensitivitätsangiitiden, ein IgA-Nephritis

Lichtmikroskopische Beurteilungskriterien

Als „leukozytoklastische Vaskulitis" (LCCV) wird eine lympho-plasmo-granulozytäre Entzündung in und um Gefäßwände mit Endothelläsion bezeichnet [5]. Als „Myositis" gilt eine Muskelentzündung mit Nekrosen, Myophagien, De- und Regenerationszeichen [10] oder eine LCCV in endo- und perimysialen Gefäßen.

Immunhistologische Beurteilungskriterien

Die Intensität der Fluoreszenz wird von 1+ (schwach) bis 4+ (massiv) eingeteilt. Als positiv gilt eine mindestens 2+ (deutlich) Fluoreszenz an einer oder mehrerer der folgenden Stellen:

Epidermiskerne [2], Dermis-Epidermisgrenze [7], subepidermale kapilläre und größere subkutane Gefäße [4]; Sarkolemm, Sarkoplasma und Wände kleinster endomysialer und perimysialer Gefäße [8].

Ergebnisse

Die Ergebnisse der immunhistologischen und lichtmikroskopischen Befundungen sind in Tabelle 2 dargestellt. Soweit C in Biopsaten abgelagert war, handelte es sich immer um C_3; lediglich in zwei Fällen war zusätzlich C_4 abgelagert.

Schlußfolgerungen

Bei Muskelbiopsien findet sich ein positiver immunhistologischer Befund in 82,4% der Biopsien von Patienten mit unbehandelten immunologischen Erkrankungen und somit wesentlich häufiger als ein positiver lichtmikroskopischer Befund (55,9%). Diese Differenz kommt vor allem durch positive Immunhistologie bei Erkrankungen zustande, die nicht primär die Muskulatur betreffen wie z. B. SLE und die Hypersensitivitätsangiitis. Wenn die Haut alleine oder Haut und Muskulatur gleichzeitig biopsiert werden, entspricht bei unbehandelten Patienten die Häufigkeit positiver Befunde in der Immunhistologie denen in der lichtmikroskopischen Beurteilung. (68,8 zu 71,9 bzw. 75 zu 80%). Bei gleichzeitiger lichtmikroskopischer und immunhistologischer Auswertung steigt die Ausbeute positiver Befunde im Vergleich zur alleinigen lichtmikroskopischen Beurteilung um 20–30% an; bei kombinierter Haut-Muskelbiopsie wird sogar eine 100%ige Trefferquote erreicht. In der Mehrzahl der immunhistologisch positiven Fälle ist Ig zusammen mit C abgelagert; lediglich bei den immunsuppressiv behandelten Patienten findet sich kein C. In vier Fällen wurde ein positiver immunhistologischer Befund bei nichtimmunologischen Erkrankungen erhoben. In drei der vier Fälle handelte es sich jedoch um Krankheiten, bei denen mit dem Auftreten von Immunkomplexen gerechnet werden muß (Abszeß, metastasierende Tumoren), so daß der immunhistologische Befund nicht als falschpositiv bezeichnet werden kann. Bei PMR/GCA lag der Anteil positiver immunhistologischer und lichtmikroskopischer Befunde in Haut-Muskelbiopsien deutlich unter dem Ergebnis bei anderen immunologischen Erkrankungen.

Bei Verdacht auf das Vorliegen einer immunologischen Erkrankung des rheumatischen Formenkreises sollte eine kombinierte Haut-Muskelbiopsie durchgeführt und das Biopsat einer lichtmikroskopischen und immunhistologischen Untersuchung unterzogen werden.

Literatur

1. Banks PM, Cohen MD, Ginsburg WW, Hunder GG (1983) Immunohistologic and cytochemical studies of temporal arteritis. Arthritis Rheum 26: 1201–1207 – 2. Bentley-Phillipps CP, Geake TMS (1980) Mixed connective tissue disease characterized by speckled epidermal nuclear IgG deposition in normal skin. Br J Dermatol 102: 529–533 – 3. Cupps TR, Fauci AS (1981) The vasculitides. WB Saunders, Philadelphia – 4. Farmer ER, Provost TT (1983) Immunologic studies of skin biopsy specimens in connective tissue diseases. Hum Pathol 14: 316–325 – 5. Gammon R (1982) Leucocytoclastic vasculitis. Clin Rheum Dis 8: 397–413 – 6. Goebel HH, Schmalbruch H, Schröder JM (1983) Die diagnostische Muskelbiopsie. Planung und Durchführung. Aktual Neurol 10: 104–105 – 7. Harrist TJ, Mihm MC (1980) The specificity and clinical usefulness of the lupus band test. Arthritis Rheum 23: 479–490 – 8. Oxenhandler R, Hart MN (1983) Skeletal muscle immunopathology. Hum Pathol 14: 326–337 – 9. Raij L, Michael AF (1980) Immunologic aspects of kidney disease. In: Parker CW (ed) Clinical immunology. WB Saunders, Philadelphia, p 1051 – 10. Schröder JM (1983) Zur Differentialdiagnose der entzündlichen Myopathien: morphologisch abgrenzbare Formen. Aktual Neurol 10: 89–95 – 11. Tomino Y, Nomoto Y, Endoh M (1981) Deposition of IgA dominant immune complexes in muscular vessels from patients with IgA nephropathy. Acta Pathol Jpn 31: 361–369

Rauterberg, E. W., Carls, C., Lieberknecht, M. (Heidelberg)
Immunhistologischer Nachweis des C5-9-Komplement-Attack-Komplexes am Ort der IgA-Ablagerungen bei der IgA-Nephropathie

Manuskript nicht eingegangen

Lemm, G., Hohendahl, J., Warnatz, H. (Katholisches Krankenhaus, Essen-Werden, Innere Medizin, Schwerpunkt: Klin. Immunologie und Rheumatologie)
Ein Festphasen-ELISA mit Spezifität für Rheumafaktoren (RF), die mit dem Fc-Stück von menschlichem IgG reagieren

1. Zweck

Der Rheumafaktor (RF) ist ein Autoantikörper, der mit körpereigenem Immunglobulin G (IgG) über dessen Fc-Stück eine Antigenantikörperbindung eingeht. Rheumafaktoren der IgG-Klasse (IgG-RF) fällt auf Grund ihrer Antigen- und Antikörperpotenz eine besondere Rolle bei der Pathogenese der rheumatoiden Arthritis (RA) (= chronische Polyarthtitis) zu. IgG-RF-Komplexe sind in großen Mengen in der Synovialflüssigkeit entzündeter Gelenke von RA-Patienten nachgewiesen worden. Sie können Komplement fixieren und die chronische Entzündung bei fehlendem exogenen Antigen aufrechterhalten. Herkömmliche Methoden zur Rheumafaktorbestimmung (Latex-Fix, Test, Waaler-Rose Test) erfassen lediglich agglutinierende RF der IgM-Klasse. IgG-RF wurden bisher überwiegend in wissenschaftlichen Laboratorien über technisch komplizierte Radioimmunoassays (RIA) bestimmt (Carson et al. 1977; Pope und McDuffy 1979).

Hier soll ein Enzymimmunoassay (ELISA) vorgestellt werden, der im humanen System arbeitet und schnell und einfach zu handhaben ist. Der ELISA erlaubt eine Bestimmung und stufenlose Quantifizierung von IgA-RF, IgG-RF und IgM-RF.

2. Methodik

2.1. Test Prinzip

Die technischen Prinzipien wurden im wesentlichen von Voller et al. (1976) beschrieben. Mit Fc-Stücken von menschlichem IgG (Behring, Marburg) beschichtete MicroELISA-Platten (Dynatech, Denkendorf) wurden mit verschiedenen Verdünnungen von Serumproben sowie eines internationalen RF-Referenserums (Behring) inkubiert. Die Rheumafaktoren wurden durch Kaninchen Antikörper [RaHIgA (α), RaHIgM (μ), RaHIgG (Fab)], die mit alkalischer Phosphatase gekoppelt waren, an einem MicroELISA-Autoreader (Dynatech) quantitativ bestimmt.

2.2. Auswertung

In Ermangelung exakt definierter IgA-RF- und IgG-RF-Standardwerte wurden die gemessenen IgA-RF- und IgG-RF-Werte des internationalen Referenzserums willkürlich dem angegebenen IgM-RF Wert zugeordnet. IgM-RF-Werte sind in IU/ml angegeben. Für die Äquivalenzwerte von IgA-RF und IgG-RF wurde die Einheit U/ml gewählt.

Pufferbackgroundextinktionswerte lagen unter $E_{405} = 0,06$. Extinktionswerte bei einer Standardkonzentration von 2.0 IU/ml (U/ml) überschritten $E_{405} = 1,00$. Bei semilogarithmischer Skalierung erhält man lineare Standardkurven.

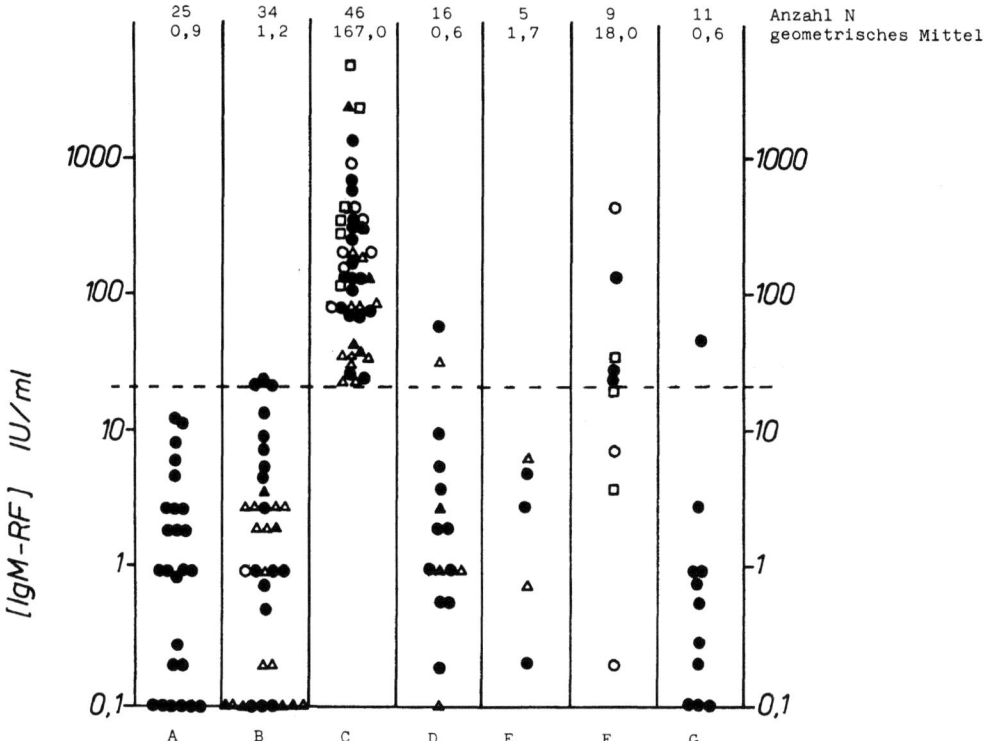

Abb. 1. IgM-RF-Konzentrationen im Serum mehrerer Patientengruppen (A = Kontrollgruppe; B = seronegative RA; C = seropositive RA; D = HLA-B27-assoziierte Arthritis; E = Psoriasisarthritis; F = Lupus erythematodes; G = Arthrose) (□ = Therapie mit Immunsuppressivum; ○ = Therapie mit Glukokortikosteroiden; △ = Therapie mit Gold; ▲ = Therapie mit Gold und Glukokortikosteroiden)

2.3. Reproduzierbarkeit

Um eine kompetitive Blockierung der Fc-Fragmentantigenbeschichtung durch pentamere IgM-RF zu verhindern, müssen hochtitrige Seren mindestens 1 : 800 verdünnt werden, um reproduzierbare RF-Werte zu erhalten (Variationskoeffizient < 5%). Wiederholte Messungen von positiven Seren ergaben ebenfalls reproduzierbare Werte.

2.4. Spezifität

Ein Vergleich der IgM-RF-Titer des Latexfixtest mit den IgM-RF-Konzentrationen des ELISA ergibt eine hohe Korrelation ($r = 0,81$). Vorinkubation eines hochtitrigen, vorverdünnten RF-Serums mit hitzeaggregiertem Human-IgG ergibt im ELISA eine kompetitive Bindungshemmung aller RF-Klassen.

2.5. Versuche zur Eliminierung der IgM-RF-Aktivität

Über pentamere IgM-RF können IgG-Moleküle ohne RF-Spezifität bei der IgG-RF Bestimmung miterfaßt werden. Unter mehreren Methoden zur Eliminierung der IgM-RF-Aktivität (Reduktion der Seren, Inkubation der Seren mit Concanavalin A) erscheint lediglich die Dissoziation von RF-Komplexen durch Harnstoff mit anschließender Gelfiltration reproduzierbar und erfolgversprechend. Dissoziation von RF-Komplexen mit 1 M Harnstoff liefert nach Gelfiltration ausgeprägte Peaks der drei RF-Klassen, die im ELISA

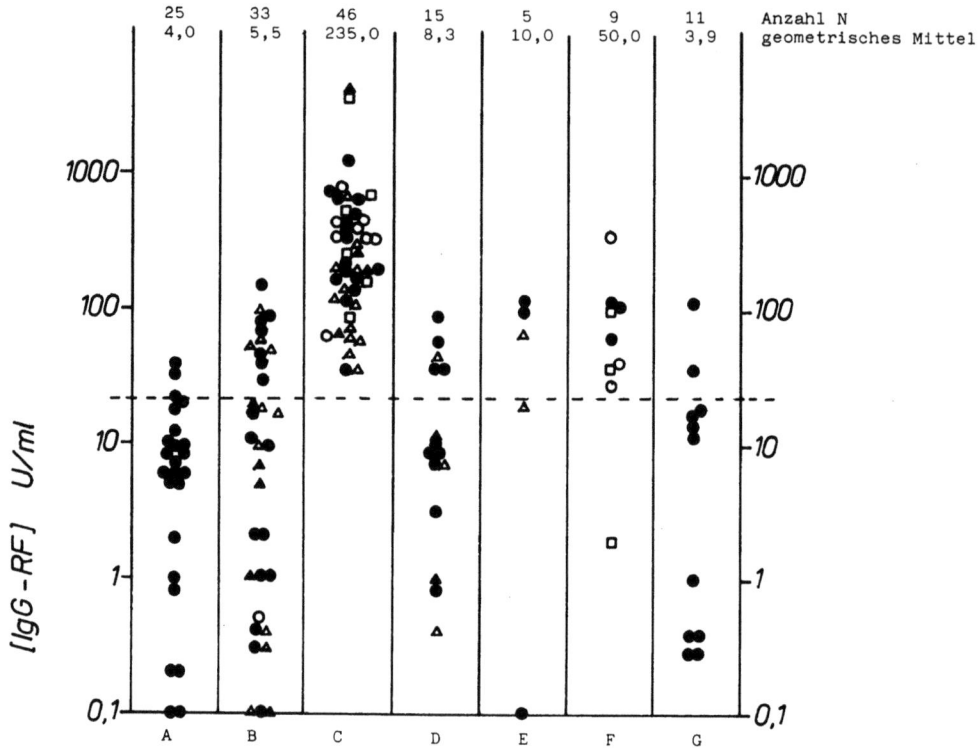

Abb. 2. IgG-RF-Konzentrationen im Serum mehrerer Patientengruppen (Symbole wie in Abb. 1)

bestimmt werden können. Es verbleibt aber noch immer ein Rest nichtdissoziierter RF-Komplexe in der hochmolekularen Fraktion. Versuche zur vollständigen Trennung aller RF-Komplexe mit höher konzentriertem Harnstoff sind in Vorbereitung.

3. Ergebnis

3.1. IgM-RF

Alle untersuchten Seren von Patienten mit seropositiver RA (definiert durch den Latexfixtest) waren ebenfalls positiv im ELISA (Schwelle: 20 IU/ml; geom. Mittel: 167 IU/ml) (Abb. 1). Alle untersuchten Seren von alters- und geschlechtsentsprechenden Kontrollpersonen waren negativ (Abb. 1).

3.2. IgA-RF

Analog zu IgM-RF ist die Konzentrationsschwelle für positive Ergebnisse des IgA-RF von uns bei 20 U/ml festgesetzt worden. Unter dieser Prämisse sind zwei von 25 Kontrollseren schwach positiv. Alle Seren von Patienten mit seropositiver RA sind IgA-RF-positiv. Vier von 34 Seren aus der Gruppe der seronegativen RA hatten erhöhte IgA-RF-Werte (30–3 700 U/ml), während die IgM-RF-Werte < 20 IU/ml waren.

3.3. IgG-RF

Die IgG-RF-Bestimmung am unbehandelten Serum kann bereits interessante Aufschlüsse liefern, wenn z. B. erhöhte Konzentrationswerte bei geringen IgM-RF-Werten (< 20 IU/ml) gemessen werden. Bei einer von uns festgesetzten Schwellenkonzentration von 20 U/ml war das der Fall bei zwei von 25 Kontrollseren, elf von 33 Patienten mit seronegativer RA, drei von 15 Patienten mit HLA-B27-assoziierter Arthritis und drei von fünf Seren von Patienten mit Psoriasisarthritis (Abb. 2). Alle Seren von Patienten mit seropositiver RA waren auch IgG-RF-positiv (Abb. 2).

4. Schlußfolgerung

Negative Ergebnisse in der negativen Kontrollgruppe (Kontrollpersonen) und positive Ergebnisse in der positiven Kontrollgruppe (seropositive RA) weisen den ELISA mit Fc-Fragmenten von menschlichem IgG als Antigenbeschichtung als validen Test zur Bestimmung von Rheumafaktoren der IgA-, IgG- und IgM-Klasse aus. Die stufenlose Quantifizierbarkeit [0,1 − > 10 000 IU/ml (U/ml)] ermöglicht die Korrelierung von RF-Konzentrationswerten mit anderen Labor- oder klinischen Daten. Zwei Fälle seronegativer RA mit sehr hohen IgA-RF-Spiegeln im Serum und in der Synovialflüssigkeit (3 700 U/ml bzw. 747 U/ml) bei IgG-RF- und IgM-RF-Werten < 20 U/ml (IU/ml) zeigen die Notwendigkeit der IgA-RF-Bestimmung auf. Um den Aussagewert von IgG-RF an unbehandeltem, IgM-RF-positivem Serum zu erfassen, ist eine vollständige Dissoziation aller IgM-RF/IgG-RF- oder IgM-RF/IgG-Komplexe wünschenswert. Versuche zur Dissoziation mit Harnstoff sind in Vorbereitung. Auch die Messung an unbehandeltem Serum bietet bereits Aufschlüsse über das erhöhte Auftreten von IgG-RF in IgM-RF-negativen Fällen (seronegative RA, Psoriasisarthritis, HLA-B27 assoziierte Arthritis). Zwei länger beobachtete Krankheitsfälle, bei denen der ELISA bereits wesentlich früher als der Latexfixtest positive Ergebnisse anzeigte, weisen auf eine höhere Empfindlichkeit des ELISA bei der IgM-RF-Bestimmung hin.

Die Arbeit wurde unterstützt durch die Deutsche Forschungs- und Versuchsanstalt für Luft- und Raumfahrt e.V. − Krankheitsforschung − (01 ZU 141/9)

Literatur

Carson DA, Lawrence S, Catalano MA, Vaughan JH, Abraham G (1977) Radioimmunoassay of IgG and IgM rheumatoid factors reacting with human IgG. J Immunol 119: 295−300 − Pope RM, McDuffy SJ (1979) IgG rheumatoid factor. Relationship to seropositive rheumatoid arthritis and absence in seronegative disorders. Arthritis Rheum 22: 988−998 − Voller A, Bidwell DE, Bartlett A (1976) Enzyme immunoassays in diagnostic medicine. Theory and practice. Bull WHO 53: 55−65

Held, H.[1], Lüdemann, J.[1], Brade, H.[2], Bessler, W.[3], Gross, W. L.[1] ([1] I. Med. Univ.-Klinik Kiel, [2] Forschungsinstitut Borstel, [3] II. Lehrstuhl für Mikobiologie der Universität Tübingen)

Polyklonale Aktivierung menschlicher B-Zellen durch verschiedene Zellwandkomponenten von Enterobacteriaceae

Vorausgehende Infektionen mit Klebsiella pneumoniae und einer Reihe anderer Enterobacteriaceae werden für die Auslösung von Krankheitserscheinungen bei sogenannten HLA-B27-assoziierten Erkrankungen verantwortlich gemacht [1]. Zellwandsubstanzen von Klebsiella pneumoniae wirken als polyklonale B-Zellaktivatoren, d. h. sie bewirken eine B-Zellreifung zu immunglobulinsezernierenden Plasmazellen, ohne daß es hierbei zu einer Proliferation kommt [2]; diesem Effekt wird eine Bedeutung bei der Auslösung HAL-B27-assoziierter Erkrankungen beigemessen [3]. Wir haben kürzlich gezeigt, daß

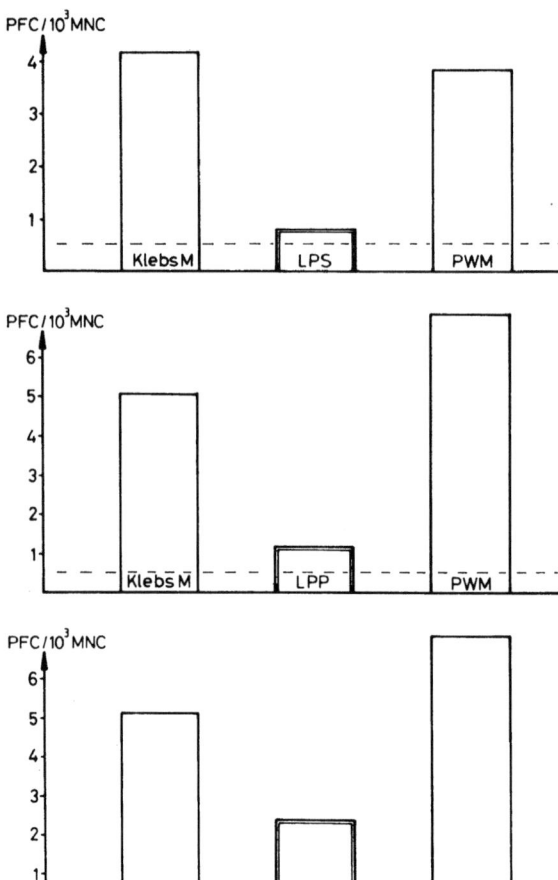

Abb. 1. B-Zelldifferenzierung nach Stimulation menschlicher mononukleärer Zellen mit Wandsubstanzen verschiedener Enterobakteriaceae

polyklonale B-Zellaktivierungen auch mit Wandsubstanzen anderer Enterobacteriaceae zu erzielen sind [4]. Es stellt sich daher die Frage, welche der biochemisch definierten Substanzen aus der Zellwand gramnegativer Bakterien für diesen Effekt verantwortlich sind.

Hierzu wurden folgende Biostrukturen von Enterobakterien untersucht: Lipopolysaccharid aus Salmonella enteritidis (LPS), Lipoprotein (LPP) und Protein I (Prot. I) aus E. coli. Als Vergleichssubstanzen dienten Klebsiella K 43-Zellmembranen (Klebs) und der T-zellabhängige polyklonale B-Zellaktivator PWM.

LPS und PWM waren kommerziell verfügbar (Fa. Difco, Fa. Paesel). Klebsiellamembranen wurden nach Desintegration der Bakterien durch fraktionierte Zentrifugation gewonnen (Dr. Hahn, Bundesanstalt für Milchforschung, Kiel). LPP und Prot. I wurden

Tabelle 1. IG-Sekretion humaner mononuklärer Zellen nach Stimulation mit Wandsubstanzen von Enterobacteriacae (ng/ml)

	Klebs M (100 µg/ml) (S$\bar{x}$)		LPS (100 µg/ml) (S$\bar{x}$)		LPP (10 µg/ml) (S$\bar{x}$)		Prot I (100 µg/ml) (S$\bar{x}$)		PWM (5 µg/ml) (S$\bar{x}$)		LW (S$\bar{x}$)	
IgG	880	(186)	183	(20)	191	(32)	663	(117)	1333	(481)	176	(20)
IgA	810	(238)	160	(29)	348	(115)	248	(48)	629	(174)	289	(64)
IgM	4295	(1610)	246	(107)	239	(109)	1078	(174)	2241	(837)	177	(20)

1560

durch Prof. Dr. Bessler und Prof. Dr. Braun, Universität Tübingen, zur Verfügung gestellt [5, 6]. Menschliche mononukleäre Zellen (MNC) wurden durch Dichtezentrifugation heparinisierten Vollblutes gesunder freiwilliger Spender gewonnen.

Die Immunglobulinsekretion der stimulierten B-Zellen sowie der Kontrollen wurde in zwei verschiedenen Testsystemen bestimmt: dem Protein A-Plaqueassay, in dem jede Ig-sezernierende Zelle einen Hämolysehof verursachte (PFC = plaquebildende Zelle) und dem ELISA, in dem die gesamte Menge der sezernierten Immunglobuline bestimmt werden und zwischen den Ig-Klassen differenziert werden konnte [7].

Die mit dem Plaquesystem ermittelten Ergebnisse erbrachten, daß Klebs (100 µg/ml) und PWM (5 µg/ml) eine zahlenmäßig ähnliche Stimulationswirkung hatten. Es wurden nach Klebsstimulation ca. 5 000 Plaques je 10^6-Zellen gebildet, nach PWM-Stimulation ca. 7 000 Plaques je 10^6-Zellen. LPS und LPP bewirkten eine Stimulation, die in Höhe des Leerwertes oder geringfügig darüber lag. Die Stimulation mit Prot. I erbrachte ca. 2 300 Plaques je 10^6-Zellen und lag somit bei etwa einem Drittel der Kontrollsubstanzen (Abb. 1).

Die Messung der IgG- und IgM-Sekretion mittels ELISA erbrachte Ergebnisse, die denen mit dem Plaquesystem ermittelten entsprachen. Eine nennenswerte IgA-Sekretion konnte nicht erzielt werden (Tabelle 1).

Weder nach Stimulation mit Klebs noch mit LPS, LPP oder Prot. I kam es zu einem signifikanten Einbau von ^{3}H-Thymidin; d. h. der Stimulationsindex lag stets unter 3. Eine signifikante Zellproliferation wurde somit durch diese Substanzen nicht ausgelöst. Die Stimulation mit PWM erbrachte den erwarteten Dreiviertelthymidineinbau in den Parallelansätzen und diente als positive Kontrolle.

Zusammenfassend zeigte unter den geprüften Substanzen Prot. I eine den Klebsiellamembranen qualitativ gleiche, quantitativ jedoch abgeschwächte Wirkung. Eine für die oben beschriebenen Effekte in Frage kommende biochemisch definierte Substanz wurde somit gefunden. Die schwächere Wirkung des Prot. I dürfte darauf zurückzuführen sein, daß die Substanz aus E. coli stammte und dem Effekt von Klebsiellamembranen wahrscheinlich eine Kombinationswirkung verschiedener Zellwandsubstanzen zugrundeliegt.

Literatur

1. Ebringer R, Cooke D, Cawdell DR, Cowling P, Ebringer A (1977) Ankylosing spondylitis: Klebsiella and HLA B27. Rheumatol Rehabil 16: 190 − 2. Gross WL, Rucks A, Hahn G, Ullman U (1983) Polyclonal activation of immunglobulin secretion without prior DNA synthesis in human B-lymphocytes induced by Klebsiella pneumoniae. Clin Immunol Immunpathol 27: 261 − 3. Aho K (1983) Yersinia reactive arthritis. Br J Rheumatol 22: 41 − 4. Held H, van de Venn D, Sieg I, Gross WL (1983) LPS- and lipid-A independent polyclonal B-cell activation by various enterobacteriacea. Immunbiology 165: 276 − 5. Hantke K, Braun V (1973) Covalent binding of lipid to protein. Eur J Biochem 34: 284 − 6. Braun V, Roternig H, Ohms H-P, Hagenmaier H (1976) Conformational studies on murein-lipoprotein from the outer membrane of Escherichia coli. Eur J Biochem 70: 601 − 7. Gross WL, Rautmann A, Utecht B, Held H, Schlegelberger T, Lüdemann J, Kekow U (1984) Polyklonale B-Zell-Aktivierung: Separation und Stimulation von hochgreinigten humanen B-Lymphozyten. In: Leibold W (Hrsg) Aktuelle Methoden in der zellulären Immunologie. Verlag Chemie (Edition Medizin), Weinheim (im Druck)

Gross, W. L., van de Venn, D., Sieg, I. (Abt. Allgemeine Innere Medizin im Zentrum Konservative Medizin I, Christian-Albrechts-Universität Kiel)
Enterobacteriaceae induzieren B-Zellreifung proliferations- und T-helferzellunabhängig

Klebsiella pneumoniae K43 (Klebs) fungieren als T-zellunabhängiger polyklonaler B-Zell-aktivator (PBA) für humane B-Zellen, indem sie hochgereinigte B-Lymphozyten aus dem

Tabelle 1. Enterobacteriaceae induzieren B-Zelldifferenzierung ohne begleitende Lymphoproliferation

Stimulans	Plaquebildende Zellen × 10³/Kultur[a]	IgM-Sekretion[b] (μ/ml Kultur)	Stimulations- index[c]
Klebsiella pneumoniae	8,2	9,9	1,2
Yersinia enterocolitica	7,6	4,6	1,5
Yersinia pseudotuberculosis	7,3	4,7	1,4
Salmonella typhimurium	8,8	8,5	1,6
Shigella flexneri	8,0	5,7	1,5
Escherichia coli	7,4	5,5	1,3
Enterobacter	7,3	2,3	1,3
Pokeweed mitogen	5,1	3,4	n.u.

[a] Protein A-Plaqueassay
[b] ELISA
[c] Lymphozytentransformationstest

Blut ohne begleitende Proliferation in die Differenzierung zu Immunglobulin sezernierenden lymphoplasmozytoiden Zellen treiben [1]. Da diese Transformation auch ohne T-Zellhilfe in hochgereinigten B-Zellkulturen induzierbar ist, fungiert Klebs definitionsgemäß als wahrer PBA; indem Klebs die Reifung von ruhenden B-Zellen ohne sicher nachweisbare signifikante DNA-Synthese ermöglicht, nimmt es eine Sonderstellung unter den PBAs für humane B-Zellen ein [2]. Da zumindest bei der Maus viele Enterobacteriaceaen als PBA fungieren, stellt sich die Frage, ob die genannte PBA-Aktivität von Klebs auch von anderen Enterobakterien getragen wird. Dies erscheint insofern von klinisch-immunologischer Bedeutung, als nach neueren Untersuchungen dem PBA-Mechanismus eine auslösende Funktion bei den HLA-B27-assoziierten Erkrankungen zugesprochen wird [3]. Voraussetzung für die Validität dieser neuen Arbeitshypothese ist somit der Nachweis einer PBA-Aktivität in den Zellwandstrukturen der verschiedenen zweitkrankheitspräzipitierenden Bakterien. In der vorliegenden Studie wurden daher sechs Bakterienspezies aus der Familie der Enterobacteriaceae bezüglich ihres Stimulationsmodus mit Klebs (und zum Vergleich: mit Pokeweed mitogen (PWM) oder A-Streptokokkenzellmembranen (A-ScM) als T-zellabhängigen PBAs) verglichen.

Untersucht wurden drei verschiedene Biostrukturen (intakte, intaktivierte Bakterien, Zellwände und Zytoplasmamembranen) von sechs verschiedenen Bakterienspezies (E. coli, Yersinia enterocolitica, Yersinia pseudotuberculosis, Salmonella typhimurium, Shigella flexneri, Enterobacter). Stimuliert wurden mononukleäre Zellen (MNC), hochgereinigte B-Zellen (B) und T-helferzellrestituierte B-Zellen. MNC wurden über Dichtezentrifugation nach Böyum [4] gewonnen; hochgereinigte B-Zellen waren nicht-E_{AET}-rosettierende Zellen,

Tabelle 2. Stimulation hochgereinigter B-Zellen mit Enterobacteriaceae (Anzahl plaquebildender Zellen × 10³/Kultur)

Stimulans	Mononukleäre Zellen	B-Lymphozyten
Salmonella typhimurium	5,0	6,2
Shigella flexneri	2,8	2,8
Escherichia coli	1,6	2,1
Pokeweed mitogen	1,7	0,2*
A-Streptokokken	5,5	0,8

Bakterienmembranfraktionen (Xg)
* Leerwert: < 0,2 × 10³/Kultur

die zusätzlich mit einem komplementbindenden monoklonalen panT-Antikörper (OKT 3) weiter maximal T-zellverarmt wurden; entsprechend waren T-Zellen E_{AET}-rosettenbildende Zellen und Helfer-T-Zellen wurden als E_{AET}-rosettenbildende Zellen von ihrem Suppressor/Zytotoxzellanteil via monoklonaler Antikörper (OKT 8) mittels der Panning- oder Lysetechnik befreit. Die Lymphozytenantwort wurde im Lymphozytentransformationstest mittels des ^{3}H-Thymidineinbaus in proliferierende Zellen (signifikante Proliferation: Stimulationsindex > 3), durch den Nachweis von plaquebildenden Zellen (PFC) im Protein A-Plaqueassay und durch die Quantifizierung der in den Kulturüberstand sezernierten Immunglobuline analysiert. Eine detaillierte Übersicht zu den verwendeten Methoden und der Zellseparation findet sich in [4].

Im Gegensatz zu den mit PWM und A-ScM stimulierten MNC-Kulturen kommt es in den Enterobacteriaceae-exponierten Ansätzen im Lymphozytentransformationstest zu keiner signifikanten Lymphoproliferation, auch wenn über einen längeren Zeitraum (2.–7. Tag) mit verschiedenen Dosen (1–200 µg/ml) und mit verschiedenen Biostrukturen (Zellwände, Zellmembran) untersucht wurde. Demgegenüber induziert besonders die Membranfunktion aller Enterobacteriaceae eine in etwa gleich starke PFC-Zahl und Immunglobulinmenge im Kulturüberstand von mononukleären Zellen (Tabelle 1). Diese B-Zellantwort ist in den Enterobacteriaceae-stimulierten hochgereinigten B-Zellkulturen vergleichsweise unverändert nachweisbar, während sie in den Kontrollansätzen mit den T-zellabhängigen Stimulantien (A-ScM, PWM) fehlt (Tabelle 2). Die Restitution von kleinen Mengen T- bzw. T-Helferzellen (OKT 4-positive Zellen) führt in den A-ScM- and PWM-stimulierten B-Zellkulturen wieder zu der Zahl der plaquebildenden Zellen bzw. der IgM-Konzentration im Kulturüberstand, der dem der unseparierten mononukleären Zellen gleichkommt. In den Enterobacteriaceae-stimulierten Kulturen zeigt sich demgegenüber durch die Restitution von 1 bzw. 10% T- bzw. OKT 4-positiven Zellen keine nennenswerte Änderung der Zahl der plaquebildenden Zellen oder der IgM- bzw. IgG-Konzentration im Kulturüberstand.

Damit zeigt sich, daß der erstmals mit Klebs beobachtete Stimulationsmodus – T-zellunabhängige B-Zellreifung ohne vorausgehende bzw. begleitende Lymphoproliferation – auch mit verschiedenen anderen Enterobacteriaceaen erzielt werden kann. Es ist demnach davon auszugehen, daß eine noch nicht näher charakterisierte gemeinsame Biostruktur für diesen PBA-Effekt verantwortlich ist, der bei entsprechender Prädisposition (z. B. HLA B27) zu einer nichteitrigen Folgeerkrankung führen kann.

Literatur

1. Gross WL, Rucks A (1983) Klebsiella pneumoniae stimulate highly purified human blood B cells to mature into plaque forming cells without prior proliferation. Clin Exp Immunol 52: 372 – 2. Gross WL, Rucks A, Hahn G, Ullmann U (1983) Polyclonal activation of immunoglobulin secretion without prior DNA synthesis in human B lymphocytes induced by klebsiella pneumoniae. Clin Immunol Immunopathol 27: 261 – 3. Aho K (1983) Yersinia reactive arthritis. Br J Rheumatol 22: 41 – 4. Böyum A (1968) Isolation of mononuclear cells and granulocytes from human blood. Scand Clin Lab Invest 97: 77 – 5. Gross WL, Rautmann A, Utecht B, Held H, Schlegelberger T, Lüdemann J, Kekow J (1984) Polyklonale B-Zellaktivierung: Separation und Stimulation von hochgereinigten humanen B-Lymphozyten. In: Leibold W (Hrsg) Aktuelle Methoden in der zellulären Immunologie. Verlag Chemie (Edition Medizin), Weinheim (im Druck)

Betz, M., Hänsch G. M. (Institut für Immunologie Heidelberg)
Transmethylierung: ein Reparaturmechanismus der Membran komplementgeschädigter Ehrlich-Aszitestumorzellen

Viele Tumorzellen können durch Antikörper und Komplement abgetötet werden. Allerdings werden dazu im Vergleich zu der komplementbedingten Erythrozytenlyse wesentlich höhere

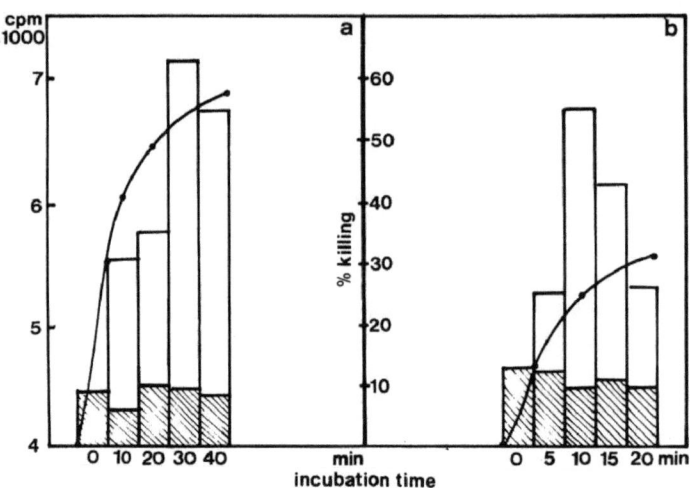

Abb. 1. a Ehrlich-Asziteszellen (2×10^7) wurden mit ^{3}H-Methionine (0.08 mCi, 80 mCi/mmol) inkubiert (30 min in 37° C). Die gewaschenen Zellen wurden mit normalem Kaninchenserum (□) oder C6-defektem Kaninchenserum (▨) (5%) bei 37° C inkubiert. Nach verschiedenen Zeiten wurden die Zellmembranen mit TCA (10%) präzipitiert, das Lipid extrahiert und auf einer Dünnschichtchromatography aufgetrennt. Der Einbau von Radioaktivität in das Phosphatidylcholin wurde bestimmt. Parallel dazu wurde das Abtöten der Ehrlich-Asziteszellen durch Komplement bestimmt (●). **b** Ehrlich-Asziteszellen, die, wie oben beschrieben, mit ^{3}H-Methionin inkubiert worden waren, wurden mit Nystatin bei 37° C inkubiert. Einbau der Radioaktivität in behandelte (□) sowie unbehandelte Zellen (▨) wurde, wie zuvor beschrieben, bestimmt, und das Abtöten der Zellen gemessen (●)

Komplementdosen benötigt. Membranreparaturprozesse, z. B. eine erhöhte Synthese von Phospholipiden könnte die Grundlage für den erhöhten Komplementbedarf sein. In diesem Zusammenhang untersuchten wir die Bildung des Phosphatidylcholins in der Membran von Ehrlich-Asziteszellen während der Komplementattacke. Phosphatidylcholin (PC) kann grundsätzlich über zwei verschiedene Wege generiert werden, einerseits aus Cholin als Ausgangssubstanz, andererseits durch Methylierung des Phosphatidyläthanolamins. Da letzterer Weg, die sogenannte Transmethylierung, zu einer raschen PC-Synthese führt und durch viele Membranreize ausgelöst werden kann, untersuchten wir PC-Synthese durch Transmethylierung während des Komplementangriffs. Dazu wurden Ehrlich-Asziteszellen mit radioaktivem Methionin als Methylgruppendonor inkubiert und der Einbau der radioaktiven Methylgruppen in die Membranlipide gemessen. Während der Komplement-attacke wurde deutlich mehr Radioaktivität in das PC eingebaut, als bei nichtkomplement-behandelten Zellen (Abb. 1a). Dieser erhöhte Einbau ging dem Abtöten der Ehrlich-Aszi-teszellen voraus und erreichte ein Maximum etwa 50 min nach Zugabe von Komplement. Danach nahm die Radioaktivität ab, was hauptsächlich auf ein Freisetzen von PC aus der Zellmembran zurückzuführen war. Da die Zellzerstörung durch Komplement wahrscheinlich auf der Ausbildung transmembranaler Kanäle beruht, untersuchten wir, ob andere Substanzen, die transmembranale Kanäle bilden (Ionophore), ebenfalls die Transmethylie-rung stimulierten. Wir verwendeten Nystatin, Amphotericin B und A23187 und bestimmten, wie zuvor beschrieben, den Einbau radioaktiver Methylgruppen in das PC, sowie das Abtöten der Zellen. Alle porenbildende Substanzen stimulierten die Transmethylierung; Abb. 1b zeigt als Beispiel Nystatin.

Als nächstes wurde nun geprüft, ob die Transmethylierung, die während des Komple-mentangriffs stimuliert war, das Überleben der Zelle beeinflußt. Dazu wurden Inhibitoren, die die Transmethylierung kompetitiv hemmen, verwendet [Erythro-9(2-hydroxy-3-no-nyl)adenin, Adenosin plus Homozysteinthiolakton]. In Gegenwart dieser Inhibitoren waren die Zellen gegenüber dem Komplementangriff entschieden empfindlicher geworden

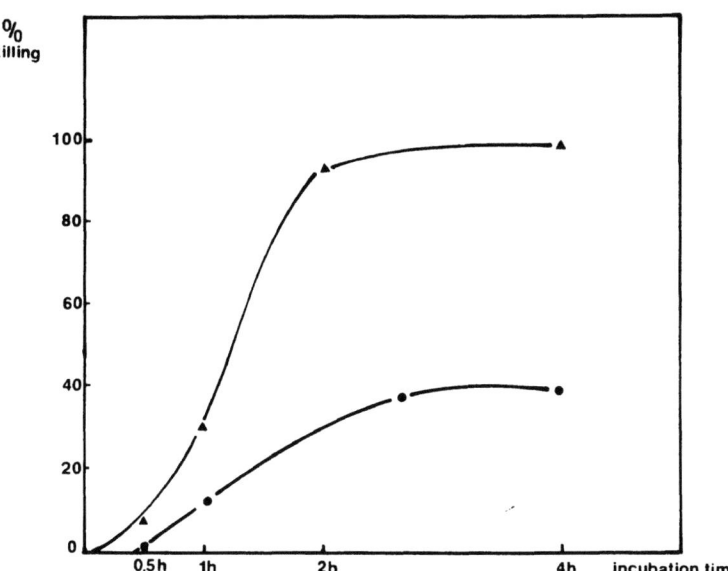

Abb. 2. Ehrlich-Asziteszellen wurden mit Transmethylierungsinhibitoren Erythro-9(2-hydroxy-3-no-nyl)adenin (EHNA), 20 µM; Adenosin, 0,1 mM and Homozystein-thiolacton (200 µM) behandelt. Das Abtöten durch Kaninchenkomplement wurde gemessen (5%). (●) zeigt die Kontrolle ohne Inhibitor

(Abb. 2). Bei optimaler Blockierung der Transmethylierung reichte etwa ein Zehntel der Komplementmenge aus, um dieselbe Abtötungsrate zu erzielen wie ohne Inhibitoren.

Daraus läßt sich folgendes schließen: Komplementgetroffene oder durch andere porenbildende Substanzen geschädigte Tumorzellen reagieren mit einer erhöhten Phosphatidylcholinsynthese, die auf Transmethylierung von Phosphatidyläthanolamine beruht. Wird diese Transmethylierung blockiert, werden die Zellen empfindlicher gegen das komplementvermittelte Abtöten. Daher läßt sich Transmethylierung als Reparaturmechanismus oder als Signal für einen Reparaturmechanismus interpretieren.

Lohmeyer, J.[1], Hadam, M.[4], Förster, W.[3], Santoso, S.[2], Pralle, H.[1] ([1] Zentrum Innere Medizin, [2] Institut für Klin. Immunologie und Bluttransfusion, [3] Institut für Humangenetik und [4] Kinderchirurgie der MH Hannover)

Generierung von Ig-negativen 8-Azaguanin-resistenten Mutanten aus einer rasch wachsenden humanen IgA$_2$/k-Plasmozytomlinie

Einführung

Zur Erzeugung humaner monoklonaler Antikörper (mAK) mit Hilfe der Hybridomtechnologie nach der Köhler-Milstein-Methode werden geeignete Hypoxanthinphosphoribosyltransferase (HPRT)-defiziente Myelomzellinien, die möglichst keine eigenen Myelomimmunglobuline mehr synthetisieren, als Fusionspartner für humane B-Lymphozyten benötigt. Die aus dem Maussystem bekannten Myelomzellinien (z. B. X63Ag8.653 oder FO) sind hierfür zwar prinzipiell verwendbar, jedoch sind die entstehenden Xenohybride hinsichtlich der Sekretion des humanen Immunglobulins (Ig) wegen des präferenziellen Verlustes der humanen Chromosomen oft instabil. Die wenigen bislang beschriebenen humanen

Tabelle 1. Immunological profile of human plasmocytoma line LOPRA

OKT 10	++	VEP 13	−	Leu 7	−	cIqA	+
Lyt	+	OKM1	−	T411	−	cIgG	−
HLA ABC	+	M67	−	sIg	−	cIgm	−
BA 2	+	N72	−	EA-IgG	−	cIgD	−
OKT 9	+	N417	−	EA-IgM	−	cIgE	−
Ia	−	M522	−	E-R	−	k	+
Lyt 2	−	N11−16	−				−
Lyt 3	−	N 9−18	−				
Leu 10	−	Leu 1				EBNA	−
B 1	−	Leu 2a	−				
BA-1	−	Leu 3a	−				
BA-3	−	Leu 4	−				
Calla	−	Leu 5					
Tü 1	−	OKT 6	−				

HPRT-defizienten Plasmozytomlinien andererseits synthetisieren alle leichte oder schwere Paraproteinketten, die nach der Fusion durch die Bildung von sog. „Hybridmolekülen" mit einem spezifischen mAK interferieren können.

Da die Zahl der bislang in vitro verfügbaren humanen Plasmozytomlinien, die die Kriterien ausdifferenzierter Plasmazellen erfüllen, gering ist, haben wir mit der Anzüchtung solcher Linien begonnen. Aus einer vor $1^{1}/_{2}$ Jahren in vitro etablierten humanen IgA$_2$/k-synthetisierenden Plasmozytomlinie ließen sich HPRT-defiziente Ig-negative Mutanten als potentielle Fusionspartner selektionieren.

Methoden

1. Gewebekultur:
   Die Myelomzellen werden in Iscoves Medium (Gibco) mit 5% FCS, 10% Pferdeserum, L-Glutamin (200 mM), Penizillin (10 E/ml) und Streptomyzin (100 µg/ml) bei 37° C in einem feuchten 5%CO$_2$/95% Luftgemisch kultiviert. Die Verdopplungszeit beträgt unter diesen Bedingungen je nach Klon zwischen 15 und 30 Std.
2. Nachweis des zytoplasmatischen Ig:
   Der Nachweis des intrazytoplasmatischen Ig erfolgte mit Hilfe der indirekten Immunfluoreszenz bzw. indirekten Immunperoxidasetechnik auf azetonfixierten Zytozentrifugationsausstrichen, wobei subklassenspezifische monoklonale anti-Ig-Antikörper (Becton-Dickinson) verwendet wurden. Zur quantitativen Bestimmung des sezernierten Ig wurde eine ELISA-Technik verwendet, die Analyse der Oberflächenantigene erfolgte mit Hilfe von mAk im FACS.
3. Mutagenisierung:
   Zur Mutagenisierung wurde Ethylmethanesulfonate (EMS; Sigma) verwendet: 5×10^7 Zellen wurden mit 10^{-2} M EMS in serumfreien Iscoves Medium mit einer Zellkonzentration von 1×10^6/ml für 4 Std bei 37° C mutagenisiert, dann viermal mit Iscoves Medium gewaschen und mit einer Zellkonzentration von 1×10^6/ml in komplettem Iscoves Medium (s. o.) mit 1 µg/ml 8-Azaguanin kultiviert, wobei die 8-Azaguaninkonzentration alle 4−6 Tage bis zu einer Endkonzentration von 64 µg/ml verdoppelt wurde. Die überlebenden Zellen wurden in Gegenwart von 8-Azaguanin in Mikrotiterplatten einzelzellkloniert.

Ergebnisse

Von einer 60jährigen Patientin mit extramedullärer Aussaat eines IgA/k-Plasmozytoms ließ sich ausgehend von aus dem Aszites isolierten Plasmozytomzellen eine neue humane

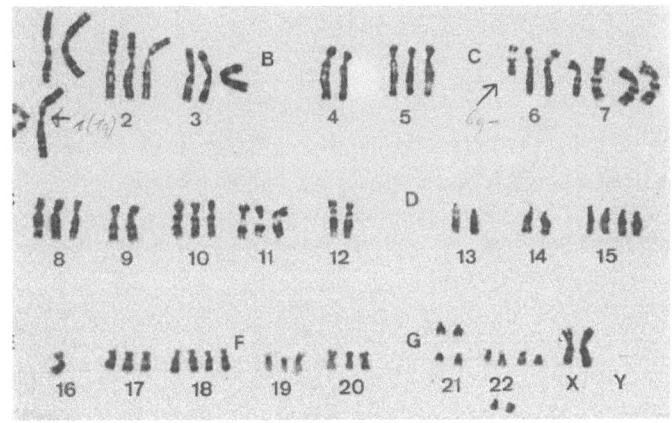

Abb. 1. Chromosomensatz der HPRT-defizienten Ig-negativen humanen Plasmozytomlinie LOPRA/7

Myelomzellinie in vitro etablieren. Auch nach über 250 Passagen in vitro haben die kultivierten Myelomzellen sowohl licht- als auch elektronenmikroskopisch noch die wesentlichen morphologischen Charakteristika der differenzierten Ausgangsmyelomzellen. Auch die zytochemische Charakterisierung sowie die Analyse der Oberflächenantigene mit einem Panel monoklonaler Antikörper (Tabelle 1) bestätigen ein für reife Plasmazellen typisches Muster, was zusammen mit der EBNA-Negativität diese Zellinie eindeutig von EBV-positiven, Oberflächen-Ig- und HLA-DR-expremierenden lymphoplasmazytoiden B-Zellinien abgrenzt.

Etwa 40% der unklonierten Myelomzellen waren positiv für zytoplasmatisches IgA_2 mit K-Leichtkette. Durch dreimalige Einzelzellklonierung ließen sich IgA_2/k synthetisierende und nichtsynthetisierende Varianten voneinander trennen. Die so erhaltenen Klone sind hinsichtlich ihres Ig-Syntheseverhaltens über mehr als 150 Passagen stabil. Die Ig-positiven Klone sezernieren etwa $1-2$ µg $IgA_2/10^6$ Zellen/24 Std. Aus den Ig-negativen Klonen ließen sich nach Mutagenisierung mit EMS HPRT-defiziente Mutanten isolieren, die resistent gegen 64 µg/ml 8-Azaguanin sind und in HAT-Selektionsmedium absterben. Bislang (über 30 Passagen) wurden keine Revertanten beobachtet. Der Chromosomensatz der Mutanten ist wie der der Ausgangsmyelomzellen mit 69 Chromosomen aneuploid (Abb. 1). Die Fusionseigenschaften der HPRT-defizienten Klone werden zur Zeit untersucht.

Zusammenfassung

Es ließ sich eine neue ausdifferenzierte humane Myelomzellinie in vitro etablieren, die sich durch rasches Wachstum und hohe Klonierungseffizienz auszeichnet. Etablierte Myelomzellinien, die den gleichen, relativ seltenen Ig-Isotypen (IgA_2/k) synthetisieren, sind bislang nicht beschrieben. Während die durch mehrfache Einzelzellklonierung gewonnenen IgA_2/k-sezernierenden Klone ein geeignetes In vitro-Modell zur Untersuchung der Biosynthese der IgA_2-Kette darstellen, sind die isolierten Ig-negativen HPRT-defizienten Mutanten potentielle Fusionspartner zur Generierung humaner Hybridome, die monoklonale Antikörper mit vorbestimmter Spezifität sezernieren.

Postersession IV

Gastroenterologie

Kurtz, W., Classen, M. (Abt. Gastroenterologie, Zentrum für Innere Medizin, Universitätsklinikum Frankfurt)
**Blutflußmessungen an Ösophagusvarizen
mit einem endoskopischen Ultraschalldoppler**

Einleitung

Die moderne endoskopische Sklerosierungstherapie von Ösophagusvarizen hat verstärktes Interesse an den Blutströmungsverhältnissen in portokavalen Umgehungsgefäßen geweckt. Nicht nur für pathophysiologische Untersuchungen, sondern auch zur Beurteilung des Erfolges und der Folgen einer Sklerosierungstherapie ist eine Messung des Blutflusses in Ösophagusvarizen wünschenswert. Bisher war dies nur mit technisch aufwendigen, invasiven Verfahren möglich wie transhepatischer oder translinearer Portographie. Eine neue Methodik der endoskopischen Untersuchung mit einem bidirektionalen Ultraschalldoppler ermöglicht es uns, die Strömung in Ösophagusvarizen auf unblutige Weise zu messen.

Patienten und Methodik

In Zusammenarbeit mit der Firma Schubart, Wiesbaden, wurde eine bidirektionale Ultraschalldopplersonde entwickelt, die sich durch den Arbeitskanal eines Endoskops vorschieben läßt. Ihr Außendurchmesser beträgt 2 mm. Sende- und Empfängerkristall sind an der Spitze halbkreisförmig nebeneinander angeordnet, sie eignen sich für Frequenzen von 8–10 MHz. Zur Signalgabe und Verarbeitung wird ein handelsübliches bidirektionales Dopplermeßgerät (Fa. Parks, Modell 1010 A) mit einer Frequenz von 8,1 MHz verwandt. Das Funktionieren der Sonde wird zunächst an perkutan erreichbaren Blutgefäßen getestet. Positive Ausschläge finden sich bei Blutfluß auf die Sonde zu, negative Ausschläge bei Fluß von der Sonde weg.

Der Blutfluß in Ösophagusvarizen wurde bei 23 zur Sklerosierungstherapie überwiesenen Patienten gemessen, 13mal erfolgten Wiederholungsuntersuchungen nach Sklerosierung mit 0.1%igem Äthoxysklerol. Die Prämedikation besteht in Xylocainrachensprayanästhesie sowie der i.v. Gabe von Diazepam (meist 10 mg). Aufzeichnen der Atmung mit einem Atemschreiber (Fa. Siemens) ermöglicht es, den Einfluß der Atmung auf Geschwindigkeit und Richtung des Blutflusses zu prüfen. Gleichzeitig wird ein EKG abgeleitet, um die Parallelität der Wellen 1. Ordnung zur Herzaktion zu beurteilen. Die Dopplersonde wird auf die Ösophagusvarize so aufgesetzt, daß guter Kontakt mit der Stirnfläche besteht. Die günstigste Position wird durch Vergleich des Schallsignals über den Lautsprecher bzw. über die Skalenanzeige gefunden.

Ergebnisse

Bei der Blutflußmessung in Ösophagusvarizen findet sich ein typisches venöses Flußbild mit kleinen pulssynchronen Wellen 1. Ordnung und atemabhängigen Wellen 2. Ordnung mit größerer Amplitude. Bei kranialer Richtung des Blutflusses erhöht sich die Strömungsgeschwindigkeit während der Inspiration und vermindert sich während der Exspiration. Häufig deutet sich exspiratorisch eine Flußumkehr nach kaudal an. Dies wird deutlicher unter

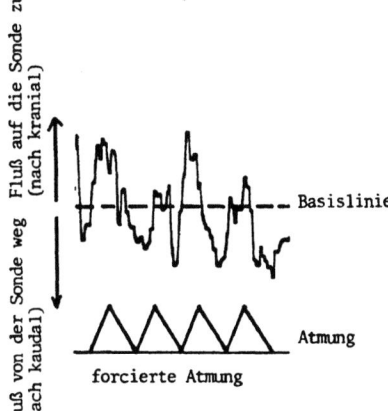

Abb. 1. Blutfluß in einer Ösophagusvarize 38 cm von der Zahnreihe. Unter forcierter Atmung inspiratorisch beschleunigter Kranialfluß, exspiratorisch Strömungsbeschleunigung nach kaudal. Wechselnde Flußumkehr

forcierter Atmung (Abb. 1). Messungen in tiefem inspiratorischen bzw. exspiratorischen Atemstillstand zeigen die Flußrichtung besonders klar an. Bei alleinigem Kranialfluß findet sich inspiratorisch eine Plateaubildung bei gleichmäßig beschleunigter Strömung, exspiratorisch jedoch kein Fluß mehr. Bei tiefem exspiratorischem Atemstillstand zeigt sich allerdings vielfach ein Kaudalfluß. Bei allen 23 untersuchten Patienten ließ sich in einigen Varizenbereichen dieses Pendelblutverhalten nachweisen. In drei Fällen konnte in Varizen in Atemmittellage nur ein minimaler Blutfluß nachgewiesen werden, der aber unter forcierter Atmung gerichtete Strömungsbeschleunigung aufwies. Im distalen Ösophagus kann sich auch alleiniger Kaudalfluß in Varizen finden, der inspiratorisch zunimmt und sich exspiratorisch verlangsamt.

Auch gegenläufige Strömungsrichtung in derselben Varize ist möglich. Bei einem Patienten konnten wir bei 35 cm von der Zahnreihe in einer Varize kranialen Blutfluß messen, der sich inspiratorisch beschleunigte, 7 cm höher fand sich ein nach kaudal gerichteter Fluß, der ebenfalls inspiratorisch zunahm. Dies weist auf eine Vena perforans hin, die das Blut transösophageal drainiert.

Bei neun von 13 kontrollierten Patienten konnte nach Sklerosierungstherapie in den sklerosierten Varizen kein Blutfluß mehr nachgewiesen werden.

Bei zwei Patienten wurde wegen einer Varizenblutung 1 mg Glycylpressin i.v. gegeben. In beiden Fällen zeigte sich vor Glycylpressingabe ein unregelmäßiges Strömungsbild, das auf Wirbelbildungen in den Varizen hinwies. Wenige Minuten nach Glycylpressingabe ließ sich gleichmäßige atemabhängige Strömung in den Varizen nachweisen (Abb. 2).

Transösophageal läßt sich auch die Strömung arterieller Gefäße messen, z. B. der nach kaudal gerichteten Fluß in der Aorta thoracalis.

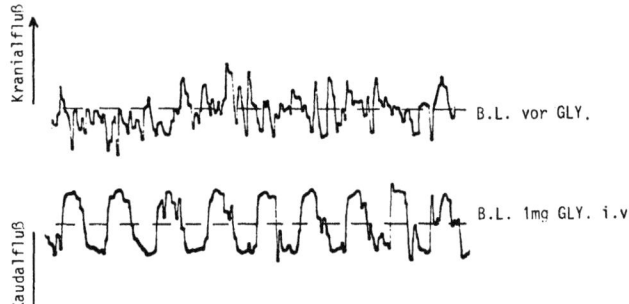

Abb. 2. Blutfluß in einer Varize 35 cm von der Zahnreihe. Vor Glycylpressingabe (oben) unregelmäßiges Flußbild (Wirbelbildungen), nach 1 mg Glycylpressin i.v. gleichmäßiges Flußbild (unten)

Diskussion

Unsere Messungen des Blutflusses in Ösophagusvarizen mit einem neuen endoskopischen bidirektionalen Ultraschalldoppler zeigen, daß eine differenzierte Beurteilung der Strömungsverhältnisse möglich ist. Die Messungen sind einfach durchführbar und gut reproduzierbar. Die Hauptströmungsrichtung des Blutes in Ösophagusvarizen weist nach kranial, mitunter findet sich jedoch auch kaudalwärts gerichteter Blutfluß. Bemerkenswert erscheint, daß die Blutflußrichtung in Ösophagusvarizen häufig atemabhängig wechselt. Ein derartiges Pendelblutverhalten mit geringem Nettofluß könnte darauf hinweisen, daß Ösophagusvarizen nicht im Hauptstrombereich des portocavalen Umgehungskreislaufes liegen, sondern nur funktionelle Seitenarme darstellen.

Die Auswirkungen der endoskopischen Sklerosierungstherapie auf die Strömungsverhältnisse in Ösophagusvarizen lassen sich mit dieser Dopplermethode in neuartiger Weise beurteilen. Der hohe Anteil der von uns gefundenen Varizenthrombosierungen nach Sklerosierung weist darauf hin, daß es auch bei sogenannter „perivasaler" Sklerosierung (gelegentliche intravasale Injektionen lassen sich kaum ausschließen) oft zum Varizenverschluß und nicht nur zur Wandverdickung kommt.

Interessant erscheint die Beobachtung des Blutflußverhaltens unter Glycylpressin: Die Flußmessung läßt vermuten, daß es unter der den Portaldruck senkenden Medikation zu gerichteter, annähernd laminärer Strömung in den Ösophagusvarizen kommt. Möglicherweise hat auch der erhöhte Tonus der Ösophagusmuskulatur einen Einfluß (Abklemmung von Venae perforantes?).

Über Untersuchungen mit einem ähnlichen endoskopischen Ultraschalldoppler berichteten kürzlich [2, 3] McCormack et al. Auch sie fanden häufig atemabhängigen Wechsel der Blutflußrichtung, kaudalen Blutfluß in einzelnen Varizen fanden sie bei der Hälfte (9 von 18) ihrer Patienten. Tytgat et al. [5] berichteten über vorläufige Untersuchungen mit einem weiteren endoskopischen Dopplertyp zur Kontrolle der Sklerosierungstherapie. Auch andere Gefäße am Verdauungstrakt – wie z. B. die Arteria retroduodenalis, deren Verlauf von Papillotomie geprüft werden kann, um Blutungskomplikationen zu vermeiden – lassen sich mit endoskopischem Doppler beurteilen [1, 4].

Wir hoffen, daß diese neue Methode der Blutflußmessung in Ösophagusvarizen nicht nur zur Erforschung der Strömungspathophysiologie, sondern auch zur Planung und Kontrolle der Sklerosierungstherapie von Ösophagusvarizen von Nutzen sein wird.

Literatur

1. Deltenre M, de Reuck M, Huibregtese K, Silverstein F, Martin R, Gilbert D (1983) Doppler flow studies of the perivaterian region: a possible method of reducing the risk of hemorrhage during endoscopic papillotomy. Gastrointest Endosc 29: 181–182 – 2. McCormack T, Martin T, Smallwood RH, Robinson P (1983) Doppler ultrasound probe for assessment of blood-flow in oesophageal varices. Lancet 1: 677–678 – 3. McCormack T, Rose JD, Smith PM, Johnson AG (1983) Perforating veins and blood flow in oesophageal varices. Lancet 2: 1442–1444 – 4. Kurtz W (1984) Blutgefäße im Magen-Darm-Trakt: Lokalisations- und Flußdiagnostik durch endoskopische Doppler-Sonographie. Endoskopie des Internisten, Seminar 28.–29. 4. 1984, Wiesbaden – 5. Tytgat G, Lesterhuis W, Deltenre M, Gilbert D, Martin R, Silverstein F (1983) The endoscopic Doppler probe: preliminary report of use during sclerotherapy. Gastrointest Endosc 29: 182

Schmidt, H., Riddell, R. H., Walther, B., Riemann, J. F. (Med. Klinik mit Poliklinik der Universität Erlangen-Nürnberg und Department of Pathology and Surgery, University of Chicago)

Dysplasiekarzinomsequenz im Barrett-Ösophagus

Der Barrett-Ösophagus gilt als eine präkanzeröse Kondition mit einer Karzinominzidenz von ca. 10%. Diese retrospektive, histologische Studie wurde durchgeführt, um Morphologie, Inzidenz und Signifikanz von Dysplasie im Barrett-Ösophagus zu ermitteln.

Methodik

Zur Verfügung standen Resektionspräparate von 21 Patienten mit klinischem Adenokarzinom im Barrett-Ösophagus (Gruppe I) und endoskopisch gewonnene Biopsien von 40 Patienten ohne klinisches Karzinom im Barrett-Ösophagus (Gruppe II). Die Klassifikation der Barrett-Schleimhaut erfolgte entsprechend nach den Kriterien von Paull [1] in Kardiatyp, Fundustyp und Intestinaltyp. Die Dysplasieeinteilung geschah in Anlehnung an ein Gradingsystem, wie es kürzlich von einer internationalen Studiengruppe für die Dysplasie entzündlicher Darmerkrankungen erarbeitet wurde [2], nämlich in indefinitive und positive Dysplasie; letztere wiederum unterteilt in Low grade und High grade, diese das sog. Carcinoma in situ einschließend. Unter positiver Dysplasie werden definitionsgemäß eindeutig neoplastische Läsionen verstanden. Dagegen umfaßt die indefinitive Dysplasie Schleimhautveränderungen, bei denen nicht entschieden werden kann, ob es sich noch um entzündliche bzw. regenerative oder bereits um neoplastische Läsionen handelt.

Resultat

Indefinitive Dysplasie wurde zytologisch gekennzeichnet durch leicht vergrößerte, gering pleomorphe und z. T. hyperchromatische Zellkerne. Bei positiver Dysplasie lagen zytologische und architektonische Veränderungen vor. Zwei Dysplasiewege bezeichnet als Typ 1 und Typ 2, jedoch auch in einigen Fällen Mischbildern zwischen beiden, ließen sich erkennen. Typ 1, auftretend in ca. 70% der Fälle, ähnelte z. T. tubulären Adenomen, wie sie im übrigen Magen-Darmtrakt vorkommen. Er war charakterisiert durch vergrößerte, hyperchromate, elongierte, in Palisadenstellung angeordnete Zellkerne, die bei Low grade-Dysplasie leicht geschichtet waren, jedoch nicht die appikalen Zellanteile erreichte. Bei High grade-Dysplasie erstreckten sich die Zellkerne bis in die appikalen Zellhälften. Alle Kryptenabschnitte konnten dysplastisch verändert sein, bevorzugt waren jedoch die oberen Abschnitte betroffen. In ca. 30% der Fälle bot sich zytologisch ein differentes Muster, bezeichnet als Dysplasietyp 2. Bei diesem Dysplasietyp, der eher in einer villös veränderten Schleimhaut auftrat, waren die Zellkerne deutlich pleomorph, vesikuliert und wiesen nur einen hyperchromatischen Randsaum auf. Ferner zeigten sich prominente, multiple Nukleoli. Eine Stratifikation der Zellkerne wie bei Typ 1 lag nicht vor. Der Übergang von High grade-Dysplasie zum invasiven Karzinom ließ sich für beide Dysplasiewege beobachten. In der Mehrzahl der Fälle entwickelte sich Dysplasie fokal in einer flachen Schleimhaut, meist vom Intestinaltyp, selten vom Kardiatyp und noch seltener vom Fundustyp.

Gruppe I: Ein Patient zeigte keine, und vier Patienten hatten lediglich indefinitive Dysplasie. Low grade-Dysplasie trat bei sieben und High grade-Dysplasie bei neun Patienten auf. Fünf Patienten hatten eine multifokale Dysplasie. Bei fünf Patienten bestand ein kontinuierlicher Übergang von Low grade- zu High grade-Dysplasie und schließlich zum invasiven Karzinom. In den übrigen Fällen lagen die dysplastischen Areale lediglich in Kontakt mit dem Karzinom, ohne daß ein direkter Übergang zu erkennen gewesen wäre.

1571

Gruppe II: Für die Patientengruppe ohne klinisch nachweisbares Karzinom existierten im Abstand von 1–2 cm aus dem Barrett-Ösophagus endoskopisch gewonnene Stufenbiopsien. Indefinitive Dysplasie trat bei sieben Patienten auf. Zwei Patienten hatten Low grade-Dysplasie. Eine High grade-Dysplasie wurde bei zwei weiteren Patienten einmal in flacher, das andere Mal in leicht erhabener Schleimhaut diagnostiziert. Beide Male ließ sich erst im Resektionspräparat – die Operation war wegen der High grade-Dysplasie erfolgt – ein Karzinom mit Invasion in die Submukosa bzw. bereits in die Muskulatur nachweisen.

Diskussion

Dysplasie im Barrett-Ösophagus entsteht bevorzugt im intestinalen Schleimhauttyp. In Übereinstimmung hierzu können histochemische Untersuchungen bezüglich CEA [3] und Zellproliferationsstudien [4] gesehen werden. Im Barrett-Ösophagus erscheinen zwei Dysplasiewege vorzukommen. Unterschiedliche Dysplasiewege werden bekanntlich auch z. B. für das Kolon bei Colitis ulcerosa beschrieben. Dysplasie im Barrett-Ösophagus kann nicht nur als ein Vorläuferstadium von Adenokarzinomen aufgefaßt werden, sondern kann auch insbesondere im Falle einer High grade-Dysplasie als ein potentieller Indikator für ein bereits koexistentes Karzinom angesehen werden. Da Dysplasie im Barrett-Ösophagus meist in flacher Schleimhaut und fokal vorkommt, empfehlen sich zu deren Erfassung Stufenbiopsien im Abstand von 1–2 cm. Die Diagnose einer Low grade-Dysplasie sollte Anlaß zu engmaschigen Kontrollen sein; dagegen muß bei High grade-Dysplasie eine Operation diskutiert werden.

Literatur

1. Paull A, Trier JS, Dalton MD, Camp RC, Loeb P, Goyal RK (1976) The histological spectrum of Barrett's esophagus. N Engl J Med 295: 476 – 2. Riddell RH, Goldman H, Ransohoff DF, et al. (1983) Dysplasia in inflammatory bowel disease. Hum Pathol 14: 931 – 3. Geboes K, Vanstapel MJ, Desmet VJ, Vantrappen G (1981) Tissue demonstration of carcinoembryonic antigen (CEA) in columnar esophageal epithelium. Acta Hepatogastroenterol (Stuttg) 28: 324 – 4. Herbst JJ, Berenson MM, McCloskey DW, Wiser WC (1978) Cell proliferation in esophageal columnar epithelium. Gastroenterology 75: 683

Raedsch, R., Stiehl, A., Sieg, A., Walker, S., Kommerell, B. (Med. Univ.-Klinik Heidelberg)
Serumprokollagentyp III-Peptidkonzentrationen bei Patienten mit Morbus Gilbert-Meulengracht

Chronische Lebererkrankungen sind häufig von Fibrosierungsprozessen im Lebergewebe begleitet. 1979 wurde ein Radioimmunoassay entwickelt, um das aminoterminale Prokollagentyp III-Peptid, welches bei der Typ III-Kollagensynthese entsteht, in Körperflüssigkeiten zu messen [1]. Bei Patienten mit chronischen Lebererkrankungen finden sich erhöhte Serumprokollagentyp III-Peptidkonzentrationen. Wir konnten durch histomorphometrische Untersuchungen nachweisen, daß bei Patienten mit chronisch persistierender und chronisch aktiver Hepatitis eine hochsignifikante Korrelation zwischen dem Fibrosegehalt des Lebergewebes und den Serumprokollagentyp III-Peptidkonzentrationen besteht [2]. In weiteren Vorarbeiten konnten wir zeigen, daß die Exkretion mit der Galle einen wichtigen Weg der Elimination der Prokollagentyp III-Peptide darstellt [3].

In der jetzigen Studie untersuchten wir die Prokollagentyp III-Peptidkonzentrationen im Serum von Patienten mit Morbus Gilbert-Meulengracht. 20 Patienten mit Morbus

Gilbert-Meulengracht wurden in die Studie aufgenommen. Die Diagnose eines Morbus Gilbert-Meulengracht wurde gestellt aufgrund normaler Leberfunktionsproben bei isoliert erhöhtem Serumbilirubin, ausgeschlossener Hämolyse und eines pathologischen Hungerversuches.

Die Serumprokollagentyp III-Peptidkonzentrationen wurden radioimmunologisch bestimmt (Behring-Werke, Marburg).

Die Serumbilirubinspiegel der Patienten betrugen 2,1 ± 0,2 mg% (1,6−4,2 mg%) (Norm = 1,0 mg%), die Bilirubinester betrugen 0,38 ± 0,1 mg% und die Serumgallensäuren 4,7 ± 1,0 µM/l (Norm unter 9 µM/l).

Die Serumprokollagentyp III-Peptidkonzentrationen lagen bei allen Patienten mit im Mittel 9,6 ± 0,8 ng/ml im Normbereich (Norm unter 15 ng/ml). Die Durchführung des Hungerversuches mit 400 kal/Tag für 48 Std zeigte keinerlei Einfluß auf die Höhe der Serumprokollagenpeptidspiegel.

Diese Ergebnisse zeigen, daß im Gegensatz zu Befunden bei Patienten mit chronischen Lebererkrankungen die Prokollagentyp III-Peptidspiegel im Serum von Patienten mit Morbus Gilbert-Meulengracht nicht erhöht sind. Die Bestimmung der Serumprokollagentyp III-Peptidkonzentrationen kann zur Differentialdiagnose zwischen Patienten mit einer harmlosen Bilirubintransportstörung im Sinne eines Morbus Gilbert-Meulengracht und Patienten mit Hyperbilirubinämie bei chronischer Lebererkrankung beitragen.

Literatur

1. Rohde H, Vargs L, Hahn E, Kalbfleisch H, Bruguera M, Timpl R (1979) Radioimmunoassay for type III-procollagen-peptide and its application to human liver disease. Eur J Clin Invest 9: 451−459 − 2. Raedsch R, Stiehl A, Waldherr R et al. (1982) Procollagen-type III-peptide serum concentrations in chronic persistent and chronic active hepatitis and in cirrhosis of the liver and their diagnostic value. Z Gastroenterol 20: 738−743 − 3. Raedsch R, Stiehl A, Sieg A et al. (1983) Biliary excretion of procollagen-type III-peptide in healthy humans and in patients with alcoholic cirrhosis of the liver. Gastroenterology 85: 1265−1270

Gregor, M., Hartmann, K., Riecken, E. O. (Berlin)
Die diagnostische ultraschallgezielte perkutane Feinnadelpunktion tumorverdächtiger abdominaler Raumforderungen

Manuskript nicht eingegangen

Dammann, H. G., Walter, Th. A., Müller, P., Simon, B. (Hamburg/Heidelberg)
24stündiges intragastrales Säureprofil unter einer einmaligen abendlichen Gabe von H_2-Blockern

Manuskript nicht eingegangen

Fölsch, U. R., Wichmann, G.-Ch., v. Kleist, E.*, Körber, R., Dillon, M.*, Clowdus, B.*, Creutzfeldt, W. (Abt. Gastroenterologie und Stoffwechsel, Med. Univ.-Klinik Göttingen und * Smith Kline, Dauelsberg, Klinische Forschung und Entwicklung, Göttingen)

Säureausstoß und pH unter zwölfstündiger Infusion verschiedener Dosierungen des H_2-Rezeptorantagonisten Oxmetidin

1. Einleitung

Zur Streßulkusprophylaxe bei schwerkranken Patienten wird eine permanente Reduktion der intragastralen Azidität, sei es durch Antazida oder Histamin-H_2-Rezeptorantagonisten, angestrebt (Priebe et al. 1980; Weigelt et al. 1981; Zinner et al. 1981). Der H_2-Rezeptorblocker Oxmetidin ist bei parenteraler Anwendung zwei- bis viermal stärker wirksam als Cimetidin (Mills et al. 1982; Gugler 1983). In einer vorangegangenen Studie konnte bei parenteraler Kurzinfusion von Oxmetidin (100, 400 oder 800 mg) mit jeder Dosierung bei allen Probanden eine Säurehemmung von $\geq$ 99% erreicht werden (Wichmann et al. 1984). Mediane pH-Werte $\leq$ 5 wurden dosisabhängig für 2−5 Std beobachtet. In der vorliegenden Studie wurde geprüft, ob durch eine 12stündige Dauerinfusion verschiedener Dosierungen von Oxmetidin eine permanente pH-Anhebung erreicht werden kann.

2. Methodik

Die kontrollierte, randomisierte Doppelblindstudie wurde mit acht gesunden männlichen freiwilligen Versuchspersonen durchgeführt. Von der Ethikkommission der Universität Göttingen wurden gegen die Durchführung der Studie keine Einwände erhoben. An verschiedenen Testtagen, die mindestens 7 Tage auseinanderlagen, erhielten die Probanden eine 30minütige Kurzinfusion von Oxmetidin (SK&F, Göttingen; 200 mg) oder Plazebo. Anschließend erfolgte für 11,5 Std eine Dauerinfusion mit 12,5, 25 oder 50 mg/Std Oxmetidin

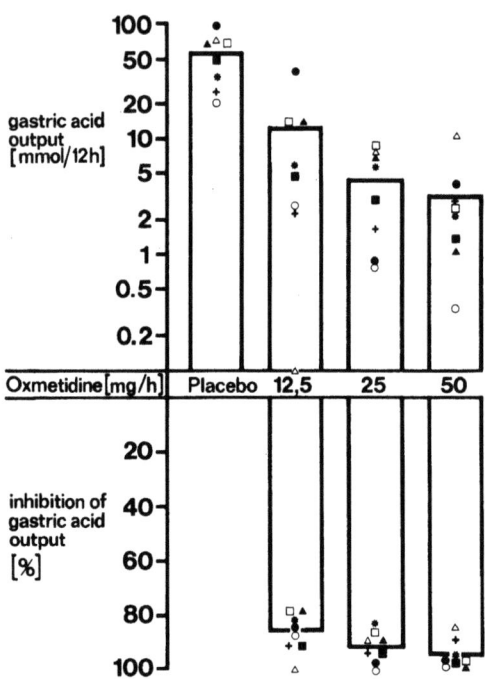

Abb. 1. *Obere Hälfte:* Säureausstoß (mmol/12 Std; logarithmisch aufgetragen) während einer kontinuierlichen Applikation verschiedener Konzentrationen von Oxmetidin (12,5, 25 und 50 mg/Std nach einer Kurzzeitinfusion von 200 mg/30 min) oder Plazebo. *Untere Hälfte:* Prozentuale Hemmung der Säuresekretion unter der jeweiligen Oxmetidin-Konzentration im Vergleich zu Plazebo ($n = 8$; $\bar{x} \pm$ SEM)

bzw. Plazebo. Von Anbeginn der Medikation wurden über 12 Std über eine Magensonde kontinuierlich der Magensaft abgesaugt und Volumen, pH und Säuremenge gemessen und im Plasma Gastrin (Mayer et al., 1974) sowie Oxmetidin mittels HPLC bestimmt.

3. Ergebnisse

Der Gesamtsäureausstoß (Mean ± SEM/12 Std) wurde von 53,1 mmol bei Plazebo auf 7,3, 4,3 bzw. 3,2 mmol bei den entsprechenden Oxmetidininfusionen von 12,5, 25 bzw. 50 mg/Std reduziert (Abb. 1). Die entsprechenden Hemmungen der Magensäuresekretion errechneten sich für den gesamten 12-Std-Zeitraum mit 85, 92 und 94% (Abb. 1 untere Hälfte). Ein pH-Wert ≧ 5 wurde bei jedem Probanden mit jeder verwandten Dosierung erreicht. Die Dauer dieser pH-Wertanhebung betrug dosisabhängig 5, 8 und 10 Std (Abb. 2). Die erreichte Säurehemmung konnte jedoch unter keiner Dosierung über den gesamten Versuchszeitraum gehalten werden trotz konstanter Oxmetidinspiegel (Abb. 2). Die im Gleichgewicht bestehenden Wirkstoffspiegel waren mit 1,17, 1,87 und 3,59 µg/ml (Medianwerte) den Dosierungen von 12,5, 25 und 50 mg/Std proportional. Die Gesamtclearancewerte von Oxmetidin betrugen 189,5 ± 47,1, 226,9 ± 31,3 und 235,9 ± 83,9 ml/min. Die Serumgastrinwerte stiegen unter der höchsten Oxmetidindosis an, blieben aber innerhalb des Normbereiches (keine Abb.).

4. Diskussion

Ziel der Untersuchungen war es, die Eignung von Oxmetidin für die Streßulkusprophylaxe schwerkranker Patienten zu prüfen. Oxmetidin vermochte in den drei als Dauerinfusion eingesetzten Dosierungen von 12,5, 25 und 50 mg/Std nach vorausgegangener 200

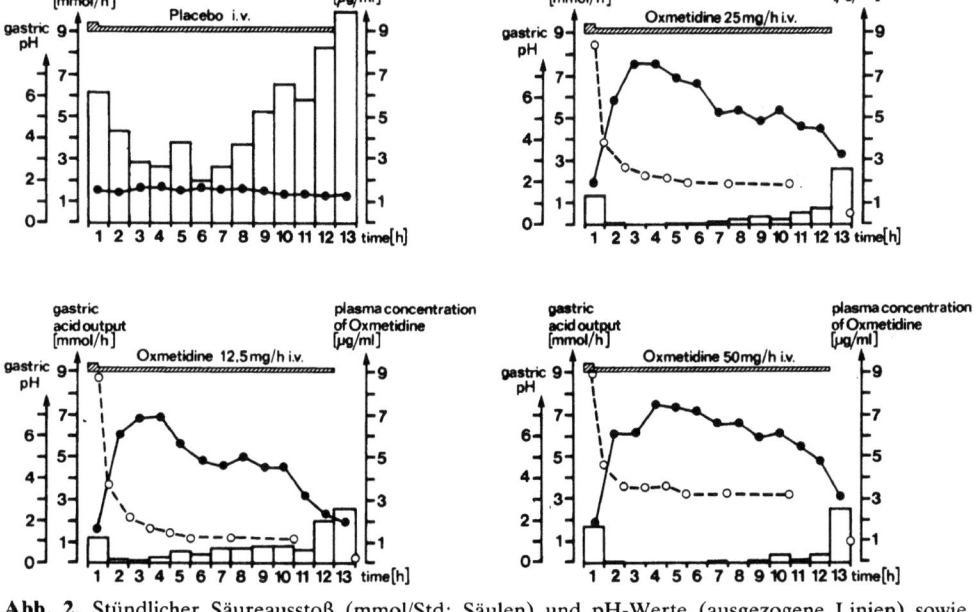

Abb. 2. Stündlicher Säureausstoß (mmol/Std; Säulen) und pH-Werte (ausgezogene Linien) sowie Oxmetidinplasmakonzentrationen (unterbrochene Linien) während verschiedener i.v. Dosierungen von Oxmetidin (Kurzzeitinfusion von 200 mg/30 min, jeweils gefolgt von 12,5, 25 und 50 mg/Stdt, für 11,5 Std) oder Plazebo (n = 8; x̄ ± SEM)

mg-Kurzinfusion den intragastralen pH-Wert über 5 anzuheben. Diese als protektiv angesehene Säurehemmung konnte jedoch nicht über den gesamten zwölfstündigen Versuchszeitraum aufrechterhalten werden. Der Abfall unter einen pH von 5 war bei den drei verschiedenen Dosierungen dosisproportional in der 9., 11. und 12. Std feststellbar. Der Abfall unter der Dosierung von 50 mg/Std fand dabei nach einem seit 6 Std gleichbleibenden Wirkstoffspiegel im Plasma statt. Eine Tachyphylaxie als Ursache dieses pH-Abfalles kann daher nicht ausgeschlossen werden. Es ist bekannt, daß sich eine Tachyphylaxie eher unter dauernder als unter wiederholter Medikamentengabe entwickelt (Post 1980) und sich in Stunden vollziehen kann (Snyder 1979). Am Ende des zwölfstündigen Versuches lag die Säureproduktion in der Kontrollgruppe mit 8,2 mmol/Std fast doppelt so hoch wie die durchschnittliche Stundenproduktion von 4,4 mmol/Std. Eine andere Erklärungsmöglichkeit für das Absinken der pH-Werte unter allen Dosierungen am Ende des Versuches besteht darin, daß die jeweils erzielten Wirkstoffspiegel unzureichend waren, um die zunehmende Säureproduktion so stark abzublocken, daß der pH auch bei stärkster Dosierung von 50 mg/Std über 5 gehalten werden konnte. Für eine Hemmung der Säuresekretion von 90% wird ein Wirkstoffspiegel von 2,6 µg/ml für erforderlich gehalten (Gugler et al. 1982). Ein pH-Wert von 5 wird nach unseren Erfahrungen aber mit einer Hemmung von 90% nicht sicher erreicht, so daß eine konstante pH-Wertanhebung erst bei einem höheren Spiegel erwartet werden kann. Bei der höchsten Dosierung von 50 mg/Std betrug die Oxmetidinplasmakonzentration in der 11. Std 3,5 µg/ml, wobei bei einer Säurehemmung von 93% nur ein pH von 4,8 erreicht werden konnte. Es muß abgewartet werden, ob die angestrebte Wirkungskonstanz mit veränderter Applikationsform, z. B. als wiederholte Kurzinfusion, erreicht werden kann. Ein entsprechendes Dosierungsschema wurde mit den beiden anderen, bereits im Handel befindlichen H$_2$-Rezeptorantagonisten Ranitidin (4 × 50 mg) und Cimetidin (4 × 400 mg) angewandt (Brunner und Lux 1983; Friedl et al. 1983). Dabei lagen bei schwerkranken Patienten bei einer Dosierung von 50 mg Ranitidin alle 6 Std 85% aller pH-Werte über 5, bei 400 mg Cimetidin 43%. In beiden Kollektiven verstarb je ein Patient an einer Streßulkusblutung.

Literatur

Brunner G, Lux M (1983) Ranitidin, Cimetidin und Streßulcus-Prophylaxe. Dtsch Med Wochenschr 108: 1039−1040 − Friedl W, Barth HO, Dammann HG, Müller P, Simon B (1983) Prophylaxe der Streßulcusblutung mit H$_2$-Blockern. Z Gastroenterol 21: 385 − Gugler R, Rohner H-G, Somogyi AA (1982) Gastric acid inhibition and oxmetidine kinetics in duodenal ulcer. Clin Pharmacol Ther 31: 501−508 − Gugler R (1983) Oxmetidin − ein neuer H$_2$-Rezeptorantagonist. Dtsch Med Wochenschr 108: 1809−1811 − Mayer G, Arnold R, Feurle G, Fuchs K, Ketterer H, Track NS, Creutzfeldt W (1974) Influence of feeding and sham feeding upon serum gastrin and gastric acid secretion in control subjects and duodenal ulcer patients. Scand J Gastroenterol 9: 703−710 − Mills JG, Brunet PL, Griffiths R, Hunt RH, Vincent D, Milton-Thompson GJ, Burland WL (1982) Oxmetidine: clinical pharmacological studies with a new H$_2$-receptor antagonist. Gut 23: 157−163 − Post RM (1980) Intermittent versus continuous stimulation: Effect of time interval on the development of sensitization or tolerance. Life Sci 26: 1275−1282 − Priebe HJ, Skillman JJ, Bushnell LS, Long PC, Silen W (1980) Antacid versus cimetidine in preventing acute gastrointestinal bleeding. N Engl J Med 302: 426−430 − Snyder SH (1979) Receptors, neurotransmitters and drug responses. N Engl J Med 300: 465−472 − Weigelt JA, Aurbakken ChM, Gewertz BL, Snyder WH III (1981) Cimetidine vs antacid in prophylaxis for stress ulceration. Arch Surg 116: 597−601 − Wichmann G-C, Fölsch UR, v Kleist E, Hasse FM, Dillon M, Clowdus B, Creutzfeldt W (1984) Effect of three single doses of oxmetidine administered intravenously on gastric volume and acid secretion, serum prolactin and gastrin concentration in healthy volunteers. Z Gastroenterol (in press) − Zinner MJ, Zuidema GD, Smith PhL, Mignosa M (1981) The prevention of upper gastrointestinal tract bleeding in patients in an intensive care unit. Surg Gynecol Obstet 153: 214−220

Müller, P., Dammann, H. G., Seitz, H. K., Simon, B., Feurle, G., Huefner, M., Lichtwald, K., Schmidt-Gayk, H. (Heidelberg/Hamburg)
Säureverhalten und Hormonspiegel vor und nach einer 28tägigen Omeprazolgabe

Manuskript nicht eingegangen

Janisch, H. D., Beuth, A., von Kleist, D., Bauer, F. E., Hampel, K. E.
(Universitätsklinikum Charlottenburg, Abteilung für Innere Medizin mit Schwerpunkt Gastroenterologie, Freie Universität Berlin)
Pirenzepin: Eine prokinetische oder inhibitorische Substanz für die Motilität der Speiseröhre?

Einleitung

Die Wirkung der selektiv antimuskarinisch (M1) wirkenden Substanz Pirenzepin (P) auf die gastrointestinale Motilität wurde sowohl tierexperimentell (Leitholt 1977) als auch beim Menschen untersucht. Dabei kamen die Untersuchungen zur Wirkung von Pirenzepin auf die motorische Funktion der Speiseröhre des Menschen zu entgegengesetzten Ergebnissen. So fanden Stacher (1979), Jaup (1981), Pandolfo (1981) und Erckenbrecht (1982) einen motorisch hemmenden Effekt von Pirenzepin am Ösophagus. Die Arbeitsgruppe Texter (1982) und Malhotra (1983) wies dagegen einen stimulierenden Effekt von Pirenzepin auf den Druck im unteren Ösophagussphinkter (UÖS) nach und folgerte daraus eine mögliche günstige Wirkung der Substanz in der Behandlung der gastroösophagealen Refluxkrankheit.

Zur Klärung dieser diskrepanten Ergebnisse wurde die Ösophagusmotilität unter Pirenzepin während einer motorischen parasympathischen Stimulation mit Neostigmin (N) untersucht. Die Hintergrundstimulation mit Neostigmin diente durch die motorische Aktivierung der Gleichrichtung und damit der Ausschaltung interdigestiver Veränderungen der Ösophagusmotilität von tubulärem Ösophagus und Sphinkter. Mit der Untersuchungsanordnung der Hintergrundstimulation konnte eindeutig der motorisch hemmende Effekt von Pirenzepin auf die Motilität des Ösophagus nachgewiesen werden. Pirenzepin ist entgegen der Untersuchung von Malhotra (Digestive Disease Week 1983) kein motilitätsförderndes Refluxtherapeutikum.

Methode

Die manometrischen Untersuchungen der Speiseröhre wurden an sieben gesunden nüchternen Probanden in liegender Körperposition durchgeführt. Die Druckmessungen erfolgten mit dem hydraulisch kapillaren Perfusionssystem nach Arndorfer. Als Motilitätsparameter wurden der Druck im unteren Ösophagussphinkter (UÖSP), die Kontraktionsamplitude (KA) und Kontraktionsdauer (KD) sowie die Druckanstiegsgeschwindigkeit (Δp) und die Ausbreitungsgeschwindigkeit peristaltischer Ösophaguskontraktionen bestimmt. Die Messung des UÖSP erfolgte durch stationäre Durchzüge (Mittelwert aus sechs Messungen). Peristaltische Ösophaguskontraktionen wurden durch die Gabe eines Bolus von 5 ml Wasser induziert. Die Meßpunkte lagen 2, 7 und 12 cm proximal des oberen Randes des UÖS. Gemessen wurde zu den Zeitpunkten 0 min (Leerwertphase: L-Phase), 15 min und 30 min (Neostigminphase: N-Phase), 45 min und 60 min (Neostigmin/Pirenzepinphase: NP-Phase)

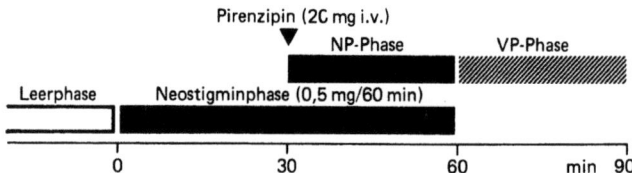

Abb. 1. Schematische Darstellung der Neostigminhintergrundstimulation während der Prüfung der motorischen Funktionsbeeinflussung der Ösophagusmotilität durch Pirenzepin

und 75 min und 90 min (Pirenzepinverteilungsphase: VP-Phase). Die jeweiligen Daten sind Mittelwerte aus 15 Messungen. Neostigmin wurde zur Stimulation in einer Dosierung von 0,5 mg/60 min appliziert. Die Dosierung von Pirenzepin betrug 20 mg i.v. als Bolus 30 min nach Beginn der Neostigmininfusion (Abb. 1). Die Datenangaben sind Mittelwert ± SEM.

Ergebnisse

Unterer Ösophagussphinkter

Unter der Neostigmininfusion stieg der Druck im unteren Ösophagussphinkter gegenüber der Leerwertphase von 26,2 ± 1,5 mm Hg auf 39,9 ± 1,4 mm Hg an. Pirenzepin als intravenös verabfolgter Bolus führte bei laufender Hintergrundstimulation mit Neostigmin zu einem signifikanten Druckabfall im unteren Ösophagussphinkter auf 20,5 ± 1,7 mm Hg ($p < 0,05$). Dieser Druckabfall war auch signifikant im Vergleich zur Leerwertphase ($p < 0,05$). Während der Verteilungsphase von Pirenzepin kam es dann zu einem Wiederanstieg des Druckes im UÖS auf den Basalwert (Tabelle).

Tubulärer Ösophagus

Die Bolusapplikation von Pirenzepin führte bei den untersuchten Personen zu einer signifikanten Abnahme der Kontraktionsamplitude von 115,5 ± 11,1 mm Hg (N-Phase) auf 61,8 ± 9,1 mm Hg ($p < 0,05$). Die Inhibition der Kontraktionsamplitude war auch signifikant gegenüber der Leerwertphase (96,0 ± 12,3 mm Hg, $p < 0,05$). Auch die Druckanstiegsgeschwindigkeit nahm unter Pirenzepin signifikant ($p < 0,05$) von 30,8 ± 3,1 mm Hg/s (L-Phase) bzw. 31,4 ± 2,3 mm Hg/s (N-Phase) auf 19,7 ± 2,7 mm Hg ab. Kontraktionsdauer und Ausbreitungsgeschwindigkeit peristaltischer Kontraktionen der Speiseröhre wurden durch Pirenzepin nicht inhibitorisch beeinflußt (Tabelle 1).

Schlußfolgerung

1. Die motorische Hintergrundstimulation ist geeignet, den inhibitorischen Einfluß von Pirenzepin auf die Ösophagusmotilität eindeutig nachzuweisen.

Tabelle 1. Druck im UÖS, Kontraktionsamplitude, Druckanstiegsgeschwindigkeit und Kontraktionsdauer peristaltischer Ösophaguskontraktionen während der einzelnen Prüfphasen (Mittelwert ± SEM)

	L-Phase	N-Phase	NP-Phase	VP-Phase
UÖSP (mm Hg)	26,2 ± 1,5	39,4 ± 1,4	20,5 ± 1,7	27,9 ± 2,3
KA (mm Hg)	96,0 ± 12,3	115,5 ± 11,1	61,8 ± 9,1	72,1 ± 10,9
Δ (mm Hg/s)	30,8 ± 3,1	31,4 ± 2,3	19,7 ± 2,7	22,3 ± 3,1
KD (s)	6,3 ± 0,3	7,5 ± 0,5	6,2 ± 0,3	6,6 ± 0,3

2. Nach der vorliegenden Untersuchung ist entgegen anderslautenden Veröffentlichungen Pirenzepin kein motilitätsförderndes Refluxtherapeutikum.

3. Nach Bolusapplikation der Substanz nimmt die inhibitorische Wirkung von Pirenzepin in der Verteilungsphase rasch wieder ab.

Literatur

Leitholt M, Engelhorn R (1977) Allgemeine pharmakodynamische Eigenschaften des Sekretions- und Ulkushemmers 5,11-Dihydro-11-(4-methyl-piperazin-1-)azetyl)-6H-pyrido(2,3-b)(1,4)benzodiazepin-6-on-dihydrochlorid (LS 519). Therapiewoche 27: 1551 – Stacher G, Bauer P, Schmierer G, Steinringer H (1979) The effect of intramuscular pirenzepine on esophageal contractile activity and lower esophageal sphincter pressure under fasting conditions and after a standard meal. A double blind study. Int J Clin Pharmacol Biopharm 17: 442 – Jaup BH (1981) Study on the mode of action of pirenzepine in man, with special reference to its anticholinergic muscarinic properties. Scand J Gastroenterol (Suppl 68) 16: 1 – Pandolfo N, Borgonovo G, Torre GC, Nebiacolombo C, Daniotte S (1981) Response to pirenzepine on the human esophageal sphincter. Curr Ther Res 30: 1 – Erckenbrecht E, Berges W, Sonneberg A, Erckenbrecht J, Wienbeck M (1982) The effect of pirenzepine on esophageal motility. Scand J Gastroentertol (Suppl 72) 17: 185 – Texter EC, Patel GK, Malhotra A, Morrison E, Rayford PL, Boyd CM (1982) Comparison of the effect of oral atropine and pirenzepine on lower esophageal sphincter pressure, esophageal emptying and gastroesophageal reflux: a preliminary report. In: Dotevall G (ed) Advances in gastroenterology with the selective antimuscarinic compound – pirenzepine. Excerpta Medica, Amsterdam Oxford Princeton – Malhotra A, Patel GK, Texter EC, Morrison E, Baskin B, Williams AD (1983) Pirenzepine, a muscarinic 1 antagonist, increases lower esophageal sphincter pressure 2–3 fold for a prolonged period. Gastroenterology 84: 1238 (abstract)

Singer, M. V., Calden, H., Eysselein, V. E., Leffmann, C., Goebell, H. (Essen)
Niedrige, aber nicht hohe Alkoholkonzentrationen stimulieren beim Menschen die Magensäuresekretion

Beim Menschen ist die Wirkung von reinem Alkohol auf die Magensäuresekretion noch weitgehend unerforscht. Mittels intragastraler Titration untersuchten wir den Einfluß verschiedener Alkoholkonzentrationen auf die Magensäuresekretion von sechs Probanden und verglichen den Effekt mit dem nach einer Peptonmahlzeit und nach Pentagastringabe. An verschiedenen Tagen wurden den Probanden folgende Lösungen (jeweils 500 ml) intragastral (i.g.) instilliert: 1,4% (v/v), 4%, 5%, 6%, 7%, 8%, 10%, 20% (nur 250 ml) und 40% (nur 125 ml) Äthanol; dest. Wasser; 8%iges Pepton; isokalorische isoosmotische Glukosekontrollen zu den verschiedenen Äthanolkonzentrationen. Die Versuche mit 1,4%igem Äthanol wurden nach oraler Gabe von 200 mg Cimetidin (10 min vor der Alkoholgabe) wiederholt. Ferner wurde bei jedem Probanden die maximale Säuresekretion (MAO) mittels eines Pentagastrintestes (6 µg kg^{-1} s.c.) bestimmt. Blutentnahmen zur radioimmunologischen Bestimmung von Gastrin erfolgten in regelmäßigen Abständen.

Ergebnisse

Von den verwendeten Alkohollösungen bewirkten nur die 1,4- und 4-Vol.%igen Lösungen eine signifikant (*$p < 0,05$) stärkere Säuresekretion, als sie nach Wasser und den Glukosekontrollen beobachtet wurde. Cimetidin unterdrückte vollständig die Säuresekretionsantwort auf 1,4%igen Alkohol (6,2 ± 0,7 vs. 4 ± 1,3 mmol · Std^{-1}). Die 1-Std-Säuresekretionsantwort (basale 1-Std-Werte subtrahiert) auf 1,4- und 4%igen Alkohol entsprachen

Tabelle 1

Äthanol (Vol. %)								
1,4	4	5	6	7	8	10	20	40
6,2 ± 0,7*	5,0 ± 0,7*	1,9 ± 0,6	3,5 ± 1,2	1,9 ± 0,4	1,3 ± 0,5	2,3 ± 0,9	1,2 ± 0,6	1,1 ± 0,5
H_2O		Isotone Glukose		Pepton 8%		Pentagastrin		
1,2 ± 0,6		1,1 ± 0,6		9,7 ± 1,2*		18,4 ± 2,2*		

Δ Magensäuresekretion (mmol $\cdot$ h^{-1}), ($n = 6$; X ± E)

nur 34 bzw. 27%, das MAO. Die Peptonmahlzeit bewirkte eine Antwort, die 53% des MAO betrug. Die Peptonmahlzeit bewirkte einen signifikanten Anstieg der Plasmagastrinspiegel über basal (486 ± 137 pmol $\cdot$ min $\cdot$ l^{-1}). Die verschiedenen Alkoholkonzentrationen bewirkten keinen Anstieg der Plasmagastrinspiegel (Ergebnis nicht dargestellt).

Schlußfolgerungen

1. Die Wirkung von Alkohol auf die Magensäuresekretion des Menschen ist konzentrationsabhängig: 1,4- und 4%iger Alkohol stimulieren geringgradig die Magensäuresekretion, höhere Konzentrationen haben keinen stimulierenden Effekt. 2. Die Stimulation der Magensäuresekretion durch 1,4- und 4%igen Alkohol scheint nicht über eine Freisetzung von Gastrin zu erfolgen, da kein Anstieg der Plasmagastrinspiegel beobachtet wurde; an ihr sind aber H$_2$-Rezeptoren beteiligt, da Cimetidin die Antwort auf 1,4%igen Alkohol vollständig hemmte.

Müller-Lissner, St. A. (Med. Univ.-Klinik Innenstadt, München)
Dissoziation zwischen duodenogastralem Reflux und Gallensalzreflux

1. Einleitung

Dem Reflux von Gallensalzen aus dem Duodenum in den Magen wird eine pathogenetische Rolle beim Ulcus ventriculi und gewissen Gastritisformen zugeschrieben. Aus diesem Grunde wurden auch Anstrengungen unternommen, z. B. pharmakologisch den Reflux zu modulieren. In allen Studien wird stillschweigend angenommen, daß der Reflux von Duodenalinhalt und von Gallensalzen mehr oder weniger parallel läuft. Diese Annahme wurde in der vorliegenden Studie überprüft.

2. Methode

2.1. Experimentelles Vorgehen

Die Experimente begannen um 8.00 Uhr morgens nach einer zwölfstündigen Fastenperiode. Eine weiche, einlumige Sonde (Ch 8) wurde transnasal und transpylorisch so ins Duodenum gelegt, daß ihre Öffnung in der Höhe der Papille lag. Eine Magensonde mit Luftkanal wurde transnasal mit ihrer Spitze ins Antrum gelegt (Ch 14). Das Duodenum wurde mit einer Phenolrotlösung perfundiert (100 mg/l NaCl 0,9%, 2 ml/min). 15 min später wurde der Mageninhalt komplett aspiriert und quantitativ durch eine Markerlösung ersetzt (PEG 4000, 200 g/l). Die Zeit zwischen Beginn der Aspiration und Ende der Instillation betrug 3 min. 27

Tabelle 1. Sekretionsraten, Entleerungsraten und Refluxraten

	NaCl	Atropin	Cerulein
Sekretionsrate			
Volumen (ml/min)	1,43 ± 0,05	0,57 ± 0,10*	2,31 ± 0,23**
Säure (μmol/min)	50,8 ± 16,0	22,0 ± 5,8	143,1[a] ± 24,3
Entleerungsrate (%/min)	4,57 ± 0,50	0,70 ± 0,15*	1,80 ± 0,29*
Refluxrate	0,44 ± 0,07	0,51 ± 0,17	0,94 ± 0,16**
Gallensalze (μmol/min)			
Phenolrot (%)	0,95 ± 0,28	26,09 ± 4,98*	2,23 ± 0,82

Mittelwerte ± SEM; * = $p < 0,005$; ** = $p < 0,05$ vs. NaCl

min später wurde der Mageninhalt wiederum komplett aspiriert und gemessen. 5 ml wurden asserviert und durch PEG-Lösung ersetzt. Das Gemisch wurde in den Magen reinstilliert. Dieser Vorgang nahm wiederum 3 min in Anspruch. Er wurde alle 30 min wiederholt bis zum Ende von 4 Std.

Vor Beginn der Magensaftaspiration wurde eine intravenöse Infusion angelegt. In Kontrollexperimenten wurde während der gesamten Dauer des Experimentes physiologische Kochsalzlösung infundiert. In Studien mit Atropin wurden zu Beginn der Magenaspiration 10 μg/kg Atropin injiziert, während der ersten 2 Std des Experimentes wurden 10 μg/kg/Std Atropin infundiert und während der 3. und 4. Std wurden 5 μg/kg/Std infundiert. In Studien mit Cerulein wurde während der 4 Std des Experimentes 90 ng/kg/Std Cerulein infundiert.

In den gewonnenen Proben wurde die Konzentration von PEG, Phenolrot, Säure und Gallensalzen bestimmt. Zur Bestimmung der Gallensalzkonzentration diente die 3-α-Hydroxysteroiddehydrogenasemethode.

2.2. Berechnung

Aus den gemessenen Magenvolumina und den genannten gastralen Konzentrationen wurden mit Hilfe früher beschriebener Exponentialgleichungen (Müller-Lissner et al. 1983) die fraktionelle Magenentleerungsrate, die Sekretionsraten von Volumen und Säure sowie die Refluxraten von Gallensalzen und Duodenalmarker berechnet. Die Volumensekretionsrate wurde für refluiertes Perfusionsvolumen korrigiert. Die Ergebnisse sind als Mittelwerte ± SEM angegeben. Statistische Vergleiche wurden mit Students-t-Test bzw. dem Wilcoxon-Rang-Summentest für normalverteilte bzw. nicht normalverteilte Daten durchgeführt.

2.3. Untersuchte Personengruppen

Sechs gesunde Probanden (24−29 Jahre) wurden dreimal in randomesierter Reihenfolge mit i.v. Kochalz, Atropin bzw. Cerulein untersucht. Das Protokoll war durch das lokale Ethikkommitee genehmigt.

3. Ergebnisse

Die erhaltenen Daten sind in Tabelle 1 wiedergegeben. Während Atropin die Magensekretion hemmte, wurde diese durch Cerulein stimuliert. Beide Substanzen hemmten die Magenentleerung. Während Atropin die Gallensalzrefluxrate unbeeinflußt ließ, wurde diese durch Cerulein gesteigert. Umgekehrt verhielt es sich mit der Markerrefluxrate, die durch Atropin massiv gesteigert, von Cerulein jedoch nicht signifikant beeinflußt wurde.

4. Diskussion

In der vorliegenden Untersuchung konnte gezeigt werden, daß sich der Reflux von Duodenalinhalt bzw. Gallensalzen jeweils isoliert beeinflussen läßt. Während Atropin nur den Markerreflux steigerte, beeinflußte Cerulein den Gallensalzreflux signifikant (Tabelle 1). Diese Wirkung von Atropin auf den duodenogastralen Reflux ist von früheren Studien bekannt (Müller-Lissner et al. 1983). Das Ausbleiben einer gleichzeitigen Zunahme von Gallensalzreflux läßt sich durch den Effekt von Atropin auf den Gallenfluß ins Duodenum erklären, der praktisch zum Sistieren gebracht werden kann (Svenberg et al. 1982). Außerdem hemmt Atropin die Motilität des Dünndarms (Lederer et al. 1982). Infolgedessen werden Gallensalze in Gallenblase und Dünndarm sequestriert und dem enterohepatischen Kreislauf entzogen.

Diese Interpretation der Atropinwirkung wurde durch eine Substanz verifiziert, deren Hauptwirkungen denen des Atropins entgegenstehen. Für diesen Zweck wurde das synthetische CCK-Analogon Cerulein gewählt, das in reiner Form erhältlich und für den Gebrauch am Menschen zugelassen ist (Erspamer 1970). Cerulein stimuliert die Gallenblasenkontraktion und die Dünndarmmotilität (Lin 1975; Scott und Summers 1976). Infolgedessen ist eine höhere Gallensalzkonzentration im Duodenum zu erwarten, die bei ähnlichem duodenogastralem Reflux zu einem höheren Gallensalzreflux führen muß.

Der hemmende Einfluß von Atropin bzw. Cerulein auf die Magenentleerung ist aus früheren Studien bekannt (Müller-Lissner et al. 1973; Valenzuela und Defilippi 1981). Die divergierenden Effekte von Atropin bzw. Cerulein auf die Magensekretion bestätigen die Ergebnisse von früheren Studien (Erspamer 1970; Müller-Lissner et al. 1983).

Diese Studie zeigt also, daß der Reflux von Gallensalzen bzw. von Duodenalinhalt nicht notwendigerweise parallel verläuft. Dies sollte bei der Interpretation zumindest pharmakologischer Studien beachtet werden, um Verwirrung durch scheinbar widersprüchliche Ergebnisse zu vermeiden.

Frl. Fraas ist für ihre hervorragende technische Mitarbeit, der Deutschen Forschungsgemeinschaft für finanzielle Unterstützung zu danken (MU 629/1-3).

Literatur

Erspamer V (1970) Progress report: Cerulein. Gut 11: 79−87 − Lederer PC, Thiemann R, Femppel J, Domschke W, Lux G (1982) Influence of atropine, pirenzepine and cimetidine on nocturnal gastrointestinal motility and gastric acid secretion. Scand J Gastroenterol (Suppl) 72: 131−137 − Lin TM (1975) Actions of gastrointestinal hormones and related peptides on the motor function of the biliary tract. Gastroenterology 69: 1006−1022 − Müller-Lissner SA, Fimmel CJ, Sonnenberg A et al. (1983) A novel approach to quantify duodenogastric reflux in healthy volunteers and in Type I gastric ulcer. Gut 24: 510−518 − Svenberg R, Christofides ND, Fitzpatrick ML, Areola-Ortiz F, Bloom SR, Welbourn AB (1982) Interdigestive biliary output in man: relationship of fluctuations in plasma motilin and effect of atropine. Gut 23: 1024 − Valenzuela JE, Defilippi C (1981) Inhibition of gastric emptying in humans by secretin, the octapeptide of cholecystokinin, and intraduodenal fat. Gastroenterology 81: 898−902

Störkel, S., Dienes, H. P., Schneider, H.-M. (Patholog. Institut der Universität Mainz), Loos, M. (Mikrobiolog. Institut der Universität Mainz)
Immunhistologische Differentialdiagnose entzündlicher Dickdarmerkrankungen

Die Diagnose und Differentialdiagnose entzündlicher Dickdarmerkrankungen am Biopsiematerial stellt den Morphologen mitunter vor Probleme. Auf Grund der Untersuchungen von

Brandtzaeg et al. (1974) und Gebbers und Otto (1977), die zeigen konnten, daß die entzündlichen Dickdarmerkrankungen, insbesonders die Colitis ulcerosa, zumeist über humorale Immunreaktionen ablaufen, sind wir der Frage nachgegangen, ob diese mit Hilfe von immunhistologischen Methoden in der Darmschleimhaut erfaßbaren immunologischen Vorgänge als zusätzliches diagnostisches Kriterium herangezogen werden können.

In einer ersten Serie wurden retrospektiv Biopsien von Gruppen mit jeweils 20 Patienten mit normaler Dickdarmschleimhaut (Gruppe I), mit gering unspezifisch entzündeter Dickdarmschleimhaut (Gruppe II), mit gesicherter Colitis ulcerosa (Gruppe III) und gesichertem M. Crohn (Gruppe iV) auf den Gehalt an Ablagerungen von Immunglobulinen (IgA, IgG) und Komplementfaktoren (Clq, C3, C4) mit Hilfe der direkten Immunfluoreszenz nach Coons und Kaplan (1950) untersucht. An den so behandelten Paraffinschnittpräparaten erfolgte in der Lamina mucosa der Dickdarmschleimhaut eine Auszählung der markierten Zellen in 20 verschiedenen Gesichtsfeldern. In einer zweiten Serie wurden prospektiv Dickdarmschleimhautbiopsien von 150 Patienten nach der gleichen Methode aufgearbeitet.

Die Auswertung ergab folgendes (Abb. 1 und 2):

1. Bei der gesunden Dickdarmschleimhaut (Gruppe I) sind nur wenige Zellen (ausschließlich in der Mukosa) mit den verschiedenen Antiseren darstellbar.

2. In der leicht unspezifisch entzündlich veränderten Dickdarmschleimhaut (Gruppe II) findet sich bei allen angewandten Antiseren gegenüber der normalen Dickdarmschleimhaut eine deutliche Zunahme der markierten Zellen um das drei- bis vierfache bei z. T. erheblicher interindividueller Schwankungsbreite.

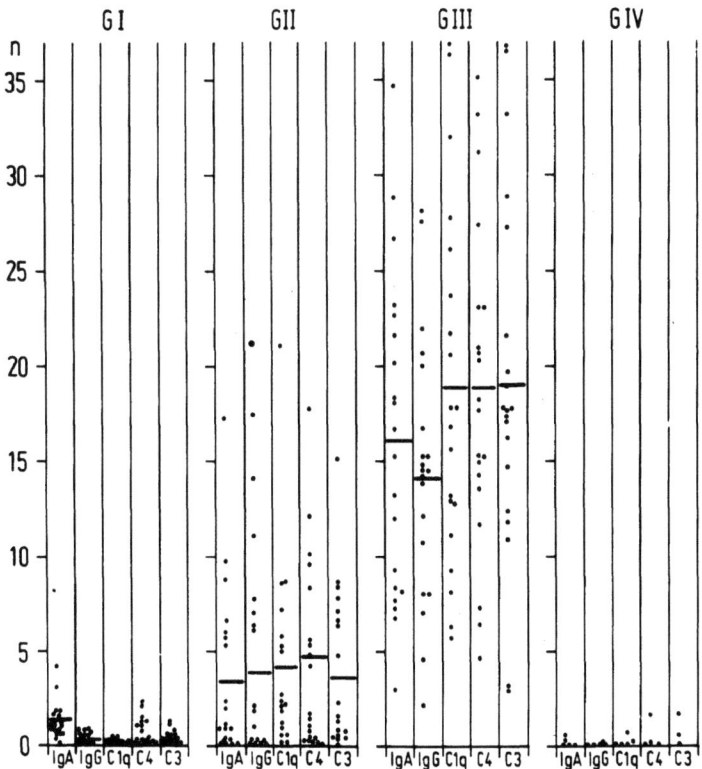

Abb. 1. Häufigkeit unterschiedlich markierter Zellen in Abhängigkeit von der jeweiligen Untersuchungsgruppe (Gr. I–IV)

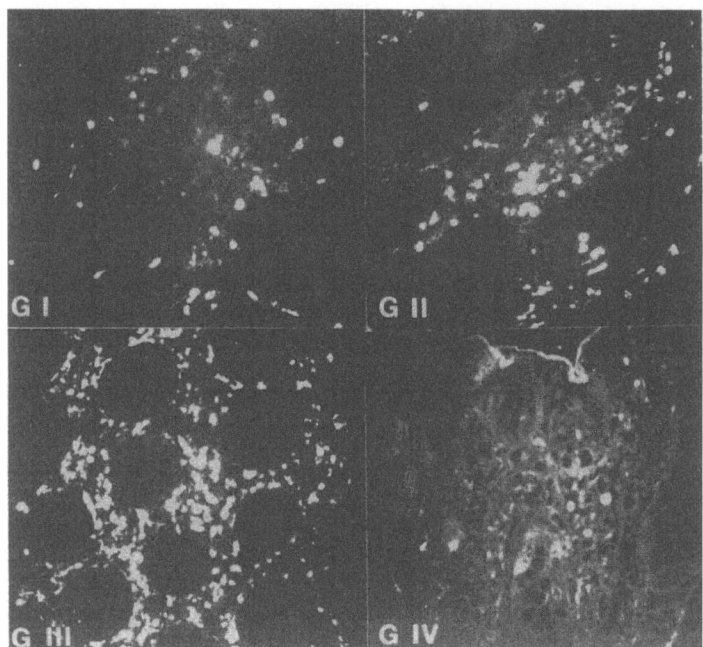

Abb. 2. Immunfluoreszenzmikroskopisches Bild der Dickdarmmukosa markiert mit Anti-C1q-Antikörper bei der jeweiligen Untersuchungsgruppe (Gr. I–IV)

3. Bei der Colitis ulcerosa (Gruppe III) kommt es gegenüber der Norm zu einer massiven Zunahme der markierten, homogen verteilten Zellen in der Mukosa, im Mittel um den Faktor 15 vermehrt.

4. Die Befunde beim M. Crohn (Gruppe IV) sind geprägt durch die geringe Zahl markierter, inhomogen verteilter Zellen, wobei das geringe Ausmaß der Markierung signifikant unter dem der normalen Schleimhaut liegt.

5. Basierend auf den in der ersten Serie ermittelten Kriterien zeigten die immunhistologischen Befunde in der zweiten Serie in 145 von 150 Fällen eine Übereinstimmung mit der klinischen und histologischen Diagnose. Eine abweichende Bewertung erfolgte in fünf klinisch als M. Crohn imponierenden Fällen, die jedoch immunhistologisch deutliche Ablagerungen von Immunglobulinen und Komplementfaktoren aufwiesen. Bei einem dieser Patienten stellte sich nachträglich eine Divertikulitis als Zusatzerkrankung heraus.

Ausgehend von diesen Befunden ergaben sich folgende Überlegungen:

1. Bei der Gruppe II und III wird eine signifikante Zunahme der Markierungen sowohl im Immunglobulin- als auch im Komplementbereich gefunden. Dies unterstützt die Annahme von Gebbers und Otto (1977), daß hierbei nicht die Immunglobuline, sondern Immunkomplexe mit Immunglobulin- und Komplementfaktoren den formal-humoralen Entzündungsprozeß prägen.

2. Wie bereits von Brandtzaeg et al. (1974) und Baklien und Brandtzaeg (1975) dargestellt, findet sich in der normalen Dickdarmschleimhaut (Gruppe I) stets eine gewisse Anzahl von mit Antikörpern gegen Immunglobuline und Komplement markierbaren Zellen, die als physiologischer Schutzfaktor angesehen werden können. Die Zunahme markierter Zellen in Gruppe II ist Ausdruck einer verstärkten Entzündungsreaktion, die die normale Schwankungsbreite entzündlicher Reaktionen widerspiegelt. Die qualitativ gleichartige, jedoch hochgradig verstärkte Entzündungsform bei der Colitis ulcerosa (Gruppe III) ist als Immunreaktion bei ungewöhnlich starker Antigeneinschwemmung bzw. -exposition mit pathogenen Keimen aufzufassen (Otto und Gebbers 1979).

3. Unsere Befunde beim M. Crohn (Gruppe IV) bestätigen die Angaben von Otto und Gebbers (1981), daß die Komplementfaktoren in der Kolonmukosa hierbei keine Rolle spielen; sie unterstützen die Zweifel an der Annahme einer gesteigerten humoralen Immunantwort bei M. Crohn (Schneider et al. 1982).

4. Die immunhistologische Untersuchung der Dickdarmschleimhaut ergibt eindeutige und insbesonders für die Colitis ulcerosa und den M. Crohn charakteristische Befunde, die als zusätzliches differentialdiagnostisches Kriterium zur Beurteilung der entzündlichen Dickdarmerkrankungen herangezogen werden können. Dabei erweist sich dem Morphologen die immunhistologische Methode mit einer ca. 3%igen Fehlerquote als ein sicheres und hilfreiches Werkzeug in der täglichen Diagnostik.

Literatur

Baklien K, Brandtzaeg P (1975) Comparative mapping of the local distribution of immunoglobulin-containing cells in ulcerative colitis and Crohn's disease of the colon. Clin Exp Immunol 22: 197–209 – Brandtzaeg P, Baklien K, Fausa O, Hoel PS (1974) Immunohistochemical characterization of local immunoglobulin formation in ulcerative colitis. Gastroenterology 66: 1123–1136 – Coons AH, Kaplan MH (1950) Localization of antigens in tissue culture cells. II. Improvements in a method for the detection of antigen by means of fluorescent antibody. J Exp Med 91: 1–13 – Gebbers JO, Otto HF (1977) Immunohistochemical and electron microscopic observations on the local immune response in ulcerative colitis. Virchows Arch [Pathol Anat] 374: 271–273 – Otto HF, Gebbers JO (1979) The local immune response in ulcerative colitis. Pathol Res Pract 165: 349–364 – Otto HF, Gebbers JO (1981) Electron microscopic, ultra cytochemical and immunohistochemical observations in Crohn's disease of the ileum and colon. Virchows Arch [Pathol Anat] 391: 189–205 – Schneider HM, Loos M, Störkel S, Gross M (1982) Immunhistochemische Untersuchungen an normaler und entzündlich veränderter Dickdarmschleimhaut. Verh Dtsch Ges Pathol 66: 452

Emde, C., Göring, M., Liehr, R.-M., Riecken, E. O. (Med. Klinik und Poliklinik mit Schwerpunkt Gastroenterologie, Klinikum Steglitz der Freien Universität Berlin)
Eine neue, gut verträgliche enterale Ernährungssonde

1. Zweck

Auch heute noch ist es klinische Routine, bei künstlich zu ernährenden Patienten der parenteralen Applikation von Nährlösungen den Vorzug zu geben, obwohl diese Form der Ernährung risikoreich, pflegerisch aufwendig, unphysiologisch und kostenintensiv ist [1–4]. Ursache hierfür mögen unter anderem die subjektiven Beeinträchtigungen der Patienten durch das Sondenmaterial, bisher überwiegend Polyvinylchlorid und Polyurethan, und Schwierigkeiten bei der Applikation intraduodenal liegender Ernährungssonden sein. Die inzwischen erhältlichen tragbaren Infusionspumpen und -systeme können als technisch ausgereift bezeichnet werden; sie haben die enterale Ernährung auch unter ambulanten Bedingungen möglich gemacht [5]. Die zum gegenwärtigen Zeitpunkt zur Verfügung stehenden Ernährungssonden sind allerdings mit unterschiedlichen Problemen behaftet: Wird als Material Polyurethan verwendet, so ergibt sich wegen der guten Gleiteigenschaften dieses Materials zwar eine einfache Applizierbarkeit in das Duodenum, die Steifheit der Sonden führt aber zu deutlichen subjektiven Beeinträchtigungen, wie in einer Untersuchung bei zehn Versuchspersonen über jeweils 10 Tage gezeigt werden konnte [6]. Die, soweit in der klinischen Routine beurteilbar, anscheinend besser verträglichen Sonden aus Silikonkautschuk bieten dagegen bei der Applikation erhebliche Schwierigkeiten, weil wegen der schlechten Gleiteigenschaften die Verwendung von Mandrins bei diesem Material bisher nicht

Tabelle 1. Erfragte Faktoren der subjektiven Beeinträchtigung durch die Ernährungssonde
Beeinträchtigungsmerkmale beim Legen der Sonde
Reizung der Nasenschleimhaut
Reizung der Rachenschleimhaut
Würgereiz
Beeinträchtigungsmerkmale während der Testzeit
Schluckbeschwerden
Brennen hinter dem Brustbein
Übelkeit
Rhinorrhoe
Reizung der Nasenschleimhaut
Reizung der Rachenschleimhaut
Würgereiz

möglich war. Zusätzlich wäre eine nach der Applikation sich ablösende Verdickung am distalen Ende der Sonde wünschenswert, um die Pyloruspassage zu erleichtern. Derartige Ernährungssonden sind bisher nicht verfügbar, und es war daher das Ziel der hier dargestellten Untersuchung, eine mandrinversteifte Silikonkautschuksonde mit einer abdaubaren Verdickung zu entwickeln und diese mit herkömmlichen Polyurethansonden zu vergleichen.

2. Methodik

Die entwickelte Ernährungssonde besteht aus einem Silikonkautschukschlauch mit einem Außendurchmesser von etwa 2,5 mm und einem Innendurchmesser von etwa 1,7 mm. Als Versteifung wurde ein Mandrin gewählt, dessen proximales Ende so beschaffen ist, daß bei liegendem Mandrin eine Flüssigkeit (Kontrastmittel, Sondenkost oder ähnliches) appliziert werden kann; mit Hilfe des hierdurch entstehenden Flüssigkeitsfilms ist es ohne Schwierigkeiten möglich, nach der Applikation der Sonde den Mandrin zu entfernen. Durch eine am distalen Ende der Sonde angebrachte, mit einer Bohrung versehene Metallkapsel wird erreicht, daß der Mandrin sich bis in die Sondenspitze vorschieben läßt und diese außerdem ein ausreichendes Gewicht aufweist. Diese Metallkapsel ist umgeben von einer Verdickung aus Gelatine, so daß hier ein Außendurchmesser von etwa 4,5−5 mm entsteht. Eine zusätzliche Lackierung mit magensaftresistentem Lack soll die Ablösung der Gelatine im Magen verhindern. Der Anschluß an das Ernährungssystem erfolgt über einen positiven Luer-Lok-Anschluß, so daß sowohl eine Zugentlastung gegeben ist als auch sicher ein Fehlanschluß an intravenöse Infusionssysteme verhindert wird.

Um zu überprüfen, ob durch diese Eigenschaften auch tatsächliche Verbesserungen resultieren, wurden bei sechs Versuchspersonen im Abstand von mindestens 24 Std in unterschiedlicher Reihenfolge jeweils die neu entwickelte Silikonkautschuksonde und eine herkömmliche Polyurethansonde (Freka-Sonde, Fresenius) unter Röntgenkontrolle intraduodenal appliziert und die benötigte Zeit für die Applikation registriert. Nach einer zweistündigen Testzeit wurden bezüglich der subjektiven Beeinträchtigung zehn verschiedene Faktoren auf einer jeweils fünfstufigen Skala erfragt (Tabelle 1).

3. Ergebnis

Die Auswertung der registrierten Zeiten ergab, daß für die Polyurethansonde im Median eine Zeit von 9,5 min bis zum Erreichen der endgültigen Position im Duodenum erforderlich war, bei der Silikonkautschuksonde betrug diese Zeit 7 min (Abb. 1).

Die über alle zehn Faktoren gemittelte subjektive Beeinträchtigung lag für die Polyurethansonde bei einem Skalenwert von 1,2, während sich bei der Silikonkautschuksonde ein Wert von 0,65 ergab (p kleiner 0,05; Abb. 1). Diese Differenz wurde in erster Linie dadurch verursacht, daß bei der neu entwickelten Silikonkautschuksonde eine geringere Reizung der Nasenschleimhaut angegeben wurde.

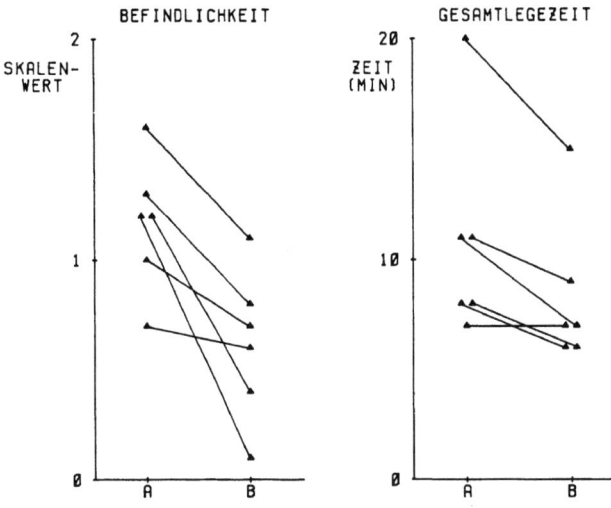

Abb. 1. Skalenwert der Befindlichkeit (Mittelwert von zehn Faktoren) und Gesamtzeit bis zur endgültigen Position der Sonde im Duodenum (A = herkömmliche Sonde, B = neu entwickelte Silikonkautschuksonde)

In jedem Fall hatte sich bei Entfernen der Sonde nach der Testzeit die Gelatinekapsel an der Sondenspitze abgelöst.

4. Schlußfolgerung

Die enterale Ernährung über filiforme intraduodenale Ernährungssonden bietet im Vergleich zur parenteralen Ernährung über zentrale Venenkatheter erhebliche Vorteile in bezug auf die möglichen Komplikationen, den pflegerischen Aufwand und die Kosten. Während inzwischen funktionsfähige Ernährungspumpen und -systeme zur Verfügung stehen, bereiteten die intraduodenale Applikation von Ernährungssonden und ihre Akzeptanz in der Vergangenheit nicht unerhebliche Schwierigkeiten. Aufgrund von Erfahrungen mit den herkömmlichen Ernährungssonden wurde eine neue Sonde entwickelt, die aufgrund ihrer Eigenschaften eine Verbesserung darstellen sollte. Die hier vorgestellten Ergebnisse bestätigen, daß die erwartete Verbesserung tatsächlich erreicht werden konnte: Es ist jetzt erstmals möglich, eine Sonde aus Silikonkautschuk in mindestens der gleichen Zeit wie für die bisherigen Sonden aus steiferen Materialien in das Duodenum zu legen. Darüber hinaus bietet die neue Sonde schon in einem nur zweistündigen Beobachtungszeitraum meßbare Verbesserungen der Akzeptanz. Außerdem ist zu erwarten, daß diese Vorteile bei einer längeren Liegedauer der Sonde noch deutlicher in Erscheinung treten; eine Aussage hierzu ist jedoch erst nach Abschluß entsprechender weiterer Untersuchungen möglich.

Literatur

1. Burri C, Krischak G (1976) Techniques and complications of the administration of total parenteral nutrition. In: Manni C, Magalini SI, Scrascia E (eds) Total parenteral nutrition. American Elsevier, New York, p. 306 – 2. Heymsfield SB, Bethel RA, Ansley JD, Nixon DW, Rudman D (1979) Enteral hyperalimentation: An alternative to central venous hyperalimentation. Ann Intern Med 90: 63–71 – 3. McArdle AH, Palmason C, Morency I, Brown RA (1981) A rationale for enteral feeding as the preferable route for hyperalimentation. Surgery 90: 616–623 – 4. Coburg AJ (1983) Enterale Ernährung als Langzeittherapie. Chirurg 54: 1–11 – 5. Dobbie RP, Butterick OD (1977) Continuous pump/tube enteric hyperalimentation – use in esophageal disease. JPEN 1: 100–104 – 6. Emde C, Liehr R-M, Zeitz M, Menge H (1984) Die Verträglichkeit der intraduodenalen Sondenernährung. Z Gastroenterol 22: 66–74

Kruis, W., Azpiroz, F., Phillips, S. F. (Med. Klinik II, Klinikum Großhadern, München und Mayo Foundation, Rochester, MN, USA)

Charakteristische Entleerungsperistaltik im terminalen Ileum

Die interdigestive Motilität des Dünndarms besteht beim Menschen und bei vielen Tieren aus drei oder vier aufeinanderfolgenden Phasen: Phase I, eine Periode seltener Kontraktionen; Phase II, eine Periode scheinbar ungeordneter Motoraktivität und Phase III, eine Periode kontinuierlicher rhythmischer Kontraktionen [1]. Wegen der propulsiven Wirkung auf den Darminhalt wurde die Phase III auch der „Hausmeister" des Dünndarms genannt [2]. Einzelheiten der motorischen Aktivität außerhalb von Phase III und deren mögliche propulsive Eigenschaften sind jedoch weitgehend unbekannt.

Kürzlich wurde mit intraluminalen Druckmeßkathetern eine große Kontraktionswelle (GKW) aufgezeichnet, die einen Druck bis zu 200 cm H$_2$O hatte, etwa 30 s andauerte und sich aboral fortpflanzte [3]. Da diese auffallende Kontraktionswelle nicht nur beim Menschen, sondern auch beim Hund beobachtet wurde, benutzten wir ein Hundemodell ohne intraluminale Druckaufzeichnungsgeräte, die die Motorik beeinflussen könnten, um weitere Einzelheiten dieser GKW zu untersuchen.

Methoden

Die Untersuchungen wurden bei sechs weiblichen gemischtrassigen Hunden (Gewicht zwischen 14,5 und 16 kg) nach mindestens 14stündigem Fasten im nichtnarkotisierten Zustand durchgeführt. Bei drei Hunden wurden isolierte Darmschlingen konstruiert, die aus 40 cm terminalem Ileum und 8 cm proximalem Kolon bestanden. Um die neuromuskuläre Kontinuität zu erhalten, war das proximale Ende der Schlinge über teilweise belassene Tunica muscularis mit dem restlichen Dünndarm verbunden. Bei den anderen drei Hunden blieb der Darm intakt. Die myoelektrische Aktivität wurde mit acht monopolaren Ag-AgCl-Elektroden aufgezeichnet, die an die Serosa zwischen Duodenum und ileozökalem Sphinkter (ICS) genäht waren. Die Motoraktivität wurde mit sechs extraluminalen Dehnungsmeßstreifen (R. B. Products, Madison, USA) aufgezeichnet, die entlang der terminalen 38 cm des Ileums fixiert waren. Bei allen Hunden war 40 cm proximal des ICS ein Katheter in das Ileum eingepflanzt, der eine Injektion von Flüssigkeit in den Darm ermöglichte. Am Ende der Schlinge war ein Infrarottropfenzähler angebracht, der austretende Flüssigkeit in semiquantitativer Weise aufzeichnete.

Ergebnisse

Insgesamt wurde 214 Std (36 ± 11 Std/Hund) lang interdigestive Motilität aufgezeichnet. Bei allen Hunden mit oder ohne Ileumschlinge wurden in gleicher Weise GKW ausschließlich im Ileum beobachtet (Abb. 1). Diese GKW dauerten länger (17 ± 5 s) als einzelne phasische Kontraktionen während Phase III (4–5 s). GKW waren deutlich stärker (Abb. 1) als andere motorische Aktivität in diesem Darmabschnitt; sie pflanzten sich mit hoher Geschwindigkeit (26,7 ± 2,5 cm/min) fort und 38 von 52 (73%) GKW erreichten den ICS. Die Frequenz dieser Kontraktionen war bei Hunden mit ilealer Schlinge 1 GKW alle 411,2 ± 126,9 min und bei Hunden mit intaktem Darm 1 GKW alle 153,5 ± 38,8 min. Eine zeitliche Beziehung zwischen GKW und den verschiedenen Phasen der interdigestiven Motilität war nicht zu erkennen. GKW hatten ein charakteristisches myoelektrisches Äquivalent. Zugleich mit dem mechanischen Vorgang kam es zu einer raschen Abfolge von Spikes, die mit einer deutlichen negativen Deflektion (Hyperpolarisation) einherging.

Der Tropfenzähler am Ende der Ileumschlinge demonstrierte klar (Abb. 2) den propulsiven Charakter von GKW; kurz bevor diese den ICS erreichten, kam es regelmäßig zu einem verstärkten Flüssigkeitsaustritt aus der Schlinge.

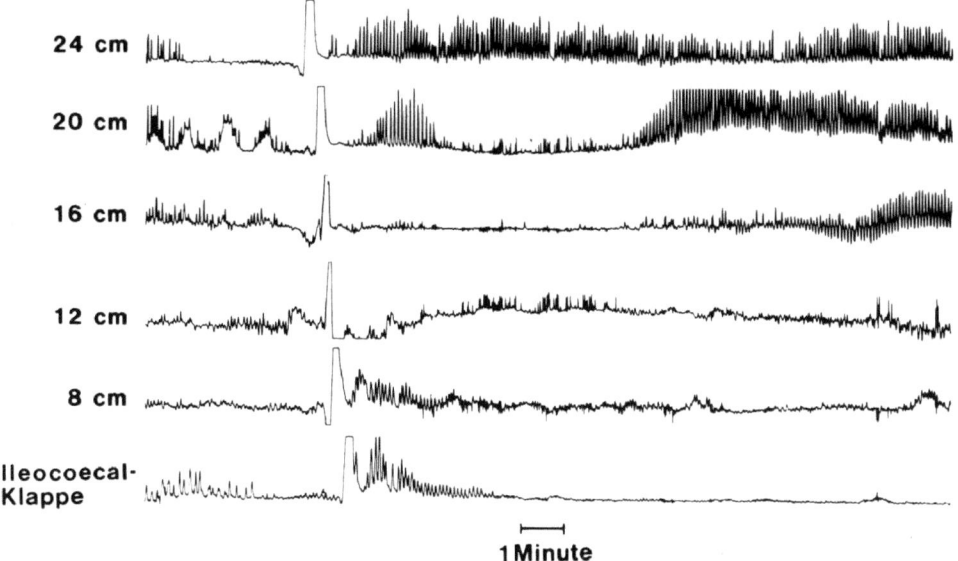

Abb. 1. Große Kontraktionswellen (GKW) im terminalen Ileum eines Hundes mit isolierter Ileumschlinge. Zusätzlich ist in den ersten drei Ableitungen Phase III des interdigestiven Motorkomplexes zu erkennen

GKW erschienen nicht nur spontan, sondern konnten auch provoziert werden. Bolusinjektionen mit 50 ml Wasser in das Ileum waren oft innerhalb kurzer Zeit von GKW begleitet.

Diskussion

Unsere Untersuchungen bestätigen und erweitern vorausgehende Beschreibungen [4, 5] der Motilität im Bereich des ICS. Indem wir ausschließlich extraluminale Aufzeichnungsgeräte

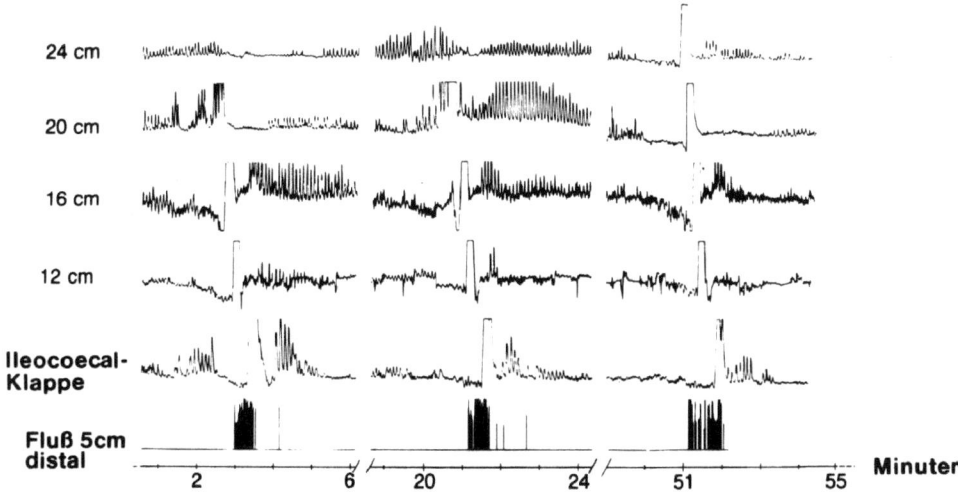

Abb. 2. Der Einfluß von großen Kontraktionswellen (GKW) auf den Transport von Flüssigkeit im terminalen Ileum. Während der Aufzeichnungen war das Ileum mit 1,4 ml/min einer Elektrolytlösung perfundiert

1589

verwandten, konnte ausgeschlossen werden, daß GKW Artefakte infolge intraluminaler Kathetersysteme sind. GKW kamen sowohl bei Hunden mit intaktem Darm als auch mit Schlinge vor. Die Unterschiede in der Frequenz von GKW bei den beiden Gruppen könnte dadurch bedingt sein, daß der intakte Darm im Unterschied zur Schlinge auch im nüchternen Zustand ständig von größeren Mengen an Darminhalt durchflossen wird. Bei der Aufzeichnung der Motilität zwischen dem Duodenum und dem Ileum wurden keine GKW im oberen Dünndarm registriert; deshalb kann man davon ausgehen, daß diese unter physiologischen Umständen nur im Ileum erscheinen. Es könnte jedoch sein, daß ein starker Reiz GKW auch im proximalen Dünndarm erzeugt. So wurden ähnliche myoelektrische Erscheinungen nach Injektion von Toxinen und Rizinusöl in den Darm auch im Jejunum beobachtet [6, 7]. Die erfolgreiche Provokation von GKW am Ort der Reizung weist zusammen mit dem fehlenden Zusammenhang mit der interdigestiven Motilität auf den lokalen Charakter von GKW hin. Die Aufzeichnungen mit dem Tropfenzähler demonstrieren eindrücklich die propulsiven Eigenschaften von GKW (Abb. 2). Dieser Effekt und das Auftreten von GKW nach Flüssigkeitsinjektion in das Ileum deuten auf die Transportfunktion von GKW hin.

Wir schließen aus diesen Befunden, daß GKW eine charakteristische peristaltische Bewegung des Ileums sind, die die Entleerung des Ileums beeinflussen.

Literatur

1. Wingate DL (1981) Backwards and forwards with the migrating complex. Dig Dis Sci 26: 641−666 − 2. Code CF, Schlegel JF (1974) The gastrointestinal interdigestive housekeeper: motor correlates of the interdigestive myoelectric complex of the dog. In: Daniel EE (ed) Proceedings of the Fourth International Symposium on Gastrointestinal Motility. Mitchell Press, Vancouver, pp 631−634 − 3. Quigley EMM, Phillips SF, Wienbeck M, Tucker RL (1983) Fasting patterns of motility at the ileocolonic junction in normal man. Gastroenterology 84: 1279 − 4. Quigley EMM, Borody TJ, Phillips SF, Wienbeck M, Tucker RL, Haddad A (1984) Motility of the terminal ileum and ileocecal sphincter in healthy man. Gastroenterology (in press) − 5. Quigley EMM, Phillips SF, Dent J (1984) Distinctive patterns of interdigestive motility at the canine ileocolonic junction. Gastroenterology (in press) − 6. Justus PG, Mathias JR, Martin JL, Carlson GM, Shields RP, Formal SB (1981) Myoelectric activity in the small intestine in response to clostridium perfringens A enterotoxin: Correlation with histologic findings in an in vivo rabbit model. Gastroenterology 80: 902−906 − 7. Mathias JR, Martin JL, Burns TW, Carlson GM, Shields RP (1978) Ricinoleic acid effects on the electrical activity of the small intestine in rabbits. J Clin Invest 61: 640−644

Stöcker, W., Ulrich, S., Normann, D., Stöcker, K., Jantschek, G., Otte, M. (Klinik für Innere Medizin und Klinik für Psychosomatik und Psychotherapie, Med. Hochschule Lübeck)
Autoantikörper bei Colitis ulcerosa und Morbus Crohn

Fragestellung

Colitis ulcerosa (CU) und Morbus Crohn (MC) sind manchmal nur schwer voneinander zu unterscheiden. Um neue Kriterien für ihre Differentialdiagnose herauszufinden, haben wir untersucht, ob die Seren der Patienten typische Autoantikörperprofile aufweisen.

Methoden

Die Studie umfaßte 60 Patienten mit CU, 66 Patienten mit MC und 100 gesunde Kontrollpersonen. Die Diagnosen aller Patienten waren endoskopisch und histologisch abgesichert.

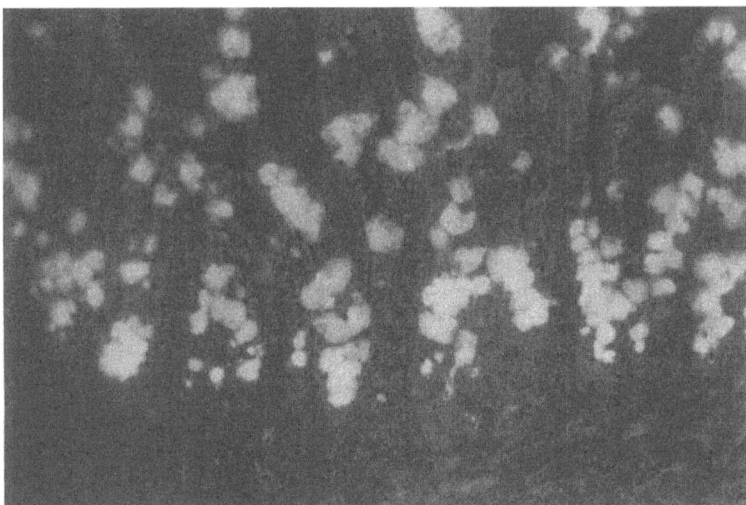

Abb. 1. Autoantikörper gegen intestinale Becherzellen bei Colitis ulcerosa. Nachweis mit humanem fetalen Ileum

Die Autoantikörper wurden mit der indirekten Immunfluoreszenztechnik nach einem neuen rationellen Verfahren bestimmt (Stöcker und Scriba 1984; Stöcker 1984): Auf Deckgläsern stabilisierte Fragmente von Gefrierschnitten 21 verschiedener humaner Organe, darunter fetales Darmgewebe und adultes Pankreas (Blutgruppe 0) wurden nebeneinander auf ein Reaktionsfeld geklebt und gemeinsam in einem Tropfen des verdünnten Serums bzw. der Reagenzlösung (FITC-markiertes Antihumanserum gegen IgA + IgG + IgM + Kappa + Lambda) inkubiert. Dieses Verfahren erforderte nur einen Bruchteil des bisher für Immunfluoreszenzuntersuchungen nötigen Aufwandes. Deshalb konnten auch Organe eingesetzt werden, von denen nicht unmittelbar zu erwarten war, daß sie Zielantigene einer bei CU oder MC möglicherweise vorliegenden Autoimmunreaktion enthielten.

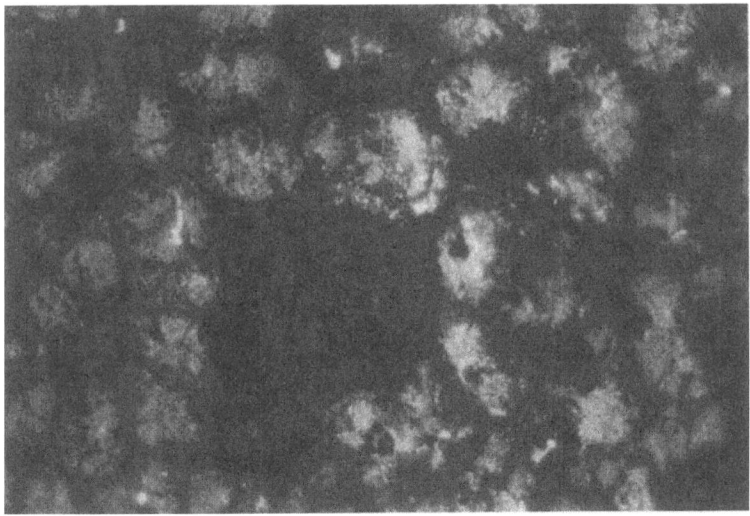

Abb. 2. Autoantikörper gegen exokrines Pankreas bei Morbus Crohn. Nachweis mit humanem adulten Pankreas

1591

Ergebnisse

Autoantikörper gegen Becherzellen (BAK; Abb. 1) wurden in den Seren von 23% der Patienten mit CU gefunden (MC: 0%, Gesunde: 0%). BAK erzeugten im indirekten Immunfluoreszenztest eine unscharf begrenzte, wattebauschartige Fluoreszenz der Becherzellen. Duodenum, Ileum und Kolon reagierten gleich empfindlich. BAK waren bei Männern dreimal häufiger als bei Frauen.

Bei 36% der Patienten mit MC traten *Autoantikörper gegen exokrines Pankreas* auf (*PAK;* CU: 5%, Gesunde: 3%). Ein positives Ergebnis war gekennzeichnet durch eine netzig granuläre Fluoreszenz oder Azinuszellen, die lumenwärts besonders ausgeprägt war (Abb. 2). Häufig fluoreszierten auch Tropfen in den Lumina der Azini (Pankreassekret?). Die Langerhansschen Inseln färbten sich nicht an. Mit 100fach verdünnten Patientenseren konnten PAK noch bei 29% der MC-Patienten nachgewiesen werden (CU: 0%, Gesundes: 0%). Die Frequenz der PAK war bei Männern und Frauen gleich.

Antikörper gegen intestinale Epithelzellen kamen bei CU in 33% und bei MC in 39% der Fälle vor (Gesunde: 14%). Sie reagierten mit dem Zytoplasma der Epithelzellen des Dünn- und Dickdarmes, einschließlich der Becherzellen. Daneben wurden noch *Antikörper gegen Zellkerne* besonders häufig angetroffen (CU 35%, MC 29%, Gesunde 6%).

Diskussion

Autoantikörper gegen Becherzellen (BAK) weisen eine ausschließliche Spezifität für die Colitis ulcerosa auf. Sie wurden vor über 20 Jahren entdeckt (Broberger und Perlmann 1962; Klavins 1962; Koffler et al. 1962), aber bis heute ist ihre Bedeutung für die Pathogenese der CU umstritten, und ihr Wert für die Diagnostik wird zu Unrecht noch angezweifelt.

Neu und überraschend war die hohe Inzidenz der Autoantikörper gegen exokrines Pankreas (PAK) bei Morbus Crohn. PAK können in niedriger Konzentration auch bei akuter oder chronischer Pankreatitis vorkommen, aber Titer von 1 : 100 oder höher wurden bisher nur bei MC beobachtet.

Durch die Bestimmung der BAK und der PAK kann man auf einfache Weise bei über einem Viertel der Patienten mit chronisch entzündlichen Darmerkrankungen zwischen Colitis ulcerosa und Morbus Crohn unterscheiden. Die außerdem bei diesen Patienten häufig auftretenden Antikörper gegen intestinale Epithelzellen und gegen Zellkerne sind für die Differentialdiagnose nicht geeignet.

Die hohe Spezifität der BAK für die CU und der PAK für den MC deutet auf die Pathogenese dieser Erkrankungen hin: Vermutlich sind beide Autoantikörper Ausdruck einer Autoimmunität, die bei CU gegen Becherzellen und bei MC gegen Bestandteile des Pankreassekrets gerichtet ist.

Literatur

Broberger O, Perlmann P (1962) Demonstration of an epithelial antigen in colon by means of fluorescent antibodies from children with ulcerative colitis. J Exp Med 115: 13–25 – Klavins JV (1962) Demonstration of an antibody in serum of ulcerative colitis which combines with the cytoplasm of the colonic mucosal cells. JAMA 180: 759 – Koffler D, Minkowitz S, Rothman W, Garlock J (1962) Immunocytochemical studies in ulcerative colitis and regional ileitis. Am J Pathol 41: 733–740 – Stöcker W, Scriba PC (1984) Die Anwendung einer neuen, rationellen Immunfluoreszenztechnik in der klinischen Routinediagnostik. In: Schatz H, Doniach D (Hrsg) Autoimmunität bei Schilddrüsenerkrankungen. Thieme, Stuttgart New York, S 157–174 – Stöcker W (1984) Rationelle Histochemie mit einer neuen Mikroanalysemethode. Acta Histochem (Jena) (Suppl) (im Druck)

Seyfarth, K.[1], Bührer, Ch.[1], Winkler, R.[2], Raedler, A.[1] ([1] Med. Klinik und [2] Chirurg. Klinik der Universität Hamburg)

Veränderungen der IgA-vermittelten Immunantwort beim M. Crohn

Einleitung

In den letzten Jahren wurde ausgehend von im wesentlichen am Tiermodell erhobenen Befunden das Konzept eines bezüglich seiner Immunregulation weitgehend eigenständigen schleimhautassoziierten Immunsystems aufgebaut [1]. Dieses ist im Bereich der humoralen Immunantwort durch eine Prädominanz des IgA-Isotyps vor anderen produzierten Antikörpern (IgG und IgM) gekennzeichnet und wird durch ein äußerst komplexes System von Helfer-, Suppressor- und Kontrasuppressorzellen autark reguliert [2, 3].

Ausgehend von der Vorstellung, daß eine Störung der lokalen, komplexen Regulationsvorgänge in der Pathogenese des M. Crohn eine Rolle spielen könnte, versuchten wird, die die entzündliche Mukosa infiltrierenden Immunozyten sowohl hinsichtlich ihrer Morphologie als auch hinsichtlich ihrer funktionellen Eigenschaften näher zu charakterisieren. Hierbei sollten im einzelnen folgende Fragen beantwortet werden: 1. Bestehen hinsichtlich der an der Infiltration der Darmschleimhaut beteiligten Immunozyten quantitative oder qualitative Unterschiede zwischen alterierter sowie nichtalterierter Mukosa von Patienten mit M. Crohn auf der einen und normaler Mukosa auf der anderen Seite und läßt sich aus der Zusammensetzung des Infiltrates ein Rückschluß auf pathogenetische Zusammenhänge ziehen? 2. Wie verhalten sich diese intestinalen Immunozyten bezüglich ihrer immunregulativen Potenz und ergeben sich bei der Regulation der Immunantwort insbesondere Hinweise auf Veränderungen der IgA-Homöostase?

Methoden

Untersuchtes Material

Die Präparation von intestinalen Immunozyten erfolgte aus Darmanteilen von Patienten mit M. Crohn, bei denen wegen einer konservativ nicht therapierbaren Entzündungs- bzw. Stenosesymptomatik eine Ileozökalresektion vorgenommen werden mußte ($n = 9$). Hierbei unterschieden wir jeweils zwischen makroskopisch und mikroskopisch entzündeten bzw. nichtbefallenen Darmabschnitten. Die übliche, standardisierte Operationsvorbereitung erstreckte sich über 6 Wochen, während derer die Patienten ausschließlich über eine nasoenterale Sonde mit einer vollresorbierbaren Kost ernährt und medikamentös mit Azulfidine und Steroiden in absteigender Dosierung therapiert wurden. Als Kontrollmaterial dienten Operationsresektate von Patienten mit einem Kolonkarzinom ($n = 9$).

Isolation von Immunozyten aus der intestinalen Mukosa

Unsere Methode einer mechanisch enzymatischen Desintegration des intestinalen Gewebes entspricht den in der Literatur angegebenen Verfahren [4]. Hierbei wurde das resezierte Material zunächst in physiologischer Kochsalzlösung gewaschen und die Mukosa von den darunterliegenden Schichten abpräpariert. Es folgte ein Inkubationsschritt zur Mukolyse in 1 mM Dithiothreitol (3 min, 20° C). Nach mehrfachem Waschen in Phosphatpuffer (PBS, Gibco) wurde das Gewebe anschließend auf dem Schüttler in 0,74 mM EDTA inkubiert (3×90 min, 4° C), wobei sich die Epithelschicht von der intakt bleibenden Basalmembran ablöst, so daß sich schließlich im Überstand epitheliale Enterozyten sowie intraepitheliale mononukleäre Zellen finden. Die Zellen dieses Überstandes wurden im Anschluß nach Passage durch ein grobes Nylonnetz über einen Percoll-Dichtegradienten (Pharmacia Fine Chemicals) getrennt. Die Ausbeute betrug $1-6 \times 10^6$ Zellen pro Zentimeter Darmsegment, von denen etwa 90% vital waren (Trypanblaumethode). Das nach der EDTA-Behandlung verbleibende submuköse Gewebe wurde mit Schere und Pinzette vorsichtig auseinandergezupft und anschließend enzymatisch angedaut [0,25% Trypsin (Gibco) unter Zusatz von 300 µl DNAse (Serva) pro 50 ml, 20 min, 37° C]. Nach der Trypsinierung wurde das Gewebe durch ein Nylonnetz passiert und über einen kontinuierlichen Percollgradienten gegeben. Die Ausbeute an mononukleären Zellen der Subepithelialschicht betrug $2-7 \times 10^6$ vitale Zellen pro Zentimeter Darmsegment.

Immunzytologie intestinaler Immunozyten

Für die folgenden Experimente wurden die isolierten intestinalen Zellen ohne den Schritt der Separation über einen Dichtegradienten verwandt. Dadurch war die Fraktion der intraepithelialen Lymphozyten „kontaminiert" durch Epithelzellen bzw. die Fraktion der Lamina propria-Lymphozyten durch Fibrozyten und Endothelzellen. Über eine mit einem Ziege-anti-Human-Ig-Antikörper (Nordic) beschichtete Degalan-Säule wurden die oberflächenimmunglobulintragenden Zellen aus der Gesamtheit der isolierten Zellen entfernt und ihre Anzahl bestimmt. Die verbleibenden Oberflächen-Ig-negativen Zellen wurden aliquotiert (je 5×10^6) und mit einem Panel monoklonaler Antikörper inkubiert (30 min, 20° C, Ak-Verdünnung 1 : 10 in PBS). Es wurden monoklonale Antikörper verwandt gegen T4, T8 (Ortho-Pharmaceutical), Leu 2a, Leu 3a (Becton and Dickinson), ein Monozytenmakrophagenepitop (Bethesda Res. Lab.) und ein HLA/A, B, C oder HLA/DR Epitop (Becton und Dickinson).

In einem zweiten Markierungsschritt erfolgte die Inkubation mit peroxidasegekoppeltem Anti-Maus-Ig (Nordic, 1 : 10, 30 min, 20° C) sowie anschließend in DAB (Serva, 15 min, 20° C). Es folgte die übliche Aufarbeitung zur elektronenmikroskopischen Auswertung. Die Ergebnisse wurden angegeben als Prozentzahlen der gelabelten mononukleären Zellen im Verhältnis zur Zahl der Epithelzellen (Epithelschicht) bzw. der Fibrozyten/Endothelzellen (Lamina propria). Die Zahl der Fc-Alpha-rezeptorpositiven Zellen wurde mittels „Panning" bestimmt (s. u.).

Pokeweed mitogen-stimulierter B-Zellassay

Am Tag der Laparotomie wurden Patienten mit M. Crohn bzw. Kolonkarzinom (s. o.) 20 ml Heparinblut entnommen, 1 : 1 mit 0,9% Kochsalzlösung verdünnt und im Verhältnis 1 : 2 über Lymphoprep (Nyegaard) geschichtet. Nach der Zentrifugation (30 min, 2 000 U/min, 20° C) wurden die Lymphozyten zweimal in PBS gewaschen und in mit Ratte-anti-Human-Ig-Antikörperverdünnung (Nordic, 1 mg/ml) vorbeschichtete Plastikpetrischalen (12 Std, 4° C) gegeben. Nach einer Inkubationszeit von 60 min, 20° C wurden die nichtadhärierenden Zellen abgewaschen und die adhärierenden Zellen nach vorsichtigem Trypsinieren und mechanischem Ablösen geerntet, 1×10^6 dieser als B-Zellen definierten Population wurden für 4 Tage in Kultur gegeben. (Kulturmedium: RPMI 1640, Gibco; Zusätze: 10% fetales Kälberserum FCS, Medac, 50 µg/ml Pokeweed mitogen, Gibco, sowie Antibiotika).

Darstellung der Regulationseffekte
durch periphere bzw. mukosaassoziierte T-Zellen

5×10^6 oberflächenimmunglobulinnegative mononukleäre Zellen aus dem peripheren Blut bzw. aus der Darmschleimhaut wurden PWM-stimulierten autologen B-Zellkulturen (s. o.) zugefügt und über 4 Tage gemeinsam kultiviert. In Kontrollexperimenten wurden periphere Blutlymphozyten unter gleichen Bedingungen ohne vorherige Abtrennung von T-Zellen kultiviert. Am 5. Tag wurden die Zellen mittels einer Zytozentrifuge auf Glasobjektträger gebracht, fixiert und mit anti-Human-IgG/PO, -IgM/Po und -IgA/PO (Medac, 1 : 5, 30 min, 20° C) sowie 3'-3'-DAB versetzt. Die den jeweiligen Antikörperisotyp exprimierenden Lymphoblasten und Plasmazellen wurden im Verhältnis zur Gesamtzahl der Zellen bzw. der Blasten bestimmt.

Entfernung von Fc-Alpha-positiven, T4 + T-Zellen

Aus den mononukleären Zellen der Lamina propria bzw. des peripheren Blutes wurden, wie oben beschrieben, mittels anti-Human-Ig-Panning die Oberflächen-Ig-tragenden B-Zellen entfernt. 5×10^6 Zellen der verbleibenden Population wurden dann auf mit hitzeaggregiertem humanen IgA (5 ml, 0,85 mg/ml) gecoatete Petrischalen gegeben (Inkubationsbedingungen s. o.). Die nichtadhärierenden Zellen wurden geerntet; die adhärierenden Zellen $(3,5 \pm 0,7 \times 10^5)$ wurden durch milde Trypsinierung und Inkubation in einer IgA im Überschuß enthaltenden Lösung gewonnen. Diese Ig-Alpha-Rezeptor+-Zellen wurden resuspendiert in OKT 4 (Ortho Pharmaceutical, 4 ml, 1 : 100) zusammen mit Meerschweinchenserum als Komplementquelle (Behring, 1,3 ml, 1 : 10, absorbiert mit Agar purum, 20 min, 37° C). Die nichtadhärierenden wurden zusammen mit nichtlysierten, adhärierenden $(2,4 \pm 0,6 \times 10^5)$ Zellen zu den B-Zellkulturen gegeben und, wie oben beschrieben, weiter behandelt.

Ergebnisse

Klassifikation intestinaler Immunozyten entsprechend ihrer Ultrastruktur und Zelloberflächenantigene

a) Mononukleäre Zellen der Lamina propria. Abb. 1 zeigt die Ergebnisse der Labelungsexperimente mit monoklonalen Antikörper gegen T4, T8, Leu 3a, Leu 2a, ein Monozytenmakrophagenepitop und eine HLA/A-, B-, C- und HLA/DR-Common type-Determinante. Aufgrund der großen Zahl oberflächenimmunglobulintragender Zellen erscheinen die Subfraktionen der T-Zellen prozentual vermindert. Um hier ein klares Bild zu geben, wurde die Zahl der MNC auf die Anzahl der nichtlymphozytären Zellen (= Fibrozyten und Endothelzellen) bezogen, die in entzündeter wie nichtentzündeter Darmschleimhaut relativ konstant sein sollten. Auf diese Weise stellt sich die deutlich erhöhte Gesamtzahl infiltrierender Immunozyten in der entzündeten Mukosa dar. Die Ergebnisse zeigen, daß sich nur ein unerheblicher Unterschied zwischen normaler Schleimhaut bei Patienten mit Karzinom und den nichtentzündlich veränderten Darmabschnitten der Crohn-Patienten bezüglich der Lymphozytensubpopulationen darstellen läßt. Dagegen fanden wir in den entzündeten Schleimhautabschnitten der Crohn-Patienten vermehrt B-Zellen, Monozyten und Granulozyten, wobei letztere aufgrund ihrer typischen ultrastrukturellen Merkmale ausgemacht wurden. Innerhalb der T-Zellsubpopulationen fanden wir in den entzündeten

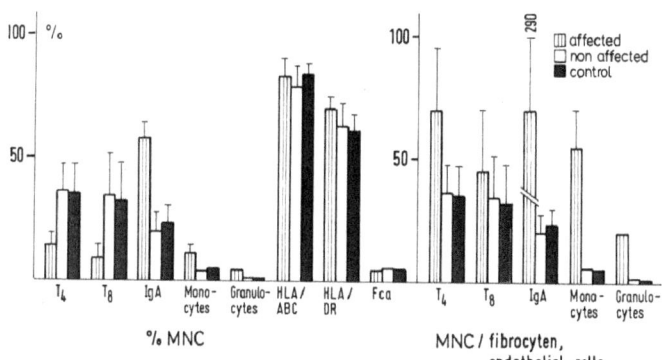

Abb. 1. Klassifikation mononukleärer Zellen aus der Lamina propria (LP-MNCs) befallener und nichtbefallener Mukosa von Patienten mit einem M. Crohn sowie normaler Mukosa von Kontrollpatienten im prozentualen Verhältnis zueinander (linke Seite) sowie im Verhältnis zu der Zahl von Fibrozyten/Endothelzellen (rechte Seite) (n = 9)

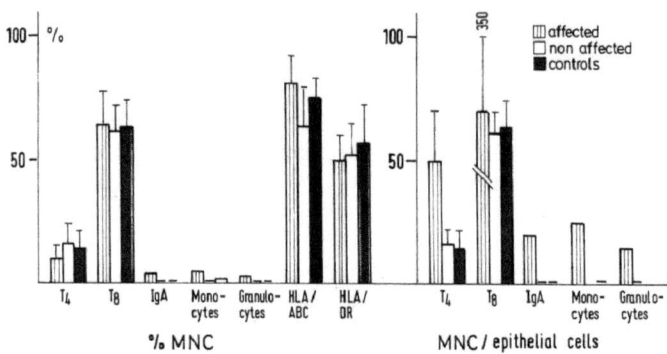

Abb. 2. Klassifikation mononukleärer Zellen aus der Epithelschicht (EL-MNCs) befallener und nichtbefallener Mukosa von Patienten mit einem M. Crohn sowie normaler Mukosa von Kontrollpatienten im prozentualen Verhältnis zueinander (linke Seite) sowie im Verhältnis zu der Zahl epithelialer Zellen (rechte Seite) (*n* = 9)

Darmabschnitten eine relative Erhöhung der T4+-T-Zellen. Weiterhin erwiesen sich in diesen Fällen die meisten mononukleären Zellen als HLA/A-, B-, C- und HLA/DR-positiv.

b) Mononukleäre Zellen der Epithelschicht. Ebenso wie für die Lamina propria finden sich für die Epithelschicht nur unwesentliche Unterschiede hinsichtlich der mononukleären Zellen in normaler Schleimhaut und nichtentzündeter Schleimhaut der Crohn-Patienten (Abb. 2). Insgesamt ist die Zahl der infiltrierenden oberflächenimmunglobulintragenden Zellen, der Monozyten und der Granulozyten im Vergleich zur Lamina propria geringer. Die dominierende T-Zellsubpopulation ist in der Epithelschicht T8/Leu 2a-positiv. Dieser Phänotyp scheint sowohl für die entzündete wie die normale Mukosa charakteristisch zu sein. Auch in der Epithelschicht exprimieren die meisten Immunozyten die HLA/A-, B-, C- und HLA/DR-Antigene. Die Gesamtzahl der intraepithelialen mononukleären Zellen ist im Verhältnis zu den „kontaminierenden" Epithelzellen dargestellt, wobei für die letzteren vorausgesetzt wird, daß deren Anzahl relativ wenig durch den Entzündungsprozeß beeinflußt wird.

Autologe, PWM-stimulierte B-Zellassays

Die Ergebnisse sind in Tabelle 3 dargestellt. Da jeweils zu Beginn der Kultur nur sehr wenige Zellen für einen gegebenen Ig-Isotyp positiv sind, sind hierzu keine Zahlen angegeben. B-Zellen alleine ohne Zugabe von entweder peripheren oder intestinalen T-Zellen reifen

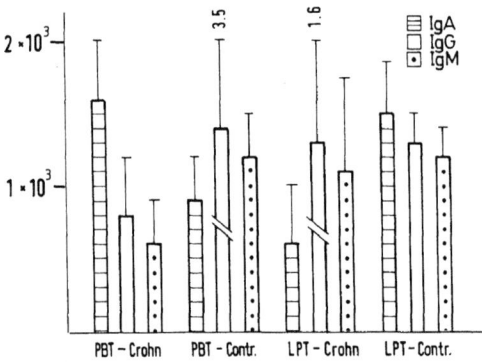

Abb. 3. Der regulatorische Einfluß von T-Zellen aus dem peripheren Blut (PBT) und der Lamina propria (LPT) auf die IgA-, M- und G-Expression im Pokeweed mitogen-stimulierten autologen B-Zellassay bei Patienten mit einem M. Crohn und Kontrollpersonen (Ordinate: Zahl der IgA-positiven B-Zellen) (*n* = 7)

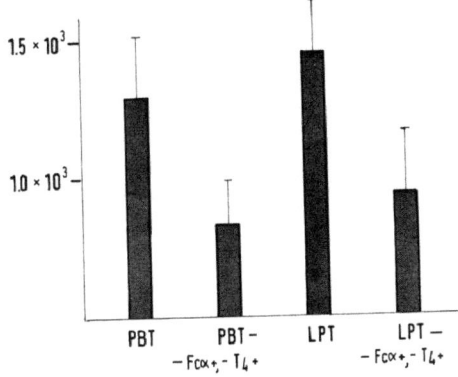

Abb. 4. Der regulative Einfluß von T-Zellen aus dem peripheren Blut (PBT) von Patienten mit einem M. Crohn sowie aus der Lamina propria (LPT) von Kontrollpersonen vor und nach Entfernung der Fc+,T4+Zellpopulation auf die IgA-Expression in einem autologen Pokeweed mitogen-stimulierten B-Zellassay (Ordinate: Zahl der IgA-positiven B-Zellen) ($n = 5$)

unter den beschriebenen Kulturbedingungen nicht in relevanter Zahl zu Ig-produzierenden Plasmazellen aus. Nach Zugabe von *peripheren* T-Zellen treten nach 4 Tagen blastenartige Zellen mit intrazytoplasmatischem Immunglobulin aller drei Isotypen auf, wobei T-Zellen gesunder Personen die Produktion *von IgG* fördern, während periphere T-Zellen von Patienten mit *M. Crohn* zu einem Überwiegen der *IgA*-produzierenden Plasmazellen führen. Umgekehrt führten *intestinale* T-Zellen von Kontrollpersonen zu einem Überwiegen *IgA*-produzierender Zellen im Vergleich zum Auftreten von IgM und IgG, während diese regulativen Eigenschaften nicht für die intestinalen T-Zellen entzündeter Crohnschleimhaut nachgewiesen werden konnte.

Regulative Funktion der T-Zellen nach Entfernung
der Fc-Alpha-rezeptorpositiven, T4-positiven T-Zellen

Die Elimination Fc-Alpha-rezeptorpositiver, T4-positiver T-Zellen aus der T-Zellfraktion des peripheren Blutes sowie der Lamina propria führte in den beschriebenen autologen B-Zellassays zu einem deutlichen Abfall der IgA produzierenden Plasmazellen (Abb. 4). Dagegen blieb die Zahl der IgG- und IgM-positiven Zellen weitgehend konstant.

Diskussion

Die hier vorgestellten Experimente bestätigen die Beobachtung, daß es in der entzündeten Darmschleimhaut des M. Crohn zu einer Akkumulation überwiegend immunozytärer Zellen kommt. Hierbei entspricht die Zusammensetzung hinsichtlich der einzelnen Subpopulationen jedoch derjenigen in der nichtentzündeten Mukosa. Insbesondere die Kompartierung in eine Epithelschicht mit überwiegend T8-positiven Zellen und die Lamina propria mit einer Mehrzahl von T4-positiven Zellen bleibt auch in der Entzündung erhalten [4]. Granulozytäre Zellen und monozytäre Zellen spielen offensichtlich bei der Zusammensetzung des Infiltrates eine sehr viel geringere Rolle als T- und B-Zellsubpopulationen. Die verstärkte Präsenz von B-Zellen im Vergleich zu T-Zellen in der Lamina propria ist der vielleicht einzige signifikante qualitative Unterschied zwischen entzündeter Darmschleimhaut und Normalkontrollen.

Obwohl die hier dargestellten Befunde in guter Übereinstimmung mit immunhistologischen Untersuchungen an Gewebsschnitten sind [5], ist dennoch ungewiß, ob die hier analysierten Zellpopulationen den In vivo-Verhältnissen entsprechen. Ein nicht paritätischer Verlust bestimmter Zellpopulationen bzw. eine Modulation von Zelloberflächenstrukturen während der Präparationsvorgänge kann trotz der vorgenommenen Kontrollen nicht sicher ausgeschlossen werden. Ein weiterer methodischer Nachteil besteht darin, daß aus Gründen der Materialgewinnung teilweise Verhältnisse im terminalen Ileum mit Befunden an der Kolonschleimhaut verglichen werden mußten. Während also die Analyse von Subpopulationen in der Darmschleimhaut mittels Oberflächenstrukturen keine wesentlich neuen Erkenntnisse in bezug auf eine Immunpathogenese des M. Crohn erbrachte, fanden wir interessante Unterschiede in bezug auf die regulative Potenz der untersuchten T-Zellsubpopulationen: Hiernach führen T-Zellen aus der Darmschleimhaut von Patienten mit M. Crohn in einem autologen B-Zellassay zu einer verminderten Expression IgA-synthetisierender B-Zellen im Vergleich zu Kontrollpersonen, während T-Zellen aus dem peripheren Blut bei Crohn-Patienten im Gegenteil zu einer vermehrten IgA-Produktion im Vergleich zu Gesunden führen. Es konnte wahrscheinlich gemacht werden, daß diese Beeinflussung der IgA-Homöostase durch eine Zellpopulation vermittelt wird, die Fc-Alpha-rezeptor- und T4-antigenpositiv ist. Diesem Befund könnte insofern eine Bedeutung in der Immunpathogenese des M. Crohn zukommen, als er die verringerte Präsenz von IgA-B-Zellen in der affizierten Schleimhaut erklären würde, eine Beobachtung, die erstmals von Baklien mitgeteilt wurde [6]. Die Reduktion lokaler IgA-Antikörper führte dann zu einer verringerten Protektion der Mukosa. Darüber hinaus könnte das relative Überwiegen von IgG- und IgM-Antikörpern zu einer Schädigung epithelialer Zellen führen im Sinne einer antikörpervermittelten Zytotoxizität, die von den letztgenannten Isotypen, nicht aber von IgA, vermittelt werden kann [7].

Literatur

1. Bienenstock J (1982) The physiology of the local immune response in: Asquith P (ed) Immunology of the gastrointestinal tract. Churchill, Livingstone, pp 3–13 – 2. Green DR, Gold J, StMartin D, Gershon RK (1982) Microenvironmentalimmunoregulation: possible role of contrasuppressor cells in maintaining immune response in gut-associated lymphoid tissues. Proc Natl Acad Sci USA 79: 889–892 – 3. Elson CO, Heck JA, Strober W (1979) T-cell regulation of murine IgA synthesis. J Exp Med 149: 632–640 – 4. Selby WS, Janossy MB, Jewell DP (1983) Lymphocyte subpopulations in the small human intestine. Clin Exp Immunol 52: 219–228 – 5. Gebbers JO, Otto HF (1984) Lokale Immunreaktionen bei unspezifischen Enterokolitiden. Med Klin 79: 78–85 – 6. Baklien K, Brandtzaeg P (1975) Comparative mapping of the local distribution of immunoglobulin containing cells in ulcerative colitis and Crohn's disease. Clin Exp Immunol 22: 197–201 – 7. Zöller M, Heyman G, Andrighetto G, Wigzell H (1982) IgG- and IgM-induced cellular cytotoxicity. Scand J Immunol 16: 379–388

Malchow, H., Hoffmann, R., Daiss, W., Jenss, H., Dölle, W. (Med. Univ.-Klinik, Abteilung I der Eberhard-Karls-Universität Tübingen)
Kriterienkatalog zur Diagnose „Morbus Crohn"

Bei lange währender Krankheit und klassischem Ausprägungsmuster kann die Diagnose eines Morbus Crohn einfach sein. Wird sie in der Frühphase vermutet, mag es jedoch ausgesprochen schwierig sein, die Diagnose zu sichern. Da nicht nur die Diagnose, sondern auch die Kenntnis über Ausdehnung und Aktivität des entzündlichen Prozesses die Voraussetzungen für eine Therapie darstellen, wird der diagnostische Aufwand in aller Regel recht umfangreich sein.

Um die Diagnose eines Morbus Crohn zu stellen, müssen Erkrankungen mit bekannter Ätiologie ausgeschlossen werden. Daher darf die Diagnose Morbus Crohn nur dann gestellt werden, wenn folgende Prämisse beachtet wird:

Infektionen, Gefäßerkrankungen wie Arteriitiden, Thrombosen und Embolien oder physikalische bzw. chemische Noxen, die den Darm betreffen, müssen ausgeschlossen sein. Zu beachten ist weiterhin, daß nicht selten akute Exazerbationen einer chronisch entzündlichen Darmerkrankung durch begleitende Infektionen hervorgerufen sein können. Da die Diagnose des Morbus Crohn nicht durch den Nachweis eines ätiologischen Agens gestellt werden kann, wurde bereits im Jahre 1970 von Lennard-Jones der Vorschlag gemacht, anhand eines Kataloges von Kriterien die Diagnose eines Morbus Crohn zu sichern. Im Lichte der neueren diagnostischen Möglichkeiten und des besseren Verständnisses der Pathophysiologie wird hier ein neuer Kriterienkatalog vorgestellt, mit dessen Hilfe die Diagnose Morbus Crohn recht zuverlässig ausgesprochen werden kann. Werden die Befunde mit der notwendigen Sorgfalt festgestellt und dokumentiert, so sollten kaum Fehldiagnosen vorkommen. Der Kriterienkatalog darf jedoch nur dann zur Diagnose herangezogen werden, wenn die Befunde zweifelsfrei sind. Begriffe wie „Verdacht auf aphthöse Läsion" oder „beginnendes Mikrogranulom" genügen nicht den Kriterien, die in dem Katalog aufgeführt sind. Der Kriterienkatalog (Tabelle 1) ist so zu verstehen, daß mit ihm nicht eine Differentialdiagnose oder eine Frühdiagnose getrieben werden kann. Vielmehr eignet sich der Kriterienkatalog ausschließlich, um die Diagnose „Morbus Crohn" sicher aussprechen zu können.

Ergebnisse

Um den Kriterienkatalog zu testen, wurde die Punktzahl des Kriterienkataloges bei einer retrospektiven Anwendung auf 505 Patienten mit Morbus Crohn ermittelt. Die Ergebnisse dieser retrospektiven Studie sind in der Tabelle 2 niedergelegt. Auf Grund der Kriterien, die in dem Katalog niedergelegt sind, waren bei 24 Patienten die Kriterien nicht erfüllt und somit die Diagnose ungesichert. Bei neun Patienten oder 1,8% war die Diagnose wahrscheinlich, aber nicht endgültig gesichert. Bei 93,5% war nach Anwendung des Kriterienkataloges die Diagnose gesichert. Die mittlere aus dem Kriterienkatalog erhaltene Punktzahl betrug 4,7.

Während bei 33% oder 505 Patienten ein Granulomnachweis geführt wurde. betrug der Granulomnachweis bei den gesicherten Patienten Patienten mit Morbus Crohn 35,6%. Der

Tabelle 1. Kriterien zur Diagnose des Morbus Crohn. Die Diagnose Morbus Crohn ist bei Vorhandensein von ++ (+) wahrscheinlich, bei +++ oder mehr sicher

Befunde	Anamnese	Körperliche Untersuchung	Endoskopie und/oder Radiologie	Histologie
Krankheitszeichen (Durchfall, Bauchschmerzen und Gewichtsabnahme) länger als 3 Monate	+			
Extraintestinale Komplikationen (Erythema nodosum und/oder Iritis/Uveitis und/oder Arthritis)	(+)	+		
Anale Läsion und/oder perianale Fistel	(+)	+		
Fistel zwischen Darm und anderen Organen (z. B. Haut, Vagina, Harnblase)	(+)	+		
Segmentaler Befall von Dünn- und/oder Dickdarm (mindestens zwei Segmente)			+	
Befall des terminalen Ileums			+	
Aphthöse Läsionen im Darm			+	+
Längsgestellte, fissurale Ulzerationen			+	+
Granulomnachweis in Darmschleimhautbiopsien bei gleichzeitig bestehender Läsionen der Schleimhaut, die aber nicht unbedingt an der Stelle der Biopsie vorliegen müssen				++

Tabelle 2. Retrospektive Anwendung des Kriterienkataloges auf 505 Patienten mit Morbus Crohn

Diagnose	Punktzahl	n	%		Granulome	
					n	%
Ungesichert	1	2	0,4	4,8%	0	
	2	22	4,4		0	
Wahrscheinlich	2 (+)	9	1,8		0	
Gesichert	3	101	20		7	
	3 (+)	19	3,8		3	
	4	116	23		30	
	4 (+)	17	3,4		2	
	5	83	16,4		33	
	5 (+)	4	0,8		1	
	6	68	13,5	93,5%	46	35,6%
	6 (+)	11	2,2		6	
	7	34	6,7		31	
	7 (+)	1	0,2		1	
	8	12	2,4		11	
	9	4	0,8		4	
	10	2	0,4		2	
Gesamt		505	100		168	33

histologische Nachweis von Granulomen ist durch die Vergabe von zwei Punkten besonders stark gewichtet.

Diskussion

Ein neu entwickelter Kriterienkatalog für die Diagnose „Morbus Crohn" wurde an 505 Patienten mit gesichertem Morbus Crohn getestet. Dabei hat sich der Kriterienkatalog zur Diagnosestellung als hochzuverlässig erwiesen (gesicherte Diagnose bei 93,5% der Patienten). Bei 6,5% der Patienten wurde die notwendige Punktzahl für eine gesicherte Diagnose Morbus Crohn nicht erreicht. Dies zeigt, daß die Bedingungen aus dem Kriterienkatalog für die Diagnose „Morbus Crohn" schwer zu erfüllen sind. Der Kriterienkatalog soll auf Grund seiner Konstruktion dazu beitragen, die Diagnose Morbus Crohn endgültig zu sichern. Gelegentlich kann die Diagnose Morbus Crohn bei der Erstuntersuchung nicht vollständig gesichert werden und erst der Verlauf der Erkrankung zeigt dann, daß es sich um einen Morbus Crohn handelt. Einige unserer Patienten waren ebenfalls unvollständig untersucht oder noch nicht lange genug krank, so daß die Kriterien daher nicht vollständig erfüllt wurden. Bei mehr als 90% der Patienten trugen die Krankheitszeichen, wie Durchfall, Bauchschmerzen und Gewichtsabnahme, deren Beginn länger als 3 Monate zurückliegen mußte, einen Punkt zu dem Kriterienkatalog bei. Extraintestinale Komplikation, anale Läsionen und Fisteln trugen nur bei etwa einem Drittel der Patienten zur Sicherung der Diagnose bei. Der segmentale Befall von Dünn- und/oder Dickdarm (mindestens zwei Segmente) und der Befall des terminalen Ileums nach den röntgenologischen Kriterien, wie von Dombrowski und Bürkle niedergelegt, sowie den endoskopischen Kriterien, wie von der europäischen kooperativen Crohn-Studie niedergelegt (Malchow et al.), zeigten nach den Krankheitszeichen das größte Gewicht für die Diagnose Morbus Crohn. Der Granulomnachweis half bei 33% der Patienten die Diagnose zu sichern. Bei der Definition Befall des terminalen Ileums wird insbesondere auf die strengen

Definitionen von Dombrowski und Bürkle sowie auf der europäischen Crohn-Studie hingewiesen (Malchow et al.). Der Granulomnachweis in Darmschleimhautbiopsien darf nur zur Diagnose des Morbus Crohn herangezogen werden, wenn gleichzeitig auch endoskopisch Läsionen im Gastrointestinalkanal beobachtet worden sind, die jedoch nicht unbedingt an der Stelle der Biopsie vorliegen müssen, was bedeutet, daß die Biopsie auch aus gesunder Schleimhaut gewonnen werden konnte, um jedoch Erkrankungen wie einen Morbus Boeck auszuschließen, müssen an anderer Stelle des Gastrointestinalkanales zumindest Läsionen wie Aphthen, Erosionen, Ulzera oder Pflastersteinrelief nachweisbar sein.

Es mag schwierig sein die Punktzahl des Kriterienkataloges zur Sicherung der Diagnose Morbus Crohn zu erfüllen, wenn man den Patienten nur einmal sieht oder nicht vollständig untersucht. Da Morbus Crohn jedoch eine lebenslange Erkrankung ist, muß der Verlauf zur Diagnose der Erkrankung mit herangezogen werden; wenn dies geschieht und ein Morbus Crohn vorliegt, werden auch die Diagnosekriterien erreicht. Voraussetzung ist jedoch eine gewissenhafte Durchuntersuchung.

Literatur

Dombrowski H. Bürkle G (1981) Röntgentechnik und Röntgenbefunde bei chronisch entzündlichen Darmerkrankungen. Internist 22: 385−400 − Lennard-Jones JE (1971) Definition and Diagnosis. In: Engel A, Larsson T (eds) Regional enteritis (Crohn's disease). Skandia Int. Symp.. Sept. 29−Oct. 1, Stockholm, pp 105−115 − Malchow H. Ewe K, Brandes JW, Goebell H, Ehms H. Sommer H, Jesdinsky H (1984) European Cooperative Crohn's Disease Study (ECCDS): Results of drug treatment. Gastroenterology 86: 249−266

Purrmann, J. (Med. Klinik D, Universität Düsseldorf), Bertrams, J. (Abt. für Laboratoriumsmedizin, Elisabeth-Krankenhaus Essen), Rietzler, M. Med. Klinik D, Universität Düsseldorf), Wolf, E. (Physiolog. Institut, Lehrstuhl II, Universität Düsseldorf), Miller, B., Strohmeyer, G (Med. Klinik D, Universität Düsseldorf)
Untersuchungen von T-Lymphozytensubpopulationen bei Patienten mit M. Crohn

Die Pathogenese des Morbus Crohn ist ungeklärt. Neben Infektionen durch Mikroorganismen (Viren und Bakterien), Ernährungsfaktoren und genetischen Ursachen werden insbesondere immunologische Ursachen diskutiert. Verschiedene Untersucher fanden Hinweise für Störungen der zellulären Immunität. Zahlreiche Arbeiten zu T-Lymphozyten und ihren Subpopulationen bei M. Crohn haben widersprüchliche Ergebnisse erbracht. Die meisten vorliegenden Daten stammen aus Untersuchungen, die sich auf den Fc-rezeptorabhängigen E-Rosettierungstest stützen. Mittels monoklonaler Antikörper gegen verschiedene Differenzierungsantigene auf bestimmten Lymphozytensubpopulationen lassen sich mittlerweile genauere Ergebnisse erhalten.

In letzter Zeit werden von mehreren Autoren Untersuchungen von Lymphozyten, die direkt aus dem Darmgewebe gewonnen wurden, propagiert [3−5, 7]. Auch hier sind die Ergebnisse widersprüchlich. Möglicherweise ist das auch auf methodische Schwierigkeiten bei der Zellgewinnung zurückzuführen. Außerdem steht kein Kontrollmaterial von gesunden Probanden zur Verfügung.

Wir hielten es deshalb für sinnvoll, die T-Lymphozytensubpopulationen im peripheren Blut bei Patienten mit M. Crohn bei mittlerweile fest etablierten Methoden zu untersuchen.

Tabelle 1. T-Lymphozytensubpopulationen bei Patienten mit M. Crohn

	Mittelwerte in % und Standabweichung		
	Normalwerte	AI < 150	AI ≧ 150
OKT-3-positive Zellen	68,8 ± 6,6 (46,5 − 88,1)	67,4 ± 9,0 (50 − 91)	67,3 ± 11,9 (46 − 86)
OKT-4-positive Zellen	43,6 ± 6,7 (20,2 − 60)	47,2 ± 8,5 (32 − 64)	45,0 ± 11,1 (28 − 67,3)
OKT-8-positive Zellen	24,4 ± 4,9 (14,4 − 40,4)	20,4 ± 7,4 (8,8 − 38)	21,4 ± 9,6 (8,0 − 42)

OKT−3 = Gesamt-T-Lymphozyten; OKT-4 = T-Helferzellen; OKZ−8 = T-Supressorzellen; in Klammern = Schwangerschaftsbreite; AI = Aktivitätsindex nach Best

Methodik

Untersucht wurden die T-Lymphozytensubpopulationen im peripheren Blut von 59 Patienten mit M. Crohn (34 Frauen und 25 Männern). Die Diagnose stützte sich auf klinische, röntgenologische, endoskopische und histologische Untersuchungen.

Zum Zeitpunkt der Untersuchung standen 29 Patienten unter einer medikamentösen Therapie, davon 14 mit Kortikoiden und Salazosulfapyridin, fünf nur mit Kortikoiden und zehn nur mit Salazosulfapyridin. Bei 24 Patienten errechnete sich der Aktivitätsindex nach Best auf ≧ 150. Das mittlere Alter der Crohn-Patienten betrug 33,8 Jahre (17−77 Jahre).

Als Kontrolle dienten Untersuchungen der T-Lymphozytensubpopulationen bei 142 gesunden Probanden (71 Frauen und 71 Männer). Als Parameter des „Gesundenstatus" wurden klinische Aspekte, BSG, Leukozytenzahl, Serumelektrophorese und γ-GT berücksichtigt. Das mittlere Alter der Probanden betrug 32,5 Jahre (17−62 Jahre). Der Anteil der verschiedenen T-Lymphozytensubpopulationen wurde mittels monoklonaler Antikörper, wie bereits beschrieben, bestimmt [2].

Die Untersuchungen erfolgten in Abhängigkeit vom Aktivitätsindex nach Best (< 150 bzw. ≧ 150) und von der medikamentösen Therapie. Bei 31 Patienten wurde zusätzlich eine mögliche Aktivierung der T-Lymphozaten untersucht.

Die Signifikanz von Unterschieden gegenüber der Kontrollgruppe wurde mit dem Mann-Whitney-Test geprüft.

Ergebnisse

Die Gesamt-T-Lymphozyten bei Patienten mit M. Crohn unterscheiden sich nicht signifikant von denen bei Normalpersonen unabhängig vom Aktivitätsindex. Die T-Helferzellen sind gegenüber dem Normalkollektiv erhöht (AI < 150, $p < 0,05$; AI ≧ 150, n.s.). Die T-Suppressorzellen sind gegenüber den Kontrollen deutlich erniedrigt, und zwar unabhängig vom Aktivitätsindex (AI < 150, $p < 0,001$, AI ≧ 150, $p < 0,001$) (Tabelle 1). Eine medikamentöse Therapie hatte keinen Einfluß auf die Verteilung der T-Lymphozytensubpopulationen. Eine T-Zellaktivierung ließ sich nur bei einem von 31 Patienten nachweisen.

Schlußfolgerungen

Unsere Daten ergeben Hinweise auf eine Störung der zellulären Immunantwort bei Patienten mit M. Crohn. Über qualitative Defekte hinaus (mangelnde Stimulierbarkeit von

T-Suppressorzellen durch Con-A und PhA) scheint auch ein quantitativer Mangel vorzuliegen. T-Suppressorzellen haben eine wichtige Regulatorfunktion, indem sie eine Immunantwort und damit einen entzündlichen Prozeß begrenzen. Ein leichter Anstieg der T-Supressorzellen im aktiven Krankheitsstadium könnte Hinweis für den − nicht ausreichenden − Versuch sein, dieser Funktion nachzukommen. Für eine mangelnde Aktivierung spricht auch der fehlende Anstieg von HLA-DR-positiven T-Lymphozyten. Eine medikamentöse Therapie mit Kortikoiden und/oder Salazosulfapyridin scheint keinen Einfluß auf die Verteilung der T-Lymphozytensubpopulationen zu haben. Andere Untersucher fanden mittels monoklonaler Antikörper eine Erhöhung der T-Supressorzellen [6] bzw. keine signifikante Änderung gegenüber einem Kontrollkollektiv [8]. Unsere Daten korrelieren mit den Ergebnissen von Boltz et al. [1], die ebenfalls eine − wenn auch nur leichte − Verminderung der T-Supressorzellen bei Patienten mit M. Crohn fanden.

Literatur

1. Boltz et al. Institut für Allgemeine und Experimentelle Pathologie der Universität Wien (persönliche Mitteilung) − 2. Bongers V, Bertrams J (1984) The influence of common variables in T cell subset analysis by monoclonal antibodies. J Immunol Methods 67: 243−253 − 3. Ferguson A (1983) Why study T cell subsets in Crohn's disease? Gut 24: 687−691 − 4. Fiocchi C et al. (1983) Immunoregulatory function of human intestinal mucosa lymphoid cells: evidence for enhanced suppressor cell activity in inflammatory bowel disease. Gut 24: 692−701 − 5. Goodacre RL, Bienenstock J (1982) Reduced suppressor cell activity in intestinal lymphocytes from patients with Crohn's disease. Gastroenterology 82: 653−658 − 6. Pallone F et al. (1983) Studies of peripheral blood lymphocytes in Crohn's disease. J Gastroenterol 18: 1003−1008 − 7. Selby WS et al. (1983) Expression of HLA-DR antigens by colonic epithelium in inflammatory bowel disease. Clin Exp Immunol 53: 614−618 − 8. Yuan Shi-Zhen et al. (1983) Circulating lymphocyte subpopulations in Crohn's disease. Gastroenterology 85: 1313−1318

Malchow, H. (Med. Univ.-Klinik Tübingen)
Schleimhautbefunde und Lokalisationsmuster des Morbus Crohn im Kolon. Eine koloskopische Studie

In letzter Zeit mehren sich die Mitteilungen, daß der Morbus Crohn nicht alleine eine Erkrankung des Ileums ist, sondern sehr häufig auch das Kolon betroffen ist (Malchow et al.; Summers et al.; Ursing et al.). Als sensitivste Methode erbringt die Koloskopie neue Ergebnisse im Vergleich zu den bekannten radiologischen Befunden (Dombrowski und Bürkle). Exakte neue endoskopische Daten liegen nicht vor und sollen hier vorgestellt werden.

Methodik

Seit dem 1. 1. 1977 werden in der Medizinischen Univ.-Klinik Tübingen alle Patienten mit chronisch entzündlichen Darmerkrankungen, die koloskopiert werden, nach einem vorgegebenen Schema systematisch beurteilt. In diesem Schema werden für sämtliche Lokalisationen die Schleimhautbefunde dokumentiert. Darüber hinaus wird die Art der Anastomose definiert und gesonderte Befunde werden zusätzlich erfaßt. In die Auswertung der vorliegenden Studie wurden sämtliche Patienten mit Morbus Crohn einbezogen, die seit dem 1. 1. 1977 koloskopiert wurden und von denen ein solcher wie oben beschriebener Dokumantationsbogen vorlag. Die Diagnose „Morbus Crohn" war nach einem Kriterienkatalog gesichert (Malchow et al.). Patienten mit ungesicherter Diagnose wurden von der Auswertung ausgeschlossen.

	n	%
Aphthe	197	46
Erosion	142	33
Rundes Ulkus	104	24
Landkartenartiges Ulkus	188	44
Längsgestelltes Ulkus	231	54
Pflastersteinrelief	179	42
Pseudopolypen	175	41
Stenosen	184	43

Tabelle 1
a) Erstuntersuchungen ($n = 430$). Häufigkeit morphologischer Befunde

	n	%
Aphthe	88	35
Erosion	70	28
Rundes Ulkus	38	15
Landkartenartiges Ulkus	64	25
Längsgestelltes Ulkus	87	34
Pflastersteinrelief	58	23
Pseudopolypen	60	24
Stenosen	112	44

b) Erstuntersuchungen (postoperativ) ($n = 255$). Häufigkeit morphologischer Befunde

Ergebnisse

1 240 Dokumentationsbögen von Koloskopien wurden ausgewertet. 653 Koloskopien betrafen Nichtoperierte, bei 587 war eine Operation vorausgegangen. Von den 653 Koloskopien bei nichtoperierten Patienten waren 469 komplett und 184 inkomplett. Die 653 Koloskopien wurden an 430 Patienten vorgenommen. 272 von ihnen wurden nur einmal untersucht, 111 zweimal, 35 dreimal und zwölf mehr als dreimal koloskopiert. Die 587 Koloskopien bei Operierten beziehen sich auf 255 Patienten, so daß in der Regel zwei oder drei Koloskopien bei jedem operierten Patienten vorgenommen wurden. 77 Koloskopien bei den Operierten waren inkomplett während 510 der Koloskopien komplett waren. Somit war die Koloskopie bei den Operierten mit 87% häufiger erfolgreich als bei den Nichtoperierten mit nur 72%.

Die Häufigkeit morphologischer Befunde bei den Erstuntersuchungen sind in der Tabelle 1 getrennt für die Nichtoperierten und die Operierten zusammengestellt.

Von den 302 Patienten, die im Rahmen der Erstuntersuchung vollständig untersucht worden sind und nicht operiert waren, gelangen bei 59% eine Ileoskopie während bei 41% die Ileoskopie nicht durchgeführt wurde. Hiervon war bei 22% der Patienten des Gesamtkollektivs der Grund technischer Natur, bei 20% lag ein anatomischer Grund vor, z. B. eine Stenose der Ileozökalklappe. Von den 177 Patienten, die ileoskopiert wurden, zeigten 43 ein normales terminales Ileum (14% des Gesamtkollektivs), während bei 134 Patienten (44% des Gesamtkollektivs) der Morbus Crohn im terminalen Ileum lokalisiert war.

Lokalisationsmuster

Das Lokalisationsmuster bei den Erstuntersuchungen sowie die Lokalisation des Rezidivs nach „kurativer Operation" sind in Tabelle 2 zusammengestellt.

Therapieeffekte

53 Patienten waren bei der ersten Untersuchung nicht vorbehandelt und sind vor der zweiten Kontrollkoloskopie medikamentös behandelt worden. Die Mehrzahl der Patienten wurde

	n	%	
Koloskopisch, kein pathologischer Befund	8	3	**Tabelle 2** a) Lokalisationsmuster. Erst- untersuchungen (vollständig untersucht)
Ileitis terminalis	24	8	
Ileokolitis	200	66	
Reines Kolitis	70	23	
Gesamtzahl	302	100	

	n	%	
Kein Rezidiv	26	10,4	b) Operierte (n = 255). Voll- ständig untersucht (n = 249)
Rezidiv	223	89,6	
Davon			
Ileum	109	48,9	
Anastomose	144	64,6	
Kolon	85	38,1	

kombiniert mit Prednison und Salazosulfapyridin behandelt (n = 37). Von diesen waren 21 besser, 13 gleich und drei schlechter bei der Kontrollkoloskopie. Allein mit Salazosulfapyridin wurden nur 13 behandelt, von diesen waren sieben besser, vier gleich und zwei bei der Kontrollkoloskopie schlechter.

Obwohl diese Zahlen für einen statistischen Vergleich zu klein sind, zeigt sich ein Trend zugunsten der Kombinationstherapie zwischen Prednisolon und Salazosulfapyridin.

Diskussion

Die hier vorgestellte prospektive Dokumentation sämtlicher Koloskopien seit 1977 zeigt bei den vollständig untersuchten Erstuntersuchungen, daß bei 89% der Patienten eine Mitbeteiligung des Kolons vorliegt. Nur bei 3% aller Patienten mit Morbus Crohn wurde durch die Koloskopie überhaupt kein pathologischer Befund erhoben. Dies zeigt den enormen Stellenwert der Koloskopie für die Diagnostik des Morbus Crohn. Die Koloskopie hilft sorgfältiger als dies der Radiologie möglich ist, exakt die Lokalisation des Morbus Crohn zu beschreiben. 89,6% aller postoperativ koloskopierten Patienten wiesen bereits bei der ersten Untersuchung ein Rezidiv auf. Das Interval zwischen Untersuchung und Operations-datum betrug bei diesem Kollektiv zwischen 3 Monate im Minimum und 7 Jahre im Maximum. In der Mehrzahl war das Rezidiv direkt im Bereich der Anastomose lokalisiert und imponierte als Stenose, die mit einem Ulkus belegt war.

Zusammenfassend kann auf Grund der Auswertung von 1 240 Koloskopien bei Morbus Crohn festgestellt werden, daß die Koloskopie für diese Erkrankung eine besonders wichtige Methode ist. Sie gibt Aufschluß über Lokalisation und Intensität der Entzündung und sie erlaubt postoperativ frühzeitig das Rezidiv zu erkennen.

Literatur

Dombrowski H, Bürkle G (1981) Röntgentechnik und Röntgenbefunde bei chronisch entzündlichen Darmerkrankungen. Internist 22: 385–400 – Malchow H, Ewe K, Brandes JW, Goebell H, Ehms H, Sommer H, Jesdinsky H (1984) European Cooperative Crohn's Disease Study (ECCDS): Results of drug treatment. Gastroenterology 86: 249–266 – Malchow H, Hoffmann R, Daiss W, Jenss H, Dölle W (1984) Kriterienkatalog zur Diagnose „Morbus Crohn". Verh Dtsch Ges Inn Med 90: (im Druck) –

Summers RW, Switz DM, Sessions JT Jr, Becktel JM, Best WR, Kern F Jr, Singleton JW (1979) National Cooperative Crohn's Disease Study: Results of drug treatment. Gastroenterology 77: 847–869 – Ursing B, Alm T, Bárány F, Bergelin I, Ganrot-Norlin K, Hoevels J, Huitfeldt B, Järnerot G, Krause U, Krook A, Lindström B, Nordle Ö, Rosén A (1982) A comparative study of metronidazole and sulfasalazine for active Crohn's disease: the cooperative Crohn's disease study in Sweden. II. Result. Gastroenterology 83: 550–562

Göke, B. (Med. Klinik der Universität Göttingen), Schwartz, P. (Anatom. Institut der Universität Göttingen), Rahlf, G. (Patholog. Institut der Universität Göttingen), Creutzfeldt, W. (Med. Klinik der Universität Göttingen)

Zur Morphologie des isoliert perfundierten Rattendünndarmes

Einleitung

Isolierte Organperfusionen gestatten im Gegensatz zu Inkubationsversuchen den Erhalt der physiologischen Kompartimente und vermeiden den Aufstau von Stoffwechselprodukten. Deshalb gab es zahlreiche Versuche, ein brauchbares Dünndarmperfusionsmodell zu etablieren [13]. Das zentrale Problem aller beschriebenen In vitro-Präparationen ist, eine suffiziente Oxygenierung des Gewebes zu erreichen [2]. Der Zusatz von Erythrozyten [3, 7, 10] sowie diverser Pharmaka [1, 5, 15] zu den Perfusionsmedien wurde zur Vermeidung von Hypoxie vorgeschlagen. Um das experimentelle Vorgehen zu vereinfachen und analytische Probleme zu vermeiden, wurde versucht, mittels Perfusion gepufferter und oxygenierter Salzlösungen durch das Gefäßsystem funktionsfähige isolierte Darmschlingen zu erhalten [6, 8]. Parson und Prichard (1968) sowie Potter et al. (1982) berichteten, daß alleinige Perfusion begaster Medien durch das Lumen isolierter Darmschlingen genüge, um eine ausreichende Oxygenierung der Mukosa zu erreichen [11, 12]. Durch Perfusion oxygenierter Media via Gefäßsystem *und* Lumen isolierter Dünndarmsegmente konnten wir eine hinsichtlich Glukoseresorption und -stoffwechsel funktionstüchtige Präparation erstellen [4]. Jetzt sollte die morphologische Integrität des perfundierten Gewebes untersucht werden.

Methodik

1. *Anoxieexperimente:* Zur Gewinnung von Gewebsproben, die nur durch Anoxie verändert und frei von Perfusionseinflüssen sein sollten, wurde bei Wistar-Ratten ($n = 4$) die A. mesenterica superior ligiert und ischämische Darmstückchen nach 30, 60 und 90 min für die Elektronenmikroskopie asserviert. Als Kontrolle dienten frisch gewonnene Gewebsproben, die unmittelbar nach Laparatomie fixiert wurden.

2. *Perfusionsexperimente:* Ratten wurden in Nembutal-Narkose laparatomiert, die A. mesenterica superior und die Vena mesenterica kanüliert und 20 cm lange, vom Resttier isolierte Dünndarmsegmente in eine thermostabilisierte Glasschale (37° C) überführt. Proximal und distal wurde das Darmlumen katheterisiert. Die vaskulären Perfusionsmedia wurden variiert (Krebs-Ringer-Henseleit-Puffer, 0,2% HA, 5 mM Glukose, Carbogen- (95% O_2 + 5% CO_2) oder Stickstoffbegasung, mit oder ohne Dexamethason (10^{-6} M) bei einem Fluß von 4 ml/min. Luminär wurde Puffer (KRH) Carbogen- oder N_2-begast (0,3 ml/min) perfundiert. Gewebsproben wurden für die morphologische Begutachtung gewonnen.

3. *Elektronenmikroskopie (EM):* Die Fixierung der Proben erfolgte mit einer Lösung von Glutaraldehyd in 0,2 M Cacodylatpuffer ad aqua bidest. Nach Waschen des Gewebes in Cacodylatpuffer (0,1 M) wurde mit Osmium nachfixiert und dehydriert.
Nach Durchtränkung mit Araldit wurden die Proben eingebettet und polymerisiert.

4. *Lichtmikroskopie:* Die Gewebsproben wurden vor und während der Perfusion carbogenbegasten, dexamethasonhaltigen Mediums nach 15, 30, 45 und 60 min gewonnen, in Formalin oder Bouinscher Lösung fixiert. Die Paraffinschnitte wurden mit HE oder PAS angefärbt, Semidünnschnitte wurden einer Toluidinblaufärbung unterzogen. Je Präparat wurden zehn Teststellen zur Beurteilung aufgesucht.

5. *Beurteilung:* Die morphologische Beurteilung erfolgte in Unkenntnis des jeweiligen Versuchsansatzes. Das Ausmaß der EM-Veränderungen wurde wie folgt beurteilt:
keine Veränderungen: −, leichte/beginnende: 1, deutliche: 2, ausgeprägte: 3.

Ergebnisse

1. Elektronenmikroskopie (Abb. 1)

Das durch Ligatur anoxische Gewebe wies nach 30 min Mitochondrienschäden und elektronenoptisch „leere" Flecken (lucent areas), nach 60 min zudem eine degenerative Vakuolisierung sowie nach 90 min Kernschäden, beginnende Destruktion der Bürstensaummembran bei ubiquitärem Ödem und Defekten der Basalmembran auf.

	Ø	30	60	90	15	30	45	10	20	30	40	15	30	45
MITOCHONDRIENSCHÄDEN	-	1	2	3	2	3	3	-	1	2	3	-	1	2
IC VERBREITERT	-	-	-	1	2	2	2	-	-	2	2	-	1	2
"LUCENT AREAS"	-	1	1	2	2	2	2	-	1	2	2	-	1	2
VAKUOLEN	-	-	1	2	2	2	2	-	-	2	2	-	-	2
KERNVERÄNDERUNGEN	-	-	-	1	1	2	2	-	-	-	1	-	1	1
CYTOPLASMA VERWASCHEN	-	-	-	1	1	1	2	-	1	2	2	-	-	1
RER-VERÄNDERUNGEN	-	-	-	1	1	2	2	-	-	2	2	-	-	-
DESTRUKTION DER "BRUSH BORDER"	-	-	-	1	-	-	-	-	-	-	-	-	-	-
ZELLMEMBRANDEFEKTE	-	-	-	-	-	2	2	-	-	-	2	-	-	-
BASALMEMBRAN LÄDIERT	-	-	-	1	-	-	1	-	-	2	2	-	-	-

Ø ANOXIE 30 60 90   15 30 45   10 20 30 40   15 30 45 MIN

ANOXIE-EXPERIMENTE N_2-BEGASUNG   CARBOGEN-BEGASUNG   CARBOGEN + DEX 10^{-6}M

PERFUSIONSEXPERIMENTE

a BEURTEILUNG DER VERÄNDERUNGEN: - KEINE, 1 LEICHTE/BEGINNENDE, 2 DEUTLICHE, 3 AUSGEPRÄGTE

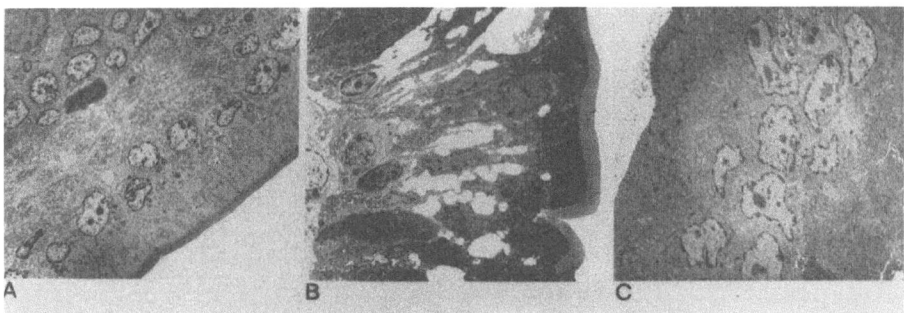

b

Abb. 1. a Elektronenoptisch faßbare Veränderungen des isoliert perfundierten Rattendünndarmes bei Anoxie und Perfusion gepufferter Salzlösungen in Abhängigkeit von der Zeit. **b** (A) Frisch gewonnenes Gewebe, × 3 542, (B) Gewebe nach 40 min Perfusion (carbogenbegast), × 4 466, (C) Gewebe nach 45 min Perfusion (carbogenbegast + Dexamethason 10^{-6} M), × 7 106

Anoxie durch Perfusion N_2-begasten Mediums führte schon nach 45 min zu schwerer Gewebszerstörung.

Zusatz von Dexamethason verzögerte deutlich die auch bei Verwendung carbogenbegaster Media auftretenden Gewebsveränderungen. Nach 30 min waren leichte Mitochondrienschwellungen, geringe Verbreiterung der Intrazellulärräume, spärlich Lucent areas und ein verwaschen imponierendes Zytoplasma nachweisbar.

2. Lichtmikroskopie

Lichtmikroskopisch (Abb. 2) läßt sich nach 45 min ein leichtes Ödem der Villi, erst nach 60 min ein deutliches Ödem und eine Lymphangiektasie nachweisen.

Diskussion

Die Erstellung eines suffizienten, isolierten Dünndarmperfusionsmodelles könnte durch Erhalt der physiologischen Kompartimentierung die Untersuchung von Muskelarbeit, Transport- und Konzentrationsprozessen, Exkretion und Sekretion ermöglichen. Allerdings ist das Dünndarmgewebe gegenüber Hypoxie besonders sensibel [3, 13]. Hypoxie im

PROBE	BEFUND
FRISCHGEWEBE OHNE PERFUSION	REFERENZPRÄPARATE
GEWEBE NACH PRÄPARATION VOR PERFUSIONSBEGINN	KEINE VERÄNDERUNGEN
NACH 15 MIN PERFUSION	KEINE VERÄNDERUNGEN, LAMINA PROPRIA 12 μ Ø
NACH 30 MIN PERFUSION	LEICHTES ÖDEM, LAMINA PROPRIA 15 μ Ø
NACH 45 MIN PERFUSION	ZUSÄTZLICH LEICHTE LYMPHANGIEKTASIE
a NACH 60 MIN PERFUSION	SIGNIFIKANTE ÖDEME, LYMPHANGIEKTASIE

b

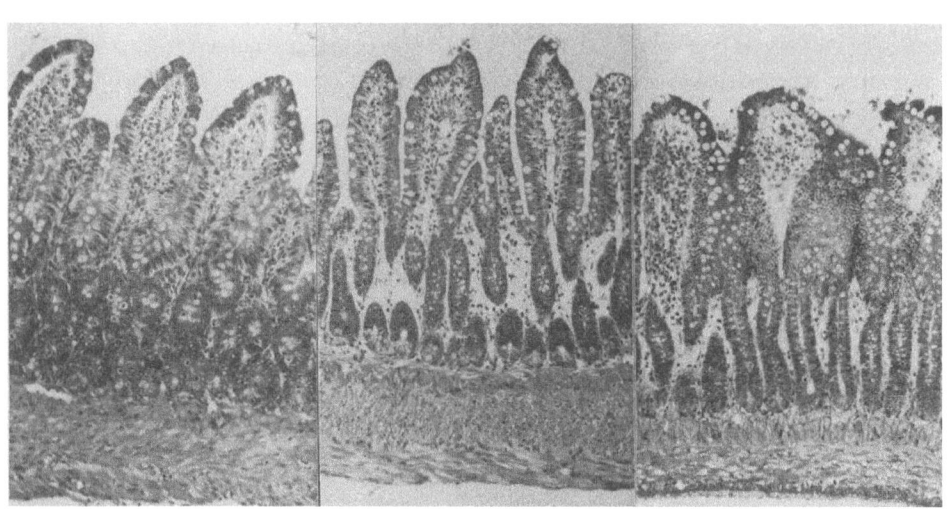

Abb. 2. a Lichtmikroskopisch faßbare Veränderungen des isoliert perfundierten Rattendünndarmes bei Perfusion eines carbogenbegasten KRH-Mediums + Dexamethason in Abhängigkeit von der Perfusionsdauer. **b** (A) Gewebe vor Perfusionsbeginn, (B) nach 45 min, (C) nach 60 min

perfundierten Gewebe führt rasch zu verminderter Energieproduktion [2] mit Versagen der zellulären Homöostasemechanismen [8] und morphologisch faßbarer Destruktion [2].

In der vorliegenden Untersuchung wurde versucht, durch Perfusion oxygenierter Media durch Gefäßsystem *und* Lumen des Darmes eine ausreichende Sauerstoffversorgung zu erreichen. In Voruntersuchungen ließ sich für diese Präparation hinsichtlich Glukoseaufnahme und -verstoffwechslung Funktionstüchtigkeit nachweisen [4]. Elektronenoptisch finden sich jedoch früh einsetzende, nach etwa 30 min signifikante Zeichen der Gewebsschädigung. Die Ausbildung dieser Läsionen läßt sich mittels Dexamethason deutlich verzögern, was vielleicht der antiödematösen Wirkung des Glukokortikoides zuzuschreiben ist. Histologisch waren die Läsionen erst nach einer Perfusionsdauer von 60 min eindeutig, was die Aussagekraft der Lichtmikroskopie im Rahmen des Viabilitätsnachweises am perfundierten Gewebe eingeschränkt erscheinen läßt.

Völlige Anoxie durch Ligatur der Arterie führt später als Anoxie während N_2-Begasung bei Perfusion zu ausgeprägten Läsionen. Möglicherweise führt neben dem Sauerstoffmangel der hohe, sonst zur Verbesserung der Gewebsoxygenierung notwendige, Perfusatfluß per se zu Gewebsschäden.

Schlußfolgerung

Die Verwendung gepufferter, oxygenierter Salzlösungen gestattet zeitlich nur sehr begrenzt, die morphologische Integrität des perfundierten Darmes zu erhalten. Neben Hypoxie führt wahrscheinlich auch der hohe Perfusionsfluß zu Gewebsläsionen.

Literatur

1. Cobb CF, Van Thiel DH, Wargo J (1983) Ethanol inhibition of glucose absorption in isolated perfused small bowel segments of rats. Surgery 94: 199–203 – 2. Cohen BE, Folkman MJ (1968) Cell death and the measurement of oxygen consumption in the isolated perfused organ. In: Norman JC (ed) Organ perfusion and preservation. Appleton-Century-Crofts, New York, p 471 – 3. Dubois RS, Vaughan GD, Roy CC (1968) Isolated rat small intestine with intact circulation. In: Norman JC (ed) Organ perfusion and preservation. Appleton-Century-Crofts, New York, p 863 – 4. Göke B, Stumpf A, Creutzfeldt W (1983) Vaskuläre und luminäre Perfusion des Rattendünndarmes: Untersuchungen zur Viabilität. Z Gastroenterol 8: 380 – 5. Hartmann F, Vieillard-Baron D (1983) Isolierte Organperfusion des Rattendünndarmes mit Perfluorotributylamin als künstlichem Sauerstoffträger. Z Gastroenterol 8: 380–381 – 6. Jacobs P, Bothwell TH, Charlton RW (1966) Intestinal iron transport: studies using a loop of gut with an artificial circulation. Am J Physiol 210: 694–700 – 7. Kavin H, Levin NW, Stanley MM (1967) Isolated perfused rat small bowel technic, studies of viability, glucose absorption. J Appl Physiol 22: 604–611 – 8. Levin SR, Pehlavanian MZ, Lavee AE, Adachi RI (1979) Secretion of an insulinotropic factor from isolated, perfused rat intestine. Am J Physiol 236: E710–720 – 9. Leaf A (1956) On the mechanism of fluid exchange of tissues in vitro. Biochem J 62: 241 – 10. Nicholls TJ, Leese HJ, Bronk JR (1983) Transport and metabolism of glucose by rat small intestine. Biochem J 212: 183–187 – 11. Parsons DS, Prichard JS (1968) A preparation of perfused small intestine for the study of absorption in amphibia. J Physiol 198: 405–434 – 12. Potter GD, Schmidt KL, Lester R, Schultz SG (1982) Glucose absorption by in vitro perfused ileum of the fetal rat. Am J Physiol 242: G642–649 – 13. Ross BD (1972) Intestine. In: Ross BD (ed) Perfusion techniques in biochemistry. Clarendon Press, Oxford, p 357 – 14. Salvioli G (1880) Eine neue Methode für die Untersuchung der Funktionen des Dünndarmes. Arch Physiol (Leipz) 95: 97–112 – 15. Windmueller HG, Spaeth AE, Ganoth CE (1970) Vascular perfusion of isolated rat gut: norepinephrine and glucocorticoid requirement. Am J Physiol 218: 197–204

Hartmann, F. (Med. Univ.-Klinik, Abt. I, Tübingen)
Metabolismus und Transport von endogen neugebildetem Häm und Bilirubin im vaskulär und luminal perfundierten Rattendünndarm

Daß Häm und Bilirubin de novo synthetisiert und abgebaut werden, konnte vor kurzem in isolierten Dünndarmepithelzellen der Ratte nachgewiesen werden [1]. Das weitere Schicksal dieser endogen neugebildeten Pigmente, die Frage eines möglichen Transportes zur luminalen bzw. vaskulären Seite des Darmes, blieb ungeklärt. Lester und Schmid [2] sowie Poland und Odell [3] zeigten bei Tier und Mensch einen enterohepatischen Kreislauf für exogenes, unkonjugiertes Bilirubin. Die Möglichkeit einer Konjugation des Bilirubinmoleküls beim Transfer durch die Mukosazelle blieb bei diesen indirekten Untersuchungen unberücksichtigt.

Die nachfolgend beschriebenen Untersuchungen stellen erste Ergebnisse zur Frage einer möglichen Ausscheidungsfunktion des Dünndarmes für Häm und Bilirubin dar.

Methodik

Als Modell wurde der in situ luminal und vaskulär perfundierte Dünndarm der Ratte benutzt. Die vaskuläre Perfusion wurde via A. mesenterica superior − V. portae etabliert. Luminal wurde ein etwa 20 cm langes Segment vom mittleren Duodenum bis Mitte Jejunum isoliert. Als Perfusionsmedium fanden gepufferte oxygenierte Salzlösungen Verwendung, die für die vaskuläre Perfusion mit unterschiedlichen Albuminkonzentrationen angereichert wurden. Als O_2-Träger wurde ein 20% Fluorocarbongemisch (FC 43, Pfrimmer) benutzt, das über einen Filmoxygenator permanent mit 95% O_2/5% CO_2 begast wurde. Die Perfusion erfolgte im durchlaufenden (single pass) System.

Viabilitätskriterien:

Perfusionsdruck bei volumengesteuerter Perfusion, Glukoseverbrauch, Sauerstoffverbrauch, venöser Flow, Laktat/Pyruvatquotient. Energieträger waren Glukose und Glutamin in einer Konzentration von 5,6 bzw. 0,6 mM.

Versuchsaufbau

Präinkubation des isolierten Darmsegmentes mit ^{3}H-Delta-Aminolävulinsäure (40 μCi) für 20 min (Tier unter leichter Pentobarbitalnarkose, vaskuläre Zirkulation intakt).

Spülung des Darmes, Etablierung der vaskulären Perfusion (3 ml/min). 30, 60 und 100 min später Spülung des Darmes mit je 50 ml 0,9% NaCl. Das vaskuläre Perfusat wurde in denselben Zeiteinheiten fraktioniert gesammelt, zentrifugiert und lyophilisiert. Quantitative und qualitative Analyse der Fraktionen mittels alkalischer Methanolyse, dünnschichtchromatographischer Trennung und Flüssigkeitsscintillationsmessung.

Ergebnisse

Häm und Bilirubin wurden in konstanten Raten sowohl zur vaskulären Seite als auch nach luminal sezerniert.

Waren vaskuläres und luminales Perfusat hinsichtlich ihres Albumingehaltes gleich, so war das Verhältnis von Häm zu Gesamtbilirubin im vaskulären Perfusat wie 2.6 : 1 und im luminalen wie 3,4 : 1. Bei Zusatz von 0,1% Rinderalbumin zum vaskulären Perfusat wurde dieser Quotient dort umgekehrt (0,9 : 1), auf der luminalen Seite blieb es bei 2.2 : 1.

Unabhängig von der Albuminkonzentration wurde die 26−40fache Menge Häm zur luminalen Seite abgegeben im Verhältnis zur vaskulären Seite. Beim Bilirubin konnte eine deutliche Abhängigkeit von der vaskulären Albuminkonzentration gefunden werden, wobei jedoch selbst bei physiologischen Albuminkonzentrationen die Menge Gesamtbilirubin, die in das Darmlumen sezerniert wurde, die vaskuläre Sekretion um das Zehnfache übertraf.

Vaskulär waren 6% des Gesamtbilirubins unkonjugiert, 45% lagen als Monokonjugat, 49% als Dikonjugat vor. Die entsprechenden Werte im luminalen Perfusat lagen bei 7, 43 und 50%.

Diskussion

Daß Häm und Bilirubin in der Dünndarmmukosa endogen neu gebildet werden, und daß das neugebildete Bilirubin auch wie in der Leber konjugiert wird, wurde vor kurzem erstmals direkt nachgewiesen [1]. Wie die mit dem vaskulär perfundierten Dünndarm durchgeführten Untersuchungen zeigen, werden diese de novo synthetisierten Pigmente sowohl zur luminalen als auch zur vaskulären Seite transportiert. Im Verhältnis zur Gesamtsynthese betrug der Prozentsatz der die Zelle verlassenden Pigmente pro Stunde etwa 2. Bemerkenswert ist, daß das Verhältnis Häm zu Bilirubin auf der vaskulären Seite durch Erhöhung der Albuminkonzentration beeinflußbar ist, luminal jedoch ein Überwiegen der Hämsekretion bestehen bleibt.

Die Bedeutung der Hämsekretion durch die Mukosa in das Darmlumen bleibt ungeklärt. Möglicherweise findet eine Rückresorption des sezernierten Häms in tieferen Darmabschnitten statt. Diese für neu synthetisiertes Bilirubin im vaskulären und luminal perfundierten Darm beschriebenen Ergebnisse bestätigen im Prinzip den bereits in den sechziger Jahren beschriebenen enterohepatischen Kreislauf für Bilirubin. Bemerkenswert erscheint, daß das Bilirubin, das den Enterozyten verläßt in über 90% bereits konjugiert ist. Da die luminal sezernierte Menge Bilirubin die vaskuläre um den Faktor 10 übertrifft, muß davon ausgegangen werden, daß der Dünndarm als Organ der Exkretion für organische Anionen durchaus in Frage kommt.

Die vorgestellten Ergebnisse sind vorläufiger Natur. Weitere Untersuchungen sind notwendig, um den quantitativen Aspekt dieses Exkretionsmechanismus insbesondere auch bei exogener Belastung mit konjugiertem und nichtkonjugiertem Bilirubin zu beleuchten.

Literatur

1. Hartmann F, Bisell DM (1982) Metabolism of heme and bilirubin in rat and human small intestinal mucosa. J Clin Invest 70: 23–29 – 2. Lester R, Schmid R (1963) Intestinal absorption of bile pigments. II. Bilirubin absorption in man. N Engl J Med 269: 178–182 – 3. Poland RL, Odell GB (1971) Physiologic jaundice: The enterohepatic circulation of bilirubin. N Engl J Med 284: 1–6

Goerg, K. J., Wanitschke, R., Breiling K., Franke, M. (I. Med. Klinik der Johannes-Gutenberg-Universität Mainz)

Der Effekt von Sulphasalazine, 5-Aminosalizylsäure, Sulphapyridin und Disodiumazobis auf den Elektrolyt- und Wassertransfer am intakten Ileum und Kolon der Ratte

Einleitung

Sulphalsalazine (SASP) ist eine Standardtherapie in der Behandlung der Colitis ulcerosa.

SASP wird im Kolon durch bakterielle Enzyme in seine zwei molekularen Bestandteile 5-Aminosalizylsäure (5-ASA) und Sulphapyridin (SP) gespalten.

Die therapeutisch aktive Substanz ist 5-ASA, während SP lediglich als Carrier dient, der das SASP schwer resorbierbar macht und somit an den Wirkort Kolon bringt. SP aber scheint verantwortlich zu sein für den Großteil der Nebenwirkungen von SASP. Daher wurden in der letzten Zeit verschiedene Versuche unternommen, SP durch ein geeigneteres Carriermolekül zu ersetzen.

Die attraktivste Lösung, die eine Therapieoptimierung zu versprechen schien, war die Synthese von Disodiumazobis (Disodiumazodisalizylate, DSA), ein Doppelmolekül, das sich aus zwei Molekülen 5-ASA zusammensetzt, die miteinander durch eine Azobrücke verbunden sind (Willoughby et al. 1982).

Ziel der Untersuchung

Da über den Einfluß von DSA auf den Wasser- und Elektrolyttransfer der Darmmukosa keine Befunde vorliegen, haben wir diese Frage an der abgebundenen Schlinge des Rattenileums und -kolons im Vergleich mit SASP, 5-ASA und SP untersucht.

Methode

Unter Äthernarkose wurden an Ratten (Gewicht 200–250 g) nach Sauberspülen des Darmes entweder am distalen Ileum oder am gesamten Kolon abgebundene Darmschlingen durch zwei Ligaturen am proximalen und distalen Ende konstruiert. Diese Schlingen wurden mit 2 ml einer Elektrolytpufferlösung gefüllt, die entweder DSA, SASP, 5-ASA oder SP in verschiedenen Konzentrationen enthielten. Nach 1 Std wurden die Darmschlingen entnommen und die intraluminale Flüssigkeit auf Volumen und Gehalt an Natrium, Chlorid und Kalium untersucht, woraus nach Standardmethoden der Wasser- und Elektrolyttransfer errechnet und auf 1 cm Darmlänge bezogen wurden.

Positive Werte stellen eine Resorption, negative Werte eine Sekretion dar.

$n = 8–10$ für jede einzelne Testgruppe; angegeben sind die Mittelwerte $\pm$ SEM. Die statistische Auswertung erfolgte über einen nicht gepaarten t-Test.

Ergebnisse

1. Kontrollen

a) Im Ileum wurden unter Kontrollbedingungen Wasser, Natrium und Chlorid resorbiert, Wasser mit einer Nettoresorptionsrate von $36 \pm 1,8$ µl $\cdot$ cm^{-1} $\cdot$ Std^{-1}, Natrium mit einer Resorptionsrate von $3,96 \pm 0,35$ µmol $\cdot$ cm^{-1} $\cdot$ Std^{-1} und Chlorid mit $6,12 \pm 0,25$ µmol $\cdot$ cm^{-1} $\cdot$ Std^{-1}. Es bestand eine geringfügige Kaliumsekretion von $0,13 \pm 0,04$ µmol $\cdot$ cm^{-1} $\cdot$ Std^{-1}.

b) In den Kolonschlingen wurden Wasser mit $37,2 \pm 4,1$ µl $\cdot$ cm^{-1} $\cdot$ Std^{-1}, Natrium mit $10,4 \pm 0,6$ und Chloride mit $9,7 \pm 0,7$ µmol $\cdot$ cm^{-1} $\cdot$ Std^{-1} resorbiert. Kalium wurde mit $0,93 \pm 0,08$ µmol $\cdot$ cm^{-1} $\cdot$ Std^{-1} sezerniert.

2. Einfluß von SASP, 5-ASA und SP

Keine dieser getesteten Substanzen hatte in einem Konzentrationsbereich von $0,4–400$ mg% einen Einfluß auf den Nettowasser- und Elektrolyttransfer. Es gab zwar Unterschiede zwischen den verschiedenen Testgruppen, diese Unterschiede waren aber nicht systematisch und ließen keine substanz- und konzentrationsspezifischen Unterschiede erkennen.

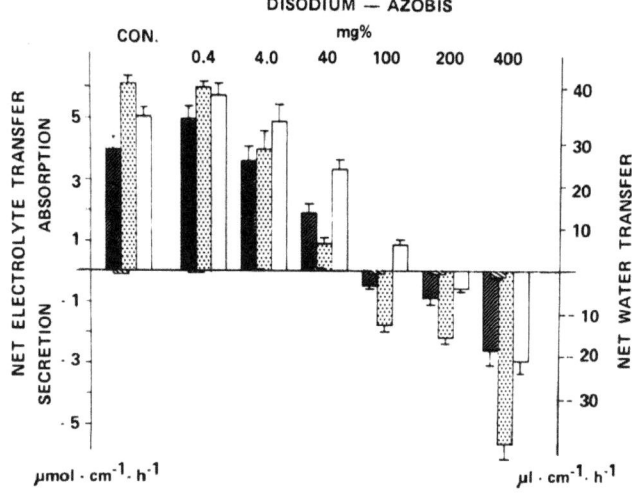

Abb. 1. Der Effekt von DSA auf den Nettowasser- und Elektrolyttransfer in der abgebundenen Ileumschlinge der Ratte in vivo. $n = 8-10$ bei allen Testgruppen. $\bar{x} \pm$ SEM. Eng schraffierte Säulen = Nettonatriumtransfer. Gepunktete Säulen = Nettochloridtransfer. Leere Säulen = Nettowassertransfer. Weit schraffierte Säulen = Nettokaliumtransfer

3. Einfluß von DSA

In den Ileum- und Kolonschlingen führte DSA konzentrationsabhängig zunächst zu einer Hemmung (bei 40 mg%) der Nettowasser-, Natrium- und Chloridresorption, die bei höheren DSA-Konzentrationen in eine Nettosekretion überging. Sämtliche Veränderungen waren statistisch signifikant ($p < 0,01$). Im Ileum war der Nettokaliumtransfer nicht verändert. Im Kolon wurde eine Steigerung der Kaliumsekretion bei einer DSA-Konzentration von 400 mg% gemessen ($p < 0,02$) (Abb. 1 und 2).

Diskussion

Während SASP und seine Teilkomponenten 5-ASA und SP keinen Einfluß auf den Nettowasser- und Elektrolyttransfer der gesunden Darmmukosa hatten, führte DSA konzentrationsabhängig über eine Hemmung der Resorption zu einer Sekretion von Wasser, Natrium und Chlorid sowohl im Ileum als auch im Kolon.

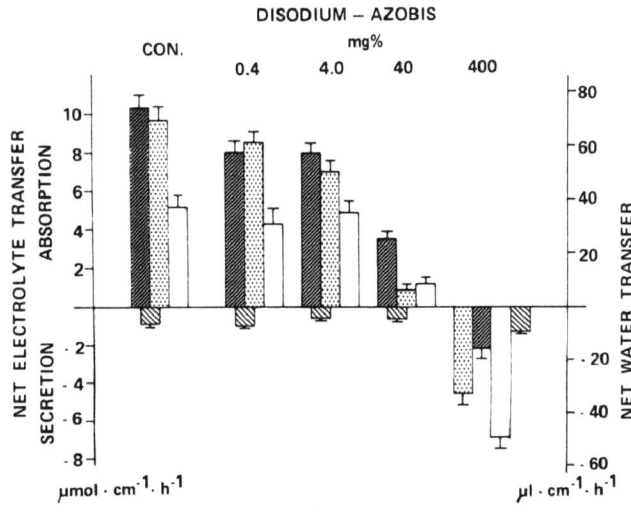

Abb. 2. Der Effekt von DSA auf den Nettowasser- und Elektrolyttransfer in der abgebundenen Kolonschlinge der Ratte in vivo. $n = 8-10$ für alle Testgruppen. $\bar{x} \pm$ SEM. Gleiche Symbole wie bei Abb. 1

Eine Sekretion über einen parazellulären Weg ist dabei unwahrscheinlich, da in zusätzlichen licht- und elektronenmikroskopischen Untersuchungen keine Epithelschädigung nachweisbar war. Eine osmotische Ursache scheidet ebenfalls aus, da die Osmolarität nur maximal um 20 mosmol anstieg und gleiche Konzentrationen der anderen Substanzen keinen Einfluß hatten. Da der Nettochloridtransfer am stärksten beeinflußt war, ist eine Stimulation einer aktiven Chloridsekretion die wahrscheinlichste Ursache, wie z. B. bei Prostaglandinen (Bukhave et al. 1979) oder Theophyllin (Field 1974).

Daß bei freiwilligen Probanden keine Diarrhoe auftrat (Willoughby et al. 1982) ist durch die Spaltung des DSA in die nicht sekretorisch wirksame 5-ASA und die hohe Resorptionskapazität des gesunden Kolons (Debougie et al. 1978) erklärt. Die absorptive Kapazität des Kolons kann aber bei der Colitis ulcerosa so stark alteriert sein, daß eine Diarrhoe auftreten kann, so daß wir die Möglichkeit eines Einsatzes dieser Substanz bei der Colitis ulcerosa bezweifeln.

Literatur

Willoughby CP, Aronson JK, Agbach H, Truelove SC (1982) Distribution and metabolism in healthy volunteers of disodium azodisalcylate, a potential therapeutic agent for ulcerative colitis. Gut 23: 1081−1087 − Bukhave K, Rask-Madsen J (1979) Saturation kinetics applied to in vitro effects of low prostaglandin E_2 and F_2 concentrations on ion transport across human jejunal mucosa. Gastroenterology 78: 32−42 − Field M (1974) Intestinal secretion. Gastroenterology 66: 1063 − Debognie JC, Phillips SF (1978) Capacity of the human colon to absorb fluid. Gastroenterology 74: 698−708

Blasberg, M., Wienbeck, M., Körner, M., Erckenbrecht, J. F., Berges, W.
(Med. Univ.-Klinik D, Düsseldorf)
Enzephalinwirkungen auf die Dünn- und Dickdarmmotilität

Das Vorkommen von körpereigenen Opiaten, den Enzephalinen, wurde in der Darmwand von Mensch und Tier nachgewiesen. Hohe Enzephalinkonzentrationen im Plexus myentericus weisen auf eine Neurotransmitterfunktion hin. Wir gingen beim Versuchstier folgenden Fragen nach: Welche Wirkungen haben Enzephaline auf die Dünn- und Dickdarmmotilität? In welchen Konzentrationen sind Enzephaline wirksam? Handelt es sich dabei um Opiatwirkungen?

Methodik

Acht gesunden Katzen wurden bipolare Nadelelektroden auf verschiedene Abschnitte des Dünn- und Dickdarms implantiert. Außerdem wurden Instillationskatheter in Duodenum und Zökum eingepflanzt. Nach Einheilung testeten wir am wachen Versuchstier die Wirkung des stabilen Methioninenzephalinanalogs D-Ala^2, MePhe^4, Met(0)^5-ol-enzephalin (DAMME) in verschiedenen Konzentrationen ohne und mit Antagonisten auf die myoelektrische Aktivität und die Bewegung des röntgenologisch markierten Darminhaltes.

Ergebnisse

Dünn- und Dickdarm wiesen Spontanaktivität mit regelmäßigen langsamen elektrischen Wellen und Spikepotentialen sowie propulsiven und stationären Kontraktionen auf. Im Dünndarm senkte DAMME i.m. die Frequenz der langsamen elektrischen Wellen und

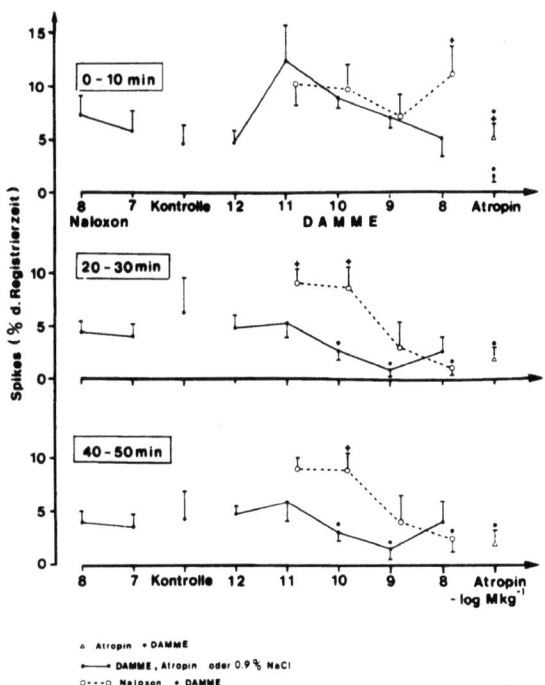

Abb. 1. Die Wirkung von DAMME und/oder Naloxon sowie Atropin (10^{-7} M/kg) auf die Spikeaktivität im Dünndarm der Katze ($^+ = \Delta\, p$ gegenüber DAMME oder Atropin allein $< 0{,}05$; $^* = \Delta\, p$ gegenüber Kontrolle $< 0{,}05$)

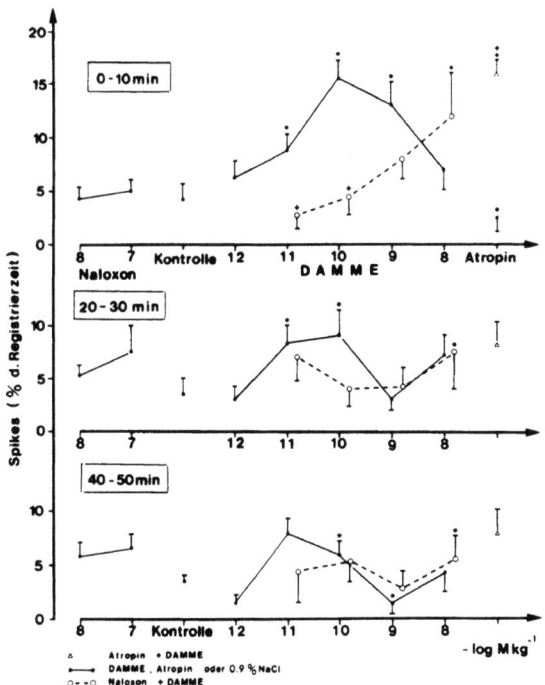

Abb. 2. Die Wirkung von DAMME, Naloxon und Atropin auf die Spikeaktivität im Dickdarm der Katze (Beschriftung wie Abb. 1)

hemmte nach 20 min dosisabhängig die Spikeaktivität (Abb. 1). ED_{100} war 10^{-9} M/kg. Propulsive Kontraktionen wurden gehemmt. Der Magen füllte sich retrograd. Im Dickdarm steigerte Enzephalin dosisabhängig die Spikeaktivität. ED_{100} war 10^{-10} M/kg (Abb. 2). Die Zahl der stationären Ringkontraktionen nahm zu. Der Opiatantagonist Naloxon verschob die Dosiswirkungskurven nach rechts, wobei im Dickdarm niedrigere Konzentrationen hemmender wirkten als im Dünndarm. Atropin hatte auf die DAMME-Wirkung im Kolon keinen Einfluß. Im Dünndarm waren die antimuskarinische Wirkung von Atropin und der Enzephalineffekt in ihrer Hemmung der Motilität identisch.

Diskussion und Schlußfolgerungen

Enzephalin hat bei der Katze unterschiedliche Wirkungen auf die Motilität von Dünn- und Dickdarm. Der Enzephalineffekt wird im Kolon wahrscheinlich über Opiatrezeptoren vermittelt. Im Dünndarm scheint DAMME über eine Hemmung der Azetylcholinfreisetzung im enterischen Nervensystem zu wirken. Die Prüfung des therapeutischen Effektes von Opiatantagonisten bei Zuständen vermehrter Kolonsegmentation, z. B. bei der Obstipation, erscheint sinnvoll.

Rabast, U. (St.-Elisabeth-Krankenhaus Hattingen-Niederwenigern)
Endoskopisch radiologisch dokumentierte Koloileoskopie (ERDC) zur Primärdiagnostik von Dickdarmerkrankungen

Einleitung

Die Koloileoskopie wird zunehmend als primäre Untersuchungsmethode bei Dickdarmerkrankungen propagiert [6]. Trotz hierdurch erweiterter, bioptisch-diagnostischer und therapeutischer Möglichkeiten ist das Fehlen der räumlichen Darstellung und Dokumentation erhobener Befunde der Methode als negativ anzulasten. So kann beim Vorliegen von Stenosierungen nur die Spitze des Eisbergs eingesehen werden und selbst die subtile Deskription und Fotodokumentation läßt Fragen nach der Ausdehnung der Stenosierung und distal liegender Schleimhautveränderungen unbeantwortet. Deshalb wird vom weiterbehandelnden Chirurgen selbst beim Vorliegen eines eindeutigen histologischen Befundes oftmals der zusätzliche Kolonkontrasteinlauf gefordert. So werden Bemühungen verständlich, mit denen endoskopisch erhobene Befunde zusätzlich radiologisch dokumentiert werden können [1, 3–5]. Durch Modifikation einer vorher beschriebenen Methode [5] und Anwendung jodhaltigen, wasserlöslichen Kontrastmittels kann die makroskopische, bioptische und radiologische Untersuchung in einem Arbeitsgang durchgeführt werden.

Methodik

Der bei der Koloskopie erhobene Befund und die Umgebung werden über eine in den Instrumentierkanal eingebrachte Teflonsonde mit 20–50 ml eines wäßrigen, jodhaltigen Kontrastmittels gezielt unter Bewegung der Koloskopspitze benetzt. Die Lagerung des Patienten erfolgt bei darzustellenden Befunden im Sigma und Colon descendens in Linksseiten- und Kopftief-, im Colon transversum in waagerechter und im Colon ascendens in fußtief- oder waagerechter Position. Sobald die eingebrachte Kontrastmittelmenge vom makroskopischen Aspekt her ausreichend erscheint, wird die Durchleuchtungskontrolle durchgeführt und das Koloskop rasch und ohne Absaugen der insufflierten Luft unter endoskopischer Sichtkontrolle entfernt. Unter erneuter Durchleuchtung, manueller Palpation und Lagerung des Patienten kann jetzt eine weitere Verteilung des Kontrastmittels angestrebt und der Befund radiologisch mit zwei Bildern auf einer 24 × 30-Kassette dokumentiert werden. Meist wird neben dem Befund ein größerer Kolonabschnitt (z. B. Colon descendens) dargestellt. Die ERDC kann auch bei liegendem Koloskop durchgeführt werden. Als nachteilig hat sich aber die eingeschränkte Mobilität des Patienten erwiesen, die eine qualitativ gute Darstellung erschwert.

Der zusätzliche Zeitaufwand für die Untersuchung beträgt ca. 10 min, die Durchleuchtungszeit 1−3 min. Beim Bestehen radiologischer Vorkenntnisse sind wenige Untersuchungen bis zum Erhalt von qualitativ guten Aufnahmen erforderlich.

Indikationen

Die ERDC kann zur Dokumentation angewandt werden bei benignen und malignen Kolonstenosen und -tumoren, Divertikulose, Schleimhautveränderungen bei längerbestehender Colitis ulcerosa oder Morbus Crohn sowie zur Darstellung von Fisteln, Appendix oder terminalem Ileum. Gelingt die Koloskopie nur bis zur rechten Flexur, so kann das Colon ascendens auf diese Weise radiologisch untersucht und ggf. der Kontrasteinlauf erspart werden.

Ergebnisse

Die Untersuchung wurde bislang bei 80 Patienten mit folgenden Befunden durchgeführt:

Kolonkarzinom [13], Sigma- bzw. Kolondivertikulose [38], Darstellung des terminalen Ileums [7], Colon irritabile [6], Morbus Crohn des Kolon [6], Kolonpolypen [4], ileokolische

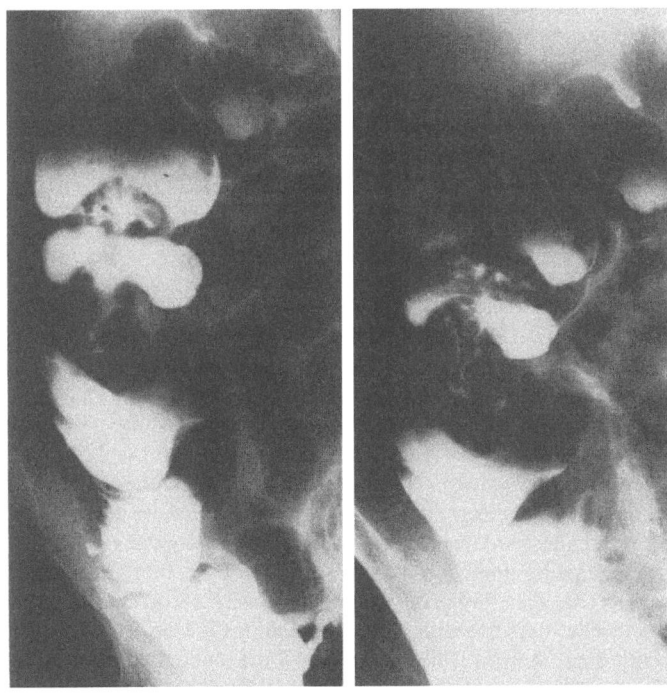

Abb. 1. Colon ascendens-Karzinom

1617

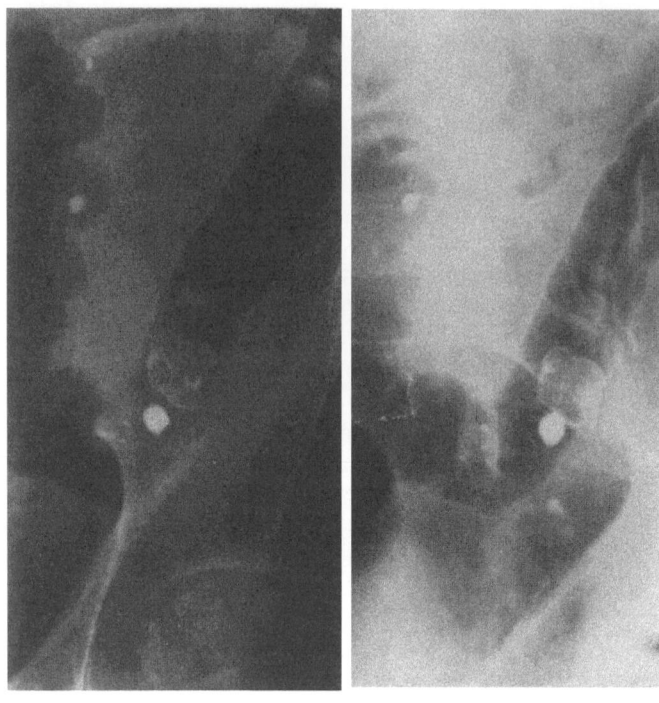

Abb. 2. Polyp und Divertikel im Colon descendens

Anastomosen [3], Appendixdarstellung [2], zentrozytisch-zentroblastisches malignes Lymphom [1]. Komplikationen wurden nicht beobachtet. Die aufgeführten Fallbeispiele verdeutlichen die Praktikabilität der Methode.

Patient H. A., weiblich, 74 Jahre: Koloskopisch stenosierend wachsender Tumor im Bereich des Colon ascendens. Nach Biopsie Einbringen des Kontrastmittels, wobei Ausmaß und Ausdehnung der Tumorstenose sichtbar werden. Histologisch Adenokarzinom (Abb. 1).

Patient B. W., männlich, 60 Jahre: 2,5 × 2,5 cm großer Polyp im Colon descendens, einzelne Divertikel. Unmittelbar im Anschluß an die ERDC wurde die Polypektomie vorgenommen.

Diskussion

Die ERDC schließt die Lücke zwischen Koloskopie und Kontrasteinlauf, die hinsichtlich einer Objektivierung erhobener Befunde besteht. In einem Arbeitsgang können makroskopische Inspektion, Fotografie, Biopsie und radiologische Dokumentation abgewickelt werden. Im Gegensatz zum Kontrasteinlauf wird der pathologische Befund nicht gesucht, sondern ist dem Untersucher bekannt und kann deshalb gezielt dargestellt und ausgearbeitet werden. Durchleuchtungszeit und Zahl der angefertigten Aufnahmen können so auf ein Minimum reduziert werden. Während die Darstellung von Befunden im Colon ascendens, Colon transversum und Colon descendens leicht gelingt, kann die Darstellung von im Sigma- und Rektumbereich gelegenen Befunden aufgrund des raschen Abflusses des Kontrastmittels auf Schwierigkeiten stoßen. – Wird nach einer Koloskopie mit Biopsie der ergänzende Kolonkontrasteinlauf angestrebt, so hat dies für den Patienten die erneute Vorbereitung und Wartezeiten und somit die eventuelle Verschiebung einer geplanten Operation zur Folge. Nach einer Gewebeentnahme mit einer starren Rektoskop- oder Proktoskopzange verbietet es sich, unmittelbar anschließend einen Kolonkontrasteinlauf durchzuführen. Erfolgte die

Biopsie mit der Koloskopiezange, so kann der Kontrasteinlauf ohne Wartezeit durchgeführt werden [2]. 82% aller Radiologen ziehen auch hier Wartezeiten von 2−7 Tagen vor [2]. Deshalb ist vor allem dort, wo die Koloileoskopie als primäre Untersuchung von Kolonerkrankungen eingesetzt wird, die ERDC eine sinnvolle Erweiterung der bislang bestehenden, routinemäßig eingesetzten diagnostischen Methoden.

Literatur

1. Frimberger E et al. (1978) Coloskopischer Dünndarmeinlauf. Dtsch Med Wochenschr 108: 1546−1648 − 2. Harned RK et al. (1982) Barium enema examination following biopsy of the rectum or colon. Radiology 145: 11−16 − 3. Higer HP, Eichmann B (1983) Endoskopisch-retrograde Ileographie (ERI). Fortschr Röntgenstr 138: 526−530 − 4. Rabast U (1984) Endoskopisch radiologisch dokumentierte Colo-Ileoskopie (ERDC) − Eine Methode zur Darstellung pathologischer Befunde. Dtsch Med Wochenschr (im Druck) − 5. Rossini FP et al. (1979) Selective endoscopic contrastography (SEC) − An original association of radiology and endoscopy of the small and large intestine. Endoscopy 3: 207−211 − 6. Weingart M et al. (1979) Primary coloscopy. Endoscopy 11: 221

Kemkes-Matthes, B., Abermann, C., Matthes, K. J. (Zentrum für Innere Medizin der Justus-Liebig-Universität Gießen)
Maldigestion und Malabsorption: Differenzierung durch Untersuchung von Enzymen im Stuhl

Fragestellung

Die Bestimmung des Chymotrypsins im Stuhl ist eine anerkannte Methode [1] zur Beurteilung der exokrinen Pankreasfunktion. Ziel unserer Untersuchung war, durch Messung von Enzymen im Stuhl zusätzliche Kriterien zur Unterscheidung von Malabsorption und Maldigestion zu entwickeln.

Material und Methoden

Das Sammeln der Stuhlproben erfolgte während bzw. nach einer dreitägigen oralen Fettbelastung mit 100 g Fett pro Tag zusätzlich zur normalen Nahrung. Die Sammelperiode erstreckte sich über 3 aufeinanderfolgende Tage, wobei jeweils die gesamte Stuhlmenge gesammelt und eingefroren wurde. Nach Auftauen der Proben wurden von den einzelnen Stühlen jeweils 3 g abgewogen und mit physiologischer Kochsalzlösung auf 30 ml aufgefüllt, anschließend homogenisiert, abzentrifugiert und durch eine Pellicon-Membran, Porengröße 1,2 μm, ultrafiltriert. Das Filtrat war eine serumähnliche Flüssigkeit, in der die Aktivitäten von α-Amylase, GOT und GPT nach den Methoden der Testkits von Boehringer Mannheim gemessen werden konnten. Die Bestimmung des Chymotrypsins erfolgte nach Ammann in der Modifikation von Flasshoff, die des Stuhlfettes nach van de Kamer.

Die Enzymaktivitäten wurden für die einzelnen Patienten gemittelt und anschließend der Mittelwert für die gesamte Gruppe errechnet. Berechnet wurden sowohl die Enzymaktivitäten pro Gramm Stuhl, als auch die Aktivitäten pro Tag. Die Aufteilung der Patienten in die Untergruppen Malabsorption und Maldigestion erfolgte nach den klinischen Befunden, der Darmhistologie, dem Chymotrypsin, den Vitamin A- und Xyloseresorptionstesten und der Stuhlfettbestimmung.

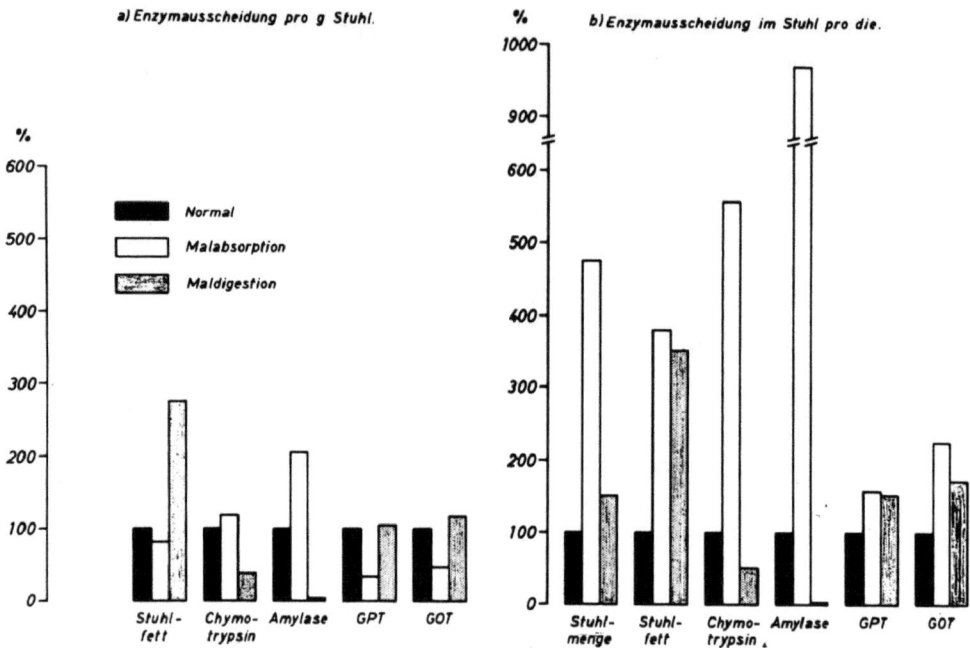

Abb. 1. Enzymausscheidung im Stuhl bei Patienten mit Maldigestion und Malabsorption im Vergleich zu Gesunden

Ergebnisse

Die Mittelwerte der gesunden Vergleichsgruppe ($n = 17$) wurden gleich 100% gesetzt und betrugen im einzelnen: Stuhlgewicht 150 g/Tag, Stuhlfett 7,9 g/Tag, 264 µg Chymotrypsin/g Stuhl, 130 U α-Amylase/g Stuhl, 960 mU GPT/g Stuhl, 950 mU GOT/g Stuhl.

Zu Abb. 1: Bei den Malabsorptionspatienten ($n = 10$) war die Ausscheidung von α-Amylase mit 204% und von Chymotrypsin mit 118% gegenüber der Normalgruppe deutlich gesteigert. Bei den Maldigestionspatienten ($n = 32$) war die Ausscheidung von α-Amylase mit 2,7% bzw. Chymotrypsin mit 35% gegenüber der Normalgruppe stark erniedrigt. Bei

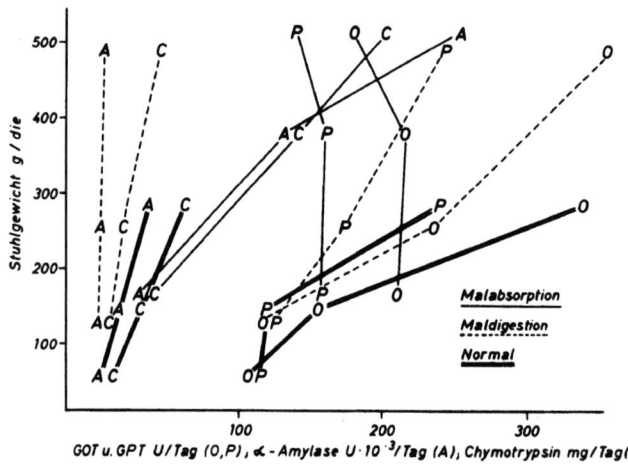

Abb. 2. Korrelationen zwischen Stuhlgewicht in g/Tag und Enzymaktivitäten bei Gesunden und Patienten mit Malabsorption und Maldigestion unter Fettbelastung

Umrechnung auf die Gesamtstuhlmengen werden diese Ergebnisse noch deutlicher: Die Ausscheidung von α-Amylase bzw. Chymotrypsin beträgt dann bei den Malabsorptionspatienten 967 bzw. 560% und bei den Maldigestionspatienten 4 bzw. 51% der Norm. Die Transaminasen zeigen relativ wenig Abweichungen; zwar erscheinen GOT und GPT bei den Malabsorptionspatienten bei der Berechung pro Gramm Stuhl auf 34 bzw. 47% vermindert, jedoch wird diese Abweichung bei der Umrechnung auf die Gesamtstuhlmengen wieder korrigiert und beträgt dann sogar 163 bzw. 224%.

Zu Abb. 2: Um Aussagen zu der Relation Enzymaktivität/Stuhlgewicht zu erhalten, wurden die drei Patientengruppen nochmals in jeweils drei Untergruppen – abhängig vom Stuhlgewicht – unterteilt.

Hierbei zeigte sich, daß die Aktivitäten aller gemessenen Enzyme linear zum Stuhlgewicht ansteigen. Der Abfall von GOT und GPT bei Patienten mit Malabsorption und sehr hohen Stuhlgewichten ist offenbar Folge der digestiven Zerstörung der Transaminasenaktivität durch extrem hohe pankreatische Proteaseaktivität.

Schlußfolgerung

1. Neben der Chymotrypsinbestimmung eignet sich die Bestimmung der α-Amylase im Stuhl als zusätzliches Kriterium für die Differenzierung zwischen Malabsorption und Maldigestion, während die Bestimmung der Transaminasen im Stuhl für diese Fragestellung ungeeignet erscheint.
2. Die tägliche Ausscheidung aller gemessenen Enzyme steigt linear mit dem Stuhlgewicht an.
3. Patienten mit Malabsorption zeigten bei der Bestimmung von Chymotrypsin pro Gramm Stuhl häufig Aktivitätsverminderungen, was eine begleitende Pankreasinsuffizienz vortäuschen kann, wenn die Stuhlgewichte nicht berücksichtigt werden.

Literatur

1. Ammann R, Kashiwagi H (1966) Pancreatic exocrine insufficiency and proteolytic enzymes in stool. Helv Med Acta 16

Schulzke, J.-D. (Abt. Innere Medizin mit Schwerpunkt Gastroenterologie, Freie Universität Berlin), Fromm, M. (Institut für klinische Physiologie, Freie Universität Berlin), Menge, H., Riecken, E. O. (Abt. Innere Medizin mit Schwerpunkt Gastroenterologie, Freie Universität Berlin)

Der verminderte Glukose-abhängige Na$^+$-Transport als einer der Mechanismen der Malabsorption im Blindsacksyndrom

1. Einleitung

Das Blindsacksyndrom ist durch eine verlangsamte Chymuspassage oder eine Stase von Ingestaanteilen und eine konsekutive bakterielle Überwucherung des Darmlumens gekennzeichnet. Die qualitativ und quantitativ veränderte Flora sowie unphysiologisch hohe Konzentrationen freier Gallensäuren, die durch bakterielle Dekonjugation konjugierter Gallensäuren entstehen, werden als schleimhautschädigende Noxen und Ursachen des Malabsorptionssyndroms angesehen [1]. Der gleiche pathogenetische Mechanismus findet

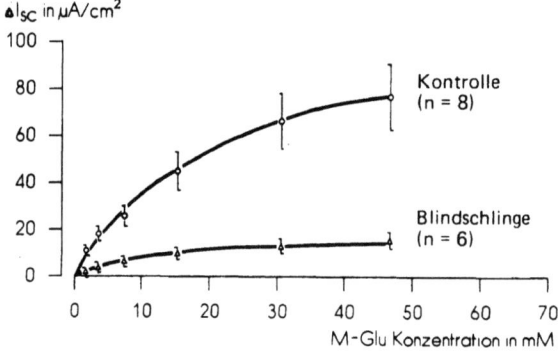

Abb. 1. Kurzschlußstromanstieg (ΔI_{sc}) in $\mu A/cm^2$ in Abhängigkeit von der 3-M-Glukose (M-Glu)-Konzentration in mM in selbstfüllenden Blindschlingen ($n = 6$) und Kontrolljejunum ($n = 8$)

sich auch in der operativ angelegten selbstfüllenden Blindschlinge in der Ratte, so daß diese als tierexperimentelles Modell für das Blindsacksyndrom beim Menschen dient.

An diesem Modell konnte durch Messung von Gewebeakkumulationsraten eine Malabsorption für Glukose [2] und Aminosäuren [3] nachgewiesen werden. Keine Untersuchungen liegen bisher jedoch zu der Frage vor, ob beim Blindsacksyndrom auch eine Störung der Elektrolytresorption vorliegt und welche zellulären Mechanismen für die aufgezeigte Malabsorption verantwortlich sind. Durch Messung des glukoseabhängigen Na^+-Transportes und der kinetischen Charakterisierung dieses Transportsystems soll die Frage untersucht werden, ob beim Blindsacksyndrom Änderungen des Elektrolyttransportes nachweisbar sind und welche zellulären Mechanismen gegebenenfalls hierfür verantwortlich sind.

2. Methode

Selbstfüllende jejunale Blindschlingen wurden in der Ratte 16 cm distal des Treitzschen Bandes angelegt und nach 4 Wochen für die elektrischen Messungen herangezogen. Mit der Ussing-Technik [4] wurde in vitro der Kurzschlußstromanstieg (ΔI_{SC}) nach mukosaler und serosaler Gabe von 3-O-Methylglukose (M-Glu) zu Ringerlösung (Na^+ 140 mM, K^+ 5,4 mM, Cl^- 123,8 mM, HPO_4^{2-} 2,4 mM, $H_2PO_4^-$ 0,6 mM, Ca^{2+} 1,2 mM, Mg^{2+} 1,2 mM, HCO_3^- 21 mM), einer über das Glukosetransportsystem aktiv resorbierten, aber in der Schleimhaut nicht metabolisierbaren Hexose [5], gemessen. Dazu wurden an jedem Darmstück durch Zugabe von M-Glu in die Badlösung folgende M-Glu-Konzentrationen eingestellt (in mM): 2, 4, 8, 15, 31 und 47. Alle für den Kurzschlußstrom gemessenen Werte wurden auf den Widerstand der Badlösung korrigiert.

Alle Meßwerte sind angegeben als $\bar{x} \pm$ SEM. Die statistische Auswertung basiert auf dem t-Test für unabhängige Beobachtungen. $\Delta I_{SC\,max}$ und K_M wurden an jedem Darmstück einzeln durch lineare Regression aus der Auftragung nach Lineweaver und Burk [6] ermittelt und anschließend für jedes Kollektiv gemittelt.

3. Ergebnisse

Der an acht Kontrolldärmen und sechs selbstfüllenden Blindschlingen in Abhängigkeit von der 3-O-Methylglukosekonzentration gemessene Kurzschlußstromanstieg (positive Werte repräsentieren Kationenresorption bzw. Anionensekretion) zeigt in beiden Kollektiven eine Sättigungscharakteristik (Abb. 1).

In der reziproken Auftragung nach Lineweaver und Burk liegen die Meßpunkte für beide Kollektive jeweils auf einer Geraden (Abb. 2).

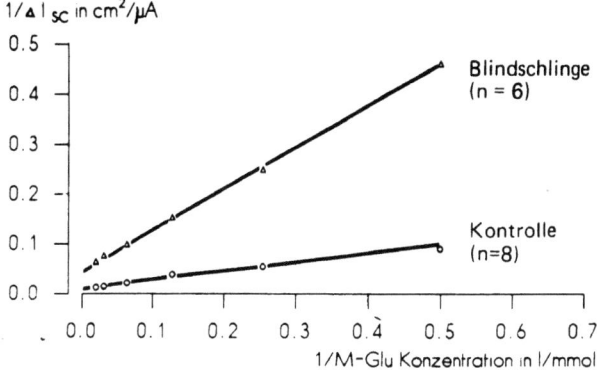

Abb. 2. Reziproke Auftragung von ΔI_{SC} über der 3-M-Glukose (M-Glu)-Konzentration (Daten wie in Abb. 1)

Das aus der Auftragung nach Lineweaver und Burk errechnete Maximum für den 3-O-methylglukoseinduzierten Kurzschlußstromanstieg ($\Delta I_{SC\,max}$) war in den selbstfüllenden Blindschlingen mit $23 \pm$ μA/cm^2 ($n = 6$) signifikant verschieden vom Kontrolljejunum mit 101 ± 20 μA/cm^2 ($n = 8$) ($p < 0,01$). Dagegen fand sich kein Unterschied für den K_M-Wert (d. h. die für den halbmaximalen Kurzschlußstromanstieg erforderliche 3-O-Methylglukosekonzentration) zwischen der selbstfüllenden Blindschlinge mit 17 ± 3 mM ($n = 6$) und dem Kontrolljejunum mit 18 ± 5 mM ($n = 8$).

4. Diskussion

Im Kontrolljejunum und in den selbstfüllenden Blindschlingen folgt der in Abhängigkeit von der 3-O-Methylglukosekonzentration gemessene Kurzschlußstromanstieg einer Michaelis-Menton-Kinetik (Abb. 1 und 2). Dem in dieser Weise am Dünndarm registrierten Kurzschlußstromanstieg liegt eine Zunahme der transmuralen Netto-Na$^+$-Resorption zugrunde [7]. Die Sättigungscharakteristik ist durch ein die Resorptionsgeschwindigkeit bestimmendes Carriersystem in der apikalen Enterozytenmembran bedingt, das Na$^+$ und Glukose im Cotransport resorbiert [8].

Während für den K_M-Wert kein Unterschied registriert wurde, ist das errechnete Transportmaximum ($\Delta I_{SC\,max}$) in den selbstfüllenden Blindschlingen gegenüber den Kontrollen deutlich vermindert. Dies belegt erstmals, daß die Mukosa beim Blindsacksyndrom funktionell durch eine verminderte Zahl von Transportstellen gekennzeichnet ist, diese jedoch qualitativ unverändert sind.

Natrium wird im Dünndarm durch verschiedene Transportmechanismen resorbiert. Neben der elektrogenen Na$^+$-Resorption und der elektroneutralen gekoppelten NaCl-Resorption leistet der substratgekoppelte Na$^+$-Transport einen wichtigen Beitrag zur Na$^+$-Aufnahme des Organismus [9]. Mit dem verminderten Na$^+$-Glukosecotransport wurde nun erstmals gezeigt, daß ein wichtiger Na$^+$-Resorptionsmechanismus im Blindsacksyndrom gestört ist. Dieser Anteil des Na$^+$-Transportes ist unter physiologischen und pathologischen Bedingungen ein wichtiges antidiarrhoisches Prinzip, wie die erfolgreiche Anwendung glukosehaltiger Trinklösungen bei der choleratoxininduzierten Diarrhoe beweist [10]. Die beim Blindsacksyndrom in dieser Weise verminderte Na$^+$-Resorption könnte somit zu der hierbei beobachteten Diarrhoe beitragen.

Literatur

1. Gracey M (1979) The contaminated small bowel syndrome: pathogenesis, diagnosis and treatment. Am J Clin Nutr 32: 234–243 – 2. Gracey M, Burke V, Oshin A, Barker J, Glasgow EF (1971) Bacteria, bile salts and intestinal monosaccharide malabsorption. Gut 12: 683–692 – 3. Menge H, Köhn R,

Dietermann K-H, Lorenz-Meyer H, Riecken EO, Robinson JWL (1978) Structural and functional alterations in the mucosa of self-filling blind loops in rats. Clin Sci 55: 121–131 – 4. Ussing HH, Zerahn K (1951) Active transport of sodium as the source of electric current in the short-circuited isolated frog skin. Acta Physiol Scand 23: 110–128 – 5. Kimmich GA (1981) Intestinal absorption of sugar. In: Johnson LR (ed) Physiology of the gastrointestinal tract. Raven Press, New York – 6. Lineweaver H, Burk D (1934) The determination of enzyme dissociation constants. J Am Chem Soc 56: 568 – 7. Schultz SG, Zalusky R (1964) Ion transport in rabbit ileum. II. The interaction between active sodium and active sugar transport. J Gen Physiol 6: 1043–1059 – 8. Lyon I, Cram RK (1965) Studies on transmural potentials in vitro in relation to intestinal absorption. I. Apparent Michaelis-Constants for Na^+-dependent sugar transport. Biochim Biophys Acta 112: 278–291 – 9. Schultz SG (1981) Salt and water absorption by mammalian small intestine. In: Johnson LR (ed) Physiology of the gastrointestinal tract. Raven Press, New York – 10. Meneghello J, Rosselot J, Aguilo C, Monoreberg F, Unduragga O, Ferrerio M (1960) Infantile diarrhea and dehydration: ambulatory treatment in a hydration centre. Adv Pediatr 11: 183–208

Löffler, A., Dienst, C., Thon, H. J., Wüstenberg, E., Corman, G. (Med. Univ.-Klinik I, Köln, und Abt. Innere Medizin II, Aachen)
Kolorektales Adenom und Divertikelkrankheit

Einleitung

Große, epidemiologische Unterschiede in der Inzidenz von Dickdarmerkrankungen sind bekannt. Insbesondere sind entsprechende Untersuchungen bei Divertikelkrankheit sowie bei kolorektalem Adenom und Karzinom durchgeführt worden. Besonders krasse Unterschiede wurden zwischen ländlicher afrikanischer Bevölkerung und der Bevölkerung hochindustrialisierter Länder festgestellt (Burkitt 1969; Wynder und Shigematsu 1967; Haenszel und Kurihara 1968). Im weiteren sind die Zusammenhänge zwischen Adenomen und Dickdarmkarzinomen im Sinne der Adenom-Karzinomsequenz offenbar geworden (u. a. Morson 1974). Unsere Untersuchungen sollen auf einen möglichen Zusammenhang zwischen Divertikelkrankheit und Dickdarmadenom hinweisen.

Material und Methode

Retrospektiv wurden alle Koloskopieberichte der Medizinischen Universitätsklinik I Köln zwischen Januar 1971 und Dezember 1982 ausgewertet; dies war bei 4 623 Patienten möglich.

Ergebnisse

Bei 949 Patienten wurde mindestens ein Adenom festgestellt und endoskopisch entfernt (20% der Patienten), bei 530 Patienten wurde eine Divertikelkrankheit festgestellt (11,5% der Patienten).

Die Aufteilung der Patienten in drei Gruppen ergibt folgendes Bild: 705 Patienten mit Adenom(en) ohne Divertikelkrankheit, 286 Patienten mit Divertikelkrankheit ohne Adenom, 244 Patienten mit gleichzeitigem Vorliegen einer Divertikelkrankheit und eines oder mehrerer Adenome. Histologisch ergaben 8,1% der Adenome eindeutige Kriterien der Malignität. 7,9% der Adenome waren nicht klassifizierbar (endoskopisch nicht mehr auffindbar oder durch Elektrokoagulation nekrotisch). Als Zeichen für Malignität wurde die schwere Zelltypie und das invasive Adenokarzinom gewertet. Die Diagnose eines polypösen Adenokarzinoms wurde in 0,5% der Fälle gestellt.

Die Divertikelkrankheit gliederte sich in 69% mit Divertikulose und 31% mit Divertikulitis. Der Vergleich der Lokalisation der Adenome zeigt keine Unterschiede in der Gruppe mit und ohne Divertikelkrankheit.

Diskussion der Ergebnisse

In unserem Kollektiv betrug die Häufigkeit einer Divertikelkrankheit mit Adenom 25,7%, die Inzidenz einer Divertikelkrankheit ohne Adenom 7,8%. Somit ist von einer Koinzidenz beider Erkrankungen auszugehen. Diese Koinzidenz läßt sich zum Teil durch die altersabhängige Zunahme beider Erkrankungen erklären. Es finden sich jedoch im Vergleich der Altersstruktur des Gesamtkollektivs mit der Altersstruktur der Adenomträger Hinweise, daß die altersabhängige Zunahme nicht die einzige Ursache dieser Koinzidenz sein kann.

Entsprechend der Adenom-Karzinomsequenz wäre auch eine Koinzidenz von Dickdarmkarzinom und Divertikelkrankheit zu erwarten. Diese Frage bleibt pathologisch-anatomischen Studien vorbehalten.

Literatur

Burkitt DP (1969) Related disease – related cause? Lancet 6: 1229 – Haenszel W, Kurihara M (1968) Studies of Japanese migrants. Mortality from cancer and other diseases among Japanese in the United States. J Natl Cancer Inst 40: 43 – Morson BC (1974) The polyp-cancer-sequence in the large lowel. Proc R Soc Med 67: 451 – Wynder EL, Shigematsu T (1967) Environmental factors of cancer of the colon and rectum. Cancer 20: 1520

von Kachel, G., Ruppin, H., Hagel, J., Barina, W., Meinhardt, M., Domschke, W. (Med. Klinik mit Poliklinik der Universität Erlangen-Nürnberg)

Untersuchungen zur Wirkungsweise des Antidiarrhoikums Loperamid

Opiate haben zur symptomatischen Therapie der Diarrhoe weite Verbreitung erlangt, da sie Stuhlfrequenz und Stuhlvolumen nachweislich zu reduzieren vermögen [12]. Im allgemeinen wird heute bei der Behandlung von Durchfallserkrankungen dem synthetischen Opiat Loperamid der Vorzug gegeben, denn im Gegensatz zu anderen Opiaten hat es in therapeutischen Dosen keine zentralen oder systemischen Nebenwirkungen [17].

Die antidiarrhoische Wirkung der Opiate wurde bis vor kurzem ausschließlich ihrem Einfluß auf die Motorik des Magen-Darmtrakts zugeschrieben. Opiate verlangsamen die intestinale Passage des Darminhalts durch Hemmung der propulsiven Peristaltik. Zusätzlich zu ihrer Wirkung auf die propulsive Peristaltik des Darms haben zahlreiche Opiate einen Einfluß auf den Wasser- und Elektrolyttransport, wie neuere Tierversuche zeigen konnten. Beim Versuchstier steigern sie in vivo und in vitro die Absorption von Wasser und Elektrolyten unter basalen Bedingungen sowie bei Vorliegen einer Diarrhoe, die durch Sekretagoga wie Prostaglandin E_1, Prostaglandin E_2, VIP und Choleratoxin hervorgerufen wird [2–5, 8, 9, 11, 13–16, 19, 20].

Unsere Untersuchungen sollten klären, ob das synthetische Opiat Loperamid bei gesunden Probanden einen Einfluß auf den Wasser- und Elektrolyttransport hat. Weiterhin sind wir der Frage nachgegangen, in welchen Abschnitten des Darms und in welchem Ausmaß Loperamid die propulsive Peristaltik hemmt, und haben den Einfluß von Loperamid auf die Motilität im Dünndarm untersucht.

Neun gesunde freiwillige Probanden im Alter von 19–33 Jahren nahmen an der Studie teil. Die Absorptions- bzw. Sekretionsraten wurden durch Perfusion mit der Dreilumensonde ermittelt [18]. Die Länge des Mischsegments betrug 10 cm, die des Testsegments 30 cm. Bei Perfusion des Kolons diente der gesamte Dickdarm als Testsegment; die Länge des Mischsegments betrug 30 cm. Das Perfusat wurde über die Sonde ins terminale Ileum eingebracht. Die proximale Aspirationsöffnung lag im Zökum. Das distale Aspirat wurde mit einem Darmrohr gewonnen. Zur Perfusion von Jejunum und Ileum wurde eine bikarbonathaltige Lösung (Soln A) verwendet, die (in mmol/l) Na 135, K 5, Cl 120, und HCO_3 20 enthielt. Im Jejunum wurde zusätzlich eine bikarbonatfreie Lösung (Soln B) perfundiert, die in diesem Darmabschnitt nicht absorbiert wird [6]. Sie enthielt Na 140, K 5, Cl 95, SO_4 25 und Mannit 30. Zur Perfusion des Kolons wurde eine Lösung mit höherem Kaliumgehalt verwendet (Soln C). Sie enthielt Na 120, K 30, Cl 40, HCO_3 20, SO_4 45 und Mannit 45. Alle Lösungen enthielten Polyäthylenglykol 4 000 (5 g/l) als nichtabsorbierbaren Marker. Die Transitzeiten wurden anhand von Farbstoffverdünnungskurven nach Bromsulphthalein (BSP)-Bolusinjektion (50 mg entsprechend 1 ml Bromthalein, Merck, Darmstadt) ermittelt [7].

Zur Registrierung der Motilität dienten zwei zusätzliche Katheter, die an der Sonde angebracht waren. Die intraluminalen Drucke wurden 5 cm proximal und 5 cm distal des 40 cm langen Perfusionssegments abgeleitet. Die Katheter zur Ableitung der Drucke wurden über ein kapilläres Perfusionssystem [1] konstant mit einer Flußrate von 0,3 ml/min mit destilliertem Wasser perfundiert. Mit Druckwandlern (Bell & Howell, CEC Division, Pasadena, USA) und einem Schreiber (Dynograph R 511 A, Beckman Instruments, Fullerton, USA) wurden die Drucke gemessen und kontinuierlich registriert. Die Auswertung der Motilitätskurven erfolgte entsprechend den Angaben von Vantrappen et al. [21]. Drei aufeinanderfolgende Phasen der interdigestiven Motilität wurden unterschieden: Phase I mit fehlender motorischer Aktivität, Phase II mit unregelmäßiger motorischer Aktivität und Phase III mit regelmäßigen Druckschwankungen hoher Amplitude mit einer Frequenz von $12 \times min^{-1}$, die über mindestens 3 min anhielten. An die Phase III schloß sich eine Periode an, während der keine mechanische Aktivität nachweisbar war. Als Aktivitätsfront wurde eine Phase III-Aktivität bezeichnet, die nach ihrem Erscheinen an der proximalen Ableitungsstelle auch an der distalen Druckableitungsstelle nachweisbar war. Ein interdigestiver motorischer Komplex (MMC) begann im Anschluß an eine Aktivitätsfront und endete mit Abschluß der darauf folgenden Aktivitätsfront. Die Dauer der einzelnen Phasen des MMC wurden ausgemessen. Wenn während eines Versuchs mehr als ein MMC registriert worden war, wurden die Werte gemittelt, um zum Vergleich einen Mittelwert für jeden Versuch zu erhalten.

Die transmurale Potentialdifferenz (PD) wurde mit einem hochohmigen Voltmeter gemessen, das über Kalomelelektroden und konstant perfundierte Kochsalzbrücken mit dem Darmlumen und mit dem venösen Blut in Verbindung stand [10].

Bei den Probanden wurde jedes Darmsegment in randomisierter Reihenfolge im Abstand von mindestens 1 Woche zweimal perfundiert: Einmal nach Gabe von Loperamid sowie ein zweites Mal nach Gabe von Plazebo. Loperamid (12 mg) bzw. Plazebo wurden in gelöster Form (Volumen 6 ml) 30 min vor Beginn der Perfusion über die Infusionsöffnung der Sonde ins Darmlumen instilliert. In den Testlösungen und in den Aspiraten wurden die Konzentrationen der Elektrolyte sowie von Polyäthylenglykol 4000 und von BSP bestimmt. Zur statistischen Auswertung wurde bei Normalverteilung der gepaarte *t*-Test, ansonsten der Wilcoxon-Wilcox-Test herangezogen.

Ergebnisse

Loperamid veränderte das Muster der interdigestiven Motilität im Dünndarm. Durch eine Verkürzung der Dauer des zyklisch wiederkehrenden interdigestiven motorischen Komplexes

Tabelle 1. Einfluß von Loperamid auf die Dauer des interdigestiven motorischen Komplexes (MMC) und auf die Dauer der Phase II des MMC im Jejunum und im Ileum sowie auf die Transitzeit und das segmentale Volumen im Jejunum, im Ileum und im Kolon. Aufgeführt sind Mittelwerte ± SEM. In Klammer die Anzahl der Versuche (n)

	Dauer des MMCs (min)		Dauer der Phase II des MMCs (min)		Transitzeit (min)		Segmentales Volumen (ml)	
	Plazebo	Loper-amid	Plazebo	Loper-amid	Plazebo	Loper-amid	Plazebo	Loper-amid
Jejunum	160,1 ± 34,4	44,3 ± 5,0[b] ($n = 7$)	131,0 ± 33,9	5,3 ± 1,2[b] ($n = 7$)	11,8 ± 1,0	22,5 ± 2,3[c] ($n = 12$)	136,3 ± 14,0	228,0 ± 19,0[b] ($n = 12$)
Ileum	271,1 ± 42,4	103,4 ± 48,6[a] ($n = 5$)	254,6 ± 48,1	25,0 ± 5,3[b] ($n = 5$)	11,5 ± 2,9	17,2 ± 4,2 ($n = 5$)	105,4 ± 18,5	160,1 ± 33,0 ($n = 5$)
Kolon	–	–	–	–	26,9 ± 1,3	23,2 ± 3,3 ($n = 5$)	558,1 ± 26,1	443,0 ± 62,4 ($n = 5$)

[a] $p < 0,02$
[b] $p < 0,01$
[c] $p < 0,001$

(MMC) nahm die Frequenz des MMC im Jejunum und im Ileum stark zu (Tabelle 1). Die Verringerung der Dauer des MMC wurde ausschließlich durch eine Verkürzung der Dauer der Phase II des MMC verursacht. Die Dauer der Phase I und der Phase III des MMC wurde durch Loperamid nicht verändert.

Loperamid verlängerte die Transitzeit und erhöhte das segmentale Volumen im Jejunum (Tabelle 1). Im Ileum und im Kolon hatte Loperamid keinen signifikanten Einfluß auf die Transitzeit und auf das segmentale Volumen.

Loperamid bewirkte keine signifikante Änderung der Absorptions- bzw. Sekretionsraten (Tabelle 2). Im Jejunum, nicht jedoch im Ileum und im Kolon fand sich in Abhängigkeit vom Perfusat eine Tendenz zur Zunahme der Wasser- und Elektrolytabsorption bzw. zur Abnahme der Wasser- und Elektrolytsekretion nach Gabe von Loperamid.

Loperamid hatte keinen Einfluß auf die Potentialdifferenz zwischen Lumen und Blut (Tabelle 2).

Tabelle 2. Einfluß von Loperamid auf die Absorptions- bzw. Sekretionsraten von Wasser und Natrium im Jejunum, Ileum und im Kolon sowie auf die Potentialdifferenz (PD) im Jejunum und im Ileum. Ein negatives Vorzeichen bedeutet Absorption bzw. bei der PD Lumennegativität, ein positives Vorzeichen steht für Sekretion. Aufgeführt sind Mittelwerte ± SEM von acht Versuchen im Jejunum und von fünf Versuchen im Ileum und im Kolon. Die statistische Auswertung ergab keine signifikanten Unterschiede

	H_2O (ml/Testsegment/Std)		Na (mmol/Testsegment/Std)		PD (mV)	
	Plazebo	Loper-amide	Plazebo	Loper-amide	Plazebo	Loper-amide
Jejunum (Soln A)	− 30 ± 34	−99 ± 26	− 7 ± 4	−14 ± 3	−2,3 ± 0,3	−1,3 ± 1,0
Jejunum (Soln B)	+ 74 ± 30	+43 ± 24	+ 7 ± 2	+ 4 ± 3	−2,4 ± 0,3	−1,9 ± 1,0
Ileum (Soln A)	− 53 ± 12	−76 ± 15	− 9 ± 1	−12 ± 2	−2,4 ± 0,8	−2,4 ± 0,7
Kolon (Soln C)	−119 ± 27	−98 ± 20	−23 ± 5	−20 ± 3	–	–

Schlußfolgerungen

Die Ergebnisse der Studie zeigen, daß Loperamid bei gesunden Probanden seine obstipierende Wirkung vorwiegend durch eine Hemmung der propulsiven Peristaltik im Jejunum verursacht. Diese Hemmung der propulsiven Peristaltik im Jejunum durch Loperamid wird möglicherweise durch eine ausgeprägte Verkürzung der unregelmäßigen motorischen Aktivität (Phase II des MMC) bedingt.

Literatur

1. Arndorfer RC, Stef JJ, Dodds WJ, Linehan JH, Hogan WJ (1977) Improved infusion system for intraluminal esophageal manometry. Gastroenterology 73: 23−27 − 2. Beubler E, Lembeck F (1979) Inhibition of stimulated fluid secretion in the rat small and large intestine by opiate agonists. Naunyn Schmiedebergs Arch Pharmacol 306: 113−118 − 3. Beubler E, Lembeck F (1980) Inhibition by morphine of prostaglandin E_1-stimulated secretion and cyclic adenosine $3',5'$ monophosphate formation in the rat jejunum in vivo. Br J Pharmacol 68: 513−518 − 4. Binder HJ, Laurenson J, Dobbins JW (1981) Mechanism of loperamide's anti-diarrheal action. Gastroenterology 80: 1111 − 5. Coupar IM (1978) Inhibition by morphine of prostaglandin-stimulated fluid secretion in rat jejunum. Br J Pharmacol 63: 57−63 − 6. Davis GR, Santa Ana CA, Morawski S, Fordtran JS (1980) Active chloride secretion in the normal human jejunum. J Clin Invest 66: 1326−1333 − 7. Dillard RL, Eastman H, Fordtran JS (1965) Volume-flow relationship during the transport of fluid through the human small intestine. Gastroenterology 49: 58−66 − 8. Dobbins J, Racusen L, Binder HJ (1980) Effect of D-alanine methionine enkephalin on ion transport in rabbit ileum. J Clin Invest 66: 19−28 − 9. Farack UM, Kautz U, Loeschke K (1981) Loperamide reduces the intestinal secretion but not the mucosal cAMP accumulation induced by choleratoxin. Naunyn Schmiedebergs Arch Pharmacol 317: 178−179 − 10. Gustke RF, McCormick P, Ruppin H, Soergel KH, Whalen GE, Wood GE, Wood CM (1981) Human intestinal potential difference: recording method and biophysical implications. J Physiol 321: 571−582 − 11. Hardcastle J, Hardcastle PT, Read NW, Redfern JS (1981) The action of loperamide in inhibiting prostaglandin-induced intestinal secretion in the rat. Br J Pharmacol 74: 563−569 − 12. Jaffe JH, Martin WR (1980) Opioid analgesics and antagonists. In: Goodman Gilman A, Goodman LS, Gilman A (eds) The pharmacological basis of therapeutics, 6th ed. MacMillan, New York, p 494 − 13. Lembeck F, Beubler E (1979) Inhibition of PGE_1-induced intestinal secretion by the synthetic enkephalin analogue FK 33-821. Naunyn Schmiedebergs Arch Pharmacol 308: 261−264 − 14. McCay JS, Linaker BD, Turnberg LA (1981) Influence of opiates on ion transport across rabbit ileal mucosa. Gastroenterology 80: 279−284 − 15. McCay JS, Linaker BD, Higgs NB, Turnberg LA (1982) Studies on the antisecretory activity of morphine in rabbit ileum in vitro. Gastroenterology 82: 243−247 − 16. Sandhu BK, Tripp JH, Candy DCA, Harries JT (1981) Loperamide: studies on its mechanism of action. Gut 22: 658−662 − 17. Schuermans V, van Lommel R, Dom J, Brugmans J (1974) Loperamide (R 18 553), a novel type of antidiarrheal agent. Part 6: Clinical pharmacology. Drug Res 24: 1653 − 18. Soergel KH, Whalen GE, Harris JA (1968) Passive movement of water and sodium across the human small intestinal mucosa. J Appl Physiol 24: 40−48 − 19. Turnberg LA (1983) Antisecretory activity of opiates in vitro and in vivo in man. Scand J Gastroenterol (Suppl 84) 18: 79−83 − 20. Valiulis E, Long JF (1973) Effect of drugs on intestinal water secretion following cholera toxin in guinea pigs and rabbits. Physiologist 16: 475 − 21. Vantrappen G, Janssens J, Hellemans J, Ghoos Y (1977) The interdigestive motor complex of normal subjects and patients with bacterial overgrowth of the small intestine. J Clin Invest 59: 1158−1166

Sandforth, F., Gutschmidt, S., Riecken, E. O. (Abt. für Gastroenterologie, Klinikum Steglitz der FU Berlin)

Wirken chemische Kolonkarzinogene über eine lokale Induktion aktivierender Enzyme?

1. Einleitung

Das chemische Karzinogen Dimethylhydrazin (DMH) zeigt im Tierversuch eine ausgeprägte Organspezifität für das Kolon. Diese Substanz ist kein direkt wirkendes Karzinogen, sondern wird in mehreren Schritten über die Metabolite Azoxymethan (AOM) und Methylazoxymethanol (MAM) aktiviert [5]. Das mikrosomale Monoxygenasensystem, das an der Aktivierung von DMH beteiligt ist [5, 6], zeigt jedoch in der normalen Kolonmukosa nur geringe Aktivität im Vergleich zum proximalen Dünndarm und zur Leber [4, 15]. Andererseits hängt die Aktivität dieses Enzymsystems sehr stark vom Vorhandensein induzierender Substrate ab [4, 10, 12, 14, 15]. Daher sollte die Frage geprüft werden, ob das intestinale Monoxygenasensystem, insbesondere in der Kolonmukosa, von DMH induziert wird und hierdurch u. U. die Organspezifität dieses Karzinogens erklärbar ist.

2. Material und Methode

Gemessen wurden die Aktivitäten von vier mikrosomalen Enzymen: Arylhydrocarbonhydroxylase (AHH, E.C. 1.14.1.1), Ethoxycoumarin-O-deethylase (EOD, nicht klassifiziert), Uridindiphosphoglukuronyltransferase (UDP-GT, E.C. 2.4.1.17) und NADPH-Zytochrom-c-Reduktase (NADPH, E.C. 1.6.2.4) in postmitochrondrialen Überständen bzw. Mikrosomenpräparationen von Mukosahomogenaten des proximalen Jejunum, des distalen Ileum, des proximalen und distalen Kolon sowie in der Leber und der Niere weiblicher Wistarratten.

Die Bestimmung der Proteinkonzentration erfolgte nach Lowry [11], die NADPH-Aktivität wurde nach Williams [16], die AHH-Aktivität nach Wattenberg [15] in der Modifikation von Heimsch [8], die EOD-Aktivität nach Aito [2], modifiziert nach Heimsch [8] und die UDP-GT-Aktivität wurde gemäß dem von Aito [1] genannten Verfahren bestimmt. Untersucht wurden drei Gruppen von Versuchstieren:
a) Unbehandelte Tiere ($n = 10$),
b) Tiere nach vier Injektionen (1×/Woche s.c.) von DMH (20 mg/kg KG), gelöst in EDTA (1 mMol/l) bei pH 6,5 ($n = 8$) sowie Kontrolltiere nach vier Injektionen der EDTA-Lösung ($n = 5$),
c) Tiere nach acht Injektionen von DMH ($n = 8$), Kontrollen nach acht EDTA-Injektionen ($n = 5$).

Die statistische Auswertung erfolgte mit Friedman-Rank-Varianzanalyse, anschließenden multiplen Vergleichen nach Wilcoxon und Wilcox sowie mit Zweiwegvarianzanalysen.

3. Ergebnisse

3.1. Unbehandelte Tiere

Die NADPH zeigt auch unter Berücksichtigung der besonderen Präparationstechnik (Mikrosomenpräparation) eine mindestens zehnmal so hohe Aktivität wie die übrigen Enzyme. In der Leber und im Jejunum waren die Aktivitäten aller vier gemessenen Enzyme höher als im Ileum, im proximalen und im distalen Kolon.

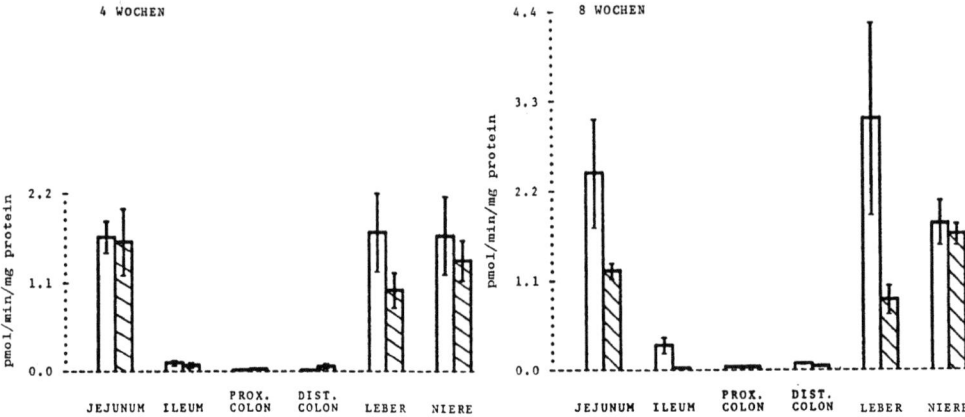

Abb. 1. Aktivität der AHH DMH-behandelter (schraffierte Balken, $n = 8$) und EDTA-behandelter Ratten (offene Balken, $n = 5$) nach 4 und 8 Wochen ($\bar{x} \pm$ SEM)

3.2. DMH-Tiere und Kontrollen

Die Verteilung der spezifischen Aktivität über die verschiedenen Organe bzw. Darmabschnitte blieb unverändert. Die Aktivitäten in der Niere ähnelten denen der Leber mit Ausnahme der EOD, die in der Niere eine wesentlich geringere Aktkvität aufwies. Die Behandlung mit DMH veränderte nur die Aktivitäten der AHH und der EOD signifikant, während die Aktivitätsänderung der UDP-GT auf dem 5%-Niveau nicht statistisch zu sichern war. Die mit DMH behandelten Tiere zeigten im Vergleich zu den Kontrollen eine Aktivitätsminderung in der Leber nach 4 und 8 Wochen, nach 8 Wochen auch in Jejunum und Ileum (Abb. 1). Die Aktivität der EOD in der Leber war nach 4 Wochen erniedrigt und nach 8 Wochen wieder normalisiert. Im Jejunum zeigt die EOD nach 8 Wochen eine verminderte Aktivität (Abb. 2). Im Kolon trat bei keinem der gemessenen Enzyme eine Aktivitätsänderung ein.

4. Kommentar

In diesem Versuchsansatz war eine Induktion der Monoxygenasenaktivitäten, insbesondere im Kolon, durch DMH nicht nachweisbar. Die kolonspezifische karzinogene Wirkung von

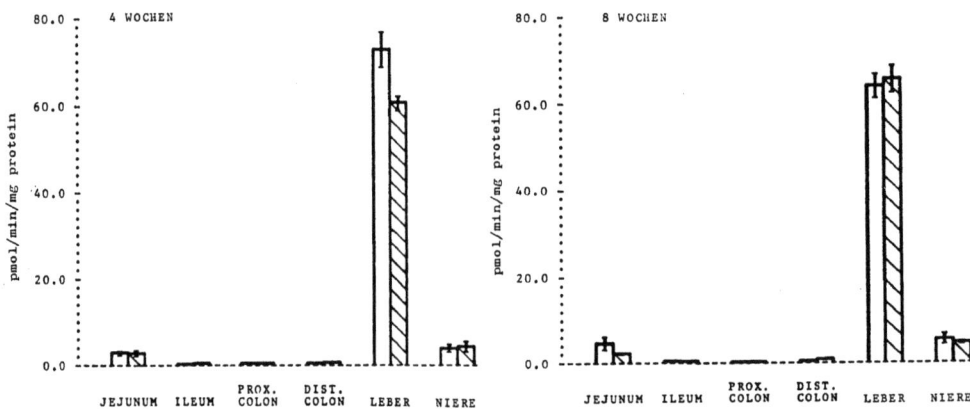

Abb. 2. Aktivität der EOD DMH-behandelter (schraffierte Balken, $n = 8$) und EDTA-behandelter Ratten (offene Balken, $n = 5$) nach 4 und 8 Wochen ($\bar{x} \pm$ SEM)

DMH ist daher weder durch die physiologische Aktivitätsverteilung noch durch eine lokale Induktion dieses aktivierenden Enzymsystems erklärbar.

Jedoch kann eine rasche und reversible Induktion der mikrosomalen Enzymaktivität nicht ausgeschlossen werden, wie sie von anderen Autoren beobachtet wurde [3, 14, 15].

Möglicherweise sind andere gewebsspezifische Enzyme, wie z. B. die Alkoholdehydrogenase [6, 7, 13], oder protektive Mechanismen, wie die verschiedene Kinetik der Demethylierung der DNA [9], für die Organotropie von DMH entscheidend.

Literatur

1. Aito A (1974) UDP glucuronosyltransferase activity in various rat tissues. Int J Biochem 5: 325−330 − 2. Aito A (1978) A simple and sensitive assay of 7-ethoxycoumarin deethylation. Anal Biochem 85: 488−491 − 3. Aito A, Vainio H, Haenninen O (1972) Enhancement of drug oxidation and conjugation by carcinogens in different rat tissues. FEBS Lett 24: 237−240 − 4. Fang WF, Strobel HW (1978) The drug and carcinogen metabolism system of rat colon microsomes. Arch Biochem Biophys 186: 128−138 − 5. Fiala ES (1977) Investigations into the metabolism and mode of action of the colon carcinogens 1,2-dimethylhydrazine and azoxymethane. Cancer 40: 2436−2445 − 6. Fiala ES, Kulakis C, Christiansen G, Weisburger JH (1978) Inhibition of the metabolism of the colon carcinogen azoxymethane by pyrazole. Cancer Res 38: 4515−4521 − 7. Grab J, Zedeck M (1977) Organ-specific effects of the carcinogen methylazoxymethanole related to metabolism by nicotinamide adenine dinucleotide-dependent dehydrogenases. Cancer Res 37: 4182−4189 − 8. Heimsch E, Dobler T (1980) Ein Qualitätskontrollsystem für Biotransformationsenzyme in der Dünndarmmucosa. J Clin Chem Clin Biochem 18: 775−780 − 9. Herron DC, Shank RC (1981) In vivo kinetics of O^6-methylguanine and 7-methylguanine formation and persistence in DNA of rats treated with symmetrical dimethylhydrazine. Cancer Res 41: 3967−3972 − 10. Hietanen E, Laitinen M, Koivusaari U (1980) Effect of administration route of 3-methylcholanthrene on the inducibility of intestinal drug-metabolizing enzymes. Enzyme 25: 153−157 − 11. Lowry OH, Rosebrough NJ, Farr AL, Rendall RJ (1951) Protein measurement with the folin reagent. J Biol Chem 193: 265−275 − 12. Scharf R, Ullrich V (1974) In vitro induction by phenobarbital of drug monoxygenase activity in mouse isolated small intestine. Biochem Pharmacol 23: 2127−2137 − 13. Schoental R (1973) The mechanisms of action of the carcinogenic nitroso and related compounds. Br J Cancer 28: 436−439 − 14. Stohs SJ, Grafström RC, Burke MD, Moldéus PW, Orrenius SG (1976) The isolation of rat intestinal microsomes with stable cytochrome P-450 and their metabolism of benzo(a)pyrene. Arch Biochem Biophys 177: 105−116 − 15. Wattenberg LW, Leong JL, Strand PJ (1962) Benzpyrene hydroxylase activity in the gastrointestinal tract. Cancer Res 22: 1120−1125 − 16. Williams CH, Kamin H (1962) Microsomal triphosphopyridine nucleotide cytochrome c reductase of liver. J Biol Chem 237: 587−595

Karbach, U., Rummel, W. (Institut für Pharmakologie und Toxikologie Homburg/Saar)

Wirkung von 1,25-Vitamin D_3 auf den Kalziumtransport am Colon ascendens und Colon descendens der Ratte

I. Einleitung

Die Resorption von Kalzium im Dünndarm des Menschen kann bei einer Vielzahl von Krankheiten beeinträchtigt sein (M. Crohn, M, Whipple, Short bowel-Syndrom, chronische Pankreatitis u. a.). Kalziummalabsorption kann ebenso medikamentös bedingt sein, z. B. durch Glukokortikosteroide [1]. Bei normalen Verhältnissen kommt dem Dickdarm für die Kalziumaufnahme quantitativ keine Bedeutung zu. Unter bestimmten pathophysiologischen Bedingungen, insbesondere bei Malabsorption im distalen Ileum, kann das Kolon zur Aufrechterhaltung der Kalziumhomöostase jedoch von großer Bedeutung sein [2]. Ziel unserer Untersuchung war die Frage nach dem Mechanismus des Kalziumtransportes an unterschiedlichen Dickdarmsegmenten und der Wirkung von 1,25-Vitamin D_3 auf die Kalziumresorption am Kolon der Ratte.

II. Methode

Am Epithel des Colon ascendens und des Colon descendens wurden die unidirektionalen Kalziumfluxe unter Kurzschlußstrombedingungen in der Ussing-Kammer bei Kalziumkonzentrationen zwischen 0,125 und 10 mM gemessen [5]. Nach Vorbehandlung der Tiere (Wistar-Ratten, 150–200 g) mit 1,25-Vitamin D_3 (Hofmann-La Roche) in Dosierungen von 25 ng, 50 ng und 250 ng s.c. für 4 Tage wurden Bestimmungen der unidirektionalen Kalziumfluxe an beiden Dickdarmsegmenten bei einer Kalziumkonzentration von 1,25 mM durchgeführt. Die unidirektionalen Kalziumfluxe sind als Mittelwerte ± SEM angegeben. Signifikanzen wurden durch t-Test, lineare Regression wurde mit Hilfe der kleinsten Abweichungsquadrate ermittelt.

III. Ergebnisse

Am Colon ascendens zeigen die Kalziumfluxe sowohl von mukosal nach serosal (V_{max} = 327 nmol · Std^{-1} · cm^{-2}, K_t = 2,8 mM) als auch die von serosal nach mukosal (V_{max} = 359 nmol · Std^{-1} · cm^{-2}, K_t = 5,5 mM) in Abhängigkeit von der Kalziumkonzentration Sättigungskinetik (Abb. 1a). Bei allen Konzentrationen sind die unidirektionalen Kalziumfluxe von mukosal nach serosal größer als die in entgegengesetzter Richtung. Am Colon descendens ist nur der Kalziumtransport von mukosal nach serosal durch Sättigungskinetik

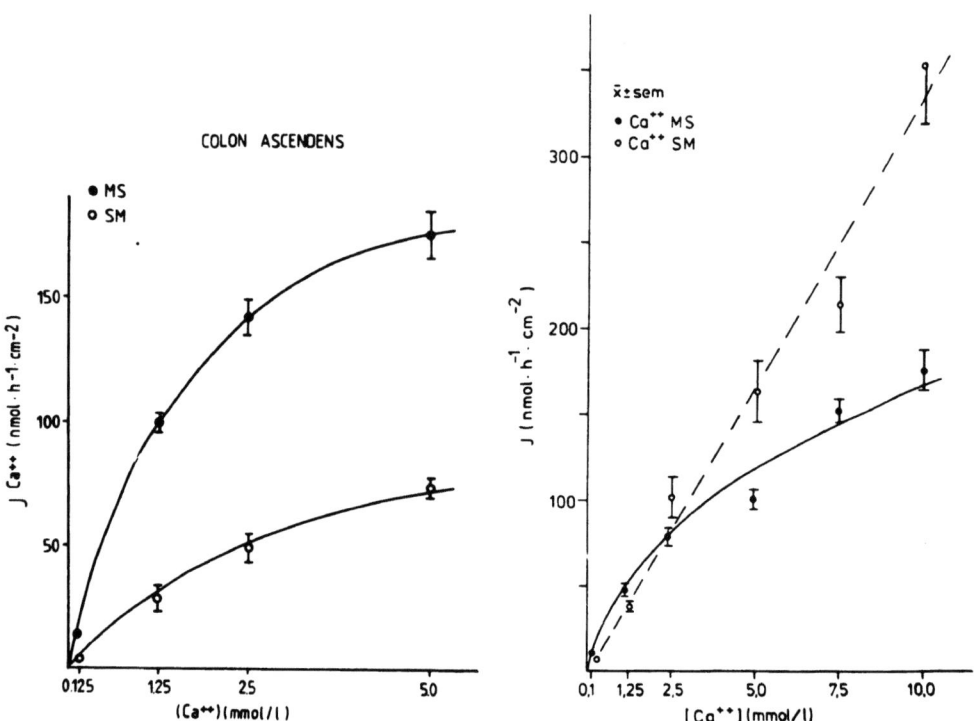

Abb. 1. Konzentrationsabhängige unidirektionale Kalziumfluxe von mukosal nach serosal (MS) und von serosal nach mukosal (SM) am Colon ascendens (**a**) und Colon descendens (**b**)

gekennzeichnet (V_{max} = 400 nmol · Std^{-1} · cm^{-2}, K_t = 13,2 mM). Die unidirektionalen Fluxe von serosal nach mukosal zeigen eine lineare Beziehung zur Kalziumkonzentration (J = 33 · C_{Ca}) (Abb. 1b). Bei Konzentrationen über 2,5 mM überwiegen die Fluxe von serosal nach mukosal denen in entgegengesetzter Richtung. Am Colon ascendens hat 1,25-Vitamin D$_3$ keinen Einfluß auf die unidirektionalen Kalziumfluxe und den Nettokalziumtransport (Abb. 2). Am Colon descendens hingegen kommt es nach Applikation von 25 ng (41 ± 4 nmol · Std^{-1} · cm^{-2}) und 50 ng (63 ± 2 nmol · Std^{-1} · cm^{-2}) 1,25-Vitamin D$_3$ zu einer signifikanten ($p < 0,01$), dosisabhängigen Zunahme der Kalziumfluxe von mukosal nach serosal (Kontrollwert = 29 ± 4 nmol · Std^{-1} · cm^{-2}). Eine weitere Erhöhung der 1,25-Vitamin D$_3$-Dosis auf 250 ng hat keine wesentliche Steigerung des Kalziumfluxes von mukosal nach serosal mehr zur Folge (68 ± 8 nmol · Std^{-1} · cm^{-2}). Die Kalziumresorption wird am Colon descendens bei 50 ng 1,25-Vitamin D$_3$ um über das Vierfache gesteigert (12 ± 3 vs. 54 ± 2 nmol · Std^{-1} · cm^{-2}, $p < 0,01$). Die unidirektionalen Kalziumfluxe von serosal nach mukosal am Colon descendens bleiben durch 1,25-Vitamin D$_3$ vollkommen unbeeinflußt (Abb. 2).

IV. Schlußfolgerung

Unsere Untersuchungen zeigen einen abschnittsspezifischen Unterschied des Kalziumtransportes zwischen Colon ascendens und Colon descendens. Am proximalen Dickdarm ist ein

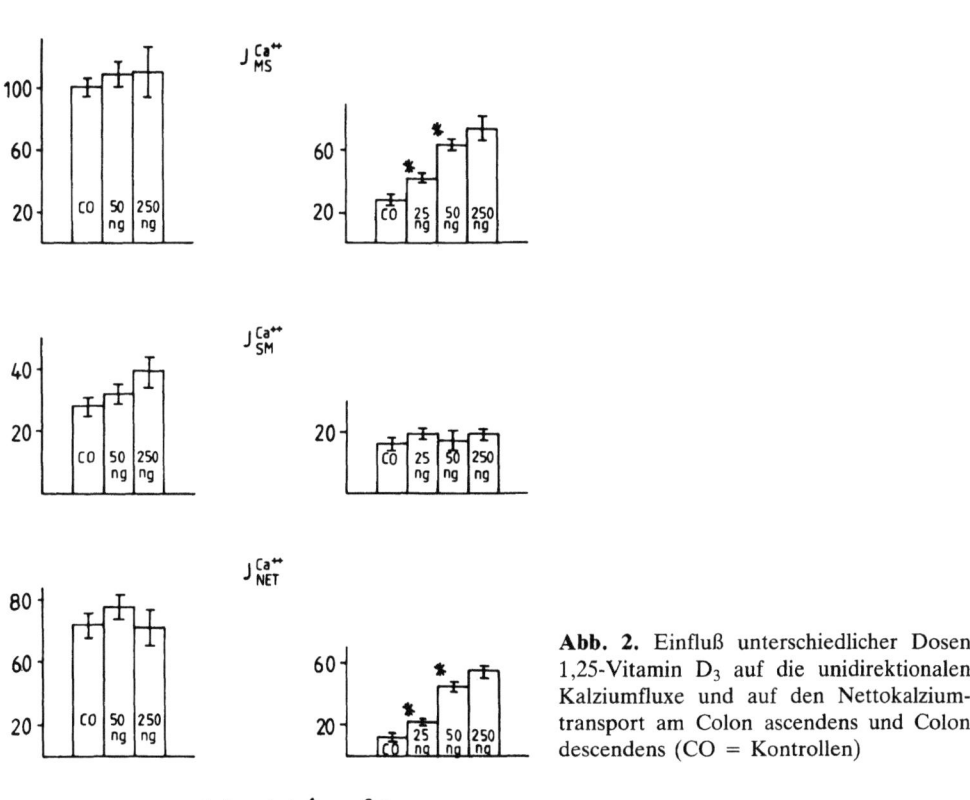

Abb. 2. Einfluß unterschiedlicher Dosen 1,25-Vitamin D$_3$ auf die unidirektionalen Kalziumfluxe und auf den Nettokalziumtransport am Colon ascendens und Colon descendens (CO = Kontrollen)

aktiver Mechanismus am Kalziumtransport von mukosal nach serosal und in entgegengesetzter Richtung beteiligt. Kalzium wird bei allen Konzentrationen resorbiert. Am Colon descendens hingegen ist nur der Kalziumtransport von mukosal nach serosal sättigbar; bei niedrigen Konzentrationen wird Kalzium resorbiert, bei Konzentrationen über 2,5 mM erfolgt Sekretion von Kalzium. Die Kalziumfluxe von serosal nach mukosal verhalten sich rein passiv und sind zudem auf den parazellulären Weg beschränkt [4]. Diese „paradoxe Sekretion" von Kalzium am Colon descendens, d. h. das Überwiegen des parazellulären passiven Kalziumtransfers von serosal nach mukosal über den aktiven Kalziumtransport von mukosal nach serosal kann durch ein „Recycling" des resorbierten Kalzium infolge des interzellulären hydrostatischen Druckes zur mukosalen Seite hin erklärt werden [3]. Die segmentale Heterogenität des Kalziumtransportes zwischen dem proximalen und dem distalen Kolon tritt auch unter Einfluß von 1,25-Vitamin D_3 in Erscheinung. 1,25-Vitamin D_3 steigert nur am Colon descendens die Kalziumresorption, und zwar durch Aktivierung des Kalziumfluxes von mukosal nach serosal. Diese Zunahme des Kalziumfluxes von mukosal nach serosal am distalen Kolon beruht nicht nur auf einer Stimulation des aktiven, zellulär vermittelten Kalziumtransportes. Unter Einfluß von 1,25-Vitamin D_3 ist am Colon descendens ebenso der passive parazelluläre Kalziumtransfer von mukosal nach serosal gesteigert [4]. Aus unseren Ergebnissen kann gefolgert werden, daß ausschließlich das Colon descendens zur Kompensation der Kalziumaufnahme bei Malabsorption im Dünndarm befähigt ist.

Literatur

1. Ewe K (1972) Calcium absorption in health and disease. Ergeb Inn Med Kinderheilkd 33 : 231−269 − 2. Hylander E et al. (1980) The importance of the colon in calcium absorption following small bowel resection. Scand J Gastroenterol 15 : 55−60 − 3. Karbach U et al. (1983) Calcium transport in the rat descending colon. Evidence for paracellular recycling of water and solutes. Gastroenterol Clin Biol 5 : 505 − 4. Karbach U, Rummel W (1984) Selectivity of the paracellular calcium-transport in rat colon and the effect of 1,25-(OH)₂-vitamin D_3. Naunyn-Schmiedebergs Arch Pharmacol 325 : R38 − 5. Schultz SG, Zalusky R (1964) Ion transport in isolated rabbit ileum. Short circuit current and Na fluxes. J Gen Physiol 47 : 567−589

Stoffwechsel

Ditschuneit, H. H., Scheuermann, E., Ditschuneit, H. (Abt. Innere Medizin II, Klinikum Universität Ulm)
Stoffwechseluntersuchungen an adipösen Patienten
nach erheblicher Gewichtsreduktion

Die Behandlung der Adipositas durch totales Fasten wird zeitlich durch die dabei auftretende negative Stickstoffbilanz begrenzt. Nach 4 Wochen totalen Fastens beträgt der Proteinverlust 1 145 g [8]. Bei dem durch Proteingaben modifizierten Fasten kann die Stickstoffbilanz ausgeglichen werden, und wesentliche Proteinverluste des Organismus sind nicht zu befürchten [2]. Im folgenden haben wir geprüft, ob modifiziertes Fasten auch langfristig angewendet werden kann, ohne daß Mangelerscheinungen auftreten.

Methodik

Adipöse Patienten unterzogen sich unter ambulanter Betreuung einem modifizierten Fasten von mehr als 12 Wochen. Das Behandlungsende wurde vom Patienten bestimmt. 13 Frauen und sechs Männer wurden untersucht. Sie waren im Mittel 27 (16–47) Jahre alt und 170 (153–185) cm groß und hatten ein Körpergewicht von 128,1 (98,2–204,0) kg. Das Normalgewicht wurde damit um 85,4% (34,5–319,4%) überschritten. Die Patienten hielten Nahrungskarenz ein und tranken täglich mehr als 3 l Flüssigkeit (Tee, Kaffee, Mineralwasser). Sie nahmen täglich drei Portionen eines Nährstoffkonzentrats (Modifast) ein. Damit wurden täglich insgesamt 33 g Protein, 0,7 g Lipide und 25,5 g Kohlenhydrate mit einem Gesamtkaloriengehalt von 240 kcal bzw. 1 022 kj verabreicht, zusammen mit Vitaminen, Spurenelementen und Mineralien in genügender Menge. Durch regelmäßige Gymnastik steigerten die Patienten ihre körperliche Aktivität, und sie stellten sich wöchentlichen Kontrolluntersuchungen. Dabei wurden klinischer Befund, Blutdruck und Körpergewicht registriert. In 14tägigen Abständen wurde ein biochemisches Laborprofil nach Standardmethoden erstellt und in Monatsabständen ein EKG abgeleitet. Die Behandlungsdauer betrug 12 ($n = 19$) bis 36 Wochen ($n = 5$). Komplikationen traten nicht auf. In der Tabelle sind die Mittelwerte der Untersuchungsergebnisse mit dem mittleren Fehler des Mittelwertes ($\pm$ SEM) von den jeweils noch verbleibenden, regelmäßig kontrollierten Patienten angegeben. Gekennzeichnet ([+]) sind die Werte, die vom Ausgangswert verschieden sind ($p < 0,05$).

Ergebnisse

Das modifizierte Fasten führte bei allen Patienten zu einem stetigen Gewichtsrückgang. Nach 4 Wochen betrug der mittlere kumulative Gewichtsverlust 10,7 $\pm$ 1,0 kg, nach 20 Wochen 35,3 $\pm$ 3,7 kg und nach 36 Wochen 63,3 $\pm$ 5,4 kg. Der erzielte wöchentliche Gewichtsverlust

Tabelle 1. Gewicht, Blutdruck und Stoffwechselgrößen bei adipösen Patienten während modifizierten Fastens über 36 Wochen

	Zu Beginn	Nach 12 Wochen	Nach 24 Wochen	Nach 36 Wochen
Gewichtsabnahmen (kg)		25,0 $\pm$ 3,6	40,1 $\pm$ 7,0	63,3 $\pm$ 5,4
Blutdruck (mm Hg)				
Systolisch	183 $\pm$ 14	121 $\pm$ 8[+]	123 $\pm$ 6[+]	116 $\pm$ 5[+]
Diastolisch	109 $\pm$ 9	78 $\pm$ 3[+]	79 $\pm$ 4[+]	73 $\pm$ 2[+]
Gesamteiweiß (g/l)	72 $\pm$ 3	71 $\pm$ 1	73 $\pm$ 4	72 $\pm$ 4
Albumin (g/l)	43,0 $\pm$ 0,3	40,3 $\pm$ 0,5	43,2 $\pm$ 0,2	42,5 $\pm$ 0,7
Transferrin (mg%)	259 $\pm$ 14	248 $\pm$ 11	219 $\pm$ 8[+]	223 $\pm$ 12[+]
Kalium (mMol/l)	4,3 $\pm$ 0,1	4,0 $\pm$ 0,2	4,1 $\pm$ 0,2	4,0 $\pm$ 0,1
Serumeisen (µMol/l)	20,7 $\pm$ 2,8	19,8 $\pm$ 3,1	14,4 $\pm$ 2,1	21,4 $\pm$ 4,0
Alkalische Phosphatase (U/l)	137 $\pm$ 13	117 $\pm$ 10	102 $\pm$ 6[+]	94 $\pm$ 11[+]
Triglyzeride (mMol/l)	2,0 $\pm$ 0,4	1,3 $\pm$ 0,3[+]	1,2 $\pm$ 0,1[+]	1,2 $\pm$ 0,2[+]
Gesamtcholesterin (mMol/l)	5,3 $\pm$ 1,0	4,8 $\pm$ 0,8	4,6 $\pm$ 0,5	5,6 $\pm$ 1,0
HDL-Cholester (mg%)	40,6 $\pm$ 5,8	35,2 $\pm$ 4,9	44,5 $\pm$ 5,1	49,3 $\pm$ 6,9[+]
Thyroxin (µg/100 ml)	8,2 $\pm$ 0,2	7,6 $\pm$ 0,4	6,5 $\pm$ 0,6	8,4 $\pm$ 1,0
T_3 (ng/100 ml)	212 $\pm$ 21	160 $\pm$ 13[+]	150 $\pm$ 10[+]	140 $\pm$ 12[+]
Harnsäure (µMol/l)	384 $\pm$ 41	369 $\pm$ 31	296 $\pm$ 59[+]	276 $\pm$ 28[+]
Insulin (µE/ml)	25 $\pm$ 7	12 $\pm$ 2[+]	10 $\pm$ 4[+]	12 $\pm$ 2[+]
Blutzucker (mg%)	98 $\pm$ 10	82 $\pm$ 3[+]	84 $\pm$ 6[+]	83 $\pm$ 2[+]

aller Patienten nahm von 2,7 ± 0,3 kg in den ersten 4 Wochen auf 1,5 ± 0,4 kg in der 24.–28. Woche ab. Bei allen Patienten konnte schon nach 1 Woche ein eindrucksvoller Blutdruckabfall registriert werden. Nach 3 Wochen lagen die Blutdruckwerte aller Patienten im Normbereich. Das Gesamteiweiß und das Serumalbumin blieben im Normbereich. Das Transferrin ließ einen leichten Abfall erkennen. Die Serumspiegel von Na, K, Ca, Phosphor und Chlor sowie das Serumeisen und das Hämoglobin ließen keine Veränderung erkennen. Erythrozyten, Leukozyten und Thrombozyten blieben ebenfalls konstant. Während der Thyroxinspiegel gleich blieb, fiel das T_3 ab. Der Serumharnstoff fiel vorübergehend ab, das Kreatinin stieg vorübergehend an. Nach 24 Wochen waren die Ausgangswerte wieder erreicht. SGOT, SGPT, Gamma-GT und alkalische Phosphatase fielen ab. Ebenfalls die Triglyzeride, das Gesamtcholesterin und das HDL-Cholesterin. Das Gesamtcholesterin stieg nach 12 Wochen wieder an und erreichte nach 36 Wochen den Ausgangsbereich. Das HDL-Cholesterin stieg nach 12 Wochen ebenfalls wieder an und lag nach 24 und 36 Wochen über dem Ausgangswert. Die Serumharnsäure stieg anfangs an, fiel aber schon nach 4 Wochen ab und lag ab der 16. Woche unter dem Ausgangswert. Der Nüchternblutzucker und der basale Insulinspiegel fielen schon nach 1 Woche ab und blieben im weiteren Verlauf niedrig.

Diskussion

Das modifizierte Fasten hat in der Adipositastherapie einen festen Stellenwert erhalten [3, 5, 6, 8]. Diese Behandlungsform kann auch langfristig angewendet werden, ohne daß ernste Nebenwirkungen auftreten. Die körperliche und geistige Leistungsfähigkeit bleiben erhalten, und ein wesentlicher Proteinverlust tritt nicht ein. Der Gewichtsverlust wird mit zunehmender Fastendauer kleiner, so daß sich in dem von uns beobachteten Zeitraum ein exponentieller Verlauf ergab. Die Energieabgabe regulierenden Mechanismen sind nicht genau bekannt. Eine Drosselung der Energieabgabe kann bei schlanken und adipösen Personen und auch schon bei Kindern nachgewiesen werden [4]. Möglicherweise kommt der Schilddrüsenfunktion eine Bedeutung zu. Das T_3 fällt während des modifizierten Fastens deutlich ab. Dagegen steigt das biologisch inaktive rT_3 an [7]. Beim modifizierten Fasten ergaben sich neben einer eindrucksvollen Gewichtsabnahme eine wirkungsvolle Blutdrucksenkung und günstige Veränderungen des Stoffwechsels, weshalb dieser Behandlungsform eine herausragende Bedeutung in der Adipositastherapie zukommt.

Literatur

1. Apfelbaum M, Baigts F, Ciachetti J, Serog P (1981) Effects of a high protein very-low-energy diet on ambulatory subjects with special reference to nitrogen balance. Int J Obes 5: 117–122 – 2. Ditschuneit H, Ditschuneit HH, Wechsler JG (1979) Adipositasbehandlung – Nulldiät oder kalorienreduzierte Diät? Internist 20: 151–158 – 3. Ditschuneit HH, Wechsler JG, Wenzel H, Ditschuneit H (1980) Das proteinsubstituierte Fasten. Der informierte Arzt 8: 3–11 – 4. Ditschuneit HH, Klör HU, Jäger H, Jung F, Homoki J, Ditschuneit H (1979) Untersuchungen an Kindern bei eiweiß- und fettreicher, kohlenhydratarmer Ernährung. Ernährungs-Umschau 26: 253–258 – 5. Genuth SM, Castro JH, Vertes V (1974) Weight reduction in obesity by outpatient semistarvation. JAMA 230: 987–989 – 6. Howard AN, Grant A, Edwards O, Littlewood ER, McLean Baird J (1978) The treatment of obesity with a very low calorie liquid formula diet. Int J Obes 3: 321–326 – 7. Spaulding SW, Chopra IJ, Scherwin RS, Lyall SS (1976) Effect of caloric restriction and dietary composition on serum T_3 and reverse – T_3 m man. J Clin Endocrinol Metab 42: 197–202 – 8. Vertes V, Genuth M, Hazelton JM (1977) Supplemented Fasting as a Large-Scale Outpatient Program. JAMA 238: 2151–2153 – 9. Wechsler JG, Ditschuneit HH, Malfertheiner P, Ditschuneit H (1980) Stickstoffbilanzen während modifizierten Fastens. Dtsch Med Wochenschr 105: 58–61

Karoff, Ch., Zidek, W., Losse, H., Vetter, H. (Münster)
Kochsalzabhängige und -unabhängige Gewichtsreduktion bei Adipositas

Manuskript nicht eingegangen

Ditschuneit, H. H., Schneider, A. G., Theurer, A., Stange, E. F., Ditschuneit, H. (Med. Klinik der Universität Ulm)
Die Langzeitbehandlung primärer Hyperlipoproteinämien mit Procetofen

Procetofen oder Isopropyl-[4-(p-chlor-benzyl)-2-phenoxy-2-methyl]propionat oder Fenofibrat (Lipanthyl) ist ein Clofibratabkömmling mit lipidsenkender Wirkung und hat sich bei der Behandlung primärer Hyperlipoproteinämien (HL) als wirksam erwiesen [5]. Möglicherweise ist die Wirkung auf eine Verminderung der Cholesterinsynthese durch Hemmung der 3-Hydroxy-3-methyl-glutaryl-Coenzym A-Reduktase (HMGR) zurückzuführen [4]. Im folgenden wurde untersucht, ob Fenofibrat auch langfristig die Lipide bei primärer HL senken kann, ohne daß ernste Nebenwirkungen auftreten.

Methodik

Sieben Patienten mit HL Typ IIa (5 ♀, 2 ♂) im Alter von 36−65 Jahren ($\bar{x}$ 49,5) mit einer Körpergröße von 158−173 cm ($\bar{x}$ 167) und einem Körpergewicht von 53,0−76,5 kg ($\bar{x}$ 67,0) und neun Patienten mit HL Typ IIb (5 ♀, 4 ♂) im Alter von 37−68 Jahren ($\bar{x}$ 47,5), einer Körpergröße von 145−177 cm ($\bar{x}$ 162,5) und einem Körpergewicht von 48−89,2 kg ($\bar{x}$ 68,7) wurden ambulant betreut. Alle Patienten hatten eine koronare Herzkrankheit, bei neun Patienten war diese angiografisch gesichert. Sie hielten eine lipidsenkende Diät (40% KH, 20% Protein, 40% Fett, Verwendung linolsäurereicher Fette, tägliche Cholesterinzufuhr < 300 mg) und Gewichtskonstanz ein und nahmen täglich 3 × 100 mg Fenofibrat. Bei allen Patienten wurde nach 40−42 Monaten Behandlung ein Auslaßversuch über 8 Wochen durchgeführt. Vor, während und bis 16 Wochen danach wurde in 4−8-Wochenabständen die HMGR gemessen [1, 6, 7]. Während des gesamten Behandlungszeitraumes von 51 Monaten wurde in 3-Monatsabständen ein biochemisches Laborprofil nach Standardmethoden erstellt. In der Tabelle sind die Mittelwerte mit dem mittleren Fehler des Mittelwertes (± SEM) angegeben. Gekennzeichnet (+) sind die Werte, die vom Ausgangswert verschieden sind (t-Test verbundener Stichproben, $p < 0,05$).

Ergebnisse

Bei allen Patienten konnte durch Fenofibrat eine Senkung des Cholesterins und der Triglyzeride erreicht werden. Bei den Patienten mit HL Typ IIb waren die Triglyzeride anfangs mit 6,5 ± 3,4 mMol/l erhöht. Nach 1 Jahr Behandlung betrug der Mittelwert 2,6 ± 1,0, nach 2 Jahren 1,8 ± 0,2, nach 3 Jahren 1,5 ± 0,2 und nach 4 Jahren 2,0 ± 0,4 mMol/l. Gegenüber dem Ausgangswert konnten die Triglyzeride im gesamten Behandlungszeitraum von 4 Jahren, mit Ausnahme des Auslaßversuchs, um 47 ± 11% gesenkt werden. Das Gesamtcholesterin konnte ebenfalls eindrucksvoll gesenkt werden. Bei einem Ausgangswert von 9,3 ± 1,7 mMol/l wurden nach 1 Jahr 6,9 ± 0,4, nach 2 Jahren 6,2 ± 0,3, nach 3 Jahren 5,8 ± 0,6 und nach 4 Jahren 6,5 ± 0,3 mMol/l gemessen. Die Cholesterinsenkung betrug insgesamt 32 ± 16%. Lipidelektrophoretisch konnte bei vier von neun Patienten mit HL Typ IIb während der Behandlungszeit mindestens einmal ein Lipoproteinmuster einer HL Typ IV beobachtet werden. Für die Patienten mit HL Typ IIa konnte der Cholesterinspiegel ebenfalls wirkungsvoll gesenkt werden, der Normbereich wurde aber im Durchschnitt nicht erreicht. Der Ausgangswert konnte von 10,8 ± 1,6 mMol/l nach 4 Monaten auf 6,6 ± 0,5 gesenkt werden. Nach 1 Jahr lag der Mittelwert bei 7,8 ± 1,0, nach 2 Jahren bei 8,1 ± 1,7, nach 3 Jahren bei 6,9 ± 1,5 und nach 4 Jahren bei 7,4 ± 2,0 mMol/l. Insgesamt wurde eine Senkung des Cholesterins um 28 ± 10% erreicht. Die Triglyzeride lagen anfangs bei 1,2 ± 0,3 mMol/l. Über den gesamten Behandlungszeitraum wurde eine Senkung um 15 ± 9% registriert. Lipidelektrophoretisch blieb das Lipoproteinmuster einer HL Typ IIa andauernd erhalten. Mit der Lipidsenkung wurde auch die Serumharnsäure gesenkt. Bei Patienten mit HL Typ IIb wurde sie um insgesamt 28 ± 9%, bei Patienten mit HL Typ IIa um 17 ± 8% gesenkt. Nach mehr als 3 Jahren Behandlung betrug die HMGR bei vier Patienten mit HL Typ IIA 30,3 ± 25,2 pmol/mg × Std. Nach 8 Wochen Plazebo stieg sie auf 108,5 ± 34,7 ($p < 0,05$). Nach erneuter Fenofibratgabe konnte innerhalb von 16 Wochen eine geringe Hemmung erreicht werden. Im Mittel wurden 76,2 ± 42,6 gemessen. Bei sechs Patienten mit HL Typ IIb betrug die Aktivität unter Fenofibrat 17,7 ± 9,0 pmol/mg × Std. Unter Plazebo stieg sie auf 93,5 ± 24,8 ($p < 0,05$). In der anschließenden Verumphase konnte die Aktivität wieder auf 70,7 ± 14,6 gehemmt werden. Bei keinem Patienten lag eine Störung der Nieren- oder Leberfunktion oder der Blutbildung vor. Auch nach vierjähriger Behandlung konnte eine solche nicht nachgewiesen werden. Bei vier Patienten konnte vorübergehend eine Erhöhung der SGOT bis auf 51 U/l und bei drei Patienten auch eine Erhöhung der SGPT bis auf 42 U/l beobachtet werden. Die alkalische Phosphatase fiel im Mittelwert deutlich ab. Insgesamt betrug der Abfall 20 ± 4%. Das Kreatinin stieg im Behandlungszeitraum leicht an. Gegenüber dem Ausgangswert wurde ein Anstieg um 29% registriert. Der obere Normwert wurde aber nicht überschritten. Leukozyten, Erythrozyten und Thrombozyten und das

Tabelle 1. Verhalten von Triglyzeriden, Gesamtcholesterin, Harnsäure, SGOT, alkalischer Phosphatase, Kreatinin, Leukozyten, Thrombozyten und Hämoglobin bei Patienten mit HL Typ IIa und Typ IIb vor und 24 und 28 Monate nach Behandlung mit Fenofibrat

	Ohne medikamentöse Therapie	Fenofibrat (3×100 mg/Tag)	
		Nach 24 Monaten	Nach 48 Monaten
HL Typ IIa (n = 7)			
Triglyzeride (mMol/l)	1,2 ± 0,3	1,2 ± 0,6	0,9 ± 0,5
Gesamtcholesterin (mMol/l)	10,8 ± 1,6	8,1 ± 1,7+	7,4 ± 2,0+
Harnsäure (µMol/l)	360 ± 55	309 ± 41+	296 ± 44+
HL Typ IIb (n = 9)			
Triglyzeride (mMol/l)	6,5 ± 3,4	1,8 ± 0,2+	2,0 ± 0,4+
Gesamtcholesterin (mMol/l)	9,3 ± 1,7	6,2 ± 0,3+	6,5 ± 0,5+
Harnsäure (µMol/l)	330 ± 72	224 ± 35+	234 ± 32+
HL Typ IIa und Typ IIb (n = 16)			
SGOT (U/l)	12,4 ± 1,6	14,4 ± 0,9	15,5 ± 1,1
Alkalische Phosphatase (U/l)	119 ± 11	93 ± 25+	92 ± 16+
Leukozyten (10^9/l)	5,6 ± 0,4	5,8 ± 0,5	5,9 ± 0,5
Thrombozyten (10^9/l)	287 ± 26	321 ± 13	317 ± 19
Hb (g/dl)	14,9 ± 0,6	14,8 ± 0,5+	14,0 ± 0,7
Kreatinin (µMol/l)	68,6 ± 5,6	75,9 ± 4,5+	88,5 ± 2,1+

Hämoglobin ließen keine wesentlichen Veränderungen erkennen. Bei einer Patientin trat nach einjähriger Behandlungszeit eine Cholezystitis bei vorher nicht bekannter Cholelithiasis auf und bei einer Patientin wurde nach zweijähriger Behandlung eine klinisch unauffällige Cholelithiasis erstmals entdeckt. Von Seiten der KHK traten keine Komplikationen auf. Eine Progredienz konnte klinisch nicht festgestellt werden.

Diskussion

Fenofibrat erwies sich bei HL Typ IIb und Typ IIa als wirksam. Bei HL Typ IIb konnten die Triglyzeride um 47% und das Cholesterin um 32% gesenkt werden. Bei HL Typ IIa betrug die Senkung des Cholesterins 28% und die des Neutralfetts 17%. Der lipidsenkende Wirkungsmechanismus ist nicht genau bekannt. Einer verminderten Cholesterinsynthese könnte Bedeutung zukommen. Unsere Untersuchungen zeigen einen deutlichen Anstieg der HMGR, wenn eine Fenofibratbehandlung unterbrochen wird. Bei Wiederaufnahme der Therapie kann die HMGR bei HL Typ IIb wieder gehemmt werden. Bei HL Typ IIa kann auch nach 8 und 16 Wochen noch keine sichere Hemmung der HMGR nachgewiesen werden, obwohl das Serumcholesterin zu diesem Zeitpunkt schon wieder abgefallen ist. Möglicherweise ist eine längere Behandlung notwendig, um auch bei HL Typ IIa eine verminderte Cholesterinsynthese nachweisen zu können. Die Serumharnsäure kann um 21% gesenkt werden. Dieser Effekt ist auf eine urikosurische Wirkung des Fenofibrats zurückzuführen [2]. Auch die hepatische alkalische Phosphatase sinkt deutlich um 20% ab. Das Serumkreatinin stieg während der Behandlungszeit leicht an. Nach 4 Jahren Behandlung war eine Steigerung um 29% zu verzeichnen. Die Frage nach der Bedeutung dieses Befundes kann derzeit noch nicht beantwortet werden. Bei einer Patientin trat nach einjähriger Behandlung ein Gallensteinleiden auf und bei einer weiteren wurde nach zweijähriger Behandlung eine Cholelithiasis festgestellt. Fenofibrat steigert, ebenso wie Clofibrat, die biliäre Cholesterinsekretion [3]. Somit könnte über eine Zunahme des lithogenen Index der Galle das Gallensteinrisiko erhöht werden. Dennoch sind Patienten mit HL und Arteriosklerosemanifestation wegen der möglichen Regression atherosklerotischer Gefäßveränderungen durch wirkungsvolle Cholesterinsenkung konsequent zu behandeln.

Literatur

1. Böyum A (1968) Isolation of mononuclear cells and granulocytes from human blood. Scand J Clin Lab Invest (Suppl 21) 97: 77–89 – 2. Harvengt C, Heller F, Desager (1980) Hypolipidemic and hypouricemic action of fenofibrate in various types of hyperlipoproteinemias. Artery 7: 83–86 – 3. Leiß O, von Bergmann K (1984) Einfluß von Fenofibrat und Bezafibrat auf den biliären Lipidstoffwechsel. In: Kaffarnik H, Schneider J (Hrsg) Hyperlipoproteinämie. Perimed, Erlangen, S 168 – 4. Schneider AG, Ditschuneit HH, Stange EF, Ditschuneit H (1984) Regulation of 3-hydroxy-3-methylglutaryl coenzym A reductase in freshly isolated human mononuclear cells by fenofibrate. In: Carlson LA, Olson AG (eds) Treatment of hyperlipoproteinemia. Raven Press, New York, p 181 – 5. Schwartzkopff W, Jantke HJ, Calder D, Jacob HW (1980) Zur Wirksamkeit von Procetofen (Lipanthyl) bei Hyperlipoproteinämien (Typen IIa, IIb, IV). Therapiewoche 30: 6038–6054 – 6. Shapiro DJ, Nordstrom JC, Mitscheler JJ, Rodwell VW, Schimke RT (1974) Micro assay for hydroxy-3-methyl-glutaryl CoA reductase in rat liver and L cell fibroblasts. Biochim Biophys Acta 370: 369–372 – 7. Young NL, Rodwell VW (1977) Regulation of hydroxy-methylglutaryl-CoA reductase in rat leucocytes. J Lipid Res 18: 572–575

Heitz, J., Meyer-Sabellek, W., Arntz, H. R., Schulte, K. L., Gotzen, R. (Berlin)
Der Einfluß einer Langzeittherapie mit Indapamid auf die Serumlipoproteine

Manuskript nicht eingegangen

von Bergmann, K., Streicher, U., Leiß, O., Jensen, C., Gugler, R. (Med. Univ.-Klinik Bonn)
Untersuchungen zum Wirkungsmechanismus des cholesterinsenkenden Effektes von Metronidazol*

Einleitung

Zahlreiche Medikamente werden zur Therapie bei Patienten mit Hypercholesterinämie eingesetzt [8]. Der Wirkungsmechanismus der meisten dieser Pharmaka ist aufgeklärt [8, 9, 12]. Kürzlich konnte gezeigt werden, daß ein weiteres Medikament, das schon lange im Handel ist, einen cholesterinsenkenden Effekt aufweist. Eine kurzfristige, hochdosierte Therapie mit Metronidazol (3 × 750 mg/Tag) führte bei Patienten mit infektiösen oder parasitären Darmerkrankungen zu einer deutlichen Senkung des Serumcholesterins [2]. Wodurch dieser Effekt von Metronidazol bedingt ist, und ob die Cholesterinsenkung länger anhält, ist bisher nicht bekannt. Aus diesem Grunde wurde bei fünf Patienten mit Morbus Crohn, die über 9−12 Monate an einer prospektiven Therapiestudie teilnahmen, und von denen vor und während der Therapie Serum eingefroren wurde, das Serumcholesterin gemessen. Der mögliche cholesterinsenkende Mechanismus von Metronidazol wurde bei fünf freiwilligen Probanden durch Bestimmung der biliären Sekretion von Cholesterin und Gallensäuren sowie durch Messung der intestinalen Cholesterinresorption untersucht.

Patienten und Methoden

Bei fünf Patienten mit M. Crohn, die an einer prospektiven Therapiestudie mit Metronidazol (Clont, 2 × 400 mg/Tag) teilnahmen, wurde aus Serumproben, die vor, nach 2−4-, nach 6- und nach 9−12-monatiger Therapie entnommen und tiefgefroren worden waren, das Gesamtcholesterin enzymatisch bestimmt.

Fünf männliche normolipämische Probanden erhielten jeweils für 3 Wochen täglich 400 mg Metronidazol (Clont). Vor und nach dreiwöchiger Behandlung wurden die Serumlipoproteine, die biliäre Sekretion von Cholesterin und Gallensäuren sowie die intestinale Cholesterinresorption gemessen.

Die Bestimmung der biliären Cholesterin- und Gallensäurensekretion und der intestinalen Cholesterinresorption erfolgte mittels einer dreilumigen Sonde während konstanter Nahrungsinfusion in das Duodenum nach der Methode von Grundy und Metzger [6] und Einarsson und Grundy [4]. Die proximale Öffnung der dreilumigen Sonde, durch die die Nahrung und β-Sitosterin als nichtresorbierbarer Marker konstant infundiert wurden, lag in Höhe der Papilla Vateri. Von der zweiten Öffnung, die 10 cm distal am Ligamentum Treitz lag, wurde kontinuierlich ein Aliquot des vorbeifließenden Duodenalsaftes aspiriert. Aus dem Verhältnis von Cholesterin und Gallensäuren zu β-Sitosterin wurde die stündliche biliäre Sekretion von Cholesterin und Gallensäuren berechnet. Die dritte Sondenöffnung lag 50 cm distal der zweiten Öffnung (Schlauchlänge; ca. 100 cm Darmlänge). In den stündlich

*   Mit Unterstützung der Sandoz-Stiftung für therapeutische Forschung

1640

Tabelle 1. Einfluß von Metronidazol (1 × 400 mg/Tag) auf die biliäre Sekretion von Cholesterin und Gallensäuren bei fünf normolipämischen Probanden

	Cholesterin (mg/Std)	Gallensäuren (mg/Std)
Kontrolle (x ± SD)	47 ± 12	1 181 ± 390
Metronidazol (x ± SD)	41 ± 9*	947 ± 228*

* Signifikant unterschiedlich von den Kontrollwerten ($p < 0,05$)

aspirierten Proben wurden Cholesterin und β-Sitosterin gemessen. Von dem relativen Verschwinden von Cholesterin zu β-Sitosterin zwischen der zweiten und dritten Öffnung wurde die intestinale Cholesterinresorption berechnet.

Die Lipoproteinbestimmung erfolgte aus Nüchternblut nach dem Lipid Research Manual [13]. Die Bestimmung des Cholesterins und der Triglyzeride aus Serum und Lipoprotein-fraktionen erfolgte enzymatisch [3, 16], zusätzlich wurde das Gesamtcholesterin im Serum gaschromatographisch bestimmt.

Ergebnisse

Das Serumcholesterin lag vor Therapie mit Metronidazol bei fünf Patienten mit Morbus Crohn bei 179 ± 45 mg/dl (SD; Bereich 120−221 mg/dl). Nach 2−4monatiger Behandlung mit 2 × 400 mg/Tag kam es zu einem signifikanten Abfall ($p < 0,05$) um −13% auf 156 ± 48 mg/dl. Nach 6 Monaten betrug das Serumcholesterin 134 ± 44 mg/dl. Der mittlere Abfall gegenüber den Ausgangswerten betrug −25% ($p < 0,05$) und war signifikant niedriger als nach 2−4 Monaten (−14%; $p < 0,05$). Nach 9−12 Monaten zeigte sich keine weitere Änderung des Serumcholesterins. Die mittlere Serumkonzentration lag bei 134 ± 43 mg/dl (−20% gegenüber den Ausgangswerten, $p < 0,05$; +7% gegenüber den Werten nach 6 Monaten; nicht signifikant).

Bei fünf normolipämischen Probanden kam es nach dreiwöchiger Therapie mit niedrigerer Dosis von Metronidazol (1 × 400 mg/Tag) ebenfalls zu einem signifikanten Abfall des Gesamtcholesterins von im Mittel 200 ± 28 mg/dl auf 173 ± 29 mg/dl (−13%; $p < 0,05$). Die Senkung des Serumcholesterins war durch eine Erniedrigung des LDL-Cholesterins bedingt. Das LDL-Cholesterin fiel um −21% von 121 ± 17 mg/dl auf 95 ± 17 mg/dl ab, während das HDL-Cholesterin unverändert blieb (59 ± 16 mg/dl bzw. 58 ± 20 mg/dl). Keine Änderung konnte in der Konzentration der Triglyzeride festgestellt werden (99 ± 84 bzw. 102 ± 54 mg/dl).

Die Ergebnisse der biliären Sekretion von Cholesterin und Gallensäuren vor und nach Gabe von Metronidazol sind in Tabelle 1 zusammengefaßt.

Die Gabe von Metronidazol führte zu einer Verminderung der biliären Sekretion von Cholesterin und von Gallensäuren im Mittel um −13% ($p < 0,05$) und um −20% ($p < 0,05$). Die molaren Konzentrationen der individuellen Gallensäuren wurden durch Metronidazol nicht verändert. Während der Kontrollperiode betrug die Cholesterinresorption 21 mg/Std (45%). Metronidazol senkte bei allen Probanden sowohl die absolute als auch die relative Cholesterinresorption. Die absolute Cholesterinresorption fiel auf 14 mg/Std (−33%), die relative auf 35% (−22%) ab ($p < 0,05$).

Diskussion

Die Ergebnisse zeigen, daß Metronidazol auch in niedriger Dosierung (1 × 400 mg/Tag bzw. 2 × 400 mg/Tag) bei normolipämischen Probanden und Patienten mit Morbus Crohn zu einer signifikanten Senkung des Serumcholesterins führt. Dieser Effekt war bereits nach 3 Wochen nachweisbar und hielt bei den Patienten mit Morbus Crohn bis zu 1 Jahr an, wobei der maximale Effekt nach 6 Monaten beobachtet wurde. Das Ausmaß der Senkung des Serumcholesterins ist mit dem anderer lipidsenkender Pharmaka vergleichbar [8, 9, 12].

Die kurzzeitigen Untersuchungen bei den Probanden zeigten keinen Einfluß auf die Serumtriglyzeride oder das HDL-Cholesterin. Die Möglichkeit, daß Metronidazol oder einer seiner Metaboliten die enzymatische Bestimmung des Cholesterins im Serum beeinflußt, konnte durch die gaschromatographische Bestimmung des Cholesterins ausgeschlossen werden. Die vorläufigen Untersuchungen bei den Probanden geben mögliche Hinweise auf Mechanismen, durch die Metronidazol zu einer Senkung des Serumcholesterins führt. Die verminderte biliäre Sekretion von Cholesterin und auch von Gallensäuren könnten durch eine Hemmung der Cholesterinsynthese bedingt sein. Endgültige Hinweise über den Einfluß auf die Cholesterin- und/oder Gallensäurensynthese können jedoch nur durch direkte Messungen erbracht werden. Ebenso wie das kaum resorbierbare Antibiotikum Neomycin, das von einigen Gruppen erfolgreich zur Senkung erhöhter Serumcholesterinwerte eingesetzt wird [5, 15, 17], führte Metronidazol bereits in niedriger Dosierung zu einer Hemmung der Cholesterinresorption. Andere Untersucher konnten zeigen, daß Metronidazol in einer Dosierung von 2 g/Tag zu einem signifikanten Abfall der durch bakterielle Umwandlung von Cholsäure entstehenden Desoxycholsäure führt [14]. Eine Veränderung der Zusammensetzung der individuellen Gallensäuren durch Metronidazol, die ebenfalls zu einer Änderung der intestinalen Cholesterinresorption führen könnte [11], war zumindestens bei der niedrigen Dosierung nicht nachweisbar, d. h. der antimikrobielle Effekt von Metronidazol kann nicht für die verminderte Cholesterinresorption verantwortlich gemacht werden. Auch scheint der cholesterinsenkende Mechanismus deutlich unterschiedlich von Clofibrat und seinen Analoga zu sein. Alle bisher untersuchten Fibrate führen nämlich zu einer Steigerung der biliären Cholesterinsekretion [1, 7, 10, 18]. Ob Metronidazol auch bei Patienten mit Hypercholesterinämie zu einer Senkung des Cholesterins führt, bleibt weiteren Untersuchungen vorbehalten. Auch ist es fraglich, ob dieses Medikament, dessen Nebenwirkungsrate unter Langzeittherapie noch unklar ist, zur Dauertherapie eingesetzt werden kann.

Zusammenfassung

Der Langzeiteffekt von Metronidazol (2×400 mg/Tag) auf die Serumcholesterinkonzentration wurde bei fünf normocholesterinämischen Patienten mit Morbus Crohn untersucht. Metronidazol führte nach 2–4, 6 und 9–12 Monaten zu einem deutlichen Abfall des Serumcholesterins (-13%, -25% und -20%; $p < 0,05$). Bei fünf normolipämischen Probanden erfolgten die Bestimmungen der Serumlipide, der biliären Sekretion von Cholesterin und Gallensäuren sowie der intestinalen Cholesterinresorption vor und nach dreiwöchiger Gabe von Metronidazol (1×400 mg/Tag). Auch unter dieser niedrigdosierten kurzzeitigen Gabe kam es zu einem signifikanten Abfall des Serumcholesterins (-13%). Der Abfall des Serumcholesterins war durch eine Senkung des LDL-Cholesterins bedingt (-21%), während die Triglyzeride und das HDL-Cholesterin unverändert blieben. Die Gabe von Metronidazol führte bei diesen Probanden zu einer Verminderung der biliären Cholesterin- und Gallensäurensekretion (-13% und -20%; $p < 0,05$), ferner wurde die absolute und prozentuale Cholesterinresorption signifikant gesenkt (-33% und -22%; $p < 0,05$).

Diese vorläufigen Untersuchungen zeigen, daß der cholesterinsenkende Effekt bei Patienten mit normalem Serumcholesterin bis zu 1 Jahr anhält. Ferner lassen die Untersuchungen vermuten, daß Metronidazol aufgrund der verminderten Sekretion von Cholesterin und Gallensäuren wahrscheinlich zusätzlich die Cholesterinsynthese hemmt und die Cholesterinresorption erniedrigt.

Literatur

1. Angelin B, Einarsson K, Leijd B (1984) Effect of ciprofibrate treatment on biliary lipids in patients with hyperlipoproteinaemia. Eur J Clin Invest 14: 73−78 − 2. Davis JL, Schultz TA, Mosley CA (1983) Metronidazole lowers serum lipids. Brief reports. Ann Intern Med 99: 43−44 − 3. Eggstein M, Kreutz FH (1966) Eine neue Bestimmung der Neutralfette in Blutserum und Gewebe. Klin Wochenschr 44: 262−266 − 4. Einarsson K, Grundy SM (1980) Effects of feeding cholic acid and chenodeoxycholic acid on cholesterol absorption and hepatic secretion of biliary lipids in man. J Lipid Res 21: 23−24 − 5. Goldsmith GA, Hamilton JG, Miller ON (1960) Lowering of serum lipid concentrations. Mechanisms used by unsaturated fats, nicotinic acid and neomycin: excretion of sterols and bile acids. Arch Intern Med 105: 512−517 − 6. Grundy SM, Metzger AL (1972) A physiological method for estimation of hepatic secretion of biliary lipids in man. Gastroenterology 62: 1200−1217 − 7. Grundy SM, Ahrens EH Jr, Salen G, Schreibman PH, Nestel PJ (1972) Mechanisms of action of clofibrate on cholesterol metabolism in patients with hyperlipidemia. J Lipid Res 13: 531−551 − 8. Hunninghake DB, Probstfield JL (1977) Drug treatment of hyperlipoproteinaemia. In: Hyperlipidemia − diagnosis and therapy − 9. Klose G, Mordasini R, Middelhoff G, Augustin J, Greten H (1978) Medikamentöse Behandlung primärer Hyperlipoproteinämien. Klin Wochenschr 56: 99−110 − 10. Leiß O, von Bergmann K, Gnasso A, Augustin J (1984) Effect of gemfibrozil on biliary lipid metabolism in normolipemic subjects. Metabolism (in press) − 11. Leiß O, von Bergmann K, Streicher U, Strotkötter H (1984) The effect of three different dihydroxy bile acids on intestinal cholesterol absorption in normal volunteers. Gastroenterology (in press) − 12. Levy RJ (1977) Drugs used in the treatment of hyperlipoproteinaemias. In: Goodman Gilman A, Goodman LS, Gilman A (eds) Goodman and Gilman's. The pharmacological basis of therapeutics, sixth edition. Macmillan Publishing Co., New York, pp 834−847 − 13. Lipid Research Clinic Program Manual of Laboratory Operations (1974) Department of Health, Education of Welfare Publication. NEH 75−628 − 14. Low-Beer TS, Nutter S (1978) Colonic bacterial activity, biliary cholesterol saturation, and pathogenesis of gallstones. Lancet 2: 1063−1065 − 15. Miettinen TA (1979) Effects of neomycin alone and in combination with cholestyramine on serum cholesterol and fecal steroids in hypercholesterolemic subjects. J Clin Invest 64: 1485−1493 − 16. Roeschlau P, Bernt E, Gruber W (1974) Enzymatische Bestimmung des Gesamt-Cholesterins im Serum. J Clin Chem Clin Biochem 12: 226−231 − 17. Samuel P, Steiner A (1959) Effect of neomycin on serum cholesterol level in man. Proc Soc Exp Biol Med 100: 193−195 − 18. von Bergmann K, Leiß O (1984) Effect of short-term treatment with bezafibrate and fenofibrate on biliary lipid metabolism in patients with hyperlipidemia. Eur J Clin Invest 14: 150−154

Schneider, J., Kaffarnik, H. (Zentrum für Innere Medizin der Philipps-Universität Marburg, Abt. Endokrinologie und Stoffwechsel, Marburg), Zöfel, P., Klimt, F. (Rechenzentrum der Philipps-Universität Marburg), Riesen, W., Mordasini, R. (Lipid-Labor des Instituts für klin. Eiweißforschung der Universität Bern)

Lipoproteine bei Sportstudenten nach achtwöchiger Trainingspause und anschließendem Ausdauertraining

Neben den etablierten Risikofaktoren Hyperlipoproteinämie, Nikotinabusus, Hypertonie und Diabetes sind bis zu 300 weitere potentielle Promotoren der Arteriosklerose in der Diskussion. Überwiegend sitzende Lebensweise oder − allgemeiner formuliert − körperlicher Bewegungsmangel gehört wahrscheinlich zu den ernstzunehmenden Aspiranten auf einen der nächsten Plätze einer Risikofaktorenliste.

Neuen Auftrieb hat die Untersuchung der Zusammenhänge zwischen körperlichem Training und der Inzidenz degenerativer Gefäßerkrankungen seit der Wiederentdeckung der umgekehrt proportionalen Beziehung zwischen HDL oder α-Lipoprotein und Gefäßerkrankungen erhalten, nachdem Trainingsprogramme nicht zwangsläufig eine Senkung der Gesamtcholesterin- und/oder Triglyzeridwerte im Plasma bewirken: Körperliches Training gehört zu den gut dokumentierten Modifikationen des HDL-Cholesterinspiegels in prognostisch günstiger Richtung (Gordon et al. 1983; Huttunen et al. 1979; Lithell et al. 1981; Stubbe et al. 1983; Wirth et al. 1983). Offen ist dabei, inwieweit eine Veränderung in den HDL oder HDL-Subfraktionen nur einen mittelbaren Effekt darstellt, wie beispielsweise bei der diätetischen oder medikamentösen Senkung von Gesamttriglyzeriden oder VLDL bei endogener Hypertriglyzeridämie und zweitens, welche Rolle einer das Trainingsprogramm begleitenden Gewichtsabnahme zukommt (Huttunen et al. 1979; Williams et al. 1983).

Diesen Fragen konnten wir bei einer Gruppe von Sportstudenten nachgehen, die nach achtwöchiger Trainingspause ein dreimonatiges Trainingsprogramm absolvierten.

Methoden

Sieben weibliche und 25 männliche stoffwechselgesunde Sportstudenten [mittlere Größe 170 cm (weiblich), 182 cm (männlich); mittleres Körpergewicht 63 kg (weiblich), 75 kg (männlich); mittleres Alter 24 Jahre (weiblich), 23 Jahre (männlich)] nahmen an der Untersuchung teil.

Nach einer achtwöchigen Trainingspause ohne regelmäßiges Ausdauertraining wurden die Basalwerte, nach einem dreimonatigen Ausdauertrainingsprogramm (Langstreckenlauf, Schwimmen, Rudern) die Vergleichswerte erhoben.

Die gewünschte Gewichtskonstanz wurde bei allen Probanden mittels gesteigerter, qualitativ nicht vorgeschriebener Nahrungsaufnahme eingehalten.

Untersucht wurden Gesamtcholesterin und Gesamttriglyzeride im Serum, Cholesterin- und Triglyzeridgehalt in den Fraktionen VLDL, LDL, HDL und der Cholesteringehalt in den Fraktionen HDL_2 und HDL_3, jeweils nach präparativer Ultrazentrifugation, sowie der HDL-Cholesteringehalt nach Fällung der Apoprotein B-haltigen Lipoproteine und die Gesamtkonzentration von Apoprotein A-I und A-II mittels Radioimmunoassay.

Ergebnisse

Die Mittelwerte der untersuchten Parameter bei der Eingangs- und der Schlußuntersuchung und die Signifikanzen sind in Tabelle 1 angegeben. Der signfikante Abfall des Gesamtcholesterins ist im wesentlichen auf eine Verminderung der LDL-Fraktion zurückzuführen. Die HDL-Cholesterinwerte weisen − mit zwei unabhängigen Methoden gemessen − keine signifikanten Änderungen auf, es kommt jedoch zu einer Verschiebung innerhalb der HDL mit einem signifikanten Anstieg von HDL_2 und einem signifikanten Abfall von HDL_3. Die

Tabelle 1. Lipoproteinparameter vor und nach Ausdauertraining (Mittelwerte in mg/dl $\pm$ SD) und Signifikanzniveau (signifikant, wenn $\alpha < 5$)

	Vor Training	Nach Training	Signifikanz
Gesamtcholesterin	181,97 ± 30,21	162,78 ± 30,10	0,15
VLDL-Cholesterin	10,17 ± 14,33	8,67 ± 7,54	44,15 = n.s.
LDL-Cholesterin	103,14 ± 23,95	88,23 ± 22,84	0,13
HDL-Cholesterin	53,71 ± 12,92	54,15 ± 9,40	77,88 = n.s.
HDL-Cholesterin	47,05 ± 9,92	47,28 ± 8,92	85,76 = n.s.
HDL_2-Cholesterin	24,88 ± 10,14	27,78 ± 7,18	2,15
HDL_3-Cholesterin	22,16 ± 3,69	19,50 ± 3,57	0,07
Gesamttriglyzeride	79,85 ± 33,43	77,41 ± 31,22	64,56 = n.s.
VLDL-Triglyzeride	40,96 ± 26,50	40,91 ± 22,83	99,05 = n.s.
LDL-Triglyzeride	19,43 ± 6,62	19,64 ± 6,82	87,96 = n.s.
HDL-Triglyzeride	15,54 ± 5,68	13,96 ± 6,28	34,22 = n.s.
Apoprotein A-I	106,44 ± 19,32	120,41 ± 11,04	0,01
Apoprotein A-II	42,97 ± 6,56	46,13 ± 5,00	2,60

Triglyzeridwerte insgesamt und in den verschiedenen Dichteklassen zeigen keine Änderung. Die Apoproteine A-I und A-II steigen während des Trainings signifikant an.

Diskussion

Unsere Ergebnisse stehen nicht in Widerspruch zu Beobachtungen, denen zufolge eine Änderung (Anstieg) des HDL-Cholesterins unter körperlicher Dauerbelastung nur in Abhängigkeit von Verringerungen des Körpergewichts oder des Nüchterntriglyzeridspiegels bzw. der triglyzeridreichen Lipoproteine gefunden wurde. Derartige Befunde werden erhoben beim Training von bisher mehr oder weniger Untrainierten oder Übergewichtigen oder Probanden mit höheren Triglyzeridausgangswerten als denen in unserem Kollektiv, das auch nach Trainingspause normgewichtig und normotriglyzeridämisch war und nicht als untrainiert oder körperlich inaktiv bezeichnet werden konnte. Dennoch sind – neben der deutlichen LDL-Cholesterinsenkung – Veränderungen im Lipoproteinmuster festzustellen, die als prognostisch günstig angesehen werden müssen:

Es ist inzwischen bekannt, daß die Unterfraktion HDL_2 die prognostisch günstige Lipoproteinklasse darstellt.

Als Ursache von Erhöhungen des HDL-Cholesterins bzw. des HDL_2-Cholesterins kommt ein erhöhter Lipoproteinkatabolismus durch gesteigerte lipolytische Aktivität im Muskel und/oder im Fettgewebe in Betracht (Lithell et al. 1981; Kuusi et al. 1982; Svedenhag et al. 1983).

Der Vergleich der Parameter HDL-Cholesterin und Apoproteine A-I und A-II läßt den Schluß zu, daß die Apoproteine möglicherweise die sensiblere Größe zur Messung von Trainingseffekten darstellt.

Unsere Ergebnisse zeigen, daß auch bei Gewichtskonstanz bei eher niedrigen Triglyzeridausgangswerten ein körperliches Trainingsprogramm bei nicht inaktiven Stoffwechselgesunden prognostisch günstige Veränderungen im Lipoproteinprofil zeitigt.

Literatur

Gordon DJ, Witztum JL, Hunninghake D, Gates S, Glueck CJ (1983) Habitual physical activity and high-density lipoprotein cholesterol in men with primary hypercholesterolemia. The lipid research clinics coronary primary prevention trial. Circulation 67: 512–520 – Huttunen JK, Länsimies E, Voutilainen E, Ehnholm C, Hietanen E, Penttilä I, Siitonen O, Rauramaa R (1979) Effect of moderate physical exercise on serum lipoproteins. A controlled clinical trial with special reference to serum high-density lipoproteins. Circulation 60: 1220–1229 – Kiens B, Jörgensen I, Lewis S, Jensen G, Lithell H, Vessby B, Hoe S, Schnohr P (1980) Increased plasma HDL-cholesterol and apo A-1 in sedentary middle-aged men after physical conditioning. Eur J Clin Invest 10: 203–209 – Kuusi T, Nikkilä EA, Saarinen P, Varjo P, Laitinen LA (1982) Plasma high density lipoproteins HDL_2, HDL_3 and postheparin plasma lipases in relation to parameters of physical fitness. Atherosclerosis 41: 209–219 – Lithell H, Cedermark M, Fröberg J, Tesch P, Karlsson J (1981) Increase of lipoprotein-lipase activity in skeletal muscle during heavy exercise. Relation to epinephrine excretion. Metabolism 30: 1130–1134 – Stubbe I, Hansson P, Gustafson A, Nilsson-Ehle P (1983) Plasma lipoproteins and lipolytic enzyme activities during endurance training in sedentary men: Changes in high-density lipoprotein subfractions and composition. Metabolism 32: 1120–1128 – Svedenhag J, Lithell H, Juhlin-Dannfelt A, Henriksson J (1983) Increase in skeletal muscle lipoprotein lipase following endurance training in man. Atherosclerosis 49: 203–207 – Williams PT, Wood PD, Krauss RM, Haskell WL, Vranizan KM, Blair SN, Terry R, Farquhar JW (1983) Does weight loss cause the exercise-induced increase in plasma high density lipoproteins. Atherosclerosis 47: 173–185 – Wirth A, Diehm C, Kohlmeier M, Heuck CC, Vogel I (1983) Effect of prolonged exercise on serum lipids and lipoproteins. Metabolism 32: 669–672

Wagner, H., Creutzfeldt, C., Cremer, P. (Abt. Klin. Chemie, Zentrum Innere Medizin, Universität Göttingen), Creutzfeldt, W. (Abt. Gastroenterologie und Stoffwechsel, Zentrum Innere Medizin, Universität Göttingen), Seidel, D. (Abt. Klin. Chemie, Zentrum Innere Medizin, Universität Göttingen)

Der Einfluß von Etofibrat auf Prostaglandine und Lipoproteine bei Patienten mit primärer Hyper-β-Lipoproteinämie

Die grundsätzliche Bedeutung eines pathologischen Lipoproteinmusters im Prozeß der Atherogenese ist erwiesen. Darüber hinaus gewinnt heute die Frage eines Zusammenwirkens von Lipoproteinen mit lokalen gefäßschädigenden Faktoren zunehmend an Bedeutung. Die Prostanoide Thromboxan und Prostazyklin stehen hier im Blickpunkt. Thromboxan wird von den Blutplättchen produziert, wirkt stark vasokonstriktorisch und fördert die Thrombozytenaggregation (Hamberg et al. 1975). Prostazyklin wird in der Gefäßwand – in erster Linie von den Endothelzellen – synthetisiert, führt zur Vasodilatation und hemmt die Thrombozytenaggregation (Moncada et al. 1977). Ein Zusammenwirken beider Substanzen im Sinne eines Gleichgewichtes (Moncada et al. 1978) scheint wegen ihrer gegensätzlichen Effekte von Bedeutung zu sein für Hämostase, Thrombose und pathophysiologische Mechanismen, die für die Lipidakkumulation in der Arterienwand verantwortlich sind (Moncada et al. 1979; Weksler et al. 1981; Ross 1981). Ein mögliches Zusammenspiel von Lipoproteinen und dem Thromboxan/Prostazyklingleichgewicht wird bislang vermutet (Förster et al. 1982; Fleisher et al. 1982), zumal bekannt ist, daß die Thromboxankonzentration im Plasma von Hypercholesterinämikern gegenüber der Norm erhöht ist (Paoletti 1983).

Bislang wurde erst begrenzt von Untersuchungen über den Effekt von Lipidsenkern bei behandlungsbedürftigen Hypercholesterinämikern auf die Prostaglandine berichtet (Puglisi 1982). Deshalb untersuchten wir in dieser klinischen Studie die Auswirkungen einer lipidsenkenden Behandlung mit Etofibrat – einem Ester aus Clofibrinsäure und Nikotinsäure – auf Lipoprotein- und Prostaglandinkonzentrationen bei Patienten mit primärer Hypercholesterinämie Typ IIa, n. Fr.

Methodik

Als Einschlußkriterium galt eine primäre Hypercholesterinämie mit Konzentrationen von Cholesterin über 300 mg/dl und Triglyzeriden unter 250 mg/dl. Ausschlußkriterien waren: Cholesterin unter 300 mg/dl, Vorbehandlung mit Lipidsenkern, Unzuverlässigkeit, Unverträglichkeit gegen Etofibrat, sonstige Erkrankungen, Schwangerschaft, sonstige medikamentöse Therapie, v.a. Alkoholabusus, Raucher, Kinder. Alle elf ambulanten Patienten (5 weiblich, 6 männlich) waren klinisch gesund. Nach eingehender internistischer Untersuchung fand sich kein Anhalt für eine sonstige Erkrankung. Sie hielten eine streng cholesterinarme Diät gemäß ärztlicher Empfehlung und waren streng angewiesen, keine Hemmstoffe der Prostaglandinsynthese wie Aspirin oder Indometacin einzunehmen. Alle Patienten waren eingehend aufgeklärt und stimmten schriftlich zu.

Das Studienkonzept und die gemessenen Parameter gehen aus Abb. 1 hervor. Thromboxan B_2 (TXB_2) und 6-keto-PGF_{1a} sind die stabilen Hydrolyseprodukte des nativen, in vivo wirksamen Thromboxans, bzw. Prostazyklins. PGE_2- und PGF_{2a}-Plasmakonzentrationen wurden bestimmt, um einen eventuellen Zusammenhang mit einer unerwünschten Wirkung des Etofibrats – der Flush-Symptomatik – zu untersuchen. Die Compliance wurde durch Medikamentenspiegelbestimmung im Blut kontrolliert.

Cholesterin und Triglyzeride wurden enzymatisch gemessen, die Lipoproteine mittels quantitativer Lipoproteinelektrophorese (Wieland et al. 1983), Apoprotein A-I und B mittels kinetischer Nephelometrie (Weinstock et al. 1981; Wieland et al. 1982).

Die Prostaglandine wurden aus EDTA-Plasma bestimmt, das standardisiert unter Einhaltung aller sachlich gebotenen Kautelen mit Zusatz von Indometacin in einer

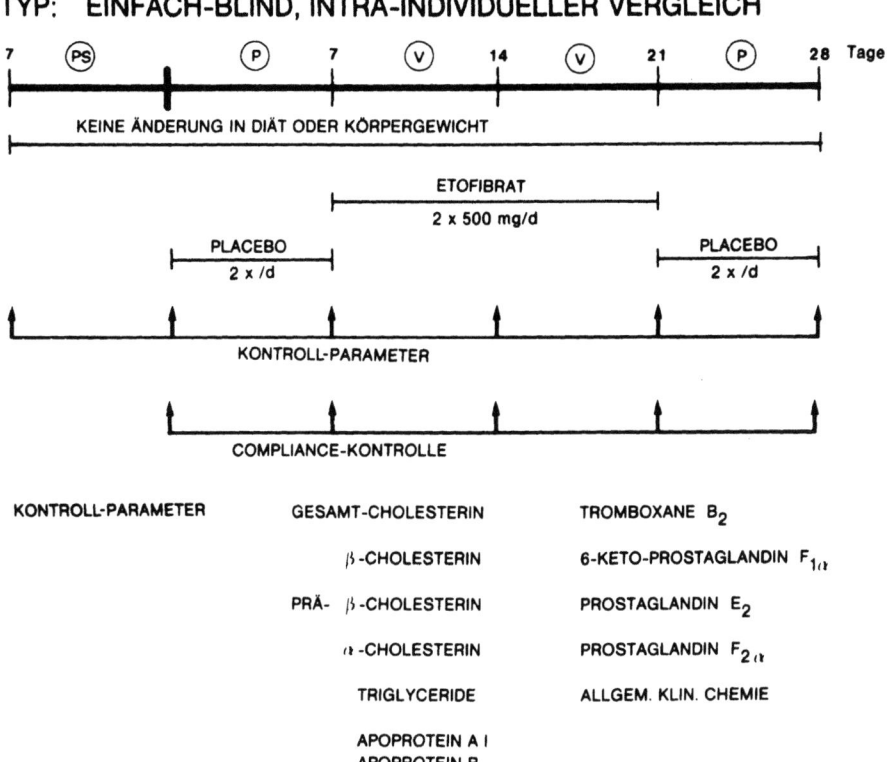

TYP: EINFACH-BLIND, INTRA-INDIVIDUELLER VERGLEICH

Abb. 1. Studienplan. PS = Pre study-Periode; P = Plazeboperiode; V = Verumperiode

Endkonzentration von 1 mMol/l entnommen und nach sofortiger Probenvorbereitung bei −80° C tiefgefroren wurde. Die Bestimmung der Prostaglandine erfolgte radioimmunologisch mit einem handelsüblichen Testsystem, nachdem die Proben modifziert gemäß einem publizierten Verfahren (Skrinska et al. 1981) mit Flüssig/Festphasenextraktion über C_{18}-Material und Silikasäulen vorgereinigt worden waren. Die jeweiligen Ausbeuten wurden mittels eines tritiummarkierten internen Standards kontrolliert und korrigiert. Wiederfindung und Präzision von Tag zu Tag waren bei den verwendeten Testsystemen akzeptabel (VK: 7,3−13,8%; Wiederfindung: 99 ± 5% bei TXB_2 bis 106 ± 12% bei PGE_2).

Ergebnisse

Das Gesamtcholesterin zeigte bei einem Ausgangswert von 330 mg/dl zum Zeitpunkt T_0 im Mittel einen Abfall von ca. 10% während der Verumphase; in etwa der gleichen mittleren prozentualen Höhe lagen der des β-Lp-Cholesterins bei einem Ausgangswert von 254 mg/dl und der Apoprotein B-Konzentration (initial 204 mg/dl). Die Triglyzeridkonzentration fiel unter Etofibratbehandlung im Mittel um ca. 25% ab; gleichsinnig verhielt sich die Konzentration des p-β-Lp-Cholesterins. Das α-Lp-Cholesterin zeigte ebenso wie die Apoprotein A-I-Konzentration keine verwertbare Veränderung während des Studienverlaufes.

Deutliche Auswirkungen zeigte die Etofibratbehandlung bei den Prostaglandinkonzentrationen im Plasma: Thromboxan fiel in der Verumphase mit ca. 50% signifikant ($p < 0,001$), um unter Plazebo wieder deutlich anzusteigen. Die Konzentration von 6-keto-$PGF_{1\alpha}$ zeigte in keiner Phase eine signifikante Änderung. Das 6-keto-$PGF_{1\alpha}$/TXB_2-Verhältnis stieg insgesamt

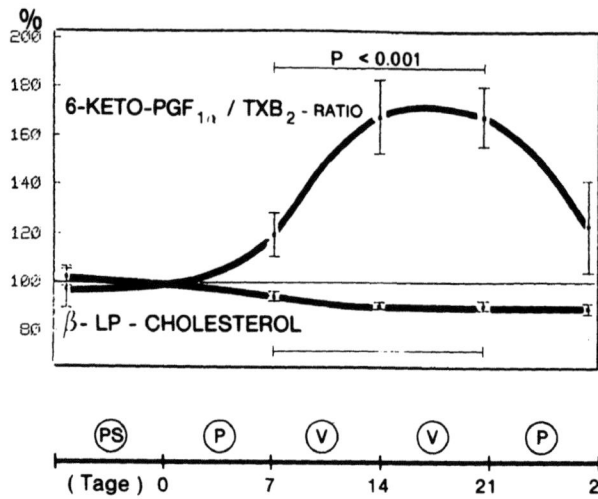

Abb. 2. Wirkung von Etofibrat auf
β-Lp-Cholesterin und das 6-keto-
PGF$_{1\alpha}$/TXB$_2$-Verhältnis

signifikant $(p < 0,001)$ um ca. 50% unter Etofibrat an. Die PGE$_2$-Konzentration sank
während *aller* Phasen der Studie deutlich $(p < 0,001)$ ab. Ob dieser Effekt direkt mit einer
Medikamentenwirkung verbunden ist, läßt sich hier nicht eindeutig beantworten. Interessant
ist indessen eine offensichtliche Korrelation zwischen Cholesterin und PGE$_2$-Spiegeln. PGF$_{2\alpha}$
zeigte keine signifikante Änderung unter Etofibrat. Ob dies das Fehlen der Flush-Symptomatik widerspiegelt und damit eine ursächliche Beteiligung dieser Substanz am Flush-Syndrom anzeigt, läßt sich hier nicht klären.

Zusammenfassung und Schlußfolgerung

Bei elf Patienten mit primärer Hyper-β-Lipoproteinämie kam es unter Etofibratbehandlung
zu einem mäßigen, aber nicht signifikanten Abfall der Konzentration von β-Lp-Cholesterin
und Apoprotein B, während die Konzentrationen von α-Lp-Cholesterin und Apoprotein A-I
sich nicht änderten. Die Etofibratbehandlung war begleitet von einem signifikanten Abfall des
TXB$_2$ und einem entsprechenden Anstieg des pathophysiologisch bedeutsamen
6-keto-PGF$_{1\alpha}$/TXB$_2$-Quotienten, der unter Plazebo wieder rückläufig war, während die
Prostazyklinkonzentration keine signifikante Änderung zeigte. Ob diese Veränderung
biologische Auswirkungen hat, kann z. B. durch Messung der Thrombozytenaggregation
untersucht werden. Diese zeigte in einer ähnlich angelegten Studie (Krüger et al. 1983) eine
deutliche Abnahme um ca. 50% unter Etofibratbehandlung; die Disaggregation war hierbei
ca. 80%.

Ob die Änderung des 6-keto-PGF$_{1\alpha}$/TXB$_2$-Quotienten eine Auswirkung der Cholesterinsenkung und damit eine indirekte Behandlungsfolge darstellt oder ob sie aus einem
direkten Angriffspunkt des Etofibrats im Prostaglandinsystem resultiert, läßt sich z. Z. noch
nicht entscheiden. Weitere Kenntnisse darüber sind in Folgestudien zu erwarten, in denen
Lipidsenker eingesetzt werden, die zu einer Senkung des β-Lp-Cholesterins führen, ohne
dabei selbst resorbiert zu werden, und daher keine systemische pharmakologische Wirkung
besitzen.

Literatur

Fleisher LN, Tall AR, Witte LD, Miller RW, Cannon PJ (1982) Stimulation of arterial endothelial
synthesis by high density lipoproteins. J Biol Chem 257: 6653–6655 – Förster W, Beitz J (1982)
Regulation of the prostacyclin synthetase activity by lipids. Pharmacol Res Commun 14: 227–240 –

Hamberg M, Svenson J, Samuelsson B (1975) Thromboxanes: a new group of biologically active compounds derived from prostaglandin endoperoxides. Proc Natl Acad Sci USA 72: 2994–2998 – Krüger B, Altmeier P, Lang E (1983) Effects of etofibrate on blood lipids and platelets in hyperlipidemic patients with enhanced platelet aggregation. Vortrag auf dem 8. International Symposium on Drug Affecting Lipid Metabolism. Philadelphia, 27.–30. Juli – Moncada S, Herman AG, Higgs EA, Vane JR (1977) Differential formation of prostacyclin (PGX or PGI_2) by layers of the arterial wall. An explanation for the anti-thrombic properties of vascular endothelium. Thromb Res 11: 323–344 – Moncada S, Vane JR (1978) Unstable metabolites of arachidonic acid and their role in hemostasis and thrombosis. Br Med Bull 34: 129–135 – Moncada S, Vane JR (1979) Arachidonic acid metabolites and the interactions between platelets and blood vessel walls. N Engl J Med 300: 1142–1147 – Paoletti R (1983) Wechselwirkungen zwischen Thrombozyten und Gefäßwand bei Hypercholesterinämie. Med Klin Prax 78: 31–37 – Puglisi L, Caselli GF, Maggi F, Ciapponi MG, Accomazzo MR (1982) The effect of etofibrate and of another new nicotinic acid derivative on PGI_2 formation from epididymal tissue arteries in the rat. In: 6th Intern. Symposium on Atherosclerosis. Berlin 1982 (Abstract Nr. 238) – Ross R (1981) Atherosclerosis: A problem of the biology of arterial wall cells and their interactions with blood components. Atherosclerosis 1: 293–311 – Skrinska V, Lucas FV (1981) Isolation of prostacyclin from whole blood. Prostaglandins 22: 365–375 – Weinstock N, Bartholome M, Seidel D (1981) Determination of apolipoprotein A-I by kinetic nephelometry. Biochim Biophys Acta 663: 279–288 – Weksler BB, Nachmann RL (1981) Platelets and atherosclerosis. Ann Intern Med 71: 331–333 – Wieland H, Cremer P, Seidel D (1982) Determination of apolipoprotein B by kinetic (rate) nephelometry. J Lipid Res 23: 893–902 – Wieland H, Seidel D (1983) Quantitative lipoprotein-electrophoresis. In: CRC Handbook of electrophoresis, volume III. CRC Press, Boca Raton, USA, pp 83–102

Windler, E., Preyer, S., Klose, G. (Med. Kernklinik und Poliklinik, Universitäts-Krankenhaus Eppendorf, Hamburg)

Änderung der Affinität von Chylomikronen zu den Apolipoproteinen C-II und C-III während der Triglyzeridhydrolyse

Einleitung

Der überwiegende Teil der Triglyzeride von Chylomikronen und Very low density-Lipoproteinen wird durch Lipoproteinlipase im Kapillarbett hydrolysiert. Apolipoprotein C-II wirkt dabei als Aktivator. Die Apolipoproteine C-II und C-III verhindern die frühzeitige Aufnahme dieser triglyzeridreichen Lipoproteine durch die Leber [1]. Erst gegen Ende der Triglyzeridhydrolyse werden die C-Apolipoproteine auf die High density-Lipoproteine transferiert. Damit wird die Hydrolyse beendet und die Aufnahme der entstandenen Restpartikel (Remnants) durch die Leber ermöglicht [2]. In der vorliegenden Studie wurde versucht, einen Mechanismus für die Regulation des Transfers der C-Apolipoproteine aufzudecken.

Methoden

Männliche Sprague-Dawley-Ratten (300–350 g) wurden verwandt. Kleine Chylomikronen wurden mittels Ultrazentrifugation aus mesenterialer Lymphe isoliert, die während intraduodenaler Infusion von 10%iger Glukose in physiologischer Kochsalzlösung gewonnen wurde [1]. Remnants wurden aus dem Plasma funktionell eviszerierter Ratten isoliert, denen 30 min vor dem Ausbluten kleine Chylomikronen (10 mg Triglyzeride pro Ratte) injiziert worden waren. Anreicherung von Chylomikronen mit Phospholipiden wurde folgendermaßen erreicht: Reine Phospholipide (Serva, Heidelberg) in Chloroform wurden unter Stickstoff am Boden eines Zentrifugenröhrchens getrocknet und mit Äther gewaschen. Kleine

Chylomikronen in physiologischer Kochsalzlösung, 0,01% EDTA, pH 7,4, wurden hinzugegeben, 60 min bei 37° C inkubiert und nach Überschichten mit physiologischer Kochsalzlösung durch Ultrazentrifugation für 1 Std bei 100 000 g reisoliert. In einigen Experimenten wurden Chylomikronen und Remnants für 1 Std bei Raumtemperatur mit C-Apolipoproteinen (C-II, C-III-0 und C-III-3), die mittels Gelpermeationschromatographie gereinigt worden waren (Sephadex G-150) [2], inkubiert. Chylomikronen und Remnants wurden nach Überschichten mit physiologischer Kochsalzlösung bei einer Dichte von 1,006 bzw. 1,019 g/ml für 5 Std mit 100 000 g zentrifugiert und unter denselben Bedingungen rezentrifugiert. Nach Inkubation mit C-Apolipoproteinen wurden die Lipoproteine unter den genannten Bedingungen zentrifugiert. Lipid- und Proteinkompositionen wurden mit Standardmethoden bestimmt. Phospholipide wurden mittels eindimensionaler Dünnschicht-chromatographie auf borsäureimprägnierten Platten durch basisches Laufmittel getrennt [3]. Individuelle Phospholipide wurden durch Cochromatographie reiner Standards identifiziert, und Überlagerung zweier Fraktionen wurde durch zweidimensionale Dünnschichtchroma-tographie ausgeschlossen [4]. Isoelektrische Fokussierungen von Apolipoproteinen in einem pH-Bereich zwischen 3,5 und 7,0 wurden mit 2-Mercaptoäthanol nach Delipidierung mit Äthanol/Diäthyläther (3 : 1) durchgeführt [1]. Die relativen Mengen der C-Apolipoproteine wurde durch Messen der Flächen unter den durch spektrophotometrische Densitometrie ermittelten Absorptionskurven der gefärbten Banden abgeschätzt.

Resultate

In isoelektrisch fokussierten Gelen zeigten Chylomikronen die Apolipoproteine A-I, A-IV, C-II, C-III-0 und C-III-3, wohingegen Remnants Apolipoprotein E, geringe Mengen der Apolipoproteine C-III-0 und C-III-3 und nahezu kein Apolipoprotein C-II enthielten (Abb. 1). Die Gelbanden wurden, wie publiziert, identifiziert [1, 2]. Inkubation mit unfraktionierten C-Apolipoproteinen resultierte in der Aufnahme dieser Apolipoproteine zuungunsten der anderen Apolipoproteine (Abb. 1). Während die Chylomikronen die verschiedenen C-Apolipoproteine ohne merklichen Unterschied banden, nahmen die Remnants weniger C-Apolipoproteine und überwiegend die C-III-Komponenten auf.

Remnants ($n = 5$) enthielten im Vergleich zu Chylomikronen ($n = 2$) weniger Triglyzeride (49,8 ± 0,8% vs. 76,5 ± 12,1%), aber relativ mehr freies Cholesterin (6,8 ± 0,4% vs. 1,5 ± 0,7%), Cholesterinester (22,0 ± 1,4% vs. 4,8 ± 0,4%) und Phospholipide (21,6 ± 1,8% vs. 17,5 ± 1,4%). Remnants ($n = 4$) waren im Vergleich zu Chylomikronen ($n = 7$) relativ reich an Sphingomyelin (16,0 ± 2,4% vs. 3,0 ± 1,2%) und an Lysophos-phatidylcholin (17,3 ± 1,3% vs. 5,4 ± 0,8%) und ärmer an Phosphatidylcholin (62,5 ± 1,3% vs. 77,1 ± 3,9%), Phosphatidylethanolamin (4,5 ± 0,7% vs. 11,6 ± 0,8%) und Kardiolipin (1,5 ± 0,7% vs. 3,1 ± 2,0%).

Inkubation von Chylomikronen mit Sphingomyelin (0,25−1,0 mg Sphingomyelin pro mg Triglyzeride) führte zu einem maximalen Anstieg des Gehaltes an diesem Phospholipid bis 6%. Das Muster der isoelektrisch fokussierten Apolipoproteine blieb unverändert. Bei Kontrollinkubationen von Sphingomyelin oder Lysophosphatidylcholin ohne Chylomikronen waren keine Phospholipide im Überstand bei einer Dichte von 1,006 g/ml meßbar. Inkubation von Chylomikronen mit Lysophosphatidylcholin (0,1−0,5 mg Lysophosphatidylcholin pro mg Triglyzeride) führte zu einer Erhöhung des Gehaltes an diesem Phospholipid von 6,5−52% unter Verlust von Phosphatidylcholin bei unverändertem Gesamtphospholipidgehalt. Die Lipidzusammensetzung war unverändert, während der Proteingehalt abnahm. Dies spiegelte sich auch in isoelektrisch fokussierten Gelen wider (Abb. 2). Mit Zunahme des Gehaltes an Lysophosphatidylcholin waren weniger Apolipoproteine sichtbar. Apolipoprotein C-II schien stärker betroffen zu sein als die C-III-Apolipoproteine, denn die Densitometrie zeigte, daß das Verhältnis von Apolipoprotein C-II zu den Gesamt-C-Apolipoproteinen von 25% in Gel 2 auf 17% in Gel 3 absank, bei einem Anstieg des Lysophosphatidylcholingehaltes von 6,5 auf 29% der Gesamtphospholipide.

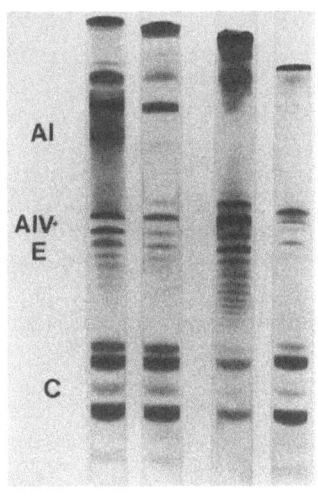

Abb. 1. Isoelektrische Fokussierungen der Apolipoproteine von Lymphchylomikronen (*A*), Remnants (*B*) und von Lymphchylomikronen (*C*) und Remnants (*D*) nach Inkubation mit je 0,5 mg unfraktionierten C-Apolipoproteinen pro mg Apolipoprotein. Pro Gel wurden 200 mg Protein, gemessen vor der Inkubation, aufgetragen

Diskussion

Diese Untersuchungen zeigen, daß der Verlust an C-Apolipoproteinen während der Bildung von Remnants durch Lipoproteinlipase von einer Anreicherung an Lysophosphatidylcholin begleitet ist. Der Verminderung des Gehaltes an C-Apolipoproteinen scheint eine Erniedrigung der Affinität zu diesen Proteinen zugrundezuliegen, da Remnants während Inkubation mit hohen Konzentrationen an C-Apolipoproteinen nur geringe Mengen zu binden vermögen. Ein entscheidender Faktor für die Erniedrigung der Bindungsaffinität könnte der relativ hohe Gehalt an Lysophosphatidylcholin der Remnants sein, da isolierte Anreicherung von Chylomikronen mit Lysophosphatidylcholin zum Verlust der C-Apolipoproteine führt, wobei wie bei der Formation von Remnants in vivo Apolipoprotein C-II stärker beeinflußt ist als die C-III-Apolipoproteine. Lysophosphatidylcholin besitzt offenbar eine sehr hohe Affinität zu triglyzeridreichen Lipoproteinen im Vergleich zu Sphingomyelin. Es könnte mit anderen Oberflächenbestandteilen wie den C-Apolipoproteinen kompetti-

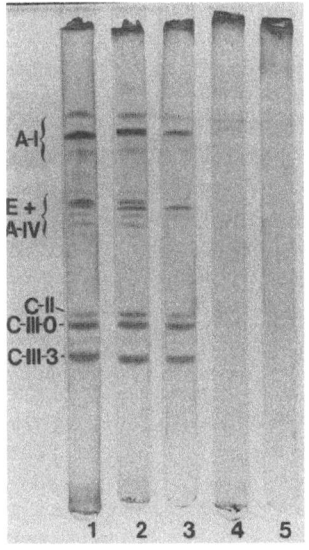

Abb. 2. Isoelektrische Fokussierungen der Apolipoproteine von kleinen Lymphchylomikronen nach Inkubation mit 0 mg (1), 0.1 mg (2), 0,125 mg (3), 0,25 mg (4) und 0,5 mg (5) Lysophosphatidylcholin und Reisolation. Pro Gel wurde das Protein von 2,5 mg Triglyzeride enthaltenden Chylomikronen aufgetragen

tieren. Aufgrund seiner hohen Affinität ist es möglich, daß Lysophosphatidylcholin während der Triglyzeridhydrolyse bevorzugt auf den Remnants verbleibt und dadurch relativ angereichert wird, während andere Phospholipide auf die High density-Lipoproteine übertragen werden, oder aber Lysophosphatidylcholin entsteht aus Phosphatidylcholin und Phosphatidyletanolamin durch die Phospholipaseaktivität der Lipoproteinlipase und der hepatischen Triglyzeridlipase. Hierdurch ergäbe sich eine Regulation der Triglyzeridhydrolyse durch Rückkoppelung. Die mit der Triglyzeridhydrolyse einhergehende Produktion von Lysophosphatidylcholin führte zu einer Verminderung der Affinität für C-Apolipoproteine. Mit dem Verlust von Apolipoprotein C-II würde die Triglyzeridhydrolyse beendet. Die Abnahme aller C-Apolipoproteine würde die durch die C-Apolipoproteine bedingte Hemmung der Aufnahme durch die Leber aufheben, so daß die entstandenen Remnants katabolisiert werden können.

Die Arbeit wurde im Rahmen der Dissertation von Frau S. Preyer durchgeführt und von der Deutschen Forschungsgemeinschaft gefördert.

Literatur

1. Windler E et al. (1979) Determinants of hepatics uptake of triglyceride-rich lipoproteins and their remnants in the rat. J Biol Chem 255: 5475−5480 − 2. Windler E et al. (1980) Regulation of the hepatic uptake of triglyceride-rich lipoproteins in the rat. J Biol Chem 255: 8303−8307 − 3. Fine JB, Sprecher H (1982) Unidimensional thin-layer chromatography of phospholipids on boric acid-impregnated plates. J Lipid Res 23: 660−663 − 4. Broekhuyse RM (1976) Mammalian phospholipids. In: Maddy AH (ed) Biochemical analysis of membranes. Chapman and Hall Ltd., London, p 271

Luley, C., Schwartzkopff, W. (Fettstoffwechselambulanz, Klinikum Charlottenburg der FU Berlin), Klör, H. U. (Oklahoma Medical Research Foundation, Oklahoma City, USA)
HDL-Subfraktionen bei Hypertriglyzeridämie und unter Therapie mit Gemfibrozil

Zweck

Die klinische Relevanz der Subfraktionierung von High density-Lipoproteinen (HDL) wurde bereits für HDL_2 bzw. HDL_c aufgezeigt, wobei für HDL_2 eine atheroprotektive Potenz angenommen [4] und für HDL_c eine Funktion für den zentripetalen Cholesterintransport postuliert [3] wurde. Für ein weiterführendes Studium von HDL-Subfraktionen sollten allerdings Methoden bevorzugt werden, die diese Subfraktionen entsprechend ihrer Apolipoproteinkomposition auftrennen, da die Apolipoproteine (Apos) eine Schlüsselstellung im Lipoproteinmetabolismus einnehmen. Weil nun einerseits die Apolipoproteine sich durch verschiedene isoelektrische Punkte unterscheiden und weil sie andererseits überwiegend auf der Lipoproteinoberfläche angeordnet sind und somit die Nettooberflächenladung der Lipoproteinpartikel überwiegend bestimmen, erscheint die Auftrennung von HDL durch die isoelektrische Fokussierung (IEF) als sinnvoll.

Durch IEF von Plasma im Agaroseflachgel mit anschließender Immunfixation konnte gezeigt werden, daß HDL in zahlreiche Subfraktionen unterschiedlicher Apolipoproteinzusammensetzung aufgetrennt werden können [2].

Im folgenden wird über die Anwendung dieser Methode auf Seren von hypertriglyzeridämischen Patienten vor und nach lipidsenkender Therapie berichtet. Ausgehend von dem bekannten inversen Verhältnis von Gesamttriglyzeriden zu HDL-Cholesterin sollte nach quantitativen und qualitativen Normabweichungen gefahndet werden, wobei zusätzlich der Einfluß einer triglyzeridsenkenden Therapie untersucht wurde.

Methodik

15 Patienten mit primärer Hypertriglyzeridämie (Gesamttriglyzeride > 300 mg/dl) und fünf Patienten mit Hypertriglyzeridämie und zusätzlicher Chylomikronämie wurden für die Dauer von 6 Wochen mit Gemfibrozil (Gevilon) behandelt. Untersucht wurde das Serum der nüchternen Patienten, das vor und nach Therapie gewonnen worden war. Isoelektrische Fokussierung (IEF): Die IEF wurde in einem 0,5 mm dicken Agaroseflachgel ausgeführt, das 3,2% Servalyt pH 5−6 enthielt. 10 µl Proben des Airfuge-Unterstandes (d = 1,006 g/ml) wurden für 115 min bei 10° C fokussiert. Die Visualisierung der aufgetrennten Lipoproteine erfolgte durch selektive Lipoproteinpräzipitation in einer Phosphorwolframatlösung nach Seidel [5]. Nach Densitometrie wurden die Agaroseplatten getrocknet und mit Sudanschwarz angefärbt. Immunfixation: Zum Nachweis von Apo A-I, Apo A-II, Apo C-III und Apo E in den durch IEF aufgetrennten HDL-Subfraktionen wurden mehrere Proben des gleichen Serums parallel fokussiert und anschließend 4−12 Std in den genannten monospezifischen Antiseren inkubiert. Nach Waschen in 0,9%iger NaCl wurden die Agarosestreifen getrocknet und mit Coomassie-Blau gefärbt.

Ergebnisse

Die präzipitierten HDL-Muster der Ultrazentrifugenunterstände (d = 1,006 g/ml) eines Typ V- (a), eines Typ IV-Patienten (b) und einer gesunden Vergleichsperson (c) sind in Abb. 1 wiedergegeben, wobei „vor" und „nach" jeweils die zweifach aufgetragenen Proben vor und nach Gemfibroziltherapie bezeichnen. Auffälligste Normabweichung des Typ IV-Patienten (b, „vor") betreffen Abschwächungen der mit den No. 4−10 benannten Banden, während die Banden 12, 14 und 15 verstärkt auftreten. Die genannten Veränderungen sind noch ausgeprägter beim Typ V-Patienten (a, „vor"), bei dem zudem zwei neue scharfe Banden auffallen (No. 9a, 10a).

In Abb. 2A sind die Immunfixationsstreifen eines Typ V-Patienten gezeigt, wobei für alle Apos der Streifen vor („v") und nach („n") Therapie und für Apo C-III und Apo E noch zusätzlich die Streifen einer Normalperson („N") abgebildet sind. Für die letztgenannten Apos finden sich auch die auffälligsten Normabweichungen: für Apo C-III sieht man vor allem eine beträchtliche Vermehrung mit Ausbreitung auf benachbarte Banden im sauren Bereich. Für Apo E dagegen fällt neben der Massenvermehrung besonders das Auftreten in anderen Banden, speziell im aziden C-III-Bereich auf.

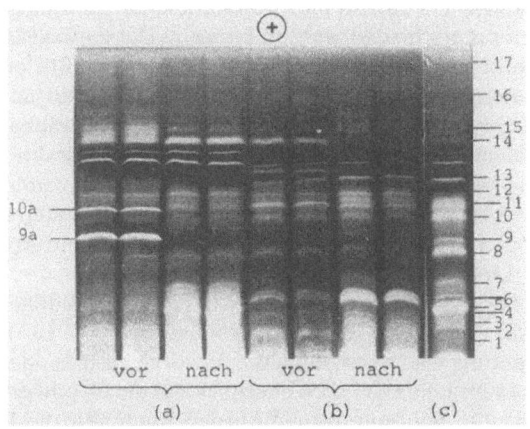

Abb. 1. IEF-Muster von HDL eines Typ V-Patienten (*a*), eines Typ IV-Patienten (*b*) und einer stoffwechselgesunden Vergleichsperson (*c*). „Vor" und „nach" bezieht sich auf eine sechswöchige Therapie mit Gemfibrozil

1653

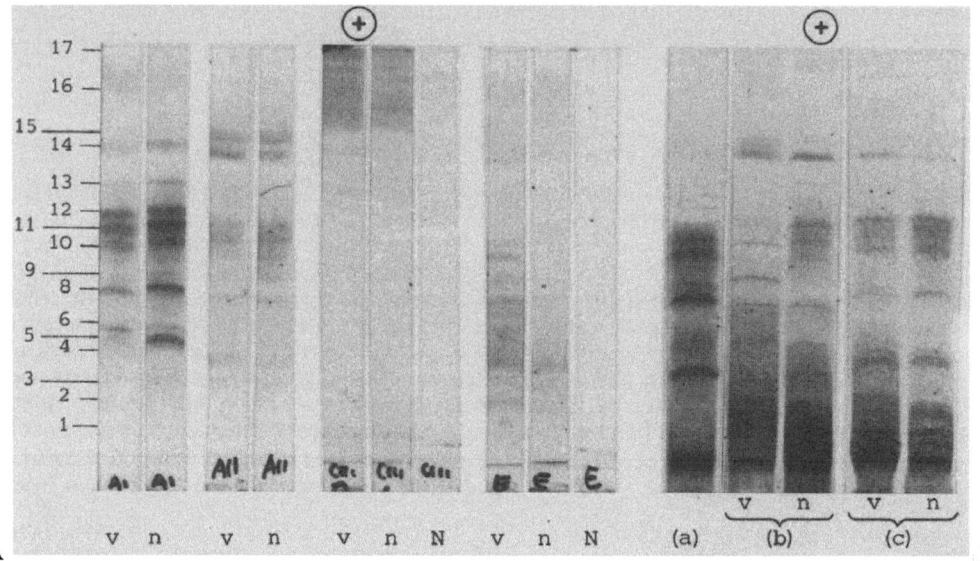

Abb. 2. (**A**) Immunfixationsstreifen nach isoelektrischer Fokussierung von Plasma eines Typ V-Patienten vor (*v*) und nach (*n*) Therapie mit Gemfibrozil bzw. einer gesunden Vergleichsperson (*N*). Die Fixation wurde in monospezifischen Antiseren gegen Apo A-I, A-II, C-III und E ausgeführt. (**B**) Lipidfärbung der IEF-Muster von HDL einer gesunden Vergleichsperson (*a*), eines Typ V-Patienten (*b*) und eines Typ IV-Patienten (*c*)

Abb. 2B zeigt die Lipidbeladung der HDL-Subfraktion der Vergleichsperson (a) und je eines Patienten mit Typ V (b) bzw. Typ IV (c) vor und nach Therapie mit Gemfibrozil. Für die Hypertriglyzeridämiker fällt die geringe Lipidbeladung in den basischen Banden auf, während gleichzeitig die bei den Patienten verstärkten bzw. „neuen" Banden im sauren Bereich vermehrt Lipide enthalten.

Der Einfluß der Gemfibroziltherapie reduziert die beobachteten Normabweichungen in Richtung auf das normale Lipoproteinmuster: Die Banden No. 9a und 10a verschwinden [Abb. 1(a)], und die Banden No. 14–17 werden reduziert (Abb. 2A und 2B). Gleichzeitig treten besonders die Banden No. 8–12 wieder vermehrt auf.

Schlußfolgerung

Mit IEF können HDL in zahlreiche Subfraktionen aufgetrennt werden, bei denen fünf bis sechs Haupt- von ca. 15 Nebenfraktionen unterschieden werden können. Die zusätzliche Betrachtung der Apolipoproteinzusammensetzung der einzelnen Subfraktion enthüllt ein komplexes System, dessen Details in diesem Rahmen nicht vollständig beschrieben und kommentiert werden können. Es sollen aber besonders zwei Beobachtungen hervorgehoben werden: einerseits das bei Hypertriglyzeridämie verstärkte Auftreten von HDL-Subfraktionen, die relativ reich an Apo C-III und Apo E sowie an Lipiden sind und die unter gemfibrozilinduzierter Lipolyse vermindert werden; andererseits das bei Hypertriglyzeridämie abgeschwächte Vorkommen der Banden No. 8–12, die vor allem die Apo A-I und Apo A-II enthalten, und die bei verbesserter Lipolyse wieder vermehrt auftreten.

Es kann spekuliert werden, daß die erstgenannten, Apolipoprotein C-III- und E-haltigen Partikel, direkt oder indirekt mit einer Inhibition der Lipoproteinlipase (LPL) in Zusammenhang stehen. Eine solche Vermutung wird auch durch die Tatsache gestützt, daß Apo C-III die Aktivität der LPL zu hemmen imstande ist [1]. Weiterhin kann die Hypothese aufgestellt werden, daß die Apo A-haltigen HDL-Subfraktionen, die in den Banden No. 8–12 fokussieren, ein Lipolyseprodukt sind, da sie bei verbesserter Lipolyse erheblich ansteigen. Eine solche Bildung von HDL-Partikeln beim Abbau triglyzeridreicher Lipoproteine ist bekannt [6].

Es wird zusammengefaßt, daß die IEF eine sensitive und schnelle Methode zur Subfraktionierung von HDL ist. Durch Untersuchung pathologischer Seren kann das Verständnis der funktionellen Bedeutung dieser Subfraktionen erweitert werden.

Literatur

1. Kotlar TJ, Borensztaijn JL (1979) Hydrolysis of chylomicron triacyl glycerol by endothelium bound lipoprotein lipase. Biochem J 183: 171–174 – 2. Luley C, Watanabe H et al. (1983) Flat-bed isoelectric focusing of high-density lipoproteins. J Chromatogr 278: 412–417 – 3. Mahley RW (1982) Atherogenic hyperlipoproteinemia. In: Havel RJ (ed) The medical clinics of North America. Sounders Comp., Philadelphia, p 375 – 4. Miller NE, Hammet F et al. (1981) Relation of angiographically defined coronary artery disease to plasma lipoprotein subfractions and apolipoproteins. Br Med J 282: 1741–1744 – 5. Seidel D (1981) Electrophoresis of plasma lipoproteins. In: Lippel K (ed) Report of the high-density lipoprotein methodology workshop. NIH Publication No. 82-1661, p 84 – 6. Tall AR, Small DM (1978) Plasma high-density lipoproteins. N Engl J Med 299: 1232–1236

Luley, C. (Fettstoffwechselambulanz, Klinikum Charlottenburg der FU Berlin), Klör, H. U. (Oklahoma Medical Research Foundation, Oklahoma City, USA)
Untersuchungen zur Heterogenität der HDL bei Lebererkrankungen

Zweck

Die Heterogenität von High density-Lipoproteinen (HDL) kann mit zahlreichen Methoden nachgewiesen werden. Für bereits bekannte HDL-Subfraktionen, wie HDL_2 respektive HDL_c, wird eine atheroprotektive Potenz vermutet [5] bzw. eine Funktion für den zentripetalen Cholesterintransport postuliert [4]. Vor diesem Hintergrund erscheint ein weiteres Studium der HDL-Subfraktionen als sinnvoll.

Ein Verfahren zur Auftrennung von HDL sollte nach Möglichkeit die Lipoproteinpartikel bezüglich ihrer Apolipoproteinzusammensetzung separieren, da die Apolipoproteine (Apos) eine Schlüsselstellung im Lipidmetabolismus einnehmen. Diese sind überwiegend auf der Oberfläche der Lipoproteinpartikel angeordnet und bestimmen somit die Oberflächenladung der jeweiligen Lipoproteinspezies. Da nun die isoelektrischen Punkte der Apos deutlich differieren, ist zu erwarten, daß auch Partikel, die eine unterschiedliche Apokomposition aufweisen, sich durch ihre Nettooberflächenbeladung unterscheiden. Unter diesem Gesichtspunkt erscheint die isoelektrische Fokussierung (IEF), die mit hoher Auflösung Moleküle oder Partikel nach ihrer Oberflächenladung auftrennt, als aussichtsreiches Verfahren für eine funktionell relevante Subfraktionierung der HDL.

Mit einer IEF-Variante im Agaroseflachgel konnten bisher HDL aus Plasma in zahlreiche Subfraktionen separiert werden [3], deren Apokomposition durch 2-D-Immunelektrophorese ermittelt wurde. Zur Klärung der Frage, ob in den beobachteten Subfraktionen Apo A-I und Apo A-II miteinander verbunden („Lp A-I/A-II") oder aber unverbunden als „Lp-A-I" bzw. „Lp-A-II" vorkommen, wurde weiterhin eine kombinierte 2-D-Immunelektrophorese eingesetzt.

Mit dieser Methodik wurden Plasmen von Patienten mit akutem obstruktiven Ikterus bzw. terminaler Leberinsuffizienz untersucht. Für diese pathologischen Seren wurden Abweichungen vom Subfraktionsmuster gesunder Versuchspersonen erwartet, die Rückschlüsse auf die Bedeutung der HDL-Subfraktionen erlauben könnten.

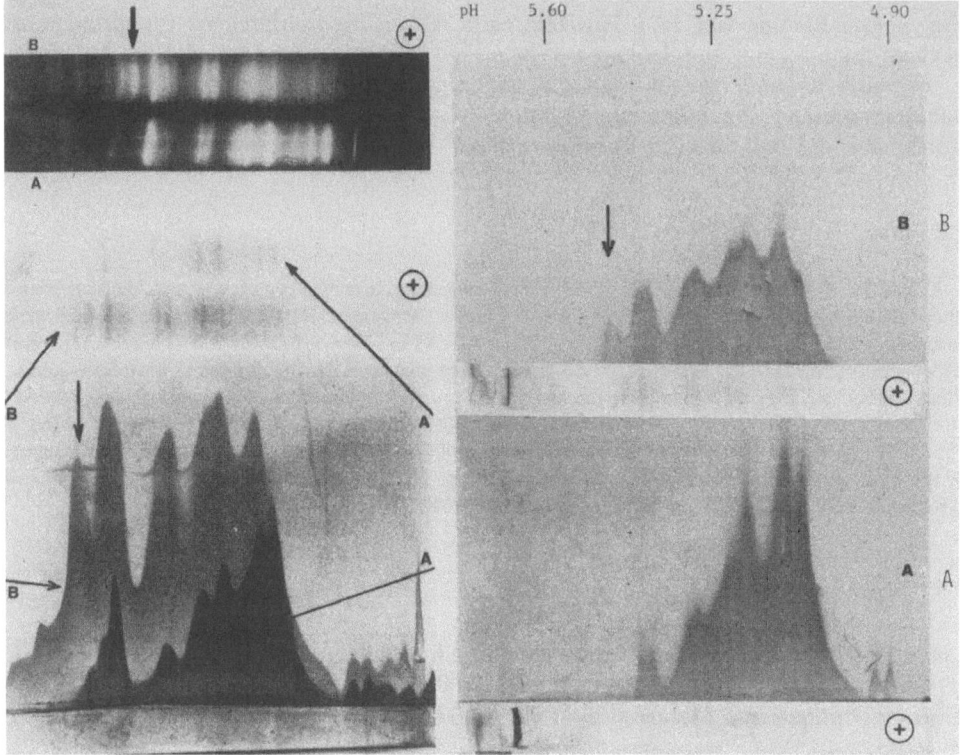

Abb. 1. *Links oben:* Präzipitationsmuster fokussierter HDL eines Gesunden (*A*) und eines Patienten mit akutem obstruktiven Ikterus (*B*). *Links unten bzw. rechts:* 2-D-Immunelektrophoresen gegen Anti-A-I (links) bzw. Anti-A-II (rechts). Links wurden die Muster des Gesunden (*A*) bzw. Patienten (*B*) aufeinanderprojiziert, rechts dagegen übereinandermontiert. Der Pfeil bezeichnet jeweils die bei Cholostase auftretende HDL-Subfraktion

Methodik

Patienten: 1. Akuter obstruktiver Ikterus. 56jährige Frau mit Choledochusstein. 2. Terminale Leberzellinsuffizienz. Zum Vergleich dienten die Plasmen einer 32jährigen Frau und eines 38jährigen Mannes, die klinisch und laborchemisch unauffällig waren.

Isoelektrische Fokussierung (IEF): Die IEF wurde in einem 0,5 mm dicken Agaroseflachgel ausgeführt, der 3,2% Servalyt pH 5−6 enthielt. 10 µl Plasma wurden für 80 min bei 10° C fokussiert. Die Visualisierung der aufgetrennten Lipoproteine erfolgte durch selektive Lipoproteinpräzipitation in einer Phosphorwolframatlösung nach Seidel [6]. Nach Densitometrie wurden die Agaroseplatten getrocknet und mit Sudanschwarz angefärbt.

Die 2-D-Immunelektrophoresen wurden in 1%iger Agarose, der ein monospezifisches Antiserum gegen die Apolipoproteine A-I bzw. A-II beigemischt war, bei 17° C und mit 4 Volt/cm ausgeführt. Für die kombinierte 2-D-Immunelektrophorese wurden zwischen zwei vertikale Glasplatten zwei 1,5 mm dicke, aneinander anschließende Agaroseplatten gegossen, die jeweils eines der verwendeten Antiseren enthielt. Nach Waschen, Pressen und Trocknen der 2-D-Agaroseplatten wurden sie mit Coomassie-Blau gefärbt.

Ergebnisse

Akute Cholostase: In Abb. 1 wurden links oben die HDL-Präzipitationsmuster eines cholostatischen Patienten (B) und einer gesunden Vergleichsperson (A) übereinander

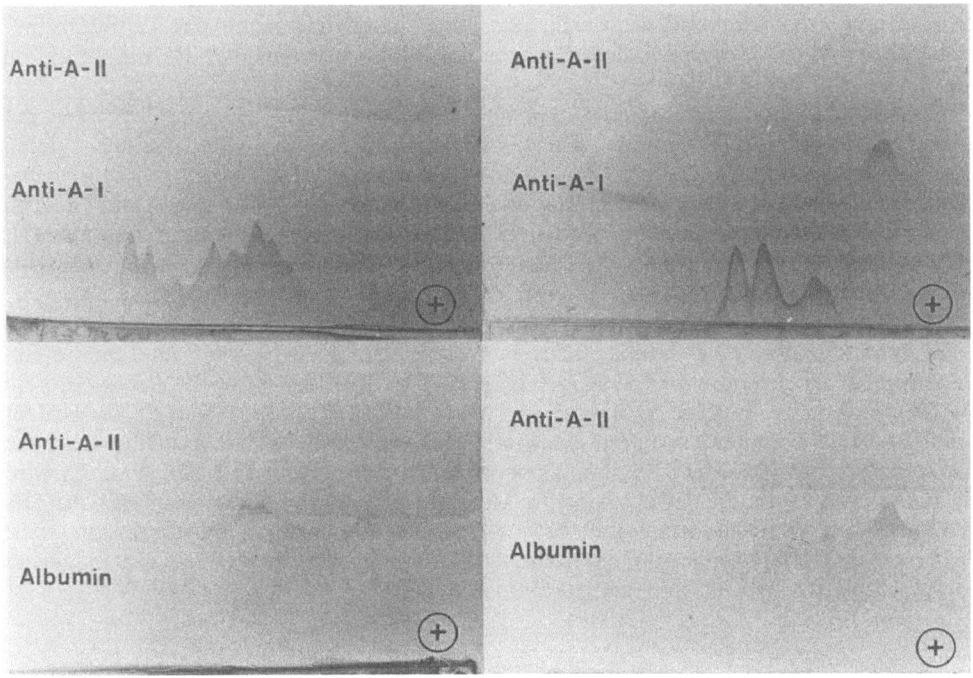

Abb. 2. Kombinierte 2-D-Immunelektrophoresen. *Unten:* Anti-A-II in der oberen und Albumin in der unteren Schicht. *Oben:* Anti-A-II in der oberen und Anti-A-I in der unteren Schicht. Links: Gesunde Vergleichsperson; *rechts:* Patient mit terminaler Leberinsuffizienz

abgebildet. Auffälligster Unterschied war das Auftreten der mit einem Pfeil gekennzeichneten Bande beim Patienten; darüber hinaus erkannte man, daß die Muster auch in den Relationen der Banden zueinander differieren. Beide Beobachtungen wurden durch die 2-D-Immunelektrophorese mit Antiseren gegen die Apolipoproteine A-I (Abb. 1, links unten) und A-II (Abb. 1, rechts) bestätigt. Nach Immunfixation mit Antiserum gegen Apolipoprotein E (nicht abgebildet) wurde dieses besonders in den basischen Subfraktionen nachgewiesen, wobei ein auffälliges Maximum in der „Cholostase"-Bande beobachtet wurde.

Terminale Leberinsuffizienz: In der kombinierten 2-D-Immunelektrophorese (Abb. 2) wird deutlich, daß beim Gesunden sämtliches Apolipoprotein A-II an Apolipoprotein A-I gebunden ist: die Partikel erreichen nach Passage durch die untere Schicht, die lediglich Albumin enthält, die obere, die Anti-A-II enthält, welches die A-II-haltigen Partikel präzipitiert (Abb. 2, links unten). In Abb. 2, links oben, dagegen wurden A-I-haltige Partikel vom Anti-A-I, das sich in der unteren Schicht befand, präzipitiert und somit am Weitertransport gehindert. Da nun vom Anti-A-II in der oberen Schicht keine Partikel mehr erkannt wurden, mußte das Apolipoprotein A-II *zusammen mit* A-I in der unteren Schicht fixiert worden sein: Lp A-I/A-II. Der Parallelversuch mit dem Serum des terminal leberinsuffizienten Patienten (Abb. 2, rechts) dagegen wies die Existenz von Partikeln nach, die nur Apolipoprotein A-II *ohne* A-I (Lp A-II) enthielten. Darüber hinaus wurde eine andere Verteilung von Apolipoprotein A-I auf wenige Banden beobachtet.

Schlußfolgerungen

Mit IEF und 2-D-Immunelektrophorese können HDL aus Plasma in zahlreiche Subfraktionen aufgetrennt werden, die sich durch ihre jeweilige Apokomposition unterscheiden. Die

Anwendung dieser Methodik weist beim akut cholostatischen Patienten das Auftreten einer zusätzlichen, beim Stoffwechselgesunden nur schwach ausgeprägten HDL-Subfraktion nach.

Diese pathologische HDL-Subfraktion enthält die Apos A-I, A-II und ist besonders mit Apo E angereichert. Es könnte sich hierbei um naszierende HDL handeln, deren Metabolismus durch die Lezithin-Cholesterin-Azyltransferase (LCAT) unter Cholostasebedingungen behindert ist. Eine solche Hypothese wird durch die von Akanuma und Glomset beschriebene Bindungshemmung zwischen HDL und LCAT durch Gallensäuren gestützt [1]. Als weitere Besonderheit beim akut cholostatischen Patienten wird eine vom Gesunden abweichende Verteilung der Apolipoproteine A-I und A-II beobachtet.

Die Untersuchung des Serums eines Patienten mit terminaler Leberzellinsuffizienz mittels IEF plus kombinierter 2-D-Immunelektrophorese belegt das Vorkommen von Lipoproteinpartikeln, in denen Apo A-II ohne Apo A-I (Lp A-II) auftritt. Bislang wurde Apolipoprotein A-II nur in Kombination mit Apolipoprotein A-I (Lp A-I/A-II) beschrieben [2]; dies wird für eine gesunde Vergleichsperson mit der beschriebenen Methodik auch bestätigt. Über die Existenz von Lp A-II bei Leberkrankheit wird hier zum ersten Mal berichtet. Es wird zusammengefaßt, daß die IEF eine sensitive Methode zur Subfraktionierung von HDL ist. Die Untersuchung von Cholostaseseren bzw. Serum bei terminaler Leberinsuffizienz weist pathologische HDL-Subfraktionen nach, deren funktionelle Bedeutung und möglicher diagnostischer Wert weiterhin studiert werden müssen.

Literatur

1. Akanuma Y, Glomset J (1968) A method for studying the interaction between lecithin: cholesterol acyltransferase and high density lipoproteins. Biochem Biophys Res Commun 32: 639–643 – 2. Cheung MC, Albers JJ (1979) Distribution of cholesterol and apoprotein A-I and A-II in human high density lipoprotein subfractions separated by CsCl equilibrium gradient centrifugation: Evidence for HDL subpopulations with differing A-I/A-II molar rations. J Lipid Res 20: 200–207 – 3. Luley C, Watanabe H et al. (1983) Flat-bed isoelectric focusing of high density lipoproteins. J Chromatogr 278: 412–417 – 4. Mahley RW (1982) Atherogenic hyperlipoproteinemia. In: Havel RJ (ed) The medical clinics of North America. Sounders Comp., Philadelphia, p 375 – 5. Miller NE, Hammet F et al. (1981) Relation of angiographically defined coronary artery disease to plasma lipoprotein subfractions and apolipoproteins. Br Med J 282: 1741–1744 – 6. Seidel D (1981) Electrophoresis of plasma lipoproteins. In: Lippel K (ed) Report of the high-density lipoprotein methodology workshop. NIH-Publication, No. 82-1661, p 84

Krone, W., Müller-Wieland, D., Greten, H. (Med. Kernklinik und Poliklinik, Universitäts-Krankenhaus Eppendorf, Hamburg)

Einfluß von Histamin auf die Cholesterinsynthese in menschlichen mononukleären Leukozyten: Rolle der H$_1$- und H$_2$-Rezeptoren

Histamin spielt eine wichtige Rolle in der physiologischen Regulation der Magensäuresekretion und besitzt viele zusätzliche Wirkungen im Organismus, z. B. auf das kardiovaskuläre System, glatte Muskelzellen und immunologische Prozesse [1]. Unbekannt ist bisher, ob Histamin und Pharmaka, die an histaminergen Rezeptoren angreifen, direkt den Stoffwechsel beeinflussen. Wir haben daher die Wirkung von Histamin auf die Cholesterinbiosynthese in frisch isolierten menschlichen mononukleären Leukozyten untersucht.

Menschliche mononukleäre Leukozyten von gesunden Probanden wurden durch Sedimentation im Dichtegradienten isoliert. Die Zellen wurden in Krebs-Ringer-Phosphatpuffer (pH 7,4) in Gegenwart von 40% lipidfreiem Serum inkubiert. Die Sterolsynthese wurde

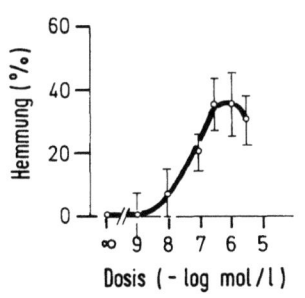

Wirkung auf Sterolsynthese
Histamin

Dosis (- log mol / l)

Abb. 1. Wirkung von Histamin auf die Sterolsynthese aus ^{14}C-Azetat in frisch isolierten menschlichen mononukleären Leukozyten. Zellen wurden bei 37° C in einem lipidfreien Medium für 0 und 6 Std inkubiert, bevor Radioaktivität zu dem Inkubationsmedium hinzugegeben wurde. Inkubation der Zellen für 6 Std führte zu einer dreifachen Induktion der Sterolsynthese. Die Kontrolle wurde definiert als Differenz zwischen Sterolsynthese zum Zeitpunkt 0 Std und 6 Std ohne Histamin (≙ 0% Inhibition). Histamin wurde in verschiedenen Konzentrationen zu Beginn der Inkubationen hinzugegeben. Angegeben sind die Mittelwerte ± SD der prozentualen Hemmung der Sterolsynthese ($n = 6$)

gemessen als Inkorporation von ^{14}C-Azetat oder tritiiertem Wasser in nicht verseifbare Lipide. Die Methode ist ausführlich beschrieben [2].

Inkubation frisch isolierter menschlicher mononukleärer Leukozyten für 6 Std in einem Medium, das lipidfreies Serum enthält, führt zu einer Steigerung der Sterolsynthese um das dreifache. Histamin, das zu Anfang der Inkubation in steigenden Konzentrationen zum Medium hinzugegeben wurde, führte zu einer zunehmenden Hemmung der Sterolsynthese. Die Inhibition betrug 35% bei einer Konzentration von 0,3 µmol/l (Abb. 1). Die Dosiswirkungskurve zeigte einen sigmoiden Verlauf.

Für die pharmakologische Differenzierung der Histaminrezeptoren, die die Wirkung des Histamins auf die Cholesterinsynthese vermitteln, wurden der selektive H_2-Antagonist Cimetidin und der selektive H_1-Antagonist Mepyramin benutzt. Cimetidin, das per se keinen Einfluß auf die Sterolsynthese hatte, hob die hemmende Wirkung des Histamins (0,3 µmol/l) auf die Sterolsynthese bei einer Konzentration von 10 µmol/l völlig auf. Demgegenüber hatte der H_1-Antagonist Mepyramin keine Wirkung auf die Histamin (0,3 µmol/l)-induzierte Hemmung der Sterolsynthese.

Die H_2-selektiven Agonisten Impromidin und 4-Methylhistamin supprimierten die Sterolsynthese, wobei beide Dosiswirkungskurven einen sigmoidalen Verlauf zeigten. Die Hemmung betrug 42% bzw. 31% bei einer Konzentration von 1 µmol/l. Im Gegensatz dazu hatten die H_1-selektiven Agonisten 2-Pyridylethylamin und 2-Methylhistamin bis zu einer Konzentration von 10 µmol/l bzw. 0,1 µmol/l keine Wirkung auf die Cholesterinsynthese.

Wir haben in dieser Studie nachgewiesen, daß 1. die Cholesterinsynthese in menschlichen mononukleären Leukozyten durch Histamin reguliert wird und 2. die Wirkung des endogenen Amins durch H_2-Rezeptoren mediiert wird. Diese Schlußfolgerung wurde von der pharmakologischen Differenzierung der Histaminrezeptoren durch spezifische H_1- und H_2-Agonisten und -Antagonisten abgeleitet. Die Wirksamkeitsreihenfolge der Agonisten war: Impromidin ≥ Histamin ≥ 4-Methylhistamin > 2-Methylhistamin ≥ 2-Pyridylethylamin. Diese operative Charakterisierung der Histaminrezeptoren wird auch in anderen Systemen gefunden [1].

Die Stimulation der Histaminrezeptoren vom H_2-Subtyp führt in verschiedenen Zellsystemen zu einer Erhöhung der Adenylzyklaseaktivität. Dementsprechend führt Histamin zu einem Anstieg der Zyklo-APM-Konzentrationen in menschlichen Leukozyten und Lymphozyten [1]. Wir haben kürzlich nachgewiesen, daß Dibutyryl-Zyklo-AMP, ein Analog des Zyklo-AMP, die Sterolsynthese in frisch isolierten menschlichen mononukleären Leukozyten hemmt [3]. Dieses Ergebnis legt den Schluß nahe, daß Histamin die Cholesterinsynthese durch eine Erhöhung der Zyklo-AMP-Spiegel supprimiert.

Zusammenfassung

Unsere Ergebnisse weisen nach, daß die Sterolsynthese in menschlichen mononukleären Leukozyten durch Histamin reguliert wird. Die Wirkung des endogenen Amins wird durch

H$_2$-Rezeptoren via Zyklo-AMP mediiert. Es liegt nahe zu vermuten, daß Histamin und verwandte therapeutische Substanzen eine wichtige Rolle in der Physiologie und Pathophysiologie der zellulären Cholesterinhomöostase und Atherogenese spielen.

Diese Studie wurde von der Fritz-Thyssen-Stiftung unterstützt.

Literatur

1. Ganelli CR, Parsons ME (eds) (1982) Pharmacology of histamine receptors. Wright PSG, Bristol London Boston − 2. Krone W, Greten H (1984) Evidence for post-transcriptional regulation by insulin of 3-hydroxy-3-methylglutaryl coenzyme A reductase and sterol synthesis in human mononuclear leukocytes. Diabetologia 26: 366−369 − 3. Krone W, Hildebrandt F, Greten H (1982) Effect of catecholamines on sterol synthesis in human mononuclear cells. Eur J Clin Invest 12: 467−470

Kather, H. (Klinisches Institut für Herzinfarktforschung an der Med. Univ.-Klinik Heidelberg)
Regulation der Fettgewebslipolyse bei Patienten mit multipler symmetrischer Lipomatose

Einleitung

Die multiple symmetrische Lipomatose ist eine benigne Geschwulsterkrankung des Fettgewebes. Eine italienische Arbeitsgruppe berichtete, daß dieses seltene Krankheitsbild durch eine Resistenz des hyperplastischen Fettgewebes gegenüber der fettmobilisierenden Wirkung von Katecholaminen gekennzeichnet ist (Enzi et al. 1977). In einer vorläufigen Studie mit zwei Patienten konnten wir diese Ergebnisse nicht bestätigen (Kather und Schröder 1982).

Wir haben jetzt die hormonale Regulation der Depotfettmobilisation bei fünf weiteren Patienten mit multipler symmetrischer Lipomatose unter verschiedenen diätetischen Bedingungen (vor und während einer einwöchigen Fastenperiode) untersucht.

Material und Methoden

Bei den Patienten handelte es sich um Männer im Alter von 40−50 Jahren. Normales und lipomatöses Fettgewebe wurde durch Nadelbiopsie gewonnen. Die Fettzellen wurden nach der Methode von Rodbell (1964) isoliert und in Krebs-Henseleit-Bikarbonatpuffer, pH 7,4, in Anwesenheit von 5 mmol/l Glukose und 40 g/l humanen Serumalbumins inkubiert. Die Inkubation wurde durch Erhitzen beendet (95° C, 5 min). Die Glyzerinfreisetzung wurde mit Hilfe einer neuentwickelten Biolumineszenzmethode gemessen (Kather et al. 1982).

Ergebnisse

Entgegen Literaturberichten fanden wir bei keinem der untersuchten Patienten einen prinzipiellen Defekt in der Hormonansprechbarkeit des lipomatösen Fettgewebes. Der β-adrenerge Agonist Isoproterenol stimulierte die Glyzerinfreisetzung in normalen und hyperplastischen Zellen aller untersuchten Patienten (Abb. 1). Vor dem Fasten waren die Dosiswirkungskurven in beiden Zellpräparationen identisch. Während des Fastens war die Dosiswirkungskurve von Isoproterenol bei vier der fünf Patienten als Ausdruck gesteigerter

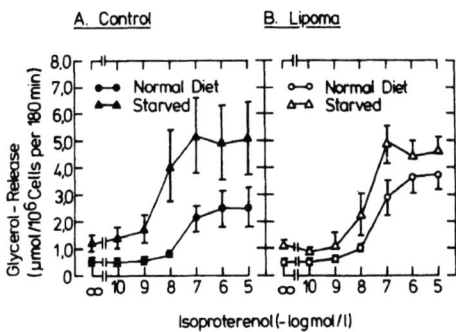

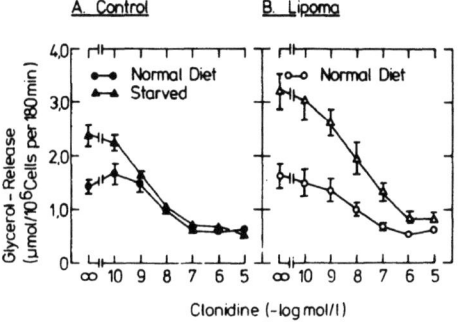

Abb. 1. Dosiswirkungskurven für Isoproterenol und Clonidin in normalen und lipomatösen Fettzellen vor und während einer siebentägigen Fastenperiode (300 cal/Tag). Es sind Mittelwerte ± SE von fünf Experimenten dargestellt. Im Falle von Clonidin enthielt das Medium 1,6 µg/ml Adenosindeaminase

β-adrenerger Sensitivität um ca. eine Größenordnung nach links verschoben. Diese Sensitivitätszunahme wurde in Lipomzellen nicht beobachtet.

Der α_2-adrenerge Agonist Clonidin bewirkte in normalen und lipomatösen Zellen eine dosisabhängige Hemmung der Glyzerinfreisetzung. Die Dosiswirkungsverhältnisse in normalen und lipomatösen Fettzellen unterscheiden sich nicht; Fasten hatte auf die α_2-adrenerge Ansprechbarkeit keinen Einfluß.

Diskussion

Die multiple symmetrische Lipomatose ähnelt vom Erscheinungsbild her regionalen Fettsuchtformen. Eine Aufklärung der pathophysiologisch relevanten Defekte könnte deshalb hilfreich bei der Aufklärung der Frage sein, warum Fett in bestimmten Körperregionen akkumuliert. Unsere Ergebnisse zeigen, daß lipomatöse Fettzellen keinen prinzipiellen Defekt in der α_2- und β-adrenergen Ansprechbarkeit aufweisen. Es ist allerdings möglich, daß subtile Unterschiede bestehen, die sich nur unter bestimmten Ernährungsbedingungen wie z. B. Fasten aufdecken lassen. Hierfür spricht, daß die β-adrenerge Sensitivität während des Fastens in normalen Fettzellen bei vier von fünf Patienten gesteigert war, während dieser Effekt in Lipomzellen nicht beobachtet wurde.

Literatur

Enzi G, Inelmen EM, Baritussio A, Dorigo P, Prosdomcimi M, Mazzoleni F (1977) Multiple symmetric lipomatosis. A defect in adrenergic stimulated lipolysis. J Clin Invest 60: 1221–1229 – Kather H, Schröder F (1982) Adrenergic regulation of fat cell lipolysis in multiple symmetric lipomatosis. Eur J Clin Invest 12: 471–474 – Kather H, Schröder F, Simon B (1982) Microdetermination of glycerol using bacterial NADH-linked luciferase. Clin Chim Acta 120: 295–300 – Rodbell M (1964) Metabolism of isolated fat cells. J Biol Chem 239: 384

Kather, H., Bieger, W., Aktories, K. (Klinisches Institut für Herzinfarktforschung an der Med. Univ.-Klinik Heidelberg)

Differenzierung zwischen der antilipolytischen Wirkung von Insulin und der Hemmwirkung anderer Hormone auf die Depotfettmobilisation in isolierten menschlichen Fettzellen durch Pertussistoxin

Einleitung

Insulin ist das wichtigste antilipolytisch wirksame Hormon beim Menschen. Ob die antilipolytische Wirkung von Insulin durch eine Hemmung der cAMP-Bildung, eine Aktivierung des cAMP-Abbaus oder durch cAMP-unabhängige Mechanismen erfolgt, ist unklar (Hales et al. 1978). Vor 2 Jahren wurde eine Toxin aus Pertussiskulturen isoliert, das die Wirkung von Hormonen, deren Wirkung über eine Hemmung der Adenylatzyklase vermittelt wird, aufhebt (Murayama und Ui 1983; Kather et al. 1983).

Wir haben die Effekte dieses Toxins in isolierten menschlichen Fettzellen untersucht.

Material und Methoden

Das Fettgewebe stammte von operativ behandelten Patienten, die hinsichtlich Alter, Geschlecht und Grundkrankheit nicht ausgewählt waren. Isolierte Fettzellen wurden durch Inkubation mit Kollagenase gewonnen (Rodbell 1964). Die isolierten Fettzellen wurden in Krebs-Henseleit-Puffer, pH 7,4, der 5 mmol/l Glukose und 40 g/l humanes Serumalbumin enthielt, in An- oder Abwesenheit von 5 µg/ml Pertussistoxin bei 37° C für 180 min vorinkubiert. Nach gründlichem Waschen folgte eine erneute Inkubation in An- und Abwesenheit verschiedener Hormone für weitere 3 Std. Diese zweite Inkubation wurde durch Erhitzen (95° C, 5 min) beendet. Die Glyzerinfreisetzung wurde mit Hilfe einer neuentwickelten Biolumineszenzmethode bestimmt (Kather et al. 1982).

Ergebnisse

Abb. 1 zeigt den Effekt einer Vorinkubation mit Pertussistoxin auf die antilipolytischen Wirkungen des α_2-adrenergen Agonisten Clonidin, von Prostaglandin E_2, des stabilen

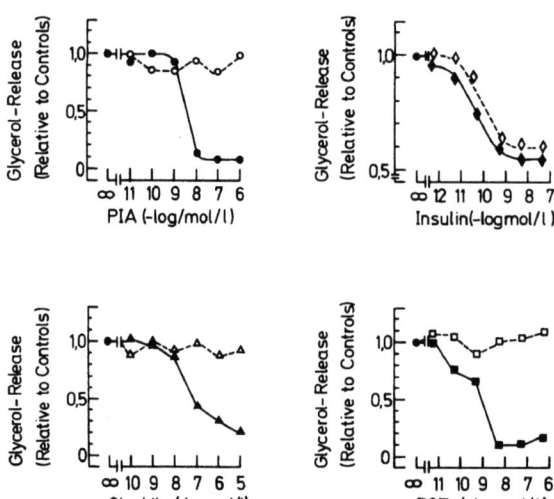

Abb. 1. Einfluß von Pertussistoxin auf die antilipolytischen Wirkungen von Clonidin, Prostaglandin E_2 (PGE$_2$), N^6-Phenylisopropyladenosin (PTA) und Insulin. Die Zellen wurden mit 5 µg/ml Pertussistoxin vorinkubiert. Die Ergebnisse sind auf die jeweiligen Kontrollwerte ohne Hormon-, bzw. Pharmakazusatz bezogen. Es sind Mittelwerte aus Doppelbestimmungen dargestellt

Adenosinanalogon N^6-phenylisopropyladenosin sowie Insulin. In Kontrollzellen bewirkten alle getesteten Substanzen eine dosisabhängige Hemmung der Glyzerinfreisetzung. Nach Vorbehandlung mit Pertussistoxin waren die Hemmwirkungen von Clonidin, Prostaglandin E$_2$ und N^6-Phenylisoprophyladenosin aufgehoben, die Insulinwirkung wurde dagegen durch das bakterielle Toxin weder in ihrem Ausmaß noch hinsichtlich der wirksamen Konzentrationen beeinflußt.

Diskussion

Adenosin und sein stabiles Analogon N^6-Phenylisopropyladenosin, Prostaglandin E$_2$ und α_2-adrenerge Agonisten wie Clonidin hemmen die Depotfettmobilisation durch eine Hemmung des Adenylatzyklasesystems. Die antilipolytischen Wirkungen dieser drei Substanzen wurden durch Vorbehandlung der Zellen mit Pertussistoxin aufgehoben. Die Wirkung von Insulin wurde dagegen durch das bakterielle Toxin nicht beeinflußt. Zwar läßt sich nach den vorliegenden Ergebnissen nicht sicher ausschließen, daß auch Insulin über eine Hemmung der cAMP-Bildung wirkt. Unabhängig vom Angriffspunkt zeigen die Ergebnisse jedoch, daß sich die Mechanismen der Insulinwirkung von denen der anderen getesteten Substanzen unterscheidet.

Literatur

Hales CN, Lucio JP, Siddle K (1978) Hormonal control of adipose-tissue lipolysis. Biochem Soc Symp 43: 97−135 − Kather H, Schröder F, Simon B (1982) Microdetermination of glycerol using bacterial NADH-linked luciferase. Clin Chim Acta 120: 295−300 − Kather H, Aktories K (1983) Adenylatzyklase/cAMP und bakterielle Toxine. Klin Wochenschr 61: 1109−1114 − Murayama T, Ui M (1983) Loss of inhibitory function of the guanine nucleotide regulatory component of adenylat cyclase due to its ADP-ribosylation by islet-activating protein, pertussis toxin, in adipocyte membranes. J Biol Chem 258: 3319−3326 − Rodbell M (1964) Metabolism of isolated fat cells. J Biol Chem 239: 384

Kather, H., Wieland, E. (Klinisches Institut für Herzinfarktforschung der Med. Univ.-Klinik Heidelberg)
Lumineszenztechniken: Neue Hilfsmittel zur Untersuchung der hormonalen Regulation des Zellstoffwechsels beim Menschen

Einleitung

Lumineszenztechniken sind hochempfindlich und spezifisch. Wir haben zwei Biolumineszenzmethoden zur Bestimmung von freiem Glyzerin und von freien Fettsäuren (FFS) entwickelt, die sich des NADH-gekoppelten Systems der bakteriellen Luziferase bedienen. Beide Methoden sind im Inkubationsmedium isolierter Adipozyten und direkt im Serum anwendbar.

Prinzip

Glyzerin wird mit Hilfe von Glyzerokinase spezifisch zu Glyzerin-3-Phosphat umgewandelt, das dann in Anwesenheit von Arsenat [1] entsprechend der Sequenz: Glyzerin-3-Phosphat-Dihydroxyazetonphosphat-Glyzeraldehyd-3-Phosphat-3-Phosphoglyzerat unter Bildung von 2 mol NADH umgewandelt wird. Fettsäuren werden durch eine Acyl-CoA-Synthetase unter Bildung von AMP und Pyrophosphat (PP$_i$) aktiviert [2]. PP$_i$ wird dann in Anwesenheit von Fruktose-6-Phosphat [3] entsprechend der Sequenz: Fruktose-6-Phosphat-Fruktose-1,6-Bisphosphat-Triosephosphat ebenfalls zu 3-Phosphoglyzerat und anorganischem Phosphat umgewandelt. Auch hierbei entstehen 2 mol NADH. Als Indikatorsystem dient für beide Bestimmungen eine bakterielle NADH-abhängige Luziferase, die als quantifizierbares Signal Licht produziert.

Materialien und Methoden

10 µl Serum oder Plasma wurden mit 10 µl HCl (1 N) gestoppt. Nach 1 min wurde die Probe mit 10 µl NaOH (1 N) neutralisiert und entsprechend verdünnt (50fach für Glyzerin, 100fach für freie Fettsäuren). Für die Fettsäurebestimmung enthielt das Wasser 0,25% Triton-X-100.

Lipolyseuntersuchungen wurden in Mikroproben von menschlichem Fettgewebe und von Rattenfettgewebe vorgenommen (200 – 1 000 Zellen/ml). Vor der Messung wurden die enteiweißten Media 2 – 10fach mit H$_2$O bzw. H$_2$O/Triton-X-100 (0,25%) verdünnt.

50 µl der verdünnten Probe wurden mit 50 µl eines Inkubationsmediums vermischt, das sich wie folgt zusammensetzte:

Glyzerinumwandlung

28 mmol/l TEA-HCl, pH 9,0, 1,1 mmol/l P$_i$, 20 mmol/l Arsenat, 1,1 mmol/l Dithiotreitol, 1,5 mmol/l ATP, 2,9 mmol/l MgCl$_2$, 8 mmol/l NAD, 7 U/ml Glyzerokinase, 2,3 U/ml Glyzerin-3-Phosphat-Dehydrogenase, 33 U/ml Triosephosphatisomerase und 19 U/ml Glyzerinaldehyd-3-Phosphatdehydrogenase.

Fettsäureumwandlung

23 mmol/l Hepes, pH 8,0, 1,1 mmol/l KCl, 20 mmol/l Arsenat, 1,1 mmol/l Dithiotreitol, 2,9 mmol/l MgCl$_2$, 8 mmol/l NAD, 0,065 mmol/l CoA, 0,53 µmol/l EDTA, 33 U/ml Triosephosphatisomerase, 14 U/ml Aldolase, 0,10 U/ml PP$_i$-Phosphofruktokinase, 0,04 mmol/l Fruktose-6-Phosphat und 6,7 mU/ml Acyl-CoA-Synthetase.

Lumineszenzassay

Proben wurden für 180 min bei 25° C inkubiert und dann vor der NADH-Bestimmung nochmals 5 – 10fach mit Wasser verdünnt.

In einem Phosphatpuffer (0,2 mol/l), der 0,4 mmol/l Dithiotreitol und 67 mmol/l Raffinose enthielt, wurden 1,5 mU/ml Luziferase und 1,7 mU/ml NAD(P)H:FMN-Oxidoreduktase gelöst. 4,7 mmol/l Tetradecanal wurden in einer wäßrigen Lösung, die 50 g/l fettsäurefreies Albumin und 10 g/l Triton-X-100 enthielt bei pH 7,0 und 50° C gelöst.

Die Tetradecanal- und die Luziferaselösung wurde in kleinen Portionen eingefroren. 0,11 mmol/l FMN wurde täglich neu in einem Phosphatpuffer (2 mol/l, pH 7,0) gelöst und lichtgeschützt auf Eis bis zum Gebrauch aufbewahrt.

100 ml des Lumineszenzcocktails enthielten 0,5 mmol/l Tetradecanal, 1,1 µmol/l FMN, 5,3 mU/l Luziferase und 83 U/ml NAD(P)H:FMN-Oxidoreduktase. 0,5 ml-Portionen des Lumineszenzcocktails wurden bei 25° C für 20 min vorinkubiert. Der Lumineszenzassay wurde dann mit 0,03 – 0,05 ml der Proben gestartet. Die Messungen wurden mit einem Berthold-Biolumat 9500 T ausgeführt. Die Auswertung erfolgte an Hand von externen Glyzerin- und Fettsäureeichgraden.

Chemikalien

Tetradecanal und Raffinose waren von EGA-Chemie, Steinheim und Merck AG, Darmstadt. ATP, NAD, Triosephosphatisomerase und die Enzyme zur Lumineszenzmessung und zur

Glyzerinumwandlung waren von Boehringer, Mannheim. Acyl-CoA-Synthetase, die Enzyme zur Fettsäureumwandlung und fettsäurefreies Albumin waren von Sigma Co., St. Louis, USA. CoA, Fettsäuren und Pufferreagenzien waren von Serva-GmbH, Heidelberg.

Ergebnisse und Diskussion

Beide Methoden sind 10−100mal empfindlicher als herkömmliche Methoden zur Glyzerin- und Fettsäurebestimmung. Bei einem Signal zu Rauschenverhältnis von 1 liegt die untere Nachweisgrenze für Glyzerin bei 1 µmol/l, für Fettsäuren bei 5 µmol/l. Das Lichtsignal ist in beiden Fällen bis zu einer Konzentration von 30 µmol/l linear abhängig. Die Genauigkeit beider Methoden wurde durch einen Vergleich mit etablierten Meßmethoden untersucht. Eine hervorragende Übereinstimmung besteht mit einer fluorimetrischen Methode zur Glyzerinbestimmung [4] ($r = 0,99$, $y = 1,03x + 0,66$, $n = 30$) und einer enzymatischen Methode zur Bestimmung freier Fettsäuren (WAKO Kit) ($r = 0,98$, $y = 1,082 + (−4,67)$, $n = 20$).

Durch die ausgezeichnete Empfindlichkeit beider Methoden sind systematische Untersuchungen zur hormonellen Steuerung des menschlichen Fettgewebes möglich geworden. Geringe Mengen an Fettgewebe, Wie sie durch Nadelbiopsien gewonnen werden können (100−300 mg) sind für ca. 300 Messungen ausreichend. Darüber hinaus können beide Methoden direkt in unextrahiertem Serum angewendet werden.

Literatur

1. Genovese J, Schmidt K, Katz J (1970) Enzymic degradation of isotopically labeled compounds. I. Degradation of ^{14}C-labeled glycerol. Anal Biochem 34: 161−169 − 2. Shimizu S, Inoue K, Tani Y, Yamada H, Tabata M, Murachi T (1980) Enzymatic determination of serum free fatty acids: A colorimetric method. Anal Biochem 107: 193−198 − 3. O'Brien WE (1976) A continuous spectrophotometric assay for argininosuccinate synthetase based on pyrophosphate formation. Anal Biochem 76: 423−430 − 4. Laurell S, Tibbling G (1966) An enzymatic fluorometric micromethod for the determination of glycerol. Clin Chim Acta 13: 317−322

Steinhardt, H. J. (Med. Univ.-Klinik, Abt. I, Tübingen), Paleos, G. A. (Department Clinical Nutrition, Montefiore Hospital, Pittsburgh, USA), Brandl, M., Fekl, W. L. (Institut für Experimentelle Ernährung, Erlangen), Adibi, S. A. (Department Clinical Nutrition, Montefiore Hospital, Pittsburgh, USA)
Untersuchungen an einem Tiermodell (Pavian)
zur Effizienz einer Dipeptidmischung
als Quelle essentieller Aminosäuren und Stickstoff
bei der totalen parenteralen Ernährung

1.0 Einleitung

Frühere Untersuchungen mit Eiweißhydrolysatpräparationen als Stickstoffquelle einer intravenösen Ernährung haben gezeigt, daß bis zu 53% der enthaltenen Peptide im Urin ausgeschieden wurden [4−6, 10] und daß die Stickstoffretention während parenteraler Ernährung beim Menschen besser war, wenn kristalline Aminosäuren an Stelle von Eiweißhydrolysaten infundiert wurden [3, 11]. Als Erklärung für diese Beobachtungen wird eine schlechte Utilisation der in den Eiweißhydrolysaten enthaltenen Peptide angenommen.

In der folgenden Arbeit wurde die Effizienz einer Mischung synthetischer Dipeptide, die als gemeinsames Merkmal Glyzin in der N-terminalen Position enthielten, als Aminosäurequelle einer parenteralen Ernährung untersucht. Es sollte die Hypothese getestet werden, daß Dipeptide bei intravenöser Infusion in Form einer Mischung utilisiert werden und geeignet sind, einen normalen Ernährungszustand und Stoffwechsel aufrechtzuerhalten.

Als Parameter der Utilisation wurden die Plasmakonzentrationen, Ausscheidung im Urin sowie die metabolische Clearance [13] der einzelnen Dipeptide während Infusion der Mischung gemessen. Außerdem wurden die Auswirkungen dieser Dipeptidmischung auf Ernährungs- und Stoffwechselparameter unter den Bedingungen einer totalen parenteralen Ernährung (TPE) im Vergleich zu einer korrespondierenden Aminosäurelösung untersucht. Zahlreiche Labortests dienten zur Erfassung von Nebenwirkungen auf verschiedene Organe.

1.1. Versuchsanordnung und Methodik

Versuchstiere. Der Versuch wurde an fünf männlichen Pavianen [Durchschnittsgewicht ($\pm$ SEM) 9,4 $\pm$ 0,5 kg, Alter ca. 3–3$^{1}/_{2}$ Jahre] durchgeführt. Versuchsanordnung und Details der chemischen Analyse sind anderweitig ausführlich beschrieben [13] und werden hier nur noch kurz zusammengefaßt.

Versuchsaufbau. Während des vierwöchigen Versuches waren die Kalorien (80 kcal/kg KG) – und Eiweißzufuhr (2 g/kg KG) sowie die prozentuale kalorische Zusammensetzung der Ernährung (Protein 10%, Kohlenhydrate 56%, Fett 34%) konstant. Einer oralen Konditionierungsphase von 2 Wochen schloß sich eine zweiwöchige TPE-Periode an. Vor Beginn der 2. Woche oraler Nahrungszufuhr wurde ein zentralvenöser Katheter implantiert, über den kalorienfreie Flüssigkeit infundiert wurde, um die Tiere an die Technik der intravenösen Ernährung zu gewöhnen. Das komplette intravenöse Ernährungsregime bestand aus: Dipeptidmischung oder äquimolarer Aminosäurelösung, 20%iger Fettlösung (Intralipid) und 25%iger Glukoselösung mit Elektrolyten, Mineralien, Spurenelementen und Vitaminen.

Chemische Analysen. Aminosäuren und Dipeptide im Plasma und Urin wurden mittels Ionenaustauschchromatographie mit einem automatisierten Aminosäureanalysator (Beckman 119 CL) gemessen. Die Gesamtstickstoffbestimmung erfolgte nach der Mikro-Kjeldahl-Methode. Alle übrigen Parameter wurden mit Routinemethoden im klinischen Labor bestimmt.

Sämtliche Werte sind als Mittelwerte $\pm$ SEM angegeben. Eine statistische Auswertung der Daten erfolgte mit dem *t*-Test für verbundene Stichproben oder, wenn die orale Periode in den Vergleich miteinbezogen werden konnte, mit einem „repeated measure design". Wegen der kleinen Fallzahl und der großen Zahl an Variablen wurden nur Differenzen mit einem $p < 0,01$ als signifikant gewertet.

1.2. Ergebnisse

Die Tiere waren sowohl während der parenteralen Ernährung mit Dipeptiden als auch während der Phase der intravenösen Ernährung mit Aminosäuren als Stickstoffquelle klinisch unauffällig.

Ernährungsparameter. Gewichtsverhalten, Stickstoffbilanz und Urinausscheidungsraten von 3-Methylhistidin und Kreatinin während der Konditionierungsphase und je 1 Woche parenteraler Ernährung mit entweder der Aminosäure- oder der Dipeptidmischung sind in Tabelle 1 zusammengefaßt. Bei keinem der genannten Parameter bestand ein signifikanter Unterschied zwischen den Versuchsperioden, auch wenn die 3-Methylhistidinausscheidung im Urin numerisch während der TPE deutlich höher lag als in der oralen Periode.

Aminosäuren. Plasmaaminogramme und Urinausscheidungsraten der 24 untersuchten Aminosäuren unterschieden sich während der parenteralen Versuchsperioden nicht signifikant. Bis auf wenige Ausnahmen, die nicht die essentiellen Aminosäuren betrafen,

Tabelle 1. Parameter der Ernährung

Parameter	Periode			
	Oral		TPE	
	2. Woche	3. Woche	Aminosäuren	Dipeptide
Gewichtszunahme (kg/Woche)	0,18 ± 0,10	0,25 ± 0,19	0,26 ± 0,04	0,10 ± 0,07
Stickstoffbilanz (g N/24 Std)	0,65 ± 0,06	0,78 ± 0,08	0,66 ± 0,10	0,57 ± 0,09
Urinausscheidung (mg/24 Std)				
3-Methylhistidin	1,42 ± 0,22	2,49 ± 0,20	6,36 ± 1,93	7,70 ± 2,88
Kreatinin	453 ± 25	378 ± 14	419 ± 16	419 ± 15

Gewichtszunahme ist die Differenz zwischen Anfangs- und Endgewicht jedes Tieres in jeder Periode. Stickstoffbilanz und Urinausscheidungsraten bei jedem Pavian sind die Mittelwerte von vier Bestimmungen der letzten die 4 Tage jeder Periode

lagen die während parenteraler Zufuhr bestimmten Plasmakonzentrationen im Bereich des postabsorptiven Plasmaaminogramms während der Konditionierungsphase.

Dipeptide. Tabelle 2 zeigt die Plasmakonzentrationen, die metabolischen Clearanceraten sowie die Urinausscheidungsraten der Dipeptide während der Dipeptidperiode. Mit Ausnahme von Glyzylalanin und Glyzylthreonin, deren Konzentrationen denjenigen ihrer C-terminalen Aminosäuren entsprachen, lagen die Plasmakonzentrationen der Dipeptide erheblich niedriger als die der korrespondierenden Aminosäuren. Bei keinem Tier konnte Glyzyltyrosin im Plasma gefunden werden. Die metabolischen Clearanceraten der Dipeptide variierten stark, wobei Glyzylphenylalanin und Glyzylprolin am schnellsten und Glyzylthyreonin am langsamsten aus dem Plasma geklärt wurden. 12 Std nach Unterbrechung der Dipeptidinfusion, aber bei unveränderter Glukose- und Fettinfusion wurden keine Dipeptide mehr im Plasma nachgewiesen. Mit Ausnahme von Glyzylprolin (ca. 4%) betrug die

Tabelle 2. Plasmakonzentrationen, metabolische Clearance und Urinausscheidung von Dipeptiden während der Dipeptidperiode

Dipeptide	Plasma		Urinausscheidung	
	Konzentration (μM)	Clearance (ml/min/kg)	(μmol/24 Std)	% der infundierten Menge
Gly-Thr	52 ± 7	4 ± 1	68 ± 14	2,1 ± 0,4
Gly-Val	55 ± 6	6 ± 1	40 ± 5	0,8 ± 0,1
Gly-Met	13 ± 2	28 ± 10	33 ± 7	0,6 ± 0,1
Gly-Ile	21 ± 2	16 ± 2	40 ± 6	0,8 ± 0,1
Gly-Leu	23 ± 4	22 ± 3	63 ± 11	0,9 ± 0,2
Gly-Phe	10 ± 2	40 ± 10	45 ± 9	0,8 ± 0,2
Gly-Lys	34 ± 4	17 ± 7	51 ± 8	0,9 ± 0,1
Gly-His	27 ± 3	6 ± 1	45 ± 6	1,7 ± 0,2
Gly-Arg	31 ± 6	25 ± 8	88 ± 13	0,9 ± 0,1
Gly-Ala	271 ± 22	7 ± 1	328 ± 36	1,2 ± 0,1
Gly-Pro	32 ± 11	31 ± 8	655 ± 62	4,1 ± 0,4
Gly-Trp	0	–	14 ± 3	1,4 ± 0,3

Urinausscheidung der einzelnen Dipeptide 2% der infundierten Dipeptidmenge oder weniger.

Parameter des Stoffwechsels und der Organfunktionen. Die Serumkonzentrationen von Insulin, Glukose, Triglyzeriden, Cholesterin, Gesamteiweiß und Harnstoffstickstoff (BUN) waren während der Dipeptid- und Aminosäureperiode ebensowenig signifikant verschieden wie die Serumkonzentrationen von Mineralien, Elektrolyten und Spurenelementen (Cu und Zn). Ebensowenig unterschieden sich die Urinausscheidungsraten von Kalzium, Phosphor, Natrium, Kalium und Chlorid in den parenteralen Versuchsperioden. Lediglich die Glukoseausscheidung lag in der Dipeptidperiode höher als in der Aminosäureperiode (149 ± 16 mg/24 Std gegenüber 64 ± 6 mg/24 Std, $p < 0,01$). Diese Ausscheidung in der Dipeptidperiode entsprach 0,2% der Glukosezufuhr.

Ausführliche Laboruntersuchungen ergaben keinen Anhalt für eine Schädigung von Leber, Nieren oder blutbildendem System während beider parenteraler Versuchsperioden.

1.3. Diskussion

Während Adibi [1], Adibi und Morse [2] und Krzysik und Adibi [9] bei Tieren eine effektive Utilisation einzelner Dipeptide nach intravenöser Bolusinjektion gezeigt haben, ist dies die erste Untersuchung, bei der ein Gemisch synthetischer Dipeptide als Stickstoffquelle der TPE verwendet wurde. Aus Sicherheitsgründen wurden diese ersten Untersuchungen an einem Tiermodell durchgeführt.

Bei diesem ersten Schritt zur Erprobung einer Dipeptidmischung für einen eventuellen späteren klinischen Gebrauch stand die Effizienz und die Sicherheit ihrer Anwendung im Vordergrund des Interesses. 1 Woche ist eine ausreichend lange Periode, um akute Veränderungen der untersuchten Ernährungsparameter zu erfassen, zumal die Tiere in einem langen Zeitraum vor den parenteralen Versuchsperioden konstant in einer positiven Stickstoffbilanz waren.

Die Ergebnisse zeigen, daß die Dipeptidmischung unter den gewählten Versuchsbedingungen zu 98% utilisiert wurde. Körpergewicht, Stickstoffbilanz, Plasmaaminogramm sowie die 3-Methylhistidinausscheidung im Urin wurden in nahezu identischer Weise beeinflußt wie durch die kommerziellen Präparate weitgehend entsprechende Lösung freier Aminosäuren. Die im Vergleich zu den oralen Versuchsperioden während TPE höhere 3-Methylhistidinausscheidung ist möglicherweise Ausdruck eines gesteigerten Katabolismus von Darmwandproteinen bei fehlender oraler Nahrungszufuhr [8, 14]. Hinsichtlich der Sicherheit bestanden während der TPE mit der Dipeptidmischung keine Hinweise für nachteilige Effekte auf Stoffwechselparameter oder für eine Organschädigung.

Dipeptide als Substrate der parenteralen Ernährung besitzen gegenüber Aminosäuren mehrere potentielle Vorteile. Von praktischer Bedeutung könnte sein, daß sie zu einer Reduktion der Hypertonizität parenteraler Lösungen beitragen können. Ein weiterer Gesichtspunkt ist, daß manche Aminosäuren, wie z. B. Tyrosin, in Dipeptidform besser wasserlöslich sind als in freier Form [7]. Diese Aminosäure ist daher im allgemeinen nicht in den handelsüblichen Aminosäurelösungen enthalten. Als Folge kommt es häufig zu einer Verminderung des Plasmaspiegels von Tyrosin während parenteraler Ernährung [12], was z. B. bei Patienten mit Leberzirrhose von Bedeutung sein kann. Ein dritter theoretischer Vorteil ist, daß das in freier Form nicht stabile Glutamin in Dipeptidform in parenteralen Lösungen angeboten werden könnte. Der Grund, daß in diesem ersten grundlegenden Experiment zur Frage der Dipeptidutilisation keine tyrosin- und glutaminhaltige Dipeptidmischung untersucht wurde, liegt darin, daß keine Kontrolle möglich gewesen wäre.

Literatur

1. Adibi SA (1977) Clearance of dipeptides from plasma: role of kidney and intestine. In: Peptide transport and hydrolysis. Ciba Foundation Symposium 50. Elsevier/Excerpta Medica, North Holland,

pp 265–285 – 2. Adibi SA, Morse EL (1982) Enrichment of glycine pool in plasma and tissues by glycine, di-, tri- and tetraglycine. Am J Physiol 243: E 413–417 – 3. Bansi HW, Jürgens P, Müller G, Rostin M (1964) Der Stoffwechsel bei intravenöser Applikation von Nährlösungen, insbesondere synthetisch zusammengestellter Aminosäurelösungen. Klin Wochenschr 7: 332–352 – 4. Christensen HN, Lynch EL, Powers JH (1946) The conjugated, non-protein, amino acids of plasma. III. Peptidemia and hyperpeptiduria as a result of the intravenous administration of partially hydrolyzed casein (amigen). J Biol Chem 166: 649–652 – 5. Christensen HN (1950) Peptide wastage consequent to the infusion of two protein hydrolysates. J Nutr 42: 189–193 – 6. Christensen HN, Wilber PB, Coyne BA, Fisher JH (1955) Effects of simultaneous or prior infusion of sugars on the fate of infused protein hydrolysates. J Clin Invest 34: 86–94 – 7. Daabees TT, Stegink LD (1978) L-alanyl-L-tyrosine as a tyrosine source during intravenous nutrition of the rat. J Nutr 108: 1104–1112 – 8. Hughes CA, Dowling RH (1980) Speed of onset of adaptive mucosal hypoplasia and hypofunction in the intestine of parenterally fed rats. Clin Sci 60: 312–327 – 9. Krzysik BA, Adibi SA (1979) Comparison of metabolism of glycine injected intravenously in free and dipeptide forms. Metabolism 28: 1211–1217 – 10. Lidstrom F, Wretlind KA (1952) Effect of dialyzed casein hydrolysate. The effect of intravenous administration of a dialyzed, enzymatic casein hydrolysate (Aminosol) on the serum concentration and on the urinary excretion of amino acids, peptides and nitrogen. Scand J Clin Lab Invest 4: 167–178 – 11. Long CL, Zikria BA, Kinney JM, Geiger JW (1974) Comparison of fibrin hydrolysates and crystalline amino acid solutions in parenteral nutrition. Am J Clin Nutr 27: 163–174 – 12. Rudman D, Hutner M, Ansley J, Jansen R, Chipponi J, Bain RP (1981) Hypotyrosinemia, hypocysteinemia, and failure to retain nitrogen during total parenteral nutrition of cirrhotic patients. Gastroenterology 81: 1025–1035 – 13. Steinhardt HJ, Paleos GA, Brandl M, Fekl WL, Adibi SA (1984) Efficacy of a synthetic dipeptide mixture as the source of amino acids for total parenteral nutrition in a subhuman primate (baboon): Plasma concentration, metabolic clearance, and urinary excretion of a series of dipeptides. Gastroenterology (in press) – 14. Wassner SJ, Li JB (1982) N-methylhistidine release: contributions of rat skeletal muscle, GI tract, and skin. Am J Physiol 242: E293–297

Pausch, J., Häussinger, D., Rasenack, J., Gerok, W. (Med. Klinik der Universität Freiburg/Brsg.)

Limitierende Rolle des Aspartats für die Pyrimidinsynthese in der Leber

Aspartat dient in der Leber als gemeinsames Substrat für die Harnstoffsynthese und die Pyrimidinsynthese. Es wird überwiegend durch die Aspartataminotransferase aus Oxalazetat synthetisiert und ist Substrat der Argininosuccinatsynthetase und der Aspartatcarbamoyltransferase im Zytoplasma der Hepatozyten. In der zweiten Reaktion der De novo-Pyrimidinsynthese katalysiert die Aspartatcarbamoyltransferase die irreversible Carbamoylierung der Aminogruppe des Aspartats zu Carbamoylaspartat. Der K_M-Wert der Aspartatcarbamoyltransferase für Aspartat von 0,7 mmol/l [2] liegt im physiologischen Bereich der Aspartatkonzentration in der Rattenleber. Deshalb können verminderte zytoplasmatische Aspartatkonzentrationen in den Hepatozyten limitierend wirken für die Synthese von Carbamoylaspartat bzw. Pyrimidinen. Das Ziel der vorliegenden Untersuchungen war es, diese limitierende Rolle des Aspartats für die De novo-Pyrimidinsynthese zu demonstrieren.

Zufuhr von Ammoniumionen in Mengen, die die Kapazität der Zitrulin- und Harnstoffsynthese überschreiten, führt in der Leber zu einer Akkumulation von mitochondrialem Carbamoylphosphat und zu einer Steigerung der De novo-Pyrimidinsynthese [3, 4]. Entsprechend wurde bei der Perfusion von Rattenlebern mit steigenden Ammoniumionenkonzentrationen eine Zunahme der Gesamtcarbamoylphosphatgehalte gemessen (Abb. 1a). Bei Abwesenheit von Ammoniumionen enthielten die perfundierten Rattenlebern 9,8 ± 0,6 μmol/kg Leber Carbamoylphosphat; dieser Wert erhöhte sich bei Anwesenheit von 6-Azauridin auf 17,5 ± 3,1 μmol/kg Leber. Die Pyrimidinneusynthese, gemessen als ΣOrotat (Summe von Orotat+OMP+Orotidin) bei Hemmung der weiteren Umsetzung zu Uridylat durch Zugabe von 6-Azauridin zum Medium (0,5 mmol/l), wurde durch Ammoniumionen

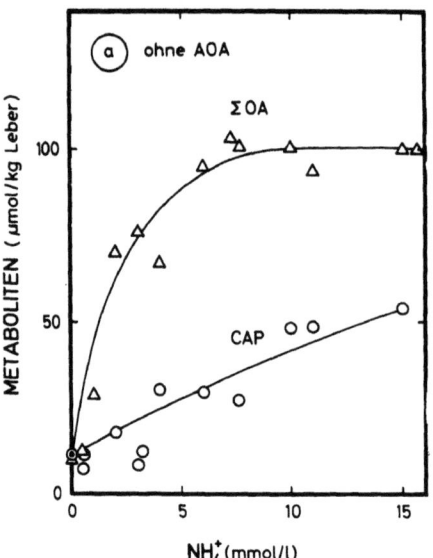
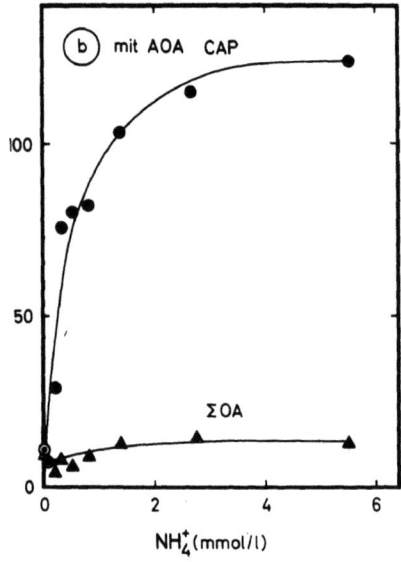

Abb. 1. Die Steigerung der *De novo*-Pyrimidinsynthese in der isoliert perfundierten Rattenleber durch Ammoniumionen (**a**) und Hemmung dieser Ammoniumionenwirkung durch Aminooxyazetat (**b**). Die Lebern wurden 1 Std hämoglobinfrei bei 37° C ohne Rezirkulation des Perfusionsmediums mit einer Flußrate von 4 ml × min^{-1} × g^{-1} mit einer bikarbonatgepufferten Krebs-Henseleit-Lösung, die Laktat (2,1 mmol/l) und Pyruvat (0,3 mmol/l) als Natriumsalze enthielt und mit Carbogen (95% O_2, 5% CO_2) begast wurde, perfundiert. Zur Blockade der Umsetzung von Orotat zu UMP enthielt das Perfusionsmedium 6-Azauridin (0,5 mmol/l). In neutralisierten Perchlorsäureextrakten von friergestoppter Leber [6] wurde Carbamoylphosphat (CAP) nach enzymatischer Umsetzung mit [^{14}C]Ornithin zu Zitrullin säulenchromatograpisch isoliert [6] und mit Hilfe der Radioaktivität des Zitrullins berechnet. ΣOratat(ΣOA; Orotat+OMP+Orotidin) wurde nach Säurehydrolyse mit Hilfe einer Dowex-Formiatsäule und anschließender Reversed phase-Hochdruckflüssigkeitschromatographie mit einem isokratischen Elutionssystem isoliert. Der Orotatgehalt der Probe wurde aus der Fläche des Orotatpeaks und der radioaktiven Ausbeute (Isotopenverdünnung) berechnet. Einzelmessungen

stark gesteigert. Abb. 1a zeigt, daß bei Perfusion mit 8 mmol/l Ammoniumionen etwa zehnfach erhöhte ΣOrotatgehalte bestimmt wurden, die bei höheren Ammoniumionenkonzentrationen nicht weiter anstiegen. Diese starke Pyrimidinsynthesesteigerung wurde durch Zugabe von Aminooxyazetat (0,5 mmol/l) zum Perfusionsmedium vollständig verhindert (Abb. 1b). Die ΣOrotatgehalte blieben unverändert im Bereich von 11,5 ± 3,9 μmol/kg Leber. Die gleichzeitige Hemmung der Pyrimidinsynthese und der Harnstoffsynthese durch die Wirkung von Aminooxyazetat führte zu einer simultanen Carbamoylphosphatakkumulation in den Mitochondrien und im Zytosol und deshalb zu einer besonders ausgeprägten Erhöhung der Gesamtcarbamoylphosphatgehalte.

Aminooxyazetat ist ein Inhibitor pyridoxalphosphatabhängiger Aminotransferasen [1], der die Nachsynthese des Aspartats unterbindet. Eine Steigerung der Harnstoffsynthese und der Pyrimidinsynthese durch Ammoniumionen (3 mmol/l) ist verbunden mit einem erhöhten Aspartatbedarf für beide Synthesewege. Durch Aminooxyazetat wurde unter diesen Bedingungen ein ausgeprägter Aspartatmangel erzeugt (Abb. 2); hierbei verminderte sich der Aspartatgehalt der perfundierten Leber von 1,36 auf 0,1 mmol/kg Leber. Parallel dazu wurde eine Hemmung der Pyrimidinsynthese durch eine Verminderung der ΣOrotatwerte mit steigenden Aminooxyazetatkonzentrationen und eine starke Akkumulation von Carbamoylphosphat beobachtet (Abb. 2). Der Hemmeffekt des Aminooxyazetats war bei Konzentrationen im Perfusionsmedium oberhalb 100 μmol/l maximal ausgeprägt.

In isolierten Rattenhepatozyten (je 50 mg Zellen inkubiert in 3,5 ml Krebs-Henseleit-Bikarbonatpuffer mit 2 mmol/l Phosphat) wurde die Pyrimidinsynthese auf zwei Wegen

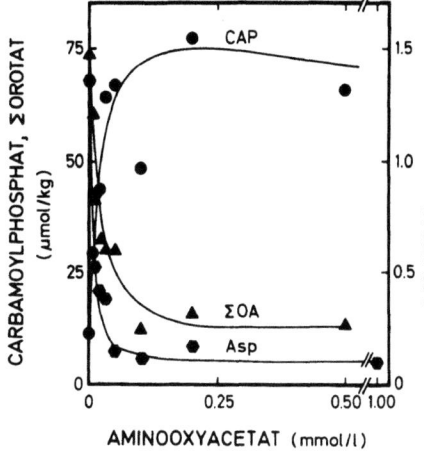

Abb. 2. Die Senkung der Aspartatgehalte der Leber durch Aminooxyazetat und ihre Auswirkungen auf die Pyrimidinsynthese. Die durch Ammoniumionen (NH_4Cl, 3 mmol/l Medium) gesteigerte Pyrimidinsynthese wurde durch aminooxyazetatinduzierten Aspartatmangel gehemmt. Rattenleberperfusion und Messung von Carbamoylphosphat (CAP) und ΣOrotat (ΣOA) wie bei Abb. 1. Aspartat (Asp) wurde säulenchromatographisch bestimmt. Einzelmessungen

gesteigert und der Hemmeffekt des aminooxyazetatinduzierten Aspartatmangels untersucht: a) Ein Mangel an UTP (Inkubation mit D-Galaktosamin, 4 mmol/l) führte durch Aufhebung der Feedback-Hemmung der zytoplasmatischen Carbamoylphosphatsynthetase II zu einer Zunahme der zytoplasmatischen Carbamoylphosphatsynthese und zu einem Anstieg der ΣOrotatgehalte von 27 ± 7 µmol/kg Zellen auf das achtfache nach einstündiger Inkubation. b) In den Mitochondrien wurde durch eine gesteigerte Synthese (Inkubation mit Ammoniumionen, 15 mmol/l) und zusätzlich durch einen verminderten Umsatz durch Hemmung der Ornithincarbamoyltransferase (Inkubation mit L-Norvalin, 5 mmol/l) eine starke Akkumulation von Carbamoylphosphat erzeugt. Die Pyrimidinsynthesesteigerung durch mitochondriales Carbamoylphosphat war unter diesen Bedingungen stärker im Vergleich zu zytoplasmatischem Carbamoylphosphat (a). Bei Anwesenheit von Aminooxyazetat wurde die Pyrimidinsynthesesteigerung durch zytoplasmatisches und durch mitochondriales Carbamoylphosphat verhindert.

Die Steigerung der Pyrimidinsynthese in isolierten Hepatozyten durch Ammoniumionen (10 mmol/l) und L-Norvalin (5 mmol/l) wurde durch Aminooxyazetat (0,5 mmol/l) blockiert. Dieser Hemmeffekt ließ sich durch Zusatz von Aspartat revertieren; die Zunahme der Aspartatkonzentration im Medium führte zu einer konzentrationsabhängigen Steigerung der ΣOrotatgehalte. Demnach kommt die Hemmung der Pyrimidinsynthese durch Aminooxyazetat durch den Aspartatmangel und nicht durch direkte Einflüsse auf Pyrimidinsyntheseenzyme zustande.

Die Befunde zeigen, daß die Pyrimidinneusynthese in der Leber nur gesteigert werden kann, wenn eine ausreichende Bereitstellung von Aspartat durch die Aminotransferasen gewährleistet ist.

Wir danken Frl. A. Friedrich, R. Kajewski und Herrn Th. Stehle für ausgezeichnete technische Assistenz.

Mit Unterstützung durch die Deutsche Forschungsgemeinschaft (Sonderforschungsbereich 154 „Klinische und experimentelle Hepatologie", Freiburg).

Literatur

1. John RA, Charteris A, Fowler LH (1978) The reaction of aminooxyacetate with pyridoxal phosphate-dependent enzymes. Biochem J 171: 771−779 − 2. Keppler D, Holstege A (1982) Pyrimidine nucleotide metabolism and its compartmentation. In: Sies H (ed) Metabolic compartmentation. Academic Press, London, p 147 − 3. Pausch J, Keppler D, Gerok W (1977) Increased *de novo* pyrimidine nucleotide synthesis in liver induced by ammonium ions in amounts surpassing the urea cycle capacity. Eur J Biochem 53: 349−356 − 4. Statter M, Russell A, Abzug-Horowitz S, Pinson A (1974)

Abnormal orotic acid metabolism associated with acute hyperammonaemia in the rat. Biochem Med 9: 1–18 – 5. Williams LG, Bernhart SA, Davis RH (1971) Evidence for two discrete carbamoyl phosphate pools in *Neurospora*. J Biol Chem 246: 973–978 – 6. Wollenberger A, Ristau O, Schoffa G (1960) Eine einfache Technik der extrem schnellen Abkühlung größerer Gewebestücke. Pflügers Arch 270: 399–412

Käbisch, A., Hartenfels, S., Voegeli, R., Eberle, F., Gundlach, G., Pralle, H. (Zentrum für Innere Medizin, Abt. für Anästhesiologie und operative Intensivmedizin und Biochemisches Institut der Justus-Liebig-Universität Gießen und Abt. für Innere Medizin des Kreiskrankenhauses Böblingen)

Neue Bestimmungsmethode für Phosphoäthanolamin (PEA) im Urin erleichtert die Diagnose der oligosymptomatischen Hypophosphatasie

Einleitung

Phosphoäthanolamin (PEA) ist ein Monophosphatester des 2-Aminoäthanol. PEA entsteht u. a. im Stoffwechsel von Sphingolipidbasen [10]. Es konnte in allen embryonalen und ausgereiften Geweben nachgewiesen werden. Klinische Untersuchungen wurden durch den schwierigen Nachweis von PEA behindert. Rasmussen [8] entwickelte eine Bestimmungsmethode, mit der sich PEA von Taurin im Urin von Normalpersonen diskriminieren ließ. Die Proben wurden langwierig durch Erhitzen, Kohlefiltration und Anionenaustauscherbehandlung zur Aminosäureanalyse auf einem Kationenaustauscher vorbereitet.

Eine erhöhte PEA-Ausscheidung im Urin findet sich bei hoher Proteinaufnahme mit der Nahrung, bei Patienten mit Akromegalie, bei Patienten mit adrenogenitalem Syndrom [5], und bei Hypophosphatasiepatienten [6].

Hypophosphatasie ist eine erbliche Stoffwechselstörung mit den charakteristischen Symptomen: Erniedrigte Aktivität der alkalischen Serum- und Gewebsphosphatase (E.C. 3.1.3.1.), Defekte in der Knochenmineralisation mit vermehrter Bildung von Osteoid und starker Frakturanfälligkeit, frühzeitiger Verlust der bleibenden Zähne und eine vermehrte Ausscheidung von PEA im Urin und erhöhter PEA-Plasmaspiegel [2, 4, 7, 11].

Ziel der Arbeit war es, eine Bestimmungsmethode zu entwickeln, die einfacher und weniger zeitaufwendig als die Methode nach Rasmussen ist. Der Nachweis sollte empfindlich genug sein, Anlageträger der Hypophosphatasie mit blander klinischer Symptomatik erfassen zu können.

Methodik

Wir machten uns die niedrige Löslichkeit der Bleisalze von PEA zunutze. Der zu untersuchende Urin wurde mit sek. Natriumphosphat auf einen Mindestphosphatgehalt von 0,1 M gebracht. Das Phosphat und PEA wurden mit 1 M wäßriger Bleiazetat gefällt und mit 0,5 M H_2SO_4 + 0,1 M s Natriumphosphat wieder in Lösung gebracht [3].

    10 ml Sammelurin
+ 179,9 mg Na_2HPO_4
    10 ml Urin (Phosphatgehalt mindestens 0,1 M)
+   5 ml 1 M Bleiazetatlösung
5 min zentrifugieren bei 20 000 g
Überstand I

Bodensatz
+   5 ml 0,1 M Na_2HPO_4 in 0,5 M H_2SO_4
suspendieren und 5 min zentrifugieren bei 20 000 g
Überstand II

Bodensatz
+ 5 ml 0,1 M Na$_2$HPO$_4$ in 0,5 M H$_2$SO$_4$
suspendieren und 5 min zentrifugieren bei 20 000 g
Überstand III

Die Überstände II und III bildeten zusammen die Meßlösung zur Aminosäureanalyse. Diese erfolgte über eine DOWEX 50 × 10 Kationenaustauschersäule. Als Fluoreszenzreagenz dient o-Phthaldialdehyd [9]. Die Fluoreszenz wurde nach einer Exzitation bei 340 nm bei 455 nm gemessen. Die Peakflächen wurden mit einem Pye-Unicam-Integrator ermittelt. Eichlösungen mit bekannten Konzentrationen an Taurin und PEA dienten als Referenzen.

Ergebnisse

Die hier vorgestellte Methode zeigte eine gute Diskriminierungsfähigkeit zwischen PEA und Taurin. Der säulenchromatographisch überlagernde Überschuß an Taurin im Urin konnte durch Fällung mit Bleiazetat und Umfällung mit Schwefelsäure auf 7,4% der Ausgangskonzentration reduziert werden. Die Recoveryraten für PEA waren abhängig von der Phosphatkonzentration in der Urinprobe und in der Schwefelsäure. Durch Zugabe von jeweils 0,1 M sek. Natriumphosphat zum Urin und zur Schwefelsäure erreichten wir PEA-Recoveryraten von durchschnittlich 94,3% ± 5,3% (n = 18).

In der Literatur [1, 5, 8] werden unterschiedliche Normalwerte für die PEA-Ausscheidung im Urin angegeben. Licata beschreibt deutlich höhere Ausscheidungsraten als Rasmussen. Dieser ermittelte für Kinder bis 16 Jahren eine Ausscheidung von 65,56 ± 21,65 μmol PEA/g Kreatinin und für Probanden über 16 Jahre von 20,8 ± 9,8 μmol PEA/g Kreatinin.

Bei unseren Untersuchungen wurde der PEA-Gehalt im 24-Std-Urin von 23 klinisch gesunden Probanden im Alter von 7−67 Jahren bestimmt. Davon waren zwölf männlichen und elf weiblichen Geschlechts. Wir fanden die in Abb. 1 dargestellte Altersabhängigkeit der PEA-Ausscheidung.

So betrug die gemessene PEA-Ausscheidung bei Probanden unter 20 Jahren 66,44 ± 25,59 μmol PEA/g Kreatinin, in der Gruppe über 20 Jahre 23,52 ± 7,27 μmol PEA/g Kreatinin. Diese Ergebnisse stimmen mit den von Rasmussen [8] angegebenen Zahlen überein.

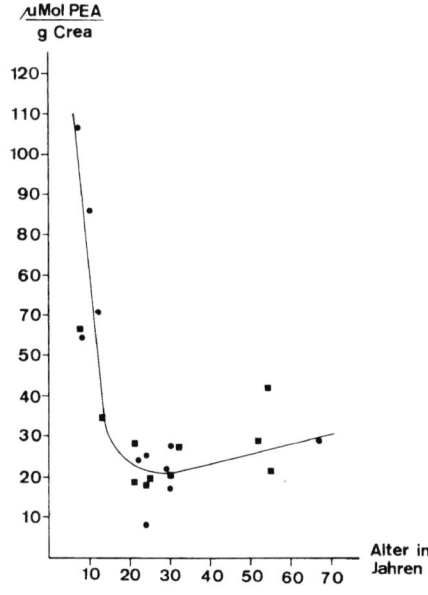

Abb. 1. Altersabhängigkeit der Phosphoäthanolaminausscheidung im Urin. Die Werte sind in μmol PEA/g Kreatinin angegeben ● = männlich; ■ = weiblich

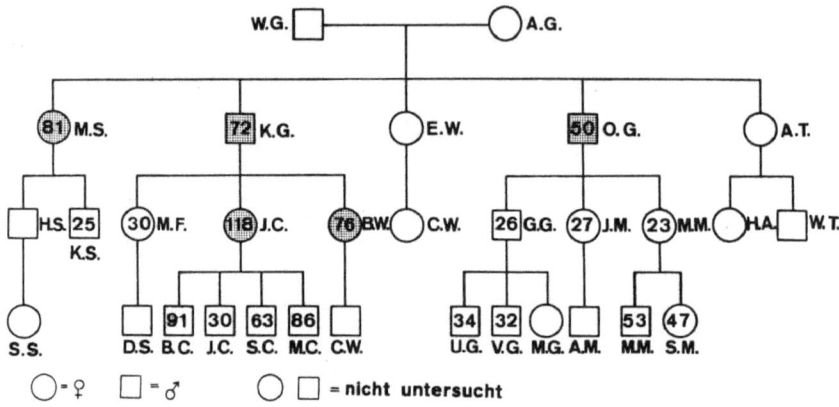

Abb. 2. Ergebnisse der PEA-Bestimmungen in den Sammelurinen der Familie mit Hypophosphatasie. Die PEA-Konzentrationen im Stammbaum sind in μmol PEA/g Kreatinin angegeben. Werte, die über dem Normbereich liegen, sind hervorgehoben

Anwendung fand die Bestimmungsmethode für PEA bei einer Familie mit bland verlaufender adulter Hypophosphatasie [2, 3]. Bei 17 Familienmitgliedern im Alter von 11—80 Jahren wurde der PEA-Gehalt im Sammelurin bestimmt. Die Meßergebnisse sind in Abb. 2 im Stammbaum dieser Familie zusammengefaßt.

Vier Familienmitglieder in zwei aufeinanderfolgenden Generationen zeigten eine deutlich vermehrte PEA-Ausscheidung im Urin. Die Ergebnisse der Probanden B. W., I. C., K. G. und M. S. lagen 7,2, 13,1, 6,7 und 7,9 Standardabweichungen über dem Mittelwert des altersentsprechenden Normalkollektivs.

Diskussion

Die hier vorgestellte Bestimmungsmethode ermöglicht die Untersuchung der erhöhten Phosphoäthanolaminausscheidung bei Stoffwechselstörungen wie Akromegalie, adrenogenitalem Syndrom und Hypophosphatasie.

In dieser Untersuchung wurde die PEA-Ausscheidung bei einer Familie mit adulter Hypophosphatasie gemessen. Diese Diagnose wurde bisher aufgrund der Klinik (Frakturneigung, frühzeitiger Verlust der bleibenden Zähne) und der erniedrigten Aktivität der alkalischen Serumphosphatase gestellt. Blande Verlaufsformen, die einem heterozygoten Erbstatus entsprechen, sind so nur schwer oder gar nicht zu erkennen und müssen mit Hilfe der PEA-Ausscheidung im Urin nachgewiesen werden.

Bei den vier Merkmalsträgern der hier untersuchten Familie fanden wir ausschließlich den vorzeitigen Verlust der bleibenden Zähne oder sehr ausgeprägte Karies als klinische Symptome. Bei ihnen lagen die PEA-Meßergebnisse mehr als drei Standardabweichungen über dem Mittelwert der altersentsprechenden Normalgruppe. Für die übrigen Familienmitglieder ermittelten wir einen normalen PEA-Gehalt im Urin .Rasmussen [8], der eine Familie in England untersucht hatte, beschreibt für heterozygote Merkmalsträger eine Erhöhung der PEA-Ausscheidung um das 2,7—7,6fache der Norm. Bei einer 35jährigen Patientin mit schwerer homozygoter Form der adulten Hypophosphatasie findet er eine 29—46fache Erhöhung der PEA-Ausscheidung.

Die vier betroffenen Mitglieder in dieser Familie zeigten eine drei- bis fünffache Erhöhung; die Kriterien für eine heterozygote Form der Hypophosphatasie. Sie kann auch als oligosymptomatische Hypophosphatasie oder Odontohypophosphatasie bezeichnet werden. Die Inzidenz dieser oligosymptomatischen Hypophosphatasie scheint nach unseren Beobachtungen größer als bisher angenommen. Die PEA-Ausscheidung im Urin wurde wegen der aufwendigen Bestimmungsmethode nur selten zur Diagnosestellung herangezogen. Die hier vorgestellte Bestimmungsmethode dürfte bei Kariesträgern durch ihre einfache Handhabung und Zuverlässigkeit die PEA-Ausscheidung als entscheidendes Kriterium für die Diagnose der oligosymptomatischen Hypophosphatasie verwendbar machen. Dadurch wird die Inzidenz besser abzuschätzen sein.

Zusammenfassung

Es wird eine neue Bestimmungsmethode für PEA im Urin vorgestellt. Dabei wird die mit Phosphat angereicherte Urinprobe vor der Aminosäureanalyse mit Bleiazetat gefällt und mit Schwefelsäure umgefällt. Die Messung der PEA-Ausscheidung bei 23 klinisch gesunden Probanden (Alter 7–67 Jahre) zeigte eine Altersabhängigkeit der Normalwerte. Bei vier von 17 Mitgliedern einer Familie mit adulter Hypophosphatasie wurde eine deutliche Erhöhung der PEA-Ausscheidung gefunden. Sie wurden deshalb als heterozygote Merkmalsträger eingestuft.

Literatur

1. Eastman JR, Bixler D (1980) Urinary phosphoethanolamine: normal values by age. Clin Chem 26: 1757–1758 – 2. Eberle F, Hartenfels S, Pralle H, Käbisch A (1984) Adult hypophosphatasia without apparent skeletal disease: „Odontohypophosphatasia" in four heterozygote members of a family. Klin Wochenschr 62: 371–376 – 3. Gundlach G, Käbisch A, Voegeli R, Pralle H, Hartenfels S (1984) Determination of phosphoethanolamine in urine or in presence of high taurine concentrations. Anal Biochem (zur Publikation eingereicht) – 4. Hartenfels S, Eberle F, Käbisch A, Klabuhn B, Pralle H (1983) Untersuchungen zur adulten Hypophosphatasie. Verh Dtsch Ges Inn Med 89: 1100–1103 – 5. Licata AA, Radfar N, Bartter FC, Bou E (1978) The urinary excretion of phosphoethanolamine in diseases other than hypophosphatasia. Am J Med 64: 133–138 – 6. McCance RA, Morrison AB, Dent CE (1955) The excretion of phosphoethanolamine and hypophosphatasia. Lancet 268: 131 – 7. Rasmussen H, Bartter FC (1978) Hypophosphatasia. In: Stanbury JB, Wyngarden JB, Fredrickson DS (eds) Metabolic basis of inherited disease. McGraw-Hill, New York, p 1340 – 8. Rasmussen K (1968) Phosphorylethanolamine and hypophosphatasia. Dan Med Bull 15: 1–112 – 9. Roth M (1976) Automated aminoacid analysis with sensitive fluorescence detection. J Clin Chem Clin Biochem 14: 361–364 – 10. Shimojo T, Schroepfer GJ (1976) Sphingolipid base metabolism. Shpinganine-1-Phosphate lyase: Identification of ethanolamine-1-phosphate as the product. Biochim Biophys Acta 431: 433–446 – 11. Whyte MP, Teitelbaum SL, Murphy WA, Bergfeld M, Avioli L (1979) Adult Hypophosphatasia – clinical, laboratory and genetic investigation of a large kindred with review of the literature. Medicine 58: 329–347

Schweisfurth, H., Heinrich, J., Brugger, E., Schmidt, M. (Med. Univ.-Klinik Würzburg)
Veränderungen von Carboxypeptidasen im Serum bei malignen Erkrankungen*

Einleitung

Enzymbestimmungen kamen bisher für die Diagnostik und zur Verlaufsbeurteilung von malignen Erkrankungen wenig Bedeutung zu. Es wird vermutet, daß infiltratives Wachstum durch die Enzyme gefördert wird, die zu einer Störung der Zellmembranpermeabilität führen. Wir untersuchten daher drei Carboxypeptidasen, die hauptsächlich in den Lungengefäß-

* Durchgeführt mit Unterstützung der DFG (Schw. 309/2-1)

1675

endothelien synthetisiert werden: Angiotensin I-Converting-Enzym, Carboxypeptidase N_1 (CN_1) und Carboxypeptidase N_2 (CN_2). Diese Enzyme haben unter anderem die Eigenschaft, das Nonapeptid Bradykinin, das die Zellpermeabilität entscheidend verändert, zu inaktivieren.

Frühere Untersuchungen zeigten erniedrigte CN-Aktivitäten bei der Leberzirrhose [1], dem familiären Angioödem [2] und dem anaphylaktischen Schock [3]. Erhöhtes CN wurde bei der Lungensarkoidose gefunden [4].

Mit dieser Studie sollte untersucht werden, ob auch bei malignen Erkrankungen die Carboxypeptidasen unterschiedliche Aktivitäten im Serum aufweisen. Außerdem wurde das Verhalten der Carboxypeptidasen vor und nach einer Chemo- oder Radiatiotherapie geprüft.

Methodik

Es wurden insgesamt 191 Personen untersucht. Die venöse Blutentnahme geschah unter Standardbedingungen (12 Std Bettruhe, nüchtern, 8.00 morgens, 24 Std vorher keine Medikamente). Bei den 55 gesunden Kontrollpersonen (Durchschnittsalter 38 ± 18 Jahre (± SD) wurde ebenfalls das Blut im Nüchternzustand morgens nach 1/2 Std Bettruhe entnommen. 80 Patienten (drei Frauen, 77 Männer, Durchschnittsalter 61 ± 12 Jahre) hatten ein histologisch gesichertes Bronchialkarzinom. Sechs Frauen und vier Männer (Durchschnittsalter 66 ± 10 Jahre) litten an einem Plasmozytom. Ein Non-Hodgkin-Lymphom wurde bei acht Frauen und sechs Männern (Durchschnittsalter 50 ± 8 Jahre) gefunden. Bei sieben Patienten (drei Frauen, vier Männer, Durchschnittsalter 45 ± 11 Jahre) lag ein M. Hodgkin vor. Maligne gastrointestinale Erkrankungen wurden bei 25 Patienten (15 Frauen, zehn Männer, Durchschnittsalter 60 ± 19 Jahre) diagnostiziert.

Die Bestimmung der Serumcarboxypeptidasen geschah spektralphotometrisch [5, 6]. Als synthetische Substrate wurden für das ACE Hippuryl-L-Histidyl-L-Leuzin, für die CN_1 Hippuryl-L-Arginin und für die CN_2 Hippuryl-L-Lysin verwendet. Als Maß der Enzymaktivität wird die freigesetzte Hippursäure angesehen, deren Konzentration bei $\lambda = 228$ nm spektralphotometrisch bestimmt wird. Eine Einheit (U) der Enzymaktivität entspricht der Freisetzung von 1 nmol Hippursäure aus den synthetischen Substraten in 1 min unter Standardmeßbedingungen.

Ergebnisse

In der gesunden Kontrollgruppe fanden sich keine signifikanten Unterschiede der Enzymaktivitäten zwischen männlichem und weiblichem Geschlecht (Abb. 1). Auch konnte bei den Gesunden keine signifikante Korrelation zwischen den Enzymen und verschiedenen Laborparametern (Glukose, Bilirubin, Albumin, Gesamteiweiß, Kreatinin, BUN, Harnsäure, anorganisches Phosphat, Kalzium, Chlor, Kalium, Natrium, SGOT, SGPT, Gamma-GT, CK, LDH, Cholesterin und Triglyzeride) ermittel werden. Dagegen wurde eine lineare Beziehung zwischen dem ACE und der BSG (1. Std) sowie der Leukozytenzahl beim Bronchialkarzinom ($r = 0,51$) beobachtet. Die Enzymprofile bei den malignen Erkrankungen sind in Abb. 2 dargestellt. Auffallend ist die stark erniedrigte ACE- sowie die hohe CN_2-Aktivität beim Bronchialkarzinom. Alle drei Enzyme lassen sich mit Hilfe des Quotienten ACE × CN_1/CN_2 erfassen. Dieser Quotient betrug beim Bronchialkarzinom 1,94, Plasmozytom 4,67, Non-Hodgkin-Lymphom 3,14, M. Hodgkin 1,84, anderen Malignomen 2,35 und gesunden Kontrollpersonen 2,50. Das Verhalten der Carboxypeptidase wurde vor und nach Therapie untersucht. Bei dem kleinzelligen Bronchialkarzinom fand sich nach der Chemotherapie bei den „Respondern" eine signifikante Zunahme der ACE Aktivität ($p < 0,05$). Eine Abnahme des ACE wurde bei „Nonrespondern" beobachtet. Beim Plattenepithelkarzinom der Lunge verhielt sich die CN_1 nach der Radiatiotherapie ähnlich wie

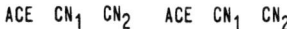

ACE CN₁ CN₂   ACE CN₁ CN₂

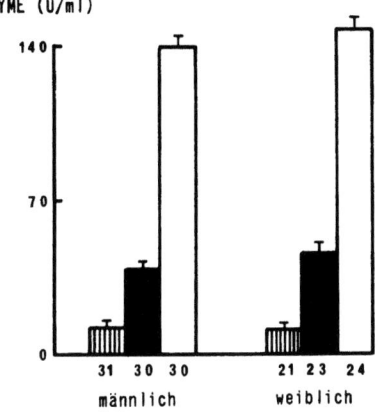

Abb. 1. Vergleich der Enzymaktivitäten ($\bar{x} \pm$ SD) von Angiotensin I-Converting-Enzym (ACE), Carboxypeptidase N_1 (CN_1) und Carboxypeptidase N_2 (CN_2) zwischen männlichen und weiblichen gesunden Kontrollpersonen ($n = 54$)

das ACE. Auch hier nahm die CN_1 bei denjenigen Patienten signifikant ($p < 0,05$) zu, die gut auf die Radiatiotherapie ansprachen. Eine Abnahme der CN_1-Aktivität deutete eine schlechte Prognose an.

Schlußfolgerungen

Unsere Untersuchungen zeigen, daß bei malignen Erkrankungen charakteristische Enzymveränderungen des ACE, der CN_1 und CN_2 vorhanden sind. Diese Enzymveränderungen lassen sich mit Hilfe eines Quotienten erfassen. Ein erniedrigter Quotient wurde beim M. Hodgkin und beim Bronchialkarzinom gefunden, ein erhöhter beim Plasmozytom und Non-Hodgkin-Lymphom. Maligne gastrointestinale Erkrankungen hatten ein ähnliches

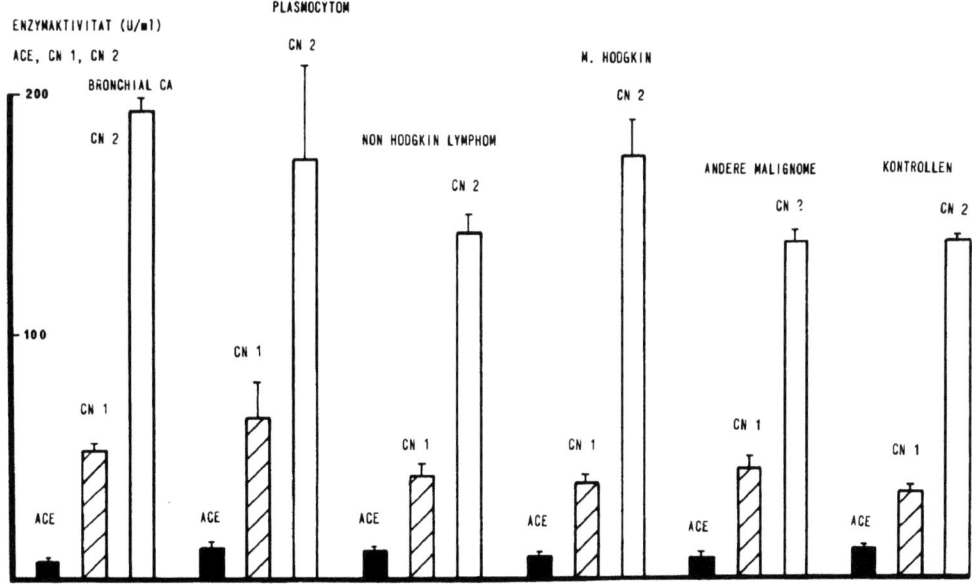

Abb. 2. Angiotensin I-Converting-Enzym (ACE), Carboxypeptidase N_1 (CN_1) und CN_2 bei malignen Erkrankungen ($\bar{x} \pm$ SEM)

1677

Enzymmuster wie die gesunde Kontrollgruppe. Das ACE zeigt ein besonderes Verhalten beim kleinzelligen Bronchialkarzinom vor und nach Zytostase. Eine Abnahme der ACE-Aktivität während der Zytostase wurde beim sogenannten „Nonresponder", ein Anstieg bei „Respondern" beobachtet. Ähnlich wie das ACE verhielt sich auch die CN_1 beim Plattenepithelkarzinom der Lunge. Die gemeinsame Bestimmung von ACE, CN_1 und CN_2 kann als Marker für maligne Erkrankungen benutzt werden. Das Verhalten dieser Enzyme während der Therapie läßt auch prognostische Aussagen hinsichtlich des Krankheitsverlaufs zu.

Literatur

1. Schweisfurth H, Burghardt W (1983) Verminderte Carboxypeptidase N-Aktivitäten bei Patienten mit Lebercirrhose. Z Gastroenterol 21: 397 − 2. Mathews KP, Pan PM, Gardner NJ, Hugli IE (1980) Familial carboxypeptidase N deficiency. Ann Intern Med 93: 443−445 − 3. Bokisch VA, Müller-Eberhard HJ (1970) Anaphylatoxin inactivator of human plasma: its isolation and characterization as a carboxypeptidase. J Clin Invest 49: 2427−2436 − 4. Schweisfurth H, Heinrich J, Brugger E, Burghardt W (1984) Veränderungen der Carboxypeptidase N im Serum bei Patienten mit Lungensarkoidose. Dtsch Med Wochenschr 109: 166−169 − 5. Lieberman J (1975) Elevation of serum angiotensin-converting enzyme (ACE) level in sarcoidosis. Am J Med 59: 365−372 − 6. Schweisfurth H, Reinhart E, Heinrich J, Brugger E (1983) A simple spectrophotometric assay of carboxypeptidase N (kininase I) in human serum. J Clin Chem Clin Biochem 21: 605−609

Löffler, W. (Med. Poliklinik der Universität München), Wingen, A.-M. (Kinderklinik der Universität Heidelberg), Lemmen, C., Reiter, S., Banholzer, P., Gröbner, W. (Med. Poliklinik der Universität München)
Partieller Hypoxanthinphosphoribosyltransferasemangel:
Erhöhte Stabilität eines Mutantenenzyms bei Niereninsuffizienz mit Anämie

Hypoxanthinphosphoribosyltransferase (HPRT) katalysiert die Reaktionen Hypoxanthin + Phosphoribosylpyrophosphat $\xrightarrow{Mg^{2+}}$ Inosinmonophosphat + Pyrophosphat und Guanin + Phosphoribosylpyrophosphat $\xrightarrow{Mg^{2+}}$ Guanosinmonophosphat + Pyrophosphat. Die Endprodukte dieses „Salvage pathway" sind gleichzeitig Endprodukte der Purinbiosynthese und regulieren diese durch negative Rückkopplung. Bei Verminderung der HPRT-Aktivität wird die Purinbiosynthese zur Aufrechterhaltung normaler Nukleotidkonzentrationen gesteigert. Partieller HPRT-Mangel führt deshalb zu vermehrter Harnsäuresynthese (Nephrolithiasis, Harnsäurenephropathie und Gicht bei Jugendlichen), vollständiges Fehlen zusätzlich zu typischer neurologischer Symptomatik (Lesch-Nyhan-Syndrom) [6].

Wir berichten über diagnostische Probleme bei einer Familie mit partiellem HPRT-Mangel:

Ein 3 Wochen alter Patient wurde wegen Pneumonieverdachts stationär aufgenommen. Es wurde eine Niereninsuffizienz festgestellt. Die bei einem Serumkreatinin von 3,1 mg/dl und einer Anämie von 7,4 g Hämoglobin/dl bestimmte Aktivität der HPRT in Hämolysat ergab einen Wert von 31,6 nmol/mg Protein × Std (Normalbereich 70−150, Mittelwert 100 nmol/mg Protein × Std). Nierenbioptisch zeigte sich im Alter von 2 Monaten das typische Bild einer Gichtniere [9]. Beim Großvater des Patienten war ein partieller HPRT-Mangel mit einer Aktivität von 24% der Norm bekannt [4], er ist seit 10 Jahren wegen Gichtniere dialysepflichtig. Nach erfolgreicher Therapie und Normalisierung des Blutbilds ergaben die Messungen der HPRT-Aktivität in Hämolysat des Patienten regelmäßig Werte von weniger als 1%. Anhand von Untersuchungen in Fibroblastenkulturen konnte gezeigt werden, daß bei beiden Patienten das gleiche Mutantenenzym vorliegt.

Methodik

Die HPRT-Aktivität in Hämolysat und Fibroblastenlysat wurde mikroradiochemisch nach Kelley et al. [5, 7] bestimmt. Fibroblasten wurden in Eagles Basalmedium mit Zusatz von fetalem Kälberserum angezüchtet, die Versuche wurden in der 5.–20. Passage durchgeführt. Hämolysat und Fibroblastenlysat wurden durch zweimaliges Einfrieren bei −20° C und Auftauen hergestellt. Bei Bestimmung der Aktivität im Fibroblastenlysat wurde dem Reaktionsgemisch α,β-Methylenadenosin-5′-diphosphat 0,8 mM zur Hemmung der 5′-Nukleotidase zugesetzt. Die Bestimmung der Enzymaktivität in intakten Erythrozyten erfolgte nach Dean et al. [3].

Ergebnisse

Die Aktivität der HPRT in Hämolysat betrug beim Patienten 0,5 (0,2–1,1), beim Großvater 24 (10,9–27) und bei der Mutter 69 (65–71) nmol/mg Protein × Std (Mittelwert von mindestens vier Bestimmungen mit Schwankungsbereich). Dies entspricht 0,5, 24 und 69% der Kontrollen (70–150, Mittelwert 100 nmol/mg Protein × Std).

Die Enzymaktivität in intakten Erythrozyten ist in Abb. 1 dargestellt. Die beim Propositus gemessene Aktivität lag mit 11% des Mittelwerts der Kontrollen wesentlich höher als im Hämolysat (0,5%). Bei Großvater und Mutter stimmte die Aktivität dagegen überein (21 und 24% bzw. 72 und 69%).

In Fibroblastenlysat wurden im Gegensatz zu intakten Erythrozyten und Hämolysat bei Propositus (0,3–0,9, Mittelwert 0,6) und Großvater (0,6–1,2, Mittelwert 1,0) gleich hohe Werte der HPRT-Aktivität gemessen (jeweils nmol/mg Protein × Std). Die Werte der Mutter lagen mit 23,3 (20,1–26,7) nmol/mg Protein × Std entsprechend 39% des Mittelwerts der Kontrollen (59,1, Schwankungsbereich 41,6–82,3; $n = 12$) deutlicher niedriger als in intakten Erythrozyten und Hämolysat.

Aus den Zahlen der Abb. 1 wurde die apparente Michaelis-Menten-Konstante für Hypoxanthin bestimmt. Sie lag bei Propositus und Angehörigen im Normbereich. Bei Propositus und Großvater konnte in Fibroblastenlysat bzw. Hämolysat und Fibroblastenlysat auf Grund der sehr niederen Enzymaktivität die Konstante nicht bestimmt werden. Die Werte der Mutter lagen im Normbereich. Ebenso ergaben sich beim Großvater in Hämolysat normale Werte. Die Inaktivierung der HPRT in Fibroblastenlysat bei 56° C erfolgte bei Propositus und Großvater schneller als bei Gesunden (Abb. 2).

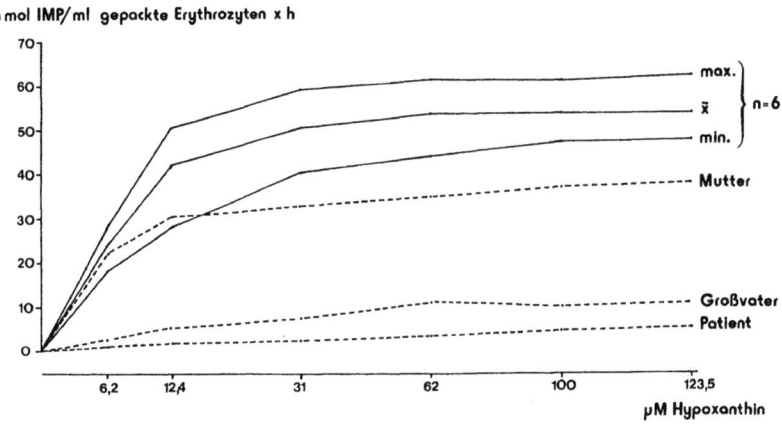

Abb. 1. Aktivität der HPRT in intakten Erythrozyten bei Normalpersonen und bei Mitgliedern einer Familie mit partiellem HPRT-Mangel. Bei Substratsättigung erreicht der Patient 11% des Mittelwerts der Normalpersonen, der Großvater 21% und die Mutter (obligat heterozygot) 72%

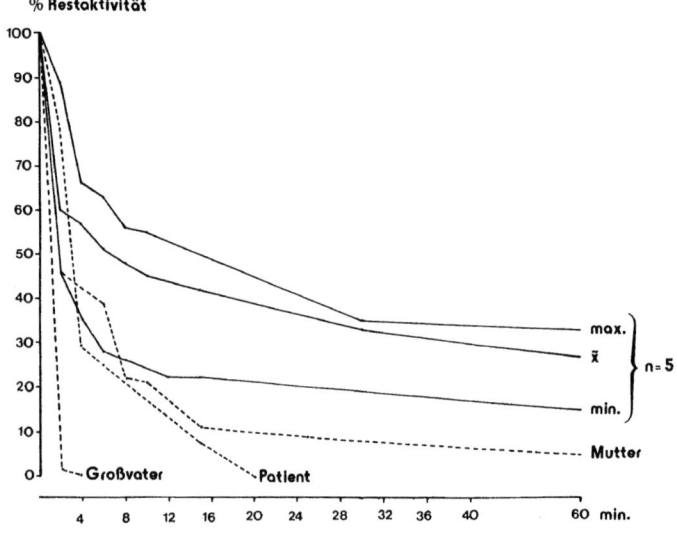

% Restaktivität

Abb. 2. Hitzeinaktivierung der HPRT aus Fibroblasten bei 56° C. Bei Gesunden ist im Gegensatz zu Patienten mit partiellem HPRT-Mangel nach 60 min noch Aktivität nachweisbar

Diskussion

Die dargestellten Ergebnisse zeigen, daß es sich im vorliegenden Fall um eine labile Mutante der HPRT handelt. Eine veränderte Enzymkinetik konnte durch die bisherigen Untersuchungen nicht nachgewiesen werden.

Vergleicht man die Aktivität der HPRT in Hämolysat und Erythrozyten, so fällt auf, daß beim Großvater die Aktivität in den intakten Erythrozyten um den Faktor 2, in Hämolysat um den Faktor 20−60 höher ist als beim Propositus. Dieser zeigte im Stadium der Niereninsuffizienz mit Anämie in Hämolysat ebenfalls eine 60fach höhere Aktivität. Erhöhte Aktivitäten der HRPT sowie den Adeninphosphoribosyltransferase (APRT) [6], die die entsprechende Reaktion mit Adenin katalysiert, wurden bei gesunden Neugeborenen sowie bei Patienten mit Niereninsuffizienz und/oder Anämie (ohne Enzymdefekte des Purinstoffwechsels) in Hämolysat gemessen, im Einzelfall höchstens das zwei- bis dreifache der Norm [1, 2, 8]. Dem entspricht die um den Faktor 2 höhere Enzymaktivität in intakten Erythrozyten des Großvaters, was am ehesten mit dem größeren Anteil jugendlicher Erythrozyten erklärt werden kann [1].

Die hohe Restaktivität in Hämolysat beim Großvater sowie beim Propositus im Stadium der Niereninsuffizienz mit Anämie spricht für eine ausgeprägte Stabilisierung der labilen Mutante durch Faktoren, die bei Niereninsuffizienz und/oder Anämie wirksam werden. Aus den bisherigen Untersuchungen kann nicht geschlossen werden, daß es sich im vorliegenden Fall um eine neue Mutation handelt. Möglicherweise tritt unter vergleichbaren Bedingungen eine solche Stabilisierung bei vielen der bereits beschriebenen Mutanten [6] ein. Denkbar ist auch, daß in Hämolysat bei Mutanten mit relativ hoher Restaktivität des Enzyms die Diagnose im Stadium der Niereninsuffizienz mit Anämie nicht immer zuverlässig gestellt werden kann.

Literatur

1. Becher HJ, Weise HJ, Volkermann U, Schollmeyer P (1980) Enhanced purine nucleotide synthesis in erythrocytes of uremic patients. Klin Wochenschr 58: 1243−1250 − 2. Borden M, Nyhan WL, Bakay B (1974) Increased activity of adenine phosphoribosyltransferase in erythrocytes of normal newborn infants. Pediatr Res 8: 31−36 − 3. Dean BM, Perrett D, Simmonds HA, Sahota A, Van Acker KJ (1978) Adenine and adenosine metabolism in intact erythrocytes deficient in adenosine monophosphate

– pyrophosphate phosphoribosyltransferase: a study of two families. Clin Sci Mol Med 55: 407–415 – 4. Gröbner W, Ritz E (1981) Hypoxanthin-Guaninphosphoribosyltransferase (HGPRTase) aus Erythrozyten bei einem Gichtpatienten mit verminderter Aktivität dieses Enzyms und Niereninsuffizienz. Verh Dtsch Ges Inn Med 87: 1001–1002 – 5. Kelley WN, Rosenbloom FM, Henderson JF, Seegmiller JE (1967) A specific enzyme defect in gout associated with overproduction of uric acid. Proc Natl Acad Sci USA 57: 1735–1739 – 6. Kelley WN, Wyngaarden JB (1983) Clinical syndromes associated with hypoxanthine-guanine phosphoribosyltransferase deficiency. In: Stanbury JB, Wyngaarden JB, Fredrickson DS, Goldstein JL, Brown MS (eds) The metabolic basis of inherited disease, 5th edn. McGraw-Hill, New York, p 1115 – 7. Löffler W, Gröbner W (1983) Hypoxanthine phosphoribosyltransferase. In: Bergmeyer HU (ed) Methods of enzymatic analysis, 3rd edn, vol III. Verlag Chemie, Weinheim, p 399 – 8. Mansell MA, Allsop J, North ME, Simmonds RJ, Harkness RA, Watts RWE (1981) Effect of renal failure on erythrocyte purine nucleotide, nucleoside and base concentrations and some related enzyme activities. Clin Sci 61: 757–764 – 9. Wingen A-M, Löffler W, Waldherr R, Schärer K (1983) Familial urate nephropathy with partial deficiency of hypoxanthine-guanine phosphoribosyltransferase (HGPRT) in an infant. Int J Pediatr Nephrol 4: 68

Postersession V

Hypertonie

Zimmermann, W., Laube, H. (III. Med. Klinik und Poliklinik der Justus-Liebig-Universität Gießen), Temme, H. (Institut für klin. Chemie und Pathobiochemie der Justus-Liebig-Universität Gießen), Oltersdorf, U. (Institut für Ernährungswissenschaften I der Justus-Liebig-Universität Gießen)

Hinweise für eine negative Korrelation von oraler Kalziumzufuhr und Hypertonie

I. Einführung

In der Genese der essentiellen Hypertonie wird einer erhöhten Kochsalzzufuhr zwar nicht ausschließliche, dennoch aber große Bedeutung beigemessen [1]. Loew stellte bei nierengesunden Probanden einen NaCl-Verzehr von 13,1 ± 5,6 g/Tag fest [2], Schlierf hingegen durchschnittlich 11,32 g/Tag [3]. Während Kesteloot et al. (1980) darauf hinwiesen, daß sie bei zurückgehendem Na-Konsum in Belgien keine positive Korrelation mehr zwischen NaCl-Aufnahme und Blutdruck (BD) entgegen früheren Untersuchungen feststellen konnten [4], erschien im April 1982 von demselben Autor ein Artikel, der über eine positive Korrelation zwischen Gesamtserumkalzium und systolischem sowie diastolischem BD berichtete [5]. Kurze Zeit später veröffentlichte McCarron zwei Artikel, in denen er einerseits eine negative Korrelation zwischen ionisiertem Serumkalzium und dem BD von Normo- bzw. Hypertonikern mitteilte – das Gesamtserumkalzium war nicht mit dem BD korreliert [6]; andererseits wies er auf eine negative Korrelation zwischen diätetischer Kalziumzufuhr und Hypertonie hin [7]. Erste Hinweise auf die Verbindung erniedrigtes Kalzium – hoher systolischer BD lieferte Langford bereits 1973, als er über einen signifikant höheren Na/Ca-Quotienten im Urin bei einem systolischen BD > 125 mm Hg gegenüber < 105 mm Hg berichtete [8].

II. Methoden

Im Rahmen einer Ernährungsmodellstudie wurde ein Kollektiv von 123 Probanden im Alter von 20–60 Jahren auf diese Aspekte hin untersucht. Die Personen wurden ein erstes Mal während der Monate Mai/Juni 1981 und ein weiteres Mal im September 1981 in die Med. Poliklinik der JLU einbestellt. Anamnestisch wurden sie auf vorbestehende Harnsteinleiden befragt bzw. nach einer regelmäßigen Einnahme von Laxantien, Azetazolamid, Kortison-, Phenazetin- und Vitaminpräparaten. Probanden mit positiver Anmanese wurden von den Berechnungen ausgeschlossen. Zweimalig wurde das Körpergewicht (leichte Kleidung) und der Blutdruck (im Sitzen) gemessen, die Werte gemittelt. Die Bestimmung der alkalischen Phosphatase (AP) erfolgte nach der „optimierten Standardmethode" der DGKC. Die tägliche Kalziumaufnahme wurde als Mittelwert aus einem kontinuierlich über 6 Tage geführten Ernährungsprotokoll mit Hilfe des Computerauswertungssystems GLANZ berechnet, ebenso die durchschnittliche Kalorienzufuhr/Tag, die NaCl-Zufuhr durch flammenphotometrische Analyse des Natriums im 24-Std-Harn. Kolorimetrisch wurde das Gesamtserumkalzium analysiert (o-Cresolphenolphtalein), flammenphotometrisch die Kalziumkonzentration im Urin. Statistische Berechnungen auf Signifikanz erfolgten mit dem t-Test für abhängige bzw. unabhängige Stichproben. Die Aussage „statistisch signifikant" wurde mit dem Wilcoxon-Test bzw. dem Mann-Whitney-U-Test auf Übereinstimmung überprüft.

III. Ergebnisse

1. Um Erkrankungen im Kalzium- (Knochen-)stoffwechsel in dem Kollektiv auszuschließen, wurden folgende Indikatoren untersucht:
a) AP: zwei Fälle mit erhöhten Werten; sie wurden von den Berechnungen ausgeschlossen.
b) Kalzium im Serum: alle Werte waren im Normbereich (2,0−2,6 mmol/l).
c) Kalzium im Urin: für Gesunde ist eine Kalziumausscheidung im Urin von 300 mg/Tag und mehr normal [9]. Der Vergleich der Werte Mai/Juni zu September 1981 ergab folgende Ergebnisse (die Differenzen sind statistisch nicht signifikant):
Frauen (n = 23): 177,34 ± 115,04 vs. 203,39 ± 122,59 mg/Tag,
Männer (n = 17): 235,12 ± 75,17 vs. 221,54 ± 108,56 mg/Tag.
d) Körpergewicht: Mai/Juni zu September 1981: keine signifikanten Differenzen.
e) Medikamentenanamnese (s. o.).

2. Die Kochsalzzufuhr ergab einen Mittelwert von 10,251 ± 4,010 g/Tag (n = 68), 48,5% > 10 g/Tag (Mai). Männer nahmen signifikant mehr NaCl zu sich als Frauen: 11,97 ± 3,70 (n = 31) vs. 8,81 ± 3,72 g/Tag (n = 37). Die NaCl-Aufnahme pro kg Körpergewicht (KG) errechnete sich mit 152,9 mg/Tag × kg KG für Männer gegenüber 143,5 mg/Tag × kg KG für Frauen. Diese Unterschiede wurden mit einer mengenmäßig reichhaltigeren Nahrungsaufnahme der Männer in Verbindung gebracht: 2802 ± 681 vs. 2038 ± 541 kcal/Tag der Frauen.

3. Kalziumaufnahme: 668,771 ± 347,133 mg/Tag (n = 82) = 9,6 mg/Tag × kg KG.

4. Kalziumausscheidung im Urin: 196,311 ± 100,710 mg/Tag (n = 68) = 29,35% der Kalziumaufnahme.

5. Hypertoniker und orale Kalziumzufuhr: sie lag signifikant niedriger als bei Normotonikern (p = 0,028): 693,38 ± 352,00 vs. 334,31 ± 192,62 mg/Tag (Abb. 1).

6. Die Anzahl der Personen in beiden Gruppen weist mit 72 : 4 einen extremen Unterschied auf, der Zweifel an der Vergleichbarkeit aufkommen lassen könnte. Aufgrund dessen wurde der Blutdruck in dem Bereich systolisch > 130 und diastolisch > 85 mm Hg erneut untersucht: 14 Probanden (BD 130−149 bzw. 85−90) zeigten mit 806,8 ± 256,0

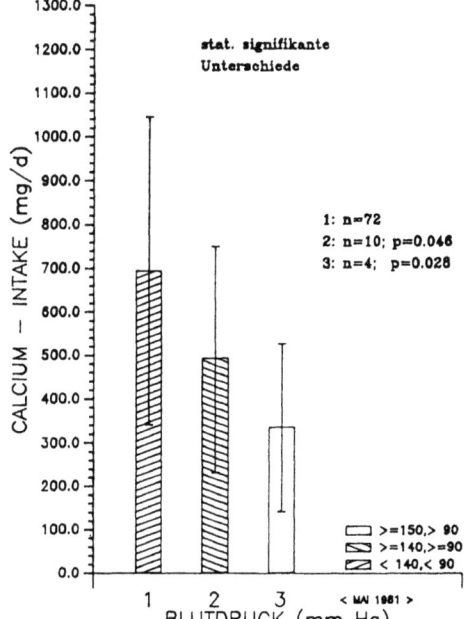

Abb. 1. Kalziumzufuhr bei Einteilung des Kollektivs in drei Gruppen nach steigenden Blutdruckwerten

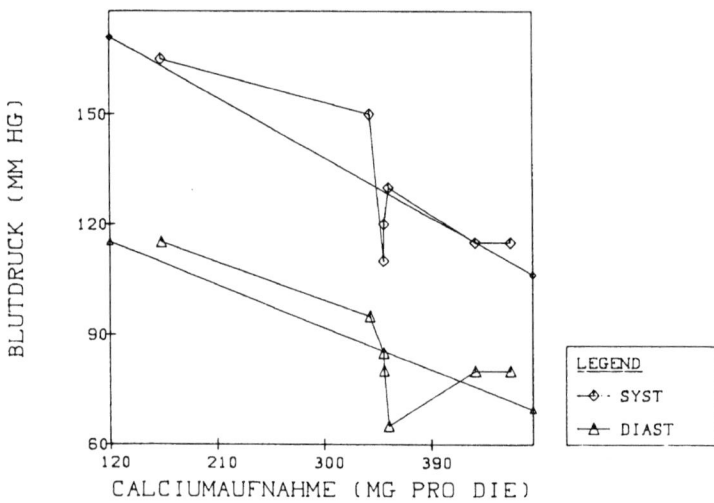

Abb. 2. Blutdruckverhalten in Abhängigkeit von der oralen Kalziumzufuhr (in niedrigem Bereich) bei Probanden mit einer Kochsalzaufnahme von mehr als 9 g/Tag

mg/Tag eine signifikant höhere Kalziumzufuhr als die vier Hypertoniker mit einem BD $> =$ 150 bzw. > 90 mm Hg ($p = 0,009$).

7. Hypertoniker und Kalziumausscheidung: die in Abb. 1 aufgeführten drei Gruppen wurden bezüglich der Kalziumausscheidung im 24-Std-Urin miteinander verglichen ($n = 59, 9, 4$): *Gr. 1:* $207,56 \pm 101,32$ vs. *Gr. 2:* $122,59 \pm 58,93$ vs. *Gr. 3:* $130,75 \pm 72,45$ mg/Tag. Die Differenz zwischen Gr. 1 und 2 war mit $p = 0,002$ statistisch signifikant.

8. Quotient Kalziumeinfuhr/Ausfuhr: errechnete sich für diese drei Gruppen mit: *Gr. 1:* 3,54 vs. *Gr. 2:* 4,01 vs. *Gr. 3:* 2,55.

9. Kalziumaufnahme und Serumkalzium: nach der Kalziumaufnahme wurde das Kollektiv in vier Gruppen aufgeteilt: 1. > 400 mg/Tag, 2. < 400 mg/Tag, 3. < 300 mg/Tag, 4. < 200 mg/Tag. Die Serumkalziumwerte jeder Gruppe wurden berechnet ($n = 54, 16, 6, 3$). Hohe Werte der Kalziumzufuhr korrelierten mit hohen Serumkalziumkonzentrationen (innerhalb des Normbereichs) und umgekehrt. Der Unterschied zwischen Gr. 1 und 3 war mit $p = 0,025$ statistisch signifikant. Gruppe 4 wies dreimal einen Wert von 2,20 mmol/l auf. Angaben in mmol/l: *Gr. 1:* $2,36 \pm 0,08$ vs. *Gr. 2:* $2,31 \pm 0,11$ vs. *Gr. 3:* $2,25 \pm 0,08$ vs. *Gr. 4:* $2,2 \pm 0,0$.

10. Kochsalzzufuhr, Kalziumzufuhr und Hypertonie: bei einer Kochsalzzufuhr von mehr als 9 g/Tag korrelierten systolischer und diastolischer BD negativ zu einer Kalziumaufnahme in einem Bereich von 150–500 mg/Tag (Abb. 2). Nach der Methode der linearen Regression wurde für die systolischen BD-Werte ein Korrelationskoeffizient von $r = -0,82297$ und für die diastolischen Werte einer von $r = -0,76737$ ermittelt.

IV. Diskussion

Obwohl Parathormon, Kalzitonin und Vitamin D nicht bestimmt wurden, war mit den unter III. 1. aufgeführten Parametern eine qualitative Beurteilung des Kollektivs bezüglich des Kalziumstoffwechsels möglich. Die Personen waren 20–60 Jahre alt. In diesem Alter ist die Kalziumausscheidung im Urin konstant [9]. Die Kalziumresorption ist von der zugeführten Menge Kochsalz unabhängig [9]. Die Monate Mai/Juni bzw. September sind bei Frauen und Männern bezüglich der Kalziumausscheidung im Urin miteinander vergleichbar, ein jahreszeitliches maximum wird in den Monaten Juli/August beobachtet [9]. Die tägliche Kalziumaufnahme des Kollektivs liegt vergleichsweise gering unter der Empfehlung von 800 mg/Tag [9]. Die Höhe der Kalziumausscheidung im Urin ist mit 29,35% der Zufuhr vergleichbar mit den Ergebnissen anderer Autoren [10, 11]; der Abfall des Quotienten Kalziumeinfuhr/ausfuhr (III.7.) zwischen Gr. 1 und 3 läßt sich aus diesen Arbeiten in gleicher Weise ableiten. Erneut wies auch Pettifor (1981) auf die Beziehung zwischen hoher diätetischer Kalziumzufuhr und hohem Serumkalziumspiegel hin [12]. Ein mögliches Konzept der Genese der essentiellen Hypertonie lieferte Blaustein [13]: wie De Wardener [14], so geht auch er von der Evidenz der Existenz eines natriuretischen Hormons aus, das über eine Unterdrückung der Na-Pumpe in der Tubuluszelle zu einem Anstieg sowohl der Natriumausscheidung als auch des intrazellulären Natriums (Na_i) führt. Sollte es gleichermaßen auch auf die Gefäßmuskelzellen wirken, hätte eine Erhöhung des Na_i eine passive parallele Erhöhung des Ca_i zur Folge. In der Gefäßmuskelzelle haben jedoch auch minimale Bewegungen der Kalziumkonzentration Auswirkungen auf die Kontraktilität, die in diesem Fall exponentiell ansteigen würde. Webb et al. erinnerten 1978 an die membranstabilisierende und Relaxation induzierende Wirkung des Kalziums auf die Gefäßmuskelzelle. Sie zeigten eine Wirkungsverstärkung durch hohe Gaben von Kochsalz und umgekehrt eine Abschwächung der Wirkung durch Kochsalzentzug. Zur Erklärung dieses Mechanismus führten sie zwei Möglichkeiten an: 1. Reduktion der Membranpermeabilität, 2. Steigerung der Aktivität der Na/K-ATPase. Sie wiesen jedoch auch darauf hin, daß Kalzium zusammen mit hohen Konzentrationen an Na, K, Mg und ATP in der Lage ist, dieses Enzym zu inhibieren.

V. Schlußfolgerung

Bei einer überhöhten oralen Kochsalzzufuhr bedeutet eine gleichzeitig niedrige Kalziumaufnahme ein maximales Risiko für die Entwicklung eines Hypertonus.

Literatur

1. Loew D (1981) Hochdruck als ein Risikofaktor für Angiopathien sowie Untersuchungen zum Kochsalzverbrauch. In: Bock KD, Schrey A (Hrsg) Natrium und Hypertonie. Wolf, München, S 83−92 − 2. Loew D, Menge K (1975) Zum Kochsalzverbrauch in der Bundesrepublik Deutschland. Klin Wochenschr 53: 1131−1132 − 3. Wirths W (1981) Natriumverzehr in einzelnen Bevölkerungsgruppen. In: Bock KD, Schrey A (Hrsg) Natrium und Hypertonie. Wolf, München, S 103−113 − 4. Kesteloot H, Vuylsteke M, Costenoble A (1980) Relationship between blood pressure and sodium and potassium intake in a Belgium male population group. In: Kesteloot H, Joossens JV (eds) Epidemiology of the arterial blood pressure. Martinus Nijhoff, The Hague Boston London, pp 345−351 − 5. Kesteloot H, Geboers J (1982) Calcium and blood pressure. Lancet 1: 813−815 − 6. McCarron DA (1982) Low serum concentrations of ionized calcium in patients with Hypertension. N Engl J Med 307: 226−228 − 7. McCarron DA, Morris CD, Cole C (1982) Dietary calcium in human hypertension. Science 217: 267−269 − 8. Langford HG, Watson RL (1973) Electrolytes, environment and blood pressure. Clin Sci Mol Med 45: 111s−113s − 9. Hesse A, Bach D (1982) Harnsteine. Pathobiochemie und klinisch chemische Diagnostik − Klinische Chemie in Einzeldarstellungen. Thieme, Stuttgart − 10. Nordin BEC, Peacock M, Wilkinson R (1972) Hypercalciuria and clinical stone disease. Clin Endocrinol Metabol. Saunders, Philadelphia − 11. Knapp EL (1947) Factors influencing the urinary excretion of calcium in normal persons. J Clin Invest 26: 182−202 − 12. Pettifor JM et al. (1981) The effect of dietary calcium supplementation on serum calcium. Am J Clin Nutr 34: 2187−2191 − 13. Blaustein M (1977) Sodium ions, calcium ions, blood pressure regulation and hypertension: a reassessment and a hypothesis. Am J Physiol 232: C165−173 − 14. DeWardener HE (1977) Natriuretic hormone. Clin Sci Mol Med 53: 1−8 − 15. Webb CR, Bohr DF (1978) Mechanism if membrane stabilisation by calcium in vascular smooth muscle. Am J Physiol 235: C227−232

Engberding, R., Bender, F., Gülker, H., Specker, E., Molinski, M. (Med. Univ.-Klinik und Poliklinik Münster)

Hämodynamische Untersuchungen bei Dauerinfusionen des Kalziumantagonisten Nimodipin

Die neue Substanz Nimodipin gehört zu den Dihydropyridinderivaten und soll nach tierexperimentellen und ersten klinischen Untersuchungen an den Hirngefäßen und an den Arterien der Peripherie eine vasodilatierende Wirkung aufweisen. Nach mehreren experimentellen Untersuchungen scheint bei Nimodipin im Vergleich zu Nifedipin die peripher vasodilatierende Wirkung geringer zu sein. Ziel unserer Studie war es durch kontinuierliche Messungen zu prüfen, ob Nimodipin bei Patienten mit normalem und erhöhtem Blutdruck eine Vasodilatation bewirkt und ob hierdurch eine Senkung der Druckwerte im großen und kleinen Kreislauf erfolgt.

Methodik

Die Untersuchungen erfolgten insgesamt an 16 Patienten. Acht Patienten im Alter von 26–57 Jahren hatten einen normalen Blutdruck. Bei weiteren acht Patienten im Alter von 50–72 Jahren bestand eine Erhöhung der systolischen Blutdruckwerte auf $\geq$ 165 mm Hg. Die Untersuchungen erfolgten im Rahmen einer diagnostischen Einschwemmkatheteruntersuchung nach Aufklärung und schriftlichem Einverständnis der Patienten. Eine gefäßwirksame oder antihypertensive Therapie war mindestens 2 Tage vor der Untersuchung abgesetzt worden.

Ausschlußkriterien zur Aufnahme in die Studie waren: schwere Nieren- oder Leberinsuffizienz, Herzinfarkt in den letzten 3 Wochen, klinisch faßbare Herzinsuffizienz, Herzklappenfehler, Erregungsbildungs- und Erregungsleitungsstörungen, gehäufte Extrasystolen sowie Schwangerschaft. Durch Dauerinfusion wurden in der 1. Std 0,015 mg Nimodipin/kg Körpergewicht i.v. verabreicht. In der 2. Std erfolgte eine Erhöhung der Dosis auf 0,030 mg Nimodipin/kg KG und in der 3. Std auf 0,045 mg/kg KG. In mindestens 15minütigen Abständen wurden folgende Parameter invasiv gemessen oder durch Errechnung bestimmt: Systolischer (SAP), diastolischer (DAP), mittlerer (MAP), arterieller Druck, Pulmonalkapillardruck (PCP) (in mm Hg); Cardiac-Index (CI) (l/min/m²); peripherer Gefäßwiderstand (TPR) (dyn · s · cm⁻⁵) und Herzfrequenz (HF) (s/min). Der arterielle Einstrom (VVP) (ml/100 ml/min) wurde an einer unteren Extremität venenplethysmographisch bestimmt. Die Einschwemmkatheterisierung erfolgte antekubital mit einem Swan-Ganz-Katheter, die arterielle Druckmessung invasiv in der A. brachialis. Das Herzminutenvolumen wurde mit dem Cardiac-Output-Computer IVC 3 der Firma Schwarzer nach dem Thermodilutionsprinzip gemessen. Die statistischen Berechnungen erfolgten mit dem gepaarten *t*-Test. Es bedeuten * $p < 0,05$, ** $p < 0,01$, *** $p < 0,001$.

Ergebnisse

Abb. 1 zeigt die Mittelwerte und deren Standardabweichung der Patienten mit normalem Blutdruck. In Abb. 2 sind die Ergebnisse der Patienten mit erhöhtem Blutdruck dargestellt. Die arteriellen Mitteldrucke wurden bei den Hypertonikern von 118 ± 4,7 mm Hg auf 94 ± 4,1 mm Hg, bei den Normotonikern von 104 ± 3,3 mm Hg auf 93 ± 4,4 mm Hg gesenkt. Der periphere Gesamtwiderstand fiel von 1933 ± 142 auf 1360 ± 123 dyn · s · cm⁻⁵ (Hypertoniker) sowie von 1714 ± 92 auf 1240 ± 73 dyn · s · cm⁻⁵. Der Cardiac-Index nahm bei Normotonikern signifikant um 22,2%, bei Hypertonikern nicht signifikant um 11,5% zu. Herzfrequenz und Preload wurden kaum verändert.

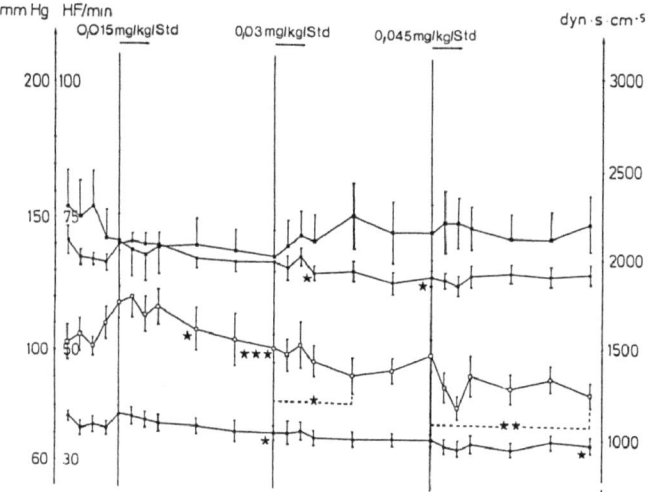

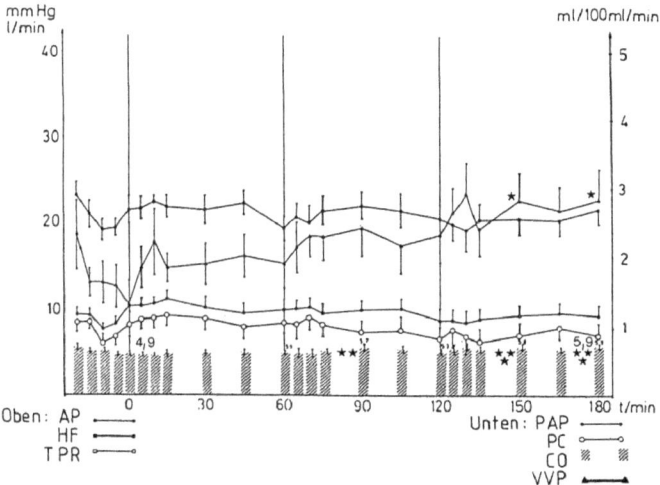

Abb. 1. Senkung des systolischen und diastolischen arteriellen Druckes (AP) während einer Dauerinfusion von Nimodipin in stündlich steigender Dosierung bei normotonen Patienten. Anstieg des Herzminutenvolumens (CO) und des arteriellen Einstromes (VVP) bei kaum veränderten Pulmonalarterien (PAP)- und Pulmonalkapillardruck (PC) und unwesentlicher Änderung der Herzfrequenz (HF)

Diskussion

Die Vasodilatation der Hirngefäße unter Nimodipin ist tierexperimentell schon bei Dosierungen von $0,5-1$ µg/kg/min i.v. zu beachten, während $2-3$ µg/kg/min i.v. notwendig sind, um periphere Effekte mit arteriellen Mitteldrucksenkungen von $20-30\%$ zu erreichen. Nach unseren klinischen Ergebnissen erfolgt bei i.v. Dauerinfusion von $0,030-0,045$ mg Nimodipin/kg/Std eine Reduktion des peripheren Gesamtwiderstandes um $28,3\%$ bei normotonen und $29,6\%$ bei hypertonen Ausgangsblutdruckwerten. Dieses führte zu einer Senkung des systolischen und diastolischen Druckes von $140 \pm 2,3/77 \pm 3,2$ auf $131 \pm 4,2/68 \pm 3,2$ mm Hg bei normalen arteriellen Ausgangswerten und zu einer Verminderung von $182 \pm 4,0/82 \pm 4,0$ auf $147 \pm 4,8/67 \pm 4,1$ mm Hg bei erhöhten initialen arteriellen Blutdruckwerten. Diese Ergebnisse, die prozentualen Drucksenkungen um 7,9

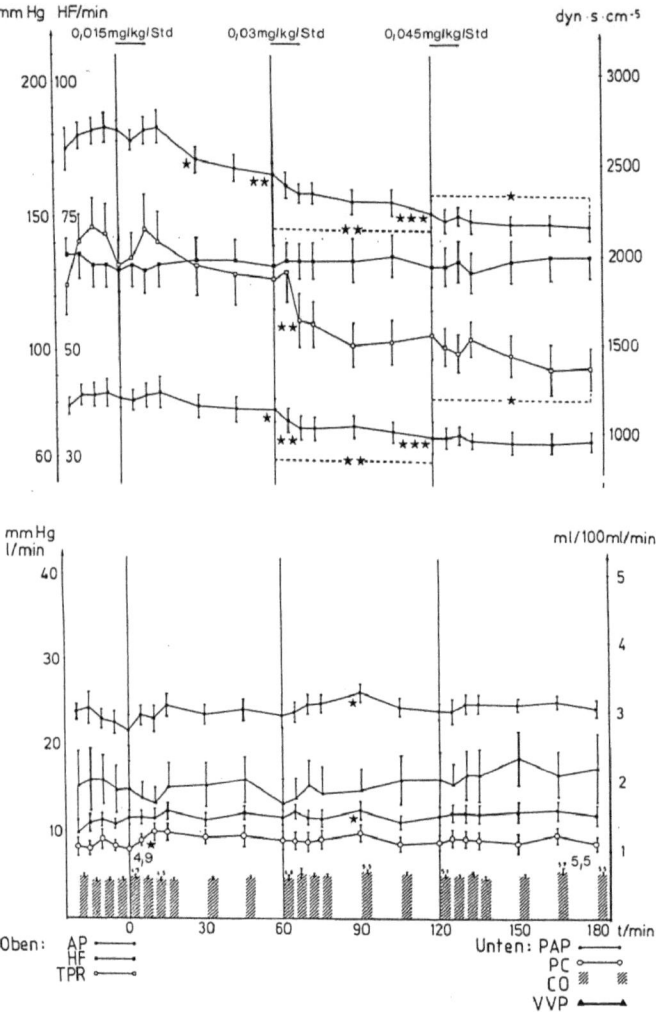

Abb. 2. Deutliche Senkung des systolischen und diastolischen arteriellen Druckes bei Patienten mit leichter bis mittelgradiger Hypertonie. Vergleichsweise geringer Anstieg des Herzminutenvolumens und des arteriellen Einstromes. Unwesentliche Änderung der Herzfrequenz, des Pulmonalarterien- und Pulmonalkapillardrucks

und 14,3 bzw. 19,2 und 19,5% entsprechen, sind vergleichbar mit den haemodynamischen Ruhewerten anderer Autoren unter Applikation von 20 mg Nifedipin p.o., wobei jedoch in Betracht zu ziehen ist, daß die maximal verabreichte Nimodipindosis bei einer 24stündigen Dauerinfusion unter Berücksichtigung der Bioverfügbarkeit von ca. 10% einer oralen Gabe von 720 mg pro Tag entspräche. Bei der von uns gewählten Dosierung wurden besondere Nebenwirkungen nicht beobachtet. Nimodipin besitzt vasodilatatorische Eigenschaften, wobei nach unseren Befunden die arterielle Drucksenkung gering ausgeprägt ist und eine wesentliche Änderung der Herzfrequenz nicht erfolgt.

Literatur

Emanuelsson H, Holmberg S (1983) Mechanisms of angina relief after Nifedipine: a hemodynamic and myocardial metabolic study. Circulation 68: 124 – Gelmers HJ (1982) Effect of Nimodipine (Bay e

9736) on postischaemic cerebrovascular reactivity, as revealed by measuring regional cerebral blood flow (rCBF). Acta Neurochir (Wien) 63:283 − Gelmers HJ (1983) Nimodipine, a new calcium antagonist, in the prophylactic treatment of migraine. Headache 23:106 − Harris RJ, Branston NM, Symon L, Bayan M, Watson A (1982) The effects of a calcium antagonist, Nimodipine, upon physiological responses of the cerebral vasculature and its possible influence upon focal cerebral ischaemia. Stroke 13:759 − Havanka-Kanniainen H, Myllylä VV, Hokkanen E (1982) Nimodipine in the prophylaxis of migraine, a double blind study. Acta Neurol Scand 65:77 − Jansen W, Tauchert M, Hombach V, Niehues B, Behrenbeck DW, Hilger HH (1983) Hämodynamische und koronare Wirkung verschiedener Kalziumantagonisten unter Ruhebedingungen. Med Welt 34:275 − Kazda S, Towart R (1982) Nimodipine: a new calcium antagonist drug with a preferential cerebrovascular action. Acta Neurochir (Wien) 63:259 − McLeay RAB, Stallard TJ, Watson RDS, Littler WA (1983) The effect of Nifedipine on arterial pressure and reflex cardiac control. Circulation 67:1084 − Raemsch K (1984) Unveröffentlichte Daten zur Pharmakokinetik von Nimodipin. Institut für Pharmakokinetik der Bayer AG, Wuppertal. Persönliche Mitteilung − Towart R (1981) The selective inhibition of serotonin-induced contractions of rabbit cerebral vascular smooth muscle by calcium-antagonistic dihydropyridines − an investigation of the mechanism of action of Nimodipine. Circ Res 48:650

Wambach, G., Breuer, G., Kaufmann, W. (Med. Klinik Köln-Merheim und Poliklinik der Universität Köln, Lehrstuhl für Innere Medizin II)

Hypotensive Eigenschaften von Nisoldipin: Eine vergleichende Untersuchung bei essentieller, renaler und renovaskulärer Hypertonie

Einleitung

Mit Nisoldipin (Isobotyl-Methyl-1,4-Dihydro-2,6-dimethyl-4-(2-nitrophenyl)-3-5-pyridin-dicarboxylat (Bay K 5552) steht eine neue Substanz aus der Gruppe der Dihydropyridinderivate zur Verfügung, deren pharmakologische Eigenschaften für den Einsatz in der Hypertoniebehandlung besonders günstig erscheinen: Nisoldipin besitzt in vitro eine vier- bis zehnfach stärkere vasodilatatorische Wirkung an arteriellen und venösen Gefäßen als Nifedipin (Kazda et al. 1980). Der blutdrucksenkende Effekt von Nisoldipin an Hunden mit experimenteller renovaskulärer Hypertonie ist stärker als nach Hydralazin und Nifedipin (Knorr et al. 1982) und ähnlich ausgeprägt wie nach Minoxidil. Eine im Vergleich zu Nifedipin wesentlich längere Wirkdauer erscheint ebenfalls von Vorteil für die Compliance in der Langzeittherapie der arteriellen Hypertonie (Kazda et al. 1982). In einer vergleichenden Einfachblindstudie gegen Plazebo haben wir die Wirkung dieses neuen Kalziumantagonisten auf den arteriellen Blutdruck, die Serumelektrolytkonzentrationen und auf das Renin-Angiotensin-Aldosteronsystem bei drei verschiedenen Hypertonieformen untersucht: Bei Patienten mit essentieller Hypertonie, Patienten mit Hypertonie bei chronischer Niereninsuffizienz und bei Patienten mit arterieller Hypertonie bei nachgewiesener Nierenarterienstenose.

Patienten und Untersuchungsprotokoll

18 Patienten (13 Männer und fünf Frauen) wurden in die Studie aufgenommen. Bei sechs Patienten im Alter zwischen 38 und 73 Jahren wurde die Diagnose einer essentiellen Hypertonie gestellt. Bei sechs Patienten im Alter zwischen 30 und 69 Jahren lag eine sekundäre arterielle Hypertonie im Rahmen einer chronischen Niereninsuffizienz unterschiedlicher Genese vor (Serumkreatinin 1,6−3 mg%). In der dritten Patientengruppe wurden fünf Patienten mit angiografisch nachgewiesener, einseitiger Nierenarterienstenose und eine weitere Patientin mit einseitigem Nierenarterienverschluß zusammengefaßt. An 2 aufeinanderfolgenden Tagen erhielten die Patienten morgens im Liegen entweder Nisoldipin (10 mg per os) oder eine Plazebotablette. Über insgesamt 180 min wurde der arterielle

Blutdruck indirekt nach Riva Rocci gemessen und die Pulsfrequenz im Abstand von 10 min aufgezeichnet. Anschließend wurde der arterielle Blutdruck und die Pulsfrequenz minütlich über insgesamt 10 min im Stehen gemessen. Blutentnahmen zur Bestimmung der Serumkonzentrationen von Natrium, Kalium und Kalzium sowie von Aldosteron, Kortisol und Reninaktivität im Plasma wurden unmittelbar vor der Medikamenteneinnahme und nach 180 min durchgeführt. Im Anschluß an die 190minütige Beobachtungsperiode wurde sowohl nach der Plazebogabe als auch nach Nisoldipin ein Elektrokardiogramm in Ruhe registriert.

Ergebnisse und Diskussion

a) Blutdruck und Herzfrequenz

Bei einem Ausgangsblutdruck von im Mittel 165/90 mm Hg in der Gruppe der Patienten mit essentieller Hypertonie sank der Blutdruck 50 min nach Einnahme von 10 mg Nisoldipin signifikant unter das Niveau der Plazebophase. Nach 180 min war der Blutdruck systolisch um 23 mm Hg und diastolisch um 14 mm Hg niedriger im Vergleich zu Plazebo (Abb. 1). Die Herzfrequenz nahm unter Nisoldipin in Ruhe nur gering, nach Orthostase jedoch deutlicher

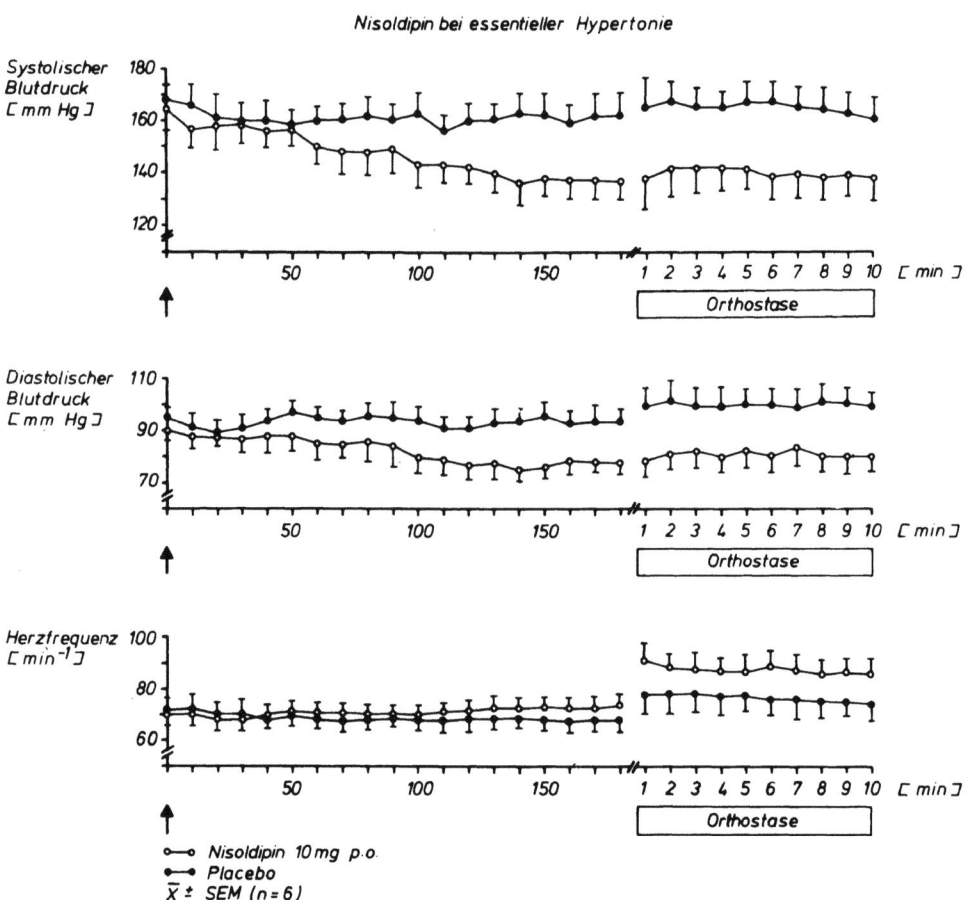

Abb. 1. Systolischer und diastolischer Blutdruck sowie Herzfrequenz im Liegen und nach Orthostase bei Patienten mit essentieller Hypertonie nach Plazebo und 10 mg Nisoldipin oral

zu. Der arterielle Blutdruck sank unter Orthostasebedingungen nicht weiter ab. Die Ausgangsblutdruckwerte der sechs Patienten mit renaler Hypertonie lagen im Mittel bei 181/112 mm Hg (Abb. 2). 80 min nach Einnahme von Nisoldipin lag der systolische und diastolische Blutdruck erstmals signifikant unter dem Kontrollniveau. Unter Orthostase sank der systolische Blutdruck deutlich ab, nach Nisoldipin stärker als unter Plazebo. Die Blutdruckreaktion in der dritten Gruppe (Patienten mit Hypertonie und Nierenarterienstenose) nach Nisoldipin war individuell sehr unterschiedlich. Im Mittel betrug die Blutdruckreduktion 180 min nach Nisoldipin 31 mm Hg systolisch und 18 mm Hg diastolisch. Die 190 min nach Nisoldipingabe aufgezeichneten EKG-Kurven zeigten keine Störung der Erregungsbildung oder Erregungsleitung.

b) Serumelektrolyte und Renin-Aldosteronsystem

Die Serumkonzentrationen von Natrium, Kalium und Kalzium wurden durch Nisoldipin nicht beeinflußt. Die Plasmareninaktivitäten und die Serumaldosteronkonzentrationen zeigten nach Nisoldipin einen leichten Anstieg, der jedoch nur bei Patienten mit renovaskulärer Hypertonie die Signifikanzgrenze überschritt. Zusammengefaßt zeigt die vorliegende Studie eine ähnlich ausgeprägte akute Blutdrucksenkung nach Nisoldipin bei Patienten mit arterieller Hypertonie essentieller, renaler und renovaskulärer Genese. Unabhängig von der

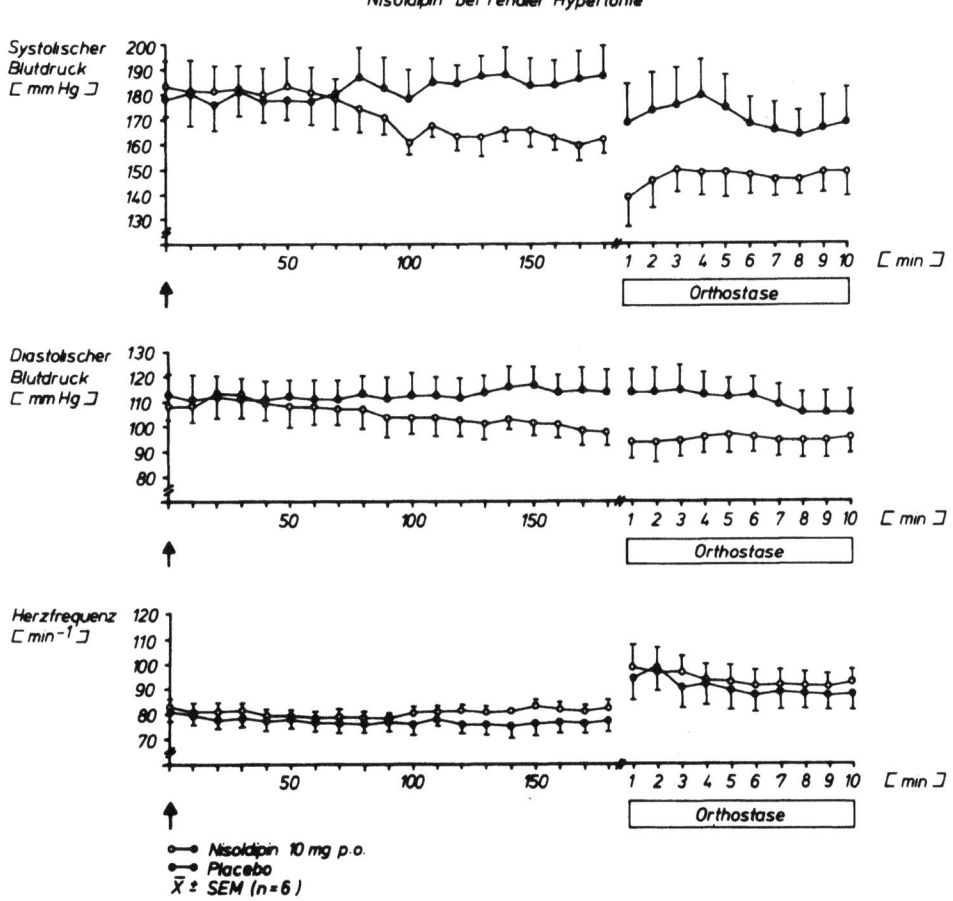

Abb. 2. Systolischer und diastolischer Blutdruck sowie Herzfrequenz im Liegen und nach Orthostase bei Patienten mit renaler Hypertonie nach Plazebo und oraler Gabe von 10 mg Nisoldipin

Blutdruckgenese ließ sich jedoch eine signifikante Beziehung zwischen der Höhe des Ausgangsblutdruckes und der Blutdrucksenkung nach Nisoldipin nachweisen.

Literatur

Kazda S, Garthoff B, Meyer H, Schloßmann K, Stoepel K, Towart R, Vatei W, Nehinger E (1980) Arzneim Forsch 30: 2144 — Knorr A (1982) Br J Pharmacol 76: 254P — Kazda S, Towart R (1982) Br J Pharmacol 76: 255P

Philipp, Th., Fritschka, E., Gotzen, R., Thiede, H.-M., Distler, A. (Med. Klinik, Klinikum Steglitz der FU Berlin)
Antihypertensiver Effekt von Nitrendipin im Vergleich zu Propranolol bei Patienten mit essentieller Hypertonie

Einleitung

Der Stellenwert der Kalziumantagonisten in der antihypertensiven Therapie ist noch nicht ausreichend klar. Die herkömmlichen Klaziumantagonisten Verapamil und Nifedipin weisen eine kurze Wirkdauer auf und müssen entsprechend dreimal täglich verabreicht werden, so daß neuen Kalziumantagonisten mit längerer Halbwertzeit wie dem Dihydropyridinderivat Nitrendipin [1] eine größere Bedeutung zukommen kann. Um den Stellenwert von Nitrendipin (N) evaluieren zu können, wurde eine antihypertensive Langzeitstudie bei Patienten mit essentieller Hypertonie durchgeführt. Der antihypertensive Effekt von N wurde innerhalb dieser Studie mit dem antihypertensiven Effekt von Propranolol (P) verglichen.

Patienten, Studienablauf und Methodik:

25 unbehandelte Patienten mit essentieller Hypertonie (WHO-Stadium I–II, mittleres Alter 46 ± 2 Jahre) wurden nach einer zweiwöchigen Plazeboperiode, die sich an ein therapiefreies Intervall von mindestens 1 Woche anschloß, in randomisierter Reihenfolge mit 2 × 10 mg N bzw. mit 2 × 80 mg P behandelt, falls ihr diastolischer Eingangsblutdruck zwischen 90 und 120 mm Hg lag. Nach 2 Wochen wurde die Dosis verdoppelt, falls die therapeutischen Ziele, Senkung des diastolischen Blutdruckes unter 90 mm Hg bzw. Senkung um mindestens 10 mm Hg, nicht erreicht waren. Nach einer einwöchigen therapiefreien Zwischenperiode erfolgte im Cross over-Design die Verabreichung der alternativen Substanz für weitere 4 Wochen.

Vor und am Ende der Plazeboperiode sowie nach zwei- und vierwöchiger Therapie wurden Blutdruck und Puls jeweils dreifach in sitzender und stehender Position mit einem Random-Zero-Sphygmomanometer gemessen. Am Ende der Plazeboperiode wurde zusätzlich die Plasmareninaktivität und der Plasmanoradrenalinspiegel nach 30minütiger Ruheperiode im Liegen bestimmt sowie der Plasmanoradrenalinspiegel zusätzlich nach 15minütiger aktiver Orthostase. Plasmarenin wurde radioimmunologisch bestimmt, Plasmanoradrenalin radioenzymatisch [2].

Nebenwirkungen wurden von den Patienten selbst schriftlich innerhalb einer Liste angekreuzt, in der 46 verschiedene denkbare Nebenwirkungen vorgegeben waren. Leichte Nebenwirkungen wurden mit 1 Punkt, schwere mit 2 Punkten und intolerable mit 3 Punkten klassifiziert. Nachfolgend werden die Nebenwirkungen durch die Summe der Nebenwirkungspunkte aller Patienten pro Besuchstermin aufgeführt. Hierbei ist zu beachten, daß die maximale Nebenwirkungsquote pro Besuchstermin entsprechend der Patientenzahl 25 × 3 = 75 Punkte betragen kann.

Unterschiede wurden mit dem gepaarten Students-*t*-Test auf Signifikanz geprüft. Abhängigkeiten wurden durch eine einfache lineare Regression überprüft. Es werden die Mittelwerte ± SEM angegeben.

Ergebnisse

22 der 25 Patienten beendeten die Studie. Zwei mußten N absetzen (beide wegen Kopfschmerzen und Gesichtsröte, einer wegen zusätzlicher Knöchelödeme), ein Patient unterbrach die Therapie mit P wegen Taubheit der Extremitäten.

Blutdruckwerte und Pulsfrequenz im Sitzen sind in Abb. 1 wiedergegeben. Die Blutdruckwerte sanken unter N von 171/107 mm Hg nach vierwöchiger Therapie auf 147/91 mm Hg signifikant ($p < 0,001$) ab. Unter P sanken die Blutdruckwerte im selben Umfang auf 145/93 mm Hg ($p < 0,001$) ab. N mußte bei zehn Patienten nach 2 Wochen, P bei 13 Patienten verdoppelt werden. Das therapeutische Ziel, Senkung des diastolischen Blutdruckes unter 10 mm Hg und Senkung um mindestens 10 mm Hg wurde lediglich bei sieben Patienten in jeder Therapiegruppe erreicht.

Die Blutdruckwerte im Stehen nahmen unter N von 160/111 auf 147/99 mm Hg, unter P auf 146/100 mm Hg ab ($p < 0,001$). Orthostatische Hypotensionen wurden unter keiner Therapie beobachtet.

Während unter N die Herzfrequenz von 79,6 auf 84,6 Schläge/min ($p < 0,05$) anstieg, fiel die Pulsfrequenz unter P auf 66,5 Schläge/min im Mittel ab ($p < 0,001$).

Die Senkung des mittleren arteriellen Druckes (diastolischer Blutdruck + ein Drittel Blutdruckamplitude) unter Therapie mit N hing von der Höhe des prätherapeutischen Plasmanoradrenalinspiegels ab ($r = 0,50$, $p < 0,05$) (Abb. 2). Es bestand ebenfalls eine direkte Abhängigkeit des antihypertensiven Effektes von N vom Alter ($r = 0,49$, $p < 0,05$). Abhängigkeiten von der Höhe der Plasmareninaktivität, vom Blutdruck vor Therapie sowie Abhängigkeiten des antihypertensiven Effektes von P von den genannten Parametern konnten nicht nachgewiesen werden.

Zu den häufigeren Nebenwirkungen unter N zählten Gesichtsröte (7 Pkt.), Kopfschmerzen (6 Pkt.) und Knöchelödeme (5 Pkt.). Knöchelödeme wurden bei insgesamt drei Patienten beobachtet. Unter P wurden Müdigkeit (5,5 Pkt.), kalte Extremitäten (5 Pkt.) und

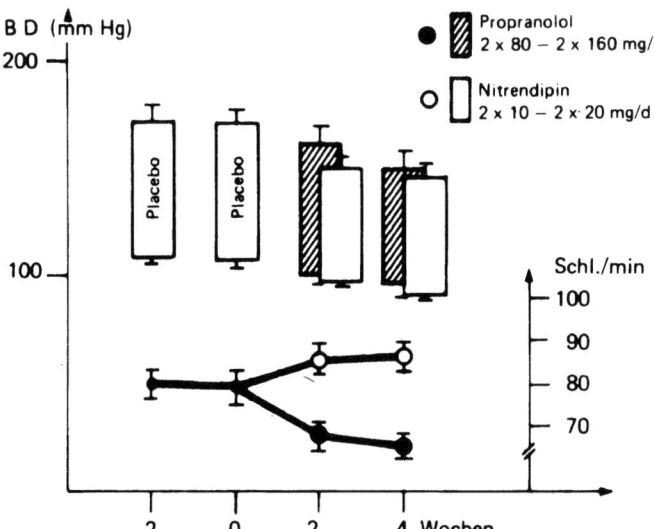

Abb. 1. Blutdruck und Pulsveränderungen (im Sitzen) bei 22 Patienten mit essentieller Hypertonie unter Therapie mit Nitrendipin und Propranolol

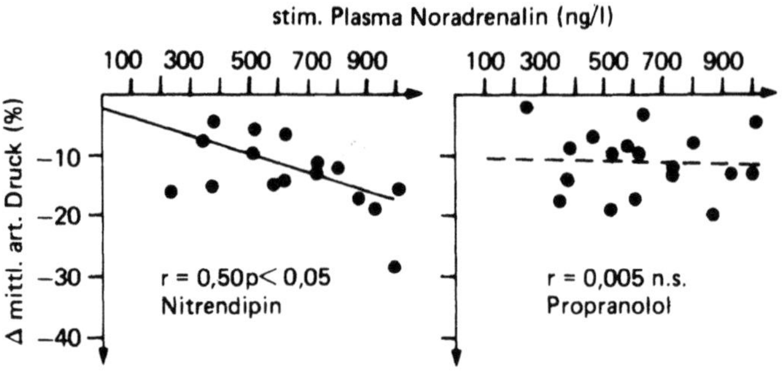

stim. Plasma Noradrenalin (ng/l)

Abb. 2. Abhängigkeit des blutdrucksenkenden Effektes von Nitrendipin vom prätherapeutischen Noradrenalinspiegel (links); keine Abhängigkeit des blutdrucksenkenden Effektes von Propranolol (rechts)

Kopfschmerzen (4 Pkt.) beobachtet. Die Summe aller Nebenwirkungen unter Plazebo betrug 17 Pkt. Unter N stieg die Zahl der Nebenwirkungs-Pkt. nach 2 Wochen auf 60 und fiel nach 4 Wochen auf 28,5 Pkt. Im Gegensatz hierzu stieg die Nebenwirkungsrate unter Propranolol von 42 Pkt. nach 2 Wochen auf 71 Pkt. nach 4 Wochen.

Zusammenfassung und Diskussion

Der neue Kalziumantagonist N zeigte einen guten antihypertensiven Effekt, der demjenigen von P vergleichbar war. Der antihypertensive Effekt von N scheint bei älteren Patienten und bei Patienten mit hohen Plasmanoradrenalinspiegeln besonders günstig zu sein. Pathologische Orthostasereaktionen wurden unter N nicht beobachtet. Die Häufigkeit von Nebenwirkungen war unter N mit der Nebenwirkungsrate von P vergleichbar. Auffallend war jedoch, daß die angegebenen Nebenwirkungen unter N mit der Zeit abnahmen, während unter P mit der Therapiedauer eine Zunahme zu verzeichnen war. Unter den Nebenwirkungen von N waren erwähnenswert Gesichtsröte, Kopfschmerzen und Knöchelödeme. Knöchelödeme selber traten bei drei von 22 Patienten auf.

N scheint nach den vorliegenden Befunden eine günstige antihypertensive Substanz zu sein, die sich bezüglich Wirkung und Nebenwirkungshäufigkeit mit der etablierten Substanz P zumindest vergleichen kann.

Literatur

1. Stoepel K, Heise A, Kazda S (1981) Pharmacological studies of the antihypertensive effect of Nitrendipine. Arzneim Forsch 31: 2056–2061 – 2. Thiede HM, Kehr W (1981) Conjoint radioenzymatic measurement of catecholamines, their catechol metabolites and DOPA in biological samples. Arch Pharmacol 318: 19–28

Lederle, R. M., Klaus, D., Lemke, R., Antoni, D. (Med. Klinik I der Städtischen Kliniken Dortmund)

Langzeitbehandlung mit niedrigdosiertem Captopril
unter verstärkter Stimulation des Renin-Angiotensin-Aldosteronsystems
bei essentieller Hypertonie

Der Angiotensin-Converting-Enzyminhibitor Captopril (C) hat bei den bisher oft angewandten Tagesdosen von 300–450 mg [1] in nicht geringer Zahl zu teilweise gravierenden Nebenwirkungen [2] geführt. Eine bei hohen Dosen sehr flache Dosiswirkungskurve und die Erwartung geringerer Nebenwirkungsraten ließen es sinnvoll erscheinen, niedrig dosiertes C

unter stärkerer Stimulation des Renin-Angiotensin-Aldosteronsystems (RAAS) einzusetzen.

Methodik

a) Bei 43 Patienten (25 Frauen, 18 Männer, Alter 45 ± 10 Jahre) wurde nach unzureichender
Drucksenkung oder wegen Nebenwirkungen durch Vortherapie nach 14tägiger Nullphase
eine C-Therapie mit 2 × 25 mg/Tag in fester Kombination mit 2 × 25 mg Hydrochlorothiazid
(HCT) begonnen und bei unzureichender Drucksenkung auf 2 × 50 mg/Tag bei unveränderter HCT-Dosis gesteigert. Die Therapiedauer betrug 6 Monate.
b) Bei zwölf Patienten (acht Männer, vier Frauen, Alter 47 ± 7 Jahre) wurde eine
hochdosierte C-Vortherapie (3 × 50−3 × 150 mg/Tag, Dosisdurchschnitt 325 ± 87 mg/Tag,
kombiniert mit kleinen Diuretikadosen) nach 14tägiger Nullphase auf niedrig dosiertes C
(2 × 50 mg/Tag, Dosisdurchschnitt 96 ± 14 mg/Tag, Dosisreduzierung 70%) in fester
Kombination mit 2 × 25 mg/Tag HCT umgestellt.

Ergebnisse

a) Die Blutdruckausgangswerte von 189/106 ± 28/7 mm Hg sind nach 2 Wochen auf Werte
von 160/84 ± 23/12 mm Hg zurückgegangen. Der systolische Druck fiel weiter bis 146 ± 20
mm Hg ab. Die Tagesdosis von 50 mg C führte nach 2, 4 und 6 Wochen zu einer systolischen
Drucksenkung von 14,6, 19,3 bzw. 21,2% sowie zu einer diastolischen Drucksenkung von
19,7, 21,7 bzw. 23,6%. Die 100 mg-Tagesdosis zeigte weder systolisch noch diastolisch einen
stärkeren Effekt. 40 Patienten (= 93%) wurden normoton. Zwei Patienten schieden aus
wegen eines initialen Frösteltremors mit Tachykardie. Im Verlauf zeigte sich keine
Toleranzentwicklung, häufig war sogar Dosissenkung von C möglich (Abb. 1).
b) Die Blutdruckwerte, vor Beginn der Nullphase bei 154/85 ± 19/8 mm Hg, stiegen während
der Nullphase auf 185/106 ± 14/5 mm Hg an. 2 Wochen nach Therapieumstellung Abfall der

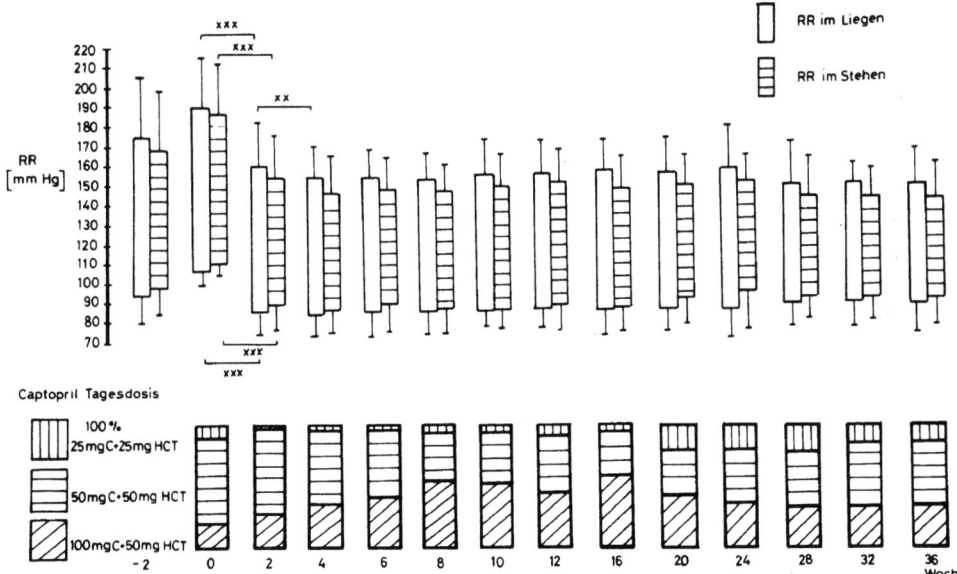

Abb. 1. Antihypertensiver Langzeiteffekt von Captopril (C) und Hydrochlorothiazid (HCT) in fixer
Kombination mit Verlauf der angewandten Tagesdosen (xxx = $p < 0,001$; xx = $p < 0,005$)

1695

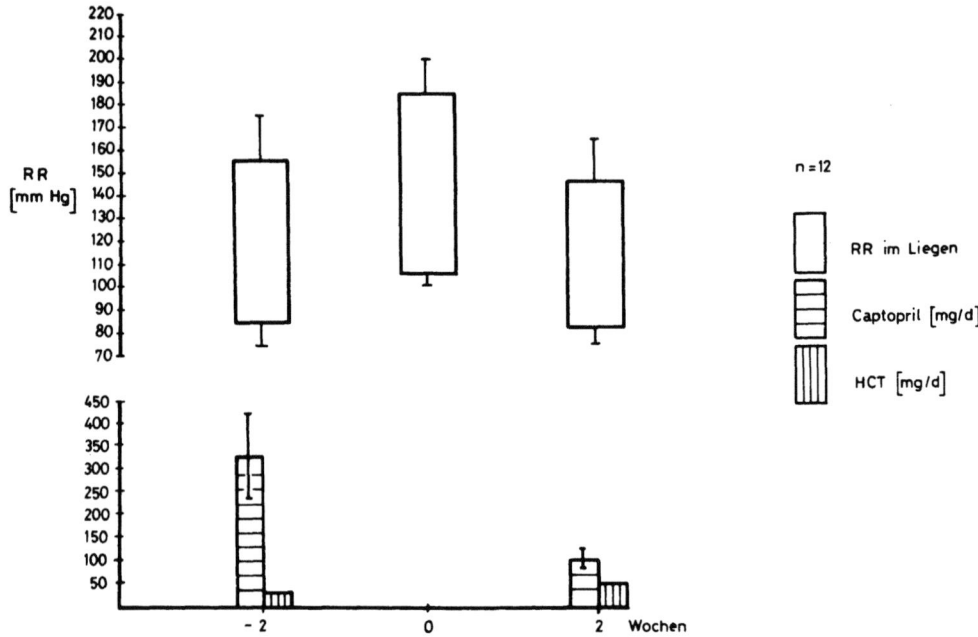

Abb. 2. Übergang von hochdosierter Captopriltherapie (+25 mg HCT/Tag) nach zweiwöchiger Nullphase auf niedrigdosiertes Captopril (+50 mg HCT/Tag) bei Patienten mit essentieller Hypertonie

Blutdruckwerte auf 146/81 ± 18/7 mm Hg ohne Signifikanz gegenüber den Werten unter der Vortherapie. Nach Umstellung waren alle Patienten normoton (Abb. 2).

Schlußfolgerung

C zeigt in niedrigen Dosen und unter verstärkter Stimulation des RAAS durch höhere Diuretikadosen eine sehr wirksame Senkung insbesondere des diastolischen Drucks, die unter Dosissteigerung von C nicht zunimmt. Niedrig dosiertes C zeigt kaum Nebenwirkungen. Hohe C-Dosen können evtl. unter verstärkter RAAS-Stimulation auf niedrige Dosen umgestellt werden. Die bisherige Hochdosistherapie mit C ist damit aus Kostengründen, wegen Einnahmevereinfachung in niedrigen Dosen (2×/Tag) statt 3×) und wegen der zu erwartenden Nebenwirkungen nicht mehr gerechtfertigt.

Literatur

1. Lederle RM, Klaus D, Braun B (1980) Captopril bei essentieller Hypertonie. Dtsch Med Wochenschr 105: 1307–1312 – 2. Stumpe KO, Kolloch R, Overlack A (1983) Angiotensin-Converting-Enzym-Hemmer – Neuer Weg in der Hypertoniebehandlung. Herz + Gefäße 3: 446–459

Meyer-Sabellek, W., Schulte, K. L., Distler, A., Gotzen, R. (Berlin)
Effekt des neuen β-Blockers Carvedilol mit vasodilatierender Eigenschaft bei essentiellen Hypertonikern

Manuskript nicht eingegangen

Martin, T., Schwartzkopff, W. (Fett- und Stoffwechselambulanz, Abt. Innere Medizin und Poliklinik, Klinikum Charlottenburg der FU Berlin)

Langzeituntersuchung über die Wirkung einer Mepindololmono- bzw. Mepindololhydrochlorothiazidkombinationstherapie auf den Ruhe- und Belastungsblutdruck, die Blutfette, den Nüchternblutzucker und die Harnsäure

Einleitung

Beta-Rezeptorenblocker senken bei Hypertonikern den Ruheblutdruck [33]. Von größerer praktischer Bedeutung ist die Frage, ob Beta-Blocker auch einen belastungsabhängigen Hypertonus günstig beeinflussen [17]. Bei unzureichender Blutdrucksenkung unter Monotherapie werden Beta-Rezeptorenblocker häufig mit einem Diuretikum kombiniert [4, 5, 8].

An zwei unverbundenen Patientenkollektiven untersuchten wir die Wirkung von Mepindolol − ein nichtselektiver Beta-Blocker mit intrinsischer sympathomimetischer Aktivität (ISA) − allein oder in Kombination mit dem Saluretikum Hydrochlorothiazid auf Ruhe- und durch Ergometrie stimulierten Belastungsblutdruck.

Da sich der optimale antihypertensive Effekt von Beta-Blockern mit zeitlicher Verzögerung von Tagen bis Wochen einstellt [5, 16], wurde die vorliegende Studie als Langzeituntersuchung angelegt.

Neben den bekannten hämodynamischen Effekten beeinflussen Beta-Rezeptorenblocker und Thiaziddiuretika verschiedene Stoffwechselprodukte wie die Serumlipoproteine [9, 10, 12−14, 20, 21, 24, 25, 35, 36], die Serumharnsäure [4, 6, 7, 18, 23, 24, 30, 34] und den Blutzucker [1, 26, 31], wobei Ursache, Umfang und klinische Relevanz dieser Veränderungen umstritten sind.

Unsere Fragestellung lautete:

1. Um wieviel Prozent werden der systolische (RRs) und diastolische Blutdruck (RRd) sowie die Herzfrequenz (HF) und das Druckfrequenzprodukt (DFP) bei zwei unverbundenen Hypertonikerkollektiven durch die Mono- bzw. die Kombinationstherapie gesenkt?
2. Werden während einer einjährigen Langzeitbehandlung mit Mepindolol[1] allein oder in Kombination mit Hydrochlorothiazid[2] die Lipide des Blutes (Triglyzeride, Cholesterin) verändert und wie verhält sich dabei das LDL- und HDL-Cholesterin, und
3. werden der Nüchternblutzucker (NBZ) und die Serumharnsäure (HS) beeinflußt?

Methodik

In die Untersuchung wurden 15 Patienten mit essentieller arterieller Hypertonie (RR > 160/95 mm Hg) bzw. einem Belastungshypertonus (RR > 200/100 mm Hg bei 100 W Belastung) aufgenommen und nach individuellen Erfordernissen entweder nur mit Mepindolol (2 × 2,5−2 × 5 mg/Tag) oder mit Mepindolol (2 × 2,5−2 × 5 mg/Tag) und Hydrochlorothiazid (25 mg/Tag) therapiert.

Die Indikation zur Kombinationstherapie stellte sich bei unzureichender Blutdrucksenkung in der Einstellungsphase oder zur Prophylaxe einer Herzinsuffizienz. Bei der medikamentenfreien Voruntersuchung (Zeitpunkt 0) und den im zeitlichen Abstand von 6−7 Wochen folgenden Kontrolluntersuchungen waren folgende Stoffwechselparameter von Bedeutung: Gesamtcholesterin, LDL-Cholesterin, HDL-Cholesterin, Triglyzeride, Blutzucker und Harnsäure.

---

1 Corindolan: Schering AG; Berlin, Bergkamen; Tablettenform
2 Esidrix: Ciba-Geigy GmbH; Wehr

Zusätzlich wurde die Hämodynamik (Blutdruck und Herzfrequenz) sowohl in Ruhe als auch unter körperlicher Belastung gemessen und das Körpergewicht regelmäßig kontrolliert. Das DFP wurde errechnet (arterieller Mitteldruck × HF).

Die bei der Ergometrie vom Patienten zu erbringende Leistung betrug 0,5 W/kg KG in der 1. und 2. Belastungsminute, danach 1 W/kg KG und in der 5. und 6. Belastungsminute 1,5 W/kg Körpergewicht.

In der Einstellungsphase (2., 4. und 7. Woche) kontrollierten wir nur den Ruheblutdruck im Liegen um den individuellen Bedarf an antihypertensiver Medikation zu ermitteln, welche dann bis zum Studienende nach 54 Wochen unverändert beibehalten wurde.

Ergebnisse nach 54wöchiger Behandlung

1. Hämodynamik (systolischer und diastolischer Blutdruck, Herzfrequenz, Druckfrequenzprodukt) (Abb. 1):

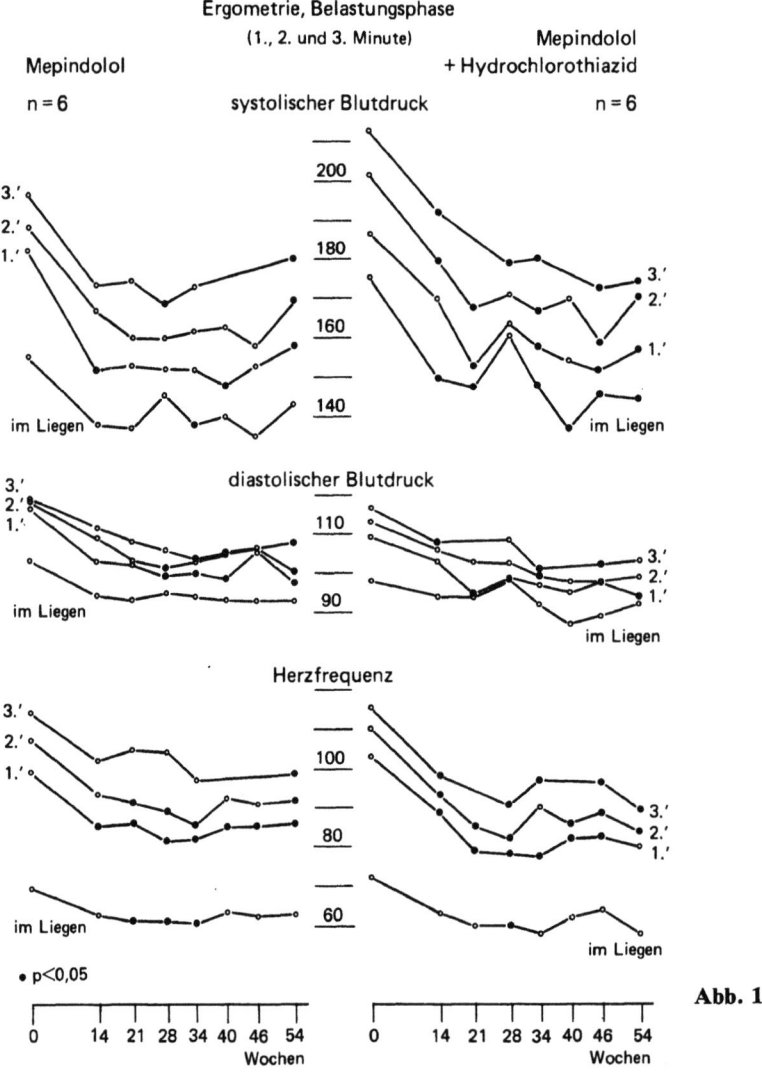

Abb. 1

1698

1.1. Mepindolol ($n = 6$):
in Ruhe   RRs −8%   RRd −10%   HF −9%   DFP −16%*
unter Belastung (1 W/kg KG)   RRs −8%*   RRd −9%*   HF −13%*   DFP −20%*

1.2. Mepindololhydrochlorothiazidkombination ($n = 6$):
in Ruhe   RRs −18%*   RRd −6%   HF −19%   DFP −28%
unter Belastung (1 W/kg KG)   RRs −18%*   RRd −12%   HF −22%*   DFP −34%*

2. Stoffwechsel (Abb. 2):

2.1. Mepindolol ($n = 9$):
Triglyzeride +21%, Gesamtcholesterin +8%, LDL-Cholesterin +7%, HDL-Cholesterin −2%, Harnsäure +35%*

2.2. Mepindololhydrochlorothiazidkombination ($n = 4$):
Triglyzeride +33%, Gesamtcholesterin +11%, LDL-Cholesterin +15%, HDL-Cholesterin −10%, Harnsäure +36%   * = p 0,05

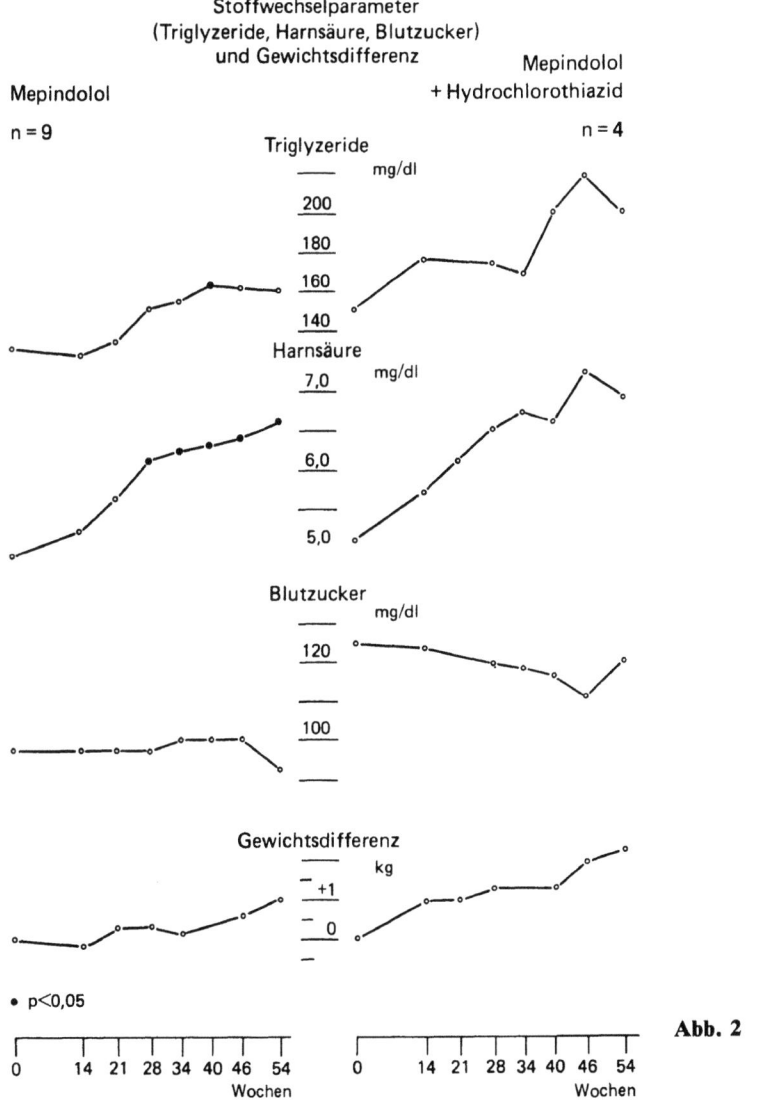

Stoffwechselparameter
(Triglyzeride, Harnsäure, Blutzucker)
und Gewichtsdifferenz

Mepindolol

Mepindolol
+ Hydrochlorothiazid

n = 9

n = 4

Triglyzeride
____ mg/dl
200
180
160
140

Harnsäure
7,0   mg/dl
6,0
5,0

Blutzucker
mg/dl
120
100

Gewichtsdifferenz
kg
+1
0

● p<0,05

Abb. 2

0   14 21 28 34 40 46 54
Wochen

0   14 21 28 34 40 46 54
Wochen

1699

Diskussion

Bei Patienten mit essentieller arterieller Hypertonie beeinflußt Mepindolol allein oder in Kombination mit Hydrochlorothiazid günstig die Hämodynamik, d. h. die Herzfrequenz, den systolischen und diastolischen Blutdruck sowie das Druckfrequenzprodukt.

Dieser Effekt findet sich nicht nur unter Ruhebedingungen, sondern auch bei der ergometrischen Belastung. Hier kommt es zu einem signifikanten Abfall des RR, der HF und des DFP, wobei die Kombinationstherapie den stärkeren antihypertensiven Effekt zu haben scheint.

Nach Dietz et al. [15] sowie Fitzgerald [16] beträgt das durchschnittliche hypotensive Profil unter Beta-Blockade $-24/-16$ mm Hg bzw. $-15-20\%$ (RRs) und $-10-15\%$ (RRd). In unserer Studie wurden diese Werte nicht ganz erreicht. Neben der Abhängigkeit des Blutdruckabfalles [2, 34] von der Dosierung muß natürlich auch der Ausgangsblutdruck berücksichtigt werden. Je geringer dieser erhöht ist, um so geringer ist auch die Blutdruckabnahme [16, 19].

Diese Studie zeigt sehr deutlich, daß der maximale antihypertensive Effekt einer Beta-Blockertherapie erst nach mehreren Wochen eintritt, wobei die Kombinationstherapie die bessere Langzeitwirkung haben dürfte.

Als Nebenwirkung der Mono- und der Kombinationstherapie stiegen bei relativer Konstanz von Gesamt-, LDL- und HDL-Cholesterin die Triglyzeride deutlich an. Diese Erhöhung der TG ist kein dem Mepindolol eigener Effekt, er wurde sowohl für kardioselektive [9, 13, 32] als auch für nichtkardioselektive Beta-Blocker mit ISA [31, 32] beschrieben. Nach Johnson (1982) ist dieser Effekt auf den Lipidstoffwechsel „the most consistent finding" bei Therapie mit Beta-Rezeptorenblockern.

Auch Thiazide können die Serumtriglyzeride erhöhen [3, 20, 22]. Der stärkere Triglyzeridanstieg unter Kombinationstherapie ist deshalb möglicherweise eine Folge des additiven Effektes von Hydrochlorothiazid auf den Triglyzeridstoffwechsel [5, 21].

Beachtet werden sollte, daß zwischen Anstieg und Abnahme des KG und dem Verhalten der TG eine enge Korrelation besteht. Von neun Patienten, die nur mit Mepindolol therapiert wurden, stiegen bei sechs Patienten das KG und die TG an. Bei zwei weiteren Patienten fand sich eine Abnahme dieser Parameter. Dieser Zusammenhang wurde auch von anderen Autoren [19, 21, 26] gesehen und unterstreicht die wichtige Bedeutung der Ernährung auf den Lipidstoffwechsel. Hierdurch könnten Widersprüchlichkeiten vieler Untersuchungen zum Thema Beta-Blockade und Fettstoffwechsel gedeutet werden.

Als Ursache des TG-Anstieges unter Beta-Blockade werden eine Hemmung der Lipoproteinlipase [14] und der LCAT sowie eine Stimulierung der katecholaminunabhängigen Lipolyse [27] neben alimentären Einflüssen angeführt.

Die Cholesterinhomöostase scheint im Gegensatz zu dem Triglyzeridstoffwechsel weitgehend unabhängig von adrenergen Mechanismen zu verlaufen. Keine oder allenfalls geringe Auswirkungen wurden unter Beta-Blockade auf das Gesamt- bzw. LDL-Cholesterin beschrieben [5, 13, 14, 18, 24, 29]. Wir fanden in unserer Untersuchungsreihe nur einen geringen Anstieg von Gesamt- und LDL-Cholesterin.

Das antiatherogene HDL-Cholesterin blieb unter Mepindolol weitgehend konstant. Ein ähnlicher Befund wurde auch an anderer Stelle beschrieben [28, 29]. Die Konstanz der HDL ist nach van Brummelen (1983) wahrscheinlich Folge der intrinsischen sympathomimetischen Aktivität.

Im Gegensatz hierzu nahmen unter Kombinationstherapie die HDL um 10% ab, eine Beobachtung, die auch von anderen Autoren für die Kombinationstherapie beschrieben wurde [5, 20, 25].

Zusammenfassend ist zu sagen, daß unter Beta-Blockertherapie mit potentiell atherogenen Veränderungen der Serumlipide gerechnet werden muß, wobei diese unerwünschte Nebenwirkung möglicherweise durch die Kombination mit einem Thiaziddiuretikum verstärkt wird. Das Ausmaß dieser Veränderungen dürfte aber wesentlich von den Ernährungsgewohnheiten mit abhängen.

Ferner sahen wir unter Beta-Blockade eine signifikante Zunahme der Serumharnsäure, die sowohl bei der Mono- als auch bei der Kombinationstherapie ca. 35% betrug. Dieser Befund liegt deutlich über dem bisher beschriebenen Ausmaß eines Harnsäureanstiegs unter Beta-Blockade [4, 6, 7, 18, 23, 24, 30, 34].

Deshalb empfehlen wir bei Beta-Blockerlangzeittherapie eine regelmäßige Überwachung – in halb- bis einjährigem Abstand – des Fett- und Harnsäurestoffwechsels. Gegebenenfalls sollte zur Vermeidung einer Dyslipoproteinämie auf eine entsprechende Diät und das Körpergewicht geachtet werden.

Literatur

1. Allison SP, Chamberlain MJ, Miller JE, Ferguson R, Gillet AP, Bemand BV, Saunders RA (1969) Effects of Propranolol on blood sugar, insulin and free fatty acids. Diabetologia 5: 339–342 – 2. Amery A, Billiet L, Boel A, Fagard R, Reybrouck T, Willems J (1976) Mechanism of hypotensiv effect during beta-adrenergic blockade in hypertensive patients. Am Heart J 91: 634–642 – 3. Ames RP, Hill P (1976) Elevation of serum lipid levels during diuretic therapy of hypertension. Am J Med 61: 748–757 – 4. Angervall G, Bystedt U (1974) The effect of Alprenolol and Alprenolol in combination with saluretics in hypertension. Acta Med Scand [Suppl] 554: 39–45 – 5. Ballantyne D, Ballantyne FC, McMurdo (1981) Effect of slow oxprenolol and a combination of slow oxprenolol and cyclopenthiazid on plasma lipoproteins. Atherosclerosis 39: 301–306 – 6. Bengtsson C (1974) Long-term effect of Alprenolol as antihypertensive agent. Acta Med Scand (Suppl 554) 195: 9–14 – 7. Berglund G, Andersson O, Larsson O, Wilhelmsen L (1976) Antihypertensive effect and side-effects of Bendroflumethiazide and Propranolol. Acta Med Scand 199: 499–506 – 8. Bevegård S, Castenfors J, Danielson M (1977) Haemodynamic effects of saluretic treatment and β-receptor blockade in patients with essential hypertension. Acta Med Scand 201: 99–104 – 9. Bielmann P, Leduc G (1979) Effects of Metoprolol and Propranolol on lipid metabolism. Int J Clin Pharmacol Biopharm 17: 378–382 – 10. Bielmann P, Brun D, Gagne C, Moorjani S, Jequier J-C, Bertrand M, Lupien P-J (1982) Beta blockers and their effects on lipoproteins, phospholipids, apoproteins A and B, in whole plasma and the different fractions. Int J Clin Pharmacol Biopharm 6: 259–264 – 11. v. Brummelen P (1983) The relevance of intrinsic sympathomimetic activity for β-blocker-induced changes in plasma lipids. J Cardiovas Pharmacol (Suppl 1) 5: 851–855 – 12. Cutler R (1983) Effect of antihypertensive agents on lipid metabolism. Am J Cardiol 51: 628–631 – 13. Day JL, Simpson N, Metcalfe J, Page RL (1979) Metabolic consequences of Atenol and Propranolol in treatment of essential hypertension. Br Med J 1: 77–80 – 14. Day JL, Metcalfe J, Simpson CN (1982) Adrenergic mechanisms in control of plasma lipid concentrations. Br Med J 248: 1145–1148 – 15. Dietz A, Wiese W (1978) Therapeutische Möglichkeiten und Grenzen bei der Anwendung von Betablockern. Klinikarzt 7: 943–959 – 17. Fitzgerald JD (1982) The effect of different classes of beta-antagonists on clinical and experimental hypertension. Clin Exp Hyper-Theory and Practice A4: 101–123 – 18. Franz I-W (1982) Vergleichende ergometrische Untersuchungen über die Wirkung von Beta-Rezeptorenblockern und Diuretika und deren Kombination auf den Blutdruck und das Doppelprodukt bei Hochdruckkranken. Z Kardiol 71: 129–137 – 19. Greenberg G, Harrow UK (1981) Adverse reactions to Bendrofluazide and Propranolol for the treatment of mild hypertension. Lancet 2: 539–543 – 20. Helgeland A, Hjermann I, Holme J, Leren P (1978) Serum triglycerides and serum uric acid in untreated and Thiazid-treated patients with mild hypertension. The Oslo study. Am J Med 64: 34–38 – 21. Helgeland A, Hjermann I, Leren P (1978) High-density lipoprotein cholesterol and antihypertensive drugs. The Oslo study. Br Med J 2: 403 – 22. Helgeland A, Hjermann I, Leren P (1978) Possible metabolic side effects of beta-adrenergic blocking drugs. Br Med J 1: 828 – 23. Johnson BF (1982) The emerging problem of plasma lipid changes during antihypertensive therapy. J Cardiovasc Pharmacol (Suppl 2) 4: 213–221 – 24. Lederballe Pedersen O, Mikkelsen E (1978) Beta-blockers and uric acid excretion. Lancet 2: 1160 – 25. Leren P, Foss PO, Helgeland A, Hjermann I, Holme I, Lund-Larsen PG (1980) Effect of Propranolol and Prazosin on blood lipids. Lancet 2: 4–6 – 26. Leren P, Eide I, Foss OP, Helgeland A, Hjermann I, Holme I, Kjeldsen SE, Lund-Larsen PG (1982) Antihypertensive drugs and blood lipids. The Oslo study. J Cardiovasc Pharmacol (Suppl 2) 4: 222–224 – 27. Lohmann FW (1981) Die Beeinflussung des Stoffwechsels durch Beta-Rezeptorenblocker. Klin Wochenschr 59: 49–57 – 28. Lohmann FW (1983) Serum-Lipid-Veränderungen durch Betablocker. In: Schettler G, Mörl H, Lohmann F, Wirth A (Hrsg) Metabolische und kardioprotektive Effekte durch Beta-Rezeptorenblockade. Springer, Berlin Heidelberg New York Tokyo – 29. Martignoni A, Perani G, Finardi G, Mastropasqua E, Fogari R (1982) Effect of Mepindolol on serum lipids. Int J Clin

Pharmacol 20: 543–545 – 30. Otero ML, Pinilla CF, Polo AE, Vazquez MR, Claros NM, Fernandez-Cruz A (1983) The effect of two beta-blockers (Mepindolol and Atenolol) on blood lipids and platelet aggregation in normal volunteers and essential hypertensive patients. Br J Clin Pharmacol (in press) – 31. Pedersen OL, Mikkelsen E (1979) Serum potassium and uric acid changes during treatment with timolol alone and in combination with a diuretic. Clin Pharmacol Ther 26: 339–343 – 32. Schlierf G, Papenberg J, Raetzer H (1973) The effect of 1-(indol-4-yl-oxy)-3-isopropylamino-pro-pran-2-ol (LB-46, Visken) on carbohydrate and lipid metabolism. Eur J Clin Pharmacol 5: 154–157 – 33. Shaw J, England JDF, Hua ASP (1978) Beta-blockers and plasma triglycerides. Br Med J 1: 986 – 34. Smits JFM, Struyker-Bondier HAJ (1982) The mechanisms of antihypertensive action of beta-adrenergic receptor blocking drugs. Clin Exp Hyper-Theory and Practice A4: 71–86 – 35. Thumilehto J, Nissinen A (1979) Double-blind comparison of Metoprolol, Alprenolol and Oxprenolol in hypertension. Eur J Clin Pharmacol 16: 369–374 – 36. Waal-Manning HI, Dunedin NZ (1976) Metabolic effects of β-adrenoreceptor-blockers. Drugs (Suppl 1) 11: 121–126 – 37. Waal-Manning H, Simpson FO (1977) Beta-blockers and lipid metabolism. Br Med J 2: 705

Wanner, C., Lüscher, T. (Departement für Innere Medizin, Zürich), Hauri, D. (Urologische Klinik, Zürich), Groth, H., Siegenthaler, W., Vetter, W. (Departement für Innere Medizin, Zürich)

Unilaterale renal-parenchymatöse Schrumpfnieren und Hypertonie: Effekt der Nephrektomie und medikamentösen Therapie

Einleitung

Der renale Hochdruck gehört zu den häufigsten sekundären Hypertonieformen. Von besonderer Bedeutung sind die renovaskuläre und die unilaterale renal-parenchymatöse Hypertonie, welche durch eine perkutane Katheterdilatation oder einen operativen Eingriff geheilt werden können. Erstmals beschrieb Butler [1] 1937 einen Patienten mit chronischer Pyelonephritis, bei dem die Hypertonie durch einseitige Nephrektomie geheilt werden konnte. Seit dieser Zeit sind wiederholt Arbeiten über den Effekt einer Nephrektomie bei einseitiger Schrumpfniere erschienen [2–6]. Die prognostische Bedeutung der seitenge-trennten Plasmareninbestimmung bei renal-parenchymatöser Hypertonie wird in der Literatur unterschiedlich beurteilt [7–10]. Das Ziel der vorliegenden Studie war es deshalb, bei Patienten mit einseitiger parenchymatöser Nephropathie und Hypertonie den diagno-stischen und prognostischen Wert der seitengetrennten Plasmareninaktivität zu bestimmen und die Wirksamkeit der Nephrektomie im Langzeitverlauf mit den Ergebnissen einer medikamentösen Therapie zu vergleichen.

Methodik

43 Patienten mit einseitiger parenchymatöser Nephropathie wurden über einen Zeitraum von $4,3 \pm 2,4$ Jahren (Bereich: 1–11 Jahre) untersucht. Alle Patienten (28 Frauen und 15 Männer) waren hyperton (sBD > 160 mm Hg und/oder dBD > 95 mm Hg). Das mittlere Alter aller Patienten betrug $35,5 \pm 13,8$ Jahre (Bereich: 15–67 Jahre). Der Blutdruckmit-telwert bei Diagnosestellung lag bei $189 \pm 30/177 \pm 14$ mm Hg. Eine renosvaskuläre Erkrankung wurde bei allen operierten und 14 medikamentös behandelten Patienten angiographisch ausgeschlossen. Bei neun Patienten führten das intravenöse Pyelogramm und Urinbefunde zur Diagnose. Seitengetrennte Plasmareninbestimmungen (PRA) im Nieren-venenblut wurden bei 34 Patienten (79%) unter uneingeschränkter Natriumzufuhr durchgeführt. Aus den ermittelten Nierenvenenreninwerten wurde das Verhältnis der (Plasmareninaktivität) in beiden Nierenvenen (PRA-betroffene/PRA-nichtbetroffene Seite)

errechnet. Die kontralaterale Suppression der Reninsekretion wurde als Suppressionsindex (PRA-betroffene Seite/PRA Vena cava inferior) < 1,3 definiert. Ein PRA-Quotient von ≥ 1,5 wurde als signifikant angesehen.

Nach 1,7 Jahren (0,3−4 Jahre) medikamentöser Therapie wurden 20 Patienten nephrektomiert (Gruppe I) und über 2,1 Jahre (1,1−10,1 Jahre) nachbetreut. 23 Patienten wurden mit antihypertensiver Therapie allein über 4,7 Jahre (1−11 Jahre) behandelt. In Gruppe II wurden neun Patienten (39%) mit einem Antihypertensivum, acht Patienten (35%) mit einer Zweierkombination und fünf Patienten (22%) mit einer Dreifachkombination therapiert. Ein Patient wurde mit Gewichtsreduktion und Absetzen der hormonellen Antikonzeption allein behandelt. Der Therapieerfolg wurde wie folgt beurteilt.

Gruppe I
Geheilt: dBD ≤ 95 mm Hg ohne Antihypertensiva.
Gebessert: dBD > 95 mm Hg oder > 95 mm Hg unter Antihypertensiva.
Nicht gebessert: alle übrigen Patienten.

Gruppe II
Normoton: BD ≤ 160 mm Hg bis < 95 mm Hg.
Gebessert: dBD > 110 mm Hg unter Antihypertensiva.
Nicht gebessert: alle übrigen Patienten.

Die Bestimmung der PRA erfolgte mittels Radioimmunoassay, die statistische Auswertung mittels Regressionsanalyse, t-Test und x^2-Test.

Ergebnisse

In Gruppe I fiel der Blutdruck (BD) nach Nephrektomie von 185 ± 22/116 ± 13 mm Hg auf 138 ± 20/86 ± 10 mm Hg ($p < 0,001$, Abb. 1). Der mittlere Blutdruckabfall betrug 47 ± 24/31 ± 17 mm Hg. Nach 2,1 Jahren waren die Blutdruckwerte vergleichbar hoch (147 ± 16/89 ± 11 mm Hg; mittlerer Blutdruckabfall: 45 ± 28/21 ± 14 mm Hg).

In Gruppe II wurden unter medikamentöser Therapie der BD von 194 ± 32/116 ± 13 mm Hg auf 149 ± 22/95 ± 12 mm Hg gesenkt ($p > 0,001$). Der mittlere BD-Abfall betrug 43 ± 32/28 ± 15 mm Hg. Nach 4,7 Jahren konnte der systolische Wert weiter auf 136 ± 16 mm Hg ($p < 0,05$) gesenkt werden, während der diastolische Wert sich nicht signifikant

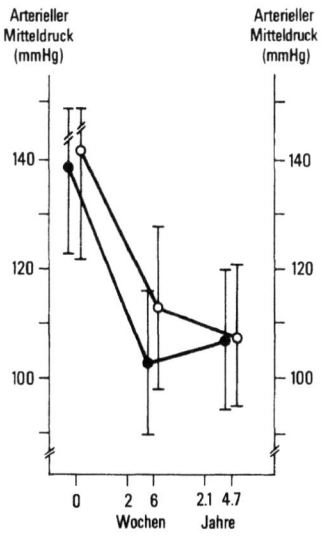

Abb. 1. Blutdruckabfall nach Nephrektomie und unter medikamentöser Therapie. Dargestellt ist der arterielle Mitteldruck (± SD) vor der Therapie, bei der ersten Nachkontrolle und im Langzeitverlauf ($p < 0,001$)

● Operierte Patienten (n=20)
○ Medikamentös behandelte Patienten (n=23)

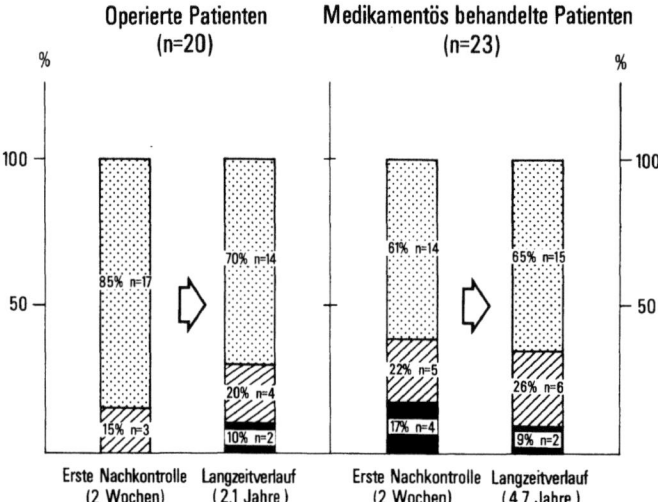

Operierte Patienten
(n=20)

Medikamentös behandelte Patienten
(n=23)

Abb. 2. Therapieerfolg der Nephrektomie oder medikamentösen Therapie bei 43 Patienten mit einseitiger renalparenchymatöser Nephropathie und Hypertonie. Geheilte bzw. normotensive ▦, gebesserte ▨ und nichtgebesserte ▪ Patienten zu Beginn der Behandlung und im Langzeitverlauf sind getrennt aufgeführt

unterschied (95 ± 12 mm Hg; mittlerer BD-Abfall 55 ± 29/26 ± 16 mm Hg). Der Anteil normotoner, gebesserter und nichtgebesserter Patienten ist in Abb. 2 dargestellt. Bei 34 Patienten wurden Plasmareninbestimmungen im Nierenvenenblut durchgeführt. Operierte zeigten einen signifikant höheren PRA-Quotienten (5,6 ± 5,5) als medikamentös behandelte Fälle (1,9 ± 1,6: $p < 0,02$). Postoperativ geheilte Patienten zeigten einen höheren PRA-Quotienten (7,3 ± 6,1) als gebesserte und nichtgebesserte (2,4 ± 2,3: n.s.). Umgekehrt war der Suppressionsindex in Gruppe I bei geheilten Patienten niedriger (0,7 ± 0,4) als bei gebesserten und nichtgebesserten (1,1 ± 0,1: n.s.). Wegen der starken Streuung der individuellen Werte waren jedoch beide Unterschiede statistisch nicht signifikant. Geheilte und nichtgeheilte Patienten der Gruppe II unterschieden sich nicht bezüglich Alter, Nierenfunktion und Blutdruckhöhe. In Gruppe I dagegen waren Patienten mit normalisiertem Blutdruck jünger (33,5 ± 12,7 Jahre) und zeigten tiefere Plasmakreatininspiegel (90,5 ± 17,5 µmol/l) als nichtgebesserte Patienten (110 ± 24,6 µmol/l; $p < 0,05$).

Schlußfolgerung

1. Sowohl die unilaterale Nephrektomie wie die medikamentöse Therapie zeigen einen guten antihypertensiven Effekt bei unilateraler renalparenchymatöser Hypertonie.
2. Der Anteil normotoner Patienten war unmittelbar nach Nephrektomie etwas höher als unter medikamentöser Therapie. Im Langzeitverlauf zeigen aber beide Therapieformen vergleichbare Resultate.
3. Obschon geheilte Patienten einen etwas höheren PRA-Quotienten aufwiesen, erlauben die großen individuellen Schwankungen im Einzelfall keine Voraussage des postoperativen Blutdruckabfalls. Die Indikation zur Nephrektomie darf daher nicht allein vom PRA-Quotienten abhängig gemacht werden.

Literatur

1. Butler AM (1937) Chronic pyelonephritis and arterial hypertension. J Clin Invest 16: 889–897 –
2. Yates-Bell JG (1959) Nephrectomy in cases of hypertension. Br Med J 2: 1371 – 3. Kincaid-Smith P (1961) Renal ischemia and hypertension: A review of the results of surgery. Aust Ann Med 10: 166–177 – 4. McDonald DF (1968) Renal hypertension without main arterial stenosis. JAMA 203: 130 – 5. Vetter W, Vetter H, Adorjani C, Studer A, Tenschert W, Kuhlmann U, Pouliadis G, Lüscher T,

Siegenthaler W (1979) Hypertonie bei einseitiger (nicht-vaskulärer) Schrumpfniere: Reninaktivität im Nierenvenenblut und Effekt der Nephrektomie. Schweiz Med Wochenschr 109:1865–1868 – 6. Siamopoulos D, Sellars L, Mishra SC, Essenhigh DM, Robson V, Wilkinson R (1983) Experience in the management of hypertension with unilateral chronic pyelonephritis: results of nephrectomy in selected patients. Q J Med 207:349–362 – 7. Stockigt JR, Collins RD, Nakes CA, Schambelan M, Biglieri EG (1972) Renal vein renin in various forms of renal hypertension. Lancet 1:1194 – 8. Vaugham ED, Bühler FR, Laragh JH, Sealye JE, Gavras H, Baer L (1975) Hypertension and unilateral parenchymal renal disease. JAMA 233:1177 – 9. Delin K, Aurell M, Graneres G (1977) Renin-dependent hypertension in patients with unilateral kidney disease not caused by renal artery stenosis. Acta Med Scand 201:345–351 – 10. Lüscher TF, Vetter H, Studer A, Pouliadis G, Kuhlmann U, Glänzer K, Largiader F, Hauri D, Greminger P, Siegenthaler W, Vetter W (1981) Renal venous renin activity in various forms of curable renal hypertension. Clin Endocrinol 15:314–320

Clorius, J. H., Schmidlin, P., Mann, J., Kreusser, W. (Heidelberg)
Sequenzszintigraphie zum Nachweis belastungsbedingter renaler Perfusionsstörungen bei Hypertonie

Manuskript nicht eingegangen

Groth, H., Vetter, W., Winterberg, B., Vetter, H. (Departement für Innere Medizin, Universitätsspital Zürich und Med. Univ.-Poliklinik Münster)
Primärer Aldosteronismus:
Behandlung mit Trilostan, einem Inhibitor der Steroidbiosynthese

Einleitung

Das Androstanderivat Trilostan hemmt kompetitiv und reversibel die 3-β-Dehydrogenasen der Steroidbiosynthese [2, 5]. Diese fast ausschließlich in steroidhormonbildenden Organen wie Nebennieren und Gonaden vorkommenden Enzyme katalysieren die Umwandlung von Pregnenolon zu Progesteron [6].

Eine Blockierung dieses Enzymsystems durch z. B. Trilostan hat die verminderte Synthese physiologisch wichtiger Steroide wie Aldosteron, Kortisol und Sexualhormonen zur Folge [2, 4, 7]. Stattdessen kommt es zu einem Anstau von Δ^5-Steroiden, den Vorstufen der blockierten Enzymreaktionen.

Da diese Steroidverbindungen keine mineralokortikoiden Eigenschaften aufweisen, eignet sich das oral wirksame Trilostan zur kausalen medikamentösen Therapie des primären Aldosteronismus [1, 9].

Patienten und Methoden

16 Patienten (fünf Frauen, elf Männer) mit primärem Aldosternismus (neun idiopathisch bilaterale Hyperplasien, sieben aldosteronproduzierende Adenome) wurden in einer Langzeitstudie mit Trilostan behandelt. Außer einer ausgeprägteren Hypokaliämie und einem durchwegs jüngeren Erkrankungsalter bei Adenomfällen, bestanden zwischen Adenom- und Hyperplasiepatienten keine wesentlichen Unterschiede in den wichtigsten klinischen und laborchemischen Daten.

Trilostan wurde beginnend mit 120 mg täglich bis zum Nachweis eines ausreichenden Therapieeffektes (diastolischer Blutdruck $\leqq$ 95 mm Hg) in 14tägigen Abständen um jeweils 120 mg gesteigert. Bei unzureichendem Therapieerfolg wurde ab einer täglichen Dosis von 600 mg noch zusätzlich 50–100 mg Spironolacton in Kombination mit 50 mg Hydrochlorothiazid verabreicht.

Bei ambulanten Kontrollen wurde der Ruheblutdruck im Sitzen sowie das Plasmaaldosteron nach mindestens 30minütigem Liegen gemessen. Weitere Parameter waren Natrium und Kalium im Serum, Plasmakortisol sowie die 24-Std-Exkretion von Aldosteron-18-Glukuronid, freiem Kortisol, Natrium und Kalium.

Ergebnisse

1. Aldosteron und Blutdruck

Im Gesamtkollektiv mit 16 Patienten kam es innerhalb von 12 Wochen zu einer signifikanten dosisabhängigen Senkung des Plasmaaldosterons von 378 ± 150 auf 100 ± 37 pg/ml ($p < 0,05$) (Abb. 1). Gleichzeitig nahm im 24-Std-Urin die mittlere Aldosteron-18-Glukuronidausscheidung von 27 auf 19 µg/24 Std ab.

Der Blutdruck ließ sich im gleichen Zeitraum von durchschnittlich $185 \pm 17/115 \pm 8$ auf $143 \pm 12/92 \pm 8$ mm Hg senken ($p < 0,001$) (Abb. 1).

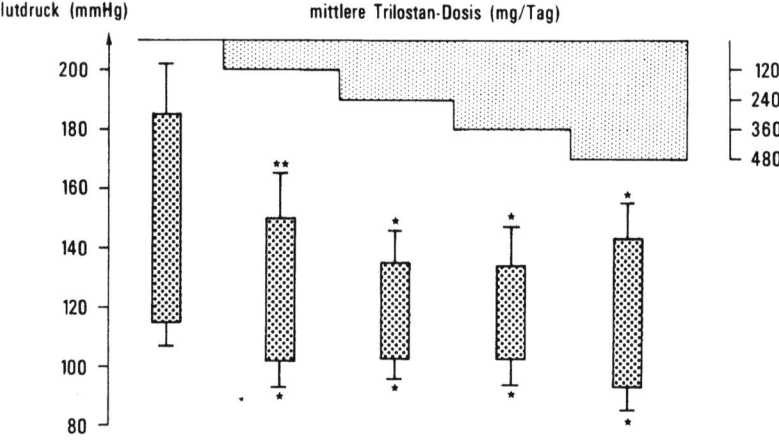

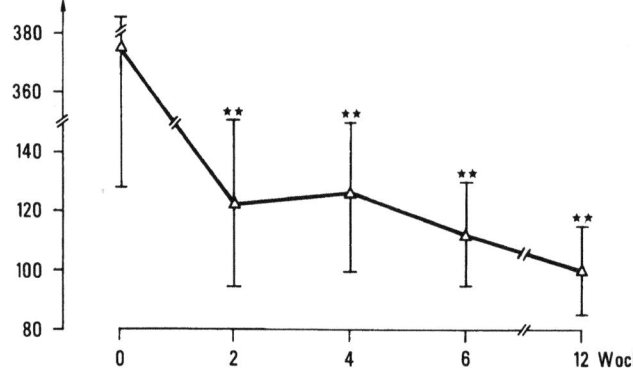

Abb. 1. Effekt steigender Trilostandosierungen auf Blutdruck und Plasmaaldosteron bei 16 Patienten mit primärem Aldosteronismus (*$p < 0,001$; **$p < 0,05$)

2. Kortisol und Elektrolyte

Erwartungsgemäß kam es zu einer signifikanten Abnahme der morgendlichen Plasmakortisolwerte von 7,7 auf 5,3 µg/100 ml ($p < 0,001$). Die im 24-Std-Urin gemessene Ausscheidung von freiem Kortisol zeigte jedoch keine eindeutige Tendenz zur Verminderung. Klinische Hinweise für eine Addison-Krise wurden bei keinem Patienten beobachtet.

Im Kaliumhaushalt wurde eine deutlich verringerte renale Kaliumexkretion gefunden. Dies war mit einer signifikanten Zunahme der Serumkaliumspiegel von $3,6 \pm 0,5$ auf $4,0 \pm 0,4$ mmol/l verbunden ($p < 0,005$). Im Natriumhaushalt zeigten sich innerhalb des zwölfwöchigen Beobachtungszeitraumes keine signifikanten Veränderungen.

3. Therapieerfolg

Elf Patienten (69%) zeigten eine durch zahlreiche Bestimmungen dokumentierte Senkung der Plasmaaldosteronspiegel auf Normalwerte von unter 120 pg/ml (Tabelle 1). Im Laufe einer bis zu zwölfmonatiger Dauertherapie wurde bei keinem dieser Responder ein Wiederanstieg der Aldosteronwerte beobachtet.

Bei sechs von neun Hyperplasiepatienten kam es mit durchschnittlich 360 mg Trilostan ohne jede zusätzlichen Antihypertensiva zur Blutdrucknormalisierung. Im Adenomkollektiv wurden jedoch nur zwei von sieben Patienten trotz 480 mg Trilostan normoton.

4. Nebenwirkungen

Unverträglichkeiten wie Diarrhoe, Völlegefühl und Übelkeit waren in der Regel nur vorübergehend und wurden von den Patienten nicht als therapielimitierend empfunden. Bei einer Patientin traten zu Behandlungsbeginn Menstruationsstörungen auf.

Diskussion

Trilostan eignet sich prinzipiell zur Therapie aller endokrinologischer Krankheitsbilder, die mit einer Überproduktion von Steroidhormonen einhergehen [2].

Während z. B. beim Cushing-Syndrom die Erfolge nicht sehr eindrucksvoll und dauerhaft zu sein scheinen, stehen größere Erfahrungen beim Conn-Syndrom bis heute noch aus [2, 7, 9]. In der vorliegenden Untersuchung an 16 Patienten mit primärem Aldosteronismus ließ sich bei zwei Drittel der Patienten eine dauerhafte Normalisierung der Plasmaaldosteronspiegel erzielen. Gleichzeitig normalisierte sich die vor Therapie bei allen Patienten bestehende deutliche Hypertonie in gut der Hälfte der Fälle ohne weitere antihypertensive Maßnahmen.

Weiterhin deuten diese ersten Erfahrungen darauf hin, daß ein primärer Aldosteronismus auf der Basis einer Nebennierenrindenhyperplasie besser auf Trilostan anspricht als Patienten mit aldosteronproduzierenden Adenomen.

Klinische oder biochemische Hinweise für einen Hypokortizismus wurden bei keinem Patienten beobachtet.

	Hyperplasie ($n=9$)	Adenom ($n=7$)
Plasmaaldosteron (< 120 pg/ml)	6	5
Diastolischer Blutdruck (< 95 mm Hg)	5	2
Erforderliche Tagesdosis (mg Trilostan)	360	480

Tabelle 1. Therapieerfolg bei 16 mit Trilostan behandelten Patienten mit primärem Aldosteronimus

Aufgrund der bisherigen begrenzten Erfahrungen sind jedoch regelmäßige Kontrollen der Kortisolspiegel unumgänglich, da Addison-Krisen bei mit Trilostan behandeltem Cushing-Syndrom beschrieben worden sind [8]. Sofern weitere Langzeitstudien unsere Ergebnisse bestätigen, eröffnet sich mit Trilostan ein neues Therapiekonzept des primären Aldosteronismus, insbesondere bei Patienten mit bilateraler Hyperplasie.

Literatur

1. Anonymous (1975) A new adrenal inhibitor for aldosteronism. Hypertension 1: 13−15 − 2. Anonymous (1982) Trilostane. Drug Ther Bull 20: 7−8 − 3. Hollifield JW, McKenna TJ, Wolff McD, Chick WT, Liddle GW (1975) A new adrenal inhibitor effective in the treatment of primary aldosteronism. Clin Res 23: 237A − 4. Jungmann E, Althoff PH, Balzer-Kuna S, Magnet W, Rottmann-Kuhnke U, Sprey R, Schwedes U, Usadel KH, Schöffling K (1983) The inhibiting effect of trilostane on testosterone synthesis. Drug Res 33: 754−756 − 5. Potts GO, Creange JE, Harding HR, Schane HP (1978) Trilostane, an orally active inhibitor of steroid biosynthesis. Steroids 32: 257−267 − 6. Schane HP (1979) Inhibition of ovarian, placental and adrenal steroid-genesis in the rhesus monkey by trilostan. Fertil Steril 32: 464−467 − 7. Semple CG, Beastall GH, Gray CE, Thomson JA (1983) Trilostane in the management of Cushing's syndrome. Acta Endocrinol (Kbh) 102: 107−110 − 8. Ward PD, Carter G, Banks R, MacGregor G (1981) Trilostane as cause of addisonian crisis. Lancet 2: 1178 − 9. Winterberg B, Vetter H (1983) Die Behandlung des primären Aldosteronismus mit Trilostan. Schweiz Med Wochenschr 113: 1735−1738

von Mittelstaedt, G., Abdelhamid, S., Georgi, M., Haack, D., Krämer, W., Lichtwald, K., Strauch, M., Vecsei, P. (Nephrolog. Klinik, Klinikum Mannheim; Deutsche Klinik für Diagnostik, Wiesbaden und Pharmakolog. Institut, Universität Heidelberg)

Der Stellenwert des 18-Hydroxykortikosterons (18-OH-B) in der Diagnostik der endokrinen Hypertonien

Zwischen der Aldosteron- und 18-Hydroxykortikosteronproduktion besteht ein enger Zusammenhang. Früher dachte man, daß das 18-Hydroxykortikosteron ein obligater und unmittelbarer Aldosteronpräkursor wäre. Dies ist heute umstritten (Abb. 1).

Ulick [1] hat als erster bei Patienten mit primärem Aldosteronismus erhöhte 18-Hydroxykortikosteronsekretionsraten gemessen. 1969 hat unsere Gruppe festgestellt, daß von Nebennierenrindenadenomgewebe in vitro radioaktives Progesteron in erhöhtem Umfang in Aldosteron und 18-Hydroxykortikosteron umgewandelt wird. Dies war nicht der Fall bei Inkubation von radioaktivem Progesteron mit hyperplastischem Nebennierenrindengewebe von Patienten mit primärem Aldosteronismus [2].

Biglieri und Schambelan [3] haben vorgeschlagen, für die Differentialdiagnose zwischen Nebennierenrindenadenom und bilateraler Nebennierenrindenhyperplasie den Ruhewert der 18-Hydroxykortikosteronkonzentration im Plasma zu bestimmen. Sie haben die 18-Hydroxykortikosteronkonzentration im Plasma von Patienten mit Nebennierenrindenadenom signifikant („clear cut") höher gefunden. Diese Angaben wurden von Bravo [4] und Kem [5] bestätigt. McAreavey [6] hat bei acht Patienten mit primärem Aldosteronismus bei Nebennierenrindenadenom und bei einem Patienten mit bilateraler Nebennierenrindenhyperplasie die 18-Hydroxykortikosteronkonzentrationen im Nebennierenvenenblut gemessen und festgestellt, daß die Bestimmung dieses Steroids für die Lateralisationsdiagnostik hilfreich sein kann.

Methodik

Die methodischen Einzelheiten der angewandten Techniken sind in Abb. 2 dargestellt.

1708

früher

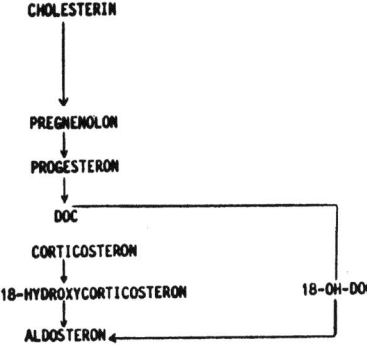

heute

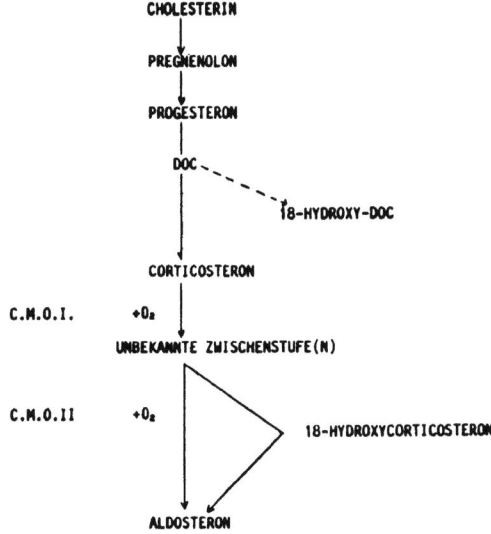

Abb. 1. Schema der Aldosteronbio-synthese. Die Präkursorrolle des 18-Hydroxykortikosterons und der Mechanismus der Konversion von 18-Hydroxykortikosteron zu Aldo-steron sind noch nicht eindeutig geklärt. (C.M.O. I/II: Kortikosteron-methyloxidase Typ I/II; das Substrat dieses Enzyms ist noch unbekannt. Der Defekt des C.M.O. I oder C.M.O. II erscheint in der Klinik als seltener Hypoaldosteronismustyp)

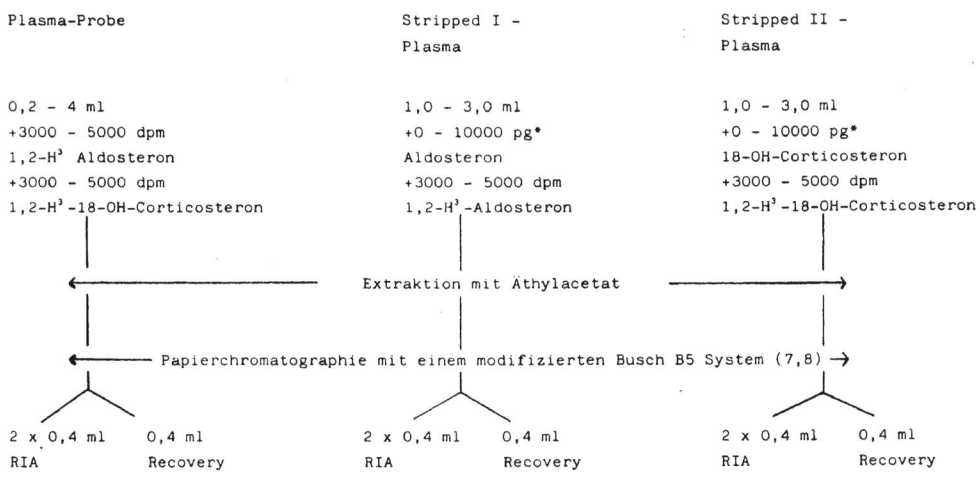

Plasma-Probe

0,2 – 4 ml
+3000 – 5000 dpm
1,2-H^3 Aldosteron
+3000 – 5000 dpm
1,2-H^3-18-OH-Corticosteron

Stripped I –
Plasma

1,0 – 3,0 ml
+0 – 10000 pg*
Aldosteron
+3000 – 5000 dpm
1,2-H^3-Aldosteron

Stripped II –
Plasma

1,0 – 3,0 ml
+0 – 10000 pg*
18-OH-Corticosteron
+3000 – 5000 dpm
1,2-H^3-18-OH-Corticosteron

←——————————— Extraktion mit Äthylacetat ———————————→

←—— Papierchromatographie mit einem modifizierten Busch B5 System (7,8) ——→

2 x 0,4 ml   0,4 ml
RIA   Recovery

2 x 0,4 ml   0,4 ml
RIA   Recovery

2 x 0,4 ml   0,4 ml
RIA   Recovery

*0,10,25,50,100,250,500,1000,2500,5000,10000 pgs

Abb. 2. Methodik

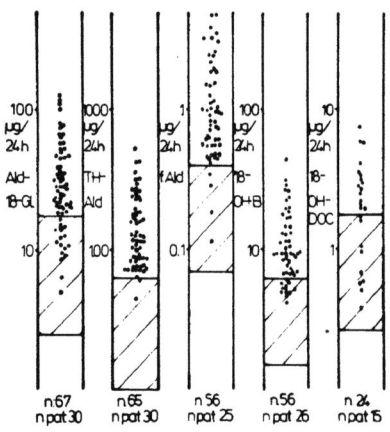

Abb. 3. Aldosteron-18-Glukuronid (Ald-18-Gl), Tetrahydroaldosteron (Th-Ald), freies Aldosteron (f. Ald), 18-Hydroxykortikosteron (18-OH-B) und 18-Hydroxydesoxykortikosteron (18-OH-DOC) im 24-Std-Urin bei „typischen" Fällen von primärem Aldosteronismus (Normalbereiche schraffiert)

Ergebnisse

Wir zeigen hier unsere Erfahrungen mit der Messung von 18-Hydroxykortikosteron im Urin und im peripheren Blut zur Diagnose (Abb. 3–5) und zur Differentialdiagnose des primären Aldosteronismus (Abb. 6 und 7). Zur Lateralisationsdiagnostik (Abb. 8) haben wir 18-Hydroxykortikosteron im Nebennierenvenenblut bei 26 Patienten gemessen, von denen acht chirurgisch oder radiologisch gesichert einen primären Aldosteronismus bei Nebennierenrindenadenom hatten; bei den anderen Patienten lag ein primärer Aldosteronismus infolge von Nebennierenrindenhyperplasie vor, der Verdacht auf ein Phäochromozytom, oder die Diagnose war noch nicht eindeutig geklärt. Auch bei 12 Cushing-Syndromfällen haben wir die 18-Hydroxykortikosteronausscheidung gemessen (Abb. 9).

Diskussion

Die Plasma- und Urin-18-Hydroxykortikosteronbestimmungen sind wichtige Zweitgrößen der Diagnostik des primären Aldosteronismus. Bei nicht eindeutig erhöhten Aldosteronwerten bestätigt die Erhöhung des 18-Hydroxykortikosteron die Diagnose des primären Aldosteronismus (Abb. 3 und 4). Von 56 Urinproben bei 26 Patienten mit primärem Aldosteronismus waren 48 erhöht: 7–60 µg/24 Std (normal: 1,5–6,5). Von 42 Plasma-18-Hydroxykortikosteronwerten bei 19 Patienten mit primärem Aldosteronismus waren 32 Werte erhöht: 60–420 ng/100 ml (normal: 11,0–55,0). Bei drei Patienten mit Bluthochdruck

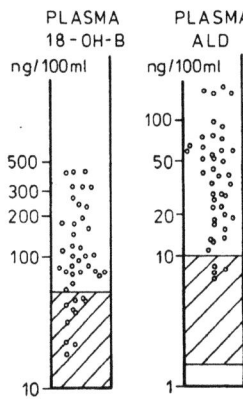

Abb. 4. 18-Hydroxykortikosteron ($n = 42$) und Aldosteron ($n = 43$) im Plasma bei „typischen" Fällen (n Pat = 19) von primärem Aldosteronismus (Normalbereiche schraffiert)

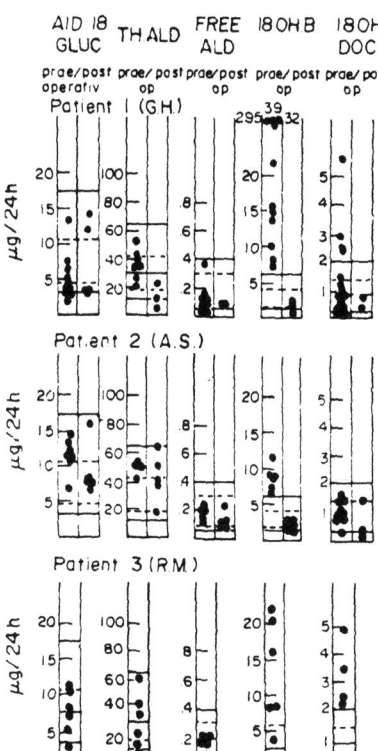

Abb. 5. Aldosteron-18-Glukuronid (Ald-18-Gluc), Tetra-hydroaldosteron (Th-Ald), freies Aldosteron (Ald), 18-Hydroxykortikosteron (18-OH-B) und 18-Hydroxydeso-xykortikosteron (18-OH-DOC) im 24-Std-Urin bei drei Fällen mit erhöhtem 18-Hydroxykortikosteron (18-OH-B), aber normalen Aldosteronwerten (durchgezogene Linien: Normalbereiche)

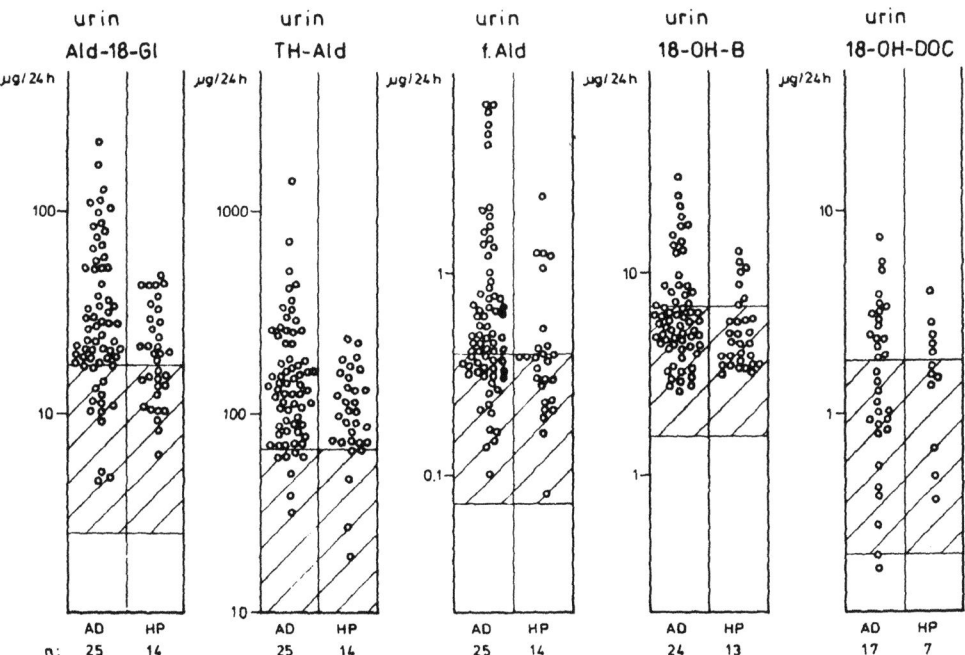

Abb. 6. Aldosteron-18-Glukuronid (Ald-18-Gl), Tetrahydroaldosteron (Th-Ald), freies Aldosteron (F. Ald), 18-Hydroxykortikosteron (18-OH-B), 18-Hydroxydesoxykortikosteron (18-OH-DOC) im 24-Std-Urin bei Patienten mit primärem Aldosteronismus zur Differentialdiagnose zwischen Neben-nierenrindenadenom (AD) und Nebennierenrindenhyperplasie (HP) (Normalbereiche schraffiert)

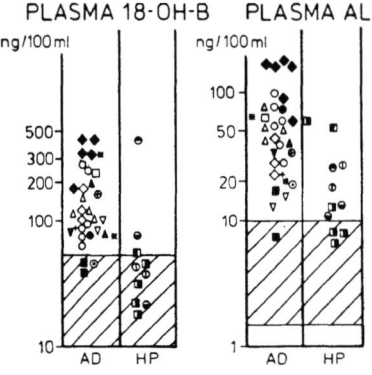

Abb. 7. 18-Hydroxykortikosteron (18-OH-B, $n = 42$) und Aldosteron (Ald, $n = 43$) im Plasma bei Patienten mit primären Aldosteronismus zur Differentialdiagnose zwischen Nebennierenrindenadenom (AD, n Pat = 14) und Nebennierenrindenhyperplasie (HP, n Pat = 5) (Normalbereiche schraffiert; jedes Symbol bezeichnet einen Patienten)

(Abb. 5) haben wir bei normalen Aldosteronwerten im Plasma und im Urin 18-Hydroxykortikosteron erhöht gefunden. Bei zwei dieser Patienten normalisierte sich der Blutdruck nach Operation eines Nebennierenrindenadenomes. Bei dem dritten Patienten ist ein Nebennierenrindenadenom gesichert. Die Ursache der Hypertonie dieser Patienten ist noch unklar.

Die Differentialdiagnose zwischen primärem Aldosteronismus infolge eines Nebennierenrindenadenomes bzw. einer bilateralen Nebennierenrindenhyperplasie ist oft schwierig. Besonders bei atypischen Fällen können klinische und biochemische Parameter nur eine grobe Orientierung geben. Auch die radiologischen Methoden (Computertomographie, Nebennierenvenenphlebographie) können gelegentlich fehlleiten. Aus diesem Grunde wird nach einer zusätzlichen Unterscheidungsgröße in der Steroiddiagnostik gesucht.

Wenngleich die Veränderungen der Steroidwerte deutlicher sind bei Fällen mit Nebennierenrindenadenom, so gibt es doch zahlreiche Überlappungen, welche eine definitive

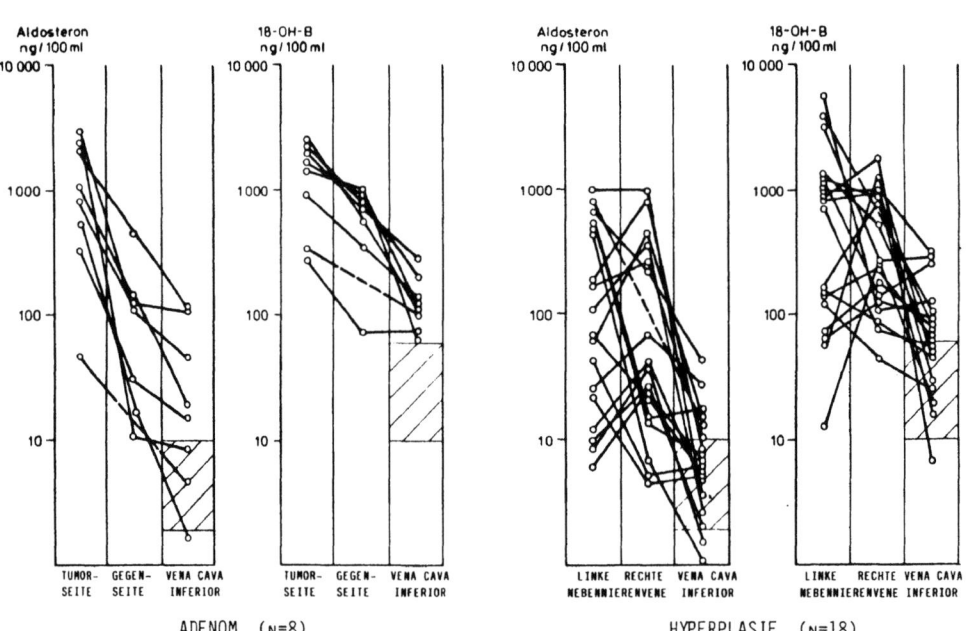

Abb. 8. Aldosteron- und 18-Hydroxykortikosteronkonzentrationen im Nebennierenvenenblut beidseits, von Patienten mit chirurgisch oder radiologisch gesichertem Nebennierenrindenadenom und mit gesicherter bzw. dringend verdächtiger Nebennierenrindenhyperplasie (Normalbereiche schraffiert; n = Pat)

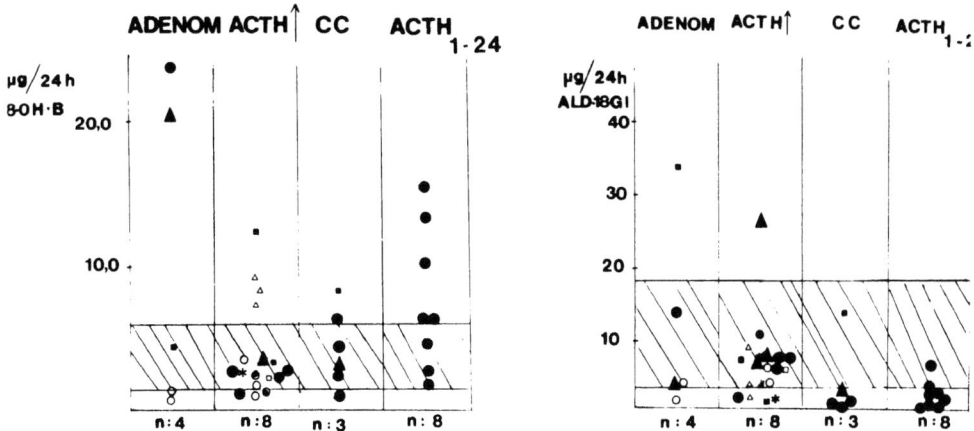

Abb. 9. 18-Hydroxykortikosteron (18-OH-B) und Aldosteron-18-Glukuronid (Ald-Gl) im 24-Std-Urin bei Patienten mit Hyperkortisolismus. (Adenom: Cushing-Syndrom bei Nebennierenrindenadenom; ACTH: Cushing-Syndrom bei ACTH-Überproduktion; CC: Nebennierenrindenkarzinom; ACTH 1−24: Asthmapatienten, behandelt mit Depot ACTH 1−24 1 mg/Tag über 7 Tage; Normalbereiche schraffiert; jedes Symbol bezeichnet einen Patienten, n = Patientenzahl)

Differentialdiagnose unmöglich machen. Insbesondere das Urin-18-Hydroxykortikosteron (Abb. 6) erwies sich hierfür als ein nicht ausreichender Parameter. Das Plasma-18-Hydroxykortikosteron nach 1 Std Ruhe haben wir dagegen als relativ gutes diagnostisches Merkmal für diesen Zweck beobachtet (Abb. 7). Von 32 Plasmaproben bei 14 Adenompatienten waren drei 18-Hydroxycortikosteronwerte im Normbereich. Von zehn Plasmaproben bei fünf Hyperplasiepatienten waren acht 18-Hydroxycortikosteronwerte im Normalbereich. Wir konnten jedoch nicht wie Biglieri und Schambelan [3] eine „Clear cut"-Differenzierung zeigen.

Der Wert der Plasma-18-Hydroxykortikosteronbestimmung für die Differentialdiagnose ist deutlich höher als der des Plasmaaldosterons.

Im Nebennierenvenenblut scheint bei der Lateralisationsdiagnostik der Wert des 18-Hydroxykortikosterons nicht höher zu sein als der des Aldosterons. Es ist eine gute Zweitgröße. Die 18-Hydroxykortikosteronwerte im Nebennierenvenenblut werden parallelgehend zu den Aldosteronwerten gefunden, sie sind jedoch deutlich höher als diese (Abb. 8).

Von zwölf Cushing-Syndromfällen (davon vier mit Nebennierenrindenadenom) haben wir bei vier Patienten eine erhöhte Urin-18-Hydroxykortikosteronexkretion gemessen (Abb. 9). Ob dem 18-Hydroxykortikosteron bei Morbus Cushing eine diagnostische Bedeutung zukommt, ist nicht geklärt.

Zusammenfassung

Das 18-Hydroxykortikosteron ist ein wichtiger Parameter in der Diagnostik und Lateralisationsdiagnostik, aber besonders in der Differentialdiagnostik des primären Aldosteronismus.

Literatur

1. Ulick S, Nicolis GL, Vetter KK (1964) Relationship of 18-hydroxy-corticosterone to aldosterone. In: Baulieu EE, Robel R (eds) Aldosterone. Blackwell, Oxford, pp 3−7 − 2. Vecsei P, Purjesz I, Wolff HP (1969) Studies on the biosynthesis of aldosterone in solitary adenoma and in nodular hyperplasia of the adrenal cortex in patients exhibiting Conn's syndrome. Acta Endocrinol (Kbh) 62:391−398 −

3. Biglieri EG, Schambelan M (1978) The significance of elevated levels of plasma 18-hydroxy-corticosterone in patients with primary aldosteronism. J Clin Endocrinol Metab 49: 87–91 – 4. Bravo EL, Tarazi RC, Fouad FM, Textor SC (1982) A reappraisal of the diagnostic criteria for primary aldosteronism. Clin Sci 63: 97–100 – 5. Kem DC, Brown RD, Painton R, Hanson C, Lyons D, Weinberger M, Hollifield J, Wisgerhof M, Tang K (1983) Differentiation of mineralocorticoid-induced hypertension. In: Kaufmann W, Wambach G, Helber A, Meurer KA (eds) Mineralocorticoids and hypertension. (International Boehringer Mannheim Symposia) Springer, Berlin Heidelberg New York Tokyo, p 155 – 6. McAreavey D, Brown JJ, Cumming AMM, Davidson JK, Duncan JG, Fraser R, Lever AF, Meik D, Robertson IS (1981) Pre-operative localization of aldosterone-secreting adrenal adenomas. Clin Endocrinol 15: 593–606 – 7. Connolly TM, Vecsei P, Haack D, Kohl KH, Abdelhamid S, Ammenti A (1978) Aldosterone diagnosis in hypertension: comparative evolution of radioimmunoassays for urinary aldosterone and 18-OH-corticosterone. Klin Wochenschr (Suppl) 1: 173–181 – 8. Vecsei P, Gless KH (1975) Aldosterone-Radioimmunoassay. Enke, Stuttgart

Feltkamp, H., Meurer, K. A. (Med. Klinik II der Universität Köln), Godehardt, E. (Institut für Med. Dokumentation und Statistik der Universität Köln), Kaufmann, W. (Med. Klinik II der Universität Köln)

Tryptophaninduzierte Blutdrucksenkung und Änderung des „Serotonin uptake" in Thrombozyten bei essentiellen Hypertonikern

Die physiologische Bedeutung serotonerger Systeme bei der Blutdruckregulation und mögliche pathophysiologische Veränderungen bei der essentiellen Hypertonie (EH) sind strittig [10]. Untersuchungen beim Menschen werden zusätzlich durch methodische Probleme erschwert. Bhargava et al. [3] vermuteten 1979 erstmals aufgrund von Serotonin uptake-Messungen an menschlichen Thrombozyten einen Mangel an zentralem Serotonin bei der essentiellen Hypertonie. Zu ähnlichen Ergebnissen kamen Kamal et al. [9], die eine verminderte Carrierzahl für die thrombozytäre Serotoninaufnahme feststellten. In früheren Untersuchungen [6] hatten wir Veränderungen zentraler serotonerger Mechanismen postuliert, da oral verabreichtes L-Tryptophan eine Blutdrucksenkung bei Patienten mit essentieller Hypertonie bewirkte.

Ziel dieser Untersuchungen war zu prüfen, ob die durch Tryptophanbelastung zu erzielende Blutdrucksenkung mit Veränderungen des Serotonin (5-HT) uptake in Thrombozyten von Patienten mit essentieller Hypertonie einhergeht.

Die orale Tryptophanbelastung ist geeignet, um insbesondere beim Menschen die 5-HT-Syntheserate zu steigern, da tierexperimentell belegt ist, daß L-Tryptophan als initialer Serotoninpräkursor die zerebralen Serotoninkonzentrationen erhöht [5, 7]. Thrombozyten können als leicht zugängliches Modell für Untersuchungen serotonerger Neuronen benutzt werden, da der *Serotonin uptake* durch die Zytoplasmamembran Ähnlichkeiten mit der hoch affinen Aufnahme von 5-HT auf der Ebene der präsynaptischen Membran serotonerger Neuronen im zentralen Nervensystem aufweist [14, 15, 17].

Patienten und Methodik

Orale Tryptophanbelastung

14 Patienten mit EH und sechs normotensive Probanden erhielten nach zwölfstündiger Nahrungskarenz morgens oral 50 mg L-Tryptophan kg/KG. Blutdruck und Herzfrequenz wurden am liegenden Patienten in 15-min-Intervallen bis $3^{1}/_{2}$ Std nach Tryptophangabe gemessen.

Serotonin uptake

I. Patienten und Probanden

A. Bei 24 Patienten mit EH und 14 normotensiven Kontrollen wurde der basale 5-HT uptake gemessen.

B. 5-HT uptake-Messungen wurden außerdem bei neun Patienten mit EH und bei sechs normotensiven Probanden vor, 1 und 2 Std nach Gabe von L-Tryptophan (50 mg/kg/KG) durchgeführt.

II. Labormethode

Die 5-HT uptake-Bestimmungen erfolgten nach Gewinnung eines plättchenreichen Plasmas mit ^{14}C-Serotoninkreatininsulfat (spez. Aktivität 85 mCi/mmol) in Anlehnung an die Methode von Laubscher und Pletscher [11]. Die Abhängigkeit der 5-HT uptake-Rate von der Serotoninkonzentration im Inkubationsmedium entspricht der Michaelis-Menten-Gleichung. Die Kinetik wurde als Lineweaver-Burk-Diagramm dargestellt.

Die statistischen Berechnungen beim Vergleich der Geraden aus dem Lineweaver-Burk-Diagramm wurden mit dem Wilcoxon-Man-Whitney-U-Test durchgeführt. Die übrige Statistik erfolgte mit t-Testanalysen.

Ergebnisse

1. L-Tryptophan senkt bei Patienten mit essentieller Hypertonie den systolischen und diastolischen Blutdruck, während es keinen Einfluß auf Blutdruck und Herzfrequenz bei normotensiven Probanden hat. 90 min nach Tryptophangabe sind systolischer ($p < 0,025$) und diastolischer Blutdruck ($p < 0,05$) signifikant gegenüber den Ausgangswerten (0 min) gesenkt. Auch 120 min später ist der systolische Blutdruck noch signifikant ($p < 0,025$) gesenkt. $3^{1}/_{2}$ Std nach Tryptophangabe haben systolischer und diastolischer Blutdruck annähernd wieder ihre Ausgangswerte erreicht. Die Herzfrequenz bleibt während des gesamten Zeitraumes unbeeinflußt (Abb. 1).

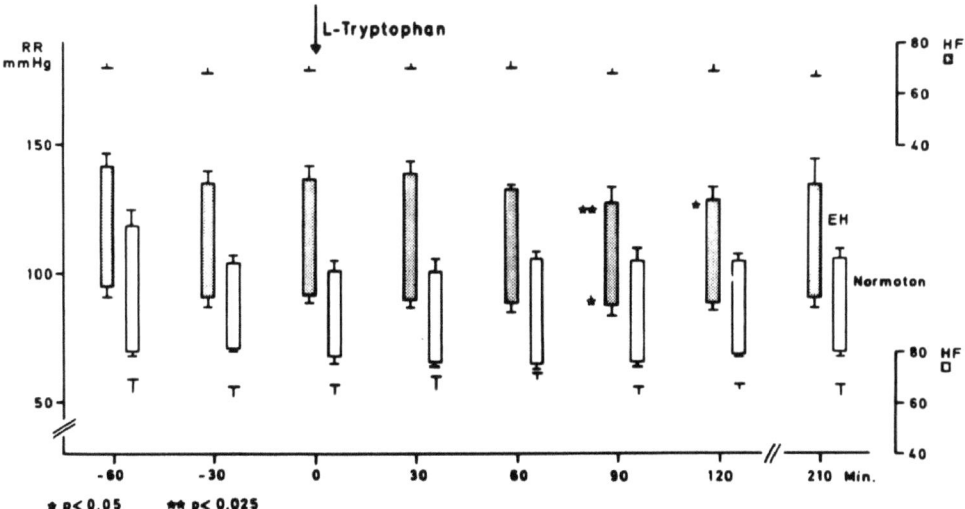

Abb. 1. Verhalten von Blutdruck und Herzfrequenz bei Patienten mit essentieller Hypertonie ($n = 14$) und normotensiven Personen ($n = 6$) nach Gabe von L-Tryptophan (50 mg/kg/KG)

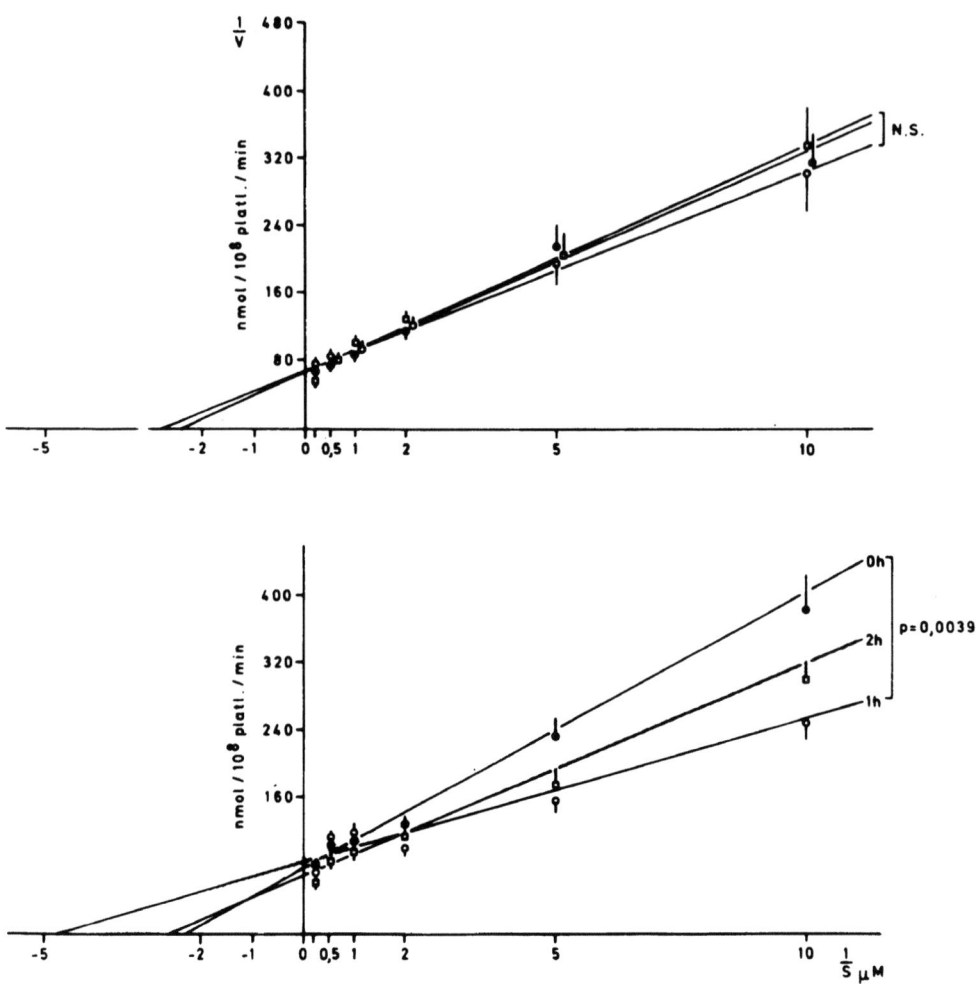

Abb. 2. 5-HT uptake (Lineweaver-Burk-Kinetik) bei Patienten mit essentieller Hypertonie (oben) und bei normotensiven Probanden (unten). ● Vor, ○ 1 Std, □ 2Std nach Tryptophangabe

2. Die Bestimmung des basalen 5-HT uptake ergibt keinen statistisch signifikanten Unterschied zwischen Patienten mit essentieller Hypertonie ($n = 14$) und normotensiven Kontrollen ($n = 24$), wenn man die Steigung der Geraden und deren Schnittpunkte auf der X- und Y-Achse vergleicht. $1/K_M$ beträgt bei Patienten mit EH $-2,04 \pm 0,232$ und ist von dem bei normotensiven Kontrollen mit $-2,51 \pm 0,187\,\mu M$ nicht signifikant ($p = 0,096$) unterschieden.

3. Im oberen Diagramm der Abb. 2 ist das Verhalten des 5-HT uptake vor, 1 und 2 Std nach Tryptophangabe bei Patienten mit essentieller Hypertonie dargestellt. Die Steigungen der Geraden und ihre Schnittpunkte auf der Y-Achse sind nicht statistisch signifikant unterschieden. Ein signifikanter Unterschied ($p = 0,038$) ergibt sich für die $1/K_M$-Werte vor und 1 Std nach Tryptophanbelastung.

Im unteren Teil der Abb. 2 ist der 5-HT uptake bei Normalpersonen dargestellt. 1 Std nach Tryptophanbelastung unterscheidet sich die Steigung der Geraden signifikant ($p = 0,00$) von der vor Belastung. Ein signifikanter Unterschied der Schnittpunkte auf der Y-Achse besteht nur zwischen den Werten 1 und 2 Std nach Tryptophangabe ($p = 0,028$). Die $1/K_M$-Werte sind signifikant (jeweils $p = 0,028$) unterschieden für den Serotonin uptake vor und 1 Std nach Belastung sowie 1 und 2 Std nach Tryptophangabe.

Schlußfolgerungen

L-Tryptophan senkt bei Patienten mit essentieller Hypertonie den Blutdruck. Dieser hypotensive Effekt könnte durch eine gesteigerte zerebrale 5-HT-Synthese vermittelt sein. Bei Patienten mit EH ist die tryptophaninduzierte Steigerung der Affinität von Serotonin gegenüber dem Carrier in der Thrombozytenmembran gestört. Dieser Befund könnte als Hinweis auf eine funktionelle Störung in der präsynaptischen Membran serotonerger Neurone gedeutet werden.

Diskussion

Unsere Ergebnisse zeigen, daß L-Tryptophan bei Patienten mit essentieller Hypertonie, nicht jedoch bei normotensiven Vergleichspersonen, eine signifikante kurzdauernde Blutdrucksenkung bewirkt (Abb. 1). Die maximale Blutdrucksenkung tritt 1–2 Std nach Tryptophanbelastung auf; zu diesem Zeitpunkt wurden auch maximale Tryptophan- und Serotoninspiegel im Blut nach oraler Tryptophangabe beim Menschen beobachtet [13, 19]. Tierexperimentell fand man zeitlich parallele Veränderungen der tryptophaninduzierten Serotoninkonzentrationen im Blut und Gehirn [18]. Daher kann vermutet werden, daß der blutdrucksenkende Effekt von L-Tryptophan beim essentiellen Hypertoniker durch eine Steigerung des zentralen Serotoninstoffwechsels bewirkt wird. Hierfür spricht auch die bei allen Probanden und Patienten auftretende Müdigkeit, für die zentrales Serotonin verantwortlich gemacht werden kann [19].

Andererseits führen Veränderungen des 5-HT-Umsatzes nicht notwendigerweise zu funktionellen Veränderungen serotonerger Systeme. So ist schwer verständlich, daß schnelle Änderungen der neuronalen Aktivität durch die Verfügbarkeit von Präkursoren kontrolliert wird. Aghajanian und Asher fanden jedoch Hinweise für die Änderung neuronaler zentraler Aktivitäten [1, 2]. So steigerte die Gabe von Tryptophan bei der Ratte die Fluoreszenz in den Raphezellen und verminderte die neuronale Impulsrate. Diese Befunde ließen sich nach Gabe von D-Tryptophan oder L-Dopa nicht erzielen.

Es muß jedoch auch berücksichtigt werden, daß andere Tryptophanmetaboliten, wie Tryptamin, 5-Methoxytryptamin und nicht näher identifizierte Indolamine im zentralen Nervensystem nach Tryptophangabe entstehen [4, 8, 12, 16].

Veränderungen im basalen 5-HT uptake zwischen Normalpersonen und Patienten mit essentieller Hypertonie konnten wir bei unseren Untersuchungen nicht feststellen. Im Gegensatz zu unseren Befunden hatten Kamal et al. [9] einen signifikant niedrigeren V_{max}-Wert und einen gering erniedrigten K_M-Wert bei essentiellen Hypertonikern gefunden und daraus auf einen veränderten Serotoninstoffwechsel geschlossen.

Unsere Untersuchungen haben gezeigt, daß L-Tryptophan bei Normalpersonen die Affinitätskonstante (K_M) erniedrigt und somit einen gesteigerten 5-HT uptake bewirkt. Dieser Effekt ist bei Patienten mit EH nicht in gleichem Ausmaß nachweisbar. Da der K_M-Wert des initialen 5-HT uptakes wahrscheinlich Mechanismen an der Plasmamembran entspricht [11], kann dies als Hinweis auf eine funktionelle Störung in der präsynaptischen Membran serotonerger Neuronen bei der essentiellen Hypertonie gedeutet werden.

Literatur

1. Aghajanian GK, Asher LM (1971) Histochemical fluorescence of raphe neurons: selective enhancement by tryptophan. Science 172: 1159–1161 – 2. Aghajanian GK (1972) Influence of drugs on the firing of serotonin containing neurons in brain. Fed Proc 31: 91–96 – 3. Bhargava KP, Raina N, Misra N, Shanker K, Vrat S (1979) Uptake of serotonin by human platelets and its relevance to CNS involvement in hypertension. Life Sci 25: 195–199 – 4. Björklund AB, Falck B, Stenevi V (1971) Microspectrofluorimetric characterisation of monoamine in the central nervous system: evidence for a new neuronal monoamine-like compound. Prog Brain Res 34: 63–73 – 5. Eccleston D, Ashcroft GW,

Crawford TBB (1965) 5-Hydroxyindole metabolism in rat brain. A study of intermediate metabolism using the technique of tryptophan loading. II. Applications and drug studies. J Neurochem 12: 493–503 – 6. Feltkamp H, Meurer KA (1982) Serotonin dependent decrease of blood pressure in essential hypertension after oral tryptophan loading. IX World Congress of Cardiology, Moskau. Abstracts, vol 1, no 220 – 7. Fernstrom JD, Wurtman RJ (1971) Brain serotonin content: physiological dependence on plasma tryptophan levels. Science 173: 149–152 – 8. Green AR, Koslow SH, Costa E (1973) Identification and quantitation of a new indolealkylamine in rat hypothalamus. Brain Res 51: 371–374 – 9. Kamal LA, Le Quan-Bui KH, Meyer Ph (1983) Decreased uptake and content of serotonin in blood platelets in hypertensive patients. 1st Eur Meet Hypertension Abstr 206 – 10. Kuhn DM, Wolf WA, Lovenberg LW (1980) Review of the role of the central serotonergic neuronal system in blood pressure regulation. Hypertension 2: 243–255 – 11. Laubscher A, Pletscher A (1979) Uptake of 5-hydroxytryptamine in blood platelets and its inhibition by drugs: role of plasma membrane and granular storage. J Pharm Pharmacol 31: 284–289 – 12. Marsden CA, Curzon G (1974) Effect of lesions and drugs on brain tryptamine. J Neurochem 23: 1171–1176 – 13. Møller SE (1981) Pharmacokinetics of tryptophan, renal handling of kynurenine and the effect of nicotinamide on its appearance in plasma and urine following L-tryptophan loading of healthy subjects. Eur J Clin Pharmacol 21: 137–142 – 14. Paasonen MK (1968) Platelet 5-hydroxytryptamine as a model in pharmacology. Ann Med Exp Fenn 46: 416–422 – 15. Pletscher A (1968) Metabolism, transfer and storage of 5-hydroxytryptamine in blood platelets. Br J Pharmacol Chemother 32: 1–6 – 16. Saavedra JM (1973) Effect of drugs on the tryptamine content of rat tissues. J Pharmacol Exp Ther 185: 523–529 – 17. Sneddon JM (1973) Blood platelets as a model for monoamine-containing neurones. In: Kerkut GA, Philhsi JW (eds) Progress in neurobiology, vol 1, part 2. Pergamon, Oxford, pp 151–198 – 18. Yuwiler A (1973) Conversion of D- and L-tryptophan to brain serotonin and 5-hydroxyindoleacetic acid and to blood serotonin. J Neurochem 20: 1099–1109 – 19. Yuwiler A, Brammer GL, Morley JE, Raleigh MJ, Flannery JW, Geller E (1981) Short-term and repetitive administration of oral tryptophan in normal men. Effects on blood tryptophan, serotonin and kynurenine concentrations. Arch Gen Psychiatry 38: 619–626

Mann, J., Hausen, M., Jacobs, K.-H., Nagel, W., Schick, M., Schömig, A., Ritz, E. (Med. Klinik der Universität Heidelberg)

Verminderte chronotrope Wirkung von Isoproterenol in der experimentellen Urämie: Einfluß von Reserpin

Einleitung

Es wurde kürzlich gezeigt, daß in der experimentellen Urämie der Ratte [1] und in der klinischen Urämie (Brodde et al., dieser Band) die chronotrope Ansprechbarkeit auf Isoproterenol vermindert ist.

Wir untersuchten nun, ob diese Änderung der beta-adrenergen Ansprechbarkeit mit der Aktivität des sympathischen Nervensystems in Zusammenhang steht. Wir maßen bei Kontrolltieren und in der Urämie jeweils ohne und mit Reserpinvorbehandlung die im Plasma zirkulierenden Konzentrationen von Noradrenalin und Adrenalin und die chronotrope Antwort auf intravenös (i.v.) injiziertes Isoproterenol.

Material und Methoden

Urämiemodell

Tiere der urämischen Gruppe wurden für 5–7 Tage vorbehandelt mit einer kaliumarmen Diät zur Normalisierung des Serumkaliums nach Induktion der Urämie. Die Tiere wurden dann in leichter Äthernarkose von einem dorsalen Zugang aus bilateral nephrektomiert. Etwa 48 Std später erhielten die Tiere 7 mmol/kg Natriumbikarbonat intraperitoneal zum Ausgleich der metabolischen Azidose und 30 min später wurden die eigentlichen Experimente durchgeführt.

Die Tiere der Kontrollgruppe erhielten eine Diät, die sich nur in einem höheren Kaliumgehalt von der Diät der urämischen Gruppe unterschied. Als Scheinoperation wurden beide Nieren dekapsuliert. Die Tiere erhielten kein Natriumbikarbonat.

Experiment 1. Messung der Plasmakatecholamine

Bei vier Gruppen wurden die zirkulierenden Konzentrationen von Adrenalin und Noradrenalin radioenzymatisch bestimmt. Dazu wurde bei den Tieren am Tag der Nephrektomie bzw. Scheinoperation ein Katheter über die Arteria femoralis in die Aorta vorgeführt und das distale Ende am Nacken der Tiere nach außen gebracht. 48 Std später wurde dieser Katheter mit einem längeren Katheter verbunden und bei den ruhenden Tieren 2 Std später Blut entnommen. Es wurden jeweils urämische und Kontrolltiere mit und ohne Reserpinvorbehandlung untersucht.

Experiment 2. Pressorische Wirkung von Tyramin

Bei den vorgenannten vier Gruppen wurde zusätzlich zum arteriellen Katheter ein venöser Katheter implantiert. Der arterielle Katheter wurde mit einem Druckaufnehmer verbunden und unter kontinuierlicher Registrierung des arteriellen Blutdrucks bei den wachen Tieren eine maximale Dosis von Tyramin injiziert. Wir gingen von der Vorstellung aus, daß mit diesem indirekten Sympathomimetikum eine Katecholamindepletion durch Reserpin gezeigt werden kann.

Experiment 3. Chronotrope Wirksamkeit von Isoproterenol

Bei den vorgenannten vier Gruppen wurde der arterielle Katheter mit einem Druckaufnehmer verbunden. Blutdruck sowie Herzfrequenz wurden kontinuierlich registriert und dann steigende Dosen von Isoproterenol i.v. injiziert bis zum Erreichen des Dosismaximums. Vor Injektion von Isoproterenol wurde das autonome- und das Reninangiotensinsystem ausgeschaltet mit Atropin, Pentolinium und MK 421, einem Angiotensin I-Konversionsenzymhemmer. Nichtreserpinbehandelte und reserpinisierte Gruppen wurden in Experiment 3 zu verschiedenen Zeitpunkten untersucht.

Ergebnisse

Wie aus Abb. 1 hervorgeht, waren die zirkulierenden Konzentrationen von Adrenalin und Noradrenalin bei den urämischen Tieren signifikant erhöht. Nach Reserpinvorbehandlung bestanden keine signifikanten Unterschiede mehr zwischen den Gruppen. Die pressorische Wirkung von Tyramin war allerdings nicht vollkommen aufgehoben, sondern nur um etwa die Hälfte reduziert (Abb. 2). Eine Erhöhung der Reserpindosis von 3 auf 8 mg/kg brachte keine weitere Reduktion der pressorischen Wirkung von Tyramin, jedoch traten dann Diarrhoe und Adynamie auf. Die maximale chronotrope Wirkung war bei den nicht mit Reserpin vorbehandelten urämischen Tieren gegenüber den entsprechenden Kontrollen signifikant vermindert ($\triangle$max. Herzfrequenz: 178 ± 15 vs. 108 ± 8, $p < 0,01$). Nach Reserpinvorbehandlung waren noch geringe, jedoch nicht signifikante Unterschiede zwischen den urämischen und Kontrolltieren ($\triangle$max. Herzfrequenz: 169 ± 18 vs. 139 ± 15 Schläge/min, $p > 0,1$, $n = 8-12$/Gruppe).

Kommentar

Die vorliegenden Daten zeigen, daß in dem von uns untersuchten Modell der Urämie die zirkulierenden Mengen von Noradrenalin und Adrenalin erhöht sind. Die zirkulierenden

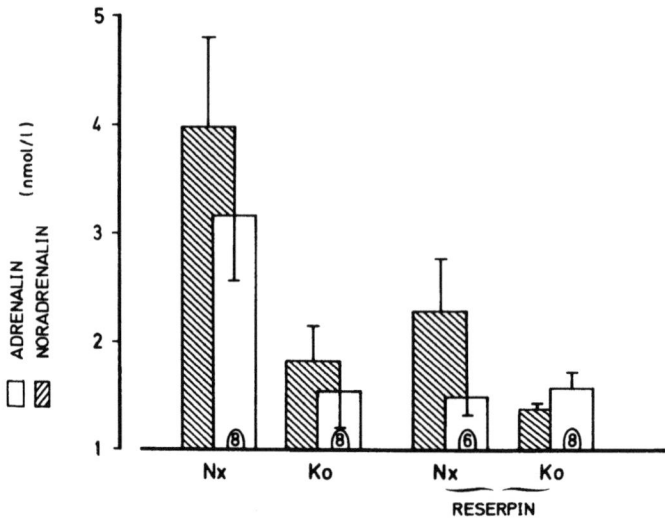

Abb. 1. Plasmakonzentration von Noradrenalin und Adrenalin in der Kontrollgruppe und in der urämischen Gruppe (NX) ohne und mit Reserpinvorbehandlung. Die Zahl der Tiere pro Gruppe ist am Unterrand der Säulen angegeben. Es bestanden signifikante Unterschiede der Plasmakonzentration der Katecholamine zwischen Kontroll- und urämischen Ratten ohne Reserpinbehandlung

Konzentrationen von Noradrenalin gelten als Index für die Konzentration dieses Katecholamins im synaptischen Spalt. Davon ausgehend müssen wir annehmen, daß in unserem Modell der Urämie eine erhöhte Konzentration von Noradrenalin am beta-adrenergen Rezeptor vorliegt. Eventuell führt dies − wie in anderen Hormonsystemen − zu einer Abnahme der Rezeptordichte und entsprechend der biologischen Antwort pro Einheit des aktiven Liganden. Unsere Ergebnisse sprechen für eine solche Annahme, da wir mit Entspeicherung der Katecholamine durch Reserpin eine Reduktion der zirkulierenden Katecholaminkonzentration zeigen konnten. Weiterhin war auch die chronotrope Ansprechbarkeit auf Isoproterenol vor Reserpinbehandlung bei der Urämiegruppe deutlich vermindert, jedoch nach Reserpinbehandlung nicht mehr signifikant unterschiedlich. Allerdings sind dies nur vorläufige Ergebnisse, u. a., weil wir mit der verwandten Dosis von Reserpin keine vollständige Katecholamindepletion erreichen konnten (s. Tyramin-Versuch) und da Rezeptorbindungsstudien zur Dichte und Affinität beta-adrenerger Rezeptoren vor und nach Reserpinbehandlung noch ausstehen.

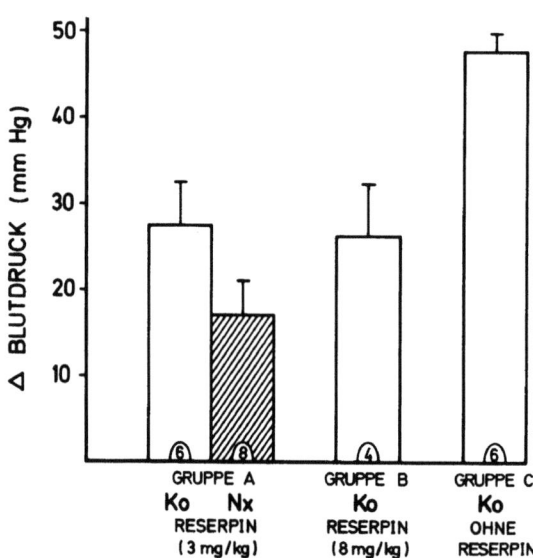

Abb. 2. Akute pressorische Wirkung einer maximalen Dosis von Tyramin bei unbehandelten Kontrolltieren (rechte Säule), sowie bei Kontrolltieren und bilateral nephrektomierten Tieren 48 Std nach intraperitonealer Gabe von 3 mg/kg Reserpin (linkes Säulenpaar), sowie nach Gabe von 8 mg/kg Reserpin bei Kontrolltieren

Literatur

1. Mann JFE, Hausen M, Kutter A, Sudhoff R, Ritz E (1982) Altered betareceptor responsiveness in uraemic rats. Proc EDTA 19: 788–789

Meyer-Lehnert, H., Kramer, H. J., Gonick, H. C., Lu, E. (Med. Univ.-Poliklinik Bonn und Cedars Sinai Medical Center, Univ. of California, Los Angeles, Calif., USA)

Hemmung der Na-K-ATPase durch Spurenelemente als mögliche Ursache von Bluthochdruck und Nierenerkrankungen

Einleitung

In jüngster Vergangenheit hat sich zunehmend die Erkenntnis durchgesetzt, daß Umwelteinflüssen, insbesondere aber umweltbelastenden Schadstoffen unterschiedlicher Art eine wichtige Rolle in der Pathogenese verschiedener Krankheitsbilder zukommt. So führt die Belastung mit etlichen Schwermetallen zu diversen Organschädigungen beim Menschen, z. B. einer morphologischen und funktionellen Schädigung der Niere. Auch wird vermutet, daß eine chronische Schwermetallexposition zur Entstehung eines Bluthochdrucks beitragen könnte.

Von Kadmium [1], Kupfer [14], Blei [4], Quecksilber [5], Uran [5, 11] und anderen Metallen ist bekannt, daß sie renaltubuläre Transportdefekte hervorrufen können, die denen des De Toni-Debré-Fanconi-Syndroms entsprechen. Bei dem durch Applikation von Maleinsäure im Tierversuch induzierten Tubulusschaden, der dem De Toni-Debré-Fanconi-Syndrom weitgehend ähnelt, konnte zudem gezeigt werden, daß der damit verbundene Transportdefekt zumindest teilweise auf einer Inhibition der Na-K-ATPase beruht, einem der wichtigsten Transportsysteme der Zellmembran [10]. Weiterhin kann eine Hemmung der Na-K-ATPase im Tierversuch und vermutlich auch beim Menschen über eine Erhöhung der Kalziumkonzentration in der glatten Gefäßmuskulatur an der Entstehung einer volumenabhängigen Hypertonie ursächlich beteiligt sein.

Da zahlreich Hinweise dafür vorliegen, daß Spurenelemente wie Kadmium [20], Blei [2] oder Vanadium [15] eine ätiologische Rolle in der Pathogenese der Hypertonie spielen, untersucht die vorliegende Studie, inwieweit solchen experimentellen und klinischen Beobachtungen eine Störung des aktiven Membrantransports zugrunde liegen könnte. Untersucht wurde daher der In vitro-Effekt verschiedener Schwermetalle auf die Na-K-ATPase, die aus Nierengewebe der Ratte gewonnen wurde.

Methodik

Es wurden Gewebehomogenate von Nierenrinden weiblicher Sprague-Dawley-Ratten in folgender Pufferlösung mit einer Verdünnung von 1 : 10 (w/v) hergestellt: 0,25 M Saccharose, 10 mM Imidazol-HCl (pH 6,8), 0,15 mM EDTA und 2,4 mM Desoxycholat. Es folgte eine weitere Verdünnung mit destilliertem Wasser im Verhältnis 1 : 15 (v/v). Die In vitro-Wirkung folgender Schwermetalle auf die Na-K-ATPase wurde untersucht: Quecksilber (Hg), Blei (Pb), Kadmium (Cd), Uran (U), Kupfer (Cu), Zink (Zn), Mangan (Mn), Barium (Ba), Nickel (Ni), Strontium (Sr). Metallösungen wurden in destilliertem Wasser mit einer Endkonzentration von 10^{-7} bis 10^{-3} M hergestellt. Mit Ausnahme des Uranylazetats $[UO_2(C_2H_3O_2)_2 \times 2\,H_2O]$ wurden die Chloridsalze der Metalle verwandt. Vor Bestimmung der Aktivität der Na-K-ATPase erfolgte eine 60minütige Vorinkubation der jeweiligen Metallösung mit der Enzympräparation bei 4° C. Die Messung der ATPase-Aktivität wurde durchgeführt mit

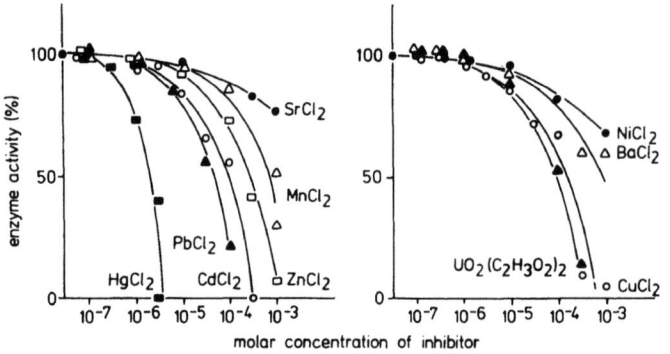

Abb. 1. Inhibition der Na-K-ATPase durch Schwermetalle in steigender Konzentration

0,8 ml Substratlösung mit folgenden Endkonzentrationen: 100 mM Na$^+$, 20 mM K$^+$, 3 mM ATP, 3 mM Mg^{2+}, 10 mM Imidazol-HCl-Puffer (pH 7,2). Die Reaktion wurde gestartet durch Zugabe von 0,2 ml der Enzympräparation und nach 10 min gestoppt durch Zugabe von 1,0 ml 10%iger Trichloressigsäure. Nach Zentrifugation bei 4000 U/min für 5 min wurde in 1,0 ml des Überstandes die Bildung von anorganischem Phosphor nach der Methode von Taussky und Shorr [19] gemessen. Die Aktivität der Na-K-ATPase wurde bestimmt als Differenz zwischen Gesamtaktivität und Aktivität der Mg-ATPase; letztere wurde gemessen in Gegenwart von 1,0 mM Ouabain.

Ergebnisse

Von den untersuchten Metallen sind Quecksilber, Blei und Kadmium die stärksten Inhibitoren der Na-K-ATPase. Eine 50%ige Enzymhemmung (K_I) wurde erreicht bei einer Konzentration dieser Spurenelemente von 3×10^{-6} M, 7×10^{-5} M, bzw. 1×10^{-4} M. Eine ähnlich starke Inhibition ergab sich für Kupfer mit einer K_I von 3×10^{-4} M. Für die genannten Schwermetalle wurde aus Lineweaver-Burk-Diagrammen die Michaelis-Konstante der Na-K-ATPase bei einer Metallkonzentration von 10^{-5} M bestimmt. Wie erwartet, fand sich in Gegenwart von Quecksilber die größte Michaelis-Konstante (K_m) in bezug auf ATP als Substrat mit 2,86 mM, gefolgt von Blei (K_m 2,22 mM), Kadmium (K_m 0,83 mM) und Kupfer

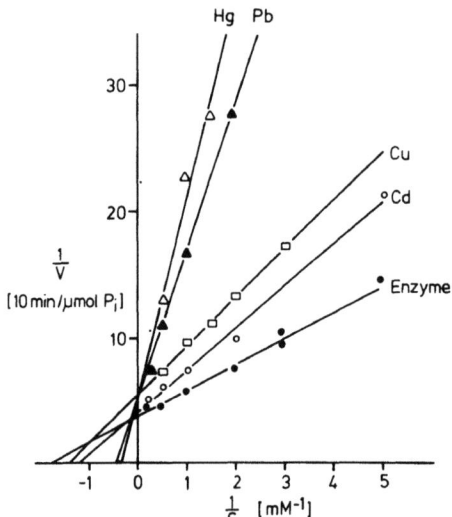

Abb. 2. Lineweaver-Burk-Diagramm der Na-K-ATPase nativ und in Gegenwart von 10^{-5} M Hg, Pb, Cu, Cd

(K$_m$ 0,75 mM). Die K$_m$ der Na-K-ATPase bestimmte sich nativ auf 0,55 mM. Quecksilber und Blei zeigten eine nichtkompetitive Hemmung, während Kadmium eine annähernd kompetitive und Kupfer eine unkompetitive Inhibition zeigten.

Für Uran fand sich eine K$_I$ von 2×10^{-4} M. Ein ähnlicher Wert ergab sich mit 5×10^{-4} M für Zink. Mit Barium und Mangan wurde eine 50%ige Hemmung erst bei einer Konzentration von 10^{-3} M erreicht. Als sehr schwache Inhibitoren erwiesen sich Nickel und Strontium, die selbst in einer Konzentration von 10^{-3} M die Enzymaktivität lediglich um 30% bzw. 15% reduzierten. Dem Ausmaß der Enzymhemmung entsprechend ergibt sich für die untersuchten Schwermetalle damit nachstehende Reihenfolge: Hg > Pb > Cd > U > Cu > Zn > Mn > Ba > Ni > Sr.

Diskussion

Toxische Wirkungen der verschiedensten Schwermetalle auf unterschiedliche Organe und Organsysteme sind seit langem bekannt. Ein Teil dieser Effekte beruht insbesondere bei Folgeerkrankungen der Niere und des Herz-Kreislaufsystems möglicherweise auf Störungen des zellulären Membrantransports.

Eine typische tubuläre Funktionsstörung der Niere, das De Toni-Debré-Fanconi-Syndrom, ist auf einen generalisierten Transportdefekt im Bereich des proximalen Tubulus zurückzuführen und ist häufig mit angeborenen oder erworbenen Stoffwechseldefekten vergesellschaftet. Auch eine Intoxikation mit Schwermetallen kann ein ähnliches Bild hervorrufen. So wurden diese tubulären Transportstörungen bei Arbeitern mit chronischer Kadmiumexposition [1] und Arbeitern im Uranbergbau [5] nachgewiesen. Auch die Ablagerung von Kupfer in Geweben kann beim Morbus Wilson zu einem dem Fanconi-Syndrom entsprechenden Krankheitsbild führen [14]. Weiterhin können auch Quecksilber- und Bleiintoxikationen [4] eine ähnliche Nierenschädigung hervorrufen.

Chronische Exposition gegen Schwermetalle kann auch mit dem Auftreten kardiovaskulärer Erkrankungen korrelieren. So wurden bei Hypertonikern erhöhte Kadmiumkonzentrationen im Nierengewebe und eine gesteigerte Kadmiumausscheidung im Urin nachgewiesen [16]. Im Tierexperiment ließen sich durch eine längere gering dosierte Kadmiumbelastung eine Verminderung der Erregbarkeit des spezifischen Reizleitungssystems [18], eine beschleunigte Lipidablagerung in der Gefäßwand [17] sowie eine Hypertonie erzeugen [12, 17, 21, 22]. Ähnliche Veränderungen wurden durch chronische Bleiapplikation induziert [18]. Weiterhin konnte nach Gabe von Kadmium [13] und Blei [6] eine Stimulation des Reninangiotensinsystems beobachtet werden.

Während sich in der vorliegenden Studie Quecksilber, Blei, Kadmium, Uran und Kupfer als relativ starke Inhibitoren der NA-K-ATPase erwiesen, hemmten Zink, Mangan, Barium, Nickel und Strontium die Enzymaktivität in nur geringem Ausmaß oder aber erst in sehr hohen Konzentrationen. Mit Ausnahme der Manganvergiftung, die ein psychotisches Krankheitsbild hervorruft, den Manganismus, spielen bei diesen Metallen chronische Intoxikationen keine oder zumindest nur eine untergeordnete Rolle. Langzeitwirkungen auf die Nieren oder das Herz-Kreislaufsystem sind hier nicht bekannt.

Die in der Folge chronischer Schwermetallintoxikationen auftretenden Erkrankungen und metabolischen Störungen könnten zumindest partiell auf eine Inhibition der Na-K-ATPase zurückzuführen sein. Zusätzlich wird durch die Hemmung der oxidativen Phosphorylierung nur ungenügend ATP als Energielieferant synthetisiert. Im proximalen Nierentubulus resultiert dies in einer Hemmung des Natriumtransports und des natriumabhängigen Transports anderer Substanzen wie Glukose und Aminosäuren. In der glatten Gefäßmuskulatur wird der als Folge der Na-K-ATPase-Hemmung erhöhte intrazelluläre Natriumspiegel von einem Anstieg des intrazellulären Kalziums begleitet [3]. Dies führt zu einem erhöhten basalen Gefäßtonus und zu einer gesteigerten Reagibilität auf vasokonstriktorische Hormone wie Angiotensin II, Noradrenalin und Vasopressin [7].

In Anbetracht einer zunehmenden Umweltbelastung mit Schwermetallen und anderen Schadstoffen kommt unterschwellig chronischen Intoxikationen eine wachsende Bedeutung zu. Die Inhibition der Na-K-ATPase und die daraus resultierenden Membrantransportstörungen könnten dabei in der Pathogenese bestimmter Herz-Kreislauf- und Nierenerkrankungen eine wichtige Rolle spielen.

Literatur

1. Adams RG, Harrison JF, Scott P (1961) The development of cadmium-induced proteinuria, impaired renal function and osteomalacia in alkaline battery workers. Q J Med 16: 425 − 2. Beevers DG, Erskin E, Robertson M (1976) Blood-lead and hypertension. Lancet 2: 1−3 − 3. Blaustein MV (1977) Sodium ions, calcium ions, blood pressure regulation, and hypertension: a reassessment and a hypothesis. Am J Physiol 232: C165−C173 − 4. Chisholm JJ Jr, Harrison HC, Eberlein WR, Harrison HE (1955) Aminociduria, hypophosphatemia, and rickets in lead poisoning. Am J Dis Child 89: 159−168 − 5. Clarkson TW, Kench JE (1956) Urinary excretion of amino acids by men absorbing heavy metals. Biochem J 62: 361 − 6. Fleischer N, Mouw DR, Vander AJ (1980) Chronic effects of lead on renin and renal sodium excretion. J Lab Clin Med 95: 759−770 − 7. Goldberg J, Aisenbrey G, Levi M, Berl T, Schrier R (1980) Common pathway for vasoconstrictor properties of angiotensin, norepinephrine, and vasopressin (Abstract). Kidney Int 19: 167 − 8. Kopp SJ, Perry HM Jr, Glonek T, Erlanger M, Perry EF, Barany M, D'Agrosa LS (1980) Cardiac physiologic-metabolic changes after chronic low-level heavy metal feeding. Am J Physiol 239: H22−H30 − 9. Kramer HJ (1981) Natriuretic hormone − A circulating inhibitor of sodium- and potassium-activated adenosine triphosphatase. Its potential role in body fluid and blood pressure regulation. Klin Wochenschr 59: 1225−1230 − 10. Kramer HJ, Gonick HC (1970) Experimental Fanconi syndrome. I. Effect of maleic acid on renal cortical Na-K-ATPase activity and ATP levels. J Lab Clin Med 76: 799−808 − 11. Leaf A (1960) The syndrome of osteomalacia, renal glycosuria, aminociduria and hyperphosphaturia (the Fanconi-Syndrom). In: Stanburg JB, Wyngaarden JB, Frederickson DS (eds) The metabolic basis of inherited disease. McGraw-Hill Book Company, Inc., New York, p 1222 − 12. Ohanian EV, Iwai J, Leitl G, Tuthill R (1978) Genetic influence on cadmium-induced hypertension. Am J Physiol 235: H385−H391 − 13. Perry HM Jr, Erlanger MW (1973) Elevated circulating renin activity in rats following doses of cadmium known to induce hypertension. J Lab Clin Med 82: 399−405 − 14. Reynolds ES, Tannen RL, Tyler R (1966) The renal lesion in Wilson's disease. Am J Med 40: 518 − 15. Schroeder HA (1957) Mechanisms of hypertension. Thomas, Springfield, Ill., p 188 − 16. Schroeder HA (1965) Cadmium as a factor in hypertension. J Chronic Dis 18: 647−656 − 17. Schroeder HA (1973) Recondite toxicity of trace metals. Essays Toxicol 4: 107−199 − 18. Stöfen D (1974) Environmental lead and the heart. J Mol Cell Cardiol 6: 285−290 − 19. Taussky HH, Shorr E (1951) A microcolorimetric method for the determination of inorganic phosphorus. J Biol Chem 193: 265 − 20. Thind GS (1972) Role of cadmium in human and experimental hypertension. J Air Pollut Control Assoc 22: 267−270 − 21. Thind GS, Biery DN, Boves KC (1973) Production of arterial hypertension by cadmium in the dog. J Lab Clin Med 81: 549−556 − 22. Thind GS, Karreman G, Stephan KF, Blakemore WS (1970) Vascular reactivity and mechanical properties of normal and cadmium-hypertensive rabbits. J Lab Clin Med 76: 560−568

Statistik

Gotzhein, R., Handtrack, D., Horbach, L. (Erlangen)
Aufgaben, Aufbau und Funktionen des klinischen Krebsregisters Erlangen

Im Rahmen des Programms der Bundesregierung zur Krebsbekämpfung wurde in Erlangen unter Beteiligung aller dort onkologisch tätigen Kliniken ein klinisches Krebsregister eingerichtet. Seit dem 1. 1. 1984 können diese Kliniken Daten in das Krebsregister eingeben. Derzeit sind ca. 25 000 Patienten erfaßt.

Wichtiger als das Bestreben nach einer Speicherung möglichst großer Datenmengen ist das Konzept für ein derartiges Register, das dem Informationsbedarf des Klinikers Rechnung tragen muß; die Gewinnung unverfälschter Zahlenergebnisse für die verschiedensten Zwecke setzt dabei von vornherein die Mitarbeit eines in der Medizin erfahrenen Biometrikers voraus. Diese Voraussetzung muß insbesondere dann erfüllt sein, wenn über die sog. Basisdokumentation (Stammdaten, Krankheitsmerkmale bei Aufnahme) hinaus die im Erlanger Konzept enthaltenen weiteren Aufgaben vom Krebsregister erfüllt werden wollen:
- Dokumentation der Behandlungsverläufe bei allen Tumorlokalisationen zur Darstellung der therapeutischen Resultate,
- Spezialdokumentation differenzierter Befunde und Sachverhalte bei besonders interessierenden Tumorlokalisationen zur Klärung klassifikatorischer und prognostischer Fragen sowie zur Erarbeitung von Differentialindikationen für die Therapie,
- Unterstützung und Kontrolle der Mehrfachbegutachtung histologischer Präparate,
- Unterstützung der Krebsnachsorge (Einbestellungsprozeduren, Organisation der kooperativen Betreuung der Krebspatienten im Klinikum),
- Beachtung der Gesichtspunkte der modernen Datenschutzgesetzgebung und anderer wünschenswerter Zugriffsbeschränkungen.

Nach dem Prinzip des Primats der Fragestellung werden nur Daten gespeichert, die dafür als relevant erachtet werden. Die Mannigfaltigkeit der Aufgabenstellungen und die wichtige Flexibilität des Systems für die Übernahme neuer Aufgaben erfordert die Verfügbarkeit über ein leistungsfähiges Rechnersystem mit der Möglichkeit, daß eine von einem erfahrenen Informatiker geleitete Arbeitsgruppe unter Verwendung eines genügend elaborierten Datenbankverwaltungssystems die erforderliche Software erstellt und weiter ausbaut.

Für die Realisierung des Krebsregisters stand folgende Hard- und Software zur Verfügung:
- Rechnersystem Siemens 7 541 mit zwei Vorrechnern Siemens 7 531, Nahperipherie und Datensichtstationen,
- Betriebssystem BS 2000,
- Datenbankverwaltungssystem ADABAS mit Abfragesprache NATURAL,
- Programmiersprache Cobol,
- Statistikpakete SPSS, BMDP, MIRACLE.

Mit ADABAS steht ein Datenbankverwaltungssystem zur Verfügung, das sich in starkem Maße am relationalen Datenmodell orientiert. Die relationale Sicht ermöglicht die logische Repräsentation von Daten als Tupel von Relationen. Die einheitliche Struktur von Objekten und Beziehungen zwischen Objekten vereinfacht Änderungen im Datenbankdesign und Abfragen der Daten. Dies ist ein wesentlicher Unterschied zum hierarchischen Datenmodell. ADABAS speichert Daten in komprimierter Form und sorgt auf diese Weise für eine günstige Speicherausnutzung. Zum schnellen Wiederauffinden von Daten werden invertierte Listen für alle definierten Suchbegriffe geführt, über die dann ein Direktzugriff auf die jeweiligen Tupel einer Relation, die das Suchkriterium erfüllen, besteht. Die Formulierung komplexer Suchkriterien über mehrere Relationen hinweg ist möglich. Während des Betriebs werden alle Zugriffe auf die Datenbank sowie die dabei durchgeführten Änderungen protokolliert. Dadurch ist eine Wiederherstellung des aktuellen Datenbestandes im Falle der Zerstörung möglich. Als Bestandteil eines klinikübergreifenden Informationssystems unterliegt das Krebsregister den Bestimmungen des Datenschutzes. Zur Modellierung des sich daraus ergebenden komplexen Schutzproblems wurde das Zugriffsschutzmodell von Harrison et al. verwendet. Bestandteile dieses Modells sind Schutzoperationen wie das Eintragen und Entfernen von Rechten, Zugriffsrechte wie Zeigen oder Ändern, sowie eine Schutzmatrix, in der für jedes Subjekt die aktuell vorhandenen Rechte bezogen auf jedes einzelne Objekt geführt werden.

Die Konzeptionsphase für das Krebsregister liegt Jahre zurück. In zahlreichen Arbeitssitzungen des Krebszentrums mit Vertretern der beteiligten Kliniken wurden die Inhalte der Basisdokumentation unter Berücksichtigung der Empfehlungen der Arbeitsgemeinschaft Deutscher Tumorzentren (ADT), der Dokumentation des Behandlungsverlaufs, die Nachsorgezuständigkeiten, Datenzugriffe usw. festgelegt. Es war wichtig, die Funktionen des Systems auf den bestehenden Arbeitsstrukturen der bereits bis dahin betriebenen Dokumentation der Kliniken aufzubauen. Die Kooperation mit der Klinik hat beim Aufbau des Programmsystems TUREK, dessen Konzeption Mitte 1982 begann, eine bestimmende Rolle gespielt. Software-Teile in einzelnen Kliniken bereits bestehender Systeme wurden abgestimmt und integriert. Nach einem zweimonatigen Probebetrieb konnten dann Ende 1983 die bereits vorhandenen 15 000 Patientenstammsätze der Chirurgischen, Medizinischen und Urologischen Universitätskliniken in das Krebsregister übernommen werden. Damit war ab 1. 1. 1984 der Routinebetrieb für alle beteiligten Kliniken möglich. Die Datenstruktur des Krebsregisters weicht nur in einigen Punkten, in denen Praktikabilitäts- und Effizienzüberlegungen eine besondere Bedeutung haben, vom streng relationalen Datenmodell ab. Das Krebsregister wird gebildet durch die Relationen (Dateien) Patient, Arzt, Tumor, Follow-up, Einbestellungen, Schutz und Protokoll. Die beiden letztgenannten Relationen dienen der Realisierung von Schutzmaßnahmen. Die Relation „Schutz" enthält zu jedem zugelassenen Benutzer des Programmsystems TUREK das gültige Zugriffsprofil, das in Verbindung mit den getroffenen software-technischen Maßnahmen für eine Regulierung des Zugriffs zu den Daten des Krebsregisters gemäß den Bestimmungen der Datenschutzgesetzgebung sowie schriftlich zwischen den beteiligten Kliniken getroffenen Vereinbarungen sorgt.

In der Relation „Protokoll" zeichnet TUREK jeden Zugang zum System sowie jede Änderung von Daten des Krebsregisters auf. Das Programmsystem TUREK realisiert derzeit u. a. folgende Funktionen: Datenerfassung und -prüfung im Dialog, rasches Retrieval von Einzelinformationen, Erstellung sortierter Listen und Etikettgenerierung für definierbare Patientengruppen, Unterstützung der Nachsorge.

Schlußfolgerungen

Nur die enge Zusammenarbeit zwischen medizinischen Biometrikern und Informatikern einerseits und den beteiligten Klinikern andererseits führt zu medizinisch relevanten Konzepten für ein Krebsregister, das dann auch den besonderen Arbeitsschwerpunkten eines Klinikums Rechnung trägt. Schließlich ist ein Krebsregister nicht Selbstzweck, sein Erfolg oder Mißerfolg hängen zunächst entscheidend von der Akzeptanz in den beteiligten Kliniken, auf lange Sicht vom erbrachten Nutzen ab. In diesem Sinne ist bei der Gestaltung der Bildschirmformulare für die Dialogeingabe sowie der Patientenlisten zu berücksichtigen, daß jede Klinik eine eigene Organisation des Krankenblattarchivs, der Patientenerfassung und der Nachsorge besitzt. Das Krebsregister soll die hier vorhandenen Strukturen unterstützen und keine neue oder zusätzliche Organisation erzwingen. Weitere wesentliche Beiträge zur Akzeptanzverbesserung sind eine flexible Maskenfolge und die Minimierung der pro Arbeitsschritt zu durchlaufenden Bildschirmformulare bei der Dialogeingabe sowie das Abhalten regelmäßiger Arbeitsgespräche mit dem klinischen Partner. Künftige Weiterentwicklungen des Krebsregisters sollten beinhalten: Eine Intensivierung des wechselseitigen Kontakts zwischen Klinikern und niedergelassenen Ärzten; eine Verstärkung der Beteiligung des Klinikers bei der Erstellung, Erfassung und Kontrolle der Daten; eine stärkere Nutzung der vorhandenen Daten durch verbesserte Informationsausschöpfung. Mit dem Krebsregister steht dazu das geeignete Werkzeug bereit.

Literatur

Harrison MA, Ruzzo WL, Ullmann JD (1976) Protection in operating systems. Communications of the ACM, vol 19,8, pp 461–471 – Horbach L, Duhme C (Hrsg) (1981) Nachsorge und Krankheitsverlaufsanalyse. In Reihe: Medizinische Informatik und Statistik. Springer, Berlin Heidelberg New York

Guggenmoos-Holzmann, I. (Institut für Med. Statistik und Dokumentation, Erlangen), Matek, W. (Med. Klinik mit Poliklinik, Erlangen)

Die statistische Analyse von Rezidivraten bei kolorektalen Adenomen

Grundlegend für die Wahl von Untersuchungsintervallen in der Nachsorge kolorektaler Adenome sind Kenntnisse über den Verlauf der Erkrankung. Von Interesse sind insbesondere Aussagen darüber, wann mit dem Neuauftreten eines Adenoms zu rechnen ist, und welche Faktoren das Entstehen dieses Adenoms beeinflussen.

Im Erlanger Register kolorektaler Polypen werden seit 1970 unter anderem die Nachuntersuchungen von Adenompatienten dokumentiert. Untersuchungen zur Adenomkanzersequenz (Hermanek et al. 1983) sowie praktische Erwägungen waren Anlaß, die Fragestellung unter dem Gesichtspunkt der klinischen Relevanz zu modifizieren (Matek 1983): Nach welcher Zeit ist in der Nachsorge von Adenompatienten ein neuerlich relevanter Befund zu erwarten? Dabei wurde ein Befund als relevant eingestuft, wenn entweder ein Karzinom oder ein Adenom mit schweren Zellatypien oder ein Adenom größer als 5 mm nachgewiesen wurde. Befunde, die hinsichtlich ihrer Relevanz nicht entscheidbar waren, weil die Koloskopie unvollständig war oder weil bei Adenomen die Größenangabe bzw. bei großen Polypen die histologische Klassifikation fehlte, werden im folgenden den relevanten Befunden zugerechnet.

Für die statistische Analyse wurden die Verläufe derjenigen Patienten ausgewählt, die bei Erstuntersuchung einen irrelevanten Befund hatten oder bei denen die im obigen Sinn „relevanten" Adenome entfernt worden waren. Will man anhand dieser Verläufe die Wahrscheinlichkeit für das Auftreten eines relevanten Befundes in Abhängigkeit von der Zeit beurteilen, so ist zunächst zu bedenken, daß die Beobachtungszeiten höchst unterschiedlich sind: die Beobachtungen sind zensiert insofern, als aus einem Verlauf mit zuletzt irrelevantem Untersuchungsbefund nicht geschlossen werden kann, daß der Patient nie einen relevanten Befund entwickeln wird. Kommt aber andererseits ein relevanter Befund zur Beobachtung, so ist über den genauen Zeitpunkt, zu dem aus einem irrelevanten ein relevantes Adenom wurde (cum grano salis), nur soviel bekannt, daß er zwischen der letzten irrelevanten und der nun relevanten Untersuchung liegt (Abb. 1).

Unter der Annahme, daß der kürzeste Zeitraum, bis zu dem Patienten einen relevanten Befund entwickeln, normalverteilt ist, wurde in der gegebenen Situation für die statistische Analyse ein sogenanntes Probit-Modell gewählt, das die Abhängigkeit eines relevanten Befundes von der Zeit im Sinne einer „Dosiswirkungs"-Beziehung interpretiert (Finney 1971). Das Risiko eines relevanten Befundes in einem Zeitintervall wurde dabei berechnet bezüglich aller Befunde, die in diesem oder einem späteren Intervall als irrelevant beurteilt worden waren.

Mit dem gewählten statistischen Ansatz läßt sich auch beurteilen, ob die Wahrscheinlichkeit für das Auftreten eines neuen relevanten Befundes von Einflußfaktoren abhängig ist. So ergab sich, daß Patienten mit multiplen Adenomen signifikant früher einen relevanten Befund entwickeln als Patienten mit einem solitären Adenom (Abb. 2).

Die eigentliche Problemstellung zielt auf eine möglichst präzise Schätzung desjenigen Zeitpunkts ab, zu dem bei einem bestimmten Prozentsatz der Patienten mit einem klinisch relevanten Befund gerechnet werden muß. Trotz der Tatsache, daß sich die gegebenen Daten einschlägig analysieren lassen, bleibt anzumerken, daß das Ergebnis nur mit Einschränkung

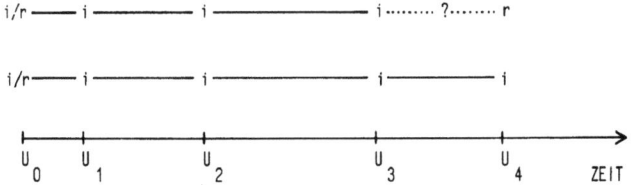

Abb. 1. Beispiele für Verläufe mit Irrelevanten (i) und Relevanten (r) Befunden

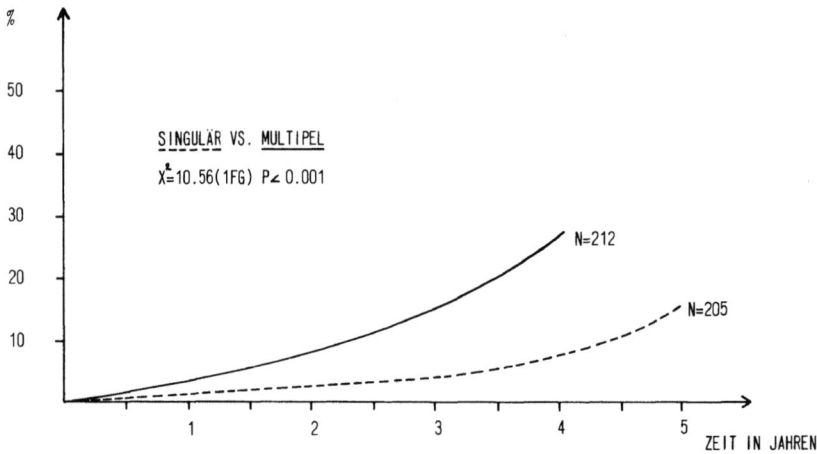

Abb. 2. Erwartete Häufigkeit relevanter Befunde in Abhängigkeit von der Zeit bei Patienten mit singulären bzw. multiplen Adenomen bei Erstuntersuchungen

im Sinne einer verallgemeinerungsfähigen Schätzung interpretiert werden sollte. Einschränkungen der Verallgemeinerungsfähigkeit ergeben sich zum einen aufgrund der Untersuchungstechnik: ein kolorektaler Polyp müßte immer in gleicher Weise
– gesehen,
– ektomiert,
– histologisch klassifiziert
werden. Aber auch wenn dies der Fall ist, ergeben sich für Verlaufsstudien bei Adenompatienten grundsätzliche Schwierigkeiten hinsichtlich einer geplanten Erfassung:
– unvollständige Responserate,
– Abhängigkeit der Responserate von der Beobachtungszeit, also zu kurze Beobachtungszeiten,
– differierende Untersuchungsintervalle.

Eine Verlaufsbeurteilung wird aufgrund der praktischen Gegebenheiten auch bei ausgefeilter Planung eines Nachuntersuchungsschemas immer explorativen Charakter haben. Die entsprechend kritische Beurteilung der „Rezidiv"-Raten – im vorliegenden Fall werden sie wohl eher zu hoch veranschlagt – kann aber Anhaltspunkt sein für eine differenziertere Nachsorge, die ihrerseits wieder die Compliance der Patienten und damit die Möglichkeit zu längerfristigen Beobachtungen vergrößert.

Literatur

Finney DJ (1971) Probit analysis. University Press, Cambridge – Hermanek P et al. (1983) The malignant potential of colorectal polyps – a new statistical approach. Endoscopy 15: 16–20 – Matek W (1983) Die Entwicklung kolorektaler Adenome: Untersuchungen zur Erfassung potentieller Einflußgrößen und zur Optimierung der Nachsorge. Habilitationsschrift, Erlangen-Nürnberg

Dietz, K. (Institut für Med. Biometrie, Tübingen), Jacob, R. (Institut für Anästhesiologie und Transfusionswesen, Tübingen), Saebisch, R. (Rottenburg-Seebronn), Seuffer, R. (Reutlingen), Naujoks-Heinrich, S., Heinrich, R. (Abt. I, Med. Univ.-Klinik, Tübingen)

Statistische Untersuchungen zur Seroprävalenz des Q-Fiebers

Einleitung

Von März bis August 1980 wurden die Q-Fiebertiter von etwa 700 Einwohnern eines Dorfes in der Umgebung von Tübingen bestimmt. Den Zusammenhang eines positiven Titers mit einer Reihe von Risikofaktoren untersuchten Heinrich et al. (1983). Die in der Literatur [7] bekannten Assoziationen mit Tierkontakten und Tierprodukten konnten bestätigt werden. Männer haben ein erhöhtes Risiko.

In der vorliegenden Arbeit soll die Verteilung der positiven Fälle auf die Haushalte beschrieben werden, um zu prüfen, ob diese durch die Verteilung der wichtigsten Risikofaktoren erklärt werden kann oder ob es Hinweise auf eine Übertragung von Mensch zu Mensch gibt. Die dabei verwendeten statistischen Methoden spielen auch in der Krebs-epidemiologie eine Rolle, wenn es um die Frage nach der Häufung von Fällen in bestimmten Häusern bzw. Familien geht. Obwohl es sich hierbei um ein klassisches Problem handelt, mit dem sich schon Karl Pearson (1913) beschäftigt hat, gibt es hierzu bis in die jüngste Zeit neue Beiträge [1, 2, 5].

Methoden

Bei der Beurteilung der Haushaltsverteilung der Fälle muß man sowohl berücksichtigen, daß Haushalte verschiedene Größen haben, als auch daß die Risiken ungleichmäßig in der Bevölkerung verteilt sind. Läßt man die Risikounterschiede zunächst außer acht, kann man die beobachtete Anzahl von Haushalten ohne Fälle und die Gesamtzahl von Fallpaaren, die jeweils einem Haushalt angehören, mit den nach Mathen und Chakraborty (1950) bzw. Walter (1974) berechneten Erwartungswerten mit Hilfe einer normalverteilten Statistik vergleichen. Die Methode von Smith und Pike (1976) berücksichtigt die Verteilung der Risikofaktoren bei der Berechnung der erwarteten Anzahl von Haushalten ohne Fälle. Wenn die Infektions-wahrscheinlichkeit von Haushalt zu Haushalt gemäß einer Betaverteilung variiert, kann die Fallverteilung in Haushalten einer bestimmten Größe durch eine Beta-Binomialverteilung angepaßt werden [3]. Eine Abweichung von einer Binomialverteilung läßt sich jedoch auch durch ein Modell von Longini und Koopman (1982) beschreiben, das es erlaubt, die Wahrscheinlichkeit einer Ansteckung von außerhalb und innerhalb des Haushalts zu schätzen.

Ergebnisse

Die Zahl der Haushalte ohne Fälle mit höchstens drei Personen stimmt gut mit dem Erwartungswert überein, wenn man annimmt, daß sich die Fälle zufällig auf die Haushalte verteilen (Tabelle 1). Bei Vierpersonenhaushalten deutet dagegen die im Vergleich zum Erwartungswert 10,4 größere Zahl von 17 Haushalten ohne Fälle ($p < 0,015$) auf eine heterogene Verteilung hin. Die Vierpersonenhaushalte eignen sich besonders gut zur Untersuchung dieses Phänomens, da sie einerseits genügend Freiheitsgrade bieten, um alternative Modelle zu testen, andererseits gerade noch in ausreichend großer Zahl ($n = 42$) vorhanden sind. Die Zahl der Haushalte der Größe 5–9 beträgt insgesamt nur 24. Es ist jedoch bemerkenswert, daß sich darunter ein Sechspersonenhaushalt mit sechs Fällen befindet. Auch die beobachteten 36 Fallpaare in den Vierpersonenhaushalten unterscheiden sich signifikant ($p < 3 \cdot 10^{-6}$) von den 21,1 erwarteten. Berücksichtigt man die aufgrund einer

Tabelle 1. Beobachtete und unter dem Modell externer und interner Ansteckung erwartete Verteilung der Fälle in den Haushalten mit bis zu vier Personen. Wahrscheinlichkeit einer Ansteckung von außen 17% bzw. 4% von einem Infizierten im gleichen Haushalt. Die letzte Zeile enthält die Erwartungswerte nach einer Betabinomialverteilung für die Fälle in den Vierpersonenhaushalten (k = Haushaltsgröße; n_k = Zahl der Haushalte mit k Personen; E_k = erwartete Zahl der Haushalte ohne Fälle bei zufälliger Verteilung der Fälle auf die Haushalte der Größe k)

k	n_k	E_k	Anzahl der Fälle pro Haushalt				
			0	1	2	3	4
1	48	39,0	39	9			
			39,8	8,2			
2	83	61,5	62	19	2		
			57,2	22,5	3,3		
3	56	32,3	31	22	3	0	
			32,0	18,1	5,2	0,7	
4	42	10,4	17	11	6	6	2
			20,0	14,5	5,0	2,4	0,1
			17,3	10,3	7,1	4,7	2,6

logistischen Regression auf dem 5%-Niveau signifikanten Risikofaktoren Geschlecht, Kontakt zu Hühnern und Genuß von Schaffleisch, beträgt die erwartete Anzahl von Haushalten ohne Fälle 146,8 statt der beobachteten 156 ($p < 0,0035$). Eine gute Anpassung an die Fallverteilung in den Vierpersonenhaushalten läßt sich mit der Betabinomialverteilung erzielen (Tabelle 1; $p > 0,7$), die keine Ansteckung innerhalb eines Haushalts voraussetzt. Die Daten sind jedoch auch mit der Annahme einer internen Ansteckungswahrscheinlichkeit vereinbar, die etwa ein Viertel der Ansteckungswahrscheinlichkeit von außen beträgt (Tabelle 1; $p > 0,06$). Obwohl das logistische Modell die Häufigkeit der Titerpositiven in den einzelnen Risikogruppen befriedigend beschreibt, bestehen signifikante Unterschiede in den einzelnen Ortsteilen zwischen erwarteter und beobachteter Anzahl von Titerpositiven.

Diskussion

Die Verteilung der signifikanten Risikofaktoren erklärt nicht die Haushaltsverteilung der Fälle. Dies läßt den Schluß zu, daß Risikofaktoren nicht adequat erfaßt wurden und/oder Ansteckung innerhalb des Haushalts stattfindet. Für beide Annahmen gibt es Hinweise. Einerseits wurde der Kontakt zu Schafen von einem Teil der Bevölkerung bei der Befragung nicht angegeben. Andererseits fällt auf, daß in Haushalten mit mindestens drei Titerpositiven gehäuft Pneumonien und grippale Infekte berichtet werden.

Literatur

1. Dietz K, Schenzle D (1985) Mathematical models for infectious disease statistics. In: Atkinson AC, Fienberg SE (eds) A celebration of statistics. International Statistical Institute, The Hague (in press) – 2. Fraser DW (1983) Clustering of disease in population units: an exact test and its asymptotic version. Am J Epidemiol 118: 732–739 – 3. Griffiths DA (1973) Maximum likelihood estimation for the beta-binomial distribution and an application to the household distribution of the total number of cases of a disease. Biometrics 29: 637–648 – 4. Heinrich R, Naujoks-Heinrich S, Saebisch R, Seuffer R, Grauer W, Jacob R, Schomerus H (1983) Seroprävalenz des Q-Fiebers in einem Endemiegebiet Süddeutschlands. Dtsch Med Wochenschr 108: 1818–1324 – 5. Longini IM, Koopman IS (1982) Household and community transmission parameters from final distributions of infections in households. Biometrics 38: 115–126 – 6. Mathen KK, Chakraborty PN (1950) A statistical study on multiple cases

of disease in households. Sankhya 10: 387–392 – 7. Mohr W (1965) Q-Fieber. In: Haas R, Vivell O (Hrsg) Virus- und Rickettsieninfektionen des Menschen. Lehmanns-Verlag, München, S 888–912 – 8. Pearson K (1913) Multiple cases of disease in the same house. Biometrika 9: 28–33 – 9. Smith PG, Pike MC (1976) Generalisations of two tests for the detection of household aggregation of disease. Biometrics 32: 817–828 – 10. Walter SD (1974) On the detection of household aggregation of disease. Biometrics 30: 525–538

Reichertz, P. L., Rassmann, B. (Med. Hochschule Hannover, Institut für Med. Informatik)
Entscheidungsunterstützung in der Notfallaufnahme

1. Problemstellung und Ziele

Die Anzahl der Betten auf einer kardiologischen Intensivstation ist aus Kostengründen beschränkt. Neben dem Problem der korrekten Disposition bei beschränkten Resourcen ist die Verminderung von durch die Intensivstation bedingten psychischen Belastungen bei den Patienten ein weiterer Gesichtspunkt.

Es gilt daher zu sichern, daß die verfügbaren Betten effektiv genutzt werden, indem
a) möglichst alle Patienten, die einer Intensivtherapie bedürfen (Infarkt oder instabile Angina), eine solche erhalten und
b) möglichst kein Patient ohne dringenden Bedarf auf die Intensivstation kommt und damit ein für einen Notfall benötigtes Bett belegt.

In vielen Fällen wird diese Entscheidung in der Notfallaufnahme getroffen, oft durch einen Nichtkardiologen. Betrachtet man nicht die Diagnosen, sondern den Entscheidungsspielraum, so ergeben sich folgende Dispositionen:
– Aufnahme auf die kardiologische Intensivstation,
– Aufnahme auf die normale kardiologische Station,
– entlassen oder aus nichtkardiologischen Gründen hospitalisieren.

In einigen Krankenhäusern ist eine weitere Disposition zwischen Intensivstation und normaler kardiologischer Station möglich, die „intermediate care" mit genauer Überwachung.

Im Rahmen eines deutsch-israelischen Forschungsvorhabens wird ein Verfahren entwickelt, das den Arzt in der Notfallaufnahme eines Krankenhauses bei eben dieser Dispositionsentscheidung für Patienten mit Brustschmerzsymptomatik unterstützt.

2. Durchführung einer Beobachtungsstudie

Das Projekt läuft zur Zeit noch und befindet sich in der letzten von drei Phasen. In der ersten Phase wurde eine Beobachtungsstudie in einem großen israelischen Krankenhaus durchgeführt: Für ca. 2200 Patientenbesuche in der Notfallaufnahme (nur Patienten mit Brustschmerzsymptomatik) wurden Angaben zur Anamnese, zum akuten Schmerzanfall, soziale Faktoren, Blutdruck, Puls etc., ein Satz von Labordaten, mindestens ein EKG und die vom Notaufnahmearzt gestellte Diagnose und getroffene Dispositionsentscheidung erfaßt.

Hospitalisierte Patienten wurden bei ihrer Entlassung untersucht, nichthospitalisierte Patienten wurden nach 2 Wochen wieder einbestellt. Bei diesen Untersuchungen wurde eine „endgültige" Diagnose gestellt und daraus die korrekte Disposition abgeleitet. So ergaben sich Hinweise auf falschpositive und falschnegative Entscheidungen. Neben anderen noch zu diskutierenden Ergebnissen ergaben sich für 7% der als Nichtinfarkte erwiesenen Patienten mit schwerer, aber stabiler Angina Entscheidungen für eine Intensivbehandlung, und für 2,5% der Infarkte ergaben sich Entscheidungen für eine Entlassung.

Tabelle 1. Eingabevariablen des entwickelten Verfahrens als wichtigste klinische Einflußgrößen auf die Dispositionsentscheidung

Basisdaten	Labordaten
Geschlecht	LDH-Anstieg
Alter	CPK-Anstieg
Pulsrate	SGOT-Anstieg
Notfalltransport	
Kongestives Herzversagen	
Daten bei Ansprechbarkeit des Patienten	EKG-Daten
Akute Brustschmerzen	ST-Strecke
Notfallbehandlungen im letzten Jahr	T-Welle
Alter Infarkt in der Anamnese	QRS-Gruppe
Angina pectoris in der Anamnese	Gefährliche Arrhythmien
Nitroglyzerinbehandlung im akuten Schmerzanfall	
Schmerzausstrahlung in die Arme	
Brustschmerz als drückend empfunden	

3. Entwicklung des Verfahrens

In der zweiten Phase des Projektes wurden die in einer Datenbank gehaltenen Daten der Beobachtungsstudie ausgewertet, mit Hilfe verschiedener statistischer Analyseverfahren wurden die aussagekräftigsten Variablen für die Dispositionsentscheidung ermittelt. Dabei brachte die lineare Diskriminanzanalyse die deutlichsten Ergebnisse. Mit ihrer Hilfe konnten Koeffizienten bestimmt werden, mit denen die einzelnen Variablen gewichtet werden.

Daraus wurde ein Verfahren (Algorithmus) entwickelt, das die in Tabelle 1 gezeigten Variablen als Eingabe erwartet, und als Ausgabe einen Dispositionsvorschlag liefert. Die Labordaten bringen einen wesentlichen Beitrag zur Dispositionsentscheidung. Für die EKG-Daten wird ein Code verwendet (normal, geringe Abweichungen, deutliche Abweichungen), der auch in der Notfallaufnahme problemlos ermittelt werden kann.

Der Algorithmus ist so konzipiert, daß er auch arbeiten kann, wenn der Patient nicht ansprechbar ist oder wenn die Labordaten noch nicht vorliegen; allerdings wird dann der Dispositionsvorschlag nur in deutlichen Fällen zuverlässig sein, entsprechende Hinweise werden vom Algorithmus gegeben. Sobald weitere Daten verfügbar sind, kann ein erneuter Dispositionsvorschlag ausgegeben werden.

4. Ausstehende Arbeiten

In der noch laufenden dritten Projektphase wird der entwickelte Algorithmus als Programm auf einem Personalcomputer implementiert und getestet. Ein erster Test erfolgt an weiteren ca. 500 Patientenbesuchen in der Notfallaufnahme, deren Daten analog zur oben beschriebenen Studie bereits erhoben sind. Der Algorithmus wird für diese Patienten nachträglich Dispositionsvorschläge erstellen, die dann mit den aus den Nachuntersuchungen abgeleiteten korrekten Dispositionen verglichen werden. Dadurch werden Aussagen über Sensitivität und Spezifität des entwickelten Verfahrens möglich.

Nach erfolgreichem Abschluß dieses Tests wird ein zweiter Test wieder in der Notfallaufnahme des israelischen Krankenhauses durchgeführt werden. Es ist dabei zu prüfen, ob die Arbeit mit dem Personalcomputer in die Arbeitsabläufe innerhalb der Notfallaufnahme integrierbar ist oder ob zur Verbesserung der Akzeptanz noch Änderungen im Ablauf des Verfahrens erforderlich sind.

5. Diskussion

Das beschriebene Projekt unterscheidet sich von ähnlichen Vorhaben (z. B. [1, 2]) durch wesentlich höhere Fallzahlen, durch die speziell auf die Dispositionsentscheidung zugeschnittene Fragestellung und durch die Realisierung des Verfahrens auf einem „vor Ort" einsetzbaren Personalcomputer. Eine Anwendung der dort angegebenen Algorithmen auf die im Rahmen dieses Projektes erfaßten Patientendaten läßt die unterschiedlichen Ansätze erkennen und führt zu Ergebnissen, über die gesondert berichtet werden wird.

Der Einsatz des Verfahrens an Stelle des Arztes ist weder beabsichtigt, noch dürfte er aus medizinischer Sicht Vorteile bringen. Aber durch die Kombination von Arzt und Algorithmus, d. h. durch die Bereitstellung eines Entscheidungswerkzeugs für den Arzt, ist eine Verbesserung der Entscheidungsqualität zu erwarten.

Eine Übertragung des auf in Israel erfaßten Daten basierenden Verfahrens auf deutsche Krankenhäuser sollte nicht ohne weitere Voruntersuchungen erfolgen und wird in einer kontrollierten Studie vorbereitet werden.

Das Projekt wird gefördert durch das BMFT. Beteiligte Institutionen sind:
- Institut für Medizinische Informatik, Medizinische Hochschule Hannover,
- Abteilung Biomathematik, Universität Gießen,
- Computer Center, Bar Ilan Universität, Tel Aviv,
- Heart Institute Chaim Sheba Medical Center, Tel Aviv.

Literatur

1. D'Agostino RB, Pozen WM (1982) The logistic function as an aid in the detection of acute coronary disease in emergency patients (case study). Statistics in Medicine 1: 41−48 − 2. Goldman L et al. (1982) Computer-derived protocol to aid in the diagnosis of emergency room patients with acute chest pain. N Engl J Med 307: 588−596

Jesdinsky, H. (Institut für Med. Statistik und Biomathematik der Universität Düsseldorf)
Die Rolle der Biostatistik am Beispiel der europäischen Crohn-Studie I*

1. Ziel

Nachdem die Biostatistik einen festen Platz in der Medizin gefunden hat [5], muß die Zusammenarbeit zwischen Kliniker und Statistiker verbessert werden.

2. Methodik

Das Ziel wird am besten durch eine Darstellung und Analyse der Zusammenarbeit der Disziplinen in einer Therapiestudie erreicht, da hier wechselseitig besonders hohe Anforderungen gestellt werden. Als Beispiel diene die Europäische Crohn-Studie I [3], die Schwierigkeiten in der Planung zu lösen hatte und auch bei der Durchführung und Auswertung Probleme aufwarf, ohne dabei jedoch das Studienziel zu verfehlen. Auch ergaben sich zahlreiche weitergehende Fragen.

---

* Mit Unterstützung der Deutschen Forschungsgemeinschaft

3. Ergebnisse

3.1 Kurzdarstellung des Studienprotokolls

Das Studienziel war, die Wirksamkeit einer medikamentösen Therapie daraufhin systematisch zu prüfen, ob sie einen behandlungsbedürftigen M. Crohn 2 Jahre unter Kontrolle halten kann. Als Studientyp wurde eine multizentrische randomisierte Doppelblindstudie gewählt. Eingeschlossen wurden Patienten mit in den letzten 2 Jahren aktiv gewesener bzw. bei Studieneintritt aktiver Erkrankung. Wichtige Ausschlußgründe waren akute Ileitis oder drohende chirurgische Komplikationen. Die Therapien bestanden in Salazosulfapyridin (S) 3 g/Tag oder Plazebo (−) und in 6-Methylprednisolon (P) 8 mg/Tag oder Plazebo (−), so daß vier Gruppen resultieren: −, S-, -P, SP.

In der aktiven Phase, die entsprechend der US-Studie [4] durch einen Wert von mindestens 150 des Bestschen Index (CDAI) definiert war, wurde P hoch dosiert (48 mg/Tag) und über 6 Wochen langsam zu der Erhaltungsdosis abgebaut.

Als Zielgröße wurde ebenfalls in Anlehnung an die US-Studie eine Rangplazierung der Patienten nach dem Ausgang definiert, in welche die in der Studie verbliebene Zeit und gegebenenfalls die Art des Ausscheidens eingeht. Die Randomisierung erfolgte zentral, aber getrennt innerhalb der Zentren und innerhalb der beiden Schichten unvorbehandelte/vorbehandelte Patienten. Der Stichprobenumfang für die Unvorbehandelten sollte 240 betragen.

3.2 Durchführung

Eine Zwischenauswertung nach Einschluß von insgesamt 250 Patienten wurde nur einem externen Beratungskomitee, dem die Studienteilnehmer oder der klinische Koordinator nicht angehörten, vorgelegt. Man stellte fest, daß die Plazebotherapie weiter gerechtfertigt sei. Auffällig war die geringe Anzahl Unvorbehandelter, die nur etwa ein Drittel betrug.

Wegen der Arbeitslast, die großenteils auf Vorbehandelte entfiel, wurde die Studie vorzeitig abgeschlossen. Von 633 untersuchten Patienten waren 455 aufgenommen worden, von denen 163 unvorbehandelt und 292 vorbehandelt waren. Bei drei Unvorbehandelten bestätigte sich später die Diagnose nicht.

3.3 Ergebnis in der Hauptzielgröße

Es bestanden keine nennenswerten Protokollverstöße und bezüglich wichtiger Ausgangskriterien waren die randomisierten Gruppen vergleichbar. Das Ergebnis der Hauptzielgröße ist in Tabelle 1 wiedergegeben. Es zeigt die dem Studienprotokoll gemäße Zielgröße in den vier Behandlungsgruppen. Die Signifikanztests sind nicht, wie im Studienprotokoll ursprünglich vorgesehen, nach Art eines faktoriellen Plans zwischen je zwei zusammengefaßten Gruppen aufgeführt (für die S-Wirkung würden dabei die Gruppen ohne S, „−" und „-P", den Gruppen S, „S-" und „SP", miteinander verglichen usw.), sondern jede mindestens ein wirksames Medikament enthaltende Therapie wurde der Placebotherapie „−" gegenübergestellt. Der Grund für dieses Vorgehen war, daß diese Auswertung dem Denken der Kliniker näherstand und zudem selbst die faktorielle Auswertung keinen signifikanten Effekt der Salazosulfapyridintherapie ergeben hätte.

3.4 Zusatzauswertungen

Oft liegt es nahe, zusätzliche Auswertungen, die nicht im Studienprotokoll enthalten sind, vorzunehmen. Man kann näher an der ursprünglichen Fragestellung ansetzende von sich stärker entfernenden Fragen, die nicht selten als die besonders interessanten erscheinen, unterscheiden. Das darf nicht den Blick dafür trüben, daß den Antworten auf die Fragen des Studienprotokolls die größte Überzeugungskraft zukommt [2].

Tabelle 1. Therapieergebnisse der ECCDS-1 in der ursprünglichen Zielgröße der Prozentränge des Erkrankungsausgangs. Mittelwerte (Anzahlen)

Schicht	Zugeteilte Therapiekombination							
	–		S-		-P		SP	
Unvorbehandelte	31	(42)	41	(42)	60[a]	(38)	71[b]	(38)
Vorbehandelte	27	(69)	40	(75)	69[b]	(75)	62[b]	(74)

[a] Signifikanter Unterschied auf dem 5%-Niveau
[b] Auf dem 1%-Niveau im Vergleich zu Plazebo (–)

Zunächst galt es, die Therapieergebnisse zu vertiefen. Das geschah einmal mit Einzeldarstellungen des CDAI-Verlaufs für alle Patienten, die ein Beurteiler entsprechend dem optischen Eindruck in eine Rangfolge brachte. Die mit dieser Rangplazierung durchgeführte Bewertung entsprach im wesentlichen den Daten der Tabelle 1. Im weiteren wurde der zeitliche Verlauf des Anteils der noch in der Studie zu haltenden Patienten mit Überlebensdauertechniken untersucht und auch hier ein gleichartiges Ergebnis erzielt. Dies galt auch für die Auswertung der Dauer bis zur ersten Verschlechterung.

Eine wichtige Untergruppenanalyse betraf die Aufteilung in aktive (CDAI mindestens 150) und ruhende Fälle (CDAI unter 150), welche die an den ursprünglichen Gruppen beobachteten Therapieunterschiede nur an den aktiven Fällen deutlich zeigte. Andere Untergruppenanalysen zeigten eine Wirksamkeit von Salazosulfapyridin, so z. B. waren die Dauern bis zur ersten Verschlechterung bei aktiven Fällen mit Kolonbefall unter dieser Behandlung am längsten, ein Befund, der wegen der Vielzahl möglicher Untergruppenanalysen nur mit Zurückhaltung zu diskutieren ist.

Schließlich ist der natürliche Verlauf der Erkrankung analysierbar. Hier dominieren darstellende Verfahren. Abb. 1 zeigt die CDAI-Verläufe aktiver nichtvorbehandelter Fälle mit kombiniertem Befall unter Plazebobehandlung. Von den zehn Fällen schieden zwei

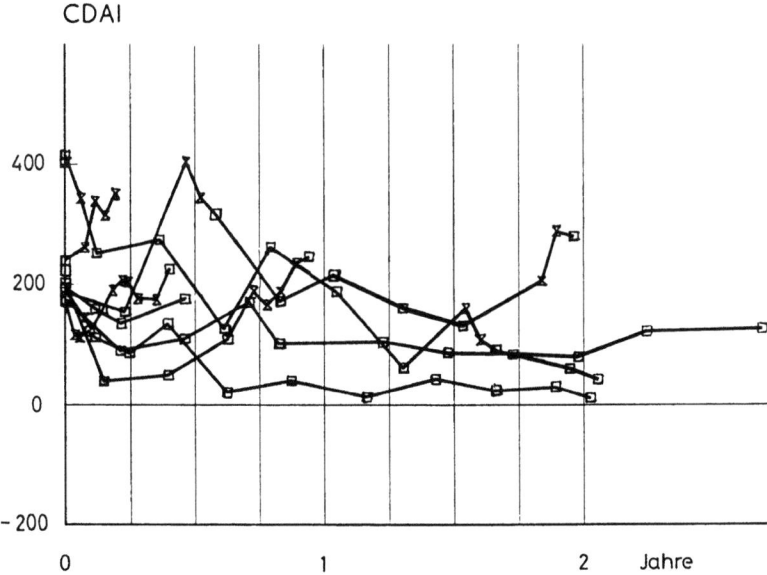

Abb. 1. Natürlicher Verlauf (Plazebobehandlung) des CDAI bei nichtvorbehandelten Crohn-Patienten mit aktiver Erkrankung und kombiniertem Befall von Dünn- und Dickdarm; X = unter „Initialtherapie", □ = unter „Erhaltungstherapie"

sofort,einer nach knapp 3, zwei nach knapp 6 Monaten, einer nach 1 Jahr aus der Studie aus, vier verbleiben immerhin 2 Jahre in der Studie.

Viele Mühen richteten sich auf die Erarbeitung eines Prognoseindex, eine Fragestellung, die oft im Zusammenhang mit Therapiestudien untersucht werden kann [1]. Auch ein neuer Krankheitsindex, der mit sachlich mehr zur „Schwere" bzw. mehr zur „Aktivität" gehörenden Merkmalen zwei praktisch nicht korrelierte Indizes schuf, konnte entwickelt werden. Weiter weg führten Untersuchungen der diagnostischen Instrumente (Röntgenuntersuchung, Endoskopie, Histologie), die großenteils noch unbearbeitet sind. Dies gilt sogar für die näherliegenden Fragen der extraintestinalen Manifestationen und chirurgischen Komplikationen.

4. Diskussion und Schlußfolgerungen

Kliniker und Statistiker legen gemeinsam einen langen Weg miteinander zurück, wenn sie in einer Therapiestudie zusammenarbeiten. Die Pflichten des Statistikers liegen in wissenschaftlicher Beratung und Mitarbeit sowie einem guten Service in der Datenverarbeitung.

Anregungen an den Kliniker für das Aussuchen des Statistikers und die Zusammenarbeit sind:

- Solche Statistiker vorzuziehen, die das klinische Problem ganz verstehen und die Planung mitgestalten wollen.
- Dem Bedürfnis des Statistikers, die wichtigsten Fragen in Zielgrößen und Auswertungsverfahren genau festzulegen, Verständnis entgegenzubringen.
- Entscheidungen immer unter Zugrundelegen des Studienprotokolls und Beiziehen des statistischen Partners zu treffen.

5. Literatur

1. Armitage P (1981) Importance of prognostic factors in the analysis of data from clinical trials. Controlled Clinical Trials 1: 347–353 – 2. Jesdinsky HJ (Hrsg) (1978) Membrandum zur Planung und Auswertung kontrollierter klinischer Therapiestudien. GMDS-Schriftenreihe, Bd 1, Stuttgart – 3. Malchow H et al. (1984) European Cooperative Crohn's Disease Study (ECCDS): Results of drug treatment. Gastroenterology 86: 249–266 – 4. Summers RW et al. (1979) National Cooperative Crohn's Disease Study: Results of drug treatment. Gastroenterology 77: 847–869 – 5. Zelen M (1983) Biostatistical science as a discipline – A look into the future. Biometrics 39: 827–837

Thurmayr, R.[1], Thurmayr, G. R.[1], Otte, M.[2], Forell, M. M.[3] ([1] Institut für Med. Statistik und Epidemiologie, TU München, [2] Abt. Innere Medizin, MH Lübeck, [3] Med. Klinik, Innenstadt LMU München)
Pankreasfunktionsdiagnostik durch Computereinsatz verbessert

1. Einleitung

Pankreasfunktionsprüfungen mit dem Sekretinpankreozymintest liefern 99 Meßwerte im Duodenalsaft in der Modifikation der Gastroenterologischen Abteilung des Innenstadt-Klinikums der LMU, München (Otte et al. 1973). Diese große Zahl sowie die Beobachtung, daß nur selten alle Messungen normal oder durchwegs pathologisch ausfallen, erschwert die Interpretation der Testergebnisse durch den Arzt. Um alle Meßwerte objektiv zu gewichten und in der Hoffnung auf eine verbesserte Diagnostik wurde ein computerunterstütztes

Auswertesystem mit Hilfe der nichtlinearen multivariaten Diskriminanzanalyse erarbeitet (Thurmayr et al. 1975).

Dieses Trennverfahren hatte sich im Probelauf als erfolgreich erwiesen und wurde dann in einem Zeitraum von 6 Jahren täglich in der Routine zur Unterstützung der Pankreasfunktionsdiagnostik an etwa 2 000 Patienten eingesetzt bis unsere Testmodifikation durch Standardisierung des Testes auf europäischer Ebene abgelöst wurde.

2. Methode

Die Richtigkeit der Einordnungsergebnisse durch die Diskriminanzanalyse, die auf einem Computer durchgeführt wurde, konnte durch eine Stichprobe überprüft werden. In dem Zeitraum von 1974−1977 wurden 1 003 Patienten mit Hilfe der Diskriminanzfunktion, die durch die Diskriminanzanalyse aus den Testergebnissen von etwa 300 vor diesem Zeitraum untersuchten Patienten errechnet wurde, in die Gruppen „Pankreaskarzinom" (29 Patienten), „chronische Pankreatitis" (114), „unspezifische Normalabweichung der Pankreasfunktion" (770) und „normale Pankreasfunktion" (90) eingeordnet. Die Patienten mit dem Einordnungsergebnis „Pankreaskarzinom" und „chronische Pankreatitis" (143 Patienten) wurden nach mindestens einem halben Jahr nachbeobachtet durch Versenden eines Fragebogens, Studium von Wiederholungsaufenthalten anhand der Krankengeschichten, Einholen von Autopsiebefunden, Telefongespräch mit den Hausärzten oder durch gründliche Nachuntersuchung (Otte 1982).

3. Ergebnisse

Die Überprüfung der Einordnungsergebnisse zeigte, daß bei 126 der 143 Patienten, die in eine der beiden Gruppen einer Pankreaserkrankung eingeordnet worden waren, durch die Nachkontrolle eine Pankreaserkrankung bestätigt wurde. Unter den 126 Patienten befanden sich sechs mit Pankreaskarzinom, 94 mit chronsicher Pankreatitis und 26 mit klinisch wahrscheinlicher Pankreatitis. Bei den restlichen 17 Patienten ließ sich eine Pankreaserkrankung bei der Nachkontrolle nicht nachweisen.

Durch die konventionelle diagnostische Beurteilung durch den Kliniker, die parallel und unabhängig von der Computerklassifikation durchgeführt wurde, waren 15 der jetzt gesicherten 126 Pankreaserkrankungen nicht als solche diagnostiziert worden, so daß man das Computerergebnis mindestens als ebenbürtig der konventionellen Diagnostik bezeichnen muß.

Die Sensibilität der Computeranalyse wurde anhand der morphologisch gesicherten Fälle mit einer Pankreaserkrankung bestimmt: 74 von 81 Patienten (72 chronische Pankreatitis und neun Pankreaskarzinome) waren durch die Diskriminanzfunktion richtigerweise einer der beiden Pankreaserkrankungen zugeordnet worden, das ist eine Sensibilität von 91%.

Die Spezifität des Verfahrens hochgerechnet auf die 865 Patienten ohne Pankreaserkrankung betrug 98%. Der Vorhersagewert eines negativen Klassifikationsergebnisses durch den Computer, d. h. der Aussage „keine Pankreaserkrankung" betrug 98%, während der Vorhersagewert einer positiven Aussage, d. h. „Pankreaserkrankung" bei 88% lag.

4. Diskussion

Bei Einsatz einer mathematischen Methode in Form einer nichtlinearen Diskriminanzanalyse sind ihre Ergebnisse vergleichbar mit der diagnostischen Interpretation durch einen Spezialisten mit mehrjähriger Erfahrung in der Pankreasfunktionsdiagnostik. Das mathematische Diagnostikmodell ist also gut als Entscheidungshilfe einsetzbar, wenn weniger versierte Ärzte die Resultate der Sekretionsanalyse beurteilen müssen.

Die erhoffte Differentialdiagnose zwischen Pankreaskarzinom und chronischer Pankreatitis anhand der Sekretionsdaten ist auch bei Einsatz der nichtlinearen Diskriminanzanalyse nicht mit hinreichender Sicherheit möglich, wenngleich in 74% der Fälle mit Karzinom die Computeranalyse korrekt war, die Zahl der falschpositiven Karzinomdiagnosen, vorwiegend Pankreasschwanzkarzinome, relativiert aber dieses Ergebnis.

Mathematische Diagnostikmodelle, für die ein erfolgreiches Anwendungsbeispiel gezeigt wurde, können im Routineeinsatz eine sehr hohe Trefferquote erreichen. Voraussetzung zu ihrer Erstellung ist jedoch eine sehr enge Zusammenarbeit zwischen Klinikern und Statistikern, die Verständnis für das gegenseitige Fachgebiet aufbringen können.

Literatur

Otte M, Stahlheber H, Zoelch M, Forell MM, Thurmayr GR, Thurmayr R (1973) Pankreassekretion des Menschen nach Stimulation mit Cholecystokinin/Pankreozymin, Secretin und Galle. Methodik und Normalwerte. Klin Wochenschr 51: 915–920 – Otte M, Thurmayr R, Thurmayr GR, Forell MM (1982) Computer-aided interpretation of pancreatic function tests using nonlinear discriminant analysis. In: Heusghem C, Abbert A, Benson ES (eds) Advanced interpretation of clinical laboratory data. Marcel Dekker, Inc., New York Basel, pp 131–141 – Thurmayr R, Thurmayr GR, Otte M (1975) Probleme beim Routineeinsatz der Diskriminanzanalyse zur Beurteilung des Pankreasfunktionstestes. EDV Med Biol 6: 49–52

Psychosomatik

Klußmann, R. (Med. Poliklinik der Universität München)
**Zustand nach Proktokolektomie bei Colitis ulcerosa-Patienten.
Erste Ergebnisse psychosomatischer Untersuchungen
zur Frage des Symptomwandels**

Nach den heutigen Kenntnissen muß man davon ausgehen, daß psychische Faktoren bei Entstehen und Unterhalt der Colitis ulcerosa eine, aber sicher nicht die einzige Rolle spielen. Zweifellos handelt es sich um ein multifaktorielles Krankheitsgeschehen.

Die Hypothese dieser Pilotstudie lautet: spielen psychogene Momente in der Ätiopathogenese der Colitis ulcerosa eine Rolle, dann müßte es bei der Entfernung des „Erfolgsorgans Darm" zu einer Symptomverschiebung im Sinne des Gleichgewichts der seelischen Ökonomie kommen.

Als Untersuchungsmethodik wurde das tiefenpsychologische Erstinterview (Dührssen) und der thematische Apperzeptionstest (TAT, Murray) angewendet. Das Erstinterview gibt Auskunft über die psychische und somatische Entwicklung des Patienten und seine Persönlichkeit und verbindet frühkindliche Erlebnisweisen mit der krankheitsauslösenden Situation. Der TAT zeigt als projektives Verfahren die seelische und affektive Gestimmtheit des Probanden auf.

14 proktokolektomierte Colitis ulcerosa-Patienten und eine gepaarte Vergleichsgruppe nichtoperierter Colitis ulcerosa-Patienten wurden untersucht. Bei den Operierten lag die jeweilige Operation zwischen $1/2$ und 17 Jahren zurück. Sie war achtmal als Notoperation, fünfmal wegen der Unbeeinflußbarkeit eines besonders schwer verlaufenden Krankheitsbildes und einmal wegen fortgeschrittenen Alters notwendig geworden. Elf Patienten hatten nach spätestens $1/2$ Jahr die berufliche Tätigkeit wieder aufgenommen, drei wurden berentet. Vor der Operation waren Art und Ausmaß der Beschwerden bei beiden Kollektiven etwa gleich. Kopfschmerzen, Beschwerden von Seiten des Muskel-Skelettapparates und Gastri-

Tabelle 1. Symptomatik bei Patienten ($n = 14$) mit Colitis ulcerosa prä- und postoperativ mit Vergleichsgruppe ($n = 14$) ohne Operation

Symptom	Präoperativ	Postoperativ	Vergleichsgruppe
Essentielle Hypertonie	–	5	1
Neurotische Symptome (Zwänge, Depressionen, Depersonalisationen, Sucht, „Nervosität")	4	10	·5
Muskel-Skelettapparat	–	4	6
Hypotonie	2	1	–
Herzbeschwerden	–	–	1
Magenbeschwerden	3	2	2
Atembeschwerden	–	2	1
Hautkrankheiten	2	1	1
Halsbeschwerden	–	2	1
Andere	3	4	4

tiden wurden am häufigsten angegeben. Bei den operierten Patienten waren nach $1/2-1$ Jahr postoperativ eine Reihe von Symptomen aufgetreten, die präoperativ nicht bestanden hatten. Auffällig war eine Häufung von schweren vegetativen und neurotischen Beschwerden. Wesentlich aber ist die Entwicklung einer essentiellen Hypertonie bei fünf der 14 Operierten zu bewerten.

Die Vielzahl der Beschwerden und auch das Krankheitsempfinden wurde erst bei genauem Nachfragen deutlich. Die Symptomatik war bei neun der 14 Untersuchten kurze Zeit nach Wiederaufnahme der Arbeit in einer typischen Konfliktsituation aufgetreten. Nur ein Patient gab keinerlei Beschwerden an.

Im TAT ergaben sich hinsichtlich der Grundstörung (im Sinne Balints) keine Unterschiede zwischen den operierten und nichtoperierten Patienten. Das Angstniveau, die Einsamkeits- und Verlassenheitsgefühle, die anklammernd-anhängliche Mutterbeziehung, die Hilf- und Hoffnungslosigkeit, die Selbstwertproblematik, der Objektverlust waren in beiden Gruppen gleich ausgeprägt nachweisbar. Es hatte jedoch den Anschein, als sei die Abwehr der operierten Colitis-Patienten (gegen die Schmerzen über den Verlust des Selbst, Miller) noch ausgeprägter, starrer, rigider (Klußmann).

Die Interpretation der Befunde muß berücksichtigen, daß eine Hypertonie präoperativ durch die Schwere der Erkrankung kaschiert gewesen sein könnte. Von psychodynamischer Seite her wäre es erklärbar, daß sich der operierte Colitis ulcerosa-Patient weiter ausgebeutet fühlt, weil er noch mehr − nämlich von seinem eigenen Körper − hat hergeben müssen. Sein gewohntes Körperbild ist verändert, zerstört. Um sein Selbst zu erhalten und nicht der inneren Leere, der tiefen Depression und der Gefahr der Fragmentierung ausgeliefert zu sein, wählt er sich − unbewußt − ein anderes Erfolgsorgan, möglicherweise ein Organ, das genetisch (organisches Entgegenkommen Freuds) prädisponiert ist.

Literatur

Dührssen A (1981) Die biographische Anamnese unter tiefenpsychologischem Aspekt. Vandenhoeck & Ruprecht, Göttingen − Klußmann B (1984) Mündliche Mitteilung − Miller A (1979) Depression und Grandiosität als wesensverwandte Formen der narzißtischen Störung. Psyche 33: 132−156 − Murray HA (1943) Thematic apperception test manual. Harvard Univ. Press, Cambridge

Haberl, E., Klußmann, R. (Med. Poliklinik der Universität München)
Untersuchung des Angstverhaltens bei Gichtpatienten mit Hilfe der Sprachanalyse

1. Hypothese

Gichtkranke zeigen ein spezifisches, von einer Vergleichsgruppe differenzierbares Affektverhalten, das sich unter anderem auch an der Bedeutung bestimmter, häufig erwähnter Angstinhalte erkennen läßt. Aus dem Thema der für die Gichtkranken wichtigen Angstformen sind Hinweise auf die Art der vermuteten zugrundeliegenden Störung in der frühen Mutter-Kindbeziehung zu entnehmen.

2. Methode

Untersuchung von elf Gichtpatienten und einer Vergleichsgruppe von zehn Patienten mit Krankheiten aus dem rheumatischen Formenkreis mittels der Gottschalk-Gleser-Sprachinhaltsanalyse, die die Affekte „Angst" und „Aggression" im verbalen Inhalt quantitativ erfaßt. Sprachmaterial waren jeweils ca. einstündige Anamnesegespräche.

3. Ergebnisse

Trennungsangst ist der am häufigsten erwähnte Angstinhalt bei der Gichtgruppe. Bei der Vergleichsgruppe steht sie an der fünften von insgesamt sechs Stellen. Die beiden Gruppen unterscheiden sich hierin hochsignifikant (Signifikanzniveau p 0,01).

4. Zusammenfassung

Der Gichtkranke verbindet den Affekt „Angst" am stärksten mit dem Inhalt „Trennung" und unterscheidet sich damit deutlich von einer Vergleichsgruppe. Die bei allen Gichtpatienten von Trennungsangst überschattete Objektbeziehung läßt ein traumatisierendes Trennungserlebnis in der ersten Objektbeziehung mit der Mutter vermuten, das immer wieder zum Ausdruck gebracht werden muß.

Tabelle 1. Vergleich der Angstscores zwischen Gichtpatienten (n = 11) und den Patienten der Kontrollgruppe (n = 10) im Gottschalk-Gleser-Verfahren: Mittelwerte

Angstform	Gichtpatienten (n = 11)	Kontrollgruppen (n = 10)
1. Todesangst	0,77	0,53*
2. Verletzungsangst	0,61	0,28*
3. Trennungsangst	0,95	0,43**
4. Schuldangst	0,62	0,45
5. Schamangst	0,74	0,64
6. Diffuse Angst	0,35	0,49
Angst gesamt	1,78	1,25**

* $p < 0,05$ (im U-Test)
** $p < 0,01$ (im U-Test)

Droste, C., Roskamm, H. (Rehabilitationszentrum Bad Krozingen)
Patientenmeinungen zu kardialen Risikofaktoren

Individuelle Vorstellungen eines Patienten zu seiner Erkrankung oder seinen Beschwerden beeinflussen sein weiteres Handeln entscheidend. Um in der Sekundärprophylaxe eine Verbesserung bzw. Beseitigung von koronaren Risikofaktoren zu erreichen, ist es notwendig, Patientenmeinungen dazu zu kennen. Im Rahmen einer größeren Untersuchung unter anderem zu subjektiven Krankheitskonzepten bei Patienten mit koronarer Herzerkrankung (Droste 1983) wurden auch Patientenmeinungen zu kardialen Risikofaktoren erfaßt. Darüber soll hier berichtet werden.

Methodik

42 Männer mit angiographisch nachgewiesener koronarer Herzerkrankung wurden untersucht. Die Meinungen zu kardialen Risikofaktoren wurden in einem Fragebogen erhoben. Die Originalfrage lautete: „Welche der folgenden Punkte erhöhen nach Ihrer Ansicht das Risiko, an einer Herzerkrankung wie Angina pectoris oder Herzinfarkt zu erkranken? Bitte kreuzen Sie in der ersten Spalte diejenigen Punkte an, die Sie ganz allgemein für einen Risikofaktor halten und in der zweiten Spalte die Punkte, die bei der Entstehung Ihrer Krankheit eine Rolle gespielt haben könnten." Dazu wurde eine Liste mit 17 möglichen somatischen und psychosozialen Risikofaktoren vorgegeben (Tabellen 1 und 2).
  Unterschieden wurde nach sich selbst zugemessenen Risikofaktoren („hat bei mir eine Rolle gespielt") und anderen, z. B. Mitpatienten zugemessenen Risikofaktoren („ist allgemein ein Risikofaktor"). In einem späteren Interview wurde noch einmal ergänzend auf den Fragebogen eingegangen. Bei den somatischen Risikofaktoren wurde zusätzlich anhand von Krankenunterlagen und Laborbefunden erfaßt, ob ein Risikofaktor objektiv vorgelegen hat oder nicht. Zusätzlich wurden die Patienten in dem Fragebogen nach der Kausalattributierung ihrer Erkrankung befragt: „Wenn man von „Schuld" bei Ihrer Herzerkrankung reden kann, liegt diese eher bei Ihnen selbst oder in äußeren Umständen, die Sie nicht beeinflussen konnten?" Als Antwortmöglichkeiten waren „eher bei mir selbst" als Ausdruck einer internen Attributierung und „eher in äußeren Umständen" als Ausdruck einer externen Attributierung vorgegeben. Weiterhin wurde die Frage gestellt: „Würden Sie es als eine Art Schicksalsentscheidung bezeichnen, daß Sie heute herzkrank sind". Diese Frage war mit „ja" oder „nein" zu beantworten und sollte den Aspekt einer fatalistischen Einstellung bei den Patienten prüfen. Genauere Angaben über die Methodik sind bei Droste (1983) zu entnehmen.

Ergebnisse

Die Ergebnisse sind tabellarisch für psychosoziale und somatische Risikofaktoren getrennt dargestellt (Tabellen 1 und 2). Ein laienhaftes Streßkonzept mit Hetze und Zeitdruck wurde

Tabelle 1. Somatische Risofaktoren (*n* = 42 Patienten mit koronarer Herzerkrankung)

	Sich selbst zugemessen (%)	Anderen (Mitpatienten) zugemessen (%)	Objektiv als Risikofaktor vorhanden (%)
Übergewicht	54%	77%	65%
Blutfette (Cholesterin, Triglyzerid)	48%	64%	52%
Rauchen	47%	67%	60%
Bluthochdruck	42%	60%	38%
Veranlagung/Vererbung	35%	37%	31%
Bewegungsmangel	25%	68%	18%
Diabetes	8%	35%	6%
Herzschwäche, Herzfehler	4%	30%	

Tabelle 2. Psychosoziale Risikofaktoren ($n = 42$ Patienten mit koronarer Herzerkrankung)

	Sich selbst zugemessen	Anderen (Mitpatienten) zugemessen
Zeitdruck/Hetze	75%	57%
Berufliche Belastungen	47%	43%
Hohe Leistungsanforderung an sich selbst	25%	49%
Familiäre Sorgen	19%	48%
Schwache Nerven	18%	28%
Probleme mit sich selbst	9%	35%
Umwelt/Zivilisation (Lärm, Verschmutzung)	9%	28%
Schicksal/Pech	9%	9%
Alkohol	6%	52%

noch vor somatischen Risikofaktoren wie Übergewicht und Rauchen von den Patienten am häufigsten genannt. Bei psychosozialen Risikofaktoren werden nur bestimmte, sozial anerkannte Faktoren wie unter Hetze, Zeitdruck zu leben oder beruflichen Belastungen ausgesetzt zu sein, sich selbst am häufigsten zugesprochen. Andere psychosoziale Faktoren wie familiäre Sorgen, ein hoher Ehrgeiz, Probleme mit sich selbst und besonders Alkohol werden dagegen deutlich verleugnet. Somatische Risikofaktoren werden ebenfalls deutlich verleugnet und anderen Patienten wesentlich mehr zugesprochen als sich selbst. Lediglich 40% der Patienten geben insgesamt interne Gründe als „Schuld für ihre Herzerkrankung" an, bei 60% ist eine externe Kausalattributierung festzustellen. Weiterhin beantworten 60% die Frage nach der „Schicksalsentscheidung" positiv und weisen somit eine fatalistische Einstellung in bezug auf ihre Erkrankung auf.

Diskussion

In neuerer Zeit haben sich eine Reihe von Untersuchungen mit dem subjektiven Krankheitskonzept von Patienten mit koronarer Herzerkrankung beschäftigt (Medert-Dornscheidt 1975; Koslowsky et al. 1978; Tobiasch 1979; Trichtinger 1980; Mrazek et al. 1983; Fahrenberg et al. 1984). Danach verfügen Koronarkranke über ein sehr konkretes persönliches Ursachenmodell ihrer Erkrankung, in dem „Streß" vor somatischen Risikofaktoren wie Nikotinabusus oder Hypertonie deutlich die erste Stelle einnimmt. Trichtinger (1980) konnte zeigen, daß im Verlauf einer Rehabilitationsmaßnahme das Gewicht eines solchen laienhaften Streßkonzeptes eher noch zunimmt. Dabei unterscheiden Patienten klar zwischen ihrem eigenen Risikofaktorenmodell und dem Risikofaktorenmodell der Klinik, in der sie behandelt werden. Danach befragt, welche koronaren Risikofaktoren die behandelnde Klinik für wichtig hält, wurden in abnehmender Reihenfolge Rauchen, Bluthochdruck, Übergewicht, Blutfette und Bewegungsmangel genannt; „Streß", z. B. Zeitdruck/Hetze oder berufliche Belastungen treten dagegen erst sehr spät auf. Die eigenen Untersuchungen zeigen, daß von Koronarkranken auch deutliche Unterschiede in bezug auf relevante Risikofaktoren für die eigene Person und für Mitpatienten gemacht werden. Die Kenntnis, daß bestimmte somatische wie auch psychosoziale Faktoren zu einer koronaren Herzerkrankung führen können, also ein „koronarer Risikofaktor" sind, ist vielfach vorhanden, nur die Relevanz für die eigene Person wird häufig ausgespart bzw. verleugnet. Faktoren, wie unter Zeitdruck, Hetze zu leben oder beruflichen Belastungen ausgesetzt zu sein, scheinen dabei als sozial anerkannt betrachtet zu werden und können freimütig auch für die eigene Person zutreffend angegeben werden. Problembereiche, wie familiäre oder private Sorgen, bzw. ein hoher Ehrgeiz werden dagegen eher geleugnet. Aspekte einer Verleugnung lassen sich auch bei den somatischen Risikofaktoren nachweisen, die, obwohl objektiv vorhanden und als Risikofaktor bekannt (da Mitpatienten zugemessen), in bezug auf die eigene Person nur wenig angegeben werden.

Es ist schwierig zu beantworten, welche Konsequenzen sich aus solchen Ergebnissen im Hinblick auf eine Modifikationsstrategie von koronaren Risikofaktoren ergeben (siehe dazu auch die Diskussion bei Mrazek, Trichtinger oder Fahrenberg et al.). Als wesentlich erscheint bereits, daß ein behandelnder Arzt die Ansichten seiner Patienten kennt und sich bewußt ist, daß diese meist von einem ganz anderen Ursachenmodell für ihre Erkrankung ausgehen als der Arzt selbst. Das stellt den Erfolg einer langfristigen Verhaltensmodifikation von Risikofaktoren in Frage, da das vom Arzt vorgestellte Ursachenmodell, das meist somatisch orientiert ist, von den Patienten häufig in bezug auf die eigene Person als nicht zutreffend angesehen wird („für andere mag das sein, für mich gilt das weniger/nicht") und die Patienten sich später wieder nach ihrem persönlichen Modell richten. Es erscheint deshalb besonders wichtig, daß der Arzt sich ein Bild von dem subjektiven Krankheitsmodell seines Patienten macht und im ärztlichen Gespräch darauf und auf Diskrepanzen zu den objektiv vorhandenen Risikofaktoren eingeht. Ziel der Intervention sollte es sein, dem Patienten besonders die Aspekte aufzuzeigen, bei denen ein aktives Mitverschulden vorliegt, denn nur hier sind, wenn überhaupt, Verhaltensänderungen erreichbar. Bei einer Intervention zu koronaren Risikofaktoren sollte es sich somit weniger um eine Aufklärung handeln, was ein Risikofaktor ist, denn das ist meist bekannt, wie sich in der vorliegenden Untersuchung zeigt, sondern mehr um eine Sichtbarmachung der persönlichen Relevanz für den einzelnen Patienten, seiner aktiven Rolle, die er dabei spielt und der Möglichkeiten einer Änderung. In der hier vorliegenden Untersuchung ist die hohe Zahl (60%) bemerkenswert, mit der die Patienten die generelle Ursache ihrer Erkrankung extern und damit außerhalb ihrer eigenen Beeinflussung sehen. Dies drückt sich auch in dem hohen Anteil einer fatalistischen Haltung bei den Patienten aus. Hier liegt einer der Gründe, warum langfristig Interventionen zur Risikofaktorenmodifikation meist nur wenig Erfolg zeigen.

Literatur

Droste C (1983) Schmerz bei koronarer Herzerkrankung. Minerva, München – Fahrenberg J, Myrtek M, Trichtinger I (1984) Die Krankheitsursache aus der Sicht des Koronarpatienten. In: Langosch W (Hrsg) Krankheitsverarbeitung und Krankheitsbewältigung am Beispiel chronisch Herzkranker. Springer, Berlin Heidelberg New York (in Vorbereitung) – Koslowsky M, Croog SH, Lavoie L (1978) Perception of the etiology of illness: causal attributions in a heart patient population. Percept Mot Skills 47: 475–485 – Medert-Dornscheidt G (1975) Psychophysiologische Korrelationen bei kardiovaskulären Erkrankungen und ihre Bedeutung für den Rehabilitationsverlauf. Unveröffentl. Dissertation, Freiburg – Mrazek J, Rittner V, Seer P, Weidemann H (1983) Zur subjektiven Wahrnehmung des Herzinfarktes und seiner Ursachen. Oeff Gesundheitswes 45: 71–77 – Tobiasch V (1979) Patientenmeinungen über Risikofaktoren. Dtsch Ärztebl 43: 2829–2830 – Trichtinger I (1980) Individuelle Krankheitskonzepte von Herz-Kreislauf-Kranken am Anfang und am Ende eines stationären Heilverfahrens. Unveröffentlichte Diplomarbeit am Psychologischen Institut der Universität Freiburg

Jost, A. (Köln)

Interdisziplinäre Zusammenarbeit bei der psychosozialen Betreuung von Krebspatienten in einer klinischen Institution (Tumorzentrum Köln)

Manuskript nicht eingegangen

Wirsching, M. (Zentrum für Psychosomatische Medizin der Justus-Liebig-Universität Gießen), Fröhlich, L., Haas, B. (Psychosomatische Klinik Heidelberg), Hoffmann, F. (Fachklinik Königstuhl, Heidelberg), Jäger, M. (Zentrum für Psychosomatische Medizin der Justus-Liebig-Universität Gießen), Schmidt, G., Stierlin, H., Wirsching, B. (Psychosomatische Klinik Heidelberg)

Psychosoziale Faktoren beim Bronchialkarzinom
– erste vorläufige Untersuchungsergebnisse

1. Ziel und Zweck der Untersuchung

In einer prospektiven Interventionsstudie wurden der Einfluß individueller, familiärer und sozialer Faktoren auf die Krankheitsbewältigung und den Krankheitsverlauf beim primären Lungenkarzinom untersucht. Ziel der Untersuchung ist frühzeitige Hinweise (Prädiktoren) für später zu erwartende Verlaufskomplikationen zu gewinnen und damit die Indikationsstellung für zusätzliche psychosoziale Maßnahmen zu ermöglichen.

2. Methodik

Untersucht wurde eine Zufallsstichprobe von 172 Patienten (82% Männer) der Lungenfachklinik Heidelberg-Rohrbach, die wegen eines primären großzelligen Bronchialkarzinoms zur Operation kamen (68,6%) oder wegen eines primären kleinzelligen Bronchialkarzinoms ausschließlich chemotherapeutisch behandelt wurden (31,4%). Die Patienten wurden randomisiert drei Gruppen zugeteilt: a) Regelmäßige familienzentrierte Betreuung, beginnend präoperativ auf der Station und bis zu 2 Jahre im Rahmen der Nachsorgeambulanz fortgesetzt, b) offenes Angebot psychologischer Gespräche (on demand); c) ausschließlich kliniküblich Regelversorgung (Betreuung durch den behandelnden Arzt).

Bei allen Patienten wurden die medizinischen Verlaufsdaten dokumentiert, in den Gruppen a) und b) wurden zusätzliche psychologische Befunde bei Behandlungsbeginn sowie nach 3 Monaten, 1 Jahr oder 2 Jahren erhoben (Ratings von Einzel- und Familieninterviews, psychosomatischer Einstellungsfragebogen – PEF (Hehl und Wirsching 1983), und Psychosocial Adjustment to Illness Scales – PAIS (Derogatis 1975).

3. Vorläufige Ergebnisse

Erste Auswertungen zeigten keine statistisch gesicherten Unterschiede im Krankheitsverlauf der drei Untersuchungsgruppen. Tendenziell lebten die intensiver betreuten Patienten etwas länger (Tabelle 1).

Tabelle 1. Mittlere Überlebenszeit (2-Jahresnachuntersuchung)

	Operiertes großzelliges Bronchialkarzinom			Chemotherapiertes kleinzelliges Bronchialkarzinom		
	Familientherapie ($n = 38$)	Gesprächsangebot ($n = 30$)	Regelversorgung ($n = 43$)	Familientherapie ($n = 16$)	Gesprächsangebot ($n = 13$)	Regelversorgung ($n = 16$)
Mittlere Überlebenszeit (Monate)	17,8	13,6	17,3	10,3	8,7	6,5

Sämtliche ausschließlich chemotherapierten Kleinzellkarzinompatienten waren nach 2 Jahren bereits verstorben. Während des Beobachtungszeitraums wurden in der Familientherapiegruppe mit 64 Patienten 291 Gespräche geführt.

Der psychologische Befund im Einzelinterview vor Behandlungsbeginn (Rating) zeigte auch für diese überwiegend männliche Krebspatientengruppe wiederum Merkmale, die bereits bei einer präbioptischen Untersuchung brustkrebskranker Frauen gefunden worden waren (Wirsching et al. 1982): Harmoniestreben, Aufopferung für andere, Gefühlsunterdrückung (mit Durchbrüchen). Neu hinzugekommen sind die Merkmale gesundheitsschädigendes Verhalten (vor allem Rauchen) und ausgeprägter psychosozialer Streß. Im Fragebogentest (PEF) fiel übereinstimmend die starke Bindung an die eigene Familie auf, was sich auch in den Familieninterviews (Rating zum Behandlungsbeginn) bestätigte. Außerdem erwiesen sich hier die individuellen Merkmale Harmoniestreben und Aufopferung für andere als Charakteristika der ganzen Familie, welche darüber hinaus meist als wenig entwicklungsfähig eingestuft wurde.

4. Schlußfolgerungen

Psychosoziale Betreuungsmaßnahmen haben beim Bronchialkarzinom keine gesicherte Wirkung auf den Krankheitsverlauf. Die Notwendigkeit zur Intervention ergibt sich im Einzelfall aus bestimmten pathologischen Kommunikationsmustern, wie sie im wesentlichen auch bei anderen Krebserkrankungen (z. B. Brustkrebs) anzutreffen sind. Eine Einbeziehung der Familienangehörigen ist angezeigt.

Weiterführende Datenanalysen sollen vor allem die Wechselwirkungen der verschiedenen biologischen, psychologischen und psychosozialen Variablen im Krankheitsverlauf darstellen.

Literatur

Derogatis LR (1975) Psychosocial adjustment to illness skales – PAIS. Baltimore – Hehl FJ, Wirsching M (1983) Psychosomatischer Einstellungsfragebogen – PEF. Hogrefe, Göttingen – Wirsching M, Stierlin H, Hoffmann F, Weber G, Wirsching B (1982) Psychological identification of breast cancer patients before biopsy. J Psychosom Res 26: 1–10

Breuer, H.-W. M. (Med. Klinik und Poliklinik, Klinik B, Universität Düsseldorf), Fischbach-Breuer, B. R. (Klinik für Psychotherapie und Psychosomatik, Universität Düsseldorf), Breuer, J., Curtius, J. M., Goeckenjan, G. (Med. Klinik und Poliklinik, Klinik B, Universität Düsseldorf)
Statistik exogener Vergiftungen in suizidaler Absicht

Einleitung

Patienten mit exogenen Vergiftungen, sei es akzidentell oder in suizidaler Absicht, stellen einen großen Anteil des internistischen Patientenkollektivs. Auf der internistischen Intensivstation der Universität Düsseldorf wurden in den Jahren 1979–1982 151 Patienten mit Vergiftungen in suizidaler Absicht betreut. Dies sind ca. 8% der dort behandelten Patienten. Ziel der vorliegenden Studie war eine Analyse der Struktur des Suizidantenkollektivs, der verwandten Substanzgruppen und eines möglichen Zusammenhangs zwischen dem Zeitpunkt des Suizids und dem vorherrschenden Wetter.

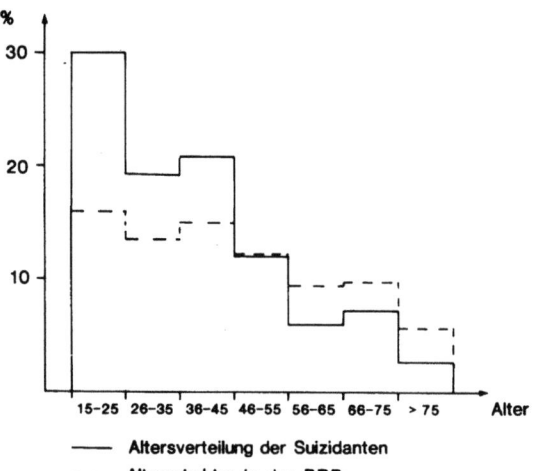

Abb. 1. Anteile der verschiedenen Altersgruppen im 1979–1982 untersuchten Suizi-
dantenkollektiv und im Vergleich dazu die
Altersstruktur der BRD. Stichtag der Altersstruktur in der BRD: 31. 12. 1980

——— Altersverteilung der Suizidanten
– – – Altersstruktur in der BRD

Methodik

Es wurden 151 Patienten untersucht, die in den Jahren 1979–1982 wegen Intoxikationen in
suizidaler Absicht auf der Intensivstation behandelt wurden. Zur Klärung einer möglichen
Wetterabhängigkeit des Suizidzeitpunktes wurden die Daten der „biosynoptischen Tagesanalyse" [1] verwandt und das am Tag des jeweiligen Suizidversuchs vorherrschende Wetter
anhand der Parameter „Wettertyp", „Luftkörper in der Grundschicht", „Wettervorgang",
„mittlere Abweichung des Temperatur-Feuchtemilieus von den vorangehenden Tagen",
„Nebel" und „Gewitter" analysiert. Die statistische Auswertung erfolgte mit dem
Chi-Quadrattest und dem asymptotischen Test [2]. Das Signifikanzniveau wurde auf 0,05
festgelegt.

Ergebnisse

Die Altersverteilung der untersuchten Patienten und im Vergleich dazu die Altersstruktur der
deutschen Bevölkerung sind in Abb. 1 dargestellt. Das Durchschnittsalter der Suizidanten
betrug 37,6 Jahre. Der Anteil an Frauen (62%) ist gegenüber Männern (38%) im
Gesamtkollektiv signifikant höher.

Die Liegezeit auf der Intensivstation betrug im Mittel 4,9 ± 0,6 Tage. Bei den Patienten,
die aufgrund ihres Suizidversuches verstarben, lag eine signifikante Verlängerung dieser Zeit
auf 8,1 ± 2 Tage vor.

Die Gesamtletalität der Suizidversuche betrug 15,9% und lag bei den unter 25jährigen mit
8,7% deutlich unter der Letalität in den anderen Altersgruppen. Sie betrug bei den
25–50jährigen 19,2% und bei den über 50jährigen 19,4%.

9,3% der Suizidanten hatten bereits einmal einen Suizid versucht, 4% hatten schon mehr
als einen Suizidversuch in ihrer Anamnese. Abb. 2 zeigt die Häufigkeit, mit der die
verschiedenen Substanzgruppen an den Intoxikationen beteiligt waren, und den prozentualen
Anteil der verstorbenen Patienten. Die höchste Letalität findet sich nach der Aufnahme
aggressiver Chemikalien. Eine signifikant geringere Letalität ist bei Barbituraten zu
verzeichnen; kein Todesfall trat nach der Einnahme von Tranquillantien auf. Auffallend war
eine Zunahme der Suizidversuche mit Tranquillantien im Zeitraum von 1979–1982,
wohingegen die Beteiligung der Barbiturate an den eingenommenen Substanzen abnahm.
Den größten Anteil an den Intoxikationen stellen Mischintoxikationen (47%), wobei teilweise
bis zu sechs verschiedene Substanzen eingenommen wurden. Bei 24% der Suizidanten fand
sich eine die eingenommene Substanzen begleitende Alkoholaufnahme.

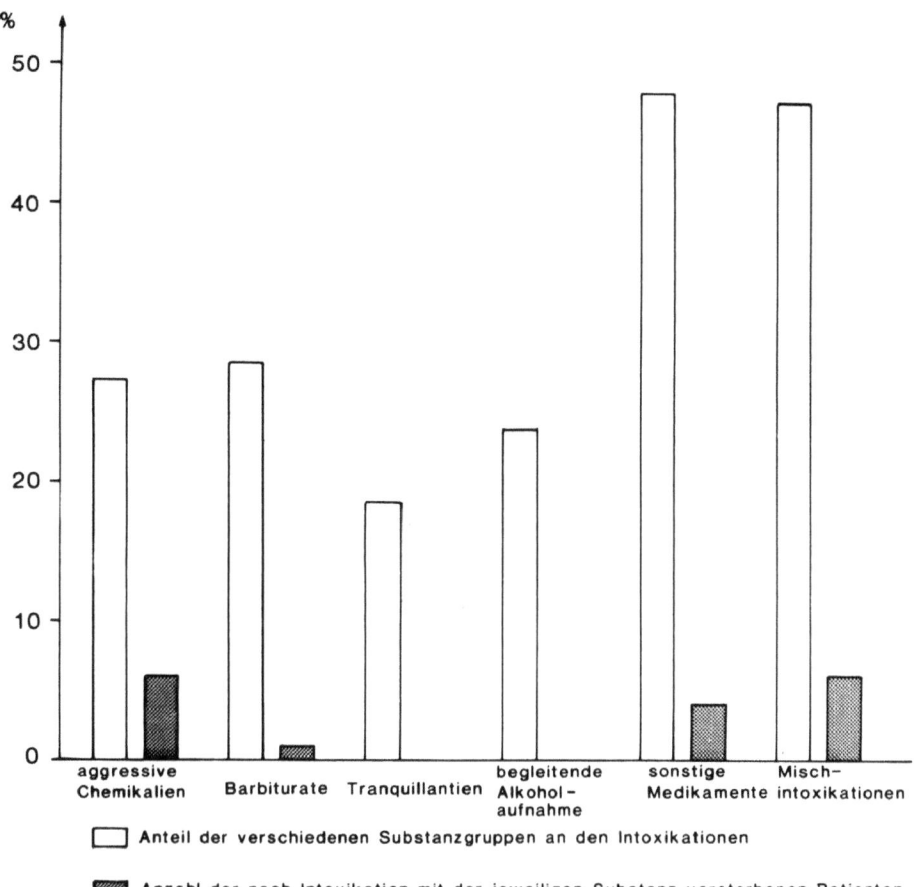

Abb. 2. Prozentualer Anteil der verschiedenen Substanzgruppen an den Intoxikationen und der nach Intoxikation mit den betreffenden Substanzen verstorbenen Patienten

Als Gründe für ihren Selbstmordversuch nannten 21,9% der Patienten Partnerprobleme; 2% hatten berufliche Schwierigkeiten und 11,9% sonstige Konflikte. 15,2% der Suizidanten waren wegen psychischer Auffälligkeiten in ärztlicher Behandlung. Der Anteil an wiederholten Suizidversuchen war in dieser Gruppe nicht signifikant größer als im Gesamtkollektiv.

Eine überdurchschnittliche Häufung von Suizidversuchen konnte bei folgenden Wetterkonstellationen beobachtet werden: „Aufgleiten von Luftmassen", „Warmluft", „Trockeneres Wetter als an den vorangehenden Tagen", „Nebel" und „Gewitter". Eine signifikant geringere Häufigkeit fand sich dagegen bei „Abgleiten und Absinken von Luftmassen", „Tiefdruck und Troglage" und „Grundschicht labil − darüber Aufgleiten". Ebenfalls ließen sich eine signifikante Zunahme der Suizidinzidenz im Frühjahr und eine Abnahme im Winter feststellen.

Diskussion

Die im Vergleich mit der Altersverteilung der BRD überproportional hohe Suizidquote der unter 45jährigen läßt auf geringere psychosoziale Kompensationsmöglichkeiten dieser Altersgruppen verglichen mit den „Älteren" schließen.

Die Rate der in der BRD statistisch erfaßten vollendeten Suizide [3] weist ein Geschlechterverhältnis von ca. 2 : 1 (Männer : Frauen) auf; die Suizidversuche in unserer Studie zeigen dagegen ein Geschlechterverhältnis von ca. 1 : 2 (Männer : Frauen). Möglicherweise ist beim Suizidversuch im weiblichen Kollektiv ein „appellatives Moment" gegenüber einem mehr „selbstvernichtenden Moment" im männlichen Kollektiv dominierend.

Relativ leichtgradige Intoxikationen bedurften nach Durchführung der primären Detoxikationsmaßnahmen nur einer kurzen Behandlungszeit auf der Intensivstation. Die schließlich an den Folgen ihres Suizidversuchs verstorbenen Patienten wiesen eine signifikant längere Liegezeit auf der Intensivstation auf; ein „schneller Tod" nach einem Suizidversuch war die Ausnahme.

Aufgrund der geringeren Letalität des Suizidversuchs lassen sich sowohl günstigere gesundheitliche Voraussetzungen als auch eine geringere Konsequenz in der Durchführung eines Suizidversuchs bei jüngeren Patienten postulieren.

Alkohol stellt eine bedeutsame „Triggerdroge" beim Suizidversuch dar. Bei den meisten Suizidanten wurde Alkohol vor Einnahme der schließlich zum Suizid verwandten Substanzen in einer Konzentration eingenommen, die zu einem leichten Rausch führte. Die Häufigkeit der Mischintoxikationen weist auf die Wichtigkeit des „toxikologischen Screenings" bei der stationären Aufnahme hin. Die Klassifizierung der Tranquillantien als sogenannte „safe drugs" bestätigt sich.

Wie zu erwarten ist der Anteil bereits präsuizidal psychisch auffälliger Patienten hoch. Die häufig als Grund für den Suizidversuch aufgeführten Partnerprobleme betonen die Bedeutung der Partnertherapie in der psychotherapeutischen Behandlung. Eine psychotherapeutische Behandlung sollte jedem Suizidanten bereits während der Krisenintervention auf der Intensivstation angeboten werden.

„Suizidförderliches" läßt sich von „suizidprotektivem" Wetter abgrenzen. Ein Einfluß klimatischer Faktoren in der präsuizidalen Phase kann angenommen werden.

Literatur

1. Biosynoptische Tagesanalyse: Deutscher Wetterdienst 1979−1984 − 2. Lienert GA (1973) Testmethoden, die auf Häufigkeitsmethoden beruhen. In: Lienert GA (Hrsg) Verteilungsfreie Methoden in der Biostatistik, Bd I. Anton Hain, Meisenheim, S 149 − 3. Statistisches Bundesamt (1980) Altersstruktur der BRD, Stichtag 31. 12. 1980

Koch, U., Nemec, R., Gromus, B., Broda, M. (Abt. Rehabilitationspsychologie, Universität Freiburg)
Indikation und Erfolgsvorhersage interdisziplinärer Behandlung des Übergewichts

1. Fragestellung

Untersucht wird, ob sich der Therapieerfolg einer interdisziplinär gestalteten Gruppenbehandlung Übergewichtiger auf der Basis von bei Therapiebeginn erfaßbaren Parametern vorhersagen läßt und ob sich aus den Ergebnissen praktische Folgerungen für die Indikationsstellung ergeben.

2. Therapiemodell und Ergebnisse

Das Konzept der interdisziplinären Adipositastherapie wurde von 1976−1983 an den Universitäten Freiburg und Hamburg entwickelt und erprobt. Von 1980−1983 wurde der

Ansatz durch das Bundesministerium Jugend Familie und Gesundheit (BMJFG) gefördert. Der Behandlungsansatz beruht auf folgenden Prinzipien:
- Interdisziplinäre Kooperation unter Einschluß von Internisten, klinischen Psychologen und Diätassistenten
- Lerntheoretische Rahmenkonzeption zur Veränderung des Eßverhaltens (Selbstkontrollansatz)
- Problemorientierte Bearbeitung der Entwicklung, der Ursachen und der Folgen des Übergewichts
- Integration der Partner und Familie des Patienten (ohne deren permanente Anwesenheit) in die Behandlung
- Ausrichtung auf ein selbsthilfebezogenes Nachversorgungsangebot

Die Behandlung wird ambulant in Form von Gruppentherapien durchgeführt. Die 20–24 wöchentlich stattfindenden Therapiesitzungen verteilen sich über einen Zeitraum von ca. 6 Monaten. An den Sitzungen nehmen nach intensiver Teamvorbereitung der klinische Psychologe an jeder Sitzung, der Diätberater an 12–15 und der Arzt an 8–12 Sitzungen teil. Neben einer sog. Standardversion des Therapieprogramms wurden auch zwei Variationen erprobt, nämlich ein Kotherapeutenansatz (Behandlung in Großgruppen durch ein interdisziplinäres Behandlungsteam, ergänzt durch Psychologie- und Medizinstudenten als Kotherapeuten) und ein Praxismodell (hier wurde die Durchführung von der Universitätsklinik in die Praxis des niedergelassenen Arztes verlegt). Im Rahmen der Behandlung der 18 in Freiburg und Hamburg durchgeführten Gruppen wurden insgesamt 15 verschiedene Psychologen, zehn Ärzte und Diätassistenten eingesetzt. Ausführliche Beschreibungen des Therapiemodells finden sich bei Gromus et al. (1984).

Insgesamt nahmen 265 Patienten in 18 Gruppen die Behandlung auf. Aufgrund des Erstgesprächs wurden 5% der Patienten zurückgewiesen. 23% der Patienten brachen vorzeitig die Behandlung ab – meist im ersten Drittel des Therapiezeitraums. In den Follow up-Untersuchungen wurden 6 Monate nach Beendigung der Therapie 82% und 12 Monate nach Beendigung der Therapie sogar 89% erreicht.

Die Patienten meldeten sich entweder direkt bei der Arbeitsgruppe zur Behandlung an oder wurden von kooperierenden Kliniken und niedergelassenen Ärzten überwiesen. Das Durchschnittsalter der Patienten lag bei ca. 40 Jahren, mit 86% waren die Frauen weit überrepräsentiert. Die Patienten kamen überwiegend aus den unteren Schichten.

Tabelle 1. Ergebnisse der interdisziplinären Adipositastherapie

Gewichtsabnahme bei					
Ende der Therapie (18 Gruppen)		Follow up			
		6 Monate (14 Gruppen)		12 Monate (12 Gruppen)	
kg	n	kg	n	kg	n
11,4	205	10,5	134	8,0	119

Weitere Resultate
● Steigerung des Genusses von Mahlzeiten (82%)
● Abnahme „unangemessener" Eßverhaltensweisen (35%)
● Veränderung der Nahrungszusammensetzung entsprechend den diätetischen Empfehlungen
● Abnahme von sozialer Angst und Depressivität, Zunahme von Arbeitszufriedenheit und Selbstakzeptanz
● Verbesserung wichtiger somatischer Parameter wie Blutdruck und Pipoproteine
● Auswirkungen auf den Partner: Gewichtsabnahme, Veränderung der Beziehung
● Kostenvorteile (1:8) des interdisziplinären Ansatzes gegenüber stationär durchgeführten Reduktionsdiäten

Die Gewichtsergebnisse sowie Auswirkungen der Behandlung auf andere somatische und psychologische Parameter ergeben sich aus Tabelle 1.

Die Gewichtsergebnisse können bei Einordnung in die internationale Literatur zur Adipositasforschung – auch sofern es den Langzeiterfolg angeht – als positiv bewertet werden, obwohl ein Teil des in der Therapie Erreichten im ersten Jahr nach der Behandlung wieder verloren geht. Die nähere Analyse der Gewichtsabnahme zeigt, daß die Durchführungsform der Behandlung (Standard-, Kotherapeuten-, Praxisversion) einen erheblichen Einfluß auf das Gewichtsresultat nimmt. Unter den günstigen Bedingungen des Standardmodells (vgl. Gromus et al. 1984) zeigen sich sowohl am Ende der Therapie wie besonders in den Follow up-Messungen deutlich bessere Resultate als bei der Kotherapeuten- und Praxisversion der Behandlungskonzeption.

3. Prädiktionsstudie

Das Konzept der interdisziplinären Adipositastherapie wurde unter verschiedenen Fragestellungen untersucht. Diese Teilstudie beschäftigt sich mit der Frage der Vorhersagbarkeit des Therapieerfolges.

Tabelle 2. Signifikante Zusammenhänge ($p \leq 0,05$) zwischen Prädiktoren (individuelle und Gruppenkernwerte) und Erfolgsparametern   Kriterien

Prädiktoren	Abnahme bei Therapie-ende	Abnahme zum 6-Monate Follow up	Abnahme zum 12-Monate Follow up	Eßver-haltens-änderungen	Subjektive Zufrieden-heit
A. Individuelle Prädikatoren					
Geschlecht				♂ >	
Zahl bisheriger erfolgloser Versuche					Bei weniger Versuchen >
Wartezeit				Keine Warte-zeit >	
Partnerzufriedenheit	Bei größerer Zufrieden-heit >				
Fähigkeit zur Selbstverstärkung		Bei mehr Selbstver-stärkung >		Bei mehr Selbstver-stärkung >	Bei mehr Selbstver-stärkung >
Optimismus				Bei Optimis-mus >	
B. Gruppenheterogenität					
Geschlecht	Wenn hetero-gener >				
Sozialschicht	Wenn hetero-gener >				Wenn hetero-gener >
Optimismus	Wenn hetero-gener >			Wenn hetero-gener >	
Sozialer Druck			Wenn hetero-gener >	Wenn hetero-gener >	

3.1. Methodik

In die Analyse wurden alle 229 Patienten, die die Behandlung aufnahmen, einbezogen. Untersucht wurden 14 *individuelle Prädiktoren:* Soziodemographische Variablen (Alter, Geschlecht, Beruf, Schicht), anamnestische Daten zum Übergewicht (Dauer des Übergewichts, Zahl der Therapieversuche, Wartezeit und familiäre Belastung), Therapiemotivation (4 Skalen), Partnerzufriedenheit und Fähigkeit zur Selbstverstärkung. Neben diesen individuellen Kennwerten wurden Homogenitäts- und Heterogenitätsmaße (Varianz) bezogen auf die Zusammensetzung der Gruppe nach Alter, Geschlecht, Schicht, Therapiemotivation als *Prädiktoren auf Gruppenebene* untersucht. *Erfolgskriterien* waren Gewichtsabnahme bei Therapieende, im 6-Monate- und 12-Monate-Follow up, das Ausmaß der Eßverhaltensänderung sowie die subjektive Zufriedenheit mit dem in der Therapie Erreichten.

Die statistische Analyse beruht auf Mittelwertsvergleichen (*t*-Tests für unabhängige Stichproben), einfaktoriellen Varianzanalysen sowie auf korrelationsstatistischen Berechnungen. Die signifikanten Ergebnisse finden sich in Tabelle 2.

Von den 14 individuellen Prädiktoren korreliert nur einer (Partnerzufriedenheit) positiv mit der Gewichtsabnahme bei Therapieende. 6 Monate nach Beendigung der Therapie zeigt sich ebenfalls nur eine signifikante Beziehung (zwischen dem Gewichtsergebnis und der Fähigkeit zur Selbstverstärkung). Das Ausmaß der Eßverhaltensänderung ist bei männlichen Patienten ausgeprägter, ebenso bei Patienten mit kürzerer Wartezeit auf die Therapie sowie bei solchen mit ausgeprägterer Fähigkeit zur Selbstverstärkung und mit mehr Optimismus bezüglich des zu erwartenden Therapieerfolges. Die subjektive Zufriedenheit mit dem Therapieergebnis ist höher bei Patienten mit einer geringeren Anzahl bisheriger Behandlungsversuche und größerer Fähigkeit zur Selbstverstärkung.

Insgesamt sind allerdings die Zusammenhänge zwischen individuellen Prädiktoren und den verschiedenen Erfolgskriterien eher selten und betragsmäßig eher gering. Außerdem gelten sie jeweils nur für ein Erfolgskriterium. Tendenziell häufiger ist die Zahl der signifikanten Beziehungen zwischen den auf Gruppenebene gewonnenen Parametern (Homogenitäts- bzw. Heterogenitätsmaße) und den verschiedenen Erfolgsmaßen. Generell zeigt sich ein Trend dahingehend, daß heterogene Gruppen unter den verschiedenen Erfolgsparametern günstiger abschneiden. So ist das Gewichtsergebnis am Ende der Therapie bei Gruppen, die in ihrer Zusammensetzung bezüglich Geschlecht, Schicht, aber auch in ihrer optimistischen Erwartungshaltung an die Therapie heterogener zusammengesetzt waren, günstiger.

Insgesamt muß allerdings festgestellt werden, daß die Prädiktorenstudie für die praktische Entscheidung, ob ein übergewichtiger Patient für die interdisziplinäre Adipositastherapie geeignet ist oder nicht, keine hinreichende Grundlage liefert.

Literatur

Gromus B, Kalke W, Koch U (1984) Interdisziplinäre Therapie der Adipositas. Kohlhammer, München (im Druck)

Angiologie

Neuerburg-Heusler, D., Hennerici, M., Steinfort, H. (Engelskirchen)
**Asymptomatische extrakranielle Verschlußkrankheit —
Retrospektive 10-Jahresstudie**

Manuskript nicht eingegangen

Leyhe, A., Ahlers, P., Dieterich, G., Kaffarnik, H. (Zentrum Innere Medizin, Med. Poliklinik, Marburg/Lahn)

Die Häufigkeit extrakranieller Arteria carotis-Stenosen/Obliterationen bei einem allgemeininternistischen Patientengut unter besonderer Berücksichtigung der Risikofaktorprofile

Sind Patienten mit einer peripheren arteriellen Verschlußkrankheit über 50 Jahre alt, weisen 28% von ihnen einen gleichzeitigen Befall der extrakraniellen Arteria carotis auf [5, 6]. In über zwei Drittel der Fälle ist das betroffene Gefäß die Arteria carotis interna [6].

Über die Häufigkeit extrakranieller Arteria carotis-Stenosen/Obliterationen in einem allgemeininternistischen Patientengut von Patienten über 50 Jahren liegt allerdings keine ausreichende Information vor.

Wir stellten uns die Aufgabe, unter Zuhilfenahme einer Screening-Methode mit hoher Treffsicherheit (Arterienauskultation und indirekte Dopplersonographie der Arteria supratrochlearis) die Häufigkeit extrakranieller Arteria carotis-Stenosen/Obliterationen bei einem allgemeininternistischen Patientengut in der Altersklasse über 50 Jahren festzustellen.

Material und Methodik

Über einen Zeitraum von 6 Monaten untersuchten wir insgesamt 619 Patienten (276 Frauen, 343 Männer) in der Altersklasse über 50 Jahren, die unsere Poliklinik unter unterschiedlichen Fragestellungen aufsuchten. Es handelt sich hierbei nicht um speziell mit angiologischen Fragestellungen zugewiesene Patienten. Nahezu die Hälfte der Patienten befand sich in einer Altersklasse zwischen 50 und 60 Jahren.

Die Patienten wurden folgenden Untersuchungen unterzogen:
1. Anamnestische Befragung nach Symptomen einer peripheren arteriellen Verschlußkrankheit, einer zerebralen arteriellen Verschlußkrankheit (Amaurosis fugax, transiente ischämische Attacken, apoplektische Insulte), sowie einer koronaren Herzerkrankung (Myokardinfarkte, Angina pectoris).
2. Anamnestische Befragung nach dem Risikofaktorenprofil (Nikotinabusus, Hypertonie, Diabetes mellitus, Hyperlipidämie).
3. Angiologische Untersuchung der supraaortalen Gefäße (Pulspalpation und Auskultation, insbesondere über der Arteria carotis und der Orbita beidseits).
4. Messung des Blutdrucks nach RR, sowie Messung des systolischen Blutdrucks mit Hilfe der Dopplermethodik an beiden Armen bzw. über der Arteria radialis beidseits.
5. Supratrochleare Dopplersonographie, bei Seitendifferenzen und/oder auffälligem extrakraniellen Auskultationsbefund erfolgte in jedem Fall eine direkte bidirektionale Dopplersonographie des extrakraniellen Arteria carotis-Verlaufes [1, 2, 7]. Als

Tabelle 1. Gefäßbefunde bei 619 Patienten eines allgemeininternistischen Patientengutes

Gesamtzahl: 619 Patienten

A. carotis interna-Verschluß	12
A. carotis interna-Stenose	24
A. carotis externa-Stenose	14
A. carotis Siphon-St./V.	21
A. subclavia-Stenose	15
A. subclavia-Verschluß	1
A. ophthalmica-Verschluß	2
A. carotis communis-Stenose	1
A. carotis communis-Verschluß	1
	91 pathologische Gefäßbefunde

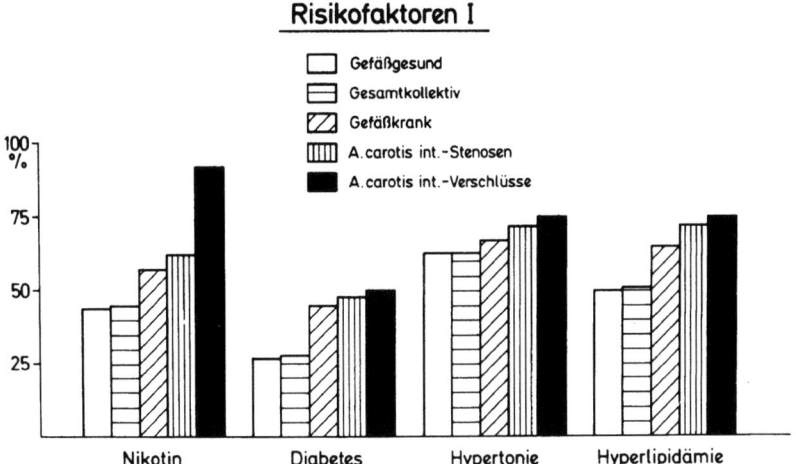

Abb. 1. Einzelrisikofaktoren in den untersuchten Kollektiven

pathologische Befunde der indirekten Beschallung (über der Arteria supratrochlearis) wurden deutlich im Vergleich zur Gegenseite abgeschwächter, Nullstrom und retrograder Fluß über der Arteria supratrochlearis angenommen.

Eine Hypertonie wurde bei Werten über 160/95 mm Hg angenommen, ein Diabetes mellitus bei einer Erhöhung des Nüchternblutzuckers über 130 mg%.

Eine Hyperlipidämie wurde bei Erhöhung der Triglyzeride über 200 mg% und/oder einer Erhöhung des Cholesterins über 260 mg% diagnostiziert.

Eine angiographische Abklärung klinisch und dopplersonographisch erhobener pathologischer Befunde erfolgte nur bei symptomatischen Patienten, die einem revaskularisierenden Eingriff unterzogen wurden.

Ergebnisse

Bei 619 Patienten fanden sich 91 pathologische Gefäßbefunde, hierbei zu einem Drittel stenosierende und obliterierende Prozesse der Arteria carotis interna (Tabelle 1).

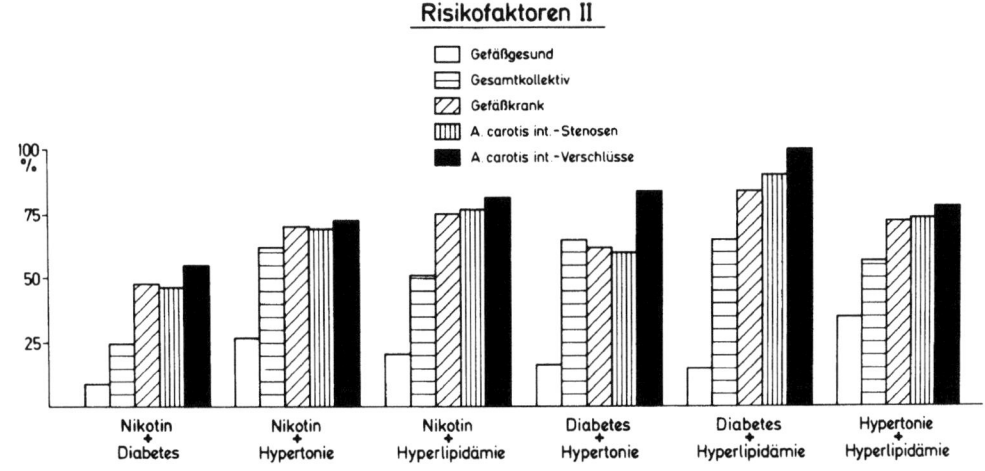

Abb. 2. Risikofaktoren (Zweierkombination) in den untersuchten Kollektiven

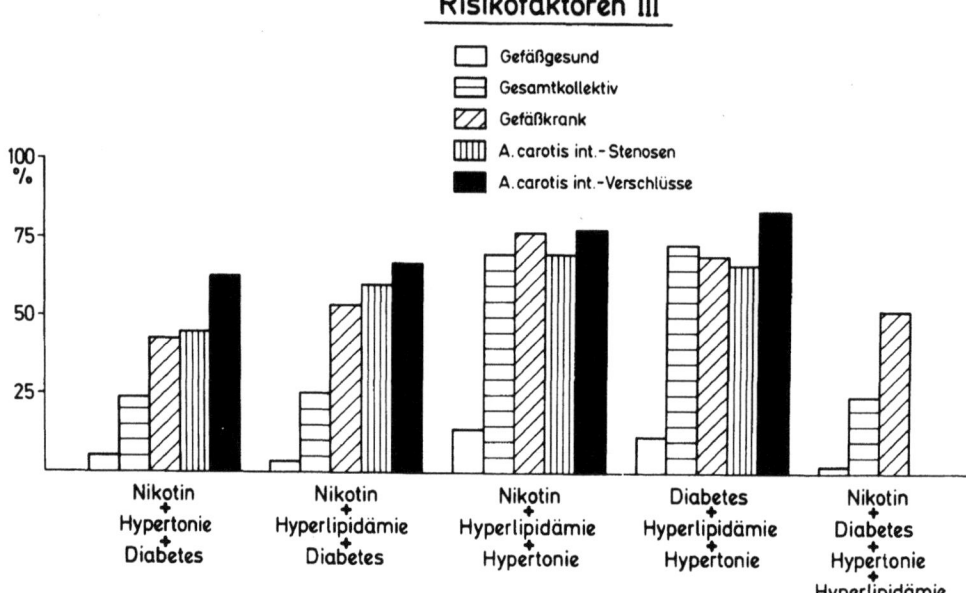

Abb. 3. Risikofaktoren (Dreier/Viererkombinationen) in den untersuchten Kollektiven

Bei Untersuchung von Einzelrisikofaktoren zeigten Patienten mit einem Arteria carotis interna-Verschluß signifikant häufiger einen Nikotinabusus als Patienten, die gefäßgesund waren. Patienten mit Stenosen der Arteria carotis interna zeigten bei allen vier untersuchten Risikofaktoren zwar deutliche Unterschiede zu den Gefäßgesunden, nicht jedoch zum Gesamtkollektiv und den Gefäßkranken insgesamt (Abb. 1).

Traten Risikofaktoren kombiniert auf (Zweierkombination), dominierten bei Patienten mit Arteria carotis-Stenosen und -Verschlüssen im Vergleich zu den Gefäßgesunden insbesondere Nikotinabusus und Diabetes, Nikotin und Hyperlipidämie sowie Diabetes und Hyperlipidämie (Abb. 2). Bei der Dreifachkombination von Risikofaktoren dominierten signifikant bei gefäßkranken Patienten, insbesondere bei Patienten mit obliterierender Arteriosklerose der Arteria carotis interna, die Faktoren Nikotinabusus, Hyperlipidämie und Hypertonie sowie Diabetes, Hyperlipidämie und Hypertonie (Abb. 3).

Eine besonders ausgeprägte Betonung der Risikofaktorprofile fand sich bei den Patienten mit Verschlüssen der Arteria carotis interna.

Zusammenfassung

1. Bei 15% eines unselektierten Patientengutes im Alter über 50 Jahre findet sich eine obliterierende Arteriosklerose der extrakraniellen Arteria carotis.
2. Nikotinabusus, Diabetes und Hypertonie stellen sowohl alleine als auch in Kombination untereinander die wichtigsten Risikofaktoren bei einer Erkrankung der extrakraniellen Arteria carotis dar.
3. Findet sich eine Stenose oder Obliteration der extrakraniellen Arteria carotis, sind in einem hohen Prozentsatz Risikofaktoren in Zwei- und Dreifachkombinationen nachweisbar [3, 4].
4. Die indirekte Dopplersonographie der Arteria supratrochlearis stellt in Verbindung mit der klinisch angiologischen Untersuchung eine Methode mit hoher Treffsicherheit im Screening einer extrakraniellen Arteria carotis-Stenose/Obliteration dar.

5. Patienten über 50 Jahre sollten auch bei einer fehlenden Symptomatik, insbesondere bei Vorliegen von Risikofaktoren, einer orientierenden Untersuchung der extrakraniellen Karotisstrombahn in oben beschriebener Weise unterzogen werden.

Literatur

1. Büdingen HJ, Hennerici M, Voigt K, Kendel K, Freund HJ (1976) Die Diagnostik von Stenosen und Verschlüssen der A. carotis interna mit der direktionellen Ultraschall Doppler-Sonographie der A. supratrochlearis. Dtsch Med Wochenschr 101: 269 – 2. Büdingen HJ, von Reutern GM, Freund HJ (1976) Die Differenzierung der Halsgefäße mit der direktionellen Doppler-Sonographie. Arch Psychiatr Nervenkr 222: 177 – 3. Gordon T, Kannel WB (1972) Predisposition to atherosclerosis in the head, heart and legs. The Framingham study. JAMA 221: 661 – 4. Kannel WB, Wolf PA, McGee DL, Dawber TR, McNamara P, Castelli WP (1982) Systolischer Blutdruck, Wandstarre der Arterien und Apoplexiegefahr. JAMA 1: 19 – 5. Neuerburg-Heusler D, Schoop W (1980) Vergleich einfacher nicht-invasiver Screening-Methoden bei Karotis interna-Obliterationen. In: Loose KE, Loose DA (Hrsg) Gefäß-Patient-Therapie. Witzstrock, Baden-Baden New York, S 32 – 6. Neuerburg-Heusler D, Böke R, Gaentsch A, Roth FJ (1980) Häufigkeit von hämodynamisch wirksamen Carotis-Obliterationen bei Patienten mit peripherer arterieller Verschlußkrankheit. In: Müller-Wiefel H (Hrsg), Mikrozirkulation und Blutrheologie. Witzstrock, Baden-Baden New York, S 390 – 7. von Reutern GM, Büdingen HJ (1981) Möglichkeiten und Grenzen der Dopplersonographie an den extrakraniellen Hirnarterien. Ultraschall in der Medizin 2: 35

Dette, S., Heinrich, R., Grein, N., Günderoth, M., Grauer, W., Schomerus, H. (Med. Univ.-Klinik, Abt. I, Tübingen)

Messung des Sauerstoffdruckes im ruhenden Skelettmuskel und der Niere bei Thioazetamid (TAA)-behandelten Ratten*

Bei Leberzirrhose und portosystemischem Umgehungskreislauf infolge portaler Hypertension kommt es zu Veränderungen der systemischen Zirkulation im Sinne eines hyperzirkulatorischen Syndroms. Dieses ist gekennzeichnet durch einen verminderten peripheren Gefäßwiderstand, ein gesteigertes Herzminutenvolumen, eine gesteigerte systolische Auswurfrate sowie durch eine erhöhte venöse Beimischung in der Lunge [11, 13]. Des weiteren kommt es zu Veränderungen der Nierendurchblutung. Dabei steht eine Mehrdurchblutung des Marks bei verminderter Rindenperfusion im Vordergrund. Diese intrarenale Flußumverteilung wird zum Teil für das hepatorenale Syndrom verantwortlich gemacht.

Die bekannten Funktionseinschränkungen der Nieren bei Leberzirrhose (verminderte GFR, Konzentrationsfähigkeit und Salzausscheidung) haben kein morphologisches Substrat, was nicht zuletzt die Ergebnisse der Transplantation solcher Nieren zeigen [4, 10, 12, 14].

Vor diesem Hintergrund wurde untersucht, inwieweit das hyperzirkulatorische Syndrom bei Leberzirrhose zu Veränderungen des Muskel-pO_2 führt, zumal neuere Arbeiten von Fleckenstein [5] und Heinrich et al. [6] Hinweise dafür geben, daß es bei Patienten mit Leberzirrhose zu einer Fehlverteilung des Muskel-pO_2 kommt.

Des weiteren wurde geprüft, ob die von Grün et al. [7] gefundene Umverteilung des renalen Blutflusses mit vermehrter Nierenmark- und verminderter Nierenrindendurchblutung bei Ratten mit portosystemischem Umgehungskreislauf, sich in einer Veränderung des pO_2-Histogrammes der Nierenrinde ausdrückt.

* Mit Unterstützung der DFG, HE 1293-1

Methode

Die polarographische Messung des lokalen Gewebe-pO$_2$ erfolgte mit der Mehrdrahtoberflächenelektrode nach Kessler und Lübbers [9], wobei die rechnergestützte Datenaufnahme und Verarbeitung im Rahmen eines sowohl klinisch wie tierexperimentell anwendbaren Meßaufbaus erfolgte [3, 8]. Zur Induktion der Leberzirrhose wurde 16 Sprague-Dawley-Ratten 500 mg TAA/l Trinkwasser über insgesamt 126 Tage verabreicht.

Neben der Hepatotoxizität sind keine wesentlichen toxischen Wirkungen auf die Muskulatur oder die Nierenrinde bekannt. Autoradiographische Untersuchungen an Rattennieren zeigten nach längerer TAA-Applikation unauffällige Befunde [1]. Entsprechend Literaturangaben kann davon ausgegangen werden, daß nach 40–50 Tagen ein Vorstadium der Leberzirrhose (direkt toxische Leberzellschädigung mit Leberverfettung) vorliegt. Ab dem 90. Tag ist die Leberfibrose/zirrhose ausgebildet. Da bekannt ist, daß bei männlichen Ratten die TAA-Wirkung sicherer eintritt, wurden nur männliche Tiere untersucht [2]. Die Ergebnisse wurden mit 15 altersvergleichbaren intakten Tieren

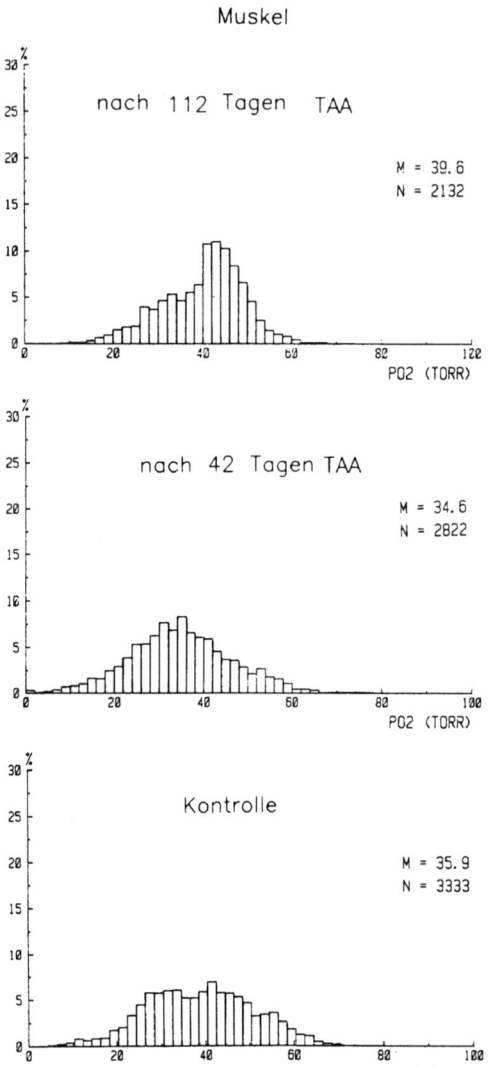

Abb. 1. Muskel-pO$_2$ von Kontrolltieren sowie von mit TAA-behandelten Tieren nach 42 und 112 Tagen Behandlung. M = mittlerer Gewebe-pO$_2$; N = Anzahl der Meßpunkte

verglichen. Die Messung des Gewebe-pO$_2$ auf der Bauchmuskulatur sowie der ventralen Oberfläche beider Nieren erfolgte analog zu den angenommenen Zirrhosestadien zwischen dem 42. und 64. Applikationstag, sowie zwischen dem 112. und 132. Tag. In die Summenhistogramme ging jedes der untersuchten Tiere mit jeweils zwei Einzelhistogrammen ein, die für jede Seite rechter bzw. linker Bauchmuskel, sowie rechte bzw. linke Nierenrinde einzeln aufgenommen wurden.

Die Untersuchungen erfolgten während des Steady state einer kontinuierlichen Äthernarkose.

Ergebnisse

Abb. 1 zeigt den Muskel-pO$_2$ bei Ratten mit TAA-induzierter Leberzirrhose im Vergleich zu intakten Kontrolltieren.

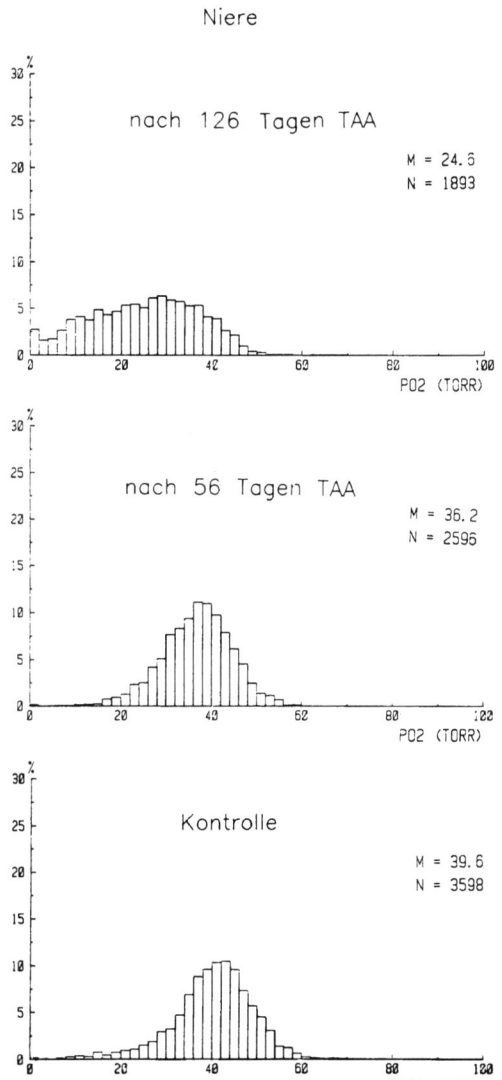

Abb. 2. Nierenrinden-pO$_2$ von Kontrolltieren sowie von mit TAA-behandelten Tieren nach 56 und 126 Tagen Behandlung. M = mittlerer Gewebe-pO$_2$; N = Anzahl der Meßpunkte

42 Tage nach TAA-Applikationsbeginn ist die Verteilung des Muskel-pO_2 bei den zwölf untersuchten Tieren nur unwesentlich von der der Kontrolltiere unterschieden.

Beide Summenhistogramme (Kontrolle, TAA 42 Tage) zeigen eine annähernd glockenförmige Konfiguration mit pO_2-Werten zwischen 0 und 75 mm Hg, wobei der mittlere pO_2 um 35 mm Hg liegt. Alle Einzelhistogramme waren normal verteilt.

112 Tage nach Beginn der TAA-Applikation (neun Tiere) ist der mittlere Muskel-pO_2 auf fast 40 mm Hg angestiegen, mit relativem Verlust der Werte bis 15 mm Hg und deutlicher Rechtsverschiebung. Dieser Anstieg ist gerechnet im unpaaren t-Test signifikant (p 0,05), wobei n die Anzahl der untersuchten Tiere ist. Fünf der 18 Einzelhistogramme zeigen eine Abweichung von der normalen Glockenform ($=$ 28%). Diese Veränderung spiegelt sich auch in einer leichten Formveränderung des Summenhistogrammes wieder.

Abb. 2 zeigt die pO_2-Verteilung auf der Nierenrinde. Das glockenförmige Summenhistogramm der 15 Kontrolltiere zeigt Werte zwischen 0 und 70 mm Hg, der Mittelwert liegt bei ca. 40 mm Hg.

56 Tage nach Applikationsbeginn des TAA zeigt das Histogramm der Nierenrinde keine signifikanten Veränderungen in Form und Höhe des Mittelwertes verglichen mit den Kontrolltieren. Zwei von 22 aufgenommenen Einzelhistogrammen wiesen Zeichen einer Fehlverteilung (Abweichung von der Glockenform) auf. 126 Tage nach Beginn der TAA-Behandlung zeigt das aus 16 Einzelhistogrammen von acht Ratten erstellte Summenhistogramm einen Mittelwert von knapp 25 mm Hg, Verlust der Glockenform, deutliche Zunahme der pO_2-Werte unter 20 mm Hg sowie nahezu gleichmäßige Besetzung aller pO_2-Klassen zwischen 0 und 40 mm Hg. Der Mittelwert dieses Summenhistogrammes ist im unpaaren t-Test (p 0,01) gegenüber dem Kontrollkollektiv signifikant erniedrigt. Neun der 16 Einzelhistogramme ($=$ 56%) zeigten sichere Anzeichen für eine Fehlverteilung, drei ($=$ 19%) waren normalverteilt. Die veränderte Form des Summenhistogrammes ist Einzelhistogramm bedingt.

Diskussion

Aus den Ergebnissen der vorliegenden Untersuchung bieten sich folgende Interpretationsmöglichkeiten an:

Der Anstieg des mittleren Muskel-pO_2 infolge der pharmakologisch induzierten Leberzirrhose ist möglicherweise Folge einer hyperdynamen Kreislaufsituation.

Im Gegensatz zu den Verhältnissen im Muskel kommt es auf der Nierenrinde zu einem deutlichen Abfall des mittleren pO_2 mit Zunahme der pO_2-Werte unter 20 mm Hg und Anzeichen einer gestörten Verteilung. Dies kann für eine leberzirrhoseabhängige Verminderung der Perfusion der Nierenrinde sprechen. Ob dies aufgrund einer Umverteilung des Blutes von der Nierenrinde zum Nierenmark geschieht – wie es bei Patienten mit Leberzirrhose gefunden wurde – muß offen bleiben.

Literatur

1. Bachmann E, Lindner J, Grasedyck K, Eurich R (1980) Rattenleberkollagen bei protrahierter Thioacetamidintoxikation. 1. Mitteilung: Vergleichende quantifizierende biochemische und histologische Untersuchung (mit und ohne medikamentöse Beeinflussung). Arzneim Forsch 28: 2260 – 2. Brodehl J (1961) Thioacetamid in der Leberforschung. Klin Wochenschr 39: 956 – 3. Ehrly AM (1981) (Hrsg) Messung des Gewebesauerstoffdruckes bei Patienten. Witzstrock, Baden-Baden Köln New York – 4. Epstein M, Berk D, Hollenberg N, Adams DF, Chalmers TC, Abrams HL, Merill JP (1970) Renal failure in the patient with cirrhosis. The role of active vasokonstriction. Am J Med 49: 175 – 5. Fleckenstein W, Heinrich R, Grauer W, Schomerus H, Dölle W, Weiss CH (1983) Fast local regulations of muscle pO_2-fields in patients suffering from cirrhosis of the liver. 7. Meeting of the International Society of Oxygen Transport to Tissue. Adv Exp Med Biol (in press) – 6. Fleckenstein W, Heinrich R, Huber A, Grauer W, Schomerus H, Günderoth-P M, Dölle W, Weiss CH (1983) Muscle

pO$_2$ distribution and pulmonary gas transfer conditions in patients with liver cirrhosis. 2. Westerländer Gespräch. Akademie der Wissenschaften und der Literatur Mainz. Steiner, Wiesbaden (im Druck) − 7. Grün M, Liehr H, Thiel H, Rasenack U (1976) Effekt einer Endotoxinämie auf die renale und intrarenale Hämodynamik bei Ratten mit und ohne portokavale Anastomose. Z Gastroenterol 76: 285 − 8. Hauss J (Hrsg) Schönleben K, Spiegel HU (1982) Therapiekontrolle durch Überwachung des Gewebe-pO$_2$. Eine tierexperimentelle und klinische Studie. Huber, Bern − 9. Kessler M, Lübbers DW (1966) Aufbau und Anwendungsmöglichkeiten verschiedener pO$_2$-Elektroden. Pflügers Arch 291: 82 − 10. Koppel MH, Coburn JW, Mims MH, Goldstein H, Boyle JD, Rubini ME (1969) Transplantation of cadaveric kidneys from patients with hepatorenal syndrom: evidence for the functional nature of renal failure in advanced liver disease. N Engl J Med 280: 1376 − 11. Liehr H, Grün M, Thiel H (1976) Systemische Zirkulation bei portaler Hypertension. Verh Dtsch Ges Inn Med 82: 159 − 12. Schroeder ET, Numann PJ, Chamberlain BE (1970) Functional renal failure in cirrhosis. Recovery after portocaval shunt. Ann. Intern Med 72: 923 − 13. Schomerus H, Buchta I, Arndt H (1976) Pulmonary function studies and oxygen transfer in patients with liver cirrhosis and different degree of portosystemic encephalopathy. Respiration 32: 1 − 14. Shear L, Hall PW, Gabuzda GJ (1965) Renal failure in patients with cirrhosis of the liver. II. Factors influencing maximal urinary flow rate. Am J Med 39: 199

Overlack, A., Stumpe, K. O., Müller, H.-M., Trübestein, G., Kolloch, R. (Med. Univ.-Poliklinik Bonn)

Periphere Hämodynamik unter Beta-Rezeptorblockade

Einleitung

Beta-Rezeptorenblocker und Vasodilatatoren sind heute neben den Diuretika die wichtigsten Antihypertensiva. Beide Substanzklassen werden häufig miteinander kombiniert, weisen aber für sich allein einige Eigenschaften auf, die ihren Einsatz als Monotherapeutikum einschränken: der zumindest initiale Anstieg des peripheren Gefäßwiderstandes sowie das Absinken des Herzzeitvolumens bei den meisten Beta-Rezeptorenblockern [1] und das Auftreten einer Tachykardie bei einer Therapie mit Vasodilatatoren [2]. Bei einer Beta-Rezeptorenblocker/Vasodilatatorkombination bleiben diese unerwünschten Effekte im wesentlichen aus.

In der vorliegenden Arbeit untersuchten wir die hämodynamische Wirksamkeit und die möglichen biochemischen Auswirkungen von Bucindolol, einer Substanz, die in einem Molekül Beta-rezeptorblockierende und vasodilatierende Eigenschaften vereinigt [3]. Zusätzlich weist Bucindolol eine schwache Alpha-Rezeptorblockade sowie eine geringe sympathikomimetische Eigenwirkung auf.

Patienten und Methodik

Zehn Männer mit mittelschwerer essentieller Hypertonie ohne anderweitige Begleiterkrankungen im Alter zwischen 22 und 61 Jahren (mittleres Alter: 43,9 ± 4 Jahre) wurden in die Untersuchung aufgenommen. Neben den in der Studie verabreichten Substanzen wurden keine anderen Medikamente eingenommen. Eine antihypertensive Vorbehandlung wurde 4−6 Wochen vor Untersuchungsbeginn abgesetzt. Nach einer zweiwöchigen Plazeboperiode erhielten die Patienten Bucindolol in wöchentlich steigender Dosierung (10, 25, 50, 150, 200 mg zweimal täglich) bis der diastolische Blutdruck im Liegen unter 95 mm Hg abgesunken war oder die Maximaldosis von 2 × 200 mg/Tag erreicht war. Die am Ende dieser Titrationsperiode erreichte Dosis wurde für weitere 6 Wochen gegeben. Danach erhielten die Patienten über jeweils 6 Wochen Propranolol und Atenolol im Anschluß an eine zwei- bis vierwöchige Titrationsphase. Die Maximaldosierung für Propranolol betrug 3 × 80 mg, diejenige für Atenolol 1 × 100 mg/Tag. Blutdruck und Herzfrequenz wurden wöchentlich im Liegen und Stehen gemessen. Am Ende jeder Untersuchungsphase wurden zusätzlich folgende Parameter bestimmt: die periphere

Tabelle 1. Verhalten von Blutdruck (RR) und Herzfrequenz (HF), Plasmareninaktivität (PRA) und den Plasmakonzentrationen von Aldosteron, Noradrenalin und Adrenalin vor und unter Therapie mit Bucindolol, Propranolol und Atenolol

	Plazebo	Bucindolol
RR im Liegen (mm Hg)	162,5 ± 4,6/105,7 ± 1,5	146 ± 3,8/89,4 ± 1***
RR im Stehen (mm Hg)	154,8 ± 3,6/106,5 ± 1,5	140,2 ± 4,7/91,8 ± 0,8***
HF im Liegen (Schläge/min)	77,6 ± 3,1	72,4 ± 2,6
HF im Stehen (Schläge/min)	85,6 ± 3,5	79,6 ± 3,3
PRA (ng AI/ml/3 Std)	4 ± 1,3	2,1 ± 0,7*
Aldosteron (pg/ml)	102,5 ± 23,1	85,6 ± 13,4
Noradrenalin (pg/ml)	571,2 ± 96,7	1 264,1 ± 240,5*
Adrenalin (pg/ml)	138,6 ± 36,4	299,2 ± 44,7**

	Propranolol	Atenolol
RR im Liegen (mm Hg)	149,1 ± 6,9/94,8 ± 3,6**	142,8 ± 4,7/86,8 ± 1,5***
RR im Stehen (mm Hg)	141 ± 5,9/95 ± 3,9**	138,4 ± 4,6/88,7 ± 3***
HF im Liegen (Schläge/min)	59,5 ± 1,9***[b]	59,1 ± 1,9***[b]
HF im Stehen (Schläge/min)	61,7 ± 2,3***[b]	62,2 ± 2***[b]
PRA (ng AI/ml/3 Std)	1,3 ± 0,4**	1 ± 0,4**[a]
Aldosteron (pg/ml)	81,2 ± 12,3	60,8 ± 10,8*
Noradrenalin (pg/ml)	772,6 ± 83,1	924,8 ± 210,9
Adrenalin (pg/ml)	141,9 ± 49,2	80,9 ± 16,8

* $p < 0,05$; ** $p < 0,01$; *** $p < 0,001$: signifikante Unterschiede im Vergleich zu Plazebo
[a] $p < 0,05$
[b] $p < 0,01$: signifikante Unterschiede im Vergleich zwischen Bucindolol und Propranolol bzw. Atenolol

Durchblutung am Mittelfinger mittels Venenverschlußplethysmographie unter Ruhebedingungen, reaktiver Hyperämie und Unterkühlung, die Plasmareninaktivität (PRA) und die Plasmaaldosteronkonzentration mittels Radioimmunoassay [4, 5] sowie die Plasmakonzentrationen von Noradrenalin und Adrenalin mit einem radioenzymatischen Test [6]. Die Blutentnahmen wurden nach einstündigem Sitzen vorgenommen.

Die statistischen Berechnungen wurden mit Students t-Test für gepaarte Werte und dem nonparametrischen Test für gepaarte Stichproben nach Wilcoxon vorgenommen. Statistische Signifikanz wurde bei $p < 0,05$ angenommen. Die angegebenen Werte entsprechen Mittelwerten ± SEM.

Ergebnisse

Unter der Therapie mit Bucindolol sank der Blutdruck von 162,5 ± 4,6/105,7 ± 1,5 auf 146 ± 3,8/89,4 ± 1 mm Hg im Liegen und von 154,8 ± 3,6/106,5 ± 1,5 auf 140,2 ± 4,7/91,8 ± 0,8 mm Hg im Stehen ab. Die mittlere verabreichte Dosis betrug 320 mg/Tag. Bei acht der zehn behandelten Patienten sank der diastolische Druck im Liegen unter 95 mm Hg. Fünf Patienten benötigten die Maximaldosis von 400 mg/Tag. Propranolol (mittlere Dosis: 170 mg/Tag) war etwas schwächer antihypertensiv wirksam als Bucindolol, während durch Atenolol (mittlere Dosis: 83 mg/Tag) eine geringfügig stärkere Drucksenkung erzielt wurde (Tabelle 1). Diese Unterschiede waren aber nicht signifikant. Bucindolol beeinflußte die Herzfrequenz nur unwesentlich, während diese unter der Therapie mit Propranolol und Atenolol deutlich absank (Tabelle 1). Die periphere Durchblutung stieg bei Gabe von Bucindolol unter allen Meßbedingungen an. Dagegen war bei Therapie mit Propranolol und Atenolol eine leichte Reduktion der peripheren Durchblutung zu beobachten (Abb. 1). Diese

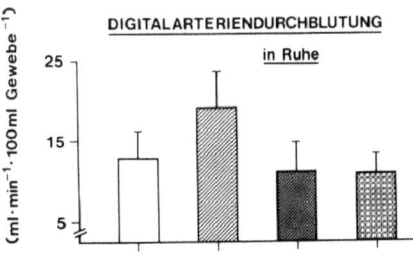

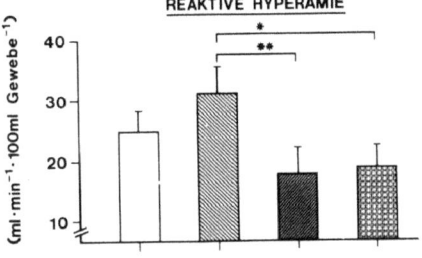

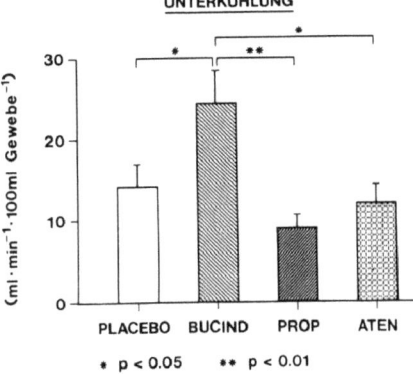

Abb. 1. Digitalarteriendurchblutung unter Ruhebedingungen, reaktiver Hyperämie und Unterkühlung vor und unter Therapie mit Bucindolol, Propranolol und Atenolol bei Patienten mit mittelschwerer essentieller Hypertonie

war während reaktiver Hyperämie und nach Unterkühlung bei Gabe von Bucindolol gegenüber Propranolol und Atenolol signifikant gesteigert. Die PRA wurde durch Bucindolol weniger stark als unter den beiden anderen Beta-Rezeptorenblockern supprimiert (Tabelle 1). Die Plasmaaldosteronkonzentration wurde nur durch Atenolol signifikant gesenkt. Bucindolol zeigte eine ausgeprägte Stimulation von Adrenalin und Noradrenalin im Plasma. Beide Parameter wurden weder durch Propranolol noch durch Atenolol signifikant beeinflußt. Nebenwirkungen traten unter der Therapie mit Bucindolol nicht auf. Propranolol und Atenolol verursachten bei jeweils zwei Patienten Schlaflosigkeit und innere Unruhe.

Diskussion

Die vasodilatatorisch und Beta-rezeptorblockierend wirkende Substanz Bucindolol senkte den erhöhten Blutdruck bei männlichen Patienten mit mittelschwerer essentieller Hypertonie in einem ähnlichen Ausmaß wie die herkömmlichen Beta-Rezeptorenblocker Propranolol (nicht selektiv) und Atenolol (kardioselektiv). Die periphere Durchblutung stieg im Vergleich zu Propranolol und Atenolol signifikant an. Die Herzfrequenz änderte sich unter Bucindolol nicht wesentlich.

1761

Beta-Rezeptorenblocker führen mit der Ausnahme von Substanzen mit hoher sympathikomimetischer Eigenwirkung zu einer Abnahme des Herzzeitvolumens und zu einem Anstieg des peripheren Widerstandes [7]. Der Anstieg der peripheren Durchblutung unter Therapie mit Bucindolol kann somit auf seine vasodilatatorische Komponente bezogen werden. Auf Grund des Wirkungsmechanismus, und wie Erfahrungen mit dem ähnlich strukturierten und wirkenden Prizidilol zeigen [8], steht zu erwarten, daß Bucindolol das Herzzeitvolumen nicht absenkt, sondern eher steigert. Die Beta-rezeptorblockierenden Eigenschaften von Bucindolol verhinderten eine Reflextachykardie, die normalerweise unter Therapie mit Vasodilatatoren auftritt [9]. Der Anstieg der Plasmakatecholamine dürfte zum einen auf die Beta-Rezeptorblockade [7], zum anderen auf die Vasodilatation mit Stimulation des sympathischen Nervensystems [2] zurückzuführen sein. Trotz dieses Anstiegs fiel die Plasmareninaktivität ab. Wahrscheinlich wurde durch die Beta-rezeptorblockierende Komponente von Bucindolol eine Aktivierung des Reninangiotensinsystems verhindert.

Literatur

1. Scriven AJ, Lewis PJ (1983) Beta-adrenergic blocking drugs in the treatment of hypertension. Pharmacol Ther [B] 20: 95–131 – 2. Koch-Weser J (1974) Vasodilator drugs in the treatment of hypertension. Arch Intern Med 133: 1017–1027 – 3. Deitchman D, LaBudde JA, Seidehamel RJ (1983) Bucindolol. In: Scriabine A (ed) New drugs annual: Cardiovascular drugs. Raven Press, New York, p 1 – 4. Haber E, Koerner T, Page LB, Kliman B, Purnode A (1969) Application of a radioimmunoassay for angiotensin I to the physiologic measurement of plasma renin activity in normal human subjects. J Clin Endocrinol 29: 1349–1355 – 5. Vetter W, Vetter H, Siegenthaler W (1973) Radioimmunoassay for aldosterone without chromatography. II. Determination of plasma aldosterone. Acta Endocrinol (Kbh) 74: 558–567 – 6. Da Prada M, Zürcher G (1976) Simultaneous radioenzymatic determination of plasma and tissue adrenaline, noradrenaline and dopamine within the femtomole range. Life Sci 19: 1161–1174 – 7. Man in't Veld AJ, Schalekamp MADH (1983) Effects of 10 different betaadrenoceptor antagonists on hemodynamics, plasma renin activity, and plasma norepinephrine in hypertension: The key role of vascular resistance changes in relation to partial agonist activity. J Cardiovasc Pharmacol 5: S30–S45 – 8. Fariello R, Alicandri CL, Agabiti-Rosei E, Romanelli G, Castellano M, Beschi M, Platto L, Leto Di Priolo S, Muiesan G (1981) Effects of prizidilol (SKF 92657) on blood pressure, haemodynamics, sympathetic nervous system activity and plasma volume in essential hypertension. Clin Sci 61: 465s–468s – 9. Gottlieb TB, Katz FH, Chidsey CA (1972) Combined therapy with vasodilator drugs and beta-adrenergic blockade in hypertension. A comparative study of minoxidil and hydralazine. Circulation 45: 571–582

Zöller, H., Gross, W. (Med. Poliklinik der Universität Würzburg)
Zur Mikrozirkulation bei diabetischer Angiopathie: Thrombozyten, Gerinnungsaktivatoren und Fibrinolyse

Durch die folgende klinisch-experimentelle Studie sollte festgestellt werden, ob bei den Stoffwechselkrankheiten Diabetes mellitus und diabetischer Angiopathie mit Veränderungen an Thrombozyten, Gerinnungsfaktoren und Fibrinolyse zu rechnen ist. Hieraus könnte auch eine Beeinflussung der Mikrozirkulation, namentlich der Fließeigenschaften und der Suspensionsstabilität des Blutes resultieren.

Die Mikrozirkulation in der arteriellen Endstrombahn wird außer von hämodynamischen Parametern von den zellulären Elementen des Blutes und vom Blutgerinnungshaushalt bestimmt [13]. Bereits 1970 hat Hess [7] rasterelektronenoptisch Thrombozyten und Fibrinablagerungen auf der Intima bei metabolischen Einflüssen, ähnlich wie auch bei degenerativer Angiopathie selbst, sichtbar gemacht, so daß derartige Wechselbeziehungen zwischen zirkulierendem Blut und der Gefäßwand anzunehmen sind.

1. Methodik

Zur Beobachtung gelangten 42 Probanden mit manifestem Diabetes mellitus bei folgender Altersverteilung:
16−35 Jahre, $n = 7$; 36−55 Jahre, $n = 22$; 56−75 Jahre, $n = 12$; 76−95 Jahre, $n = 1$.

Zusätzlich wurde ein gleichgroßes Vergleichskollektiv mit gleicher Altersverteilung, frei von den sog. vaskulären Risikofaktoren untersucht. 45% der Diabetiker hatten manifeste Zeichen einer degenerativen Angiopathie, wobei unter anderem klinische, elektrokardiographische, ophthalmoskopische und röntgenologische Kriterien berücksichtigt wurden. Im einzelnen erfolgten die Analyse von Stoffwechselparametern wie Lipidfraktionen, Agar-Agarosegellipidelektrophorese, Serumglukose und Harnsäure, des weiteren die Zählung der zellulären Blutelemente (Coulter Counter) und die Messung der Gerinnungsparameter. Letztere umfaßten die Thrombelastographie nach Hartert [6], im plasmatischen Gerinnungssystem die Globaltests Quickindex, partielle Thromboplastinzeit und Thrombinzeit, die Gerinnungsfaktoren I−XIII sowie Antithrombin II und III, im thrombozytären System Plättchenzahl, Plättchenaggregation und Plättchenadhäsivität, im fibrinolytischen System Euglobulinlysezeit (ELZ), Antiplasmine und Plasminogen [6, 9, 14].

Dabei fanden die Prinzipien einer statistischen Qualitätskontrolle sowie die Ergebnisse einer statistisch-rechnerischen Bewertung Berücksichtigung.

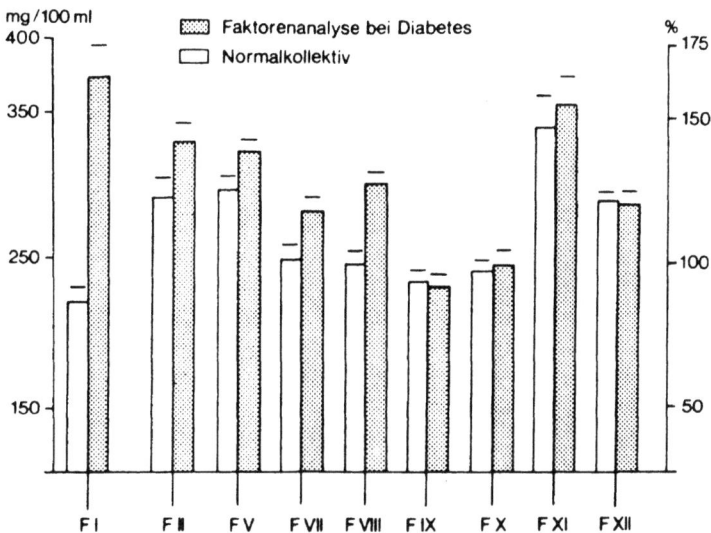

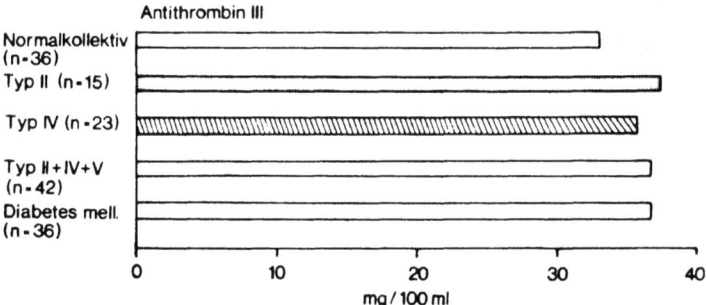

Abb. 1. Analyse der Gerinnungsfaktoren bei Diabetes mellitus und Normalkollektiv

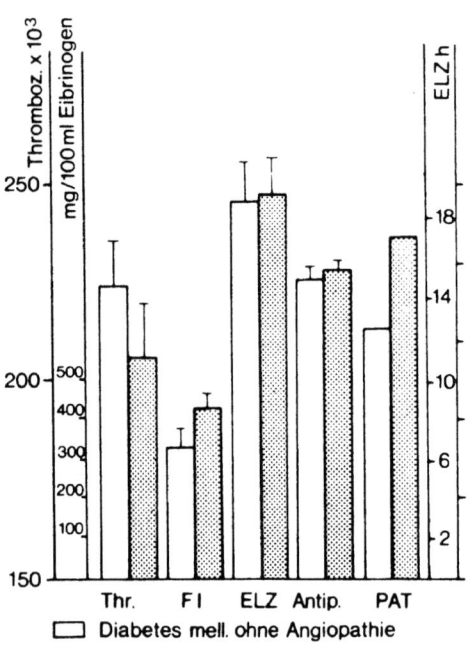

Abb. 2. Gerinnungsparameter bei Diabetes mellitus mit und ohne Angiopathie

2. Ergebnisse

2.1. Plasmatisches Gerinnungssystem: Die plasmatischen Globaltests Thromboplastinzeit nach Quick, partielle Thromboplastinzeit und Thrombinzeit lassen keine für den Gerinnungsablauf wesentlichen Schwankungen erkennen. Die Thrombelastographie zeigt eine signifikant erhöhte Gerinnungsfähigkeit, d. h. eine verkürzte Reaktionszeit r (6,1 ± 0,2 gegenüber 6,8 ± 0,2 min beim Normalkollektiv, p 0,05); auch die maximale Amplitude m_a ist signifikant erhöht im Sinne einer gesteigerten Gerinnselfestigkeit (42,0 ± 0,8 bzw. beim Normalkollektiv 38,1 ± 0,8 mm, p 0,001).

Bei den plasmatischen Gerinnungsfaktoren (Abb. 1) ist der Anstieg des Fibrinogenspiegels hervorzuheben (p 0,05). Die übrigen Faktoren zeigen nur kleinere, wenn auch signifikante Erhöhungen von Faktor II (= Prothrombin), Faktor V (= Proakzelerin), Faktor VII (= Proconvertin) und antihämophilem Globulin A, des weiteren von Antithrombin III (36,5 ± 1,8 mg/dl gegenüber 32,8 ± 2,2 mg/dl beim Normalkollektiv (p 0,05).

2.2. Fibrinolytisches System: Als Hinweis für eine Herabsetzung der fibrinolytischen Aktivität war die Euglobulinlysezeit verlängert auf 19,9 ± 1,3 Std (Normalpersonen 12,3 ± 1,1 Std, parallel mit einem Anstieg der Antiplasmine (76,7 ± 2,1% gegenüber 68,2 ± 1,9%, p 0,05), Plasminogen blieb dagegen unverändert.

2.3. Thrombozytäres System: Die Plättchenzahl war im Vergleich zum Normalkollektiv erniedrigt im Falle einer diabetischen Stoffwechsellage (217 200 ± 8 500 gegenüber 254 800 ± 4 200, p 0,05), die Plättchenaggregation bei 75% der Diabetiker und nur bei 10% der Normalpersonen gesteigert, die Plättchenadhäsivität ohne signifikante Veränderungen. Bei Gefäßkomplikationen (Abb. 2) ergab sich ein weiterer gradueller signifikanter Anstieg des Fibrinogens und der Plättchenaggregationssteigerung, während die fibrinolytischen Parameter nur zusätzlich ansteigende Tendenz hatten.

3. Schlußfolgerung

Die vorliegende klinisch-experimentelle Studie ergab zusammenfassend die folgenden Befundergebnisse:

1764

1. Beim Diabetes mellitus zeigt sich eine höhere Aktivität bestimmter plasmatischer Gerinnungsparameter (Reaktionszeit r des TEG, Erhöhung von Fibrinogen und anderer Faktoren) sowie eine Hemmung der Fibrinolyse [3, 4]. Hinzu kommen ein Plättchenabfall und eine Plättchenaggregationssteigerung [2].

2. Im Falle von Gefäßkomplikationen trat eine zusätzliche graduelle Steigerung des Fibrinogenanstiegs, des zahlenmäßigen Plättchenabfalls und der Plättchenaggregationssteigerung auf.

3. Diese Veränderungen der Hämostase stellen zumindest ein zusätzliches vaskuläres Risiko dar („thrombogene Genese der Atherosklerose [5, 8, 10]).

4. Es ist zu erwarten, daß Fibrinogenanstieg, Plättchenveränderungen und Fibrinolysehemmung Einfluß nehmen auf bestimmte Funktionen der Mikrozirkulation, wie z. B. Fließeigenschaften und Suspensionsstabilität, besonders im Bereiche des kapillären Endstromgebietes.

5. Auch beim Diabetes mellitus werden die Fettstoffwechselveränderungen in Beziehung gebracht zu den Veränderungen des Blutgerinnungssystems. Santen et al. [11], Braunsteiner et al. [1] heben die Bedeutung der Triglyzeride, Trautwein und Julitz [12] die des Cholesterins beim Diabetes mellitus mit Atherosklerose hervor.

Literatur

1. Braunsteiner H, Di Pauli R, Sailer S, Sandhofer F (1965) Myokardinfarkt und latent diabetische Stoffwechsellage. Klin Wochenschr 43: 585–587 – 2. Breddin K, Bauke J (1965) Thrombozytenagglutination und Gefäßkrankheiten. Blut 11: 144–164 – 3. Bridges JM, Doley AM, Millar J, Weaver JA (1965) An effect of D-glucose on platelet stickiness. Lancet 1: 75–77 – 4. Chakrabarti R (1966) Diabetes and arteriosclerosis. Lancet 2: 1170–1176 – 5. Digiud JB (1946) Thrombosis as a factor in the pathogenesis of coronary atherosclerosis. J Pathol Bacteriol 58: 207–212 – 6. Hartert H (1948) Blutgerinnungsstudie mit der Thrombelastographie, einem neuen Untersuchungsverfahren. Klin Wochenschr 26: 577–583 – 7. Hess H (1970) Überlegungen zur Physiopathologie obliterierender Angiopathien. Fortschr Med 88: 923–928 – 8. Mustard JF, Murphy EA, Rowsell HC, Downie HG (1964) Platelets and atherosclerosis. J Atheroscler Res 4: 1–28 – 9. Perlick E, Bergmann A (1971) Gerinnungslaboratorium in Klinik und Praxis. VEB G. Thieme, Leipzig, S 69 – 10. von Rokitansky C (1811) Handbuch der pathologischen Anatomie, Bd II. Braunmüller und Seidel, Wien, S 534 – 11. Santen RJ, Willis PW, Fajans SS (1972) Atherosclerosis in Diabetes mellitus. Arch Intern Med 130: 833–840 – 12. Trautwein H, Julitz R (1967) Herzinfarkt, diabetische Stoffwechsellage und Lipidwerte. Med Klin 62: 364–369 – 13. Veragut U, Siegenthaler W, Gruber UF (1979) Schock (Mikrozirkulation). In: Siegenthaler W (Hrsg) Klinische Pathophysiologie. Thieme, Stuttgart, S 666 – 14. Zöller H (1974/75) Hämostatische Funktion bei den Risikofaktoren Diabetes mellitus und Hyperlipoproteinämie. Habil.-Schrift, Würzburg, S 10

Schuster, C. J., Gilfrich, H. J., Cattarius, U.* (II. Med. Klinik und Poliklinik der Johannes-Gutenberg-Universität Mainz und Innere Abt. I, St.-Katharinen-Krankenhaus, Frankfurt/Main)

Periphere Durchblutung nach Digitoxingabe bei Patienten mit progressiver Sklerodermie

Durchblutungsstörungen im Bereich der Extremitäten sind ein häufiges Erscheinungsbild bei progressiver Sklerodermie, die im Rahmen der Organmanifestationen nicht selten auch eine myokardiale Beteiligung einschließt. Der Einsatz von Herzglykosiden bei einer durch diese Erkrankung ausgelösten Störung ist strittig. Insbesondere gibt es keine Untersuchungen über

---

* Wesentliche Teile dieser Arbeit entstammen einer Dissertation von Frau U. Cattarius (Mainz 1984)

den Einfluß einer Digitalisierung auf die periphere Durchblutung bei diesem Krankheitsbild.

Ziel der Studie war es daher, den Effekt einer akuten Digitoxingabe auf periphere Durchblutung und myokardiale Kontraktilität auf nichtinvasivem Wege zu untersuchen. Da frühere eigene Untersuchungen gezeigt haben, daß die Resorption von Digoxin durch eine Darmbeteiligung bei progressiver Sklerodermie sehr stark beeinflußt werden kann [1], wurde in der vorliegenden Untersuchung Digitoxin appliziert. Zudem dürfte eine eventuelle Nierenbeteiligung im Rahmen der Grunderkrankung ebenfalls für den Einsatz von Digitoxin sprechen.

Patienten und Methodik

13 Patienten mit progressiver Sklerodermie im Alter von 36−73 Jahren (Durchschnittsalter 54 ± 12 Jahre) ohne Zeichen einer manifesten Herzinsuffizienz und ohne arterielle Verschlußkrankheit wurden in die Studie aufgenommen.

Eine Ösophagusbeteiligung war bei zwölf von 13 Patienten durch Ösophagusmanometrie gesichert. Ein Lungen- und Magen-Darmbefall wurde bei sechs Patienten verifiziert. In zehn von 13 Fällen ergaben sich aus der früheren Anamnese Hinweise auf eine Herzinsuffizienz (NYHA I−II). Eine vorherige Digitalisdauertherapie bei sechs Patienten wurde 1 Woche vor Versuchsbeginn abgesetzt. Die Blutspiegelkontrolle zum Zeitpunkt der Untersuchung ergab dann keine meßbaren Plasmakonzentrationen des vorher verabreichten Glykosids.

Nach vorheriger Aufklärung und Zustimmung von seiten der Patienten wurden nach einer Ruhephase von 45 min impedanzkardiographisch die systolischen Zeitintervalle bestimmt und impedanzplethysmographisch die periphere Durchblutung an den unteren Extremitäten gemessen. Der Ausschluß einer arteriellen Verschlußkrankheit erfolgte durch Ultraschall-Dopplerdruckmessungen an den oberen Extremitäten und an Arteria tibialis posterior und dorsalis pedis beiderseits.

Echokardiographisch wurde die mittlere Geschwindigkeit der zirkumferentiellen Faserverkürzung (V_{CF}) mit Hilfe der M-Mode-Echokardiographie gemessen und der arterielle Blutdruck und die Herzfrequenz bestimmt. Digitoxin wurde in einer Dosis von 0,5 mg intravenös verabreicht und die Basismessungen nach 1 Std und nach 6 Std wiederholt und gleichzeitig die Blutspiegel radioimmunologisch bestimmt. Unterschiede zwischen den Ausgangswerten und den Messungen nach Digitalisapplikation wurden mit Hilfe des t-Testes bei paarweiser Anordnung ermittelt.

Ergebnisse und Diskussion

Das Verhalten der Ruhedurchblutung bei den einzelnen Patienten nach intravenöser Digitalisapplikation zeigt die Abb. 1. Im Mittel stieg die Ruhedurchblutung von 1,0 ± 0,3 ml/100 ml Gewebe/min nach 1 Std auf 1,2 ± 0,2 und nach 6 Std auf 1,5 ± 0,3 ml/100 ml Gewebe/min an. Der Unterschied zum Ausgangswert zeigte bereits nach 1 Std eine statistische Signifikanz ($p < 0,01$).

Bei eindeutig initial verminderter Ruhedurchblutung im Vergleich zu gesunden Versuchspersonen [2] erfolgte nach Digitalisierung eine Zunahme der peripheren Perfusion, so daß sich die Meßwerte nach 6 Std dem Normbereich näherten. Diese Befunde entsprechen den Ergebnissen, die von Mason und Braunwald [3] an herzinsuffizienten Patienten gemessen wurden. Die Zunahme der Durchblutung erfolgte in der vorliegenden Untersuchung bereits nach einer geringen Digitoxindosis (0,5 mg i.v.). Die 6 Std nach intravenöser Applikation gemessenen Blutspiegel von Digitoxin betrugen im Mittel 11,7 ± 0,9 ng/ml und lagen damit im unteren therapeutischen Bereich.

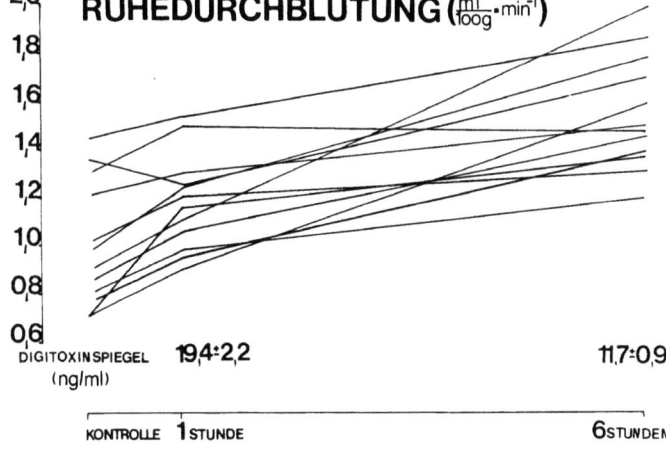

RUHEDURCHBLUTUNG $(\frac{ml}{100g} \cdot min^{-1})$

DIGITOXINSPIEGEL $19,4 \pm 2,2$ $11,7 \pm 0,9$
(ng/ml)

KONTROLLE 1 STUNDE   6 STUNDEN

Abb. 1. Änderung der Ruhedurchblutung an den unteren Extremitäten 1 Std und 6 Std nach intravenöser Digitoxingabe in einer Dosis von 0,5 mg. Deutliche Zunahme der Durchblutung bei relativ niedrigen Digitoxinspiegeln 6 Std nach Applikation

Parallel zu der Ruhedurchblutung stieg auch die mittlere Geschwindigkeit der zirkumferentiellen Faserverkürzung bereits nach 1 Std in allen Fällen (Abb. 2) signifikant an ($p < 0,005$).

Bei einem Ausgangswert von im Mittel $0,71 \pm 0,17$ circ $\times$ s^{-1} stieg die V_{CF} nach 1 Std auf $0,83 \pm 0,14$ und nach 6 Std auf $0,84 \pm 0,17$ circ $\times$ s^{-1} an ($p < 0,005$). Dies zeigt, daß die wesentliche Ursache der verbesserten peripheren Perfusion auf einer Zunahme der myokardialen Kontraktilität beruht. Auch die Änderungen der V_{CF} stimmen im zeitlichen Verlauf mit der Ruhedurchblutung überein. Erwartungsgemäß verkürzte sich die Austreibungszeit von im Mittel 315 ± 35 ms nach 1 Std auf im Mittel 309 ± 35 ms, nach 6 Std auf 295 ± 36 ms ($p < 0,05$). Die R-Z-Zeit als impedanzkardiographischer Kontraktilitätsparameter [4] nahm von initial 125 ± 10 ms nach 6 Std auf 119 ± 14 ms ebenfalls signifikant ab ($p < 0,01$). Da diese Größe annähernd der Anspannungszeit gleichkommt, entsprechen diese Ergebnisse auch einer Zunahme der Kontraktilität.

Die Herzfrequenz fiel von initial im Mittel 69 ± 9 Schlägen/min nach 1 Std auf 64 ± 8 Schläge/min ab ($p < 0,01$) und erreichte nach 6 Std im Mittel 72 ± 13 Schläge/min. Im arteriellen systolischen und diastolischen Blutdruck zeigten sich dagegen nach intravenöser Digitoxingabe keine signifikanten Änderungen.

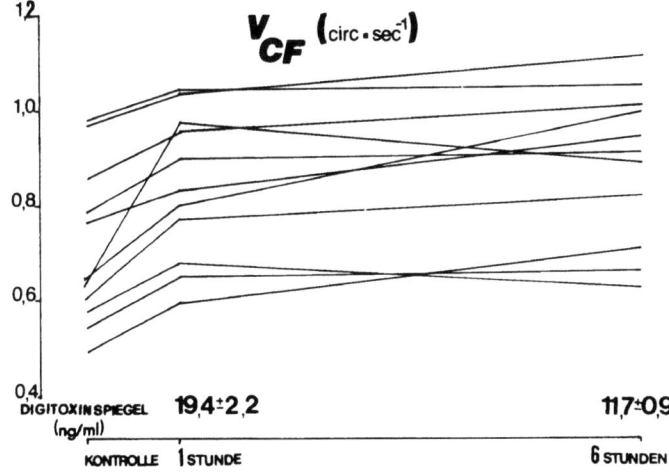

V_{CF} (circ $\cdot$ sec^{-1})

DIGITOXINSPIEGEL $19,4 \pm 2,2$ $11,7 \pm 0,9$
(ng/ml)

KONTROLLE 1 STUNDE   6 STUNDEN

Abb. 2. Mittlere Geschwindigkeit der zirkumferentiellen Faserverkürzung (V_{CF}) (circ $\times$ s^{-1}) vor und nach intravenöser Digitoxingabe in einer Dosis von 0,5 mg. Signifikante Zunahme der V_{CF} bereits 1 Std nach Digitalisierung

1767

Aus den vorliegenden Ergebnissen ist für die Behandlung von Patienten mit progressiver Sklerodermie und Organbeteiligung zu schließen, daß insbesondere bei der klinischen Untersuchung nach einer latenten Herzinsuffizienz zu fahnden ist und falls diese gesichert werden kann, von einer Digitalisierung eine Verbesserung der Hämodynamik und der peripheren Perfusion zu erwarten ist.

Literatur

1. Brachtel R, Gilfrich HJ (1977) Die intestinale Resorption von Digoxin bei Patienten mit progressiver Sklerodermie. Klin Wochenschr 55: 439–444 – 2. Schuster CJ, Schuster HP (1984) Application of impedance cardiography in critical care medicine. Resuscitation 11: 255–274 – 3. Mason DT, Braunwald E (1964) Studies on digitalis. X. Effects of ouabain on forearm vascular resistance and venous tone in normal subjects and in patients with heart failure. J Clin Invest 43: 532–536 – 4. Schuster CJ, Gilfrich HJ, Bork R, Schönborn H, Just HJ, Schuster HP (1977) Non-invasive measurement of myocardial contractility and peripheral blood flow in patients with hypnotic drug intoxication. Intensive Care Med 3: 198

Schulte, F., Meier, J., Saborowski, F., Wieners, H.[1] (Med. Klinik und [1] Röntgen-Institut des Städtischen Krankenhauses Köln-Holweide)
Fibrinolytische Therapie bei Venenthrombosen

Die fibrinolytische Therapie tiefer Venenthrombosen mittels Streptokinase (SK) und Urokinase (UK) dient der Prophylaxe des postthrombotischen Syndroms und der Vorbeugung lebensbedrohlicher Lungenembolien. Beide Substanzen unterscheiden sich in bezug auf Herkunft, Antigenität, Wirkungsmechanismus, Komplikationsrate und Preis erheblich voneinander [6, 7a, 8b, 13]. Insbesondere bei der Therapie mit Urokinase (alleine oder nach erfolgloser Streptokinasetherapie) sind noch viele Fragen offen, z. B. Höhe der Dosis, Dauer der Therapie, Erfolgsrate [9, 12].

Anhand der Ergebnisse und der Komplikationen des eigenen Krankengutes in den letzten 5 Jahren sollen differentialtherapeutische Aspekte beider Substanzen dargestellt werden.

Methodik

Zwischen September 1978 und Januar 1984 wurden insgesamt 67 Patienten wegen Thrombosen des tiefen Venensystems fibrinolytisch behandelt. Von 58 Patienten konnten die Krankenakten ausgewertet werden. Von diesen waren zwei Patienten wegen tiefer Armvenenthrombosen (Subklaviathrombosen) und 56 wegen tiefer Bein- und Beckenvenenthrombosen behandelt worden (Gruppe A: Streptokinasetherapie, $n = 41$, mittleres Alter: 47 Jahre; Gruppe B: Urokinasetherapie, $n = 5$, mittleres Alter: 42 Jahre; Gruppe C = Urokinase- nach Streptokinasetherapie, $n = 10$, mittleres Alter: 42 Jahre).

Nach Sicherung der Diagnose einer tiefen Venenthrombose mittels Phlebographie und Ausschluß von Kontraindikationen erfolgte die Übernahme auf die Medizinische Intensivstation. Vor Einleitung der Lysetherapie wurden folgende Gerinnungsparameter bestimmt: Quick, PTT, PTZ, Fibrinogen, Thrombozyten (Reptilase).

Die *Streptokinasetherapie* erfolgte nach folgendem Schema: Initialdosis: 250 000 IE über 20 min, anschließend Dauerdosis: 100 000 IE/Std.

Zugabe von Heparin bei Normalisierungstendenz der Gerinnungswerte.

Die *Urokinasetherapie* erfolgte nach folgendem Schema: Initialdosis: 100 000–250 000 IE über 10–30 min, anschließend Dauerdosis: 1–2 Mio. IE über 24 Std, sofortige Zugabe von Heparin.

Isolierte Unterschenkelthrombosen wurden mit Heparin behandelt.

Neben der klinischen Kontrolle des Lokalbefundes erfolgte täglich ein- bis zweimal die Bestimmung der Gerinnungsparameter. Nach im Schnitt 5 Tagen (SK) oder 7 Tagen (UK) Kontrollphlebographie, danach entweder Umsetzung auf Urokinase, Fortsetzung der Urokinasetherapie oder Umsetzung auf Heparin.

Ergebnisse und Diskussion

Zwei Patienten waren wegen tiefer Armvenenthrombosen über 4 bzw. 5 Tage mit Streptokinase ohne Komplikationen behandelt worden. In einem Fall kam es zu einer vollständigen Eröffnung der Strombahn, bei dem anderen zur Teileröffnung.

56 Patienten wurden wegen tiefer Bein- und Beckenvenenthrombosen behandelt. Die Ergebnisse sind in der Tabelle 1 zusammengefaßt.

Von den bis zu 4 Tage alten Thrombosen ($n = 23$) konnten mittels Streptokinase zwölf vollständig/weitgehend und sechs teilweise aufgelöst werden, eine Thrombose konnte sogar nach 14 Tagen noch vollständig lysiert werden.

Von den zehn Patienten, die sowohl mit Streptokinase als auch mit Urokinase behandelt wurden (Gruppe B) hatten sechs nach im Mittel 5,3 Tagen phlebographisch einen Teilerfolg, so daß mit Urokinase weiterbehandelt wurde. Bei zwei Patienten wurde wegen allergischer Reaktion ohne Kontrollphlebographie auf Urokinase umgesetzt. Bei zwei Patienten wurde trotz einer Verschlechterung unter Streptokinase wegen des jugendlichen Alters (20 und 21 Jahre) mit Urokinase weiterbehandelt. Nur bei einem von zehn Patienten konnte eine vollständige bzw. weitgehende Rekanalisation erreicht werden, vier hatten teilgelöste Thrombosen, vier einen verschlechterten Befund.

Als Komplikationen (Abbruchkriterien) traten nach Streptokinase Fieber in 7,3% (kein Fall nach Urokinase), Blutungen in 12,2% (kein Fall nach Urokinase), neurologische Symptome in einem Fall nach Streptokinase (CT: intrazerebrales Hämatom) und in einem Fall nach Urokinase (im weiteren Verlauf unauffälliger neurologischer Status einschließlich CT) sowie eine tödlich verlaufende intrazerebrale Blutung nach Streptokinase (Letalität = 2,4%) auf.

Vergleichbare Ergebnisse nach Streptokinasetherapie werden in der Literatur angegeben [1−3, 5, 11], lediglich die Abbruchrate nach Streptokinase mit 24% liegt höher als in der Literatur (14%) [3]. Die Erfolge nach Urokinase sind dagegen etwas geringer als in der Literatur beschrieben [4, 7b, 8a, 10].

Tabelle 1. Ergebnisse

	A		B		C			
Alter der Thrombosen (Tage)	4,2	(1−14)	1,4	(1− 3)	6,3	(1−17)		
Dauer der Therapie (Tage)	5	(3− 7)	11	(6−13)	11	(6−23)		
Erfolg								
Weitgehend/vollständig	36,6%		20%		10%			
Teilgelöst	36,6%		20%		40%			
Unverändert/verschlechtert	24,4%		60%		40%			
					SK		UK	
Komplikationen								
Allergische Reaktion	3	(7,3%)	−		4	(40%)	−	
Blutung	5	(12,2%)	−		−		−	
Neurologische Symptome	1	(2,4%)	1	(20%)	−		1	(10%)
Verstorben	1	(2,4%)	−		−		−	

Aufgrund unserer Ergebnisse im Vergleich zur Literatur kann die fibrinolytische Therapie mit *Streptokinase* bei tiefen Bein- und Beckenvenenthrombosen, die nicht auf den Unterschenkel beschränkt sind, als Mittel der ersten Wahl bei fehlender Kontraindikation angesehen werden. Wegen der hohen Komplikationsrate sollte die Therapie unter engmaschiger klinischer und laborchemischer Kontrolle erfolgen, wenn möglich auf der Intensivstation. Bei einem Teilerfolg nach primärer Streptokinasetherapie kann eine Behandlung mit Urokinase angeschlossen werden. Da die Erfolgsaussichten im Vergleich zu einer Streptokinasetherapie bei deutlich höheren Kosten geringer sind, sollte der Einsatz dieses Medikamentes auf Problemfälle beschränkt bleiben, da die Komplikationsrate deutlich niedriger ist.

Literatur

1. Arnesen H et al. (1978) A prospective study of streptokinase and heparin in the treatment of deep vein thrombosis. Acta Med Scand 203: 457 − 2. Breddin HK et al. (1982) Die thrombolytische Behandlung tiefer Bein- und Beckenvenenthrombosen. Internist 23: 410 − 3. Burkhardt H, Heinrich F (1979) Praxis der Streptokinasetherapie. Diagnostik Intensivther 4: 65 − 4. Niessner H et al. (1980) In: Tilsner V (ed) Fibrinolysis and urokinase. Academic Press, London New York − 5. Rahmer H, Wahl S et al. (1979) Akute tiefe Bein- und Beckenvenenthrombose: Thrombolytische Therapie. Diagnostik Intensivther 4: 65 − 6. Roka L (1983) Grundlagen der fibrinolytischen Therapie. Hämostaseologie 3: 45 − 7a. Theiss W et al. (1980) Fibrinolyse-Therapie tiefer Venenthrombosen. Dtsch Med Wochenschr 105: 23 − 7b. Theiss W et al. (1980) Die Behandlung tiefer Beinvenenthrombosen mit Urokinase. Klin Wochenschr 58: 521 − 8a. Tilsner V (1980) Medikamentöse Therapie tiefer thrombotischer Venenprozesse und der Lungenembolie. Medica 1: 394 − 8b. Tilsner V (1980) Konservative Therapie tiefer Beinvenenthrombosen. Dtsch Med Wochenschr 105: 112 − 9. Trübestein G (1980) Dosierung und Überwachung der Thrombolyse-Therapie mit Urokinase. Dtsch Med Wochenschr 105: 737 − 10. Trübestein G (1981) Urokinase-Therapie. Schattauer, Stuttgart New York − 11. Watz R et al. (1979) Rapid thrombolysis and preservation of valvular venous functions in high deep vein thrombosis. Acta Med Scand 205: 293 − 12. Zimmermann R et al. (1980) Dosierung von Urokinase bei venösen Thrombosen der unteren Extremitäten. Dtsch Med Wochenschr 105: 1228 − 13. Zimmermann R et al. (1983) Tiefe Venenthrombose: neuere Aspekte der medikamentösen Behandlung. Dtsch Ärztebl 80: 31

Scheffler, P., Schneider, A., Wenzel, E. (Abt. für Klinische Hämostaseologie und Transfusionsmedizin, Universität des Saarlandes, Universitätsklinik Homburg/Saar)

Flußmessung der A. carotis communis und A. carotis interna: Normalwerte, Altersabhängigkeit, Einfluß von Belastung und vasoaktiven Substanzen

Nichtinvasive Flußmessungen der A. carotis communis zeigen je nach Methode und Untersucher eine erhebliche Schwankungsbreite (200−600 ml/min) [1, 2]. Da die zerebrale Durchblutung autoreguliert wird, sollten solche Schwankungen der Durchflußmenge an der Carotis communis und insbesondere an der Carotis interna nicht auftreten. Andererseits zeigen Einzeluntersuchungen, daß ab einem arteriellen Mitteldruck von über 140 mm Hg die Autoregulation durchbrochen wird und die zerebrale Durchblutung ansteigt. Es galt daher die Frage zu klären, ob sich trotz Autoregulation durch Änderung der hämodynamischen Parameter die zerebrale Durchblutung beeinflussen läßt.

Methodik

Die Flußmessungen wurden mit dem MAVIS-Gerät durchgeführt. Es handelt sich um einen 5 MHz, 30-kanalgepulsten Doppler mit einer Winkelmeßanlage, die vor jeder Einzelmessung den Winkel zwischen Gefäß und Dopplerstrahl bestimmt. Das hohe Auflösungsvermögen von axial 0,6 mm erlaubt eine exakte Bestimmung der Gefäßweite und die Analyse des Geschwindigkeitsprofils im Gefäßquerschnitt sowie über den kardialen Zyklus. Mit dem angeschlossenen Computer wird der mittlere Fluß in ml/min, die Änderung der Gefäßweite über den kardialen Zyklus, die mittlere Geschwindigkeit sowie der pulsatorische Index berechnet. Die Meßgenauigkeit an In vivo- und In vitro-Modellen beträgt ca. ± 5% [3].

1. Ruhewerte, Altersabhängigkeit

100 Normalpersonen (52 ♀, 48 ♂) zwischen 10 und 81 Jahre alt, mit normalem Blutdruck und normaler Frequenz, wurden untersucht. Gefäßveränderungen der A. carotis waren vorher mit dem CW-Doppler und einem Real time-Scanner (10 MHz, Fa. Picker) ausgeschlossen worden. Es wurden an verschiedenen Tagen jeweils zehn Messungen der rechten und linken Carotis communis und interna unter Kontrolle von RR, Puls und EKG durchgeführt.

2. Streßtest

Zehn Normalpersonen (20–40 Jahre) wurden nach Messung der Ruhewerte mit 3 Watt/kg KG über 4 min belastet, und 5, 10, 20, 30, 40, 50 und 60 min nach Belastung der Fluß in der linken Carotis communis gemessen. Parallel dazu wurden die Veränderungen von Puls und RR registriert.

3. Hypertonietest

Fünf Probanden (25–45 Jahre) ohne Nachweis von Gefäßstenosen der Carotis, jedoch mit manifestem Hypertonus (arterieller Mitteldruck > 140 mm Hg) wurden im Bereich der A. carotis communis und interna unter Kontrolle von RR und Puls gemessen ($n = 10$ Messungen).

4. Vasoaktive Substanzen

Nach Gabe von Naftidrofurylhydrogenoxalat (Dusodril) 1 mg/kg KG i.v. wurde bei zehn Patienten (35–50 Jahre) mit AVK der Beine Stadium IIb und bei fünf Normalpersonen (20–45 Jahre) ohne Gefäßveränderung der Fluß der Carotis communis nach 5, 10, 20, 30, 40, 50 und 60 min gemessen und die Ergebnisse mit den Ausgangswerten verglichen.

Ergebnisse

Ad 1: Die Ruhedurchblutung der A. carotis communis (CC) und der A. carotis interna (CI) zeigt zwischen dem 20. und 55. Lebensjahr keine wesentliche Altersabhängigkeit (vergl. Abb. 1). Der Normalwertbereich (± 1 s) in diesem Kollektiv liegt zwischen 237 und 327 ml/min für die CC und 173 und 230 ml/min für die CI. Der CI-Fluß beträgt ca. 65% des CC-Flusses. Eine signifikante Seitendifferenz zwischen der rechten und linken CC und CI besteht nicht. Auffallend waren jedoch ca. 10–20% höhere Flußwerte bei jungen Männern (20–25 Jahre) im Vergleich zu gleichaltrigen Frauen. Ab dem 55. Lebensjahr kommt es zu einem deutlichen Abfall des Carotisflusses, sowohl an der CC als auch an der CI, bei allerdings hoher interindividueller Schwankungsbreite.

Ad 2: Junge trainierte Normalpersonen (20–30 Jahre) zeigten 5 min nach Belastung bereits keinen erhöhten Fluß mehr, entsprechend lagen RR und Puls bereits im Normbereich. Bei älteren Probanden (40–50 Jahre) war 5–30 min nach Belastung z. T. noch eine deutliche Erhöhung des arteriellen Mitteldrucks und der Pulsfrequenz feststellbar. In Einzelfällen wurden Spitzenflüsse bis 500 ml an der CC und bis 400 ml an der CI festgestellt. Während die mittlere Flußgeschwindigkeit nur gering anstieg, war die Flußsteigerung im wesentlichen durch die Zunahme der Gefäßweite bedingt. Exzessiv hohe Werte wurden bei manifestem Hypertonus gemessen (Tabelle 1).

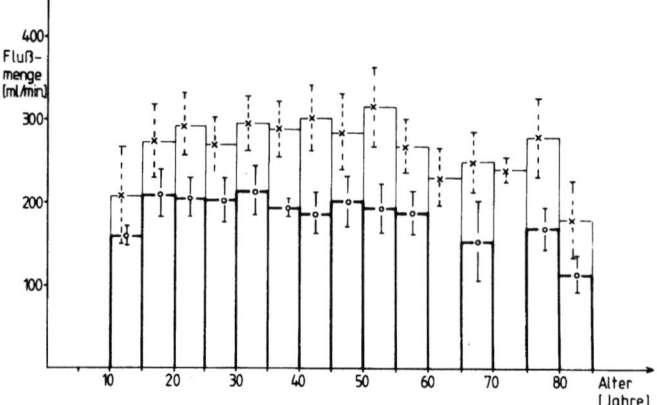

Abb. 1. Ruhefluß der A. carotis communis (oben ×−×) und A. carotis interna (unten ○−○) in Abhängigkeit vom Alter

Ad 4: Nach Gabe von Naftidrofurylhydrogenoxalat (Dusodril) steigt bei gesunden Normalpersonen der CC-Fluß bis 30% an, meist zwischen der 40. und 60. min (Abb. 2). Außer einem initialen leichten Blutdruckabfall (nach ca. 5−10 min) sind dabei der Blutdruck und die Pulsfrequenz nicht wesentlich geändert. Die Vergleichsgruppe der Patienten mit AVK Stadium IIb zeigt einen deutlichen Abfall des CC-Flusses zwischen der 30. und 50. min, und zwar bis zu 50% der Ausgangswerte.

Diskussion

Normalwerte des CC- und CI-Flusses lassen sich nur unter Ruhebedingungen bei normotonen und normofrequenten Probanden feststellen. Der von uns ermittelte Normalwertbereich wird durch die intraoperative elektromagnetische Flußmessung und die Ergebnisse der Videodilutionstechnik und einzelner nichtinvasiver Ultraschalluntersuchungen bestätigt [4, 5]. Sowohl japanische Untersucher mit dem QMF-System als auch die globalen Messungen der zerebralen Durchblutung stellten einen deutlichen Abfall der zerebralen Durchblutung etwa ab dem 55. Lebensjahr fest [6].

Junge trainierte Probanden zeigen nach Belastung nur geringe Blutdruck- und Pulsanstiege, die infolge der zerebralen Autoregulation nicht zu einer signifikanten Erhöhung der zerebralen Durchblutung führen. Ältere Probanden reagieren auf Belastung z. T. mit

Tabelle 1. Einfluß von Belastung und Hypertonie auf den Fluß in der A. carotis communis und A. carotis interna

	Ruhewerte		Belastung[a]		Hypertension[b]	
	CC	IC	CC	IC	CC	IC
Mittlerer Fluß (ml/min)	280,5 s ± 46,8	196,8 s ± 33,4	−500	−420	−480	−355
Mittlere Geschwindigkeit (cm/s)	20,6 s ± 5,6	21,3 s ± 5,4	−26,8	−27,2	−22,8	−24,6
Gefäßweite (mm)	5,48 s ± 1,1	4,57 s ± 0,7	−7,66	−6,45	−7,18	−5,82

[a] 2−3 Watt/kg KG
[b] Arterieller Mitteldruck > 140 mm Hg

1772

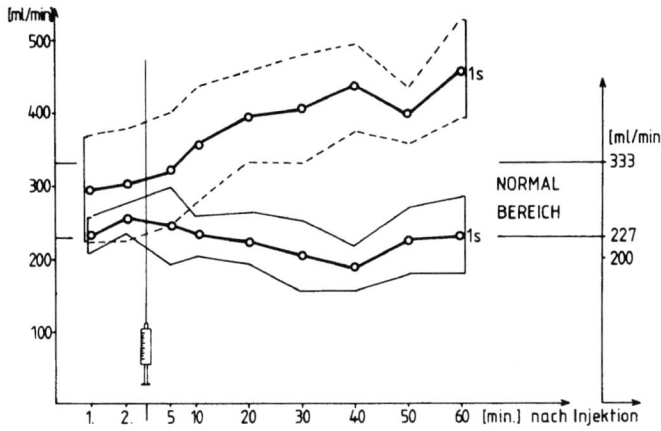

Abb. 2. Flußänderung nach Gabe von Dusodril i.v. bei Normalpersonen (obere Kurve) und bei Patienten mit AVK Stadium IIb (untere Kurve)

einem exzessiven Blutdruckanstieg. Bei einem arteriellen Mitteldruck von über 140 mm Hg trat häufig ein deutlicher Flußanstieg der CC und der CI (bis 100%) auf. Die Beobachtung wurde auch von anderen Arbeitsgruppen bei der manifesten Hypertonie bestätigt. Ob allerdings eine Korrelation zwischen der Höhe des arteriellen Mitteldrucks und der Flußhöhe in jedem Falle besteht, muß bezweifelt werden, da andere Faktoren, wie z. B. der kardiale Output, die Gefäßweite und insbesondere die Elastizität und die Gefäßwiderstände eine wesentliche Rolle spielen.

Der geringe, aber reproduzierbare Flußanstieg nach Dusodrilgabe i.v. ist nur über einen direkten vasodilatierenden Effekt erklärbar, da Pulsfrequenz und Blutdruck nicht wesentlich beeinflußt waren. Im Kontrast dazu steht der deutliche Abfall der zerebralen Durchblutung bei schwerer AVK der Beine. Inwieweit hier infolge der Vasodilatation eine Umverteilung eintritt, die den Abfall der zerebralen Durchblutung erklären könnte, läßt sich nur durch eine direkte Flußmessung der A. femoralis feststellen.

Literatur

1. Fujishiro K, Yoshimura S (1982) Haemodynamic changes in carotid blood flow with age, study on noninvasive measurements of changes with age in blood flow, velocity, vessel diameter, and blood flow volume in common carotid artery. Jikeikai Med J 29: 125−138 − 2. Keller HM, Meier WE, Anliker M, Kumpe DA (1976) Noninvasive measurement of velocity profiles and blood flow in the common carotid artery by pulsed doppler ultrasound. Stroke 7: 370−377 − 3. Fish PJ (1981) Recent advances in cardio-vascular doppler. In: Kurjak A (ed) Progress in medical ultrasound, vol 2. Excerpta Medica, Amsterdam Oxford Princeton, pp 217−236 − 4. Boysen G, Ladegaard-Pedersen HJ, Valentin N, Engell HC (1970) Cerebral blood flow and internal carotid artery flow during carotid surgery. Stroke 1: 253−260 − 5. Lantz BMT, Foerster JM, Link DP, Holcroft JW (1981) Regional distribution of cardiac output: Normal value in man determined by video dilution technique. Am J Roentgenol 137: 903−907 − 6. Yoshimura S, Furuhata H, Suzukin N, Kodaira K, Hirota H (1958) A method for the quantitative and noninvasive measurement of blood flow volume in internal and external carotid arteries and vertebral artery. Jikeikai Med J 29: 198−208

Marosi, L., Ehringer, H., Minar, E., Sommer, G., Koppensteiner, R., Kovacs, H.
(Angiologische Abt. der I. Med. Univ.-Klinik und Ludwig-Boltzmann-Institut für radiologisch-physikalische Tumordiagnostik an der Röntgenstation der I. Med. Univ.-Klinik Wien)

Thromboembolische Komplikationen
nach einer unter Heparinprophylaxe durchgeführten Phlebographie

Es konnte mittels des für die Diagnostik von rezenten Phlebothrombosen − insbesondere im Unterschenkelbereich − sehr sensitiven Jodfibrinogentestes gezeigt werden, daß thrombotische Komplikationen nach einer Kontrastmittelphlebographie relativ häufig auftreten. Ritchie et al. [8] beobachteten bei 53% der Patienten mit einem initial unauffälligen Phlebographiebefund einen pathologischen Aktivitätsanstieg im Radiofibrinogentest nach einer Phlebographie mit einem trijodierten ionischen Kontrastmittel. Im Kollektiv von Albrechtsson und Olsson [1] war dies bei 62% der untersuchten Patienten der Fall, und Walters et al. [10] berichteten einen pathologischen Jodfibrinogentest bei 22%. Es wurde daher von mehreren Autoren empfohlen [2, 7, 9], die Venen am Ende der Phlebographie mit heparinisierter physiologischer Kochsalzlösung durchzuspülen.

In dieser Untersuchung haben wir die Häufigkeit thrombotischer Komplikationen nach einer unter Heparinprophylaxe durchgeführten Phlebographie der unteren Extremitäten mittels des 125-J-Fibrinogentests untersucht.

Patientenkollektiv und Methodik

60 Patienten [35 Frauen, 25 Männer: mittleres Alter 43,3 (22−70) Jahre] wurden untersucht. Die Indikation zur Durchführung der Phlebographie war bei 43 Patienten eine vor einer Varikosisoperation erforderliche morphologische Darstellung des tiefen Venensystems, und bei 17 Patienten wurde die Phlebographie zur Beurteilung des therapeutischen Spätergebnisses nach einer Thrombolysetherapie durchgeführt. Es wurden 100 µCi J-125-Fibrinogen 2 Tage vor der Phlebographie verabreicht. Die Aktivitätsmessungen im Bereich beider unterer Extremitäten erfolgten zu folgenden Zeitpunkten: 1 Tag vor der Phlebographie − 1 Std vor, sowie 2 Std nach der Kontrastmitteluntersuchung, sowie am 1., − bei einem Teil der Patienten auch am 3. − und schließlich am 5. Tag nach der Phlebographie. Der Test wurde − entsprechend den Literaturangaben [4] − dann als positiv im Sinne einer rezenten Thrombose gewertet, wenn ein Meßpunkt eine Aktivitätserhöhung von zumindest 15% im Vergleich zu den unmittelbar benachbarten Meßstellen am selben Bein oder zu den korrespondierenden Meßstellen am anderen Bein aufwies. Zusätzlich werteten wir eine zumindest 5%ige Erhöhung der Aktivität an drei benachbarten Meßstellen − im Vergleich zur Gegenseite − als positiv. Die Phlebographie wurde mit einem trijodierten ionischen Kontrastmittel, nämlich Methylglukaminjodamid (Uromiro 300; 300 mg Jod/ml; Osmolalität: 1 590 mosm/kg Wasser) durchgeführt. Es wurden pro Untersuchung meist 50 ml Kontrastmittel verwendet. Unmittelbar nach dem Ende der Untersuchung wurden 100 ml physiologischer Kochsalzlösung nachgespritzt, wobei 10 000 IE Heparin zugefügt waren.

Ergebnisse

Die Phlebographie zeigte bei keinem Patienten Veränderungen im Sinne einer rezenten Thrombose. Der 125-J-Fibrinogentest ergab bei allen Patienten vor der Phlebographie einen unauffälligen Befund. Nach der Phlebographie kam es bei fünf Patienten zu einem pathologischen Aktivitätsanstieg im 125-J-Fibrinogentest entsprechend dem 15%-Kriterium, und bei weiteren drei Patienten entsprechend dem 3 × 5%-Kriterium. Bei den anderen 52 Patienten wurden keine Aktivitätsanstiege festgestellt. Bei sieben Patienten war der 125-J-Fibrinogentest bereits am 1. Tag nach der Kontrastmitteluntersuchung pathologisch,

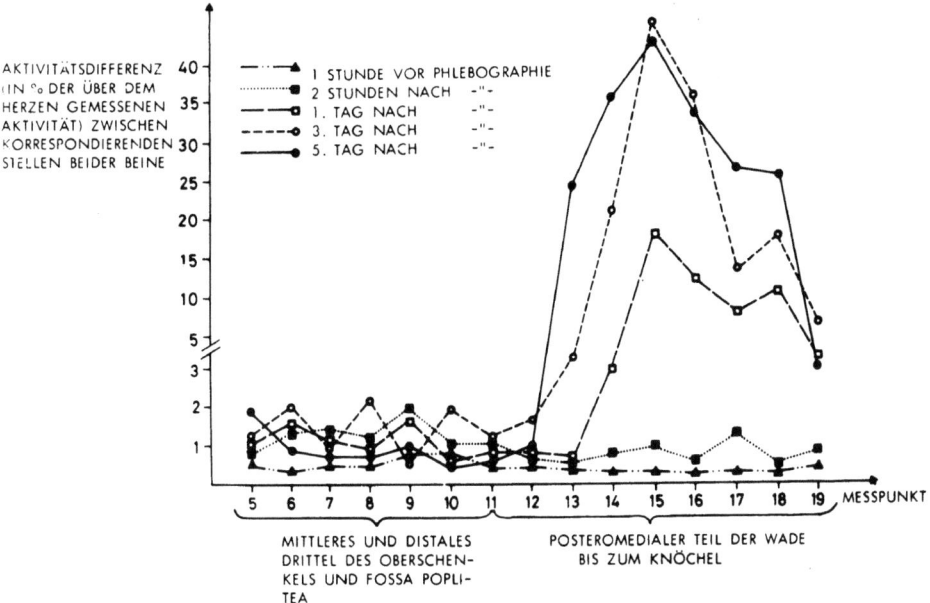

AKTIVITÄTSDIFFERENZ
(IN % DER ÜBER DEM
HERZEN GEMESSENEN
AKTIVITÄT) ZWISCHEN
KORRESPONDIERENDEN
STELLEN BEIDER BEINE

I STUNDE VOR PHLEBOGRAPHIE
2 STUNDEN NACH -"-
1. TAG NACH -"-
3. TAG NACH -"-
5. TAG NACH -"-

MESSPUNKT

MITTLERES UND DISTALES
DRITTEL DES OBERSCHEN-
KELS UND FOSSA POPLI-
TEA

POSTEROMEDIALER TEIL DER WADE
BIS ZUM KNÖCHEL

Abb. 1. Aktivitätsanstieg im Jod-125-Fibrinogentest bei einem 37jährigen Patienten, der etwa 10 Std nach Durchführung der Phlebographie über zunehmende Schmerzen im Bereiche der rechten Wade klagte

und bei einem Patienten erst am 3. Tag. Die im Sinne einer rezenten Thrombose gesteigerte Aktivität war bei allen acht Patienten auch noch am 5. Tage nachweisbar. Die klinische Untersuchung zeigte bei sechs Patienten mit einem Aktivitätsanstieg im 125-J-Fibrinogentest die typische Symptomatik einer oberflächlichen Thrombophlebitis, die sich von der Injektionsstelle des Kontrastmittels auf den distalen Unterschenkel erstreckte. Der pathologische Aktivitätsanstieg im Radiofibrinogentest wurde nur in diesem distalen Unterschenkelbereich beobachtet. Diese Patienten hatten keinerlei klinische Symptomatik, welche für das zusätzliche Vorliegen einer tiefen Unterschenkelvenenthrombose sprach. Bei zwei Patienten (= 3,3%) mit einem pathologischen 125-J-Fibrinogentest – entsprechend dem 15%-Kriterium – fanden sich klinisch keine Zeichen einer oberflächlichen Thrombophlebitis, aber diese Patienten klagten über ein Spannungsgefühl und einen starken Druckschmerz im Wadenbereich, so daß klinisch der hochgradige Verdacht einer rezenten tiefen Venenthrombose bestand. Die Abb. 1 zeigt den Aktivitätsanstieg bei einem 37jährigen Patienten, der etwa 10 Std nach Durchführung der Phlebographie über zunehmende Schmerzen im Bereiche der Wade klagte. Am 7. Tag entwickelte dieser Patient auch eine klinische Symptomatik, welche für das zusätzliche Auftreten einer Lungenembolie sprach. Die Durchführung einer Lungenszintigraphie wurde vom Patienten abgelehnt.

Diskussion

Im Vergleich mit den anderen bereits erwähnten Studien über die mittels des 125-J-Fibrinogentests bestimmte Häufigkeit thrombotischer Komplikationen nach einer Phlebographie mit trijodierten ionischen Kontrastmitteln war die Inzidenz dieser Komplikation in unserem Kollektiv deutlich niedriger. Sie entspricht der Häufigkeit nach Verwendung nichtionischer Kontrastmittel [1, 10]. Das Auftreten einer Thrombose nach einer Kontrastmitteluntersuchung wie der Phlebographie ist in erster Linie auf eine Endothelschädigung zurückzuführen. Zinner und Gottlob [11] sowie Laerum et al. [5] konnten zeigen, daß die Schwere der

1775

Endothelschädigung mit steigender Osmolalität des Kontrastmittels zunimmt. Einige Autoren konnten daher auch beim Vergleich zwischen niedrigosmolaren, nichtionischen und hochosmolaren, ionischen Kontrastmitteln eine deutlich höhere Komplikationsrate in der letztgenannten Gruppe finden [1, 6, 10]. In einer randomisierten Studie verglichen Albrechtsson und Olsson [1] das niedrigosmolare, nichtionische Metrizamide und das hochosmolare, ionische Megluminmetrizoate. Bei Verwendung von Metrizamide wurden keine thrombotischen Komplikationen beobachtet, während dies in der anderen Gruppe bei 62% der Patienten der Fall war. Auch in der Studie von Walters et al. [10] war die Inzidenz eines pathologischen Aktivitätsanstieges im Radiofibrinogentest bei Verwendung eines ionischen Kontrastmittels deutlich höher, als bei Verwendung eines nichtionischen Kontrastmittels (21,4% vs. 3,6%).

Die meisten Autoren betonen die Bedeutung einer Reduktion der Kontaktzeit zwischen dem Kontrastmittel und der Venenwand. Einige Autoren versuchten daher − neben der allgemein üblichen aktiven und passiven Kontraktion der Wadenmuskulatur − durch Injektion physiologischer Kochsalzlösung das Kontrastmittel möglichst rasch aus den untersuchten Venen zu entfernen [3, 6, 10]. Die in diesen Studien beobachtete Inzidenz einer Venenthrombose betrug 32% [3], 26,7% [6], sowie 21,4% [10]. Das Durchspülen der Venen mit Kochsalzlösung hat also möglicherweise einen günstigen Effekt, aber diese Maßnahme allein scheint beim Vergleich mit den Ergebnissen unserer Studie nicht so effektiv zu sein wie das Durchspülen mit heparinisierter Kochsalzlösung.

Als Konsequenz aus den in der Literatur berichteten sowie unseren eigenen Ergebnissen würden wir daher empfehlen − sofern man nicht die Möglichkeit der Verwendung neuerer, nichtionischer, niedrigosmolarer Kontrastmittel hat − die bei der Phlebographie untersuchten Venen am Ende der Untersuchung mit heparinisierter Kochsalzlösung durchzuspülen. Die Komplikationsrate einer Kontrastmittelphlebographie kann nämlich dadurch entscheidend herabgesetzt werden.

Literatur

1. Albrechtsson U, Olsson CG (1979) Thrombosis after phlebography: a comparison of two contrast media. Cardiovasc Radiol 2: 9−18 − 2. Arndt RD, Grollman JH, Gomes AS, Bos CJ (1979) The heparin flush: an aid in preventing postvenography thrombophlebitis. Radiology 130: 249−250 − 3. Bettmann MA, Paulin S (1977) Leg phlebography: The incidence, nature and modification of undesirable side effects. Radiology 122: 101−104 − 4. Browse NL (1972) The 125-J-fibrinogen uptake test. Arch Surg 104: 160−163 − 5. Laerum F, Börsum T, Reisvaag A (1983) Human endothelial cell culture as an evaluation system for the toxicity of intravascular contrast media. Invest Radiol 18: 199−206 − 6. Lea Thomas M, Briggs GM, Kuan BB (1983) Contrast agent-induced thrombophlebitis following leg phlebography: meglumine ioxaglate versus meglumine iothalamate. Radiology 147: 399−400 − 7. May R (1977) Thrombophlebitis after phlebography. Vasa 6: 169−170 − 8. Ritchie WGM, Soulen RL, Rogers P (1977) The effect of ascending venography on the fibrinogen uptake test. Invest Radiol 12: 416−419 − 9. Schmitt HE (1977) Komplikationen der Phlebographie. In: Schmitt HE (Hrsg) Aszendierende Phlebographie bei tiefer Venenthrombose. Huber, Bern Stuttgart Wien, S 145−149 − 10. Walters HL, Clemenson J, Browse NL, Lea Thomas M (1980) 125-J-fibrinogen uptake following phlebography of the leg. Radiology 135: 619−621 − 11. Zinner G, Gottlob R (1959) Morphologic changes in vessel endothelia caused by contrast media. Angiology 10: 207−213

Hämostaseologie

Engelhardt, D., Krell, W., Müller-Berghaus, G. (Klin. Forschungsgruppe für Blutgerinnung und Thrombose der Max-Planck-Gesellschaft, Zentrum für Innere Medizin und Zentrale Abteilung des Strahlenzentrums der Justus-Liebig-Universität Gießen)

Gelchromatographische Untersuchungen von Fibrin und Fibrinogen im Kalziummilieu bei 37° C*

Lösliches Fibrin wird im Plasma von Patienten mit Verbrauchskoagulopathie nachgewiesen und liegt hauptsächlich als des-AA-Fibrin vor. Dieser Fibrintyp entsteht durch Abspaltung der Fibrinopeptide A vom Fibrinogenmolekül. Es wird angenommen, daß des-AA-Fibrin durch Komplexbildung mit Fibrinogen in der Zirkulation in Lösung gehalten wird.

Ziel der vorliegenden Arbeit war es, die Rolle von Kalziumionen, der Temperatur und verschiedener Fibrinkonzentrationen auf das gelchromatographische Verhalten von ^{125}I-des-AA-Fibrin und ^{131}I-Fibrinogen zu untersuchen.

Fibrinherstellung

Humanes Fibrinogen wurde durch Glyzin- und Äthanolfällungen aus frischem Zitratplasma gereinigt und mit ^{125}I bzw. ^{131}I markiert [1]. Durch zweistündige Inkubation mit der Schlangengiftfraktion Batroxobin in Anwesenheit von 2,6 M Harnstoff wurde ^{125}I-Fibrinogen in ^{125}I-des-AA-Fibrin überführt und mit einer gepufferten Plasmaprobe gemischt, in der sich ^{131}I-Fibrinogen befand. Nach einer weiteren einstündigen Inkubation bei 20° C oder 37° C wurden diese Mischungen auf entsprechend vorgewärmte Chromatographiesäulen aufgetragen. Das Fibrin blieb in dieser Fibrinogenmischung vollständig in Lösung und bildete kein Gerinnsel.

Chromatographieverfahren

Es wurden temperierbare Chromatographiesäulen (70 × 1,6 cm) von Pharmacia, Uppsala Schweden, sowie als Trennmedium Ultrogel AcA 22 von LKB, Stockholm Schweden, mit einem Ausschlußvolumen von 3 Millionen Dalton verwendet. Diese Säulen wurden mit gepuffertem und antikoaguliertem Humanplasma (0,05 M Tris, 0,1 M NaCl, 2,5 mM CaCl$_2$, 5 ATU/ml Hirudin, 1 IU/ml Heparin, 500 KIU/ml Aprotinin, 200 µM Jodazetamid, 0,02% NaN$_3$, pH 7,4) äquilibriert, um das aufgetragene Fibrin während des Chromatographievorgangs in Lösung zu halten. Die Versuche wurden bei 20° C und 37° C unter Verwendung drei verschiedener Fibrinkonzentrationen durchgeführt.

Ergebnisse

1. Löslichkeit des ^{125}I-des-AA-Fibrins

Das in einer Plasmaprobe enthaltene Fibrin konnte durch Verwendung von Humanplasma als Elutionsmedium auch während des Chromatographievorgangs in Lösung gehalten und vollständig von den Säulen eluiert werden. Die Recovery-Raten für Fibrin betrugen bei 20° C 97,1 ± 4,7% und bei 37° C 97,2 ± 3,5%.

2. Gelchromatographie von ^{125}I-des-AA-Fibrin und ^{131}I-Fibrinogen in dreimolarem Harnstoff

Um eine Quervernetzung des untersuchten Fibrins durch aktivierten Faktor XIII auszuschließen, wurden Gelfiltrationen der Proben in dreimolarem Harnstoffmilieu durchgeführt.

---

*   Mit Unterstützung durch die Stiftung Volkswagenwerk, Hannover

Es zeigte sich ein identisches Elutionsverhalten von ^{125}I-des-AA-Fibrin und ^{131}I-Fibrinogen: Das Fibrinpolymer dissoziierte somit in seine monomolekulare Form.

3. Einfluß von Ca^{2+}-Ionen auf die Fibrinpolymerisation

Im Gegensatz zu früheren Untersuchungen [2] ohne Ca^{2+}-Ionen im Elutionsmedium zeigte das untersuchte ^{125}I-des-AA-Fibrin ein anderes Elutionsverhalten als das ^{131}I-Fibrinogen; das Fibrin wurde vom monomolekularen Fibrinogen getrennt.

4. Einfluß der Temperatur auf die Fibrinpolymerisation

Bei 20° C eluierte ^{125}I-des-AA-Fibrin in allen untersuchten Konzentrationen (120 µg/ml, 66 µg/ml, 25 µg/ml) getrennt vom ^{131}I-Fibrinogen im Ausschlußvolumen (V_o). Das Molekulargewicht dieses Fibrinpolymers liegt somit über 3 Millionen. Bei 37° C bildete ^{125}I-des-AA-Fibrin ebenfalls Oligomere, die aber nicht im Ausschlußvolumen der Säulen eluiert wurden.

5. Einfluß der Fibrinkonzentration auf die Fibrinpolymerisation bei 37° C

Die bei 37° C gebildeten ^{125}I-des-AA-Fibrinoligomere zeigten eine deutliche Veränderung des Elutionsverhaltens in Abhängigkeit von der Fibrinkonzentration in der Probe. Eine Erniedrigung der Fibrinkonzentration von 120 µg/ml auf 25 µg/ml bewirkte eine Verschiebung des ^{125}I-des-AA-Fibrinpeaks zum ^{131}I-Fibrinogen hin: Die Molekülgröße nimmt somit ab.

Diskussion und Schlußfolgerung

Die vorliegenden Ergebnisse zeigen, daß der Polymerisationsgrad des löslichen des-AA-Fibrin von der Anwesenheit der Ca^{2+}-Ionen, von der Temperatur des Lösungsmediums und von der Konzentration des untersuchten Fibrins abhängt. Die Größe dieser Fibrinpolymere hat keinen Einfluß auf die Löslichkeit des Fibrins, sofern genügend Fibrinogen im umgebenden Medium zur Lösungsvermittlung zur Verfügung steht [3, 4].

Kontrollversuche in dreimolarem Harnstoff zeigten keine Quervernetzung des Fibrins durch aktivierten Faktor XIII während des Chromatographievorgangs. Die wahrscheinlich über Ca^{2+}-Brücken stabilisierten Fibrinpolymere waren im Harnstoffmilieu vollkommen dissoziabel.

Die in der Plasmaprobe in Anwesenheit von ^{131}I-Fibrinogen gebildeten Fibrinpolymere wiesen keinen signifikanten Einbau von radioaktiv markiertem Fibrinogen auf, so daß die Existenz von stabilen Fibrinogenfibrinkomplexen unter den untersuchten Bedingungen unwahrscheinlich ist. Es scheint vielmehr ein rascher Austausch des Fibrinogens in der Probe mit dem Plasmafibrinogen während der Gelfiltration stattzufinden.

Literatur

1. Mahn I, Müller-Berghaus G (1975) Studies on catabolism of ^{125}I-labelled fibrinogen in normal rabbits and in rabbits with indwelling intravenous catheters: Methodologic aspects. Haemostasis 4 : 40−50 − 2. Bernhard JC, Mahn I, Müller-Berghaus G (1981) Gelchromatographie von gereinigtem des-A-Fibrin in Humanplasma bei 20° C und 37° C. Verh Dtsch Ges Inn Med 87 : 785−787 − 3. Shainoff JR, Page IH (1962) Significance of cryprofibrin in fibrinogen-fibrin conversion. J Exp Med 116 : 697−707 − 4. Mahn I, Krell W, Müller-Berghaus G (1979) Separation of human des-AB-Fibrin and Fibrinogen by Sepharose-plasma chromatography at 20° C and 37° C. Thromb Res 14 : 651−663

Daiß, W.[1], Ostendorf, P.[2], Jaschonek, K.[2] ([1] Med. Univ.-Klinik, Abt. I und [2] Med. Univ.-Klinik, Abt. II der Eberhard-Karls-Universität Tübingen)

Faktor Xa-Inhibitoraktivitätsabfall unter Einnahme oraler Antikonzeptiva

Vessey und Mann [1] veröffentlichten 1978 eine epidemiologische Studie, bei der sich abhängig von den untersuchten Zentren ein relatives Risiko für eine Venenthrombose oder eine Lungenembolie im Verhältnis zwischen 2 : 1 und 11 : 1 von Pilleneinnahme zu Nichteinnahme ergab.

Studien von Kaulla (1970), Howie und Conrad (1971) zeigten als mögliche Erklärung einen Abfall der Antithrombin III (AT III)-Aktivität ab dem 10. Tag nach Beginn der Pilleneinnahme [4]. Diese Untersuchungen zeigten zusätzlich, daß es nach Absetzen der Pille zu einem raschen Wiederanstieg der AT III-Spiegel kam. Diesen Ergebnissen stehen Studien mit Fallzahlen > 50 gegenüber, bei denen unter Anwendung funktioneller oder immunologischer Methoden zur Plasma-AT III-Aktivitätsbestimmung kein signifikanter Abfall von AT III unter Pilleneinnahme gefunden werden konnte [5].

Yin und Wessler [3] beschrieben erstmals ein Testverfahren, durch welches niedrige AT III-Spiegel bei Patienten mit Alpha I-Antitrypsinmangel und bei Frauen nach Einnahme oraler Antikonzeptiva gemessen wurden.

Wessler [2] interpretierte die Versuchsergebnisse, bei denen niedrige AT III-Spiegel respektive Faktor Xa-Spiegel gefunden wurden, als Randwerte von sechs Probanden in der Variationsbreite einer sonst normalen Verteilung. Er vermutete, daß diese Ergebnisse durch andere Lagerung der Proben oder schlechtere Isolation bedingt waren. Er diskutierte aber auch die Möglichkeit der Existenz eines normalen oder abnormalen zirkulierenden Inhibitors der Komplexbildung AT III-Fa Xa.

In der folgenden Arbeit wird ein Testprinzip in Anlehnung an Gitel und Wessler beschrieben, dessen Spezifität auf dem Nachweis eines Plasmaproteins beruht, welches aktivierten Faktor X inhibiert und eine hinreichend schnelle Hemmwirkung katalysiert (Rate-Assay) [6].

Patienten und Methoden

Das Untersuchungskollektiv umfaßte 81 Frauen, die mindestens 6 Monate kontinuierlich die Pille eingenommen hatten (mittleres Alter $\bar{x}$ 23,25 ± 7,75 Jahre). Der Östrogengehalt der Pillenpräparate variierte zwischen 0,03 und 0,1 mg.

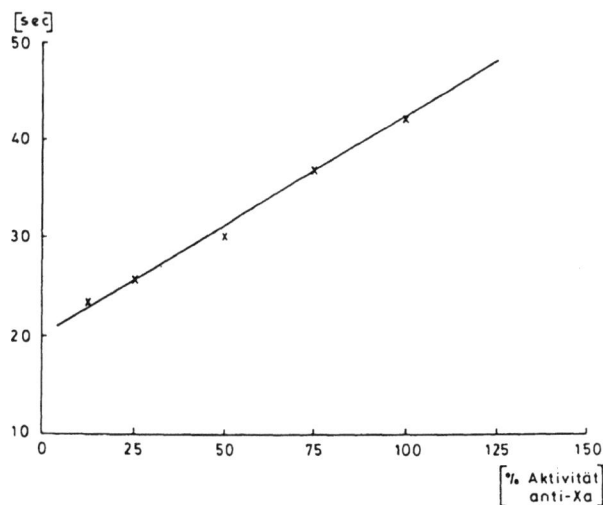

Abb. 1. Eichkurve Rate-Assay

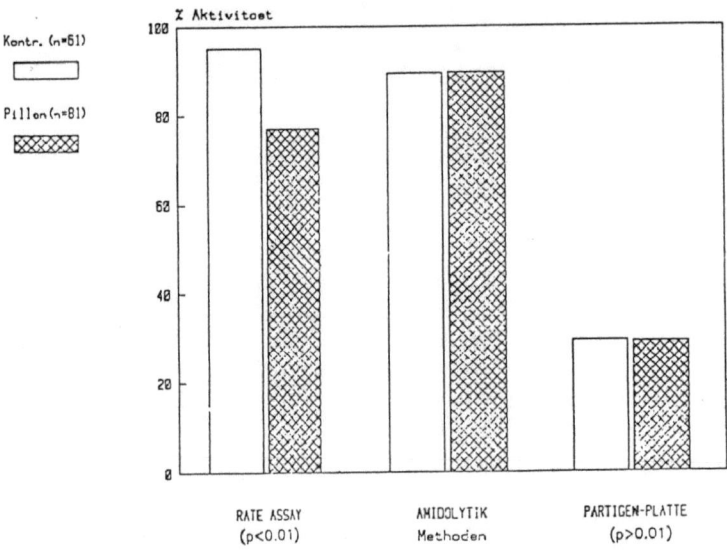

Abb. 2. Mittelwerte der Antithrombin III- und Faktor Xa-Bestimmungen unter Pilleneinnahme

Der funktionelle AT III-Gehalt wurde amidolytisch nach der Methode von Abildgaard (1975) und dem quantitativen AT III-Test modifiziert nach Gitel und Wessler gemessen. Der AT III-Antigengehalt wurde mit der radialen Immundiffusion (Partigenplatte Behring) ermittelt. Referenzgruppe: 61 Frauen (mittleres Alter $\bar{x}$ 25,6 ± 8 Jahre) ohne Pilleneinnahme.

Zusätzlich wurde der Faktor Xa-Inhibitorgehalt in den Plasmen beider Gruppen durch den Rate-Assay ermittelt. In beiden Gruppen waren Risikofaktoren wie Rauchen, Adipositas und Thrombosen in der Vorgeschichte gleich verteilt.

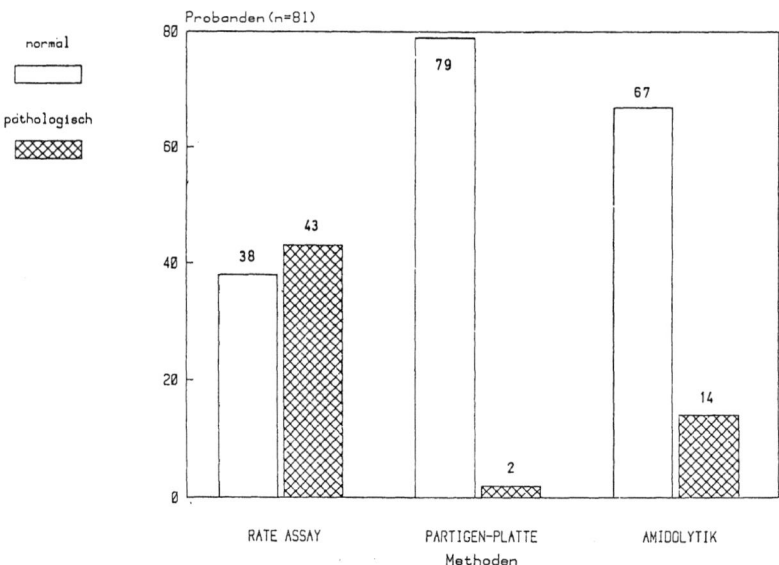

Abb. 3. Faktor Xa-Inhibitor (Rate-Assay) und AT III-Ergebnisse verschiedener Bestimmungsmethoden unter Einnahme oraler Antikonzeptiva

Methodik des Rate-Assays

Inkubation von 0,5 ml Plasma + 0,4 ml Trispuffer über mindestens 1 min bei 37° C. Zugabe von 0,1 ml Faktor Xa-Lösung. Exakt nach 90 s Zugabe von 0,1 ml $CaCl_2$ + 0,2 ml AFB-Zephalin zu 0,1 ml des Reaktionsgemisches. Der Inhibitoranteil ergibt sich als Komplement der Faktor Xa-Restaktivität (100%-Restaktivität) (Abb. 1).

Ergebnisse

Die Aktivitätsprofile des AT III-Gehaltes der Plasmen ergaben mit allen drei Methoden (Amidolytik, Partigenplatte, quantitativem AT III-Test) keine signifikanten Unterschiede zwischen der Pillengruppe und der Referenzgruppe. Bei der Bestimmung des Faktor Xa-Inhibitors fanden sich unter den Frauen mit Pilleneinnahme zwei Gruppen: Gruppe 1 mit pathologischen Werten ($n = 41$ entspricht 53%), bei der eine Faktor Xa-Inhibitor Restaktivität mit $\bar{x} = 61,83\%$ ermittelt wurde.

Gruppe 2 ($n = 38$ entspricht 46,9%), bei der der Faktor Xa-Inhibitor mit $\bar{x} = 96,8\%$ im Normbereich war. Der Faktor Xa-Inhibitorgehalt der Kontrollgruppe ($n = 61$) betrug $\bar{x} = 95,83\%$ (s. Abb. 2 und 3). Auffallend war, daß in der Gruppe mit den erniedrigten Faktor Xa-Inhibitionswerten der Inhibitorgehalt sich reziprok zum Östrogengehalt verhielt.

Schlußfolgerung

Die Restaktivität des Faktor Xa-Inhibitors in der Pillengruppe mit pathologischen Werten (Gruppe 1) liegt in einer vergleichbaren Größenordnung wie bei Personen mit angeborenem AT III-Mangel (der Unterschied zur Kontrollgruppe ist statistisch hoch signifikant $p < 0,001$). Da bei Personen mit angeborenem AT III-Mangel eine erhöhte Thrombosebereitschaft bekannt ist, ist nach unseren Ergebnissen zu vermuten, daß der Pathomechanismus für thrombolische Komplikationen unter Pilleneinnahme durch einen Faktor Xa-Inhibitorabfall verursacht wird. Die ermittelten Ergebnisse zeigen, daß bei Frauen unter Einnahme oraler Kontrazeptiva und zusätzlichen Risikofaktoren (Rauchen, Adipositas, chronische Infektion und vor Operationen) der Faktor Xa-Inhibitorgehalt zusätzlich zum AT III-Gehalt bestimmt werden sollte.

Literatur

1. Vessey MP, Mann JI (1978) Female sex hormones and thrombosis. Br Med Bull 34: 157–162 – 2. Wessler S, Eitel SN, Wan LS, Pasternack BS (1976) Estrogen-containing oral contraceptive agents. A basis for their thrombogenecity. JAMA 19: 236 – 3. Yin TW, Wessler S, Butler JV (1973) Plasma heparin: A unique, practical, submicrogram-sensitive assay. Am J Lab Clin Med 2: 298 – 4. von Kaulla KN (1976) Östrogene und Blutgerinnung. Triangle 15: 1 – 5. Poller L (1978) Oral contraceptives, blood clotting and thrombosis. Br Med Bull 34: 151–156 – 6. Gitel SN, Wessler S (1975) Plasma antithrombin III: A quantitative assay of biological activity. Thromb Res 7: 5–16

Zurborn, K. H., Bogat, E., Bruhn, H. D. (I. Med. Univ.-Klinik Kiel)
Einfluß einer Zytostatikatherapie auf den Fibrinopeptid A-Spiegel

Eine klinisch manifeste disseminierte intravaskuläre Gerinnung wird häufiger nur bei der akuten Promyelozytenleukämie beobachtet, insbesondere nach zytostatischer Induktionstherapie (Gralnick 1973). Erst die von Nossel et al. (1971) entwickelte zuverlässige

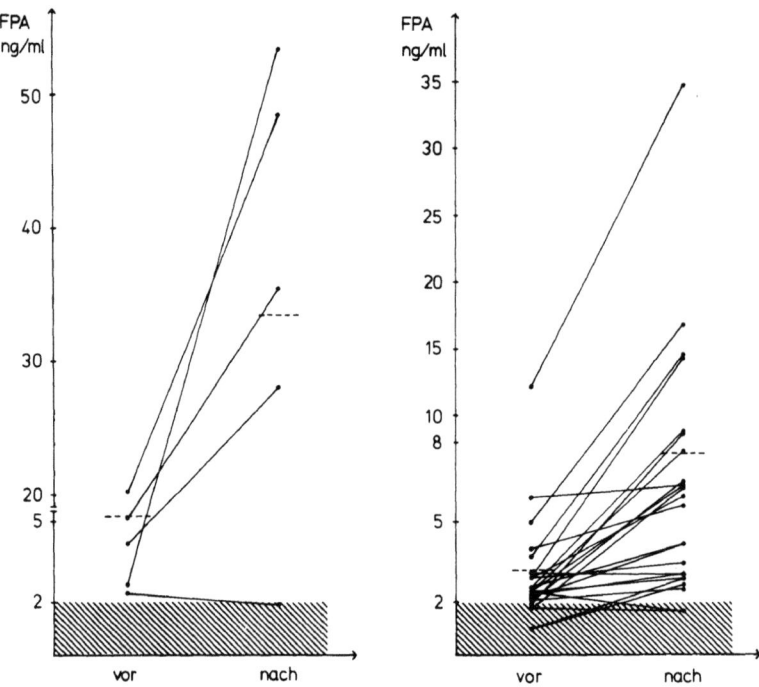

Abb. 1. Fibrinopeptid A-Spiegel vor und nach Zytostatikatherapie bei fünf Leukämiepatienten (links) und bei 23 Patienten mit fortgeschrittenen malignen Erkrankungen (rechts) (Mittelwert - - - -)

radioimmunologische Bestimmung des Fibrinopeptid A (FPA) ist empfindlich genug, um auch subklinische thrombininduzierte Gerinnungsaktivierungen bei Tumorpatienten aufzudecken (Peuscher et al. 1980). Unsere Untersuchungen dienten dazu, den Einfluß einer zytostatischen Therapie bei verschiedenen malignen Erkrankungen auf die tumorbedingte Gerinnungsaktivierung zu analysieren.

Material und Methodik

Bei fünf Leukämiepatienten (AML, 4 ×; ALL, 1 ×) und bei 23 Patienten mit fortgeschrittenen malignen Erkrankungen (maligne Lymphome, 8 ×; metastasierte Adenokarzinome, 4 ×; metastasierte Mammakarzinome, 4 ×; Plasmozytom, 4 ×; metastasiertes Bronchialkarzinom, 3 ×) wurde unmittelbar vor und nach der zytostatischen Kursbehandlung Blut für Gerinnungsuntersuchungen entnommen.

Für die FPA-Bestimmung wurde in eine mit 0,5 ml einer Heparin-Aprotininlösung (1 000 NIH-E/ml Heparin, 1 000 KIE/ml Trasylol) präparierte 5 ml-Spritze Blut nach möglichst wenig traumatischer Venenpunktion aufgezogen. Radioimmunassay nach vorheriger Proteinfällung mit Bentonit, Doppelantikörpertechnik (Polyäthylenglykol + präzipitierende Antikaninchenantikörper), Testsystem der Fa. Mallinckrodt/St. Louis/USA (Literatur: Nossel et al. 1971; Schramm et al. 1980).

Weitere Gerinnungsanalysen: PTT, Thrombelastogramm (TEG), Fibrinogen nach Clauss mittels Radialimmundiffusion: Alpha$_1$-Antitrypsin, Alpha$_2$-Makroglobulin, Plasminogen und Antithrombin III.

Plättchenaggregationstest III nach Breddin (PAT III), Präkallikrein mit chromogenem Substrat (S-2302/Fa. KABI/München).

Tabelle 1. Gerinnungsparameter vor und nach zytostatischer Therapie bei 28 Patienten mit fortgeschrittenen Malignomen

		Vor	Nach
PTT	(s)	35,1 ± 5,4	33,5 ± 5,6
Fibrinogen	(mg%)	456,0 ± 167,0	373,0 ± 179,0
AT III	(mg%)	28,9 ± 6,1	26,9 ± 6,8
Plasminogen	(mg%)	13,8 ± 2,8	11,2 ± 3,3
Präkallikrein	(%)	71,1 ± 13,0	73,1 ± 13,0

Ergebnisse

Bei den Leukämiepatienten lag vor Induktionstherapie ein über die Norm (bis 2 ng/ml) erhöhter FPA-Spiegel, im Mittel von 6,9 ng/ml vor. Deutlicher Anstieg nach Induktionstherapie bei den vier Patienten mit AML, Abfall bei dem Patienten mit ALL (L-asparaginaseinduzierte Hypofibrinogenämie von 50 mg/100 ml). Im Mittel FPA-Anstieg bei allen Leukämiepatienten auf 33 ng/ml (Abb. 1).

Nur bei vier von 23 Patienten mit fortgeschrittenen Malignomen lag FPA vor Therapie im Normbereich bis 2 ng/ml. Der mit 12,2 ng/ml höchste Wert wurde bei dem einzigen Patienten mit klinisch manifester Thrombose bei einem metastasierten Magenkarzinom beobachtet. Bei 20 von 23 Patienten (86,9%) stieg FPA nach Therapie an, und zwar im Mittel von 3,2 ± 2,2 auf 7,6 ± 7,1 ng/ml (Abb. 1). Das Verhalten der übrigen Gerinnungsparameter ist der Tabelle 1 zu entnehmen. Keine Abweichungen zeigten TEG, Alpha$_1$-Antitrypsin, Alpha$_2$-Makroglobulin, Präkallikrein und der Plättchenaggregationstest III nach Breddin.

Diskussion

Die bekannte enge Verbindung von malignem Wachstum und Gerinnung zeigt sich nicht nur in der klinischen Beobachtung von Thromboembolien bei Tumorpatienten, sondern auch im Fibrinnachweis in der Peripherie des invasiven Tumors und im Tumorzellembolus. Nicht sicher geklärt ist jedoch bis heute der Mechanismus der Gerinnungsaktivierung durch den Tumor und der Ort der Thrombinbildung (extravaskulär und/oder intravaskulär).

Unsere Untersuchungen bestätigen in einem Kollektiv von chemotherapierten Patienten mit verschiedenen Tumoren die thrombininduzierte Gerinnungsaktivierung mit über die Norm erhöhten FPA-Werten vor Therapie und Anstieg nach Chemotherapie. Myers et al. (1981) sahen eine Normalisierung des FPA in der Remission und einen erneuten Anstieg im Rezidiv. Diese Beobachtungen lassen insgesamt eine direkte Gerinnungsaktivierung durch die Tumorzelle selbst am wahrscheinlichsten erscheinen, da sowohl Tumoraktivität (Proliferation) als auch Tumorzellzerfall (Chemotherapie) Einfluß auf den FPA-Spiegel nehmen. Somit kann der FPA-Spiegel auch als Indikator für die Tumoraktivität (Progression) gelten (Rickles et al. 1983).

Die Untersuchungen von Peuscher et al. (1980) sprechen für eine extravaskuläre Thrombinbildung im Tumor selbst, da unter Heparinapplikation keine prompte Normalisierung des FPA-Spiegels gesehen wird, im Gegensatz zu den Beobachtungen bei Thromboembolien (Nossel et al. 1974).

Hinweise für eine Beteiligung der Thrombozyten oder eine Aktivierung des Kontaktsystems ergaben sich bei fehlenden Abweichungen im PAT III und beim Präkallikrein aus unseren Untersuchungen nicht.

Literatur

Gralnick HR (1973) Studies of the procoagulant and fibrinolytic activity of promyelocytes in acute promyelocytic leukemia. Br J Haematol 24: 89 – Myers TJ, Rickles FR, Barb Ch, Cronlund M (1981) Fibrinopeptide A in acute leukemia: Relationship of activation of blood coagulation to disease activity. Blood 57: 518 – Nossel HL, Younger LR, Wilner GD, Procupez T, Canfield RE, Butler Jr VP (1971) Radioimmunoassay of human fibrinopeptide A. Proc Natl Acad Sci USA 68: 2350 – Nossel HL, Yudelman I, Canfield RE, Butler Jr VP, Spanondis K, Wilner GD, Qureshi GD (1974) Measurement of fibrinopeptide A in human blood. J Clin Invest 54: 43 – Peuscher FW, Cleton FJ, Armstrong L, Stoepman van Dalen EA, van Mourik JA, van Aken WG (1980) Significance of plasma fibrinopeptide A (fpA) in patients with malignancy. J Lab Clin Med 96: 5 – Rickles FR, Edwards RL, Barb Ch, Cronlund M (1983) Abnormalities of blood coagulation in patients with cancer. Cancer 51: 301 – Schramm W, Drost W, Schmidt M, Borlinghaus P, Marx R (1980) Fibrinopeptid A-Bestimmung, Methodik und klinische Ergebnisse. In: Schimpf K (Hrsg) Fibrinogen, Fibrin und Fibrinkleber. Schattauer, Stuttgart New York, p 391

Riess, H., Braun, G., Brehm, G., Hiller, E. (III. Med. Klinik Großhadern, Universität München)

Untersuchungen der Thrombozytenaggregation in Vollblut

1. Einleitung

Bei der Abklärung einer hämorrhagischen Diathese kommt der Aggregation im Rahmen der Thrombozytenfunktionstestung besondere Bedeutung zu. Üblicherweise wird sie turbidometrisch im plättchenreichen Plasma (PRP) nach Born [3] gemessen. Obwohl diese Methode unentbehrlich geworden ist, hat sie gewisse Nachteile: Es können bei der Zentrifugation Subpopulationen der Thrombozyten verloren gehen und eine Aktivierung der Blutplättchen kann erfolgen. Weiterhin könnten Erythrozyten durch freigesetztes ADP [5] und Leukozyten durch Freisetzung von Prostazyklin [2] oder des „Platelet activating factor" [1] die Thrombozytenaggregation (TA) modifizieren. Dies läßt die Untersuchung der TA in Vollblut (VB) sinnvoll erscheinen. Seit kurzem steht ein von Cardinal und Flower [4] entwickeltes Vollblutaggregometer allgemein zur Verfügung.

2. Material und Methoden

Wir berichten über unsere Erfahrungen mit dem Whole Blood Aggregometer 540 der Firma Chrono Log, USA (Vertrieb: Coulter Electronics, Krefeld). Dabei wird die TA als Änderung der Impedanz zwischen zwei Elektroden gemessen, welche ins untersuchte Medium getaucht sind. Es besteht die Möglichkeit, die TA in PRP sowohl als Änderung der optischen Dichte als auch der Impedanz in einer Probe simultan zu messen. Die Messungen in PRP wurden bei 200 000 Thrombozyten/mm^3 durchgeführt. Zitratblut wurde 1 + 1 mit 0,9%iger Kochsalzlösung verdünnt (VB). Die Messung erfolgte in silikonisierten Glasküvetten (Probevolumen: 1 ml) bei 37° C mit einer Rührgeschwindigkeit von 1 200 U/min.

Für methodische Untersuchungen wurde Blut von freiwilligen, gesunden Personen, die für mindestens 14 Tage vor der Blutentnahme ohne jegliche Medikamente waren, mit einer Plastikspritze entnommen, in der ein Zehntel Volumen 3,8%iges Natriumzitrat vorgelegt war.

ADP (Sigma, München), Kollagen (Hormonchemie, München), Arachidonsäure (Serva, Heidelberg), Ristozetin (Lundbeck, Kopenhagen), Thrombin (Behringwerke, Marburg), Prostazyklin (Sigma, München) und Azetylsalizylsäure (Bayer, Leverkusen) wurden verwendet.

3. Ergebnisse

Zur Frage der Vergleichbarkeit beider Methoden der Aggregationstestung wurde in einer Probe PRP simultan die Änderung von optischer Dichte und Impedanz registriert. Dabei wurden verschiedene Konzentrationen der aggregationsauslösenden Substanzen untersucht. Es zeigte sich eine gute Übereinstimmung beider Methoden, die beispielhaft für ADP und Arachidonsäure (Abb. 1) dargestellt ist. Parallel zur Messung der TA in PRP wurde die Untersuchung in VB vom selben Spender durchgeführt. Für Kollagen und ADP (Abb. 1) resultierte eine nahezu identische Dosiswirkungsbeziehung für PRP und VB. Demgegenüber fand sich für Arachidonsäure (Abb. 1), Ristozetin und Thrombin eine Linksverschiebung der Dosiswirkungsbeziehung mit gesteigerter Sensibilität der TA in VB.

Die Sensibilität der Thrombozyten gegenüber Prostazyklin bei der ADP-induzierten Aggregation zeigte ebenfalls eine gesteigerte Empfindlichkeit in VB verglichen mit PRP. Während in PRP etwa 8,0 ng Prostazyklin/ml notwendig waren, um eine 50%ige Hemmung der TA nach 3 µg ADP/ml zu erreichen, wurden dazu in VB nur ca. 0,8 ng Prostazyklin/ml benötigt.

Nach einmaliger oraler Einnahme von 1 g Azetylsalizylsäure bei gesunden Personen ließ sich die Hemmung der TA bei Aggregationsauslösung durch Kollagen (Abb. 2) in VB noch

ADP(µg/ml)

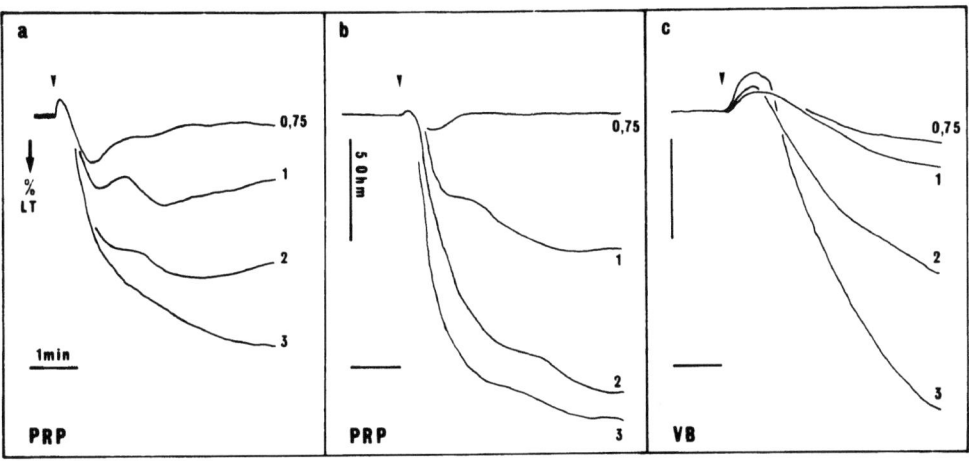

Arachidonsäure (µg/ml)

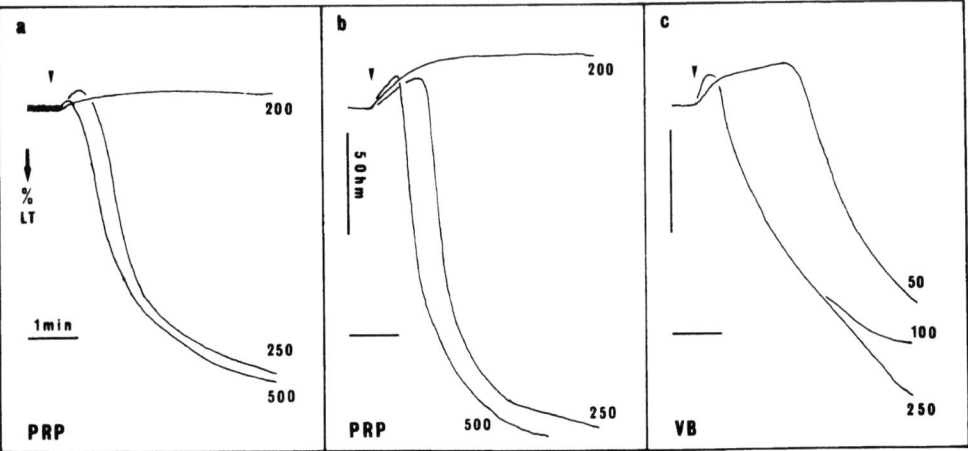

Abb. 1. ADP- *(oben)* und Arachidonsäure- *(unten)*-induzierte Aggregation in PRP (**a, b**) und VB (**c**) mittels turbidometrischer (**a**) und Impedanzmessung (**b, c**)

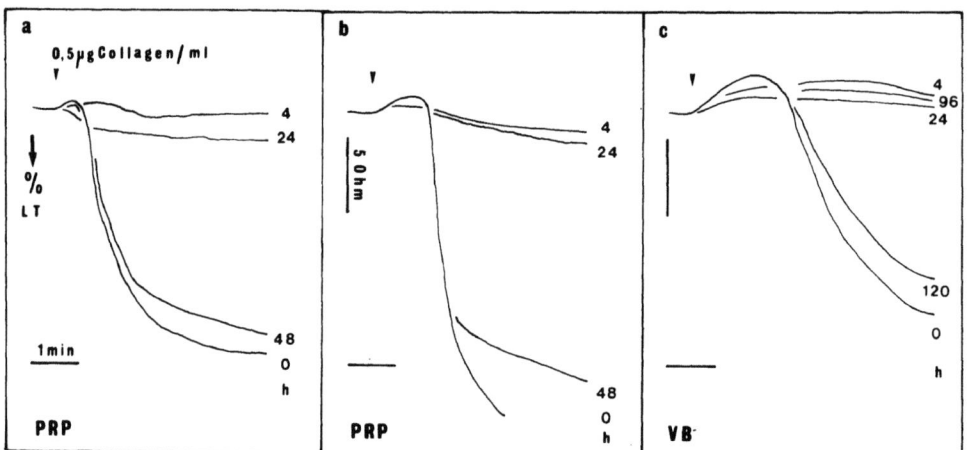

Abb. 2. Kollageninduzierte Aggregation in PRP (**a, b**) und VB (**c**) vor, sowie 4, 24, 48, 96 und 120 Std nach 1 g Azetylsalizylsäure p.o. mittels turbidometrischer (**a**) und Impedanzmessung (**b, c**)

nach 96 Std nachweisen, während bereits nach 48 Std in PRP kein Aspirineffekt mehr demonstriert werden konnte.

Bei einer vergleichenden Untersuchung der TA bei einer Patientin mit Morbus Glanzmann in VB und PRP zeigte sich auch in VB das erwartete Fehlen der Aggregation nach Kollagen, ADP, Arachidonsäure und Thrombin. Nach Ristozetin wurde in PRP und VB lediglich die erste Phase der TA induziert.

4. Diskussion

Die dargestellten Ergebnisse zeigen, daß die TA in PRP mit der Impedanzmethode ebenso wie mittels eines optischen Aggregometers erfaßt werden kann. Wir konnten weiterhin darlegen, daß auch in VB die TA mit der Impedanzmethode zuverlässig gemessen werden kann. Insbesondere für Arachidonsäure, Ristozetin und Thrombin ist die Aggregation in VB sensibler als in PRP. Ebenso wird die ADP-induzierte Aggregation durch deutlich geringere Prostazyklinkonzentrationen in VB gehemmt als in PRP.

Nach oraler Einnahme von Azetylsalizylsäure läßt sich die pharmakologische Thrombozytenfunktionshemmung in VB längerfristig nachweisen, verglichen mit PRP. Die Befunde bei einer Patientin mit Morbus Glanzmann belegen die klinische Bedeutung der Methode.

Verglichen mit der klassischen Untersuchung der TA in PRP stellt die Vollblutaggregation eine Untersuchung der gesamten Plättchenpopulation in physiologischerem Milieu dar. Die einfache rasche Handhabung erfordert je Messung nur 0,5 ml Zitratblut. Zudem scheint die VB-Aggregation aufgrund der gesteigerten Sensibilität, insbesondere bei der Erfassung einer pharmakologisch modulierten Thrombozytenfunktion, Vorteile gegenüber der optischen Untersuchung der TA in PRP zu besitzen.

Diese überzeugenden Vorzüge der Vollblutaggregation müssen in klinischen Untersuchungen bestätigt werden.

Literatur

1. Benveniste J, Cochrane CG, Henson PM (1972) Leukocytedependant histamine release from rabbit platelets: the role of IgE, basophils and a platelet-activating factor. J Exp Med 136: 1356–1377 –

2. Blackwell GJ, Flower RJ, Russell-Smith N, Salmon JA, Thorogood PB, Vane JR (1978) Prostacyclin is produced in whole blood. Br J Pharmacol 64: 436 – 3. Born GVR (1962) Aggregation of blood platelets by adenosine diphosphate and its reversal. Nature 194: 927–929 – 4. Cardinal DC, Flower RJ (1980) The electronic aggregometer: a novel device for assessing platelet behavior in blood. J Pharmacol Methods 3: 135–158 – 5. Gaarder A, Jonsen J, Laland S, Hellem AJ, Owren PA (1961) Adenosine diphosphate in red cells as a factor in the adhesiveness of human blood platelets. Nature 192: 531–532

Koschinsky, T., Bremer, G., Maier, A., Gries, F. A. (Diabetes-Forschungsinstitut an der Universität Düsseldorf, Klinische Abteilung)

β-Thromboglobulin (β-TG)-Tagesprofile im Plasma und Urin bei Diabetes mellitus

Störungen des Thrombozytenstoffwechsels werden als ein wesentlicher Teilfaktor der Pathogenese der diabetischen Angiopathie angesehen. Das Ausmaß dieser Störungen beim Diabetes, gemessen am erhöhten β-Thromboglobulin (β-TG)-Spiegel im Plasma, ist umstritten [1, 2]. Ob stärkere Schwankungen im β-TG-Tagesprofil auftreten, ist unbekannt. Zur Verringerung vor allem der blutabnahmebedingten methodischen Probleme bei der Bestimmung von β-TG-Spiegeln im Plasma wurden zusätzlich Untersuchungen der β-TG-Ausscheidung im Spontanurin und im 24-Std-Urin durchgeführt. Systematische Untersuchungen bei Diabetikern diesbezüglich lagen bisher nicht vor.

Daher sollten folgende Fragen untersucht werden:
1. Wie groß ist der Anteil von Diabetikern mit erhöhtem β-TG-Spiegel im Nüchternblut und im 24-Std-Urin an einem unselektierten, stationären Patientenkollektiv?
2. Korreliert eine einmalige β-TG-Plasmabestimmung mit der β-TG-Ausscheidung im 24-Std-Urin?
3. Sind im Verlauf mehrerer Tage Schwankungen im β-TG-Stoffwechsel bei Gesunden und Diabetikern nachweisbar?

Daher wurden bei 65 Diabetikern ($\bar{x}$: Alter 48 Jahre, 33 Männer, 32 Frauen, Diabetesdauer 10 Jahre, davon 32 mit Spätkomplikationen, HbA1 11,2%, Cholesterin 185 mg/dl, Triglyzeride 164 mg/dl, Kreatinin 0,7 mg/dl) β-TG im Nüchternplasma und im 24-Std-Urin mit dem RIA-Kit von Radiochemical Centre, Amersham, England bestimmt. Außerdem wurde bei sechs Diabetikern ($\bar{x}$: Alter 42 Jahre, Diabetesdauer 11 Jahre, keine Nephropathie) und bei vier Stoffwechselgesunden ($\bar{x}$: Alter 25 Jahre) die β-TG-Ausscheidung in jedem Spontanurin und bei zwei Diabetikern zusätzlich in parallelen Blutproben über 4 Tage untersucht.

Die Plasma-β-TG-Werte von 54 der 65 Diabetiker (83%) lagen im Normbereich [29 (12–46) ng/ml] und waren nur bei elf Diabetikern (17%) erhöht [74 (52–176) ng/ml]. Es war kein Zusammenhang zwischen Plasma-β-TG-Werten und Geschlecht, Alter, Diabetesdauer, Spätkomplikationen, Therapieform oder Stoffwechselparametern wie HbA1, Triglyzeriden, Cholesterin, Harnsäure oder Kreatinin im Nüchternblut nachweisbar.

Im Gegensatz zu den Plasmawerten lagen die β-TG-Spiegel im 24-Std-Sammelurin nur bei 43 der 65 Diabetiker (66%) im Normbereich [0,35 (0,15–0,54) ng/ml] und waren bei 22 Diabetikern (34%) erhöht [0,65 (0,55–0,87) ng/ml]. Es bestand keine Korrelation zwischen der β-TG-Konzentration im Nüchternblut und der β-TG-Ausscheidung im 24-Std-Urin.

Die β-TG-Ausscheidung im Spontanurin von sechs Diabetikern und vier Stoffwechsel-gesunden über 4 Tage war nicht konstant und schwankte im Bereich von 0–2,16 ng/ml, unabhängig vom zugehörigen Urinvolumen. Als Beispiel dafür sind die Tagesprofile von zwei Diabetikern mit den größten und geringsten Schwankungen in Abb. 1 und 2 dargestellt. Ein Unterschied zwischen den Diabetikern und den stoffwechselgesunden Personen bestand nicht. Ein zirkadianer Rhythmus innerhalb von 24 Std oder den 4 Tagen war nicht zu erkennen. 89% aller β-TG-Werte im Spontanurin lagen innerhalb des Normbereichs.

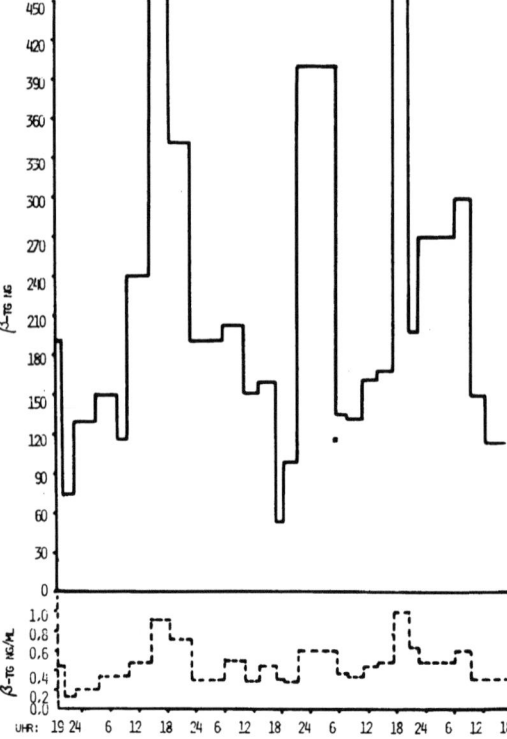

Abb. 1. β-Thromboglobulin (β-TG)-Tages-profile im Spontanurin eines Typ 1-Diabeti-kers mit Spätkomplikationen a) ng Spontan-urinmenge, b) ng/ml Spontanurin

Die Plasma-β-TG-Werte im Tagesprofil von zwei Diabetikern schwankten innerhalb des Normbereiches; die β-TG-Werte im Spontanurin zeigten einen parallelen Kurvenverlauf zu den Plasma-β-TG-Werten mit einer zeitlichen Verzögerung von 2−3 Std.

Diese Ergebnisse bestätigen die Untersuchungen verschiedener Arbeitsgruppen, daß beim Diabetes mellitus im Vergleich zu Gesunden vermehrt Störungen des Thrombozyten-stoffwechsels auftreten. Aber diese Ergebnisse belegen auch an einem größeren Kollektiv von unselektierten stationären Diabetikern, daß erhöhte β-TG-Spiegel im Nüchternblut als Ausdruck einer vermehrten Thrombozytenaggregation nur bei einer Minderheit, bei einem Sechstel dieser Diabetiker nachweisbar sind.

Dieser relativ niedrige Anteil überrascht angesichts der großen Bedeutung, die der vermehrten Thrombozytenaggregation auch in der Pathogenese der diabetischen Angiopa-thien zugeschrieben wird [3−6]. Dies wirft die Frage auf, ob mit der einmaligen Bestimmung des β-TG im Blut Störungen des Thrombozytenstoffwechsels frühzeitig mit ausreichender Empfindlichkeit erfaßt werden können? Dagegen sprechen die erheblichen Schwankungen der β-TG-Spiegel im Tagesverlauf, die fehlende Korrelation der β-TG-Spiegel im Plasma zur β-TG-Ausscheidung im Urin über 24 Std.

Da die Ursachen für die beschriebenen β-TG-Schwankungen im Tagesverlauf unbekannt sind, ist die einmalige Bestimmung des β-TG-Spiegels im Blut bei einer Halbwertszeit von 100 min keine ausreichend empfindliche Untersuchungsmethode, um vor allem in der Frühphase der Angiopathieentwicklung eine vermehrte Freisetzung von Thrombozytenfaktoren sicher zu erfassen [7−9]. Demgegenüber bietet die Bestimmung der β-TG-Konzentration im 24-Std-Sammelurin den Vorteil, den Tagesdurchschnitt der β-TG-Konzentration wie auch dessen Gesamtmenge über einen definierten Zeitabschnitt zu erfassen. Dadurch erhöht sich auch die Chance, Abnormitäten im Thrombozytenstoffwechsel frühzeitiger und mit größerer Empfindlichkeit erkennen zu können. Damit steht im Einklang, daß mit dieser Methode im

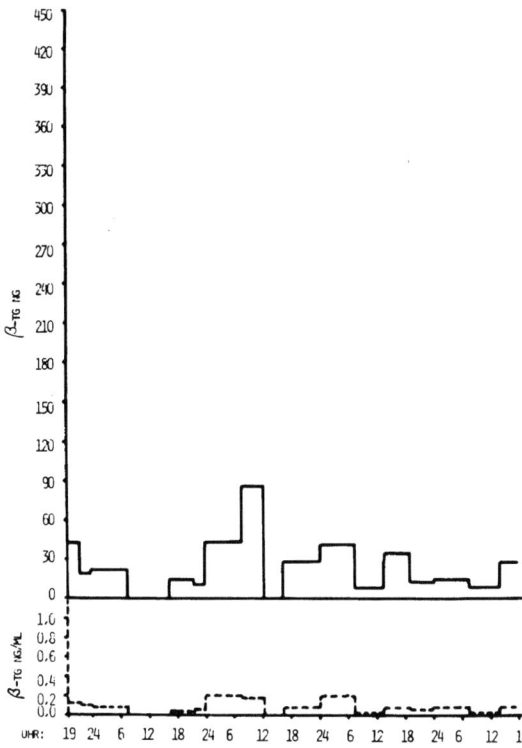

Abb. 2. β-Thromboglobulin (β-TG)-Tages-profile im Spontanurin eines Typ 1-Diabeti-kers mit Spätkomplikationen a) ng Spontan-urinmenge, b) ng/ml Spontanurin

Vergleich zur Plasmabestimmung bei doppelt so vielen Diabetikern abnorm erhöhte β-TG-Werte gefunden wurden.

Diese Methode könnte daher bei Diabetikern besonders geeignet sein zur Verlaufsbe-obachtung und Therapiekontrolle eines gestörten Thrombozytenstoffwechsels.

Literatur

1. Burrows AW, Chavin SI, Hockaday TDR (1978) Plasma-Thromboglobulin concentrations in diabetes mellitus. Lancet 1: 235−237 − 2. Jones RL, Paradise C, Peterson CM (1981) Platelet survival in patients with diabetes mellitus. Diabetes 30: 486−489 − 3. Bern MM (1978) Platelet functions in diabetes mellitus. Diabetes 27: 342−350 − 4. Cella G, Zahavi J, de Haas HA, Kakkar VV (1979) β-Thromboglobulin, platelet production time and platelet function in vascular disease. Br J Haematol 43: 127−136 − 5. Janka HU, Standl E, Mehnert H (1981) Increased platelet adenylate cyclase activity in diabetic patients with microangiopathy. Metab Res (Suppl) 11: 26−29 − 6. Preston FE, Ward JD, Marcola BH, Porter NR, Timperley WR (1978) Elevated β-Thromboglobulin levels and circulating platelet aggregates in diabetic microangiopathy. Lancet 1: 238−239 − 7. Borsey Q, Fraser DM, Prose CW, Elton RA, Clarke BF (1980) Plasma Beta-Thromboglobulin in diabetes mellitus. Diabetologia 18: 353−357 − 8. Rasi V, Ikkala E, Hekali R, Myllylä G (1980) Factors affecting plasma β-Thromboglobulin in diabetes mellitus. Med Biol 58: 269−272 − 9. Schernthaner G, Silberbauer K, Mühlhauser I, Willvonseder R (1979) Zur klinischen Bedeutung der radioimmunologischen Bestim-mung von β-Thromboglobulin und Plättchen-Faktor 4. Acta Med Austriaca 6: 375−379

Koderisch, H., Koderisch, J., Bechtold, H., Andrassy, K., Ritz, E. (Med. Univ.-Kliniken Heidelberg und Mainz)

Hämostasestörungen unter Zephalosporinen der dritten Generation

Hämostasestörungen sind als Komplikationen der Therapie mit Penizillin G und seinen semisynthetischen Abkömmlingen gut bekannt. Penizillin führt zur Verlängerung der Blutungszeit und zur Störung der Ex vivo-Plättchenfunktion, insbesondere der ADP-induzierten Plättchenaggregation [1]. Vergleichbare Störungen wurden bei therapeutischen Serumspiegeln mit den älteren Zephalosporinen (Zephalotin) nicht beobachtet [2, 3]. Nur unter extrem hohen Dosen von Zephalotin konnte von Natelson [3] eine dem Penizillin ähnliche Störung der Plättchenaggregation nachgewiesen werden, allerdings ohne Beeinflussung der Blutungszeit. Nach Einführung der dritten Generation der Zephalosporine deuten jedoch zahlreiche klinische Beobachtungen darauf hin, daß diese Substanzen, allen voran Latamoxef, wichtige Nebenwirkungen auf die Hämostase aufweisen. Es war das Ziel der vorliegenden Untersuchung zu klären, auf welche Weise die Hämostase durch die neuen Beta-Laktamantibiotika beeinflußt wird.

Patienten und Methoden

Untersucht wurden 50 Patienten mit unterschiedlich eingeschränkter Nierenfunktion, bei denen zur Therapie der Infektion der Einsatz der modernen Zephalosporine notwendig wurde. Folgende Zephalosporine wurden untersucht: Latamoxef (Moxalactam) und Cefoperazon (Cefobis) (Dosierung: 2×2 g bei normaler Nierenfunktion); Cefotaxim (Claforan) und Cefmenoxim (Tacef) (Dosierung bei normaler Nierenfunktion 3×2 g/Tag). Die Dosierung der Antibiotika entsprach den Richtlinien der Hersteller. Folgende Analysen der plasmatischen Gerinnung wurden durchgeführt: Prothrombinzeit nach Quick und partielle Thromboplastinzeit mit Routinetests; Descarboxyprothrombin (Pivka-II), Vitamin K_1 2,3-Epoxide mittels Gaschromatographie. Thrombozytäre Funktionstests: Thrombozytenzählung; induzierte Thrombozytenaggregation mit ADP (10^{-6} M); Kollagen (10^{-6} g/ml), Adrenalin (10^{-6} M), Arachidonsäure (10^{-5} M). Blutungszeit nach Ivy. Messung der Antibiotikakonzentration (Talspiegel) mit mikrobiologischen Methoden (Agardiffusionstest).

Ergebnisse

Thrombozytäre Funktionsstörungen wurden nur bei Moxalactam und in einigen Fällen bei Cefoperazon beobachtet. Moxalactam führte zur signifikant verminderten ADP-induzierten Aggregation und zur Verlängerung der Blutungszeit bei Patienten mit eingeschränkter

Tabelle 1. Beeinflussung der Hämostase durch Cephalosporine

Präparat	Thrombozytäre Funktion		Plasmatische Gerinnung (Quick)	
	Normale Nieren-funktion	Urämie	Normale Ernährung	Parenterale Ernährung und/oder Malnutrition (*ohne* Vitamin K-Prophylaxe)
Cefotaxim ($n = 11$)	0	0	0	0
Latamoxef ($n = 14$)	0	↓	0	↓
Cefoperazon ($n = 9$)	0	(↓)	0	↓
Cefmenoxim ($n = 10$)	0	0	0	↓

Nierenfunktion und erhöhten Antibiotikaspiegeln (Serumtalspiegel). Bei zwei von neun Patienten, die mit Cefoperazon behandelt wurden, kam es zu verlängerter Blutungszeit bei stark überhöhter Serumantibiotikakonzentration. Beide Patienten waren urämisch.

Eine plasmatische Gerinnungsstörung konnte bei den Patienten, die unter oraler Nahrungszufuhr standen, nicht nachgewiesen werden. Bei acht Patienten unter parenteraler Ernährung kam es zur Verminderung Vitamin K-abhängiger Gerinnungsfaktoren (Quick) bei den Antibiotika, die eine N-Methylthiotetrazolseitengruppe aufwiesen. Detailliertere Untersuchungen des Vitamin K-Stoffwechsels zeigten, daß durch diese Antibiotika der hepatische Vitamin K-Metabolismus gestört wird. Indikator eines gestörten hepatischen Vitamin K-Metabolismus ist Vitamin K_1-2,3-Epoxide, welches unter der Therapie mit diesen Antibiotika kumulierte.

Diskussion

Unter der Therapie mit den neueren Zephalosporinen wurden gehäuft Blutungen beobachtet. Dies wurde vor allem unter Therapie mit Moxalactam beschrieben; nach dem Sachstandsbericht [6] des BGA war die Inzidenz klinischer Blutungen 2,5%. Detailliertere Analysen der Hämostase unter Moxalactam zeigten, daß die Blutungen auf einem kombinierten thrombozytären und plasmatischen Gerinnungsdefekt beruhten. Betroffen waren Patienten, bei denen die Dosierung entweder zu hoch gewählt wurde, oder nicht der Nierenfunktion angepaßt war. Außerdem stand die Mehrzahl der Patienten unter parenteraler Ernährung, ohne daß eine prophylaktische Vitamin K-Gabe erfolgt war. Die Dosierungsrichtlinien für die Therapie mit Moxalactam wurden in der Zwischenzeit geändert; die in der vorliegenden Studie gefundenen Veränderungen der Blutungszeit und der Plättchenfunktion wurden unter dem alten Dosierungsschema beobachtet und betrafen nur Patienten mit eingeschränkter Nierenfunktion.

In wenigen Fällen wurden auch thrombozytäre Funktionsstörungen unter Cefoperazon beobachtet. Dies war Folge überhöhter Serumspiegel bei stark eingeschränkter Nierenfunktion. Cefmenoxim und Cefotaxim wiesen keine thrombozytären Funktionsstörungen auf.

Die plasmatische Gerinnung blieb unter allen Zephalosporinen unbeeinflußt, sofern sich die Patienten ausreichend oral ernährten. Bei parenteraler Ernährung oder Malnutrition ohne gleichzeitige Vitamin K-Prophylaxe kam es zum Abfall Vitamin K-abhängiger Gerinnungsfaktoren (Quicktest). Als Ursache ergab sich ein gestörter hepatischer Vitamin K-Regenerationszyklus mit Kumulation von Vitamin K_1-2,3-Epoxide. Diese Kumulation wurde unter den Antibiotika beobachtet, die in der Seitengruppe einen N-Methylthiotetrazolring aufweisen. Durch Gabe von Vitamin K_1 konnte dieser Defekt beseitigt werden; eine prophylaktische Gabe von Vitamin K_1 verhinderte wirkungsvoll einen Abfall des Quickwertes.

Folgende Ergebnisse dieser Studie lassen sich festhalten: thrombozytäre Funktionsstörungen wurden generell nur bei Patienten mit eingeschränkter Nierenfunktion und nur bei einigen Zephalosporinen beobachtet. Eine plasmatische Gerinnungsstörung trat bei Patienten unter parenteraler Ernährung oder Malnutrition auf und war durch eine Störung des hepatischen Vitamin K-Metabolismus gekennzeichnet.

Literatur

1. Brown C et al. (1976) Defective platelet function following the administration of penicillin compounds. Blood 47: 949–956 – 2. Custer G et al. (1979) Effect of cefamandole naftate on blood coagulation and platelet function. Antimicrob Agents Chemother 16: 869–872 – 3. Natelson E et al. (1976) Influence of cephalosporin antibiotics on blood coagulation and platelet function. Antimicrob Agents Chemother 9: 91–93 – 4. Holt R et al. (1981) Hypoprothrombinemia in patients undergoing prolonged intensive care. Med J Aust 2: 716–719 – 5. Weitekamp M et al. (1983) Prolonged bleeding

times and bleeding diathesis associated with moxalactam administration. JAMA 249:69–71 –
6. Bundesgesundheitsamt (1983) Sachstandsbericht zur Cephalosporinanhörung. Berlin, 19. August
1983

Karoff, Ch., Zidek, W., Losse H., Vetter, H. (Münster)
Thromboxan und Prostazyklin vor und nach einer Diätperiode

Manuskript nicht eingegangen

Rheumatologie

Bandilla, K. (Deutsche Klinik für Diagnostik, Wiesbaden), Missler, B., Kleinreesink, B.
(Smith Kline Dauelsberg, Göttingen)
**Frühzeitige Behandlung der rheumatoiden Arthritis (RA) mit Goldpräparaten
am Beispiel Auranofin**

Die Behandlung der rheumatoiden Arthritis mit Langzeit- (Basis)-Therapeutika wie
parenteralem Gold, D-Penizillamin und Azathioprin setzt erfahrungsgemäß oft erst in einem
späteren Stadium der Erkrankung ein, manchmal, wenn schon irreversibele Schäden am
Gelenk feststellbar waren. Die Veröffentlichung von Lukkainen [1] aus Finnland und Bunch
und O'Duffy [2] aus den USA konnten unabhängig voneinander zeigen, daß eine frühzeitige
Behandlung mit parenteralen Goldpräparaten eine höhere Erfolgsaussicht hat, als eine
spätere Behandlung. Die relativ hohe Rate von zum Teil schwerwiegenden Nebenwirkungen
dieser Präparate ließ jedoch die frühzeitige Behandlung nicht unproblematisch erscheinen.

Anhand von zwei offenen unkontrollierten Multicenterstudien mit Auranofin [3] bei
Patienten mit RA sollte untersucht werden, ob Krankheitsdauer, Alter zu Beginn der
Erkrankung, Schweregrad der Erkrankung und Rheumapositivität einen Einfluß auf das
Behandlungsergebnis haben.

Methode

In der ersten Studie (162 E/MUA/RA) wurden 155 Patienten mit klassischer oder definitiver
RA (c.P.) mit 6 mg Auranofin pro Tag behandelt, davon 93 12 oder mehr Monate, 35 mehr als
24 Monate. In die zweite Studie (MCT 06) waren 298 Patienten nach gleichen Kriterien
aufgenommen worden, wovon die Ergebnisse einer zwölfmonatigen Behandlung mit
Auranofin, entweder 1×6 mg/Tag oder 2×3 mg/Tag von 207 Patienten vorliegen. Die
beiden Studienpopulationen entsprechen, was Geschlechtsverteilung, mittleres Alter,
Steinbrocker-Funktionsklasse, Höhe der Blutsenkungsbeschleunigung und Dauer der Erkrankung betrifft, den Daten aus der Empire Rheumatism Council-Studie mit Natrium-
aurothiomalat [4].

Die Wirksamkeit des Medikamentes wurde nur an den Patienten überprüft, die 1 oder
2 Jahre lang kontinuierlich behandelt worden waren. In der 162 MUA-Studie wurde der
Wilcoxon-Signed-Rank-Test für Paarwerte eingesetzt ($p < 0,05$).

In der MCT 06-Studie wurde zur Beurteilung des Therapieverlaufes der Friedmann-Test
angewandt.

Zur vergleichenden Auswertung wurden folgende Kollektive gebildet: 1. Dauer der Erkrankung, 2. Schweregrad der Erkrankung, 3. Rheumafaktorpositivität, 4. Alter bei Krankheitsbeginn. Die klinische Untersuchung erfolgte anfangs in vierwöchigen, später sechswöchigen Abständen weitgehend durch den gleichen Untersucher. Zur Beurteilung der Krankheitsaktivität wurden der allgemeine Schmerz (10 cm-Skala), Morgensteife in Minuten, die Zeit bis zur Ermüdbarkeit in Stunden, der detaillierte Gelenkbefund und daraus abgeleitet der Gelenkindex (modifiziert nach Landsbury), die Griffstärke gemessen mit der Blutdruckmanschette (30 mm Hg), die Blutsenkungsgeschwindigkeit, der Aktivitätsindex (modifiziert nach Chalkins, ohne Aspirinzahlen) und das Allgemeinbefinden (10 cm-Skala) neben einer Reihe von Laborparametern erfaßt.

Ergebnisse

Das Medikament wurde in beiden Studien gut vertragen und bei 289 Patienten mußte nur in 37 Fällen (12,8%) die Behandlung wegen Nebenwirkungen, die auf die Therapie zurückzuführen waren, abgebrochen werden, davon 6,3% wegen abdomineller Nebenwirkungen, vor allem Durchfall, 2,8% wegen Hauterscheinungen. Bei 4,5% wurde die Behandlung innerhalb des 1. Jahres wegen Wirkungslosigkeit abgebrochen. Dies entspricht den bisherigen Berichten über die gute Verträglichkeit dieses Präparates, die entsprechend den Sammelwerten von 3 082 mit Auranofin behandelten Patienten weltweit bei 11,2% liegt, vergleichbar mit 25,2% bei 465 Patienten, die mit parenteralen Goldpräparaten behandelt worden waren [5].

Patienten mit einer Krankheitsdauer von weniger als 2 Jahren zeigten in der ersten Studie bei allen von uns untersuchten Parametern eine signifikante Besserung, die zwischen 33% für das Allgemeinbefinden und 100% für die Ermüdungszeit lagen, wogegen die Besserung bei Patienten mit einer Krankheitsdauer länger als 2 Jahren weitaus geringer war (Tabelle 1).

Das gleiche gilt für die zweite Studie mit 207 über 1 Jahr lang behandelten Patienten. Die mit einer Krankheitsdauer von weniger als 2 Jahren, zeigten eine schnellere und deutlichere Besserung unter Auranofin als Patienten, die 2–6 oder mehr als 6 Jahre an der rheumatoiden Arthritis erkrankt waren. Der Gelenkindex verbesserte sich in der Gruppe < 2 Jahre um 34,4% verglichen mit 23,4% bei Krankheitsdauer 2–6 Jahre bzw. 9,2% bei Patienten, die schon länger als 6 Jahre erkrankt waren (Tabelle 2). Eine Unterteilung in andere Gruppen, wie Schweregrad der Erkrankung, Positivität für Rheumafaktor oder Alter bei Krankheitsbeginn, ließ einen Unterschied im Behandlungsergebnis nicht erkennen.

Tabelle 1. Auranofintherapie bei RA-Patienten mit unterschiedlicher Krankheitsdauer (162 E MUA-RA Studie)

	Krankheitsdauer					
	< 2 Jahre			> 2 Jahre		
	0 Wochen	48 Wochen	Änderung in %	0 Wochen	48 Wochen	Änderung in %
Aktivitätsindex	68	38	+ 44	67,5	54,5	+ 19
Gelenkindex	70	39,5	+ 44	71	66	+ 7
n: Geschwollene Gelenke	13	2,5	+ 81	11	8	+ 27
n: Schmerzende Gelenke	16	10	+ 38	18	14	+ 22
Griffstärke	110	161,5	+ 47	106	113	+ 7
Morgensteife	6	2	+ 67	6	3	+ 50
Ermüdungszeit	16	0	>100	13	13	± 0
Schmerzen	60	33	+ 45	59	37,5	+ 36
Allgemeinbefinden	27	18	+ 33	38,5	28	+ 27
BSG	28	15	+ 46	35	24	+ 31

Tabelle 2. Prozentuale Besserung in den Kollektiven nach Erkrankungsdauer (MCT 06-Studie)

	< 2 Jahre (%)	2−6 Jahre (%)	> 6 Jahre (%)
Griffstärke rechts	29,4	11,9	9,5
Griffstärke links	25,8	15,1	15,1
Aktivitätsindex	49,5	29	37,3
Gelenkindex	34,4	23,4	9,2
Anzahl betroffene Gelenke	38,4	19,5	29
BSG	32,2	13,4	12
X̄	35	18,7	18,7

Zusammenfassung

1. Von den 314 über 12 Monate mit Auranofin behandelten Patienten zeigten diejenigen mit einer Krankheitsdauer von weniger als 2 Jahren signifikant bessere Erfolge in allen klinischen Parametern, wogegen die Unterteilung nach anderen Charakteristika keine unterschiedlichen Wirksamkeiten erkennen ließen.
2. Die Nebenwirkungen dieses Präparates sind in Zahl und Schweregrad geringer als bei parenteralem Gold oder anderen Langzeittherapeutika. Weiche bis diarrhoische Stühle sind die häufigsten Nebenwirkungen unter Auranofin, die in der MCT 06-Studie allerdings nur in 6,3% der Fälle zum Abbruch der Behandlung zwang. Nur in 12,8% der gesamten Population muß die Behandlung wegen unerwünschter, durch das Prüfpräparat bedingter, Nebenwirkungen abgebrochen werden.
3. Das gute Ansprechen der Patienten mit einer Krankheitsdauer von weniger als 2 Jahren, wobei nicht ausgeschlossen werden kann, daß dies auch Ausdruck der in den ersten Jahren noch recht schwankenden Krankheitsaktivität sein könnte, und die gute Verträglichkeit sowie die geringeren Nebenwirkungen dieses Präparates, empfehlen die frühzeitige Behandlung der rheumatoiden Arthritis mit Auranofin, so bald die Diagnose einer rheumatoiden Arthritis etabliert ist.

Literatur

1. Lukkainen R (1980) Chrysotherapy in rheumatoid arthritis with particular emphasis on the effect of chrysotherapy on radiographical changes and on the optimal time of initiation of therapy. Scand J Rheumatol (Suppl) 34: 1−56 − 2. Bunch TW, O'Duffy JD (1980) Disease-modifying drugs for progressive rheumatoid arthritis. Mayo Clin Proc 55: 161−179 − 3. Bandilla K, Baumgarten F, Missler B (1982) Klinische Erfahrung mit der Langzeittherapie der rheumatoiden Arthritis mit oralem Gold (Auranofin). Z Rheumatol 41: 124 − 4. The Research Sub-Committee of the Empire Rheumatism Council (1961) Gold therapy in rheumatoid arthritis − Final report of a multicentre controlled trial. Ann Rheum Dis 20: 315 − 5. Blodgett RC (1984) The clinical profile of Auranofin. Vortrag 5, SEAPAL Congress for Rheumatology, Jan. 1984, Bangkok, Thailand

Münch, H.[1], Siemens, P., Droste. U. (Karl-Aschoff-Klinik, Bad Kreuznach und [1] Med. Klinik
– Franziskushaus – Mönchengladbach)

Doppler-Ultraschalluntersuchung der Extremitätenarterien bei Patienten mit chronischer Polyarthritis

Einleitung

Die Doppler-Sonographie hat sich als zuverlässiges, nichtinvasives Verfahren in der Diagnostik von Durchblutungsstörungen der Extremitäten- bzw. Digitalarterien bewährt. Durch die USD-Untersuchung nicht erfaßt werden solche Gefäßveränderungen, die sich an den Mikrogefäßen abspielen. Die vaskulitischen Prozesse der rheumatoiden Arthritis befallen sowohl die kleineren Gefäße als auch, aber seltener, die größeren Arterien und Venen. Pathologisch-anatomisch unterscheidet man drei Gruppen:
1. Die subakute Vaskulitis der Arterien der quergestreiften Muskulatur.
2. Die diffuse nekrotisierende Vaskulitis.
3. Die Intimaproliferation mit Einengung des Gefäßvolumens, hauptsächlich im Bereich der Finger- und Lungenarterien [6, 9].

Je nach Untersuchungsmethode und ausgesuchtem Krankengut wird die Häufigkeit der rheumatoiden Vaskulitis mit bis zu 60% angegeben und die klinische Relevanz sehr different beurteilt [1, 5, 8, 9].

Unsere Studie verfolgte das Ziel, nicht speziell vorselektierte Patienten mit rheumatoider Arthritis Doppler-sonographisch auf gehäuft vorhandene Durchblutungsstörungen in Abhängigkeit von Krankheitsdauer, Krankheitsaktivität, Steinbrocker-Stadium, Glukokortikoidmedikation und Basistherapie zu untersuchen unter besonderer Berücksichtigung der klinischen Relevanz der gefundenen Vasopathien.

Methode

In einer prospektiven Studie wurden von Januar bis September 1982 25 männliche und 25 weibliche, nach dem Zufallsprinzip ausgesuchte c.P.-Patienten Doppler-sonographisch gemäß der von Heinrichs et al. [4] beschriebenen Methode mit einem Directional-Doppler, Modell 806 C der Firma Parks, Electronics Laboratory untersucht. Es wurden folgende Parameter berücksichtigt:
– Die absoluten Drucke über den einzelnen Extremitätenarterien.
– Das Druckgefälle von der A. brachialis zu den anderen Extremitätenarterien.
– Der Quotient aus Knöchelarteriendruck und A. brachialis-Druck.

Die auf Grund der Messungen gewonnenen Parameter wurden an Hand eines t-Testes für unverbundene Stichproben mit den entsprechend gemessenen Werten einer Kontrollgruppe verglichen. Außerdem wurden die Daten jener Patienten, deren Meßwerte außerhalb des 95% Vertrauensbereiches lagen, gesondert analysiert.

Ausschlußkriterien für die Untersuchung waren Stoffwechselerkrankungen, Hypertonie, stark ausgeprägte Ödeme, nachweisbare Arteriosklerosemanifestationen sowie eine Therapie mit Vasodilatatoren.

Ergebnisse

Die c.P.-Patienten waren im Durchschnitt 50 Jahre (30–68 Jahre) alt, 168 cm groß und 68,5 kg schwer.

Bei zehn der 25 männlichen und neun der 25 weiblichen Patienten war ein pathologischer Druckabfall von den größeren zu den kleineren Extremitätenarterien nachweisbar, der oberhalb der 2-Sigma-Grenze (95%-Vertrauensbereich) lag. Drei Männer und drei Frauen

Tabelle 1. Mittelwerte und Standardabweichung der absoluten Drucke über den einzelnen Extremitätenarterien sowie Quotient aus Knöchelarteriendruck und A. Brachialis-Druck bei 50 c.P.-Patienten und 50 Patienten mit degenerativen Gelenk- und Wirbelsäulenerkrankungen

c.P.-Patienten	Rechts $\bar{x} \pm s$	Links $\bar{x} \pm s$
A. brachialis	130,0 ± 16,0	127,1 ± 14,4
A. radialis	125,8 ± 14,9	126,5 ± 14,1
A. ulnaris	126,0 ± 14,6	126,1 ± 13,9
Aa. digitales	118,4 ± 15,5	119,9 ± 13,4
A. femoralis	165,1 ± 17,6	165,1 ± 15,6
A. tibialis posterior	149,3 ± 16,5	150,4 ± 15,9
A. tibialis anterior	147,8 ± 17,2	149,0 ± 15,6
A. digitalis I	99,5 ± 15,8	99,1 ± 16,4
Knöchelarteriendruck, RR systolisch	1,17	1,19
Kontrollgruppe	$\bar{x} \pm s$	$\bar{x} \pm s$
A. brachialis	119,3 ± 13,5	119,6 ± 14,0
A. radialis	121,5 ± 15,2	120,0 ± 14,3
A. ulnaris	117,4 ± 14,1	117,5 ± 13,5
Aa. digitales	118,4 ± 13,8	118,3 ± 14,9
A. femoralis	158,9 ± 19,8	155,1 ± 17,8
A. tibialis posterior	138,0 ± 16,9	137,7 ± 18,3
A. tibialis anterior	135,8 ± 17,4	134,0 ± 20,1
A. digitalis I	100,0 ± 17,9	103,1 ± 19,1
Knöchelarteriendruck, RR systolisch	1,16	1,17

hatten pathologisch erhöhte Druckwerte. Bei zwei von 50 c.P.-Patienten wurde wiederholt eine Raynaud-Symptomatik beobachtet, im freien Intervall hatten diese Patienten normale Druckwerte. Einer von 50 Patienten hatte eine Mikroangiopathie mit Nagelfalznekrose.

Bei Vergleich der *absolut gemessenen Drucke* der c.P.-Patienten mit denen des altersentsprechenden Kontrollkollektivs bzw. des *Quotienten aus Knöchelarteriendruck und A. brachialis-Druck* ließ sich kein signifikanter Unterschied nachweisen.

Betrachtet man dagegen das hämodynamisch relevantere Druckgefälle von der A. brachialis bzw. A. femoralis zu den Digitalarterien, so fällt eine deutliche Druckdifferenz zwischen den Werten der Kontrollgruppe und denen der c.P.-Patienten auf ($p < 0,025$ bzw. $p < 0,05$) (Tabelle 1).

Eine Korrelation zwischen Dauer der Erkrankung, BSG-Beschleunigung, Steinbrocker-Stadium, Glukokortikoidmedikation bzw. Basistherapie und nachweisbaren Durchblutungsstörungen der untersuchten Extremitätenarterien fand sich nicht. Die entsprechenden Daten bezüglich Krankheitsdauer, Krankheitsaktivität, Steinbrocker-Stadium, Glukokortikoidmedikation und Basistherapie sind der Tabelle 2 zu entnehmen.

Diskussion

Die Ergebnisse der Studie belegen, daß bei Patienten mit chronischer Polyarthritis gegenüber einem entsprechenden „Normalkollektiv" gehäuft vaskuläre Veränderungen nachweisbar sind. Ein signifikanter Einfluß einer Kortikoidmedikation konnte bei dem von uns untersuchten Krankengut im Gegensatz zu Befunden anderer Autoren nicht nachgewiesen werden [3, 6−8]. Die Befunde der zwölf mit Glukokortikoiden behandelten Patienten entsprachen denen, die nur mit einer Basistherapie bzw. Antirheumatika therapiert wurden ($p > 0,05$). Auch die von Golding et al. [2] beschriebene Bevorzugung des weiblichen

Tabelle 2. Krankheitsdauer, BSG-Geschleunigung, Steinbrocker-Stadium, Basistherapie und Gluko-kortikoidmedikation bei 50 Patienten mit chronischer Polyarthritis

Dauer der Erkrankung in Jahren	1–5	≤ 10	≤ 15	≤ 20	> 20
Patientenzahl					
♂	10	6	2	2	5
♀	10	11	3	0	1

BSG (1-Std-Wert)	20	21–100	100
Patientenzahl	23	26	1

Steinbrocker-Stadium	1	2	3	4
Patientenzahl	14	19	15	2

Basistherapie	Zum Untersuchungsdatum	Vorher	Wirkungslos
Chloroquin	6	9	7
Gold	17	11	4
D-Penizillamin	3	5	4
Azathioprin	6	0	
Glukokortikoide	12	?	
Keine Angaben	15 Patienten		

Geschlechts mit in 60% der Fälle nachweisbaren pathologischen kapillarmikroskopischen Befunden läßt sich auf Grund unserer Ergebnisse nicht belegen. In unserer Studie wiesen 12 von 25 Frauen und 13 von 25 Männern einen pathologischen Doppler-sonographischen Befund auf. Wittenborg [10] konnte bei 45 von 76 c.P.-Patienten handarteriographisch eine Stenosierung bzw. Obliteration der Digitalarterien nachweisen. Eine Korrelation zwischen Krankheitsdauer, Glukokortikoidmedikation und nachweisbaren Durchblutungsstörungen konnte auch von ihm entsprechend unseren Ergebnissen nicht bestätigt werden.

Ob das histologische Korrelat der bei 50% der c.P.-Patienten Doppler-sonographisch nachweisbaren vaskulären Veränderungen eine Arteriitis oder eine Angiopathie nichtentzündlicher Genese ist, kann auf Grund der vorliegenden Befunde nicht entschieden werden, da das entsprechende histologische Korrelat nicht vorliegt.

Zusammenfassend läßt sich sagen:

1. Patienten mit c.P. weisen im Vergleich zu einer Kontrollgruppe ein signifikant größeres Druckgefälle von den größeren zu den kleineren Arterien auf.
2. Vaskuläre Veränderungen können häufiger als bei „Normalpersonen" gefunden werden, aber ohne daß sie in den meisten Fällen hämodynamisch relevant sind.
3. Ein Zusammenhang zwischen Glukokortikoidmedikation, Dauer der Erkrankung, BSG-Beschleunigung, Steinbrocker-Stadium, Geschlecht und nachweisbaren Durchblutungsstörungen konnte nicht verifiziert werden.
4. Drei von 50 c.P.-Patienten wiesen eine klinisch relevante Angiopathie (einmal Nagelfalznekrose; zweimal Raynaud-Syndrom) auf.

Literatur

1. Albrecht (1979) Rheumatologie für die Praxis, 2. Aufl. Karger, Basel, S 29 − 2. Golding JR, Hamilton MG, Gill RG (1965) Arteritis of rheumatoid arthritis. Br J Dermatol 77: 207 − 3. Johnson RL, Smith CJ, Holt GW, Lubchenco A, Valentine E (1959) Steroid therapy and vascular lesions in rheumatoid arthritis. Arthritis Rheum 2: 224 − 4. Heinrichs M, Alexander K, Wagner HH (1981) Korrelation von ultrasonographisch ermitteltem systol. Digitalarteriendruck und Handarteriogramm.

In: Breddin K (Hrsg) Thrombose und Atherogenese. Witzstrock, Baden-Baden Köln New York, S 320–321 – 5. Hess H (1983) Gefäßveränderungen in der Differentialdiagnose rheumatischer Erkrankungen. In: Mathies H (Hrsg) Rheumatologie C, Spez. Teil II. Springer, Berlin Heidelberg New York, S 606 – 6. Marcolongo R, Giordano N (1983) Die Vaskulitis bei der rheumatoiden Arthritis. Ital.-Deutsches Symposium Bad Abbach 1983 – 7. Mongan ES, Cass RM, Jacox RF, Vaughan JH (1969) A study of the relation of seronegative and seropositive rheumatoid arthritis to each other and to necrotizing vasculitis. Am J Med 47: 23–35 – 8. Schmid FR, Cooper NS, Ziff M, McEwen C (1961) Arteritis in rheumatoid arthritis. Am J Med 30: 56–83 – 9. Sokoloff L, Bunim J (1962) Vascular lesions in rheumatoid arthritis. J Chronic Dis 15: 668–685 – 10. Wittenborg A, Gille J, Ostertag H, Wagner HH, Alexander K (1974) Die Digitalarteriitis bei chron. Polyarthritis. Folia Angiol 22: 409–412

Brenner, M.[1], Marsch, W.[2], Kunkel, G.[3] ([1] Abt. für Innere Medizin und Poliklinik, [2] Abt. für Dermatologie im RVK und [3] Abt. für klin. Immunologie und Asthma-Poliklinik im RVK, Klinikum Charlottenburg der FU Berlin)
Relapsing-Polychondritis – Eine Kasuistik

Die Relapsing-Polychondritis ist eine entzündliche, rezidivierende und destruierende Erkrankung mesenchymalen Gewebes mit schließlicher Knorpeldestruktion, die unter anderem die Atemwege in Mitleidenschaft ziehen kann. Die Diagnose ist klinisch angesichts der dominierenden Manifestationsorgane Ohr, Nase und Bronchien leicht zu stellen, die Kenntnis dieses Krankheitsbildes wichtig, da lebensbedrohliche Komplikationen am Respirationstrakt, sowie letale Ausgänge möglich sind.

Falldarstellung

Bei einer 53jährigen Patientin ließ sich folgende Anamnese erheben: 1970 stationäre Behandlung wegen Verdacht auf Virusgrippe mit Vestibularisstörungen; 1972 bei Atemwegsinfekt erythematöse Schwellung der Nase, unter Prednisolontherapie langsames Abschwellen, seitdem Sattelnase; 1972 erneute stationäre Aufnahme wegen Atemwegsobstruktion, bronchoskopisch generalisiertes Schleimhautödem; beschwerdefreies Intervall von 6 Jahren ohne Therapie; 1978 Entzündung der linken Ohrmuschel, unter Prednisolontherapie Abschwellen des Ohres; 1979 erneute Zeichen der Atemwegsobstruktion, bronchoskopisch wieder abklingende Entzündung; 1978 Beginn einer regelmäßigen Kortikoidtherapie mit 5–10 mg Prednisolon/Tag, sowie 3 × 2 Hüben Beclomethason. Bei Dosisreduktionsversuchen unter 7,5 mg Prednisolon wiederholte schmerzhafte Schwellungen des Ohres, begleitet von Dyspnoe. Die Vorstellung der Patientin in der Asthma-Poliklinik erfolgte mit der Frage einer allergischen Genese des Geschehens.

Befunde

53jährige adipöse Patientin in leicht reduziertem Allgemeinzustand; auskultatorisch keine RG, leichter inspiratorischer Stridor; das knorpelige Nasenskelett ist dorsal im Sinne einer Sattelnase eingesunken und weist keine begleitenden Entzündungszeichen auf. An beiden Ohrmuscheln ist die Haut über dem sulzig verdickten schmerzhaften Knorpelgerüst dunkelrot verfärbt, während die knorpelfreien Ohrläppchen völlig normal erscheinen. *Licht- und Elektronenmikroskopie* (keilförmige Biopsie vom rechten Ohrknorpel unter Therapie mit 5 mg Prednisolon/Tag): Perichondriumnahe Blutgefäße sind deutlich erweitert, keine entzündlichen zellulären Infiltrate. Der elastische Knorpel zeigt Zonen von Verlust der Metachromasie der Grundsubstanz. Neben strukturell normalen Chondrozyten ist der Anteil degenerativer Knorpelzellen erhöht. Ultrastrukturell fallen Zonen mit Lysis der Grundsubstanz auf, die reich an meist membranumschlossenen Vesikeln mit osmiophilem Inhalt sind (sog. Matrixvesikel). Die elastischen Fasern sind strukturell oder numerisch nicht verändert.

Die Serumlaboruntersuchungen ergaben keinen auffälligen Befund: keine Leukozytose, Rheumafaktor negativ, lediglich eine BSG-Beschleunigung mit 49/78.

Die Lungenfunktionsuntersuchung (bodyplethysmographisch und DLCO) ergab eine leichte obstruktive Ventilationsstörung mit verringerter VK und erhöhtem Residualvolumen mit globaler Resistance im oberen Normbereich, ohne Hinweis auf Bronchialwandinstabilität. Augenärztliche und neurologische Konsiliaruntersuchungen blieben ohne pathologischen Befund, die HNO-ärztliche Untersuchung wies eine leichte Vestibularisschädigung nach.

Verlauf

Aufgrund der vorliegenden Therapieempfehlungen [3, 8] wurde ein Therapieversuch mit DADPS, kombiniert mit einer ausschleichenden Prednisolontherapie begonnen. Unter DADPS kein Ansprechen, jedoch intensive Methämoglobinämie; unter Prednisolonmonotherapie mit 40–50 mg/Tag langsame Besserung; ca. 3 Monate später Prednisolon 17,5 mg/Tag als voraussichtliche Dauertherapie.

Diskussion

Die Relapsing-Polychondritis wurde erstmals 1923 von Jaksch-Wartenhorst [7] als eigenständige Erkrankung erkannt und als Polychondropathia beschrieben. Weitere Fälle wurden als Chondromalazie oder Panchondritis beschrieben, bis sich jetzt im angelsächsischen Schrifttum die „relapsing polychondritis" durchsetzte.

Das klinische Bild ist geprägt durch rezidivierende Entzündungen knorpeliger Strukturen. Darüber hinaus können auch andere entwicklungsgeschichtlich verwandte mesenchymale Strukturen, z. B. Skleren befallen werden. In seiner umfassenden Übersichtsarbeit erstellte McAdam [9] eine Liste der bisher beobachteten Organbeteiligungen: So waren in 88% die Ohren betroffen, zu 81% wurde eine seronegative Polyarthritis beobachtet, in 72% eine Chondritis der Nase, in 65% Augenbeteiligungen, in 55% Beteiligungen des Respirationstraktes, in 46% audiovestibuläre Störungen und in 24% Beteiligung des kardiovaskulären Systems.

Im Initialstadium finden sich akute, nichtinfektiöse Entzündungen der Ohr-, Nasen-, Kehlkopf- und Trachealknorpel sowie Gelenkschmerzen. Nach wiederholten entzündlichen Schüben kommt es zu einer Atrophie der knorpeligen Strukturen mit den Folgen der Sattelnase oder der sog. „flappy ears", den „Waschlappenohren". Entzündliche Prozesse in tieferen Abschnitten des Respirationstrakts können zu Obstruktionen oder zu einem Kollaps von Larynx oder Trachea führen. Auch sind kardiovaskuläre Komplikationen wie Herzklappendysfunktionen, Perikarditis, Aneurysmen und Thrombosen bekannt.

Pathogenetisch liegt der Knorpeldestruktion offenbar ein Abbau der Proteoglykanmatrix des Knorpelgewebes durch extrazelluläre Lysosomen zugrunde [11, 12]. Diese stammen aus nekrobiotischen Chondrozyten und sind identisch mit den sog. Matrixvesikeln, die überwiegend hydrolytische Enzyme enthalten [12, 13]. Die Knorpeldefekte werden durch lockeres, gefäßreiches, später fibrosierendes Bindegewebe inkomplett ersetzt. Die lysosomale Pathogenesetheorie der Relapsing-Polychondritis wird gestützt durch die Kenntnis der lysosomal inszenierten und durch Glukokortikoide hemmbaren Knorpeldestruktion bei Kaninchen durch exzessive Vitamin A-Dosen [12]. Immunpathologische Phänomene dürften durch die enzymatische Aufspaltung von Proteoglykanen von sekundärer formalpathogenetischer Natur sein [6]. In diesem Zusammenhang gehören Untersuchungen mit experimentell durch mit Typ II-Kollagensensibilisierungen induzierten Ohrknorpelchondritiden im Tierversuch [4, 10].

Differentialdiagnostisch könnte angesichts des Rezidivcharakters der Erscheinungen und der erythematösen Schwellungen ein Erysipel vermutet werden, welches sich jedoch durch den Tastbefund und das nicht befallene knorpelfreie Ohrläppchen ausschließen läßt. Auch ein Asthma bronchiale läßt sich beim Fehlen von Dyspnoeanfällen und dem inspiratorischen Stridor ausschließen.

Die Diagnosesicherung sollte durch Knorpel-PE erfolgen. Zusammenfassend ist die Relapsing-Polychondritis eine systemische Erkrankung unbekannter Ätiologie, bei welcher sich an knorpelhaltigen Geweben entzündliche Reaktionen abspielen, welche letztlich zur Knorpeldestruktion führen.

Literatur

1. Alexander, Derr, Sako (1971) Abnormal amino acid and lipid composition of aortic valve in relapsing polychondritis. Am J Cardiol 28: 337−341 − 2. Arkin CP, Masi AT (1975) Relapsing polychondritis: a review of current status and case report. Semin Arthritis Rheum 5: 41−62 − 3. Barranco VP, Minor DB, Solomon H (1976) Treatment of relapsing polychondritis with Dapsone. Arch Dermatol 112: 1286−1288 − 4. Cremer MA, Pitcock JA, Stuart JM, Kang AH, Townes AS (1981) Auricular chondritis in rats, an experimental model of relapsing polychondritis induced with type II collagen. J Exp. Med 154: 535−540 − 5. Ebringer R, Rook G, Bottazzo GF, Doniach D (1981) Autoantibodies to cartilage and type II collagen in relapsing polychondritis and other rheumatic diseases. Ann Rheum Dis 40: 473−479 − 6. Herman JH, Dennis MV (1973) Immunpathologic studies in relapsing polychondritis. J Clin Invest 52: 549−558 − 7. Jaksch-Wartenhorst R (1923) Polychondropathia. Wien Arch Inn Med 6: 357 − 8. Martin J, Roenigk HH, Lynch W, Tingwald FR (1976) Relapsing polychondritis treated with dapsone. Arch Dermatol 112: 1272−1274 − 9. McAdam, Michael, O'Halan, Rodney Bluestone, Pearson (1976) Relapsing polychondritis, prospective study of 23 patients and a review of literature. Medicine 5: 193−215 − 10. McCune WJ, Schiller AL, Dynesius-Trentham RA, Trentham DE (1982) Type II collagen induced auricular chondritis. Arthritis Rheum 25: 266−273 − 11. Mitchell N, Shepard N (1972) Relapsing polychondritis. An electronmicroscopic study of synovium and articular cartilage. J Bone Joint Surg [Am] 54: 1235 − 12. Riede UN (1976) Die Rolle der Lysosomen bei Erkrankungen des Bindegewebes. Verh Dtsch Ges Pathol 60: 133−146 − 13. Riede UN, Staubesand J (1977) A unifying concept for the role of matrix vesicles and lysosomes in the formal pathogenesis of diseases of connective tissues and blood vessels. Beitr Pathol 160: 3−37

Goebel, K. M., Storck, U. (Med. Univ.-Poliklinik Marburg), Krüger, K., Schattenkirchner, M. (Med. Univ.-Poliklinik München)
Korrelation zwischen Entzündungsaktivität und Fibronektingehalt der Synovialflüssigkeit bei rheumatoider Arthritis

Mittlerweile konnte experimentell überzeugend dargestellt werden, daß aktivierte Makrophagen und Fibroblasten Fibronektin sezernieren, einen hochmolekularen Eiweißkörper (Molekulargewicht ca. 450 000), der auf Bindegewebszellen chemotaktisch wirkt. Das kälteunlösliche Glykoprotein kann mit Kollagen und Fibrin eine Verbindung eingehen (Fibra = Faser, nectere = binden). Ergänzende immunologische und chemische Untersuchungsergebnisse zeigten, daß Fibronektin bei der körpereigenen Abwehr, bei der Wundheilung und in der Bindegewebsphysiologie eine wichtige biologische Rolle spielt (Klingemann 1982). Fibronektin kann sowohl in löslicher Form im Plasma und in anderen Körperflüssigkeiten als auch in zellgebundener Form im Bindegewebe nachgewiesen werden (Hörmann 1982).

Auch bei chronischen Entzündungsprozessen der rheumatoiden Arthritis und vergleichbaren Autoimmunkrankheiten, wie Sklerodermie und Dermatomyositis scheint Fibronektin an der Pathogenese beteiligt zu sein (Hörmann 1982).

Ziel der Studie

Als Ziel der vorliegenden Studie wurden die Fibronektinkonzentrationen in den Gelenkpunktaten bei zwei Patientenkollektiven mit aktiver rheumatoider Arthritis gemessen, die nach den klinischen Parametern eine vergleichbare Entzündungsaktivität aufwiesen.

Patienten

Die Untersuchungen wurden bei 24 Patienten (16 Frauen und acht Männer im Alter zwischen 22 und 61 Jahren) mit aktiver rheumatoider Arthritis durchgeführt. Bei allen Patienten wurde die klinische Gesamtaktivität anhand des Ritchie-Index, der Zahl der geschwollenen und der Zahl der schmerzhaften Gelenke objektiv festgehalten.

Untersuchungsmethode

Nach Punktion der Gelenkflüssigkeit wurden in EDTA-beschichteten Röhrchen Punktate gesammelt und die immunnephelometrische Bestimmung von Fibronektin unter Verwendung eines Lasers als Lichtquelle durchgeführt. In der Küvette des Lasernephelometers (Behring-Werke AG, Marburg/Lahn) findet die Reaktion zwischen Fibronektin als Antigen und dem entsprechenden spezifischen Antikörper (Antifibronektinantiserum, Behring-Werke AG, Marburg/Lahn) statt. An den sich bildenden Immunkomplexen wird das Laserlicht gestreut. Der direkte Laserstrahl wird durch eine Lichtfalle ausgeblendet. Die gemessene Streulichtintensität, die der Konzentration der Immunkomplexe proportional ist, wird in einem Digitalvoltmeter abgelesen. Die Auswertung der Meßergebnisse erfolgt an einer Referenzkurve, die durch entsprechende Messung einer Verdünnungsreihe eines Standards ermittelt wird (Goebel 1984; Pott 1980).

Ergebnisse

Das Gesamtkollektiv der untersuchten Patienten mit rheumatoider Arthritis wurde in zwei verschiedene Gruppen (A und B) so aufgeteilt, daß zwischen Gelenkpunktaten mit hohen Fibronektinspiegeln und solchen Gelenkpunktaten mit relativ niedrigen Fibronektinspiegeln und der Gelenkpunktate unterschieden wurde. In der Tabelle 1 sind die einzelnen Punktatanalysen der Patienten in Gruppe A (hoher Fibronektinspiegel) verglichen mit der Patientengruppe B (relativ niedriger Fibronektinspiegel in der Synovialflüssigkeit) aufgeführt. Die Untersuchungsergebnisse der Bestimmungen der LDH-Enzyme, des Gesamtzellindex, der Titeranalysen der Rheumafaktoren und die C3-Werte der Gelenkpunktate sind in

Tabelle 1. Vergleich der klinischen Symptome und der Gelenkpunktatanalysen zwischen einer Patientengruppe (A) mit hohen Fibronektinspiegeln in der Synovialflüssigkeit und Patientengruppe (B) mit relativ niedrigem Fibronektingehalt bei rheumatoider Arthritis

Patienten	Gruppe A ($n = 12$)	Gruppe B ($n = 12$)
Klinische Parameter		
Zahl der schmerzhaften Gelenke	11,5 ± 4,3	12,9 ± 5,1
Zahl der geschwollenen Gelenke	6,4 ± 0,5	4,9 ± 0,2
Gelenkindex (Ritchie)	18,4 ± 7,2	21,2 ± 9,2
Punktanalysenparameter		
Fibronektin (µg/ml)	125 ± 44,5	68,5 ± 22,4
LDH (IU/ml)	744 ± 178	344 ± 96
Zellindex	14,5 ± 4,3	8,9 ± 3,1
RF (IU/ml)	1 022,8 ± 320	456,8 ± 174
C3 (g/l)	21,7 ± 7,2	42,5 ± 18,7

der Tabelle 1 wiedergegeben. Ein Vergleich zwischen den Punktatanalysen der Patientengruppe A und B läßt eindrucksvoll erkennen, daß Gelenkpunktate mit hohen Fibronektinspiegeln auch entsprechend hohe Entzündungsparameter anderer Spezifität aufweisen. Die in der Vergleichsgruppe B durchgeführten Gelenkpunktatanalysen zeigen, daß relativ niedrige Fibronektinwerte gleichzeitig verbunden sind mit einer signifikant niedrigeren Titerstufe der übrigen Entzündungsparameter. Ein Vergleich der am selben Tage durchgeführten klinischen Untersuchungsergebnisse (Tabelle 1) läßt dagegen erkennen, daß zwischen der Gruppe A (hoher Fibronektinspiegel in der Synovialflüssigkeit) und Gruppe B (relativ niedrige Fibronektinspiegel in der Synovialflüssigkeit) keine signifikanten Unterschiede nachzuweisen sind.

Kommentar

Die vorliegende Studie beschäftigte sich mit der Korrelation zwischen den Fibronektinspiegeln in der Synovialflüssigkeit und anderen chemisch-immunologischen und zytologischen Entzündungsparametern der Gelenkpunktate bei Patienten mit aktiver rheumatoider Arthritis. Die vorliegende Studie läßt eindrucksvoll erkennen, daß bei Patienten mit erhöhtem Fibronektingehalt in der Synovialflüssigkeit auch gleichzeitig hohe Titerstufen der anderen Entzündungsparameter nachgewiesen werden können, wenn als Vergleichskollektiv die Punktatanalysen solcher Patienten herangezogen werden, die einen relativ niedrigen Fibronektingehalt in den Gelenkpunktaten aufweisen. Auf die Bedeutung der Fibronektinbestimmung in der Synovialflüssigkeit für die Differentialdiagnose entzündlich-rheumatischer Gelenkerkrankung haben verschiedene Autoren neben der eigenen Arbeitsgruppe hingewiesen (Goebel 1984; Scott 1982). Im Gegensatz zu normalen Plasmakonzentrationen konnte bei Patienten mit aktiver rheumatoider Arthritis signifikante erhöhte Fibronektinspiegel in der Synovialflüssigkeit nachgewiesen werden. Vorausgehende Untersuchungsergebnisse haben gezeigt, daß Fibronektin als ein neuer Entzündungsparameter die üblichen immunologischen, zellulären und biochemischen Analysen der Gelenkpunktatdiagnostik sinnvoll ergänzt (Stojan 1982). Obwohl die Krankheitsaktivität anhand der klinischen Einzelparameter der betroffenen entzündlich veränderten Gelenke nicht mit erhöhten Fibronektinspiegeln in der Punktatflüssigkeit der Patienten mit rheumatoider Arthritis korreliert (Goebel 1984), weisen die vorliegenden Untersuchungsergebnisse darauf hin, daß hohe Fibronektinspiegel in der Synovialflüssigkeit gleichzeitig korreliert mit der Titerhöhe anderer Entzündungsparameter der Gelenkpunktate. Vorausgehende Untersuchungsergebnisse der eigenen Arbeitsgruppe unterstreichen den Wert der Fibronektinbestimmung in der Synovialflüssigkeit auch unter therapeutischen Aspekten (Goebel 1983).
In dieser Studie zeigte eine klinisch erfolgreiche Therapie durch antiphlogistisch wirksame intraartikuläre Orgotein (SOD-Enzym)-Instillationen auch einen signifikanten Rückgang der zunächst erhöhten Fibronektinspiegel in den Kniegelenkpunktaten bei Patienten mit aktiver rheumatoider Arthritis (Goebel 1983). Neben den differentialdiagnostischen und therapeutischen Aspekten einer Fibronektinbestimmung in der Gelenkflüssigkeit von Patienten, die an bestimmten Formen von Erkrankungen aus dem rheumatischen Formenkreis leiden, bleibt weiteren ergänzenden Forschungsvorhaben vorbehalten, die pathogenetische Rolle des Fibronektins, als entzündungsmodulierende Substanz, abzuklären.

Literatur

1. Duclos M, Zeitler H, Liman W, Pichler WJ, Rieber P, Peter HH (1982) Characterisation of blood and synovial fluid lymphocytes from patients with rheumatoid arthritis and other joint diseases by monoclonal antibodies (OKT series) and acid alpha-naphthyl-esterase staining. Rheumatol Int 2: 75–82 – 2. Goebel KM, Storck U (1983) Effect of intraarticular orgotein versus a corticosteroid on rheumatoid arthritis of the knees. Am J Med 74: 124–184 – 3. Goebel KM, Storck U, Krüger K, Schattenkirchner

M (1984) Different synovial fluid fibronectin levels in rheumatoid variants. Klin Wochenschr (in press) − 4. Hörmann H (1982) Fibronectin-mediator between cells and connective tissue. Klin Wochenschr 60: 1265−1277 − 5. Klingemann HG (1982) Fibronectin, klinische und biologische Aspekte. Dtsch Med Wochenschr 107: 1361−1365 − 6. Pott G, Meyering M (1980) Rapid determination of fibronectin by laser nephelometry. J Clin Chem Clin Biochem 18: 893−895 − 7. Scott DL, Farr M, Crockson AP, Walton KW (1982) Synovial fluid and plasma fibronectin levels in rheumatoid arthritis. Clin Sci Mol Med 62: 71−76 − 8. Stojan B (1982) Gelenkpunktat-Diagnostik. Schweiz Med Wochenschr 112: 1514−1522

Postersession VI

Infektionskrankheiten

Gärtner U., Gundert-Remy, U., Theilmann, L., Hampl, B., Czygan, P., Kommerell, B. (Med. Univ.-Klinik Heidelberg)
Aufnahmekinetik von Mezlozillin in der Leber

Mezlozillin ist ein Ureidopenizillin mit Wirkung gegen ein breites Spektrum grampositiver und gramnegativer Bakterien. Die Ausscheidung des organischen Anions Mezlozillin (pKa 3,5) erfolgt renal und biliär. Es wurde diskutiert, daß die beim Menschen beschriebene nichtlineare Kinetik mit dem Transport von Mezlozillin in der Leber in Zusammenhang steht [3]. Bei den vorliegenden Experimenten wurde der Mezlozillineinstrom in die Leber (zelluläre Aufnahme), also der sinusoidale Plasmamembrantransport in isolierten Rattenlebern untersucht.

Methodik

Lebern von männlichen Sprague-Dawley-Ratten (250—350 g) wurden isoliert und mit einem Krebspuffer, dem 18% Rindererythrozyten und Albumin (2 g%) zugesetzt waren, perfundiert [1]. Die physiologische Funktion der Präparate wurde durch Inspektion, Messen des Perfusionsflusses, des Perfusionsdruckes und des Gallenflusses sowie durch Bestimmung der arteriovenösen Sauerstoffdifferenz und des pH im Perfusionsmedium gesichert. Nach einer Stabilisierungsphase von 30 min wurden 50 µg ($n = 7$), 500 µg ($n = 5$) bzw. 1 500 µg ($n = 3$) ^{14}C-markiertes Mezlozillin im Bolus zusammen mit [125]J-Albumin als Marker für den Extrazellulärraum in die Pfortader injiziert. Die Radioaktivität wurde im venösen Ausstrom gemessen, gesammelt in 1—2 s-Abständen über 40—60 s. Daraus wurden sog. Indikatorverdünnungskurven erstellt, die die maximale Mezlozillinkonzentration im venösen Leberausstrom sowie durch das Verhältnis der [125]J-Albumin- zu den ^{14}C-Mezlozillinwerten die Mezlozillineinstromgeschwindigkeitskonstante (k_1) ergaben [2].

Ergebnisse

Die intraportalen Injektionen von 50, 500 bzw. 1 500 µg Mezlozillin führten zu maximalen Konzentrationen im Lebervenenausstrom von 12,3 ± 3,0, 175,8 ± 28,6 bzw. 451 ± 112 µg/ml. Die Mezlozillineinstromgeschwindigkeitskonstanten (k_1) betrugen 0,034 ± 0,005, 0,018 ± 0,005 ($p < 0,001$) bzw. 0,012 ± 0,006 s^{-1}. Abb. 1 zeigt beispielsweise die Indikatorverdünnungskurven nach Injektion von 50 µg (oben) bzw. 1 500 µg (unten) Mezlozillin. Nach Injektion von 1 500 µg weicht die ^{14}C-Mezlozillinkurve wesentlich weniger von der Referenzkurve ([125]J-Albumin) ab als nach Gabe von 50 µg. Dieses zeigt eine geringere Einstromgeschwindigkeit von Mezlozillin bei hohen Mezlozillinkonzentrationen im sinusoidalen Blut.

Schlußfolgerungen

1. Mezlozillin wird effizient von der isoliert perfundierten Leber aufgenommen. 2. Der Transport an der sinusoidalen Plasmamembran der Leber ist konzentrationsabhängig, was teilweise die nichtlineare Eliminationskinetik von Mezlozillin erklärt. 3. Die Versuche deuten auf einen Mezlozillincarriertransport an der sinusoidalen Leberplasmamembran hin.

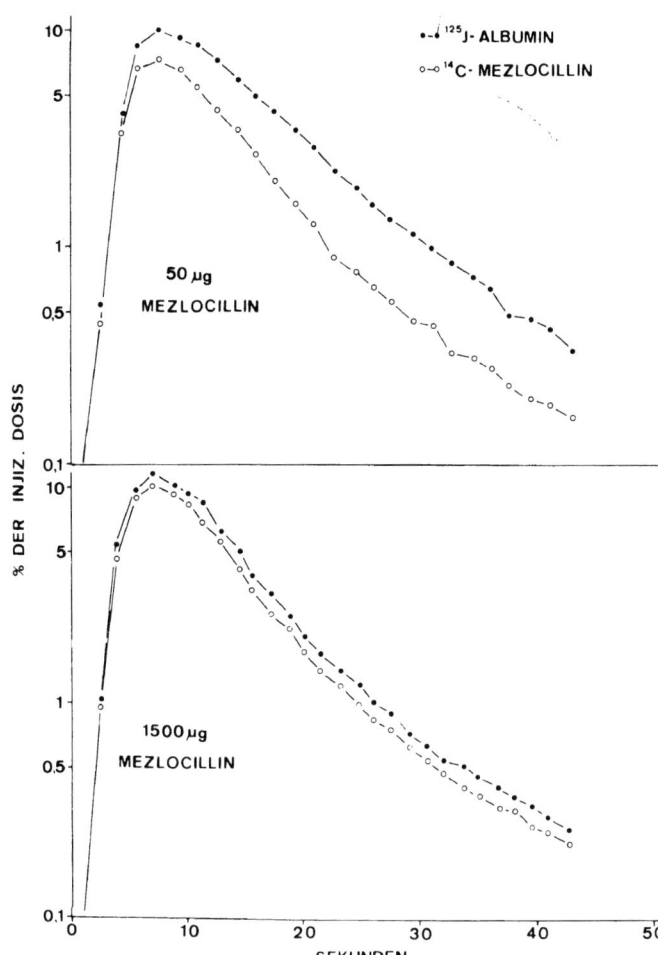

Abb. 1. Indikatorverdün-nungskurven von ^{14}C-Mezlozillin und ^{125}J-Albumin nach intraportaler Gabe von 50 µg bzw. 1 500 µg Mezlozillin

Literatur

1. Gärtner U, Stockert RJ, Morell AG, Wolkoff AW (1981) Modulation of the transport of Bilirubin and Asialoorosomucoid during liver regeneration. Hepatology 1: 99–106 – 2. Goresky CA (1964) Initial distribution and rate of uptake of sulfobromophthalein in the liver. Am J Physiol 207: 13–26 – 3. Gundert-Remy U, Hildebrandt R, Stiehl A, Weber E (1983) Nonlinear Mezlocillin kinetics due to dose-dependent metabolism. Clin Pharmacol Ther 33: 656–662

Höffken, G., Tetzel, H., Koeppe, P., Lode, H. (Med. und Radiol. Klinik des Klinikum Steglitz der FU Berlin)

Pharmakokinetik und Serumbakterizidie von Ticarzillin und Clavulansäure

1. Einleitung

In der vorliegenden Studie wurde die Pharmakokinetik von Ticarzillin, einem Breitspektrumpenizillinderivat, und Clavulansäure, einem potenten, irreversiblen Inhibitor vieler

Beta-Laktamasen, nach Einzel- und kombinierter Gabe sowie die Serumbakterizidie beider Substanzen vergleichend geprüft [1].

2. Material und Methodik

2.1. Versuchsaufbau

Zehn gesunde nüchterne Probanden (5 männlich, 5 weiblich) im Alter von 25–42 Jahren (32,5 Jahre) und einem Körpergewicht zwischen 59,9 und 79,2 kg (69,8 kg) erhielten jeweils im Abstand von 2 Wochen über 15 min intravenös folgende Substanzen perfundiert: 5,0 g Ticarzillindinatriumsalz (TIC); 0,2 g Clavulansäurekalium (CLA); 5,2 g Timentin (5,0 g TIC und 0,2 g CLA) sowie 3,2 g Timentin (3,0 g TIC und 0,2 g CLA). Serum- und Urinkonzentrationsbestimmungen wurden über 8 bzw. 24 Std kontinuierlich gemessen.

2.2 Agardiffusionstest

Die Konzentrationsbestimmungen der Substanzen erfolgten mit dem Agardiffusionsverfahren [6]. Für die Bestimmung von Ticarzillin wurde der Testkeim Pseudomonas aeruginosa NCTC 10701 verwendet. Die untere Nachweisgrenze lag mit dieser Methode bei 1,2 mg/l. Der Beta-lactamaseproduzierende Testkeim Klebsiella aerogenes NCTC 11228, unter gleichzeitigem Zusatz von Benzylpenizillin (Endkonzentration 5 mg/l), diente als Testkeim für die Bestimmung der Clavulansäure. Die untere Nachweisgrenze für Clavulansäure lag bei 0,06 mg/l.

2.3. Pharmakokinetische Berechnung

Der pharmakokinetischen Berechnung wurde ein offenes Zweikompartimentmodell zugrundegelegt [3]. Die Methodik der kleinsten Fehlerquadrate wurde zur Anpassung der Regressionskurve an die experimentell gewonnenen Werte der Serumkonzentrationskurve eingesetzt.

2.4. Serumbakterizidieuntersuchung

Die Serumbakterizidieuntersuchung wurde nach der Methode von Stratton und Reller an zwei Pseudomonas aeruginosa-spp. und zwei Klebsiella oxytoza-spp. durchgeführt [7]. Die Serumbakterizidie wurde als eine Verminderung um 99,9% des Inokulums (5×10^5 cfu/ml) definiert.

3. Ergebnisse

3.1. Ticarzillin

Sowohl Ticarzillin als auch Clavulansäure zeigten einen biexponentiellen Serumkonzentrationszeitverlauf unabhängig von den unterschiedlichen Applikationsformen (Abb. 1). Die Serummaximalkonzentration von TIC allein betrug direkt nach Applikationsende 576,2 ± 98,7 mg/l, von TIC in 3,2 g Timentin (3,2 g TIC) 431,5 ± 60,0 mg/l und nach 5,0 g TIC in 5,2 g Timentin (5,2 g TIC) sogar 621,8 ± 62,6 mg/l. 10 Std nach Applikationsende von TIC lagen die Konzentrationen unter 2,0 mg/l bei allen drei Applikationsformen. Die pharmakokinetischen Parameter für TIC sind in Tabelle 1 dargestellt. Die $t_{1/2}\beta$ variierte zwischen 75 und 85 min, die VDSS korrespondierte zum Extrazellulärraum. Die AUC von 5,2 TIC lag signifikant höher als 5,0 g TIC allein (890 ± 56 mg × Std/l vs. 747 ± 60 mg × Std/l). Bei gleichzeitiger Applikation der beiden Substanzen in 3,2 bzw. 5,2 g TIC kam es bezogen auf eine Dosiseinheit von 1,0 g Substanz zu einer Zunahme der AUC für TIC: Sie betrug bei alleiniger Gabe von

TIC 149,4 Std × mg/l/1,0 g Substanz, nach 3,2 g TIC 179,3 Std × mg/l/1,0 g und nach 5,2 g TIC 178,0 Std × mg/l/1,0 g. Die totale Clearance von TIC lag in der Größenordnung der Serumkreatininclearance.

3.2. Clavulansäure

Die Serummaximalkonzentration nach alleiniger Applikation von Clavulansäure lag direkt am Ende der Infusion bei 26,1 mg/l, nach 0,2 g Clavulansäure in 3,2 g Timentin (3,2 g CLA) bei 22,0 mg/l sowie nach 0,2 g Clavulansäure in 5,2 g Timentin (5,2 g CLA) bei 22,9 mg/l, damit in einer vergleichbaren Größenordnung. 8 Std nach Infusionsende lagen die Serumkonzentrationen von CLA unter 0,2 mg/l bei allen Applikationsformen (Abb. 1). Die pharmakokinetischen Parameter für CLA sind in Tabelle 1 dargestellt. Die $t_{1/2}\beta$ der CLA entsprach mit jeweils 76 min in allein drei Applikationsformen der von TIC. Die VDSS lag gering höher, jedoch immer noch im Bereich des Extrazellulärvolumens. Die totale Clearance der Clavulansäure überstieg die von TIC. Die gleichzeitige Applikation von TIC mit CLA führte zu einer Einschränkung der nichtrenalen Clearance von 93 ± 23 ml/min auf 76 ± 31 ml/min nach 3,2 g CLA bzw. 64 ± 24 ml/min nach 5,2 g CLA. Da die totale Clearance bei allen drei Applikationsformen relativ konstant blieb, kam es kompensatorisch zu einem Anstieg der renalen Clearance für CLA.

3.3. Serumbakterizidie

Nur bei den beiden Klebsiella-ssp. führte die Addition von CLA zu TIC zu einer signifikanten Steigerung des Serumbakterizidietiters. Er betrug in der 1. Std 1 : 13,7 bzw. 1 : 13,0 für 5,2 g Timentin im Vergleich zu 1 : 3,4 bzw. 1 : 3,7 für 5,0 g TIC. In der 6. Std lagen die Serumbakterizidietiter jedoch wieder unter 1 : 3,5. Bei den beiden Pseudomonas aeruginosa-Stämmen ließ sich kein zusätzlicher Effekt der Clavulansäure zu Ticarzillin nachweisen.

4. Diskussion

Sowohl TIC als auch CLA zeigten einen biexponentiellen Konzentrationszeitverlauf im Serum [1, 4]. Die gleichzeitige Applikation beider Substanzen führte zu einer deutlichen Zunahme der AUC_{tot} für IC. Dies könnte auf veränderte Ausscheidungsverhältnisse für Ticarzillin zurückzuführen sein, da es gleichzeitig zu einer Abnahme der renalen Clearance

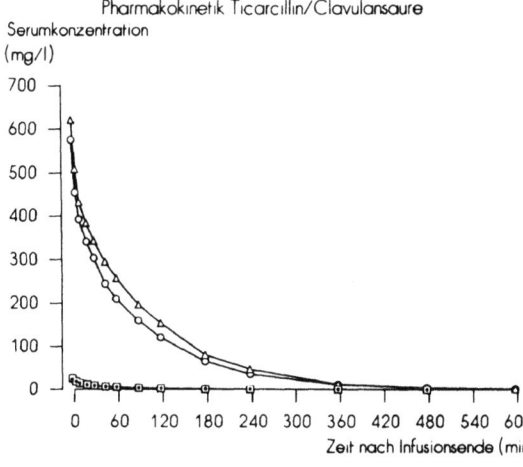

Abb. 1. Serumkinetik von 5,0 TIC allein und in 5,2 g Timentin sowie von 0,2 g CLA allein und in 5,2 g Timentin nach jeweils 15 min Infusion bei zehn gesunden Probanden. 5,0 g TIC allein O——O; 5,0 g TIC in 5,2 g Timentin △——△; 0,2 g CLA allein □——□; 0,2 g CLA in 5,2 g Timentin ★——★

Tabelle 1. Pharmakokinetische Parameter von Ticarzillin und Clavulansäure bei zehn gesunden Probanden nach 15 min Infusion

Substanz	$t_{1/2}\beta$ (min)	VDSS (l/100 kg)	AUC_{tot} (Std × mg/l)	AUC_{tot}normal (Std × mg/l/1,0g)
Ticarzillin 5,0 g allein	74,8 ± 11,5	15,5 ± 1,5	747,0 ± 60,0	149,4 ± 12,0
Ticarzillin in 5,2 g Timentin	84,7 ± 10,0	13,4 ± 1,1	890,0 ± 56,0	178,0 ± 11,5
Ticarzillin in 3,2 g Timentin	80,7 ± 7,8	13,2 ± 1,0	538,0 ± 57,0	179,0 ± 11,2
Clavulansäure allein	76,6 ± 4,6	16,4 ± 2,7	21,5 ± 2,8	−
Clavulansäure in 3,2 g Timentin	76,3 ± 15,9	17,0 ± 2,7	22,8 ± 3,8	−
Clavulansäure in 5,2 g Timentin	76,3 ± 14,5	18,3 ± 3,2	22,8 ± 3,1	−

Substanz	Cl_{tot} (ml/min)	Cl_{ren} (ml/min)	Cl_{nonren} (ml/min)	Urin rec.$_{0-24 \text{ Std}}$ (% Dosis)
Ticarzillin 5,0 g allein	112,0 ± 9,0	89,0 ± 7,0	−	79,4 ± 10,4
Ticarzillin in 5,2 g Timentin	94,0 ± 6,0	69,0 ± 4,0	−	74,2 ± 9,1
Ticarzillin in 3,2 g Timentin	94,0 ± 11,0	68,0 ± 8,0	−	71,8 ± 12,3
Clavulansäure allein	158,0 ± 23,0	65,0 ± 9,0	93,0 ± 23,0	41,3 ± 14,6
Clavulansäure in 3,2 g Timentin	151,0 ± 31,0	75,0 ± 15,0	76,0 ± 31,0	49,7 ± 10,3
Clavulansäure in 5,2 g Timentin	153,3 ± 24,0	89,0 ± 14,0	64,0 ± 24,0	58,1 ± 15,7

sowie zu einer verlängerten $t_{1/2}\beta$ für TIC kam, evtl. bedingt durch eine Hemmung der tubulären Sekretionsmechanismen für TIC durch CLA. Umgekehrt führte die gemeinsame Gabe von TIC mit CLA zu einer Reduktion der nichtrenalen Clearance, was Ausdruck einer Interaktion im Metabolismus von CLA sein könnte. Eine synergistische Aktivitätssteigerung beider Substanzen ließ sich in den Serumbakterizidieuntersuchungen nur bei den beiden Klebsiella-ssp. und nur in der 1. Std nicht, jedoch in der 6. Std und bei den beiden Pseudomonas-spp. nachweisen.

Literatur

1. Bennet S, Wise R, Weston D, Dent J (1983) Pharmacokinetics and tissue penetration of ticarcillin combined with clavulanic acid. Antimicrob Agents Chemother 23: 831−834 − 2. Hallermann W, Lode H, Koeppe P, Dzwillo G (1978) Vergleichende Pharmakokinetik von Carbenicillin und Ticarcillin bei chronischen Bronchitikern. Atemwegs Lungenkr 4: 303−304 − 3. Kienel G (1976) Vergleich der Pharmakokinetik von Epicillin und Ampicillin. Drug Res 26: 781−789 − 4. Libke RD, Clarke JT, Ralph CD, Lathy RP, Kirby WMM (1975) Ticarcillin vs carbenicillin: Clinical pharmacokinetics. Clin Pharmacol Ther 17: 441−446 − 5. Lode H, Madey V, Dzwillo G, Borner K, Koeppe P (1983) Serum bactericidal activity and kinetics of azlocillin and moxalactam after single and combined administration.

J Antimicrob Chemother (Suppl B) 11: 121–126 – 6. Witkowski G, Lode H, Höffken G, Koeppe P (1982) Pharmacokinetic studies of amoxicillin, potassium clavunate and their combination. Eur J Clin Microbiol 1: 233–237 – 7. Stratton CW, Reller L (1977) Serum dilution test for bactericidal activity. J Infect Dis 136: 187–195

Kaue, I., Lode, H., Kemmerich, B., Borner, K., Wagner, J. (Med. Klinik und Institut für klinische Chemie sowie Institut für Mikrobiologie des Klinikum Steglitz der FU Berlin)
Prospektive randomisierte Vergleichsstudie zur klinischen Wirksamkeit und Verträglichkeit von Apalzillin und Cefmenoxim bei 50 Patienten

Einleitung

Gegenstand dieser prospektiven randomisierten Einjahresstudie war die vergleichende Wirksamkeits- und Verträglichkeitsprüfung zweier neuer, antibakteriell hochaktiver, parenteraler Beta-Laktamantibiotika, Apalzillin (AP) und Cefmenoxim (CMX), bei schweren klinischen Infektionen. Apalzillin (Lumota) ist ein azyliertes Derivat des Ampizillin, mit sehr guter Wirkung gegen grampositive und gramnegative Keime sowie einer besonders hohen Aktivität gegenüber Pseudomonas aeruginosa. Cefmenoxim (Tacef) ist ein neu entwickeltes Zephalosporin der dritten Generation. Es ist charakterisiert durch eine Aminothiazolylmethoxyiminoactylseitengruppe und ein Tetrazolringsystem an der Position 3 der Seitenkette. Cefmenoxim hat eine starke Wirksamkeit gegen gramnegative Erreger mit erweitertem Wirkspektrum bei Serratia und indolpositiven Proteusspezies. Es besteht außerdem eine hohe Beta-Laktamasestabilität.

Material und Methode

Es wurden 50 stationäre Patienten der medizinischen Klinik des Klinikum Steglitz in der Zeit vom Oktober 1982 bis September 1983 in diese Studie aufgenommen (25 AP/25 CMX). Behandelt wurden Patienten mit Infektionen (urogenitale, systemische, bronchopulmonale, intestinale, peritoneale, cholangiogene), die durch grampositive oder gramnegative Keime ausgelöst waren. Ausschlußkriterien waren: Penicillin- oder Zephalosporinallergie, Alter unter 20 Jahre oder über 85 Jahre, Gravidität, ausgeprägte kardiale, hepatische oder renale Funktionseinbußen. Jeder Patient wurde vor der Therapie über den Zweck der Studie und mögliche Nebenwirkungen aufgeklärt; seine ausdrückliche Einverständniserklärung wurde protokolliert. Für die Beurteilbarkeit wurde eine mindestens fünftägige Behandlungsdauer vorausgesetzt.

Am 1., 4.–5., und 8.–10. Behandlungstag wurden 1, 4 und 8 Std nach Applikationsende Serumspiegel bestimmt. Bei Monotherapie wurden die Serumspiegel mittels Bioassay nach Reeves und Bywater gemessen. Für Apalzillin waren die Testkeime Bacillus subtilis ATCC 6633 bei Konzentrationen unter 5 µg/ml und Sacina lutea ATCC 9344 für Konzentrationen ab 5 µg/ml. Bei Cefmenoxim wurde für alle Konzentrationen der Testkeim Escherichia coli V 6311 verwendet. Bei Patienten mit Kombinationstherapie wurden die Serumkonzentrationen mittels HPLC (Borner) bestimmt. Vor Therapie, am 4., 8. Behandlungstag, bei Therapieende sowie am 4. und 14. Tag nach der Behandlung wurde Material zur Erreger- und Resistenzbestimmung gewonnen und folgende laborchemische Parameter kontrolliert: Blutbild und Diff. BB, BSG, Thrombozyten, dir. Coombs-Test, Elektrolyte, Quicktest, PTT, alkalische Phosphatase, Gamma-GT, Alpha-HBDH, GOT, GPT, Bilirubin, Kreatinin, Urinstatus und Sediment.

Tabelle 1

Behandlungsindikationen	Apalzillin	Cefmenoxin
Komplizierte Harnwegsinfekte	1	3
Sepsis	2	1
Postoperative Wundinfektion	0	1
Pneumonie	7	8
Purulente Bronchitis	15	12

Ergebnisse

Es wurden je 25 Patienten mit Apalzillin und Cefmenoxim behandelt (Behandlungsindikationen s. Tabelle 1). Folgende Begleiterkrankungen wurden gefunden: maligne Neoplasien (4 AP/4 CMX), chronische Atemwegserkrankungen (18 AP/12 CMX), Herz-Kreislauferkrankungen (8 AP/11 CMX), postoperative Patienten (3 AP/1 CMX), Diabetes mellitus (2 AP/6 CMX), chronische Niereninsuffizienz (1 AP/1 CMX), Lupus erythematodes (0 AP/1 CMX), chronische lymphatische Leukämie (0 AP/1 CMX) sowie immunsuppressive Therapie (12 AP/10 CMX).

Bei insgesamt 17 der mit AP und 16 der mit CMX behandelten Patienten konnten folgende Erreger isoliert werden: Ps. aeruginosa (6 AP/0 CMX); P. vulgaris, mirabilis, morganii (4 AP/2 CMX); E. coli (5 AP/2 CMX); Enterokokken (6 AP/7 CMX); Eb. aerogenes, agglomerans (1 AP/3 CMX); K. pneumonieae, oxytoca (1 AP/3 CMX); Pneumokokken (2 AP/1 CMX); H. influenzae, parainfluenzae (2 AP/1 CMX); S. aureus (1 AP/3 CMX); Streptokokken (0 AP/5 CMX); P. stuari (0 AP/1 CMX); S. liquefaciens (0 AP/1 CMX); Mischinfektionen (7 AP/9 CMX).

Das Durchschnittsalter der Patienten lag bei 57,4 (25−83) Jahre bei AP und 55,2 (31−81) Jahre bei CMX. Die Geschlechtsverteilung AP: 9 : 16; CMX: 15 : 9. Die mittlere Behandlungsdauer betrug 9 (5−21) Tage mit einer täglichen Dosierung von 3 × 3 g i.v. Apalzillin und 11 (5−21) Tage mit 3 × 2 g i.v. täglich Cefmenoxim. Kombinationtherapie, vornehmlich Aminoglykosid, wurde bei zehn AP- und fünf CMX-Patienten eingesetzt. Serumkonzentrationen lagen nach 1 Std bei 49,8 µg/ml; nach 4 Std bei 12,1 µg/ml und 2,8 µg/ml nach 8 Std (s. Abb. 1).

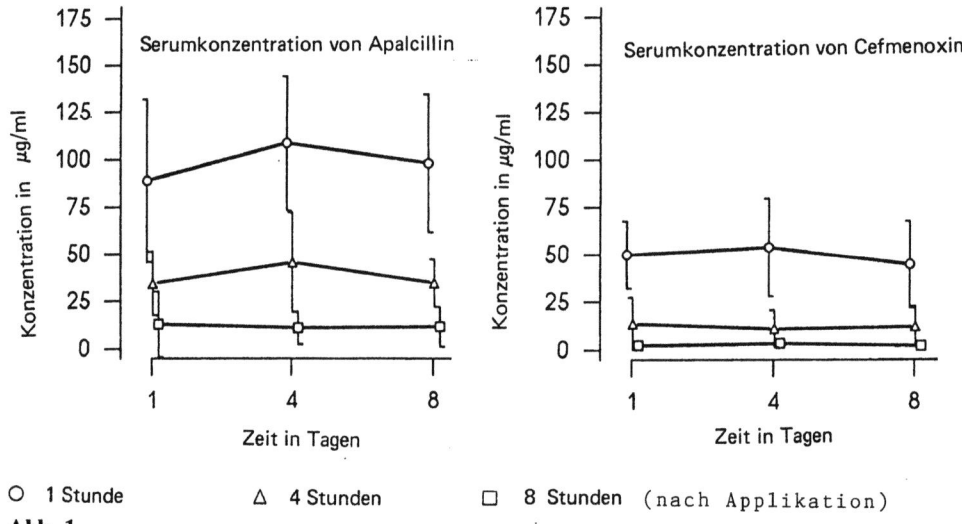

○ 1 Stunde   △ 4 Stunden   □ 8 Stunden   (nach Applikation)

Abb. 1

In jeder Behandlungsgruppe wurden jeweils neun Patienten mit Nebenwirkungen beobachtet, von denen sechs AP- und drei CMX-Kombinationstherapie erhielten. Als Unverträglichkeitsreaktionen wurden registriert: Diarrhoe (3 AP/2 CMX); Übelkeit und Erbrechen (3 AP/1 CMX); reversible Neutropenie (1 AP); Thromboplastinzeitreduktion (1 CMX); allergisches Exanthem (1 AP/1 CMX); Medikamentenfieber (3 CMX); Antabusreaktion (1 CMX); Nierenversagen bei Kombination mit Aminoglykosiden (1 AP).

Klassifikation der Beurteilungskriterien:

(I) Klinische Heilung und Elimination der Erreger.

(II) Klinische Besserung bei bakterieller Persistenz oder früher Reinfektion.

(III) Klinische Besserung nur in Verbindung mit anderen Antibiotika.

(IV) Klinischer und bakteriologischer Mißerfolg.

In Gruppe I fallen 12 AP (48%) und 17 CMX (68%), in Gruppe II 3 AP (12%) und 3 CMX (12%), in Gruppe III 7 AP (28%) und 2 CMX (8%) und in die Mißerfolgsgruppe nur jeweils drei Patienten (12%) aus jeder Behandlungsgruppe.

Diskussion

In dieser prospektiven randomisierten Vergleichsstudie bei 50 Patienten mit schweren bakteriellen Infektionen konnte gezeigt werden, daß mit 9 g Apalzillin bzw. 6 g Cefmenoxim täglich jeweils 22 Patienten (85%) in jeder Gruppe erfolgreich behandelt werden konnten. Die Patientengruppen waren hinsichtlich der Infektionen und der Grund- und Begleiterkrankungen gut vergleichbar, auch die mittlere Behandlungsdauer und die Erreger (vorwiegend Enterobakterien und Pseudomonas aeruginosa) zeigten keine wesentlichen Unterschiede.

Bei den Unverträglichkeitsreaktionen standen gastrointestinale Reaktionen mit jeweils drei in beiden Gruppen an erster Stelle; auffällig waren drei Medikamentenfieberreaktionen bei Cefmenoxim und eine deutliche reversible Neutropenie bei Apalzillin. Insgesamt waren beide Substanzen klinisch hochwirksam und ergaben positive Behandlungserfolge in einem Größenordnungsbereich von mehr als 80%. Die je drei Mißerfolge in jeder Gruppe standen mit den schweren terminalen Erkrankungen der jeweiligen Patienten in Verbindung.

Literatur

Borner K, Lode H, Elvers A (1982) Determination of apalcillin and its metabolites in humxan body fluid by high-pressure liquid chromatography. Antimicrob Agents Chemother 22: 949–953 – Busch U, Heinzel G, Seyfrath H, Mielenz H (1982) Untersuchung zur Pharmakokinetik von Apalcillin beim Menschen. Arzneim Forsch 32: 1131–1135 – Komatsu T, Noguchi H, Tohishi H, Nakagome T (1981) Apalcillin (PC904) and its related compounds. In: Mitsuhashi T (ed) Beta-lactam antibiotics. Japan Scientific Societies Press, Tokyo, pp 87–98 – Reeves D, Bywater MJ (1976) Assay of antimicrobial agents. In: de Louvois J (ed) Selected topics in clinical bacteriology. Baillière Tindall, London, pp 27–78 – Stille W, Helm E, Mielenz H (1982) Untersuchungen zur antibakteriellen Aktivität von Apalcillin. Arzneim Forsch 32: 1128–1130 – Lode H, Stahlmann R, Koeppe P (1979) Comparative pharmacokinetics of cephalexin, cefaclor, cefadroxil, and CGP 9000. Antimicrob Agents Chemother 16: 1–6 – Lode H, Elvers A, Koeppe P, Borner K (1984) Comparative pharmacokinetics of apalcillin and piperacillin. Antimicrob Agents Chemother 25: 105–108

Ledergerber, B., Hugentobler, A., Lüthy, R. (Med. Poliklinik, Universitätsspital Zürich), Anliker, M. (Institut für Biomedizinische Technik der ETH und Universität Zürich)

Dynamik der Gentamycinresistenzentwicklung von Pseudomonas aeruginosa in vitro

1. Einleitung

Mehrere Autoren haben bei Pseudomonas aeruginosa-Infektionen während der Therapie mit Gentamycin eine Resistenzentwicklung beobachtet [2, 4, 6]. Bei über 70% der isolierten resistenten Pseudomonas aeruginosa-Stämme war die Resistenz nicht durch inaktivierende Enzyme bedingt. Nach Absetzen des Antibiotikums war sie oft instabil. Vermutlich beruht sie auf einer Fähigkeit der Bakterien, den aktiven Antibiotikatransport ins Zellinnere zu reduzieren [1, 7].

In der vorliegenden Arbeit wurde die Wirkung von Mehrfachdosen von Gentamycin auf die Keimzahl von Pseudomonas aeruginosa in vitro, die zeitlichen Verhältnisse und das Ausmaß der Resistenzentwicklung untersucht. Die Studie wurde mit einem automatisierten In vitro-Modell durchgeführt, welches die Simulation von Gentamycinkonzentrationsverläufen für mehrere Tage erlaubt, ähnlich wie sie auch in vivo im Verlauf von Aminoglykosidtherapien beobachtet werden können.

2. Methodik

2.1. In vitro-Modell

Drei Dosierungsschemata (R8, R16, R32) mit Spitzenkonzentrationen von 8, 16 und 32 mg/l Gentamycin in Intervallen von 8 Std wurden in drei parallel betriebenen In vitro-Modellen nach Grasso und Meinardi [3] simuliert. Durch kontinuierliches Verdünnen mit medikamentenfreier Müller-Hinton-Bouillon wurden exponentiell abfallende Gentamycinkonzentrationsverläufe entsprechend einer Eliminationshalbwertszeit von 2,2 Std erreicht. Die Steuerung und Überwachung der drei Systeme erfolgte durch einen Apple II plus Computer.

2.2 Nährmedien und Antibiotika

Als flüssiges Nährmedium wurde mit Magnesium- und Kalziumionen supplementierte [5] Müller-Hinton-Bouillon (MHB-S), als festes Nährmedium Müller-Hinton-Agar (MHA) verwendet (Difco, Brunschwig AG, Basel). Gentamycinlaborreferenzpulver wurde von Schering geliefert (Essex Chemie, Luzern).

2.3 Bakterienkulturen

100 ml Keimsuspension von Pseudomonas aeruginosa ATCC 27853 mit einer Anfangskeimdichte von 100 000 Keimen/ml wurde in Glaskolben (Volumen 125 ml) bei 37° C bebrütet. Aerobe Wachstumsbedingungen wurden durch Belüftung mit filtrierter Luft und Magnetrührer gewährleistet. Die minimale Hemmkonzentration von Gentamycin in HMB-S war 2,0 mg/l.

2.4. Keimzählung

Mehr als 100 Keime/ml wurden durch Aufbringen von drei Tropfen (20 µl) von seriellen 1 : 10-Verdünnungen auf MHA-Platten quantifiziert. Die Keimzählung von weniger als 100 Keimen/ml erfolgte durch Membranfiltration (Porengröße 0,45 µm) von 1 ml und 10 ml unverdünnter Suspension. Anschließend wurden die Filter zur Beseitigung von Antibioti-

1812

karesten mit physiologischer Kochsalzlösung gespült und auf MHA-Platten gelegt. Die untere Detektionsgrenze lag dabei bei 0,5 Keimen/ml.

2.5. Resistenztestung

Proben wurde vor und im Verlauf der simulierten Gentamycintherapie zu den Zeitpunkten 0, 24 und 48 Std entnommen. Die Resistenztestung erfolgte durch Bestimmung der minimalen Hemmkonzentration mit der Mikrotitermethode (MHK1) und mit der Agardilutionsmethode (MHK2). Die minimal bakterizide Konzentration (MBK) wurde als Keimzahlreduktion um mehr als 99,9% der Anfangskeimdichte definiert.

3. Resultate

3.1. Keimzahlverläufe

Abb. 1 zeigt den drastischen und dosisabhängigen Rückgang der Keimzahl nach der ersten Dosis von Gentamycin. Spitzenkonzentrationen bis zur 16fachen MHK waren nicht in der Lage, alle Bakterien zu vernichten und 4−6 Std nach der ersten Dosis war bereits ein Wiederanstieg zu verzeichnen. Die zweite Dosis bewirkte nur mehr eine geringe Reduktion der Keimzahl, und sämtliche Dosen nach 16 Std hatten, abgesehen von einem deutlichen Rückgang der Wachstumsrate bei der höchsten Gentamycindosierung, keinen Einfluß auf das Wiederanwachsen der Bakterien.

3.2. Resistenzentwicklung

Die Ergebnisse der MHK- und MBK-Bestimmungen sind in Tabelle 1 zusammengefaßt. Bei allen drei Dosierungsschemata ist im Verlauf des Experimentes eine Zunahme der Resistenz

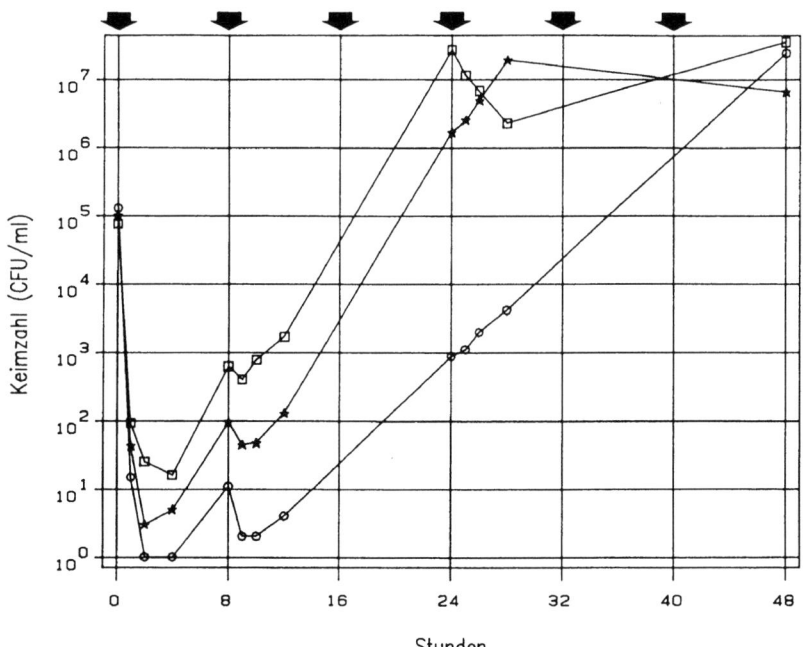

Abb. 1. Absterbekurven von Pseudomonas aeruginosa ATCC 27853 während einer in vitro simulierten Gentamycintherapie. Im Abstand von 8 Std wurden drei Brutgefäßen verschiedene Gentamycindosen zugegeben, so daß Spitzenkonzentrationen von 8 mg/l (□−□), 16 mg/l (★−★) und 32 mg/l (○−○) entstanden

Tabelle 1. Zeitlicher Verlauf der Resistenzentwicklung von Pseudomonas aeruginosa ATCC 27853 unter drei simulierten Gentamycintherapien mit Spitzenkonzentrationen von 8 mg/l (R 8), 16 mg/l (R 16) und 32 mg/l (R32). Die Werte für die minimalen Hemmkonzentrationen wurden mit der Mikrotitermethode (MHK1) und mit der Agardilutionsmethode (MHK2) ermittelt. Zudem sind die Werte für die minimal bakteriziden Konzentrationen (MBK) angegeben

Dosierungsschema		Zeit der Probenentnahme im Verlauf des Experiments								
		Vor 1. Dosis (0 Std)			Vor 4. Dosis (24 Std)			Vor 7. Dosis (48 Std)		
		R 8	R 16	R 32	R 8	R 16	R 32	R 8	R 16	R 32
MHK1	mg/l	2	2	2	16	32	32	32	32	64
MHK2	mg/l	2	2	4	32	32	[a]	16	32	32
MBK	mg/l	4	4	4	32	64	64	32	64	64

[a] Bestimmung der Agardilutions-MHK wegen zu geringer Anfangskeimzahl nicht möglich

um mindestens drei Titerstufen, d. h. auf den doppelten Wert der simulierten Spitzenkonzentration zu beobachten. Die Werte der MBK liegen, was für bakterizide Antibiotika typisch ist, ungefähr eine Titerstufe höher als die MHK-Werte. In 67% der MHK-Bestimmungen ergaben die beiden Methoden (MHK1 und MHK2) identische Ergebnisse, wobei in keinem Fall ein signifikanter Unterschied von mehr als einer Titerstufe zu verzeichnen war. Die so im Verlauf von 48 Std erworbene Resistenz blieb während drei konsekutiven Subkulturen im Abstand von je 2 Tagen stabil. Nach acht Passagen war in einer Probe ein signifikanter Rückgang der MHK um zwei Titerstufen zu beobachten.

4. Diskussion

In der vorliegenden Arbeit wurde mit einem In vitro-Modell die Wirkung von Mehrfachdosen Gentamycin auf Pseudomonas aeruginosa untersucht, und es wurde gezeigt, daß sich die durch den Einsatz von Aminoglykosiden erzeugte Antibiotikaresistenz, wie sie bei Patienten beobachtet wurde, in vitro nachvollziehen läßt. Die bakterizide Wirkung der zweiten und der folgenden Dosen ist aufgrund der sich rasch entwickelnden Resistenz wesentlich reduziert, bzw. fehlt vollständig. Diese Beobachtung demonstriert anschaulich die Bedeutung der ersten Dosis eines Aminoglykosidantibiotikums für eine wirkungsvolle Bekämpfung von Pseudomonas aeruginosa-Infektionen.

5. Literatur

1. Bryan LE, Kwan S (1981) Aminoglycoside-resistant mutants of Pseudomonas aeruginosa deficient in cytochrome d, nitrite reductase, and aerobic transport. Antimicrob Agents Chemother 19: 958−964 − 2. Gaman W, Cates C, Snelling CFT, Lank B, Ronald AR (1976) Emergence of gentamicin- and carbenicillin-resistant Pseudomonas aeruginosa in a hospital environment. Antimicrob Agents Chemother 9: 474−480 − 3. Grasso S, Meinardi G, Carneri I, Tamassia V (1978) New in vitro model to study the effect of antibiotic concentration and rate of elimination on antibacterial activity. Antimicrob Agents Chemother 13: 570−576 − 4. John JF, Rubens CE, Farrar WE (1980) Characteristics of gentamicin resistance in nosocomial infections. Am J Med Sci 279: 25−30 − 5. National Committee for Clinical Laboratory Standards (1983) Methods for dilution antimicrobial susceptibility tests for bacteria that grow aerobically. Tentative Standard, Jan. 1983, Villanova, Pa. − 6. Phillips I, King BA, Shannon KP (1978) The mechanisms of resistance to aminoglycosides in the genus Pseudomonas. J Antimicrob Chemother 4: 121−129 − 7. Weinstein RA, Nathan C, Gruensfelder R, Kabins SA (1980) Endemic aminoglycoside resistance in gram-negative bacilli: Epidemiology and mechanisms. J Infect Dis 141: 338−345

Menge, H.[1], Wagner, J.[2], Skubis, R.[1], Simes, G.[1], Hahn, H.[2], Riecken, E. O.[1] ([1] Med. Klinik und Poliklinik, Abt. für Innere Medizin mit Schwerpunkt Gastroenterologie, Klinikum Steglitz der FU Berlin und [2] Institut für med. Mikrobiologie der FU Berlin)

Aeromonas hydrophila: Erstbeschreibung in Deutschland als autochthoner Erreger einer infektiösen Enteritis

Einleitung

Infektiöse Enteritiden werden in Deutschland überwiegend durch Salmonellen, Yersinien und Campylobacter jejuni hervorgerufen. Doch auch unter Einbeziehung einer virologischen und parasitologischen Diagnostik läßt sich bei über 50% der Erkrankten kein Erreger aufzeigen. Dieser hohe Anteil nichtklassifizierbarer Enteritiden kann durch eine Verfeinerung der Diagnostik und die Erkennung weiterer Krankheitserreger verringert werden. Wir möchten daher hier über einen Erreger einer infektiösen Enteritis berichten, der unseres Wissens bisher in Deutschland noch nicht eindeutig als enteropathogener Keim beschrieben wurde.

Patientenbeschreibung

Ein 57jähriger Mann ohne Auslandskontakte, der zweimal wöchentlich frischgefangene Forellen zum eigenen Gebrauch zubereitete und bei dem seit 1977 eine alkoholtoxische Leberzirrhose bekannt war, erkrankte über einen Zeitraum von 14 Tagen zunehmend an Übelkeit, Fieber bis 38,5° C mit Schüttelfrösten, krampfartigen Bauchschmerzen und acht bis zehn wäßrigen Durchfällen/Tag. Die sofort nach der stationären Aufnahme durchgeführten Stuhluntersuchungen ergaben keinen Nachweis von Keimen der Typhus-Paratyphus-Enteritis-Ruhrgruppe von Yersinien und Campylobacter jejuni. Eine Rotavirusinfektion wurde serologisch ausgeschlossen. Im durchfälligen Stuhl, wie auch im durch Punktion gewonnenen Aszites, ließ sich jedoch kulturell Aeromonas hydrophila nachweisen. Aufgrund des infizierten Aszites wurde entsprechend dem Antibiogramm eine Therapie mit Mezlozillin eingeleitet. Hierunter trat jedoch innerhalb von 7 Tagen eine Resistenzentwicklung ein, so daß die Behandlung bis zur Heilung mit Trimethoprimsulfamethoxazol fortgeführt wurde.

Eigenschaften des isolierten Erregers

Aeromonas hydrophila ist eine Spezies der Gattung Aeromonas aus der Familie der Spirillaceae. Es handelt sich um ein gramnegatives, polar begeißeltes oxydase- und katalasepositives Stäbchen, das überwiegend in Gewässern zu finden ist. Das initiale Antibiogramm zeigt eine Antibiotikaempfindlichkeit gegenüber Trimethoprimsulfamethoxazol, Gentamycin, Mezlozillin, Cefotiam, Cefotaxim, Lamoxactam, Cefaclor und Tetrazyklin, während eine Antibiotikaresistenz gegenüber Penizillin, Ampizillin und Oxazillin bestand.

Die Biotypisierung mit Hilfe des „API 50 CHE-Systems" ergab eine Fermentation folgender Kohlenhydrate (bzw. Derivate): Glyzerol, Galaktose, D-Glukose, D-Fruktose, D-Mannose, Mannitol, N-Azetylglukosamin, Maltose, Saccharose, Trehalose, Amidon, Glykogen, β-Gentiobiose, Glukonat.

Durch das „API ZYM-System" konnten darüber hinaus die folgenden Enzymaktivitäten nachgewiesen werden: Esterase, Lipase, Leucinaminopeptidase, β-Glukosaminidase.

Als weiterer Befund fand sich nach längerer Bebrütung (länger als 48 Std) auf Blutagar eine hämolytische Aktivität. Die Erreger führten am Ileum des Meerschweinchens zu einer Flüssigkeitssekretion.

Diskussion

Der Patient, über den hier berichtet wird, erkrankte an einer akuten Enteritis. Die Erreger, die in Deutschland die überwiegende Mehrzahl der klassifizierbaren Enteritiden hervorrufen, konnten weitgehend ausgeschlossen werden. Dieser Befund und der gleichzeitige Nachweis von Aeromonas hydrophila im durchfälligen Stuhl des Patienten lassen es wahrscheinlich erscheinen, daß dieser Keim ursächlich verantwortlich für die aufgetretene Enteritis war; denn in Südostasien, Indonesien und Australien ist dieser Erreger als kausales Agens einer akuten Durchfallerkrankung bekannt und verbreitet (Annapurna und Sanyal 1977; Ljungh et al. 1977; Burke et al. 1981). Für diese Annahme spricht weiterhin, daß eine Beschwerdefreiheit erst zu erreichen war, nachdem bei aufgetretener Antibiotikaresistenz die Therapie mit Trimethoprimsulfamethoxazol bis zur Keimelimination fortgeführt worden war. Dafür spricht auch die typische, wiederholt beschriebene Konstellation, daß die erkrankten Patienten zumeist eine Immunschwäche aufweisen (bei dem Patienten bestand eine seit 1977 bekannte Leberzirrhose) und sich in ihrer Freizeit als Fischer und Wassersportler betätigen (der Patient hatte zweimal wöchentlich Kontakt mit lebenden Forellen) (Wolff et al. 1980).

Schließlich besaß der isolierte Erreger die enteropathogenen Eigenschaften, die bei diesem Keim in Südostasien und Australien nachgewiesen sind (Annapurna und Sanyal 1977; Ljungh et al. 1977; Burke et al. 1981).

So konnten wir die Induktion einer Flüssigkeitssekretion im Ileum des Meerschweinchens nachweisen, die auf einer Enterotoxinbildung beruht. Ebenso fand sich – wenn auch nur schwach ausgeprägt – eine hämolytische Aktivität. Diese ist auf die Gegenwart zweier Hämolysine zurückzuführen. Zusätzlich muß der Erreger jedoch invasive Eigenschaften besitzen, da er nicht nur im durchfälligen Stuhl, sondern auch im Aszites nachweisbar war.

Zusammenfassend läßt sich somit feststellen, daß bei dem hier beschriebenen Patienten Aeromonas hydrophila mit Wahrscheinlichkeit als enteritisauslösend angesehen werden kann. Andere Erreger konnten weitgehend ausgeschlossen werden. Darüber hinaus besaß der isolierte Erreger die ihm zuerkannten enteropathogenen Eigenschaften.

Literatur

Annapurna E, Sanyal SC (1977) Enterotoxicity of Aeromonas hydrophila. J Med Microbiol 10: 317–323 – Burke V, Robinson J, Berry RJ, Gracey M (1981) Detection of enterotoxins of Aeromonas hydrophila by a suckling-mouse test. J Med Microbiol 14: 401–408 – Ljungh A, Popoff M, Wadström T (1977) Aeromonas hydrophila in acute diarrheal disease: detection of enterotoxin and biotyping of strains. J Clin Microbiol 6: 96–100 – Wolff RL, Wiseman SL, Kitchens CS (1980) Aeromonas hydrophila bacteremia in ambulatory immunocompromised hosts. Am J Med 68: 238–242

Vogel, G. E., Bottermann, P., Fresenius, K., Komm, Ch. (II. Med. Klinik und Poliklinik rechts der Isar der TU München), Präuer, W. (Chirurg. Klinik und Poliklinik rechts der Isar der TU München), Oberdorfer, A. (Institut für Klin. Chemie und Pathobiochemie der TU München)

Erfolgreiche Therapie eines Waterhouse-Friderichsen-Syndroms

Die Meningokokkensepsis hat verschiedene Verlaufsformen [1, 3]. Die schwerste Form, bei der es zu einer foudroyanten Verbrauchskoagulopathie kommt, ist das Waterhouse-Friderichsen-Syndrom. Zur Abgrenzung von der Meningokokkensepsis mit protrahiertem Verlauf wird die Anamnese, die Klinik und das Labor herangezogen [4]. Die Therapie besteht beim

Waterhouse-Friderichsen-Syndrom in der intensiven Schockbekämpfung, Antibiotikagabe, Heparinapplikation und einer eventuellen fibrinolytischen Therapie [2, 5]. Der Erfolg der Therapie hängt vom Zeitpunkt ihres Beginnes ab. Mit der Kenntnis der Wirkungsweise von Heparin über den Inhibitor Antithrombin III und der Möglichkeit diesen als Konzentrat zu substituieren ist ein neuer therapeutischer Aspekt entstanden [6, 7]. Es wird über eine erfolgreich verlaufende Therapie mit Antithrombin III (AT III)-Konzentrat berichtet.

Kasuistik

Bei einem 16jährigen Mädchen trat nach einem nächtlichen Bad in einem Weiher eine sich innerhalb von Stunden steigernde Grippesymptomatik mit Gelenkschmerzen und Fieber auf. Nach 8–12 Std erreichte das Fieber 41° C mit Schüttelfrösten. Es erschienen unterschiedlich große Hautblutungen am ganzen Körper. In den nächsten 6 Std kam eine motorische Unruhe, Desorientiertheit und zunehmende Somnolenz dazu.

Bei der auswärtigen Krankenhausaufnahme fand man eine schockierte somnolente Patientin mit Tachypnoe, Cyanose, R/R 80/60, Puls 100/min, diffusen über den Körper verteilten Hautblutungen, die an den Auflagestellen zunehmend konfluierend und livide waren.

Laborwerte bei Aufnahme: Hb 13,2 g%, Leukozyten 7 500, Thrombozyten 72 000, Kreatinin 2,5 mg%. Der Liquor trüb, 1010/3-Zellen mit gramnegativen intrazellulären Diplokokken.

Sofortige Therapie unter der Verdachtsdiagnose – foudroyante Meningokokkensepsis – mit 3 × 10 Mega Penizillin G, 500 mg SoluDecortin i.v. und 1 000 USP E Heparin/Std, Säure-Basenausgleich.

Trotz dieser Therapie Zunahme der Schocksymptomatik, Sistieren der Urinausscheidung mit Kreatininanstieg.

Inhibitoraktivität im Plasma: AT III 4,6 U/l = 37%!

Auftreten eines Grand-Mal-Anfalls.

Notfallmäßige Subklaviapunktion, Gabe von AT III-Konzentrat 2 000 E, Reduktion der Heparindosis auf 250 USP E/Std, Substitution von Fresh frozen-Plasma und Erythrozytenkonzentraten.

Klinische Verschlechterung mit Hb-Anfall auf 9 g%, zunehmende Dyspnoe, bei der Thoraxröntgenkontrolle Verdacht auf Haematothorax.

Notfallmäßige Hubschrauberverlegung: Stabilisierung, Beatmung, Katecholamine, erneute hochdosierte AT III-Gabe, Fresh frozen-Plasma, Lyoplasma, Thrombozytenkonzentrat, Erythrozytenkonzentrat.

Notfallthorakotomie: Komplette Atelektase der linken Lunge, winziger Defekt einer unbedeutenden kleinen Arterie ventral der V. subclavia, dadurch Blut und Koagel entsprechend 3 l intrathorakal! Revision und Verschluß des Punktionslochs, Bülau-Drainage, OP-Dauer 3,5 Std.

Konsekutive Intensivtherapie:

Beatmung 5 Tage, Katecholamine, parenterale Ernährung, Hämodialysetherapie achtmal, AT III-Konzentrat 10 Tage.

Rehabilitierende, roborierende Therapie – 18 Wochen. Nachuntersuchung im April 1984.

Diskussion

Entscheidend an dem günstigen Verlauf ist unseres Erachtens die sofortige klinische Diagnosestellung und Primärtherapie. Als diese ohne entscheidende Wirkung blieb, wurde das Augenmerk auf die Inhibitoraktivität, die auf 37% abgesunken war, gerichtet. Diagnostisch war so die ablaufende Verbrauchskoagulopathie vor der Defibrinierung mit konsekutiver Okklusion der Mikrozirkulation erkennbar. Die sofortige Heparinisierung hatte diesen Zustand nicht verhindern können, da sie an das Vorhandensein des Inhibitors geknüpft ist. Die Substitution von AT III-Konzentrat ist unseres Erachtens entscheidend am Abstoppen der foudroyanten disseminierten intravaskulären Gerinnung. Es wurde so Zeit für die die Ursache beseitigende Therapie gewonnen. Komplizierend war die Gefäßverletzung bei der Notfallpunktion der V. subclavia im Stadium der Hypokoagulopathie der Verbrauchskoagulopathie. Allein das kleine angestochene Gefäß verursachte einen Hämatothorax von 3 l. Mit dazu beigetragen haben die Hypokoagulabilität, die volle Heparini-

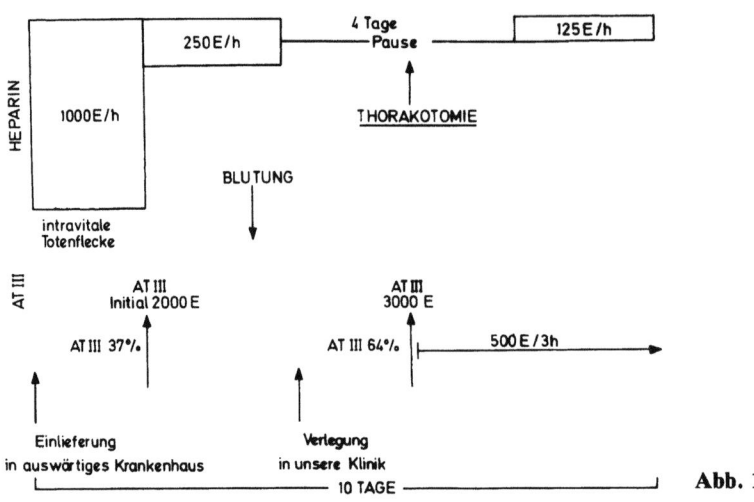

Abb. 1

sierung bei Inhibitorsubstitution. Gleichzeitig muß man bei bereits eingetretenem akuten Nierenversagen und überlastetem RES eine verminderte Heparinelimination annehmen.

Als Konsequenz für die Zukunft ziehen wir in einer vergleichbaren Situation die volle AT III-Substitution und die Katalyse des applizierten Inhibitors mit Heparin von 125 E/Std über Perfusor bzw. nach weiterer Reduktion dieser Dosis vor. Entscheidend und die lebensrettende Thorakotomie ermöglicht, hat die unter vollem Inhibitorschutz vorgenommene prokoagulatorische Substitution, ohne daß diese Faktoren in den noch ablaufenden Verbrauch eingemündet wären. Die vorliegende Kasuistik weist auf den günstigen Effekt einer Inhibitorsubstitution während einer disseminierten intravaskulären Gerinnung hin. AT III kann die Zeit gewinnen, die für die ursächliche Therapie benötigt wird. Heparin in einer voll antikoagulatorisch wirksamen Dosis ist bei einer Hypokoagulabilität gefährlich und sollte unseres Erachtens in einer stark reduzierten Dosis gegeben werden, wenn simultan der Inhibitor substituiert wird.

Bei aufgerichtetem Inhibitorgerüst kann, ohne daß es zu einem Einmünden in Verbrauchsvorgänge kommt, planbar die prokoagulatorische Seite (Fresh frozen-Plasma,

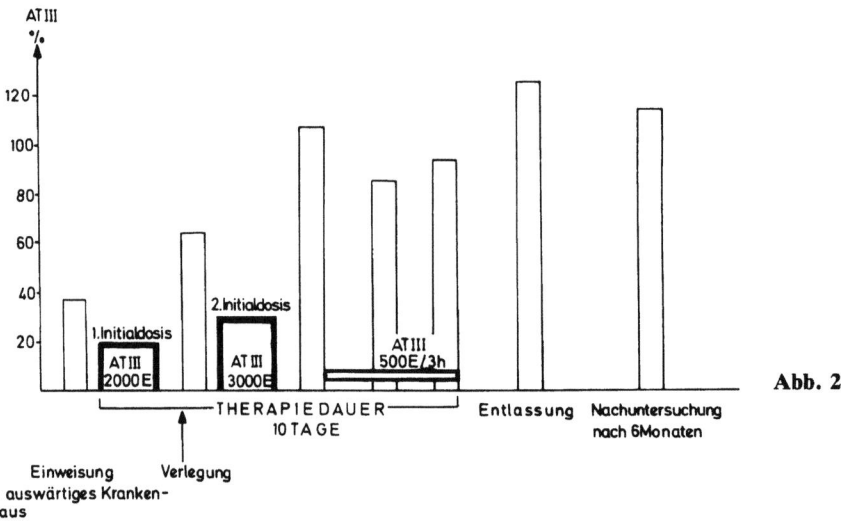

Abb. 2

Faktorenkonzentrat und Thrombozytenkonzentrat) angehoben werden. Wir glauben, daß sich dieses Konzept auf jede andere Verbrauchskoagulopathie übertragen läßt.

Literatur

1. Helwig H (1981) Prophylaxe der Meningokokkenmeningitis. Dtsch Med Wochenschr 106: 25–27 – 2. Kirch W, Gizicky C, Ohler W (1983) Foudroyante Penicillin G-resistente Meningokokkensepsis beim Erwachsenen. Verh Dtsch Ges Inn Med 89: 1219–1221 – 3. Künzer W, Schindera F, Schenck W, Schuhmacher H (1972) Waterhouse-Friderichsen-Syndrom. Dtsch Med Wochenschr 97: 270–273 – 4. Sutor AH (1982) Meningokokkensepsis. Dtsch Med Wochenschr 107: 1776–1778 – 5. Sutor AH, Künzer W (1977) Zur Problematik der Streptokinasedosierung im Kindesalter. Monatsschr Kinderheilkd 125: 533–538 – 6. Vogel GE (1983) Klinische Bedeutung von Antithrombin III. Schriftenreihe der Bayr. Landesärztekammer 61: 99–106 – 7. Vogel GE, v Clarmann M, Komm Ch, Wirtzfeld A, Oberdorfer A (1984) Antithrombin III in der Diagnostik und Therapie der Verbrauchskoagulopathie. Intensivmedizin (im Druck)

Menge, H.[1], Tsambaos, D.[2], Orfanos, C. E.[2], Krämer, A.[1], Ehrlicher, L.[3], Zeichhardt, H.[3], Wagner, J.[4], Coester, C.-H.[4], Riecken, E. O.[1] ([1] Med. Klinik und Poliklinik, Abt. für Innere Medizin mit Schwerpunkt Gastroenterologie, Klinikum Steglitz der FU Berlin, [2] Hautklinik und Poliklinik, Klinikum Steglitz der FU Berlin, [3] Institut für klin. und experimentelle Virologie der FU Berlin und [4] Institut für med. Mikrobiologie der FU Berlin)

Herpes simplex-Virus Typ II- und Mykobakterieninfektion eines perianalen Ulkus bei einem Patienten mit erworbenem Immundefektsyndrom (AIDS) – Abheilung unter Aciclovir- und Tuberkulostatikatherapie

Einleitung

Das erworbene Immundefektsyndrom (EIDS; AIDS) manifestiert sich klinisch überwiegend durch das Auftreten schwerer, teilweise opportunistischer Infektionen (Jäger 1983). In diesem Zusammenhang beschrieben Siegal et al. (1978) vier männliche homosexuelle Patienten, bei denen ein AIDS-Syndrom bestand und zusätzlich perianale Ulzera auftraten, die auf eine Herpes simplex-Virus Typ II-Infektion zurückgeführt werden konnten. Die Behandlung war unterschiedlich. Sie erfolgte mit 2'-Fluoro,5-iodo-arazytosin, Vidarabin und Aciclovir, Vidarabin und Interferon sowie 2'-Fluoro,5-iodo-arazytosin oder Aciclovir. Nur bei dem Patienten, der eine alleinige Aciclovirbehandlung über einen Zeitraum von 10 Tagen erhielt, konnte eine Abheilung des perianalen Ulkus erreicht werden.

Wir möchten über einen ebenfalls homosexuellen Patienten mit einem erworbenen Immundefektsyndrom berichten, bei dem unter einer längerfristigen hochdosierten Aciclovirbehandlung die Abheilung eines perianalen Ulkus, dem eine Herpes simplex-Virus Typ II-Infektion zugrundelag, erreicht werden konnte. Da eine Biopsie aus dem Ulkusgrund kulturell zusätzlich ein atypisches Mykobakterium aufwies, erfolgte gleichzeitig eine tuberkulostatische Therapie.

Patienten-Beschreibung

Der 36jährige, männliche homosexuelle Patient hatte in den letzten Jahren mehrfach seinen Urlaub an der Ostküste der USA verbracht. Sein Sexualverhalten war durch ein hohes Maß an Promiskuität mit passivem und aktivem Geschlechtsverkehr gekennzeichnet. Im Januar und Februar 1983 traten beatmungspflichtige Pneumonien auf, die beherrscht werden konnten

(Lungenbiopsien wurden seinerzeit nicht durchgeführt). In den folgenden Monaten wurde ein erworbenes Immun-Defekt-Syndrom durch folgende Befunde gesichert: Fieber, Gewichtsabnahme, Soor-Infekt der Mundhöhle und der Speiseröhre, Kaposi-Sarkom der Haut sowie extreme Verminderung der T-Helfer-Lymphozyten bei relativer Vermehrung der T-Suppressor-Lymphozyten. Seit Februar 1982 hatten sich zusätzlich über einen Zeitraum von 5 Monaten drei zunächst oberflächliche perianale, später konfluierende Ulcera entwickelt.

Erhobene Befunde

Zum Zeitpunkt der Untersuchung bestand ein perianales Ulkus, das eine Ausdehnung von ungefähr 11 × 6 cm aufwies. In Abstrichen aus dem Ulkusgrund konnten transmissions-elektronenmikroskopisch durch Negativkontrastierung Viren der Herpesgruppe nachgewiesen werden. Mit Hilfe eines Enzymimmuntestes ließ sich das Virus sowohl aus dem Abstrich als auch als Anzüchtungsmaterial aus Zellkulturen als Herpes simplex-Virus Typ II typisieren.

Kulturen, die von einer Biopsie aus dem Ulkusgrund angelegt wurden, ergaben auf Löwenstein-Jenser-Agar ein langsam wachsendes mesophiles, skotochromogenes Mykobakterium. Auf Hohn IV- und Stonebrink-Agar fand sich kein Wachstum. Die weitere Differenzierung dieses atypischen Mykobakteriums ergab kulturelle Charakteristika, die denen von Mykobakterium avium intracellulare scrophulaceum ähnelten. Die biochemischen Eigenschaften ließen hingegen an Mykobakterien der Stämme IV nach Runyon denken.

Behandlung

Die Therapie wurde mit intravenösen Gaben von 3 × 500 mg Aciclovir (Zovirax) über einen Zeitraum von 18 Tagen durchgeführt. Unerwünschte Nebenwirkungen traten nicht auf. Unter dieser Behandlung heilte das perianale Ulkus vollständig ab. Parallel hierzu wurde entsprechend dem Antibiogramm eine tuberkulostatische Behandlung mit Rifampicin, Zykloserin und Tetrazyklin durchgeführt.

Diskussion

Chronische Herpes simplex-Infektionen wurden besonders unter einer immunsuppressiven Therapie nach Organtransplantationen und bei Patienten mit schweren Immundefekten beobachtet (Müller et al. 1972). Aus dem Personenkreis mit einem erworbenen Immundefektsyndrom beschrieben Siegal et al. (1978) ebenfalls vier Patienten, die ein perianales Ulkus auf dem Boden einer Herpes simplex-Virus Typ II-Infektion aufwiesen. Die Behandlung war unterschiedlich. Mit 2'-Fluoro,5-iodo-arazytosin, Vidarabin oder Interferon konnte keine Abheilung erzielt werden; diese wurde ebenfalls nicht erreicht durch eine viertägige Aciclovirbehandlung. Lediglich bei einem Patienten, der Aciclovir über einen Zeitraum von 14 Tagen erhielt, wurde eine Heilung erzielt. Die Dosierung wurde nicht mitgeteilt.

Der von uns beobachtete Patient wies ein großes perianales Ulkus auf. Abstriche ergaben den eindeutigen Nachweis von Herpes simplex-Viren Typ II. Die Behandlung wurde mit hohen Aciclovirdosen durchgeführt, ohne daß unerwünschte Nebenwirkungen auftraten. Während Siegal et al. (1978) jedoch unter einer zehntägigen Aciclovirtherapie die Abheilung eines perianalen Ulkus sahen, konnten wir erst über einen Behandlungszeitraum von 18 Tagen eine vollständige Ulkusabheilung beobachten. Die Befunde zeigen somit, daß eine Herpes simplex-Virus Typ II-Infektion bei Patienten mit einem erworbenen Immundefektsyndrom zum Teil erst nach einer hochdosierten längerfristigen Aciclovirbehandlung zur Abheilung kommt.

Allerdings wurde zusätzlich eine tuberkulostatische Therapie durchgeführt, da im Ulkusgrund ein atypisches Mykobakterium nachweisbar war. Dessen exakte Klassifizierung war jedoch auch mit umfangreichen kulturellen und biochemischen Charakterisierungsversuchen nicht möglich, so daß auch eine Beurteilung der Pathogenität schwierig ist. Da jedoch bei Patienten mit einem erworbenen Immundefektsyndrom disseminierte Infektionen mit atypischen Mykobakterien mit teilweise tödlichem Ausgang beschrieben wurden (Greene et al. 1982; Zakowski et al. 1982), hielten wir eine tuberkulostatische Therapie entsprechend dem Antibiogramm für sinnvoll, auch wenn keine weiteren Hinweise für eine derartige Infektion vorlagen. Allerdings wird diese Behandlung nicht wesentlich zur Abheilung des perianalen Ulkus beigetragen haben, da ein derartig kurzfristiger Heilerfolg bei dem Vorliegen einer tuberkulösen Erkrankung nicht zu erwarten ist.

Danksagung. Die phänotypische Charakterisierung der T-Lymphozytensubpopulationen erfolgte durch Herrn Dr. F. Herrmann, Abteilung für Innere Medizin mit Schwerpunkt Hämatologie und Onkologie, Klinikum Steglitz der FU Berlin. Die weitere Differenzierung des atypischen Mykobakteriums erfolgte durch Herrn Dr. Schröder, Institut für Experimentelle Biologie und Medizin, 2061 Borstel.

Literatur

Greene JB, Sidhu GS, Lewin S, Levine JF, Masur H, Simberkoff MS, Nicholas P, Good RC, Zolla-Pazner SB, Pollock AA, Tapper ML, Holzmann RS (1982) Mycobacterium avium-intracellulare: A cause of disseminated life-threatening infection in homosexuals and drug abusers. Ann Intern Med 97: 539–546 – Jäger H (1983) AIDS – Das acquired immune deficiency syndrome. Dtsch Ärztebl 26: 23–32 – Müller SA, Herrmann EC Jr, Winkelmann RK (1972) Herpes simplex infections in hematologic malignancies. Am J Med 52: 102–114 – Siegal, FP, Lopez C, Hammer GS, Brown AE, Kornfeld SJ, Gold J, Hassett J, Hirschmann SZ, Cunningham-Rundles C, Adelsberg BA, Parham DM, Siegal M, Cunnigham-Rundles S, Armstrong D (1981) Severe acquired immundeficiency in male homosexuals, manifested by chronic perianal ulcerative herpes simplex lesions. N Engl J Med 305: 1439–1444 – Zakowski P, Fligiel S, Berlin OGW, Johnson L (1982) Disseminated Mycobacterium avium-intracellulare infection in homosexual men dying of acquired immunodeficiency. JAMA 248: 2980–2982

Dalhoff, K. (Klinik für Innere Medizin, Med. Hochschule Lübeck), Dennin, R. (Institut für med. Mikrobiologie, Med. Hochschule Lübeck), Schulz, E., Sack, K. (Klinik für Innere Medizin, Med. Hochschule Lübeck), Hoyer, J. (Klinik für Chirurgie, Med. Hochschule Lübeck)

Herpes simplex (HSV)-Infektionen nach Nierentransplantation unter Immunsuppression mit Zyklosporin: Diagnostisches Verfahren und Therapie

1. Einleitung

Mukokutane HSV-Infektionen stellen ein häufiges Ereignis bei Patienten unter Immunsuppression dar; nach Nierentransplantation wird in früheren Studien über Morbiditätsfrequenzen um 50% berichtet [1, 5]. Während in den meisten Fällen die Prognose gut ist, wird vereinzelt über disseminierte Infektionen mit Befall innerer Organe bzw. des ZNS berichtet [5, 8]. Mit Acyclovir ergeben sich heute erstmals Möglichkeiten für eine effektive und nebenwirkungsarme Therapie, wie durch mehrere kontrollierte Studien auch unter Immunsuppression nachgewiesen werden konnte [6, 7]. Weiterhin wurde mit Zyklosporin ein neues Immunsuppressivum in die Transplantationstherapie eingeführt, wodurch nicht nur die

Transplantatüberlebensrate verbessert wurde, sondern auch das Infektionsrisiko gegenüber früheren Therapieschemata verringert sein soll [2].

Im Hinblick auf diese Gesichtspunkte sollte mittels einer prospektiven Untersuchung die Inzidenz von HSV-Infektionen, Brauchbarkeit der diagnostischen Parameter (Serologie, Kultur) sowie die virustatische Therapie bei nierentransplantierten Patienten unter heutigen Bedingungen überprüft werden.

Tabelle 1. Diagnostik, Therapie und Verlauf bei 14 HSV-Infektionen

Pat.	Klinik	Zeit nach Therapie	HSV-Nach-weis	IgG-An-stieg	IgM 1:_84	Zyklo-sporin-spiegel	Rejek-tions-therapie	Thera-pie	Hei-lung	Re-zi-div
01	Stomatitis, Konjunk-tivitis	26 Tage	HSV 1	+	−	930 ng/ml	+, Steroide	Acv i.v./5 Tage	in 3 Tagen	3
02	Konjunk-tivitis	236 Tage	n.u.	+	−	960 ng/ml		Acv lokal	in 28 Tagen	
03	Stomatitis	13 Tage	HSV 1	+	−	1831 ng/ml		Acv i.v./5 Tage	in 3 Tagen	
04	Vulvova-ginitis	32 Tage	− −*	+	+	n.u.	+, Steroide	Acv i.v./ 10 Tage	Defekt	
05	Herpes labialis	328 Tage	EM positiv	−	−	n.u.		Acv i.v./5 Tage	in 3 Tagen	
06	Stomatitis	26 Tage	HSV 1	−	−	n.u.	+, Steroide, ATG	Acv i.v./5 Tage	in 3 Tagen	3
07	Stomatitis	94 Tage	HSV 1	−	−	400 ng/ml	+, Plasma-filtration	Acv i.v./7 Tage	in 5 Tagen	
08	Vulvova-ginitis	25 Tage	EM positiv	−	−	1055 ng/ml		Acv i.v./ 10 Tage	in 6 Tagen	
09	Stomatitis	70 Tage	HSV 1	−	−	800 ng/ml		CyA-Re-dukt.	in 7 Tagen	1
10	Stomatitis	21 Tage	HSV 1	+	−	460 ng/ml		CyA-Re-dukt.	in 6 Tagen	
11	Stomatitis	25 Tage	HSV 1	−	−	2000 ng/ml		Acv i.v./6 Tage	in 3 Tagen	
12	inapparent		HSV 1	+	+	2000 ng/ml				
13	Stomatitis	9 Tage	HSV 1	−	−	n.u.		Acv i.v./5 Tage	in 3 Tagen	
14	Konjunk-tivitis	135 Tage	n.u.	+	−	250 ng/ml		Acv i.v./5 Tage	in 6 Tagen	

AcV = Acyclovir; EM = Elektronenmikroskopisch; n.u. = nicht untersucht
* Kulturversuch 2 Tage nach Therapiebeginn mit Acv; Tpr. = Transplantation

2. Material und Methode

22 Patienten, die zwischen Juni 1982 und Januar 1984 nierentransplantiert und mit Zyklosporin behandelt wurden, wurden in die Studie aufgenommen; die Beobachtungszeit betrug mindestens 3 Monate. Die Zyklosporintherapie erfolgte mit einer Anfangsdosis von 14 mg/kg/Tag, die unter Blutspiegelkontrollen auf eine Erhaltungsdosis von meist 6−8 mg/kg/Tag innerhalb von 3−6 Monaten reduziert wurde; zusätzlich wurden Steroide gegeben (initial: 25 mg/kg/Tag, Erhaltungsdosis: 7,5−10 mg/Tag). Neben Erhebung des körperlichen Befundes erfolgten Untersuchungen von Rachenspülwasser in der Zellkultur unmittelbar vor Beginn der Acyclovirtherapie sowie regelmäßig, d. h. vor Transplantation und dann in 2−4-wöchentlichen Abständen, Bestimmungen von herpesspezifischen IgG- und IgM-Antikörpern (Enzymimmuntest) in den Patientenseren.

3. Ergebnisse

Bei 13 Patienten trat eine klinisch manifeste Infektion nach Transplantation auf, meist in Form einer Stomatitis aphthosa, seltener als Konjunktivitis bzw. Vulvovaginitis (Tabelle 1). Der Virusnachweis gelang in allen Fällen, sofern noch nicht virustatisch behandelt wurde; bei weiteren drei Patienten wurden HSV angezüchtet, ohne daß eine klinische Manifestation eintrat. Positive IgG-Antikörpertiter lagen zum Zeitpunkt der Transplantation bei allen Patienten vor; ein Titeranstieg im Zusammenhang mit der klinischen Symptomatik ergab sich bei sechs der 13 Erkrankten, meist innerhalb 1 Woche nach Symptombeginn. In einem Fall war ein Titeranstieg ohne faßbaren klinischen Befund als Ausdruck einer inapparenten Infektion zu beobachten. Hinweise für eine verstärkte Immunsuppression zum Zeitpunkt der

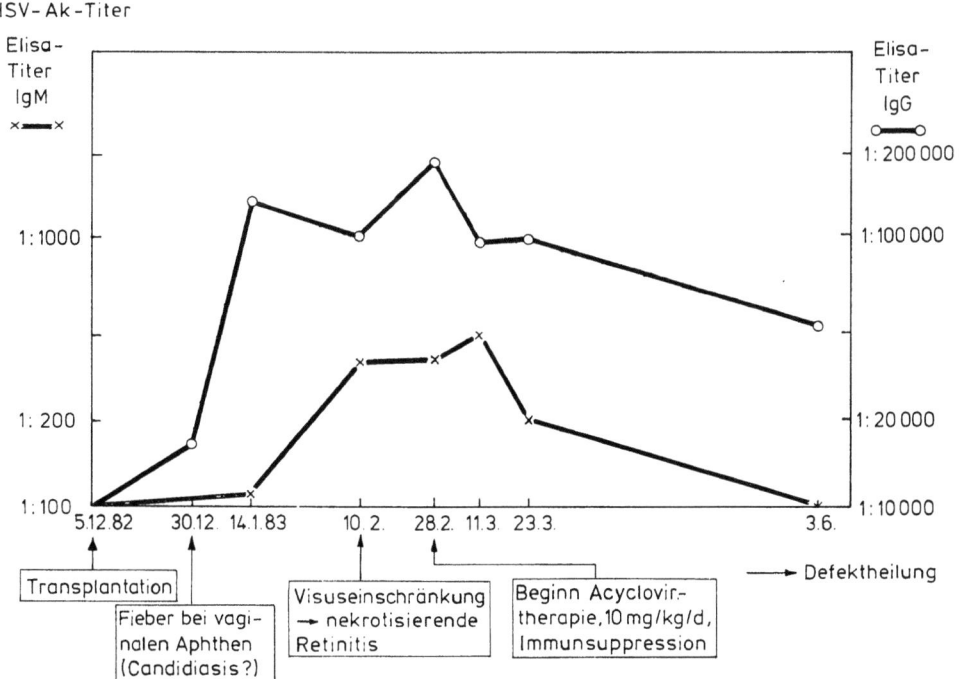

Abb. 1. Kasuistik einer Patientin mit HSV-Retinitis nach Nierentransplantation

1823

Infektion (toxischer Zyklosporinspiegel, vorausgehende Rejektionsbehandlung) ergaben sich in zehn von 14 Fällen.

Die Therapie mit Acyclovir (5−10 mg/kg/Tag über 5−10 Tage) führte bei zehn lokalen Infektionen zur Abheilung der Läsionen in durchschnittlich 3−6 Tagen, während in zwei Fällen mit blander Symptomatik lediglich eine Reduktion der immunsuppressiven Behandlung mit ebenfalls gutem Erfolg vorgenommen wurde. Bei einer Patientin, die an einem zunächst als Candidiasis fehlgedeuteten Herpes genitalis erkrankte, entwickelte sich eine disseminierte Infektion mit rezidivierenden Fieberschüben und einer foudroyant verlaufenden, nekrotisierenden Retinitis; hier war nur eine Defektheilung zu erreichen (Abb. 1).

4. Diskussion

Die Inzidenz klinisch manifester HSV-Infektionen lag bei unserem Kollektiv in derselben Größenordnung wie bei früheren Untersuchungen, wo unter Immunsuppression mit Azathioprin Häufigkeiten zwischen 47−54% angegeben wurden [1, 5, 8]. Eine Verringerung des Infektionsrisikos hinsichtlich dieser Erkrankung unter Zyklosporintherapie läßt sich also nicht konstatieren, auch wenn die häufig vorliegenden erhöhten Zyklosporinspiegel, die unter den inzwischen üblichen Bedingungen (Tendenz zu niedrigerer Dosierung, engmaschige Blutspiegelkontrollen) zum Teil vermeidbar sein dürften, das Ergebnis durch verstärkte Immunsuppression beeinflußt haben könnten.

Für die Diagnostik stellte der direkte Virusnachweis, meist aus Rachenspülwasser, den wertvollsten Parameter dar, während ein signifikanter Titeranstieg herpesspezifischer IgG-Antikörper nur in etwa der Hälfte der Fälle nachweisbar war. Dies steht im Einklang mit früheren Erfahrungen [5, 8] und weist darauf hin, daß nur in einem Teil der Erkrankungen eine meßbare humorale Immunreaktion stattfindet. Die Bedeutung der regelmäßigen IgG-Antikörperbestimmung liegt insofern eher in der Verlaufskontrolle (Titerabfall bei Heilung) als in der Diagnosesicherung, wo sie nur bei positivem Ausfall und nicht verfügbarer Kultur weiterhelfen kann. Die Bestimmung von IgM-Antikörpern, welche bei akuten Virusinfektionen unter Immunsuppression mit Azathioprin besonders wertvoll ist [3], erwies sich unter Zyklosporintherapie mit einer Sensibilität von 14,3% als unzuverlässig.

Die rasche Abheilung zehn lokaler Infektionen unter Acyclovirbehandlung bestätigt die in mehreren doppelblindkontrollierten Studien [6, 7] allgemein belegte Wirksamkeit dieser Therapie auch für Nierentransplantierte; hervorzuheben ist die Nebenwirkungsfreiheit. Allerdings kann auch die alleinige Reduktion der Immunsuppression ausreichen, wie zwei Verläufe zeigen.

Die hieraus und aus dem oft blanden Verlauf resultierende Frage, ob eine virustatische Therapie in jedem Falle erforderlich sei [4], muß daher offenbleiben; allerdings demonstriert ein Fall einer disseminierten Infektion mit schwerem Organschaden bei verspätetem Therapiebeginn auch in unserem Kollektiv die ernste Prognose solcher Komplikationen. Da die Häufigkeit dieser Verläufe angesichts ihres sporadischen Auftretens nicht bekannt und somit das Risiko nicht abschätzbar ist, erscheint eine konsequente virustatische Therapie aller HSV-Infektionen bei Immunsupprimierten folgerichtig zu sein.

Literatur

1. Armstrong JA, Evans AS, Rao N, Ho M (1976) Viral infections in renal transplant recipients. Infect Immun 14: 970−975 − 2. Canadian Multicentre Transplant Study Group (1983) A randomized trial of cyclosporine in cadaveric renal transplantation. N Engl J Med 309: 809−815 − 3. Dennin RH, Herhahn J, Schulz E, Sack K (1984) Serologische Cytomegalie-Diagnostik mittels Elisa-Technik bei nierentransplantierten Patienten. Dtsch Med Wochenschr 109: 214−218 − 4. Hirsch MS, Schooley RT (1983) Treatment of Herpesvirus infections. N Engl J Med 309: 1034−1039 − 5. Ho M (1977) Virus infections after transplantation in man. Arch Virol 55: 1−24 − 6. Mitchell CD, Gentry SR, Boen JR (1981) Acyclovir therapy for HSV-infections. Lancet 1: 1389−1392 − 7. Wade JA, Newton B, McLaren C,

Flournoy N (1982) Intravenous Acyclovir to treat HSV-infection. Ann Intern Med 96:265–269 – 8. Walker DP, Longson M, Mallick NP, Johnson RWG (1982) A prospective study of CMV and HSV disease after renal transplantation. J Clin Pathol 35:1190–1193

Niebel, J. (Med. Klinik Innenstadt, Universität München), Kellhammer, U. (Institut für Statistik und Biomathematik, Universität München)

Quantifizierung und Vergleich von Risiko- und präzipitierenden Faktoren der infektiösen Endokarditis

Einleitung

Prospektive Studien zur Wirksamkeit der Endokarditisprophylaxe fehlen und werden wegen der erforderlichen hohen Fallzahl auch künftig unwahrscheinlich sein. Mit der vorliegenden retrospektiven Analyse sollen Risiko- und pärzipitierende Faktoren der infektiösen Endokarditis (IE) untersucht und das Reinfektionsrisiko mittels Verlaufsbeobachtung bestimmt werden. Unter Berücksichtigung von vorbestehender Herzkrankheit, auslösendem Ereignis und infizierendem Erreger wird versucht, mögliche Hinweise zur Indikationsstellung der Endokarditisprophylaxe zu erhalten.

Material und Methode

In unserer Studie wurden die Krankengeschichte aller Fälle von IE des Zeitraumes vom 1. 1. 1970 bis 31. 12. 1980 ausgewertet. Die beteiligten Krankenhäuser waren das Spital der University of Illinois, Chicago und das assoziierte VA-Hospital. Die Diagnose IE wurde akzeptiert mit wenigstens 50% positiven und/oder zwei positiven Blutkulturen sowie Präsenz des klinischen Syndroms IE. Das klinische Bild umfaßte anderweitig unerklärtes Fieber, Milztumor, Mikroembolien oder ein neu aufgetretenes bzw. wechselndes Herzgeräusch. Direkte Klappeninspektion oder positive Herzklappenkultur bestätigten ebenso die Diagnose. Ein Rezidiv (Reinfektion) wurde definiert als Infektion mit dem gleichen Erreger nach mehr als 6 Monaten oder mit einem anderen Erreger zu beliebigem Zeitpunkt. Die Krankengeschichten wurden unter anderem ausgewertet nach Klappenlokalisation, vorbestehender Herzklappenkrankheit, Infektionsquelle und beteiligtem Erreger. Zur Langzeitverlaufsbeurteilung wurden die Patienten angeschrieben oder telefonisch kontaktiert.

Ergebnisse

Risikofaktoren, Erreger

Das Krankengut IE umfaßte insgesamt 141 Patienten, 81 Drogenabhängige (DP) und 60 Nichtdrogenabhängige (NP). Eine vorbestehende Herzkrankheit wurde bei nur 13% von DP gegenüber 70% von NP gefunden. Die rheumatische Herzkrankheit war bei NP mit 27% häufigste Herzaffektion, Präsenz einer Prothese und degenerative Herzerkrankung lagen in 15 bzw. 13% vor. Häufigster Erreger bei NP war S. viridans (46%), der in mehr als einem Drittel der Episoden klinisch unauffällige Klappen, aber nur selten eine Kunstklappe infizierte. In Gegenwart einer Prothese waren Staphylokokkeninfektionen begünstigt. Beim DP war S. aureus (48%) wichtigster Erreger und verursachte 56% der Infektionen an der unveränderten Herzklappe, aber nur 22% der Infektionen bei vorliegendem Strukturdefekt. Überraschend war für die Kondition Strukturdefekt bei DP der hohe Anteil von S. viridans (8 von 23).

Tabelle 1. Potentieller Fokus, Erreger, bekannte Klappendisposition

Fokus	Erreger					Gesamt
	S. viridans (n)	Gruppe D (n)	Staphylococcus (n)	Gramnegative (n)	Andere (n)	(n)
Peridontitis/Gingivitis						
Mit bekannter Klappenerkrankung	6	1	3	2	0	12
Ohne bekannte Klappenerkrankung	4	2	0	3	2	11
Gesamt	10	3	3	5	2	23
Zahnextraktion, Operation						
Mit bekannter Klappenerkrankung	3	0	0	0	0	3
Ohne bekannte Klappenerkrankung	1	0	0	1	2	4
Gesamt	4	0	0	1	2	7
Haut						
Mit bekannter Klappenerkrankung	2	0	2	0	1	5
Ohne bekannte Klappenerkrankung	0	2	4	1	2	9
Gesamt	2	2	6	1	3	14
Andere Focus						
Mit bekannter Klappenerkrankung	0	1	1	3	0	5
Ohne bekannte Klappenerkrankung	1	1	0	0	2	4
Gesamt	1	2	1	3	2	9

Präzipitierende Faktoren, Erreger

Unter den potentiell auslösenden Ereignissen von IE spielten zahnärztliche Operationen und Erkrankung an Gingivitis/Peridontitis eine wichtige Rolle. In knapp einem Fünftel der Infektionen bei DP und in einem Viertel bei NP war der Oropharynx möglicher Quellort. In Tabelle 1 sind der potentielle Fokus, korrespondierende Bakterien und vorbekannte Klappendisposition aufgeführt. Es ist einmal die eher selten vorbekannte Herzkrankheit (25 von 53) bemerkenswert, andererseits fällt die Vielfalt von Bakterien auf. Nur 18 von 30 Patienten mit möglichem oropharyngealem Infektionsausgang hatten S. viridans-Endokarditis.

Reinfektionsrisiko

Von 117 primär überlebenden erlitten 21 Patienten (18%) (15 DP und 6 NP) ein oder mehrere Endokarditisrezidive. Drogenabusus, vorbestehende Herzklappenveränderung und junges Alter begünstigten die Reinfektion. Mehrklappeninfektion hatte die höchste Rezidivrate. Bei monovalvulärer Erkrankung waren Mitral- häufiger als Aortenklappenendokarditiden von Reinfektionen gefolgt. Häufigster Erreger der Rezidiverkrankung war S. viridans (14 von 28 Rezidiven bei 21 Patienten). P. aeruginosa und S. aureus hatten die höchste Rezidivneigung mit 17 bzw. 7% pro Jahr.

In Tabelle 2 ist das Reinfektionsrisiko in Abhängigkeit von der Klappendisposition und Drogenabusus aufgeführt. Die mediane Beobachtungszeit für NP betrug 47 Monate, für DP

Tabelle 2. Reinfektionsrisiko und Klappendisposition

	Nicht drogenabhängig Klappendisposition				Gesamt
	Prothese	Struktur-defekt	Geräusch[b]	Normal	
	(n)	(n)	(n)	(n)	(n)
Rezidiv[d]					
Ja	1	5	0	0	6
Nein	21	5	9	2	37
Gesamt	22	10	9	2	43
Beobachtungszeit[c]	39	59	50	22	47

	Drogenabhängig und IE[a] links Klappendisposition				Gesamt
	Prothese	Struktur-defekt	Geräusch[b]	Normal	
	(n)	(n)	(n)	(n)	(n)
Rezidiv[d]					
Ja	5	1	4	1	11
Nein	9	1	5	0	15
Gesamt	14	2	9	1	26
Beobachtungszeit[c]	21	46	9	3	14

	Drogenabhängig und IE[a] rechts Klappendisposition				Gesamt
	Prothese	Struktur-defekt	Geräusch[b]	Normal	
	(n)	(n)	(n)	(n)	(n)
Rezidiv[d]					
Ja	0	0	2	2	4
Nein	1	0	18	25	44
Gesamt	1	0	20	27	48
Beobachtungszeit[c]	46	–	16	42	37

		Auftreten der Rezidive bei		
		Nichtdrogen-abhängigen	Drogenabhängigen, IE links	Drogenabhängigen, IE rechts
Rezidivrate im	1. Jahr	0	6	2
	2. Jahr	1	3	1
	3. Jahr	0	2	0
	4. Jahr	2	0	1
	5. Jahr	1	0	0
	6. Jahr	1	0	0

[a] IE=Infektöse Endokarditis
[b] „Geräusch" ist als „nur Geräusch" zu verstehen (ohne Strukturdefekt oder Prothese)
[c] Mediane Beobachtungszeit in Monaten
[d] Nur Erstrezidive

mit linksseitiger Endokarditis 14 gegenüber 48 Monaten bei Status nach rechtsseitiger Endokarditis. Die hohe Rezidivrate von DP mit früherer linksseitiger Endokarditis (42%) gegenüber NP (14%) oder DP nach rechtsseitiger Erkrankung (8%) fällt besonders auf. Auch im zeitlichen Ablauf dieser Rezidive bestehen charakteristische Unterschiede. Gegenüber der gleichmäßigen Rezidivverteilung über 5 Jahre bei NP fand sich ein „Cluster-Bild" bei DP mit linksseitiger Endokarditis (81%, < 18 Monate).

Diskussion

In einer Übersichtsarbeit berichteten Jackson et al. (1983) über eine vorbestehende Herzkrankheit bei IE in durchschnittlich 66%, wir fanden für NP mit 70% eine vergleichbare Größe. Die häufig fehlende Klappendisposition von DP ist bekannt [7]. S. viridans bei NP und S. aureus bei DP waren die wichtigsten Erreger. Überraschend fanden wir bei DP mit prädisponierender Klappenveränderung Streptokokken als die häufigsten Erreger.

Auslösende Ereignisse mit nachfolgender IE werden nach einer Zusammenstellung der Literatur [6] im Mittel in 26% gefunden. Die Kriterien für eine solche Zuordnung sind dabei häufig nur vage. In der vorliegenden Untersuchung zeigte sich dies an dem hohen Prozentsatz unerwarteter Bakterienspezies. Besonders bemerkenswert ist aber die häufig nicht vorbekannte oder fehlende Herzkrankheit. Unsere Daten stützen daher die erst kürzlich gestellte Forderung großzügiger Indikationsstellung zur Endokarditisprophylaxe [2].

Die Reinfektion tritt in 7−31% der Patienten mit IE auf und wird begünstigt durch Drogenabusus, vorbestehende Herzkrankheit und Peridontitis [5, 8]. Unsere Reinfektionsrate lag mit 18% in einem mittleren Größenbereich. Zur Reinfektion disponierende Faktoren waren in unserer Untersuchung lediglich jüngeres Alter (NP, $p < 0,05$) und Drogenabusus mit linksseitiger Endokarditis ($p < 0,05$), nicht aber Drogenabusus schlechthin. Im Gegensatz dazu waren vorbestehende Herzkrankheit und Peridontitis/Gingivitis nicht signifikant mit Reinfektion assoziiert.

Die jährliche Rezidivrate bei Status nach IE ist uns aus der Literatur nicht bekannt. Vergleichbare Berechnungen − Erstinfektion bei kongenitaler Herzkrankheit − ergaben ein jährliches Risiko von lediglich 0,02−0,18% [3]. Risikoschätzungen für Drogenabhängige rangieren von 0,04−0,15% [7]. Unsere Ergebnisse unterstreichen daher die besondere Risikoeinschätzung bei Status nach IE [1].

Schlußfolgerung

1. Bei etwa einem Drittel der Patienten mit IE war ein potentiell auslösendes Ereignis zu eruieren. Der Oropharynx war die häufigste Eintrittspforte. Bei lediglich 50% der Patienten war eine Herzklappenkrankheit vorbekannt und bei nur 43% wurde die erwartete Bakterienspezies gefunden. Nach den Kriterien konventioneller antimikrobieller Prophylaxe war die Endokarditis bei nur 9% der Patienten vermeidbar. Eine wirksamere Endokarditisprophylaxe beim Zahnarzt sollte daher ggf. auf eine größere Zielgruppe (ungefährdeter Patient) gerichtet sein.

2. Durch Vergleich der potentiell auslösenden Ereignisse im Bereich des Oropharynx wurde die Bedeutung von Gingivitis und Peridontitis gezeigt. Sorgfältigere Zahnhygiene mit Verhinderung dieser Affektion könnte daher zu Reduktion der Endokarditisinzidenz führen.

3. Die Rezidivrate pro Jahr beträgt 3,6% beim Normalpatienten, aber 36% beim Drogensüchtigen mit Status nach linksseitiger und nur 2,1% bei Status nach rechtsseitiger Endokarditis. Im Vergleich zu Patienten ohne Kunstklappe ist die jährliche Rezidivrate bei Patienten nach Prothesenimplantation geringer. Eine mögliche Erklärung ist in strengerer Einhaltung der antimikrobiellen Prophylaxe und/oder „physiologischer Blutzirkulation" zu sehen.

Literatur

1. British Society fo Antimicrobial Chemotherapy (1982) The antibiotic prophylaxis of infective endocarditis. Lancet 2: 1323–1326 – 2. Editorial (1984) Infective endocarditis. Lancet 1: 603–604 – 3. Gersony WM, Hayes CJ (1977) Bacterial endocarditis in patients with pulmonary stenosis, aortic stenosis or ventricular septal defect. Circulation (Suppl I) 56: 84–87 – 4. Jackson GG, Geiseler PJ, White GW, Eckner FAO (1983) Infective endocarditis. In: Spittler JA (ed) Clinical medicine. Harper-Row, Philadelphia – 5. Levison ME, Kaye D, Mandell GL, Hook EH (1970) Characteristics of patients with multiple episodes of bacterial endocarditis. JAMA 211: 1355–1357 – 6. Niebel J, Häussinger K, Meister W, Held E (1984) Die antimikrobielle Prophylaxe der infektiösen Endocarditis. Dtsch Med Wochenschr (im Druck) – 7. Reisberg BE (1979) Infective endocarditis in the narcotic addict. Prog Cardiovasc Dis 22: 193–204 – 8. Welton BE, Young JB, Gentry WO, Alexander JK, Chahine RA, Miller RR (1979) Recurrent infective endocarditis. Analysis of predisposing factors and clinical features. Am J Med 66: 932–938

Gerhartz, H. H.[1], Sauerbruch, T.[2], Weinzierl, M.[2], Ruckdeschl, G.[3] ([1] Med. Klinik III, [2] Med. Klinik II und [3] Abt. Med. Mikrobiologie, Klinikum Großhadern, München)

Septikämie nach Sklerosierungstherapie der akuten Ösophagusvarizenblutung

1. Zweck

Mit Hilfe der endoskopischen Sklerosierungstherapie ist es möglich, Überlebensrate und -dauer von Patienten mit blutenden Ösophagusvarizen zu verbessern [6]. Allerdings ist diese Behandlungsform auch mit Komplikationen behaftet, die 25–44% der Patienten betreffen und in etwa 2% tödlich sind [6, 9]. Dabei stehen Infekte im Vordergrund, die ihren Ausgang nehmen können von der Endoskopieprozedur selbst [7], von kontaminiertem Sklerosierungsmittel oder auch von ösophagealen Nekrosen, die sich in der Folgezeit ausbilden [1, 4, 5].

In der vorliegenden Untersuchung wurde an 19 konsekutiven Patienten, die auf einer einzigen Intensivstation notfallmäßig behandelt wurden, die Häufigkeit von klinischen und bakteriologischen Zeichen einer Sepsis retrospektiv überprüft.

2. Patienten und Methodik

Im Zeitraum zwischen Juli 1982 und 1983 wurden auf unserer Intensivstation insgesamt 19 Patienten wegen endoskopisch nachgewiesenen blutenden Ösophagusvarizen einer Sklerosierungstherapie unterzogen. Dabei handelte es sich um 15 Männer und vier Frauen im Alter von 22–70 Jahren (im Mittel 50 Jahre). Ätiologisch lag in 16 Fällen eine alkoholtoxische, zweimal eine posthepatitische und einmal eine idiopathische Leberzirrhose zugrunde. Zwölf Patienten waren der Child-Gruppe B [8] und sieben der Gruppe C zuzuordnen.

Die Sklerosierungstherapie wurde innerhalb von 8 Std nach Aufnahme unter intravenöser sedativer Medikation durchgeführt. Vier Patienten wurden dabei tracheal intubiert, drei Patienten waren vorher mit Ballonsonde tamponiert worden. Das Sklerosierungsmittel (Äthoxysklerol, Firma Kreussler) wurde mit Hilfe des flexiblen Endoskopes der Firma Olympus (GIF K2) perivenös um die Varizen 5 cm oberhalb der Kardia injiziert. Im Durchschnitt wurden 25 ml Sklerosierungsmittel appliziert.

Blutkulturen wurden nur bei Auftreten klinischer Symptome (Schüttelfrost, Temperaturanstieg) durchgeführt. Nach Blutentnahme unter aseptischen Bedingungen wurden je 5 ml Blut in Sojabohnenextrakt (BBL) und Thioglykolatmedium (Biotest) mindestens 10 Tage lang bei 37° C inkubiert. Die Spitzen zentraler Venenkatheter wurden innerhalb von 4 Std nach Entnahme in Sojabohnenextrakt für mindestens 5 Tage inkubiert.

Tabelle 1. Sklerotherapie und Bakteriämie

Nr.	Alter	Ätiologie	Child-Grad	Blutkulturen	ZVK-Kulturen
Fieber oder Schüttelfrost					
1	53	Alkohol	B	E. coli (3×)	n.d.*
2	63	Alkohol	C	S. aureus (2×)	S. aureus
3	39	Alkohol	C	Streptococci (α-hem)	Steril
4	50	Alkohol	C	S. aureus	n.d.
5	32	Alkohol	B	n.d.	E. coli, Enterococci
6	56	Alkohol	C	n.d.	S. epidermidis
7	70	Alkohol	B	Steril (3×)	Steril
8	50	Alkohol	C	Steril (1×)	Steril
9	60	Hepatitis	C	Steril (3×)	Steril
10	46	Alkohol	B	Steril (3×)	Steril
Keine Symptome					
11	22	Alkohol	B	n.d.	Steril
12	49	Alkohol	B	n.d.	n.d.
13	59	Hepatitis	C	n.d.	Steril
14	35	Alkohol	B	n.d.	n.d.
15	55	Alkohol	B	n.d.	n.d.
16	44	Alkohol	B	n.d.	n.d.
17	36	Alkohol	B	n.d.	Steril
18	71	Cholangitis	B	n.d.	Steril
19	61	Alkohol	B	n.d.	n.d.

* n.d. = nicht durchgeführt

3. Ergebnis

Bei zehn von 19 Patienten wurden innerhalb von 3 Tagen nach Erstsklerosierung klinische Zeichen einer Septikämie (Schüttelfrost, Fieber) festgestellt. In vier Fällen waren Blutkulturen positiv (E. coli, S. aureus, Streptokokken), bei zwei weiteren fanden sich an den routinemäßig bakteriologisch untersuchten Spitzen der zentralen Venenkatheter Keime (E. coli, Enterokokken, S. epidermidis). Bei vier symptomatischen Patienten konnten weder aus Blutkulturen noch an den Katheterspitzen Keime angezüchtet werden.

Bei den neun Patienten ohne klinische Zeichen einer Bakteriämie wurde nur in vier Fällen die Katheterspitze untersucht, die jeweils steril war.

Von den beschriebenen 19 Patienten verstarb ein einziger 6 Wochen nach Sklerosierungstherapie am autoptisch gesicherten Leberversagen ohne Rezidivblutung. Insgesamt vier Patienten wurden innerhalb von 3 Tagen nach Ösophagusvarizensklerosierung aufgrund klinischer Symptome mit Antibiotika behandelt.

4. Besprechung

Obwohl sorgfältig durchgeführte Studien die Wirksamkeit der Sklerosierungstherapie in der Behandlung blutender Ösophagusvarizen belegt haben [6, 9], ist nur wenig über das Vorkommen septischer Komplikationen bekannt. Die von uns vorgelegten Zahlen wurden zwar retrospektiv erhoben, entstammen aber einem Kollektiv unausgewählter konsekutiver Patienten, die auf einer einzigen Intensivstation während 1 Jahres behandelt wurden. Sie zeigen, daß eine Sepsis bei etwa einem Drittel der Patienten entstand, die wegen blutender Ösophagusvarizen bei Leberzirrhose notfallmäßig sklerosiert wurden. Dies ist erheblich mehr als die Quote von 5%, die von Camara et al. in einer neueren prospektiven Studie gefunden wurde [2] und eher vergleichbar mit der Rate von 50%, die Cohen et al. in einer anderen prospektiven Studie ermittelten [3]. Allerdings wurden alle unsere Patienten mit zentralvenösen Kathetern versorgt, eine Maßnahme, die für sich schon ein geringes Risiko einer Septikämie birgt. Mitbestimmend für die verhältnismäßig hohe Sepsisrate bei unseren Patienten dürfte der Umstand sein, daß es sich um notfallmäßig behandelte Fälle handelte. Möglicherweise ist die Gefahr des Eindringens von Keimen in die Blutbahn bei derartigen Patienten mit Leberzirrhose und stark ausgeprägten Ösophagusvarizen besonders hoch. Zudem wurde bei dieser retrospektiven Erhebung das kumulative Risiko einer Sepsis bestimmt, das einerseits von der Injektion des Sklerosierungsmittels via Endoskop ausgeht, andererseits auch von der nachfolgenden Entzündung in den sklerosierten Ösophagusteilen oder auch von Keimen ausgehen kann, die via Venenkatheter eingeschleppt wurden. Es kann daher nicht ausgeschlossen werden, daß ein Teil der Septikämien nicht in direktem Zusammenhang mit der Sklerosierungstherapie entstanden ist.

Die dargestellten Befunde zeigen dennoch auf, wie wichtig es ist, bei Patienten nach Sklerosierung blutender Ösophagusvarizen auf septische Komplikationen zu achten. Ob eine prophylaktische Antibiotikagabe sinnvoll ist, kann nur durch eine prospektive randomisierte Studie entschieden werden.

Literatur

1. Ayres SJ, Goff JS, Warren GH (1983) Endoscopic sclerotherapy for bleeding esophageal varices: effects and complications. Ann Intern Med 98: 900 − 2. Camara DS, Gruber M, Barde CJ, Montes M, Caruana JA, Chung RS (1983) Transient bacteremia following endoscopic injection sclerotherapy of esophageal varices. Arch Intern Med 143: 1350–1352 − 3. Cohen LB, Korsten MA, Scherl EJ, Velez ME, Fisse RD, Arons EJ (1983) Bacteremia after endoscopic injection sclerosis. Gastrointest Endosc 29: 198 − 4. Evans DM, Jones DB, Cleary BK, Smith PM (1982) Oesophageal varices treated by sclerotherapy: a histopathological study. Gut 23: 615 − 5. Helpap B, Bollweg L (1981) Morphological changes in the terminal oesophagus with varices, following sclerosis of the wall. Endoscopy 13: 229 − 6. Macdougall BR, Westaby D, Theodossi A, Dawson JL, Williams R (1982) Increased long-term survival in variceal haemorrhage using injection sclerotherapy. Lancet 1: 124 − 7. O'Connor HJ, Hamilton I, Lincoln C, Maxwell S, Axon ATR (1983) Bacteraemia with upper gastrointestinal endoscopy − a reappraisal. Endoscopy 2: 21 − 8. Pugh RNH, Murray-Lyon JM, Dawson JL, Pietroni MC, Williams R (1973) Transsection of the oesophagus for bleeding oesophageal varices. Br J Surg 60: 646 − 9. Terblanche J, Northover JMA, Bornman P, Kahn D, Silber W, Barbezat GO, Sellars S, Campbell JA, Saunders SJ (1979) A prospective controlled trial of sclerotherapy in the long term management of patients after esophageal variceal bleeding. Surg Gynecol Obstet 148: 323

Trautmann, M., Fischer, G. I. (Institut für Med. Mikrobiologie der FU Berlin), Hofstaetter, Th., Seiler, F. R. (Forschungslaboratorien der Behringwerke, Marburg/Lahn), Hahn, H. (Institut für Med. Mikrobiologie der FU Berlin)
Ergebnisse der Serotherapie bei experimenteller Enterobakteriazeensepsis der Maus

Einleitung

Septikämien durch gramnegative Bakterien haben seit dem Beginn der Penizillinära eine erhebliche Zunahme erfahren [3]. Das häufige Auftreten derartiger Infektionen bei Patienten mit schweren Grundleiden oder unter immunsuppressiver Therapie hat eine hohe Versagerquote antibiotischer Therapiemaßnahmen zur Folge [9], woraus die − je nach auslösendem Erreger − mit 20−60% noch immer hohe Letalität dieser Erkrankungen resultiert [1, 8]. Im letzten Jahrzehnt haben daher immunologische Ansätze zur Therapie

Tabelle 1. Antiserumbehandlung experimenteller gramnegativer Septikämien der Maus

Zeitpunkt der Antiserumgabe (Std vor bzw. nach Infektion)	Überlebende Tiere/infizierte Tiere			
	Infektion mit		Zeitpunkt der Antiserumgabe (Std nach Infektion)	Infektion mit K. pneumoniae
	E. coli	S. marcescens		
− 1	10/10 s	8/10 s	0	19/20 s
0	8/10 s	4/10	2	20/20 s
1	3/10	2/10	4	20/20 s
3	4/10	0/10	6	18/20 s
5	3/10	1/10	10	11/20 s
Kontrolle	1/10	2/10	Kontrolle	4/20

s = signifikant

gramnegativer Infektionen vermehrte Beachtung gefunden, wobei neben der Immunmodulation [2] auch den aus der vorantibiotischen Ära bereits bekannten Möglichkeiten der aktiven und passiven Immunisierung gegen bakterielle Krankheitserreger ein zunehmendes Interesse zuteil wurde [6, 7]. In der Mehrzahl der in jüngerer Zeit durchgeführten tierexperimentellen Studien zeigten passiv applizierte spezifische Antikörper protektive Effekte, jedoch war diese Wirkung meist lediglich bei prophylaktischer Gabe nachweisbar [4, 5, 12] und nahm bei gleichzeitig bestehender Immunsuppression deutlich ab [13]. In der vorliegenden Untersuchung an verschiedenen experimentell induzierten gramnegativen Septikämien der Maus sollte daher der Frage nachgegangen werden, ob spezifische Antikörper auch *post infectionem* noch wirksam sein können und ob ein therapeutischer Effekt auch unter den Bedingungen einer schweren medikamentösen Immunsuppression nachgewiesen werden kann.

Methodik und Ergebnisse

Durch intramuskuläre Immunisierung von Kaninchen mit hitzeinaktivierten Bakterien wurden spezifische Antikörper gegen Escherichia coli O 111, Klebsiella pneumoniae Typ 2 sowie Serratia marcescens 06/014: H 2 hergestellt. Aus dem gegen Klebsiella pneumoniae gerichteten Antiserum wurden darüber hinaus die Immunglobuline IgG und IgM isoliert. Die mittels passiver Hämagglutination [10] ermittelten Antikörpertiter der Antiseren lagen bei 1 : 320 000 (E. coli), 1 : 160 000 (K. pneumoniae) und 1 : 640 000 (S. marcescens). Der Antikörpertiter gegen Klebsiella pneumoniae in der IgM-Fraktion des spezifischen

Tabelle 2. Therapeutischer Effekt von spezifischem IgM und IgG bei experimenteller Klebsiellensepsis der Maus

Zeitpunkt der Ig-Gabe (Std nach Infektion)	Überlebende Tiere/Infizierte Tiere	
	IgM	IgG
0	n.d.	10/10 s
2	5/10 s	7/10 s
4	0/10	7/10 s
6	0/10	1/10
8	0/10	1/10
10	n.d.	0/10
Kontrolle	0/10	0/10

n.d. = nicht durchgeführt
s = signifikant

1832

Antiserums betrug 1 : 320 000, in der IgG-Fraktion 1 : 10 000 (untersucht wurden 1% Lösungen der Immunglobuline).

Für die Therapieversuche wurden NMRI-Mäuse mit einer LD 80–100% der Enterobakteriazeen i.v. infiziert. Das spezifische Antiserum bzw. 1% Immunglobulin wurde in einer Dosis von 0,2 ml zu verschiedenen Zeitpunkten vor und nach der Infektion i.v. verabreicht.

Im Klebsiellenmodell wurden die Keimzahlen in Leber, Milz, Lungen und Nieren durch sterile Entnahme und Homogenisierung der Organe sowie Ausstreichen der Organsuspensionen auf Blutagarplatten ermittelt.

Für Versuche mit immunsupprimierten Mäusen wurde Zyklophosphamid in einer Dosis von 300 mg/kg KG 48 Std vor der Infektion intraperitoneal injiziert.

Im Klebsiellenmodell wurde die Effizienz einer Immunglobulintherapie in Kombination mit einer antibiotischen Behandlung (Gentamycin 3 mg/kg KG in zwei Dosen pro Tag i.p. über 7 Tage) bei normalen und immunsupprimierten Mäusen geprüft.

Die statistische Auswertung erfolgte mittels eines einseitigen Chi-Quadrattestes ($p < 0,05$ = signifikant).

Wie Tabelle 1 zeigt, ließ sich im E. coli- und S. marcescens-Modell nur dann eine Senkung der Letalität erzielen, wenn die Antiserumgabe vor bzw. gleichzeitig mit der Infektion erfolgte. Lediglich im Klebsiellenmodell zeigten sich auch bei späterer Applikation des Antiserums noch hochsignifikante *therapeutische* Effekte. Weitere Untersuchungen im letztgenannten Modell ließen erkennen, daß die therapeutische Wirkung vorwiegend an die IgG-Fraktion des spezifischen Antiserums gebunden war (Tabelle 2). Der therapeutische Effekt von IgG korrelierte mit einer raschen Verminderung der Keimzahlen in den parenchymatösen Organen der behandelten Tiere. Bei Mäusen, die durch Gabe von Zyklophosphamid immunsupprimiert waren, kam es auch bei frühzeitiger Applikation von IgG lediglich zu einer passageren Keimzahlreduktion in den Organen und einer Verzögerung des letztlich letalen Krankheitsverlaufs. Auch die mehrfache Gabe von IgG in den auf die Infektion folgenden Tagen konnte den Tod der Versuchstiere nicht verhindern.

Wurde bei normalen Mäusen die Gabe von IgG mit einer Gentamycintherapie in humantherapeutischer Dosis (3 mg/kg KG/Tag) kombiniert, so zeigte sich ein deutlicher Kombinationseffekt. Dieser Effekt wurde bei immunsupprimierten Mäusen noch deutlicher erkennbar: Während die Letalität einer für alle Kontrolltiere tödlichen Infektion unter alleiniger Therapie mit Gentamycin (Beginn: 2 Std nach Infektion) lediglich auf 65% gesenkt werden konnte, kam es durch Kombination mit IgG (einmalige Gabe 2 Std nach Infektion) zu einer weiteren Reduktion auf 45%. Die alleinige Gabe von IgG erwies sich bei den immunsupprimierten Tieren als nahezu ineffizient (Letalität 95%; $n = 20$ Tiere pro Gruppe).

Diskussion

Die Ergebnisse lassen erkennen, daß nur in bestimmten Versuchsmodellen – im vorliegenden Fall bei einer experimentellen Klebsiellensepsis – eine über den Infektionszeitpunkt hinausgehende therapeutische Wirkung passiv applizierter antibakterieller Antikörper zu erwarten ist. Die Ursachen hierfür dürften vielfältig sein, jedoch ist zu vermuten, daß in erster Linie die Toxizität des Endotoxins des jeweils verwendeten Bakterienstammes sowie das Vorhandensein weiterer Pathogenitätsfaktoren die Geschwindigkeit des Eintretens letaler Organschäden und damit den für eine effiziente Serotherapie zur Verfügung stehenden Zeitraum post infectionem bestimmen.

Von den beiden Immunglobulinklassen IgM und IgG zeigte die letztere einen ausgeprägteren therapeutischen Effekt, eine Beobachtung, die die Ergebnisse anderer Autoren bestätigt [14].

Die hier beobachtete relative Unwirksamkeit einer Immunglobulintherapie bei hochgradig immunsupprimierten Tieren steht in Übereinstimmung mit früheren Befunden [13]. In den vorliegenden Experimenten zeigte sich jedoch, daß auch bei nahezu fehlender Wirkung von IgG allein ein synergistischer Effekt erzielt werden kann, wenn zusätzlich ein Antibiotikum (Gentamycin) appliziert wird. Die molekularen Grundlagen dieses Phänomens bedürfen noch der Aufklärung, denkbar ist jedoch, daß die Anlagerung von IgG an die Bakterienzellwand durch Änderung der physikochemischen Membraneigenschaften die Penetration bestimmter Antibiotika in die Bakterienzelle erleichtert [11].

Literatur

1. Braude AI (1980) Endotoxic immunity. Adv Intern Med 26: 427−445 − 2. Drews J (1983) Immunomodulation. In: Easmon CSF, Gaya H (eds) Second international symposium on infections in the immunocompromised host. Academic Press, London New York Paris, p 61 − 3. Finland M (1970) Changing ecology of bacterial infections as related to antibacterial therapy. J Infect Dis 122: 419−431 − 4. Greisman Sh E, DuBuy JB, Woodward CL (1979) Experimental gramnegative bacterial sepsis: prevention of mortality not preventable by antibiotics alone. Infect Immun 25: 538−557 − 5. Haranaka K, Sugane K, Mashimo K (1975) Combination therapy of anti-endotoxin antibody and gentamicin in the immunosuppressed mice with Pseudomonas aeruginosa infection. Jpn J Exp Med 45: 207−213 − 6. Jones RJ, Roe EA, Gupta JL (1979) Controlled trial of pseudomonas immunoglobulin and vaccine in burned patients. Lancet 2: 1263−1265 − 7. Jones RJ (1981) Vaccines and antisera against gram-negative bacilli. J Hosp Infect 2: 105−111 − 8. Kreger BE, Craven DE, McCabe WR (1980) Gram-negative bacteremia. IV. Re-evaluation of clinical features and treatment in 612 patients. Am J Med 68: 344−355 − 9. McCabe WR (1975) Antibiotics and endotoxic shock. Bull NY Acad Med 51: 1084−1095 − 10. Neter E, Bertram LF, Arbesman CE (1952) Demonstration of Escherichia coli O 55 and O 111 antigens by means of hemagglutination test. Proc Soc Exp Biol Med 79: 255−257 − 11. Stendahl O, Tagesson C, Magnusson KE, Edebo L (1977) Physicochemical consequences of opsonization of Salmonella typhimurium with hyperimmune IgG and complement. Immunology 32: 11−18 − 12. Traub WH (1983) Passive protection of NMRI mice against Serratia marcescens: comparative efficacy of commercial human IgG immunoglobulin preparations and rabbit anti-O, -H, -live cell and -protease immune sera. Zentralbl Bakteriol [Orig A] 254: 480−488 − 13. Trautmann M, Brückner O, Hahn H (1982) Schutzwirkung von pseudomonas-spezifischem Hyperimmunglobulin vom Kaninchen und aktiver Immunisierung bei experimenteller Pseudomonas-Sepsis der Maus. Zentralbl Bakteriol [Orig A] 252: 370−383 − 14. Zinner St H, McCabe WR (1976) Effects of IgM and IgG antibody in patients with bacteremia due to gram-negative bacilli. J Infect Dis 133: 37−45

Kather, H., Aktories, K. (Heidelberg)
c-AMP-System und bakterielle Toxine

Manuskript nicht eingegangen

Klinische Pharmakologie

Czechanowski, B., Baumann, R., Ding, R., Ebel, V., Gundert-Remy, U.[1], Harenberg, J., Hildebrandt, R., Kaiz-Welle v., G., Schäfer, D. O., Spohr, U., Staiger, C., Walter, E., Yakpo-Wempe, C., Weber, E. (Med. Univ.-Klinik, Abt. Klin. Pharmakologie, Heidelberg und [1] Bundesgesundheitsamt Berlin)

Stationäre Aufnahmen aufgrund von Blutbildveränderungen infolge vermuteter Arzneiwirkungen

Einleitung

Schwere unerwünschte Arzneimittelwirkungen (UAW) machen eine stationäre Einweisung in ein Krankenhaus erforderlich. Einen nicht unerheblichen Anteil an diesen Reaktionen bilden die Blutbildveränderungen. Im folgenden wird über Blutbildveränderungen berichtet, die zu einer stationären Aufnahme in einer Medizinischen Universitätsklinik geführt haben (Beobachtungszeitraum 1978–1981).

Methode

Ärztliche Mitarbeiter der Abteilungen Klinische Pharmakologie der Medizinischen Universitätsklinik Heidelberg befragen zweimal pro Woche die Ärzte und das Pflegepersonal der Krankenstationen nach Phänomenen, die von diesen als unerwünschte Arzneimittelwirkung

	Anzahl der stationären Aufnahmen
Analgetika, Antipyretika, Antirheumatika	
Agranulozytose	6
Thrombozytopenie	1
Leukopenie + Anämie	1
Thrombozytopenie + Anämie	1
Panzytopenie	1
	10
Thyreostatika	
Agranulozytose	2
Panzytopenie	1
	3
Antibiotika	
Anämie	1
Thrombozytopenie	1
Panzytopenie	1
	3
Psychopharmaka	
Anämie	1
Thrombozytopenie	2
	3
Sonstige	
Leukopenie	2
Thrombozytopenie	3
Leukämie, akute meloische	1
	6
Gesamt	25

Tabelle 1. Anzahl der stationären Aufnahmen wegen Blutbildveränderungen in den Jahren 1978–1981, bei denen ein Zusammenhang mit der Einnahme von einem oder mehreren Arzneimitteln vermutet wurde. Differenziert nach den verschiedenen Arzneimittelgruppen und der Art der Blutbildveränderung (Zytostatika/Immunsuppressiva ausgenommen)

1835

beurteilt werden. Es werden auch UAW erfaßt, die Grund der stationären Aufnahme waren. Anhand der Krankenakte werden von pharmazeutisch-technischen Assistentinnen die Angaben überprüft und auf EDV-gerechten Erfassungsbögen dokumentiert.

Ergebnisse und Besprechung

Der Anteil der stationären Aufnahmen wegen einer UAW an den Gesamtaufnahmen betrug in den Jahren 1978–1981 zwischen 1,6 und 2,1%. In zwei Kliniken des Boston Collaborative Drug Surveillance Program (BCDSP) betrug dieser Anteil 4,1% (Jerusalem) bzw. 5,7% (Berlin) [2]. Allerdings können diese Daten nicht direkt verglichen werden, da es sich um eine andere Erfassungsmethode handelt, und das Patientenkollektiv unterschiedlich ist. In dem Beobachtungszeitraum 1978–1981 wurden 73 Patienten (27 Männer und 46 Frauen) wegen einer Veränderung des blutbildenden Systems stationär eingewiesen, bei denen die Einnahme eines oder mehrerer Arzneimittel als Ursache vermutet wurde. Dies entspricht 0,2% der Gesamtaufnahmen in diesem Zeitraum. Die Blutbildveränderungen waren nach den Herz/Kreislaufreaktionen und den Blutungskomplikationen bzw. Gerinnungsstörungen der dritthäufigste Grund einer stationären Aufnahme wegen einer UAW. Nicht geprüft wurde, ob sich hinter einer Blutungskomplikation eine Blutbildveränderung in Form einer Thrombozytopenie verbirgt. In der Berliner Klinik lagen die Veränderungen des blutbildenden Systems in der Rangfolge ebenfalls an dritter Stelle, in dem Krankenhaus in Jerusalem wurden diese Veränderungen sogar als häufigster Grund angegeben. 44 Patienten waren 50 Jahre oder älter (60,3%). In bezug auf die insgesamt stationär eingewiesenen Patienten waren die Häufigkeitsverteilungen bei Geschlecht und Alter nicht signifikant unterschiedlich.

Folgende isolierte Veränderungen der verschiedenen blutbildenden Systeme wurden beobachtet: weißes Blutbild 22 Patienten, rotes Blutbild sechs Patienten, Thrombozyten zehn Patienten. Kombinierte Veränderungen des weißen und roten Blutbildes bzw. der Thrombozyten bildeten bei acht Patienten den Aufnahmegrund. Das gesamte blutbildende System war bei 26 Patienten betroffen. In einem Fall wurde die Entstehung einer akuten myeloischen Leukämie durch die Therapie mit einem Antiepileptikum (Phenylhydantoin) vermutet.

Die Anzahl der UAW, bei denen entweder ein oder mehrere Arzneimittel der einzelnen Arzneimittelgruppen angeschuldigt wurden, verteilt sich auf die verschiedenen Gruppen folgendermaßen: Zytostatika/Immunsuppressiva 48, Analgetika, Antipyretika, Antirheumatika 10, Psychopharmaka 3, Antibiotika 3, Thyreostatika 3, Arzneimittel anderer Gruppen 6.

Dies bedeutet, daß die Blutbildveränderungen bei Zytostatikatherapie den größten Anteil dieser UAW-Gruppe darstellen. Es handelt sich hierbei allerdings um unerwünschte Arzneimittelwirkungen, die bei jedem Individuum auftreten können und in Kauf genommen werden müssen. In den folgenden Ausführungen werden aus diesem Grund nur diejenigen UAW diskutiert, bei denen keine Zytostatika/Immunsuppressiva angeschuldigt wurden, es sei denn, es wird ausdrücklich darauf hingewiesen.

Bei 25 UAW wurden Arzneimittel anderer Gruppen angeschuldigt. Dies entspricht 0,08% der Gesamtaufnahmen. Über identische Zahlen wird aus einer Berner Klinik berichtet [1], wo ebenfalls 0,08% der Gesamtaufnahmen durch Blutbildveränderungen infolge Arzneimitteleinnahme (ohne Zytostatika/Immunsuppressiva) verursacht worden waren. Art und Anzahl der verschiedenen Blutbildveränderungen, bei denen die einzelnen Arzneimittelgruppen angeschuldigt wurden, sind in Tabelle 1 zusammengestellt. Ein Zusammenhang zwischen der Entstehung der UAW und der Einnahme eines Arzneimittels wurde am häufigsten bei den Analgetika, Antipyretika, Antirheumatika (zehn Fälle entsprechend 40%) vermutet. Der Anteil in der Berner Klinik betrug 41,7%. Antibiotika wurden dort mit 41,7% ebenso soft angeschuldigt, dagegen lag diese Arzneimittelgruppe in unserer Untersuchung mit 12% an dritter Stelle.

Tabelle 2. Art und Anzahl der verschiedenen Blutveränderungen, bei denen die einzelnen Wirkstoffe entweder alleine oder in Kombination angeschuldigt wurden, mit Angabe der tödlich verlaufenen UAW

	Agranulozytose		Leukopenie + Anämie		Thrombopenie + Anämie		Thrombopenie		Panzytopenie		Gesamt	
	Gesamt	Tod	Gesamt	Tod	Gesamt	Tod	Gesamt	Tod	Gesamt	Tod	Gesamt	Tod
Pyrazolderivate												
Metamizol	4	3					1				5	3
Phenylbutazon	2	1	1				1				4	1
Propyphenazon	1								1		2	
Salizylsäurederivate												
Azetylsalizylsäure	1										1	
P-Aminophenolderivate												
Parazetamol			1								1	
Phenazetin	1										1	
Andere nichtsteroidale Antirheumatika												
Piroxican					1						1	

Der häufigste Aufnahmegrund war eine Agranulozytose (acht Fälle; 32,0%). Analgetika, Antipyretika, Antirheumatika verursachten sechs (75%) dieser Blutbildveränderungen. Bei zwei Patienten wurde ein Zusammenhang mit der Einnahme von Thiamazol vermutet. Aus der Klinik in Jerusalem wird über sieben lebensbedrohliche Agranulozytosen berichtet, die in einem Zeitraum von 7 Jahren Grund der stationären Einweisung waren und bei denen jeweils Thiamazol angeschuldigt wurde. Zwei Agranulozytosen wurden während eines Zeitraums von 4 Jahren in dem Berliner Krankenhaus erfaßt. Eine Therapie mit Thiamazol bzw. Chloroquin wurde als Ursache angesehen. In der Berner Studie wurde bei 38,5% der Patienten eine Agranulozytose beobachtet; bei 80% der Fälle wurden Analgetika, Antipyretika, Antirheumatika angeschuldigt. In dem Beobachtungszeitraum 1978–1981 wurde in der Medizinischen Universitätsklinik Heidelberg bei zwölf Patienten die Abschlußdiagnose einer Agranulozytose gestellt. Dies bedeutet, daß acht der zwölf Fälle als Folge einer Arzneimitteltherapie gedeutet wurden und Grund der stationären Einweisung waren. Die Gruppe der Analgetika, Antipyretika, Antirheumatika wurde unter dem Aspekt der verschiedenen Wirksubstanzen und der Art der Blutbildveränderung näher untersucht (Tabelle 2). Am häufigsten wurde ein Zusammenhang mit der Einnahme von Pyrazolderivaten – entweder alleine oder in Kombination mit anderen Wirksubstanzen dieser Gruppe – ursächlich gesehen (elf der 15 Gesamtanschuldigungen dieser Gruppe). Bei der Agranulozytose, der am häufigsten beobachteten Blutbildveränderung dieser Arzneimittelgruppe, wurden siebenmal Pyrazolderivate und je einmal Salizylsäure- und P-Aminophenolderivate – entweder alleine oder in Kombination – angeschuldigt. In der Berner Klinik betrug der Anteil der Pyrazolderivate an den Gesamtanschuldigungen (nur Agranulozytosen) 66,7% (Heidelberg: 77,8%) und bei zwei Patienten wurde ein Zusammenhang mit einer Therapie mit Phenazetin vermutet (Heidelberg: ein Fall).

Todesfälle

Zwölf Patienten verstarben an den Folgen der UAW. Dies entspricht 0,7% der Gesamttodesfälle in diesem Zeitraum. Vier Patienten verstarben an den Folgen einer

Agranulozytose (dreimal Analgetika, einmal Thyreostatika), fünf an den Folgen einer Panzytopenie (viermal Zytostatika, einmal Thyreostatika) und in je einem Fall handelte es sich um eine Leukopenie + Anämie (Zytostatika), eine Leukopenie + Thrombozytopenie (Zytostatika) und eine akute myeloische Leukämie (Antiepileptikum). Wenn man die Zytostatika/Immunsuppressiva nicht mit in die Auswertung einbezieht, war die häufigste Todesursache eine Agranulozytose infolge einer Therapie mit Analgetika, Antipyretika, Antirheumatika. Pyrazolderivate wurden dabei am häufigsten angeschuldigt. In der Berner Klinik hatte eine Agranulozytose nach Gabe von Phenylbutazon den Tod zur Folge (Beobachtungszeitraum 6 Jahre, 14 490 stationäre Aufnahmen). Aus der Klinik in Berlin wird über keinen Todesfall berichtet (4 Jahre, 2 933 stationäre Aufnahmen), dagegen starben in der Klinik in Jerusalem fünf Patienten an den Folgen einer arzneimittelinduzierten Blutbildveränderung (7 Jahre, 2 499 stationäre Aufnahmen).

Schlußfolgerung

Unter den Arzneimitteln, die schwere Blutbildveränderungen verursachen können und eine stationäre Aufnahme erforderlich machen, spielen neben den Zytostatika/Immunsuppressiva die Analgetika, Antipyretika, Antirheumatika eine dominierende Rolle. Pyrazolderivate werden dabei am häufigsten für die unerwünschten Arzneiwirkungen verantwortlich gemacht. Meistens sind Agranulozytosen, die oft tödlich verlaufen, der Grund der stationären Einweisung. Eine Aussage über die Nebenwirkungsquote bezüglich der Blutbildveränderungen kann aus unserem Datenmaterial nicht gemacht werden, da die Verordnungszahlen der niedergelassenen Ärzte – speziell im Einzugsgebiet der Medizinischen Universitätsklinik Heidelberg – nicht bekannt sind.

Die Daten stammen aus dem vom Bundesgesundheitsamt geförderten System zur Erfassung unerwünschter Arzneimittelwirkungen in der Klinik.

Literatur

1. Baumgartner A, Hoigné R, Müller U, Hess T (1982) Medikamentöse Schäden des Blutbildes. Schweiz Med Wochenschr 112: 1530–1539 – 2. Levy M, Kewitz H, Altwein W, Hillebrand J, Elaikim M (1980) Hospital admissions due to adverse drug reactions: A comparative study from Jerusalem and Berlin. Eur J Clin Pharmacol 17: 25–31

Kramer, P., Rohde, A., Eisenhauer, T., Isemer, F. E., Hildebrand, H. H., Scheler, F. (Med. Klinik, Abt. Nephrologie, Universität Göttingen)
Zyklosporin A-Messung im Kapillarblut

Einführung

Die Blutspiegelüberwachung bei transplantierten Patienten, bei denen eine Immunsuppression mit Zyklosporin A durchgeführt wird, hat große klinische Bedeutung, da einerseits bei zu hoher Dosis nephrotoxische Wirkungen, andererseits bei einer zu niedrigen Dosis eine Abstoßung auftreten kann [3]. Bis jetzt gibt es aber keine brauchbare Methode, um zwischen Nephrotoxizität und Abstoßungsreaktion zu unterscheiden.

Die klinische Beobachtung ergab, daß bei den Patienten nur selten Abstoßung und Zeichen einer Nephrotoxizität auftreten, wenn der Blutspiegel zwischen 600 und 1 000 ng/ml gehalten wird.

Da Zyklosporin A bei oraler Applikation einen hohen „First pass"-Effekt der Leber hat und somit einer stark variierenden Bioverfügbarkeit unterliegt, sind häufige Kontrollen des Blutspiegels vorläufig die einzige Möglichkeit, um eine gute Transplantatfunktion über lange Zeit zu sichern.

Bisher mußten die entnommenen Blutproben entweder sofort verarbeitet oder durch Tieffrieren hämolysiert werden. Durch Gerinnselbildung und durch unvollständige Hämolyse kam es zu starken Streuungen der radioimmunologisch gemessenen Vollblutkonzentrationen. Außerdem konnten die Blutproben nicht lange aufbewahrt oder verschickt werden.

Um diese Fehlerquellen auszuschalten und die ambulante Therapiekontrolle zu vereinfachen, wurde untersucht, ob Messungen im Kapillarblut eine brauchbare Alternative zu der Messung im venösen Blut (mit einer Monovette abgenommen) sind.

Methodik

Ein Ohrläppchen wurde mit Massage hyperämisiert und mit einer Lanzette inzidiert. Der erste Bluttropfen wurde abgewischt, der zweite mit einer 20 µl End-zu-End-Kalzium-EDTA-Kapillare aufgenommen und anschließend in einem 2 ml-Röhrchen, das 1 ml eines mit einem Detergens versetzten Puffers (0,05 M TRIS-Puffer, pH 8,5 mit 0,03% Tween 20) enthielt, kurz geschüttelt bis die Kapillare nur noch die rosagefärbte Pufferlösung enthielt.

Diese 1 : 50-Verdünnung des mit Tween vollständig hämolysierten Blutes wurde dann mittels des kommerziell erhältlichen Zyklosporin A-RIA-Kits der Firma Sandoz analysiert. Um die Relevanz der im Kapillarblut bestimmten Konzentrationen zu überprüfen, wurde zunächst simultan Blut aus dem rechten und linken Ohrläppchen sowie vom ersten und zweiten Tropfen abgenommen. In einer zweiten Untersuchung wurden Streuungen und systematische Abweichungen der simultan mit Monovette und mit Kapillare abgenommenen Blutproben bestimmt. Die Haltbarkeit der „Kapillarproben" bei Raumtemperatur wurde mit wiederholter Messung aus derselben Probe bis zu 7 Wochen nach der Blutentnahme überprüft. Schließlich wurde noch die intraindividuelle Tag-zu-Tag-Variation der Blutspiegel unter konstanter Dosis in den ersten 8 Wochen nach Nierentransplantation untersucht. Als konstante Dosis wurde eine Einnahme derselben Dosis wenigstens 2 Tage vor der ersten und zweiten Blutabnahme definiert.

Ergebnisse

Messungen der Zyklosporin A-Konzentration in simultan aus rechtem und linkem Ohrläppchen sowie aus erstem und zweitem Tropfen abgenommenen Blutproben hatten, wie

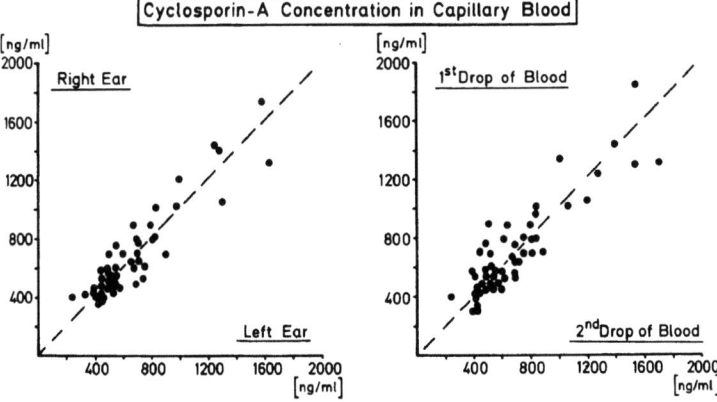

Abb. 1. Vergleich der im Kapillarblut simultan vom rechten und linken Ohrläppchen sowie vom ersten und zweiten Tropfen abgenommenen Probe zur Zyklosporin A-Messung

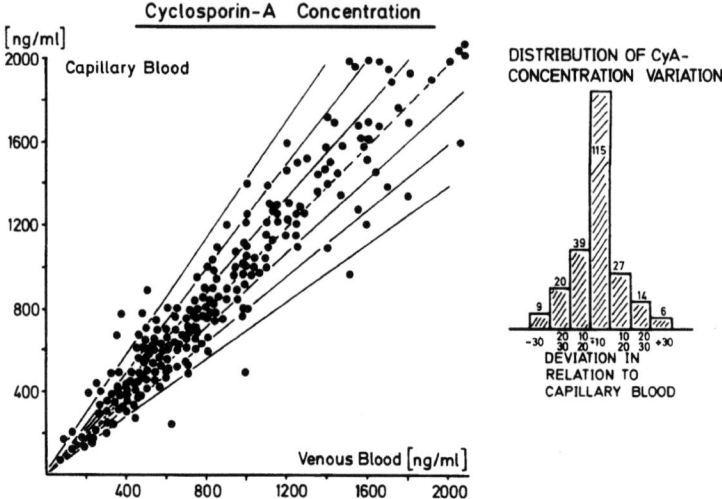

Abb. 2. Vergleich zwischen der im venösen „Monovettenblut" und im Kapillarblut gemessenen Zyklosporin A-Konzentration

aus Abb. 1 hervorgeht, einen Variationskoeffizienten unter 10%. Diese Streuung liegt weit unter der intraindividuellen Tag-zu-Tag-Variation, die bei gleicher Erhaltungsdosis bis zu 40% betrug. Ein Vergleich der simultan im venösen „Monovettenblut" und im Kapillarblut gemessenen Konzentration ergab entsprechend Abb. 2 nur eine geringe systematische Abweichung, wobei die Konzentration im „Monovettenblut" gelegentlich etwas zu niedrig gemessen wurde. Die Übereinstimmung zwischen der im venösen Blut und im Kapillarblut gemessenen Zyklosporin A-Konzentration war aber wesentlich besser als die Streuung der Blutspiegel beim selben Patienten unter Steady state-Bedingungen.

Nachmessungen der Konzentration in den „Kapillarblutproben", die bei Raumtemperatur aufbewahrt wurden, ergaben entsprechend bis zu 7 Wochen nach Blutabnahme keine wesentlichen insbesondere systematischen Abweichungen im Vergleich zum ersten Meßergebnis. Die intraindividuelle Tag-zu-Tag-Variation der Kapillarblut-Zyklosporin A-Spiegel war etwas geringer (53% der Werte unter 20% Variation) als die entsprechenden Werte für Monovettenblut (42% der Werte < 20% Variation).

Diskussion

Ein Problem der Vollblutbestimmung aus venösem Monovettenblut ist die hohe Senkungsgeschwindigkeit der Erythrozyten bei Patienten mit Niereninsuffizienz. Schon innerhalb 1 min kann man Entmischungsvorgänge beobachten, die für die Entnahme einer Probe von nur 10 µl kritisch sein können, denn die Erythrozyten enthalten mehr Zyklosporin A als das Plasma. Man darf also nur aus einer lange umgewälzten Monovette eine Blutprobe entnehmen. Ähnliche Probleme kann nach unseren Erfahrungen das Einfrieren der Blutproben bei −20° C zur Hämolysierung bereiten, weil diese je nach Handhabung unvollständig sein kann. Ebenso haben wir gelegentlich Gerinnsel auch in Ammoniumheparinatmonovetten beobachtet, die natürlich das Ergebnis verfälschen müssen. Selbst wenn man auf das Einfrieren verzichtet und wie in unseren Untersuchungen die Analysen am gut umgewälzten Blut innerhalb von 24 Std vornimmt, scheinen die im Kapillarblut gemessenen Konzentrationen weniger zu streuen. Unabhängig davon ist die Kapillarblutabnahme völlig unproblematisch besonders bei Patienten mit schlechten peripheren Gefäßverhältnissen; denn 20 µl Blutverlust kann auch der schwer anämische Patient beliebig häufig verkraften.

Die praktisch möglichen Fehlerquellen beschränken sich auf das Verschütten von Pufferlösung beim Öffnen des 2 ml-Röhrchens oder auf ein unvollständiges Füllen der Kapillare. Die Erfahrung hat aber gezeigt, daß jeder diese Abnahmetechnik nach ein paar Versuchen lernt. Außerdem kann man bei jeder Abnahme mehrere Kapillaren füllen, bis eine luftblasenfrei ist.

Zusammenfassend ergibt sich eine relativ hohe Zuverlässigkeit der Bestimmung im Kapillarblut. Die Therapiekontrolle wird dadurch erheblich erleichtert, und die transplantierten Patienten erhalten die wünschenswerte Bewegungsfreiheit. Nach unseren Erfahrungen kann die Kapillarblutabnahme auch von Angehörigen durchgeführt werden. Bei der langen Haltbarkeit der so entnommenen Blutproben ist eine Therapiekontrolle auch im Urlaub auf dem Postwege und durch telefonische Beratung eine große Erleichterung. Die Relevanz der oft durchgeführten Blutspiegelkontrolle wird durch unsere Ergebnisse unterstrichen:

17 Patienten wurden mit Zyklosporin A transplantiert, drei Patienten von Azathioprin auf Zyklosporin A umgestellt. Bei sechs Patienten wurde eine vorübergehende Transplantatabstoßung bei Zyklosporin A-Konzentrationen unter 400 ng/ml beobachtet. Zwei Patienten wurden auf Imurek umgestellt, im einen Fall wegen persistierender Anurie nach Transplantation und im anderen Fall wegen chronischer Abstoßung trotz hoher Zyklosporin A-Blutspiegel. Bisher mußte nur eine Niere explantiert werden, kein Patient verstarb.

Literatur

1. Borel JF (1981) Pharmacology and pharmacokinetics of Cyclosporin A. Transpl Clin Immunol 13 : 3 − 2. White DJG (1982) Cyclosporin A. Clinical pharmakoßlogy and therapeutic potential. Drugs 24 : 322 − 3. White DJG, McNaughton D, Calne RY (1983) Is the monitoring of Cyclosporin A levels of clinical value. Transplant Proc 15 : 454

Kramer, P., Mathieu, P., Bowers, W. F., Eisenhauer, T., Scheler, F. (Med. Klinik, Abt. Nephrologie, Universität Göttingen)
Einfache Methode zur Routinebestimmung des freien Plasmadigitoxins

Einführung

Das Gesamtplasmadigitoxin liefert wegen der hohen Plasmaeiweißbindung relativ wenig Information über den Digitalisierungsgrad eines Patienten, zumal entsprechend die Spontanvariation der Plasmakonzentration erheblich ist. Die freie Fraktion des Plasmadigitoxins kann aber je nach Patient sehr unterschiedlich sein. Daher verspricht eine Bestimmung des freien Digitoxins eine bessere Therapiekontrolle.

Die Bestimmung der freien Fraktion des Plasmadigitoxins bereitet jedoch erhebliche Schwierigkeiten. Die Trennung von gebundenem und ungebundenem Digitoxin durch Ultrazentrifugation erfordert > 12 Std [3] und ist daher für die Routine zu aufwendig. Dasselbe gilt für die Gleichgewichtsdialyse, bei der außerdem Verfälschungen durch Volumenverschiebungen und durch Membranbindung auftreten können. Auch für die Bestimmung der freien Fraktion mit Ultrafiltration ist die Bindung von Digitoxin an die Membran ein ernster Störfaktor [1].

Unsere Untersuchungen ergaben, daß es zur Zeit auf dem Markt keine Membran gibt, die Digitoxin während der Ultrafiltration weniger als 20% bindet.

Wir haben daher versucht, die freie Fraktion aus der Abnahme der Digitoxinmenge im Retentat zu bestimmen. Dabei mußte sichergestellt werden, daß der Verlust von Digitoxin aus dem Überstand durch Bindung an die Membran vernachlässigbar gering ist. Außerdem mußten wir bei der Messung der Ultrafiltratmenge und der Digitoxinkonzentration anhand der Veränderungen des Retentats eine Genauigkeit von ± 1% erreichen.

Dieses Ziel wurde mit einer einfachen Methode erreicht, die im folgenden beschrieben wird.

Methodik

Zunächst wurde das Gesamtplasmadigitoxin mit einem kommerziell erhältlichen Radioimmunoassay (Becton & Dickinson Antibody-coated Tubes Assay) gemessen. Unabhängig davon wurde in einem parallelen Arbeitsgang die freie Fraktion von Digitoxin bestimmt. Hierzu wurden dem Plasma pro ml etwa 200 000 DPM H-3-Digitoxin zugesetzt. Von dem radioaktiven Plasma wurde dann jeweils 1 ml in zwei Centrifree-Ultrafiltrationsröhrchen der Firma AMICON (Mikropartition System) gegeben. Bei Raumtemperatur wurde eine dieser Kammern 2 Std inkubiert und die andere 2 Std zentrifugiert bis die Retentatmenge weniger als 40% der Ausgangsmenge betrug. Die Ultrafiltratmenge wurde durch Wägung bestimmt. Das eingedickte Retentat wurde anschließend mit Krebs-Puffer auf die Ausgangsmenge im Centrifree-Ultrafiltrationsröhrchen aufgefüllt und gut geschüttelt. Letzteres wurde dann auf dem Kopf stehend in ein Szintillationsgläschen leerzentrifugiert, dieser Vorgang wurde nochmals mit 500 µl Pufferlösung wiederholt. In gleicher Weise wurde auch das inkubierte Plasma und Centrifree-UF-Röhrchen behandelt. Nach Zugabe von Szintillationsflüssigkeit folgte die Messung im β-Counter.

Aus den Meßwerten ergibt sich der Faktor (F), mit dem die mit radioimmunologisch gemessene Gesamtplasmakonzentration multipliziert werden muß, um die absolute freie Konzentration zu erhalten.

$$F = \frac{1 - \dfrac{\text{Retentat (cpm)}}{\text{Ausgangsplasma (cpm)}}}{1 - \text{Retentat (g)}}$$

Ergebnisse

Da diese Methode von der Voraussetzung ausgeht, daß die einzelnen Meßvorgänge eine Fehlerbreite von nur ± 1% haben, wurde zunächst die Genauigkeit der einzelnen Schritte untersucht. Dabei war die Pipettiergenauigkeit mit einem Fehler unter 1% ausreichend. Auch die Fehlerbreite der Messung der Ultrafiltratmenge anhand der Gewichtabnahme des Retentates lag entsprechend deutlich unter 1%. Am störanfälligsten war die Messung der β-Aktivität.

Ein Vergleich zwischen dem direkt in die Szintillationsgläschen pipettierten Plasma und dem 2 Std bei Raumtemperatur im Centrifree-UF-Röhrchen inkubierten Plasma zeigte, daß ein Fünftel der Abweichungen außerhalb der Fehlergrenze von ± 1% lagen. Die Adsorption von Digitoxin an die Membran hatte nur eine geringe Bedeutung, denn die Abweichungen sind nur wenig gerichtet. Im Mittel lag die Konzentration nach Inkubation um 0,5% niedriger, so daß für die Berechnung der filtrierten Aktivität jeweils die Aktivität nach Inkubation als Ausgangswert verwendet wurde. Die Aktivitätsabnahme durch Ultrafiltration war mit > 4% im Vergleich zur Aktivitätsabnahme durch Bindung an die Membran mit < 0,5% deutlich höher.

Abb. 2 zeigt die Intraassayvarianz der freien Fraktion des Plasmadigitoxins und die Streuung bzw. Mittelwerte der freien Fraktion von Gesunden. Danach muß bei der Bestimmung des freien Digitoxins mit einer Streuung von 5–7% mit einem Mittelwert von etwa 6% bei Gesunden gerechnet werden. Entsprechend einer Intraassayvarianz von 10,76%

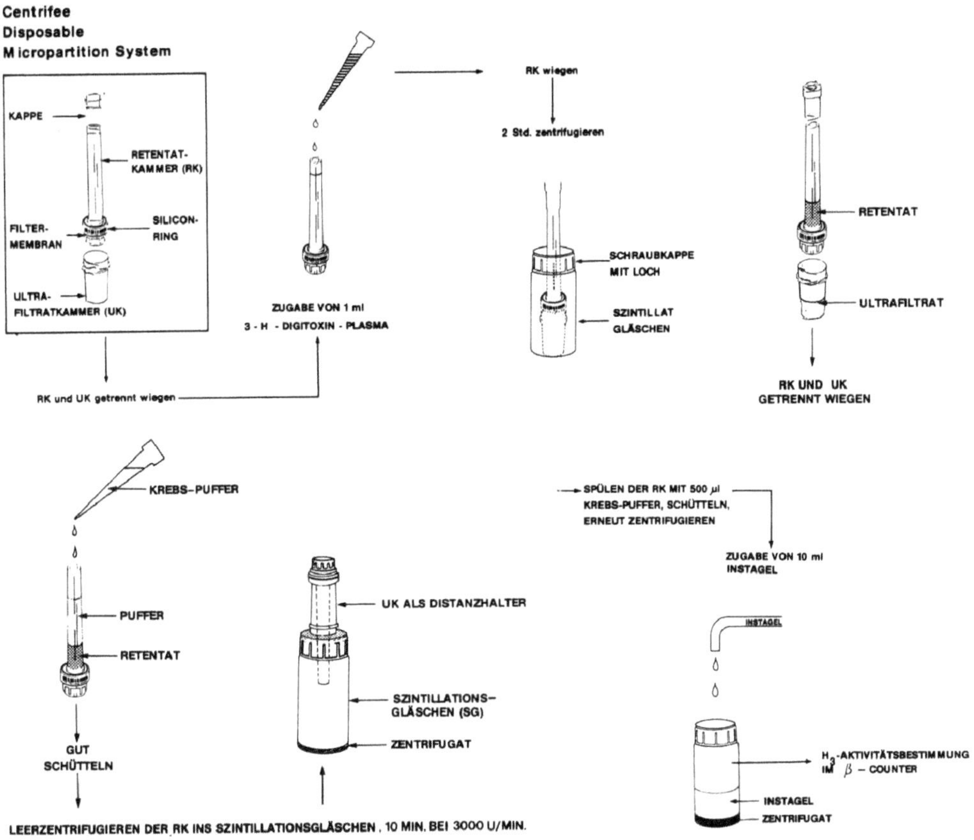

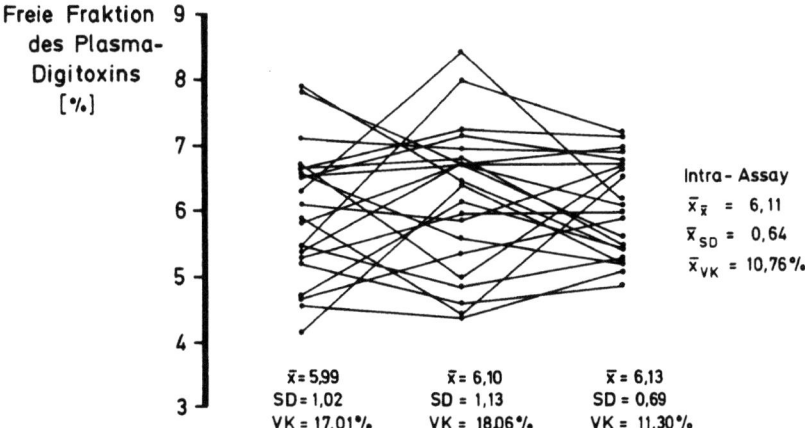

Abb. 1. Anleitung zur Durchführung der Messung der freien Fraktion des Plasmadigitoxins

muß man bei Doppelbestimmungen mit einem Streuungsbereich von 5,47–6,75% rechnen. Bei einer angenommenen Gesamtplasmakonzentration von 20 ng/ml würden sich Abweichungen in der freien Konzentration zwischen 1,09 und 1,3 ng/ml im selben Ansatz ergeben.

Freie Fraktion des Plasma-Digitoxins [%]

Intra-Assay
$\bar{x}_{\bar{x}} = 6,11$
$\bar{x}_{SD} = 0,64$
$\bar{x}_{VK} = 10,76\%$

$\bar{x} = 5,99$
SD = 1,02
VK = 17,01%

$\bar{x} = 6,10$
SD = 1,13
VK = 18,06%

$\bar{x} = 6,13$
SD = 0,69
VK = 11,30%

Abb. 2. Meßwerte der freien Fraktion von Digitoxin bei Gesunden und Intraassayvarianz (VK = Variationskoeffizient)

Bei digitoxinbehandelten Patienten variiert die freie Fraktion des Digitoxins wesentlich stärker:

Die meisten Werte lagen zwischen 4 und 10%, nur bei den zwei Patienten, die Heparin erhielten, war die freie Fraktion bis zu 20% erhöht.

Diskussion

Kuhlmann und Pabst [2] haben für die freie Fraktion des Digitoxins mittels Ultrazentrifugation bei nierengesunden Patienten eine freie Fraktion zwischen 0,7 und 12,9% gefunden; diese Extreme unterscheiden sich um den Faktor 18,4. Wir haben bei Gesunden zwischen dem niedrigsten und höchsten Wert einen Unterschiedsfaktor 2 und bei den Patienten einen Unterschiedsfaktor 5 gemessen. Bei den Untersuchungen von Kuhlmann und Pabst [2] lagen bei den nierengesunden Patienten etwa die Hälfte aller Werte unter 4%, während nach unseren Ergebnissen alle Werte über 4% lagen, hier muß ein methodischer Unterschied Ursache sein.

Im Gegensatz zu Scholtan et al. [3], die ihre Plasmaproben 15 Std bei 142 900 *g* zentrifugierten, haben Kuhlmann und Pabst [2] nur 4 Std bei 160 000 *g* zentrifugiert und die Proben nicht in Kohlensäureschnee vor dem Trennvorgang gefroren, sondern die eiweißfreie Schicht, nämlich 100 µl, von einem Gesamtprobenvolumen von 170 µl abpipettiert. Unabhängig von einer möglichen methodischen Unstimmigkeit können wir aber auch mit unseren Ergebnissen die starke Streuung der freien Fraktion bestätigen, so daß man anhand der Gesamtplasmakonzentration im Einzelfall praktisch keine Schlußfolgerung über den Digitalisierungsgrad eines Patienten ziehen kann.

Wir haben daraus die Konsequenz gezogen, daß zu jedem Gesamtdigitoxin auch das freie Digitoxin bestimmt wird. Auch wenn die Genauigkeit der Bestimmung des freien Digitoxins noch nicht die Genauigkeit der Digoxinmessung erreicht, ist doch der zusätzliche Aufwand gerechtfertigt. Bei der Verarbeitung von zehn Proben muß man eine zusätzliche Arbeitszeit von 40 min mit einer Zentrifugationszeit von 2 Std berücksichtigen. Die Bestimmung der freien Fraktion kann jedoch während der radioimmunologischen Bestimmung des Gesamtplasmadigitoxins durchgeführt werden.

Literatur

1. Kramer P et al. (1981) Ärztl Forsch 28: 15 − 2. Kuhlmann J, Pabst J (1982) Dtsch Med Wochenschr 107: 3 − 3. Scholtan W et al. (1966) Arzneim Forsch 16: 109

Kolenda, K.-D.[1], Maier, Ch[2]. ([1] II. Med. Univ.-Klinik Kiel und [2] Abt. Anästhesiologie, Universität Kiel)

Digitoxintherapie bei Intensivpatienten mit renaler und hepatorenaler Insuffizienz

Die hepatorenale Insuffizienz ist im internistischen Krankengut relativ selten. Im Bereich der chirurgisch-anästhesiologischen Intensivmedizin werden wir jedoch zunehmend mit Patienten konfrontiert, bei denen ein posttraumatisches oder postoperatives Nierenversagen nicht isoliert, sondern im Rahmen eines sogenannten „multiple organ failure" auftritt [1, 6, 11]. Bei diesen Patienten mit hepatorenaler Insuffizienz wirft die Digitalisierung im Falle des Auftretens einer Herzinsuffizienz besondere Probleme auf.

Die Gabe von Digoxinpräparaten bei beatmeten Intensivpatienten hat sich im Vergleich zum Digitoxin als risikoreich erwiesen, da Nierenfunktionsstörungen zu den häufigsten

Komplikationen der chirurgischen Intensivmedizin gehören [3, 4]. Andererseits ergibt sich die Problematik einer Digitoxintherapie bei hepatorenalem Organversagen aus den bekannten pharmakokinetischen Daten des Digitoxins. Nierenfunktionsstörungen führen deshalb nicht zu einer toxischen Kumulation, weil die hepatische bzw. fäkale Elimination von Digitoxin erhöht ist [2, 7, 9, 10]. Bei alleiniger Lebererkrankung wurden ebenfalls Digitoxinserumkonzentrationen im üblichen therapeutischen Bereich gemessen. Bislang wurde jedoch angenommen, daß bei einer gleichzeitigen Nieren- und Leberinsuffizienz beide Eliminationswege verlegt sind und sich dadurch eine toxische Kumulation von Digitoxin bei einer üblichen Erhaltungsdosis ergeben muß. So fand Zilly [12] bei einer Patientin mit Glomerulonephritis und dekompensierter Leberzirrhose eine extreme Verlängerung der Halbwertszeit von Digitoxin. Da bis auf diese Einzelbeobachtung keine Untersuchung zu dieser Frage vorliegt und wir mehrfach schwere Digoxinintoxikationen bei Intensivpatienten beobachten mußten, haben wir die Verträglichkeit und den Verlauf der Serumdigitoxin-konzentrationen bei Intensivpatienten mit hepatorenaler Insuffizienz untersucht.

Patienten und Methodik

Untersucht wurden insgesamt 25 digitalisbedürftige Patienten der Intensivstation der Chirurgischen Universitätsklinik Kiel, bei denen sich postoperativ oder posttraumatisch ein akutes Nierenversagen entwickelte. Diese Patienten verteilten sich auf zwei Gruppen.

Die Gruppe I bestand aus 13 Patienten, bei denen eine Niereninsuffizienz mit Serumkreatininwerten über 177 µmol/l an mindestens 8 Tagen vorlag. Die Gruppe II bestand aus zwölf Patienten, bei denen sich in der gleichen Zeit neben einer Niereninsuffizienz eine Leberfunktionsstörung mit Bilirubinwerten von mindestens 85 µmol/l entwickelte. Jeweils zehn Patienten aus jeder Gruppe waren nicht vordigitalisiert. Sie erhielten fraktioniert eine Sättigungsdosis von 1 mg Digitoxin (Digimerck) über 2 Tage intravenös und anschließend wie die vordigitalisierten Patienten eine intravenöse Erhaltungsdosis von 0,1 mg Digitoxin pro Tag. Neben der klinischen und elektrokardiographischen Kontrolle erfolgte täglich während der Beobachtungszeit von mindestens 8 bis maximal 40 Tagen eine Bestimmung der Digitoxinserumkon-zentration mit einem handelsüblichen Radioimmunoassay (Becton und Dickinson, New York).

Ergebnisse

Die Patienten beider Gruppen waren nach Alter, Geschlecht sowie Beobachtungszeit gut vergleichbar (Tabelle 1). Gemeinsam ist beiden Patientengruppen ein schwerer, zumeist

Tabelle 1. Klinische Daten der beiden Patientengruppen

	Gruppe I renale Insuffizienz ($n = 13$)	Gruppe II hepatorenale Insuffizienz ($n = 12$)
Alter (Jahre)	49 (24 − 70)	68 (50 − 74)
Beobachtungszeit (Tage)	11 (9 − 12)	12,5 (9 − 22)
Ursachen des Schocks		
Hypovolämisch-hämorrhagischer Schock	5	1
Septisch-toxischer Schock	6	11
Mischform	2	−
Ursachen des akuten Nierenversagens		
Isolierte Hypovolämie	6	1
Septisch-toxisches Nierenversagen	7	11
Ursachen der Leberinsuffienz		
Dekompensierte Leberzirrhose	−	4
Akute Leberdystrophie	−	1
Massive Cholangitis	−	1
Toxisch-septisches Leberversagen	−	6

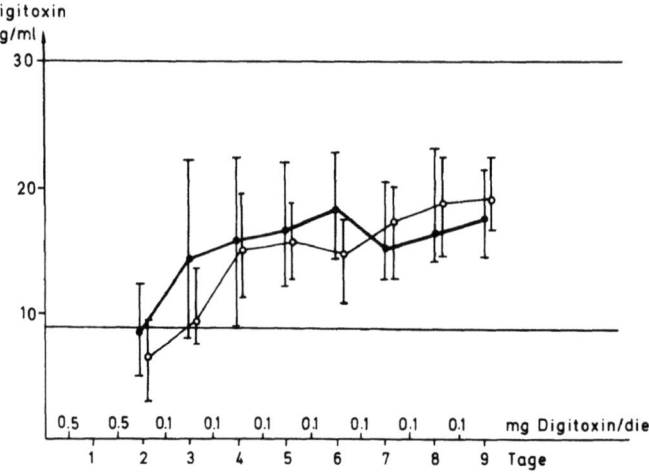

Abb. 1. Digitoxinserumkonzentration bei den nicht vordigitalisierten Patienten der Gruppen I und II (mit $\bar{x}$ und 95%-Vertrauensbereich für μ), ● Gruppe I (renale Insuffizienz, $n = 10$); ○ Gruppe II (hepatorenale Insuffizienz, $n = 10$). Eingegrenzt ist der „therapeutische" Serumspiegelbereich

protrahiert verlaufender Schock mit respiratorischer Insuffizienz. In der Gruppe I mit überwiegendem Nierenversagen finden sich Patienten sowohl mit septischen als auch mit hämorrhagisch-hypovolämischem Schock. In der Gruppe II mit hepatorenaler Insuffizienz steht der septische Schock ganz im Vordergrund. In beiden Gruppen überwiegt das septische Nierenversagen. Der wesentliche Unterschied zwischen beiden Gruppen besteht in der Beeinträchtigung der Leberfunktion. Während bei den Patienten der Gruppe I lediglich passagere Erhöhungen des Bilirubins zu verzeichnen waren, bestand bei allen Patienten der Gruppe II ein ausgeprägter Ikterus, hervorgerufen in allen Fällen durch eine entsprechende Erhöhung des direkten Bilirubins.

Abb. 1 zeigt den Verlauf der Digitoxinserumspiegel bei den zehn Patienten jeder Gruppe, die neu aufgesättigt wurden. Der Verlauf ist in beiden Gruppen identisch und liegt im therapeutischen Bereich mit einer Streuung, wie sie auch bei Patienten mit intakter Nieren- und Leberfunktion bekannt ist. Bei keinem dieser 20 Patienten wurde ein toxischer Serumspiegel gemessen, noch traten klinische Zeichen einer Digitalisintoxikation auf. Auch die Pathogenese der Leberfunktionsstörung hatte keinen Einfluß auf den Serumspiegel von Digitoxin. Die Medianwerte aller im Verlauf der Untersuchung gemessenen Serumspiegel beider Gruppen im Steady state zeigten mit 17,8 µg/l und 18,43 µg/l keine Unterschiede. Der Anteil der toxischen Serumspiegel oberhalb 30 µg/l war mit 2,9% bzw. 2,7% in beiden Gruppen gleich groß. Auch bei der klinischen Überwachung zeigte sich kein wesentlicher Unterschied zwischen beiden Gruppen. Schwere Rhythmusstörungen traten bei jeweils drei Patienten in jeder Gruppe auf.

Schlußfolgerung

Wir fanden bei zwölf Patienten mit ausgeprägter hepatorenaler Insuffizienz eine gute Verträglichkeit von Digitoxin. Der Verlauf der Digitoxinserumspiegel unterschied sich nicht von denen der vorwiegend niereninsuffizienten Intensivpatienten. Zur Erklärung dieses überraschenden Befundes bietet sich die Hypothese an, daß die Metabolisierungskapazität der Leber für Digitoxin trotz schwerster Schädigung noch ausreichend ist. Eine weitere Erklärungsmöglichkeit besteht in der Annahme eines dritten − nicht renalen und nicht hepatischen − Eliminationsweges für Digitoxin. Drittens ist zu diskutieren, ob der generalisierte Schock, den alle untersuchten Patienten erlitten hatten, zu einem vergrößerten Verteilungsvolumen von Digitoxin führen kann, da bei Schockpatienten eine erhöhte Gefäßpermeabilität für Eiweiß und eiweißgebundene Pharmaka anzunehmen ist [5].

Unabhängig von hypothetischen Überlegungen läßt sich für die klinische Praxis besonders der Intensivmedizin festhalten, daß Digitoxin sowohl bei der Niereninsuffizienz als auch bei der kombinierten Nieren- und Leberinsuffizienz in unveränderter Dosis gegeben werden kann.

Literatur

1. Eiseman L, Beart R, Norton L (1977) Multiple organ failure. Surg Gynecol Obstet 144: 323−326 − 2. Peters U (1980) Klinische und pharmakologische Grundlagen für eine kontrollierte Digitalistherapie. Z Kardiol 69: 247−261 − 3. Rietbrock I (1978) Zur Frage der Steuerbarkeit der Digitalistherapie bei operativ versorgten und intensiv behandelten Patienten. Anaesthesist 27: 151−162 − 4. Rietbrock I, Riemenschneider E (1979) Varianz der Digitoxinserumkonzentration im Plasma − eine Analyse der bestimmten Faktoren bei Intensivpatienten. In: Greeff K, Rietbrock N (Hrsg) Digitoxin als Alternative in der Therapie der Herzinsuffizienz. Schattauer, Stuttgart, S 68−75 − 5. Rietbrock I, Lazarus G (1980) Evaluation of altered pharmacokinetics in intensivecare patients. In: Rietbrock N, Woodcock BG (eds) Methods in clinical pharmacology. Vieweg, Braunschweig, pp 229−241 − 6. Schuster HP (1980) Akutes Nierenversagen nach großen Operationen. Dtsch Med Wochenschr 105: 1633−1634 − 7. Storstein L (1974) Studies on digitalis. II. The influence of impaired renal function on the renal excretion of digitoxin and its cardioactive metabolites. Clin Pharmacol Ther 15: 25−26 − 8. Storstein L, Amlie J (1979) Pharmacokinetics and metabolism of digitoxin in patients with chronic and active hepatitis. In: Greeff K, Rietbrock N (Hrsg) Digitoxin als Alternative in der Therapie der Herzinsuffizienz. Schattauer, Stuttgart, S 191−198 − 9. Vöhringer HF (1981) Pharmakokinetik von Digitoxin im Vergleich zu Digoxin bei Niereninsuffizienz. In: Kochsiek K, Rietbrock N (Hrsg) Digitalistherapie bei Herzinsuffizienz. Urban und Schwarzenberg, München, S 21−28 − 10. Vöhringer HF, Rietbrock N (1979) Renale und extrarenale Elimination von Digitoxin. In: Greeff K, Rietbrock N (Hrsg) Digitoxin als Alternative in der Therapie der Herzinsuffizienz. Schattauer, Stuttgart, S 114−125 − 11. Wiedeck H, Spilker D, Franz HE, Kilian J (1981) Zur Prognose des akuten Nierenversagens im Rahmen des multiplen Organversagens bei Intensivpatienten. 17. Zentraleuropäischer Anaesthesiekongreß (Abstract-Band), S 332 − 12. Zilly W (1979) Digitoxin bei akuter und chronischer Leberinsuffizienz. In: Greeff K, Rietbrock N (Hrsg) Digitoxin als Alternative in der Therapie der Herzinsuffizienz. Schattauer, Stuttgart, S 199−212

Kirch W., Dylewicz, P., Kölbel, C., Pabst, J., Ohnhaus, E. E. (Med. Klinik und Poliklinik, Universitätsklinikum Essen)
Digitoxin bei Patienten
mit gleichzeitig bestehender Nieren- und Leberfunktionseinschränkung

1. Einleitung

1983 berichteten Maier und Kolenda, daß bei Patienten mit hepatorenaler Insuffizienz nur in 2,7% der Patienten Digitoxinspiegel im toxischen Bereich lagen.

In einer prospektiven Studie untersuchten wir die Pharmakokinetik von Digitoxin bei Patienten mit hepatorenaler Insuffizienz (gleichzeitig bestehende Nieren- und Leberfunktionseinschränkung), wobei nur solche Patienten in die Untersuchung eingeschlossen wurden, deren Leber- und Nierenfunktion einen vorher festgelegten Grenzwert unterschritten hatten. Die Daten dieser Patienten wurden mit den kinetischen Resultaten von gesunden Freiwilligen verglichen.

2. Patienten und Methode

Acht gesunde Freiwillige [mittleres Alter 24,2 $\pm$ 0,7 Jahre ($\bar{x} \pm$ SEM); mittleres KG 71,3 $\pm$ 4,9 kg] und acht Patienten mit hepatorenaler Insuffizienz (mittleres Alter 58,6 $\pm$ 3,9 Jahre;

Tabelle 1. Pharmakokinetische Daten von Digitoxin jeder untersuchten Person sowie die Mittelwerte ($\bar{x} \pm$ SEM) der beiden Untersuchungsgruppen

	$t_{1/2}$ (Tage)	$AUC_{0\to\infty}$ (ng $\cdot$ ml^{-1} $\cdot$ Std)	C_{max} (ng/ml)	t_{max} (Std)	c_{ss} (ng/ml)	Cl_{tot} (ng/Std)	Vd (l)	a_u (%)
Patienten								
U. K.	10,11	4451	36,20	1,00	18,55	224,67	78,64	11,7
S. F.	6,04	4806	46,35	0,50	20,03	208,07	43,53	14,5
L. K.	5,52	6964	29,18	0,67	29,02	143,60	27,43	8,7
E. A.	9,99	8422	36,98	1,00	35,09	118,74	41,10	22,2
A. B.	5,94	3588	35,80	1,00	14,95	278,71	57,33	11,6
E. D.	5,70	4048	27,77	1,00	16,87	247,04	48,80	2,0
H. K.	8,34	4989	34,99	1,00	20,79	200,44	57,90	3,5
E. Z.	4,34	5002	42,96	0,50	20,84	199,92	30,03	21,3
$\bar{x} \pm$	7,00	5284	36,28	0,83	22,02	202,65	48,10	11,9
SEM	0,77	569	2,20	0,08	2,37	18,33	5,88	2,6
Freiwillige								
I. J.	6,15	5537	59,13	0,50	23,07	180,60	38,45	11,3
R. A.	7,09	3789	45,38	0,50	15,79	263,92	64,80	14,2
R. W.	7,46	4085	38,30	0,50	17,02	244,80	63,22	14,0
J. S.	8,11	4085	38,30	0,50	21,33	195,39	54,89	20,4
A. H.	7,88	5117	38,12	1,00	21,32	195,43	53,30	11,2
S. B.	7,44	3440	33,99	0,50	14,33	290,70	74,94	15,5
J. R.	4,87	3940	58,74	0,50	16,42	253,81	42,77	15,2
R. S.	11,7	4914	39,90	0,50	20,48	203,50	82,92	12,0
$\bar{x} \pm$	7,80	4343	42,48	0,57	18,10	235,36	62,41	14,2
SEM	0,77	262	3,04	0,07	1,09	14,24	5,14	1,1

mittleres KG 63,8 ± 3,8 kg) wurden untersucht. Die Leberzirrhose der eingeschlossenen Patienten war bioptisch gesichert worden. Von den Patienten wurden nur solche in die Untersuchung aufgenommen, deren Kreatininclearance – am Tag vor Studienbeginn gemessen – unter 32 ml/min lag und deren Antipyrinclearance – als Parameter der Leberfunktion – unter 33 ml/min lag. Durchschnittlich lag die Kreatininclearance der Patienten bei 19,6 ± 2,9 ml/min ($\bar{x} \pm$ SEM); Norm über 90 ml/min, die Antipyrinclearance bei 25,6 ± 3,2 ml/min (Norm: 45 ± 12 ml/min) und die Antipyrinhalbwertszeit bei 21,3 ± 2,0 Std (Norm: 12 ± 3 Std). Die entsprechenden Werte der Freiwilligen betrugen 131,8 ± 6,2 ml/min (Kreatininclearance), 48,3 ± 5,3 ml/min (Antipyrinclearance) und 12,5 ± 1,1 Std (Antipyrinhalbwertszeit).

Alle untersuchten Personen erhielten eine einmalige intravenöse Injektion von 1 mg Digitoxin (Digimerck) innerhalb von 5 min injiziert. Blutproben zur Bestimmung der Digitoxinkonzentrationen wurden vor der Gabe und nach 1, 2, 3, 4, 6, 12, 24, 48, 96, 120, 240 und 480 Std entnommen. Urin zur Bestimmung der Urin-Recovery wurde in jeweils 24stündigen Intervallen bis zum 10. Tag nach der Gabe von Digitoxin gesammelt.

Die Bestimmung der Digitoxingesamtkonzentration im Plasma erfolgte radioimmunologisch mittels des J^{125}-Digitoxinradioimmunoassays (Diagnostic Products Corporation, Los Angeles, USA).

Die Bestimmung des durch C_{12}-Hydroxylierung entstandenen Digoxins im Plasma erfolgte ebenfalls radioimmunologisch mittels des J^{129}-Digoxinradioimmunoassays (Diagnostic Products Corporation, Los Angeles, USA).

3. Ergebnisse

In Tabelle 1 sind die kinetischen Resultate jeder untersuchten Person und die Mittelwerte der gesunden Freiwilligen sowie der Patienten mit kombinierter Leber- und Niereninsuffizienz

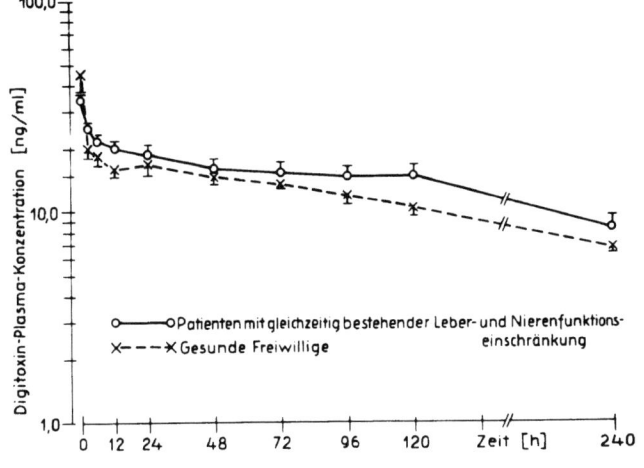

Abb. 1. Digitoxinplasmaspiegel-zeitkurven ($\bar{x} \pm$ SEM) der acht gesunden Freiwilligen und der acht Patienten mit gleichzeitig bestehender Leber- und Nieren-funktionseinschränkung

Legend in figure:
o——o Patienten mit gleichzeitig bestehender Leber- und Nierenfunktionseinschränkung
x– – –x Gesunde Freiwillige

angegeben. Wie auch die Abb. 1 zeigt, unterscheiden sich beide Gruppen bis auf das Verteilungsvolumen in ihren Werten nicht signifikant voneinander. Die Proteinbindung von Digitoxin betrug bei den Patienten $95,8 \pm 0,7\%$ ($\bar{x} \pm$ SEM) und lag bei den gesunden Personen im Bereich von $97,0-98,5\%$. Die Digitoxinplasmaspiegelmaxima (C_{max}) mit $36,3 \pm 2,2$ ng/ml und die Steady state-Spiegel C_{ss} mit $22,0 \pm 2,4$ ng/ml in der Gruppe mit hepatorenaler Insuffizienz unterschieden sich nicht signifikant von den Werten der gesunden Freiwilligen (C_{max}: $42,5 \pm 3,1$ ng/ml und C_{ss}: $18,1 \pm 1,1$ ng/ml). Die Wiederauffindungsraten von Digitoxin im Urin betrugen $11,9 \pm 2,6\%$ bei der Gruppe mit hepatorenaler Insuffizienz und $14,2 \pm 1,1\%$ bei den Freiwilligen, und sie unterschieden sich ebensowenig signifikant voneinander wie die Eliminationshalbwertszeiten, die bei $7,0 \pm 0,8$ bzw. $7,8 \pm 0,8$ Tage lagen. Die Patienten hatten ein niedrigeres durchschnittliches Verteilungsvolumen ($48,1 \pm 5,9$ l) als die Gesunden mit $62,4 \pm 5,1$ l. Die C_{12}-Hydroxylierung von Digitoxin zu Digoxin war weder bei den Freiwilligen noch bei den Patienten nachweisbar. Die gemessenen Digoxinkonzentrationen entsprachen lediglich der Kreuzreaktion des Antidigoxinantikörpers mit Digitoxin (etwa 1%). Die totale Digitoxinclearance aller von uns untersuchten Personen zeigte keine Korrelation zu der bei ihnen gemessenen Antipyrin- oder Kreatininclearance.

4. Diskussion

Die Ergebnisse der vorliegenden Untersuchung bestätigen die von Maier und Kolenda (1983) gewonnenen Eindrücke, die bei zwölf chirurgischen Intensivpatienten mit hepatorenaler Insuffizienz keine höheren Digitoxinspiegel als bei einer Kontrollgruppe von Intensivpatienten mit normaler Nieren- und Leberfunktion fanden. Die Untersuchung der genannten Autoren wurde im Sinne eines „Drug Monitoring" durchgeführt. In der vorliegenden prospektiven Studie mußten die Patienten und die gesunden Freiwilligen definierte Einschlußkriterien mit vorher festgelegten Antipyrin- und Kreatininclearancewerten aufweisen, die Patienten mußten eine histologisch gesicherte Leberzirrhose haben, um in die Untersuchung aufgenommen zu werden. Darüber hinaus wurde den untersuchten Personen Digitoxin einmalig verabreicht, um aus dem Abfall der Plasmaspiegel die pharmakokinetischen Parameter des Pharmakons bei Gesunden und bei Patienten mit hepatorenaler Insuffizienz zu ermitteln.

Die Ergebnisse dieser Studie ergaben keine Kumulation von Digitoxin bei den Patienten im Vergleich zu gesunden Freiwilligen, obwohl die beiden Haupteliminationsorgane des Organismus in ihrer Funktion erheblich eingeschränkt waren. Bisher war in der Literatur die Ansicht vertreten worden, daß das Nichtkumulieren von Digitoxin bei Patienten mit

Niereninsuffizienz (Storstein 1973; Peters et al. 1974) darauf zurückzuführen sei, daß Digitoxin im Gegensatz zu Digoxin zu einem erheblichen Prozentsatz hepatisch eliminiert werden kann. Andererseits wurde die nicht verlängerte (Lahrtz et al. 1969; Zilly et al. 1975) oder sogar verkürzte (Zilly 1979) Digitoxinhalbwertszeit bei Patienten mit Leberfunktionseinschränkung auf die gleichfalls vorhandene Möglichkeit der renalen Ausscheidung mit zusätzlicher „kompensatorischer" Produktion hydrophiler Metaboliten zurückgeführt. Gerade deshalb müßte jedoch eine Funktionseinschränkung von Nieren und Leber zur Digitoxinkumulation führen. Bei der Suche nach einer Erklärung für unsere Ergebnisse ist zu diskutieren, ob für Digitoxin neben dem hepatischen und renalen Eliminationsweg noch die Möglichkeit der „kompensatorischen" intestinalen Sekretion (Vöhringer 1981) existiert. Schließlich ist zu erwägen, ob die Funktionseinschränkung von Leber und Nieren in den beiden Studien zur Digitoxinkinetik bei Patienten mit hepatorenaler Insuffizienz, die bisher durchgeführt worden sind, ausgeprägt genug war, um bei einer Substanz wie Digitoxin, deren Erhaltungsdosis sehr niedrig liegt, zu einer Kumulation zu führen.

Somit scheint bei Patienten mit gleichzeitig bestehender Leber- und Nierenfunktionseinschränkung eine Dosisanpassung von Digitoxin nicht erforderlich zu sein. Dennoch sollte bei diesem Patientengut auf die Zeichen einer Glykosidüberdosierung besonders geachtet werden und gegebenenfalls eine Kontrolle der Digitoxinplasmakonzentration veranlaßt werden.

Literatur

Lahrtz H, Reinhold HM, van Zwieten, PA (1969) Serumkonzentration und Ausscheidung von ³H-Digitoxin beim Menschen unter normalen und pathologischen Bedingungen. Klin Wochenschr 47: 695 − Maier C, Kolenda KD (1983) Digitoxin bei hepatorenaler Insuffizienz. Dtsch Med Wochenschr 108: 1475−1480 − Peters U, Hausamen TU, Grosse-Brockhoff F (1977) Pharmakokinetik von Digitoxin bei Niereninsuffizienz. Dtsch Med Wochenschr 99: 1701 − Storstein L (1973) The influence of renal function on the pharmacokinetics of digitoxin. In: Storstein O (ed) Symposium on Digitalis. Gyldendal Norsk Forlag, Oslo − Zilly W, Richter E, Rietbrock N (1975) Elimination of digitoxin in chronic liver disease. Clin Pharmacol Ther 17: 302 − Zilly W (1979) Digitoxin bei akuter und chronischer Leberinsuffizienz. In: Greff K, Rietbrock N (Hrsg) Digitoxin als Alternative in der Therapie der Herzinsuffizienz. Schattauer, Stuttgart

Zilly, W., Drost, D. (Hartwald-Klinik der BfA, Bad Brückenau), Klinker, H., Jöres, R., Heusler, H., Richter, E. (Med. Univ.-Klinik, Würzburg)
Koffein- und Hexobarbitalclearance bei Lebererkrankungen und unter dem Einfluß einer Enzyminduktion

Einleitung

Die Elimination von Koffein und Hexobarbital erfolgt ganz überwiegend durch Metabolisierung in der Leber. Nur weniger als 3% der applizierten Dosis erscheinen bei beiden Substanzen unverändert im Urin.

Das für den Arzneimittelabbau wesentliche mikrosomale Enzymsystem der Leber ist heterogen. Während für die Metabolisierung von Hexobarbital Cyt P 450 entscheidend ist, sprechen bisherige Untersuchungen (Tierexperimente, beschleunigte Elimination bei Rauchern) dafür, daß Koffein in Abhängigkeit von Cyt P 448 abgebaut wird [1, 2, 3].

Aufgrund früherer Untersuchungen können Hexobarbital und Koffein als geeignete Testsubstanzen zur Beurteilung der metabolischen Kapazität der Leber angesehen werden [4, 5].

1850

Ziel der vorliegenden Arbeit war es, mit Hilfe der totalen Clearance der beiden gleichzeitig verabreichten Substanzen Rückschlüsse auf die Aktivität von Cyt P 450 und P 448 unter den Bedingungen akuter und chronischer Lebererkrankungen sowie einer medikamentös verursachten „Belastung der Leber" zu erhalten.

Methodik

Untersucht wurden acht Patienten mit akuter Hepatitis (davon zwei drogenabhängig), 27 Patienten mit Leberzirrhose (19 alkoholische, acht posthepatitische), 19 Patienten mit primär biliärer Zirrhose (pbC), fünf Patienten mit extrahepatischer Cholestase und zehn Patienten, die mit Psychopharmaka, Antiepileptika oder Analgetika behandelt wurden (Tabelle 1).

Nach einer mindestens 24stündigen Kaffeepause wurden 7,3 mg/kg Hexobarbital (HB) innerhalb von 30 min infundiert. Koffein (Kof) wurde am Ende der Hexobarbitalinfusion in einer Dosis von 200 mg langsam (ca. 3 min) i.v. verabreicht.

Die Bestimmung der Plasmakonzentrationen erfolgte gaschromatographisch (HP 5711) [6].

Ergebnisse (Abb. 1)

Als Normwerte für die Clearance von HB wurden $4,0 \pm 1,3$ ml/min/kg ($n = 45$), von Kof $1,8 \pm 1,1$ ml/min/kg ($n = 9$) zugrundegelegt.

Bei vier Patienten mit akuter Hepatitis lag die HB-Clearance ($1,4-2,1$ ml/min/kg) und die Kof-Clearance ($0,38-0,72$ ml/min/kg) unterhalb, bei zwei Patienten im Normbereich. Bei bekanntem Drogenabusus waren die Clearancewerte beider Substanzen normal bzw. bei einem Patienten für Koffein gesteigert ($4,03$ ml/min/kg).

Alle Patienten mit Leberzirrhose zeigten eine Erniedrigung der HB-Clearance ($0,49-2,84$ ml/min/kg), während die Kof-Clearance nur bei 17 der insgesamt 27 Patienten unterhalb des Normbereichs lag. Besonders diskrepant waren die Clearancewerte bei Zirrhosen hepatitischer Genese ($n = 8$): sieben hatten bei deutlich erniedrigter HB-Clearance eine normale Kof-Clearance.

Patienten mit primär biliärer Zirrhose wiesen eine normale bis eher gesteigerte Clearance beider Testsubstanzen auf – mit Ausnahme von vier bzw. einem Patienten, deren HB- bzw. Kof-Clearance erniedrigt war.

Bei extrahepatischen Cholestasen lag die HB-Clearance zwischen 1,07 und 6,14 ml/min/kg, die Kof-Clearance zwischen 0,39 und 1,29 ml/min/kg.

Tabelle 1. Laborchemische Befunde der untersuchten Patienten

Diagnosen	n	Bilirubin (−1,0 mg%)	GOT (−17 U/l)	GPT (−23 U/l)	y-GT (−28 U/l)	Alk. Phosphatase (60−170 U/l)	Albumin (4,0−5,3 g%)	Quick (70−150%)
Akute Hepatitis	8	$6,8 \pm 4,9$	198 ± 191	447 ± 301	136 ± 138	278 ± 115	$3,8 \pm 0,6$	96 ± 16
Leberzirrhose	27	$1,8 \pm 1,3$	30 ± 18	33 ± 22	123 ± 172	207 ± 136	$4,0 \pm 0,6$	75 ± 26
PbC	19	$1,2 \pm 0,9$	30 ± 20	42 ± 28	238 ± 167	635 ± 522	$4,1 \pm 0,4$	119 ± 23
Extrahepatische Cholestase	5	$13,3 \pm 6,7$	35 ± 18	65 ± 19	221 ± 159	759 ± 442	$3,6 \pm 0,3$	80 ± 37
„Medikamentöse Belastung"	10	$0,6 \pm 0,2$	11 ± 3	19 ± 11	89 ± 59	136 ± 23	$4,5 \pm 0,4$	100 ± 7

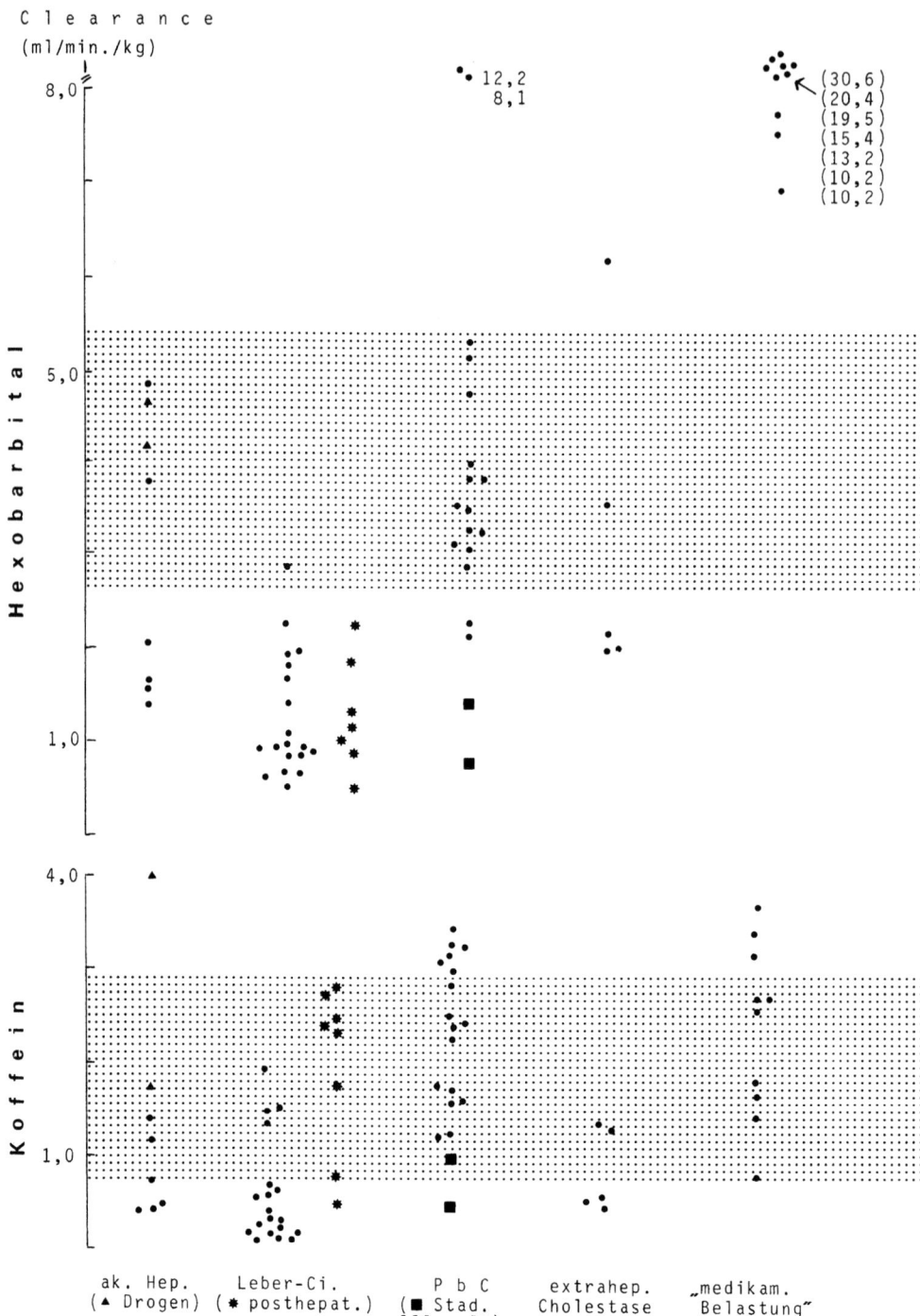

Abb. 1. Hexobarbital- und Koffeinclearance der untersuchten leberkranken Patienten. Normbereich gepunktet

Alle Patienten, die unter einer medikamentösen Behandlung mit Psychopharmaka, Antiepileptika bzw. Analgetika (medikamentöse Belastung der Leber) standen, zeigten eine um das 1,7- bzw. 7,7fache der Norm gesteigerte HB-Clearance; die Kof-Clearance war bei diesen Patienten normal bzw. maximal auf das doppelte erhöht.

In keinem der untersuchten Kollektive ergab sich eine signifikante Korrelation der Clearance von Hexobarbital und Koffein.

Schlußfolgerung

Der Vergleich der metabolischen Clearance von Hexobarbital und Koffein zeigt, daß der Abbau der beiden Substanzen durch akute und chronische Lebererkrankungen in unterschiedlichem Ausmaß beeinflußt wird.

Bei Patienten mit akuter Hepatitis und alkoholischer Leberzirrhose findet sich eine überwiegend gleichgerichtete Veränderung der Clearance, während bei posthepatitischer Leberzirrhose lediglich die Elimination von Hexobarbital beeinträchtigt ist. Im Gegensatz zur extrahepatischen Cholestase und Zirrhosen anderer Genese ist bei primär biliären Zirrhosen (mit Ausnahme der fortgeschrittenen Stadien III–IV) der Abbau von Hexobarbital und Koffein nicht eingeschränkt bzw. eher beschleunigt.

Medikamente, die bekanntermaßen zu einer Induktion des arzneimittelabbauenden Enzymsystems führen, erhöhen in erster Linie und viel intensiver die Hexobarbitalclearance, während die Koffeinclearance vergleichsweise nicht oder nur geringgradig gesteigert ist.

Die Diskrepanz der Clearance der beiden an verschiedenen Orten des mikrosomalen Enzymsystems metabolisierten Testsubstanzen weist darauf hin, daß durch Lebererkrankungen und sogenannte induzierende Medikamente Enzyme wie Cyt P 450 und P 448 quantitativ unterschiedlich und nicht immer gleichgerichtet betroffen werden.

Eine Testsubstanz alleine scheint somit nicht ausreichend, um generelle Aussagen über das arzneimittelabbauende Enzymsystem der Leber zu machen.

Literatur

1. Aldridge A, Parsons WD, Neims AH (1977) Stimulation of caffeine metabolism in the rat by 3-methylcholanthrene. Life Sci 21: 967 – 2. Wietholtz H, Voegelin M, Arnaud MJ, Bircher J, Preisig R (1981) Assessment of the cytochrome P-448 dependent liver enzyme system by a caffeine breath test. Eur J Clin Pharmacol 21: 53 – 3. Parsons WD, Neims AH (1978) Effect of smoking on caffeine clearance. Pharmacol Ther 24: 40 – 4. Richter E, Heusler H, Epping J, Fuchshofen M, Keller B, Zilly W (1982) Arzneimittel im hepato-biliären System. In: Tittor W, Schwalbach G, Gehring D (Hrsg) Chronische Lebererkrankungen. 12. Lebertagung der Sozialmediziner. Thieme, Stuttgart, S 18 – 5. Zilly W, Caesar U, Richter E, Heusler H (1983) Coffein bei chronischen Lebererkrankungen. Dtsch Med Wochenschr 12: 477 – 6. Heusler H, Richter E (1981) Quantitative Bestimmung von Koffein in biologischen Flüssigkeiten mit Hilfe der Gaschromatographie und N-selektiven Detektion. In: Rietbrock N, Woodcock BG, Staib AH (ed) Theophylline and other methylxanthines. Vieweg, Braunschweig Wiesbaden, S 69

Kuntz, H. D., Femfert, U., May, B. (Abt. Gastroenterologie/Hepatologie, Med. Univ.-Klinik „Bergmannsheil" Bochum)

Biotransformation und biliäre Exkretion von 4-Methylumbelliferon (4-MU) bei Patienten mit chronischer Stauungsleber

Einleitung

Zirkulatorisch bedingte Lebererkrankungen lassen sich in der Regel nur durch Untersuchung definierter Partialfunktionen quantitativ erfassen [6]. Dabei besitzt die Beurteilung der metabolischen Kapazität (Galaktoseeliminationskapazität) sowie der Extraktionsfunktion der Leber (Indocyaningrünclearance) eine klinische Bedeutung, da im Einzelfall Dosisanpassungen für flußlimitierte und kapazitätslimitierte Pharmaka notwendig werden können [1].

Funktionelle Beziehungen zwischen Herz und Leber sind seit langer Zeit bekannt [5]: Sie resultieren aus der engen Integration der hepatischen in die systemische Zirkulation, wobei das Leberstromvolumen (1 500 ml/min) etwa 20–25% des Herzminutenvolumens ausmacht. Darüber hinaus überträgt sich der Druck im kleinen Kreislauf direkt auf den Lebervenendruck [12, 15]. Störungen der Leberfunktion [2, 6, 9–11, 17] und morphologische Schädigungen der Leber bei Herzerkrankungen [9, 10, 14] werden daher verständlich.

Während Substrate der Phase I-Biotransformation (Antipyrin, Theophyllin) bei akuter und chronischer Stauungsleber untersucht worden sind [6, 7], stand bisher eine Substanz zur isolierten Funktionsbeurteilung der Glukuronidierungskapazität der Leber nicht zur Verfügung (Phase II-Biotransformation).

In dem Cumarinderivat *4-Methylumbelliferon* (4-MU)[1] liegt eine injizierbare, gut verträgliche Substanz vor, deren Metabolisierung überwiegend (> 98%) über die Glukuronidierung der 7-OH-Funktion verläuft [8].

Ziel der Untersuchung war es daher, den Einfluß erhöhter rechtsatrialer Drucke im Rahmen eines chronischen Cor pulmonale auf die hepatische Biotransformation von 4-MU und die biliäre Exkretion von 4-MU-Glukuronid zu untersuchen.

Methodik

1. Untersucht wurde die *Pharmakokinetik von 4-MU* bei Patienten mit chronischer Stauungsleber ($n = 22$) und einer Kontrollgruppe ($n = 20$).
   Die *Diagnose* wurde gesichert durch:
   – Druckmessung im kleinen Kreislauf (Vorhofdruck rechts) [12]
   – Sonographie: Weite der Lebervenen [15].
2. Injektion von 200 mg 4-MU (Injektionsdauer 1,5 min): Bestimmung der Serumspiegel von 4-MU und 4-MU-Glukuronid in regelmäßigen Zeitabständen nach i.v. Injektion (3, 10, 20, 30, 45, 60, 120 min) [8].
3. Bestimmungsmethode: *HPLC-Methodik* nach Femfert et al. (1983) [4].
   Vorteil der HPLC-Methodik ist die simultane Bestimmbarkeit des freien 4-MU und seiner Konjugate.

Ergebnisse

1. Die Glukuronidierung von 4-MU wies bei Patienten mit chronischer Stauungsleber gegenüber der Normalgruppe keine Abweichungen auf: die Eliminationshalbwertszeiten (HWZ_{1-3}) waren unverändert (Tabelle 1).
2. Es findet sich jedoch eine signifikante Verlängerung der biliären Exkretion von 4-MU-Glukuronid auf $79,51 \pm 11,86$ min (vs. $24,97 \pm 9,66$ min) ($p < 0,001$) (Tabelle 1, Abb. 1).
3. Andere Konjugate außer 4-MU-Glukuronid wurden bei keinem Patienten nachgewiesen.

Diskussion

Die Auswirkungen einer chronischen venösen Leberstauung werden im klinischen Alltag relativ wenig beachtet. Dabei muß gerade bei diesen Patienten wegen der Notwendigkeit einer häufigen medikamentösen Therapie (Bronchospasmolytika, Diuretika u. a.) der Arzneimittelbiotransformation eine vermehrte Aufmerksamkeit geschenkt werden.

Benowitz und Meister [1] stellten 1976 in einer Übersichtsarbeit eine Liste verschiedener Medikamente zusammen, die bei Patienten mit chronischem Cor pulmonale verzögert hepatisch

---

1 HYMECROMON, Fa. Lipha (Essen)

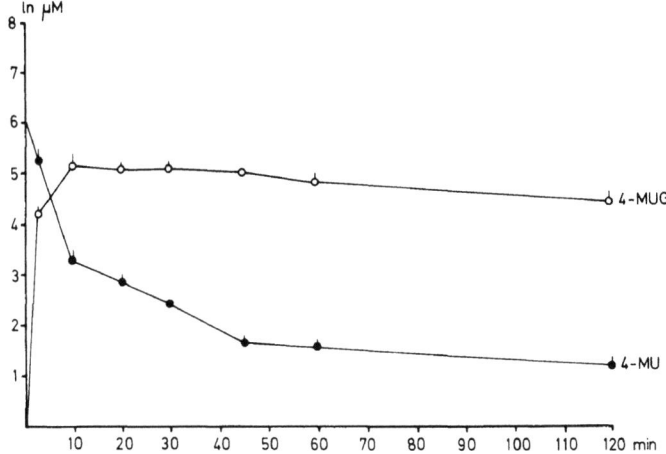

Abb. 1. Plasmakonzentrationsverlauf von 4-Methylumbelliferon (4-MU) und 4-Methylumbelliferonglukuronid (4-MUG) bei Patienten mit chronischer Stauungsleber nach i.v. Injektion von 4-MU (200 mg): verzögerte biliäre Exkretion von 4-MUG

eliminiert werden und bei denen u. U. Dosisreduzierungen vorgenommen werden müssen: Lidocain, Propranolol, Theophyllin, Digitoxin, Hydrochlorthiazid.

In eigenen Untersuchungen konnte eine ausgeprägte Verzögerung der hepatischen Biotransformation von Phase I-Substraten (Theophyllin, Antipyrin) bei Patienten mit chronischer Stauungsleber nachgewiesen werden [6, 7].

4-Methylumbelliferon als Phase II-Substrat wird bei Patienten mit chronischer Stauungsleber zeitlich normal glukuronidiert: Eliminationshalbwertszeiten und „Glukuronidierungsindex" (4-MU/4-MU + 4-MU-Glukuronid nach 3 min) [8] waren normal.

Es findet sich jedoch − im Gegensatz zu allen anderen Lebererkrankungen − eine signifikante Verzögerung der biliären Exkretion von 4-MU-Glukuronid. Da 4-MU zeitlich normal glukuronidiert wird und das Konjugat 4-MUG pharmakologisch inaktiv ist, kommt diesem Befund klinisch keine Bedeutung zu: eine Dosisreduktion von 4-MU bei Patienten mit chronischer Stauungsleber ist daher nicht erforderlich.

Die Ergebnisse machen deutlich, daß bei der chronischen Stauungsleber mit einer unterschiedlichen Beeinträchtigung einzelner Eliminationsmechanismen gerechnet werden muß.

Die *Pathophysiologie* der Leberveränderungen bei Herzerkrankungen ist außerordentlich komplex [2, 3, 9, 10, 16, 17]. Pathogenetisch sind verschiedene Einzelmechanismen für die Beeinträchtigung der hepatischen Biotransformation verantwortlich:
− *Leberdurchblutung*
− *Arterielle/hepatozelluläre Hypoxie* [13]
− *Lebervenendruck* (akute Druckerhöhung: Zellnekrosen/Hämorrhagien/Verlängerung der Transitstrecke; chronische Druckerhöhung: „Stauungsatrophie" der Leber mit Abnahme der funktionstüchtigen Leberzellmasse).

Tabelle 1. Biotransformation (Glukuronidierung) von 4-Methylumbelliferon (4-MU) und biliäre Exretion von 4-Methylumbelliferonglukuronid (4-MUG) bei Patienten mit chronischer Stauungsleber ($n = 20$) und einer Normalgruppe ($n = 22$)

	Normalgruppe ($n = 20$)	Stauungsleber ($n = 22$)
4-MU	HWZ_1 0,06 HWZ_2 0,22 HWZ_3 1,03	HWZ_1 0,058 HWZ_2 0,21 HWZ_3 1,05
4-MUG	24,97 + 9,66	79,51 + 11,86*

Halbwertszeiten von 4-Methylumbelliferon (4-MU) (Std) und 4-Methylumbelliferonglukuronid (4-MUG) (min)
* = $p < 0,001$

Zusammenfassung

1. 4-Methylumbelliferon mit nahezu ausschließlicher Glukuronidierung wird bei Patienten mit chronischer Stauungsleber zeitlich normal biotransformiert.
2. Es findet sich jedoch bei der chronischen Stauungsleber − im Gegensatz zu allen anderen Lebererkrankungen − eine signifikante Verzögerung der biliären Exkretion von 4-Methylumbelliferonglukuronid (79,5 vs. 24,9 min).
3. Bei normaler Glukuronidierung von Phase II-Substraten muß nur dann mit einer Verlängerung der Wirkungsdauer im Rahmen einer Stauungsleber gerechnet werden, wenn die Konjugate pharmakologisch aktiv sind.

Literatur

1. Benowitz NL, Meister W (1976) Pharmacokinetics in patients with cardiac failure. Clin Pharmacokin 1: 389−405 − 2. Cohen JA, Kaplan MM (1978) Left-sided heart failure presenting as hepatitis. Gastroenterology 74: 583−587 − 3. Dunn GD, Hayes P, Breen KJ, Schenker S (1973) The liver in congestive heart failure. Am J Med Sci 265: 174−189 − 4. Femfert U, Kuntz HD, May B (1983) Rapid high performance liquid chromatographic method for the measurement of hymecromone and its conjugates in blood plasma or serum at concentrations attained during therapy. J Chromatogr 278: 452−457 − 5. Jolliffe N (1930) Liver function in congestive heart failure. J Clin Invest 8: 418−433 − 6. Kuntz HD, May B (1983) Veränderungen der Leberfunktion bei Schockleber und akuter Stauungsleber. Intensivmedizin 20: 17−20 − 7. Kuntz HD, Straub H, May B (1983) Theophylline elimination in congestive heart failure. Klin Wochenschr 61: 1105−1106 − 8. Kuntz HD, Femfert U, May B (1983) Pharmakokinetik von 7-Hydroxy-4-Methyl-2-H-benzofuran-2on als Funktionsprüfung für die Glukuronidierungskapazität der Leber. Verh Dtsch Ges Inn Med 89: 630−633 − 9. Moussavian SN, Dincsoy HP, Goodman S et al. (1982) Severe hyperbilirubinemia and coma in chronic congestive heart failure. Dig Dis Sci 27: 175−180 − 10. Nolte D (1966) Ikterus der Leber bei chronischer Herzinsuffizienz. Virchows Arch [Pathol Anat] 341: 37−42 − 11. Richman SM, Delman AJ, Grob D (1961) Alterations in indices of liver function in congestive heart failure with particular reference to serum enzymes. Am J Med 30: 211−225 − 12. Sherlock S (1951) The liver in heart failure. Relation of anatomical, functional and circulatory changes. Br Heart J 13: 273−293 − 13. Shorey J, Schenker S, Combes B (1969) Effect of acute hypoxia in hepatic excretory function. Am J Physiol 216: 1441−1452 − 14. Stambolis C, Döhler R, Leder LD (1979) Massive Leberzellnekrosen bei Herzinsuffizienz. Med Welt 30: 393−396 − 15. Strohm WD, Samuel P, Kober G (1981) Ultraschalltomographie der Pfortader und der Leber bei Patienten mit rechtskardialer Stauung. Inn Med 8: 138−145 − 16. Ware AJ (1978) The liver when the heart fails. Gastroenterology 74: 627−628 − 17. Wenger R (1963) Auswirkungen kardialer Stauungen auf die Bauchorgane. Dtsch Med Wochenschr 88: 25−32

Femfert, U., Kuntz, H. D., May, B. (Abt. Gastroenterologie und Hepatologie, Med. Univ.-Klinik „Bergmannsheil" Bochum)

Pharmakokinetik und Metabolismus von 4-Methylumbelliferon bei Gilbert-Meulengracht-Erkrankung

Einleitung

Der M. Gilbert-Meulengracht gilt als harmlose, familiär gehäuft auftretende Stoffwechselstörung des Bilirubins, von der etwa 6% der erwachsenen Bevölkerung betroffen sind [1]. Die bekannten Veränderungen umfassen in erster Linie die hepatozelluläre Bilirubinaufnahme und den katabolen Bilirubinmetabolismus. Dabei ist völlig ungeklärt, inwieweit auch die Biotransformation xenobiotischer Wirkstoffe beeinflußt ist.

Tabelle 1. Pharmakokinetische Parameter zur Biotransformation von 4-Methylumbelliferon bei Lebergesunden ($n = 20$) und Gilbert-Meulengracht-Patienten ($n = 7$)

Parameter	Lebergesunde	Gilbert-Meulengracht
Glukuronidierungs-Index	0,53	0,54
Totale Clearance ($l \cdot min^{-1}$)	0,75	16,74
$AUC_{4\text{-MUC}}$ ($mM \cdot min^{-1}$)	2 884,01	149,83

Der choleretisch und spasmolytisch wirksame Fluoreszenzfarbstoff 4-Methylumbelliferon[1] (= 4-MU, 7-Hydroxy-4-Methyl-2-H-benzofuran-2on, HYMERCROMON) wird ganz überwiegend durch Glukuronidierung der 7-Hydroxyfunktion biotransformiert. Damit steht eine verträgliche, injizierbare Substanz zur Verfügung, die eine Beurteilung der hepatischen Glukuronidierungskapazität ermöglicht [2].

Methodik

Untersucht wurde die Pharmakokinetik von 4-MU bei Patienten mit gesicherter Gilbert-Meulengracht-Erkrankung im Rahmen einer erweiterten Funktionsdiagnostik („informed consent"). Die Untersuchungen wurden an mindestens 12 Std nüchternen Patienten durchgeführt. Extrahepatische Einflüsse durch Begleitmedikation sowie Herz- und Nierenerkrankungen wurden ausgeschlossen.

Nach i.v. Injektion von 200 mg 4-MU (Injektionsdauer 1,5 min) wurden die Serumspiegel des Wirkstoffes und seiner Hauptmetabolite mit einer von uns entwickelten Umkehrphasen-Ionenpaar-HPLC-Technik simultan bestimmt [2]: Hibar-Fertigsäule RT 250-4 LiChrosorb RP 18 (10 µm) Cat. 50334 (Fa. Merck, Darmstadt), 0,01 M wäßriges Tetrabutylammoniumbromid pH 4,7 + Methanol (60 + 40 v/v), Fluß 2 ml/min, Simultandetektion bei 254 und 280 nm.

Ergebnisse

Die Serumspiegel für 4-Methylumbelliferon und 4-Methylumbelliferonglukuronid (4-MUG) sind bei Gilbert-Patienten vom Mikromolbereich in den Nanomolbereich hinein verschoben.

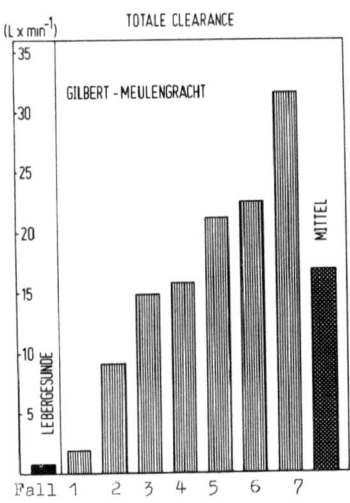

Abb. 1. Totale Clearance von 4-Methylumbelliferon bei Lebergesunden und Gilbert-Meulengracht-Patienten. Lebergesunde ($n = 20$), Gilbert-Patienten ($n = 7$)

---

1 Fa. Lipha (Essen)

Korrespondierend mit dem stark erniedrigten 4-MU-Serumspiegel kommt es zu einer deutlichen Erhöhung der totalen Clearance (= Dosis/AUC) von 4-MU (Abb. 1).

Der Glukuronidierungsindex (= 4-MU/4-MU + 4-MUG) bleibt jedoch im Vergleich zu Lebergesunden unverändert (Tabelle 1).

Diskussion

Die Ursachen für das Auftreten der aperiodisch wechselhaften Hyperbilirubinämie ($> 80\%$ nichtkonjugiertes Bilirubin) beim M. Gilbert-Meulengracht sind noch nicht hinreichend abgeklärt. Aus der Eliminationskinetik definiert nuklidmarkierten Bilirubins ergibt sich eine um den Faktor 3 erniedrigte hepatische Bilirubinclearance, die auf einen hepatozellulären Aufnahmedefekt zurückgeführt wurde [3]. Von anderen Autoren wurde auf das Fehlen oder die Verminderung einer Bilirubinglukuronyltransferaseaktivität aufmerksam gemacht, wobei aber keine Korrelation zwischen der Hyperbilirubinämie und dem Ausmaß des Enzymdefektes festgestellt werden konnte [4].

Da bei der Gilbert-Meulengracht-Erkrankung das Verhältnis Bilirubinmonoglukuronid/Bilirubinbiglukuronid in der Galle zugunsten des Monoglukuronids verschoben ist [5, 6], sollte ein Enzymdefekt sich weniger auf der Ebene der UDP-Glukuronat-β-D-glukuronosyltransferase (E.C. 2.4.1.17) manifestieren, sondern vielmehr eher die UDP-unabhängige Bilirubinglukuronosidglukuronosyltransferase (E.C. 2.4.1.95) betreffen.

Gegen einen ursächlichen UDP-Glukuronosyltransferasemangel spricht auch die bei einem Teil der Gilbert-Patienten beobachtete anomale Elimination von Bromsulfophthalein und/oder Indocyaningrün [7—9], da Indocyaningrün unkonjugiert in die Galle ausgeschieden und Bromsulfophthalein hauptsächlich zum Glutathionkonjugat biotransformiert wird.

Für den *Metabolismus von 4-MU bei M. Gilbert-Meulengracht* müssen wir aus der Erniedrigung der Serumspiegel des applizierten Wirkstoffes und seines Glukuronsäuremetaboliten wegen der normal verlaufenden Glukuronidierungsreaktion (= normaler Glukuronidierungsindex) und dem Fehlen anderer „Ausgleichsmetabolite" auf eine stark vermehrte Extraktions- und Bindungskapazität der Leber für 4-Methylumbelliferon schließen.

Zur Erklärung der ebenfalls verminderten Serumspiegel des Glukuronidmetaboliten (Tabelle 1) brauchen weder eine ähnlich feste Immobilisierung des Metaboliten im Hepatozyten, noch eine gesteigerte biliäre Elimination von 4-MUG angenommen werden, da bei Fixation des 4-Methylumbelliferons das Substratangebot an das biotransformierende System gering ist und damit zwangsläufig eine verminderte Produktfreisetzung (4-MUG) resultiert.

Auffällig ist das gleichartige Eliminationsverhalten von 4-Methylumbelliferon bei allen untersuchten Gilbert-Patienten, obwohl verschiedentlich darauf hingewiesen wurde, daß die Gilbert-Patienten eine heterogene Population mit unterschiedlicher Elimination exogener Substanzen darstellen [7—9].

Rückschlüsse auf die Ursache des M. Gilbert-Meulengracht lassen sich jedoch aus den vorgelegten Befunden nicht ziehen, da die Existenz multipler UDP-Glukuronosyltransferaseaktivitäten mit unterschiedlich selektiver Substratpräferenz als gesichert angenommen werden kann [10].

Zusammenfassung

1. Die Serumspiegel von 4-Methylumbelliferon und seines 7-β-D-Glukuronids sind bei Gilbert-Patienten um zwei bis drei Größenordnungen erniedrigt.
2. Die totale Clearance für 4-MU ist daher deutlich erhöht. Die AUC für 4-MU-Glukuronid ist signifikant vermindert.
3. Aus dem Glukuronidierungsindex ist ersichtlich, daß die Glukuronidierungsreaktion im Vergleich zu Lebergesunden nicht vermindert ist.

4. Zur Erklärung der Befunde wird eine vermehrte Extraktions- und Bindungskapazität der Leber für 4-Methylumbelliferon beim M. Gilbert-Meulengracht postuliert.

5. Rückschlüsse auf die Ursache des M. Gilbert-Meulengracht können aus den vorgelegten Befunden nicht gezogen werden.

Literatur

1. Owens D, Evans J (1975) Population studies on Gilbert's syndrome. J Med Genet 12: 152 – 2. Femfert U, Kuntz HD, May B (1983) Rapid high-performance liquid chromatographic method for the measurement of hymecromone and its conjugates in blood plasma or serum at concentrations attained during therapy. J Chromatogr 278: 452 – 3. Berk PD, Bloomer JR, Howe R, Berlin N (1970) Constitutional hepatic dysfunction (Gilbert's syndrome). A new definition based on kinetic studies with unconjugated radiobilirubin. Am J Med 49: 296 – 4. Black M, Billing BH (1969) Hepatic bilirubin UDP-glucuronyltransferase activity in liver disease and Gilbert's syndrome. N Engl J Med 280: 1266 – 5. Fevery J, Blanckaert N, Heirwegh KPM, Preaux AM, Berthelot P (1977) Unconjugated bilirubin and an increased proportion of bilirubin monoconjugates in the bile of patients with Gilbert's syndrome and Crigler-Najjar disease. J Clin Invest 60: 970 – 6. Gordon ER (1977) Gilbert's syndrome: The qualitative basis of the disorder. Gastroenterology 73: 1222 – 7. Berk PD (1972) Defective bromsulfophthalein clearance in patients with constitutional hepatic dysfunction. Gastroenterology 63: 472 – 8. Martin JF, Vierling JM, Wolkoff AW (1976) Abnormal transport indocyanine green in Gilbert's syndrome. Gastroenterology 70: 385 – 9. Röllinghoff W, Preisig R (1978) Neue Erkenntnisse zur Pathogenese und Diagnose der konstitutionellen Hyperbilirubinämie (Gilbert-Syndrom, Icterus intermittens juvenilis Meulengracht). Ther Umsch 35: 742 – 10. Bock KW (1983) UDP-glucuronosyltransferase activities. Biochem Pharmacol 32: 953

Klotz, U., Reimann, I. W. (Dr. Margarete-Fischer-Bosch-Institut für Klinische Pharmakologie Stuttgart)

Untersuchungen zur pharmakokinetischen und pharmakodynamischen Interaktionsmöglichkeit zwischen Diazepam und Metoprolol

Es ist bekannt, daß β-Blocker, wie z. B. Propranolol und Metoprolol, über eine Reduktion der hepatischen Durchblutung die Elimination von sogenannten „High clearance"-Arzneimitteln (z. B. Lidocain) beeinträchtigen können (Wood und Feely 1983). Antipyrin, eine Modellsubstanz zur Charakterisierung der Leberfunktion, wird ebenfalls in seiner hepatischen Elimination gehemmt, wenn Propranolol (Greenblatt et al. 1978) oder Metoprolol (Bax et al. 1981) gleichzeitig verabreicht werden.

Da Metoprolol und Diazepam häufig bei verschiedenen Patienten zusammen eingenommen werden, untersuchten wir bei sechs gesunden männlichen Freiwilligen in einem randomisierten Cross over-Versuch, ob die Pharmakokinetik und sedativen Wirkungen einer einmaligen i.v. Gabe von Diazepam (0,1 mg/kg) durch die gleichzeitige orale Gabe von 2 × 100 mg Metoprolol (3 Tage Vorbehandlung + 4 Tage während Diazepamelimination) beeinflußt werden. Gleichzeitig wurde auch geprüft, ob die Kreislaufwirkungen (Blutdruck, Puls) von Metoprolol durch die akute Diazepamgabe verstärkt werden. Zu den Blutabnahmezeitpunkten für die Bestimmung der Diazepamkinetik (10, 20, 30, 45 min, 1, 2, 4, 8, 12, 24, 36, 48, 72, 96 Std) wurde auch die pharmakodynamische Wirkung von Diazepam mit Hilfe eines Sedationsindexes (gebildet aus fünf visuellen Analogskalen) und Messungen von Reaktionszeiten (RT1, RT2) quantitativ erfaßt (Klotz und Reimann 1984).

1. Diazepam induzierte einen kurzfristigen (1–4 Std) geringen Abfall von Blutdruck (5–14%; $p < 0,001$) und Puls (4–11%; $p = 0,003$). Diese akuten Veränderungen wurden unter gleichzeitiger Gabe von Metoprolol nicht wesentlich verändert. Während der ersten beiden Stunden nach i.v. Gabe des Diazepams waren alle Versuchspersonen deutlich sediert

Tabelle 1. Pharmakodynamische Effekte von Diazepam (D; 0,1 mg/kg) mit und ohne Metoprolol (M; 100 mg bid)

Patient	AUC von RT1 (Δms · Std)		AUC von RT2 (Δms · Std)		AUC des Sedationsindex (Δcm · Std)	
	D	D + M	D	D + M	D	D + M
F. S.	170	219	357	504	142	69
P. J.	35	86	79	304	43	73
B. R.	243	34	226	276	47	57
D. G.	31	192	33	258	11	33
T. F.	488	667	785	915	46	90
W. S.	350	147	382	556	28	73
$\bar{x} \pm$ SD	220 ± 180	224 ± 227	310 ± 272	469 ± 252	53 ± 46	66 ± 19
	n.s.		$p = 0,001$		n.s.	

(maximaler Anstieg des Sedationsindexes um Faktor 2,5 bis 15) und RT1/RT2 signifikant verlängert (1,5−2fach). Nach etwa 4 Std waren die Ausgangswerte wieder erreicht. Unter Comedikation mit Metoprolol war RT2 stärker verlängert ($p = 0,001$) und die Sedation bei fünf Probanden intensiver (Tabelle 1).

2. Die dreitägige Vorbehandlung mit Metoprolol führte bei fünf Probanden zu einer Pulserniedrigung von 19−22% ($p = 0,003$) und bei allen normotensiven Versuchspersonen zu einem Abfall des diastolischen Blutdruckes um 6−17% ($p = 0,0001$). Diese kardiovaskulären Effekte wurden durch die akute Diazepamdosis nicht signifikant verändert. Die psychomotorischen Teste gaben keinerlei Hinweise auf eine sedative Begleitwirkung von Metoprolol. Jedoch fühlten sich drei Probanden während der Einnahme des β-Blockers in ihrer körperlichen Leistungsfähigkeit beeinträchtigt und einer der Probanden zeigte eine Arzneimittelreaktion mit Fieber und Leibschmerzen.

3. Die gleichzeitige Metoprololbehandlung hatte auf den biexponentiellen Konzentrationsabfall nach der Diazepaminjektion keinen signifikanten Einfluß. Bei vier von sechs Probanden war jedoch unter Metoprolol die Eliminationshalbwertszeit $t_{1/2}(\beta)$ verlängert und die totale Plasmaclearance CL erniedrigt (Tabelle 2). Dies weist auf eine geringfügige (18−25%) Hemmung der Diazepamelimination hin und könnte die etwas stärkere Beeinträchtigung der psychomotorischen Leistungsfähigkeit unter gleichzeitiger Diazepam- und Metoprololgabe erklären.

Tabelle 2. Individuelle pharmakokinetische Parameter von Diazepam (0,1 mg/kg)

Parameter	T. F.	W. S.	D. G.	B. R.	P. J.	F. S.	$\bar{x} \pm$ SD ($n = 6$)
$t_{1/2}(\alpha)$ (Std)							
K	1,5	1,0	1,5	3,3	0,7	0,5	1,4 ± 1,0
+ M	1,9	1,4	1,0	1,0	0,8	0,7	1,1 ± 0,5
$t_{1/2}(\beta)$ (Std)							
K	40,1	58,5	38,1	67,5	20,3	35,8	43,4 ± 17,0
+ M	43,9	55,3	50,8	34,7	46,0	99,6	55,1 ± 22,9
CL (ml/min)							
K	38,0	21,3	24,7	16,2	51,3	32,5	30,7 ± 12,8
+ M	32,3	19,6	26,9	23,5	35,4	12,5	25,0 ± 8,4
V_{ss} (l/kg)							
K	1,7	1,4	1,1	0,9	1,0	1,1	1,2 ± 0,3
+ M	1,6	1,2	1,7	0,8	1,5	1,3	1,4 ± 0,3

K = Kontrolle; + M = während gleichzeitiger Metoprololgabe

Literatur

Bax NDS, Lennard MS, Tucker GT (1981) Inhibition of antipyrine metabolism by β-adrenoceptor antagonists. Br J Clin Pharmacol 12: 779–784 – Greenblatt DJ, Franke K, Huffmann DH (1978) Impairment of antipyrine clearance in humans by propranolol. Circulation 57: 1161–1164 – Klotz U, Reimann IW (1984) Pharmacokinetic and pharmacodynamic interaction study of diazepam and metoprolol. Eur J Clin Pharmacol 26: 223–226 – Wood AJJ, Feely J (1983) Pharmacokinetic drug interactions with propranolol. Clin Pharmacokinet 8: 253–262

Kaschell, J., Ochs, H. R., Knüchel, M. (Med. Univ.-Klinik, Bonn-Venusberg), Verburg-Ochs, B. (Institut für Anästhesiologie, Bonn-Venusberg)
Einfluß einer Niereninsuffizienz auf die Kinetik und Eiweißbindung von Oxazepam, Desmethyldiazepam und Diazepam

Wir untersuchten die Kinetik und Eiweißbindung der drei Benzodiazepine Oxazepam, Diazepam und Clorazepatdipotassium bei Dialysepatienten im Vergleich zu gesunden Kontrollpersonen.

Methodik

1. Oxazepamstudie: Sieben dialysepflichtige Patienten und sieben gesunde Kontrollpersonen gleichen Alters und Geschlechts erhielten eine einmalige orale 30 mg-Dosis Oxazepam, wobei die Serumkonzentrationen über 48 Std gaschromatographisch analysiert wurden [1, 2]. Die Bestimmung der Eiweißbindung erfolgte bei den niereninsuffizienten Patienten sowie bei einer Grupxpe von 38 gesunden Kontrollpersonen mittels Gleichgewichtsdialyse [3]. Die kinetischen Variablen wurden nach Standardmethoden ermittelt [4].

2. Clorazepat-i.v.-Studie: Fünf dialysepflichtige Patienten und fünf gesunde Vergleichspersonen gleichen Alters und Geschlechts erhielten eine einmalige 20 mg i.v.-Dosis Clorazepatdipotassium (entsprechend 13,7 mg Desmethyldiazepam). Blutproben wurden über 14 Tage entnommen und die Konzentrationen an Desmethyldiazepam gaschromatographisch bestimmt. Die kinetische Analyse erfolgte nach etablierten Methoden [5, 6].

3. Steady state-Konzentrationen und Proteinbindung unter Diazepamgabe: Fünf Dialysepatienten erhielten 5–15 mg Diazepam täglich oral, wobei unter Steady state-Bedingungen an 3 aufeinanderfolgenden Tagen eine Blutprobe vor der nächsten Dosis zur gaschromatographischen Diazepambestimmung entnommen wurde. Acht gesunde Probanden dienten als Kontrollpersonen, wobei auf gleiches Alter, Körpergewicht und gleiche Dosis beider Gruppen geachtet wurde.

Ergebnisse

Abb. 1a zeigt den Verlauf der *Oxazepamserumkonzentrationen* bei einer gesunden Kontrollperson im Vergleich zu einem Dialysepatienten. Aus Tabelle 1a geht hervor, daß die Plasmakonzentrationen an Oxazepam bei den Kontrollpersonen signifikant höher lagen und früher erreicht wurden als bei den Dialysepatienten. Die Eliminationshalbwertzeit war von 8,1 Std in der Kontrollgruppe auf 21,9 Std bei den Nierenpatienten verlängert: Das Verteilungsvolumen lag bei den Patienten wesentlich höher, die totale metabolische Clearance war in beiden Gruppen identisch. Berücksichtigt man jedoch die Eiweißbindung (freie Fraktion der Nierenpatienten: 10,3%; bei den Kontrollpersonen: 4,3%), so zeigt sich, daß das Verteilungsvolumen des pharmakologisch aktiven, ungebundenen Oxazepam bei

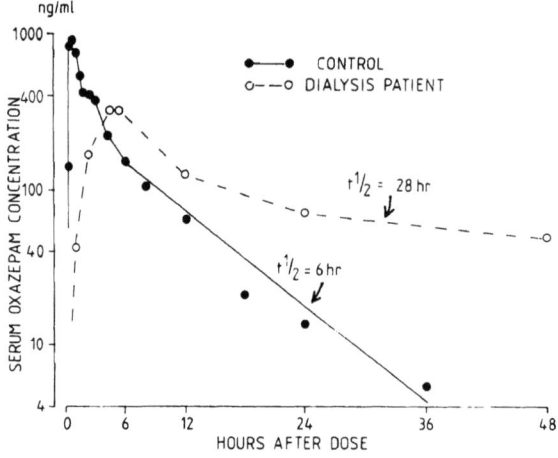

Abb. 1a. Verlauf der Oxazepamserum-konzentrationen bei einer gesunden Kontrollperson im Vergleich zu einem Dialysepatienten

beiden Gruppen gleich war (31,6 bzw. 29,5 l/kg Körpergewicht). Dagegen betrug die Clearance des nichtgebundenen Oxazepam bei den Nierenpatienten 18,2 ml/min/kg Körpergewicht im Vergleich zu 44,9 ml/min/kg bei den Kontrollpersonen.

Abb. 1b zeigt den Verlauf der *Desmethyldiazepamkonzentrationen* bei einem Nierenpatienten im Vergleich zu einer gesunden Kontrollperson. Aus Tabelle 1b geht hervor, daß bei vergleichbarer totaler Clearance die Eliminationshalbwertzeit und das Verteilungsvolumen kleiner war. Berücksichtigt man jedoch die unterschiedliche Eiweißbindung, so zeigt sich, daß Verteilungsvolumen und Clearance des freien, nichtgebundenen Desmethyldiazepam bei den Patienten geringer war.

Tabelle 1c zeigt die mittleren Steady state-*Konzentrationen an Diazepam und Desmethyldiazepam* bei den Dialysepatienten (56 ng/ml bzw. 77 ng/ml), die signifikant unter denen der Kontrollpersonen von 189 und 216 ng/ml lagen. Die freie Fraktion des Diazepam und Desmethyldiazepam betrug bei den Dialysepatienten 7,8 bzw. 8,6% und war somit deutlich höher als bei den gesunden Kontrollpersonen mit 1,48 und 2,97%. Multipliziert man die totale Konzentration mit der freien Fraktion, so erhält man die Konzentration der pharmakologisch aktiven, nicht an Eiweiß gebundenen Substanz: Diese betrugen für Diazepam bei den Nierenpatienten 2,8 und 4,4 ng/ml bei den Kontrollpersonen. Die Werte für Desmethyldiazepam in beiden Gruppen lauten 6,34 bzw. 6,6 ng/ml.

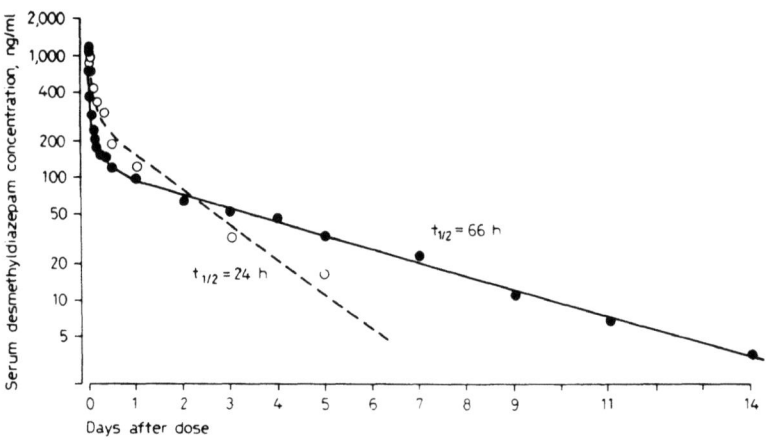

Abb. 1b. Verlauf der Desmethyldiazepamserumkonzentrationen bei einem Nierenpatienten im Vergleich zu einer Kontrollperson

Tabelle 1a. Kinetik von Oxazepan bei Dialysepatienten und gesunden Kontrollpersonen

	Mittelwerte (Bereich)		
	Kontroll-personen	Dialyse-patienten	Student's t-Test
Versuchspersonen			
Alter (Jahre)	44	39	0,67
	(24−62)	(21−51)	(n.s.)
Geschlecht (männlich/weiblich)	5/2	5/2	
Gewicht (kg)	75	58	3,69
	(59−82)	(42−67)	($p < 0,005$)
Zigarettenkonsum (nein/ja)	3/4	1/4[a]	
Kinetik des totalen (freies und nichtgebundenes) Oxazepam			
Max. Serumkonzentration (ng/ml)	690	256	3,96
	(447−1195)	(93−378)	($p < 0,05$)
Zeitpunkt der max. Serumkonzentration	1,6	4,9	2,49
(Std nach Gabe)	(0,5−3,0)	(2−12)	($p < 0,05$)
Eliminationshalbwertzeit (Std)	8,1	21,9	4,47
	(5,2−11,7)	(13,4−33,5)	($p < 0,001$)
Verteilungsvolumen (l/kg)	1,36	2,98	3,02
	(0,63−3,12)	(2,23−5,30)	($p < 0,02$)
Clearance (ml/min/kg)	1,93	8,83	0,18
	(0,62−3,73)	(1,1−3,1)	(n.s.)
Kinetik des nichtgebundenen Oxazepam			
Freie Fraktion (% nichtgebunden)	4,3[b]	10,3	
	(2,7−7,2)	(8,7−12,4)	
Verteilungsvolumen (l/kg)	31,6[c]	29,5	
		(17,5−50,5)	
Clearance (ml/min/kg)	44,9[c]	18,2	
		(10,1−30,4)	

[a] Zigarettenkonsum bei zwei Patienten nicht bekannt
[b] N = 38 Kontrollpersonen
[c] Mittelwert bei einer freien Fraktion von 4,3%

Diskussion

Die Ergebnisse zeigen, daß bei Dialysepatienten die Eliminationshalbwertzeit des Oxazepam verlängert ist. Das Verteilungsvolumen des pharmakologisch aktiven, nicht an Eiweiß gebundenen Oxazepam ist bei Patienten und Kontrollpersonen gleich, woraus hervorgeht, daß die verlängerte Halbwertzeit auf eine Verminderung der Clearance des freien Oxazepam zurückzuführen ist. Die Daten legen nahe, bei Dialysepatienten niedrigere Oxazepam-dosen zu verordnen, da die Clearance des freien Oxazepam vermindert ist. Als Mechanismus für die Clearanceabnahme könnte die Nierenerkrankung als solche, der Dialysevorgang, oder auch die zusätzlich eingenommenen Medikamente der Patienten diskutiert werden.

Die Ergebnisse der Desmethyldiazepamstudie entsprechen denen einer früheren Diazepamarbeit [7]: Eine Niereninsuffizienz verringert die Eliminationshalbwertzeit von Desmethyldiazepam, was auf eine Abnahme des Verteilungsvolumens der gesamten und der nicht an Eiweiß gebundenen freien Fraktion zurückzuführen ist. Die freie Desmethyldiazepamfraktion war bei den Dialysepatienten im Vergleich zu Gesunden erhöht, eine Beobachtung, die auch für Diazepam, Oxazepam und andere Benzodiazepine zutrifft. Die

Tabelle 1b. Kinetik von Desmethyldiazepam bei Dialysepatienten und gesunden Kontrollpersonen nach i.v. Gabe von Clorazepat

	Mittelwerte ((± SE)		
	Kontroll-personen	Dialyse-patienten	Student's t-Test
Versuchspersonen			
Anzahl	5	5	
Alter (Jahre)	50	51	0,22
	(± 7)	(± 6)	(n.s.)
Geschlecht (mänlich/weiblich)	4/1	4/1	
Gewicht (kg)	62,4	72,0	1,32
	(± 2,8)	(± 6,6)	(n.s.)
Kinetik des totalen (freies und gebundenes) Diazepam			
Verteilungsvolumen (l/kg)	1,33	0,73	3,67
	(± 0,11)	(± 0,13)	$(p < 0,01)$
Eliminationshalbwertzeit (Std)	57,3	36,1	2,20
	(± 5,7)	(± 7,8)	$(p < 0,1)$
Clearance (ml/min/kg)	0,27	0,26	0,19
	(± 0,02)	(± 0,06)	(n.s.)
Kinetik des freien, nichtgebundenen Diazepam			
Freie Fraktion (% nichtgebunden)	4,1	11,1	4,08
	(± 0,3)	(± 1,7)	$(p < 0,005)$
Verteilungsvolumen (l/kg)	32,7	7,6	7,41
	(± 2,6)	(± 2,2)	$(p < 0,001)$
Clearance (ml/min/kg)	6,9	2,5	4,17
	(± 0,9)	(± 0,5)	$(p < 0,005)$

Tabelle 1c. Steady state-Konzentrationen an Diazepam und Desmethyldiazepam bei Dialysepatienten und gesunden Kontrollpersonen

	Mittelwerte (± SE)		
	Dialyse-patienten	Kontroll-personen	Student's t-Test
Versuchspersonen			
Anzahl	10	8	
Alter (Jahre)	45,2	51,8	1,08
	(± 3,5)	(± 5,2)	(n.s.)
Gewicht (kg)	64,7	70,1	1,08
	(± 3,2)	(± 4,0)	(n.s.)
Diazepamdosis (mg/Tag)	7,5	8,3	0,36
	(± 1,3)	(± 1,6)	(n.s.)
Diazepam			
Steady state-Konzentration (ng/ml)	56	189	3,89
	(± 8)	(± 37)	$(p < 0,005)$
Freie Fraktion (% nichtgebunden)	7,8	1,48[a]	
	(± 1,9)		
Desmethyldiazepam			
Steady state-Konzentration (ng/ml)	77	216	3,03
	(± 9,4)	(± 50)	$(p < 0,01)$
Freie Fraktion (% nichtgebunden)	8,6	2,97[a]	
	(± 1,2)		

[a] s. Allen und Greenblatt [8]

Berücksichtigung der Eiweißbindung zeigte, daß bei Dialysepatienten die Clearance des freien Desmethyldiazepam signifikant eingeschränkt ist.

Die Gabe therapeutischer Diazepamdosen an chronische Dialysepatienten ergab im Vergleich zu gesunden Kontrollpersonen signifikant niedrigere *Diazepam- und Desmethyldiazepamkonzentrationen.* Diese niedrigeren Konzentrationen sind auf eine erhöhte freie Fraktion an Diazepam und Desmethyldiazepam zurückzuführen. Die Konzentrationen an pharmakologisch aktiver, nicht an Eiweiß gebundener Substanz lagen bei den Nierenpatienten gleich hoch und z. T. sogar noch höher als bei den Kontrollpersonen.

Die Ergebnisse zeigen deutlich, daß bei kinetischen Untersuchungen die Eiweißbindung berücksichtigt werden muß, wenn Erkrankungen wie eine Niereninsuffizienz vorliegen, die bekannterweise die Eiweißbindung vermindern.

Literatur

1. Greenblatt DJ (1981) Clinical pharmacokinetics of oxazepam and lorazepam. Clin Pharmacokinet 6: 88–105 – 2. Greenblatt DJ, Franke K, Shader RI (1978) Analysis of lorazepam and its glucuronide metabolite by electron-capture gas-liquid chromatography: use in pharmacokinetic studies of lorazepam. J Chromatogr 146: 311–320 – 3. Moschitto LJ, Greenblatt DJ (1983) Concentration-independent plasma protein binding of benzodiazepines. J Pharm Pharmacol 35: 179–180 – 4. Ochs HR, Greenblatt DJ, Woo E, Franke K, Pfeifer HJ, Smith TW (1978) Single and multiple dose pharmacokinetics of oral quinidine sulfate and gluconate. Am J Cardiol 41: 770–777 – 5. Ochs HR, Steinhaus E, Locniskar A, Knüchel M (1982) Desmethyldiazepam kinetics after intravenous, intramuscular and oral administration of clorazepate dipotassium. Klin Wochenschr 60: 521–525 – 6. Ochs HR, Bodem G, Bales G, Greenblatt DJ, Smith TW (1978) Increased clearance of digoxin in rabbits during repeated administration. J Pharmacol Exp Ther 205: 516–524 – 7. Ochs HR, Greenblatt DJ, Kaschell J, Klehr U, Divoll M, Abernethy DR (1981) Diazepam kinetics in patients with renal insufficiency or hyperthyroidism. Br J Clin Pharmacol 12: 829–832 – 8. Allen MD, Greenblatt DJ (1981) Comparative proteinbinding of diazepam and desmethyldiazepam. J Clin Pharmacol 21: 219–223

Ochs, H. R., Knüchel, M. (Med. Univ.-Klinik, Bonn-Venusberg)
Kinetisches Profil von Clotiazepam:
Einfluß von Alter, Geschlecht, oralen Kontrazeptiva, Cimetidin, INH, Alkohol

Clotiazepam ist ein Thienodiazepinabkömmling, das beim Menschen simultan durch N-Demethylierung und Hydroxylierung zu pharmakologisch aktiven Metaboliten abgebaut wird [1]. Wir untersuchten das pharmakokinetische Profil nach oraler Gabe der Substanz an gesunde Versuchspersonen sowie einen möglichen Einfluß von oralen Kontrazeptiva, Cimetidin, Isoniazid, Alkohol, Alter und Geschlecht auf die Kinetik.

Methodik

Einfluß von Alter und Geschlecht: Elf gesunde männliche und 18 weibliche Versuchspersonen nahmen an den Untersuchungen teil (Tabelle 1a). Sie erhielten nüchtern eine einmalige orale Dosis von 5 mg Clotiazepam. Blutproben wurden vor, sowie 5, 15, 30, 45 min, 1, 1,5, 2, 2,5, 3, 4, 6, 8, 12, 24, 30 und 36 Std nach der Einnahme entnommen.

Einfluß oraler Kontrazeptiva: Sechs gesunde Probandinnen (Tabelle 1b), die orale Kontrazeptiva, die nicht mehr als 50 mg Äthinylöstradiol enthielten, mindestens 3 Monate eingenommen hatten, nahmen an der Studie teil. Als Vergleichskollektiv diente eine Gruppe von Probandinnen, die keine Medikamente einnahmen.

Tabelle 1a. Einfluß von Alter und Geschlecht aut die Kinetik von Clotiazepam

	Männer (n = 11)		Frauen (n = 18)		Alle Probanden (n = 29)	
	Mittelwert (Bereich)	Korreliert mit dem Alter	Mittelwert (Bereich)	Korreliert mit dem Alter	Mittelwert (Bereich)	Korreliert mit dem Alter
Versuchspersonen						
Alter (Jahre)	43 (25−82)		46 (22−80)		45 (22−82)	
Gewicht (kg)	77 (65−87)	0,17 (n.s.)	61 (43−85)	0,52 (p < 0,05)	67 (43−87)	0,28 (n.s.)
Clotiazepamkinetik						
Verteilungs- volumen (l/kg)	2,01 (0,88−3,19)	0,18 (n.s.)	2,75 (1,1−5,34)	0,57 (p < 0,02)	2,47 (0,88−5,34)	0,47 (p < 0,02)
Eliminations- halbwertzeit (Std)	8,0 (2,5−12,1)	0,36 (n.s.)	8,1 (3,5−12,1)	0,56 (p < 0,02)	8,1 (2,5−12,1)	0,46 (p < 0,0)
Totale Clearance (ml/min/kg)	3,01 (2,07−4,49)	0,31 (n.s.)	3,91 (2,22−7,02)	0,26 (n.s.)	3,59 (2,07−7,02)	0,14 (n.s.)

Arzneimittelinteraktionsstudien: Elf gesunde Versuchspersonen partizipierten an der randomisierten Cross over-Studie. Sie erhielten 5 mg Clotiazepam bei folgenden vier Versuchen: A) Kontrollversuch ohne zusätzliche Arzneimittelgabe; B) gleichzeitige Applikation von Cimetidin 1 g täglich, wobei mit der Cimetidingabe 3 Tage vor der Clotiazepamapplikation begonnen und Cimetidin auch während der 36stündigen Blutabnahmen zur Clotiazepambestimmung eingenommen wurde; C) gleichzeitige Einnahme von Isoniazid (90 mg Isoniazidbase als Glukuronsäuresalz). Die Substanz wurde zweimal täglich, beginnend 3 Tage vor dem Clotiazepamversuch, sowie während der 36 Std der Clotiazepamblutentnahmen eingenommen; D) gleichzeitige Einnahme von 60 ml 40%igem Vodka.

Tabelle 1b. Einfluß oraler Kontrazeptiva auf das kinetische Verhalten von Clotiazepam

	Mittelwerte (Bereich)		Student's t-Test
	Probandinnen		
	Ohne orale Kontrazeptiva	Mit orale Kontrazeptiva	
Probandinnen			
Anzahl	8	6	
Alter (Jahre)	24 (23−27)	23 (20−27)	0,95 (n.s.)
Gewicht (kg)	55 (43−66)	65 (53−77)	2,48 (p < 0,05)
Kinetische Variable			
Verteilungsvolumen (l/kg)	2,08 (1,10−2,75)	3,44 (2,26−4,61)	2,47 (p < 0,05)
Eliminationshalbwertzeit (Std)	7,0 (3,5−9,4)	15,9 (5,8−46,2)	1,65 (n.s.)
Totale Clearance (ml/min/kg)	3,59 (2,22−6,40)	3,61 (1,15−5,84)	0,05 (n.s.)

Analyse der Proben und pharmakokinetische Methodik: Die Clotiazepamkonzentrationen wurden gaschromatographisch bestimmt [1]. Die kinetischen Parameter (Verteilungsvolumen, Fläche unter der Serumkonzentrationszeitkurve, Eliminationshalbwertzeit, Clearance) wurden nach Standardmethoden ermittelt [2]. Der Einfluß von Alter und Geschlecht auf die Kinetik von Clotiazepam wurde mittels Regressionsanalyse und unter Verwendung des *t*-Testes eruiert; der Einfluß von Cimetidin, INH oder Alkohol varianzanalytisch bestimmt.

Ergebnisse

Tabelle 1a und Abb. 1 zeigen den Einfluß von Alter und Geschlecht, Tabelle 1b den Einfluß oraler Kontrazeptiva auf die Kinetik von Clotiazepam. In Tabelle 1c und Abb. 2 sind die Ergebnisse der Arzneimittelinteraktionsstudie wiedergegeben.

Diskussion

Der Einfluß von Alter und Geschlecht auf die Kinetik von Clotiazepam stimmt mit den Beobachtungen an anderen lipophilen Benzodiazepinen wie z. B. Diazepam und Desmethyldiazepam überein [3–6]. Das gewichtskorrigierte Verteilungsvolumen von Clotiazepam war bei den Frauen größer als bei Männern, am ehesten bedingt durch den höheren Anteil des

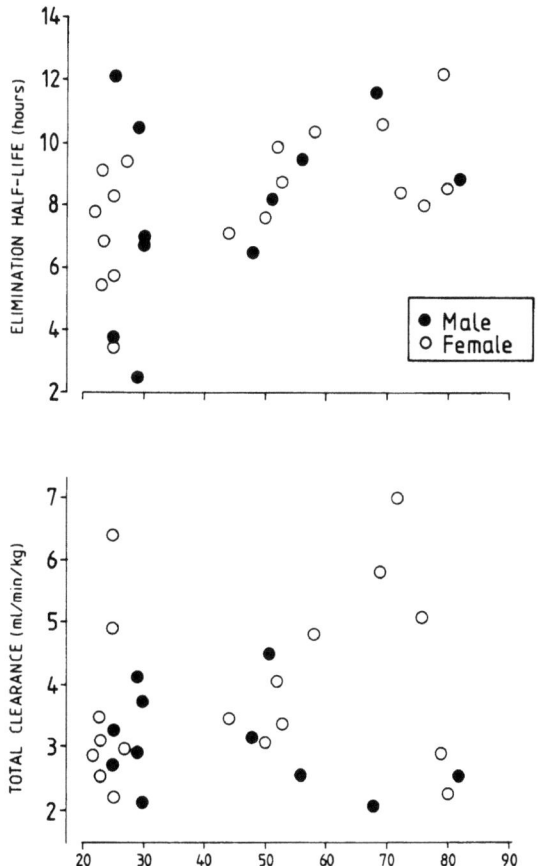

Abb. 1. Beziehungen zwischen Alter und Eliminationshalbwertzeit (*oben*) und der totalen Clearance (*unten*) von Clotiazepam. Statistische Analyse s. Tabelle 1a

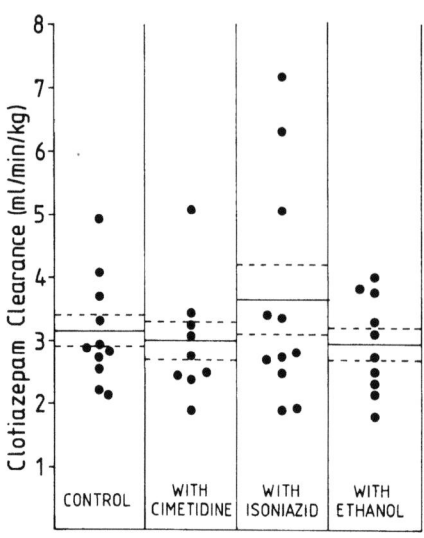

Abb. 2. Clearance von Clotiazepam unter Kontrollbedingungen und während der Einnahme von Cimetidin, INH und Alkohol. Wiedergegeben sind die Einzelwerte sowie der Mittelwert mit einfacher Standardabweichung. Statistische Analyse s. Tabelle 1c

Fettgewebes am Gesamtkörpergewicht beim weiblichen Geschlecht. Das Verteilungsvolumen nahm bei den Frauen mit dem Alter zu (Zunahme des Gesamtkörpergewichtes, vorwiegend Fettgewebe) [7]. Die Clearance des Clotiazepam lag – wie bei anderen Benzodiazepinen, die oxidiert werden – bei Frauen höher als bei Männern.

Die altersbezogenen Änderungen der Clotiazepamclearance waren statistisch nicht signifikant, die Clearance nahm bei Männern mit dem Alter ab, während sie bei den Frauen geringfügig zunahm. Auch diese Ergebnisse stimmen mit Beobachtungen an Benzodiazepinen, die oxidiert werden, überein: Eine Abnahme der Oxidationskapazität im höheren Alter ist bei Männern deutlich stärker ausgeprägt als bei Frauen. Die Eliminationshalbwertzeit des Clotiazepam nahm mit dem Alter beim weiblichen Geschlecht zu, was jedoch auf den Anstieg des Verteilungsvolumens und nicht auf eine Änderung der Clearance zurückzuführen ist.

Der Östrogenanteil oraler Steroide führt zu einer Beeinträchtigung der Biotransformation einer Anzahl von Substanzen, die über die hepatische mikrosomale Biotransformation metabolisiert werden [8, 9]. Obwohl Clotiazepam ebenfalls in der Leber oxidiert wird, konnte ein Einfluß oraler Kontrazeptiva auf die Kinetik nicht festgestellt werden. Das gewichtskorrigierte Verteilungsvolumen war bei Probandinnen, die Kontrazeptiva einnahmen, größer als bei den Kontrollpersonen, wodurch sich eine Verlängerung der Eliminationshalbwertzeit ergab. Dieser Effekt ist jedoch höchstwahrscheinlich auf ein höheres Körpergewicht der Frauen, die orale Kontrazeptiva einnehmen, zurückzuführen.

Tabelle 1c. Arzneimittelinteraktionsstudien mit Clotiazepam

	Mittelwerte (Bereich)				F-Wert (2-way ANOVA)
	Kontrolle	+Cimetidin	+Isoniazid	+Äthanol	
Verteilungsvolumen (l/kg)	1,94 (0,88−2,84)	1,59 (0,71−2,72)	2,49 (1,48−5,05)	1,75 (0,56−2,53)	3,52 ($p < 0,05$)
Eliminations-halbwertzeit (Std)	7,2 (2,5−12,0)	7,0 (2,0−11,0)	8,7 (4,0−18,2)	7,3 (2,4−12,9)	0,47 (n.s.)
Totale Clearance (ml/min/kg)	3,13 (2,13−4,93)	2,98 (1,90−5,10)	3,66 (1,92−7,20)	2,95 (1,80−3,97)	1,43 (n.s.)

Der H_2-Antagonist Cimetidin hat unter anderem die pharmakologische Eigenschaft, die mikrosomale Oxidationskapazität der Leber zu beeinträchtigen. Verschiedene Untersuchungen konnten zeigen, daß die gleichzeitige Gabe von Cimetidin die metabolische Clearance von Benzodiazepinen, die oxidiert werden, beeinträchtigt, wie z. B. von Clordiazepoxid, Diazepam, Desmethyldiazepam, Alprazolam und Triazolam [10−12]. Das Antibiotikum Isoniazid kann ebenfalls die mikrosomalen oxidativen Enzyme beeinträchtigen, wobei in früheren Studien eine Beeinträchtigung der metabolischen Clearance von Diazepam [13] und Triazolam [14] nachgewiesen wurde. In dieser Studie zeigten jedoch weder Cimetidin noch INH einen meßbaren Einfluß auf die metabolische Clearance des Clotiazepam. Auch wurde die Kinetik des Clotiazepam durch gleichzeitige Einnahme eines typischen alkoholischen „Cocktails" nicht beeinträchtigt [15−16].

Somit werden die pharmakokinetischen Eigenschaften des Thionodiazepinabkömmlings Clotiazepam nur in geringem Umfang durch den Alterungsprozeß beeinflußt. Zahlreiche Faktoren, von denen bekannt ist, daß sie die hepatische Arzneimitteloxidation beeinträchtigen, ändern die Kinetik dieser Substanz nicht. Weitere Studien sind erforderlich, um den Mechanismus zu eruieren, der dafür verantwortlich ist, daß der oxidative Metabolismus dieses Benzodiazepins durch die inhibitorischen Wirkungen von Östrogenen, Cimetidin und Isoniazid nicht beeinflußt wird.

Literatur

1. Arendt R, Ochs HR, Greenblatt DJ (1982) Electron-capture GLC analysis of the thienodiazepine clotiazepam: Preliminary pharmacokinetic studies. Arzneim Forsch 32: 453−455 − 2. Ochs HR, Greenblatt DJ, Woo E, Franke K, Pfeifer HJ, Smith TW (1978) Single and multiple dose pharmacokinetics of oral quinidine sulfate and gluconate. Am J Cardiol 41: 770−777 − 3. Greenblatt DJ, Sellers EM, Shader RI (1982) Drug disposition in old age. N Engl J Med 306: 1081−1088 − 4. Greenblatt DJ, Allen MD, Harmatz JS, Shader RI (1980) Diazepam disposition determinants. Clin Pharmacol Ther 27: 301−312 − 5. Shader RI, Greenblatt DJ, Ciraulo DA, Divoll M, Harmatz JS, Georgotas A (1981) Effect of age and sex on disposition of desmethyldiazepam formed from its precursor clorazepate. Psychopharmacology 75: 193−197 − 6. Ochs HR, Greenblatt DJ, Divoll M, Abernethy DR, Feyerabend H, Dengler HJ (1981) Diazepam kinetics in relation to age and sex. Pharmacology 23: 24−30 − 7. Greenblatt DJ, Divoll M, Abernethy DR, Harmatz JS, Shader RI (1982) Antipyrine kinetics in the elderly: prediction of age-related changes in benzodiazepine oxidizing capacity. J Pharmacol Exp Ther 220: 120−126 − 8. Abernethy DR, Greenblatt DJ (1981) Impairment of antipyrine metabolism by low-dose oral contraceptive steroids. Clin Pharmacol Ther 29: 106−110 − 9. Abernethy DR, Greenblatt DJ, Divoll M, Arendt R, Ochs HR, Shader RI (1982) Impairment of diazepam metabolism by low dose estrogen oral contraceptive steroids. N Engl J Med 306: 791−792 − 10. Desmond PV, Patwardhan RV, Shenker S, Speeg KV (1980) Cimetidine impairs elimination of chlordiazepoxid (Librium) in man. Ann Intern Med 93: 266−268 − 11. Abernethy DR, Greenblatt DJ, Divoll M, Ameer B, Shader RI (1983) Differential effect of cimetidine on drug oxidation (antipyrine and diazepam) versus conjugation (acetaminophen and lorazepam) prevention of acetaminophen toxicity by cimetidine. J Pharmacol Exp Ther 224: 508−513 − 12. Divoll M, Greenblatt DJ, Abernethy DR, Shader RI (1982) Cimetidine impairs clearance of antipyrine and desmethyldiazepam in th elderly. J Am Geriatr Soc 30: 685−689 − 13. Ochs HR, Greenblatt DJ, Roberts GM, Dengler HJ (1981) Diazepam interaction with antituberculous drugs. Clin Pharmacol Ther 29: 671−678 − 14. Ochs HR, Greenblatt DJ (1983) Differential effect of isoniazid on triazolam oxidation and oxazepam conjugation. Br J Clin Pharmacol 16: 743−746 − 15. Sellers EM, Busto E (1982) Benzodiazepines and ethanol. J Clin Psychopharmacol 2: 249−262 − 16. Ochs HR, Greenblatt DJ, Arendt RM, Hübbel W, Shader RI (1983) Pharmacokinetic noninteraction of triazolam and ethanol. J Clin Psychopharmacol (in press)

Djonlagić, H., Mansour, A., Hackenjos, B., Potratz, J. (Klinik für Innere Medizin und Klinik für Kardiologie der Med. Hochschule Lübeck)

Einfluß der H₂-Blocker Cimetidin und Ranitidin auf das Erregungsleitungssystem des Herzens

Es besteht heute kein Zweifel darüber, daß H_2-Rezeptoren im Herzen bzw. im kardiovaskulären System vorhanden sind (Levi 1975). Deshalb ist es auch nicht verwunderlich, daß man in den klinisch-pharmakologischen Studien mit H-Blocker besonderes Augenmerk auf den Blutdruck, die Herzfrequenz und das EKG richtet.

Methodik

Um festzustellen, welche Einwirkung H_2-Blocker auf den Sinusknoten und die AV-Leitung entfalten können, wurde im Tierversuch (14 Katzen) mittels His-Bündel-EKG in Kombination mit programmierter Stimulation die Auswirkung von H_2-Blockern (Cimetidin und Ranitidin) in der Dosierung 25, 50, 100 mg/kg untersucht.

Ergebnisse

Cimetidin führt in den ersten 2 min in einer Dosierung von 50 mg/kg Körpergewicht zu einer A-H-Zeitintervallverlängerung um 26 und erst später auch zu einer HV-Zeitverlängerung um 15% (Abb. 1).

Dagegen wurde unter gleicher Dosierung von Ranitidin ausschließlich die A-H-Zeit um 80% stärker als unter Cimetidingabe verlängert. Auffälligerweise trat unter schneller Vorhofstimulation bei vier Tieren nach Cimetidingabe (50 mg/kg Körpergewicht) eine Verbreiterung des QRS-Komplexes (aberente Leitung) mit gleichzeitiger A-H- und

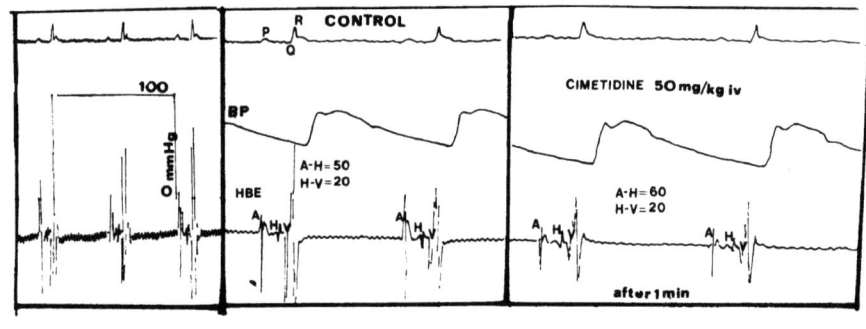

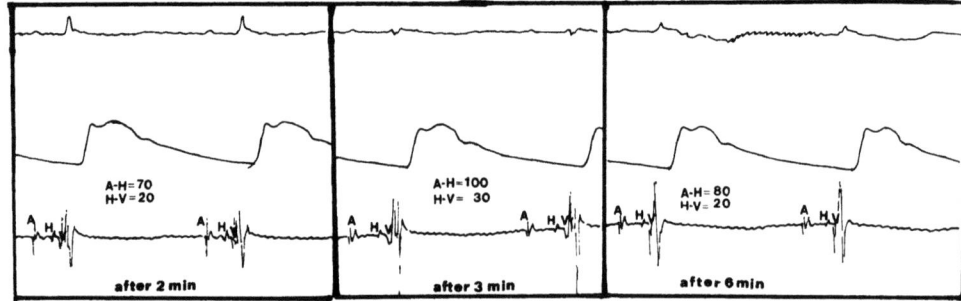

Abb. 1. Das Verhalten der A-H-Zeit unter einmaliger Gabe von 50 mg/kg KG Cimetidin intravenös. Diese Kurven von oben nach unten: das EKG, arterieller Druck und unten das His-Bündel-EKG

H-V-Zeitverlängerung auf. Unter Ranitidin sahen wir eine solche QRS-Verbreiterung nicht. Hingegen konnten wir unter Ranitidin (50 mg/kg Körpergewicht) bei allen Tieren einen AV-Block 2. Grades ausschließlich oberhalb des His-Bündels feststellen. Für beide Substanzen war charakteristisch, daß es unter hohen Dosen (100 mg/kg Körpergewicht) zunächst zur Frequenzverlangsamung und Vorhofstillstand, aber nicht zur Ventrikelasystolie kam.

Zusammenfassend läßt sich sagen, daß bei aller Vorsicht in der Bewertung von Ergebnissen aus Tierversuchen und insbesondere ihrer Übertragbarkeit auf den Menschen, die Erkenntnisse unserer Untersuchung dafür sprechen, daß eine erhebliche Leitungsstörung bis hin zur Blockierung im AV-Bereich unter toxischen Cimetidin- und Ranitidindosen grundsätzlich möglich ist.

Der Wirkungsschwerpunkt der beiden Substanzen liegt im Supra-His-Bereich des Erregungsleitungssystems, wobei Ranitidin eine stärkere Wirksamkeit im AV-Knoten im Vergleich mit Cimetidin zeigte, was im Zusammenhang mit dem möglichen anticholinergen Effekt des Ranitidins stehen dürfte.

Im Gegensatz zum Ranitidin fanden wir bei Cimetidin einen Wirkungseffekt auch auf Ventrikelebene. Der von einigen Autoren am isolierten Herzen nachgewiesene antiarrhythmogene Effekt der H_2-Blocker bei bestimmten histamininduzierten Arrhythmien fand durch die in unseren Ganztierversuchen gewonnenen Ergebnisse seine Bestätigung.

Literatur

Levi R, Capuro N, Chi-Ho Lee (1975) Pharmacologycal characterisation of cardiac histamine receptors: Sensitivity to H1- and H_2-rezeptors agonist and antagonist. Eur J Pharmacol 30: 328–335

Minar, E., Zazgornik, J., Dudczak, R., Marosi, L. (I. Med. Univ.-Klinik Wien)
Einfluß einer Kombinationstherapie mit Cimetidin und Pirenzepin auf die Plasmakonzentration von Parathormon und Kalzitonin bei Dialysepatienten

Einleitung

Die Entwicklung eines sekundären Hyperparathyreoidismus ist eine häufige Komplikation bei chronisch hämodialysierten Patienten. Das Parathormon wird für zahlreiche bei Dialysepatienten vorkommende Krankheitsmanifestationen verantwortlich gemacht [14]. Da sich diätetische Maßnahmen sowie die Verordnung von phosphatbindenden Antazida für die Beeinflussung eines urämisch bedingten Hyperparathyreoidismus bei vielen Patienten wegen einer mangelhaften Compliance nicht bewähren, kommt neuen Therapieansätzen eine wesentliche Bedeutung zu.

Die zunächst bei Patienten mit einem primären Hyperparathyreoidismus nachgewiesene Verminderung der Parathormonkonzentration durch den Histamin$_2$-Rezeptorantagonisten Cimetidin wurde von mehreren Autoren auch bei Patienten mit einem urämisch bedingten, sekundären Hyperparathyreoidismus beschrieben [3, 4, 10]. In einem Kurzzeitversuch wurde nach intravenöser Verabreichung des Muskarinrezeptorantagonisten Pirenzepin ebenfalls über einen signifikanten Abfall der PTH-Konzentration im Plasma berichtet [19]. Weder Cimetidin noch Pirenzipin konnten allerdings die bei Dialysepatienten erhöhten PTH-Konzentrationen in den Normbereich senken.

In dieser Studie haben wir daher den Einfluß einer längerdauernden peroralen Kombinationstherapie mit Cimetidin und Pirenzepin auf die Plasmakonzentrationen von Parathormon (PTH) und Kalzitonin (CT) bei Dialysepatienten untersucht.

Patientenkollektiv

Es wurden 24 Patienten [13 Männer, elf Frauen; mittleres Alter 50,3 (17−72) Jahre] mit terminaler Niereninsuffizienz und chronischer Hämodialyse (Dialysedauer zwischen 2 und 78 Monaten; mittlere Dialysedauer: 23 Monate) in die Studie aufgenommen. Bei fünf dieser Patienten war früher eine Nierentransplantation durchgeführt worden, wobei der wegen einer Abstoßungsreaktion erforderliche neuerliche Beginn der Dialysebehandlung mindestens 12 Monate zurücklag. Bei keinem der 24 untersuchten Patienten war eine Parathyreoidektomie vorgenommen worden. Fünf weitere Patienten, bei denen die Untersuchung wegen Nebenwirkungen nicht beendet werden konnte, wurden aus der Studie herausgenommen.

Der Untersuchungszeitraum umfaßte 8 Wochen (Tabelle 1). 15 Patienten erhielten durch 4 Wochen hindurch 2× täglich 400 mg Cimetidin peroral, und während der nächsten 4 Wochen zusätzlich 2× täglich 50 mg Pirenzepin. Neun Patienten hatten zunächst 4 Wochen lang 50 mg Pirenzepin 2× täglich verordnet, und durch weitere 4 Wochen in Kombination mit Cimetidin. Die Behandlung mit aluminiumhydroxidhaltigen Antazida wurde während des Untersuchungszeitraumes nicht geändert. Kein Patient des untersuchten Kollektivs erhielt während dieses Zeitraumes kalziumhaltige Präparate, bzw. Vitamin D-Präparate. Die bei drei Patienten erfolgende Medikation mit Beta-Blockern wurde in unveränderter Dosierung weitergeführt.

Alle untersuchten Patienten wurden regelmäßig zweimal wöchentlich je 6 Std hämodialysiert (die Kalziumkonzentration des Dialysats lag zwischen 1,6 und 1,8 mmol/l). Die Blutabnahme für die Bestimmungen der unten angeführten Parameter erfolgten wöchentlich jeweils vor Dialysebeginn nach 3 dialysefreien Tagen. Die Bestimmungen von Serumkalzium, Serumphosphat und BUN erfolgten mit einem Automatic Clinical Analyzer (du Pont). Das Parathormon wurde radioimmunologisch mit einem Antikörper der Firma Wellcome Laboratories, Beckenham, England (AS 211/41) bestimmt. Bovines PTH − Inolex 1515 C 001, Wilson, USA − wurde als Tracer verwendet und humanes PTH (MRC 75/549) als Standard. Die Bestimmung des Kalzitonins erfolgte ebenfalls radioimmunologisch (Immuno Nuclear Corp.), als Referenzstandard wurde MRC 70/234 verwendet. Der Variationskoeffizient betrug für Intra- und Interassay jeweils < 7%, bzw. < 12%.

Für die statistischen Berechnungen wurde der Student's t-Test für verbundene Stichproben herangezogen.

Ergebnisse

Die während einer vierwöchigen Therapie mit täglich 800 mg Cimetidin, bzw. 100 mg Pirenzepin sowie während einer anschließenden vierwöchigen kombinierten Einnahme dieser beiden Medikamente festgestellten Konzentrationen von PTH und CT im Plasma unterschieden sich in beiden Gruppen nicht signifikant von den jeweils vor Therapiebeginn erhobenen Werten (Tabelle 1 und 2). Die PTH- und CT-Konzentration war bei allen Patienten vor Therapiebeginn pathologisch überhöht.

Die Konzentrationen von Serumkalzium und Serumphosphat sowie die Aktivität der alkalischen Phosphatase zeigten während des gesamten Untersuchungszeitraumes keine signifikanten Unterschiede gegenüber dem Ausgangswert.

Ein Patient gab nach der achtwöchigen Behandlung eine deutliche Besserung der ihn vorher sehr stark belästigenden Juckreizsymptomatik an (das PTH sank bei diesem Patienten von 1,25 auf 1,0 ng/ml).

Diskussion

Vor wenigen Jahren wurde von mehreren Arbeitsgruppen über eine Verminderung pathologisch überhöhter PTH-Konzentrationen nach oraler Cimetidingabe berichtet [3, 4,

Tabelle 1. Verhalten von PTH, CT, Kalzium und Phospat vor und während einer vierwöchigen Therapie mit Cimetidin (800mg/Tag) sowie einer anschließenden vierwöchigen Kombinationstherapie von Cimetidin (800 mg/Tag) und Pirenzepin (100 mg/Tag) bei 15 Patienten mit terminaler Niereninsuffizienz und chronischer Hämodialyse

	Normalwert	Vorwert	800 mg Cimetidin täglich			
			1 Woche	2 Wochen	3 Wochen	4 Wochen
Parathormon (ng/ml)	0,23 – 0,69	2,44 ± 2,45	2,66 ± 3,06	2,75 ± 3,05	2,69 ± 2,95	2,41 ± 2,40
Kalzitonin (pg/ml)	30,3 – 89,3	253 ± 107	275 ± 98	281 ± 135	243 ± 92	260 ± 99
Kalzium (mmol/l)	2,1 – 2,8	2,15 ± 0,2	2,22 ± 0,24	2,17 ± 0,29	2,18 ± 0,28	2,24 ± 0,24
Phosphat (mmol/l)	0,8 – 1,5	2,3 ± 0,7	2,16 ± 0,76	2,19 ± 0,60	2,22 ± 0,59	2,30 ± 0,69

	Normalwert	Vorwert	800 mg Cimetidin + 100 mg Pirenzepin täglich			
			5 Wochen	6 Wochen	7 Wochen	8 Wochen
Parathormon (ng/ml)	0,23 – 0,69	2,44 ± 2,45	2,48 ± 2,15	2,74 ± 2,66	2,49 ± 2,12	2,64 ± 2,32
Kalzitonin (pg/ml)	30,3 – 89,3	253 ± 107	271 ± 97	288 ± 130	286 ± 177	281 ± 105
Kalzium (mmol/l)	2,1 – 2,8	2,15 ± 0,2	2,25 ± 0,24	2,25 ± 0,27	2,23 ± 0,23	2,22 ± 0,24
Phosphat (mmol/l)	0,8 – 1,5	2,3 ± 0,7	2,35 ± 0,49	2,23 ± 0,40	2,13 ± 0,58	2,21 ± 0,68

Tabelle 2. Verhalten von PTH, CT, Kalzium und Phospat vor und während einer vierwöchigen Therapie mit Pirenzepin (100mg/Tag) sowie einer anschließenden vierwöchigen Kombinationstherapie von Pirenzepin (100 mg/Tag) und Cimetidin (800 mg/Tag) bei neun Patienten mit terminaler Niereninsuffizienz und chronischer Hämodialyse

| | Normalwert | Vorwert | 100 mg Pirenzepin täglich | | | |
			1 Woche	2 Wochen	3 Wochen	4 Wochen
Parathormon (ng/ml)	0,23 – 0,69	1,50 ± 0,93	1,44 ± 0,62	1,62 ± 1,16	1,49 ± 0,73	1,39 ± 0,78
Kalzitonin (pg/ml)	30,3 – 89,3	292 ± 119	332 ± 164	300 ± 191	316 ± 169	336 ± 179
Kalzium (mmol/l)	2,1 – 2,8	2,09 ± 0,17	2,07 ± 0,18	2,13 ± 0,19	2,18 ± 0,21	2,12 ± 0,24
Phosphat (mmol/l)	0,8 – 1,5	1,90 ± 0,53	1,93 ± 0,45	1,90 ± 0,50	1,82 ± 0,52	1,73 ± 0,52

| | Normalwert | Vorwert | 100 mg Pirenzepin + 800 mg Cimetidin täglich | | | |
			5 Wochen	6 Wochen	7 Wochen	8 Wochen
Parathormon (ng/ml)	0,23 – 0,69	1,50 ± 0,93	1,50 ± 0,77	1,32 ± 0,64	1,28 ± 0,76	1,26 ± 0,54
Kalzitonin (pg/ml)	30,3 – 89,3	292 ± 119	355 ± 152	362 ± 189	369 ± 211	342 ± 189
Kalzium (mmol/l)	2,1 – 2,8	2,09 ± 0,17	2,10 ± 0,14	2,13 ± 0,15	2,17 ± 0,18	2,13 ± 0,17
Phosphat (mmol/l)	0,8 – 1,5	1,90 ± 0,53	1,75 ± 0,48	1,81 ± 0,54	1,83 ± 0,55	1,76 ± 0,48

10]. Ein Einfluß auf die Konzentrationen von ionisiertem Kalzium, sowie Phosphat konnte jedoch trotz signifikanter Konzentrationsabfälle des PTH nicht beobachtet werden. Die verabreichten Cimetidindosen lagen zwischen 600 und 900 mg/Tag. Wir benützten daher ebenfalls diese relativ hohe Cimetidindosierung, um einen Vergleich mit diesen Studien zu ermöglichen. Die ursprünglich diskutierte Möglichkeit eines therapeutischen Einsatzes von Cimetidin zur Behandlung eines urämisch bedingten, sekundären Hyperparathyreoidismus – im Sinne einer medikamentösen subtotalen Parathyreoidektomie – wurde jedoch durch weitere Untersuchungen in Frage gestellt. Mehrere Arbeitsgruppen konnten neben einem fehlenden Einfluß auf die Kalzium- und Phosphatkonzentrationen auch keine Abnahme der PTH-Konzentrationen nachweisen [1, 8]. Morinière et al. [15] konnten bei Dialysepatienten nach oraler Gabe von täglich 400 mg Cimetidin zwar keinen Einfluß auf die PTH-Konzentration, allerdings eine signifikante Verminderung der CT-Spiegel im Plasma nachweisen.

Die divergierenden Ergebnisse der klinischen Studien können vielleicht durch die verwendeten unterschiedlichen PTH-Radioimmunoassays erklärt werden. Die Interpretation der publizierten Ergebnisse ist sehr schwierig, weil eine Information über die in diesen Studien verwendeten Tracer meist nicht vorliegt. Die Sensitivität des Antiserums zur aminoterminalen Region – welche für die physiologischen Effekte von klinischer Bedeutung ist – hängt vorwiegend von der Natur des Tracers (b-PTH) ab [13]. Das in unserer Studie verwendete PTH-Antiserum wurde als polyvalent beschrieben, es reagiert jedoch primär mit der aminoterminalen Region des PTH-Moleküls [11]. Die Interpretation der RIA-Ergebnisse bei Vorliegen eines chronischen Nierenversagens ist besonders schwierig, da Unklarheiten bestehen bezüglich des bestimmten Hormons, bzw. der Hormonfragmente. Die metabolische Relevanz der Plasmakonzentrationen des PTH, welches mittels des in unserer Studie verwendeten Radioimmunoassay ermittelt wurde, wurde jedoch sowohl bei Gesunden, als auch bei chronisch hämodialysierten Patienten dokumentiert, da es sowohl während einer EDTA- und Kalziuminfusion, als auch während einer Hämodialyse zu entsprechenden akuten Konzentrationsveränderungen des PTH kam [6]. Die bei Patienten mit chronischem Nierenversagen überhöhten Konzentrationen von Kalzitonin im Plasma – die erhöhten Konzentrationen dieses Hormons bei unseren Patienten stehen in guter Übereinstimmung mit den Ergebnissen anderer Studien [2, 9] – resultieren wahrscheinlich nicht nur von einer vermehrten Sekretion dieses Hormons, sondern sind auch als Ergebnis eines verzögerten Abbaus anzusehen [2].

Nach intravenöser Verabreichung von Cimetidin wurde eine kurzdauernde (bis zu 120 min anhaltende) signifikante Verminderung der Konzentrationen des PTH und CT bei Gesunden, sowie auch bei hämodialysierten Patienten mit einem sekundären Hyperparathyreoidismus festgestellt [18]. Zazgornik et al. [19] konnten nach intravenöser Verabreichung des Muskarinrezeptorantagonisten Pirenzepin bei Dialysepatienten einen 120 min anhaltenden signifikanten Abfall der PTH-Konzentration im Plasma nachweisen, während die CT-Konzentration nicht beeinflußt wurde.

Die kurzzeitige Wirkung des Cimetidin auf die PTH-Konzentration im Akutversuch ist durch den Nachweis von Histamin-H_2-Rezeptoren auf den Zellen der Parathyreoidea zu erklären [5]. Durch Zusatz des H_2-Rezeptorantagonisten Cimetidin konnte die PTH-Freisetzung in vitro blockiert werden, während durch H_1-Rezeptorantagonisten eine solche Blockade nicht erzielt werden konnte [17]. Die Beeinflussung der CT-Konzentrationen nach intravenöser Verabreichung von Cimetidin kann ebenfalls durch das Vorliegen von Histamin-H_2-Rezeptoren auf den C-Zellen der Schilddrüse erklärt werden [7]. Der Wirkungsmechanismus des Muskarinrezeptorantagonisten Pirenzepin auf die PTH-Konzentration im Plasma ist unbekannt, aber möglicherweise besteht ein Zusammenhang über komplexe Interaktionen der gastrointestinalen Hormone mit PTH und CT [16].

Das in dieser Studie erstmals untersuchte Verhalten der PTH- und CT-Konzentrationen im Plasma nach langdauernder oraler Verabreichung von Pirenzepin, sowie einer oralen Kombinationstherapie von Cimetidin und Pirenzepin bei Dialysepatienten ließ keine Beeinflussung der PTH- bzw. CT-Spiegel, sowie der Kalzium- und Phosphatkonzentrationen nachweisen. Es gelingt somit auch durch die kombinierte perorale Einnahme dieser beiden Substanzen nicht — zumindest bei Verwendung üblicher therapeutischer Dosierungen —, die Freisetzung des PTH aus den im Rahmen der chronischen Niereninsuffizienz hypertrophierten Nebenschilddrüsen kontinuierlich und langfristig zu senken. Somit erscheint dieser therapeutische Ansatzpunkt in der Behandlung des urämisch bedingten, sekundären Hyperparathyreoidismus nicht erfolgversprechend.

Wir danken dem Institut für klinische und chemische Laboratoriumsdiagnostik (Vorstand: Prof. Dr. F. Gabl) für die Durchführung der Laboruntersuchungen.

Literatur

1. Akiba T, Matsui N, Nakagawa S (1981) Does cimetidine suppress the parathyroid hormone secretion? Mineral Electrolyte Metab 6: 229 — 2. Ardaillon R, Sizonenko P, Meyrier A, Valleé G, Beaugas C (1970) Metabolic clearance rate of radioiodinated human calcitonin in man. J Clin Invest 49: 2345–2352 — 3. Beehler C, Becker J, Rosenquist R, Shankel S (1979) Effect of cimetidine on parathyroid hormone (PTH) in chronically dialysed patients. Kidney Int 16: 951 — 4. Bourgoignie JJ, Jacob AI, Lanier D Jr, Canterbury J, Gavellas G, Lautenburg JM (1979) Cimetidine (C) inhibition of PTH in chronic renal disease. Kidney Int 16: 918 — 5. Brown EM (1980) Histamine receptors in parathyroid adenomas. Clin Res 28: 388A — 6. Dudczak R, Waldhäusl WK, Bratusch-Marrain P (1983) Effects of disodium EDTA and calcium infusion on prolactin and thyrotropin responses to thyrotropin-releasing hormone in healthy man. J Clin Endocrinol Metab 56: 603–607 — 7. Ericsson M, Ingemansson S, Jarhult J (1980) Cimetidine inhibits the pentagastrin-induced release of calcitonin in normocalcemic man. Regul Pept 2: 175–180 — 8. Graf H, Kovarik J, Stummvol HK (1981) Cimetidine and secondary hyperparathyroidism. Mineral Electrolyte Metab 6: 240 — 9. Heynen G, Franchimont P (1974) Human calcitonin radioimmunoassay in normal and pathological conditions. Eur J Clin Invest 4: 213 — 10. Jacob AI, Lanier D Jr, Canterbury J, Bourgoignie JJ (1980) Reduction by cimetidine of serum parathyroid hormone levels in uremic patients. N Engl J Med 302: 671–674 — 11. Kraut JA, Shinaberger JH, Singer FR, Sherrard DJ, Saxton J, Miller JH, Kurokawa K, Coburn JW (1983) Parathyroid gland responsiveness to acute hypocalcemia in dialysis osteomalacia. Kidney Int 23: 725–730 — 12. Lunghall S, Åkerström G, Rudberg C, Wide L, Johansson H (1980) Cimetidine in primary hyperparathyroidism. Lancet 2: 480 — 13. Mallette LE (1980) Sensitivity of the antibovine parathyroid hormone serum 211/32 to synthetic fragments of human parathyroid hormone. J Clin Endocrinol Metab 50: 201–203 — 14. Massry SG (1977) Is parathyroid hormone a uremic toxin? Nephron 19: 125–130. 15. Morinière P, Makdassi R, Decourcelle PH (1981) Effect of cimetidine on plasma levels of parathyroid hormone and calcitonin in uremia. Mineral Electrolyte Metab 6: 254 — 16. Parthemore JG, Moriguchi M, Deftos LJ (1977) Effect of gastrin on plasma parathyroid hormone and calcitonin in normal human subjects. Clin Res 25: 161A — 17. Williams GA, Longley RS, Bowser EN, Hargis GK, Kukreja SC, Vora NM, Johnson PA, Jackson BL, Kawahara WJ, Henderson WJ (1981) Parathyroid hormone secretion in normal man and in primary hyperparathyroidism: Role of histamine H_2-receptors. J Clin Endocrinol Metab 52: 122–127 — 18. Wiske PS, Epstein S, Bell NH, Johnston CC, Norton JA (1980) Effect of intravenous and oral cimetidine in hyperparathyroidism. Clin Res 28: 779A — 19. Zazgornik J, Dudczak R, Fuhrmann M, Marosi L, Minar E, Balcke P (1983) The acute effect of cimetidine and pirenzepine on plasma parathyroid-hormone and calcitonin levels in hemodialysed patients? Eur J Clin Pharmacol 25: 609–613

Fleischmann, R., Bozler, G., Boekstegers, P. (Med. Univ.-Klinik Tübingen)
Bioverfügbarkeit von Theophyllin unter Ulkustherapeutika

Die Gabe oraler Theophyllinpräparate in *lipidlöslicher* und *retardierter* Form zur Behandlung des Asthma bronchiale hat sich in der praktischen Therapie aus zwei Gründen bewährt:
1. Diese Zubereitungen werden nahezu 100%ig resorbiert;
2. bei nur zweimaliger Applikation läßt sich ein konstanter Wirkspiegel (10–20 µg/ml) erreichen.

Damit ist die Therapie – bei allerdings individuell festzulegender Dosis – gut zu steuern. Die Compliance sollte kaum Probleme bereiten.

Patienten mit chronischem Cor pulmonale haben vermehrt Magen- und Duodenalulzera. Deshalb wird häufig eine gleichzeitige Behandlung mit Theophyllin *und* Ulkustherapeutika erforderlich.

Zur Verbesserung der Arzneimittelsicherheit untersuchten wir die Einflüsse von Ulkustherapeutika[1] auf die Resorption eines oralen Theophyllinpräparates[2].

Probanden und Methoden

Test 1:
Sechs Volontäre (mittleres Alter 25 Jahre, männlich) erhielten morgens nüchtern um 8.00 Uhr 350 mg reines Theophyllin in retardierter Form (PEG-Kapseln), oral mit 150 ml Wasser. Blutspiegelmessungen wurden nach 0, $^1/_2$, 1, 2, 3, 4, 6, 8, 10, 12, 14, 16, 24, 28 und 32 Std durchgeführt. Der Urin wurde über 24 Std (8–8 Uhr) gesammelt.

Test 2–4:
Die Bedingungen waren die gleichen wie bei Test 1; zusätzlich mußten die Probanden 30 min vor Testbeginn entweder 400 mg Cimetidin (Test 2), ein Aluminium-Magnesiumhydroxid-gemisch (Test 3) oder 1 g Sucralfat (Test 4) einnehmen.

Die Blutspiegel wurden nach Abzentrifugieren des Plasmas mit dem Enzymimmunoassay nach Gushaw et al. [2] bestimmt. Bis zur Messung wurden die Proben im Gefrierschrank bei −20° C bis zu 4 Wochen aufbewahrt. Für jede Messung mußte eine Eichkurve erstellt werden, außerdem wurden Richtigkeitsteste durchgeführt. Der Variationskoeffizient betrug im Bereich um 2,5 µg/ml 0,06.

Die Messung der Urinmetaboliten erfolgte mit der von Muir et al. [4] angegebenen Methode für HPLC. Für die Trennung benutzten wir eine Nukleosil-C 18-Säule, als Standard β-HET. Die Wiederfindungsrate der Metaboliten im Urin ist in Tabelle 1 wiedergegeben.

Ergebnisse

Die Plasmaspiegelkurven (Anpassung an ein Einkompartimentmodell) erreichten bei allen Testen nach 5,7–6,7 Std ihr Maximum. Die Spitzenkonzentrationen lagen bei dem Kontrollwert (Test 1) bei 6,0 µg/ml.

Während sich die Clearance in allen vier Testserien nicht nennenswert unterschied (um 60 ml/min) und auch das Verteilungsvolumen mit 22 l relativ konstant blieb, ergaben sich

Tabelle 1. Recovery der Urin-metaboliten in % (HPLC)

	n	$\bar{x}$	S.D.
3 – MU	12	29,1	4,04
1 – MU	5	67,3	9,59
3 – MX	8	92,1	9,79
1 – MX	8	86,6	6,55
1,3 – DMU	11	84,5	7,06
1,3 – DMX	7	100,8	8,67

---

1 K = ohne Ulkustherapeutikum
   C = mit Cimetidin (400 mg)
   M = mit Mg/Al-Hydroxid: 18 g $Al(OH)_3$ + 1,2 g $Mg(OH)_2$
   S = mit Sucralfat (1 g)
2 Bronchoretard

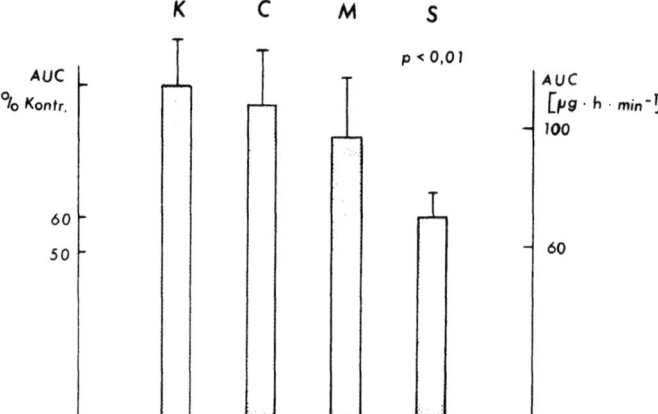

Abb. 1. Mittlere Fläche unter der Theophyllinplasmaspiegelkurve (AUC) bei sechs Probanden (Test 1–4)

Unterschiede bei den Flächen unter den Kurven (AUC). Obwohl unter Einfluß eines Antazidums (Al/Mg-OH) die Tendenz zur Verkleinerung der Flächen beobachtet wurde, war *nur* unter Gabe von Sucralfat eine signifikante Verminderung der AUC auf 60% festzustellen (Abb. 1). T_{max} blieb in den einzelnen Gruppen konstant, während die „mean transit time" (MTT) in der Sucralfatgruppe um mehr als das Doppelte verlängert war.

Bei der Summation der Urinmetaboliten über 24 Std – wobei von der Mol-Basis ausgegangen und über das Molekulargewicht die aktuelle Gewichtsmenge berechnet wurde – zeigte sich wiederum nur in der Sucralfatgruppe eine signifikante Reduktion der Metabolitenausscheidung (Tabelle 2).

Zusammenfassung und Diskussion

Nach den vorliegenden Ergebnissen ist eine signifikante Reduktion der Bioverfügbarkeit von Theophyllin bei gleichzeitiger Applikation von Sucralfat anzunehmen. Rechnerisch läßt sich eine Erhöhung der Tagesdosis um 30–40% ableiten. In der Praxis eignen sich für die Dosisanpassung Theophyllin-retard-Präparate, die in mindestens drei abgestuften Konzentrationen angeboten werden. Bei einer üblichen Tagesdosis von 2 × 350 mg wäre dann die Dosis auf 350 + 500 mg/Tag oder 500 + 500 mg/Tag zu erhöhen. Solche Dosisempfehlungen müssen im Rahmen einer klinischen Studie durch Serumspiegelbestimmungen im „Steady state" überprüft werden.

Als Ursache für die verminderte Resorption von Theophyllin unter Sucralfat – möglicherweise auch unter Antazida – ist eine Komplexbindung des Theophyllinmoleküls am N_9 oder N_7 des Imidazolringes mit Aluminium zu diskutieren (analog dem Adeninkobaltkomplex). Bei relativ hohem pH (z. B. pH 5) liegen bis zu 90% des Aluminiums in polymerer Form vor $[Al_{13}O_4(OH)_{24}(H_2O)_{12}]^{7+}$. Hier wäre zusätzlich ein Austausch des H_2O durch andere Liganden (z. B. Theophyllin) denkbar.

Tabelle 2. Summe der Urinmetaboliten im 24-Std-Urin ($n = 6$)

	K	C	M	S
µg/24 Std	303 ± 51	302 ± 46	288 ± 56	205 ± 45
% der Ko	100	100	95	68

$p < 0,05$

Interaktionen durch Adsorption an Antazida sind auch für andere Medikamente mitgeteilt worden, wobei eine klinische Bedeutung nur für Tetrazykline, Indometazin, Nitrofurantoin, Propranolol, Salizylsäure sowie Eisen, deren Bioverfügbarkeit jeweils abnimmt, gesichert ist. Die Chinidinkonzentration kann durch eine verminderte Clearance in toxische Bereiche ansteigen [1], während die Resorptionseinschränkung des Digitoxins und auch Digoxins bedeutungslos zu sein scheint, wenn das Antazidum mehrere Stunden später eingenommen wird [3].

Literatur

1. Gugler R, Musch E (1983) Z Gastroenterol (Suppl) 21: 127–133 – 2. Gushaw JB, Hu MW, Singh P, Miller JG, Schneider RS (1977) Clin Chem 23: 1144 – 3. Kuhlmann J (1984) Dtsch Med Wochenschr 109: 59–61 – 4. Muir KT, Jonkman JHG, Tang DS, Kunitani M, Riegelman S (1980) J Chromatogr 221: 85–95

Haas, R. (Med. Univ.-Klinik Heidelberg), Südbeck, C., Krause, U., Beyer, J. (II. Med. Klinik, Abt. für Endokrinologie, Universität Mainz)

Intraindividueller Vergleich der Wirkung von Penbutolol und Isopenbutolol auf den Kohlenhydratstoffwechsel nach oraler Glukosebelastung und konsekutiver Ergometerbelastung

Einleitung und Zweck

Substanzen mit β-sympatholytischer Wirkung werden bei einer Vielzahl unterschiedlicher kardiovaskulärer Funktionsstörungen eingesetzt. Zu der Frage, welche Auswirkungen eine einmalige Verabreichung von β-Blockern auf den Kohlenhydratstoffwechsel hat und welche Veränderungen innerhalb des sympathiko-adrenergen und -neuronalen Systems bei körperlicher Belastung induziert werden, liegen viele Untersuchungen mit zum Teil recht widersprüchlichen Ergebnissen vor. Die in den bisherigen Studien untersuchten β-Blocker lagen als Razemat, bestehend aus der optisch aktiven D- und L-Form vor. Mit Penbutolol liegt die sterisch reine linksdrehende L-Form vor, die gegenüber Isopenbutolol (D-Penbutolol), dem rechtsdrehenden Isomer, eine ca. 50fach stärkere β-sympatholytische Aktivität besitzt (Kaiser 1980). Außerdem kommt dem L-Penbutolol eine mäßig ausgeprägte „intrinsic sympathomimetic activity" (ISA) zu. Beide Stereoisomere üben eine unspezifische Membranwirkung aus, die allerdings erst bei Dosierungen zum Tragen kommt, welche weit über der für die β-Sympatholyse notwendigen Dosis liegen.

In unserer Untersuchung sollte der Einfluß von Penbutolol respektive Isopenbutolol auf bestimmte an der Regulation des Kohlenhydratstoffwechsels beteiligten Hormone unter den Bedingungen einer oralen Glukosebelastung und anschließenden Ergometerbelastung geprüft werden, um damit die durch die β-Blockade und die durch die unspezifischen Membranwirkungen induzierten Effekte voneinander zu differenzieren.

Methodik

An dieser Doppelblindstudie nahmen zwölf gesunde normalgewichtige Probanden im Alter zwischen 21 und 32 Jahren teil. Nach mindestens zwölfstündigem Fasten wurden entweder 40 mg Penbutolol, 40 mg Isopenbutolol oder Plazebo per os verabreicht. Zwischen den 3 Untersuchungstagen wurde eine Wash out-Phase von 7 Tagen eingehalten. 60 min nach Gabe des Präparates schloß sich ein oGTT an (100 g Glukoprobetrunk). 150 min nach Beginn des

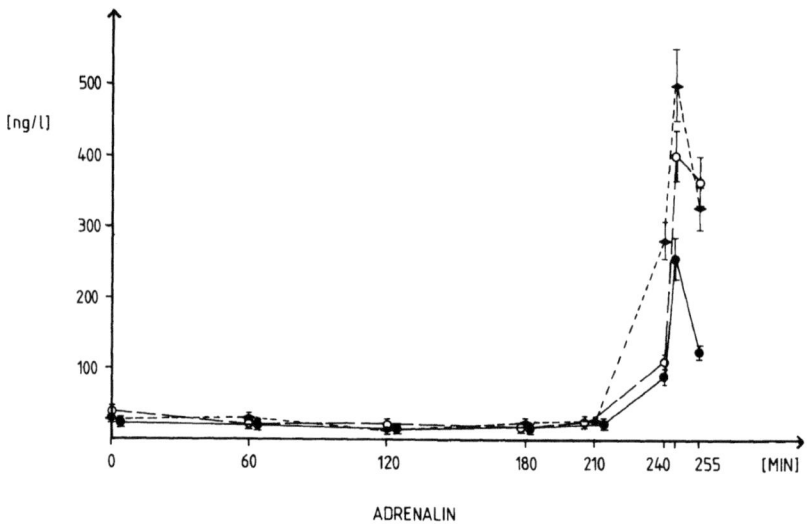

Abb. 1. Adrenalinplasmakonzentration (◆------◆ Penbutolol, ○---○ Isopenbutolol, ●——————●
Plazebo, mit $p < 0,05$ statistisch signifikantem Unterschied zwischen Penbutolol und Plazebo)

oGTT folgte die Fahrradergometerbelastung. Die Probanden begannen bei einer Belastung
von 55 Watt bis durch eine Steigerung von 10 Watt/min eine Wattzahl von 105 erreicht war, bei
der die Belastung für 25 min konstant gehalten wurde. Eine über 5 min dauernde Phase bis
zum Erreichen der individuellen maximalen Belastung und eine zehnminütige Ruhepause
schlossen sich an. Regelmäßige Blutentnahmen dienten der Bestimmung von Blutzucker,
Insulin, Adrenalin und Noradrenalin. Blutzuckerbestimmung nach der Glukoseoxidaseme-
thode; Insulin radioimmunologisch nach Hales und Randle (1963). Die Bestimmung der
Katecholamine erfolgte radioenzymatisch nach der Methode von Da Prada und Zürcher
(1976). Die Ergebnisse wurden statistisch anhand einer einfachen und zweifachen
Varianzanalyse sowie im Einzelvergleich nach Scheffe ausgewertet. Den graphischen
Abbildungen liegen Mittelwert und SEM zugrunde.

Ergebnisse und Diskussion

1. Blutzucker und Insulin

In der 1. Std blieben Blutzucker- und Insulinspiegel nach Gabe von Penbutolol oder
Isopenbutolol im Vergleich zur Kontrolle unbeeinflußt. Im oGTT ließ sich unter Penbutolol
ein gegenüber Isopenbutolol und Plazebo statistisch signifikant ($p < 0,05$) höherer Anstieg
des Blutzuckers verzeichnen, während hinsichtlich des Insulinspiegels keine Unterschiede
nachweisbar waren. Diese Beobachtung steht in Einklang mit den Ergebnissen anderer
Autoren, die unter gemischter β-Rezeptorenblockade eine verschlechterte Glukosetoleranz
beschrieben (Groop et al 1982; Waal-Manning 1976). Andererseits sei jedoch an die
Ergebnisse der Arbeitsgruppe um Myers (1979) erinnert, die nachweisen konnte, daß es bei
gesunden Probanden nach oraler Glukosebelastung zu einem sowohl unter D- als auch unter
DL-Propranolol gegenüber der Kontrolle statistisch signifikant geringeren Anstieg der
Insulinspiegel kommt. Diese verminderte Insulinsekretion, die von keinem erhöhten
Blutzuckerspiegel begleitet war, führten Myers et al. (1979) auf die membranstabilisierende
Wirkung zurück, die im Gegensatz zur spezifisch β-rezeptorblockierenden Eigenschaft der
L-Form beiden Isomeren zukommt. Während der Ergometerbelastung und in der sich
anschließenden Ruhepause ergaben sich hinsichtlich des Glukose- und Insulinspiegels

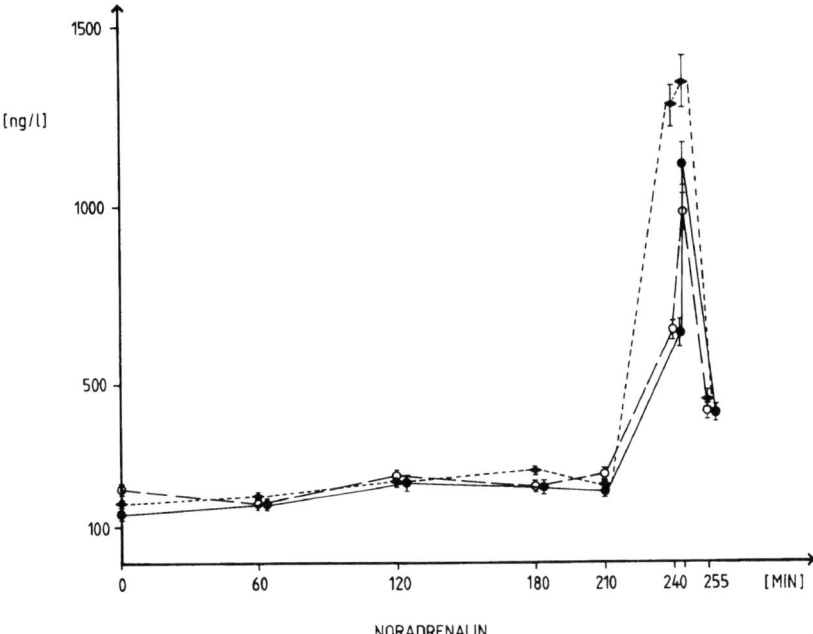

NORADRENALIN

Abb. 2. Noradrenalinplasmakonzentration (◆------◆ Penbutolol, ○---○ Isopenbutolol, ●———● Plazebo, mit $p < 0,05$ statistisch signifikantem Unterschied zwischen Penbutolol und Isopenbutolol)

keinerlei statistisch signifikante Unterschiede zwischen Penbutolol und Isopenbutolol gegenüber der Kontrolle, was zum Teil den Ergebnissen anderer Autoren (Dorow 1982) entspricht. Die Mehrzahl der Untersucher fand jedoch unter gemischter β-Rezeptorenblokkade während einer körperlichen Belastung einen statistisch signifikant stärkeren Abfall des Blutzuckers gegenüber der Kontrolle (Lundborg et al. 1981; Aigner et al. 1983), wobei vereinzelt sogar hypoglykämische Werte registriert wurden (Franz et al. 1980).

2. Adrenalin und Noradrenalin (Abb. 1 und 2)

Weder unter Penbutolol noch unter Isopenbutolol ließ sich eine Änderung der Katecholaminplasmakonzentration gegenüber der Kontrolle beobachten. Dieser Befund steht in Einklang mit den Ergebnissen der überwiegenden Mehrzahl der Autoren; nur wenige berichten über erhöhte basale Katecholaminwerte unter einer nichtselektiven β-Rezeptorenblockade (Rahn et al. 1978; Philipp et al. 1977). In Übereinstimmung mit anderen Untersuchern (Planz und Planz 1981; Galbo et al. 1976) fanden wir unter Penbutolol nach einer Steady state-Belastung im Vergleich zu Isopenbutolol bzw. Plazebo einen statistisch auffällig höheren bzw. nach individueller Maximalbelastung und in der Ruhephase statistisch signifikant ($p < 0,05$) höhere Adrenalinwerte. Die Noradrenalinplasmakonzentration zeigte dagegen nur einen Trend zu höheren Werten; statistisch signifikante Unterschiede ergaben sich lediglich nach Abschluß der Steady state-Phase im Vergleich zwischen Penbutolol und Isopenbutolol ($p < 0,05$).

Schlußfolgerung

1. Wir fanden eine unter Penbutolol verschlechterte Glukosetoleranz, die nicht durch eine Hemmung der Insulinsekretion erklärt wird.
2. Hinweise für eine erhöhte Hypoglykämieneigung bei körperlicher Belastung unter Penbutolol bestehen nicht.

3. Isopenbutolol übt keine im Vergleich zu Plazebo differenten Wirkungen auf die untersuchten Parameter aus.

Literatur

1. Kaiser J (1980) Untersuchungen zur Spezifität der Wirkungen von Penbutolol und Propranolol unter Berücksichtigung der optischen Isomeren. Arzneim Forsch 30: 427–432 – 2. Hales C, Randle P (1963) Immunoassay of insulin with insulinantibody precipitate. Biochem J 88: 137–146 – 3. Da Prada M, Zürcher G (1976) Simultaneous radioenzymatic determination of plasma and tissue adrenaline, noradrenaline and dopamine within the femtomole range. Life Sci 19: 1161–1174 – 4. Groop L, Töttermann K-J, Harno K, Gordin A (1982) Influence of beta-blocking drugs on glucose metabolism in patients with non-insulin dependent diabetes mellitus. Acta Med Scand 211: 7–12 – 5. Myers MG, Hope-Gill HF (1979) Effect of D- and DL-propranolol on glucose-stimulated insulin release. Clin Pharmacol Ther 25: 303–308 – 6. Waal-Manning HJ (1976) Metabolic effects of β-adrenoceptor blockers. Drugs (Suppl 1) 11: 121 – 7. Dorow P (1982) Effects of β-adrenoceptor blockade on carbohydrate metabolism during exercise – comparison of pindolol and metoprolol. Br J Clin Pharmacol 13: 429–430 – 8. Lundborg P, Aström H, Bengtsson C, Fellenius E, von Schenk H, Svensson L, Smith U (1981) Effect of β-adrenoceptor blockade on exercise performance and metabolism. Clin Sci 61: 299–305 – 9. Aigner A, Muß N, Krempler F, Fenninger H, Sandhofer F (1983) Einfluß einer akuten β_1- und β_1/β_2-Rezeptorenblockade auf den Kohlenhydrat- und Fettstoffwechsel unter Belastungsbedingungen. Dtsch Med Wochenschr 108: 293–298 – 10. Franz IW, Lohmann FW (1980) Unterschiedlicher Einfluß einer chronischen, überwiegend β_1-selektiven und β_1-β_2-Rezeptorenblockade auf den Kohlenhydratstoffwechsel. Klin Wochenschr 58: 1151–1161 – 11. Rahn KH, Gierlichs HW, Planz G, Planz R, Schols M, Stephany W (1978) Studies on the effects of propranolol on plasma catecholamine levels in patients with essential hypertension. Eur J Clin Invest 8: 143–148 – 12. Philipp T, Cordes U, Distler A (1977) Sympathikusaktivierbarkeit und blutdrucksenkende Wirkung einer Beta-Rezeptorenblockade bei essentieller Hypertonie. Dtsch Med Wochenschr 102: 569–574 – 13. Planz G, Planz R (1981) Dissociation between duration of plasma catecholamine and blood pressure responses to beta-adrenergic blockade in normotensive subjects during physical exercise. Eur J Clin Pharmacol 19: 83–88 – 14. Galbo H, Holst JJ, Christensen NJ, Hilsted J (1976) Glucagon and plasma catecholamines during beta-receptor blockade in exercising man. J Appl Physiol 40: 855–863

Brodde, O.-E., Daul, A., O'Hara, N., Khalifa, A. M., Bock, K. D. (Abt. für Nieren- und Hochdruckkranke Med. Klinik und Poliklinik, Universität Essen)
Einfluß von β-Blockern mit und ohne „Intrinsic activity" (ISA) auf die β_2-Adrenozeptoranzahl in menschlichen Lymphozyten

Einleitung

Die Therapie mit β-Blockern gehört heute zur Basisbehandlung der Hypertonie. Ungeklärt ist bisher jedoch, wie sich die „sympathomimetische Eigenwirkung" (ISA) einiger β-Blocker bei einer solchen antihypertensiven Therapie auswirkt. Um dieser Frage nachzugehen, haben wir in der vorliegenden Arbeit den Einfluß der nichtselektiven β-Blocker Propranolol (*ohne* ISA), Alprenolol (*schwache* ISA) und Mepindolol (*starke* ISA) auf die Anzahl von β_2-Adrenozeptoren in Lymphozyten – bestimmt durch ($\pm$)-[125]Jodozyanopindolol (JCYP)-Bindung (Brodde et al. 1981) – an gesunden normotensiven Probanden untersucht.

Methoden

19 gesunde männliche Probanden (23–35 Jahre, mittleres Alter: 27,3 $\pm$ 1,7 Jahre) nahmen an der Studie teil. Der Versuchsablauf war wie folgt: An 2 Tagen vor der β-Blockereinnahme

wurde den Probanden 20 ml Heparinblut (für die β_2-Adrenozeptorbestimmung in Lymphozyten) und 10 ml eiskaltes EDTA-Blut [für die Plasmareninaktivitäts(PRA)-Bestimmung] entnommen. Am 3. Tage wurde mit der β-Blockereinnahme (Propranolol 4 × 40 mg/Tag; Alprenolol 4 × 100 mg/Tag und Mepindolol 2 × 5 mg/Tag) begonnen. Die Einnahmezeiten waren für Propranolol und Alprenolol 6.00, 12.00, 18.00 und 24.00 Uhr; für Mepindolol 7.00 und 19.00 Uhr. An 3 Tagen während der Behandlung und an 4 aufeinanderfolgenden Tagen nach Absetzen der β-Blocker wurden 20 ml Heparinblut (für β-Adrenozeptorbestimmung) und 10 ml eiskaltes EDTA-Blut (für PRA-Bestimmung) entnommen. Die Blutentnahme erfolgte immer morgens zwischen 8.00 und 9.00 Uhr nach $^1/_2$ Std Ruhe im Sitzen. Während des gesamten Versuchsablaufes wurden Blutdruck und Herzfrequenz von den Probanden selbst gemessen (8.00 und 20.00 Uhr, nach $^1/_2$ Std Ruhe im Sitzen). Die Anzahl der β_2-Adrenozeptoren in den Lymphozyten wurde mit JCYP-Bindung (Brodde et al. 1981), PRA mit einem Radioimmunoassay (Sorin Biomedica) bestimmt.

Ergebnisse

Propranolol (4 × 40 mg/Tag) führte innerhalb von 3 Tagen zu einer ca. 30%igen *Zunahme* der β_2-Adrenozeptoranzahl in den Lymphozyten (Abb. 1, Tabelle 1), gleichzeitig nahm die PRA um ca. 40% ab. Während der Behandlung (insgesamt 9 Tage) blieben die β_2-Adrenozeptoren auf diesem erhöhten Wert. Nach plötzlichem Absetzen des Propranolols hatte die PRA innerhalb 1 Tages ihren Ausgangswert wieder erreicht, während die β_2-Adrenozeptoranzahl noch 3 Tage nach Absetzen des β-Blockers signifikant erhöht war.

Während der Propranololtherapie nahm die Herzfrequenz um ca. 10 Schläge/min ab; nach Absetzen des Propranolols war sie hingegen innerhalb von 2 Tagen auf Werte angestiegen, die signifikant höher als die Ausgangswerte vor der Propranololeinnahme waren (Abb. 1). Im Gegensatz zu Propranolol führte Mepindolol (2 × 5 mg/Tag) innerhalb von 3 Tagen zu einer

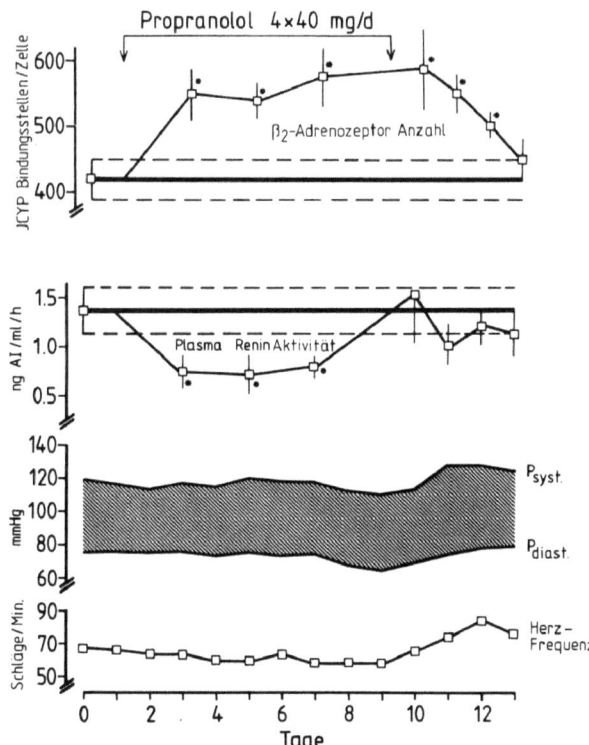

Abb. 1. Einfluß von Propranolol (4 × 40 mg/Tag) auf β_2-Adrenozeptoranzahl, Plasmareninaktivität, Blutdruck und Herzfrequenz von sechs gesunden Probanden. *Ordinate* (von oben nach unten): β_2-Adrenozeptoranzahl in Lymphozyten − bestimmt durch Scatchard-Analyse (1949) der JCYP-Bindung − in JCYP-Bindungsstellen/Zelle; Plasmareninaktivität in ng Angiotensin I gebildet/ml/Std; Blutdruck in mm Hg und Herzfrequenz in Schläge/min. *Abszisse:* Versuchstage: Angegeben sind Mittelwerte ± mittlerer Fehler des Mittelwertes. Durchgezogene Linien und gestrichelte Linien: Mittelwerte ± mittlerer Fehler des Mittelwertes vor Propranololeinnahme

*) $p < 0,05$ verglichen mit den Werten vor Propranololeinnahme

Tabelle 1. Einfluß von Propranolol (4 × 40 mg/Tag), Alprenolol (4 × 100 mg/Tag) und Mepindolol (2 × 5 mg/Tag) auf die β_2-Adrenozeptoranzahl in Lymphozyten normotoner Probanten

β-Blocker	β_2-Adrenozeptoranzahl (JCYP-Bindungsstellen/Zelle)			
	Vor β-Blocker-therapie	Tage nach Beginn der β-Blockertherapie		
		3	5	7
Propranolol (n = 6)	425 ± 30	550* ± 38	540* ± 25	575* ± 44
Alprenolol (n = 6)	408 ± 92	327n.s. ± 98	322n.s. ± 103	390n.s. ± 55
Mepindolol (n = 7)	425 ± 45	310* ± 15	300* ± 20	285* ± 40

β-Blocker	β_2-Adrenozeptoranzahl (JCYP-Bindungsstellen/Zelle)			
	Vor β-Blocker-therapie	Tage nach Absetzen der β-Blockertherapie		
		0	1	2	3
Propranolol (n = 6)	425 ± 30	586* ± 64	550* ± 28	505* ± 20	450n.s. ± 33
Alprenolol (n = 6)	408 ± 92	281n.s. ± 81	470n.s. ± 39	560n.s. ± 122	470n.s. ± 80
Mepindolol (n = 7)	425 ± 45	280* ± 18	320* ± 25	335* ± 15	355n.s. ± 30

Die β_2-Adrenozeptoranzahl in den Lymphozyten wurde durch Scatchard-Analyse (1949) der JCYP-Bindung bei 6-8 JCYP-Konzentrationen (10-150 pM) bestimmt. Angegeben sind Mittelwerte ± mittlerer Fehler des Mittelwertes

n = Anzahl der Probanden in der jeweiligen Gruppe

* $p < 0{,}05$ verglichen mit den entsprechenden Werten *vor* der Behandlung

n.s. = *Nicht* signifikant verschieden von den entsprechenden Werten *vor* der Behandlung

30%igen *Abnahme* der β_2-Adrenozeptoranzahl in den Lymphozyten (Tabelle 1), gleichzeitig nahm auch die PRA ab. Beide Parameter blieben während der Behandlung auf diesen erniedrigten Werten. Nach plötzlichem Absetzen des Mepindolols nahm die PRA rasch wieder zu und hatte bereits innerhalb von 1−2 Tagen ihren Ausgangswert erreicht. Die β_2-Adrenozeptoranzahl hingegen war noch 3 Tage nach Absetzen des β-Blockers signifikant erniedrigt. Bemerkenswert ist, daß im Gegensatz zu Propranolol Mepindolol keinen Einfluß auf die Herzfrequenz hatte, weder während der Behandlung, noch nach Absetzen des β-Blockers. Alprenolol (4 × 100 mg/Tag) hatte keinen signifikanten Einfluß auf die β_2-Adrenozeptoranzahl in den Lymphozyten, weder während der Behandlung, noch nach Absetzen des β-Blockers (Tabelle 1), senkte aber die PRA um ca. 30%. Blutdruck und Herzfrequenz wurden nur unwesentlich beeinflußt.

Diskussion

In der vorliegenden Arbeit führte neuntägige Behandlung mit Propranolol (4 × 40 mg/Tag) zu einem ca. 30%igen Anstieg der β-Adrenozeptoranzahl in den Lymphozyten. Nach plötzlichem Absetzen des Propranolols nahm die β-Adrenozeptoranzahl nur langsam ab und war noch 3 Tage nach Absetzen signifikant erhöht. Diese Ergebnisse sind in sehr guter Übereinstimmung mit kürzlich publizierten Befunden von Aarons et al. (1980), die an gesunden Probanden mit der gleichen Propranololdosis ähnliche Effekte beobachteten. Diese Arbeitsgruppe konnte weiterhin an Ratten zeigen, daß die durch Propranolol hervorgerufene Zunahme der β-Adrenozeptoranzahl in den Lymphozyten mit der im Herzen und in der Lunge übereinstimmt (Aarons und Molinoff 1982). Daraus kann geschlossen werden, daß auch beim Menschen β-Adrenozeptorveränderungen in den Lymphozyten repräsentativ für β-Adrenozeptorveränderungen in anderen Geweben sind. Während Alprenolol (β-Blocker mit *schwacher* ISA) die β_2-Adrenozeptoranzahl in den Lymphozyten nicht signifikant beeinflußte, führe Mepindolol, ein β-Blocker mit *starker* ISA, zu einer Abnahme der β-Adrenozeptoranzahl; eine ähnliche Abnahme der β-Adrenozeptoranzahl in Lymphozyten ist auch für einen weiteren β-Blocker mit *starker* ISA, Pindolol, beschrieben worden (Molinoff und Aarons 1983). Dieser Effekt war lang anhaltend, da selbst 3 Tage nach Absetzen des Mepindolols (Tabelle 1) bzw. Pindolols (Molinoff und Aarons 1983) die β-Adrenozeptoranzahl in den Lymphozyten noch signifikant erniedrigt war.

Die Eigenschaften von β_2-Adrenozeptoren in menschlichen Lymphozyten – bestimmt durch JCYP-Bindung – sind denen in anderen Geweben sehr ähnlich (Brodde et al. 1983). Da β-Adrenozeptorveränderungen in Lymphozyten repräsentativ für β-Adrenozeptorveränderungen in anderen (peripheren) Geweben des Menschen sind (s. oben), kann aus den vorliegenden Befunden geschlossen werden, daß Propranololtherapie zu einer Erhöhung der β-Adrenozeptoranzahl im Gewebe und damit zu einer erhöhten Ansprechbarkeit des Gewebes auf β-adrenerge Stimulation führt. Die Tatsache, daß noch 3 Tage nach Absetzen des Propranolols die β-Adrenozeptoranzahl signifikant erhöht war, dürfte daher ein Grund für das manchmal beobachtete „Propranololentzugsphänomen" (Prichard et al. 1983) sein. Der starke Anstieg der Herzfrequenz nach Absetzen des Propranolols (Abb. 1) unterstützt diese Vermutung. β-Blocker *mit* ISA hingegen, die die β-Adrenozeptoranzahl in den Lymphozyten (vermutlich auch in anderen Geweben) nicht beeinflussen (Alprenolol) oder sogar vermindern (Mepindolol, Pindolol), sollten solche „Rebound-Effekte" beim Absetzen nicht zeigen.

Zusammenfassend zeigen die Ergebnisse der vorliegenden Arbeit, daß die ISA eine wichtige Rolle bei der Beeinflussung der β-Adrenozeptoranzahl durch β-Blocker spielt. β-Blocker *ohne ISA* (wie z. B. Propranolol) führen zu einer Zunahme der β-Adrenozeptoranzahl und damit zu einer erhöhten Ansprechbarkeit des Gewebes auf β-adrenerge Stimulation, die das „Rebound-Phänomen" beim plötzlichen Absetzen des Propranolols erklären könnte. Bei β-Blockern *mit ISA* (wie z. B. Alprenolol, Mepindolol oder Pindolol) dürfte ein solches Absetzphänomen nur eine geringe Rolle spielen, da die ISA offensichtlich die Zunahme der β-Adrenozeptoranzahl (und damit Ansprechbarkeit) verhindert.

Diese Arbeit wurde vom Landesamt für Forschung Nordrhein-Westfalen und der Sandoz-Stiftung für Therapeutische Forschung unterstützt.

Literatur

Aarons RD, Molinoff PB (1982) Changes in the density of beta adrenergic receptors in rat lymphocytes, heart and lung after chronic treatment with propranolol. J Pharmacol Exp Ther 221: 439–443 – Aarons RD, Nies AS, Gal J, Hegstrand LR, Molinoff PB (1980) Elevation of β-adrenergic receptor density in human lymphocytes after propranolol administration. J Clin Invest 65: 949–957 – Brodde O-E, Engel G, Hoyer D, Bock KD, Weber F (1981) The β-adrenergic receptor in human lymphocytes: Subclassification by the use of a new radio-ligand, ($\pm$)-[125]iodocyanopindolol. Life Sci 29: 2189–2198 – Brodde O-E, Kuhlhoff F, Arroyo J, Prywarra A (1983) No evidence for temperature-dependent changes in the pharmacological specificity of β_1- and β_2-adrenoceptors in rabbit lung membranes. Naunyn Schmiedebergs Arch Pharmacol 322: 20–28 – Molinoff PB, Aarons RD (1983) Effects of drugs on β-adrenergic receptors on human lymphocytes. J Cardiovasc Pharmacol (Suppl 1) 5: S63–S67 – Prichard BNC, Tomlinson B, Walden RJ, Bhattacharjee P (1983) The β-adrenergic blockade withdrawal phenomenon. J Cardiovasc Pharmacol (Suppl 1) 5: S56–S62 – Scatchard G (1949) The attraction of proteins for small molecules and ions. Ann NY Acad Sci 51: 660–672

Hasenfuß, G., Knauf, H., Just, H., Schäfer-Korting, M., Mutschler, E. (Med. Univ.-Klinik Freiburg/Brsg. und Pharmakol. Institut, Univ. Frankfurt/Main)

Pharmakokinetische Gesichtspunkte bei der Dauertherapie mit β-Blockern unter besonderer Berücksichtigung des hydrophilen β-Blockers Carteolol

1. Zusammenfassung

Hydrophile Medikamente werden gewöhnlich renal eliminiert und kumulieren folglich bei Niereninsuffizienz. Im Falle des hydrophilen β-Blockers Carteolol verlängert sich die Eliminationshalbwertszeit von 7 Std bei Nierengesunden auf 30−40 Std bei terminaler Niereninsuffizienz. Aus der Abhängigkeit der Eliminationskonstanten von der Nierenfunktion können einfache Dosierungsrichtlinien für die jeweilige Clearance des Patienten angegeben werden. Die Erhaltungsdosis von Carteolol sollte bei terminaler Niereninsuffizienz auf ein Viertel der Norm reduziert werden. Diese Therapiesicherheit ist bei lipophilen β-Blockern nicht gegeben, da bei Niereninsuffizienz ihre hydrophilen Metabolite in unüberschaubarer Weise kumulieren können.

2. Einleitung

Während die Bedeutung der pharmakodynamischen Unterschiede der einzelnen β-Rezeptorenblocker im therapeutischen Konzentrationsbereich kontrovers beurteilt wird, ist die Berücksichtigung der Pharmakokinetik bei Langzeittherapie von entscheidender Bedeutung, insbesondere, wenn eine Erkrankung der Ausscheidungsorgane (Leber, Niere) vorliegt. Das pharmakokinetische Verhalten eines Medikaments wird durch seine physiko-chemischen Eigenschaften bestimmt. Hydrophile β-Blocker (z. B. Nadolol, Sotalol, Atenolol, Carteolol) werden überwiegend renal eliminiert, lipophile β-Blocker (z. B. Propranolol, Metoprolol, Azebutolol) werden in der Regel in der Leber biotransformiert. Dabei können jedoch hydrophile Metabolite entstehen, deren Ausscheidung über die Nieren erfolgt.

Carteolol, ein nichtselektiver β-Blocker mit ISA, ist hydrophil [1]. Es ist daher zu erwarten, daß die Ausscheidung dieser Substanz bei Niereninsuffizienz verzögert ist. Dies wurde im folgenden systematisch bei Patienten mit unterschiedlichen Graden einer Nierenfunktionseinschränkung untersucht.

3. Methodik

Es wurden sechs Nierengesunde (4 ♂ und 2 ♀, im Alter von 30−44 Jahren) und sieben Nierenkranke (4 ♂ und 3 ♀, im Alter von 40−80 Jahren) untersucht.

Die Kreatininclearances (Cl_{cr}) wurden unmittelbar vor Versuchsbeginn bestimmt, die Werte lagen zwischen 155 ml/min bei Nierengesunden und 5 ml/min bei Patienten mit terminaler Niereninsuffizienz. Nach Gabe von 30 mg Carteololhydrochlorid (3 Tabletten Endak) morgens nüchtern wurden Plasmaproben zum Zeitpunkt 0 sowie nach 4, 6, 8, 10, 20, 32, 44 Std gewonnen. Die Urinvolumina wurden quantitativ zunächst in vier-, dann in zwölfstündigen Abständen über einen Zeitraum von 48 Std gesammelt. Carteolol und sein Metabolit 8-Hydroxycarteolol wurden mittels quantitativer Dünnschichtchromatographie bestimmt. Carteololglucuronid wurde nach Glukulasebehandlung des Urins als Carteolol erfaßt. Die Eliminationsgeschwindigkeitskonstante (k) wurde durch nichtlineare Regressionsanalyse aus den Logarithmen der Plasmaspiegel bestimmt. Die minimale Eliminationsfraktion nach Dettli [2] wurde aus dem Verhältnis der Eliminationskonstanten bei Anurie und bei $Cl_{cr} = 100$ ml/min errechnet ($Q_o = k_{nr}/k_N$). Die individuelle Eliminationsfraktion ist $Q = k/k_N$.

Tabelle 1. Eliminationshalbwertszeit ($t_{1/2}$), Fläche unter der Plasmaspiegelkurve (AUC) und renale Clearance von Carteolol (Cl_r) bei Nierengesunden (Kreatininclearance (Cl_{cr}) > 90 ml/min, $n = 6$), Patienten mit schwerer Nierenfunktionseinschränkung (Cl_{cr} 10–30 ml/min, $n = 2$) und Patienten mit terminaler Niereninsuffizienz ($Cl_{cr} \le 10$ ml/min, $n = 5$)

Cl_{cr} (ml/min)	$t_{1/2}$ (Std)	$AUC_{0\to\infty}$ (ng · ml^{-1} · Std)	Cl_r (ml/min)
> 90	$7{,}1 \pm 0{,}9$	993 ± 60	260 ± 18
18 ; 30	$11{,}2$; $15{,}3$	$1\,333$; $1\,488$	60 ; 62
≤ 10	$36{,}7 \pm 6{,}0$	$6\,364 \pm 1\,961$	$4{,}4 \pm 3{,}2$

4. Ergebnisse

Die renale Clearance von Carteolol (A_u/AUC) beträgt beim Nierengesunden 260 ml/min und übersteigt somit deutlich die glomeruläre Filtrationsrate (Tabelle 1). Carteolol wird folglich sowohl glomerulär filtriert als auch tubulär sezerniert. Mit zunehmender Nierenfunktionseinschränkung nimmt die Carteololclearance drastisch ab ($r = 0{,}96$). Die Eliminationshalbwertszeit ($t_{1/2}$) verlängert sich von 7 Std bei Nierengesunden (Cl_{cr} über 90 ml/min) auf 30–40 Std bei Patienten mit terminaler Niereninsuffizienz (Cl_{cr} unter 10 ml/min). Die verzögerte Ausscheidung spiegelt sich in einer Zunahme der AUC-Werte wider. Abb. 1 zeigt die Abhängigkeit von k ($k = \ln 2/t_{1/2}$) von Cl_{cr} ($r = 0{,}89$). Bei Anurie findet noch eine langsame extrarenale Ausscheidung statt ($k_{nr} = 0{,}0218 \triangleq t_{1/2} = 32$ Std). Die rechte Ordinate gibt die Abhängigkeit der Eliminationsfraktion (Q) von Cl_{cr} wieder. Es ergibt sich eine minimale Eliminationsfraktion von $Q_0 = 0{,}25$; d. h., der Anteil der extrarenalen Ausscheidung beträgt beim Gesunden 25%. Bei Anurie ist die Ausscheidungsgeschwindigkeit auf ein Viertel der Norm reduziert.

5. Diskussion

Die Eliminationshalbwertszeit ($t_{1/2}$) von Carteolol verlängert sich bei terminaler Niereninsuffizienz auf das 4–6fache von normalerweise 7 Std. In dieser Hinsicht entspricht Carteolol den anderen hydrophilen β-Blockern Atenolol [3], Nadolol [4] und Sotalol [5]. Ließe man

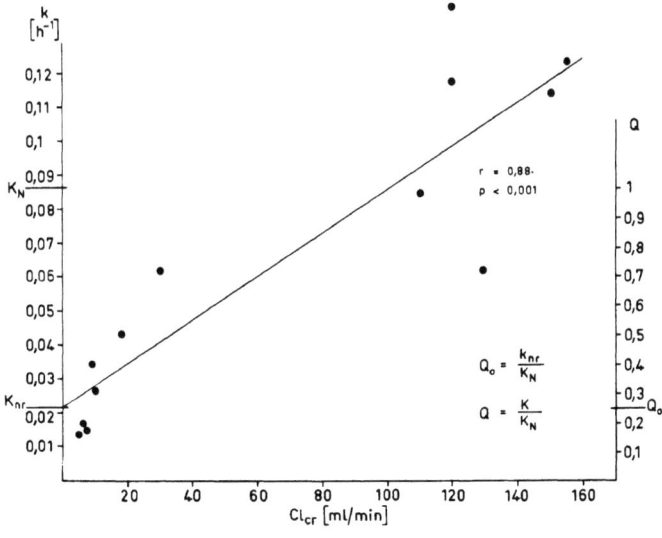

Abb. 1. Abhängigkeit der Eliminationsgeschwindigkeitskonstanten (k) (linke Ordinate) und der Eliminationsfraktion (Q) (rechte Ordinate) von der Kreatininclearance (Cl_{cr}). k_{nr} = Geschwindigkeitskonstante der extrarenalen Elimination. Q = individuelle Eliminationsfraktion, Q_0 = minimale Eliminationsfraktion

diese bei Niereninsuffizienz veränderte Kinetik unberücksichtigt, dann käme es zu einer deutlichen Kumulation. Die Plasmaspiegel von Carteolol würden bereits nach wenigen Tagen das $2^{1}/_{2}$fache der Norm erreichen. Die ermittelte Regressionsfunktion zwischen k und Cl_{cr} erlaubt jedoch eine einfache Anpassung der Dosierung an das Ausmaß der Nierenfunktionseinschränkung. Bei Patienten mit terminaler Niereninsuffizienz sollte die Erhaltungsdosis von Carteolol auf ein Viertel der Norm reduziert werden. Initialdosis und Dosierungsintervall müssen nicht verändert werden. Bei dieser Dosierung liegen die Plasmaspiegel im mittleren Konzentrationsbereich, eine Kumulation tritt nicht ein. Diese Therapiesicherheit ist bei lipophilen β-Blockern, die weitgehend biotransformiert werden, nicht gegeben. Ihre Metabolite sind in der Regel hydrophiler als die Nativsubstanz und können bei Niereninsuffizienz in unüberschaubarer Weise kumulieren [6–8]. Selbst wenn diese Metabolite inert sind, können sie mit Zweitpharmaka interferieren und zu unerwünschten Nebenwirkungen führen.

Literatur

1. Berglund G, Descamps R, Thomis JA (1980) Pharmacokinetics of sotalol after chronic administration to patients with renal insufficiency. Eur J Clin Pharmacol 18: 321–326 – 2. Dettli L (1977) Elimination kinetics and dosage adjustment of drugs in patients with kidney disease. Prog Pharmacol 1: 4 – 3. Flouvat B, Decourt S, Aubert P, Potaux L, Domart M, Goupil A, Baglin A (1980) Pharmacokinetics of atenolol in patients with terminal renal failure and influence of haemodialysis. Br J Clin Pharmacol 9: 379–385 – 4. Frishman W (1980) Clinical pharmacology of the new beta-adrenergic blocking drugs. Part 9. Nadolol: A new long-acting beta-adrenoceptor blocking drug. Am Heart J 99: 124–128 – 6. Knauf H, Schäfer-Korting M, Mutschler E (1981) Pharmakokinetik und biologische Wirkdauer von β-Rezeptorenblockern bei Niereninsuffizienz. Internist 22: 616–621 – 7. Seiler KU, Hunecke R, Meyer GJ (1977) Pharmakokinetik von Propranolol und Clonidin bei Patienten während chronisch intermittierender Hämodialysebehandlung. Verh Dtsch Ges Inn Med 83: 1712–1714 – 8. Stone WJ, Walle T (1980) Massive propranolol metabolite retention during maintenance haemodialysis. Clin Pharmacol Ther 28: 449–455 – 9. Winkler W (1983) Pharmazeutisch-chemische und pharmaanalytische Daten für den Arzneimittelwirkstoff Carteololhydrochlorid. Arzneim Forsch 33: 279–280

Weth, G., Huermer, H., Krebs, A., Werner, Th., Schneider, N., Haubitz, J. (Med. Poliklinik der Universität Würzburg*, Klinikum der Stadt Nürnberg und Rechenzentrum der Universität Würzburg)

Bestimmung der β-Rezeptorenblockade der β-Rezeptorenblocker Nadolol und Pindolol im Vergleich mit den pharmakologischen und klinischen Parametern

β-Rezeptorenblocker wirken über die kompetitive Hemmung der β-Rezeptoren und den damit verbundenen Second messenger-Abfall. Die Vielzahl der heute verfügbaren β-Rezeptorenblocker hat uns veranlaßt, ein biochemisches Modell zu suchen, mit dem die Wirkstärke und -dauer von β-Rezeptorenblockern in Übereinstimmung mit entsprechenden klinischen Parametern ermittelt werden kann. Den Ausgang unserer Überlegungen nach der Suche eines geeigneten Modells bildet das Ahlquistsche theoretische α-β-Rezeptorenkonzept der adrenergen Übertragung, das bekanntlich die Basis der β-Rezeptorenblockertherapie bildet, und die Arbeiten von Robinson et al. (1971), daß die membranständigen adrenergen Rezeptoren in einem engen Zusammenhang mit dem Adenylatzyklasesystem der Zelle stehen. Das Modell der Adenylatzyklase mit seiner regulativen Untereinheit ist in der Abb. 1

---

* Die Untersuchungen wurden unter dem Direktor der Medizinischen Poliklinik Herrn Professor Dr. H. Franke durchgeführt

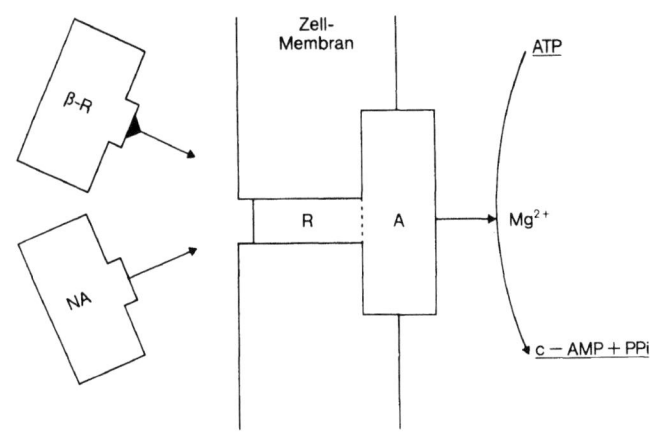

Abb. 1. Modell der Adenylzyklase (A)-Wirkung. Gezeigt wird der Vorgang, wie ein Hormon, z. B. Noradrenalin (NA) und ein β-Rezeptorenblocker (β-R) um den Rezeptor (R) an der Zelloberfläche konkurrieren. Die Bildung oder die Hemmung von cAMP ist die Folge

dargestellt. Eine Stimulation mit Adrenalin, Noradrenalin oder Dopamin bzw. eine kompetitive Hemmung durch β-Blocker bewirkt eine Steigerung bzw. Abnahme der Adenylzyklaseaktivität und damit eine verstärkte bzw. verminderte Bildung von zyklischem $3',5'$-Adenosinmonophosphat (cAMP), das eine zentralregulierende Rolle als sog. Second messenger bei der Steuerung des Stoffwechsels spielt. Eigene Untersuchungen an inkubiertem Gewebe haben gezeigt, daß nach der Stimulation mit einer neurotropen Substanz nicht nur intrazellulär, sondern auch in der Inkubationslösung es zu einem Anstieg der cAMP-Konzentration kam. Diese Ergebnisse bewegten uns, das Verhalten des cAMP im Serum von Patienten vor und nach der Gabe von Nadolol (Solgol mite und Pindolol (Visken) zu untersuchen und Beziehungen zu den klinischen Parametern Herzfrequenz, Blutdruck und Lungenfunktion aufzuzeigen.

Zu Beginn der Untersuchung stand die Forderung: sind die pharmakologischen, klinischen und biochemischen Parameter vergleichbar. Das gleichzeitige Verhalten der pharmakokinetischen Parameter (Plasmaspiegel der β-Blocker) wird dargestellt. Diese Untersuchungsergebnisse sollen zeigen, ob die pharmakokinetischen oder die biochemischen Parameter (β-Rezeptorenblockade) mit den klinischen Parametern besser übereinstimmen.

Patienten und Methoden

15 Patienten (19–63 Jahre) aus dem Krankengut der Universitätspoliklinik wurden 60 mg Nadolol (8 Uhr) und dreimal 5 mg Pindolol (8, 12 und 16 Uhr) verabreicht. Vor der Medikamentengabe wurden Herzfrequenz, Blutdruck, Lungenfunktion (Vitalkapazität, Tiffinau-Test) gemessen und Blut zur cAMP- und Plasmabestimmung der β-Blocker abgenommen. Die Untersuchungen wurden nach 2, 4, 8, 12, 24, 26 und 32 Std nach der Nadolol- bzw. der ersten Pindololgabe wiederholt. Das Blut wurde sofort zentrifugiert und das Plasma bei $-20°$ C bis zur cAMP- bzw. Plasmaspiegelbestimmung von β-Blockern eingefroren.

Das cAMP wurde mit einer selbstentwickelten Methode (Weth 1981) isoliert. Die Ausbeute lag zwischen 80 und 90 % (Weth und Gross 1982). Die Bestimmung wurde mit einem Radioimmunoassay nach der Methode von Steiner et al. (1971) durchgeführt.

Die Plasmabestimmungen wurden fluorimetrisch bestimmt.

Ergebnisse

In der Abb. 2 sind die cAMP-Konzentrationen über 32 Std dargestellt. Bei den 15 Patienten lag der mittlere cAMP-Serumspiegel vor der Tabletteneinnahme bei 21,3 pMol/ml und fiel

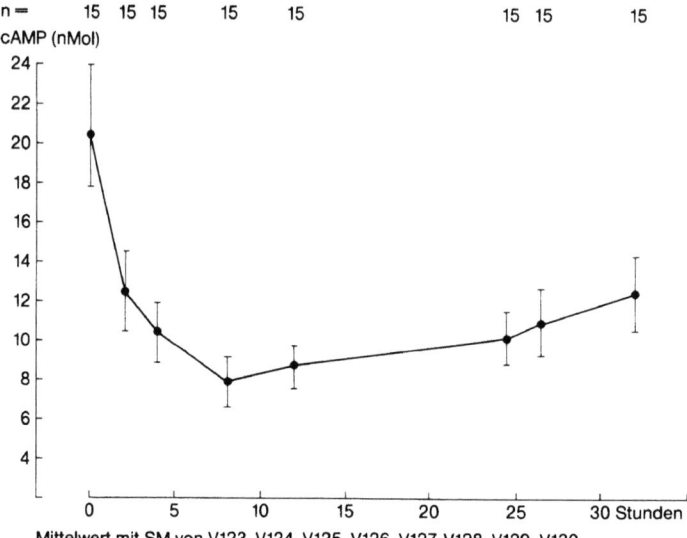

n = 15 15 15 15 15 15 15 15

Mittelwert mit SM von V123, V124, V125, V126, V127, V128, V129, V130

Abb. 2. Einfluß der cAMP-Konzentration nach Verabreichung einer Tablette Solgol mite (60 mg Nadolol) im Serum

rasch nach Gabe von Nadolol signifikant ($p = 0{,}001$) auf 12,8 pMol/ml. Nach 8 Std lag die cAMP-Konzentration auf niedrigstem Niveau (8,1 pMol/ml, $p = 0{,}001$). In den folgenden Stunden stieg die cAMP-Konzentration wieder geringfügig an und lag 32 Std nach der Tabletteneinnahme bei 13,1 pMol/ml.

Die Veränderungen der Herzfrequenz und des systolischen Blutdrucks zeigen ein ähnliches Verhalten. Nach 8 Std ist die Herzfrequenz von 79 auf 65 Schläge/min und der systolische Blutdruck von 152 auf 134 mm Hg signifikant ($p = 0{,}001$) gesunken. Danach stieg die Herzfrequenz und der systolische Blutdruck wieder an und zeigte nach 32 Std eine Frequenz von 71 Schlägen/min bzw. einen systolischen Blutdruck von 136 mm Hg. Nahezu unverändert blieben unter Nadolol der diastolische Blutdruck und die Lungenfunktionsparameter: Tiffenau-Test und Vitalkapazität.

Die Plasmakonzentration von Nadolol lag 2 Std nach Tabletteneinnahme bei 82 ng/ml und fiel kontinuierlich ab. Nach 24 Std lag die Plasmakonzentration bei 32 ng/ml. Der kurzwirksame β-Blocker Pindolol wurde um 8, 12 und 16 Uhr verabreicht. Nach 2 Std fiel der cAMP-Spiegel signifikant von 20,2 auf 17,2 pMol/ml ab. Nach 4 Std stieg er wieder auf 19,2 an. Nach erneuter Tabletteneinnahme fiel er nach 16 Std auf 17,4 und bei erneuter Tabletteneinnahme auf 16,8 pMol/ml. Nach 24 Std lag der cAMP-Spiegel bei 18,8 pMol/ml.

Die klinischen Parameter, systolischer Blutdruck und Herzfrequenz, zeigten einen hochsignifikanten Abfall bis 18 Uhr und danach einen erneuten Anstieg, ohne jedoch wieder den Ausgangswert zu erreichen.

Die Lungenfunktionsparameter zeigten unter Pindololgabe kein signifikantes Verhalten, das heißt, unter Pindolol blieben wie unter Nadolol Vitalkapazität und Tiffenau-Test nahezu unverändert.

Die Plasmakonzentration von Pindolol lag nach 2 Std bei 14,5 ng/ml und nach 4 Std bei 12,5 ng/ml, nach 12 Std bei 27 ng/ml und nach 24 Std bei 4 ng/ml.

Diskussion

Die einmalige Gabe von 60 mg Nadolol führte bei allen Patienten über 32 Std zu einer ausgeprägten Senkung der Herzfrequenz und des systolischen Blutdrucks, während die

1890

diastolischen Blutdruckwerte und die Lungenfunktionsparameter nahezu unbeeinflußt blieben. Bei Pindolol mußten entsprechend der kurzen Halbwertszeit drei Tabletten verabreicht werden, um einen ähnlichen Effekt zu erzielen. Wird die letzte Tagesdosis um 16 Uhr ausgeteilt, so reicht die klinische Wirkung bis zur nächsten Tabletteneinnahme am nächsten Morgen aus. Die cAMP-Konzentrationen fielen im gleichen Zeitraum deutlich ab und lagen auch nach 24 Std auf einem signifikant erniedrigten Niveau. Dieses Verhalten ist in Einklang mit der β-Rezeptorenblockade zu bringen und zeigt, daß intrazelluläre cAMP-Veränderungen sich extrazellulär auswirken und nachweisen lassen. Diese Befunde bestätigen die tierexperimentellen Untersuchungen von Palm et al. (1981) und Schmid (1979). Die aus unseren cAMP-Messungen ermittelte Wirkungsdauer von Nadolol beträgt mehr als 24 Std und stimmt mit den in der Literatur beschriebenen Effekten über die Dauer der antianginösen und antihypertensiven Wirkung von Nadolol überein (Hill und Fand 1979; Shapiro 1979).

Darüber hinaus bestand bei allen Patienten zwischen dem Rückgang der cAMP-Konzentration im Serum und der Herzfrequenz sowie dem systolischen Blutdruck eine enge Korrelation. Dieser Befund erscheint uns in der Therapie wichtig, denn er demonstriert zu jedem Zeitpunkt die Wirkstärke und Wirkdauer des β-Rezeptorenblockers.

Die Gabe von 3 Tabletten Pindolol (8, 12, 16 Uhr) zeigte zunächst einen cAMP-Abfall nach 2 Std, nach 4 Std kam es zu einem erneuten cAMP-Anstieg. Die erneute Pindololgabe (12 und 16 Std) führte zur erneuten Senkung von cAMP und erreichte nach der dritten Tablettengabe um 18 Uhr die stärkste Sympathikolyse. Um diese Zeit wurde für Pindolol auch der maximale Serumspiegel festgestellt. Nach 24 Std waren sowohl die klinische und die biochemische Wirkung nachweisbar, die Plasmakonzentration lag im unteren Grenzbereich.

Zur Wirkungsbeurteilung eines β-Rezeptorenblockers erscheinen uns deshalb cAMP-Bestimmungen geeigneter als Plasmabestimmungen der jeweiligen Substanzen, da bekanntlich die pharmakologische Halbwertszeit wesentlich kürzer ist als die pharmakodynamische (Weth 1981). Ähnliche Schlußfolgerungen ergeben sich für die Änderungen der cAMP-Konzentrationen nach Gabe von Atenolol und insbesondere Pindolol. Selbst Resorptionsstörungen können mit diesem Modell nachgewiesen werden (Weth und Huermer).

Literatur

Alquist RPA (1948) Study of the adrenotropic receptors. Am J Physiol 153: 586–600 – Hill LS, Fand RS (1979) A report on the clinical efficacy of nadolol – a new long acting betablocker. Ir Med J 72: 522–529 – Palm D, Wiener G, Dietz J (1981) Efflux of 3,5,-cAMP from immature rat erythrocytes: Dependence on intracellular concentrations of cAMP and ATP. In: Mechanism of action of cardioactive drugs. Naunyn Schmiedebergs Arch Pharmacol 317: P372 – Robinson GA, Butcher RW, Sutherland EW (1971) Cyclic AMP. Academica Press, New York London – Schmid G (1979) cAMP in Gehirn und Speicheldrüse bei arterieller Hypertonie. Habilitationsschrift, Würzburg – Shapiro W (1979) Comparison of Nadolol – a new long-acting beta-receptor blocking agent, and placebo in patients with angina pectoris. Circulation (Suppl 2) 180: 59–60 – Steiner AL et al. (1971) Biochem J 247: 1106 – Weth G (1981) Effect on the transmitter of piracetam. 2. International Symp. on Nootropic Drugs. Mexico, pp 34–45 – Weth G, Gross W (1982) Einfluß von Piracetam auf die Konzentration des zykl. Adenosin-Monophosphats. Münch Med Wochenschr 124: 427 – Weth G et al. (1984) Einfluß des Betablockers Nadolol auf das Second-messenger-cyclische Adenosin-Monophosphat (cAMP) im Serum, auf Blutdruck und Herzfrequenz. Arzneim Forsch (im Druck)

Brockmeyer, N., Breithaupt, H., Mehlburger, H. (Zentrum für Innere Medizin), Ferdinand, W., von Hattingberg, M. (Zentrum für Kinderheilkunde, Gießen)

Keine Dosisreduktion des Antiarrhythmikums Mexiletin bei gleichzeitiger Gabe von Cimetidin oder Ranitidin

Einleitung

Mexiletin ist ein wirksames Medikament zur oralen und parenteralen Behandlung ventrikulärer Arrhythmien [1]. Wie bei einigen anderen Antiarrhythmika, besteht für Mexiletin eine direkte Beziehung zwischen den Konzentrationen im Plasma und seiner therapeutischen Wirkung. Als therapeutischer Bereich werden Plasmaspiegel von $0{,}75-2{,}0$ $\mu g \cdot ml^{-1}$ angesehen [2]. Bei Konzentrationen über $2{,}0 \mu g \cdot ml^{-1}$ kommt es zu toxischen Reaktionen, insbesondere von seiten des Zentralnervensystems, ohne wesentliche weitere Zunahme der therapeutischen Effekte.

Die Elimination aus Plasma erfolgt relativ langsam mit Plasmahalbwertszeiten von $7-17$ Std [2, 3]. Mexiletin wird weitgehend in der Leber metabolisiert, nur ca. 10% werden unverändert renal ausgeschieden. Hauptmetabolite sind 4-Hydroxymexiletin, 4-Hydroxymethylmexiletin und ihre Glukuronide, eine biologische Wirkung wird ihnen abgesprochen.

Der Einfluß gleichzeitig gegebener Pharmaka auf die Eliminationskinetik des Mexiletins wurde bisher kaum untersucht. Metoclopramid soll die Geschwindigkeit der enteralen Mexiletinabsorption erhöhen, Atropin sie vermindern [4]. Phenytoin und Rifampicin sollen durch Enzyminduktion den Abbau des Mexiletins beschleunigen [5, 6]. Dem Histamin H2-Antagonisten Cimetidin, einem Hemmer des Cytochrom P450-abhängigen arzneimittelabbauenden Enzymsystems, wurde schließlich ein hemmender Einfluß auf die Eliminationskinetik des Mexiletins zugesprochen [7].

Ziel der vorliegenden Studie war es deshalb, an gesunden Probanden zu prüfen, ob die Histamin H2-Antagonisten Cimetidin und Ranitidin die Elimination des Mexiletins in einem klinisch relevanten Ausmaß beeinflussen.

Methodik

Sechs gesunde Probanden im Alter von $24-40$ Jahren erhielten in randomisierter Folge eine kontinuierliche intravenöse Mexiletin (Mexitil)-15-min-Infusion ($3 mg \cdot kg^{-1}$) allein oder in Kombination mit Cimetidin ($800 mg \cdot Tag^{-1}$) bzw. Ranitidin ($450 mg \cdot Tag^{-1}$). Die Gabe von Cimetidin bzw. Ranitidin wurde 10 Std vor der Mexiletininfusion begonnen und über 5 Tage fortgesetzt. In einer zweiten Versuchsreihe wurde bei vergleichbarer Versuchsanordnung von denselben Probanden orales Mexiletin (Mexitil Kps. zu 200 mg) in einer einmaligen Dosis von $200-400$ mg eingenommen, den Probanden wurden insgesamt 14 Blutproben ($2-20$ ml) zu festgesetzten Zeitpunkten bis 93 Std nach jeder Mexiletinapplikation entnommen. Die Proben wurden sofort heparinisiert, zentrifugiert und das Plasma eingefroren. Teilmengen spontan gelassenen Urins wurden ebenfalls 5 Tage lang gesammelt und bis zur Bestimmung ihres Mexiletingehaltes eingefroren.

Mexiletin wurde mit Hilfe der Hochdruckflüssigkeitschromatographie (HPLC) nach vorheriger Derivatisierung mit Dinitrofluorbenzol als 2,4-Dinitrobenzolmexiletin bestimmt [8]. Als interner Standard wurde 4-Methylmexiletin verwendet (Abb. 1). Die untere Nachweisgrenze für die Bestimmung im Urin und im Plasma liegt bei $10 ng \cdot ml^{-1}$ bei einem Variationskoeffizienten unter 7%. Störende Interferenzen durch Mexiletinmetabolite, Cimetidin, Ranitidin, Serum- oder Urinkomponenten waren nicht nachweisbar.

Die Compliance der Probanden wurde durch Bestimmung von Cimetidin bzw. Ranitidin in allen Urinproben überprüft.

1892

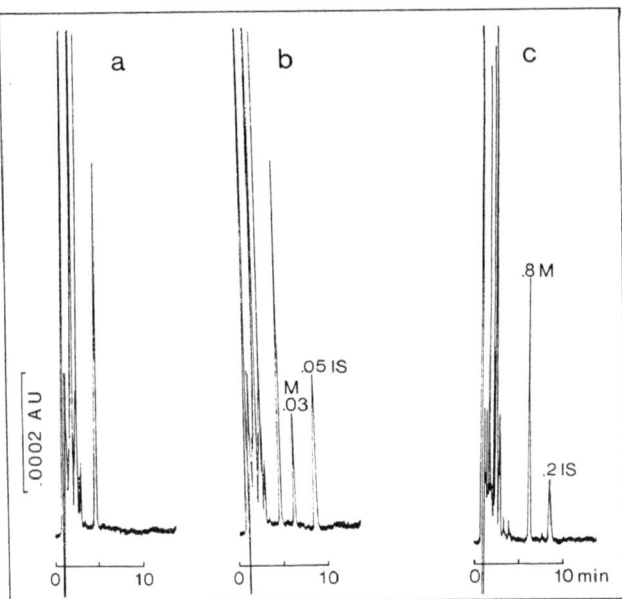

Abb. 1. HPLC-Chromatogramme von Mexiletin (M) und 4-Methylmexiletin als internem Standard (IS) nach vorheriger Derivatisierung mit Dinitrofluorbenzol. (A) Kontrollplasma, (B) Plasma und (C) Urin mit Mexiletin und 4-Methylmexiletin. Chromatographische Bedingungen: Vorsäule (50 · 4 mm I.D.): Perisorb RP-2 30−40 μm (Merck, Darmstadt). Trennsäule (300 · 4 mm I.D.): Spherisorb ODS 5 μm (Gynkotek, München). Mobile Phase für Anreicherung an der Vorsäule: Wasser (2 ml · min^{-1}; 20 bar). Mobile Phase für Trennung an der analytischen Säule: 1-Heptansulfonsäure (0,005 M; Pic B7, Waters, Königstein)-Azetonitril-Tetrahydrofuran (42:48:10; v/v) Fluß: 2,4 ml · min^{-1}. Staudruck: ca. 230 bar. Raumtemperatur. Detektion: 352 nm. Probenvolumina: 10 ml Plasma bzw. 1 ml Urin. Konzentration: in μg · ml^{-1}

Schema der Mexiletinbestimmung

Plasma (0,5−10 ml)
+ 4-Methylmexiletin als interner Standard
+ 1 N NaOH ad 0,25 ml · ml^{-1}
+ Diäthyläther ad 2,5 ml · ml^{-1}.
Ultraschallbad (4 min).
Ausfrieren der wäßrigen Phase in Acetontrockeneis (−70° C).
Ätherphase dekantieren und bei 60° C zur Trockene bringen.
Wiederholung der Ätherextraktion bis zu dreimal (bei Urin einmal)
+ 2,5 ml 2,5% Dinatriumtetraborat
+ 0,15 ml 4% Dinitrofluorbenzol in Dioxan (w/v).
Derivatisierung bei 60° C, 20 min
Analytik von 2 ml-Proben mit HPLC nach vorheriger alternierender Vorsäulenanreicherung und Back flush-Elution unter Verwendung eines Vorsäulenumschaltmoduls (se-2 Gynkotek, München)

Ergebnisse

Nach intravenöser Applikation wird Mexiletin biphasisch aus dem Plasma eliminiert (Abb. 2). Die Verteilungsvolumina und Eliminationsparameter aus Plasma wurden nicht signifikant durch die Begleitmedikation mit Cimetidin oder Ranitidin beeinflußt (Tabelle 1). Auch bei oral gegebenem Mexiletin war ein Einfluß von gleichzeitig gegebenem Cimetidin oder Ranitidin auf die Elimination von Mexiletin aus Plasma nicht erkennbar (Tabelle 1). Bei

Tabelle 1. Pharmakokinetische Daten von Mexiletin allein (M) oder in Kombination mit Cimetidin (M + C) oder Ranitidin (M + R)

	Totale Clearance (ml · min⁻¹ · kg⁻¹)			Renale Clearance (ml · min⁻¹ · kg⁻¹)			Bioverfügbarkeit (in %)[a]		
	n	$\bar{x}$	s	n	$\bar{x}$	s	n	$\bar{x}$	s
i.v. M	6	5,6	2,8	6	0,55	0,39			
i.v. M + C	6	6,1	1,7	6	0,45	0,18			
i.v. M + R	6	6,1	2,2	6	0,38	0,21			
	18	5,9	2,1	18	0,46	0,27			
Oral M	6	9,9	2,0	6	0,61	0,24	6	55	16
Oral M + C	6	9,6	2,6	6	0,74	0,34	6	60	25
Oral M + R	6	11,1	4,0	6	0,60	0,33	6	54	29
	18	10,2	2,9	18	0,65	0,30	18	56	23

	Verteilungsvolumen (l · kg⁻¹)			Eliminationshalbwertszeit (Std)		
	n	$\bar{x}$	s	n	$\bar{x}$	s
i.v. M	6	8,7	2,7	5	16,6	3,7
i.v. M + C	6	7,1	2,5	6	16,3	7,1
i.v. M + R	6	9,2	5,7	5	11,6	4,1
	18	8,3	3,8	16	14,9	5,5
Oral M	6	7,9	2,3	5	9,2	1,1
Oral M + C	6	8,3	3,5	6	9,1	2,6
Oral M + R	6	7,7	2,5	5	8,3	2,0
	18	7,9	2,6	16	8,8	1,9

[a] Ermittelt durch Vergleich der Flächen unter den Kurven nach oraler und intravenöser Applikation

intravenöser Applikation betrug die Eliminationshalbwertszeit 14,9 ± 5,5 Std, bei oraler Gabe 8,8 ± 1,9 Std, die mittlere Verweildauer betrug 25,6 ± 15,3 bzw. 14,5 ± 3,4 Std.

Nach intravenöser Infusion lag die renale Clearance des Mexiletins mit 0,46 ± 0,27 ml · min⁻¹ · kg⁻¹ bei 7,8% der totalen Clearance, die 5,9 ± 2,1 ml · min⁻¹ · kg⁻¹ betrug

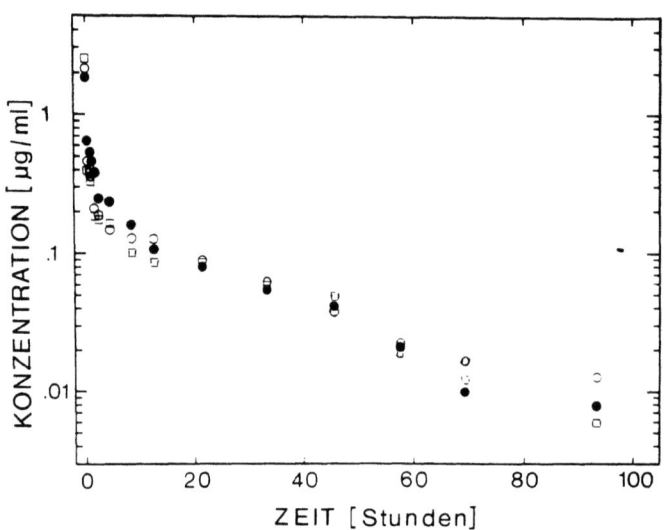

Abb. 2. Elimination von Mexiletin aus Plasma nach kontinuierlicher 0,25-Std-Infusion von Mexiletin allein (●; 3 mg · kg⁻¹) oder in Kombination mit Cimetidin (○) oder Ranitidin (□)

(Tabelle 1). Nach oraler Gabe war die totale Clearance des Mexiletins 10,2 ± 2,9 ml · min⁻¹ · kg⁻¹, die renale Clearance lag mit 0,65 ± 0,30 ml · min⁻¹ · kg⁻¹ bei 6,4% der totalen Clearance (Tabelle 1). Im Urin wurden ca. 6% der applizierten Dosis als unverändertes Mexiletin ausgeschieden (Tabelle 1).

Auch die Bioverfügbarkeit oral gegebenen Mexiletins wurde durch eine gleichzeitige Behandlung mit Cimetidin oder Ranitidin nicht beeinflußt, sie betrug 56 ± 23% (Tabelle 1).

Zusammenfassung

Im Gegensatz zu einer früheren Annahme [7] ist eine Dosisreduktion des Antiarrhythmikums Mexiletin bei gleichzeitiger Gabe von Cimetidin nicht erforderlich. Die Elimination von Mexiletin wird durch die Histamin H2-Antagonisten Cimetidin und Ranitidin nicht beeinflußt. Auch die Bioverfügbarkeit oral gegebenen Mexiletins wird durch Cimetidin oder Ranitidin nicht verändert. Interindividuell streute die Bioverfügbarkeit bei den untersuchten Probanden in einem beträchtlichen Ausmaß.

Literatur

1. Chew CYC, Collett J, Singh BN (1979) Drugs 17: 161−181 − 2. Campbell NPS, Kelly JG, Adgey AAJ, Shanks RG (1978) Br J Clin Pharmacol 6: 103−108 − 3. Prescott LF, Pottage A, Clements JA (1977) Postgrad Med J (Suppl 1) 53: 50−55 − 4. Wing LMH, Meffin PJ, Grygiel JJ et al. (1980) Br J Clin Pharmacol 9: 505−509 − 5. Begg EJ, Chinwah PM, Webb C et al. (1982) Br J Clin Pharmacol 14: 219−223 − 6. Pentikäinen PJ, Koivula IH, Hiltunen HA (1982) Eur J Clin Pharmacol 23: 261−266 − 7. Nitsch J, Lüderitz B (1982) Verh Dtsch Ges Inn Med 88 − 8. Breithaupt H, Wilfling M (1982) J Chromatogr 230: 97−105

Ostrowski, J. (Cassella AG, Pharma-Forschung, Frankfurt/Main), Stauch, M. (Univ.-Klinik Ulm), Voegele, D. (Cassella AG, Pharma-Forschung, Frankfurt/Main), Brockmeier, D. (Hoechst AG, Med. Abt., Frankfurt-Höchst), Rudolph, W. (Deutsches Herzzentrum, München), Resag, K. (Cassella AG, Med. Abt., Frankfurt/Main)

In vivo-Relevanz einer galenisch konzipierten Retardform von Molsidomin

1. Einleitung

Molsidomin[1] (N-carboxy-3-morpholino-sydnonimin-äthylester) ist ein antianginös wirkendes Präparat. Es senkt die myokardiale Wandspannung durch Reduktion des Preload. Molsidomin ist bei Patienten mit koronarer Herzkrankheit 3−5 Std nach einmaliger oraler Gabe von 2 mg Corvaton wirksam. Über denselben Zeitraum läßt sich auch Molsidomin im Plasma der Patienten quantitativ nachweisen. Zur Verlängerung der therapeutischen Wirksamkeit und zur Verbesserung der Patientencompliance wurde eine neue Arzneiform mit galenisch verzögerter Freisetzung von Molsidomin (Corvaton retard) entwickelt. Dieses Retardsystem gibt den Wirkstoff unter kontrollierten Bedingungen frei. In der vorliegenden Studie wird untersucht, ob sich die In vitro-Auflösecharakteristik des Retardsystems im In vivo-Geschehen widerspiegelt und zur *individuellen* Vorhersage des Molsidominplasmaspiegels bei Patienten mit koronarer Herzkrankheit (KHK) geeignet ist.

---

1 INN, Hersteller: Cassella-Riedel Pharma GmbH, 6000 Frankfurt/Main 61, Handelsname: Corvaton

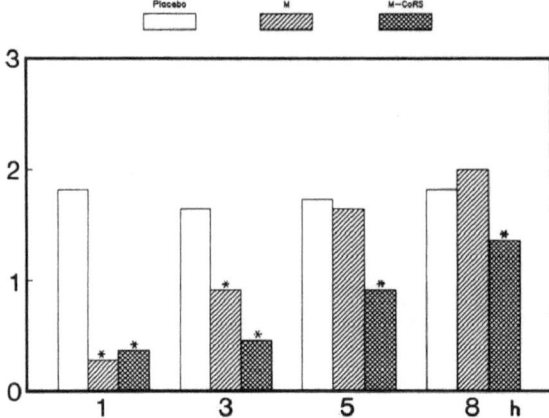

Abb. 1. Reduktion der mittleren ST-Streckensenkung (mV) durch Corvaton (M) und Corvaton retard (M-CoRS) bei KHK-Patienten ($n = 11$) der Studie II (plazebokontrolliert) * $p < 0,01$

2. Methodik

Die beiden klinischen Studien (I) (Stauch, Ulm: 10 männliche Patienten, 57 ± 5 Jahre, 78 ± 13 kg) und (II) (Rudolph, München: 11 männliche Patienten, 53 ± 8 Jahre, 72 ± 7 kg) waren im Rahmen einer Multicenterstudie randomisiert und doppelblind gekreuzt angelegt. Studie (II) hatte zusätzlich ein plazebokontrolliertes Prüfdesign (Ostrowski et al. 1983). Die Patienten wurden auf dem Fahrradergometer vor der Präparategabe körperlich maximal belastet (Leerbelastung). Dabei wurden der systolische Blutdruck, die Herzfrequenz und die ST-Streckensenkung im EKG bestimmt. 1, 3, 5 und 8 Std nach einmaliger Gabe von Corvaton 2 mg bzw. Corvaton retard 8 mg wurden die Messungen nach den Kriterien der Leerwertbelastung wiederholt.

Das In vitro-Liberationsverhalten der beiden Molsidominzubereitungen wurde im Sartorius-Lösemodell untersucht. Die Bestimmung von Molsidomin im Plasma wurde mit einer empfindlichen und selektiven HPLC-Methode (Dell et al. 1978) durchgeführt.

Das In vitro-Freisetzungsprofil von M-CoRS im Sartorius-Lösemodell wurde untransformiert als kumulative hypothetische In vivo-Input-Funktion zur Einfaltung verwendet. Dabei wurde der dosisnormierte Konzentrationszeitverlauf der schnell verfügbaren Formulierung (M, 2 mg) als Wichtungsfunktion eingesetzt (Ostrowski et al. 1983). Zur Vorhersage mittlerer *und* individueller M-CoRS-Plasmaspiegel diente eine modifizierte Form des REPRIP-Verfahrens (v. Hattingberg et al. 1980).

3. Ergebnisse

Corvaton (M) bzw. Corvaton retard (M-CoRS) zeigten 3 bzw. 8 Std eine statistisch gesicherte antianginöse Wirksamkeit bei Patienten mit koronarer Herzkrankheit ohne subjektive Nebenwirkungen (Abb. 1) (Bruegmann et al. 1982).

Während das mittlere Wirkstoffmaximum ($Cp_{max} = 18,5 ± 8,1$ ng/ml) mit der schnell zerfallenden Tablette bereits nach etwa 1 Std gemessen wurde, war es mit dem Retardpräparat nach 1,7 Std erreicht ($Cp_{max} = 29,6 ± 7,4$ ng/ml). Die mittlere Halbwertszeit der Elimination wurde für Corvaton mit $t_{1/2} = 1,6 ± 0,5$ Std berechnet. Für Corvaton retard betrug die Halbwertszeit des Plasmaspiegelabfalls von Molsidomin zwischen der 4. und 8. Std nach Präparatgabe $t_{1/2} = 4,2 ± 1,8$ Std (Abb. 2). 8 Std nach Gabe der Retardtablette waren im Plasma noch 11,3 ± 6,9 ng Molsidomin/ml Plasma nachweisbar. Die mittlere relative Bioverfügbarkeit von M-CoRS betrug 94,4 ± 17,7%.

Die In vitro-Auflösung von Corvaton retard im Sartorius-Lösemodell erstreckte sich über einen Zeitraum von etwa 7 Std.

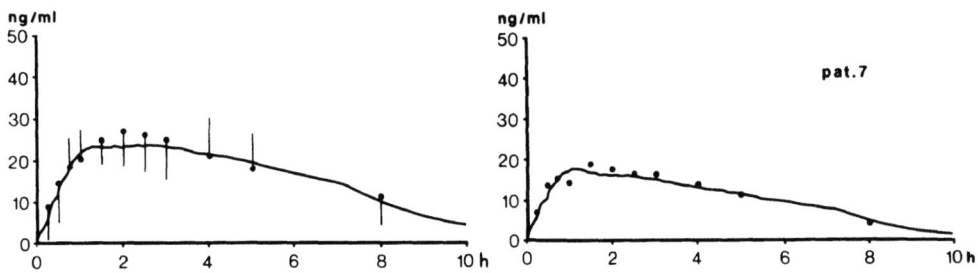

Abb. 2. Simulierter (———) und gemessener (●) Konzentrationzeitverlauf von Molsidomin im Plasma (Mittelwert: links, Pat. No. 7: rechts) nach einmaliger Gabe von 8 mg Corvaton retard bei zehn KHK-Patienten

Da die M-CoRS-Auflöseprofile in vitro und in vivo einander sehr ähnlich sind (Ostrowski et al. 1983), konnte der mittlere Konzentrationzeitverlauf von M-CoRS im Plasma durch Konvolutionsrechnung simuliert werden. Die Vorhersage der M-CoRS-Plasmaspiegel bei jedem einzelnen Patienten war nach dem gleichen Verfahren in acht von zehn Fällen erfolgreich (Abb. 2).

4. Schlußfolgerungen

1. Corvaton retard ist über 8 Std antianginös wirksam.
2. Die pharmakokinetischen Parameter von Corvaton retard liegen innerhalb der vorgegebenen Grenzen (vollständige Absorption, Cp_{max} 30 ng/ml, Cp 8 Std $> 3-5$ ng/ml).
3. Die verzögerte Freisetzung von Molsidomin aus Corvaton retard erfolgt in vitro unabhängig von den mechanischen und hydrodynamischen Randbedingungen und unbeeinflußt vom pH-Gradienten.
4. Die Wirkstofffreisetzung erfolgt in vitro identisch der hypothetischen In vivo-Auflösekurve.
5. Deshalb steuert die galenische Zubereitung *allein,* d. h. unbeeinflußt von den Randbedingungen, die verlängerte Wirkstofffreisetzung: Sie stellt ein „Controlled oral Release-System" (CoRS) dar.

Danksagung. Für die sorgfältige und zuverlässige Durchführung der quantitativen Bestimmung von Molsidomin im Plasma möchten wir Herrn W. Gärtner unseren besonderen Dank aussprechen.

Literatur

1. Bruegmann U, Blasini R, Rudolph W (1982) Vergleich der antiischämischen Wirksamkeit von Molsidomin und Molsidomin retard. Z Kardiol 71: (Abstract 93) − 2. Dell D, Chamberlain J (1978) Determination of Molsidomine in plasma by high-performance liquid column chromatography. J Chromatogr 146: 465−472 − 3. v. Hattingberg HM, Brockmeier D (1980) Drug concentration control and pharmacokinetik analysis during long term therapy with desk top computers (presentation of a programming concept). In: Gladtke/Heinemann (eds) Pharmacokinetiks. Fischer, Stuttgart − 4. Ostrowski J, Voegele D, Brockmeier D, v. Hattingberg HM, Blasini R, Bruegmann U, Resag K, Rudolph W, Weidemann H (1983) In vivo-Relevanz von In vitro-Liberationsergebnissen. Acta Pharmacol Techn. 29: 295−301

Thiery, J., Seidel, D. (Zentrum Innere Medizin der Universität Göttingen, Abt. für Klinische Chemie)

Beschleunigte Regression der Atherosklerose unter Nifedipinapplikation beim Kaninchen

Es ist heute gesichert, daß eine Erhöhung des LDL-Cholesterins die wichtigste Ursache bei der Entwicklung der Atherosklerose, besonders der koronaren Herzerkrankung darstellt [1]. Durch die Cholesterinesterakkumulation in den Gefäßwandzellen [2] können jedoch die zellulären Vorgänge bei Entstehung der Atherosklerose nicht allein erklärt werden. Die diätinduzierte Hypercholesterinämie führt beim Kaninchen in sehr kurzer Zeit zu einer besonders ausgeprägten Intimaproliferation. Dieses Tiermodell ist daher zur Untersuchung von Pharmaka, die die Proliferation glatter Muskelzellen hemmen können, gut geeignet. In der Zellkultur ist gezeigt worden, daß eine verminderte intrazelluläre Verfügbarkeit von ionisiertem Kalzium eine verlangsamte Mitoserate zur Folge haben kann [3]. Dieser Befund, wie auch die bekannte Kalzifizierung atherosklerotischer Gefäße, bildete unter anderem den Anlaß zum experimentellen Einsatz verschiedener den Kalziumstoffwechsel beeinflussender Substanzen in atherosklerotischen Tiermodellen [4–6]. Eine neuere Untersuchung konnte einen günstigen Einfluß von Nifedipin [7] auf die Entstehung diätinduzierter Läsionen zeigen [8]. Unsere Untersuchung hatte zum Ziel, die Wirkung von Nifedipin auf die Regression bereits bestehender Läsionen der Kaninchenaorta zu prüfen.

Methodik

20 weibliche Neuseeländer Kaninchen (Dr. Ivanovas, Kieslegg) wurden 145 Tage mit einer Cholesterindiät (Sonderdiät C 2000, Altromin, Lage. 1,5% Cholesterin, E. Merck, Darmstadt) gefüttert (100 g/Tag) und in Einzelkäfigen unter kontrollierten Klimabedingungen sowie konstantem Lichtrhythmus gehalten. Der Atheroskleroseindex (sudanophile Oberflächenveränderung der Intima in %) wurde bei zehn Tieren am Ende der Induktionsphase (145. Diättag) bestimmt (Induktionsgruppe). Die verbliebenen Tiere wurden in eine Plazebo- und eine Nifedipingruppe randomisiert verteilt und für weitere 135 Tage mit einer cholesterinfreien Diät gefüttert. Die Nifedipinlösung wurde unter Lichtschutz täglich frisch zubereitet und zweimal pro Tag über eine Sonde bukkal verabreicht (2 × 20 mg/Tier/Tag). Die Plazebogruppe erhielt das Lösungsmittel für Nifedipin in gleicher Menge (Plazebolösung (Bayer): 60 g Glyzerin, 100 ml Aqua bidest., Polyäthylenglykol 400 ad 1 129 g) 2 × 0,5 ml/Tag.

Vor Beginn der Studie, in vierwöchigen Abständen und am Ende der Diätperioden wurden aus der Ohrarterie Blut zur Bestimmung klinisch chemischer und hämatologischer Parameter entnommen, die nach standardisierten und optimierten Methoden erstellt wurden. Die Kaninchenapolipoproteine A und B wurden mit Hilfe der radialen Immundiffusion [10] unter Verwendung spezifischer Antikörper quantifiziert. Die freipräparierte Aorta wurde mit Sudanrot (E. Merck, Darmstadt) gefärbt und fotografiert, die sudanophilen Areale anschließend mit Hilfe eines Videographs (MOP-Videoplan, Kontron, München) planimetrisch vermessen. Die Lipide aus Gewebeproben der Aorta wurden in Hexan aufgenommen und mit Hilfe der HPTLC-Technik quantifiziert [10].

Ergebnisse

Die Cholesterindiät, wie auch die Applikation der Nifedipin- bzw. der Plazebolösung wurden von den Tieren während des gesamten Versuchszeitraums problemlos akzeptiert und aufgenommen. Die Gewichtsentwicklung zeigte keine signifikanten Unterschiede zwischen den einzelnen Versuchsgruppen. Die Veränderungen der wichtigsten Meßgrößen unter den Versuchsbedingungen sind in Abb. 1 zusammengeführt.

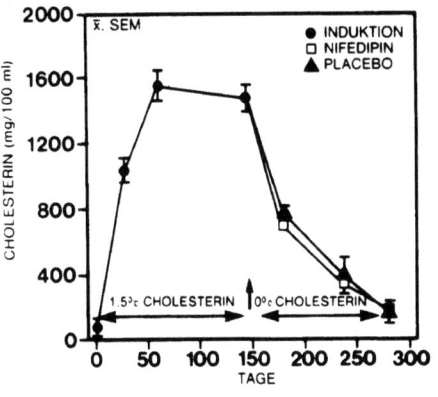

VERLAUF DES SERUMCHOLESTERINS

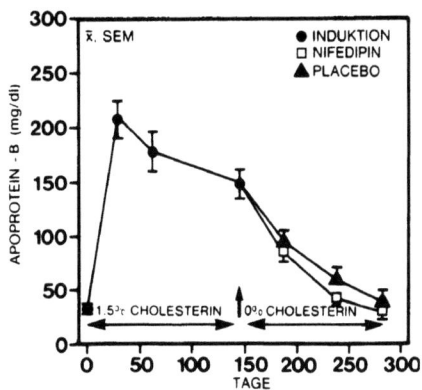

VERLAUF DER APOPROTEIN-B-KONZENTRATIONEN

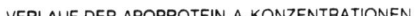

VERLAUF DER APOPROTEIN-A-KONZENTRATIONEN

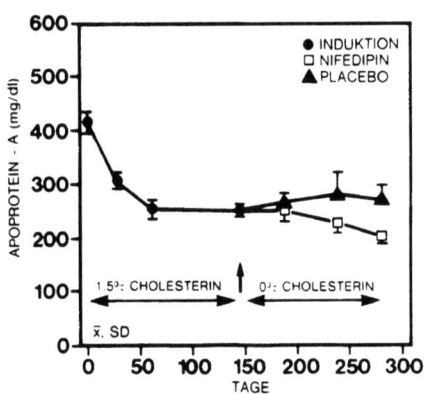

Abb. 1

Die Fütterung der cholesterinreichen Diät führte zur Entwicklung einer schweren Atherosklerose der Aorta, die nach Ende der Induktionsperiode 49% (SEM ± 0,9) der gesamten Intimaoberfläche betraf. Verglichen mit einer normalen Aorta enthielten die atherosklerotischen Gefäße signifikant mehr Cholesterinester und freies Cholesterin. Unter der cholesterinfreien Regressionsdiät nahmen Ausmaß und Schweregrad der Atherosklerose in der Plazebogruppe weiter zu. Am Ende der Regressionsphase waren 62,5% (SEM ± 11,6) der Gefäßoberfläche von atherosklerotischen Veränderungen betroffen. Die Kaninchen, die in der cholesterinfreien Regressionsphase Nifedipin erhielten, hatten dagegen am Ende der Regressionsphase deutlich weniger erkennbare atherosklerotische Läsionen (38%, SEM ± 13,5) und liegen somit sogar unter dem Flächenbefall der Induktionsgruppe. Interessanterweise waren nur die kaudal des Aortenbogens gelegenen Gefäßabschnitte in ihrem Cholesteringehalt voneinander unterschiedlich.

Schlußfolgerung

Die diätinduzierte Atherosklerose des Kaninchens ist eine fortschreitende Erkrankung mit stark proliferativer Tendenz, die sich auch nach Absetzen der Cholesterinzufuhr zunächst weiter verschlechtert. Unter einer hochdosierten Nifedipinmedikation konnte ein Rückgang der diätinduzierten Läsionen festgestellt werden. Dieser Effekt kann nicht allein durch eine Wirkung auf den Cholesterinstoffwechsel erklärt werden. Es bleibt zu prüfen, ob Nifedipin in ähnlicher Weise auch beim Menschen einen Effekt zeigt.

Literatur

1. Schonfeld G (1983) Disorders of lipid transport – Update 1983. Prog Cardiovasc Dis 26: 89–108 –
2. Constantinides P (1965) Experimental atherosclerosis in rabbit. In: Roberts JC Jr, Straus R (eds)
Comparative atherosclerosis. Harper and Row, New York, pp 276–290 – 3. Hazelton B, Mitchell B,
Tupper J (1979) Calcium, magnesium, and growth control in the WI-38 human fibroblast cell. J Cell Biol
83: 487–498 – 4. Potokar N, Schmidt-Dunker M (1978) The inhibitory effect of a new diphosphonic
acid on aortic and kidney calcification in vivo. Atherosclerosis 30: 313–320 – 5. Hollander W, Paddock
J, Nagraj S, Colombo M, Kirkpatrick B (1979) Effects of anticalcifying and antifibrobrotic drugs on
pre-established atherosclerosis in the rabbit. Atherosclerosis 33: 111–123 – 6. Kramsch D, Aspen A,
Rozler L (1981) Atherosclerosis: Prevention by agents not affecting abnormal levels of blood lipids.
Science 213: 1511–1512 – 7. Vater W, Kroneberg G, Hoffmeister F, Kaller H, Meng H, Oberdorf A,
Puls W, Schloßmann K, Stoepel K (1972) Zur Pharmakologie von 4-(2'nitrophenyl)-2,6-dime-
thyl-1,4-dihydropyridin-3,5 dicarbondimethylester (Nifedipine, Bay a 1040). Arzneim Forsch 22: 1–14
– 8. Henry PD, Bentley KJ (1981) Supression of atherogenesis in cholesterol-fed rabbits treated with
nifedipine. J Clin Invest 68: 1366–1369 – 9. Mancini G, Carbonara AO, Heremans JF (1965)
Immunochemical quantitation of antigenes by single radial immunodiffusion. Immunochemistry
2: 235–254 – 10. Niedmann PD, Luthe H, Wieland H, Schaper G, Seidel D (1983) Richtigkeit der
HDL-Cholesterinmessung. Klin Wochenschr 61: 133–138

Reimann, I. W., Ziegler, G., Frölich, J. C. (Dr.-Margarete-Fischer-Bosch-Institut für
Klinische Pharmakologie, Stuttgart)
Ketanserin – kardiovaskuläre und zentralnervöse Wirkungen

Einleitung

Ketanserin ist ein 5-Hydroxytryptamin Typ 2 (5-HT$_2$)-Rezeptorantagonist (Leysen et al.
1981) mit antihypertensiver Wirkung (Fozard 1982; Kalkman et al. 1982; De Cree et al. 1981;
Wenting et al. 1982), für den an isolierten Gefäßen und tierexperimentell auch Alpha$_1$-anti-
adrenerge Aktivitäten nachgewiesen wurden (Van Nueten et al. 1981). Im Rahmen
pharmakokinetischer Untersuchungen an gesunden Probanden fielen sedierende und
vegetative (Mundtrockenheit, nasale Kongestion) Effekte auf (Reimann et al. 1983b).

In humanpharmakologischen Studien untersuchten wir daher,
1. ob ein Alpha$_1$-antiadrenerger Effekt von Ketanserin auch beim Menschen nachzuweisen
ist,
2. ob zentral- und vegetativ-nervöse Wirkungen von Ketanserin beim Menschen im Vergleich
zu Plazebo und Clonidin objektiviert und quantifiziert werden können. Clonidin diente
hierbei wegen seines symptomatologisch sehr ähnlichen Nebenwirkungsspektrums als
Vergleichssubstanz.

Methoden

Ad 1. In einer doppelblinden randomisierten Überkreuzstudie erhielten fünf gesunde
Probanden (3 ♀, 2 ♂, 23–35 Jahre alt) an 2 verschiedenen Tagen – mit mindestens
achttägigem medikamentenfreiem Intervall – im Anschluß an eine 30 min-Kontrollperiode
zur Kreislaufstabilisierung
a) unter Plazeboinfusion (0,9% NaCl-Lösung),
b) unter 0,15 mg/kg als Bolus und i.v. Infusion von 12 mg/3 Std Ketanserin

Injektionen (15 s-Bolus) von 0,5, 1,0, 2,0, 4,0, 6,0 mg des Alpha$_1$-Agonisten Methoxamin
in 30 min-Intervallen. Blutdruck und Puls wurden zunächst in 1 min-Intervallen, ab der 5. min
post injectionem in 5 min-Intervallen gemessen. Zur Auswertung wurden die Mittelwerte der

ersten drei in 1 min-Abständen erfaßten Blutdruck- und Pulswerte nach der Methoxamininjektion herangezogen.

Ad 2. In einer doppelblinden randomisierten Überkreuzstudie an sieben gesunden Versuchspersonen (4 ♀, 3 ♂, 21−46 Jahre alt) wurden an 3 verschiedenen Tagen − mit mindestens achttägigem medikamentenfreiem Intervall − 3 min-Injektionen von
a) Plazebo (10 ml 0,9% NaCl-Lösung),
b) 0,15 mg/kg Ketanserin in 10 ml 0,9% NaCl-Lösung,
c) 2 μg/kg Clonidin in 10 ml 0,9% NaCl-Lösung
verabreicht. Während der nachfolgenden dreistündigen Beobachtungszeit wurden in etwa 20 min-Zeitabständen psychometrische Tests (visuelle Analogskala VAS, visuelle Reaktionsgeschwindigkeiten RT_1/RT_2, d_2-Durchstreichtest), elektroenzephalographische Aufzeichnungen (EEG) und zitronensäureinduzierte Speichelprovokationstests vorgenommen.

Ergebnisse

1. Während Puls und Blutdruck gesunder Probanden unter Ketanserin kaum Veränderungen zeigen, bewirkte Ketanserin bei therapeutischen Steady state-Plasmakonzentrationen zwischen 86,2 ± 17,7 und 90,0 ± 21,6 μg/l in diesen Versuchen eine deutliche Verschiebung der Dosiswirkungskurve (mittlerer arterieller Blutdruck MAP) für Methoxamin nach rechts (Abb. 1). Der durch Methoxamin bedingte Herzfrequenzabfall war in Gegenwart von Ketanserin reduziert (Reimann et al. 1983a). 2. Die Auswertung der subjektiven visuellen Analogskalen als sog. Sedationsindex ergab eine signifikante Sedation unter Ketanserin ($p = 0,023$, Anova) und Clonidin ($p = 0,0001$, Anova) für mindestens 100 min post injectionem. Die Reaktionsgeschwindigkeits- und d_2-Teste zeigten keine wesentlichen Unterschiede zwischen Plazebo, Ketanserin und Clonidin.

Ketanserin und Clonidin bewirkten gleichermaßen eine Verschiebung des EEG-Frequenzspektrums in den langsamen Theta-Bereich (3,5−7,5 Hz), Clonidin wesentlich aus dem Alpha$_1$-Bereich (7,5−9,5 Hz), Ketanserin wesentlich aus dem Alpha$_2$-Bereich (9,5−12,5 Hz).

Die Speichelproduktion nahm unter Ketanserin von 0,73 ± 0,55 auf 0,40 ± 0,20 ml/min ($p < 0,05$, Wilcoxon-Test, zweiseitig) und unter Clonidin von 0,62 ± 0,31 auf 0,02 ± 0,06 ml/min ($p < 0,01$) signifikant ab.

Während der MAP durch Ketanserin im Vergleich zu Plazebo nur sehr gering gesenkt wurde, bewirkte Clonidin einen signifikanten Abfall von 88,9 ± 5,6 auf 80,0 ± 4,4 mm Hg (Anova, Wiederholungsmessung: $p = 0,0001$).

Die Pulsfrequenzänderungen lagen unter Ketanserin und Clonidin im Vergleich zu Plazebo unterhalb eines klinisch bedeutsamen Bereichs.

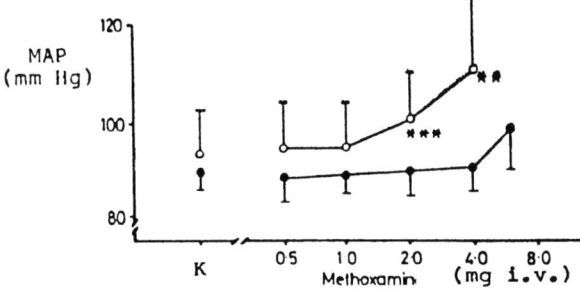

Abb. 1. Mittlerer arterieller Blutdruck (MAP) nach steigenden Dosen von Methoxamin bei fünf gesunden Probanden ($\bar{x} ± s_x$) unter Infusion von a) 0,9% NaCl-Lösung (O———O), b) Ketanserin (●———●). K = Werte unter Kontrollbedingungen, ** $p < 0,01$; *** $p < 0,001$

Diskussion

1. Therapeutische Steady state-Plasmakonzentrationen von Ketanserin antagonisieren die durch den Alpha$_1$-Agonisten Methoxamin bei gesunden Probanden bewirkten Blutdruckanstiege und Pulsfrequenzabfälle. Für Ketanserin ist somit ein Alpha$_1$-antiadrenerger Effekt auch beim Menschen nachweisbar. Die antihypertensive Wirkung von Ketanserin beim Menschen könnte somit – zumindest teilweise – durch eine Blockade peripherer Alpha$_1$-Rezeptoren bedingt sein.

2. Zentral- und vegetativ-nervöse Effekte von Ketanserin sind objektiv und quantifizierbar (EEG, Speichelprovokationstest) beim Menschen in Form der Symptome Müdigkeit und Mundtrockenheit nachzuweisen.

Obwohl die Wirkweise des zum symptomatologischen Vergleich herangezogenen Clonidin nach derzeitigem Wissen eine andere ist als die bisher für Ketanserin angenommene, ist das qualitative Nebenwirkungsspektrum beider Antihypertensiva auffallend ähnlich.

Literatur

De Cree J, Verhaegen H, Symoens J (1981) Acute blood pressure lowering effect of ketanserin. Lancet 1: 1161–1162 – Fozard JR (1982) Mechanism of the hypotensive effect of ketanserin. J Cardiovasc Pharmacol 4: 829–838 – Kalkman HO, Timmermans PBMWM, Van Zwieten PA (1982) Characterization of the antihypertensive properties of ketanserin (R 41 468) in rats. J Pharmacol Exp Ther 222: 227–231 – Leysen JE, Awouters F, Kennis L, Laduron PM, Vandenberk J, Janssen PAJ (1981) Receptor binding profile of R 41 468, a novel antagonist at 5-HT$_2$ receptors. Life Sci 28: 1015–1022 – Reimann IW, Frölich JC (1983a) Mechanism of antihypertensive action of ketanserin in man. Br Med J 287: 381–383 – Reimann IW, Okonkwo PO, Klotz U (1983b) Pharmacokinetics of ketanserin in man. Eur J Clin Pharmacol 25: 73–76 – Van Nueten JM, Janssen PAJ, Van Beek J, Xhonneur R, Verbeuren TJ, Vanhoutte PM (1981) Vascular effects of R 41 468, a novel antagonist of 5-HT serotonergic receptors. J Pharmacol Exp Ther 218: 217–230 – Wentig GJ, Man In't Veld AJ, Woittiez AJ, Boomsma F, Schalekamp MADH (1982) Treatment of hypertension with ketanserin, a new selective 5-HT$_2$ receptor antagonist. Br Med J 284: 537–539

Wietholtz, H., Schölmerich, J., Knauf, H., Gerok, W. (Med. Univ.-Klinik Freiburg/Brsg.), Spahn, H., Mutschler, E. (Pharmakologisches Institut der Universität Frankfurt/Main)
Pharmakokinetik von Xipamid bei Nieren- und Lebererkrankungen

Xipamid (4-Chlor-5-sulfamoyl-2′,6′-salizyloxilidid) ist ein Diuretikum mit Sulfonamidstruktur, welches als Antihypertensivum [1] und zur Ausschwemmung von kardialen, renalen und hepatischen Ödemen eingesetzt wird [2]. Im Gegensatz zu den Thiaziden steigert Xipamid die renale Kalziumausscheidung und ist auch noch bei hochgradiger Niereninsuffizienz saluretisch wirksam [3]. Es gleicht somit pharmakodynamisch dem Furosemid, hat jedoch im Unterschied zu diesem Schleifendiuretikum eine lange Wirkdauer. Da chronische Leber- und Nierenerkrankungen in vielen Fällen eine dosisangepaßte Dauertherapie erfordern, ist die Kenntnis der Pharmakokinetik des Xipamids unter diesen Bedingungen von Bedeutung.

Bei sieben Normalpersonen (20–60 Jahre alt, vier Männer und drei Frauen), zehn Patienten mit verschiedenen Schweregraden einer Niereninsuffizienz (34–76 Jahre alt, sechs Männer und vier Frauen) sowie sechs Patienten mit dekompensierter Leberzirrhose (35–72 Jahre alt, vier Männer und zwei Frauen) wurde die Pharmakokinetik nach Einmalgabe von 40 mg Xipamid (Aquavor, 1 Tablette) morgens vor dem Frühstück bestimmt. Xipamidspiegel in Plasma- und Aszitesproben wurden nach 1, 2, 4, 8, 10 und 24 Std und fraktioniert im 48-Std-Urin gemessen. Die Analyse erfolgte mittels Fluorometrie [4].

Aus den Untersuchungen an freiwilligen Probanden geht hervor, daß 40% des Medikamentes unverändert im Urin aufgefunden werden. Die maximale Plasmakonzentra-

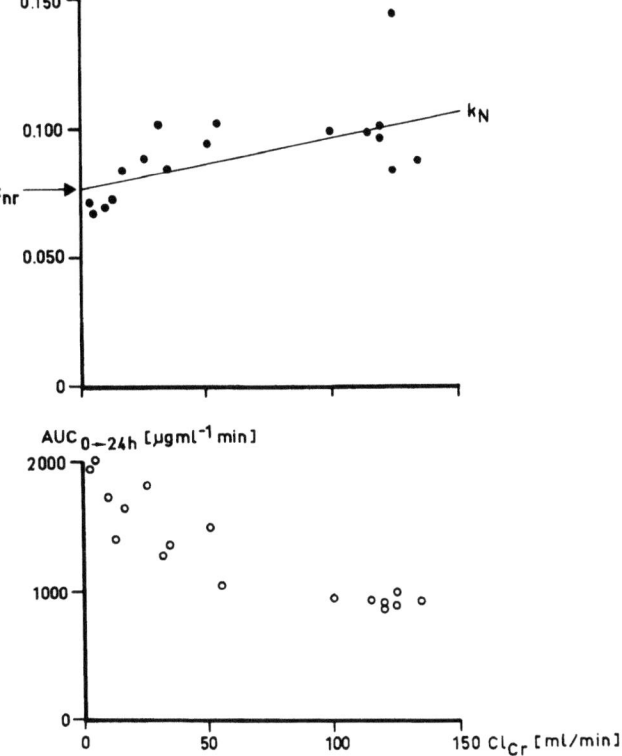

Abb. 1. a Abhängigkeit der Eliminationskonstanten k von der renalen Clearance des Xipamids. **b** Beziehung zwischen AUC und Kreatininclearance bei Gesunden und verschiedenen Graden der Niereninsuffizienz

tion c_m beträgt $4,6 \pm 1,3$ µg/ml, die Eliminationhalbwertszeit $7,0 \pm 1$ Std ($\bar{x} \pm$ SD; $n = 7$). Diese Halbwertszeit entspricht einer Eliminationsgeschwindigkeitskonstanten von $0,1$ Std^{-1}. Sie nimmt bei abnehmender Kreatininclearance nur leicht ab und beträgt in der Anurie (Kreatininclearance $= 0$) $0,075$ Std^{-1} (Abb. 1), d. h. $t_{1/2}$ von Xipamid beträgt in der terminalen Niereninsuffizienz 9 Std. Dem entspricht ein nur mäßiggradiger Anstieg der AUC-Werte mit Abnahme der Nierenfunktion, d. h. Xipamid kumuliert nur wenig in der Niereninsuffizienz. Als Ursache für die Befunde bieten sich die Clearanceeigenschaften von Xipamid an (Abb. 2). Die Plasmaclearance von Xipamid beträgt normalerweise 35 ml/min und fällt mit Abnahme der Kreatininclearance, um schließlich in der Anurie noch 26,7 ml/min zu betragen. Dieser Wert entspricht der nonrenalen Clearance, die von der Nierenfunktion unabhängig ist. Diese nonrenale Clearance ist offenbar groß genug, eine klinisch relevante

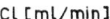

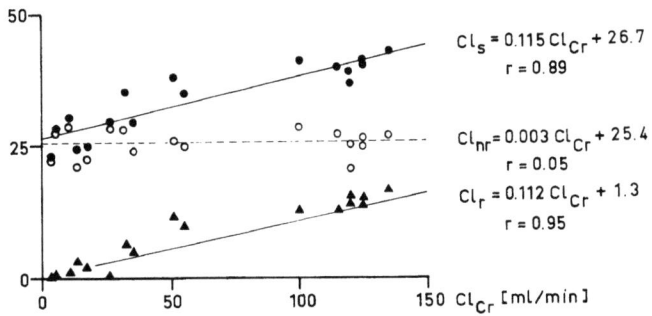

Abb. 2. Korrelation zwischen totaler Plasma- (●), renaler (▲) und nichtrenaler (○) Clearance des Xipamids und der Kreatininclearance

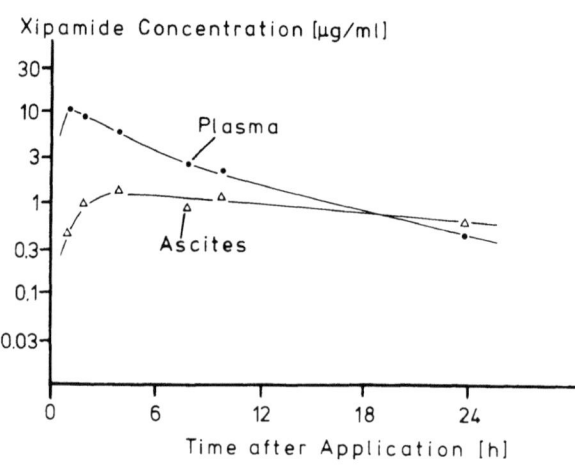

Xipamide Concentration [μg/ml]

Abb. 3. Repräsentative Verschwindungskurve des Xipamids im Plasma und Aszites bei einem Patienten mit dekompensierter Leberzirrhose

Time after Application [h]

Kumulation von Xipamid zu verhindern. Bei den Patienten mit dekompensierter Leberzirrhose verschwindet das Xipamid praktisch wie beim Gesunden. Die Halbwertszeit liegt bei $7,1 \pm 1,8$ Std ($\bar{x} \pm$ SD, $n = 6$). Xipamid tritt in den Aszites über und erreicht dort Spiegel, welche 10−20% der parallel hierzu gemessenen Plasmaspiegel ausmachen (Abb. 3).

Aus den Untersuchungen läßt sich ableiten, daß sich die Pharmakokinetik des Xipamids bei Patienten mit eingeschränkter Nierenfunktion sowie bei Patienten mit dekompensierter Leberzirrhose klinisch nicht relevant verändert. Xipamid kann deshalb als sicheres Diuretikum gelten und auf Grund des Wirkungsprofils als Langzeittherapeutikum empfohlen werden.

Literatur

1. Dies R, Heinz N (1978) Therapie der essentiellen Hypertonie mit Xipamid und Chlortalidon. Klinikarzt 7: 571−576 − 2. Gold CH, Viljoen M (1978) Xipamid in management of renal, hepatic and cardiac oedema. S Afr Med J 54: 569−571 − 3. Knauf H, Mutschler E (1984) Pharmakodynamics and pharmakokinetics of xipamide in patients with normal and impaired kidney function. Eur J Clin Pharmacology (in press) − 4. Sobel M, Mutschler E (1980) Flurimetrische Bestimmung von Xipamid in biologischem Material. J Chromatogr Biomed Appl 183: 124−130

Usinger, P., Rupp, W. (Hoechst-AG, Klinische Pharmakologie, Frankfurt/Main)
Pharmakodynamische Effekte oraler Einzeldosen des Vasodilatators HL 725 an gesunden männlichen Probanden

HL 725, Trequinsinhydrochlorid, gehört zu einer neuen Substanzklasse, deren Synthese durch die in der indischen Volksmedizin bekannte antihypertensive Wirkung von Pflanzenextrakten aus Stephania glabra angeregt wurde.

HL 725

9,10-Dimethoxy-2-imino-3-methyl-3,4,6,7-tetrahydro-2H-pyrimido(6,1-a)isoquinolin-4-one-hydrochlorid

1904

Die Substanz erwies sich in tierpharmakologischen Studien als potenter Vasodilatator. Es wird ein Angriffspunkt unmittelbar an der glatten Gefäßmuskulatur über den Second messenger-zyklisches AMP diskutiert.

HL 725 ist ein starker Phosphodiesterasehemmer ($IC_{50} = 1{,}3 \times 10^{-7}$ M) und verursacht eine Akkumulation von cAMP.

In Pilotstudien an gesunden Probanden wurden kardiovaskuläre Effekte nach der Gabe von 30–40 mg HL 725 p.o. beobachtet. Die vorliegende Versuchsanordnung wurde getroffen, um pharmakodynamische Effekte und die Verträglichkeit oraler Einzeldosen von 30 und 35 mg Trequinsin im Vergleich zu Plazebo zu ermitteln.

Methodik

Neun gesunde männliche Probanden im Alter zwischen 24 und 50 Jahren (Median: 33 Jahre) erhielten, nachdem sie entsprechend der Deklaration von Helsinki ihr Einverständnis schriftlich erklärt hatten, an 3 Tagen unter doppelblinden Versuchsbedingungen, nach einer mindestens zehnstündigen Fastenperiode, identisch aussehende Tabletten mit entweder 30 mg oder 35 mg HL 725 bzw. Tabletten ohne Wirkstoff. Zwischen den 3 Versuchstagen lag ein behandlungsfreies Intervall von jeweils 7 Tagen. Um äußere Einflüsse möglichst konstant zu halten, war den Probanden Rauchen, Alkoholgenuß und körperliche Betätigung von 10 Std vor bis 24 Std nach jeder Medikation untersagt. Der Versuch wurde in klimatisierten Räumen durchgeführt und Zeit sowie Menge und Qualität der Mahlzeiten und Getränke an den Versuchstagen waren standardisiert.

Gemessen wurden Blutdruck (Riva-Rocci) und Radialispuls zweimal vor und in 20minütigen Abständen bis 7 Std nach Medikation jeweils im Liegen und nach 1, 3 und 5 min Stehen. Vor den Messungen im Liegen befanden sich die Probanden mindestens 15 min in Rückenlage.

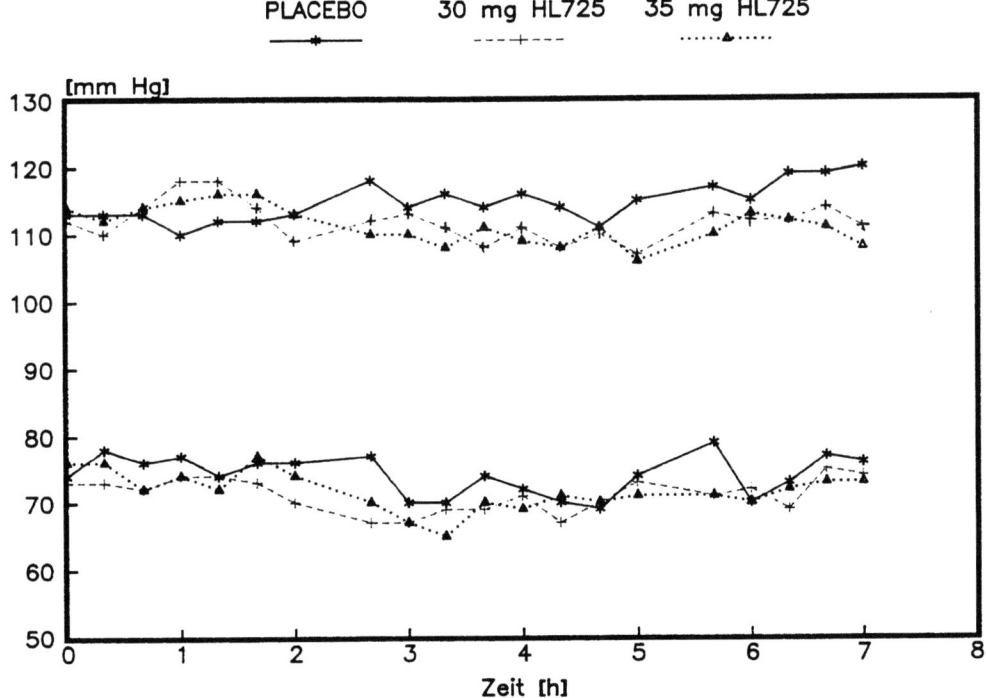

Abb. 1. Blutdruck im Liegen Mittelwerte ($n = 9$)

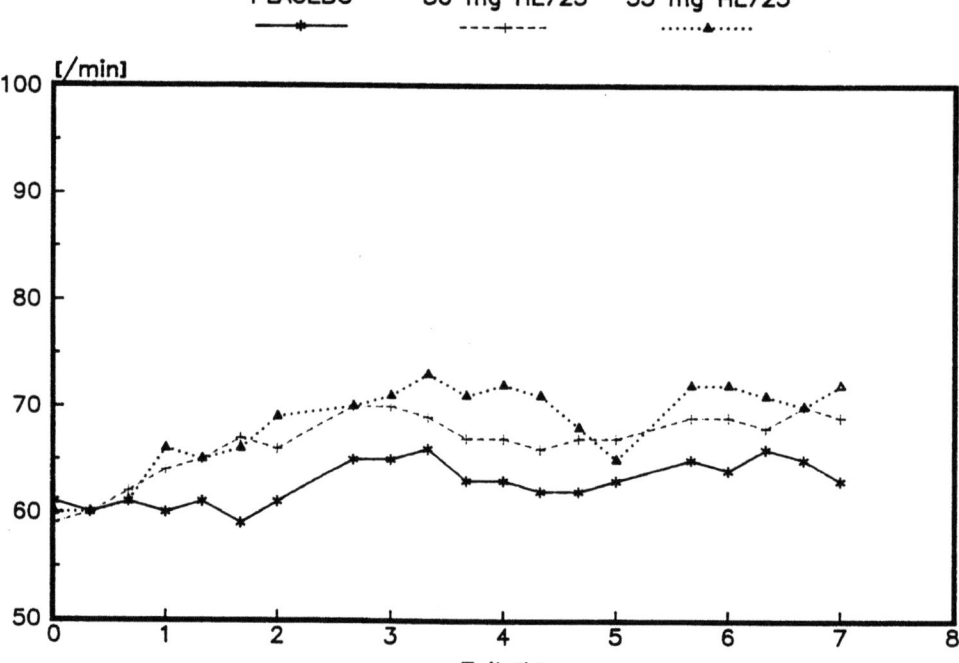

Abb. 2. Puls im Liegen Mittelwerte ($n = 9$)

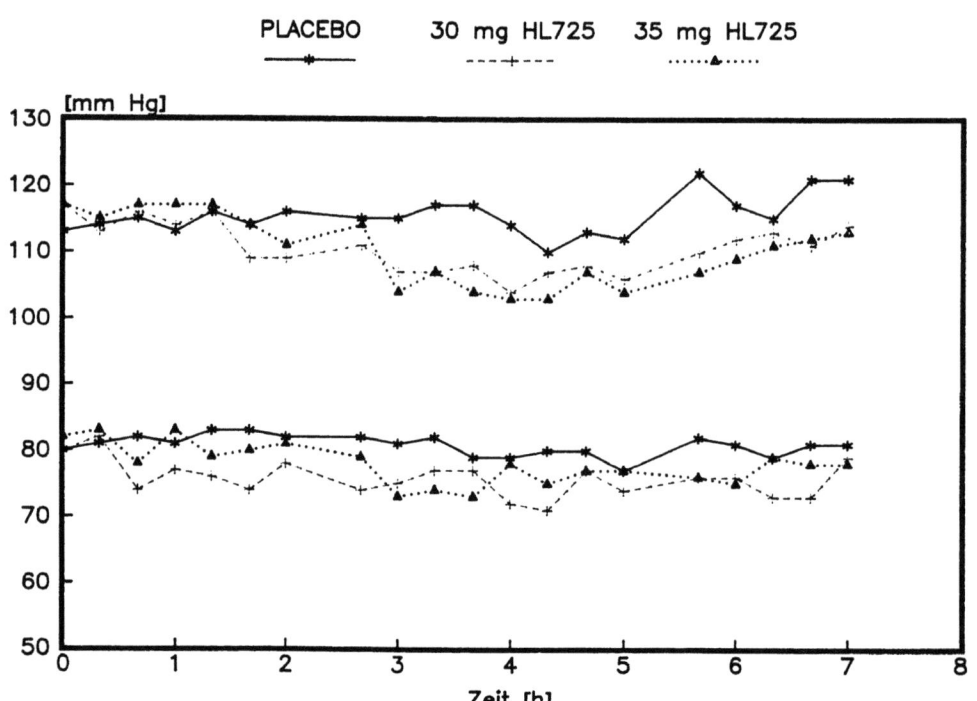

Abb. 3. Blutdruck nach 5 min Stehen Mittelwerte ($n = 9$)

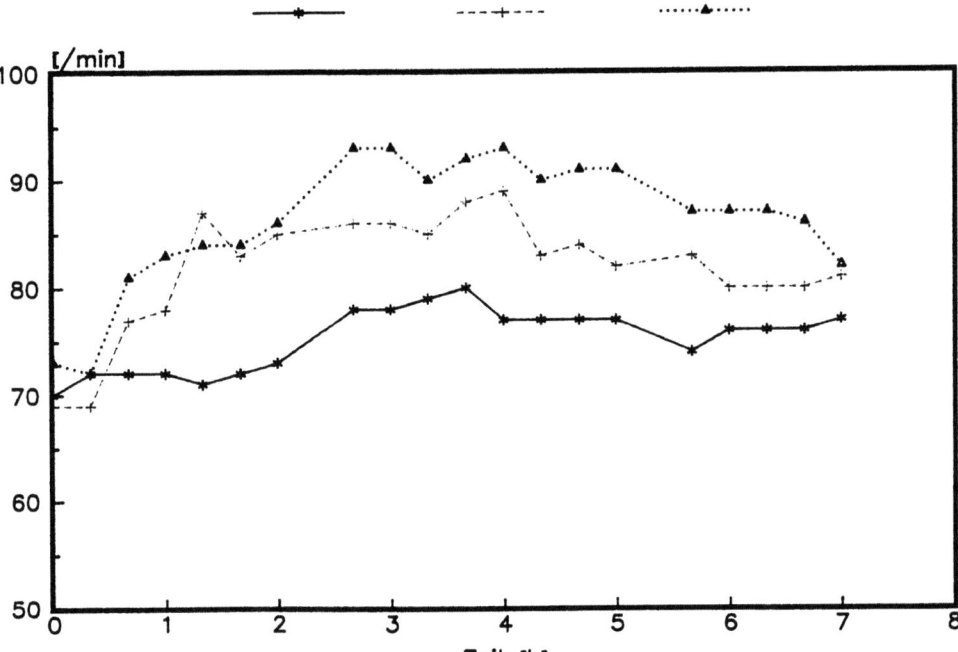

Abb. 4. Puls nach 5 min Stehen Mittelwerte ($n = 9$)

Die Mittelwerte von systolischem und diastolischem Blutdruck bzw. Puls wurden für die drei Behandlungen zu jedem Meßzeitpunkt berechnet und graphisch aufgetragen. Mittels Friedman-Test wurden die Flächen unter den Blutdruck/Zeit- bzw. Puls/Zeitkurven verglichen.

Ergebnisse

Weder 30 noch 35 mg HL 725 bewirkten bei gesunden Versuchspersonen im Liegen eine signifikante Änderung des systolischen bzw. diastolischen Blutdruckes, jedoch stieg der mittlere Ruhepuls im Vergleich zu Plazebo von 63,0 min^{-1} auf 67,7 min^{-1} nach 30 mg bzw. auf 69,5 min^{-1} nach 35 mg HL 725 ab 1 Std nach Medikation. Im Stehen war dieser Pulsfrequenzanstieg deutlicher ausgeprägt. Nach 5 min Stehen wurden im Mittel 75,8 min^{-1} ab 1 Std nach Plazebo 83,7 min^{-1} nach 30 mg bzw. 88,2 min^{-1} nach 35 mg HL 725 gemessen. Gleichzeitig verursachte Trequinsin in aufrechter Körperhaltung einen Blutdruckabfall, besonders des diastolischen Wertes um durchschnittlich 4−6 mm Hg ab 1 Std nach Medikation.

Diskussion

Die genannten Versuchsergebnisse sprechen für eine Vasodilatation besonders der präkapillären Widerstandsgefäße und eine Reduktion des peripheren Gefäßwiderstandes nach einer einmaligen Gabe von 30 bzw. 35 mg Trequinsin. Bei gesunden Probanden wurde in aufrechter Körperhaltung ein Blutdruckabfall beobachtet. Deutliche Effekte hatte HL 725 auf die Pulsfrequenz. Ihr Anstieg muß im Sinne einer Gegenregulation als Reflextachykardie interpretiert werden. Drei bzw. vier der neun Probanden litten nach Einnahme von 30 bzw.

35 mg Trequinsin unter orthostatischen Dysregulationen. Ähnliche Effekte wurden auch bei anderen Vasodilatatoren beschrieben, müssen jedoch bei hypertonen Patienten nicht in gleicher Ausprägung erscheinen. Ansonsten wurde die einmalige orale Gabe von 30 und 35 mg HL 725 gut vertragen.

Die deutliche interindividuelle Variabilität in der pharmakodynamischen Wirksamkeit läßt sich durch unterschiedliche Metabolisierungseigenschaften der einzelnen Probanden erklären, da HL 725 offenbar großteils in der Leber zu inaktiven Metaboliten abgebaut wird.

Für eine spätere Anwendung in der Klinik bietet sich eine Kombination des Phosphodiesterasehemmers Trequinsin mit Adenylatzyklaseaktivatoren an, um deren gemeinsamen Angriffspunkt am zyklischen AMP auszunutzen.

Literatur

Lal B (1981) Cardiovascular and antihypertensive activity of the new vasodilator HL 725. IRCS Pharmacol 9: 325–326 – Schoelkens BA, Dohadwalla AN (1982) Cardiovascular and antiaggregatory actions of the new antihypertensive vasodilator HL 725. 319 (Suppl) R 49

Robertz, G.-M., Ochs, H. R., Dengler, H. J. (Med. Univ.-Klinik Bonn)
Unterschiedliche Wirkung des Tuberkulostatikums Isoniazid auf Triazolamoxidation und Oxazepamkonjugation

Einleitung

Das Tuberkulostatikum Isoniazid hat die zusätzliche pharmakologische Eigenschaft, die Metabolisierungskapazität für Arzneimittel zu beeinträchtigen [1–6]. Frühere Arzneimittelinteraktionsstudien mit INH betrafen Substanzen, die in der Leber oxidiert werden. Die Wirkung von INH auf die Konjugationskapazität der Leber ist bisher nicht untersucht. Wir bestimmten daher den Einfluß von INH auf die Kinetik von Triazolam, ein Triazolobenzodiazepinabkömmling mit einer sehr kurzen Eliminationshalbwertzeit, im Vergleich zu Oxazepam, ein Benzodiazepin, das nach Konjugation mit Glukuronsäure eliminiert wird.

Methodik

Triazolamstudie

Sechs gesunde Versuchspersonen (4 männlich, 2 weiblich), Alter 22–28 Jahre, nahmen an der Studie teil. Sie erhielten bei zwei Gelegenheiten 0,5 mg Triazolam oral in randomisierter Reihenfolge, wobei zwischen beiden Versuchen mindestens 1 Woche lag. Während eines der Versuche nahmen die Probanden 90 mg INH-Base als Glukuronid zweimal täglich ein, wobei mit der Applikation 3 Tage vor der Triazolamkinetikstudie begonnen und auch am Versuchstag selbst noch INH eingenommen wurde. In einer früheren Studie konnte gezeigt werden, daß die gewählte Dosis und Zeitdauer für die INH-Gabe die Clearance von Diazepam signifikant beeinträchtigte [4]. Blut zur Triazolambestimmung wurde vor, sowie 5, 15, 30, 45 min, 1, 1,5, 2, 2,5, 3, 4, 6, 8, 12 und 15 Std nach der Einnahme entnommen [7].

Oxazepamstudie

Neun gesunde Versuchspersonen (4 männlich, 5 weiblich) im Alter von 22–29 Jahren nahmen an der Studie teil. Sie erhielten bei zwei Gelegenheiten eine orale Dosis von 30 mg Oxazepam morgens nüchtern in randomisierter Reihenfolge ein. Wie bei der Triazolamstudie wurde bei einem der Versuche zusätzlich INH appliziert. Blutentnahmen erfolgten vor, sowie 5, 15, 30, 45 min, 1, 1,5, 2, 2,5, 3, 4, 6, 8, 12, 24, 30, 36 und 48 Std nach der Einnahme von Oxazepam [8, 9].

Analyse der Daten

Die Serumproben an Triazolam und Oxazepam wurden gaschromatographisch analysiert. Die Bestimmung der kinetischen Variablen erfolgte nach Standardmethoden [10].

Ergebnisse

Triazolamstudie: Tabelle 1 und Abb. 1a geben die Ergebnisse der Triazolamstudie wieder. Die Eliminationshalbwertzeit wurde signifikant von 2,5 auf 3,3 Std verlängert. Die Fläche unter der Serumkonzentrationszeitkurve nahm durch INH signifikant zu ($p < 0,01$). Hieraus ergibt sich eine Abnahme der oralen Clearance von mehr als 40%.

Oxazepamstudie: Die gleichzeitige Einnahme von INH beeinflußte die maximale Oxazepamkonzentration, das Verteilungsvolumen, die Eliminationshalbwertzeit oder die totale Clearance nicht (Abb. 1b, Tabelle 1).

Diskussion

Die gleichzeitige Einnahme niedriger therapeutischer Dosen von INH verlängerte die Eliminationshalbwertzeit des Triazolobenzodiazepinabkömmlings Triazolam signifikant mit einem gleichzeitigen Anstieg der Fläche unter der Serumkonzentrationszeitkurve aufgrund einer Abnahme der oralen Clearance. Diese Ergebnisse legen nahe, daß INH die Kapazität der Leber zur mikrosomalen Oxidation beeinträchtigt. Die Substanz wird mindestens zu zwei hydroxylierten Metaboliten, die wiederum rasch konjugiert und ausgeschieden werden, metabolisiert. Die Verlängerung der Eliminationshalbwertzeit von Triazolam durch INH betrug etwa 30%, wobei der mittlere Anstieg der Fläche unter der Serumkonzentrations-

Tabelle 1. Einfluß von INH auf die Kinetik von Triazolam und Oxazepam

	Kontrolle		Mit INH		Student's *t*-Test
Triazolam					
Max. Serumkonzentration (ng/ml)	5,9 ±	1,0	7,1 ±	0,7	1,32 n.s.
Zeitpunkt der max. Serumkonzentration (Std)	1,04 ±	0,21	1,21 ±	0,26	0,75 n.s.
Eliminationshalbwertzeit (Std)	2,54 ±	0,43	3,32 ±	0,4	2,90 $p < 0,05$
Fläche unter der Kurve (ng/ml^{-1} · Std)	26,5 ±	5,4	38,6 ±	5,5	4,61 $p < 0,01$
Orale Clearance (ml/min^{-1}/kg^{-1})	6,83 ±	2,2	3,93 ±	1,0	2,35 $p < 0,1$
Oxazepam					
Max. Serumkonzentration (ng/ml)	675 ±	58	697 ±	84	0,26 n.s.
Zeitpunkt der max. Serumkonzentration (Std)	1,83 ±	0,30	1,36 ±	0,15	2,29 $p < 0,1$
Eliminationshalbwertzeit (Std)	6,3 ±	0,4	7,0 ±	0,8	1,27 n.s.
Fläche unter der Kurve (ng/ml^{-1} · Std)	5 330 ±	656	5 220 ±	694	0,16 n.s.
Orale Clearance (ml/min^{-1}/kg^{-1})	1,70 ±	0,16	1,85 ±	0,22	0,82 n.s.
Verteilungsvolumen (l/kg)	0,94 ±	0,11	1,10 ±	0,15	0,91 n.s.

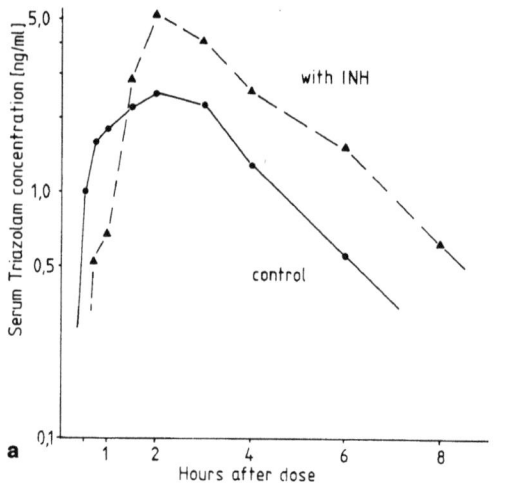
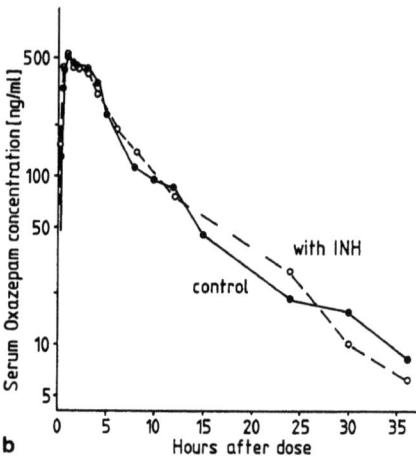

Abb. 1. a Serumkonzentrationen an Triazolam bei einer Versuchsperson nach einer einmaligen oralen Gabe von 0,5 mg unter Kontrollbedingungen (●) und bei gleichzeitiger Einnahme von INH (▲). **b** Serumkonzentration von Oxazepam bei einer Versuchsperson nach Einnahme von 30 mg unter Kontrollbedingungen (○) und bei gleichzeitiger Einnahme von INH (○)

zeitkurve und die Abnahme der oralen Clearance mehr als 40% erreichte. INH führt somit über eine Abnahme des „First pass"-Effekts in der Leber nach oraler Einnahme zu einer höheren biologischen Verfügbarkeit. Diese Ergebnisse stimmen mit mathematischen Vorausberechnungen für eine Substanz wie Triazolam überein, die eine intrinsische hepatische Clearance von 30−35% der Leberdurchblutung aufweist [11]. Der Anstieg der Fläche unter der Serumkonzentrationszeitkurve bei gleichzeitiger Applikation von INH entspricht einer höheren Dosis.

Im Gegensatz zu Triazolam änderte INH die Kinetik von Oxazepam, einem Benzodiazepin, das vorwiegend über Konjugationsmechanismen eliminiert wird, nicht. Auch andere Faktoren, von denen bekannt ist, daß sie die hepatische mikrosomale Oxidation beeinträchtigen − z. B. hohes Alter, Leberzirrhose, gleichzeitige Einnahme von Cimetidin oder Disulfiran −, bewirken nur geringe Clearanceänderungen bei Arzneimitteln, die überwiegend über Konjugationsschritte eliminiert werden [7, 12]. Die Ergebnisse zeigen, daß Arzneimitteloxidation und -konjugation unterschiedlichen Kontrollmechanismen unterliegen.

Literatur

1. Kutt H, Brennan R, Dehejia H, Verbeley K (1970) Diphenylhydantoin intoxication: A complication of isoniazid therapy. Am Rev Respir Dis 101: 377−383 − 2. Miller RR, Porter J, Greenblatt DJ (1979) Clinical importance of the interaction of phenytoin and isoniazid. A report from the Boston Collaborative Drug Surveillance Program. Chest 75: 356−358 − 3. Mukkassah SF, Bidlack WR, Yang WCT (1981) Mechanism of the inhibitory action of isoniazid on microsomal drug metabolism. Biochem Pharmacol 30: 1651−1658 − 4. Ochs HR, Greenblatt DJ, Robertz GM, Dengler HJ (1981) Diazepam interaction with antituberculous drugs. Clin Pharmacol Ther 29: 671−678 − 5. Valsalan VC, Cooper GL (1982) Carbamazepine intoxication caused by interaction with isoniazid. Br Med J 285: 261−262 − 6. Weber WW, Hein DW (1979) Clinical pharmacokinetics of isoniazid. Clin Pharmacokinet 4: 401−422 − 7. Greenblatt DJ, Divoll M, Moschitto LJ, Shader RI (1981) Electroncapture gas chromatographic analysis of the triazolobenzodiazepines alprazolam and triazolam. J Chromatogr 225: 202−207 − 8. Greenblatt DJ (1981) Clinical pharmacokinetics of oxazepam and lorazepam. Clin Pharmacokinet

6: 89−105 − 9. Greenblatt DJ, Franke K, Shader RI (1978) Analysis of lorazepam and its glucuronide metabolite by electron capture gas-liquid chromatography: Use in pharmacokinetic studies of lorazepam. J Chromatogr 146: 311−320 − 10. Ochs HR, Greenblatt DJ, Woo E, Franke K, Pfeifer HJ, Smith TW (1978) Single and multiple dose pharmacokinetics of oral quinidine sulfate and gluconate. Am J Cardiol 41: 770−777 − 11. Wilkinson GR, Shand DG (1975) A physiological approach to hepatic drug clearance. Clin Pharmacol Ther 18: 377−390 − 12. Abernethy DR, Greenblatt DJ, Divoll M, Ameer B, Shader RI (1983) Differential effect o cimetidine on drug oxidation (antipyrine and diazepam) vs conjugation (acetaminophen and lorazepam): Prevention of acetaminophen toxicity by cimetidine. J Pharmacol Exp Ther 224: 508−513

Pneumologie

Kemmerich, B., Vogel-Hartmann, H., Lode, H., Höffken, G., Bartmann, K., Ruckdeschel, G. (Abt. für Kardiologie und Pneumologie, Med. Klinik, Klinikum Steglitz, FU Berlin)
Ambulant erworbene Pneumonien:
Prospektive Untersuchung zur Ätiologie und Klinik

Einleitung

Untersuchungen über ambulant erworbene Pneumonien sind durch eine hohe Dunkelziffer der zugrundeliegenden Erreger gekennzeichnet. Unter Verwendung der üblichen kulturellen und serologischen Verfahren bleibt in 40−50% der Fälle die Ätiologie unbekannt [1−3]. Eine Verbesserung des Erregernachweises bei Pneumonien läßt die Bestimmung von Pneumokokkenantigen im Sputum, Serum und Urin mittels Gegenstromimmunelektrophorese [4, 5] und anderer immunologischer Verfahren sowie die routinemäßige Untersuchung der Legionellenserologie erwarten [6]. Wir versuchten in einer prospektiven Untersuchung Aufschluß über das Erregerspektrum bei ambulant erworbenen Pneumonien unter besonderer Berücksichtigung der Legionärskrankheit zu gewinnen und die Pneumokokkendiagnostik mittels Antigennachweis gegenüber den kulturellen Verfahren zu verbessern.

Methodik

Die Untersuchung wurde vom 1. 10. 1982−31. 12. 1983 an der Medizinischen Klinik, Klinikum Steglitz, Berlin, durchgeführt. Eingeschlossen wurden alle Patienten mit klinischem Verdacht auf Pneumonie, die bei Aufnahme oder innerhalb von 3 Tagen ein pneumonisches Infiltrat im Röntgenbild zeigten und die eine Körpertemperatur von $\geq 38°$ C aufwiesen. Neben den üblichen kulturellen Verfahren zur Erregerisolierung aus Blut, Sputum und anderen Materialien erfolgte der Nachweis von Pneumokokkenantigen mittels Gegenstromimmunelektrophorese und Immundiffusion. Serologische Untersuchungen wurden gegen die wichtigsten Legionella spp., M. pneumoniae, C. psittaci, C. burneti, Influenza-, Parainfluenza-, RS- und Adenoviren durchgeführt. Die Bestimmung der Antikörpertiter erfolgte an gepaarten Proben bei Aufnahme sowie nach 10−14 Tagen.

Ergebnisse

Im Untersuchungszeitraum wurden 105 Pneumonien bei 104 Patienten erfaßt. Es handelte sich um 56 Männer und 48 Frauen im Alter zwischen 15 und 92 Jahren, das Durchschnittsalter betrug 67,7 Jahre. Die Altersverteilung zeigte einen Gipfel in der 7. und 8. Lebensdekade. Die

Erreger	n
S. pneumoniae	35
Legionella spp.	11
H. influenzae	6
M. pneumoniae	5
Klebsiella spp.	4
S. aureus	3
C. psittaci	2
Influenzavirus	2
Parainfluenzavirus	2
RS-Virus	1
P. aeruginosa	1
E. coli	1
S. viridans	1
P. carinii	1
Gesamt	75

Tabelle 1. Erreger bei 64 von 105 ambulant erworbenen Pneumonien

jahreszeitliche Verteilung ließ eine Häufung während der kalten Jahreszeit erkennen. Die meisten Patienten (72 von 104) hatten schwere Vorerkrankungen wie dekompensierte Herzinsuffizienz (33), Diabetes mellitus (17), chronische Bronchitis (16), Niereninsuffizienz (15), Leberzirrhose (9) sowie andere. Die wichtigsten Symptome waren Husten (76%), atemabhängige Thoraxschmerzen (57%) und Auswurf (56%). 68 Patienten hatten Fieber über 39,0° C. 68% der Patienten hatten eine Leukozytose (> 10 000/µl). Die Blutsenkungsreaktion war bei 66% der Patienten auf über 30 mm in der 1. Std beschleunigt. Ein Anstieg der Transaminasen auf > 30 U/l fand sich bei 30 Patienten (29%), das Serumkreatinin war in 20 Fällen (19%) auf über 150 µmol/l bei Aufnahme erhöht. Das Röntgenbild des Thorax zeigte bei 70 Patienten (67%) eine Bronchopneumonie, bei 23 Patienten (22%) lag ein gleichzeitiger Pleuraerguß vor; eine Lobärpneumonie fand sich achtmal, diffuse Pneumonien traten viermal auf. Der röntgenologische Befall zeigte eine Häufigkeitszunahme von apikal nach kaudal.

Bei 64 der 105 Pneumonien (61%) konnten ein oder mehrere Erreger identifiziert werden (Tabelle 1); bei 41 Patienten (39%) blieb die Pneumonieätiologie ungeklärt. Als Erreger dominierten mit Abstand Pneumokokken bei 35 Pneumonien (33%), gefolgt von Legionella spp. bei elf Patienten (11%), H. influenzae bei sechs Patienten, M. pneumoniae bei fünf Patienten und Klebsiella spp. bei vier Patienten. Andere Erreger konnten nur sporadisch

Tabelle 2. Pneumokokkennachweis bei 35 ambulant erworbenen Pneumokokkenpneumonien

Proben	Mikrobiologisch				Immunologisch			
	Untersucht		Positiv		Untersucht		Positiv	
	n	%	n	%	n	%	n	%
Blut	69	66	9	13	92	88	6	6,5
Sputum	43	41	4	9,3	12	11	3	25
Bronchialsekret	7	6,7	4	57	–		–	
Pleuralflüssigkeit	8	7,6	3	38	–		–	
Urin	–		–		94	9	9	10
Patienten n (%) mit ein oder mehr positiven Proben	20 (19)				18 (17)			

nachgewiesen werden. Eine ätiologische Differenzierung der Pneumonien auf der Grundlage klinischer und röntgenologischer Kriterien war in den meisten Fällen nicht möglich. Ausnahmen waren Lobärpneumonien, bei denen in sämtlichen acht Fällen der Nachweis von Pneumokokken kulturell oder durch Antigennachweis gelang. Blutkulturen wurden bei 69 Patienten (66%) abgenommen. Positive Befunde fanden sich in 15 Fällen (22%), neunmal wurden Pneumokokken isoliert. Kulturelle Sputumuntersuchungen konnten nur bei 43 Patienten (48%) durchgeführt werden. Die Ausbeute war mit 14 (33%) gering. Besonders die niedrige Zahl von vier Pneumokokkenisolaten (9,3%) war unbefriedigend und ergab für Blutkulturen bessere Ergebnisse.

Pneumokokken konnten bei 35 der 105 untersuchten Pneumonien nachgewiesen werden. Bei 17 Patienten erfolgte der Nachweis ausschließlich mikrobiologisch, in 15 Fällen wurde Pneumokokkenantigen mittels Gegenstromimmunelektrophorese oder Immundiffusion identifiziert. Bei drei Patienten fielen sowohl kulturelle als auch immunologische Verfahren positiv aus (Tabelle 2). Im Urin konnten in neun von 94 Proben (10%) Pneumokokkenantigene nachgewiesen werden, während sechs von 92 Serumproben (6,5%) positiv ausfielen. Im Sputum ergaben nur drei von zwölf Proben (25%) positive Ergebnisse.

Zwölf der 105 Patienten verstarben, das entspricht einer Letalität von 11,4%. Das Durchschnittsalter unterschied sich mit 69 Jahren nicht wesentlich vom Gesamtkollektiv. Bei neun der zwölf Patienten konnte der Pneumonieerreger nachgewiesen werden: In fünf Fällen lag eine Pneumokokkenpneumonie vor, je einmal wurde S. aureus, H. influenzae, K. pneumoniae, L. pneumophila und P. carinii identifiziert. Alle Patienten hatten schwere Grunderkrankungen.

Schlußfolgerung

1. Pneumokokkeninfektionen waren die häufigsten Ursachen für ambulant erworbene Pneumonien.
2. Jeweils ca. 50% dieser Infektionen wurden kulturell oder durch Nachweis von Pneumokokkenantigen diagnostiziert.
3. Die Legionärskrankheit war die zweithäufigste Pneumonieursache. Neben Legionella pneumophila sollten auch andere Legionella spp. routinemäßig bei serologischen Untersuchungen erfaßt werden.
4. Die hohe Inzidenz der Legionärskrankheit auch bei ambulant erworbenen Pneumonien sollte bei der Antibiotikatherapie berücksichtigt werden.

Literatur

1. Sullivan RJ, Dowdle WR, Marine WM (1972) Adult pneumonia in a general hospital. Etiology and risk effects. Arch Intern Med 129: 935−942 − 2. Burns WM, Dewitt L, Bryant DH (1976) Pneumonia in a city hospital. Med J Aust 2: 787−791 − 3. White RJ, Blainey AD, Harrison KJ, Clarke SKR (1981) Causes of pneumonia presenting to a district general hospital. Thorax 36: 566−570 − 4. Guzetta P, Toews GB, Robertson KJ, Pierce AK (1983) Rapid diagnosis of community acquired bacterial pneumonia. Am Rev Respir Dis 128: 461−464 − 5. Leach RP, Coonrod JD (1977) Detection of pneumococcal pneumonia. Am Rev Respir Dis 116: 847−851 − 6. McFarlane JT, Finck RG, Ward MJ, McCrae AD (1982) Hospital study of adult community acquired pneumonia. Lancet 2: 255−258

Breuer, H.-W. M., Goeckenjan, G., Heinen, E., Loogen, F. (Med. Klinik und Poliklinik, Klinik B und C, Universität Düsseldorf)

Wertender Vergleich verschiedener Methoden zur Berechnung der Sauerstoffsättigung

Einleitung

Die Kenntnis der Sauerstoffsättigung (SO_2) ist auf einer Intensivstation vielfach von Bedeutung. Daher wurden neben der Messung der SO_2, wie sie relativ aufwendig nach dem Van-Slyke-Prinzip oder einfacher photometrisch möglich ist, verschiedene Algorithmen zu ihrer Berechnung aus dem Sauerstoffpartialdruck entwickelt. Als Bestandteil der Programme moderner Blutgasanalysatoren ermöglichen sie es gleichzeitig, mit den Grundgrößen der Blutgasanalyse auch die SO_2 direkt anzugeben. In einer Vergleichsuntersuchung sollte geprüft werden, inwieweit diese mathematischen Verfahren eine ausreichende Validität zum sinnvollen Einsatz auf einer Intensivstation besitzen.

Methodik und Ergebnisse

Es wurden die Formeln zur Berechnung der SO_2 von Kelman (1966), Severinghaus (1979) und Siggaard-Andersen (1980) verglichen. Als Referenzmethode wurde die Messung der SO_2 mit dem Hemoximeter OSM2 (Radiometer) verwandt. Nach einer 40 kHz-Ultraschallhämolyse der zu untersuchenden Blutprobe erfolgen je eine photometrische Messung der Extinktion bei 505 und 600 nm. Die molaren Konzentrationen von oxygeniertem und reduziertem Hämoglobin sind bei 505 nm gleich, jedoch unterschiedlich bei 600 nm. Die SO_2 wird aus dem Verhältnis beider Extinktionen zueinander mittels eines Analogcomputers berechnet. Innerhalb von 20 s nach Einführung der Probe ist die Messung beendet und die SO_2 wird digital angezeigt. Die Blutgasanalyse wurde mit dem Blutgasanalysator ABL3 (Radiometer) durchgeführt.

Die Untersuchung erfolgte an 329 arteriellen und 26 gemischtvenösen Blutproben von Patienten der internistischen Intensivstation der Universität Düsseldorf. Das Durchschnittsalter der 18 untersuchten Patienten betrug 53 ± 14 Jahre. Die zur Aufnahme auf die Intensivstation führenden Erkrankungen sind in Tabelle 1 aufgelistet.

Zusätzlich sind in dieser Tabelle das jeweilige Alter des Patienten, die Anzahl (n) der durchgeführten Blutgasanalysen und die Korrelationen für $n \geq 5$ zwischen gemessener SO_2 ($SO_{2\,meas}$) und berechneter SO_2 ($SO_{2\,calc}$) aufgeführt.

Der Korrelationskoeffizient (r) über alle 355 Proben beträgt bei der Siggaard-Andersen-Formel 0,964, bei der Kelman- und Severinghaus-Formel 0,963. Die schlechteste Korrelation mit $r = 0,719$ (Kelman-Formel, $n = 6$) findet sich bei einem 73jährigen Patienten mit Low output failure nach Myokardinfarkt und Operation eines Leriche-Syndroms; die beste Korrelation mit $r = 0,998$ (Kelman-Formel, $n = 47$) findet sich bei einer 60jährigen Patientin mit massiver Lungenembolie.

Zur Abgrenzung der respiratorischen Situationen, in denen nur eine geringe Abweichung zwischen $SO_{2\,meas}$ und $SO_{2\,calc}$ auftritt, wurden die Bereiche mit einer Differenz zwischen $SO_{2\,meas}$ und $SO_{2\,calc}$ von ± 2%, ± 3% und ± 4% Abweichung näher analysiert. Die innerhalb und außerhalb dieser willkürlichen Grenzen liegenden Blutgasanalysen wurden ermittelt und die Mittelwerte der jeweiligen Parameter pH, pCO_2 und pO_2 bestimmt. Bestehende Unterschiede wurden mit dem t-Test auf Signifikanz überprüft (Tabelle 2).

Verglichen mit der Siggaard-Andersen-Formel führen die Berechnungen mit der Kelman- und der Severinghaus-Formel bei jedem vorgegebenen Abweichungsintervall zu einer größeren Anzahl von Blutproben, deren Differenz $SO_{2\,meas}$ und $SO_{2\,calc}$ größer als das jeweilige Abweichungsintervall ist.

Tabelle 1. Diagnosen, Alter, Blutprobenzahl je Patient und Korrelationskoeffizienten zwischen gemessener und berechneter Sauerstoffsättigung mit den Algorithmen von Kelman (r-SO_2 Kel), Severinghaus (r-SO_2 Sev) und Siggaard-Andersen (r-SO_2 Sig)

Diagnosen	Alter	Proben	r-SO_2 Kel	r-SO_2 Sev	r-SO_2 Sig
Subdurales Hämatom, respiratorische Insuffizienz	43	27	0,986	0,988	0,990
Mitralstenose, Lungenödem	43	5	0,974	0,962	0,966
Respiratorische Globalinsuffizienz bei Emphysembronchitis	54	12	0,988	0,985	0,989
Low output failure, Infarkt, Leriche-Syndrom	73	6	0,719	0,768	0,742
Respiratorische Globalinsuffizienz bei Emphysembronchitis	76	25	0,964	0,968	0,871
Massive Lungenembolie	60	47	0,998	0,997	0,997
Wegenersche Granulomatose	46	41	0,952	0,951	0,957
Polymyositis, respiratorische Insuffizienz	50	99	0,945	0,943	0,942
Nierentransplantation, respiratorische Insuffizienz, Sepsis	24	17	0,962	0,962	0,953
Gravidität bei Fallotscher Tetralogie	31	2			
Bronchopleurale Fistel	52	4			
Zustand nach Doppelklappenersatz	60	8	0,973	0,982	0,980
Pickwick-Syndrom	47	12	0,938	0,985	0,940
Myokardinfarkt	52	1			
Tracheomalazie	62	3			
Pneumonie	52	1			
Respiratorische Globalinsuffizienz bei Emphysembronchitis	76	1			
Zystennieren, Sepsis	60	44	0,988	0,985	0,983

Es fällt auf, daß die Unterschiede zwischen den innerhalb und den außerhalb der betrachteten prozentualen Grenzen liegenden pO_2-Mittelwerten mit größer werdender Differenz von SO_2 calc und SO_2 meas (Siggaard-Andersen und Severinghaus) signifikant ($p < 0,01$) zunehmen. Im Gegensatz hierzu ist bei Anwendung der Kelman-Formel dieser Unterschied bereits beim $\pm 2\%$-Abweichungsintervall hochsignifikant ($p < 0,001$). Bei größerem Abweichungsintervall als $\pm 2\%$ liegen die Mittelwerte der außerhalb der vorgegebenen Grenzen befindlichen pO_2-Werte im pathologischen Bereich.

Diskussion

Aus den Ergebnissen läßt sich folgern, daß sofern nur kleine Abweichungen vom wahren SO_2-Wert akzeptiert werden, nur Blutgasanalysen mit pO_2-Werten größer als 80 mm Hg bei der Sauerstoffsättigungsberechnung berücksichtigt werden sollten. Bei niedrigeren Sauerstoffpartialdrücken ist eine höhere Abweichung als $\pm 2\%$ wahrscheinlich.

Die unterschiedlichen Korrelationen bei den einzelnen Patienten sind möglicherweise auf eine Verschiebung der Sauerstoffdissoziationskurve zurückzuführen. Ursächlich für eine solche Verschiebung sind z. B. Veränderungen des pH, der CO- und CO_2-Konzentrationen, Temperaturunterschiede und veränderte 2,3-Diphosphoglyzeratkonzentrationen. Aufgrund des sigmoiden Verlaufs dieser Kurve sind insbesondere im Bereich gemischtvenöser Sauerstoffpartialdrücke bei einer Verschiebung deutliche Abweichungen der gemessenen von den aufgrund normaler Sauerstoffdissoziationskurven errechneten SO_2-Werten möglich. Gerade bei Shuntberechnungen und Ermittlungen des Sauerstoffverbrauchs ist u. a. die

Tabelle 2. Anzahl der Blutproben mit den dazugehörigen Mittelwerten von pH, pCO_2 und pO_2, aufgeschlüsselt nach ihrer Lage in bezug auf die Größe der absoluten Differenz von gemessener Sauerstoffsättigung ($SO_{2\ meas}$) und berechneter Sauerstoffsättigung ($SO_{2\ calc}$), differenziert nach den Algorithmen von Kelman, Severinghaus (Severi) und Siggaard-Andersen (Siggaa)

$SO_{2\ meas}$ − $SO_{2\ calc}$	Anzahl der Proben			Mittelwert pH		
	Kelman	Severi	Siggaa	Kelman	Severi	Siggaa
Innerhalb ± 2%	255	260	274	7,4119	7,4087	7,4070 * * *
Außerhalb ± 2%	100	95	81	7,3675	7,3741	7,3737
Innerhalb ± 3%	291	289	301	7,4081 * * *	7,4078 * * *	7,4040 * *
Außerhalb ± 3%	64	66	54	7,3598	7,3629	7,3741
Innerhalb ± 4%	314	321	329	7,4056 * * *	7,4042 * * *	7,4028 * *
Außerhalb ± 4%	41	34	26	7,3517	7,3544	7,3562

$SO_{2\ meas}$ − $SO_{2\ calc}$	Mittelwert pCO_2			Mittelwert pO_2		
	Kelman	Severi	Siggaa	Kelman	Severi	Siggaa
Innerhalb ± 2%	39,887 * *	40,249	40,401	93,106 * * *	91,188 *	90,116 *
Außerhalb ± 2%	43,166	42,348	42,199	71,081	75,169	76,029
Innerhalb ± 3%	40,326 *	40,389	40,655	91,388 * * *	91,086 * *	90,060 * *
Außerhalb ± 3%	43,016	42,659	41,680	66,503	68,577	69,294
Innerhalb ± 4%	40,281 * *	40,575	40,588	91,004 * * *	89,759 * *	89,364 * *
Außerhalb ± 4%	44,868	43,038	43,631	55,483	59,926	55,738

$* p < 0,05;$ $* * p < 0,01;$ $* * * p < 0,001$

Kenntnis der gemischtvenösen SO_2 als Bestandteil der jeweiligen Formeln erforderlich. Wegen der jedoch bereits bei Berechnung der gemischtvenösen SO_2 zu erwartenden deutlichen Abweichung vom wahren gemessenen SO_2, ist die Verwendung der in der vorliegenden Studie benutzten Algorithmen nicht sinnvoll.

Die Messung der SO_2 ist somit nicht komplett durch mathematische Verfahren ersetzbar. Der Aufwand zur Berechnung ist zwar gering − sofern die Algorithmen in Computerprogramme integriert oder Taschenrechner entsprechend programmiert werden −, ihre sinnvollen Einsatzmöglichkeiten sind jedoch bei den häufig respiratorisch und hämodynamisch insuffizienten Patienten einer Intensivstation stark limitiert.

Literatur

Kelman GR (1966) Digital computer subroutine for the conversion of oxygen tension into saturation. J Appl Physiol 21: 1375−1376 − Severinghaus JW (1979) Simple accurate equations for human blood O_2

dissociation computations. J Appl Physiol 46: 599–602 – Siggaard-Andersen O (1980) Determination and presentation of acid-base data. Contrib Nephrol 21: 128–136

Hahn, H.-L., Wirtz, H. R. W., Jürgens, U. (Med. Poliklinik der Universität Würzburg)
Wirkung kurzfristiger und niedrigdosierter Sauerstofftherapie auf Ventilationsverteilung und Ventilations/Perfusionsverhältnis hypoxämischer Patienten mit chronisch obstruktiven Atemwegserkrankungen

Einleitung

Hypoxämische Patienten mit chronisch obstruktiven Atemwegserkrankungen werden häufig mit Sauerstoff – appliziert aus O_2-Konzentratoren – behandelt. Neben dokumentierten günstigen [6] hat Sauerstoffatmung auch nachteilige Wirkungen. Sie verursacht Resorptionsatelektasen [1], führt zu einer Reduktion der Diffusionskapazität [2, 10] und erschwert den Gasaustausch durch Verstärkung des Ungleichgewichts zwischen Ventilation und Perfusion und durch ein interstitielles Ödem [7–9]. Bei Normalpersonen ist eine 36–72stündige Applikation reinen Sauerstoffs bei überatmosphärischem Druck notwendig, um solche Wirkungen auszulösen. Schon die Anwesenheit kleinster Mengen des Puffergases N_2 verhinderte die Entstehung von Resorptionsatelektasen vollständig [1]. Die mit viel niedrigeren O_2-Konzentrationen (30–50%), damit höheren Konzentrationen des Puffergases N_2 durchgeführte Konzentratortherapie müßte daher völlig unbedenklich sein. Andererseits handelt es sich bei der Indikationsgruppe für diese Therapie um Kranke mit schwer geschädigten Lungen, an denen schon die kurzfristige Applikation einer niedrigdosierten O_2-Therapie Nebenwirkungen haben mag. Dies würde die Unwirksamkeit der O_2-Therapie bei manchen Patienten erklären.

Methodik

An 20 Patienten mit chronisch obstruktiver Atemwegserkrankung und Hypoxämie (P_aO_2 < 60 mm Hg) bestimmten wir vor und nach dreistündiger O_2-Atmung (DeVO$_2$-Konzentrator, 3 l/min^{-1}, Monaghan-Maske ohne Reservoir) folgende Variablen: Der funktionelle Totraumanteil wird im allgemeinen nach der Bohrschen Gleichung aus der Differenz zwischen alveolärem und gemischt exspiratorischem PCO_2 bestimmt: $V_D/V_T = P_ACO_2 \text{-} P_{\bar{E}}CO_2/P_ACO_2$. Während bei Normalpersonen der alveoläre weitgehend gleich dem endexspiratorischen PCO_2 ist, läßt sich bei Patienten mit chronischer Obstruktion der mittlere alveoläre Gasdruck kaum bestimmen, da sich die verschiedenen Lungenareale häufig nicht gleichzeitig, sondern nacheinander entleeren, ein bestimmter Teil der Exspirationskurve daher eher eine bestimmte Lungenregion als ein Zeitmittel für die ganze Lunge repräsentiert. Dieser Wert wird zutreffender aus dem arteriellen PCO_2 abgeleitet, der sich als volumengewichtetes Mittel aus dem Zustrom der verschiedenen pulmonalen Kapillarbetten ergibt. Wir haben daher zur Berechnung des Totraumanteils diesen Wert eingesetzt (P_aCO_2 statt P_ACO_2). Wir ermittelten ferner als Indikator der Effizienz des Gasaustauschs die Differenz zwischen arteriellem (= kapillärem) und endexspiratorischem PCO_2 ($P_aCO_2\text{-}P_{et}CO_2$) und nannten das Ergebnis „A-a-DCO$_2$", wohl wissend, daß bei dieser Patientengruppe P_ACO_2 nicht sicher meßbar ist. Wir waren aber nicht an Absolutwerten, sondern an einer möglichen Änderung der A-a-DCO$_2$ nach O_2-Atmung interessiert [8]. Der Patient atmete aus einem inspiratorischen Reservoirbeutel Raumluft (vor O_2-Atmung) oder ein vom Konzentrator geliefertes O_2-Luftgemisch (nach O_2-Atmung) und atmete während einer einminütigen Meßperiode in ein exspiratorisches Reservoir hinein aus. Während dieser Meßperiode wurden Blutgase aus

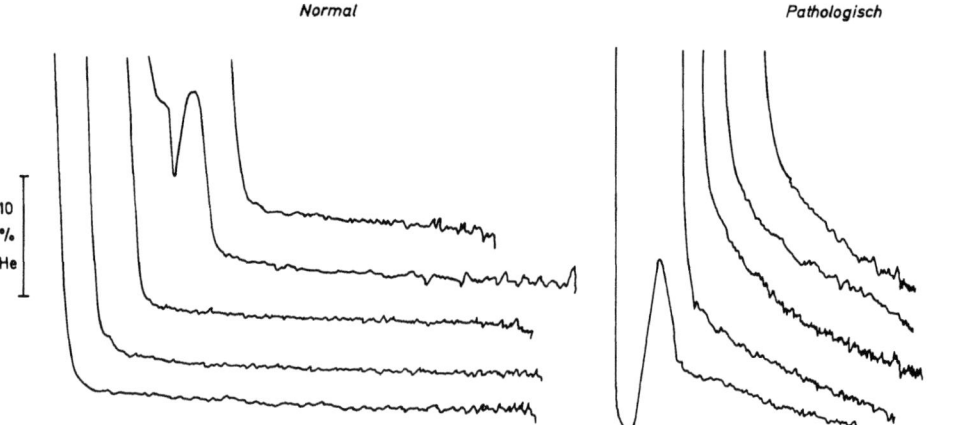

Normal   Pathologisch

10 % He

1 Liter

Abb. 1. Ergebnisse des Fowler-Tests an fünf gesunden Probanden und an fünf aufeinanderfolgenden Patienten mit chronisch obstruktiver Atemwegserkrankung, die in der vorliegenden Studie untersucht wurden

Kapillarblut bestimmt (P_aCO_2). Im exspiratorischen Reservoirbeutel wurde nach Testende der PCO_2 bestimmt ($P_{\bar{E}}CO_2$). Der mittlere endexspiratorische PCO_2 der Testperiode ($P_{et}CO_2$), ebenso Atemminuten- und Atemzugvolumen, wurden graphisch aus der fortlaufenden Schreiberaufzeichnung bestimmt. Zur Quantifizierung von Ventilationsverteilungsstörungen diente der Test nach Fowler [4] mit Helium als Edelgas. Nach einer normalen Ausatmung inspirierte der Patient 1 l 80% Helium aus einem Beutel und exspirierte durch eine Lochblende (zur Konstanthaltung des Flows) langsam in ein Bag in box-System mit Pneumotachometer zur Messung des exspirierten Volumens. Die Heliumkonzentration des Exspirats wurde mit einem schnell reagierenden Heliumanalysator [5] fortlaufend gemessen und gegen das ausgeatmete Volumen aufgezeichnet. Ausgewertet wurde der Abfall der Heliumkonzentration zwischen 750 und 1 250 ml ausgeatmeten Volumens. Nach Ausatmung der Totraumluft fällt die Heliumkonzentration bei Normalpersonen auf ein weitgehend konstantes Niveau (Abb. 1, links), bei Patienten mit chronischer Atemwegsobstruktion fällt

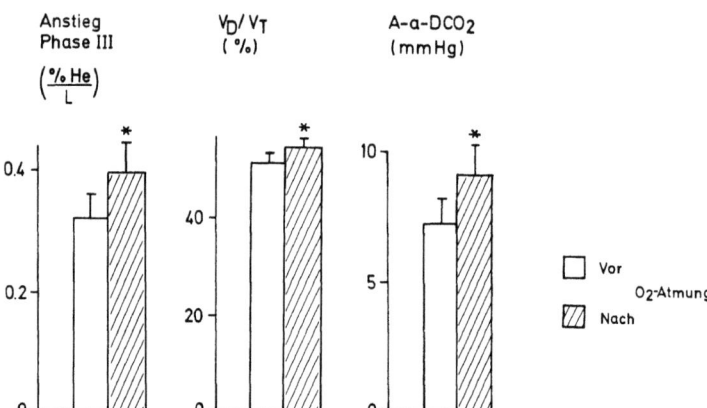

Abb. 2. Wirkung einer dreistündigen Sauerstoffzufuhr mit O_2-Konzentrator auf Ventilationsverteilung („Anstieg Phase III"), funktionellen Totraum („V_D/V_T") und Differenz zwischen kapillärem und endexspiratorischem PCO_2 („A-a-DCO_2")

1918

sie während der gesamten Exspiration weiter ab (Abb. 1, rechts), Hinweis auf sequentielle Entleerung von Lungenbezirken: Schlecht belüftete Bezirke, die bei Inspiration weniger Helium erhielten, entleeren sich später als gut belüftete Areale, die bei Inspiration mehr Helium aufnahmen. Der Abfall des mittleren Teils (Phase III) der Heliumkurve ist also ein Maß für die Ungleichheit der Ventilation. Die Bestimmung der Diffusionskapazität mit Single breath-Methode war die jeweils letzte Untersuchung, um die vorzeitige Eröffnung eventuell entstandener Atelektasen durch maximale Inspiration zu vermeiden [1].

Ergebnisse

P_aO_2 stieg von 58 auf 80 mm Hg ($p < 0,0001$) und P_aCO_2 von 41 auf 43 mm Hg ($p < 0,04$). Es kam zu signifikanten Anstiegen von V_D/V_T (9,4%, $p < 0,04$), der A-a-DCO$_2$ (24,9%, $p < 0,05$) und der Steigung von Phase III (26,5%, $p < 0,03$) (Abb. 2). Unverändert blieben Atemminutenvolumen, Atemzugvolumen, Diffusionskapazität und die bei Messung der Diffusionskapazität mitbestimmten Lungenvolumina.

Diskussion

Die dreistündige Einatmung der von einem O_2-Konzentrator gelieferten O_2-Luftmischung verstärkt bei Patienten mit chronisch obstruktiven Atemwegserkrankungen regionale Unterschiede in der Ventilation (Fowler-Test), Ungleichheiten im Verhältnis zwischen Ventilation und Perfusion (V_D/V_T) und Störungen im Gasaustausch (A-a-DCO$_2$). Der Anstieg des funktionellen Totraums erklärt sich vermutlich aus der Beseitigung der hypoxischen Vasokonstriktion, also einer pulmonalen Vasodilatation mit verstärkter Perfusion schlecht ventilierter Lungenareale zuungunsten von Lungenarealen mit guter Belüftung. Schwerer zu erklären ist die Zunahme der Belüftungsungleichheit (Fowler-Test). Möglicherweise kommt es zu weiterer Verengung bereits vorher schlecht belüfteter Areale durch vermehrte Resorption von O_2 wegen Verbesserung der Perfusion bei gleichzeitiger Reduktion des N_2-Puffers. Eine Alternativerklärung wäre eine sauerstoffinduzierte Bronchialerweiterung (oder Beseitigung hypoxischer, z. B. histaminvermittelter Bronchokonstriktion), die in gut belüfteten Arealen ausgeprägter sein könnte als in schlecht belüfteten und die sich nicht unbedingt in Änderungen von Globalmessungen (z. B. Resistance) äußern müßte. Auch könnten Sauerstoffradikale vorherbestehende entzündliche Schleimhautschwellungen mit Verlegung des Lumens verstärken. Auch dies würde sich an vorgeschädigter Schleimhaut stärker auswirken als an nur gering entzündeter Mukosa. Die Gasaustauschstörung mit Erhöhung der A-a-DCO$_2$ ist auf die genannten Veränderungen zurückzuführen; sie kann weder durch Hypoventilation (mit Anstieg von P_aCO_2) noch durch erschwerte Diffusion erklärt werden, die sich beide als unverändert erwiesen.

Literatur

1. Burger EJ, Mead J (1969) Static properties of lungs after oxygen exposure. J Appl Physiol 27: 191–197 – 2. Caldwell PRB, Lee WL, Schildkraut HS, Archibald ER (1966) Changes in lung volume, diffusing capacity and blood gases in men breathing oxygen. J Appl Physiol 21: 1477–1483 – 3. DuBois AB, Turaids T, Mammen RE, Nobrega FT (1966) Pulmonary atelectasis in subjects breathing oxygen at sea level or at simulated altitude. J Appl Physiol 21: 828–836 – 4. Fowler WS (1949) Lung function studies. III. Uneven pulmonary ventilation in normal subjects and in patients with pulmonary disease. J Appl Physiol 2: 283–299 – 5. Green M, Travis DM, Mead J (1972) A simple measurement of phase IV ("closing volume") using a critical orifice helium analyzer. J Appl Physiol 33: 827–830 – 6. Jürgens U, Wirtz HRW, Hahn HL (1983) Influence of flow rate application system and duration of application on effectiveness of oxygen therapy by oxygen concentrator. Eur J Respir Dis (Suppl 126) 64: 492 – 7. Lee J, Read J (1967) Effect of oxygen breathing on distribution of pulmonary blood flow in

chronic obstructive lung disease. Am Rev Respir Dis 96: 1173–1180 – 8. Lenfant C (1966) Arterial-alveolar difference in PCO_2 during air and oxygen breathing. J Appl Physiol 21: 1356–1362 – 9. Newman JH, Loyd JE, English DK, Ogletree ML, Fulkerson WJ, Brigham KL (1983) Effects of 100% oxygen on lung vascular function in awake sheep. J Appl Physiol 54: 1379–1386 – 10. Puy RJM, Hyde RW, Fisher AB, Clark JM, Dickson J, Lambertsen CJ (1968) Alterations in the pulmonary capillary bed during early O_2 toxicity in man. J Appl Physiol 21: 1331–1337

Höltmann, B., Schött, D., Zimmermann, I., Ulmer, W. T. (Med. Univ.-Klinik „Bergmannsheil" Bochum)

Verhalten der bronchialen Strömungswiderstände nach inhalativer, intranasaler und intravenöser Applikation von Ipratropiumbromid (IPTB)

Die inhalative Therapie mit Dosieraerosolen hat seit langem ihren festen Platz in der Behandlung der obstruktiven Atemwegserkrankung [1, 3]. Obwohl zahlreiche Untersuchungen die Wirksamkeit dieser Therapieform belegen konnten [2, 5, 7], besteht noch Unklarheit darüber, ob die Substanzen direkt per Diffusion durch die Schleimhaut oder über den Blutweg an der glatten Muskulatur der Bronchien wirken, oder ob ihre Wirkung über reflektorische Mechanismen ausgehend von der sympathischen oder parasympathischen Innervation des Bronchialbaums und der oberen Atemwege vermittelt wird [6, 8, 9]. Bereits vor Jahren konnte gezeigt werden, daß β_2-Sympathikomimetika nach Applikation auf die Nasenschleimhaut eine signifikante Bronchodilatation bewirken können [4, 11]. Ziel unserer Untersuchungen war es festzustellen, ob auch durch Vagolytika, wie z. B. IPTB [10] bei lokaler Gabe auf die Nasenschleimhaut eine bronchodilatatorische Wirkung erzielt werden kann. Durch Vergleich der intranasalen Applikationsform mit intravenöser und inhalativer Gabe der Substanz erhofften wir Aufschlüsse über den möglichen Wirkmechanismus.

Material und Methodik

Wir untersuchten insgesamt 30 Patienten mit ausgeprägter obstruktiver Atemwegserkrankung unterschiedlicher Genese mit einem mittleren Alter von 51,7 ± 12,7 Jahren (25–70 Jahre, 12 Frauen, 18 Männer). Die Untersuchungen wurden nach einer mindestens zwölfstündigen Karenz aller bronchodilatatorisch wirkenden Substanzen jeweils zur gleichen Tageszeit beginnend (8 Uhr) durchgeführt. Bestimmt wurden von allen Patienten das intrathorakale Gasvolumen (IGV) und der bronchiale Strömungswiderstand (R_t) jeweils vor, 10, 30, 120 und 180 min nach Applikation der Testsubstanz. Bei allen Patienten wurde zunächst der Verlauf der oben erwähnten Meßgrößen nach Applikation von 1 ml physiologischer Kochsalzlösung als Plazebo bestimmt. Die Lösungen wurden jeweils mit einer Tropfpipette auf die Nasenschleimhaut aufgebracht. Am 2. Tag wurde allen Patienten 240 μg IPTB gelöst in 1 ml physiologischer Kochsalzlösung lokal auf die Nasenschleimhaut appliziert. Bei zehn Patienten wurde der Verlauf der Parameter am 3. Versuchstag nach intravenöser Gabe von 240 μg IPTB bestimmt. Weitere zehn Patienten erhielten 40 μg IPTB in 1 ml physiologischer Kochsalzlösung intranasal. Bei insgesamt 20 Patienten wurde die Wirksamkeit einer Inhalation von 40 μg IPTB aus einem handelsüblichen Dosieraerosol entweder am 3., oder falls möglich, am 4. Versuchstag überprüft. Jeder einzelne Versuch wurde mit der Inhalation von 400 μg Fenoterol, ebenfalls aus einem handelsüblichen Dosieraerosol beendet, um die maximal mögliche Bronchodilatation festzustellen. Die statistischen Signifikanzen wurden im Vergleich zur jeweiligen Plazebowirkung mit dem Wilcoxon-Test ermittelt.

Tabelle 1. *Oben*: Mittelwerte von R_t vor und im Verlauf nach Applikation unterschiedlicher Testlösungen. *Unten*: Mittelwert des IGV vor und im Verlauf nach Applikation unterschiedlicher Testlösungen

Testlösung	Atemwegswiderstand R_t (cm H_2O/l/s) Mittelwerte					
	Vor	10 min	30 min	120 min	180 min	10 min nach 400 μg Fenoterol
1 ml NaCl 0,9% intranasal	10,3 ± 3,7	10,6 ± 4,8	10,5 ± 5,9	9,1 ± 4,4	9,1 ± 5,6	5,5 ± 3,4
40 μg IPTB intranasal	9,7 ± 2,3	9,6 ± 1,7	8,6 ± 1,9	7,6 ± 1,7	8,2 ± 2,4	5,3 ± 1,9
40 μg IPTB inhalativ	9,8 ± 3,9	7,6 ± 4,1**	6,7 ± 3,6**	6,4 ± 4,3	7,5 ± 5,2	4,8 ± 1,8
240 μg IPTB intranasal	11,5 ± 6,2	8,6 ± 6,3**	7,4 ± 4,2**	8,3 ± 4,9	8,5 ± 4,4	5,1 ± 2,9
240 μg IPTB intravenös	10,3 ± 3,5	6,3 ± 2,7**	6,0 ± 2,6**	6,3 ± 2,3	7,5 ± 2,2	4,4 ± 1,7
	Intrathorakales Gasvolumen IGV (ml) Mittelwerte					
1 ml NaCl 0,9% intranasal	5 290 ± 1 160	5 250 ± 1 650	5 171 ± 1 596	5 113 ± 1 629	5 037 ± 1 570	4 989 ± 1 518
40 μg IPTB intranasal	6 015 ± 1 880	5 911 ± 1 811	5 640 ± 1 670	5 692 ± 1 712	5 696 ± 1 779	5 580 ± 1 605
40 μg IPTB inhalativ	5 217 ± 1 410	5 076 ± 1 390**	4 998 ± 1 370***	4 888 ± 1 464	5 052 ± 1 461	4 824 ± 1 425
240 μg IPTB intranasal	5 221 ± 1 470	4 964 ± 1 443**	4 830 ± 1 427***	4 944 ± 1 474	4 984 ± 1 502	4 825 ± 1 330
240 μg IPTB intravenös	5 456 ± 1 350	5 088 ± 1 220***	5 025 ± 1 190***	5 105 ± 1 245	5 175 ± 1 240	4 750 ± 1 097

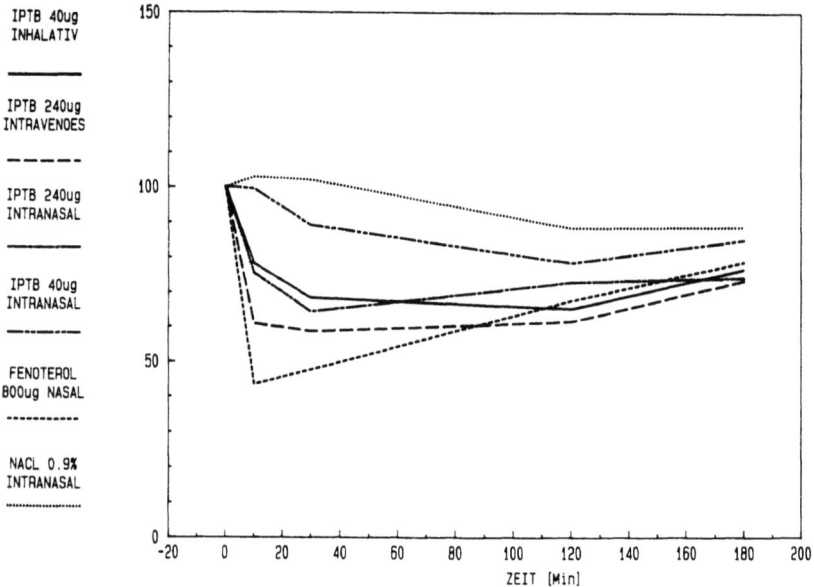

Abb. 1. Prozentuale Änderung des mittleren R_t, bezogen auf den Ausgangswert (100%)

Ergebnisse

Eine Übersicht der Mittelwerte aller Parameter zeigt die Tabelle 1. Auf der Abb. 1 werden die prozentualen Änderungen des R_t bezogen auf den jeweiligen Ausgangswert für die gesamte Versuchsdauer in Abhängigkeit von der jeweiligen Applikationsart und Dosierung dargestellt. Nach Gabe von physiologischer Kochsalzlösung auf die Nasenschleimhaut war keine signifikante Änderung des mittleren R_t während der gesamten Untersuchung feststellbar. Auch das IGV erfuhr keine signifikante Änderung. Nach Gabe von 40 µg IPTB als Lösung auf die Nasenschleimhaut war ebenfalls keine signifikante Änderung der gemessenen Größen zu registrieren. Die Inhalation von 40 µg IPTB erzielte im Vergleich zu Plazebo eine signifikante Abnahme des R_t um 22% nach 10 min und um 32% nach 30 min. Die maximale Wirkung war nach 30 min erreicht. Das IGV hatte nach 30 min um 4,7% abgenommen. Nach Gabe von 240 µg IPTB intranasal konnte ebenfalls eine signifikante Abnahme des R_t um 36% und des IGV um 10% gemessen werden. Auch hier war die maximale Wirkung nach 30 min erreicht und hielt etwa 2 Std an. Nach intravenöser Gabe von 240 µg IPTB wurde eine Abnahme des mittleren R_t um 42% und des IGV um 8% festgestellt. Das Wirkmaximum nach intravenöser Gabe war bereits nach 10 min erreicht. Die Wirkung hielt ebenfalls etwa 2 Std an. Die Inhalation von 400 µg Fenoterol am Versuchsende erbrachte eine weitere Abnahme des mittleren R_t um 42% und des IGV um 4%.

Schlußfolgerungen

Die Ergebnisse zeigen, daß auch das parasympathikolytisch wirkende IPTB nicht nur nach inhalativer, sondern auch nach intranasaler Applikation bronchodilatatorisch wirkt. Um eine der inhalativen Wirkung äquivalente Bronchodilatation zu erzielen, ist jedoch eine etwa sechsfach höhere Dosis erforderlich. Der zeitliche Verlauf der Abnahme des R_t nach intranasaler Gabe von IPTB gleicht dem nach inhalativer Gabe. Die intravenöse Anwendung der gleichen Substanzmenge, wie sie intranasal verabreicht wurde, führt zu einem deutlich schnelleren und stärkeren Effekt auf den R_t. Die Wirksamkeit der nasalen Gabe von IPTB erst in relativ hoher Dosierung legt die Annahme eines resorptiven Wirkmechanismus nahe. Eine nasale Rezeptorentheorie mit einem entsprechenden reflexvermittelten Wirkungsprinzip läßt sich aus unseren Ergebnissen nicht herleiten. Die Tatsache der guten Wirksamkeit relativ geringer Dosen von IPTB nach inhalativer Anwendung hingegen weist eher auf eine lokale Wirkung im Bereich der großen Atemwege hin. Hier kommen wahrscheinlich lokale Reflexmechanismen zum Tragen, die von der oberen Trachea ausgehen.

Literatur

1. Greaser JB, Rowe AH (1935) Inhalation of epinephrine for the relief of asthmatic symptoms. J Allergy 6: 415–420 – 2. Laros CD, Urk P (1977) Absorption, distribution and excretion of the tritium-labelled β_2-stimulator fenoterolhydrobromide following aerosole administration and instillation into the bronchial tree. Respiration 34: 131–136 – 3. Nadel JA (1983) Role of vagal muscarinic receptors in airway hyperreactivity: dose and route of administration of muscrarinic antagonists. In: Schultze-Werninghaus G, Widdicombe JG (eds) Role of anticholinergic drugs in obstructive airway disease. Dustri, München – 4. Nassari W, Zimmermann I, Buzrina S, Ulmer WT (1981) The site of action of β_2-sympathomimetic bronchodilatators in patients with chronic obstructive airway disease. Respiration 41: 232–238 – 5. Nolte D (1970) Das Verhalten von Atemwegsresistenz und intrathorakalem Gasvolumen nach Inhalation eines Hydroxyphenylderivates des Orciprenalins. Respiration 27: 396–401 – 6. Partridge MR, Saunders KB (1981) Site of action of ipratropiumbromide and clinical and physiological determinants of response in patients with asthma. Thorax 36: 530–533 – 7. Schultze-Werninghaus G, Rüsiger M, Gonsior E, Meier-Sydow J (1977) Anticholinergica in der Therapie obstruktiver Atemwegserkrankungen. Atemwegs- Lungenkr 1: 5–12 – 8. De Troyer A (1979) Effects of vagal blockade on lung mechanics in normal man. J Appl Physiol 46: 217–226 – 9. Ulmer WT, Islam MS (1974) Die Acetylcholinempfindlichkeit des Bronchialbaums. Respiration 31: 137–142 – 10. Ulmer WT (1975) Dose and time response of SCH 1000 MDI and other inhaled bronchodilatators. Postgrad Med J (Suppl 7) 51: 95 – 11. Zimmermann I, Bugalho de Almeida AA, Walkenhorst W, Ulmer WT (1980) Wirkort von β_2-Rezeptorenstimulierenden Bronchodilatatoren. Klin Wochenschr 58: 395–402

Schmoller, T., Schumacker, P. T., Wagner, P. D., West, J. B. (Med. Kern- und Poliklinik, Universität Hamburg und Department of Medicine, University of California, San Diego, La Jolla, California)

Gasaustausch und Lungenvolumina während Hochfrequenzventilation

Einleitung

In verschiedenen experimentellen Untersuchungen konnte nachgewiesen werden, daß die Hochfrequenzventilation (HFV) am normalen Versuchstier bei Verwendung von Zugvolumina kleiner als der Totraum und genügend hohen Frequenzen einen einwandfreien Gasaustausch ermöglicht (McEvoy et al. 1982; Schmoller et al. 1983).

Diese Beobachtung hat die üblichen Vorstellungen über Gastransportmechanismen in der Lunge, insbesondere deren Einteilung in Bereiche mit überwiegend aktivem Massentransport (Totraumvolumen) und solche mit molekularer Diffusion (Alveolarbereich) in Frage gestellt. Obgleich inzwischen mehrere theoretische Konzepte zur Erklärung des Gastransportes während HFV vorliegen (Haselton et al. 1980; Scherer et al. 1982; Fredberg et al. 1980), ist der genaue Mechanismus auch weiterhin ungeklärt und derzeit Thema zahlreicher computeranalytischer Modellstudien. Nach Untersuchungen von Slutzky et al. ist die Effektivität der HFV – gemessen an der Abgabe von CO_2 ($\dot{V}_{CO_2}$) – über einen großen Bereich abhängig von der Frequenz (f) bei konstantem Zugvolumen (V_t) sowie dem Produkt „Frequenz $\times$ Zugvolumen" (V_{osc}) (Slutzky et al. 1980).

Für physiologische sowie pathophysiologische Bedingungen gilt, daß die Qualität des Gasaustausches während HFV nur im Vergleich mit konventioneller Beatmung (CMV) beurteilt werden kann. In den meisten, bislang durchgeführten experimentellen Studien wurden zur Vergleichbarkeit von HFV mit CMV zwei Kriterien erfüllt:
1. identischer arterieller pCO_2 ($apCO_2$),
2. identischer mittlerer Intrabronchialdruck (AP_{mean}).

Damit sollte eine Übereinstimmung von 1. Ventilation und 2. Lungenvolumen zwischen HFV und CMV gewährleistet werden.

Da die Strömungsbedingungen sowie Gastransportmechanismen unter HFV und CMV unterschiedlich sind, sollte in der vorliegenden Studie überprüft werden, inwieweit die während HFV gemessenen Intrabronchialdruckwerte das aktuelle Lungenvolumen repräsentieren und somit als zuverlässige Parameter bei vergleichenden Untersuchungen angesehen werden können.

Methoden

Es wurden zwölf Hunde (12−21 kg) verwendet. Die Anästhesie erfolgte mit Pentobarbital (30 mg/kg KG i.v.). Als Muskelrelaxans wurde Pancuroniumbromid (2−4 mg i.v.) appliziert. Die Beatmung erfolgte über einen Carlens-Tubus, der über ein Y-Stück mit einem einzelnen Harvard-Ventilator bzw. mit der Hochfrequenzkolbenpumpe verbunden war. Dabei wurden folgende Frequenzen (f) und Zugvolumina (V_t) verwendet: Während konventioneller Beatmung (CMV) V_t = 15 ml/kg, f = 10−15/min, PEEP 2,5 cm H_2O; während Hochfrequenzventilation (HFV) V_t = 3,5−5,0 ml/kg, f = 20 Hz, bias flow 15 l/min. Durch Änderung des Vakuums wurde der elektrisch über die Zeit gemittelte Intrabronchialdruck zwischen HFV und CMV angeglichen. Die Druckmessung erfolgte an der Spitze des linken sowie rechten Schenkels des Carlens-Tubus mittels Katheter, die jeweils mit einem Validyne-Druckwandler (Frequenzgängigkeit bis 25 Hz) verbunden waren. Das Zugvolumen wurde so variiert, daß der arterielle PCO_2 innerhalb eines Differenzbereiches von maximal 5 torr für HFV und CMV lag. Es wurden folgende Messungen durchgeführt: Ventilationsperfusions ($\dot{V}_A/\dot{Q}$)-Verteilungen mit Hilfe der Multiple-Inert-Gastechnik (Wagner 1974a, b), HZV nach dem Fick-Prinzip mit Hilfe der Multiple-Inert-Gas-Technik, endexspiratorische sowie mittlere Volumina der linken (LL) und rechten (RL) Lunge mit Hilfe der Argon-Rückatmungstechnik, arterielle und venöse Blutgase und pH (Astrup), systemischer arterieller (PSA), pulmonalarterieller (PPA) sowie Wedgepressure (PWP), O_2- und CO_2-Konzentrationen in Inspirations- und Exspirationsluft fortlaufend mit Hilfe eines Massenspektrometers zur Gewährleistung von Steady state-Bedingungen.

Tabelle 1. Systemisch arterieller Druck (PSA), mittlerer pulmonalarterieller Druck (PPA), Herzzeitvolumen (Q_t), Perfusion von Arealen mit Ventilationsperfusionsverhältnis 0,005−0,01 ($Q_{low\ V_A/Q}$) sowie Shunt (Q_s/Q_t) in % des HZV, arterielle Blutgase und pH (n = 12)

	CMV	HFV
PSA (mm Hg)	126,0 ± 23,0	123,0 ± 23,0
PPA (mm Hg)	17,7 ± 3,4	20,4 ± 4,9
Q_t	2,0 ± 0,6	2,1 ± 0,7
$Q_{low\ V_A/Q}$ (% HZV)	0,15 ± 0,52	0,13 ± 0,38
Q_s/Q_t (Shunt) (% HZV)	0,52 ± 0,67	0,67 ± 0,99
apO_2 (torr)	92,6 ± 3,7	90,6 ± 3,9
$apCO_2$ (torr)	37,8 ± 1,8	38,2 ± 1,3
apH	7,39 ± 0,02	7,38 ± 0,02

Tabelle 2. Mittlerer Intrabronchialdruck von rechter und linker Lunge (AP_{RL}) und (AP_{LL}). Mittleres Volumen von rechter und linker Lunge (VOL_{RL}) und (VOL_{LL}) ($n = 12$)

	CMV	HFV
AP_{RL} (torr)	5,14 ± 0,55	5,14 ± 0,55
AP_{LL} (torr)	5,10 ± 0,57	5,12 ± 0,55
VOL_{RL} (ml)	394,6 ± 12,5	484,8 ± 95,4
VOL_{LL} (ml)	294,7 ± 85,8	358,4 ± 107,9

Alle Messungen sowie Blutentnahmen erfolgten in Duplikat 30 min nach Beginn der HFV bzw. CMV in randomisierter Reihenfolge.

Versuchsergebnisse

Gasaustausch-, hämodynamische Parameter sowie die Verteilung von Ventilation und Perfusion während HFV und CMV wiesen keine signifikanten Unterschiede auf (Tabellen 1 und 2). Trotz identischer mittlerer Bronchialdruckwerte (5,14 ± 0,55 vs. 5,22 ± 0,55 torr) lagen die ermittelten Volumina von linker und rechter Lunge unter HFV signifikant höher ($p < 0,01$) als unter CMV: RL = 484,8 ± 95,4 während HFV, dagegen 394,6 ± 121,5 während CMV, LL = 358,4 ± 107,9 während HFV gegenüber 294,7 ± 85,8 ml während CMV. Entsprechend lag auch das FRC während HFV signifikant höher.

Diskussion

Die obengenannten Befunde sprechen dafür, daß die während HFV im rechten bzw. linken Stammbronchus gemessenen Druckwerte nicht die Druckverhältnisse auf Alveolarebene repräsentieren. Diese Beobachtung konnte durch direkte Messungen des Intraalveolardruckes an der intakten Hundelunge bestätigt werden (Fredberg et al., High Frequency-Ventilation-Symposium, American-Thoracic-Society-Meeting 1983; bisher nicht veröffentlicht). Dabei ließen sich während HFV signifikant höhere Druckschwankungen im Alveolarbereich

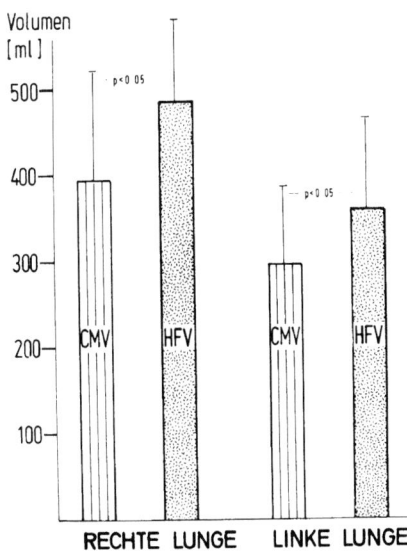

Abb. 1. Mittlere Lungenvolumina während HFV und CMV. Das mittlere Lungenvolumen während CMV wurde durch Addition von $V_t/2$ zum endexspiratorischen Volumen approximiert, wobei Inspirations/Exspirationsverhältnis = 1 gewählt wurde. Signifikant höhere Lungenvolumina während HFV im Vergleich mit CMV bei identischem mittlerem Intrabronchialdruck

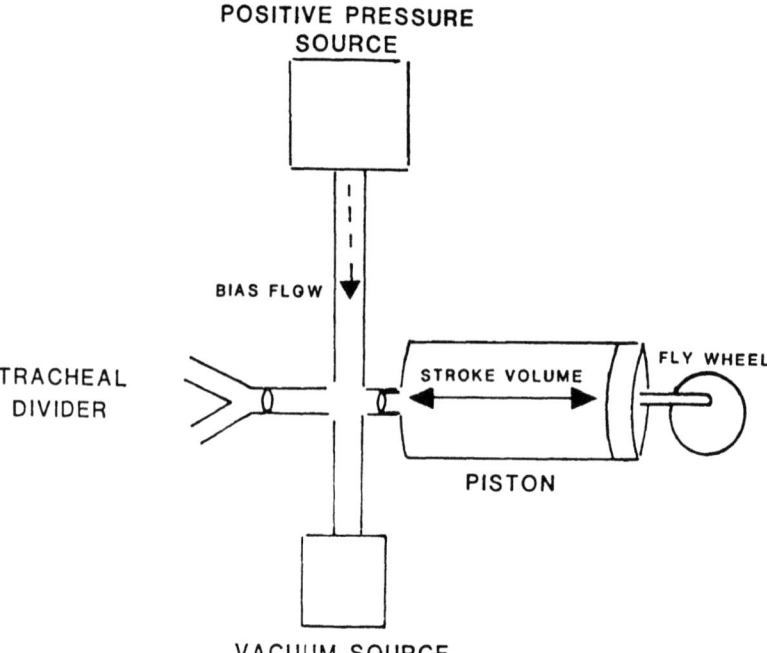

Abb. 2. Hochfrequenzventilation schematisch: Herstellung eines Frischluft-Bias flows von 15 l/min durch Verbindung eines Raumluftgastanks mit einer Vakuumpumpe. Ventilation mit Kolbenpumpe, Frequenz 20 Hz

als im proximalen Bronchus nachweisen. Mögliche Ursache dieses Phänomens ist das Wirksamwerden des Bernouille-Prinzips während HFV, wobei auf Grund vermehrter Strömungsgeschwindigkeiten sowie Turbulenzen auf proximaler Bronchialebene vermehrt kinetische Energie entsteht, deren Umwandlung in statische Energie erst auf Alveolarebene erfolgt. Die Übereinstimmung intrabronchialer Druckwerte während CMV und HFV ist somit kein zuverlässiges Kriterium identischer Lungenvolumina. Alternativ bietet sich neben der technisch relativ aufwendigen direkten Lungenvolumenbestimmung die Messung des Relaxationsdruckes (nach kurzzeitiger Unterbrechung der Ventilation) an.

Mit Unterstützung der Deutschen Forschungs-Gemeinschaft sowie NIH Grants HL 27410 und HL 17731.

Literatur

Fredberg JF (1980) Augmented diffusion in the airways can support pulmonary gas exchange. J Appl Physiol 49: 232−238 − Haselton FR, Scherer PW (1980) Bronchial bifurcations and respiratory mass transport. Science 208: 69−71 − McEvoy RD, Davies NJH, Mannino FL, Prutow RJ, Schumacker PT, Wagner PD, West JB (1982) Pulmonary gas exchange during high frequency ventilation. J Appl Physiol 52: 1278−1287 − Scherer PW, Haselton FR (1982) Convective exchange in oscillatory flow through bronchial-tree models. J Appl Physiol 53: 1023−1033 − Schmoller T, Schumacker PT, Wagner PD, West JB (1983) Effect of high frequency ventilation on gas exchange during partial obstruction of the left lung. Fed Proc 42: 993 − Slutzky AS, Drazen JM, Ingram RH Jr, Kamm RO, Shapiro AH, Fredberg JF, Loring JH, Lehr J (1980) Effective pulmonary ventilation with small-volume oscillations at high frequency. Science 209: 609−610 − Wagner PD, Naumann PF, Lavaruso RB (1974a) Simultaneous measurement of eight foreign gases in blood by gas chromatography. J Appl Physiol 36: 600−605 − Wagner PD, Saltzman HA, West JB (1974b) Measurements of continuous distribution of ventilation-perfusion ratios: theory. J Appl Physiol 36: 588−599

Pezzutto, A. (Med. Univ.-Poliklinik Heidelberg), Semenzato, G. (2. Med. Klinik, Universität Padua, Italien), Dörken, B. (Med. Univ.-Poliklinik Heidelberg), Pizzolo, G. (Institut für Hämatologie, Universität Verona, Italien), Zambello, R. (2. Med. Klinik, Universität Padua, Italien), Angi, M. R. (Augenklinik der Universität Padua, Italien), Hunstein, W. (Med. Univ.-Poliklinik Heidelberg)

Immunhistologische Untersuchung bei M. Boeck-Patienten: Vermehrung von T-Helferlymphozyten in den befallenen Organen

Einleitung

Immunologische Abnormalitäten sind beim M. Boeck seit Jahren bekannt: neben einer Verminderung der T-Zellfunktion (niedrige T-Zellzahl im peripheren Blut, herabgesetzte Mitogenantwort, Fehlen einer Tuberkulinreaktion) ist eine Überfunktion des humoralen Immunsystems beschrieben worden (Hypergammaglobulinämie, Immunkomplexe und Autoantikörperbildung). Untersuchungen der peripheren T-Zellen mit spezifischen monoklonalen Antikörpern haben ergeben, daß eine Verschiebung im normalen Verhältnis der für die B-Zellregulation verantwortlichen T-Helfer- und Suppressorsubpopulationen vorliegt. Während im peripheren Blut von Sarkoidosepatienten das T-Helfer-/T-Suppressorverhältnis zugunsten der Suppressorzellen verschoben ist [1, 4], wurde in der bronchoalveolären Lavage (BAL) [2] sowie in den befallenen Lymphknoten [5] eine Vermehrung von T-Helferzellen festgestellt.

In unserer Studie haben wir eine immunhistologische Untersuchung an verschiedenen Organen bei Patienten mit M. Boeck durchgeführt.

Material und Methoden

Monoklonale Antikörper der Firma Becton Dickinson, Leu 1 (Pan-T), Leu 2 (Antisuppressorzellen) und Leu 3 (Antihelferzellen) wurden in der indirekten Immunfluoreszenz angewandt, als Zweitantikörper wurden FITC-konjugierte Ziege-Anti-Mausimmunglobulinantiseren benutzt.

Zellen aus dem peripheren Blut (22 Patienten), aus der bronchoalveolären Lavage (17 Patienten) und aus der Vorderkammer von zwei Fällen mit akuter Uveitis wurden über Ficoll-Gradienten isoliert und in Suspension untersucht; bei neun Lymphknoten, 17 transbronchialen Biopsien, zwei Leber-, zwei Haut- und sechs konjunktivalen Biopsien wurde die Untersuchung an Gefrierschnitten durchgeführt.

Das periphere Blut wurde auch bei 20 gesunden Probanden untersucht, die bronchoalveoläre Lavage bei 15 freiwilligen Probanden durchgeführt, als Kontrolle wurden bei Gelegenheit weitere Gewebe verwandt, die während chirurgischer Eingriffe oder diagnostischer Maßnahmen entnommen wurden.

Ergebnisse und Diskussion

T-Helferzellen sind im peripheren Blut bei den Patienten vermindert, so daß das T-Helfer-/T-Suppressorzellenverhältnis etwas verschoben ist (1,8 bei den Patienten, 2,4 bei den Kontrollen). Im Gegensatz dazu sind die T-Helferzellen in der bronchoalveolären Lavage der Patienten im Vergleich zu den Normalpersonen deutlich erhöht (Leu 3/Leu 2-Verhältnis: 6,5 vs. 2,5). Eine ähnliche Verteilung der T-Zellsubpopulationen wurde in allen untersuchten Organen festgestellt (Tabelle 1).

Neben gut organisierten, typischen Granulomen, die von T-Helferzellen umgeben sind, waren oft lymphoidzellige Infiltrate nachweisbar (z. B. Leber, Abb. 1). Die kleinen lymphoiden Herde, die lediglich aus T-Helferzellen bestehen, waren bei einigen Gewebs-

Tabelle 1. Helfer/Suppressorzellenverhältnis in befallenen Organen bei M. Boeck-Patienten

	Patient-Nr.	Patienten	Kontrollen
Blut	22	1,7	2,4
BAL	17	6,5	2,9
Transbronchiale Biopsien	17	10,5	[a]
Lymphknoten	9	19	4,2[b]
Haut	2	28	[a]
Leber	2	22	[a]
Augenvorderkammer	2	17	n.d.
Konjunktivale Knötchen	6	14	Nicht vorhanden

[a] = Keine lymphozytäre Infiltrate nachweisbar
[b] = Zehn Patienten während kardiochirurgischer Eingriffe

proben (zwei Hautbiopsien, zwei konjunktivale Biopsien sowie fünf von den 17 transbronchialen Biopsien) die einzige feststellbare Veränderung. Wir glauben, daß es sich hierbei um beginnende Läsionen, die noch nicht das Granulomstadium erreicht haben, handelt. Unsere Hypothese wurde nämlich durch die Korrelation der transbronchialen Biopsien zu den BAL-Untersuchungen unterstützt: bei den fünf transbronchialen Biopsien, bei denen wir keine Granulome fanden, konnten wir eine massive Infiltration der Alveolarsepten durch T-Helferzellen zeigen; in der BAL wurde eine ausgeprägte T-Helferlymphozytose festgestellt. Diese fünf Patienten hatten klinisch-röntgenologisch alle ein Stadium I. Bei neun Patienten im Stadium I und II fanden wir in den transbronchialen Biopsien mehrere Granulome in verschiedenen „Reifungsstadien", die immer mehr oder weniger von T-Helferzellen umgeben waren. Die BAL zeigte durchschnittlich eine mäßige Lymphozytose vom T-Helfertyp.

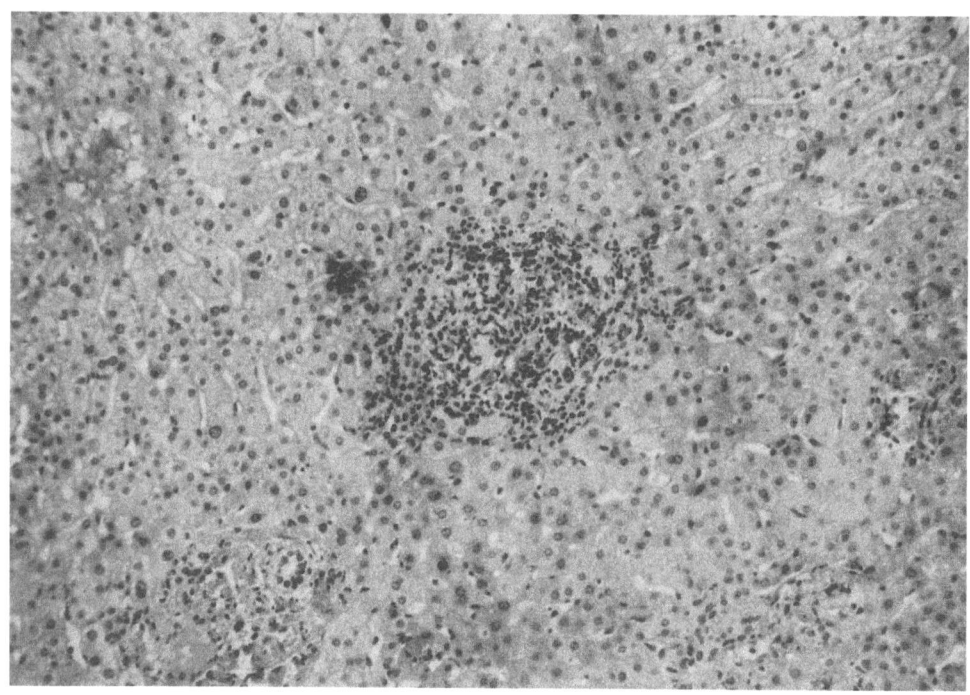

Abb. 1. Lymphoidzelliges Infiltrat als „Frühläsion" des M. Boeck in der Leber

In drei Biopsien wurden nur vereinzelte Granulome mit relativ viel fibrotischem Gewebe gefunden. In diesen Fällen waren weder in den Alveolarsepten noch in der Lavageflüssigkeit Lymphozyten nachweisbar. Röntgenologisch hatten diese Patienten ein Stadium III mit beginnenden fibrotischen Veränderungen der Lunge.

Jahrelang sind unsere Kenntnisse über die Immunologie1 des M. Boeck auf das Vorliegen einer herabgesetzten zellulären Immunität begrenzt geblieben. Vor etwa 3 Jahren wurde demonstriert, daß aufgrund einer selektiven Vermehrung von T-Helferzellen im Blut M. Boeck-Patienten eine Verschiebung des T-Helfer-/T-Suppressorzellenverhältnisses haben [1, 4]. Eine Umverteilung von Helferzellen aus dem Blut in die Lunge wurde von Hunninghake und Crystal [2] demonstriert; jetzt konnten wir dokumentieren, daß ein identischer pathogenetischer Mechanismus in allen den befallenen Organen stattfindet. Die Frühläsion des M. Boeck ist ein lymphoidzelliges Infiltrat. Durch eine erhöhte Produktion von chemotaktisch und aktivierend wirkenden Lymphokinen (wie z. B. Interleukin 2) werden weitere T-Zellen und B-Zellen stimuliert [3]; dies ermöglicht eine Plasmazelldifferenzierung der B-Zellen und somit eine „In situ"-Antikörperproduktion (das würde auch die Genese der seit Jahren bekannten Hypergammaglobulinämie klären). Unter diesen Bedingungen könnte dann eine lokale Aktivierung von Makrophagen als Folge der T-Stimulation und der Immunkomplexbildung [6] letztlich zum typischen epitheloidzelligen Granulom führen.

Literatur

1. Daniele RP, Dauber JH, Rossman MD (1980) Immunologic abnormalities in sarcoidosis. Ann Intern Med 92: 406−416 − 2. Hunninghake GW, Crystal RG (1981) Pulmonary sarcoidosis. A disorder mediated by excess helper T-lymphocyte at sites of disease activity. N Engl J Med 305: 429−434 − 3. Pineston P, Bitterman PB, Crystal RG (1983) Spontaneous release of Interleukin-2 by lung T lymphocytes in acitve pulmonary sarcoidosis. N Engl J Med 308: 793−800 − 4. Semenzato G, Pezzutto A, Agostini C, Gasparotto G, Cipriani A (1981) Immunoregulation in sarcoidosis. Clin Immunol Immunopathol 19: 416−427 − 5. Semenzato A, Pezzutto A, Chilosi M, Pizzolo G (1982) Redistribution of T lymphocytes in the lymph node of patients with sarcoidosis. N Engl J Med 306: 48 − 6. Semenzato G, Pezzutto A, Pizzolo G, Chilosi M, Ossi E, Angi MR, Cipriani A (1983) Immunohistological study in sarcoidosis. Evaluation at different sites of disease activity. Clin Immunol Immunopathol (in press)

Trauth, H. A. (Med. Poliklinik, Zentrum Innere Medizin, Marburg), Heimes, K., Herbert, K., Joseph, K. (Abt. Klin. Nuklearmedizin, Med. Zentrum für Radiologie, Marburg), v. Wichert, P. (Med. Poliklinik, Zentrum Innere Medizin, Marburg)

Galliumaktivität in der bronchoalveolären Lavage bei Sarkoidose

Einleitung

Bei aktiver unbehandelter Sarkoidose wird Gallium vermehrt am Manifestationsort der Erkrankung gespeichert, d. h. das Galliumszintigramm ist positiv (Trauth et al. 1983a). Das szintigraphische Bild ergibt aber allein noch kein exaktes quantitatives Maß für die lokale Aktivität (Trauth et al. 1983b).

Gallium wird an vier verschiedene Bluteiweißstrukturen (Hoffer 1980), in Granulozyten (Arseneau et al. 1972) und die Plasmamembranen von Lymphozyten (Mertz et al. 1974) gebunden.

Alveoläre Makrophagen und aktivierte Lymphozyten sind ein wesentliches zytologisches Charakteristikum der aktiven Sarkoidose. Die Sarkoidosealveolitis ist durch einen erhöhten

Anteil Lymphozyten in der Lavage, wahrscheinlich Helfer-T-Lymphozyten gekennzeichnet (Roth et al. 1981; Costabel 1983).

Zweck der Untersuchung

Ziel und Zweck unserer Untersuchung war es zu überprüfen, ob Gallium in der Lavage nachgewiesen werden kann, ob in der eiweißhaltigen aber zellfreien Flüssigkeit oder im zellhaltigen Sediment, und ob und inwieweit die Galliumaktivität in der Lavage als weiterer Aktivitätsparameter – neben serologischen und zytologischen Befunden – den Befund des Szintigramms numerisch ergänzen kann.

Methodik

48 Std nach Injektion von 3,3 mCi ^{67}Ga wurde die bronchoalveoläre Lavage (BAL) in der üblichen Technik durchgeführt und die rückgewonnene Flüssigkeit aufgetrennt (Technik s. Hunninghake et al. 1979). Im Bohrlochszintillationszähler (Fa. Bertold) wurde die Aktivität im zellhaltigen Sediment (1 ml), in 1 ml zellfreier (eiweißhaltiger) Flüssigkeit und (Kontrolle und Nullabgleich) in 1 ml NaCl gemessen. Um Fehlbeurteilungen durch aus Zelltrümmern freigesetztes Gallium, erythrozyten-, granulozyten- oder eiweißgebundenes Gallium im peripheren Blut zu vermeiden, wurden nur die Ergebnisse erythrozytenfreier Lavage mit einem Granulozytenanteil unter 3% und Zelltrümmer (gezählte Zellkerne mit verletztem Zytoplasmasaum) unter 3%, und zwar von Nichtrauchern in der Auswertung berücksichtigt. Es wurde die Gesamtzellzahl der Lavage, die absolute und relative (Zytozentrifugenpräparat und Direktausstrich, May-Grünwald-Giemsa-Färbung) Zahl, Makrophagen, Lymphozyten und Granulozyten ermittelt und zur gemessenen Galliumaktivität in Beziehung gesetzt. So kam das Material von sechs Patienten mit aktiver unbehandelter Sarkoidose mit Lungenbeteiligung (Röntgen- und/oder Galliumszintigramm) und vier Gesunden (Kontrollgruppe) zur Auswertung. Angewandte statistische Verfahren: U-Test und Varianzanalyse für kleine Zahlen.

Ergebnisse

Zellfreie Flüssigkeit ist weitgehend frei von Gallium (unter 1% der Gesamtaktivität).

Wir fanden dagegen unterschiedlich hohe Galliumaktivität im zellhaltigen Sediment.

Mit ansteigender Lymphozytenzahl in der Lavage steigt die am zellhaltigen Sediment zu messende Aktivität. Wegen der noch geringen Fallzahl ist das Ergebnis noch nicht signifikant, die Tendenz aber eindeutig ($r = 0,5$; 1%-Niveau, Signifikanzgrenze: $r = 0,7$).

Diese Tendenz ist bezogen auf Zahl und Anteil der Makrophagen in der Lavage – unter o. g. Voraussetzung: keine Zellfragmente – nicht zu erkennen.

Bei aktiver Sarkoidose ($n = 6$) ist die Aktivität im zellhaltigen Sediment bezogen auf 1×10^6 Lymphozyten in der BAL signifikant höher als in der Kontrollgruppe (Gesunde); U-Test, 1%-Niveau. Bezogen auf die Makrophagen besteht kein Unterschied der Aktivität im zellhaltigen Sediment zwischen Gesunden und aktiver Sarkoidose.

Schlußfolgerung

1. Gallium ist bei aktiver Sarkoidose an Lymphozyten gebunden.
2. Die Galliumaufnahme ist weniger abhängig von der Zahl der Lymphozyten als offenbar von ihrem Aktivierungsgrad.

3. Die Galliumaktivität des zellhaltigen Sediments aus der BAL bei aktiver unbehandelter Sarkoidose spiegelt den Aktivitätsgrad der Sarkoidose wider.

4. Die Messung der Galliumaktivität im zellhaltigen Sediment der BAL ist ein weiterer Aktivitätsparameter der Lungensarkoidose.

5. Die Methode, Aktivitätsbestimmung in der Lavage in Verbindung mit Galliumscan und zytologischer Beurteilung – Zelldifferenzierung – Klinik, röntgenologischen und serologischen Parametern verspricht auch weitere Aufschlüsse über den Pathomechanismus des Sarkoidoseablaufs.

Literatur

Arseneau JC, Sponzo RW, Aamondt RL, Evans W, Johnston GS, Canellos GP (1972) Granulocytic incorporation of 67-Gallium in human bone marrow and peripheral blood. Annual Meeting of the American Society of Hematology – Costabel U, Bross KJ, Fischer J, Guzmann J, Matthys H (1983) Die Bedeutung der Helfer-T-Lymphozyten in der bronchoalveolären Lavage für die Aktivitätsbeurteilung der pulmonalen Sarkoidose. Prax Klin Pneumol 37: 574–577 – Hoffer P (1980) Gallium: Mechanisms. J Nucl Med 21: 282–285 – Hunninghake GW, Gadeck JE, Kawanami O, Ferrans VJ, Crystal RG (1979) Inflammatory and immune processes in the human lung in health and disease: Evaluation by bronchoalveolar lavage. Am J Pathol 97: 149–206 – Mertz T, Malmud L, McKusick K, Wagner HN (1974) The mechanism of ^{67}Ga-association with lymphocytes. Cancer Res 34: 2495–2499 – Roth C, Huchon GJ, Arnoux A, Stanislas-Leguern G, Marsac JH, Chretien J (1981) Bronchoalveolar cells in advanced pulmonary sarcoidosis. Am Rev Respir Dis 124: 9–12 – Trauth HA, Herbert K, v Wichert P, Josef K, Schubotz R, Krüger A (1983) 67-Galliumszintigraphie bei Sarkoidose. Prax Klin Pneumol 37: 565–567 – Trauth HA, Schubotz R (1983) Die Galliumszintigraphie in der Aktivitätsdiagnostik der Sarkoidose. Dtsch Med Wochenschr 108: 1804–1806

Köhler, D. (Med. Univ.-Klinik, Abt. Pulmologie, Freiburg/Brsg.), Vastag, E. (Semmelweis-Universität, Budapest/Ungarn), Matthys, H. (Med. Univ.-Klinik, Abt. Pulmologie, Freiburg/Brsg.), Fischer, J. (LVA-Klinik, Norderney), Daikeler, G. (Med. Univ.-Klinik, Abt. Pulmologie, Freiburg/Brsg.)

Mukoziliäre Clearance und bronchiale Obstruktion bei Gesunden, chronischer Bronchitis und Bronchialkarzinom*

Zwischen dem Rauchkonsum und der Entstehung einer chronischen Bronchitis [3, 10, 13] bzw. eines Bronchialkarzinoms [2, 13] besteht im Mittel ein eindeutiger Dosiswirkungszusammenhang, der allerdings für den Einzelfall keine genaue Prognose zuläßt. Dieses liegt neben anderen Faktoren in der Geschwindigkeit der Elimination inhalierter Toxine [4, 15]. Der wesentliche Reinigungsmechanismus dafür ist in den ersten Jahren des Zigarettenkonsums – vor der Entwicklung einer chronischen Bronchitis – die mukoziliäre Clearance. In einem Kollektiv von 134 Personen, bestehend aus Gesunden, Patienten mit chronischer Bronchitis (mit und ohne Obstruktion) und mit Bronchialkarzinom (mit und ohne Komplikation) wurde der Zusammenhang zwischen dem Rauchkonsum, der mukoziliären Clearance und den statischen sowie dynamischen Lungenvolumina untersucht.

Patienten und Methode

An allen 134 Patienten wurde eine ganzkörperplethysmographische Messung der Lungenfunktion durchgeführt [7]. 40 Lungengesunde, nichtrauchende Normalpersonen dienten als Kontrolle. 30 Patienten hatten eine durch langjähriges Zigarettenrauchen induzierte

---

* Mit Unterstützung der DFG, Ma 466/8-3

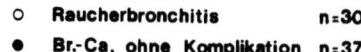

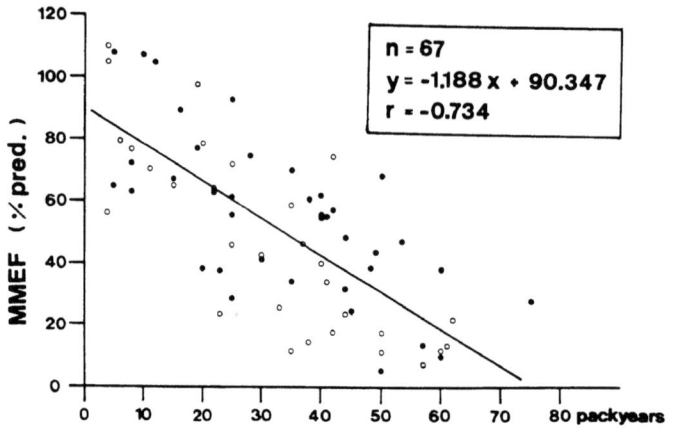

Abb. 1. Korrelation zwischen dem Rauchkonsum in Pack-years (20 Zigaretten/Tag/ Jahr) und dem Obstruktions-parameter MMEF (Prozent/ Sollwert) bei den 30 Patienten mit chronischer Bronchitis sowie den 37 Patienten mit Bronchialkarzinom ohne Komplikationen

chronische Bronchitis; 21 davon hatten zusätzlich eine obstruktive Ventilationsstörung. Andere Genesen für die chronische Bronchitis wurden durch standardisierte Anamnese, sowie in Zweifelsfällen durch den negativen Allergenbeweis ausgeschlossen. Die Patienten mit chronischer Bronchitis ohne Obstruktion hatten im Mittel 15,4 ± 12,5 Packyears (20 Zigaretten/Tag/Jahr), die mit obstruktiver Ventilationsstörung 38,3 ± 15,4 Packyears. 64 Patienten hatten ebenfalls eine durch langjähriges Zigarettenrauchen induzierte chronische Bronchitis sowie zusätzlich ein histologisch gesichertes Bronchialkarzinom. Von diesen 64 Patienten hatten 27 zusätzliche, tumorbedingte Komplikationen, wie Atelektase, Erguß und/oder poststenotische Pneumonie. Die Patienten mit Bronchialkarzinom ohne Komplikation hatten im Mittel 31,6 ± 18,1, die mit Komplikation 26,2 ± 18,9 Packyears.

Die Messung der mukoziliären Clearance geschah durch Messung des Abtransportes von radioaktiv mit 99 mTc markierten Partikel von 6 µm Durchmesser (patienteneigene Erythrozyten), die zuvor mit einem langsamen, inspiratorischen Vitalkapazitätsmanöver inhaliert worden waren. Die Meßzeit betrug 1 Std. Über eine nachgeschaltete Datenverarbeitung konnte der regionale Abtransport über die Lunge bestimmt werden [5, 6, 12]. Die inhalierte Aktivität betrug pro Untersuchung im Mittel 60 µCi.

Ergebnisse

Eine regionale Auswertung der Depositionsmuster nach zentraler und peripherer Region [5] zeigte zwischen den verschiedenen Gruppen keine signifikanten Unterschiede. Für die Patienten mit chronischer Bronchitis sowie mit Bronchialkarzinom (ohne Komplikationen) war die Korrelation zwischen dem Obstruktionsparameter MMEF (Prozent/Sollwert) und dem Rauchkonsum (Packyear) negativ ($r = -0,734$) und deutlich signifikant ($p < 0,001$). Diese Korrelation, dargestellt in Abb. 1, zeigt zusätzlich, daß zwischen den Patienten ohne und mit Bronchialkarzinom kein Unterschied zu erkennen ist bzw. etwa die gleiche Packyear-Verteilung vorlag.

Die Korrelation zwischen Eliminationsrate der inhalierten Partikel nach 60 min (Prozent/Ausgangswert, Gesamtclearance) und dem Rauchkonsum (Packyear) ist mit $r = -0,295$ wesentlich weniger deutlich und mit $p < 0,05$ gerade noch signifikant. Die Richtung der Korrelationsgeraden ist wie bei dem MMEF ebenfalls negativ, d. h. mit zunehmender Packyear-Zahl nimmt die Eliminationsrate geringgradig ab. Eine Gegenüberstellung der Eliminationsraten nach 60 min (Prozent/Ausgangswert) mit dem MMEF (Prozent/Sollwert) ist entsprechend den verschiedenen Gruppen in Abb. 2 dargestellt. Es findet sich ein

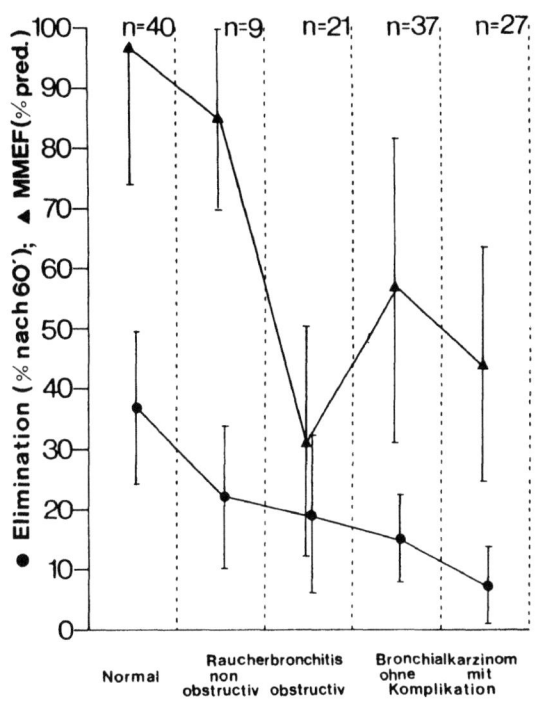

Abb. 2. Gegenüberstellung der Mittelwerte mit Standardabweichung des MMEF (Prozent/Sollwert) und der Eliminationsrate inhalierter Partikel nach 60 min (Prozent/Ausgangswert) bei den fünf Patientengruppen

diskordantes Verhalten bei den Patienten mit chronisch obstruktiver Bronchitis, die bei etwa doppelter Packyear-Zahl im Vergleich zu den Patienten mit chronischer Bronchitis ohne Obstruktion etwa die gleiche mukoziliäre Clearance haben, die sogar noch besser ist als bei den Patienten mit Bronchialkarzinom ($p < 0,05$), die ebenfalls weniger Packyears hatten. Die Patienten mit Bronchialkarzinom (ohne Komplikationen) hatten auf der dem Tumor kontralateralen Seite eine identische Eliminationsrate der inhalierten Partikel. Ebenfalls identisch war die Eliminationsrate bei den Patienten mit zentralsitzendem Tumor (bronchoskopisch sichtbar) und den Patienten mit peripher sitzendem Tumor (bronchoskopisch nicht sichtbar).

Diskussion

Die Ergebnisse in Abb. 1 zeigen einen erwarteten Dosiswirkungszusammenhang zwischen dem Rauchkonsum (Packyears) und der Entwicklung einer bronchialen Obstruktion [10, 13]. Deutlich schlechter ist die Korrelation zwischen dem Rauchkonsum und der mukoziliären Clearance. Beide Größen, die Eliminationsrate inhalierter Partikel nach 60 min sowie der MMEF (Prozent/Sollwert) gegeneinander aufgetragen, zeigen bei den verschiedenen Patientengruppen, mit der Ausnahme der Patienten mit chronisch obstruktiver Bronchitis, einen etwa ähnlichen Verlauf. Das diskordante Verhalten der Patienten mit obstruktiver Ventilationsstörung ist überraschend, da diese im Vergleich zu den anderen Gruppen etwa den doppelten Rauchkonsum hatten. Dieses Ergebnis zeigt, daß die Entwicklung einer bronchialen Obstruktion nicht automatisch die mukoziliäre Clearance verschlechtert, obwohl beiden Störungen die gleiche Noxe (Zigarettenrauch) zugrundeliegt [3, 10, 13]. Dieses Ergebnis wird durch die wesentlich schlechtere Korrelation zwischen dem Rauchkonsum und der Störung der mukoziliären Clearance gestützt. Die Patienten mit Bronchialkarzinom haben, bis auf wenige Ausnahmen, eine fast aufgehobene Clearance, auch auf der nicht vom Tumor befallenen Seite. Damit ist die schlechte Eliminationsrate der Tumorpatienten nicht durch das Karzinom selbst bedingt. Es ist naheliegend, daß eine verschlechterte mukoziliäre

Clearance einer verlängerten Einwirkungszeit der inhalierten Kanzerogene aus dem Tabakrauch entspricht. Ein Vergleich der Ergebnisse zwischen den Patienten mit chronisch obstruktiver Bronchitis und mit Bronchialkarzinom läßt weiterhin vermuten, daß durch die Entwicklung einer Obstruktion, die zu einem vermehrten zentralen Partikelniederschlag führt [1], die Toxine schneller geklärt (zentral schnellere Clearance [9, 11, 15]) werden, sowie besser abgehustet werden können. Dieser Mechanismus schützt die Patienten möglicherweise vor einem Bronchialkarzinom im Vergleich zu Rauchern ohne obstruktive Ventilationsstörung. Einen zusätzlichen schützenden Einfluß könnten auch die antiobstruktiven Medikamente, wie Theophyllin und Beta-2-Mimetika haben, die nachgewiesenermaßen die mukoziliäre Clearance beschleunigen und damit die Einwirkungszeit der Toxine ebenfalls verkürzen [8, 14, 15].

Literatur

1. Brain IA, Valberg PA (1979) Deposition of aerosol in the respiratory tract. Am Rev Respir Dis 120: 1325−1373 − 2. Doll R, Reto R (1978) Cigarette smoking and bronchial carcinoma: dose and time relationship among regular smokers and lifelong non-smokers. J Epidemiol Commun Health 37: 303−313 − 3. Goodman RM, Yergin BM, Landa JF, Golinvaux MH, Sackner MA (1978) Relationship of smoking history and pulmonary function tests to tracheal mucus velocity in nonsmokers, young smokers, alt-smokers and patients with chronic bronchitis. Am Rev Respir Dis 117: 205−214 − 4. Kilburn KH (1968) A hypothesis for pulmonary clearance and its implications. Am Rev Respir Dis 98: 449−463 − 5. Köhler D, Rühle KH, Fischer J, Matthys H (1979) Normwerte für die mucociliäre Clearance der Lunge mit 99 mTc markierten Erythrocyten. Verh Dtsch Ges Inn Med 85: 1112−1114 − 6. Köhler D, Schümichen C, Daikeler G, Matthys H (1980) Neues Verfahren zur Messung der regionalen Lungenventilation. Schweiz Med Wochenschr 110: 1864−1867 − 7. Matthys H, Zaiss A, Fischer J, Kienzle P (1982) On-line-Programm für die Ganzkörperplethysmographie. Atemwegs Lungenkr 8: 268−273 − 8. Matthys H, Köhler D (1980) Effect of theophylline on mucociliary clearance in man. Eur J Respir Dis 61: 98−102 − 9. Oldenburt FA, Dolovich MB, Montgomery JM, Newhouse MT (1979) Effects of postural drainage, exercise, and caugh on mucus clearance in chronic bronchitis. Am Rev Respir Dis 120: 739−745 − 10. Peto R, Spezer FE, Cochrane AL, Moore F, Fletcher CM, Gilliland J, Norman-Smith B (1983) The relevance in adults of air-flow obstruction, but not of mucus hypersecretion, to mortality from chronic lung disease. Am Rev Respir Dis 128: 491−500 − 11. Puchelle E, Zahm JM, Girard F, Bertrand A, Polu JM, Aug F, Sadoul P (1980) Mucociliary transport in vivo and in vitro. Relations to sputum properties in chronic bronchitis. Eur J Respir Dis 61: 254−264 − 12. Rühle KH, Köhler D, Fischer J, Matthys H (1979) Measurements of mucociliary clearance with 99 mTc tagged erythrocytes. Prog Respir Res 11: 117−126 − 13. Scherrer L, Zeller C, Scherrer M (1978) Rauchen, chronische Bronchitis, bronchioläre Obstruktion und Bronchuscarcinom. Schweiz Med Wochenschr 108: 556 − 14. Vastag E, Köhler D, Fischer J, Daikeler G, Matthys H (1982) Der Einfluß von Hexoprenalin und Aminophyllin auf den ziliären Schleimtransport des Bronchialsystems bei Patienten mit chronisch obstruktiven Atemwegserkrankungen. Atemwegs Lungenkr 8: 205−208 − 15. Wanner A (1977) Clinical aspects of mucociliary transport. Am Rev Respir Dis 116: 73−125

Emslander, H. P. (I. Med. Klinik), Reimann, H. J., Schmidt, U., Heinrich, S. (II. Med. Klinik), Daum, S. (I. Med. Klinik des Klinikums Rechts der Isar der Technischen Universität München)

Die Beeinflussung des Gewebshistamins in der Bronchialschleimhaut durch Histidindecarboxylase (HDC)-Blocker

Zweck der Studie

Bis dato wurde die Rolle des Histamins in der Bronchialschleimhaut in erster Linie bezüglich der zentralen Stellung dieser Substanz als Mediator bei der allergischen Reaktion im Rahmen

1934

des Asthma bronchiale untersucht. Die Bedeutung des Histamins bei entzündlicher Veränderung der Bronchialschleimhaut ist demgegenüber noch weitgehend ungeklärt. Die Histidindecarboxylase (HDC)-Blocker greifen in den Aufbau des Histamins ein. Nach theoretischen Überlegungen wäre somit ein weiterer Ansatzpunkt bezüglich histaminvermittelter Gewebsreaktionen möglich. Dies konnte bereits für die Magenschleimhaut gezeigt werden [5].

Ziel dieser Untersuchung war es:

1. Das Gewebehistamin in der Bronchialschleimhaut bei gesunden Probanden, bei Patienten mit akut entzündlichen Veränderungen (jugendliche Raucher) und bei Patienten mit chronisch obstruktiven Lungenerkrankungen zu bestimmen.

2. Die Wirkung von HDC-Blockern bezüglich des Histamingehaltes der Bronchialschleimhaut zu untersuchen.

Methodik

Es wurde eine Fiberbronchoskopie in Lokalanästhesie vor und nach dem Kontrollzeitraum bzw. Medikamenteneinnahmezeitraum von 8 Tagen vorgenommen. Die Bronchialschleimhaut wurde von zwei unabhängigen Begutachtern während der Endoskopie makroskopisch beurteilt.

Folgende Beurteilungskriterien wurden herangezogen:

a) Akutentzündungen: Generalisierte Hyperämie, Schleimhautschwellung, ödematöse Durchfeuchtung der Schleimhautoberfläche.

b) Chronische Entzündungen: Atrophie der Bronchialschleimhaut, vergrößerte muköse Drüsenausführungsgänge, lokale zähe Verschleimung.

An definierten Stellen (rechte bzw. linke Oberlappencarina) wurde eine Biopsie der Bronchialschleimhaut vorgenommen. Die Bestimmung des Histamins aus den Biopsien der Bronchialschleimhaut erfolgte fluorometrisch [4, 6].

Die Verteilung der Plazebopräparate bzw. der Histidindicarboxylasehemmer wurde randomisiert vorgenommen.

Probanden

Normalkollektiv: 20 freiwillige Probanden, Nichtraucher, Durchschnittsalter 30 ($\pm$ 3,2) Jahre.

Patienten mit chronisch obstruktiven Lungenerkrankungen: zehn Patienten, Durchschnittsalter 62 ($\pm$ 8,4) Jahre mit einer mehr als 5 Jahre bestehenden Anamnese einer chronischen Bronchitis.

Plazeboversuch: 20 freiwillige Probanden, Durchschnittsalter 32 ($\pm$ 4,6) Jahre.

HDC-Blocker: 30 freiwillige Probanden, Durchschnittsalter 27 ($\pm$ 5,7) Jahre.

Dosierung der HDC-Blocker

(+) Catechin: Tagesdosis 1 500 mg (3 × 500 mg per os),
Tritoqualin: Tagesdosis 300 mg (3 × 100 mg per os),
Zeitraum der Medikamentengabe: 8 Tage.

Ergebnisse

Unsere Untersuchungen führten zu folgenden Ergebnissen:

Teil 1

a) Der Normbereich des Gewebshistamins für gesunde Nichtraucher liegt bei 24 ($\pm$ 6) µg/g Trockengewicht Bronchialschleimhaut.

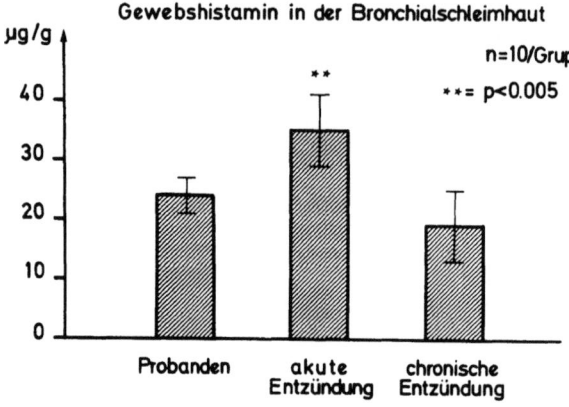

Abb. 1. Gewebshistamin in der Bronchialschleimhaut bei gesunden Nichtrauchern (Probanden), bei Patienten mit akuten entzündlichen Veränderungen der Bronchialschleimhaut und Patienten mit chronischen Entzündungsreaktionen

b) Bei akut entzündlichen Bronchialschleimhautveränderungen erhöht sich der Histamingehalt signifikant auf 36 (± 3) µg/g.

c) Bei chronisch atrophischen Schleimhautveränderungen ist der Histamingehalt der Bronchialschleimhaut demgegenüber auf 19 (± 6) µg/g erniedrigt.

Es besteht somit eine signifikante Erhöhung des Histamingehaltes der Bronchialschleimhaut bei Patienten mit akuten Entzündungen gegenüber Normalpatienten und Patienten mit chronisch atrophischen Veränderungen (Abb. 1).

Teil 2

a) Nach Gabe von HDC-Blockern kommt es zu einer signifikanten Abnahme des Gewebshistamins ($p < 0,05$) der entzündlich veränderten Bronchialschleimhaut.

b) Diese Abnahme führte zu Werten, die denen des Normbereiches entsprechen.

c) Der Abfall ist am stärksten ausgeprägt bei Catechin (35%). Bei Tritoqualin liegt er bei 28%. Für beide Substanzen ist der Abfall jedoch signifikant gegenüber dem Ausgangswert ($p < 0,005$).

d) Ein Plazeboeffekt ließ sich nicht nachweisen (Abb. 2).

Zusammenfassende Beurteilung

Die Bedeutung des Histamins bei der Bronchialobstruktion im Rahmen des Asthma bronchiale, insbesondere bei der IgE-vermittelten Allergie vom Typ I, ist in vielfacher Weise

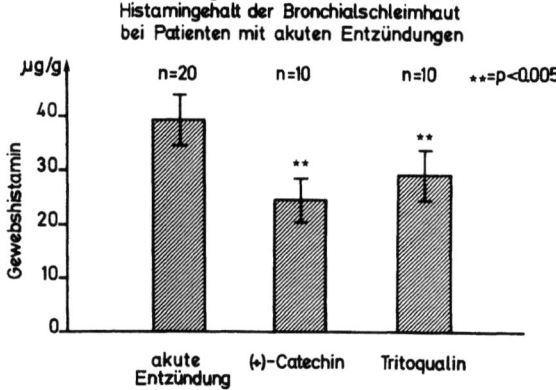

Abb. 2. Die Wirkung von HDC-Blockern auf den Histamingehalt der Bronchialschleimhaut bei Patienten mit akut entzündlichen Veränderungen vor und nach achttägiger Gabe von HDC-Blockern [(+)-Catechin und Tritoqualin]

untersucht worden. Medikamente wie DNCG und Ketotifen, die auf eine Verhinderung der Freisetzung der biogenen Amine aus der Mastzelle zielen, haben ihren festen Platz in der Therapie gefunden. Demgegenüber liegen einige Untersuchungen bezüglich des Anteils des Histamins bei entzündlichen Veränderungen der menschlichen Bronchialschleimhaut vor [2, 9]. Die Ergebnisse dieser Arbeit zeigen, daß bei akut entzündlichen Veränderungen des Bronchialsystems, wie wir sie bei jugendlichen Rauchern als Modell einer dauernden inhalativen Reizung finden, es zu einem Anstieg des Gewebshistamins in der Bronchialschleimhaut kommt. Ob dieser Histaminerhöhung allerdings die alleinige Verantwortung für das Zustandekommen der Entzündungsreaktion zukommt, bzw. welche Rolle sie beim Übergang in einen chronischen Krankheitsverlauf spielt, konnte bis jetzt nicht geklärt werden. Ebenfalls finden sich bei chronischen Veränderungen, wohl durch die verminderte Stoffwechselaktivität der gesamten Bronchialschleimhaut auf dem Boden einer Zerstörung und Atrophie der Mukosa deutlich verminderte Werte. Die Behandlung bronchialer Entzündungen durch die Blockierung des Histamins am Rezeptor hat kaum einen Erfolg gezeigt. Demgegenüber führte die Einnahme der HDC-Blocker über einen Zeitraum von 8 Tagen zu einer signifikanten Abnahme des Gewebshistamins um ca. 30%. Ob sich daraus eine allgemeine Behandlungsmöglichkeit ableiten läßt, bleibt weiteren Untersuchungen vorbehalten.

Literatur

1. Church MK, Gradige CF (1980) Inhibition of histamine release from human lung in vitro by antihistamines and related drugs. Br J Pharmacol 69: 663–667 – 2. Emslander HP, Reimann H-J, Schlehe H, Schmidt U, Wendt P, Heinrich S, Daum S (1983) Medikamentöse Beeinflussung von entzündlichen Veränderungen der Bronchialschleimhaut. Atemwegs Lungenkr 11: 429–434 – 3. Lichtenstein LM, Margolis S (1968) Histamine release in vitro: inhibition by catecholamines and methylxanthines. Science 161: 902–903 – 4. Lorenz W, Reimann H-J, Barth H, Kusche J, Meyer R, Doenicke A, Hutzel M (1972) A sensitive and specific method for the determination of histamine in human whole blood and plasma. Hoppe-Seylers Z Physiol Chem 353: 911–913 – 5. Reimann HJ, Swoboda K, Wendt P, Blümel G, Schmidt U, Rakette S, Ultsch B (1980) Die Wirkung des HDC-Blockers (+)-Catechin auf die menschliche Magenschleimhaut bei akuten und chronischen Erkrankungen. Verh Dtsch Ges Inn Med 86 – 6. Reimann HJ, Lorenz W, Fischer M, Froelich R, Meyer HJ, Schmal A (1977) Histamine and acute hemorrhagic lesions in rat gastric mucosa: prevention of stress ulcer formation by (+)-catechin, an inhibitor of specific histidine decarboxylase in vitro. Agents Actions 7: 69–71 – 7. Pepys J, Hargreave FE, Chan M, Carthy DS (1968) Inhibitory effects of disodium chromoglycate on allergen inhalation tests. Lancet 2: 134 – 8. Plaut M (1979) Histamine, H1 and H2 antihistamines, and immediate hypersensitivity reactions. J Allergy Clin Immunol 63: 371–375 – 9. Schlehe H, Reimann H-J, Emslander HP, Wendt P (1983) Tissue histamine in various lung diseases. European Histamine Research Society, Brighton

Kaukel, E., Schrum, C., Koppermann, G. (Hamburg)
Zirkadiane Rhythmik in der Pharmakokinetik des Theophyllins

Manuskript nicht eingegangen

Weins, D., Weins, C., v. Wichert, P. (Marburg)
Studien über die Bedeutung der Phospholipase A$_2$-Aktivität bei der Schocklunge

Manuskript nicht eingegangen

Anhang

Symposium C
Neue nichtinvasive Verfahren zur Beurteilung von Herz- und Gefäßkrankheiten

Nuklearmedizinische Untersuchungen am Herzen

Felix, R., Eichstädt, H. (Abt. für Radiologie und Kardiologie am Universitätsklinikum Charlottenburg der FU Berlin)

Einleitung

Seit etwa 10 Jahren sind nuklearmedizinische Verfahren in die Herzdiagnostik fortschreitend integriert worden. In der nachfolgenden Übersicht soll einerseits der augenblickliche Stellenwert der Isotopendiagnostik aufgezeigt werden, zum anderen wird auf Zukunftsaspekte hingewiesen. Die Abhandlung gliedert sich in drei Abschnitte.

1. Wertigkeit der eingeführten Methoden der Nuklearkardiologie

Auf fast allen Gebieten der Herzdiagnostik wurden bereits Isotopenmethoden angewandt. So hat man z. B. Perikarduntersuchungen mit Hilfe radioaktiver Substanzen durchgeführt (Weiss 1972), Koronardurchblutungsmessungen sowohl mit Gasen (Cannon 1975) als auch mit Mikrosphären (Domenech 1969) vorgestellt und Endokarduntersuchungen mit Gallium-67 vorgenommen (Wiseman 1973). Auch intrakavitäre Markierungen, z. B. von Thrombenmaterial mit Hilfe von Indium-111 und -113 wurden angewandt (Ezekovitz 1982).

Zur Vereinfachung soll hier nur auf die Routinediagnostik eingegangen werden. Diese kann unterteilt werden in:
1.1. Darstellung des Myokards
  durch Hot spot-Markierung,
  durch Cold spot-Darstellung.
1.2. Darstellung der Herzbinnenräume
  durch First pass-Technik,
  durch Äquilibriummethoden.

1.1. Darstellung des Myokards

Hot spot-Markierung. Auf der Suche nach Methoden zur Größen- und Lokalisationsbestimmung eines Myokardinfarktes wurde seit 1974 in verschiedenen Studien die Verläßlichkeit von technetiummarkierten Polyphosphaten nachgewiesen (Bonte 1974; Buja 1975; Parkey 1974; Willerson 1975). Technetiumpyrophosphat oder -diphosphonat wird im frisch infarzierten Myokardareal angereichert und kommt quasi als „heißer Fleck" im Szintigramm zur Darstellung, wohingegen der normale Herzmuskel keine Phosphate aufnimmt (Henning

1977). Dieses Verhalten ist genau gegensätzlich zu den kaliumanalogen Tracern wie z. B. Thallium-201.

Die Phosphatanreicherung wird mit der hohen Affinität zum intrazellulären Kalzium erklärt, welches sich in den Mitochondrien der irreversibel geschädigten Muskelzellen als Hydroxyappatit akkumuliert und Kalziumphosphatkomplexe bildet. Auch die Bildung von polynuklearen Komplexen mit denaturierten Makromolekülen als Chelatkomplexe wurde diskutiert (Dewanjee 1976; Parkey 1974; Willerson 1976). Diese vermehrte Kalziumanreicherung in der Zelle und die Möglichkeit zur Komplexbildung ist zeitlich sehr beschränkt. Sie beginnt etwa 6−7 Std nach Gefäßverschluß und ist spätestens 70−90 Std nach dem Infarkt abgeschlossen. Vor und nach diesem Zeitraum ist eine Myokardanreicherung nicht nachweisbar. Die Berechnung der szintigraphischen Ausdehnung im Pyrophosphatscan korreliert gut mit den Spitzen-CK-Werten und auch mit Peakmyoglobinwerten. Die Markierung mit Polyphosphaten ist das einzige Verfahren, welches heute noch gelegentlich als myokardiales Hot spot-Scanning angewendet wird, andere Markierungsverfahren, z. B. mit Tetrazyklinen u. a. haben nur noch historische Bedeutung.

Eine große Reihe von Studien hat die hohe Sensitivität dieses Verfahrens zur Erkennung von Myokardinfarkten mit 85−100% belegt.

In der Tabelle 1 sind die Indikationen für die 99-m-Technetiumpyrophosphatinfarktszintigraphie zusammengefaßt.

Der Vorteil dieser Untersuchung ist insgesamt also darin zu sehen, daß eine hohe Sensitivität mit einer kostengünstigen Untersuchung durch ein stets verfügbares Radiopharmakon möglich ist. Diesen Vorteilen stehen die Nachteile gegenüber, daß Quantifizierungen nur mit Computermethoden möglich sind, daß zum Einsatz auf einer Intensivstation eine fahrbare Kamera benötigt wird und zudem nur ein begrenztes Zeitintervall zum Infarktnachweis vorhanden ist.

Cold spot-Darstellung des Myokards. Bei Verwendung dieser Methoden werden schlecht oder nicht durchblutete Myokardareale im Gegensatz zur vorher genannten Methode ausgespart. Für diese Verfahren wurden bisher radioaktive Elemente verwendet, die ähnliche chemische und physikalische Eigenschaften haben wie Kalium. Die Anreicherung dieser Elemente im Myokard spiegelt also gut die regionale Durchblutung und den transmembranären Ionenaustausch aktiver Myokardzellen wider. Als erstes dieser Kaliumanaloga fand das Caesium Anwendung (Carr 1964).

Dann folgten Versuche mit Rubidium-86 und Kalium-42. Radioaktives Kalium wird sehr rasch aus dem Blut in das Myokard aufgenommen, etwa 70% des im zirkulierenden Blut vorhandenen Isotopes werden bei jeder Passage in das Myokard extrahiert, so daß die Maximalspeicherung schon nach wenigen Minuten erreicht ist. Wegen des ebenso schnellen Abtransportes (Wash out) aus der Myokardzelle ist es aber nicht möglich, verwertbare Szintigramme noch etwa 1 Std nach Injektion zu erhalten, was die Anzahl der anzufertigenden Projektionen natürlich stark einschränkt. Rubidium zeigt dem Kalium sehr ähnliche Eigenschaften im Stoffwechsel, jedoch ließen die strahlenphysikalischen Eigenschaften dieses

Tabelle 1. Indikationen zur Durchführung einer Infarktszintigraphie mit 99m-Tc-Pyrophosphat

Maskierte Symptomatik (z. B. bewußtloser Patient
Maskiertes EKG (z. B. Linksschenkelblock)
Maskierte Laborchemie (z. B. vorausgegangene körperliche Aktivitäten)

Annähernde Bestimmung des Infarktalters bei verzögerter Klinikeinweisung und protrahiertem Verlauf

Exakte Erfassung auch intramuraler Infarkte (Ausschluß sogenannter „Enzyminfarkte", „stummer Infarkte", Kammerendteil-„bewegungen" u. a.)

Erfassung perioperativer Infarkte nach kardiochirurgischen Eingriffen

Isotopes keine verbreitete Anwendung in der Diagnostik zu. Da Caesium nur sehr langsam in das Myokard aufgenommen wird, eignet es sich nicht zur Darstellung belastungsinduzierter Defekte. Zusätzlich sind auch die Herstellungsbedingungen und die Darstellungsmöglichkeiten dieses Isotopes recht aufwendig, weshalb es ebenfalls nicht in der Routine angewendet wird.

Thallium-201 (Lebowitz 1973) besitzt von allen bis heute untersuchten Isotopen die dem Kalium ähnlichsten Eigenschaften. Das biologische Verhalten an der Zellmembran und die Verteilungsräume von Kalium und Thallium wurden vielfach untersucht. Die im Tierexperiment gefundenen Ergebnisse bestätigen sich auch beim Menschen. Die günstigen biologischen und strahlenphysikalischen Eigenschaften haben dem Thallium zum wesentlichen Durchbruch in der Myokardszintigraphie verholfen. Verbesserungen an der Computersoftware und an den Kamera- und Kollimationssystemen haben heute eine vor einigen Jahren noch nicht denkbare Abbildungsqualität des Myokards erreichen lassen.

An einigen Instituten werden heute routinemäßig myokardtomographische Verfahren eingesetzt. Dabei haben sich zwei unterschiedliche Abbildungsprinzipien durchgesetzt, die beide Vor- und Nachteile aufweisen:

Zum einen hat die longitudinale Tomographie mit dem Seven pinhole-Kollimator oder dem rotierenden Slant hole-Kollimator Anwendung gefunden, zum anderen die transversaltomographischen Verfahren (Spect) mit rotierenden Gammakameras.

Die Verbesserung der diagnostischen Aussage durch diese Verfahren wurde in der jüngeren Zeit häufiger untersucht und durchaus diskrepant beurteilt. Zur Zeit besteht jedoch Einigkeit darüber, daß einerseits eine Rechnerauswertung gegenüber einer Sichtauswertung einen deutlichen Zuwachs in der diagnostischen Verläßlichkeit bringt, zum anderen die Schichtverfahren nochmals eine deutliche Verbesserung bedeuten, insbesondere bei kleinen transmuralen und auch bei intramuralen Infarkten. Heute kann man ein Auflösungsvermögen bis herunter zu einer Defektgröße von $1\,cm^3$ als gesichert annehmen.

Die Tabelle 2 zeigt die augenblicklich akzeptierten Indikationen für die Thalliummyokardszintigraphie.

Der wesentliche Vorteil der Methode muß augenblicklich darin gesehen werden, daß mit der Thalliumszintigraphie die einzige Routinemethode zum direkten Vitalitätsnachweis des Myokards vorliegt. Es besteht eine niedrige Strahlenbelastung, Wiederholungsuntersuchungen sind jederzeit möglich.

Die Nachteile ergeben sich zum einen, wie bei der Ergometrie, durch falschnegative Befunde bei mangelhafter Belastung, vereinzelt sind Artefaktbildungen möglich, außerdem ist die Untersuchung gegenüber dem Belastungs-EKG sehr kostenaufwendig. Der wichtigste Nachteil bei der heute doch schon relativ weiten Verbreitung der Methode besteht sicher darin, daß eine vernünftige Beurteilung der Ergebnisse nur bei unmittelbarem Kontakt

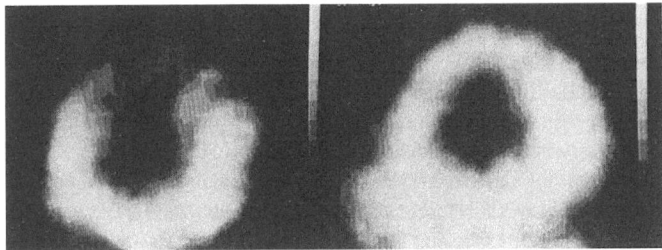

Abb. 1. Tomoszintigramm mit 7-P-Kollimator. Links ist unter Belastung eine Speicherverminderung im Anterolateralsegment zu erkennen, die einer Stenosierung des 1. Diagonalastes entspricht. Unter Ruhebedingungen (rechts) bewirkt eine Redistribution von Thallium-201 aus dem Blutpool eine homogene Wiederanreicherung im betroffenen Segment

Tabelle 2. Indikationen für die Thalliummyokardszintigraphie

Die Thalliumszintigraphie steht nach Aussagekraft, Untersuchungskosten und Belastungen für den Patienten zwischen Ergometrie und Koronarangiographie

Daher also Grundvoraussetzung:

Keine Isotopenapplikation ohne vorausgegangene übrige nichtinvasive kardiologische Diagnostik!

I. Einsatz bei nichtangiographierten Patienten:

  1. *Ruheszintigraphie*

  1.1. Anamnestischer Infarkt ohne charakteristisches EKG

  1.2. Typisches Infarkt-EKG ohne Anamnese („stummer Infarkt"?) (Gutachten-Fragen)

Bei eindeutiger Anamese und typischem Narben-EKG besteht *keine* Indikation für eine Radioisotopenbelastung!

  2. *Biphasische Szintigraphie*

  2.1. Angina pectoris-Symptomatik bei negativem oder maskiertem Belastungs-EKG („falschnegative" Ergometrie?)

  2.2. Positives Belastungs-EKG ohne Angina pectoris („falschpositive" Ergometrie?)

Bei eindeutiger Angina pectoris und typischem Belastungs-EKG besteht *keine* Indikation für Isotopenbelastung!

II. Einsatz bei bereits angiographierten Patienten:

  1. *Vor Eingriffen an den Kranzgefäßen*

  1.1. Bei Diskrepanzen zwischen EKG und Angiographie

  1.2. Bei Diskrepanzen zwischen Ventrikulographie und Angiographie

  1.3. Zum segmentalen Vitalitätsnachweis vor PTCA und Bypass-Grafting

  1.4. Zum segmentalen Narbennachweis vor Aneurysmaresektion

  2. *Nach Eingriffen an den Kranzgefäßen*

  2.1. Bestimmung der Infarktgröße nach Thrombolyse

  2.2. Nachweis der Ischämiebeseitigung durch PTCA und Bypass-Grafting

  2.3. Nachweis der Narbenreduktion durch Aneurysmaresektion

---

zwischen Nuklearmediziner und Kardiologen gegeben ist, was nur in relativ wenigen Häusern so gehandhabt wird.

1.2. Darstellung der Herzbinnenräume

Zur Untersuchung der Herzhöhlen werden heute im wesentlichen zwei Methoden verwendet:

a) die sogenannte First pass-Technik,

b) die sogenannten Äquilibriummethoden.

Erste Untersuchungen der Ventrikelfunktion mit Hilfe von Radioisotopen gehen auf diejenigen Untersuchungen zurück, die auch mit anderen Methoden eine Quantifizierung der Ventrikelfunktion zu erreichen versuchten (Dodge und Sandler 1966; Mullins 1969; Strauss 1971; Zaret 1971). Bei der Analyse der ersten Passage eines Aktivitätsbolus wird ein mit Technetium markierter Albuminbolus rasch intravenös, besser noch zentralvenös über einen zentralen Venenkatheter oder über einen Pulmonaliskatheter injiziert. Dieser Aktivitätsbolus kann dann von der Kamera verfolgt werden, während er die einzelnen Herzkammern und die Lunge passiert. Dadurch kann die Dynamik in den einzelnen Kompartimenten einerseits durch Erstellung einer Zeitaktivitätskurve und zum anderen durch bildliche Darstellung erfaßt werden. Gleichzeitig können die Transitzeiten von einer zur nächsten Herzkammer und auch durch die Lunge zeitlich quantifiziert werden. Bei exakter

Injektionstechnik ergeben sich auch in RAO-Projektion praktisch keine Überlagerungsprobleme, da sich die einzelnen Herzkammern nacheinander füllen und rasch wieder entleeren. Bei dem Durchtritt der Aktivität durch die Ventrikel kommt es zu zyklischen Schwankungen der Aktivitätskurven, wobei die einzelnen Kurvengipfel den nacheinanderfolgenden Diastolen entsprechen, die Täler der Kurven jedoch den einzelnen Systolen. Wegen der hohen Impulsraten pro Zeiteinheit bei der First pass-Untersuchung ist es ausreichend, wenn die Bilder von nur fünf bis sechs Herzaktionen nacheinander addiert werden. So kann ein charakteristischer Zyklus mit Volumenkurve sowie endsystolischem und enddiastolischem Bild erfaßt werden. Die First pass-Untersuchung hat heute ihre wesentliche Bedeutung in der Vitiumdiagnostik, z. B. zur Shuntdarstellung und auch zur Dokumentation der erheblich verzögerten pulmonalen Transitzeiten, z. B. bei Mitralstenose behalten, während sich in der Diagnostik der koronaren Herzerkrankung eher die Äquilibriummethoden durchgesetzt haben. Beide Methoden kann man in einem Untersuchungsgang unmittelbar nacheinander durchführen, indem zunächst eine First pass-Studie aufgenommen wird und danach die Aktivitätsverteilung im Äquilibrium erneut untersucht wird.

Bei der EKG-getriggerten Herzbinnenraumuntersuchung im Äquilibrium kann man sowohl Humanserumalbumin als aber auch patienteneigene Erythrozyten in vivo mit Technetium 99-m markieren (Pavel 1977). Dies ist heute sehr einfach durch eine Vorinjektion von inaktivem Pyrophosphat ca. 10 min vor der Applikation von Technetium-Pertechnetat. Durch die EKG-Triggerung werden die anfallenden Impulse so aufgesammelt, daß die einzelnen Bilder phasengerecht zu jeder Herzaktion im Kernspeicher aufsummiert werden. Bei Registrierung über mehrere Minuten ergibt sich für jede Phase des Herzzyklus, der wahlweise in 10–50 Bilder eingeteilt werden kann, ein ausreichend aussagekräftiges Bild. Durch Markierung des linken Ventrikels mit der sogenannten Regions of interest-Technik und Markierung einer für den Hintergrund charakteristischen Region läßt sich vom linken Ventrikel eine Volumenkurve erstellen. Aus dieser Volumenkurve wiederum läßt sich die Ejektionsfraktion, die Austreibungsgeschwindigkeit und die Erschlaffungsgeschwindigkeit berechnen. Besondere Wichtigkeit hat die zusätzliche Bestimmung der regionalen Ejektionsfraktion erlangt.

Beide Binnenraummethoden zeigen gute Korrelationen in der Bestimmung globaler und regionaler Funktionsparameter gegenüber der Cine-Ventrikulographie. Eine wesentliche Bedeutung hat heutzutage auch die sogenannte Amplituden- und Phasenszintigraphie erlangt (Adam 1977). Diese beruht auf folgendem Prinzip: aus jedem Matrixpunkt (Pixel) kann eine isolierte Zeitaktivitätskurve gewonnen werden, so daß eine große Anzahl an lokalen Zeitaktivitätskurven resultiert. Zuerst können jene Pixel abgegrenzt werden, die keine signifikante oder periodische Aktivitätsänderung aufweisen. Diese sind außerhalb des Herzbereiches zu lokalisieren. Bildpunkte innerhalb eines sich normal bewegenden Herzbereiches zeichnen sich dagegen durch periodische signifikante Aktivitätsänderungen aus. Es entsteht hierbei eine Fülle an abstrakten Informationen, die dem Untersucher nur noch mit Rechnerhilfe nutzbar gemacht werden können. Dazu ist eine Vereinfachung der zahlreichen Zeitaktivitätskurven dahingehend erforderlich, daß nicht sie selbst, sondern ihre Grundschwingungen vom Rechner weiter verarbeitet werden. Diese sind wie jedes elektrische Signal Sinus- bzw. Kosinusschwingungen, die den exakten Kurvenablauf einer Zeitaktivitätskurve in erster Näherung beschreiben. Die entsprechende mathematische Prozedur dieser Kurvenumrechnung entspricht einer Fourier-Analyse. Dabei werden die über jedem Bildpunkt empfangenen Zeitaktivitätskurven nach ihrer Bewegungsamplitude, d. h. nach dem Ausmaß ihrer regionalen Wandbewegung und nach ihrer Phase, d. h. dem zeitlichen Ablauf, analysiert und einem bestimmten Farbwert zugeordnet, so daß eine szintigraphische Abbildung der Kontraktion und der Relaxation, also der mechanischen Aktion eines Herzbereiches als Phasen- und Amplitudenszintigramm möglich wird. Die Häufigkeitsverteilung einzelner Zeitaktivitätskurven innerhalb eines Herzbereiches, d. h. also z. B. die Häufigkeit systolischer Vorhofbewegungen und die Häufigkeit gleichzeitiger systolischer Ventrikelbewegungen kann in Form eines Phasenhistogrammes dargestellt werden. Die Amplitude ist ein wichtiger Parameter zur Beschreibung der regionalen Wandbewegung.

Tabelle 3. Indikationen für die Herzbinnenraumszintigraphie (Ventrikelszintigraphie)

1. Alle Herzerkrankungen, bei denen aus den *Transitzeiten* durch die verschiedenen Kompartimente und aus der *Ejektionsfraktion* diagnostische Rückschlüsse zu erhalten sind,
   wenn nicht anders zu diagnostizieren!
   (Klappenstenosen, -insuffizienzen, Kardiomyopathien, koronare Herzerkrankung)

2. Extrakardiale Erkrankungen im Bereich der großen Gefäße und des Mediastinums,
   wenn nicht anders zu diagnostizieren!

3. Follow-up nach einmal invasiv festgelegtem Ausgangsstatus:
   im weiteren Verlauf einer Herzerkrankung
   im Verlauf nach Interventionen (PTCA, PTCR)
   im Verlauf nach Herzoperationen

Zusätzliche Phasenverschiebungen treten bei Aneurysmen, aber auch bei Akinesien und Hypokinesien in Abhängigkeit von der Ausdehnung der gestören Zone mehr oder minder stark ausgeprägt auf. Univentrikuläre Verzögerungen der mechanischen Aktion durch einen Schenkelblock oder nach Schrittmacherimplantation zeigen im Phasenhistogramm ebenfalls eine signifikante Phasenverschiebung.

Eine Indikation (Tabelle 3) für diese Untersuchungsmethoden kann allgemein immer dann gesehen werden, wenn insbesondere unter Belastung, eine Verschiebung globaler oder regionaler Funktionsparameter der Ventrikel zu erwarten ist.

Durch die Belastungsmöglichkeit ist die Herzbinnenraumszintigraphie mit ihren verschiedenen Verfahrensweisen der Echokardiographie trotz des etwas schlechteren räumlichen Auflösungsvermögens augenblicklich noch deutlich überlegen.

2. Verbesserungen an eingeführten Methoden

Nachdem die Gammakamera eingeführt und praktikable Rechner für die Nukleardiagnostik konzipiert waren, konnte die routinemäßige Herzdiagnostik rasch entwickelt werden. Weder an den Kameraprinzipien noch den am häufigsten verwendeten Isotopen hat sich bis heute etwas geändert.

Allerdings wurden verschiedene Schritte unternommen, um mit den herkömmlichen Kameras eine noch bessere räumliche oder örtliche Auflösung zu erreichen. Das zeitliche Auflösungsvermögen konnte durch die Einführung der Multikristallkamera verdoppelt

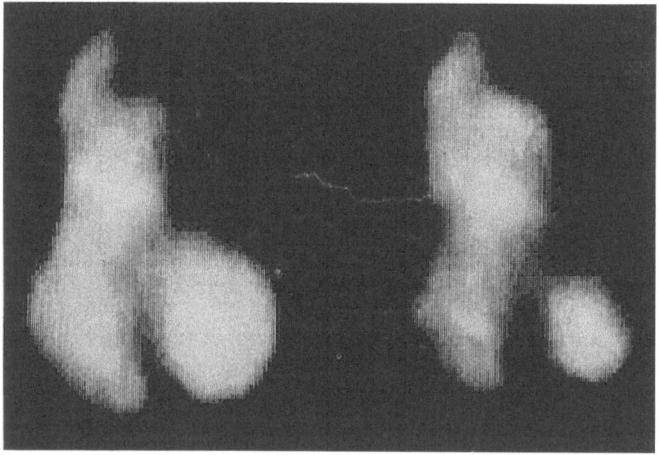

Abb. 2. Herzbinnenraumszintigraphie mit der Gated blood pool-Technik in linksschräger Projektion. Links Enddiastole, rechts Endsystole

werden (Sveinsdottir 1977). Das örtliche Auflösungsvermögen konnte einerseits mit unveränderter Kollimierung aber sich um den Patienten bewegendem Kamerakopf verändert werden, oder durch den Vorsatz sogenannter Schichtkollimatoren.

Beim *Seven pinhole-Kollimator* (Vogel 1978) sind um eine zentrale Pinhole-Bohrung noch sechs weitere Pinhole-Bohrungen mit angeschrägten Strahlengängen kreisförmig angeordnet. Diese Bohrungen besitzen über eine drehbare Lochscheibe unterschiedliche Durchmesser zwischen 4,5 und 7,5 mm. Mit einer einzigen Kameraposition (meist LAO 45°) können somit verschiedene Sichten des Herzens aufgenommen werden. Mit einem negativ reziproken arithmetischen Rechneralgorithmus kann aus diesen verschiedenen Strahlengängen die Rekonstruktion verschiedener Schichten eines Organs erfolgen. Die spezielle Geometrie dieser Strahlengänge erzeugt als eigentümliches Phänomen jedoch eine Abnahme des Projektionswinkels und der Zunahme der Tiefenschärfe bei wachsendem Kollimatorabstand, was beim geometrischen Vergleich hintereinanderliegender Schichten berücksichtigt werden muß. So werden die sehr kollimatornahen Schichten der Herzspitze nicht in einem exakt reproduzierbaren Vergrößerungsmaßstab abgebildet, ebenso wie auch die kollimatorfernen Schichten der Herzbasis verzerrt werden.

Im mittleren Abbildungsbereich der insgesamt acht bis zwölf Schichten erfolgt jedoch eine ausgesprochen scharfe und absolut maßstabgetreue Abbildung der auf einer longitudinalen Achse hintereinander angeordneten Herzschichten, wie wir mit einer Reihe von Phantomversuchen nachweisen konnten.

Auch der bilaterale *Slant hole-Kollimator* (Parker 1977) wurde für die Schichtszintigraphie des Herzens konstruiert, wobei dieses Verfahren die typischen geometrischen Abbildungsfehler des 7-P-Kollimators umgeht. Der Kollimator besteht aus zwei halben Kreisflächen, auf denen sich eine Reihe von Lochbohrungen befindet, die zur senkrechten Blickrichtung auf den Zählkristall in einem Winkel von 30° angeschrägt sind. Die Blickrichtungen der beiden gegeneinander angeordneten Kreishälften bilden somit einen Winkel von 60°. Aus beiden sich schräg gegenüberstehenden Sichten wird ein Bild aufgenommen und daraufhin der Kollimator auf einer Ringscheibe in eine um 45° versetzte Rotation gebracht, aus der jetzt wiederum in einem 30° schrägen Bildwinkel eine Herzaufnahme erstellt wird. Diese Kollimatordrehungen zur Anfertigung von Schrägsichten des Herzens werden etwa fünf- bis zehnmal wiederholt, damit die gleiche Anzahl von Aufnahmen erzielt wird, die der 7-P-Kollimator in einem einzigen Aufnahmegang herstellt.

Auch diese nacheinander erstellten Aufnahmen werden dann über ein Computerprogramm rekonstruiert und zu sinngemäß hintereinanderliegenden Schichtaufnahmen des Herzens addiert. Die Konturverwischung stellt das größte Problem dieses Kollimatorsystems dar, welches trotz Umgehung einiger geometrischer Fehler in den Randschichten weit hinter der Abbildungsqualität des 7-P-Schichtkollimators zurückbleibt. Ein weiterer logistischer Fehler liegt darin, daß eine Schichtaufnahme des Herzens aus nicht simultan erstellten, sondern zeitlich weitauseinanderliegenden Aufnahmen komponiert wird, was besonders bei der koronaren Herzerkrankung immer zu virtuellen Mischbildern aus anfänglicher Ischämie und späterer Redistributionsphase führt.

Die rotierende Kamera (Spect) wird mit einem konventionellen Parallellochkollimator betrieben. Durch die Rotation des Kamerakopfes um den gesamten Patientenkörper herum werden geometrische Abbildungsfehler der Schichtkollimatoren zwar vermieden, jedoch bedingen die heutigen Rotationsgeschwindigkeiten ebenfalls noch eine zeitliche Vermischung zwischen reversibler Ischämie und beginnender Redistribution. Für die Infarktgrößenbestimmung scheint dieses System heute allerdings ideal (Keyes und Milward 1976; Kohl 1977; Ter-Pogossian 1977).

3. Zukunftsaussichten durch die Positronenszintigraphie und das myokardiale Antikörper-Imaging

Die Positronenemissionstomographie (PET) ermöglicht nicht nur die externe Registrierung biochemisch bedeutsamer Substanzen, sondern sie bietet auch die Möglichkeit der

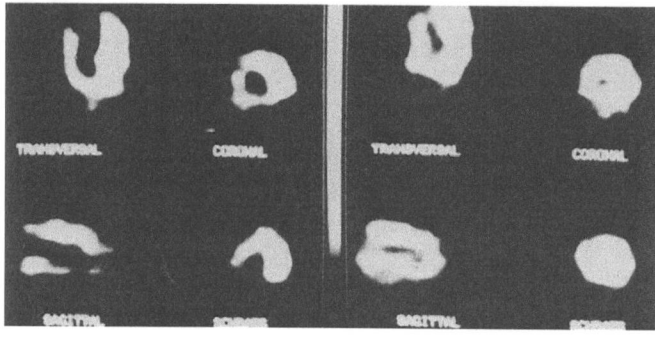

Abb. 3. Die Myokarddarstellung mit rotierender Kamera (ECT) erlaubt die Darstellung des linken Ventrikels in verschiedenen Ebenen (transversal, koronal, sagittal). Links Belastungsaufnahme mit deutlicher Speicherverminderung im inferioren Segment in der Sagittalebene. Rechts Ruheaufnahme mit vollständiger Redistribution

dreidimensionalen Darstellung. Somit ist es möglich, gleichzeitig biochemische Abläufe zu erkennen, zu quantifizieren und sie zu lokalisieren. Bei dieser Methode schleust man Substanzen in den Körper ein, die an dem interessierenden Stoffwechselprozeß beteiligt sind und mit positronenemittierenden Nukliden markiert wurden. Die beim Zerfall der Positronenstrahler freiwerdenden Vernichtungsstrahlen (Gamma-Quanten) werden extern registriert und damit auch der Stoffwechselweg der Substanzen mit Positronentomographen sichtbar gemacht. Bisher haben sich für die PET am Herzen drei diagnostische Einsatzbereiche herauskristallisiert:

1. der regionale myokardiale Blutfluß,
2. die regionale myokardiale Funktion,
3. der regionale myokardiale Stoffwechsel.

1. Bisher wurden verschiedene Versuche unternommen, mit aus einem Strontium-82-Generatorsystem gewonnenen Rubidium-82 den regionalen myokardialen Blutfluß darzustellen (Grant 1975; Budinger 1979). Auch nach Infusion von O-15 oder C-11-Butanol sind gute Ergebnisse beschrieben worden (Mack 1979). Augenblicklich bestehen aber noch Schwierigkeiten in der Routineanwendung dieser beiden Indikatoren darin, daß es zum einen zu einer Rezirkulation des Indikators und zum anderen zu einer störenden Blutpoolaktivität kommt. Augenblicklich werden mit N-13-Ammonium die besten Ergebnisse erzielt (Hunter 1971; Harper 1972; Phelps 1976). Nach intravenöser Injektion verteilt sich das Ammonium direkt proportional zum Blutfluß und wird sehr schnell und vollständig vom Blut aufgenommen, wo es genügend lange zur Erstellung quantitativer Bilder verbleibt. Der große Vorteil dieses Indikators liegt darin, daß in den physiologischen Grenzen des koronaren Blutflusses von etwa 80−300 ml/min/100 g die Myokardkonzentration praktisch exakt linear zum myokardialen Blutfluß korreliert ist. Die physikalische Halbwertzeit dieses zyklotronerzeugten Isotopes liegt mit 9,98 min ebenfalls in einem idealen Bereich für Quantifizierungen.

2. Die Beurteilung der regionalen Myokardfunktion
Ähnlich wie bei der Herzbinnenraumszintigraphie kann auch die PET mit dem EKG des Patienten synchronisiert werden und die gegateten Querschnittsbilder des linken Ventrikels können entweder enddiastolisch oder endsystolisch oder auch als Bildsequenz erhalten werden (Hoffman 1979). Die Herzbinnenräume können bei solchen Untersuchungen durch die Inhalation kleiner Mengen von C-11-Kohlenmonoxyd dargestellt werden. An das Hämoglobin angekoppelt, stellt diese Substanz als Carboxyhämoglobin eine hervorragende Blutpool-Imaging-Substanz dar. Hiermit kann bei bester Bildqualität die regionale Wandbewegung dargestellt werden. Die dreidimensionale Rekonstruktion der Herzhöhlen ist computerisiert leicht möglich.

3. Bestimmung des regionalen Metabolismus
Hierzu kann Palmitinsäure benutzt werden, die mit C-11 markiert wird (Hoffman 1977; Weiss 1976). Der myokardiale Uptake dieser Substanz steht in einer direkten Relation zur

1946

Fettsäureutilisation des Myokards. Besonders unter hohem Energieaufwand kann auch eine vermehrte Fettsäureutilisation nachgewiesen werden.

Auch Hexadecansäure und Heptadecansäure lassen sich darstellen, indem sie mit Fluor-18 markiert werden (Machulla 1978; Knust 1979). Bezüglich dieser Radiopharmazeutika sind noch einige Fragen offen, da man die Einflüsse der Rezirkulation des Indikators noch nicht genau kennt und die Flußabhängigkeit des Indikatorangebotes und des Wash outs nicht genügend gut untersucht sind.

Auch Glukose stellt zusammen mit den Fettsäuren ein erstrangiges Substrat des Myokardstoffwechsels dar. Glukose kann mit Kohlenstoff-11 markiert werden, wobei allerdings die gemessenen Konzentrationen des Gewebes eine mit der Zeit ziemlich wechselnde komplexe Verteilung repräsentieren, weshalb keine sehr gute Darstellungsqualität erreicht wird. In jüngerer Zeit wird Desoxyglukose mit Fluor-18 markiert, womit die Darstellung regionaler Utilisationsraten exogener Glukose möglich ist (Gallagher 1977; Reivich 1979).

Aus den mit der Positronenszintigraphie meßbaren Parametern dürfen insgesamt wesentlich weitergehende Informationen zum Myokardstoffwechsel, insbesondere zum Beispiel unter den Bedingungen erwartet werden, als dies bisher der Fall war. Die Rolle der Positronenemissionstomographie in der klinisch-kardiologischen Diagnostik wird in den nächsten Jahren definiert werden.

Myokarddarstellung mit markierten Antikörpern

Nachdem Mitte der 60er Jahre die immunologischen Voraussetzungen zur Myosinbestimmung gegeben waren, beschäftigte man sich in der zweiten Hälfte der 70er Jahre mit den Markierungstechniken spezifischer Antikörper gegen kardiales Myosin.

Grundsätzlich haben sich inzwischen zwei verschiedene Verfahren herauskristallisiert, die in der Herzdiagnostik eine wichtige Bedeutung erlangen können:

Die erste Methode entspricht in etwa der Messung der Freisetzung herzspezifischer Enzyme oder der Freisetzung des Myoglobins in das Serum, jedoch wird hierbei ein wesentlich spezifischerer Marker bestimmt, nämlich die leichten Ketten des kardialen Myosins (Haber 1982, Khaw 1982). Diese stellen ein ganz spezifisches Strukturprotein des Herzgewebes dar, welches sich zum Beispiel gut vom Myosin der glatten Gefäßmuskulatur differenzieren läßt. So ergibt sich hieraus eine neue Möglichkeit der spezifischen Identifizierung und Quantifizierung von Herzmuskeluntergang aus dem Serum.

Die zweite Methode stellt eine spezielle Myokardszintigraphie dar, mit der die Ausdehnung intramyokardialer Läsionen sichtbar gemacht werden kann. Hierzu werden spezifische monoklonale Antikörper gegen Myosin verwendet, welche aus Mäusen gewonnen werden, die vorher mit menschlichem kardialen Myosin immunisiert wurden. Die hochspezifischen Antikörper gegen kardiales Myosin werden nun mit unterschiedlichen Radionukliden markiert, wozu man bisher Jod-125, Jod-131, Indium-111, Gallium-67 und Technetium-99m verwendet hat. Nachdem diese markierten Antikörper dann einem Patienten intravenös appliziert wurden, wandern sie ganz spezifisch nur dort in den Herzmuskel ein, wo die Membranintegrität zerstört ist. Dort kommt es dann zu einer intrazellulären Bindung des Antikörpers an das Antigen Myosin, welches aufgrund der radioaktiven Markierung als strahlender Komplex szintigraphisch nachgewiesen werden kann (Khaw 1984). Hiermit wird erstmals eine exakteste Differenzierung zwischen Ischämie und Narbe und eine genaue Narbenquantifizierung möglich.

Literatur

Adam WE, Sigel H, Geffers H, Kampmann H, Bitter F, Stauch M (1977) Analyse der regionalen Wandbewegung des linken Ventrikels bei koronarer Herzerkrankung durch ein nichtinvasives Verfahren (Radionuclid-Kinematographie). Z Kardiol 66: 545 – Bonte FJ, Parkey RW, Graham KD, Moore JG, Stokely EM (1974) A new method for radionuclide imaging of myocardial infarcts.

Radiology 110: 473 – Budinger TF, Yano Y, Derenzo SE (1979) Rb-82 myocardial positron emission tomography. J Nucl Med 20: 603 – Buja LM, Parkey RW, Dees JH, Stokely EM, Harris RA, Bonte FJ, Willerson JT (1975) Morphological correlates of 99m-technetium stannous pyrophosphate imaging of acute myocardial infarctions in dogs. Circulation 52: 596 – Cannon PJ, Sciacca RR, Fowler DL, Weiss MB, Schmidt DH, Casarella WJ (1975) Measurement of regional myocardial blood flow in man: Description and critique of the method using xenon-133 and a scintillation camera. Am J Cardiol 36: 783 – Carr EA, Gleason F, Shaw J (1964) The direct diagnosis of myocardial infarction by photoscanning after administration of cesium-131. Am Heart J 68: 627 – Dewanjee MK, Kahn PC (1976) Mechanism of localization of 99m-Tc-labeled pyrophosphate and tetracycline in infarcted myocardium. J Nucl Med 17: 639 – Dodge HT, Sandler H, Baxley WA (1966) Usefulness and limitations of radiographic methods for determining left ventricular volume. Am J Cardiol 18: 10 – Domenech RJ, Hoffman JE, Noble M, Saunders KB, Henson JR, Subijanto S (1969) Total and regional myocardial blood flow measured by radioactive microspheres in conscious and anaesthezised dogs. Circ Res 25: 581 – Ezekowitz MD, Wilson DA, Smith EO, Burow RD, Harrison LH, Parker DE, Elkins RC, Peyton M, Taylor FB (1982) Comparison of indium-111 platelet scintigraphy and two-dimensional echocardiography in the diagnosis of left ventricular thrombi. N Engl J Med 306: 1509 – Gallagher BM, Ansari A, Atkins H (1977) Radiopharmaceuticals 27. F-18 labeled 2-desoxy-2-fluoro-D-glucose as a radiopharmaceutical for measuring regional myocardial glucose metabolism in vivo: tissue distribution and imaging studies in animals. J Nucl Med 18: 990 – Grant PM, Erdal BR, O'Brien HA (1975) A Sr-82-Rb-82 isotope generator for use in nuclear medicine. J Nucl Med 16: 300 – Haber E, Katus HA, Hurrell JG, Matsueda GR, Ehrlich P, Zurawski VR, Khaw B (1982) Detection and quantification of myocardial cell death: application of monoclonal antibodies specific for cardiac myosin. J Mol Cell Cardiol 14: 139 – Harper PV, Lathrop KA, Krizek H (1972) Clinical feasibility of myocardial imaging with 13-NH$_3$. J Nucl Med 130: 278 – Henning H, Schelbert HR, Righetti A, Ashburn WL, O'Rourke RA (1977) Dual myocardial imaging with technetium-99m pyrophosphate and thallium-201 for detecting, localizing and sizing acute myocardial infarction. Am J Cardiol 40: 147 – Hoffman EJ, Phelps ME, Weiss ES (1977) Transaxial tomographic imaging of canine myocardium with C-11-palmitic acid. J Nucl Med 18: 57 – Hoffman EJ, Phelps ME, Wisenberg G (1979) ECG gating in positron emission computed tomography. J Comp Tomogr 3: 733 – Hunter W, Monahan WG (1971) N-13-ammonia: A new physiologic radiotracer for nuclear medicine. J Nucl Med 12: 368 – Keyes WI, Milward RC (1976) Recent developments in transverse-section (tomographic) medical gamma-ray imaging. In: Höfer R (Hrsg) Radioaktive Isotope in Klinik und Forschung, Bd 2. Egermann, Wien, S 545 – Khaw BA, Scott J, Fallon JT, Cahill SL, Haber E, Homcy C (1982) Myocardial injury: quantitation by cell sorting initiated with antimyosin fluorescent spheres. Science 217: 1050 – Khaw BA, Mattis JA, Melincoff G, Strauss HW, Gold HK, Haber E (1984) Monoclonal antibody to cardiac myosin: imaging of experimental myocardial infarction. Hybridoma 3: 11 – Knust EJ, Kupfernagel C, Stocklin G (1979) Long-chain F-18 fatty acids for the study of regional metabolism in heart and liver: Odd-even effects of metabolism in mice. J Nucl Med 20: 1170 – Kuhl DE, Hoffman EJ, Phelps ME, Ricci A (1977) Design and application of Merk IV scanning system for radionuclide computed tomography of the brain. In: Medical radionuclide imaging, vol 1. IAEA, Wien, p 309 – Lebowitz E, Greene MW, Bradley-Moore PR, Fairchild R, Atkins H, Ansari A, Richards P, Belgrave E (1973) Thallium-201 for medical use. Pres. to Soc. Nucl. Med., Symp. Cardiac imaging in nuclear medicine, Chicago – Machulla HJ, Stocklin G, Kupfernagel C (1978) Comparative evaluation of fatty acids labeled with C-11, Cl-34m, Br-77, and I-123 for metabolic studies of myocardium. Concise communication. J Nucl Med 19: 298 – Mack SN, Eichling JO, Bergmann SR (1979) External quantification of perfusion. Circulation (Suppl II) 59/60: 269 – Mullins CG, Mason DT, Ashburn WL (1969) Determination of ventricular volume by radioisotope angiography. Am J Cardiol 24: 72 – Parker JA, Uren RF, Jones AF, Maddox DF, Zimmerman RE, Holeman BL (1977) Radionuclide left ventriculography with the Slant Hole Collimator. J Nucl Med 18 – Parkey RW, Bonte FJ, Meyer SL, Atkins JM, Curry GC, Stokely EM, Willerson JT (1974) A new method for radionuclide imaging of acute myocardial infarction in humans. Circulation 50: 540 – Pavel DG, Zimmer AM, Patterson VN (1977) In vivo labeling of red blood cells with 99mTc: A new approach to blood pool visualization. J Nucl Med 18: 305 – Phelps ME, Hoffman EJ, Coleman RE (1976) Tomographic images of blood pool and perfusion in brain and heart. J Nucl Med 17: 603 – Reivich M, Kuhl DE, Wolf A (1979) Measurement of local cerebral glucose utilization in man with F-18-2-fluoro-2-deoxy-D-glucose. Circ Res 44: 127 – Strauss HW, Zaret BL, Hurley PJ (1971) A scintiphotographic method for measuring left ventricular ejection fraction in man without cardiac catheterization. Am J Cardiol 28: 575 – Ter-Pogossian MM (1977) Basic principles of computed axial tomography. Semin Nucl Med 7: 109 – Vogel RA, Kirch D, LeFree M (1978) A new method of multiplanar emission tomography using a seven pinhole collimator and an Anger scintillation camera. J Nucl Med 19: 648 – Weiss ER, Blahd WH, Winston MA (1972) Rapid diagnosis of pericardial effusion utilizing the scintillation camera. Am J Cardiol 30: 258 – Weiss EW, Hoffman EJ, Phelps ME (1976) External detection and visualization of myocardial ischemia with C-11-palmitic acid. Circ Res 39: 24 – Willerson JT, Parkey RW, Bonte FJ, Meyer SL, Stokely EM (1975) Acute subendocardial myocardial infarction in patients: Its detection by technetium-99m stannous pyrophosphate. Circulation 51: 436 – Willerson JT, Poliner L, Stokely EM, Parkey RW, Stone MJ, Bonte FJ, Buja LM (1976) Scintigraphic estimation of infarct size. International symposium on myocardial blood flow. Clinical aspects. München – Wiseman J, Strauss HW, Pitt B, Rigo P, Larson SM, Wagner HN Jr (1973) Gallium-67 citrate for heart scanning in bacterial endocarditis. J Nucl Med 14: 694 – Zaret BL, Strauss HW, Hurley PJ (1971) A noninvasive scintiphotographic method for detecting regional ventricular dysfunction in man. N Engl J Med 284: 1165

Symposium D
Pathogenitätsfaktoren und Abwehrmechanismen bei Infektionskrankheiten

Zelluläre antibakterielle Immunität bei Infektionen durch fakultativ intrazelluläre Bakterien

Hahn, H. (Institut für Med. Mikrobiologie der FU Berlin)

Einleitung

Mykobakterien, Bruzellen, Salmonella typhi und Listeria monocytogenes u. a. heißen fakultativ intrazelluläre Bakterien, weil diese Keime nach Phagozytose intrazellulär lebensfähig bleiben (Tabelle 1).

Voraussetzung für die Abwehr von Infektionen durch fakultativ intrazelluläre Bakterien sind die Bildung von Granulomen an den Stellen bakterieller Vermehrung und die Aktivierung von Makrophagen [1]. Die Granulombildung führt zu einer Wallbildung um den Infektionsherd und erzeugt eine für die Vermehrung der Keime ungünstige Umgebung. Die Makrophagenaktivierung ist an einer gesteigerten bakteriziden Leistungsfähigkeit erkennbar. Sie erreicht im Innern eines Granuloms ihre stärkste Ausprägung.

Mit Hilfe adoptiver Übertragungsexperimente konnte Mackaness [2] 1969 zeigen, daß sich die Bereitschaft zur Ausbildung von Immunität gegen fakultativ intrazelluläre Bakterien und die Bereitschaft zur verzögerten allergischen Reaktion nicht durch Antikörper, sondern mit lebenden Lymphozyten aus immunisierten Spendertieren in spezifischer Weise auf normale Empfänger übertragen läßt. Die übertragenen Lymphozyten müssen im Empfängertier erneut durch das homologe Antigen stimuliert werden, damit die zur Keimiminierung führenden Vorgänge – Makrophagenaktivierung und Granulombildung – in Gang gesetzt werden; sie sind also die Folge einer zellulären spezifischen Immunreaktion. Die

Tabelle 1. Extrazelluläre und fakultativ intrazelluläre Bakterien

Extrazelluläre Bakterien	Fakultativ intrazelluläre Bakterien
Pneumokokken	Mycobacterium tuberculosis
Streptokokken	Mycobacterium leprae
Staphylokokken	Brucella sp.
Neisserien	Listeria monocytogenes
Escherichia coli	Erysipelothrix rhusiopathiae
Klebsiella sp.	Yersinia sp.
Enterobacter sp.	Francisella
Serratia marcescens	Salmonella typhi
Proteus sp.	Salmonella paratyphi
Salmonella sp. (außer S. typhi und S. paratyphi)	Treponema pallidum
Pseudomonas sp.	Legionella pneumophila
Andere Nichtfermenter	
Bacteroides sp.	
Hämophilus influencae	
Actinomyces sp.	

Abwehrleistung gegenüber Infektionen mit fakultativ intrazellulären Bakterien stellt sich somit als Ergebnis einer bizellulären Kollaboration dar: Durch die spezifische zelluläre Immunreaktion zwischen antigenspezifischen Lymphozyten und Bakterienantigen wird der mononukleär phagozytäre Verstärkermechanismus angestoßen, welcher die eigentliche Abwehrleistung erbringt. Die T-Zellnatur der schutzübertragenden Lymphozyten wurde 1973/74 [3, 4] aufgeklärt. T-Lymphozyten setzen nach Stimulation mit homologem Antigen sogenannte Lymphokine frei, welche auf Makrophagen einwirken. So gibt es unter anderem ein makrophagenaktivierendes Lymphokin (MAF) und ein auf Makrophagen chemotaktisch wirkendes Lymphokin [1]. In ihrer Gesamtheit sind Lymphokine für den Aufbau der Abwehr, die sich in Makrophagenaktivierung und Granulombildung manifestiert, verantwortlich.

Genetische Restriktion der Antigenerkennung durch T-Zellen

Bei einer Immunantwort, die zur Produktion von T-Lymphozyten führt, welche die Fähigkeit besitzen aktivierende Signale, die zur Makrophagenaktivierung und Granulombildung führen, abzugeben, werden die T-Zellen nicht durch das Antigen direkt stimuliert. Vielmehr wird letzteres zunächst von Zellen aufgenommen, verarbeitet und anschließend in enger Verbindung mit Zellmembranstrukturen, die durch bestimmte Regionen des Haupthisto-kompatibilitätskomplexes (MHC) kodiert werden, auf der Zelloberfläche präsentiert. Bei diesen Oberflächenstrukturen handelt es sich um nichts anderes als Transplantationsantigene. Die für letztere kodierenden Genabschnitte heißen bei der Maus H2-IA und H2-K/D.

Der H2-IA-Genort der Maus entspricht dem HLA-D-Genort beim Menschen. Er kodiert für Oberflächenantigene, die die T-Helferzellen bei der Antigenerkennung restringieren. T-Helferzellen besitzen bei der Maus den Ly 1-Phänotyp (OKT-4 beim Menschen).

Antigen, welches in Assoziation mit H2-K-D-kodierten Transplantationsantigenen präsentiert wird, wird von T-Zellen erkannt, die den Phänotyp Ly 2 tragen. Dieser entspricht dem OKT-8-Phänotyp beim Menschen. Der Haupthistokompatibilitätsgenort übt also eine wichtige Kontrollfunktion bei der Immunantwort aus [5].

T-Zellsubpopulationen bei der zellulären antibakteriellen Immunität

Das T-Zellsystem zerfällt in Subpopulationen, die verschiedene Funktionen ausüben und Antigene in Assoziationen mit unterschiedlichen Produkten des Haupthistokompatibilitäts-genortes erkennen. Bei der zellulären antibakteriellen Immunität ließ sich zeigen, daß die Schutzfunktion und die Allergie vom verzögerten Typ auf die Aktivität von T-Helferzellen des Phänotyps Ly 1$^+$ (beim Menschen OKT-4) zurückgehen. Diese sind mit den T-Helferzellen für die Antikörperbildung identisch. Die Übertragung eines Schutzes gegenüber Listeria monocytogenes mit Hilfe von T-Zellen wird durch den H2-IA-Locus restringiert; dies bedeutet, daß antigenpräsentierende MP- und T-Zellen einen gemeinsamen H2-Haplotyp besitzen müssen, damit die Antigenerkennung durch T-Zellen erfolgen kann. Das Erfordernis für eine Histokompatibilität auf der Ebene des H2-IA-Locus bezieht sich auf eine frühe kurze Periode, bei der die Antigenerkennung durch T-Zellen auf der Oberfläche von histokom-patiblen mononukleären Phagozyten (MP) stattfindet. Daran schließt sich die Freisetzung von Lymphokinen, die antigenunspezifisch und nicht mehr H2-restringiert MP anlocken und zu einer gesteigerten Bakterizidie aktivieren [1].

Helferzellen konnten neuerdings in Form homogener Klone zur Vermehrung gebracht werden [6]. Klonierte T-Zellen vermochten am Ganztier eine Makrophagenaktivierung hervorzurufen. In vitro produzieren klonierte T-Zellen Lymphokine wie z. B. Makropha-genaktivierungsfaktor, der mit Gamma-Interferon identisch ist [7]. Dieselbe T-Zellpopula-tion ist auch in der Lage, eine Allergie vom verzögerten Typ auszulösen [6]. Bei der Maus wird sie vom H2-I-Locus des Haupthistokompatibilitätsgenortes restringiert.

Im Gegensatz zur Makrophagenaktivierung ist die Granulombildung nach jüngsten Erkenntnissen an der Maus (Näher et al., unveröffentlicht) von einer anderen T-Zellsubpopulation abhängig. Diese trägt den Marker Ly 2 und entspricht damit der Lymphozytenuntergruppe OKT-8 beim Menschen. Sie wird durch den H2-K-Abschnitt des Haupthistokompatibilitätsgenortes bei der Antigenerkennung restringiert.

Ausblick

Die zunehmende Kenntnis über das Zusammenspiel der Einzelkomponenten des Immunsystems und die technischen Möglichkeiten, die sich durch die Klonierung von T-Lymphozyten und die gentechnologische Herstellung von lymphozyten- und makrophagenabgeleiteten Faktoren ergeben, eröffnen neue therapeutische Perspektiven für die Behandlung von Immundefekten und für die Vakzination ohne den Einsatz spezifischer Vakzinen. Infektionskrankheiten, wie z. B. die Lepra, dürften dann mit besseren Erfolgsaussichten therapiert werden können als bisher.

Literatur

1. Hahn H, Kaufmann SHE (1981) The role of cell-mediated immunity in bacterial infection. Rev Infect Dis 3: 1221–1250 – 2. Mackaness GB (1969) The influence of immunologically committed lymphoid cells on macrophage activity in vivo. J Exp Med 129: 973–992 – 3. Lane FC, Unanue ER (1972) Requirement of thymus (T) lymphocytes for resistance to listeriosis. J Exp Med 135: 1104–1112 – 4. North RJ (1973) Importance of thymus-derived lymphocytes in cell-mediated immunity to infection. Cell Immunol 7: 166–176 – 5. Zinkernagel RM (1979) Association between major histocompatibility antigens and susceptibility to disease. Annu Rev Microbiol 33: 201–213 – 6. Kaufmann SHE, Hahn H (1982) Biological functions of T cell lines with specificity for the intracellular Listeria monocytogenes in vitro and in vivo. J Exp Med 155: 1754–1765 – 7. Kaufmann SHE, Hahn H, Berger R, Kirchner H (1983) Interferon-γ production by Listeria monocytogenes-specific T cells active in cellular antibacterial immunity. Eur J Immunol 13: 265–268

Namenverzeichnis
der Vortragenden und Diskussionsredner

(Die Seitenzahlen der Referate sind halbfett, die der Vorträge gewöhnlich und die der Aussprachen kursiv gesetzt)

Abb, J. 788
Abdelhamid, S. 1708
Aberle, L. 527
Abermann, C. 1619
Achenbach, K. 511
Achermann, R. 774
Ackeren H. v. 577
Adam, O. 1185
Adibi, S. A. 1665
Ahlers, P. 1752
Aktories, K. 1662
Alexander, K. 443, 446
Alexander, M. 819
Allolio, B. 1223
Althoff, P.-H. 480, 1231
Altmann, H.-W. 716
Amft, H. 806
Andrassy, K. 953, 1009, 1790
Andreesen, R. 631
Angi, M. R. 1927
Anlauf, M. 769
Anliker, M. 1812
Antoni, D. 721, 1694
Arenz, F. 965
Arndt, R. 585
Arnold, I. 646
Arnold, R. 614, 616, 1002, 1247
Arnold, W. **205**, 1552
Augustin, J. 1147, 1169
Aul, C. 1030
Aulbert, E. 1033
Azpiroz, F. 1588

Bachmann, W. 475, 1462
Baeyer, H. von 1177
Bäßler, K. H. 1202
Bahlo, M. 577
Baller, D. 900
Baltes, G. 711
Balzer, K. 703
Bandilla, K. 1135, 1792
Banholzer, P. 1678
Barina, W. 1625
Bartel, J. H. 1508
Barth, M. 1002
Bartmann, K. 1911
Basler, H.-D. 1075
Bauch, M. 692

Bauer, F. E. 518, 593, 1577
Bauer, H. 1016
Bauer, R. 781
Baummann, R. 1835
Baur, X. 1094, 1374
Bechstein, P.-B. 1131
Bechter, K. 1090
Bechtold, H. 953, 1790
Becker, D. 1242
Becker, I. 1105
Becker, U. 1190
Beckmann, F.-H. 1209
Behnke, R. 916
Beischer, W. 1448
Bender, F. 1686
Bender, N. 653
Bengel, J. 1077
Benker, G. 1215, 1225, 1228
Benner, F. 827
Bents, R. 869
Berg, D. 1135
Berg, P. A. 910, 1508, 1511, 1542
Berger, H. 485
Berges, W. 556, 1614
Bergmann, K. von 1169, 1640
Bergmann, L. 792
Berk, P. D. 1536
Berlit, P. 919
Bertel, O. 799, 804
Bertram, H. P. 1338
Bertrams, J. 1601
Bessler, W. 1559
Bethge, K.-P. 865
Bettelheim, P. 626
Betz, M. 1563
Betz, P. 886
Betzler, M. 571, 1291
Beuth, A. 1577
Beyer, J. 1245, 1466, 1879
Bhakdi, S. **346**
Biamino, G. 802
Bieger, W. 1662
Biehl, T. 1036
Bieler, E. U. 1213
Bienz, K. **19**
Biermann, E. 1462

Bilgin, Y. 1388
Bittner, G. 1026
Blasberg, M. 1614
Blech, M. 1002
Blum, H. E. **163**
Bock, K. D. 769, 980, 1882
Bock, L. **384**
Bode, C. 587
Bode, Ch. 1257
Bode, J. Ch. 587, 1257
Bodemann, H. H. 629, 631
Böck, M. 1240
Bödeker, R. H. 649
Boeksteigers, P. 1876
Bönhof, J. A. 1403
Börger, H. W. 1247
Boerlin, H.-J. 730
Börner, N. 664
Bösche, J. 536
Boesken, W. H. 1332, 1342
Böttger, I. 497, 1452
Bogat, E. 1781
Bohl, J. 1552
Bohn, A. **351**
Bollinger, A. **247**, **251**, **261**
Bolte, A. 761
Bolte, H. D. **117**, 1547
Bommer, J. 1345
Bongartz, F. 901, 1105
Bonzel, T. 1370, 1390
Borchard, F. 556, 1536
Borda, M. 1748
Borner, K. 1809
Borody, T. 543
Bossaller, C. 1392
Bosse, K. 865
Bottermann, P. 1816
Bozler, G. 1876
Brachmann, J. 1431
Brade, H. 1559
Brand, C. 941
Brand-Jacobi, J. 1080
Brandl, M. 1665
Brandstätter, A. 939
Brandt, H. 769
Braun, B. 664

Sachverzeichnis

(Die Seitenzahlen der Referate sind halbfett, die der Vorträge gewöhnlich und die der Aussprachen kursiv gesetzt)

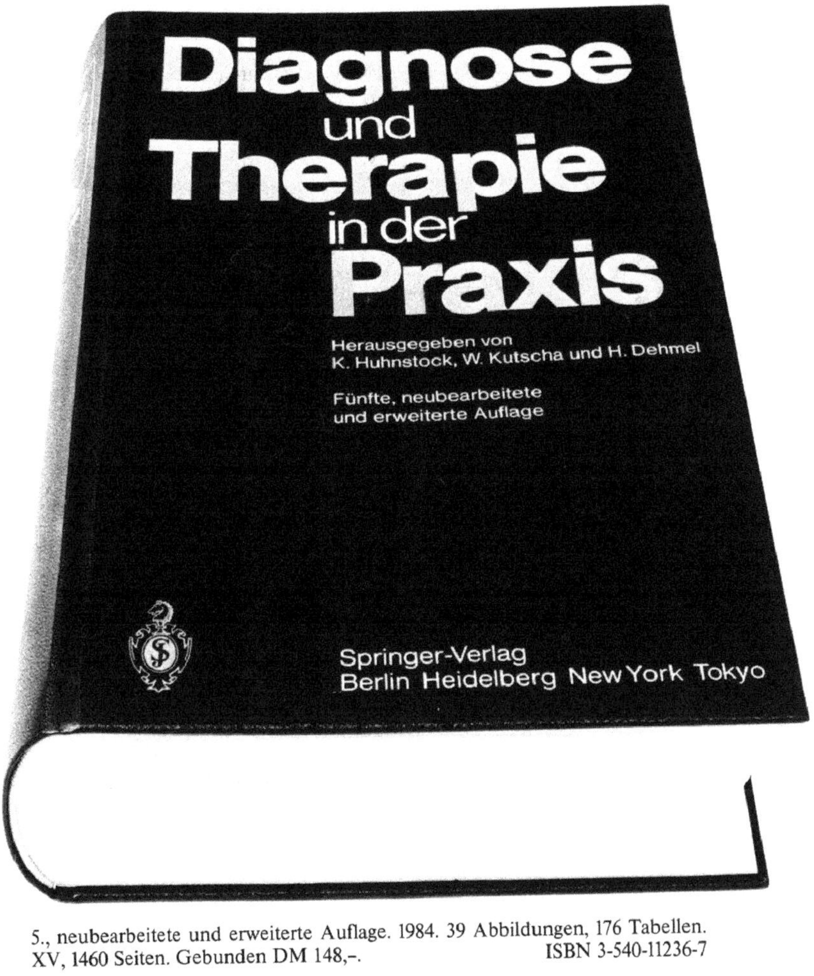

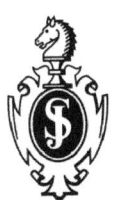

Herzinsuffizienz

Herausgegeben von G. Riecker

Bearbeitet von G. Autenrieth, R. Bayer, D.W. Behrenbeck,
G. Biamino, H.-D. Bolte, F. Burkart, W.-D. Bussmann, J. Cyran,
E. Erdmann, B. Heierli, F. Krück, Th. Linderer, G. Rahlf, G. Riecker,
R. Schröder, G. Steinbeck, B.E. Strauer, K.O. Stumpe, E. Uhlich,
J. Zähringer

1984. 198 Abbildungen, 74 Tabellen. XVII, 834 Seiten.
(**Handbuch der inneren Medizin** [Herausgeber E. Buchborn], **Band 9**: Herz und
Kreislauf. 5., völlig neu bearbeitete und erweiterte Auflage, **Teil 4**)
Gebunden DM 320,–; approx. US$ 116.50
Subskriptionspreis
Gebunden DM 256,–; approx. US$ 93.20
(Der Subskriptionspreis gilt bei Verpflichtung zur Abnahme aller
Teilbände bis zum Erscheinen des letzten Teilbandes von Band 9)
ISBN 3-540-13022-5

2563/5/1a

Inhaltsübersicht:
Einleitung. – Pathologische Anatomie der chronischen Herzinsuffizienz. – Die
Regulation der Proteinsynthese am normalen Herzen und unter pathologischen
Bedingungen. – Grundprozesse der elektro-mechanischen Koppelung im Myo-
kard. – Hämodynamik, Koronardurchblutung und Sauerstoffbedarf des nor-
malen und insuffizienten Herzens. – Echokardiographische Befunde bei der
chronischen Herzinsuffizienz. – Chronische Herzinsuffizienz im Gefolge von
Herzmuskelerkrankungen – Herzdynamik, Klinik und Therapie. – Dynamik,
Diagnostik und Therapie des Hochdruckherzens. – Globale und regionale Kon-
traktionsstörungen des Herzens bei koronarer Herzkrankheit. – Das chronische
Cor pulmonale. – Funktion des Perikards für die Pumpleistung des Herzens
unter physiologischen und pathologischen Bedingungen. – Die rhythmogene
Herzinsuffizienz. – Pathogenese des kardialen Ödems. – Vasopresson (Rolle
des antidiuretischen Hormons in der Ödempathogenese). – Therapie der akuten
und chronischen Herzinsuffizienz mit Herzglykosiden. – Der Einsatz von Vasodilatatoren bei chronischer Herzinsuffizienz. – Die Anwendung von Diuretika
bei der akuten und chronischen Herzinsuffizienz. – Sachverzeichnis.

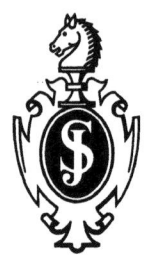

Springer-Verlag
Berlin
Heidelberg
New York
Tokyo

Tiergartenstr. 17, D-6900 Heidelberg 1
175 Fifth Ave., New York, NY 10010, USA
37-3, Hongo 3-chome, Bunkyo-ku, Tokyo 113, Japan

Neue Untersuchungsmethoden haben unsere Kenntnisse über die Nosologie der
chronischen Herzinsuffizienz wesentlich vertieft. Das Spektrum der symptomatischen Behandlungsmaßnahmen wurde wirkungsvoll erweitert und spezielle
Verlaufsformen der Herzinsuffizienz wurden einer kausalen Therapie zugänglich
gemacht. Diese Entwicklungen finden hier ihren Niederschlag in einer umfassenden und vertiefenden Darstellung vornehmlich der neueren Erkenntnisse der
Pathophysiologie, Nosologie, Diagnostik und Therapie der chronischen Herzinsuffizienz.
Besondere Berücksichtigung finden die Entstehungsmechanismen der Herzinsuffizienz u.a. bei den primären und sekundären Kardiomyopathien, beim
Hochdruckherzen, beim Cor pulmonale, bei Herzrhythmusstörungen, bei Erkrankungen des Perikards, bei der Koronarkrankheit. Die Anwendung neuer
Untersuchungsmethoden, speziell der Echokardiographie, bei der Erkennung
einer Herzinsuffizienz wird praxisbezogen geschildert. Breiter Raum ist der
Therapie gewidmet. Dabei werden spezielle Verlaufsformen der Herzinsuffizienz
und kausaltherapeutische Gesichtspunkte besonders berücksichtigt.

Internisten und andere kardiologisch interessierte Ärzte finden hier die für Jahre
gültige Gesamtdarstellung zum Thema Herzinsuffizienz, die ihnen zuverlässige
Auskunft für ihre klinisch-praktische wie wissenschaftliche Arbeit gibt.

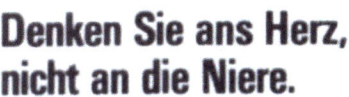

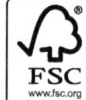

MIX
Papier aus verantwortungsvollen Quellen
Paper from responsible sources
FSC® C105338

If you have any concerns about our products,
you can contact us on
ProductSafety@springernature.com

In case Publisher is established outside the EU,
the EU authorized representative is:
Springer Nature Customer Service Center GmbH
Europaplatz 3, 69115 Heidelberg, Germany

Printed by Libri Plureos GmbH
in Hamburg, Germany